JANEWAY'S
免疫生物学

監訳 笹月 健彦　九州大学高等研究院　特別主幹教授／国立国際医療研究センター　名誉総長
　　 吉開 泰信　九州大学生体防御医学研究所　名誉教授

原書第**9**版

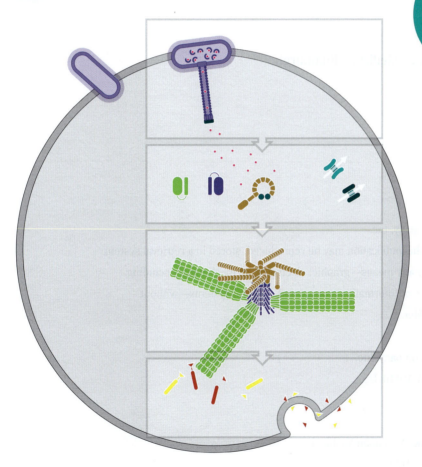

南江堂

Janeway's Immunobiology
NINTH EDITION

Kenneth Murphy
Washington University School of Medicine, St. Louis

Casey Weaver
University of Alabama at Birmingham, School of Medicine

With acknowledgment to:
Charles A. Janeway Jr.

Paul Travers
MRC Centre for Regenerative Medicine, Edinburgh

Mark Walport

© 2017 by W. W. Norton & Company, Inc.
All rights reserved. No part of this publication may be reproduced, stored in a retrieval system or transmitted in any form or by any means—graphic, electronic, or mechanical, including photocopying, recording, taping, or information storage and retrieval systems—without permission of the copyright holder.

Published by W. W. Norton & Company, Inc.
500 Fifth Avenue, New York, NY 10110, US

© Nankodo Co., Ltd., 2019
Translated by Takehiko Sasazuki, Yasunobu Yoshikai
Published by Nankodo Co., Ltd., Tokyo
Authorized translation from English language edition published by W. W. Norton & Company, Inc.

Printed in Japan

訳者一覧 (収載順)

吉開泰信	よしかい やすのぶ	九州大学生体防御医学研究所　名誉教授
吉住秀之	よしずみ ひでゆき	独立行政法人国立病院機構都城医療センター　院長
笹月健彦	ささづき たけひこ	九州大学高等研究院　特別主幹教授／国立国際医療研究センター　名誉総長
三宅健介	みやけ けんすけ	東京大学医科学研究所感染遺伝学分野　教授
谷村奈津子	たにむら なつこ	東京大学医科学研究所感染遺伝学分野
竹田　潔	たけだ きよし	大阪大学大学院医学系研究科免疫制御学　教授
田中芳彦	たなか よしひこ	福岡歯科大学機能生物化学講座感染生物学分野　教授
西村泰治	にしむら やすはる	熊本大学大学院生命科学研究部免疫識別学分野　学術研究員・名誉教授
入江　厚	いりえ あつし	熊本大学大学院生命科学研究部免疫識別学分野　講師
横須賀　忠	よこすか ただし	東京医科大学免疫学分野　主任教授
髙濵洋介	たかはま ようすけ	National Institutes of Health, National Cancer Institute, Experimental Immunology Branch　Senior Investigator
大東いずみ	おおひがし いずみ	徳島大学先端酵素学研究所免疫系発生学分野　准教授
近藤健太	こんどう けんた	滋賀医科大学生化学・分子生物学講座分子生理化学　助教
中山俊憲	なかやま としのり	千葉大学　学長
小野寺　淳	おのでら あつし	千葉大学国際高等研究基幹　准教授
黒﨑知博	くろさき ともひろ	大阪大学免疫学フロンティア研究センター分化制御研究室　特任教授（常勤）
錦見昭彦	にしきみ あきひこ	国立長寿医療研究センター研究所バイオセーフティ管理室　室長
福井宣規	ふくい よしのり	九州大学生体防御医学研究所免疫遺伝学分野　教授
清野　宏	きよの ひろし	千葉大学未来医療教育研究機構　卓越教授
倉島洋介	くらしま ようすけ	千葉大学国際高等研究基幹/大学院医学研究院イノベーション医学　准教授
籠谷領二	かごや りょうじ	東京大学大学院医学系研究科耳鼻咽喉科学　助教
石井直人	いしい なおと	東北大学大学院医学系研究科免疫学分野　教授
中島裕史	なかじま ひろし	千葉大学大学院医学研究院アレルギー・臨床免疫学　教授
坂口志文	さかぐち しもん	大阪大学免疫学フロンティア研究センター実験免疫学　教授
堀　昌平	ほり しょうへい	東京大学大学院薬学系研究科・薬学部免疫・微生物学教室　教授
中島　啓	なかじま あきら	東京大学大学院薬学系研究科・薬学部免疫・微生物学教室　助教
宇高恵子	うだか けいこ	高知大学医学部免疫学講座　教授
西山千春	にしやま ちはる	東京理科大学先進工学部生命システム工学科　教授
八代拓也	やしろ たくや	大阪大学大学院医学系研究科生体防御学　助教

改訂第9版の序

　本書は医学生や生物系学部の高学年生，大学院生のほか，免疫学のことをさらに知りたいと思っている他分野の研究者を対象に執筆された免疫学の入門書である．本書は免疫学という分野を一貫した観点，すなわち免疫学は感染症から宿主を守るものとして微生物学と区別されるという観点から執筆している．また免疫学の別の側面であるアレルギーや自己免疫，移植片拒絶，さらに新しい側面である腫瘍免疫を詳細に記している．『Case Studies in Immunology：A Clinical Companion (7th Edition)』では，免疫が関連する臨床例や疾患を紹介しており，それに関連する基礎免疫の概念についての解説と該当する箇所を本書脇組のアイコンにて示している（訳注：日本語翻訳版には掲載されていない）．

　改訂第9版では前版と同様に5部からなる16章の形式にまとめているが，よりわかりやすく，また重複を避けるために再構成をし，それぞれの章を情報更新し，また100以上の図を追加した．第Ⅰ部（第1～3章）では，自然免疫系の最新情報と自然免疫リンパ球の発見，さらに本書を通して使用している免疫エフェクターモジュールの概念について解説している．また，ケモカインネットワークの情報を更新した（第3章，第11章）．第Ⅱ部（第4～6章）では，γδ型T細胞抗原認識機構，活性化誘導シチジンデアミナーゼ（AID）のクラススイッチの標的についての新発見を追加した．第Ⅲ部（第7章，第8章）では，インテグリン活性化，細胞骨格の再構成，AktやmTORシグナリングの最新情報を掲載した．第Ⅳ部では，新しい$CD4^+$T細胞サブセットである濾胞ヘルパーT細胞についての記述を強化した（第9章）．このT細胞は抗体のクラススイッチや高親和性を調整する（第10章）．第11章では，病原体に対する自然免疫と適応免疫を，免疫エフェクターモジュール概念として整理した．また，組織常在型メモリーT細胞の発見を掲載した．第12章ではすさまじく進歩する粘膜免疫の情報を更新した．第Ⅴ部では，原発性免疫不全症，二次性免疫不全症について触れ，またHIV/エイズ（第13章）などの病原体による免疫不全の治療法を更新した．アレルギー，アレルギー疾患の最新情報を第14章に，自己免疫，移植を第15章に述べた．最後に第16章ではチェックポイント阻害，キメラ抗原レセプター（CAR）T細胞療法を含む，がん免疫療法の最近の画期的な進展についても触れた．

　改訂第9版では各章末問題を最新のものにした．これらの問題はさまざまな形式で提起され，オンラインで解答が確認できる．付録Ⅰ「免疫学研究者のための道具箱」では，CRISPR/Cas9システムや質量分析/プロテオミクスを含むさまざまな新しい技術を加えることで包括的に再編集を行った．最後にQuestion Bankを新設して，学生が各章の概念を考えるのに必要な試験を作成する教員の助けとした．

　繰り返すが，アラン・モワットが第12章を専門的に改訂し，デービス・チャプリンとレシール・バーグが新しい著者として大いに貢献してくれた．デービス・チャプリンは臨床と基礎免疫学を強固に結びつけて第14章を大いに改善してくれた．レシール・バーグはシグナル伝達についての専門の知識を第7章，第8章，付録Ⅰに反映するとともに，教育者としての強みを，教員のためのQuestion Bankの新設において発揮してくれた．多くの方々に感謝する．ガリー・グラジャレスは全章末問題を執筆してくれた．この改訂第9版では，それぞれの章と付録Ⅱ～Ⅳの原稿について多くの読者，おそらく最高の厳しい声を聞かせてくれるであろう免疫学入門者の学生から意見を求めた．改訂第8版について批評をくださった親切な読者の方々に感謝したい．恩恵を賜ったすべての方々については，謝辞で掲載させていただいた．

　われわれはガーランド・サイエンス社の優秀なグループと仕事ができて，大変幸運である．すべてのプロジェクトを円滑に進めた編集者のモニカ・トレドと，すべての過程でわれわれを優しく導き，時にはしっかりと軌道修正してくれたアリー・ボッチチオ，クラウディア・アセヴェドークイノンに感謝する．出版者のデニス・シャンクの指導と助言と継続的な援助なしには，この努力も結実することはなかったであろう．アダム・センドルフは世界中の免疫学者へ本書を広めてくれた．今までのすべての版で，イラストレーターであるマット・マクレメントの創造力と芸術的才能により，著者のスケッチを素敵なイラストへ描き直してくれた．われわれが温かく迎えた新しい編集者であるエリザベス・ザィエットは，以前の編集者であるエレノワ・ローレンスを引き継ぎ，役目を果たしてくれた．最も大切なパートナーであるテレサとシンディ・ローの惜しみないサポートと，その編集上の洞察力，限りない忍耐に感謝する．

　チャールズ・A・ジェンウェイの遺産として，彼がしたように，この改訂第9版が学生に免疫学の美しい繊細さを吹き込み続けるであろう．すべての読者が物足りない部分の見解を共有することで，次版でさらに満足のいくものに近づくであろう．読者に幸あれ．

ケニス・マーフィ
カセイ・ウェバー

初版の序

　本書は医学生，生物学の上級の学生および卒業生向けに書かれた免疫学の解説書であり，宿主とそれに有害な作用を及ぼす無数の病原微生物との相互作用から免疫学を紹介するという一貫した立場をとっている．これは免疫系の構成要素の不備が常に感染症に対する感受性の増加を介して臨床症状を現してくることからも理解していただけると思う．したがって免疫系は何よりも宿主を感染から防御するために存在しているのであり，その進化の歴史の大半は感染症からの脅威によりつくられてきたものである．アレルギーや自己免疫，臓器移植，腫瘍免疫などの他の側面は，その主たる違いが抗原の性質であることからこの基本的な防御機能の変形として取り扱うこととする．

　われわれは本書を，クローン選択により作動する抗原特異的リンパ球により媒介される適応免疫応答を中心に据えて構成した．本書の第Ⅰ部は免疫学の概念を総括し，免疫系にかかわる細胞や組織，分子を紹介する．同時に免疫学の実験的基礎となる技術の「道具箱」も解説した．続く第Ⅱ～Ⅳ部では適応免疫の三つの主題を扱っている．すなわち，免疫系が異なる分子を識別認識する方法，個々の細胞が外界の非自己分子に対するレセプターをもつにいたる分化過程，微生物を排除するエフェクター機構についてである．

　リンパ球と適応免疫応答の主要な特徴を述べたところで，最後の第Ⅴ部ではこれらがどのように個体の中で統合され，免疫応答がいつどのようにしてどこで起きるのか，そしてそれが破綻する場合の機序について述べてある．この部分ではリンパ球のクローン選択によらない宿主防御機構である自然免疫すなわち自然抵抗性についてもふれている．続いてアレルギーや自己免疫，移植片拒絶を例に，病気から守るのではなく，逆にその原因となる免疫系の役割を述べている．最後にいかにして宿主に利するように免疫系を操作しうるかについて考察し，内因性の調節機序の重要性とともに感染症のみならずがんや免疫学的疾患の予防ワクチンの可能性に焦点をあてている．また重要な用語についての解説や免疫学者の略歴，重要な分子の一覧表も付している．

　本書をまとめるにあたり，実験と観察に裏付けられた概念を幅広く整合性をもたせて紹介するよう心がけた．各章は専門家に校閲していただき，誤りを訂正し，読みやすくするとともに内容のバランスをとっていただいた．こうした煩雑な仕事を引き受けていただいたことに衷心より感謝している．本書の不備は彼らではなくすべてわれわれにある．記述については各章の専門家にお願いして毎年改訂していくよう計画している．しかし本書の価値を高めていくのは何よりも読者である．読者諸賢よりのご批判，ご意見は喜んでお受けし，取り入れていこうと考えている．こうして本書を常に最新の教科書にしていくつもりである．これは免疫学の分野が現在急速に進歩しており，毎年内容を見直していくことが不可欠であると信じるからである．

　本書の内容に過不足が多々あることは十分承知している．しかし免疫学の分野は非常に広範多岐にわたるため，本書の執筆にあたり最も悩んだのは論じる項目の取捨選択であった．その決定は著者らの独断によるものであり他の誰の責任でもない．ここでわれわれの独断の過ちについては再度読者よりのご指摘をすすんでお受けしたいと思う．

　最後に本書の執筆にあたり多くの方々に感謝しなければならない．本書の図はイラストレーターのケリア・ウェルカム女史の優れた才能による．また編集には，ミランダ・ロバートソン，レベッカ・ウォード，エレナ・ローレンスの卓越した技量と知識によるものである．彼女らは，ミランダ女史の指導のもと，片言隻句に及ぶまで質問を浴びせ，われわれは表現の正確さと明解さを期すべく蓬髪となり努力をはらった．不備な点が残っていればひとえに著者らの責任である．ピーター・ニューマークとヴィテック・トラッツからは理にかなった鋭い指摘をいただき，もと共同出版者であったあの有名なギャバン・ボルデを髣髴とさせた．多大な貢献をした彼がこの本の完成をみることなく夭折したことは誠に残念である．長期にわたりわれわれをとりまとめてくれたベッキー・パーマーを始め，エンマ・ドレイ，シルビア・バーネル，グレイ・ブラウンその他カレントバイオロジー社の多くの方々のご助力なくしては本書の完成をみることはなかったであろう．著者ジェンウェイは忍耐強い秘書たち，特にリザ・クラギッシュ，アン・ブランシュ，スーザン・モーリン，カラ・マッカーシーに感謝しなければならない．最後に仕事上閑却と瘋癲の対象となったわれわれの家族，キム・ボトムリー，キャティ，ハンナそしてミーガン・ジェンウェイ，ローズ・ザモイスカの忍耐と支持に感謝する．

1994 年 4 月

チャールズ A. ジェンウェイ　ジュニア　　　ポール・トラバース
　　　　　　エール大学医学部　　　　　　　　　ロンドン大学
　　ハワード　ヒューズ医学研究所　　　　　　バークベック校

監訳者序

　Charles A. Janeway Jr. と Paul Travers によって1994年に出版された『Immunobiology』(邦訳『免疫生物学』)は改訂を重ね第9版が出版された．

　免疫システムは，ウイルス，細菌，真菌，寄生虫など多様な病原体との永い戦いの歴史を通して，今日みるような高次で複雑精緻な生体防御システムとなった．その進化の歴史の大半は感染症からの脅威によって創られてきたものである．アレルギーや自己免疫，さらにがん免疫や移植免疫は，直接感染防御にはかかわらないが，同じ免疫応答の一方の側面であり，その主たる違いは抗原の性質であると捉えることができる．このようなシステムの全貌を分子，細胞，組織，臓器そして個体のレベルで，正しく理解することは至難の業である．それは一つには免疫システムの解明がいまだ完全ではないことに由来し，それは逆に，免疫学が新しい技術と知見を導入しながら，急速なスピードで進歩し続けていることを意味している．そのゆえにこそ，『Immunobiology』は23年の間に9回にわたる改訂が行われ，最新の情報を加えて，免疫システムの全貌の理解がさらに深まるよう配慮されている．

　今回の改訂第9版においても，第6版から改訂の中心的役割を担っている Kenneth Murphy 教授を中心として Janeway 教授の遺志を継いで，免疫システムの理解に際しては，感染病原体との相互作用を通した進化の視点を柱とすること，時をおかずして常に最新の情報を取り込むことの2点に意を注いで創り上げられている．自然免疫リンパ球の発見，γδ型T細胞抗原認識機構などの新知見を加え自然免疫系のより深い理解のための最新情報を強化している．一方，適応免疫系では新しい $CD4^+$ T細胞サブセットである濾胞ヘルパーT細胞の抗体クラススイッチや高親和性成熟調節を詳述し，また粘膜免疫の最新の進歩をも加えている．免疫システムを活用した治療法として，感染症に対するワクチン療法の進展についても議論を深めている．一方，最新のがん免疫療法として革新的展開を示しつつある免疫チェックポイント阻害（immune checkpoint blockade：ICB）療法やキメラ抗原レセプター（chimeric antigen receptor：CAR）T細胞療法について，一部の患者に対する画期的治療効果を含め臨床に関しても見識を示している．

　すでに述べたように免疫システムが感染防御を基盤として進化してきた結果，これを人為的に操作することで感染症ではないがんに対する強力な治療効果を発現させることが可能であることの証明をみる今，Janeway 教授は，この『Immunobiology』が単に免疫システムの知識を提供するだけでなく，免疫生物学を通して，生命の成り立ちがかくも複雑・魅惑的であることを伝えようとしたのではないかと思われる．『Immunobiology』が世界中で広く読み継がれ，免疫学のテキストとして不動の地位を築くこととなったのも当然である．

　本書は大幅に新知見を導入することにより刷新され，さらに初版から親しまれてきた4つの付録，「Ⅰ．免疫学研究者のための道具箱」にはCRISPR/Cas9を始め新技術を加え，「Ⅱ．CD抗原」，「Ⅲ．サイトカインとそのレセプター」，「Ⅳ．ケモカインとそのレセプター」もいっそう新しくかつ充実された．

　本書の訳出にあたっては，これまでと同様，それぞれの分野の第一線で研究を遂行している研究者にお願いして，正確で読みやすい訳出をしていただいた．心からお礼を申し上げたい．さらに過去2回の訳出に際してと同様，今回も主要な役割を演じていただいた吉住秀之博士に，心からの感謝を申し上げる．いうまでもなく，訳語の統一を始め，最終的な出来上がりについては，すべて監訳者の責任である．読者諸賢よりのご叱正を待ちたい．

　南江堂出版部の宮下直紀氏，赤間恵氏，佐竹剛季氏，杉山由希氏には，並々ならぬご努力をいただいた．心からお礼を申し上げたい．免疫学を学ぶことは生命を理解することへと導き，その免疫学の理解が人類最大の敵である感染症とがん克服への道を確実に拓いたことの歓びをもって，若い学生，大学院生，研究者へ『Janeway's Immunobiology 9th Edition』の邦訳『Janeway's 免疫生物学』をお届けする．

2019年　早春の福岡にて

九州大学高等研究院　特別主幹教授
国立国際医療研究センター　名誉総長
笹月　健彦

九州大学生体防御医学研究所　名誉教授
吉開　泰信

謝　辞

新版への改訂にあたり，第8版の各章もしくは全章を査読し貴重なご助言をいただいた以下の専門家の諸先生方に深謝いたします．

第2章：Teizo Fujita, Fukushima Prefectural General Hygiene Institute; Thad Stappenbeck, Washington University; Andrea J. Tenner, University of California, Irvine.

第3章：Shizuo Akira, Osaka University; Mary Dinauer, Washington University in St. Louis; Lewis Lanier, University of California, San Francisco; Gabriel Nuñez, University of Michigan Medical School; David Raulet, University of California, Berkeley; Caetano Reis e Sousa, Cancer Research UK; Tadatsugu Taniguchi, University of Tokyo; Eric Vivier, Université de la Méditerranée Campus de Luminy; Wayne Yokoyama, Washington University.

第4章：Chris Garcia, Stanford University; Ellis Reinherz, Harvard Medical School; Robyn Stanfield, The Scripps Research Institute; Ian Wilson, The Scripps Research Institute.

第5章：Michael Lieber, University of Southern California Norris Cancer Center; Michel Neuberger, University of Cambridge; David Schatz, Yale University School of Medicine; Barry Sleckman, Washington University School of Medicine, St. Louis; Philip Tucker, University of Texas, Austin.

第6章：Sebastian Amigorena, Institut Curie; Siamak Bahram, Centre de Recherche d'Immunologie et d'Hematologie; Peter Cresswell, Yale University School of Medicine; Mitchell Kronenberg, La Jolla Institute for Allergy & Immunology; Philippa Marrack, National Jewish Health; Hans-Georg Rammensee, University of Tuebingen, Germany; Jose Villadangos, University of Melbourne; Ian Wilson, The Scripps Research Institute.

第7章：Oreste Acuto, University of Oxford; Francis Chan, University of Massachusetts Medical School; Vigo Heissmeyer, Helmholtz Center Munich; Steve Jameson, University of Minnesota; Pamela L. Schwartzberg, NIH; Art Weiss, University of California, San Francisco.

第8章：Michael Cancro, University of Pennsylvania School of Medicine; Robert Carter, University of Alabama; Ian Crispe, University of Washington; Kris Hogquist, University of Minnesota; Eric Huseby, University of Massachusetts Medical School; Joonsoo Kang, University of Massachusetts Medical School; Ellen Robey, University of California, Berkeley; Nancy Ruddle, Yale University School of Medicine; Juan Carlos Zúñiga-Pflücker, University of Toronto.

第9章：Francis Carbone, University of Melbourne; Shane Crotty, La Jolla Institute of Allergy and Immunology; Bill Heath, University of Melbourne, Victoria; Marc Jenkins, University of Minnesota; Alexander Rudensky, Memorial Sloan Kettering Cancer Center; Shimon Sakaguchi, Osaka University.

第10章：Michael Cancro, University of Pennsylvania School of Medicine; Ann Haberman, Yale University School of Medicine; John Kearney, University of Alabama at Birmingham; Troy Randall, University of Alabama at Birmingham; Jeffrey Ravetch, Rockefeller University; Haley Tucker, University of Texas at Austin.

第11章：Susan Kaech, Yale University School of Medicine; Stephen McSorley, University of California, Davis.

第12章：Nadine Cerf-Bensussan, Université Paris Descartes-Sorbonne, Paris; Thomas MacDonald, Barts and London School of Medicine and Dentistry; Maria Rescigno, European Institute of Oncology; Michael Russell, University at Buffalo; Thad Stappenbeck, Washington University.

第13章：Mary Collins, University College London; Paul Goepfert, University of Alabama at Birmingham; Paul Klenerman, University of Oxford; Warren Leonard, National Heart, Lung, and Blood Institute, NIH; Luigi Notarangelo, Boston Children's Hospital; Sarah Rowland-Jones, Oxford University; Harry Schroeder, University of Alabama at Birmingham.

第14章：Cezmi A. Akdis, Swiss Institute of Allergy and Asthma Research; Larry Borish, University of Virginia Health System; Barry Kay, National Heart and Lung Institute; Harald Renz, Philipps University Marburg; Robert Schleimer, Northwestern University; Dale Umetsu, Genentech.

第15章：Anne Davidson, The Feinstein Institute for Medical Research; Robert Fairchild, Cleveland Clinic; Rikard Holmdahl, Karolinska Institute; Fadi Lakkis, University of Pittsburgh; Ann Marshak-Rothstein, University of Massachusetts Medical School; Carson Moseley, University of Alabama at Birmingham; Luigi Notarangelo, Boston Children's Hospital; Noel Rose, Johns Hopkins Bloomberg School of Public Health; Warren Shlomchik, University of Pittsburgh School of Medicine; Laurence Turka, Harvard Medical School.

第16章：James Crowe, Vanderbilt University; Glenn Dranoff, Dana–Farber Cancer Institute; Thomas Gajewski, University of Chicago; Carson Moseley, University of Alabama at Birmingham; Caetano Reis e Sousa, Cancer Research UK.

付録Ⅰ：Lawrence Stern, University of Massachusetts Medical School.

また以下の学生諸君に深謝いたします：

Alina Petris, University of Manchester; Carlos Briseno, Washington University in St. Louis; Daniel DiToro, University of Alabama at Birmingham; Vivek Durai, Washington University in St. Louis; Wilfredo Garcia, Harvard University; Nichole Escalante, University of Toronto; Kate Jackson, University of Manchester; Isil Mirzanli, University of Manchester; Carson Moseley, University of Alabama at Birmingham; Daniel Silberger, University of Alabama at Birmingham; Jeffrey Singer, University of Alabama at Birmingham; Deepica Stephen, University of Manchester; Mayra Cruz Tleugabulova, University of Toronto.

学生と教員向け資料ウェブサイト

ウェブサイト（https://digital.wwnorton.com/janeway9）にアクセスすると，『Janeway's Immunobiology Ninth Edition』のために作成した40以上のアニメーションと動画をみることができる．

この動画は本書の重要な概念を動的かつ視覚的に示し，より難しい多くの話題を理解しやすくしてくれる．本書中にあるアイコンは対応するメディアを示している．

動画

1.1	病原体の自然認識	8.1	T細胞の発生
2.1	補体系	9.1	リンパ節の発生
3.1	ファゴサイトーシス	9.2	リンパ球の移動
3.2	単球のパトロール（巡回）	9.3	樹状細胞の遊走
3.3	ケモカインシグナル伝達	9.4	T細胞活性の可視化
3.4	好中球細胞外トラップ（閉じ込め）	9.5	TCRと抗原提示細胞の相互作用
3.5	病原体認識レセプター	9.6	免疫シナプス
3.6	インフラマソーム	9.7	T細胞顆粒の放出
3.7	サイトカインシグナル伝達	9.8	アポトーシス
3.8	走化性	9.9	T細胞殺傷
3.9	リンパ球のホーミング	10.1	胚中心反応
3.10	白血球ローリング	10.2	クラススイッチ
3.11	転がり（ローリング）接着	11.1	免疫応答
3.12	ひもを使った好中球のローリング	11.2	リステリアの感染
3.13	白血球の血管外移動	11.3	アポトーシスの誘導
5.1	V(D)J遺伝子組換え	13.1	抗原ドリフト
6.1	MHCクラスIを介する抗原処理	13.2	抗原シフト
6.2	MHCクラスIIを介する抗原処理	13.3	ウイルスエバシン
7.1	TCRシグナル伝達	13.4	HIV感染
7.2	MAPキナーゼシグナル伝達	14.1	遅延型過敏反応
7.3	CD28と補助刺激	15.1	クローン病
		16.1	NFAT活性とシクロスポリン

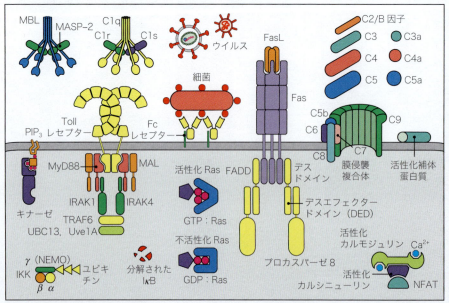

本書の構成

第Ⅰ部　免疫生物学と自然免疫への導入部
1 免疫学の基礎概念 　1
2 自然免疫：生体防御の最前線 　37
3 自然免疫の誘導性応答 　77

第Ⅱ部　抗原認識
4 B細胞レセプターとT細胞レセプターによる抗原認識 　139
5 リンパ球抗原レセプターの形成 　173
6 T細胞への抗原提示 　213

第Ⅲ部　成熟リンパ球のレセプターレパートリーの生成
7 リンパ球レセプターシグナル 　257
8 B細胞とT細胞の分化 　295

第Ⅳ部　適応免疫応答
9 T細胞性免疫応答 　345
10 液性免疫応答 　399
11 自然免疫と適応免疫の一体的な動態 　445
12 粘膜免疫系 　493

第Ⅴ部　健康と疾患における免疫系
13 宿主防御機構の破綻 　533
14 アレルギーとアレルギー疾患 　601
15 自己免疫と移植 　643
16 免疫応答の操作 　701

付録
Ⅰ 免疫学研究者のための道具箱 　749
Ⅱ CD抗原 　791
Ⅲ サイトカインとそのレセプター 　811
Ⅳ ケモカインとそのレセプター 　814

人物紹介 　816
用語解説 　818
索引 　860

目次

第Ⅰ部 免疫生物学と自然免疫への導入部

1 免疫学の基礎概念　（吉住秀之，笹月健彦）　1

脊椎動物の免疫細胞の起源　2
自然免疫の原理　3

- 1-1 共生生物は宿主にほとんど傷害を起こさない一方，病原体は多様な機序によって宿主の組織を傷害する　3
- 1-2 解剖学的および化学的障壁は病原体に対する最初の障壁である　3
- 1-3 免疫系は病原体や組織傷害の存在を示す炎症誘導物質により活性化される　5
- 1-4 骨髄系細胞は自然免疫系の細胞の大部分を構成する　7
- 1-5 センサー細胞は自己と非自己とを最初に識別するためのパターン認識レセプターを発現している　8
- 1-6 センサー細胞はケモカインとサイトカインなどのメディエーターを産生して炎症反応を誘導する　9
- 1-7 自然免疫のリンパ球とナチュラルキラー細胞は適応免疫系のリンパ系細胞系列との共通点がある　10

まとめ　11
適応免疫の原理　11

- 1-8 抗原と抗原レセプターの相互反応がリンパ球にエフェクター活性と免疫記憶を与える　12
- 1-9 抗体とT細胞レセプターは定常部と特定の機能を発揮する可変部から構成される　13
- 1-10 抗体とT細胞レセプターは基本的に異なる機序で抗原を認識する　13
- 1-11 抗原レセプター遺伝子は不完全なレセプター遺伝子断片からなる体細胞遺伝子再編成によって組み立てられる　14
- 1-12 抗原によって活性化されたリンパ球は適応免疫を担う抗原特異的エフェクター細胞のクローンを生み出す　15
- 1-13 自己反応性のあるレセプターをもつリンパ球は，通常は発生中に除去されるか機能的に不活性化される　15
- 1-14 リンパ球は骨髄または胸腺で成熟した後，全身のリンパ組織に集まる　16
- 1-15 適応免疫応答は二次リンパ組織の抗原と抗原提示細胞によって始まる　17
- 1-16 リンパ球は末梢リンパ器官で抗原と遭遇し反応する　18
- 1-17 粘膜表面は環境中の微生物に対する応答を調整する特殊化した免疫構造をもっている　20
- 1-18 末梢リンパ器官で抗原により活性化したリンパ球はエフェクター細胞と免疫記憶を生み出す　22

まとめ　23
免疫のエフェクター機構　24

- 1-19 自然免疫応答は異なる病原体種から防御するためにいくつかのエフェクターモジュールから選択をする　25
- 1-20 抗体は細胞外寄生病原体とその毒素からの防御を行う　26
- 1-21 T細胞は細胞性免疫を調整し大部分の抗原に対するB細胞の応答を制御する　27
- 1-22 免疫系の先天的ならびに後天的不全は感染症の感受性を高める　30
- 1-23 適応免疫応答の理解はアレルギーや自己免疫疾患，移植臓器の拒絶の理解にも重要である　31
- 1-24 ワクチン接種は感染症を制御する最も有効な方法である　33

まとめ　34
第1章のまとめ　34
章末問題　35
参考文献　36

2 自然免疫：生体防御の最前線　（三宅健介，谷村奈津子）　37

解剖学的なバリアと最初の化学的防御　38

- 2-1 宿主内で増殖する多様な生物による感染症　38
- 2-2 体表を覆う上皮は感染に抵抗する最初のバリアとして働く　42
- 2-3 病原体は感染を成立させるために宿主の自然免疫系を制さなくてはならない　43
- 2-4 上皮細胞や貪食細胞は複数種類の抗菌蛋白質を産生する　44

まとめ　48
補体系と自然免疫　48

- 2-5 補体系は病原体表面の特徴を認識し，C3bで表面を覆うことで分解する目印とする　50
- 2-6 レクチン経路は微生物表面を認識する可溶性のレセプターを使って補体経路を活性化している　53
- 2-7 C1複合体の活性化によって開始される古典的経路はレクチン経路のホモログである　56
- 2-8 補体の活性化は活性誘導された表面にほぼ限定される　57
- 2-9 第二経路はC3b形成の増幅回路であり，病原体存在下でプロペルジンによって修飾を受ける　58
- 2-10 C3転換酵素の形成と安定性を制御する膜分子あるいは血漿蛋白質は補体活性化の範囲を決める　59
- 2-11 補体は多細胞生物の進化の早い時期から存在する　61
- 2-12 表面に会合したC3転換酵素は大量のC3bフラグメントを病原体表面に沈着させ，C5転換酵素を活性化する　62
- 2-13 貪食細胞による補体で標識された病原体の取り込みは補体成分に結合するレセプターによって媒介される　62
- 2-14 補体成分の一部の小さなフラグメントは局所の炎症反応を惹起する　65
- 2-15 最終的に補体成分は重合して細胞膜に孔を形成し特定の病原体を殺すことができる　66

2–16	補体制御分子は三つの経路すべてにおいて補体の活性化を制御し，補体による破壊効果から宿主を守っている	67
2–17	病原体は補体活性を抑制できる複数種類の蛋白質を産生する	71
まとめ		72
第2章のまとめ		73
章末問題		73
参考文献		74

3 自然免疫の誘導性応答　　　　　　（竹田　潔）77

自然免疫系の細胞によるパターン認識　　　　　77

3–1	多くの微生物は組織内に侵入後，貪食細胞によって認識され，貪食され，殺菌される	78
3–2	貪食細胞上のG蛋白質共役レセプターは微生物認識と細胞内殺菌の効率上昇とをつないでいる	81
3–3	微生物認識と組織炎症は炎症反応を誘発する	85
3–4	Toll様レセプターは進化的に保存された病原体認識システムである	87
3–5	哺乳類のToll様レセプターは病原体関連分子パターンにより活性化される	87
3–6	TLR-4はアクセサリー蛋白質MD-2やCD14と共同し，リポ多糖を認識する	91
3–7	TLRはNFκB, AP-1, IRF転写因子を活性化し，炎症性サイトカインやⅠ型インターフェロンの発現を誘導する	92
3–8	NOD様レセプターは細菌感染や細胞傷害の細胞内センサーである	96
3–9	NLRP蛋白質は，感染や細胞傷害にインフラマソームを介して反応し，細胞死や炎症を誘導する	98
3–10	RIG-I様レセプターは細胞質内のウイルスRNAを認識し，MAVSを活性化させⅠ型インターフェロンと炎症性サイトカインを誘導する	101
3–11	細胞質内DNAのセンサーはSTINGを介しシグナルを伝達しⅠ型インターフェロン産生を誘導する	103
3–12	マクロファージや樹状細胞における自然免疫センサーの活性化は，免疫応答に広範な影響を及ぼす遺伝子群の発現を誘導する	105
3–13	ショウジョウバエのTollシグナル伝達は，異なる病原体センサー群の下流で作用する	105
3–14	TLRとNOD遺伝子は無脊椎動物や一部の脊索動物できわめて多様化してきた	106
まとめ		106

感染に対する誘導性自然免疫応答　　　　　107

3–15	サイトカインとそのレセプターは，構造からいくつかのファミリーに分類される	107
3–16	ヘマトポエチンファミリーのサイトカインレセプターはJAKファミリーチロシンキナーゼと会合し，STAT転写因子を活性化する	110
3–17	マクロファージや樹状細胞から分泌されるケモカインはエフェクター細胞を感染局所に動員する	112
3–18	細胞接着分子は炎症反応時に白血球と血管内皮細胞の相互作用を制御する	114
3–19	好中球は血管壁を越えて炎症組織に侵入する最初の細胞である	116
3–20	TNF-αは感染を局所に留まらせる重要なサイトカインであるが，全身に放出されるとショックを引き起こす	118
3–21	マクロファージや樹状細胞から産生されるサイトカインは急性期反応として知られる全身性の反応を引き起こす	118
3–22	ウイルス感染で誘導されるインターフェロンは生体防御にかかわっている	121
3–23	自然免疫リンパ球は感染初期の生体防御を担う	124
3–24	NK細胞はⅠ型インターフェロンやマクロファージ由来のサイトカインにより活性化される	125
3–25	NK細胞は活性化レセプターと抑制性レセプターを発現し，正常細胞と感染細胞を識別する	126
3–26	NK細胞レセプターは，構造上KIR, KLR, NCRのレセプターファミリーに分類される	127
3–27	NK細胞は活性化レセプターを発現し，感染細胞や腫瘍細胞で誘導されるリガンドを認識する	130
まとめ		131
第3章のまとめ		131
章末問題		132
参考文献		133

第Ⅱ部　抗原認識

4 B細胞レセプターとT細胞レセプターによる抗原認識　　　　（田中芳彦）139

抗体分子の基本構造　　　　　140

4–1	IgG抗体分子は4本のポリペプチド鎖から構成されている	141
4–2	免疫グロブリンの重鎖と軽鎖はともに定常部と可変部からなる	142
4–3	免疫グロブリン分子のドメインは類似構造をもつ	142
4–4	抗体分子は機能的に異なったフラグメントに容易に切断される	144
4–5	免疫グロブリン分子のヒンジ部がいろいろな抗原に結合するための可動性を作り出している	145
まとめ		145

抗体分子と特異抗原との相互作用　　　　　146

4–6	超可変部アミノ酸配列中の局限された領域が抗原結合部位を形作る	146
4–7	抗体分子はCDRのアミノ酸との接触により抗原と結合するが，抗原の大きさや形も影響を与える	147
4–8	抗体はさまざまな非共有結合力を使って抗原表面の立体構造の形状に結合する	148
4–9	抗体と完全なままの抗原との反応は立体構造の制約に影響される	150
4–10	ヒトとは別の構造の抗体を作る種もいる	151
まとめ		152

T細胞による抗原認識　　　　　152

4–11	T細胞レセプターのαβヘテロ二量体は，免疫グロブリンのFabフラグメントに酷似している	152

4–12	TCRはMHC分子に結合した外来ペプチドの複合体として抗原認識する	154
4–13	異なったサブユニット構造をとるが，立体構造はよく似ている二つのクラスのMHC分子がある	155
4–14	ペプチドは安定してMHC分子に結合し，細胞表面上でMHC分子を安定化する	157
4–15	MHCクラスI分子は，8〜10アミノ酸残基からなる短いペプチドとその両端までを含めて結合する	158
4–16	MHCクラスII分子へ結合するペプチドの長さは一定ではない	160
4–17	数種のペプチド・MHC・T細胞レセプター複合体の結晶構造解析によって，T細胞レセプターはペプチド・MHC複合体に対して同じような向きで結合していることがわかった	161
4–18	T細胞の細胞表面蛋白質CD4とCD8は直接的にMHC分子と接触し，効果的に抗原と反応するために必要である	162
4–19	2種類のクラスのMHC分子の細胞上での発現は異なる	165
4–20	まったく異なるT細胞サブセットはγ鎖およびδ鎖によって構成される別のレセプターを有している	166

まとめ　167
第4章のまとめ　167
章末問題　168
参考文献　169

5　リンパ球抗原レセプターの形成　（吉開泰信）　173

一次免疫グロブリン遺伝子再編成　174

5–1	免疫グロブリン遺伝子再編成は抗体産生前駆細胞内で生じる	174
5–2	可変部をコードする完全な遺伝子は，異なった遺伝子断片の体細胞遺伝子組換えによって形成される	175
5–3	免疫グロブリン遺伝子座には数多くのV遺伝子断片が連続して並んで存在する	176
5–4	V, D, J遺伝子断片の再編成は隣接するDNA配列を介して生じる	178
5–5	V, D, J遺伝子断片の組換え反応には，リンパ球に特異的な蛋白質とどの細胞にも普遍的に存在するDNA修飾酵素群の両方が必要である	179
5–6	免疫グロブリンレパートリーの多様性は4通りの主要な機構により作られる	184
5–7	遺伝的に受け継がれている多くの遺伝子断片が種々の組合せで使われる	185
5–8	遺伝子断片結合部における種々のヌクレオチドの追加や削除によって，第三の超可変部の多様性は増大する	186

まとめ　187

T細胞レセプターの遺伝子再編成　188

5–9	T細胞レセプター遺伝子は複数の遺伝子断片から構成されており，免疫グロブリンと同様の酵素によって再編成される	188
5–10	T細胞レセプターの多様性は第三の超可変部（CDR3）に集中している	190
5–11	γδ型T細胞レセプターもまた遺伝子再編成によって形成される	191

まとめ　191

免疫グロブリン定常部の構造とその種類　192

5–12	免疫グロブリンの異なったクラスはその重鎖定常部の構造にそれぞれ大きな特徴がある	193
5–13	免疫グロブリン定常部は抗体の機能特異性を決める	194
5–14	IgMおよびIgDは同じプレmRNAから生じて成熟ナイーブB細胞の細胞表面に同時に発現される	195
5–15	膜結合型および分泌型免疫グロブリンは重鎖の選択的転写機構により作られる	197
5–16	IgMとIgAは多量体を形成する	198

まとめ　198

適応免疫応答の進化　199

5–17	無脊椎動物の中には，免疫グロブリン様遺伝子のレパートリーに膨大な多様性を作り出しているものがある	199
5–18	無顎脊椎動物は体細胞遺伝子再編成を用いてLRRドメインから形成されるレセプターを多様化する適応免疫系をもっている	201
5–19	免疫グロブリン様遺伝子の多様化したレパートリーに基づくRAG依存性適応免疫は突然軟骨魚類に出現した	203
5–20	種によって異なる方法で免疫グロブリンの多様性を生み出している	205
5–21	αβ型とγδ型T細胞レセプターはともに軟骨魚類に存在する	206
5–22	MHCクラスIおよびクラスII分子も軟骨魚類に初めて認められる	207

まとめ　208
第5章のまとめ　208
章末問題　209
参考文献　209

6　T細胞への抗原提示　（西村泰治，入江　厚）　213

αβ型T細胞レセプターのリガンドの産生　214

6–1	抗原提示はエフェクターT細胞の誘導とそのエフェクター機能発現による感染細胞に対する攻撃の両方に関与する	214
6–2	ペプチドは細胞質内でプロテアソームによりユビキチン化された蛋白質から産生される	216
6–3	細胞質内のペプチドはTAPにより小胞体内に輸送され，さらに処理されてMHCクラスI分子に結合する	218
6–4	新たに合成されたMHCクラスI分子は，ペプチドが結合するまで小胞体内に留まる	220
6–5	樹状細胞はクロスプレゼンテーションにより，細胞外の蛋白質抗原をMHCクラスI分子に負荷してCD8$^+$T細胞を初回刺激する	222
6–6	ペプチド・MHCクラスII複合体は酸性化された細胞内小胞内で，エンドサイトーシスやファゴサイトーシス，オートファジーにより摂取された蛋白質から生成される	223

6-7	インバリアント鎖は新しく合成された MHC クラス II 分子を酸性の小胞内へと導く	225
6-8	MHC クラス II 様分子 HLA-DM と HLA-DO は，CLIP とペプチドの置換を制御する	227
6-9	樹状細胞は活性化すると MARCH-1 E3 リガーゼの発現低下により抗原処理を停止する	229
まとめ		230

主要組織適合遺伝子複合体とその機能 231

6-10	抗原処理と提示にかかわる蛋白質の多くは *MHC* 領域の遺伝子によりコードされている	231
6-11	MHC クラス I およびクラス II 遺伝子は，高度な多型性に富む蛋白質をコードする	234
6-12	*MHC* の多型性はペプチドおよび T 細胞レセプターの両方との結合に作用して，T 細胞の抗原認識に影響を及ぼす	236
6-13	非自己 MHC を認識するアロ反応性 T 細胞は多数存在する	239
6-14	多数の T 細胞がスーパー抗原に反応する	241
6-15	*MHC* の多型性は免疫系が応答可能な抗原の種類を増やす	242
まとめ		243

非典型的 T 細胞サブセットのリガンドの産生 243

6-16	特殊な免疫機能をもつ多様な遺伝子が *MHC* 領域にコードされている	243
6-17	NK 細胞や非典型的 T 細胞の活性化や抑制性リガンドとして作用する MHC クラス I 分子がある	246
6-18	MHC クラス I 様の CD1 ファミリー分子は，微生物の脂質をインバリアント NKT 細胞に提示する	247
6-19	非古典的 MHC クラス I 分子 MR1 は，微生物の葉酸代謝物を MAIT 細胞に提示する	249
6-20	γδ 型 T 細胞は多様なリガンドを認識する	250
まとめ		251
第 6 章のまとめ		251
章末問題		252
参考文献		253

第 III 部　成熟リンパ球のレセプターレパートリーの生成

7　リンパ球レセプターシグナル　（横須賀忠） 257

シグナルの伝達と増幅の基本原理 257

7-1	膜貫通型レセプターは細胞外からのシグナルを細胞内の生化学反応へと変換する	258
7-2	細胞内のシグナル伝達は複数の蛋白質からなる大きなシグナル伝達複合体によって伝達される	260
7-3	低分子量 G 蛋白質はさまざまなシグナル伝達経路において分子スイッチとして働く	261
7-4	シグナル伝達蛋白質は多様な機序により細胞膜に動員される	262
7-5	蛋白質の翻訳後修飾によりシグナル応答は活性化されたり抑制されたりする	263
7-6	レセプターの活性化により低分子セカンドメッセンジャーが産生されることもある	265
まとめ		265

抗原レセプターシグナルとリンパ球の活性化 266

7-7	抗原レセプターは多様性のある抗原結合鎖とそのシグナルを伝達する多様性のない抗原結合鎖から構成される	266
7-8	TCR と補助レセプターによる抗原認識はシグナルを細胞外から細胞内へ伝達する	267
7-9	TCR と補助レセプターによる抗原認識により Src ファミリーキナーゼが ITAM をリン酸化することで細胞内シグナル伝達カスケードが始まる	268
7-10	リン酸化 ITAM はチロシンキナーゼ ZAP-70 を動員し活性化する	270
7-11	ITAM は白血球を活性化する別のレセプターにもある	270
7-12	活性化 ZAP-70 は足場蛋白質をリン酸化し PI3 キナーゼ活性化を促進する	271
7-13	活性化 PLC-γ は転写因子活性化を誘導するセカンドメッセンジャーのジアシルグリセロールとイノシトール三リン酸を生成する	272
7-14	Ca^{2+} の流入は転写因子 NFAT を活性化する	274
7-15	Ras 活性化は MAPK 経路を刺激し転写因子 AP-1 の発現を誘導する	275
7-16	プロテインキナーゼ C は転写因子 NFκB と AP-1 とを活性化する	276
7-17	PI3 キナーゼの活性化はセリン/スレオニンキナーゼ Akt を介して細胞の代謝経路を亢進させる	278
7-18	TCR シグナルはインテグリンを介する細胞接着を亢進させる	278
7-19	TCR シグナルは低分子量 GTPase Cdc42 を活性化して細胞骨格再編成を誘導する	279
7-20	BCR シグナルの経路は TCR と同様であるが一部のシグナル伝達成分は B 細胞特異的である	280
まとめ		282

T 細胞と B 細胞の抗原レセプターシグナルを調節する補助刺激レセプターと抑制性レセプター 283

7-21	細胞表面蛋白質 CD28 はナイーブ T 細胞活性化に必要な補助刺激シグナル伝達レセプターである	283
7-22	PLC-γ の最大活性化は転写因子活性化に重要で CD28 により誘導される補助刺激シグナルに必要である	284
7-23	TNF レセプタースーパーファミリーの構成分子は T 細胞と B 細胞の活性化を増強する	285
7-24	リンパ球の抑制性レセプターは補助刺激シグナル伝達経路を阻害して免疫応答を抑制する	287
7-25	リンパ球の抑制性レセプターはプロテインホスファターゼや脂質ホスファターゼを動員して免疫応答を抑制する	288
まとめ		289
第 7 章のまとめ		290
章末問題		290
参考文献		291

8 B細胞とT細胞の分化
（髙濱洋介，大東いずみ，近藤健太）295

B細胞分化 296
- 8-1 リンパ球は骨髄の造血幹細胞由来である 297
- 8-2 B細胞分化は免疫グロブリン重鎖遺伝子座の再編成から始まる 299
- 8-3 プレB細胞レセプターは機能的な重鎖遺伝子再編成を検証し，プロB細胞からプレB細胞への移行シグナルを誘導する 302
- 8-4 プレB細胞レセプターシグナルはさらなる重鎖遺伝子再編成を停止させ，対立遺伝子排除を強制する 304
- 8-5 プレB細胞は軽鎖遺伝子を再編成して表面免疫グロブリンを発現する 304
- 8-6 未熟B細胞は骨髄から出る前に自己反応性を検定される 305
- 8-7 末梢で十分量の自己抗原に初めて出会ったリンパ球は除去されるか不活性化される 308
- 8-8 脾臓に到着した未熟B細胞は短命であり，成熟して生存するためにはサイトカインやB細胞レセプターからのシグナルが必要である 310
- 8-9 B-1細胞は分化の初期に発生する自然免疫リンパ球である 312

まとめ 313

T細胞分化 315
- 8-10 T細胞前駆細胞は骨髄に由来するが，重要な分化過程は胸腺で起きる 315
- 8-11 胸腺でのT細胞系列への分化はNotchシグナルを受けることで起きる 317
- 8-12 T細胞前駆細胞は胸腺で爆発的に増殖するが，大部分のT細胞は胸腺で死ぬ 317
- 8-13 胸腺細胞の分化段階は細胞表面分子の発現の変化によって区別される 319
- 8-14 分化段階の異なる胸腺細胞は胸腺の異なる領域に存在する 321
- 8-15 αβ型T細胞とγδ型T細胞は共通の前駆細胞から分化する 322
- 8-16 γδ型T細胞は異なる二つの分化段階から産生される 322
- 8-17 機能的なβ鎖遺伝子再編成はプレT細胞レセプターを形成し細胞増殖を誘導してβ鎖の遺伝子再編成を停止させる 324
- 8-18 T細胞レセプターα鎖は正の選択または細胞死が起こるまで再編成を継続する 326

まとめ 327

T細胞の正の選択と負の選択 328
- 8-19 自己ペプチド・自己MHC複合体と相互作用するT細胞レセプターを発現する胸腺細胞だけが生き残り成熟する 328
- 8-20 正の選択はMHC分子に対して固有の特異性をもつT細胞レセプターレパートリーに作用する 329
- 8-21 正の選択はT細胞レセプターの特異性とエフェクター機能にかかわるCD4とCD8の発現を調整する 330
- 8-22 胸腺皮質上皮細胞は胸腺細胞の正の選択を担う 331
- 8-23 遍在する自己抗原に強く反応するT細胞は胸腺で除去される 332
- 8-24 負の選択は骨髄由来の抗原提示細胞によって最も効率よく起きる 334
- 8-25 正の選択と負の選択ではシグナルの特異性や強さは異なっていなければならない 334
- 8-26 自己を認識する制御性T細胞と自然免疫T細胞は胸腺で分化する 335
- 8-27 T細胞成熟の最終段階は胸腺髄質で起きる 336
- 8-28 末梢で十分量の自己抗原に初めて遭遇したT細胞は除去されるか不活性化される 336

まとめ 337
第8章のまとめ 337
章末問題 339
参考文献 340

第Ⅳ部　適応免疫応答

9 T細胞性免疫応答
（中山俊憲，小野寺淳）345

適応免疫応答の起点である二次リンパ組織の発生と機能 346
- 9-1 T細胞とB細胞は二次リンパ組織中の異なる箇所に局在している 347
- 9-2 二次リンパ組織の発生は，リンパ組織誘導細胞と腫瘍壊死因子ファミリーの蛋白質によって制御されている 348
- 9-3 ケモカインの働きによって，T細胞とB細胞は二次リンパ組織内の異なる領域に分配される 350
- 9-4 ナイーブT細胞は二次リンパ組織を通って遊走していくことで，樹状細胞上のペプチド・MHC複合体を認識して回る 351
- 9-5 リンパ球のリンパ組織への遊走はケモカインと接着分子に依存する 352
- 9-6 ケモカインによるインテグリンの活性化がナイーブT細胞のリンパ節内への移動に必要である 353
- 9-7 T細胞のリンパ節からの流出は走化性脂質によって制御されている 355
- 9-8 T細胞応答は二次リンパ器官において活性化樹状細胞によって開始される 356
- 9-9 樹状細胞は非常に多種類の病原体からの抗原を処理する 358
- 9-10 病原体によって誘導されるTLRシグナルは，組織常在性の樹状細胞のリンパ器官への遊走と抗原処理を促進する 361
- 9-11 形質細胞様樹状細胞は大量のⅠ型インターフェロンを産生し，通常型樹状細胞からの抗原提示に対する補助細胞として働いている可能性がある 362
- 9-12 マクロファージはスカベンジャー細胞であり，病原体によって外来抗原をナイーブT細胞へと提示するように誘導される 363
- 9-13 B細胞は細胞表面の免疫グロブリンに結合する抗原を効率よくT細胞に提示する 364

まとめ 365

病原体によって活性化した樹状細胞によるナイーブT細胞の感作

- 9–14 ナイーブT細胞と抗原提示細胞の最初の相互作用は細胞接着分子を介する　367
- 9–15 抗原提示細胞はナイーブT細胞のクローン増殖と分化のためにいくつものシグナルを伝える　367
- 9–16 活性化T細胞へのCD28依存性の補助刺激がT細胞増殖因子IL-2と高親和性IL-2レセプターの発現を誘導する　368
- 9–17 その他の補助刺激経路もT細胞の活性化に関係する　369
- 9–18 増殖しているT細胞は，補助刺激因子を必要としないエフェクターT細胞へと分化する　370
- 9–19 $CD8^+$ T細胞は異なった方向に活性化され細胞傷害性エフェクター細胞となる　370
- 9–20 $CD4^+$ T細胞は機能的に異なったいくつかのサブセットのエフェクターT細胞に分化する　372
- 9–21 サイトカインはナイーブ $CD4^+$ T細胞を異なるエフェクター分化経路へと誘導する　375
- 9–22 $CD4^+$ T細胞の各サブセットは，サイトカイン産生を介して互いの分化を制御することができる　377
- 9–23 制御性 $CD4^+$ T細胞は適応免疫応答の制御にかかわる　378
- まとめ　380

エフェクターT細胞とそれらが産生するサイトカインの一般的性質　380

- 9–24 エフェクターT細胞と標的細胞の相互作用は抗原非特異的な接着分子を介して始まる　380
- 9–25 エフェクターT細胞と標的細胞の間に免疫シナプスが形成されるとシグナルが伝達され，エフェクター分子が放出される　381
- 9–26 T細胞のエフェクター機能はT細胞が産生するエフェクター分子の種類によって決定される　382
- 9–27 サイトカインには局所的作用と遠隔作用がある　383
- 9–28 T細胞はTNFファミリーサイトカインを三量体蛋白質として，また通常は細胞膜と結合した形で発現している　384
- まとめ　386

T細胞による細胞傷害　386

- 9–29 細胞傷害性T細胞は，外部と内部の両方からの経路を介して標的細胞のプログラム細胞死を誘導する　387
- 9–30 アポトーシスの内因性経路はミトコンドリアからのシトクロム c 放出を介して起こる　389
- 9–31 アポトーシスを誘導する細胞傷害性エフェクター蛋白質は，細胞傷害性 $CD8^+$ T細胞の顆粒内に貯蔵されている　390
- 9–32 細胞傷害性T細胞は，特異抗原を発現する標的を選択的に連続で殺傷する　391
- 9–33 細胞傷害性T細胞はサイトカイン分泌を介しても作用する　392
- まとめ　392
- 第9章のまとめ　393
- 章末問題　393
- 参考文献　394

10　液性免疫応答　　（黒崎知博）399

抗原とヘルパーT細胞によるB細胞の活性化　400

- 10–1 抗原によるB細胞の活性化はB細胞レセプターに由来するシグナルに加え，T_{FH} 細胞からのシグナルあるいは微生物抗原からの直接のシグナルが関与している　400
- 10–2 T細胞とB細胞による抗原の認識連関は抗体産生応答を増強・促進する　402
- 10–3 対応する抗原と出会ったB細胞は二次リンパ組織のB細胞領域とT細胞領域の境界に向け移動する　403
- 10–4 T細胞はB細胞を活性化する細胞表面分子やサイトカインを発現し，さらに T_{FH} 細胞の出現を促進する　406
- 10–5 活性化されたB細胞は抗体産生形質芽細胞および形質細胞へ分化する　407
- 10–6 一次B細胞免疫応答の第二相は活性化B細胞が濾胞へと移動し増殖して胚中心が形成される際に開始される　408
- 10–7 胚中心B細胞は免疫グロブリン可変部の体細胞高頻度突然変異を起こし，変異により抗原との親和性が増強したB細胞が選択される　410
- 10–8 胚中心B細胞の「正の選択」には T_{FH} 細胞との接触とCD40由来シグナル伝達が関与している　412
- 10–9 活性化誘導シチジンデアミナーゼはB細胞において転写された遺伝子に突然変異を導入する　413
- 10–10 ミスマッチ修復および塩基除去修復過程がAIDにより始動させられる体細胞高頻度突然変異に寄与している　414
- 10–11 AIDは，免疫応答の過程で同一配列をもつ重鎖可変部エキソンを別々の重鎖定常部遺伝子へ結合させクラススイッチを始動させる　416
- 10–12 T_{FH} 細胞により産生されるサイトカインは，胸腺依存性抗原に対する抗体産生応答においてクラススイッチに向けたアイソタイプの選択を制御する　418
- 10–13 胚中心における一連の反応過程後に生存したB細胞は最終的に形質細胞あるいはメモリー細胞へと分化する　419
- 10–14 ある種の抗原はB細胞応答を誘導するためにT細胞の補助を必要としない　420
- まとめ　422

免疫グロブリン各クラスの分布と機能　423

- 10–15 種々のクラスの抗体は体内の特定の部位で作用し，また特定の機能を有する　424
- 10–16 多量体免疫グロブリンレセプターはIgAおよびIgMのFc部分に結合し，上皮の障壁を越えてこれらの抗体を輸送する　425
- 10–17 新生児のFcレセプターは胎盤を通過してIgGを輸送し生体からのIgGの排出を防ぐ　426
- 10–18 高親和性のIgGおよびIgA抗体は細菌毒素を中和し，またウイルスや細菌の感染性を阻害する　428
- 10–19 抗原抗体複合体にC1qが結合することにより補体古典的経路が活性化される　430
- 10–20 補体レセプターおよびFcレセプターの両者は循環血液中から免疫複合体を除去するために寄与している　431

まとめ		432

Fc レセプターを介した抗体被覆病原体の破壊　432

10-21	アクセサリー細胞上の Fc レセプターは種々の免疫グロブリンクラスに特異的なシグナル伝達レセプターである	432
10-22	貪食細胞上の Fc レセプターは病原体表面に結合した抗体により活性化され，貪食細胞による病原体の捕食と破壊を促進する	434
10-23	Fc レセプターは NK 細胞を活性化し抗体被覆標的を破壊する	435
10-24	マスト細胞と好塩基球は高親和性 Fcε レセプターを介して IgE 抗体を結合する	436
10-25	IgE を介したアクセサリー細胞の活性化は寄生虫感染に対する防御において重要な役割を果たしている	438
まとめ		438
第 10 章のまとめ		439
章末問題		440
参考文献		441

11　自然免疫と適応免疫の一体的な動態
（錦見昭彦, 福井宣規）　445

病原体の種類に特化した，自然免疫と適応免疫の一体的な応答　446

11-1	感染はいくつかの段階からなる	446
11-2	感染防御のために，感染源に応じて動員されるエフェクター機構	449
まとめ		452

エフェクター T 細胞は自然免疫細胞のエフェクター機能を強化する　452

11-3	エフェクター T 細胞は，接着因子とケモカインレセプターの発現を変えることで，特定の組織や感染部位に誘導される	453
11-4	適応免疫の進行に伴い病原体特異的なエフェクター T 細胞が感染部位に集積する	457
11-5	T_H1 細胞は古典的活性化マクロファージによる細胞内寄生細菌に対する宿主の応答を制御して増幅する	458
11-6	組織の損傷を防ぐにあたり，T_H1 細胞によるマクロファージの活性化には厳密な制御を要する	460
11-7	T_H1 細胞によるマクロファージの活性化が長期化することで，排除できなかった細胞内寄生病原体を含む肉芽腫が形成される	461
11-8	1 型応答の欠損から，その細胞内寄生細菌の排除における重要性が示される	461
11-9	T_H2 細胞は 2 型応答を編成し，腸内の蠕虫を駆除したり，組織の損傷を修復したりする	462
11-10	T_H17 細胞は 3 型応答を編成し，細胞外寄生細菌や真菌の排除を促進する	465
11-11	エフェクターとして機能している間にも，分化したエフェクター T 細胞は継続的にシグナルを受ける	466
11-12	エフェクター T 細胞は抗原認識とは無関係に活性化されてサイトカインを放出する	467
11-13	エフェクター T 細胞は可塑性と協調性を発揮することで，病原体に応答する過程で状況に適応することができる	468
11-14	さまざまな種類の病原体から生体を防御するにあたって，細胞が介在する免疫と抗体が介在する免疫が一体的に機能することが不可欠である	469
11-15	病原体に対する $CD8^+$ T 細胞の最初の応答は，$CD4^+$ T 細胞の補助がなくても起こる	470
11-16	感染が終了するとほとんどのエフェクター細胞が死滅しメモリー細胞が産生される	471
まとめ		473

免疫記憶　473

11-17	感染やワクチン接種の後，免疫記憶は長期間持続する	474
11-18	メモリー B 細胞はナイーブ B 細胞と比較して応答が早く，抗原に対する親和性が高い	475
11-19	メモリー B 細胞は二次応答の間に胚中心に再度入ることができ，改めて体細胞高頻度突然変異と親和性成熟を受ける	476
11-20	MHC 四量体を用いた実験により，残存したメモリー T 細胞はナイーブ T 細胞より頻度が増していることが明らかになった	477
11-21	メモリー T 細胞は，IL-7 もしくは IL-15 に対する感受性を維持したエフェクター T 細胞から生ずる	479
11-22	メモリー T 細胞はセントラルメモリー細胞，エフェクターメモリー細胞，組織常在型メモリー細胞などからなる不均一な細胞集団である	480
11-23	$CD8^+$ T 細胞記憶には CD40 と IL-2 のシグナルを伴う $CD4^+$ T 細胞からの補助が必要である	482
11-24	免疫された個体における 2 回目以降の応答は，主にメモリーリンパ球の働きによるものである	484
まとめ		485
第 11 章のまとめ		486
章末問題		487
参考文献		488

12　粘膜免疫系　（清野　宏, 倉島洋介, 籠谷領二）　493

粘膜免疫系の性質と構造　493

12-1	生体の「内なる外」を防御する粘膜免疫系	493
12-2	粘膜免疫系の細胞は形態学的に明確に分けられた局所と粘膜組織全体に散在する部位の両方に存在している	496
12-3	腸管には消化機能と抗原取り込み機構が共存している	499
12-4	正常状態においても粘膜免疫系には多くのエフェクターリンパ球が存在している	500
12-5	組織特異的な接着分子とケモカインレセプターにより粘膜免疫系のリンパ球遊走機構は制御されている	501
12-6	粘膜組織で感作されたリンパ球は，他の粘膜表面でも防御免疫を誘導することができる	502
12-7	さまざまなタイプの樹状細胞が粘膜免疫応答を制御する	503
12-8	マクロファージと樹状細胞は粘膜免疫応答においてさまざまな役割をもつ	505

12-9	腸管粘膜における抗原提示細胞はさまざまな経路で抗原を捕捉する	505
12-10	粘膜免疫系では分泌型 IgA が重要である	506
12-11	いくつかの種には T 細胞非依存性の IgA 産生機構が存在する	508
12-12	ヒトではよく観察される IgA 欠損は分泌型 IgM により補完される	509
12-13	腸管粘膜固有層には抗原刺激を受けた T 細胞と特殊な自然免疫リンパ球が存在する	510
12-14	腸管上皮は免疫系の中でもユニークな場所である	511
まとめ		514

感染症に対する粘膜免疫応答とその制御機構　514

12-15	腸管病原体は局所的な炎症と防御免疫を引き起こす	514
12-16	自然免疫による防御機構が破壊されると病原体は適応免疫応答を誘導する	518
12-17	腸管においてエフェクター T 細胞の応答は上皮の機能を保護している	518
12-18	粘膜免疫系は無害な外来抗原に対する免疫寛容を維持しなければならない	519
12-19	正常な腸管には健康維持に必要な膨大な数の腸内細菌が存在している	520
12-20	自然免疫系と適応免疫系は細菌叢を制御し侵入してくる抗原に対する反応性を損なうことなく炎症を抑制している	521
12-21	腸内細菌叢は腸管および全身の免疫機能形成において大きな役割を果たす	522
12-22	腸内細菌に対する免疫応答により腸疾患が引き起こされる	524

まとめ　525

第 12 章のまとめ　525

章末問題　526

参考文献　527

第 V 部　健康と疾患における免疫系

13　宿主防御機構の破綻　（石井直人）533

免疫不全症　534

13-1	反復感染の既往歴が免疫不全症の診断につながる	534
13-2	原発性免疫不全症は先天的な遺伝子欠損に起因する	534
13-3	T 細胞分化の欠損は重篤複合免疫不全症を惹起する	535
13-4	プリンサルベージ経路の欠陥も SCID の原因である	538
13-5	抗原レセプター遺伝子の再編成の欠陥は SCID を惹起する	538
13-6	T 細胞レセプターシグナル欠損は重篤な免疫不全を引き起こす	539
13-7	T 細胞分化を停止させる胸腺機能の先天的欠損は重篤な免疫不全症を引き起こす	539
13-8	B 細胞の分化が障害されると抗体産生が低下し，細胞外寄生細菌やウイルスを排除できなくなる	541
13-9	B 細胞の欠損あるいは T 細胞の活性化や機能の欠陥によって異常な抗体応答をきたす免疫不全症が起こる	542
13-10	1 型 /T_H1 と 3 型 /T_H17 によるサイトカイン経路の遺伝子欠損によって，特定の感染因子に対する防御機構が同定される	546
13-11	リンパ球の細胞傷害経路にかかわる分子の遺伝的欠損は，リンパ球増殖とウイルス感染に対する炎症反応を制御不能にする	548
13-12	X 連鎖リンパ増殖症候群は致死的 EB ウイルス感染とリンパ腫発症を起こす	550
13-13	樹状細胞分化の先天的欠損により免疫不全症が起こる	551
13-14	補体成分や補体調節蛋白質の欠損は液性免疫機能不全や組織の損傷の原因となる	552
13-15	貪食細胞の欠損は広範な細菌感染を引き起こす	553
13-16	炎症制御分子の変異は制御不能な炎症反応を起こして自己炎症性疾患の原因となる	556
13-17	遺伝的欠損の治療には造血幹細胞移植や遺伝子治療が有効である	557
13-18	非遺伝的，二次的な免疫不全は感染症と感染症死の大きな原因である	558

まとめ　559

免疫防御機構からの回避とその破壊　560

13-19	細胞外寄生細菌は，パターン認識レセプターによる発見を逃れ，抗体，補体および抗菌ペプチドによる破壊を回避するためにさまざまな戦略を進化させた	560
13-20	細胞内寄生細菌は貪食細胞内で避難場所を探し，免疫系から逃れる	563
13-21	原虫による免疫回避も生じる	565
13-22	RNA ウイルスは適応免疫系に一歩先んじた抗原変異機序をもつ	566
13-23	DNA ウイルスは NK 細胞および CTL 反応を打ち破るための多様な機序を有する	568
13-24	潜伏性ウイルスの中には，免疫が弱まるまで複製を止めることで生体内に持続感染するものがある	571

まとめ　573

後天性免疫不全症候群　573

13-25	レトロウイルスである HIV は，緩やかにエイズに進行する慢性感染を引き起こす	575
13-26	HIV は免疫細胞に感染し複製する	576
13-27	HIV は主に活性化 $CD4^+T$ 細胞で複製される	579
13-28	HIV はさまざまな経路で伝播し，感染が成立する	580
13-29	補助レセプターへの指向性が異なる HIV 変異株は，感染伝播や疾患の進行において異なる役割を果たす	581
13-30	補助レセプター CCR5 に遺伝子欠損があると HIV 感染に抵抗性となる	583
13-31	免疫応答は HIV を抑制するが排除はしない	583
13-32	リンパ組織は HIV の主要な感染貯蔵部位である	585
13-33	宿主の遺伝子変異が疾患の進行速度を変えることがある	587
13-34	HIV 感染による免疫機能の破綻は，日和見感染に対する易感染性を増悪し，最終的に死を招く	588
13-35	HIV 複製を阻害する薬物は感染ウイルス価を速やかに低下させ $CD4^+T$ 細胞を増加させる	589
13-36	HIV は感染経過中に多くの突然変異を蓄積する結果，薬剤耐性変異株が発生する	591

13–37	HIVに対するワクチン接種は魅力ある解決法ではあるが，多くの困難を抱えている	592
13–38	HIVとエイズの伝播を制御するためには，予防と教育が重要である	593

まとめ 594

第13章のまとめ 594

章末問題 595

参考文献 596

14　アレルギーとアレルギー疾患　（中島裕史）　601

IgEとIgE依存性アレルギー疾患　602

14–1	感作にはアレルゲン初回接触時におけるIgE産生へのクラススイッチが関与する	603
14–2	多様な抗原がアレルギー感作の原因となるが，プロテアーゼは一般的な感作物質である	605
14–3	遺伝的要因はIgE依存性アレルギー疾患に関与する	607
14–4	環境因子は遺伝的感受性と相互作用しアレルギー疾患を誘発する	609
14–5	制御性T細胞はアレルギー反応を制御する	611

まとめ 611

IgE依存性アレルギー反応のエフェクター機構　612

14–6	ほとんどのIgEは細胞に結合し，他の抗体アイソタイプとは異なる経路で免疫系のエフェクター機構に関与する	613
14–7	マスト細胞は組織内に存在しアレルギー反応を統合する	613
14–8	好酸球と好塩基球がアレルギー反応における炎症と組織損傷を引き起こす	616
14–9	IgE依存性アレルギー反応は即時型発症であるが慢性反応も引き起こす	618
14–10	血流に入ったアレルゲンはアナフィラキシーの原因となる	619
14–11	アレルゲンの吸入は鼻炎や喘息の発症と関連する	621
14–12	特定の食物に対するアレルギーは消化器症状に加え全身性の反応を惹起する	624
14–13	IgE依存性アレルギー疾患は，症状の発症にいたるエフェクター経路の阻害，あるいはアレルゲンに対する免疫寛容の再構築を目指した減感作療法により治療される	626

まとめ 628

IgE非介在性アレルギー疾患　628

14–14	感受性をもつ個体におけるIgE非依存性薬剤誘発性過敏反応は，血球表面への薬物の結合によって起こる	628
14–15	免疫複合体形成による全身性疾患は不十分に異化された抗原の多量投与後に起こる	628
14–16	過敏反応はT_H1細胞と細胞傷害性$CD8^+$T細胞により介在される	630
14–17	セリアック病は，アレルギー反応と自己免疫の特徴を併せ持つ	634

まとめ 636

第14章のまとめ 637

章末問題 637

参考文献 638

15　自己免疫と移植　（坂口志文，堀　昌平，中島　啓）　643

自己寛容の成立と破綻　643

15–1	免疫系の重要な機能は自己・非自己の識別である	643
15–2	多数の寛容機構が自己免疫を阻止している	645
15–3	新しく発生したリンパ球の中枢での除去あるいは不活性化は自己寛容の最初のチェックポイントである	646
15–4	自己抗原に比較的低親和性で結合するリンパ球は通常その抗原を無視するが，ある状況では活性化する	647
15–5	免疫特権部位の抗原は免疫応答による攻撃を誘導しないが，標的になる可能性はある	649
15–6	ある種のサイトカインを産生する自己反応性T細胞は，非病原性であるか，あるいは病原性リンパ球を抑制する	650
15–7	自己免疫応答はさまざまな段階でT_{reg}細胞によってコントロールされている	650

まとめ 652

自己免疫疾患とその発症機序　652

15–8	自己抗原に対する特異的適応免疫応答が自己免疫疾患を引き起こす	653
15–9	自己免疫は臓器特異的疾患と全身性疾患に分類される	653
15–10	自己免疫疾患では免疫系の多数の構成要素が動員される	654
15–11	慢性自己免疫疾患は，炎症のポジティブフィードバック，自己抗原の除去不全，そして自己免疫応答の拡大により進行する	657
15–12	抗体とエフェクターT細胞両者が自己免疫疾患における組織損傷を引き起こしうる	659
15–13	血球に対する自己抗体はその破壊を促進する	660
15–14	細胞溶解を引き起こすにいたらない量の補体が組織中の細胞に沈着すると，強い炎症反応が惹起される	661
15–15	レセプターに対する自己抗体はその機能を刺激または遮断して疾患を引き起こす	661
15–16	細胞外抗原に対する自己抗体は炎症性傷害を引き起こす	662
15–17	自己抗原特異的T細胞は直接的な組織傷害と自己抗体応答の持続に関与する	664

まとめ 668

自己免疫の遺伝的および環境的基礎　669

15–18	自己免疫疾患には遺伝要因が強く作用する	669
15–19	ゲノミクスに基づいたアプローチにより，自己免疫の免疫遺伝学的基礎に新しい洞察が与えられている	670
15–20	自己免疫の素因となる遺伝子の多くは一つまたは複数の寛容機構に影響を与える	674
15–21	単一遺伝子性免疫寛容障害	674
15–22	MHC遺伝子は自己免疫疾患への感受性を制御するうえで重要な役割を担う	676
15–23	自然免疫応答を障害する遺伝的変異はT細胞依存的な慢性炎症性疾患の素因となりうる	678

節番号	タイトル	頁
15-24	自己免疫は外的要因により始動されうる	679
15-25	感染はリンパ球活性化を促進する環境を用意することで自己免疫疾患を引き起こしうる	680
15-26	病原体上の外来性分子と自己分子の交叉反応により自己免疫応答と自己免疫疾患が引き起こされうる	680
15-27	薬物と毒素が自己免疫症候群の原因となりうる	682
15-28	自己免疫の始動には確率的な事象も必要かもしれない	682
	まとめ	683

アロ抗原に対する反応と移植片拒絶 … 683

15-29	移植片拒絶はもっぱらT細胞によって媒介される免疫応答である	684
15-30	移植片拒絶はもっぱら非自己MHC分子に対する強力な免疫応答によって引き起こされる	685
15-31	MHCが一致している場合の移植では，移植片のMHCに結合した他のアロ抗原由来ペプチドによって拒絶が引き起こされる	686
15-32	移植臓器のアロ抗原をレシピエントのT細胞に提示する方法には2通りある	687
15-33	血管内皮に反応する抗体は超急性移植片拒絶を引き起こす	688
15-34	移植臓器の後期の機能不全は移植片に対する慢性的な傷害による	689
15-35	臨床医学の現場ではさまざまな臓器の移植が日常的に行われている	690
15-36	移植片拒絶の逆が移植片対宿主病である	691
15-37	T_{reg}細胞はアロ反応性免疫応答に関与する	692
15-38	胎児は繰り返し寛容化されるアロ移植片である	693
	まとめ	694
	第15章のまとめ	694
	章末問題	695
	参考文献	696

16　免疫応答の操作　（宇高恵子）　701

望ましくない免疫応答に対する治療法 … 701

16-1	副腎皮質ステロイドは多くの遺伝子の転写を変える強力な抗炎症薬である	702
16-2	分裂中の細胞を殺す細胞毒性薬は免疫を抑制するが，深刻な副作用もある	703
16-3	シクロスポリンA，タクロリムス，ラパマイシンおよびJAK阻害薬は，T細胞のさまざまなシグナル伝達経路を妨げる有効な免疫抑制薬である	704
16-4	細胞膜分子に対する抗体には，リンパ球のサブセットを排除するため，あるいはリンパ球の機能を抑えるために使えるものがある	706
16-5	抗体は改変操作をして，ヒト体内での免疫原性を低くすることが可能である	707
16-6	単クローン抗体は，アロ移植片の拒絶を防ぐのに使える	708
16-7	自己反応性リンパ球を除去することで，自己免疫疾患を治療できる	710
16-8	TNF-α，IL-1，あるいはIL-6の機能を遮断する生物学的製剤は，自己免疫疾患を軽減する可能性がある	711
16-9	生物学的製剤には，炎症の場に細胞が移動するのを阻止して免疫応答を抑えるものがある	712
16-10	リンパ球を活性化する補助刺激経路の阻害は，自己免疫疾患の治療に利用できる	712
16-11	一般的に使われる薬のいくつかは，免疫抑制作用をもつ	713
16-12	抗原を制御下に投与することにより，抗原特異的な応答の性質を操作することが可能である	713
	まとめ	714

免疫応答を腫瘍の攻撃に用いる … 715

16-13	マウスに移植可能な腫瘍の開発が，腫瘍に対する防御免疫応答の発見をもたらした	716
16-14	腫瘍は進化の過程で免疫系に「編集され」，さまざまな方法で拒絶を免れうる	716
16-15	腫瘍拒絶抗原はT細胞に認識される可能性があり，それが免疫療法の基礎となる	719
16-16	キメラ抗原レセプターを発現するT細胞は，いくつかの白血病に対しては効果的な治療法である	723
16-17	腫瘍抗原に対する単クローン抗体は，単独で，あるいは毒素を結合したものが腫瘍の成長を抑えうる	723
16-18	ワクチンにより腫瘍に対する免疫応答を高めることは，がんの予防や治療に有望である	726
16-19	チェックポイント阻害は既存の腫瘍に対する免疫応答を高める	727
	まとめ	728

ワクチンで感染症と戦う … 729

16-20	ワクチンには，弱毒化ワクチンと死んだ病原体から得た物質をもとにしたものがある	730
16-21	ほとんどの有効なワクチンは，毒素による傷害を防ぐ，あるいは病原体を中和し感染を断つ抗体を産生させるものである	731
16-22	効果的なワクチンは，長期にわたる予防効果を誘導する一方，安全かつ安価でなければならない	732
16-23	生きた弱毒化ワクチンは通常，死菌ワクチンより強力で，また遺伝子組換え技術を使って，より安全なものを作ることができる	732
16-24	生きた弱毒化ワクチンは，病原性がないか機能不全に陥らせた細菌を選択することにより，あるいは遺伝子を改変して弱毒化した寄生体を作り出すことにより，開発が可能である	734
16-25	ワクチンを投与するルートは，成否を握る重要な要素である	735
16-26	百日咳菌ワクチンは，ワクチンの安全性を理解して使うことが重要であることを示す例である	736
16-27	複合ワクチンは，T細胞とB細胞の間で認識連関が起こるため開発された	737
16-28	ペプチドワクチンは防御免疫を誘導できるが，有効であるためにはアジュバントを必要とし，適切な細胞を経て適切な細胞内コンパートメントに届けられなければならない	738
16-29	アジュバントはワクチンの免疫原性を高めるのに重要であるが，ごくわずかの種類しかヒトでの使用が許されていない	739

16-30	予防免疫はDNAワクチンによって誘導できる	740		A-18	フローサイトメトリーとFACS解析	767
16-31	慢性感染を制御するために，ワクチンや免疫チェックポイント阻害が使えるかもしれない	741		A-19	抗体を吸着させた磁気ビーズによるリンパ球の単離	770

まとめ	742
第16章のまとめ	742
章末問題	743
参考文献	743

付録

Ⅰ 免疫学研究者のための道具箱
（西山千春, 八代拓也） 749

A-1	免疫処置	749
A-2	抗体応答	752
A-3	アフィニティクロマトグラフィー	753
A-4	ラジオイムノアッセイ（RIA），酵素免疫測定法（ELISA）および競合的阻害アッセイ	753
A-5	赤血球凝集反応および血液型鑑定	755
A-6	クームス試験およびRh型不適合	756
A-7	単クローン抗体	757
A-8	抗体の可変部産生のためのファージディスプレイライブラリー	758
A-9	免疫した個体からのヒト単クローン抗体の生成	759
A-10	免疫蛍光顕微鏡による検査	760
A-11	免疫電子顕微鏡	761
A-12	免疫組織化学	762
A-13	免疫沈降および免疫共沈降	762
A-14	イムノブロット（ウェスタンブロット）	764
A-15	質量分析法による蛋白質複合体の単離ならびに同定における抗体の利用	764
A-16	密度勾配分離による末梢リンパ球の分離	766
A-17	血液以外の組織からのリンパ球単離	766
A-18	フローサイトメトリーとFACS解析	767
A-19	抗体を吸着させた磁気ビーズによるリンパ球の単離	770
A-20	単クローン性T細胞株の単離	770
A-21	限界希釈培養	771
A-22	ELISPOTアッセイ	772
A-23	サイトカイン産生および転写調節因子発現に基づいたT細胞サブセットの同定	773
A-24	MHC・ペプチド四量体を用いたTCRの特異性決定	775
A-25	バイオセンサーによる抗原レセプターとリガンド間の結合および解離速度の測定	776
A-26	リンパ球活性化の測定	777
A-27	アポトーシスの検出	778
A-28	細胞傷害性T細胞の解析	780
A-29	$CD4^+$T細胞の解析	782
A-30	防御免疫の移入	782
A-31	リンパ球の養子移入	784
A-32	造血幹細胞移植	784
A-33	生体への抗体の投与	785
A-34	トランスジェニックマウス	786
A-35	遺伝子破壊による遺伝子ノックアウト	786
A-36	RNA干渉による遺伝子ノックダウン	790

Ⅱ	CD抗原	（吉住秀之, 笹月健彦）	791
Ⅲ	サイトカインとそのレセプター	（吉住秀之, 笹月健彦）	811
Ⅳ	ケモカインとそのレセプター	（吉住秀之, 笹月健彦）	814

人物紹介	（吉住秀之, 笹月健彦）	816
写真への謝辞		817
用語解説	（吉住秀之, 笹月健彦）	818
索引		860

● 本書に登場する細菌・真菌・寄生虫の名称については原則として，和名あるいは学名（ラテン語）のカタカナ表記にて記載した．以下に学名（ラテン語）との対応を示す．

細菌	*Aerococcus viridans*	アエロコッカス・ビリダンス
細菌	*Bacille Calmette-Guérin*	カルメット・ゲラン菌
細菌	*Bacillus anthracis*	炭疽菌
細菌	*Bacillus cereus*	セレウス菌
細菌	*Bacteroides fragilis*	バクテロイデス・フラギリス
細菌	*Bifidobacterium*	ビフィドバクテリウム属
細菌	*Bordetella pertussis*	百日咳菌
細菌	*Borrelia burgdorferi*	ライム病ボレリア
細菌	*Brucella abortus*	ウシ流産菌
細菌	*Brucella melitensis*	マルタ熱菌
細菌	*Burkholderia pseudomallei*	類鼻疽菌
細菌	*Campylobacter jejuni*	カンピロバクター・ジェジュニ
細菌	*Chlamydia trachomatis*	トラコーマクラミジア
細菌	*Clostoridum*	クロストリジウム属
細菌	*Clostridium botulinum*	ボツリヌス菌
細菌	*Clostridium difficile*	ディフィシル菌
細菌	*Clostridium perfringens*	ウェルシュ菌
細菌	*Clostridium tetani*	破傷風菌
細菌	*Corynebacterium diphtheriae*	ジフテリア菌
細菌	*Corynebacterium parvum*	コリネバクテリウム・パルブム
細菌	*Escherichia coli*	大腸菌
細菌	*Francisella tularensis*	野兎病菌
細菌	*Haemophilus*	ヘモフィルス属
細菌	*Haemophilus influenzae*	インフルエンザ菌
細菌	*Helicobacter pylori*	ピロリ菌
細菌	*Klebsiella pneumoniae*	肺炎桿菌
細菌	*Lactobacillus*	ラクトバチルス属
細菌	*Legionella pneumophilus*	レジオネラ
細菌	*Leptospira interrogans*	ワイル病レプトスピラ
細菌	*Listeria*	リステリア属
細菌	*Listeria monocytogenes*	リステリア・モノサイトゲネス
細菌	*Mycobacterium*	ミコバクテリア属
細菌	*Mycobacterium avium*	トリ結核菌
細菌	*Mycobacterium bovis*	ウシ結核菌
細菌	*Mycobacterium leprae*	らい菌
細菌	*Mycobacterium tuberculosis*	結核菌
細菌	*Mycoplasma pneumoniae*	肺炎マイコプラズマ
細菌	*Neisseria*	ナイセリア属
細菌	*Neisseria gonorrhoeae*	淋菌
細菌	*Neisseria meningitidis*	髄膜炎菌
細菌	*Porphyromonus gingivalis*	ポルフィロモナス・ジンジバリス
細菌	*Prevotella copri*	プレボテラ・コプリ
細菌	*Pseudomonas aeruginosa*	緑膿菌
細菌	*Rickettsia prowazekii*	発疹チフスリケッチア
細菌	*Salmonella*	サルモネラ属
細菌	*Salmonella enterica*	サルモネラ・エンテリカ
細菌	*Salmonella paratyphi*	パラチフス菌
細菌	*Salmonella typhi*	チフス菌
細菌	*Salmonella typhimurium*	ネズミチフス菌
細菌	*Shigella*	赤痢菌
細菌	*Shigella dysenteriae*	志賀赤痢菌
細菌	*Shigella flexneri*	フレクスナー赤痢菌
細菌	*Shigella sonnei*	ソンネイ赤痢菌
細菌	*Staphylococcus*	ブドウ球菌属
細菌	*Staphylococcus aureus*	黄色ブドウ球菌
細菌	*Streptococcus*	肺炎球菌属
細菌	*Streptococcus pneumoniae*	肺炎レンサ球菌
細菌	*Streptococcus pyogenes*	化膿レンサ球菌

細菌	*Streptomyces hygroscopicus*	ストレプトマイセス・ハイグロスコピカス
細菌	*Streptomyces tsukabaensis*	ストレプトマイセス・ツカバエンシス
細菌	*Tolypocladium inflatum*	トリポクラジウム・インフラーツム
細菌	*Treponema pallidum*	梅毒トレポネーマ
細菌	*Vibrio cholerae*	コレラ菌
細菌	*Yersinia enterocolitica*	腸炎エルシニア
細菌	*Yersinia pestis*	ペスト菌
真菌	*Aspergilus fumigatus*	アスペルギルス・フミガーツス
真菌	*Candida*	カンジダ
真菌	*Candida albicans*	カンジダ・アルビカンス
真菌	*Coccidioides immitis*	コクシジオイデス・イミチス
真菌	*Cryptococcus neoformans*	クリプトコッカス・ネオフォルマンス
真菌	*Histoplasma capsulatum*	ヒストプラズマ・カプスラーツム
真菌	*Pneumocystis carinii*	ニューモシスチス・カリニ
真菌	*Pneumocystis jirovecii*	ニューモシスチス・イロヴェツィイ
真菌	*Trichophyton*	白癬菌
寄生虫	*Ancylostoma duodenale*	ズビニ鉤虫
寄生虫	*Ascaris lumbricoides*	ヒト回虫
寄生虫	*Blastocystis hominis*	ヒトブラストシスチス
寄生虫	*Clonorchis sinensis*	肝吸虫
寄生虫	*Cryptosporidium parvum*	クリプトスポリジウム・パルブム
寄生虫	*Dracuncula medinensis*	メジナ虫
寄生虫	*Entamoeba histolytica*	赤痢アメーバ（原生動物）
寄生虫	*Enterobius vermicularis*	蟯虫
寄生虫	*Giardia intestinalis*	ランブル鞭毛虫
寄生虫	*Leishmania*	リーシュマニア
寄生虫	*Leishmania donovani*	ドノバンリーシュマニア
寄生虫	*Leishmania major*	リーシュマニア原虫
寄生虫	*Loa loa*	ロア糸状虫
寄生虫	*Microsporidium*	微胞子虫
寄生虫	*Onchocerca volvulus*	回旋糸状虫
寄生虫	*Plasmodium*	マラリア原虫
寄生虫	*Plasmodium berghei*	ネズミマラリア原虫
寄生虫	*Plasmodium falciparum*	熱帯熱マラリア原虫
寄生虫	*Plasmodium knowlesi*	二日熱マラリア原虫
寄生虫	*Plasmodium vivax*	三日熱マラリア原虫
寄生虫	*Plasumodium yoelii*	ヨーエリマラリア原虫
寄生虫	*Schistosoma mansoni*	マンソン住血吸虫
寄生虫	*Strongyloides stercoralis*	糞線虫
寄生虫	*Toxoplasma gondii*	トキソプラズマ原虫
寄生虫	*Trichinella spiralis*	旋毛虫
寄生虫	*Trichuris trichiura*	鞭虫
寄生虫	*Trypanosoma brucei*	トリパノソーマ・ブルセイ

●本書では原則としてヒトの遺伝子は大文字のイタリック体で，その他の遺伝子は最初を大文字にしたイタリック体で記載した．

第Ⅰ部
免疫生物学と自然免疫への導入部

1 免疫学の基礎概念
2 自然免疫：生体防御の最前線
3 自然免疫の誘導性応答

免疫学の基礎概念

本章で学ぶこと

脊椎動物の免疫細胞の起源
自然免疫の原理
適応免疫の原理
免疫のエフェクター機構

　免疫学は身体の感染防御についての研究分野である．われわれは常に微生物に曝露されており，その多くは病気の原因となる．しかし実際に発病するのはまれである．身体はどのようにして自分を守っているのだろうか．感染症が起きたとき，侵入者をどのようにして身体から排除し，治癒をもたらすのだろうか．さらに，一度遭遇して克服した多くの感染症については，どのようにして長期に及ぶ免疫が成り立つのだろうか．免疫学はこうした疑問を提起するが，われわれは免疫学を学ぶことで，身体の感染防御のしくみを細胞レベル，分子レベルで理解するのである．

　科学としての免疫学の始まりは，通常は18世紀の**エドワード・ジェンナー** Edward Jenner（図1.1）の業績とされる．ある疾患から生き延びることにより，後にその疾患に対するより大きな防御が得られるという免疫の概念は，古代ギリシャからすでに知られていた．**人痘接種** variolation（天然痘の膿疱から採取したものを吸入したり，表皮の創に接種したりすること）は，少なくとも1400年代以降には中東および中国では天然痘の予防法として実践されており，ジェンナーはそれを知っていた．ジェンナーは比較的軽症である牛痘，すなわちワクシニアによって，しばしば致死的である天然痘に対する防御が得られるらしいということを観察し，1796年に牛痘を接種することで被接種者を天然痘から予防することを立証した．彼の科学的な立証は，被験者を接種2か月後に感染力のある天然痘の試料に計画的に曝露させることに基づいている．この科学的な実験が彼ならではの貢献であった．

　ジェンナーはこの処置を**ワクチン接種** vaccinationと命名した．この用語は，疾患予防のために弱毒化または無毒化した病原菌株を健常人に接種するという意味で，現在もなお使われている．ジェンナーの果敢な実験は成功したものの，天然痘ワクチンが世界に広まるまで2世紀近くを要した．この進歩によって世界保健機関は1979年に天然痘の撲滅宣言にいたった（図1.2）のであり，これは近代医学の最も大きな成果であることは間違いない．

　ジェンナーのワクチン接種の手法は，多くの偉大な微生物学者の発見により19世紀に拡大された．**ロベルト・コッホ** Robert Kochは感染症が特異的な微生物によって起

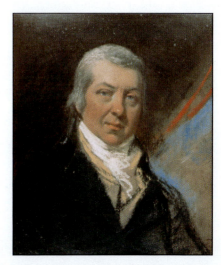

図1.1　エドワード・ジェンナー
ジョン・ラファエル・スミスによる肖像画．（エール大学ハーヴェイ・クッシング/ジョン・ヘイ・ホイットニィ医学図書館の厚意による複製）

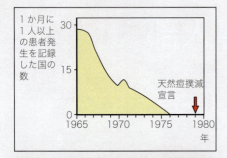

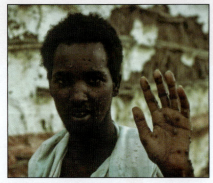

図1.2 ワクチン接種による天然痘の撲滅
天然痘症例が記録されなくなって3年経過後，世界保健機関は1979年に天然痘が撲滅されたことを発表し，ワクチン接種を終了した（上図）．しかし少数の実験施設が天然痘ウイルスを保持しており，再出現する発生源となることを危惧する声もある．アリ・マオウ・マーリン（下図）は，1977年に天然痘に罹患して生存できた最後の患者である．（写真はJason Waisfeldの厚意による）

こることを証明した．1880年代には**ルイ・パスツール** Louis Pasteur がニワトリコレラのワクチンを発明し，同じく彼が開発した狂犬病ワクチンは狂犬に噛まれた少年へ投与することで劇的な成功を収めた．

これらの実地臨床での成功によってワクチン接種の防御機構の研究が始まり，免疫学という科学分野が生まれた．1890年代初頭，**エミール・フォン・ベーリング** Emil von Behringと**北里柴三郎**は，ジフテリアや破傷風に免疫をもつ動物の血清中には短期間ながら人体中のジフテリアや破傷風毒素に対抗する特異的な「抗毒素活性」が存在することを発見した．この活性こそがわれわれが現在**抗体** antibodyと呼んでいる蛋白質に由来するものであり，この抗体が毒素に特異的に結合してその活性を中和してくれるのである．これらの抗体が免疫において決定的な役割を果たしているらしいということは，1899年の**ジュール・ボルデ** Jules Bordetの補体 complement（抗体と結合して病原性細菌を破壊する血清中の成分）の発見によりさらに強まった．

特定の病原体に対する抗体の産生といった，病原微生物の感染に対する特異的応答は，**適応免疫** adaptive immunityとして知られている．これは，この免疫応答が個体の生存中に病原体の感染に対する適応として獲得されるからである．適応免疫は**自然免疫** innate immunityとは区別される．自然免疫は，主にロシアの偉大な免疫学者**エリー・メチニコフ** Élie Metchnikoffの業績を通じ，フォン・ベーリングがジフテリアに対する血清療法を開発したときには知られていた．メチニコフは多くの微生物が貪食細胞によって取り込まれ，消化されることで非特異的な感染防御として働いていることを発見した．メチニコフが「マクロファージ」と名付けたこれらの細胞はいつも臨戦態勢にある一方で，適応免疫は発動までに時間がかかるが高度な特異性を有している．

まもなく，特異的な抗体が多様な物質に対して誘導されうることが明らかになった．このような物質は，抗体 antibodyの産生 generationを刺激することから**抗原** antigenと呼ばれる．**ポール・エールリッヒ** Paul Ehrlichは，ジフテリアの治療法として**抗血清** antiserumの開発を進めるとともに，治療用の血清の標準化手法を開発した．現在抗原という用語は，適応免疫系によって認識されるいずれの物質にも使われる．代表的な抗原は一般に病原体の蛋白質や糖蛋白質，多糖体であるが，もっと広範囲の化合物，例えばニッケルなどの金属やペニシリンなどの薬物，ツタウルシの葉に含まれるウルシオール（ペンタデシルカテコールの混合物）などの有機化合物も抗原に含まれる．メチニコフとエールリッヒは，免疫学での業績で1908年にノーベル賞をともに受賞している．

本章は，自然免疫と適応免疫の原理と免疫系の細胞，免疫細胞が発生する組織とそれらが循環する組織についての導入部である．ここでは感染を駆逐する異なる種類の細胞の特異的機能の概略を述べることにする．

脊椎動物の免疫細胞の起源

人体は，多様なエフェクター細胞と分子から構成される**免疫系** immune systemによって，病原微生物やその毒素，それらが原因となる傷害から防御されている．自然および適応免疫応答はともに白血球 leukocyteの活動に依存している．免疫系の大部分の細胞は，骨髄で生まれる．免疫系の細胞の多くはそこで発生し成熟していく．しかしその一部，特にある特定の組織在住マクロファージの集団（例えば中枢神経系のミクログリア）は，胚発生中の卵黄嚢や胎児肝に由来する．これらの細胞は出生前に組織に散在し，個体の生存中独立して自己再生する集団として維持される．一度成熟すると免疫細胞は末梢組織に在住したり，血流中あるいは**リンパ系** lymphatic systemと呼ばれる特殊化した脈管系を循環したりする．リンパ系は細胞外液と免疫細胞を組織から還流させ，リン

パ lymph として運搬し，最終的には血液循環系へ戻す．

　酸素を運搬する赤血球と傷害組織において血液凝固を誘発する血小板，免疫系の白血球を含む血液の細胞成分はすべて，骨髄の**造血幹細胞** hematopoietic stem cell（HSC）に由来する．この細胞はすべての種類の細胞を産生できるので，**多能性** pluripotent 造血幹細胞として知られている．造血幹細胞はより限定的な発生能をもった細胞も産生することができ，それらはそれぞれ赤血球や血小板，白血球の主たる2系統であるリンパ系と骨髄系細胞の直接の前駆細胞となる．血液細胞の種類とその系統関係は図1.3にまとめている．

自然免疫の原理

　本章のこの節では，自然免疫の原理を概説し，病原体の侵入に対して持続的な防御をなす分子と細胞を記述する．**リンパ球** lymphocyte として知られている白血球は，病原微生物を認識してそれを標的とする強力な機能を有するが，これを発動し攻撃能を発揮するためには，自然免疫系が必要である．しかし侵入してくる微生物を排除するために適応免疫と自然免疫が用いている破壊機構は，その多くは同一のものである．

1-1　共生生物は宿主にほとんど傷害を起こさない一方，病原体は多様な機序によって宿主の組織を傷害する

　病気の原因となる微生物，すなわち**病原体** pathogen は，**ウイルス** virus，**細菌** bacteria および古細菌，**真菌** fungus，**寄生虫** parasite（単細胞および多細胞性真核細胞生物の集合名）の四つに大別される（図1.4）．これらの微生物は，その大きさや宿主組織の傷害方法が非常に多様である．最も小さいものはウイルスで，5～数百ナノメートルで，偏性細胞内寄生病原体である．ウイルスは複製過程で細胞を溶解し死滅させる．マラリアの原因となるプラスモジウム属のような多くの単細胞細胞内寄生虫も感染細胞を直接死滅させる．細胞外で成長する病原性細菌および真菌は，毒素を血液や組織中に放出してショックや敗血症を起こす．最も大きい病原体である寄生虫の蠕虫類は，その大きさのため宿主細胞内に感染することはできないが，嚢胞を形成することで寄生虫が迷入した組織で細胞の反応を障害し，組織に傷害を与える．

　すべての微生物が病原性を有するわけではない．多くの組織，特に皮膚や口腔粘膜，結膜，消化管には微生物の共同体が常在し，**マイクロバイオーム** microbiome と呼ばれており，古細菌や細菌，真菌から構成されるが，宿主には傷害を与えない．これらは宿主と共生関係を結べることから，別名**共生微生物** commensal microorganism（常在細菌叢）とも呼ばれる．確かに一部の共生生物は，反芻動物の胃内でセルロースの消化を助けるといったように重要な役割を果たしている．共生微生物と病原体との違いは，傷害を引き起こすかどうかによる．小腸のマイクロバイオーム中の莫大な数の微生物は，通常なら傷害を起こさないし，粘液の防御層によって小腸管腔内に留まっているが，病原性細菌はこの障壁を突破し，小腸上皮を傷害し，その下層へと広がっていく．

1-2　解剖学的および化学的障壁は病原体に対する最初の障壁である

　宿主は微生物からの脅威に，**逃避** avoidance，**抵抗** resistance，**寛容** tolerance という三つの戦略で対応することができる．逃避機構は微生物への曝露を防止することで，解剖学的障壁と行動修飾の二つがある．感染が成立すると，抵抗によって病原体を減らし排除する．莫大な多様性のある微生物から防御するため，免疫系は多様な分子と細胞

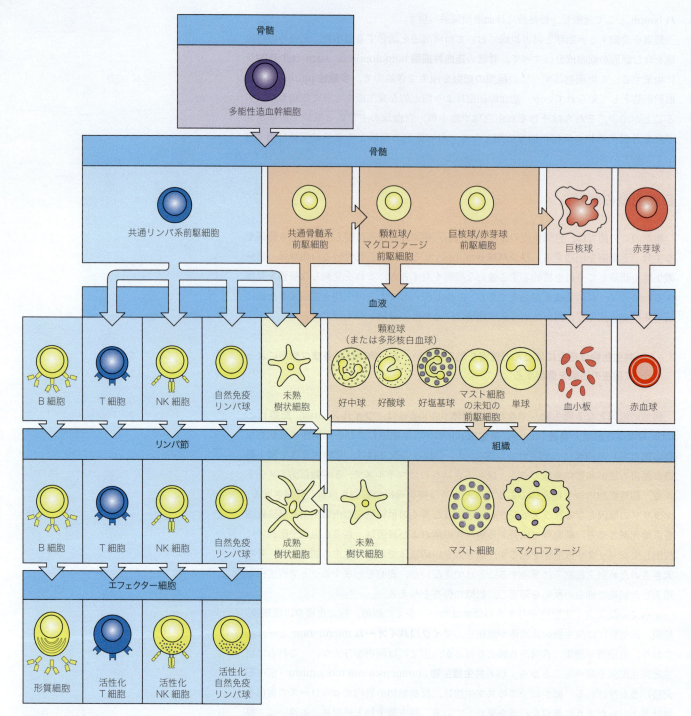

図1.3 免疫系を含む血液中のすべての細胞成分は骨髄の多能性造血幹細胞から生まれる

多能性造血幹細胞は分裂して2種類の幹細胞を生み出す．共通リンパ系前駆細胞は白血球のうちのリンパ系細胞を生み出す（背景が青色）．これには自然免疫リンパ球（ILC）とナチュラルキラー（NK）細胞，TおよびB細胞がある．共通骨髄系前駆細胞は骨髄系細胞を生み出す（背景が桃色と黄色）．これには左記以外の白血球，赤血球，血液凝固に重要な血小板を作る巨核球がある．TおよびB細胞は，抗原レセプターにより他の細胞と区別され，分化する部位（それぞれ胸腺と骨髄）によって互いに区別される．抗原と遭遇するとB細胞は抗体を分泌する形質細胞へと分化し，T細胞はさまざまな機能をもったエフェクターT細胞へと分化する．TおよびB細胞とは異なり，自然免疫リンパ球とNK細胞に抗原特性はない．残りの白血球は単球と樹状細胞，好中球，好酸球，好塩基球である．後三者は血中を循環し，細胞質に保有している顆粒を塗抹標本で染色すると，それぞれ異なる外観を呈することから顆粒球と呼ばれる．また不規則な形の核をもつので多形核白血球とも呼ばれる．未熟な樹状細胞（背景が黄色）は組織中に侵入する貪食細胞であり，病原体と遭遇すると成熟する．樹状細胞の大部分は共通骨髄系前駆細胞に由来するが，一部は共通リンパ球系前駆細胞からも由来するらしい．単球は組織に侵入し，そこで分化して貪食能をもつマクロファージや樹状細胞になる．マスト細胞も組織に侵入しそこで成熟を完成させる．

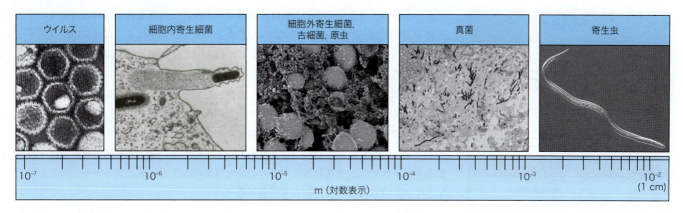

図 1.4　病原体は大きさも生存様式も非常に多彩である
　細胞内寄生病原体には，単純ヘルペスウイルス（左端図）のようなウイルスやリステリア・モノサイトゲネス（左から2番目の図）のような細菌がある．ブドウ球菌（左から3番目の図）のような細菌の多くやアスペルギルス（左から4番目の図）のような真菌は細胞外で増殖でき，直接組織へ侵入していく．古細菌や原虫（左から3番目の図）も同様である．糞線虫（右端図）のような多くの寄生虫は大きい多細胞生物で複雑な生活環をもち体内を移動する．
　（左から2番目の図は Dan Portnoy の，右端の図は James Lok の厚意による）

の機能を備えており，異なる種類の病原体に抵抗するのに適したこれらをまとめて，メディエーターまたは**エフェクター機構** effector mechanism と呼ぶ．これを説明していくのが，本書の主題の一つでもある．最後の寛容は，微生物による傷害に対する組織の抵抗能力を高める応答も含んでいる．「寛容」という用語は，従来動物の免疫よりも植物の疾患感受性を記述する広い意味で使われてきた．例えば，植物の新たな部分を生み出す未分化細胞は，休眠している生長点を活性化することで成長を促進するという傷害に応答する共通した寛容機構である．これは**免疫寛容** immunological tolerance という用語とは区別すべきである．後者は，宿主自身の組織に対して免疫応答を起こすことを防止する機序を指す．

　解剖学的および化学的障壁は，感染に対する最初の障壁である（図 1.5）．皮膚および粘膜表面は，微生物に内部の組織が曝露されないようにする一種の逃避戦略である．ほとんどの解剖学的障壁で，付加的な抵抗機構がさらに宿主の防御を高めている．例えば，粘膜表面は，多様な**抗菌蛋白質** antimicrobial protein を産生していて，それらは微生物が体内に侵入するのを防ぐ天然の抗生物質として作用する．

　これらの防御が破綻したりすり抜けられたりすると，自然免疫の別の部分がただちに発動する．冒頭でジュール・ボルデの補体の発見について触れたが，**補体** complement は抗体と共同して細菌を溶解する．補体は，互いに共同して作用する約30種類の異なる血漿蛋白質からなり，血清および間質組織における最も重要なエフェクター機構の一つである．補体は抗体と共同で作用するだけではなく，特異抗体なしでも外来微生物を標的として作用することもできるので，自然免疫と適応免疫の両者で役立っている．解剖学的障壁および抗菌蛋白質，補体については，第2章で詳述する．

1-3　免疫系は病原体や組織傷害の存在を示す炎症誘導物質により活性化される

　宿主の解剖学的および化学的障壁を突破した病原体は，自然免疫の細胞性障壁と遭遇することになる．細胞性免疫応答は，**センサー細胞** sensor cell が**炎症誘導物質** inflammatory inducer （図 1.6）を検出して始まる．センサー細胞には多くの種類があり，多数の**自然認識レセプター** innate recognition receptor の発現を介して**炎症性メディエーター** inflammatory mediator を検出する．自然認識レセプターは，個体の生存期間を通して一定のままである比較的少数の遺伝子によってコードされている．これらのレセ

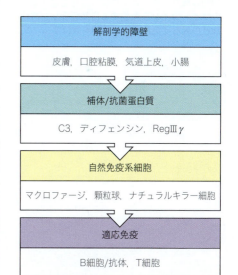

図 1.5　病原体からの防御には複数の防御段階がある
　最初は生体の上皮による解剖学的障壁がある．2番目には補体などのさまざまな化学的，酵素的システムがあり，上皮の近くにある迅速な抗微生物障壁となる．上皮の障壁が破綻すると，さまざまな自然免疫リンパ球が迅速な細胞性防御を提供する．病原体がこれらの障壁を撃破すると，発動には時間を要する適応免疫系の防御が始まる．

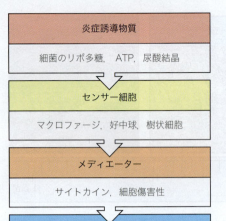

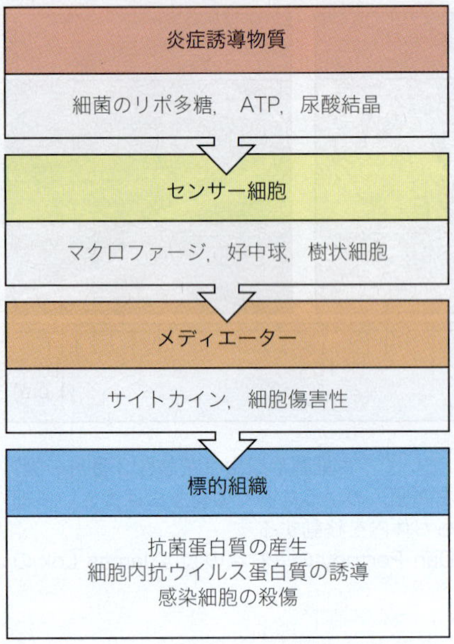

図 1.6 細胞性免疫は一連の段階を踏んで進む

炎症誘導物質は侵入する微生物やそれによる細胞傷害の存在を示す化学構造体である．センサー細胞はさまざまな自然認識レセプターを発現することで，こうした誘導物質を感知して直接生体防御に作用するメディエーターやさらに免疫応答を起こすメディエーターを産生する．これらのメディエーターには多数のサイトカインがあり，上皮細胞などのさまざまな標的組織に作用して抗菌蛋白質を誘導したり，細胞内でのウイルスの増殖を抑制したりする．また免疫応答を増幅する別のサイトカインを産生する自然免疫リンパ球などの異なる免疫細胞に作用を及ぼす．

プターを誘導する炎症誘導物質には，細菌やウイルスに特異な分子，例えば細菌のリポ多糖や，通常は細胞外には存在しないATPなどの分子が含まれる．これらのレセプターが誘導されると，自然免疫細胞を活性化し，侵入してきた微生物を直接破壊したり，別の細胞に作用して免疫応答を起こさせたりするさまざまなメディエーターを産生させる．例えば，マクロファージは微生物を貪食し，分解酵素や活性酸素中間産物などの有毒な化学メディエーターを産生して微生物を殺傷することができる．樹状細胞は，侵入する微生物をより効果的に抵抗または殺傷するためのサイトカインメディエーターを産生しうる．これらには上皮細胞など標的となる組織やその他の免疫細胞を活性化する多数のサイトカインが含まれる．これらのレセプターおよびメディエーターの概要を以下に示すが，詳細については第3章で取り扱う．

　自然免疫応答は，病原微生物への曝露に対して速やかに起こる（図1.7）．これと対照的に適応免疫系による応答には，発現までに数時間というより数日を要する．しかし適応免疫系が感染をより効率的に排除できるのは，リンパ球による精緻な特異的抗原認識が可能なためである．自然免疫細胞上に発現しているレセプターは，レパートリーが制限されているのに対して，リンパ球は特異性の高い**抗原レセプター** antigen receptor を発現しており，全体として広範な特性のレパートリーを保有している．このおかげで適応免疫系は実質的にどんな病原体にも応答して効率的に資源を投入することで，侵入後自然免疫を凌駕した病原体を排除することができる．しかし適応免疫系はその多くの機能について，自然免疫系の細胞に依存し相互作用している．次の数項で自然免疫系の主たる要員を紹介し，後述する適応免疫の考察に備えることとしよう．

免疫応答の段階				
応答		感染して免疫応答が始まるまでの典型的な時間	応答の期間
自然免疫応答		炎症，補体活性化，ファゴサイトーシス，病原体の破壊	分	日
適応免疫応答	抗原提示をする樹状細胞と抗原特異的T細胞との相互作用：抗原の認識，接着，補助刺激，T細胞の増殖と分化	時間	日
	抗原特異的B細胞の活性化	時間	日
	エフェクターおよびメモリーT細胞の形成	日	週
	T細胞とB細胞との相互作用，胚中心の形成，エフェクターB細胞（形質細胞）とメモリーB細胞の形成，抗体産生	日	週
	エフェクターリンパ球の末梢リンパ器官からの遊出	数日	週
	エフェクター細胞と抗体による病原体の排除	数日	週
免疫記憶		メモリーB細胞およびT細胞の維持，血清または粘膜における高力価の抗体，再感染に対する防御	日から週	場合により生涯

図 1.7 免疫応答の段階

1-4　骨髄系細胞は自然免疫系の細胞の大部分を構成する

　共通骨髄系前駆細胞 common myeloid progenitor（CMP）は，自然免疫系のマクロファージや顆粒球（好中球，好酸球，好塩基球と呼ばれる白血球の総称），マスト細胞，樹状細胞の前駆細胞である．マクロファージと顆粒球，樹状細胞は，免疫系における3種類の貪食細胞である．CMPはまた巨核球と赤血球も産生するが，これらの細胞についてはここでは触れない．骨髄系の細胞を図1.8に示す．

　マクロファージ macrophage は，ほとんどすべての組織に在住している．多くの組織在住マクロファージは胚発生中に現れるが，成体の動物で骨髄から産生される一部のものは単球 monocyte の成熟型で，血液中を循環し持続的に組織へ遊走し，そこで分化していく．マクロファージは比較的寿命が長く，自然免疫応答とそれに続く適応免疫応答を通して複数の異なる機能を担う．その一つとして侵入した微生物を貪食し殺傷する．この貪食機能は，自然免疫の第一線をなす．マクロファージはまた適応免疫応答により標的とされた病原体と感染細胞の処理も行う．単球とマクロファージは貪食細胞であるが，ほとんどの感染は組織で起こるので，この重要な防御能を担うのはもっぱらマクロファージである．マクロファージの付加的であるが重要な役割は，免疫応答を調整することである．すなわち，マクロファージは炎症の誘導を助ける．後にみるように，炎症は有効な免疫応答の前提条件であり，マクロファージが多くの炎症性メディエーターを産生することで他の免疫細胞を活性化し，免疫応答へ動員する．

　局所の炎症と侵入した細菌のファゴサイトーシスも補体の活性化によって誘発される．菌体表面は補体を活性化することができ，その結果補体系の特異的蛋白質の断片で微生物を覆う蛋白質分解反応のカスケードを誘導する．このようにして補体に覆われた微生物は，マクロファージおよび好中球上の特異的**補体レセプター** complement receptor によって認識され，ファゴサイトーシスにより取り込まれて破壊される．免疫系のこうした特異的な役割に加えて，マクロファージは体内で総合的なスカベンジャーとして働き，死滅した細胞とその破片を片付けてくれる．

　顆粒球 granulocyte は，その細胞質内の濃染される顆粒にちなんで名付けられているが，その歪な形の核のため**多形核白血球** polymorphonuclear leukocyte とも呼ばれる．顆粒球には，好中球と好酸球，好塩基球の3種類あり，保有する顆粒が異なる機能をもち，その染色特性がそれぞれ異なることで区別される．顆粒球はすべて比較的短命で，わずか数日で死滅する．顆粒球は骨髄で成熟し，免疫応答が起きている間は感染や炎症部位に遊走し，産生が亢進する．貪食性の**好中球** neutrophil は，最も数が多く，自然免疫応答において重要な細胞である．好中球はファゴサイトーシスによってさまざまな微生物を取り込み，細胞質内の顆粒に蓄積している分解酵素とその他の抗菌物質を使い，

図1.8　自然免疫および適応免疫の骨髄系細胞
　これらの細胞は，本書の他の箇所でも左側に示している模式図でまた登場する．各細胞種の写真は右側に示している．マクロファージと好中球は，病原体を取り込み細胞内小胞で破壊する主要な貪食細胞である．この機能は自然および適応免疫の両方で働く．樹状細胞は未成熟な段階では貪食能をもち病原体を取り込めるが，成熟するとT細胞に病原体の抗原を認識できる形にして提示する特殊化した細胞として機能する．マクロファージもT細胞に抗原を提示して活性化することができる．その他の骨髄系細胞は，主として適応免疫応答の間，抗体による活性化によって顆粒の内容物を放出する分泌細胞である．好酸球は抗体によって覆われた蠕虫などの寄生虫の攻撃に関与すると考えられている．好塩基球も寄生虫に対する免疫に関与すると考えられている．マスト細胞は，局所の血管に作用する物質を放出することで，抗原に対する局所の炎症反応を引き起こす組織中の細胞である．マスト細胞や好酸球，好塩基球は，ともにアレルギー反応でも重要である．
　（写真は N. Rooney と R. Steinman, D. Friend の厚意による）

	マクロファージ
	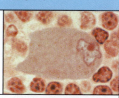
	ファゴサイトーシスと殺菌機構の活性化 抗原提示

	樹状細胞
	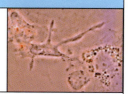
	末梢部位での抗原の取り込み 抗原提示

	好中球
	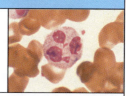
	ファゴサイトーシスと殺菌機構の活性化

	好酸球
	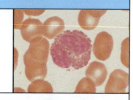
	抗体に覆われた寄生虫の殺傷

	好塩基球
	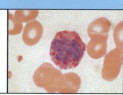
	アレルギー反応の促進と抗寄生虫免疫の増強

	マスト細胞
	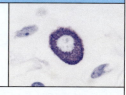
	ヒスタミンと活性物質を含む顆粒の放出

細胞内の空胞で効率的に破壊する．好中球の機能に遺伝的欠損があると，細菌が感染するままになり，治療を施さなければ致命的となる．顆粒球の役割については，第3章でさらに詳しく述べる．

好酸球 eosinophil と**好塩基球** basophil は，好中球よりも少数であるが，好中球と同様にさまざまな酵素と毒性のある蛋白質を含む顆粒を保有していて，活性化に伴いその顆粒を放出する．好酸球と好塩基球は，主としてマクロファージや好中球が貪食するには大きすぎる寄生虫の感染防御において重要であると考えられている．これらの細胞は，アレルギー性炎症反応にもかかわっており，その作用は防御的というより傷害的である．

マスト細胞 mast cell は骨髄で発生するが，未熟な前駆細胞として遊走して，末梢組織，特に皮膚や小腸，気道粘膜で成熟する．この細胞の顆粒は，ヒスタミンやさまざまなプロテアーゼといった多数の炎症性メディエーターを含んでおり，寄生虫を含む病原体から体内の表面を防御するのに役立っている．好酸球と好塩基球，マスト細胞とそのアレルギー性炎症反応における役割については，第10章と第14章で詳述する．

樹状細胞 dendritic cell は，ラルフ・シュタインマン Ralph Steinman によって1970年代に発見された．彼はその功績で2011年にノーベル賞を受賞している．これらの細胞は免疫系において貪食細胞の3番目のクラスとなっていて，この細胞にはまだその機能が明らかになっていない近縁の細胞系列が含まれる．ほとんどの樹状細胞は，細胞膜上に精緻な突起を有しており，神経細胞の樹状突起に似ている．未熟な樹状細胞は，血流を通じて骨髄から組織中へと遊走する．樹状細胞はファゴサイトーシスによって粒子状物質を摂取し，大量の細胞外液とその内容物を摂取し続ける．この過程は**マクロピノサイトーシス** macropinocytosis という．また樹状細胞は，取り込んだ病原体を分解するが，免疫系における主な役割は微生物を除去することではなく，病原体と遭遇することで他の免疫細胞を活性化するメディエーターの産生の引き金となるというもので，この細胞はセンサーとして働く主要な細胞のクラスの一つである．樹状細胞は，T細胞という適応免疫系の特定のリンパ球のクラスを活性化する役割をもつことから発見された．この細胞の働きについては，1–15項でもう一度述べる．しかし樹状細胞とその産生メディエーターは，自然免疫系の細胞応答を制御するという重要な役割も果たしている．

1–5　センサー細胞は自己と非自己とを最初に識別するためのパターン認識レセプターを発現している

自然免疫の認識機構が発見されるずっと以前は，蛋白質のような精製抗原は実験的な免疫処置でも免疫応答を起こさない，すなわち**免疫原性** immunogenicity がないと思われていた．精製蛋白質に対して強い免疫応答を誘導するには，逆に死菌や細菌の抽出物などの微生物の構成成分を混合することが必要であるとされていた．こうした夾雑物を免疫学者のチャールズ・ジェンウェイ Charles Janeway（付録Ⅰ，A–1項からA–4項参照）が免疫学者の「汚いちょっとした秘伝」と呼んでいたのはよく知られている．このおまけの物質は，免疫する抗原に対する応答を強化することから**アジュバント** adjuvant と呼ばれる（*adjuvare* はラテン語で「補助する」の意）．現在ではアジュバントは，さまざまなタイプのセンサー細胞の自然認識レセプターを活性化して，感染がなくてもT細胞を活性化するために少なくともその一部は必要であることがわかっている．

マクロファージや好中球，樹状細胞は感染を検知して炎症性メディエーターを産生して免疫応答を開始させるセンサー細胞の重要なクラスである．適応免疫系の細胞はもちろん，別の細胞もこうした機能をもっている．1–3項で述べたように，これらの細胞は病原体や病原体による傷害を検知するため，限られた数の多型性のない自然認識レセプ

ターを発現している．これらは**パターン認識レセプター** pattern recognition receptor（PRR）とも呼ばれ，単純な分子や**病原体関連分子パターン** pathogen-associated molecular pattern（PAMP）を認識する．PAMPは，多くの微生物がその一部として有するが宿主自身の細胞には存在しない分子構造の規則的なパターンである．こうした構造には細菌の細胞壁を構成するマンノースに富むオリゴ糖やペプチドグリカン，リポ多糖や多くの病原体が共通して有する非メチル化CpGDNAがある．これらの微生物成分はすべて進化の過程で保存され変異がないため，認識の格好の標的となる（図1.9）．一部のPRRは，**Toll様レセプター** Toll-like receptor（TLR）などの膜貫通型蛋白質であり，これは細胞外寄生細菌やファゴサイトーシスにより空胞内へ取り込まれた細菌由来のPAMPを検出する．免疫におけるTollレセプターの役割は，**ジュール・ホフマン** Jules Hoffmannがショウジョウバエで最初に発見し，後にジェンウェイと**ブルース・ボイトラー** Bruce Beutlerによってマウスの相同なTLRの発見へと進展した．ホフマンとボイトラーは，自然免疫の活性化の業績で2011年にノーベル賞を共同受賞した（1-4項）．他のPRRには，細胞内に侵入した細菌を感知するNOD様レセプター（NLR）などの細胞質蛋白質がある．また他の細胞質レセプターは，宿主のmRNAとウイルス由来のmRNA種および宿主と細菌のDNAの構造と局在の違いからウイルス感染を検出する．センサー細胞に発現しているレセプターの一部には，病原体自体よりも病原体により起こされた細胞の傷害を検出するものもある．自然免疫の認識については過去15年内に明らかになってきたものであり，まだ発見が活発になされている分野である．自然免疫の認識システムについては第3章で，ワクチンの成分として利用されるアジュバントについては第16章で詳述する．

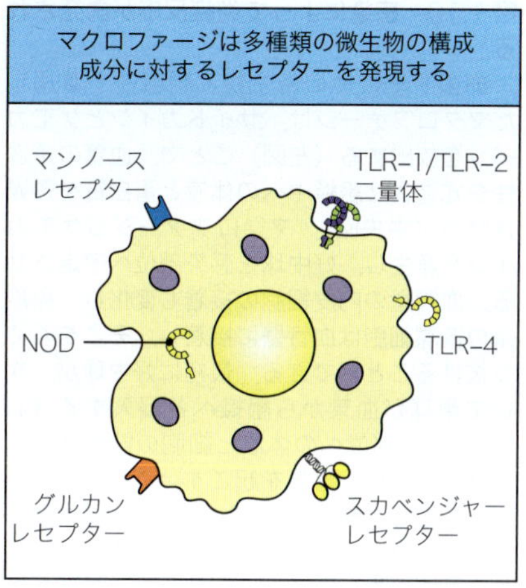

1-6 センサー細胞はケモカインとサイトカインなどのメディエーターを産生して炎症反応を誘導する

マクロファージや好中球などのセンサー細胞上のPRRの活性化は，遭遇した細菌のファゴサイトーシスや分解といったエフェクター機能を直接誘導する．しかしセンサー細胞は炎症性メディエーターの産生によって免疫応答の増幅にも寄与する．炎症性メディエーターの二つの重要なカテゴリーは，**サイトカイン** cytokineと**ケモカイン** chemokineと呼ばれる分泌蛋白質であり，これらはホルモンと似たようなやり方で別の免疫細胞に重要なシグナルを伝達する．

「サイトカイン」は，免疫細胞により分泌され，適切なレセプターをもつ隣接する細胞の挙動に影響を及ぼす蛋白質を指す用語である．60種類以上のサイトカインが知られており，多くの異なる種類の細胞から産生されるものもあれば，限られた特殊な細胞からのみ産生されるものもある．サイトカインはその特異的レセプターの分布パターンによって，多くの種類の細胞に影響するものもあれば，特定の種類の細胞にのみ影響するものもある．サイトカインが標的細胞に引き起こす典型的反応は，次項で述べるように，標的細胞のエフェクター機構の増幅に関連している．

ここではすべてのサイトカインを一挙に提示するのではなく，細胞やその機能についての反応を述べていくごとに登場するサイトカインを紹介していくことにする．サイトカインとその産生細胞と標的細胞，一般的作用は，付録IIIに掲示している．

ケモカインは，好中球や単球などケモカインレセプターを有する細胞を血流中から感染した組織へと誘引する化学誘引物質として作用する，特殊な一群の分泌蛋白質である（図1.10）．この役割に加え，ケモカインはリンパ組織のさまざまな細胞に働きかけ，特殊な応答を起こせるような領域へと組織化する．50種類以上のケモカインが知られており，それらは互いに構造的に関連性があるが，2種類に大別できる．付録IVには，

図1.9 マクロファージは異なる病原体を認識できる多数のレセプターを発現する

マクロファージは多様なレセプターを発現しており，そのそれぞれが微生物の特異的成分を認識できる．その一部は，マンノースおよびグルカンレセプター，スカベンジャーレセプターのように，細菌や酵母，真菌の細胞壁の糖鎖に結合する．Toll様レセプター（TLR）は，マクロファージや樹状細胞，その他の免疫細胞上にある重要なパターン認識レセプターファミリーの一つである．TLRは異なる微生物の構成成分を認識する．例えばTLR-1とTLR-2のヘテロ二量体はグラム陽性細菌のような病原体由来のリポペプチドを結合し，TLR-4はグラム陰性細菌由来のリポ多糖とグラム陽性細菌由来のリポタイコ酸を結合する．

図1.10 感染によって炎症反応が誘発される

細菌やその他の微生物と組織中で遭遇したマクロファージは，サイトカインとケモカインを放出する（左図）ことで，血管の透過性を亢進させ組織中への体液と蛋白質を透過させる（中央図）．マクロファージもケモカインを産生し，好中球を感染部位へ遊走させる．血管壁の内皮細胞の接着能も変化し，免疫系の循環細胞は血管壁に接着し，そこをくぐり抜けることができる．最初に好中球が，次いで単球が血管から組織へと侵入する（右図）．感染部位への体液と細胞の貯留は発赤と腫脹，発熱，疼痛を起こす．これはまとめて炎症として知られるものである．好中球とマクロファージは主要な炎症細胞である．免疫応答の後期になると，活性化リンパ球も炎症に参加する．

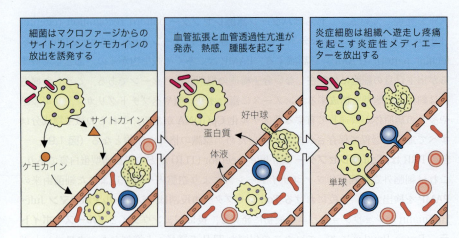

その標的細胞と一般的機能を掲示している．ここでは特定の細胞性免疫応答を述べていくにあたり，必要に応じてケモカインを紹介していくことにする．

活性化マクロファージから放出されるサイトカインとケモカインは，血液中から感染した組織へと細胞を動員するが，この過程が**炎症** inflammation であり，病原体を破壊してくれる．炎症はリンパの流れを増加させ，感染した組織から近傍のリンパ組織へと微生物とその抗原を保有した細胞を輸送し，そこで適応免疫応答が始まる．いったん適応免疫が起これば，炎症はそのエフェクター成分を感染部位へと動員する．

炎症は臨床的には，ラテン語でいう calor, dolor, rubor, tumor, すなわち発熱，疼痛，発赤，腫脹で記載される．これらの特徴は，サイトカインやその他の炎症性メディエーターの局所の血管への作用を反映したものである．発熱と発赤，腫脹は，炎症時の血管の拡張と透過性亢進の結果，局所の血流が増加し，組織へ血漿と蛋白質が漏出したものである．サイトカインと補体の断片は血管に並んでいる**内皮** endothelium に対して重要な作用を及ぼす．すなわち**内皮細胞** endothelial cell 自身も感染に反応してサイトカインを産生する．サイトカインは内皮細胞の接着能を変化させ，循環している白血球を内皮細胞に接着させ，ケモカインで誘引された白血球を内皮細胞の間から感染部位へと遊走させる．細胞の組織への遊走とその局所での作用により疼痛が起きる．

炎症反応の初期にみられる主要な細胞は，マクロファージと好中球である．後者は炎症部位や感染した組織に多数動員される．マクロファージと好中球は，**炎症細胞** inflammatory cell として知られている．好中球の流入に続いて，まもなく単球の侵入が増加し，単球はマクロファージへと速やかに分化し，自然免疫応答を増強維持する．その後も炎症が持続すれば，好酸球も炎症組織に遊走し，侵入した微生物の破壊を助ける．

1-7 自然免疫のリンパ球とナチュラルキラー細胞は適応免疫系のリンパ系細胞系列との共通点がある

骨髄中の**共通リンパ系前駆細胞** common lymphoid progenitor（CLP）からは2系統の細胞が生まれる．一つは適応免疫系の抗原特異的リンパ球で，もう一つは抗原特異的レセプターをもたない複数の自然免疫系の細胞系列である．適応免疫系のBおよびT細胞は，1960年代にすでに確認されていたが，自然免疫系の**ナチュラルキラー細胞** natural killer cell（**NK細胞**）は，1970年代まで発見されなかった（図1.11）．NK細胞は特徴的な顆粒状の細胞質をもつ大型のリンパ球様の細胞で，ある種の腫瘍細胞やヘルペスウイルス感染細胞の認識能をもつことで同定されていた．最初これらの細胞とT細胞との区別は不明確であったが，現在ではNK細胞は骨髄でCLPから生まれる，他

とは区別される細胞系列であることがわかっている．この細胞には適応免疫系の細胞がもつ抗原特異的レセプターがない代わりに，細胞ストレスや非常に限られたウイルスの感染に対して応答可能な自然免疫のレセプターファミリーを複数発現している．NK細胞は，ウイルス感染に対して適応免疫応答が発現する前の自然免疫の初期段階で重要な役割を果たす．

さらに最近では，NK細胞と関連のある別の細胞系列が複数同定されている．これらをまとめて，**自然免疫リンパ球** innate lymphoid cell (ILC) と呼んでいる．CLPから生まれ，自然免疫リンパ球は小腸などの末梢組織に定在し，そこで炎症反応のメディエーターの産生源として働いている．NK細胞および自然免疫リンパ球の機能については，第3章で扱う．

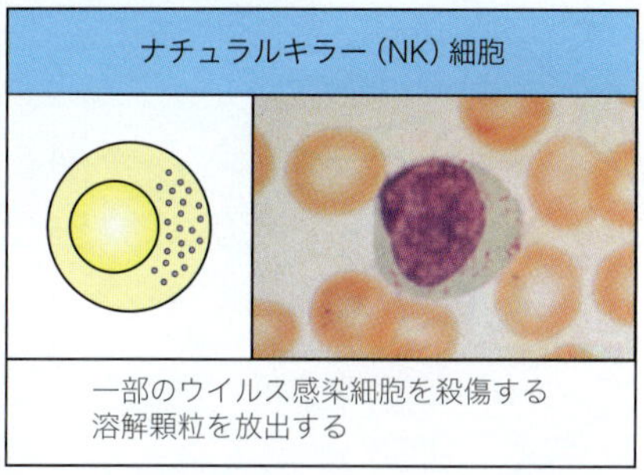

図 1.11　ナチュラルキラー（NK）細胞
この細胞は大型で顆粒を有するリンパ球様の細胞で，自然免疫，なかでも細胞内感染において他の細胞を殺傷するという重要な働きをする．リンパ球とは異なり，抗原特異的レセプターはもたない．
（写真はB. Smithの厚意による）

まとめ

病原体を扱ううえで，逃避，抵抗，寛容といった異なる戦略がある．解剖学的障壁と補体や抗菌蛋白質などのさまざまな化学的障壁逃避の原始的な形態であり，常在菌と病原体の両方が宿主に侵入しないようにする組織防御の第一線である．もしこれらの防御が破られると，脊椎動物の免疫応答は大きく抵抗へと向けられる．炎症誘導物質は，微生物に特異的な化学構造（PAMP）または組織傷害の化学的シグナルであり，これらがセンサー細胞に発現しているレセプターに作用して，免疫系に感染が起きたことを伝える．センサー細胞の代表は，マクロファージや樹状細胞などの自然免疫系細胞であり，エフェクター活性に直接応答したり，サイトカインやケモカインといった代表的な炎症性メディエーターを産生したりする．これらのメディエーターがNK細胞や自然免疫リンパ球などの別の免疫細胞に作用すると，これらは目標の組織へ動員され，細胞傷害や直接的抗ウイルス活性を有するサイトカインの産生などの特異的免疫エフェクター活性を発揮する．これらはすべて病原体による感染の抑制と排除を目的としたものである．標的組織におけるメディエーターの応答は，排除すべきウイルスや細胞内寄生細菌，細胞外寄生病原体，寄生虫のそれぞれに特に適した炎症細胞を誘導する．

適応免疫の原理

ここで適応免疫の要素である抗原特異的リンパ球を説明するところにたどり着いた．特に明示しない限り，リンパ球という用語は抗原特異的リンパ球の意味で使うことにする．リンパ球のおかげで生存中に遭遇するさまざまな病原体由来の多様な抗原に対して応答することができ，免疫記憶の重要な特徴が備わる．これはリンパ球が表面にもつ高度な多様性をもつ抗原レセプターによって，抗原を認識し結合することで可能になる．各リンパ球は，独自の多様性をもった抗原レセプターの原型を有して成熟するので，リンパ球の集団は抗原結合部位については高度な多様性のある莫大なレパートリーをもつことになる．したがって体内を循環している何億というリンパ球の中にはいつでも，任意の外来抗原を常に認識できるリンパ球が存在する．

適応免疫応答のほかにはない特徴は，**免疫記憶** immunological memory を生み出すことができる点である．このため一度ある病原微生物に曝露されたことがあれば，その後再び曝露されたときにその人はただちにより強い応答をすることができる．これはすなわち個体が防御免疫をもったということである．自然のままでは免疫ができない病原体に対して長期に及ぶ免疫を生み出す方法を見出すことは，現代の免疫学者にとって最も大きな課題の一つである．

1-8 抗原と抗原レセプターの相互反応がリンパ球にエフェクター活性と免疫記憶を与える

脊椎動物の免疫系には2種類のリンパ球，**B細胞** B cell と **T細胞** T cell がある．これらは互いに区別される抗原レセプターを発現し，免疫系でまったく異なる役割を演じることが，1960年代に発見された．体内を循環しているほとんどのリンパ球は，少数の細胞内小器官と濃縮して不活性な核クロマチンをもつ，どちらかというとこれといった特徴のない小型の細胞である（図1.12）．リンパ球は細胞表面上の抗原レセプターと相互作用する特異的抗原と遭遇するまでは，なんらかの機能を発揮することはほとんどない．抗原で活性化されていないこうしたリンパ球は**ナイーブリンパ球** naive lymphocyte と呼ばれている．この細胞が抗原と出会い，活性化すると十二分に機能を発揮する**エフェクターリンパ球** effector lymphocyte へと分化する．

B細胞とT細胞はその表面に発現している抗原レセプターの構造が異なっている．**B細胞抗原レセプター** B-cell antigen receptor すなわち **B細胞レセプター** B-cell receptor（BCR）は，**免疫グロブリン** immunoglobulin（Ig）という名前でも知られる蛋白質である抗体をコードしているのと同じ遺伝子から形成される（図1.13）．BCRは，**膜結合型免疫グロブリン** membrane immunoglobulin（mIg）または**表面免疫グロブリン** surface immunoglobulin（sIg）とも呼ばれる．**T細胞抗原レセプター** T-cell antigen receptor または **T細胞レセプター** T-cell receptor（TCR）は免疫グロブリンと関連性はあるが，その構造と認識特性ははっきりと異なっている．

抗原がBCRに結合すると，B細胞は増殖し，**形質細胞** plasma cell へと分化する．この細胞はB細胞のエフェクター型であり，形質細胞のBCRと同じ抗原特異性を有した抗体を分泌する．このようにしてある一つのB細胞を活性化した抗原は，そのB細胞の子孫から生まれた形質細胞により産生される抗体の標的となる．

T細胞がレセプターと結合できる抗原に初めて遭遇すると，T細胞は増殖して複数の異なる機能を有する**エフェクターT細胞** effector T cell のいずれかへ分化する．引き続きエフェクターT細胞が抗原を検出すると，次の三つに大別される活性を示す．**細胞傷害性T細胞** cytotoxic T cell は，ウイルス感染細胞や細胞内寄生病原体を殺傷する．**ヘルパーT細胞** helper T cell は，B細胞の抗体産生やマクロファージが取り込んだ病原体の殺傷などといった，別の細胞の機能を活性化するシグナルを，多くの場合特異的サイトカインの形で伝達する．**制御性T細胞** regulatory T cell は，別のリンパ球の活性を抑制し，免疫応答で起こりうる傷害を抑止する．細胞傷害性，ヘルパー，制御性T

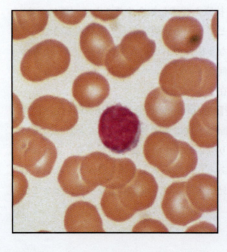
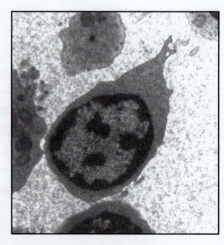

図1.12　リンパ球はほとんどが小型で不活性な細胞である
　左図は小リンパ球の光学顕微鏡写真で，核がヘマトキシリン・エオジン染色により紫色に染まり，その周囲に赤血球がいる（核をもたない）．リンパ球の核内のクロマチンが濃縮して濃染した斑となっていることは，転写活性が低いことを示しており，細胞質も比較的少ないことに注意してほしい．右図は小リンパ球の透過型電子顕微鏡写真である．機能的に不活性であることを示す，濃縮したクロマチンと乏しい細胞質，粗面小胞体がないことに重ねて注意してほしい．
　（写真は N. Rooney の厚意による）

図1.13　抗原レセプターの構造模式図

上図：抗体分子は，活性化B細胞により抗原結合エフェクター分子として分泌される．この分子の膜結合型はBCRとして機能する（図示していない）．抗体は2本の同じ重鎖（緑色）と2本の同じ軽鎖（黄色）から構成されている．各鎖には定常部（水色）と可変部（橙色）がある．抗体分子の各腕は重鎖と軽鎖からなり，それぞれの可変部が組み合わさって抗原結合部位の可変部を作っている．根元の部分は重鎖の定常部からなっており，種類は限られている．この定常部は結合した抗原の排除にかかわる．

下図：TCR．これも α 鎖（黄色）と β 鎖（緑色）の二本鎖からなる．各鎖には可変部と定常部がある．抗体分子と同様に，二本鎖の可変部が組み合わさって，抗原結合部位の可変部を形成する．TCR には分泌型はない．

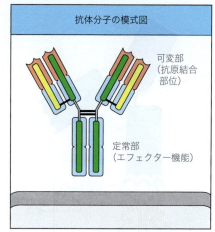

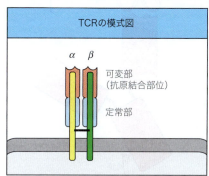

細胞のそれぞれの機能の詳細については，第9章，第11章，第12章，第15章で述べる．

抗原により活性化されたB細胞とT細胞の一部は，**メモリー細胞** memory cell に分化する．この細胞は，病気の罹患後やワクチン接種後に長期に持続する免疫を担当するリンパ球である．メモリー細胞は2回目の特異的抗原の曝露によって速やかにエフェクター細胞へと分化する．免疫記憶については，第11章で述べる．

1-9　抗体とT細胞レセプターは定常部と特定の機能を発揮する可変部から構成される

組換えDNA技術によってB細胞とT細胞の膜結合型抗原レセプターの研究が可能になるまでは，抗体は伝統的な化学的手法によって研究されてきた．初期の研究により抗体分子は，二つの異なる領域から成り立つことが明らかにされた．一つは**定常部** constant region であり，断片が結晶化可能な部分 fragment crystallizable region という意味の **Fc部分** Fc region とも呼ばれる．Fc部分は生化学的に区別される四ないし五つの部位のいずれか一つの形をとる（図1.13）．対照的に**可変部** variable region は，莫大な数の異なるアミノ酸配列から構成されており，この多様な配列のおかげで抗体は，同じくらい莫大な多様性のある抗原を認識することができる．可変部に比較してFc部分が均一であったことこそが，**ジェラルド・エーデルマン** Gerald Edelman と**ロドニー・ポーター** Rodney Porter による初期のX線結晶画像の解析を可能にしたのであった．2人は抗体の構造解析の業績で1972年のノーベル賞を共同受賞した．

抗体分子は2本の同じ**重鎖** heavy chain と2本の同じ**軽鎖** light chain から構成されている．重鎖および軽鎖にはそれぞれ可変部と定常部がある．1本の重鎖と1本の軽鎖の可変部は，組み合わさって，抗体の抗原結合特異性を決定する**抗原結合部位** antigen-binding site を形成する．したがって重鎖と軽鎖の両方が抗体分子の抗原結合特異性に関与しているのである．またそれぞれの抗体には二つの同じ可変部があるので，二つの同じ抗原結合部位がある．定常部は抗体のエフェクター機能を規定していて，抗体が結合した後さまざまな免疫細胞と相互作用して抗原をどのように処理するかを決めている．

TCRはBCRおよび抗体と多くの点で類似している（図1.13）．TCRは，α鎖とβ鎖のほぼ同じ大きさの二本鎖から構成され，T細胞膜と結合している．抗体と同様にそれぞれのTCRには可変部と定常部があり，α鎖とβ鎖の可変部の組合せによって一つの抗原結合部位を形成している．抗体およびTCRの構造についてはともに第4章で述べる．抗体の定常部の機能の特性については，第5章と第10章で述べる．

1-10　抗体とT細胞レセプターは基本的に異なる機序で抗原を認識する

原則として化学構造はたいていどれでも適応免疫系によって抗原として認識される

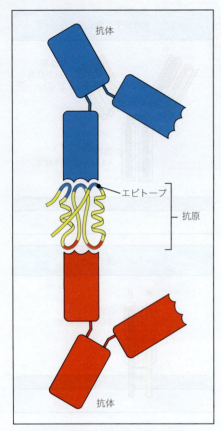

図 1.14　抗原とは免疫応答により認識される分子であり，エピトープとは抗原レセプターが結合する抗原内の部位である

抗原は蛋白質（黄色）のような複雑な高分子の場合もある．ほとんどの抗原は結合する抗体や抗原レセプターよりも大きく，実際に抗原が結合する部位を抗原決定基またはエピトープという．蛋白質のような大きい抗原は複数のエピトープ（赤色および青色の部分）を有していることがあるので，異なる抗体（エピトープの色と同じ色）が結合しうる．一般に抗体は抗原の表面にあるエピトープを認識する．

が，感染で遭遇する通常の抗原は病原体の蛋白質や糖蛋白質，多糖体である．一つの抗原レセプターや抗体は，抗原の分子構造の狭い部分を認識しており，認識される部位を抗原決定基 antigenic determinant またはエピトープ epitope（図 1.14）という．蛋白質と糖蛋白質は，異なる抗原レセプターによって認識される多数の異なるエピトープをもっている．

抗体と BCR は，血清や細胞外にあるナイーブ抗原のエピトープを直接認識する．異なる抗体が同時に異なるエピトープによって一つの抗原を同時に認識することが起こりうる．こうした同時認識のために抗原を除去または中和する効率が高まるのである．

抗体はほぼ任意の化学構造を認識できるが，TCR は通常蛋白質抗原を認識し，そのやり方は抗体と大きく異なる．TCR は部分的に分解された蛋白質に由来するペプチドエピトープを認識するが，それは特別な細胞表面の糖蛋白質である**主要組織適合遺伝子複合体（MHC）分子** major histocompatibility complex (MHC) molecule と結合するときだけなのである（図 1.15）．この細胞表面糖蛋白質の大きなファミリーは，MHC と呼ばれる遺伝子クラスターにコードされている．T 細胞によって認識される抗原は，ウイルスなどの細胞内の病原体や細胞外の病原体の蛋白質に由来するものなどがありうる．もう一つの抗体分子との違いは，TCR からの分泌型は存在しないことである．TCR 機能は抗原を結合した T 細胞へとシグナルを伝達することのみなので，それに続く免疫学的な効果は T 細胞自身の挙動に依存する．抗原由来のエピトープが MHC 蛋白質にどのように結合するかについては第 6 章で，T 細胞がその機能をどのように発揮するかについては第 9 章で述べる．

1–11　抗原レセプター遺伝子は不完全なレセプター遺伝子断片からなる体細胞遺伝子再編成によって組み立てられる

自然免疫系は TLR や NOD 蛋白質などの，100 を超えない比較的限られた数のセンサー蛋白質を用いて炎症性刺激を検出する．適応免疫の抗原特異的レセプターにはその特異性の幅に制限はなさそうであるが，限られた数の遺伝子でコードされている．この莫大な範囲をカバーする特異性の基礎は，1976 年に利根川進によって発見され，彼はその業績で 1987 年のノーベル賞を受賞した．免疫グロブリンの可変部は，**遺伝子断片** gene segment のセットとして子孫に伝達される．それぞれの遺伝子断片は，1 本の免疫グロブリンポリペプチド鎖の可変部の一部をコードしている．B 細胞が骨髄で発生する間にこれらの遺伝子断片は DNA 組換えの過程で不可逆的に結合して，一つの完全な可変部をコードする DNA 鎖となる．同様な抗原レセプターの遺伝子再編成過程は，胸

図 1.15　TCR は抗原の断片と自己分子の複合体と結合する

ほとんどの抗体とは異なり TCR は抗原内部に埋め込まれているエピトープ（左端図）を認識できる．こうした抗原はまずプロテアーゼで分解され（左から 2 番目の図），ペプチドのエピトープが MHC 分子という自己分子に供給される（右から 2 番目の図）．抗原が TCR により認識されるのは，こうして作られるペプチドと MHC 分子の複合体という形である（右端図）．

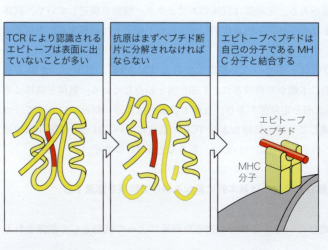

腺内でのT細胞の発生においても起こっている．

わずか数百の異なる遺伝子断片の異なる組合せによって，何千もの異なるレセプター鎖を生み出しているのである．この**組合せによる多様性**combinatorial diversityこそが，少数の遺伝子を材料にして実に驚嘆すべきレセプターの多様性をコードすることを可能にしているのである．この組換えの過程でヌクレオチドのランダムな付加または置換が遺伝子断片の結合部で生じるため，**結合部多様性**junctional diversityとして知られる多様性が生まれる．多様性はさらに各抗原レセプターが異なる遺伝子断片のセットによってコードされる二つの別々の可変部をもつことでさらに増幅される．完全な抗原レセプターを遺伝子断片から組み立てる遺伝子再編成過程については第5章で述べる．

1–12 抗原によって活性化されたリンパ球は適応免疫を担う抗原特異的エフェクター細胞のクローンを生み出す

リンパ球の発生には，適応免疫を自然免疫から区別する二つの決定的な特徴がある．一つ目は，上述したように各リンパ球がただ一つのレセプター特異性だけをもつようなやり方で，不完全な遺伝子断片から抗原レセプターが組み立てられていく点である．自然免疫系の細胞は多数の異なるパターン認識レセプターを発現して多くの病原体に共通している特徴を認識するのに対し，リンパ球の抗原レセプターは「クローン」なので，それぞれの成熟したリンパ球は抗原レセプターの特異性が互いに異なっている．二つ目は遺伝子再編成過程が不可逆的にリンパ球のDNAを変化させるので，その子孫はすべて同一のレセプター特異性を受け継ぐという点である．この特異性は前駆細胞から伝達されていくので，一つのリンパ球の増殖によって同じ抗原レセプターをもつ細胞のクローンが形成される．

1人のヒトには常時少なくとも10^8種類の異なる特異性をもつリンパ球が**リンパ球レセプターレパートリー**lymphocyte receptor repertoireを形成して存在している．これらのリンパ球は自然選択に似た過程に常に曝されており，レセプターに結合する抗原に遭遇したリンパ球だけが活性化されて増殖分化してエフェクター細胞になれるのである．この選択機構は最初**マクファーレン・バーネット**MacFarlane Burnetによって1950年代に提唱された．彼は，多数の異なる潜在的な抗体産生細胞があらかじめ存在していて，それぞれが表面に抗原レセプターとして機能できる抗体を膜表面に結合しているという仮説を提唱した．抗原が結合することで細胞は活性化して分裂し，同一の子孫を多数生み出すというこの過程は，**クローン拡大**clonal expansionという．こうして同一の細胞のクローンは，最初に活性化してクローン拡大した表面レセプターと同じ特異性をもつ**クローン型**clonotypeの抗体を分泌できる（図1.16）．バーネットはこれを抗体産生の**クローン選択説**clonal selection theoryと呼んだ．この四つの基本的前提を図1.17に示す．リンパ球のクローン選択は，適応免疫の唯一の最も重要な原理である．

1–13 自己反応性のあるレセプターをもつリンパ球は，通常は発生中に除去されるか機能的に不活性化される

バーネットがこの理論を定式化したときは，まだ抗原レセプターについては何も知られていなかったし，リンパ球自身の機能についてももちろん未知であった．1960年代初頭に**ジェームズ・ゴーワンズ**James Gowansは，小リンパ球をラットから除去すると適応免疫応答として知られているすべての現象が消失すること，そして小リンパ球を再度戻すと回復することを発見した．この知見によってリンパ球がクローン選択の単位

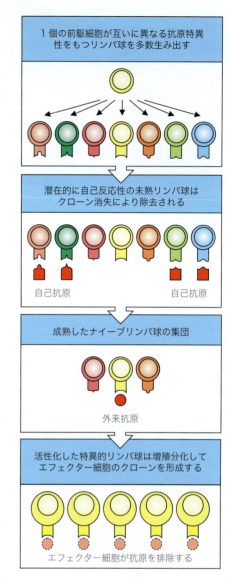

図1.16　クローン選択

各リンパ系前駆細胞は多数のリンパ球を産生し，それぞれが個別の抗原レセプターをもつ．遍在する自己抗原に結合するレセプターをもつリンパ球は，完全に成熟するまでに排除され，自己抗原に対する寛容が保証される．外来抗原（赤色の丸）が成熟したナイーブリンパ球のレセプターと結合すると，活性化を受けて分裂を始める．こうして共通の祖先からのクローンが生まれるので，これらのレセプターはすべて同じ抗原と結合する．抗原特異性は共通の祖先がエフェクター細胞に増殖分化することで維持される．いったん抗原がこれらのエフェクター細胞によって排除されると，免疫応答は終了し，一部のリンパ球が免疫記憶を維持するために生き残る．

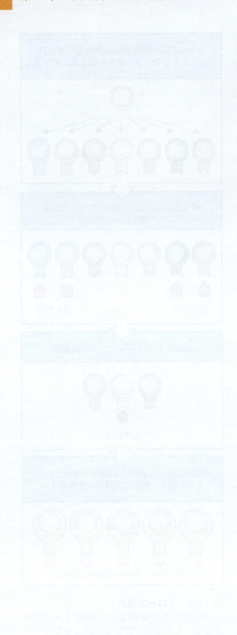

クローン選択説の前提
各リンパ球は固有の特異性のあるレセプターを1種類ずつ有する
外来分子および，それと高い親和性で結合可能なリンパ球レセプターの相互作用によりリンパ球の活性化が誘導される
活性化リンパ球に由来する分化エフェクター細胞は，元の親細胞と同一の特異性を有している
普遍的な自己分子に特異的なレセプターをもつリンパ球は発生初期段階で消失するため，成熟リンパ球のレパートリー内には存在しない

図1.17　クローン選択の四つの基本原則

であるに違いないということが認識され，リンパ球の生物学は**細胞免疫学** cellular immunology という新たな分野の焦点となった．

　多様なレセプターをもつリンパ球のクローン選択は，適応免疫を見事に説明するが，一つの重大な概念的問題が持ち上がる．個体の生存中にランダムに産生されるこれほど多数の異なる抗原レセプターがあれば，レセプターのあるものはその個体の**自己抗原** self antigen に反応する可能性がある．ではどのようにしてリンパ球が人体組織の自然な抗原を認識してそれを攻撃しないようにしているのだろうか．**レイ・オーウェン** Ray Owen は1940年代に胎盤を共有する，つまり胎盤の血液循環を共有している二卵性の仔牛は，互いの組織に対して免疫応答を起こさない，すなわち**寛容** tolerance を獲得していることを示した．続いて**ピーター・メダワー** Peter Medawar は，1953年に胚発生中に外来組織に曝露させたマウスは，その組織に免疫寛容を獲得することを示した．バーネットは，発生するリンパ球は潜在的に自己反応性をもつが，成熟する前に除去される，**クローン消失** clonal deletion という過程を経ると唱えた．メダワーとバーネットは寛容に関する業績で1960年のノーベル賞を共同受賞した．この過程は1980年代に実験的に実証された．発生中に抗原レセプターから過度にあるいは過小にシグナルを受け取ったリンパ球は，細胞の自殺という形で除去される．これは**アポトーシス** apoptosis（ギリシャ語で落葉を意味する）または**プログラム細胞死** programmed cell death と呼ばれる．その後**免疫寛容** immunological tolerance の別の機序である**アネルギー** anergy と呼ばれる不活性化状態の誘導機序と自己反応性リンパ球の能動的抑制の機序が同定された．第8章でリンパ球の発生とリンパ球レセプターレパートリーを形成する寛容機序について述べる．第14章と第15章では免疫寛容機序がときにどのように破綻するかを述べる．

1–14　リンパ球は骨髄または胸腺で成熟した後，全身のリンパ組織に集まる

　リンパ球は血液とリンパ液中を循環しているが，大多数は**リンパ組織** lymphoid tissue や**リンパ器官** lymphoid organ に存在する．これらは非リンパ系細胞が作る枠組みの中にリンパ球が集まるような形に組織化されている．リンパ器官は，二つに大別される．一つは**中枢リンパ器官** central lymphoid organ または**一次リンパ器官** primary lymphoid organ で，リンパ球が生まれる場であり，もう一つは**末梢リンパ器官** peripheral lymphoid organ または**二次リンパ器官** secondary lymphoid organ で，成熟したナイーブリンパ球が維持され適応免疫が始まる場である．中枢リンパ器官は，骨髄と胸腺である．胸腺は上胸部に位置する臓器である．末梢リンパ器官は，**リンパ節**

lymph node と**脾臓** spleen，腸管粘膜や鼻腔および気道粘膜，泌尿生殖器系などの粘膜リンパ組織である．主要なリンパ組織の部位を図 1.18 に模式的に示した．個別の末梢リンパ器官については後の章で詳述する．リンパ節はリンパ管によって相互に連結されていて，リンパ管は組織から細胞外液を受け入れ，リンパ節へ運び，血流へと戻す．

B 細胞と T 細胞を生み出す前駆細胞は骨髄で生じる．B 細胞は骨髄内で発生を完結する．B 細胞の「B」は，もともとひな鳥のリンパ器官でリンパ球が成熟する場である**ファブリキウス嚢** bursa of Fabricius を示すものであったが，今では骨髄 bone marrow を思い出すのに好都合である．T 細胞の未熟な前駆細胞は胸腺へ遊走してそこで発生を完結するが，T 細胞の名前は**胸腺** thymus に由来する．いったんリンパ球が成熟すると，どちらのリンパ球も成熟ナイーブリンパ球として血流中へ入り，末梢リンパ組織中を循環し続ける．

1–15 適応免疫応答は二次リンパ組織の抗原と抗原提示細胞によって始まる

適応免疫応答は，B または T 細胞が特異的反応性をもつレセプターに結合する抗原と出会い，その活性化を助ける適切な炎症性シグナルを与えると開始される．樹状細胞は，感染部位で抗原を捕捉し，二次リンパ器官へと遊走する．T 細胞の活性化は，この樹状細胞と遭遇することで起こる．感染部位で樹状細胞の PRR が PAMP によって活性化すると，組織中の樹状細胞はその刺激を受けて病原体を取り込み，細胞内で分解する．樹状細胞はウイルス粒子や細菌などの細胞外の物質もレセプター非依存性のマクロピノサイトーシスによって取り込む．これらの過程はペプチド抗原を樹状細胞の MHC 分子

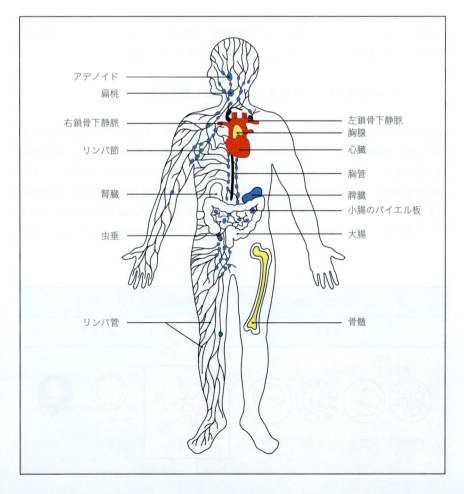

図 1.18 人体のリンパ組織の分布
リンパ球は骨髄中の幹細胞から生まれ，中枢リンパ器官（B 細胞は骨髄，T 細胞は胸腺）（黄色）で分化する．分化した細胞は各組織から遊走して血流によって末梢リンパ組織（リンパ節，脾臓，扁桃やパイエル板，虫垂などの腸管関連リンパ組織を含む粘膜リンパ組織など）へ運ばれる（青色）．末梢リンパ組織は抗原によるリンパ球活性化の場であり，リンパ球は特異的抗原と遭遇するまで血液とこれらの器官との間を循環する．リンパ管は末梢組織から細胞外液を受け入れ，リンパ節を通して胸管へ送り，最後は左鎖骨下静脈へと還流する．この体液はリンパ液と呼ばれ，樹状細胞とマクロファージによって取り込まれた抗原をリンパ節へと運ぶとともに，リンパ節から再循環するリンパ球を血液中へと戻す．リンパ組織は気管支粘膜などの粘膜にも存在する（図示していない）．

図1.19　樹状細胞は適応免疫応答を開始する

組織に定在する未熟な樹状細胞は，病原体やその抗原をマクロピノサイトーシスまたはレセプター介在性エンドサイトーシスにより取り込む．次いで病原体の存在を認識することで刺激を受け，リンパ管を通って所属リンパ節へと遊走する．所属リンパ節に着いたときには完全に成熟した非食食性樹状細胞となっており，抗原を認識するナイーブT細胞を活性化するのに必要な抗原および補助刺激分子の両方を発現している．このようにして樹状細胞はリンパ球の増殖と分化を刺激する．

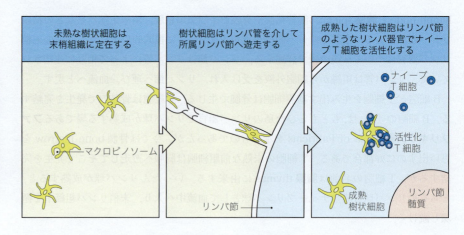

MOVIE 1.1

に提示することへとつながり，こうしてリンパ球の抗原レセプターを活性化する．PRRの活性化は同時に樹状細胞上の**補助刺激分子** co-stimulatory molecule と呼ばれる細胞表面蛋白質の発現を誘導する．補助刺激分子はT細胞を増殖分化させて最終的に完全に機能できる状態にすることができる（図1.19）．こうしたことから樹状細胞は**抗原提示細胞** antigen-presenting cell（APC）とも呼ばれ，自然免疫応答と適応免疫応答との重要な連結点である（図1.20）．特定の状況では，マクロファージとB細胞も抗原提示細胞として振る舞うことができるが，樹状細胞が適応免疫応答を開始するのに特化した細胞なのである．遊離抗原もB細胞の抗原レセプターを刺激することができるが，ほとんどのB細胞は至適な抗原応答をするためには活性化ヘルパーT細胞からの「補助」を必要とする．したがってナイーブT細胞の活性化は，実質上すべての適応免疫応答に不可欠な第一段階である．第6章で樹状細胞について再度述べ，抗原がT細胞へと提示される過程を説明する．第7章と第9章では，補助刺激分子とリンパ球の活性化を，第10章では，T細胞がどのようにしてB細胞を活性化するかを述べる．

1–16　リンパ球は末梢リンパ器官で抗原と遭遇し反応する

抗原とリンパ球は末梢リンパ器官であるリンパ節や脾臓，粘膜リンパ組織で遭遇する（図1.18）．成熟ナイーブリンパ球はこれらの組織を持続的に循環しており，病原体抗原は感染部位から主として樹状細胞によって上記の場所へと運ばれる．末梢リンパ器官は抗原を保持している樹状細胞を捕捉するように特殊化されており，適応免疫応答の開始を促進する．末梢リンパ組織は，白血球ではないストローマ細胞が作る枠組みの中にリンパ球が集まる形で構成されている．ストローマ細胞はこの組織の基本的構造を提供

図1.20　樹状細胞は自然免疫系と適応免疫系とを結ぶ重要な連結点である

自然免疫の他の細胞と同様に，樹状細胞は病原体分子の多様性のない細胞表面レセプターを介して病原体を認識し，その刺激によって感染初期に活性化される．組織の樹状細胞は貪食能をもち，広範囲の病原体を取り込みT細胞によって認識可能な形で細胞表面に抗原を提示するように特殊化している．

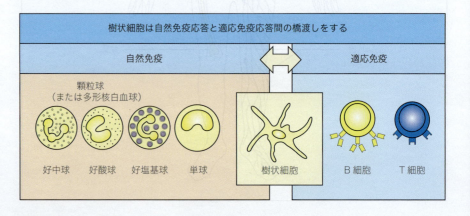

図 1.21　循環しているリンパ球は末梢リンパ器官で抗原と遭遇する
ナイーブリンパ球は常に末梢リンパ組織を通って再循環している．図では膝窩リンパ節（膝の裏側にあるリンパ節）を示している．足の感染が起きると，このリンパ節が所属リンパ節となり，リンパ球は特異的抗原とここで遭遇し活性化される．活性化および非活性化リンパ球はともにリンパ管系を経て血流へ戻る．

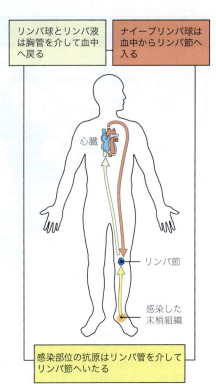

するとともにリンパ球の生存を維持するための生存シグナルを提供している．末梢リンパ器官にはリンパ球以外の定在マクロファージや樹状細胞も存在している．

感染が皮膚などの組織に起きると，遊離抗原と抗原を保持している樹状細胞が感染部位から輸入リンパ管を通って，抗原特異的リンパ球を活性化する末梢リンパ組織である**所属リンパ節** draining lymph node へと運ばれる（図 1.21）．活性化されたリンパ球は次に増殖と分化を経て，ほとんどがエフェクター細胞となり輸出リンパ管を通ってリンパ節を離れ，最後は血流中へと入る（図 1.18）．血流に運ばれてリンパ球は働くべき組織へと向かう．この全過程には特定の抗原が認識されてから 4 〜 6 日を要する．このことは，それまで遭遇したことがなかった抗原に対する適応免疫応答は，感染後約 1 週間経つまでは有効にならないことを意味する（図 1.17）．こうした抗原を認識しないナイーブリンパ球も輸出リンパ管を通ってリンパ節を離れ，血中へ戻り，抗原を認識するか死滅するまでの間再びリンパ組織へと循環し続ける．

リンパ節は高度に組織化されたリンパ器官であり，リンパ系の脈管が集合する場所に位置している．細胞外液を組織から集め血液へと戻す広範囲に及ぶシステムである（図 1.18）．この細胞外液は血液からの濾過によって持続的に生成されており，**リンパ** lymph と呼ばれている．リンパ流は持続的な産生により生まれる際の圧を受けて末梢組織から流出し，リンパ管により運ばれる．リンパ管にある一方向性の弁が逆流を防いでくれ，身体の一部から関連する別の部位へとリンパが流れていくうえで重要である．

上述したように，輸入リンパ管はリンパ液を組織から受け入れ，病原体と抗原を保持している細胞を感染した組織からリンパ節へと運ぶ（図 1.22）．遊離抗原は単純に細胞外液中をリンパ節へと拡散するのに対して，樹状細胞はケモカインによって誘引され，リンパ節へと能動的に遊走する．同じくケモカインにより誘引された血中のリンパ球は，**高内皮性小静脈** high endothelial venule （HEV）と呼ばれる特殊化した血管壁をくぐり抜けてリンパ節へと入る．この名前は別の場所にある扁平な内皮細胞に比べて，厚く円形状の外観を呈していることから名付けられたものである．リンパ節では，B 細胞は濾胞 follicle に局在し，リンパ節の外側の皮質を構成する．T 細胞はその周囲の皮質深部にある**傍皮質域** paracortical area （または **T 細胞領域** T-cell zone）に，より散在して分布している．血中からリンパ節へと遊走したリンパ球は，傍皮質域にまず侵入するが，同じケモカインにより誘引されているので，抗原提示樹状細胞やマクロファージも同じ場所に存在している．リンパ節に拡散した遊離抗原は，これらの樹状細胞やマクロファージに捕捉される．こうして抗原と抗原提示細胞，ナイーブ T 細胞が T 細胞領域に近接して存在することで，ナイーブ T 細胞が特異的抗原を結合して活性化されるうえで理想的な環境を作り出している．

以前から気付かれていたことであるが，B 細胞の活性化には通常 BCR に結合する抗原だけではなく，エフェクター T 細胞の一型である活性化ヘルパー T 細胞の協力も必要である．リンパ節内での B 細胞と T 細胞の局在は，その活性化状態によって動的に制御されている．リンパ球が活性化されると，T 細胞と B 細胞はともに濾胞と T 細胞領域の境界へと移動し，そこで T 細胞は初めてヘルパー機能を B 細胞へ提供する．B 細胞の濾胞の一部には**胚中心** germinal center があり，そこでは活性化した B 細胞が盛んに増殖分化して形質細胞に変化する．この機序については第 10 章で詳しく述べる．

ヒトでは，脾臓は手拳大の器官でちょうど胃の背面に位置している（図 1.18）．脾臓

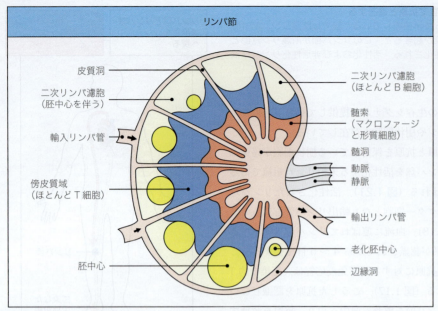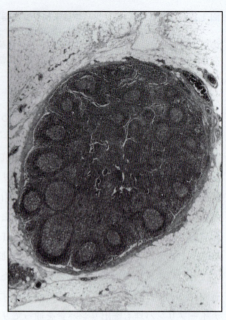

図1.22 リンパ節の構造
左図はリンパ節の縦断面の模式図である．リンパ節は最外側の皮質と内側の髄質から構成される．皮質はB細胞がリンパ濾胞を形成する皮質部外側と，そこに隣接して主にT細胞と樹状細胞がいる傍皮質域からなる．免疫応答が進行中のとき，二次リンパ濾胞として知られている一部の濾胞には，胚中心と呼ばれる活発に分裂するB細胞の領域が出現する．この反応は非常に劇的であるが，胚中心が休止すると消失してしまう．体内の細胞外部分から流出するリンパ液は，食食能をもつ樹状細胞およびマクロファージがもつ抗原を，組織から輸入リンパ管を通ってリンパ節へ運ぶ．これらの細胞はリンパ洞から直接リンパ節の細胞が分布する領域へ遊走していく．リンパ液は髄質の輸出リンパ管から出ていく．髄質はマクロファージと抗体を分泌する形質細胞が並ぶ髄索として知られる構造からなる．ナイーブリンパ球は血中から特殊な毛細血管後小静脈を介してリンパ節へ入り（図示していない），その後輸出リンパ管を通って外へ出ていく．光学顕微鏡写真（右図）は，胚中心を有する明瞭な濾胞をもつリンパ節の横断面を示す．
[写真（7倍）はN. Rooneyの厚意による]

はリンパ系と直接連絡はしておらず，血液から抗原を集める形で血中の病原体に対する免疫応答に関与している．リンパ球は血管を介して脾臓に出入りする．脾臓はまた老化した赤血球を集めて処理する器官でもある．その構造を図1.23に模式的に示す．脾臓の大部分は，**赤脾髄** red pulp から構成され，そこで赤血球が処理される．脾臓を走行する小動脈を取り囲むリンパ球は，周囲と区別される**白脾髄** white pulp を形成する．小動脈周囲をリンパ球が鞘状に取り囲んでいる部分は**小動脈周囲リンパ鞘** periarteriolar lymphoid sheath（PALS）と呼ばれ，主としてT細胞が存在する．リンパ濾胞はPALSに沿って間隔をあけて出現するが，そこには主にB細胞が存在する．辺縁帯と呼ばれる領域は濾胞を取り囲んでおり，そこには少数のT細胞と多数のマクロファージが存在するほか，**辺縁帯B細胞** marginal zone B cell として知られ，循環せずに定在しているB細胞の集団が存在している．これらのB細胞は細菌の莢膜の多糖体に対する低親和性の抗体を速やかに産生できる態勢にある．この抗体は第8章で述べるが，適応免疫応答が完全に活性化されるまでのある程度の防御を提供してくれる．血液によって媒介される微生物や溶存している抗原，抗原抗体複合体は辺縁帯のマクロファージと未熟な樹状細胞によって濾過される．末梢組織からリンパ節のT細胞領域に未熟な樹状細胞が遊走するように，脾臓の辺縁帯の樹状細胞は，抗原を取り込んで活性化されるとこのT細胞領域に遊走し，もっている抗原をT細胞に提示することができる．

1–17 粘膜表面は環境中の微生物に対する応答を調整する特殊化した免疫構造をもっている

大部分の病原体は粘膜表面を通って体内に侵入するが，粘膜は同時に空気や食物，

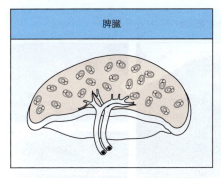
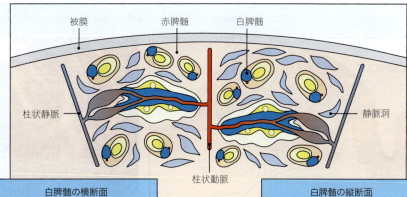
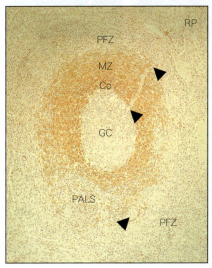
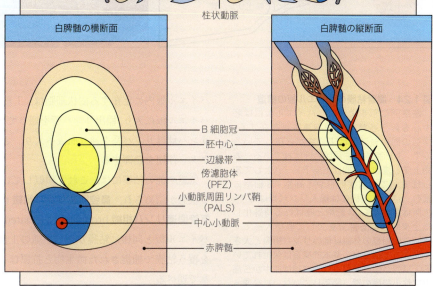

図 1.23　脾臓のリンパ組織の構造

　上段左図は脾臓を構成する赤脾髄（桃色）と介在する白脾髄を示している．赤脾髄は赤血球破壊の場である．ヒトの脾臓の微小構造の拡大図（上段右図）には中心小動脈周囲の白脾髄（黄色と青色）として周囲と区別される領域を示している．白脾髄のほとんどをその横断面で示しているが，二つを縦断面で示している．この図下の二つの模式図は白脾髄の横断面（下段中央図）と縦断面（下段右図）の拡大図で示している．中心小動脈周囲の小動脈周囲リンパ鞘（PALS）はT細胞から構成されている．リンパ球と抗原を保有する樹状細胞はともにこの場所にくる．濾胞は主としてB細胞からなり，二次濾胞では胚中心周囲がB細胞冠によって囲まれている．濾胞はいわゆる辺縁帯と呼ばれるリンパ球の領域によって囲まれている．白脾髄の各領域には柱状動脈から分岐する中心小動脈が環流しており，その中に抗原とリンパ球が含まれている．この小動脈からさらに小さい血管が分岐し，最終的にヒトでは傍濾胞帯（PFZ）と呼ばれる特殊化した領域に入る．PFZは各辺縁帯を取り囲む．細胞と抗原はPFZの開放型の血液貯留腔を通って白脾髄へ入る．下段左の光学顕微鏡写真はヒトの脾臓の横断面を成熟B細胞について免疫染色したものである．濾胞とPALSはともにPFZに囲まれている．濾胞小動脈はPALS（一番下の矢頭）に現れて，濾胞を横断して辺縁帯を通りPFZに開いている（上二つの矢頭）．
　Co：濾胞B細胞冠，GC：胚中心，MZ：辺縁帯，RP：赤脾髄，矢頭：中心小動脈．
　（写真はN.M. Milicevicの厚意による）

体に自然に存在する微生物叢からの多量の潜在的な抗原に曝されている．粘膜表面は一般的に**粘膜免疫系** mucosal immune system または**粘膜関連リンパ組織** mucosa-associated lymphoid tissue（MALT）として知られている広範なリンパ組織によって守られている．大まかにいうと粘膜免疫系は，それ以外の残りの人体にあるリンパ球と同じくらいの数のリンパ球を有していて，別の末梢リンパ器官のリンパ球の再循環とはどこか違う規則に従って動く一群の特殊化した集団を形成している．**腸管関連リンパ組織** gut-associated lymphoid tissue（GALT）は，**扁桃** tonsil や**アデノイド** adenoid，**虫垂** appendix，小腸の特殊化した構造である**パイエル板** Peyer's patchを含むもので，消化管の上皮表面からの抗原を集める．パイエル板はこれらの組織の中で最も重要でかつ高度に組織化されている．ここで抗原は，**微小襞細胞** microfold cell または **M 細胞** M cellと呼ばれる特殊化した上皮によって集められる（図 1.24）．ここのリンパ球は，中央の大型のドームを作るB細胞とそれを取り囲む少数のT細胞から成り立っている．

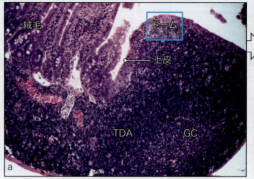
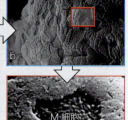

パイエル板は特徴的な襞状の膜をもつM細胞と呼ばれる特殊化した細胞を含む上皮層に覆われている

図1.24 腸管粘膜のパイエル板の構造

左端図に示すように，パイエル板には胚中心を伴う多数のB細胞濾胞が存在する．濾胞の間の領域にはT細胞が存在しているので，T細胞依存性領域と呼ばれている．表面上皮と濾胞との間は上皮下ドームとして知られていて，樹状細胞やT細胞，B細胞に富む．パイエル板には輸入リンパ管はなく，抗原は腸管からM細胞と呼ばれる特殊化した上皮からなる部分を介して直接入ってくる．この組織の外観は他のリンパ組織と大きく異なっているが，基本的構造は保たれている．リンパ節と同じくリンパ球は血中から高内皮性小静脈の壁（図示していない）を通ってパイエル板へ入り，輸出リンパ管を通って出ていく．（a）光学顕微鏡写真はマウスの腸管壁内のパイエル板の切片を示している．パイエル板を上皮の下に確認できる．GC：胚中心，TDA：T細胞依存性領域．（b）写真aの四角で囲んだ部分の濾胞関連上皮の走査電子顕微鏡写真である．赤枠部分はM細胞である．M細胞は通常の上皮にある微絨毛と粘液層を欠いている．各M細胞は上皮表面から凹んだ部分としてみえる．（c）写真bの赤枠の部分をさらに高倍率にしたもので，M細胞の特徴的な襞状の表面がわかる．M細胞は多数の病原体やその他の粒子の侵入口となっている．a：ヘマトキシリン・エオジン染色，100倍．b：5,000倍．c：23,000倍．

パイエル板内に定在する樹状細胞は，T細胞に抗原を提示する．リンパ球は血液中からパイエル板に入り，輸出リンパ管を通って出ていく．パイエル板で生まれたエフェクターリンパ球はリンパ系を通り血流へ入り，さらに粘膜組織へと散らばるように戻りエフェクター作用を発揮する．

気道や他の粘膜には，これと類似しているが，リンパ球がよりびまん性に集簇している状態が認められ，**鼻腔関連リンパ組織** nasal-associated lymphoid tissue (NALT) と**気管関連リンパ組織** bronchus-associated lymphoid tissue (BALT) が呼吸器系にある．パイエル板と同様に粘膜リンパ組織の上部はM細胞が存在していて，吸入されて気道を覆う粘膜で捕捉された微生物と抗原はそこを通過する．粘膜免疫系については第12章で述べる．

外観は大きく異なるが，リンパ節や脾臓，粘膜関連リンパ組織はすべて同じ基本構造を共有している．これらはすべて同じ原理で機能している．すなわち遊走する小リンパ球に抗原を提示するために，感染部位からきた抗原提示細胞と抗原を捕捉することで適応免疫応答を誘導することである．末梢リンパ組織は特異的抗原にすぐには遭遇しないリンパ球に維持シグナルの提供もしていて，それによってリンパ球は生存し循環を続けている．

末梢リンパ組織は適応免疫応答の開始にかかわるので，その組織は静的な構造ではなく，感染の有無によって顕著に変化する．より系統だった組織の構造は感染の間，より決まった形で変化するが，びまん性の粘膜リンパ組織は感染に反応して出現したり消失したりする．例えばリンパ節のB細胞濾胞はB細胞が増殖して胚中心を形成するにつれて拡大し，リンパ節全体が大きくなる（図1.22）．これはリンパ節腫脹としてよく知られている現象である．

リンパ球と自然免疫のリンパ様細胞の特殊化した集団は，組織化したリンパ組織よりも体内の特定の部位に広く分布している．こうした部位には肝臓や腸管に並んでいる上皮の基底部および粘膜固有層，生殖系上皮，マウスの表皮（ヒトでは認めない）がある．これらのリンパ球集団は，感染防御に重要な役割を果たしているらしいが，これについては第8章と第12章で述べる．

1–18　末梢リンパ器官で抗原により活性化したリンパ球はエフェクター細胞と免疫記憶を生み出す

リンパ球レセプターレパートリーの莫大な多様性は，与えられた任意の外来抗原に対応するレセプターをもつリンパ球が普通に存在していることを意味している．最近の実

験ではこの数はマウス1個体あたりおそらく数百程度といわれており，もちろんこれでは病原体に対する応答をするには不十分である．十分な抗原特異的エフェクターリンパ球を生み出し感染症と闘うためには，十分なレセプター特異性をもつリンパ球がまず増殖する．同一の細胞の大きなクローンが産生されたときに初めてこれらが最終的にエフェクター細胞へと分化するが，これには4～5日を要する．つまり病原体に対する適応免疫応答が起きるまでには，最初の感染が発生して自然免疫系によって検出されてから数日かかるということである．

活性化した抗原提示細胞上の特異的抗原が認識されると，ナイーブリンパ球は遊走を止め，核と細胞質量が増加し，新たなmRNAと蛋白質が合成される．数時間内に細胞の外観は完全に変化して，**リンパ芽球** lymphoblast となる．分裂するリンパ芽球は3～5日間で24時間ごとに2～4回分裂していく結果，1個のナイーブリンパ球は同じ抗原特異性をもつ約1,000個の娘細胞クローンを生み出し，エフェクター細胞へと分化していく．B細胞の場合は，分化したエフェクター細胞は形質細胞であり，抗体を分泌する．T細胞の場合は，エフェクター細胞は，感染細胞を破壊できる細胞傷害性T細胞か，免疫系の他の細胞を活性化するヘルパーT細胞，制御性T細胞のいずれかである（1–8項）．

エフェクターリンパ球はナイーブリンパ球とは異なり再循環はしない．一部のエフェクターT細胞は，感染部位を検出して血中からそこへ遊走する．また別の細胞はリンパ組織に留まりB細胞を活性化する．抗体を産生する形質細胞の一部は末梢リンパ器官に残るが，リンパ節と脾臓で産生される大部分の形質細胞は骨髄に遊走して定在し，大量の抗体を血中に分泌する．粘膜免疫系で生まれたエフェクター細胞は，通常粘膜組織に留まる．免疫応答でクローン拡大した大部分のリンパ球は最終的には死滅する．しかし一定数の抗原特異的活性化BおよびT細胞は抗原が除去された後も維持され，メモリー細胞として免疫記憶の基礎となる．これらの細胞は，再度病原体に遭遇したときにはより速やかに活性化され，より迅速で効果的な応答を保証し，永続する防御免疫を提供してくれる．

免疫記憶の特徴は，同一抗原での個体の抗体反応を最初の免疫処置である**一次免疫処置** primary immunization と**二次免疫処置** secondary immunization すなわち**追加免疫処置** booster immunization で比較すれば容易に観察できる．図1.25 に示したように，二次抗体応答はより短い潜伏期で起こり，一次応答よりも顕著に高い．二次応答の間，抗体は抗原に対するより高い親和性，すなわち結合力を獲得する．この過程は**親和性成熟** affinity maturation と呼ばれ，B細胞濾胞内の特殊化した胚中心で起きる（1–16項）．重要なことは，この親和性成熟の過程にはT細胞が必要であるが，TCRは親和性成熟をしないという点である．ナイーブT細胞と比べて，メモリーT細胞は活性化の閾値が低いが，これは細胞の反応性が変化した結果であり，レセプターの変化ではない．親和性成熟の機序については第5章と第10章で述べる．

免疫記憶の細胞レベルの基礎は，抗原に特異的に反応する細胞のクローン拡大とクローンの分化である．したがって免疫記憶はすべて抗原特異的である．ワクチンが奏効したり，適応免疫応答によって首尾よく撃退した病原体に対する再感染を予防できたりするのは，免疫記憶のおかげなのである．第11章では適応免疫の最も重要な生物学的帰結である免疫記憶について再度述べる．

まとめ

自然免疫系が変異のないパターン認識レセプターによって微生物の共通構造や微生物が起こす傷害を検出するのに対して，適応免疫系は個別の病原体に特異的な構造を認識

図1.25 典型的な抗体応答の経過

抗原に初めて遭遇すると一次応答が始まる．抗原Aが第0日に投与され，血清中の少量の特異的抗体と遭遇する．潜伏期（水色）を経て，抗原Aに対する抗体が出現し（紺色），その血中濃度は上昇し，最大に達した後，徐々に減少する．これが典型的な一次応答である．この血清を用いて別の抗原B（黄色）に対する抗体を検査してもほとんど検出されない．遅れて実験動物に抗原AとBの混合物を投与すると，抗原Aに対する迅速で強い抗体の二次応答が起こる．これが免疫記憶である．ワクチン接種を最初に実施した後に追加免疫を行うのは，これが主な理由である．免疫応答Bは，宿主にとって最初の曝露なので，抗原Aに対する一次応答に似ていることに注意してほしい．

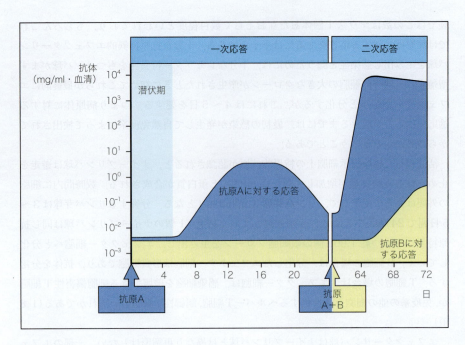

する抗原レセプターのレパートリーを用いる．この特性のおかげで適応免疫にはより高い感受性と特異性が備わる．抗原に応答するリンパ球のクローン拡大は免疫記憶の特性をもたらし，同じ病原体による再感染の予防を高めてくれる．

適応免疫は2種類のリンパ球に依存している．骨髄で成熟するB細胞は循環している抗体の産生源である．胸腺で成熟するT細胞は感染細胞や抗原提示細胞上のMHC分子に提示される抗原由来のペプチドを認識する．適応免疫応答には外来抗原を認識するレセプターをもつリンパ球クローンの選択と増幅がかかわっている．このクローン選択こそが適応免疫応答のすべての重要な特徴を理解するうえでの理論的枠組みなのである．

それぞれのリンパ球は単一の抗原特異性をもつ細胞表面レセプターをもっている．これらのレセプターは多様性のあるレセプター遺伝子断片のランダムな組換えと多様性のある蛋白質鎖の対合によって生み出される．この蛋白質鎖は免疫グロブリンの重鎖と軽鎖か，TCRの二本鎖である．リンパ球の莫大な抗原レセプターのレパートリーは実質上どんな抗原でも認識できる．適応免疫は自然免疫応答が新たな感染の排除に失敗し，その病原体の抗原を保有する活性化抗原提示細胞が所属リンパ組織に遊走したときに始まる．代表的な抗原提示細胞は樹状細胞であり，抗原を保有しているとともに補助刺激レセプターを発現している．

免疫応答は複数の末梢リンパ組織で始まる．脾臓は血液を媒介とする感染に対するフィルターとして働く．所属リンパ節と粘膜および腸管関連リンパ組織（MALTとGALT）は，特別の領域を形作っており，そこでTおよびB細胞が抗原提示細胞またはヘルパーT細胞によって効果的に活性化される．循環しているリンパ球が対応する抗原に末梢のリンパ組織で遭遇すると，増殖したクローンの子孫が感染微生物を排除可能なエフェクターTおよびB細胞へと分化する．これらの増殖するリンパ球の一部はメモリー細胞へと分化し，もし再度その病原体に遭遇した場合は速やかに応答可能となる．認識から発生および分化の過程の詳細が本書の中心となる三部の主題である．

免疫のエフェクター機構

病原体を破壊する活性化した自然および適応免疫細胞にとっては，個々の感染に適し

たエフェクター機構を用いなければならない．図 1.26 に示した各種類の病原体は，それぞれ生存様式も異なれば，病原体の認識と破壊の応答も異なっている．だとすれば種類の異なる病原体に対する防御は，それぞれの生存様式に合わせた**エフェクターモジュール** effector module に組織化されているということは驚くべきことではない．この意味で，エフェクターモジュールは，自然免疫であれ適応免疫であれ，特定の種類の病原体を排除するべく共働する細胞媒介性の機序と体液性の機序の集合体である．例えば細胞外寄生病原体に対する防御は貪食細胞と B 細胞が関与するが，B 細胞は細胞外の抗原を認識して抗体を細胞外環境に分泌する形質細胞になる．細胞内寄生病原体には T 細胞が関与し，感染細胞内で作り出されるペプチドを検出する．一部のエフェクター T 細胞はウイルスなどの細胞内寄生病原体に感染した細胞を直接死滅させる．さらに活性化 T 細胞は三つのサブセットのいずれかの**ヘルパー T 細胞** helper T cell に分化して，異なるパターンのサイトカインを分泌する．この三つのサブセットについては以下に述べるが，一般に次の三つの主な生活様式の病原体に対処するよう特殊化している．すなわち細胞内感染に対して防御すること，細胞外の細菌と真菌を破壊すること，寄生虫に対する防御を提供することの三つである．T 細胞は同時に B 細胞の抗体産生を補助して細胞外の病原体に対する防御を高める．

病原体に対して適応免疫応答に利用される他のほとんどのエフェクター機構は自然免疫と同じであり，マクロファージや好中球などの細胞，補体などの蛋白質が関与する．脊椎動物の適応免疫応答は，無脊椎動物ですでに存在する認識機構に特異的認識特性を追加することで進化してきたようにみえる．この点は，自然免疫リンパ球が上述の T 細胞と似た分化パターンを示して，異なるサイトカインを産生するサブセットへ分化するという最近の知見によっても支持されている．

抗体のエフェクター作用を概括する形で本節を始めることにする．この作用は，ほとんどすべてを細胞の動員と自然免疫系の分子に依存している．

1–19 自然免疫応答は異なる病原体種から防御するためにいくつかのエフェクターモジュールから選択をする

1–7 項で述べたように，自然免疫系にはいくつかの細胞種が含まれていて，その中の NK 細胞と自然免疫リンパ球は，リンパ球，特に T 細胞に類似している．NK 細胞は T 細胞がもつ抗原特異的レセプターはもっていないが，T 細胞の細胞傷害能を発揮できる

4 種類の病原体に対する免疫系の防御		
病原体の種類	例	疾患
ウイルス（細胞内）	天然痘ウイルス インフルエンザウイルス 水痘ウイルス	天然痘 インフルエンザ 水痘
細胞内寄生細菌，原虫，寄生虫	らい菌 リーシュマニア原虫 マラリア原虫 トキソプラズマ	ハンセン病 リーシュマニア症 マラリア トキソプラズマ症
細胞外寄生細菌，寄生虫，真菌	肺炎球菌 破傷風菌 トリパノソーマ ニューモシスチス真菌	肺炎 破傷風 睡眠病 ニューモシスチス肺炎
蠕虫（細胞外）	回虫 住血吸虫	回虫症 住血吸虫症

図 1.26 免疫系が対処する主要な病原体の種類とその関連疾患

し，エフェクターT細胞が産生するサイトカインの一部を産生できる．自然免疫リンパ球は骨髄でNK細胞と同じ前駆細胞から発生し，また同じく抗原特異的レセプターをもっていない．ごく最近の知見では，自然免疫リンパ球は互いに密接に関連するが活性化した際に産生する特異的サイトカインが異なる複数の細胞系列からなることが示唆されている．注目すべきは，自然免疫リンパ球サブセットと上述したヘルパーT細胞のサブセットによって産生されるそれぞれのサイトカインのパターン間に，顕著な類似性がみられる点である．自然免疫系における自然免疫リンパ球のサブセットとNK細胞は，それぞれが対応するヘルパーT細胞のホモログと細胞傷害性T細胞のホモログと考えられる．

1-6項で述べたように，機能の異なるサイトカインが多数存在する（付録Ⅲ）．サイトカインの効果をまとめる便利な方法は，それぞれのサイトカインが促進するエフェクターモジュールごとにまとめることである．あるサイトカインは細胞内寄生病原体に対する免疫を促進する．その一つが**インターフェロンγ** interferon-γ（IFN-γ）で，貪食細胞を活性化してより効率的に細胞内寄生病原体を死滅させるとともに，標的組織に細胞内寄生病原体の抵抗性を誘導する．これは**1型免疫** type 1 immunity と呼ばれる．IFN-γは自然免疫および適応免疫系のリンパ球のすべてではなく一部のサブセットによって産生される．IFN-γを産生する自然免疫リンパ球のサブセットは，**ILC1** と呼ばれる．別のサブセットは産生するサイトカインのエフェクター単位が異なり，**2型免疫** type 2 immunity および **3型免疫** type 3 immunity と呼ばれ，それぞれ寄生虫と細胞外寄生病原体に対する防御を受け持つ．免疫のエフェクター機能におけるモジュールの性質は本書を通してしばしば出てくる．一つの原理としていえるのは，自然または適応免疫系の活性化したセンサー細胞は，異なる種類の病原体に対する特定のエフェクターモジュールを増幅するよう特殊化した，自然または適応免疫系のサブセットを活性化できるということである（図1.27）．

1-20　抗体は細胞外寄生病原体とその毒素からの防御を行う

抗体は血漿（血液の液性成分）および細胞外液中に存在する．体液はかつてフモール humor といわれていたため，抗体による免疫を**液性免疫** humoral immunity と呼ぶ．

抗体はY字形で二つの同一の抗原結合部位と一つの定常部すなわちFc部分からなる．1-9項で述べたように抗体の定常部は5種類あり，抗体の**クラス** class または**アイソタイプ** isotype と呼ばれる．定常部は抗体の機能的特性，すなわち抗体が認識した抗原を処理するエフェクター機構にどうかかわるかを規定している．それぞれのクラスは互いに区別されるエフェクター機構によって特定の機能を果たす．抗体のクラスとその作用については，第5章と第10章で述べる．

抗体による病原体とその産物からの防御方法で第一のかつ最も直接的なものは，それらと結合して細胞に近づけないようにして感染や破壊から守るという方法である（図1.28, 左図）．これは**中和** neutralization といわれ，ウイルスと細菌性毒素に対抗する方法として重要である．中和によってウイルスは細胞内に侵入して複製できなくなる．ほとんどのワクチンによってもたらされる免疫はこの種類である．

しかし細菌の場合は，抗体が結合するだけでは，分裂を阻止するのに不十分である．この場合抗体の機能は，マクロファージや好中球などの貪食細胞に細菌を貪食させ破壊させることである．多くの細菌は貪食細胞のパターン認識レセプターによって認識されない外皮をもっているので，自然免疫系からうまく逃れてしまう．しかし外皮に包まれた抗原を抗体によって認識することは可能で，貪食細胞はFcレセプターと呼ばれるレセプターをもち，定常部と結合して細菌のファゴサイトーシスを促進する（図1.28,

エフェクタモジュール	細胞の種類，機能，機序
細胞傷害性	NK細胞，CD8$^+$T細胞
	ウイルスに感染し代謝的に負荷がかかった細胞の排除
細胞内の免疫 （1型）	ILC1，T_H1細胞
	細胞内寄生病原体の排除，マクロファージの活性化
粘膜および障壁の免疫 （2型）	ILC2，T_H2細胞
	寄生虫の排除と駆除，好酸球，好塩基球，マスト細胞の動員
細胞外の免疫 （3型）	ILC3，T_H17細胞
	細胞外寄生細菌と真菌の排除，好中球の活性化と動員

図1.27　自然免疫と適応免疫のリンパ球はさまざまな機能を共有する

異なるエフェクターモジュールが自然免疫と適応免疫の両方の機構の中で働いている．主に4種類の自然免疫リンパ球に対して，それぞれに対応するT細胞の種類があり，類似の機能をもっている．自然免疫リンパ球とT細胞の各組は，エフェクター活性を異なる種類の病原体に幅広く向けて行使する．

中央図）．病原体や外来粒子をこうして抗体で覆うことを**オプソニン化** opsonization という．

　抗体の第3の機能は，**補体活性化** complement activation である．1–2項で抗体の活性を「補う」血清因子として補体を発見したボルデについて簡単に述べた．抗体の補助がなくても補体は微生物表面に接触して活性化されうる．活性化が起こると，細菌表面に特定の補体蛋白質が共有結合する形で沈着する．しかし抗体が最初に細菌の表面に結合すると，定常部が足場を提供してくれるので，細菌単独のときより効率的に補体を活性化することができる．そのためいったん抗体が産生されると，病原体に対する補体の活性化は非常に増幅される．

　細菌の表面に沈着するある種の補体成分は，直接特定の細菌の細胞膜を溶解することができる．これは一部の細菌感染においては重要である（図1.28，右図）．しかし補体の主な機能は，補体がなければ認識できない細菌を貪食細胞が貪食して破壊できるようにすることである．ほとんどの貪食細胞は，特定の補体蛋白質を結合するレセプターすなわち**補体レセプター** complement receptor をもっており，細菌の表面に沈着した補体蛋白質と結合して細菌のファゴサイトーシスを促進させる．また別の特定の補体は貪食細胞の殺菌能を亢進させる．最終的に抗体と結合したあらゆる病原体と遊離分子は貪食細胞によって貪食，分解されて体内から排除される（図1.28，最下段）．補体系と抗体が動員する貪食細胞は，それ自体は抗原特異的ではないが，粒子状物質を異物として標識するために抗体に依存している．

1–21　T細胞は細胞性免疫を調整し大部分の抗原に対するB細胞の応答を制御する

　細菌と寄生虫の一部およびすべてのウイルスは細胞内で増殖する．抗体は血液や細胞外液内の病原体にしか作用できないので，細胞の内部の病原体を検出することはできない．細胞内にいる侵入者を破壊するのはT細胞の働きであり，適応免疫の**細胞性免疫応答** cell-mediated immune response と呼ばれる．しかしT細胞は，細胞外の微生物を含め多様な病原体に応答するので，エフェクター活性も多岐にわたる．

　T細胞にはいくつかの種類があるが，胸腺で発生する．発現しているTCRの種類と特定のマーカーの発現によって特徴付けられる．T細胞の主な二つの種類は，**CD8** ならびに **CD4** と呼ばれる細胞表面蛋白質を発現するT細胞である．これは無秩序なマー

図 1.28　抗体は主に 3 種類の方法で宿主防御に参加する

左図は細菌毒素に抗体が結合して中和することで，毒素が宿主細胞に作用するのを防ぐことを示している．未結合の毒素は宿主細胞と反応できるが，毒素と抗体の複合体は反応できない．抗体は完全なウイルス粒子や細菌と結合して不活性化することもできる．抗原抗体複合体は最終的にマクロファージによって処理され破壊される．抗原を覆う抗体は貪食細胞（マクロファージと好中球）によって異物として認識されるようになり，貪食細胞により取り込まれ破壊される．これはオプソニン化と呼ばれる．中央の図はオプソニン化と細菌のファゴサイトーシスを示している．まず抗体はその可変部によって細菌の抗原（赤色）に結合する．次いで抗体の Fc 部分がマクロファージやその他の貪食細胞の Fc レセプター（黄色）に結合して，ファゴサイトーシスを促進する．右図は細菌を抗体が覆うことによる補体系の活性化を示す．結合した抗体は補体系の最初の蛋白質を活性化する足場を形成する．その細菌表面に補体蛋白質（薄緑色）が沈着する．こうして細菌を直接溶解する孔が穿たれる場合がある．より一般的な場合，細菌上の補体蛋白質は貪食細胞の補体レセプターに認識されることで，貪食細胞による細菌の貪食と破壊を促進する．このように抗体は病原体とその毒素を標的として貪食細胞に処理させる．

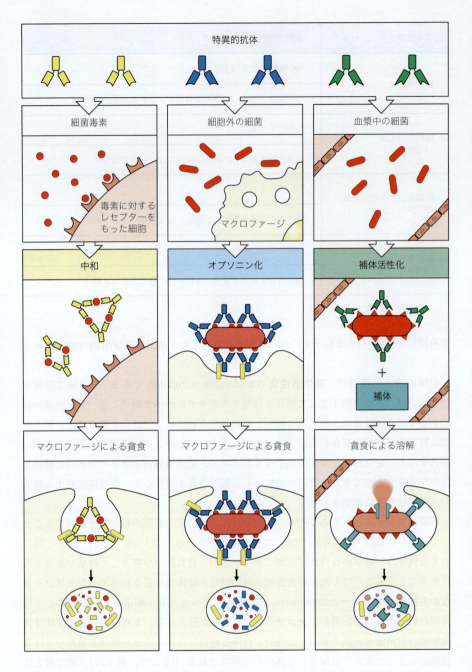

カーではなく，T 細胞の機能にとって重要なものである．なぜならこれらのマーカーは T 細胞と別の細胞との相互作用を規定するのに役立つからである．1-10 項で T 細胞が細胞表面上の MHC 分子により提示される外来抗原由来のペプチドを検出すると述べたことを思い出してほしい．CD8 と CD4 は，抗原認識において MHC 分子の異なる領域を認識して抗原と結合した TCR のシグナル伝達に関与することによって機能する．そのため CD4 と CD8 は**補助レセプター** co-receptor と呼ばれており，CD8$^+$T 細胞と CD4$^+$T 細胞の機能を異なったものにしている．

重要なことは，MHC 分子に二つの種類があり，**MHC クラス I** MHC class I および **MHC クラス II** MHC class II と呼ばれていることである．両者の構造はわずかに異なっているが，ペプチドを結合できる長く伸びた溝状の構造を外表面にもっている点は同じである（図 1.29）．ペプチドは細胞内で MHC 分子が合成され組み立てられる間にこの溝にはまり込む．このペプチド・MHC 複合体が次いで細胞表面へと運搬されて，

T細胞に提示される（図1.30）．CD8はMHCクラスⅠ蛋白質の領域を認識するのに対し，CD4はMHCクラスⅡ蛋白質の領域を認識するので，二つの補助レセプターはT細胞の機能を区別する．したがってCD8⁺T細胞はMHCクラスⅠ分子に結合したペプチドを認識する一方で，CD4⁺T細胞はMHCクラスⅡ分子により提示されたペプチドを認識する．

T細胞の最も直接的な作用は細胞傷害性である．細胞傷害性T細胞はウイルスに感染した細胞に対して作用するエフェクターT細胞である．感染した細胞内で増殖しているウイルス由来の抗原は細胞表面に提示され，そこで細胞傷害性T細胞の抗原レセプターによって認識される．これらのT細胞は，ウイルスの複製が完成して新たなウイルスが放出される前に直接感染した細胞を殺傷することで感染を制御する（図1.31）．細胞傷害性T細胞はCD8をもっており，MHCクラスⅠ分子によって提示される抗原を認識する．MHCクラスⅠ分子は人体のほとんどの細胞に発現しているので，ウイルス感染に対する重要な防御機構を提供している．CD8をもつ細胞傷害性T細胞はウイルスペプチドをもっているMHCクラスⅠ分子を認識するので，感染細胞を殺傷することになる（図1.32）．

CD4⁺T細胞はMHCクラスⅡ蛋白質により提示される抗原を認識するが，この分子は樹状細胞やマクロファージ，B細胞といった免疫系の主要な抗原提示細胞上に発現している（図1.33）．したがってCD4⁺T細胞は，細胞外の環境から貪食細胞によって貪食された抗原を認識する性質がある．CD4⁺T細胞は本章の初めに述べたヘルパーT細胞である．この細胞はさまざまな異なるエフェクターサブセットへと分かれていき，T_H1やT_H2，T_H17などと呼ばれるものがある．これらのT細胞は，最初に述べたように，異なる病原体ごとに防御するエフェクターモジュールを活性化する自然免疫リンパ球のサブセットと似たパターンのサイトカインを分泌する．これらのサブセットは主に末梢組織の感染または傷害部位において活動する．リンパ組織では，CD4⁺T細胞のサブセットは**濾胞ヘルパーT細胞** T follicular helper（T_{FH}）cellと呼ばれ，B細胞と相互反応して免疫応答中の抗体産生を制御する．さまざまなTヘルパーサブセットについては，第9章で述べる．

例えばCD4⁺T細胞のT_H1サブセットはマクロファージ内の膜で包まれた小胞を占拠するある種の細菌の制御に役立つ．このサブセットはILC1細胞と同様にIFN-γを産生し，マクロファージを活性化して細胞内での殺菌能を高め細菌を死滅させる．この作用で制御される重要な感染症として結核とハンセン病がある．それぞれ結核菌とらい菌によって引き起こされる感染症であるが，結核菌は占拠している小胞にさまざまな分解酵素と抗菌物質を含むライソソームが融合するのを抑制することで，細胞内で生存し続

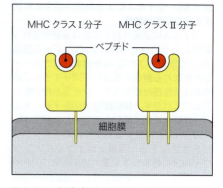

図1.29　細胞表面のMHC分子は抗原のペプチド断片を提示する

MHC分子は膜蛋白質で，その外側の細胞外ドメインにペプチド断片が結合する溝を形成する．これらの断片は細胞内で分解された自己および外来の蛋白質に由来する．新たに合成されたMHC分子は細胞表面に到達する前にこれらのペプチドが結合する．MHC分子にはMHCクラスⅠとクラスⅡ分子の2種類ある．両分子は関連性があるが，構造も機能も異なる．簡略化のためここでは割愛しているが，MHCクラスⅠおよびクラスⅡ分子は2本の蛋白質鎖と自己または非自己のペプチドの三量体である．

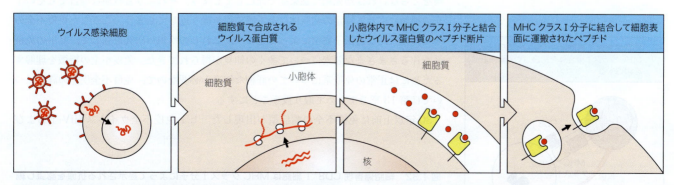

図1.30　MHCクラスⅠ分子は細胞質内の蛋白質由来の抗原を提示する

ウイルスに感染した細胞内ではウイルス蛋白質は細胞質内で合成される．ウイルス蛋白質のペプチド断片は粗面小胞体（ER）へ輸送され，そこでMHCクラスⅠ分子に結合して，細胞表面に送られる．

図 1.31　ウイルスによる細胞内感染に対抗する宿主防御の機構

ウイルスに感染された細胞は細胞傷害性T細胞という特殊化したT細胞によって認識され，直接殺傷される．殺傷機構にはカスパーゼと呼ばれる酵素の活性化が関係する．この酵素は活性部位にシステインを含み標的蛋白質をアスパラギン酸の部位で切断する．カスパーゼは次に感染細胞内で宿主およびウイルスのDNAを切断する細胞質内のヌクレアーゼを活性化する．写真aはインフルエンザウイルスに感染した培養CHO細胞（チャイニーズハムスター卵細胞株）の細胞膜の透過電子顕微鏡写真である．多くのウイルス粒子が細胞表面から出芽しているのが観察できる．ウイルス蛋白質に特異的な単クローン抗体に金粒子を結合させた標識で，一部のウイルス粒子が顕微鏡で黒点として観察される．写真bは細胞傷害性T細胞に取り囲まれたウイルス感染細胞（V）の透過型電子顕微鏡写真である．ウイルス感染細胞とその左上隅に写っているT細胞（T）が近接していること，さらにT細胞の核と感染細胞との接触面の間の細胞質に細胞内小器官が集まっていることに注意してほしい．

（写真aはM. BuiとA. Heleniusの，写真bはN. Rooneyの厚意による）

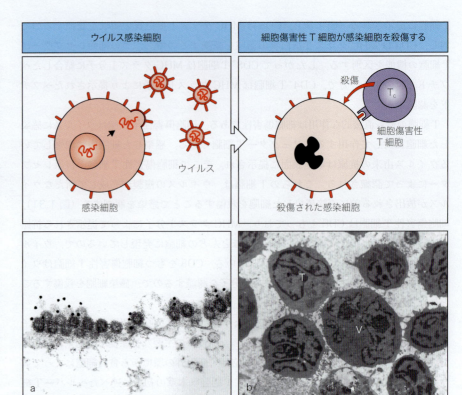

ける（図1.34）．しかし感染したマクロファージは結核菌由来の抗原を細胞表面に提示する．活性化した抗原特異的T_H1細胞がこれを認識して特定のサイトカインを分泌すると，マクロファージは小胞とライソソームを融合できるようになる．T_H2とT_H17サブセットは，それぞれ寄生虫や細胞外寄生細菌および真菌に対する免疫応答を促すサイトカインを産生する．$CD4^+$T細胞とその各サブセットは，適応免疫で幅広い役割をもっているので，本書では第8章，第9章，第11章，第12章を含め何度もこの細胞について述べることになる．

1-22　免疫系の先天的ならびに後天的不全は感染症の感受性を高める

われわれは，免疫系がわれわれの身体を感染の発症と再発から守ってくれていることを当然のことと思いがちである．しかし免疫系の一部が機能しない人もいる．**免疫不全症** immunodeficiency disease の最も重症な場合，適応免疫は完全に消失し，大胆な対策をとらなければ幼児期に感染症で死亡してしまう．それよりも軽症な場合でもその不全の種類に応じて特定の病原体による感染症を繰り返してしまう．こうした免疫不全の多くは先天的な遺伝子異常によって起こり，これらの疾患の研究を通して，ヒトの免疫系を作るさまざまな要素について多くの知見が得られてきた．免疫不全の特徴を理解するためには正常の免疫系についての詳細な知識が必要なので，免疫不全疾患の詳細については第13章でまとめて取り扱うことにする．

30年以上前に免疫不全の劇症型が出現した．ヒト免疫不全ウイルスHIV-1および

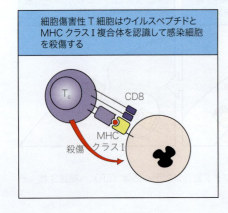

図 1.32　細胞傷害性$CD8^+$T細胞はMHCクラスI分子によって提示される抗原を認識し細胞を死滅させる

ウイルス感染細胞上のペプチド・MHCクラスI複合体は抗原特異的細胞傷害性T細胞によって検出される．細胞傷害性T細胞は認識した細胞を殺傷するようにプログラムされている．

図1.33 CD4⁺T細胞はMHCクラスⅡ分子によって提示された抗原を認識する
　感染したマクロファージ上の特異的抗原の認識において，T_H1細胞はそのマクロファージを活性化し，細胞内寄生細菌の破壊を起こす（上図）．濾胞ヘルパーT細胞（T_FH）がB細胞上の抗原を認識する（下図）と，B細胞を活性化して増殖させ抗体産生する形質細胞へと分化させる（図示していない）．

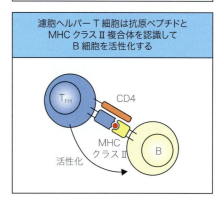

　HIV-2によって起こる**後天性免疫不全症候群** acquired immunodeficiency syndromeすなわち**エイズ**（AIDS）である．この疾患はCD4を有するT細胞，樹状細胞，マクロファージを破壊するので，通常であればこれらの細胞によって制御されている細胞内寄生細菌やその他の病原体による感染症を引き起こす．蔓延しつつあるこの免疫不全症の主要な死因はこうした感染症であり，この疾患については先天性免疫不全症とともに第13章で取り扱う．

1-23　適応免疫応答の理解はアレルギーや自己免疫疾患，移植臓器の拒絶の理解にも重要である

　われわれの免疫系の主要な機能は，宿主としてのヒトを病原微生物から守ることである．しかし臨床的に重要な多くの疾患は，しばしば感染症のない状態で不適切な抗原に対して通常の免疫応答が起きてしまったことと関係している．非感染性の抗原に対する免疫応答は，**アレルギー** allergyとして起こる．この場合抗原は無害な外来物質である．**自己免疫疾患** autoimmune diseaseの場合，抗原は自己抗原であり，**移植片拒絶** graft rejectionの場合，抗原は移植された外来の細胞の抗原である（第15章で述べる）．実際に移植片拒絶を引き起こす主要な抗原はMHC分子で，ヒトの集団中に多数の異なる組合せで存在している．すなわち高度な多型性があるので，最も疎遠なヒトの場合，通常「組織型」と呼びならわされて発現しているMHC分子のセットは互いに異なってい

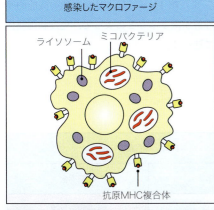
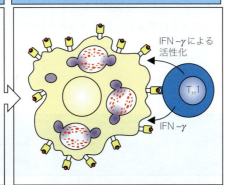
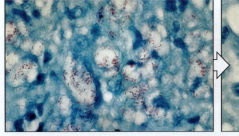
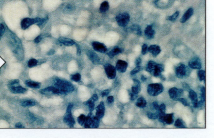

図1.34 ミコバクテリアの細胞内感染に対する宿主の防御機構
　ミコバクテリアはマクロファージに貪食されるが，寄生部位である細胞内小胞が殺菌物質を含むライソソームと癒合するのを防ぐことによって殺菌に抵抗性を示す．休止期マクロファージではミコバクテリアは生存し続け，小胞内で増殖する．しかしT_H1細胞により認識活性化されると，マクロファージの小胞はライソソームと癒合する．マクロファージ活性化はT_H1細胞によって制御され，組織傷害を回避しエネルギーを節約する．下段の光学顕微鏡写真は静止期（左図）と活性化後（右図）のミコバクテリアに感染されたマクロファージである．抗酸性を示し赤く染色される桿菌が静止期マクロファージでは多数認められるが，活性化マクロファージでは排除されている．
（写真はG. Kaplaの厚意による）

る．MHCはもともと，1930年代ピーター・ゴーレン Peter Gorenによるマウスの遺伝子座であるH-2遺伝子座 H-2 locusについての業績によって知られるようになった．H-2遺伝子座は移植した腫瘍の生着や拒絶を制御する遺伝子座であり，後に**ジョージ・スネル** George Snellが組織適合抗原遺伝子座のみが異なるマウスの系統を作り出すことで，その役割の詳細が検討された．ヒトのMHC分子は，重症熱傷を負ったパイロットや爆弾による負傷者の治療のためにドナーから皮膚移植を試みる過程で，第二次世界大戦中に初めて発見された．患者が拒絶した移植片は，免疫系によって「異物」として認識されたのであった．何をもって免疫応答が成功したか失敗したか，あるいは免疫応答が宿主にとって有害か有益かを決めるのは，その応答自身というよりは抗原の性質であり応答が起こる状況によるのである（図1.35）．スネルはMHCについての業績で1980年のノーベル賞を**バルジ・ベナセラフ** Baruj Benacerrafと**ジャン・ドーセ** Jean Daussetらと共同受賞した．

　喘息などのアレルギー性疾患は，先進国では増加しつつある一般的疾病である．自己免疫も今では多数の重要な疾患の原因として認識されている．膵臓のβ細胞に向けられた自己免疫応答は，若年者での糖尿病の主たる原因である．アレルギーと自己免疫疾患では，適応免疫応答がもつその強力な防御機構が，患者に重大な障害を与えてしまう．

　無害な抗原や人体組織，移植片に対する免疫応答は，他のすべての免疫応答と同様に，特異性が高い．現在これらの応答を処置する方法は，望ましいものや望ましくないものを問わず，すべての免疫応答を抑制する免疫抑制薬の投与である．望ましくない応答の原因となっているリンパ球クローンのみを抑制することが可能であれば，こうした疾患を治癒させ，防御免疫応答を抑制することなく移植片を守ることができるのであるが，現時点では抗原特異的免疫制御は臨床的には手が届く範囲外である．しかし第16章で述べるように，多くの新薬が近年開発されつつあり，より選択的な免疫抑制によって自己免疫やその他の望ましくない免疫応答を抑制できるようになってきた．これらの中には特異性が高い**単クローン抗体** monoclonal antibodyを用いたものがある．単クローン抗体は，ジョルジュ・ケーラー Georges Köhlerとセザール・ミルシュタイン César Milsteinによって開発され，2人はその業績で1984年のノーベル賞を共同受賞した．第14章～第16章で，アレルギーや自己免疫疾患，移植片拒絶および免疫抑制薬と単クローン抗体についての現在の状況を述べる．また第15章では，リンパ球の機能的サブセットやそれらを制御するサイトカインの理解が深まることによって，免疫制御機構がどのように明らかにされつつあるかについて述べる．

図1.35　免疫応答は抗原の性質によって有益にも有害にもなりうる
　有益な応答を白色の，有害な応答を赤色の背景色で示している．応答が有益な場合はその反応が欠如すれば有害となる．

抗原	抗原に対する応答の結果	
	正常な応答	応答不全
感染性微生物	防御免疫	感染症の反復
無害な物質	アレルギー	無反応
移植片	拒絶	生着
自己臓器	自己免疫	自己免疫
腫瘍	腫瘍免疫	がん

1-24　ワクチン接種は感染症を制御する最も有効な方法である

免疫処置による免疫応答の計画的な刺激，すなわちワクチン接種は，ジェンナーの果敢な実験以来この2世紀で多くの成功事例を積み上げてきた．集団免疫計画により，従来深刻な疾患と死亡をもたらしてきたいくつかの感染症は，実質的に駆逐された（図1.36）．免疫処置は非常に安全かつ重要なので，アメリカのほとんどの州では，7種類の頻度の多い小児疾患のワクチン接種を小児期に行うよう求めている．この成果には目をみはるものがあるが，まだ効果的なワクチンのない疾患も多くある．麻疹のような疾患に対するワクチンは先進国では有効に活用されているが，開発途上国では技術的経済的問題のため普及が妨げられていて，感染症による死亡率が依然として高い．

現代の免疫学および分子生物学の手法が新規のワクチン開発や旧来のワクチンの改善に用いられており，その成果については第16章で述べる．これらの重要な疾患の制御についての展望には，非常に胸躍らせるものがある．健康を保証することは人口の調整と経済発展の重要なステップである．1人あたり1ペニー相当の費用があれば，病気がもたらす困難や苦悩を緩和できるのである．

多くの重大な病原体に対するワクチン開発はまだ途上である．こうした病原体は適応免疫応答機構を回避したり，撃破したりするからである．第13章では病原体のこうし

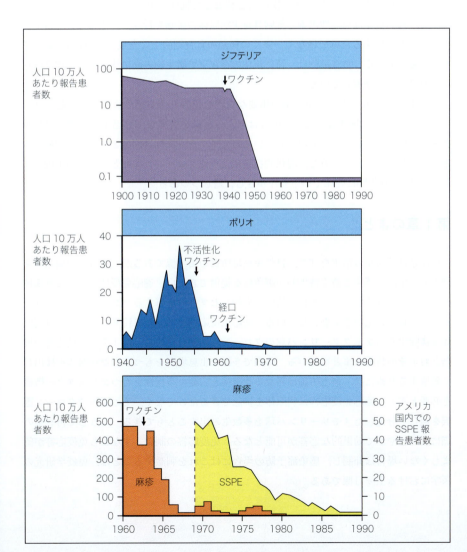

図1.36　ワクチン行政の成功
　ジフテリアやポリオ，麻疹とそれらの後遺症は，図の三つのグラフに示すようにアメリカでは事実上消滅した．亜急性硬化性全脳炎（SSPE）は麻疹罹患患者の少数例で起こる遅発性脳炎である．麻疹が予防されると，SSPEはその15〜20年後には姿を消した．しかしこれらの疾患は世界的にはまだ撲滅されていないので，その再興を予防するためには集団中で高い予防接種率を維持していかねばならない．

た巧みな回避戦略の一部を検討する．より最近のAIDSの脅威同様，マラリアや下痢性疾患（小児の主要な死因）を克服できるかどうかは，これらの原因である病原体の理解をさらに深められるかにかかっている．

まとめ

感染症への応答は，病原体のさまざまな生存様式のタイプを標的としたエフェクターモジュールごとにまとめることができる．感染を検出する自然免疫のセンサー細胞は自然免疫リンパ球とT細胞を活性化するメディエーターを産生し，免疫応答を増幅するとともにさまざまなエフェクターモジュールを活性化する．自然免疫リンパ球には異なるサイトカインを分泌するサブセットがあり，異なるエフェクターモジュールを活性化する．T細胞の場合，補助レセプターのCD8とCD4の発現に基づいた二つの主要なクラスがある．これらのT細胞はそれぞれMHCクラスIまたはMHCクラスII蛋白質によって提示される抗原を認識する．T細胞のサブセットは，自然免疫リンパ球の対応するサブセットと同じく，異なるエフェクターモジュールの活性化を促す．NK細胞とCD8$^+$T細胞は，細胞傷害活性を用いてウイルスなどの細胞内寄生感染を標的とする．自然免疫リンパ球の別のサブセットとヘルパーT細胞は，また別のエフェクター機能を活性化するメディエーターを分泌する．細胞内寄生細菌や細胞外寄生細菌，真菌，寄生虫がその標的となる．T細胞はB細胞を制御して抗体産生を刺激するシグナルも提供する．特異抗体は可溶性毒素と細胞外寄生病原体の排除を行う．抗体は毒素や微生物上の抗原と反応するだけではなく，多くの種類の貪食細胞上に発現しているFcレセプターとも反応する．貪食細胞は，特に抗体の存在下で微生物表面に沈着する補体蛋白質のレセプターも発現している．

免疫不全は遺伝子異常や免疫系の重要な要素を標的とする感染症によって起こりうる．誤った方向に向けられた免疫応答は宿主の組織を傷害し，自己免疫疾患やアレルギー，移植臓器の拒絶として現れる．いまだにワクチン接種は疾患と闘う免疫学最大の手段であり続けている一方で，現代的技術により単クローン抗体などの新しい手段が加わり，この20年間に臨床での重要性がさらに増しつつある．

第1章のまとめ

免疫系は感染から宿主を守る．自然免疫は防御の第一線であるが，ある種の病原体を認識できず，再感染を防ぐ特異的防御免疫を提供できない．適応免疫は，どんな外来抗原でも認識できるきわめて多様な抗原特異的レセプターを有するリンパ球レパートリーからのクローン選択を基礎としている．適応免疫応答では，抗原特異的リンパ球は病原体を排除するエフェクターリンパ球のクローンに増殖分化する．図1.7は免疫応答の段階とおよそその時相をまとめている．体内で多様な生息場所をもつ多彩な病原体を検出して破壊するためには，宿主防御は異なる認識系と広範な多様性をもつエフェクター機構を必要とする．適応免疫応答は病原体を排除できるだけでなく，その過程でクローン選択を通して分化したメモリーリンパ球を多数生み出すこともできる．こうして再感染の際により速やかで効果的な応答が可能となる．免疫応答の制御，すなわち免疫応答が望ましくない場合は抑制し，感染症予防の場合にはこれを刺激することは，免疫学研究の医学における主要目標である．

章末問題

1.1 多肢選択問題：次の選択肢でワクチン接種の説明と考えられるのはどれか．
   A. 天然痘予防のための個体への牛痘の接種
   B. ジフテリアに曝露した個体にその毒素からの防御のためジフテリアで免疫した動物の血清を投与すること
   C. 補体の活性化と病原体の破壊が起きた細菌感染
   D. 免疫記憶ができたために水痘に感染したが発病しなかった個体

1.2 多肢選択問題：免疫記憶の定義は次のどれか．
   A. 生物が宿主自身の組織に免疫応答を起こさないようにする機構
   B. 生物が微生物に曝露されないようにする機構
   C. 最初の感染が排除され再感染が防御可能になってから病原特異的抗体およびリンパ球が維持されていること
   D. 病原体を減らしたり除去したりする過程

1.3 正誤問題：Toll 様レセプター（TLR）は細胞内寄生細菌を認識するが，NOD 様レセプター（NLR）は細胞外寄生細菌を認識する．

1.4 対応問題：以下の項目がリンパ系か骨髄系かを答えなさい．
   A. 好酸球
   B. B 細胞
   C. 好中球
   D. NK 細胞
   E. マスト細胞
   F. マクロファージ
   G. 赤血球

1.5 多肢選択問題：いわゆる「免疫学者の汚いちょっとした秘伝」とは，目的とする蛋白質抗原に対する強い免疫応答を刺激するために微生物の成分を添加することである．次のうち強力な免疫応答を起こすための微生物の産物を認識できるレセプターまたはレセプターファミリーではないものはどれか．
   A. Toll 様レセプター（TLR）
   B. T 細胞レセプター（TCR）
   C. NOD 様レセプター（NLR）
   D. パターン認識レセプター（PRR）

1.6 正誤問題：造血幹細胞は体内のどんな種類の細胞にも分化できる．

1.7 対応問題：次の用語を最もよく説明しているものを番号で答えなさい．
   A. アレルギー　　1. 移植した細胞上の抗原に対する免疫応答
   B. 免疫寛容　　　2. 無害な外来物質抗原に対する免疫応答
   C. 自己免疫疾患　3. 自己抗原に対する免疫応答を予防する免疫学的過程
   D. 移植片拒絶　　4. 自己抗原に対する免疫応答

1.8 多肢選択問題：次の過程で免疫寛容の維持機構でないものはどれか．
   A. クローン消失
   B. アネルギー
   C. クローン拡大
   D. 自己反応性リンパ球の抑制

1.9 対応問題：次のものが中枢（一次）リンパ器官か末梢（二次）リンパ器官のどちらであるかを答えなさい．
   A. 骨髄
   B. リンパ節
   C. 脾臓
   D. 胸腺
   E. 虫垂

1.10 対応問題：次の領域や構造，構成要素と関連する器官を選び番号で答えなさい．
   A. 小動脈周囲リンパ鞘（PALS）
   B. パイエル板
   C. 高内皮性小静脈
   1. リンパ節
   2. 脾臓
   3. 小腸粘膜

1.11 多肢選択問題：次のうち炎症中に起きないものはどれか．
   A. サイトカイン分泌
   B. ケモカイン分泌
   C. 自然免疫系細胞の動員
   D. 血管の構築

1.12 穴埋め問題：次の空欄を埋めなさい．
   _____ T 細胞は感染細胞を殺傷できるが，_____ T 細胞は免疫系の別の細胞を活性化する．

1.13 正誤問題：T 細胞と B 細胞の両レセプターは免疫応答の間に抗原に対する親和性を次第に高めていくため親和性成熟の過程を踏む．

1.14 正誤問題：各リンパ球は細胞表面に複数の抗原特異性を有するレセプターをもつ．

1.15 多肢選択問題：次の中で自然免疫応答と適応免疫応答を結びつける細胞はどれか．
   A. 樹状細胞
   B. 好中球
   C. B 細胞
   D. 自然免疫リンパ球（ILC）

1.16 多肢選択問題：抗体が病原体からの防御として使わないしくみはどれか．
   A. 中和
   B. T 細胞の補助刺激
   C. オプソニン化
   D. 補体活性化と沈着

1.17 正誤問題：T_H2 細胞は MHC クラス I 分子をもたない．

全般的な参考文献

・歴史的背景

Burnet, F.M.: *The Clonal Selection Theory of Acquired Immunity*. London: Cambridge University Press, 1959.

Gowans, J.L.: **The lymphocyte—a disgraceful gap in medical knowledge.** *Immunol. Today* 1996, **17**:288–291.

Landsteiner, K.: *The Specificity of Serological Reactions*, 3rd ed. Boston: Harvard University Press, 1964.

Metchnikoff, É.: *Immunity in the Infectious Diseases*, 1st ed. New York: Macmillan Press, 1905.

Silverstein, A.M.: *History of Immunology*, 1st ed. London: Academic Press, 1989.

・生物学的背景

Alberts, B., Johnson, A., Lewis, J., Morgan, D., Raff, M., Roberts, K., and Walter, P.: *Molecular Biology of the Cell*, 6th ed. New York: Garland Science, 2015.

Berg, J.M., Stryer, L., and Tymoczko, J.L.: *Biochemistry*, 5th ed. New York: W.H. Freeman, 2002.

Geha, R.S., and Notarangelo, L.D.: *Case Studies in Immunology: A Clinical Companion*, 7th ed. New York: Garland Science, 2016.

Harper, D.R.: *Viruses: Biology, Applications, Control*. New York: Garland Science, 2012.

Kaufmann, S.E., Sher, A., and Ahmed, R. (eds): *Immunology of Infectious Diseases*. Washington, DC: ASM Press, 2001.

Lodish, H., Berk, A., Kaiser, C.A., Krieger, M., Scott, M.P., Bretscher, A., Ploegh, H., and Matsudaira, P.: *Molecular Cell Biology*, 6th ed. New York: W.H. Freeman, 2008.

Lydyard, P., Cole, M., Holton, J., Irving, W., Porakishvili, N., Venkatesan, P., and Ward, K.: *Case Studies in Infectious Disease*. New York: Garland Science, 2009.

Mims, C., Nash, A., and Stephen, J.: *Mims' Pathogenesis of Infectious Disease*, 5th ed. London: Academic Press, 2001.

Ryan, K.J. (ed): *Medical Microbiology*, 3rd ed. East Norwalk, CT: Appleton-Lange, 1994.

・免疫学のさらに進んだ教科書，概説その他

Lachmann, P.J., Peters, D.K., Rosen, F.S., and Walport, M.J. (eds): *Clinical Aspects of Immunology*, 5th ed. Oxford: Blackwell Scientific Publications, 1993.

Mak, T.W., and Saunders, M.E.: *The Immune Response: Basic and Clinical Principles*. Burlington: Elsevier/Academic Press, 2006.

Mak, T.W., and Simard, J.J.L.: *Handbook of Immune Response Genes*. New York: Plenum Press, 1998.

Paul, W.E. (ed): *Fundamental Immunology*, 7th ed. New York: Lippincott Williams & Wilkins, 2012.

Roitt, I.M., and Delves, P.J. (eds): *Encyclopedia of Immunology*, 2nd ed. (4 vols.). London and San Diego: Academic Press, 1998.

自然免疫：
生体防御の最前線

2

本章で学ぶこと

解剖学的なバリアと最初の化学的防御

補体系と自然免疫

　第1章で紹介した通り，ほとんどの外来微生物は数分あるいは数時間後には，抗原特異的なリンパ球の増殖に依存しない自然免疫と呼ばれる生体防御の機構によって検知され死滅する．自然免疫系は特定の分泌蛋白質や細胞に発現するレセプターを用いて感染を検知し，病原体と宿主の組織を識別している．それらは親から直接受け継いだ遺伝子によってコードされていて先天的にもっているものであり，1-11項で述べるリンパ球の抗原レセプターのように遺伝子の再編成が必要でないことから自然 innate レセプターと呼ばれている．自然免疫の重要性は，完全な適応免疫系が存在していてもなお感染の感受性が増大するという遺伝子欠損による免疫不全によって明らかにされている．これについては第13章で紹介する．

　図1.5に示したように，感染は病原体が宿主の解剖学的なバリアを破壊することから開始される．いくつかの自然免疫系は迅速に発動する(図2.1)．これらの迅速な防御は，細胞外液，血液や上皮細胞の分泌物など存在場所に応じて分類される液性の分子によるもので，病原体を殺したり，その影響を弱めたりすることができる．リゾチームなどの**抗菌酵素** antimicrobial enzyme が細菌の細胞壁を消化し始め，ディフェンシンのような**抗菌ペプチド** antimicrobial peptide は直接細菌の細胞膜を溶解し，**補体系** complement system として知られる血漿蛋白質の機構は溶解とマクロファージなどの自然免疫細胞によるファゴサイトーシスの両方によって病原体を排除している．もしこれらが失敗すると，自然免疫細胞が微生物に存在する典型的な病原体関連分子パターン(PAMP) (1-5項参照)を検知するパターン認識レセプター (PRR) によって活性化される．活性化された自然免疫細胞は，感染を排除するために種々のエフェクター機構を連動させることができる．そのエフェクター機構によって，液性または細胞性の自然免疫の要素が長期間の防御に耐える免疫記憶を惹起する．感染源が初期防衛線である物理的なバリアと自然免疫応答の二つを突破した場合に初めて，病原体への応答の第三段階として，適応免疫応答の誘導が行われる．これは，病原体に特異的な抗原特異的リンパ球の増殖と長期間持続する特異免疫を備えるメモリー細胞の形成を導く．

　本章では自然免疫応答の第一段階について考える．まず宿主を感染から守る解剖学的なバリアとさまざまな分泌・可溶性蛋白質による迅速な自然免疫防御について述べる．解剖学的なバリアとは感染に抵抗する固定的な防衛線であり，すべての上皮表面の真下に存在している貪食細胞 phagocyte と連動して身体の内側と外側を区別する上皮によっ

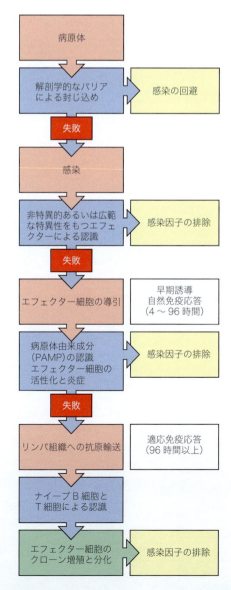

図2.1　三段階での初期感染応答
　これらは，早期に誘導される自然免疫応答と適応免疫応答からなる．最初の二つの段階では，自然免疫系によって病原体認識を行う．適応免疫が遺伝子断片の再編成によって作られる多様性のある抗原特異的レセプターを利用するのに対して，自然免疫では遺伝子にコードされた形のままのレセプターを使う．適応免疫がこれより遅れるのは，侵入した病原体に対して特異的な数少ないB細胞やT細胞が，感染局所に遊走しエフェクター細胞に分化して感染を除去する前に，クローン増殖する必要があるからである．感染微生物を除去するエフェクター機構はそれぞれの段階において類似あるいは同一の機構である．

て構成されている．貪食細胞は侵入してきた微生物を直接貪食，分解する．上皮細胞は抗菌酵素や抗菌ペプチドといった多種類の化学物質によっても防御を行う．次に，補体系について述べる．補体系は直接病原体を殺し，補体自身の除去に必要な貪食系の細胞を誘導するため他の分子と相互作用する．可溶性で循環している生体防御に用いられる抗体などの分子とともに，補体系は時々**液性** humoral 自然免疫と称される．液性 humoral という呼び方は古く体液を humor という単語で表したことに由来する．これら早期の生体防御が失敗に終わったとき，感染部位の貪食細胞は新たな細胞や循環しているエフェクター分子を動員し，第3章で述べる炎症と呼ばれるプロセスをたどる．

解剖学的なバリアと最初の化学的防御

ヒトや動物の病因となる微生物はさまざまな身体の部位から侵入し，多様な機序によって疾患を引き起こす．病気の原因となり生体組織に損傷や病変をもたらす微生物は**病原微生物** pathogenic microorganism あるいは単に**病原体** pathogen と称される．自然免疫は偶然解剖学的なバリアを打ち破ったほとんどの微生物を排除するが，病原体は他の微生物より効率よく生体の自然免疫による防御を突破できる微生物である．一度感染が成立すると，通常，自然免疫応答と適応免疫応答の両方が生体から病原体を排除するのに必要とされる．適応免疫応答が発動する場合においても，自然免疫系は，適応免疫系にギアがシフトするまでの時間，病原体の数を減らす働きをしている．本章の最初に病原体を種類ごと，侵入経路ごとに述べ，また多くの場合において病原体の感染成立を防ぐ即時自然免疫応答について検討する．

2-1　宿主内で増殖する多様な生物による感染症

感染症の原因は五つのグループ，すなわちウイルス，細菌，真菌，原虫，蠕虫に分けることができる．原虫や蠕虫は寄生虫として一つのグループにまとめられることが多く，寄生虫学として分類される．一方で，ウイルスや細菌，真菌は微生物学に分類される．図2.2では微生物と寄生虫の分類とそれらによって惹起される疾患について，いくつかの例を示した．それぞれの病原体の特徴は感染経路，病原体の増殖機序，疾患を引き起こすという意味の病原性 pathogenesis や宿主応答によって決まる．病原体はそれぞれの生息環境やライフサイクルをもっているので，病原体を排除するためにはそれぞれに適した自然免疫および適応免疫系が必要である．

図2.3に示したように，感染は身体のどの部位でも起こりうる．また第1章で挙げたように，細胞はその内側と外側の二つに大別することができる．自然免疫応答も適応免疫応答も細胞の内側と外側のどちらでも病原体に対処する方法をそれぞれにもっている．多くの細菌性病原体は組織の中や体腔を区切る上皮細胞表面といった，細胞の外で生息し増殖する．細胞外の細菌は，通常，自然免疫系の重要な手法の一つである貪食細胞による殺傷には感受性が高い．しかし，ブドウ球菌属や肺炎球菌属の細菌はファゴサイトーシスに抵抗するため多糖体からなる莢膜を使っている．この場合，もう一つの自然免疫系である「補体」を用いることで解決することができる．補体は細菌のファゴサイトーシス感受性を高めることができる．また適応免疫応答においては，補体と抗体を組合せることでさらに細菌のファゴサイトーシス感受性を上げることができる．

感染症は原因となる病原体が身体のどこから侵入し，細胞の内外のどの場所で増殖するか，組織にどのような損傷をもたらすのかによって症状や予後が変わってくる（図2.4）．細胞内の病原体は感染した宿主細胞に傷害を与え殺してしまうことで頻繁に病気を引き起こす．ウイルスなどの偏性細胞内寄生病原体は増殖するために宿主細胞に侵

病原体の感染経路				
侵入経路	感染様式	病原体	疾患	病原体の分類
粘膜表面				
口腔・気管	飛沫感染	麻疹ウイルス	麻疹	パラミクソウイルス
		インフルエンザウイルス	インフルエンザ	オルソミクソウイルス
		水痘帯状疱疹ウイルス	水痘	ヘルペスウイルス
		EBウイルス	単核球症	ヘルペスウイルス
		化膿性レンサ球菌	扁桃腺炎	グラム陽性細菌
		インフルエンザ菌	肺炎，髄膜炎	グラム陽性細菌
		髄膜炎菌	流行性髄膜炎	グラム陽性細菌
	芽胞	炭疽菌	肺炭疽	グラム陽性細菌
消化管	汚染水あるいは食物	ロタウイルス	下痢	ロタウイルス
		A型肝炎ウイルス	黄疸	ピコルナウイルス
		腸炎菌，ネズミチフス菌	食中毒	グラム陰性細菌
		コレラ菌	コレラ	グラム陰性細菌
		チフス菌	腸チフス	グラム陰性細菌
		鞭虫	鞭虫症	寄生虫
生殖器・その他	性的接触あるいは感染血液	B型肝炎ウイルス	B型肝炎	ヘパドナウイルス
		ヒト免疫不全ウイルス（HIV）	後天性免疫不全症候群（エイズ）	レトロウイルス
	性的接触	淋菌	淋病	グラム陰性細菌
		梅毒トレポネーマ	梅毒	細菌（スピロヘータ）
日和見感染	常在細菌叢	カンジダ・アルビカンス	カンジダ症，口腔カンジダ症	真菌
	肺常在細菌叢	ニューモシスチス肺炎菌	肺炎	真菌
外界と接する上皮				
上皮の外側	接触感染	白癬	足白癬	真菌
創傷・擦過傷	軽度な皮膚の擦り傷	炭疽菌	皮膚炭疽	グラム陽性細菌
	刺し傷	破傷風菌	破傷風	グラム陽性細菌
	感染動物との接触	野兎病菌	野兎病	グラム陰性細菌
虫刺され	蚊（ネッタイシマカ）	フラビウイルス	黄熱	ウイルス
	ノミ	ライム病ボレリア	ライム病	細菌（スピロヘータ）
	蚊（ハマダラカ）	マラリア原虫	マラリア	原虫

図2.2　さまざまな微生物が疾患の要因となる
　病原性のある微生物は，ウイルス，細菌，真菌，原虫，蠕虫と大きく五つに分類される．代表的な病原体を挙げる．

第2章：自然免疫：生体防御の最前線

図2.3　病原体は宿主体内のさまざまな部位で宿主の多様な防御機構と闘う

　実質的にすべての病原体は細胞外に存在する段階があり，細胞外では自然免疫系の循環している分子や細胞あるいは適応免疫応答の抗体などによって攻撃を受けやすい．これらの微生物のすべては主に循環中にある免疫系である貪食細胞によって取り込まれ，破壊される．ウイルスなどの細胞内に存在する病原体にはこの機序では近づけないため，上記の代わりに自然免疫系のナチュラルキラー（NK）細胞あるいは適応免疫系のT細胞による感染細胞への攻撃が行われる．NK細胞やT細胞が活性化した結果，マクロファージが活性化され，マクロファージ内で生きている病原体を殺傷することができる．

	細胞外		細胞内	
	間質液，血液，リンパ液	上皮表面	細胞質内	細胞内小胞
感染局所	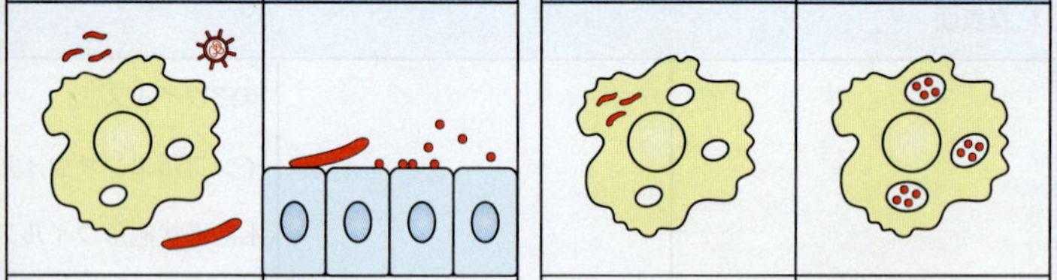			
感染物	ウイルス 細菌 原虫 真菌 蠕虫	淋菌 肺炎球菌 コレラ菌 ピロリ菌 カンジダ・アルビカンス 蠕虫	ウイルス クラミジア リケッチア 原虫	ミコバクテリア ペスト菌 レジオネラ菌 クリプトコッカス・ネオフォルマンス リーシュマニア原虫
防御免疫	補体 ファゴサイトーシス 抗体	抗菌ペプチド 抗体，特にIgA	NK細胞 細胞傷害性T細胞	T細胞とNK細胞依存性のマクロファージ活性化

入しなくてはならない．結核菌などの通性細胞内寄生病原体は細胞の中でも外でも増殖することができる．細胞内の病原体に対して自然免疫は二つの対抗策をもっている．一つは感染細胞に到達する前に病原体を破壊することである．それには可溶性の防御法である抗菌ペプチドや，病原体が細胞内に達する前に貪食細胞によるファゴサイトーシスによって病原体を破壊するといった自然免疫応答を使う．もう一つの自然免疫系は病原体に感染した細胞を認識し，細胞を殺す応答である．これは適応免疫系の細胞傷害性T細胞が機能する前において特定のウイルス感染を検知するナチュラルキラー natural killer（NK）細胞の役割による．細胞内寄生病原体はさらに，細胞の中で自由に増殖するウイルスや特定の細菌（例えばクラミジア，リケッチアやリステリアなど）と結核菌などの細胞内小胞で増殖する細菌に分けることができる．マクロファージ内の小胞内で生きることのできる病原体はNK細胞やT細胞依存性にマクロファージが活性化することにより殺傷されやすくなる（図2.3）．

　多くの危険な細胞外寄生細菌は外毒素 exotoxin と呼ばれる分泌蛋白質の毒を放出する（図2.4）．自然免疫系はこのような毒に対抗する力は弱く，高度な特異性をもつ適応免疫系がこれらを中和するために必要である（図1.28参照）．特定の感染源による生体への損傷はどの病原微生物がどこで増えるのかにも依存する．例えば，肺炎レンサ球菌は，肺で肺炎の原因となる一方，血液では致死的な全身性疾患である肺炎球菌性敗血症を引き起こす．対照的に，局所あるいは全身性の作用をもつサイトカインを産生する貪食細胞を活性化するもので，細菌から分泌されない構成因子は内毒素（エンドトキシン endotoxin）と呼ばれる．医学的に重要である内毒素の一つはリポ多糖 lipopolysaccharide（LPS）である．LPSはグラム陰性細菌の外膜構成成分であり，サルモネラなどがもっている．グラム陰性細菌による感染症の多くの臨床症状は発熱，疼痛，発疹，出血，敗血症性ショックであり，LPSに大きく依存する．

　ほとんどの病原微生物は自然免疫応答を制して増殖を続けることができる．その結果，宿主は病気になる．適応免疫応答は病原体を排除し，再感染を防ぐのに必要である．ある特定の病原体は免疫系によって決して排除されることなく，何年にもわたって宿主生体内で生き残る．しかしほとんどの病原体は一般的に致死的なものではない．何千年も

	病原体による組織損傷の直接要因			病原体による組織損傷の間接要因		
	外毒素の産生	内毒素（エンドトキシン）	直接的な細胞傷害	免疫複合体	抗宿主抗体	細胞性免疫
病原性の機序	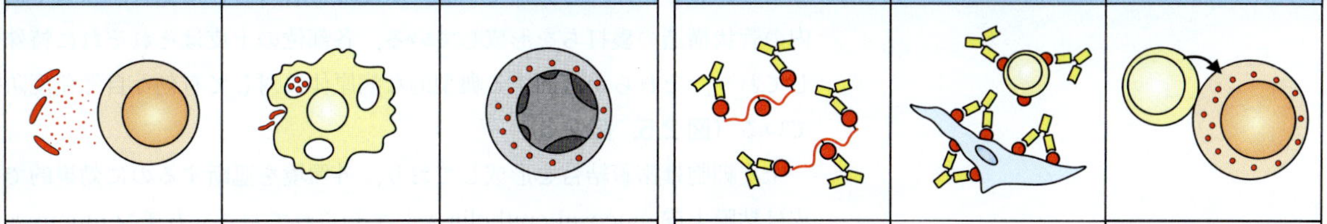					
感染源	化膿レンサ球菌 黄色ブドウ球菌 ジフテリア菌 破傷風菌 コレラ菌	大腸菌 インフルエンザ菌 チフス菌 赤痢菌 緑膿菌 エルシニア	天然痘ウイルス 水痘帯状疱疹ウイルス ポリオウイルス 麻疹ウイルス インフルエンザウイルス 単純ヘルペスウイルス ヒトヘルペスウイルス8（HHV8）	B型肝炎ウイルス マラリア 化膿レンサ球菌 梅毒トレポネーマ ほとんどの急性感染	化膿レンサ球菌 肺炎マイコプラズマ	リンパ球性脈絡髄膜炎ウイルス 単純ヘルペスウイルス 結核菌 らい菌 ライム病ボレリア マンソン住血吸虫
病態	扁桃腺炎, 猩紅熱 せつ（おでき）, 毒素ショック, 食中毒 ジフテリア 破傷風 コレラ	グラム陽性細菌敗血症 髄膜炎, 肺炎 チフス 細菌性赤痢 創傷感染 ペスト	天然痘 水痘, 帯状疱疹 肝炎 小児麻痺 麻疹, 亜急性硬化性全脳炎 インフルエンザ 口唇ヘルペス カポジ肉腫	腎疾患 血管内沈着 糸球体腎炎 梅毒による二次性腎障害 一過性の腎臓内沈着	リウマチ熱 溶血性貧血	無菌性髄膜炎 ヘルペス性角膜炎 結核 類結核型ハンセン病 ライム関節炎 住血吸虫症

図 2.4　病原体は多様な方法で組織傷害を引き起こす

代表的な感染源による組織傷害の機序や一般的な疾患の名称を挙げる．外毒素は微生物によって放出され，例えばレセプターに結合するなど，宿主細胞の表面に作用する．病原体そのものの構成成分である内毒素（エンドトキシン）は貪食細胞に作用し，局所あるいは全身性の症状を惹起するサイトカインの産生を促す．多くの病原体が細胞変性効果 cytopathic をもち，感染した細胞を直接傷害する．最終的に病原体に対する適応免疫応答によって抗原抗体複合体が形成され，好中球やマクロファージを活性化する．抗体が宿主の組織と交叉反応を起こし，T細胞は感染細胞を殺傷する．これらは宿主の組織を傷害する可能性もある．加えて，好中球は感染早期に多く存在する細胞であり，感染と組織傷害の両方を制御する多くの蛋白質あるいは小分子の炎症性メディエーターを放出する．

の間人類の中で生きてきた病原体はうまく宿主であるヒトを利用するよう高度な進化を遂げており，その病原性を変化させるとヒトの免疫系との間に築いたバランスを崩してしまうことになる．病原体が長期に生き延びるためには，感染した宿主を早々に殺してしまうことも，他の個体に感染する前に免疫系によって排除されてしまうことも，どちらも好ましくない．つまりヒトは多くの微生物と共生するように適応しているし，その逆もしかりである．それにもかかわらず，近年の高病原性鳥インフルエンザや2002〜2003年に起きたコウモリのコロナウイルスにより重篤な肺炎を呈する重症急性呼吸器症候群 severe acute respiratory syndrome（SARS）の流行は，新規かつ致死性の感染症が保有動物からヒトへ伝播しうることを改めて思い起こさせる．このような感染伝播は2014〜2015年に西アフリカで起こったエボラウイルスの流行においても重要である．これは**人獣共通感染症** zoonotic infection として知られており，新しい病原体や健康への新たな脅威に対して常に警戒が必要である．エイズの原因であるヒト免疫不全ウイルスはヒトが脆弱な存在であることを警告している（第13章参照）．

2-2　体表を覆う上皮は感染に抵抗する最初のバリアとして働く

われわれの体表面は上皮によって守られている．上皮は物理的なバリアとして病原体のいる外界と生体内を分けている．上皮は皮膚ならびに気管，尿管や消化管といった体内の管状構造の裏打ちを形成している．各部位の上皮はそれぞれに特殊化した機能を有しており，それらが直面する典型的な病原体に対して有効な自然免疫防御の戦略をもっている（図2.5，図2.6）．

上皮細胞は密着結合を形成しており，外環境を遮断するのに効果的である．内側の上皮は**粘膜上皮** mucosal epithelia として知られており，**ムチン** mucin という糖蛋白質を多く含む粘性のある液体，すなわち粘液を分泌している．粘液は数多くの防御機能をもっている．微生物は粘液によって上皮に接着するのを妨げられるし，気管では上皮細胞上の線毛により外界へと押し出す粘液の流れによって排出される（図2.7）．感染防御における粘液の流れの重要性は，嚢胞性線維症 cystic fibrosis という遺伝病をみると明らかである．嚢胞性線維症は上皮に発現するクロライドチャネルの一つをコードする*CFTR*の遺伝子欠損によるもので，粘液が濃く脱水した状態になる疾患である．そのため上皮表面でコロニー形成するがそこから体内へは移行しない細菌によって，患者は頻繁に肺の感染症を患うことになる（図2.7）．消化管では，蠕動は食物と病原体の両方を体内で動かし続けるために重要な機序である．蠕動運動の不全が起こると，たいてい消化器の内腔で病原細菌の過剰な増殖が起こる．

健全な上皮の表面には常在細菌 commensal bacteria あるいは細菌叢 microbiota として知られる通常は病原性のない細菌が数多く存在しており，その病原性を水際で食い止めている．細菌叢は抗菌物質として，腟の乳酸菌は乳酸を，あるいは他の種の細菌は抗菌ペプチド（バクテリオシン）などを作ることもできる．常在細菌は上皮細胞を刺激し抗菌ペプチドを産生させることで上皮のバリア機能を高めることにも役立つ．抗生物質を使って常在細菌を殺してしまうと，常在細菌に代わって病原細菌が巣食ってしまい病気になることがしばしば起こる（図12.20参照）．特定の環境においてはその増殖を抑えられなくなったり，免疫系が機能しなかったりすることで常在細菌自身が病原性をもってしまう．第12章では常在細菌叢が正常な免疫の構築にどのように重要な役割を果たしているかについて述べ，第15章では通常は病原性のないこれらの微生物が遺伝性免疫不全の状態でどのようにして病気を引き起こすのかについて述べる．

図2.5　病原体は多くのバリアによって上皮からの侵入や組織でのコロニー形成が妨害されている

体表面の上皮細胞は感染に対して物理的，化学的また微生物学的なバリアとなる．

	皮膚	消化管	肺	眼/鼻/口腔
物理的	密着結合で結合した上皮細胞			
	気体または液体の長軸方向の流れ	気体または液体の長軸方向の流れ	線毛による粘液の動き	涙 鼻腔の線毛
化学的	脂肪酸	低pH 酵素（ペプシン）	肺胞サーファクタント	涙液中あるいは唾液中の酵素（リゾチーム）
	・βディフェンシン ・ラメラ体 ・カテリシジン	・αディフェンシン（クリプトジン） ・RegⅢ（レクチシジン） ・カテリシジン	・αディフェンシン ・カテリシジン	・ヒスタチン ・βディフェンシン
微生物学的	常在細菌叢			

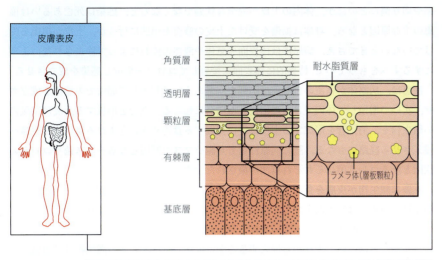
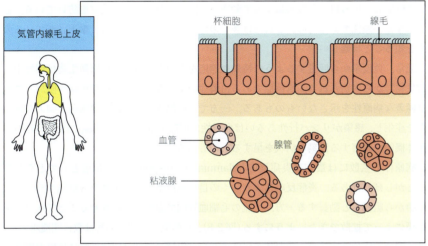
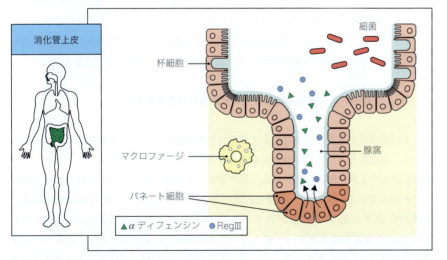

図2.6 上皮は場所を区切り自然防御となる物理的および化学的なバリアとして特殊化している

上段図：表皮ではケラチノサイトが重層化している．幹細胞のある基底層から始まり，それぞれの分化段階のものが重なっている．有棘層の分化したケラチノサイトはβディフェンシンとカテリシジンを産生し，抗菌活性をもつ耐水脂質層（角質）を形成する．βディフェンシンやカテリシジンはラメラ体（黄色）と呼ばれる分泌小胞の中に存在する．

中段図：肺では気道は線毛をもつ上皮によって区切られている．杯細胞から分泌される粘液（緑色）は潜在する病原体を捕捉したり排除したりする．線毛によって粘液は外へ向かって持続的に流れる．肺胞内のII型の肺胞上皮細胞（図示していない）も抗菌作用のあるディフェンシンを産生・分泌する．

下段図：消化管では，腺窩の深いところにある特殊細胞であるパネート細胞が抗菌蛋白質のαディフェンシン（クリプトジン）や抗菌レクチンのRegIIIなどを産生している．

2-3 病原体は感染を成立させるために宿主の自然免疫系を制さなくてはならない

ヒトの生体は環境中に存在する微生物に常に曝されている．そこには別の個体からもたらされる感染性のある微生物も含まれている．これら微生物との接触は体表面あるいは体内の上皮表面で起こる．感染が成立するためには，微生物はまず接着あるいは上皮の突破によって体内に侵入しなければならない（図2.8）．上皮の損傷によって，擦り

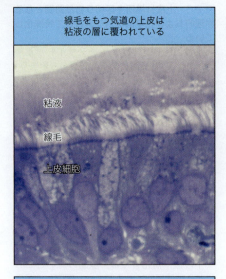

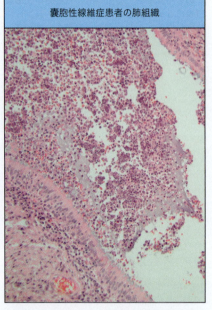

図2.7　線毛をもつ気管上皮は環境中の微生物を排除するため粘液の層に覆われている

上図：肺の線毛をもつ気管上皮は粘液の層に覆われている．線毛は粘液を外界側へ押し出し，微生物が気道内でコロニー形成するのを防いでいる．

下図：嚢胞性線維症患者の肺組織像．脱水状態の粘液であるため線毛によって押し出されず，細菌のコロニー形成がしばしば起こるため，気道の炎症が起こる．
(J. Ritter の厚意による)

傷や切り傷などのほか，体内の上皮が完全な状態でなくなると，感染は死亡あるいは罹患の主な原因となる．身体は損傷を受けた上皮の修復を迅速に行うが，上皮が損傷を受けていないときでさえ，病原体は体表面の気体や液体の流れによって除去されないようにするすべをもっていて，特異的に体表面に接着してコロニー形成し感染を成立させる．

疾患は，病原体が宿主の自然免疫防御を回避あるいは制圧して局所での感染を成立させ，次いで増殖して体内でさらに伝播した場合に起こる．気管を形成する上皮は空気内の微生物を，消化管を形成する上皮は経口摂取する食物や水に含まれる微生物を組織へ侵入させる経路にもなる．腸に病原性をもち腸チフスの原因となるチフス菌やコレラの病因となるコレラ菌はそれぞれ糞便汚染された食物や水によって伝染する．虫刺されや擦り傷は微生物が皮膚を貫通するのを許してしまうし，ヒトどうしの直接の接触は皮膚，消化管，あるいは生殖器を介した感染の機会を与えてしまうことになる（図2.2）．

このように病原体に曝されているにもかかわらず，幸運にも感染症にはそうそう頻繁にかかることはない．上皮から侵入することに成功したほとんどの微生物は各組織において機能している自然免疫系によって効率よく除去され，感染の成立を防いでいる．症状もなく不顕性であるため，どれだけ多くの感染がこの方法によって撃退されているのかを知ることは難しい．

通常，免疫系から回避するように特殊な適応をもつという点で病原微生物は環境中の微生物群から区別される．真菌症である白癬症のような場合は，初期感染が限局しており顕著な病原性を示さないものもある．一方で，破傷風のように破傷風菌が強力な神経毒を産生し，感染がリンパ行性あるいは血行性に拡散するに従って組織に侵入，破壊し，生体機能を障害する深刻な病状を呈するものもある．

病原体の拡散には最初に炎症反応 inflammatory response が対抗策としてとられることがしばしばある．炎症反応はより多くの自然免疫系のエフェクター細胞や分子を血液中から組織へと動員する一方，下流の毛細血管内で血液を凝固させることで病原体を循環によって拡散できないようにする（図2.8）．自然免疫の細胞応答は数日間機能する．この間に適応免疫応答は，病原体が局所のリンパ組織に運ばれ樹状細胞に抗原が取り込まれることで開始する（1–15項参照）．自然免疫応答がいくつかの感染を排除することができる一方で，適応免疫応答は特定の菌種や変異株の病原体を標的とし，免疫記憶を作るエフェクターT細胞や抗体を使って宿主を再感染から守ることができる．

2–4　上皮細胞や貪食細胞は複数種類の抗菌蛋白質を産生する

ヒトの体表面の上皮は感染に対して単なる物理的なバリアとして機能しているだけではなく，殺菌性あるいは静菌性の広範な化学物質の産生も行う．例えば，胃の低 pH や小腸に存在する消化酵素，胆汁酸塩，脂肪酸やリゾ脂質は感染に対して有効な化学的バリアとなっている（図2.5）．抗菌蛋白質の重要なグループの一つには細菌の細胞壁に特異的に化学反応する酵素が含まれている．このような抗菌酵素はリゾチーム lysozyme や分泌型ホスホリパーゼ A_2 phospholipase A_2 を含んでおり，涙液や唾液中に貪食細胞から分泌されている．リゾチームは細菌の細胞壁の構成成分であるペプチドグリカン peptideglycan の化学結合を特異的に壊すグリコシダーゼである．ペプチドグリカンは N–アセチルグルコサミン（GlcNAc）と N–アセチルムラミル酸（MurNAc）の交互ポリマーでペプチドが架橋することで強化されている（図2.9）．リゾチームは選択的に二つの糖をつなぐ β–(1,4) 結合を切断し，ペプチドグリカン層を覆う LPS の外膜をもつグラム陰性細菌よりもペプチドグリカンの細胞壁を一番外側にもつグラム陽性細菌に対してより効果的に作用する．リゾチームはパネート細胞 Paneth cell でも産生される．パネート細胞は小腸の陰窩の底の方にある特殊な上皮細胞で，多くの抗菌蛋

解剖学的なバリアと最初の化学的防御

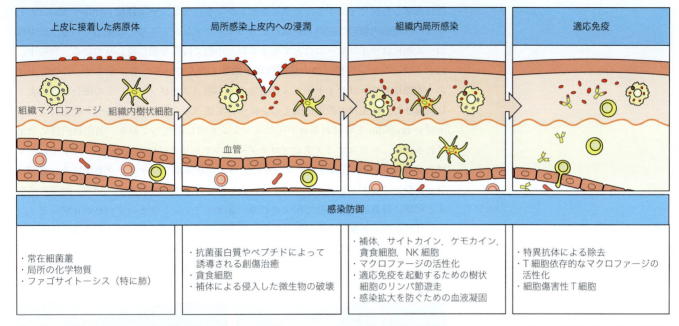

図2.8　感染とそれに対する応答の一連の流れ
　病原微生物が皮膚の傷から侵入する様子を示す．病原微生物はまず上皮細胞に接着し，その後上皮を横断する．局所免疫応答が感染の成立を防げることもある．防げなかった場合，病原微生物をリンパや組織内の樹状細胞に運ぶ．この過程によって適応免疫応答と最終的な感染の除去が開始される．

白質を消化管内に分泌している（図2.6）．細菌の細胞壁に入り込み細胞膜のリン脂質を加水分解する塩基性の強い酵素である分泌型ホスホリパーゼA_2もパネート細胞から分泌され，殺菌作用を示す．

　上皮細胞や貪食細胞から分泌される抗菌物質の二つ目のグループとして抗菌ペプチドantimicrobial peptide が挙げられる．これらは最も古くからある感染防御の形態の一つである．上皮細胞はこれらペプチドを粘膜面に溜まっている液体内に分泌し，貪食細胞は組織内に分泌する．哺乳類における重要な3種類の抗菌ペプチドは**ディフェンシン** defensin，**カテリシジン** cathelicidin と**ヒスタチン** histatin である．

　ディフェンシンは，哺乳類，昆虫や植物を含む多くの真核生物によって進化的に保存された太古からある抗菌ペプチドである（図2.10）．ディフェンシンは短い正の電荷をもつペプチドで，約30〜40のアミノ酸からなる．通常3か所のジスルフィド結合によって，正電荷をもつ領域が疎水性領域から伸びた**両親媒性** amphipathic の構造を安定にすることができる．ディフェンシンは数分のうちに細菌や真菌の細胞膜に加えて，いくつかのウイルスの細胞膜エンベロープをも破壊する．その機序は脂質二重層への疎水性領域の挿入によって細胞膜を脆弱にする孔をあけることによると考えられている（図2.10）．多くの多細胞生物は数多くの異なるディフェンシンを産生している．例えば，植物のシロイヌナズナ*Arabidopsis thaliana*は13個，ショウジョウバエ*Drosophila melanogaster*は少なくとも15個を産生している．ヒトのパネート細胞は21個もの異なるディフェンシンを産生し，第8番染色体上にその遺伝子がクラスターを形成した形でコードされている．

　ディフェンシンにはα，β，θディフェンシンの三つのサブファミリーがあり，アミノ酸配列をもとに区別されている．それぞれのファミリーはおのおの異なる活性をもち，グラム陽性細菌に作用するもの，グラム陰性細菌に作用するものや，真菌特異的に作用するものもある．ディフェンシンを含むすべての抗菌ペプチドは不活性型の前駆体である**プロペプチド** propeptide（図2.11）からプロセシングを受けて活性型となる．ヒトでは分化途中の好中球が約90のアミノ酸からなる前駆体をプロセシングすることで陰

性に荷電した部分をはずしてαディフェンシンを産生し，**一次顆粒** primary granule と呼ばれる細胞内顆粒に成熟し正電荷をもつディフェンシンとして貯蔵している．好中球の一次顆粒はライソソームにとてもよく似た小胞で特殊な膜に覆われている．顆粒中にはディフェンシン同様に他の抗菌物質を数多く含んでいる．第3章では，この好中球の一次顆粒とファゴサイトーシスに機能する小胞（ファゴソーム）との融合がどのように誘導され，微生物の殺傷に働くのかについて述べる．消化管のパネート細胞はクリプトジン cryptdin と呼ばれるαディフェンシンを常に産生しており，消化管内腔に分泌される前に，マウスではメタロプロテアーゼのマトリリジン matrilysin, ヒトではトリプシン trypsin のようなプロテアーゼによって前駆体がプロセシングを受ける．**βディフェンシン**はαディフェンシンのように長い前駆体をもっておらず，通常，細菌の産生する物質に特異的に応答して産生される．βディフェンシンといくつかのαディフェンシンは消化管の外側，主に気管や尿管，皮膚や舌の上皮で作られる．表皮のケラチノサイト keratinocyte や肺のII型肺胞上皮細胞 type II pneumocyte によって作られるβ

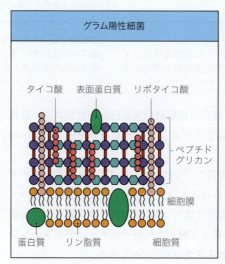
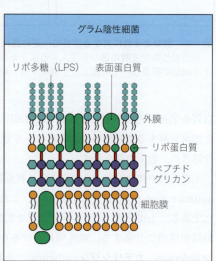

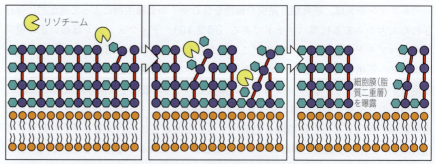

図 2.9　リゾチームはグラム陽性細菌や陰性細菌の細胞壁を破壊する

上段図：細菌の細胞壁を構成するペプチドグリカンは β-(1,4) 結合による N-アセチルグルコサミン（GlcNAc）（大きな青色の六角形）と N-アセチルムラミル酸（MurNAc）（紫色の丸）の相互繰り返しでできたポリマーであり，ペプチドの架橋（赤色の棒）によって交叉結合し，高密度の三次元ネットワークを構築している．グラム陽性細菌（左図）ではペプチドグリカンの作る外層にはタイコ酸やリポタイコ酸などの他の分子が埋め込まれている．リポタイコ酸はペプチドグリカン層を細菌の細胞膜に結合させる役割をもっている．グラム陰性細菌（右図）では，薄い内側のペプチドグリカン層が脂質でできた外膜に覆われており，外膜には蛋白質やリポ多糖（LPS）が含まれている．リポ多糖はリピド A（青色の丸）という脂質からできており，リピド A に多糖体のコア（小さい青色の六角形）が接着している．

下段図：リゾチームは GlcNAc と MurNAc 間の β-(1,4) 結合を切断しペプチドグリカン層を不完全にして，埋没している細胞膜を他の抗菌物質に曝露する．リゾチームはペプチドグリカン層に達しやすいことからグラム陽性細菌に対してより効果的である．

図 2.10　ディフェンシンは両親媒性のペプチドで微生物の細胞膜を破壊する

ヒト $β_1$ ディフェンシンの構造を示す（上段図）．3本の逆平行 $β$ シート（緑色）に寄り添っている短い $α$ ヘリックス（黄色）のセグメントからなる．両親媒性のペプチドは離れた領域にある荷電をもった疎水性の残基と一緒に作られる．ディフェンシンの一般的特徴は植物や昆虫で保存されている．またその特徴によってディフェンシンは荷電をもった細胞膜表面に作用して脂質二重層に挿入される（中段図）．詳細は不明であるが，ディフェンシンが細胞内で移動することによって孔が形成され，細胞膜の完全性が損なわれる（下段図）．

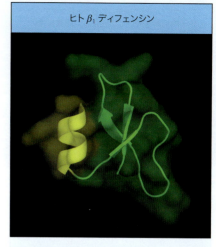

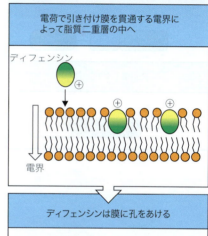

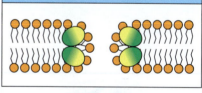

ディフェンシンはラメラ体 lamellar body の中に包含される（図 2.6）．ラメラ体は脂質を豊富に含んだ分泌小胞で，内容物を細胞外へ放出し表皮の耐水性の脂質層や肺の肺胞サーファクタント層を細胞外の空間に形成する．$θ$ ディフェンシンは霊長類から発生したものであるが，一つしか存在しないヒト $θ$ ディフェンシンは遺伝子変異によって不活性型になっている．

カテリシジンファミリーに属する抗菌ペプチドはディフェンシンを安定化させるジスルフィド結合をもっていない．ヒトやマウスはカテリシジン遺伝子を一つだけもっているが，ネコやヒツジといった他の哺乳類は複数もっている．カテリシジンは好中球やマクロファージにおいては恒常的に，皮膚のケラチノサイトや肺や腸の上皮細胞では感染応答の結果として産生される．カテリシジンは二つの結合ドメインを含んだ不活性型のプロペプチドとして産生され，分泌前にプロセシングを受ける（図 2.11）．好中球では，不活性型カテリシジンは別の特殊な細胞内顆粒である二次顆粒 secondary granule と呼ばれる顆粒に貯留される．カテリシジンは一次および二次顆粒がファゴソームに融合したときに初めて，一次顆粒に貯留している好中球エラスターゼ neutrophil elastase によって分子内切断を受け活性化される．分子切断によってカテリシジンは二つのドメインが分離し，切断によってできた産生物はファゴソーム内に留まるものと好中球からエクソサイトーシス exocytosis によって放出されるものに分かれる．C 末端側のペプチドは陽イオン性の両親媒性のペプチドで，細胞膜を破壊することで広範な微生物に対して毒性を発揮する．N 末端側のペプチドはカテプシン L cathepsin L のインヒビターであるカテリン cathelin と呼ばれる分子と構造的に類似しているが，その免疫防御における機能は未知である．なお，カテプシン L は抗原のプロセシングや蛋白質の分解にかかわるライソソームの酵素である．ケラチノサイトでは，カテリシジンは $β$ ディフェンシンと同様，ラメラ体の中で貯留され，プロセシングを受ける．

ヒスタチンと呼ばれる抗菌ペプチドは耳下腺，舌下腺，あるいは顎下腺によって，口腔内で恒常的に産生されている．ヒスタチンは短くヒスチジンに富んだ陽イオン性のペプチドでクリプトコッカス・ネオフォルマンスやカンジダ・アルビカンスといった病原性真菌に対する感染防御に関与する．最近，ヒスタチンは口腔内での迅速な創傷治癒を促進することが発見されたが，その効果の機序については未知である．

上皮で作られる別の殺菌性の分子として糖鎖結合蛋白質レクチン lectin がある．C 型レクチン C-type lectin の糖鎖結合ドメイン carbohydrate-recognition domain（CRD）の活性化にはカルシウムが必須である．CRD は多様な糖鎖構造の接触面に会合することができる．RegⅢファミリー C 型レクチンの中には，ヒトやマウスの消化管上皮に発現する複数の殺菌蛋白質があり，「レクチシジン lecticidin」ファミリーを形成している．マウスでは RegⅢγ がパネート細胞によって産生され，腸管腔内に分泌，そこで細胞壁を構成するペプチドグリカンに結合し，直接殺菌活性を発揮する．他の殺菌ペプチドと同様に，RegⅢγ は不活性型で産生され，プロテアーゼであるトリプシンによって分子切断を受け，短い N 末端側の分子断片をはずし腸腔内で殺菌活性をもつ活性型 RegⅢγ となる（図 2.11）．ヒト RegⅢα［肝細胞腫−腸−膵臓/膵炎関連蛋白質 hepatocarcinoma-intestin-pancreas/pancreatitis-associated protein（HIP/PAP）とも呼ばれる］は細菌

第2章：自然免疫：生体防御の最前線

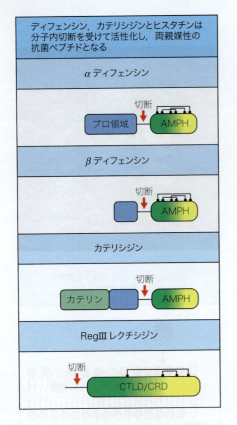

図2.11 ディフェンシン，カテリシジンとRegⅢは蛋白質分解により活性化される
αおよびβディフェンシンは，初めはシグナルペプチド（図示していない）をもった状態で合成される．プロ領域は青色で，両親媒性ドメイン（AMPH）は黄緑色で示す．βディフェンシンのプロ領域はほかよりも短い．プロ領域は膜挿入する両親媒性ドメインを抑制している．細胞から外にあるいはファゴソーム内に放出されたディフェンシンは，プロテアーゼによって分子切断を受ける．この分子切断によって両親媒性ドメインが活性型に変化する．新規合成されたカテリシジンはシグナルペプチド，カテリンドメイン，短いプロ領域と両親媒性ドメインからなる．カテリシジンも蛋白質分解を受けて活性化する．RegⅢは糖鎖結合ドメイン（CRD）としても知られるC型レクチンドメイン（CTLD）をもっている．シグナルペプチドを切り離した後，続いて起こるRegⅢの分子切断が抗菌活性を制御している．

の細胞膜に六角形の孔を作ることで直接殺菌する（図2.12）．RegⅢファミリー分子は菌体の外膜にペプチドグリカンをもつグラム陽性細菌指向性に殺菌活性をもつ（図2.9）．実際，グラム陰性細菌のLPSはRegⅢαの穿孔形成を抑制するので，RegⅢ分子はより選択的にグラム陽性細菌に作用する．

まとめ

侵襲的な生物に対する哺乳類の免疫応答は三段階に分かれており，迅速な自然免疫による防御から始まり，続いて自然免疫応答を誘導し，最終的に適応免疫応答を誘導する．宿主の防御機構の第一段階では，侵襲に対抗するために常に存在し準備されているものを利用する．上皮は病原体の侵襲に対して物理的なバリアとして機能するのみならず，より特化した対抗策をもっている．粘膜面は防御バリアとして粘液を有している．特定の細胞表面作用によって，高度に分化した上皮は微生物のコロニー形成および侵入の両方に対して防御機能をもつ．上皮による防御機構は病原体の接着，抗菌酵素や殺菌性のペプチドの分泌や線毛運動による流出がある．抗菌ペプチドやRegⅢファミリーの殺菌性レクチンは不活性な前駆体として産生され，蛋白質分解を経て活性化され，その結果，細菌の細胞膜に穿孔を形成し，病原体を殺傷できるようになる．本節で述べた抗菌酵素やペプチドの作用は微生物上の固有のグリカン/糖鎖構造に結合する．このように，これらの可溶性分子による防御はパターン認識とエフェクター分子の両方を同時に行い，単純な形式の自然免疫を代表しているといえる．

補体系と自然免疫

病原体が宿主の上皮のバリアと最初の抗菌防御機構を突破したとき，自然免疫の主たる要素である補体系すなわち**補体** complement によって病原体は認識される．補体は血中あるいは体液中に存在する可溶性分子の一群である．1890年代に**ジュール・ボルデ** Jules Bordet によって正常血清中の熱易変性物質として発見された．その活性を免疫血漿の抗菌活性により「補完 complement」できることがその名の由来である．補体成分は病原体を抗体と協調してあるいは単独で覆うことで，貪食細胞によるファゴサイトーシスや破壊をより迅速化することができる**オプソニン化** opsonization を行う．補

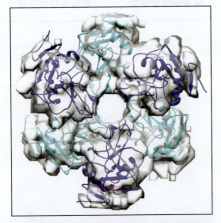

図2.12 ヒトRegⅢαによる孔の形成
上図：RegⅢαによる孔のモデル．低温電子顕微鏡によるRegⅢαフィラメントの位置情報からヒトプロRegⅢα構造（PDB ID: 1UV0）を組み合わせて作られている．紫色と青色のリボンは1分子を示している．LPSはRegⅢαの孔形成活性を阻害する．これによってグラム陽性細菌に活性を示すがグラム陰性細菌に活性を示さないというRegⅢαの選択性が説明できる．（L. Hooperの厚意による）
下図：脂質二重層にできたRegⅢαによる孔の電子顕微鏡像．

体は初め，抗体応答の補助的な機能が発見されたが，今や独自に自然免疫系の一部として機能し，抗体の関与しない初期感染防御においても補体活性化のより古くからある経路を介して機能することが知られている．

補体系は30以上もの血清蛋白質からなり，主に肝臓で産生されている．感染がなければ，これらの蛋白質は不活性型で循環している．病原体あるいは病原体に結合した抗体があると，補体系は「活性化」される．特定の**補体成分** complement protein は複数の異なる補体経路を活性化するために相互作用し，最終的に直接あるいは貪食細胞を活性化して病原体を殺傷する．そして，炎症反応を惹起し感染抵抗性を高める．補体活性化 complement activation には三つの経路がある．抗体を出発点とする補体の活性化経路は，最初に発見されたことから古典的経路 classical pathway と呼ばれる．次に発見された経路は第二経路 alternative pathway と呼ばれ，病原体が単独で存在することで活性化される．最後に発見されたのがレクチン経路 lectin pathway で，病原体表面上の糖鎖に会合し認識するレクチン様分子によって活性化される．

2-4項で述べたように，抗菌蛋白質の活性化には蛋白質分解が使われている．補体系でも蛋白質分解が本質であり，多くの補体成分が互いに活性化，分子切断をするために，プロテアーゼ活性をもっている．補体系におけるプロテアーゼは前駆体または**ザイモゲン** zymogen として合成され，通常は他の補体成分によって分子内切断されて初めて酵素活性をもつ．補体経路はパターン認識レセプターが病原体を検知することによって開始される．パターン認識によって最初のザイモゲンが活性化され，順々に補体の前駆体が活性化される蛋白質分解経路が開始される．それぞれ活性化プロテアーゼによって経路の次にくるザイモゲンの多数の分子を切断し活性化するようになり，経路の進捗を増幅するシグナルとなる．その結果三つの異なるエフェクター経路である**炎症** inflammation, **ファゴサイトーシス** phagocytosis, **膜侵襲** membrane attack の活性化が起こり，病原体の排除に役立っている．この方法によって，たとえ検知した病原体が少数であったとしても，各段階で大きく増幅され，迅速な応答ができる．この補体系の全体像は図2.13 に図解している．

補体成分の命名法は難解に思えるため，名称の説明から始める．古典的経路に属する最初に発見された分子はCの文字の後に数字を付ける形式をとっている．不活性型のザイモゲンのような，元になる補体成分はC1やC2のように単純に数字が付いている．残念ながら数字は，反応の順序ではなく発見された順番に付けられている．例えば古典的経路の反応の順番は，C1, C4, C2, C3, C5, C6, C7, C8 そして C9 （これらすべてがプロテアーゼ活性をもつわけではないことに注意）である．分子切断反応による産物は末尾に小文字を付加されている．例えば，C3が切断されてできた小さな蛋白質断片はC3a，残りの大きめの断片はC3bである．便宜的に，別の因子より大きい方の断片には，一つの例外であるC2を除いてbが付けられている．C2については，大きい方の断片の名前がC2aと発見者によって名付けられて，その表記が維持されており，ここでもそれに準じる．別の例外として，C1q, C1rとC1sがある．これらはC1の分子切断によって生じるわけではなく，別にコードされた蛋白質であるが，組み合わさってC1となることから，このように名付けられている．第二経路の分子は後年発見されており，Cではない別の大文字によって，例えばB因子やD因子といったように表される．これらの切断産物は小文字のaあるいはbを付加する形で示される．つまり，B因子の大きい方の断片はBbであり，小さい方はBaとなる．活性型の補体成分はときに上線を付けた，例えば$\overline{C2a}$のように示される．しかし，ここではこれは用いない．補体系の成分は図2.14 のリストにすべて挙げている．

補体は自然免疫において機能する一方で，適応免疫にも影響を及ぼす．補体による病原体のオプソニン化は，補体レセプターを発現する貪食能のある抗原提示細胞による病

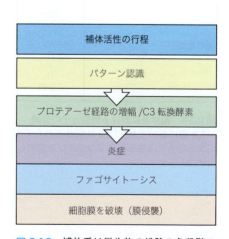

図2.13 補体系は微生物の排除の各段階ごとに活性化していく

自己と微生物表面を区別する分子（黄色）は蛋白質分解の増幅経路を活性化または最終的に重要な酵素であるC3転換酵素の活性化（緑色）を行う．C3転換酵素はプロテアーゼファミリーの一つである．この活性化は補体の三つのエフェクター応答である炎症（紫色），微生物のファゴサイトーシスの促進（青色）と微生物膜の融解（桃色）を導く．このカラーコードは本章を通じて，図中の各補体成分の機能を分類するのに使う．

補体系の機能分子の分類	
抗原抗体複合体や病原体表面に結合	C1q
マンノース、GlcNAcなどの細菌表面の糖鎖の構造に結合	MBL フィコリン プロペルジン（P因子）
活性化酵素*	C1r C1s C2a Bb D MASP-1 MASP-2 MASP-3
細胞膜結合分子とオプソニン	C4b C3b
炎症性メディエーター	C5a C3a C4a
細胞膜破壊分子	C5b C6 C7 C8 C9
補体レセプター	CR1 CR2 CR3 CR4 CRIg
補体制御分子	C1INH C4BP CR1/CD35 MCP/CD46 DAF/CD55 H I CD59

図2.14　補体系における機能分子の分類
*本書においては、C2aは切断されたC2の大きい方で活性をもつフラグメントに対して使用している。

原体の取り込みを加速する。それによって第6章で述べるT細胞への病原体の抗原の提示が促進される。B細胞は補体のレセプターを発現しており、補体に覆われた抗原に対する応答が促進される。これは後に第10章で述べる。加えて、複数の補体の断片は抗原提示細胞によるサイトカイン産生に影響を与えることができる。それによって引き続いて起こる適応免疫応答の傾向や程度に影響を及ぼしている。これについては第11章で述べる。

2-5　補体系は病原体表面の特徴を認識し、C3bで表面を覆うことで分解する目印とする

図2.15にかなり単純化した補体活性化の機序とその効果について図解している。三つの補体活性化経路は異なる方法によって活性化を開始する。**レクチン経路** lectin pathway は可溶性の糖鎖結合分子で、微生物表面の特定の糖鎖構造に結合するマンノース結合レクチン mannose-binding lectin（MBL）とフィコリンによって活性化が開始される。MBL会合セリンプロテアーゼ MBL-associated serine protease（MASP）と呼ばれるMBLとフィコリンに会合する特異的なプロテアーゼが補体成分を切断し、レクチン経路の活性化を開始する。古典的経路 classical pathway は、病原体認識分子であるC1qがプロテアーゼ活性をもつC1rおよびC1sと結合してできたC1によって病原体表面に直接会合するか、すでに病原体に結合した抗体に会合することによって活性化が開始される。最終的に第二経路 alternative pathway が直接微生物表面に結合する補体成分C3の自発的な加水分解と活性化を惹起する。**MOVIE 2.1** ▶

これら三つの経路は抗体の活性化の主要かつ最も重要な段階で合流する。どの経路も病原体の表面に作用し、**C3転換酵素** C3 convertase の酵素活性を誘導する。補体経路の活性化に依存して多様なC3転換酵素が存在しているが、そのどれもが酵素活性をもつ多くのサブユニットからなる蛋白質で、C3を分子切断する。C3転換酵素は病原体表面と共有結合を作り、そこでC3を分子切断することで大量の**C3b**を作る。C3bは補体系の主要なエフェクター分子で、小さなペプチドである**C3a**は特異的なレセプターに結合して炎症を誘導する。C3の分子切断は補体活性化の重要な段階であり、直接的あるいは間接的に補体系のすべてのエフェクター活性に通じる（図2.15）。C3bは微生物表面に共有結合で結合し、オプソニンとして作用する。オプソニンによって補体に対するレセプターをもった貪食細胞はC3bで覆われた細菌を捕らえて破壊するようになる。補体のこのような機能に重要なC3bに結合する補体レセプターについて、またどのようにC3bが血清中のプロテアーゼによって分解され**C3f**と**C3dg**と呼ばれる活性のない小さな断片になるのかについては、章の後半で述べる。C3bは古典的経路およびレクチン経路で形成されるC3転換酵素に結合することができ、複数のサブユニットからなる別の酵素、**C5転換酵素** C5 convertase となる。これはC5を分子切断し、高度な炎症性ペプチドである**C5a**と**C5b**を放出する。C5bは、続いて活性化される補体成分とC5bの相互作用によって病原体表面で**膜侵襲複合体** membrane-attack complex（**MAC**）を形成する。MACは細胞膜に孔をあけることで細胞の溶解を誘導する（図2.15、右下図）。

C3bの主要な特徴は、細菌の表面と共有結合を作ることができることであり、それによって病原体の自然免疫による認識が起こり、エフェクター反応をもたらす。共有結合の形成はC3分子内に折りたたまれて隠されている高反応性のチオエステル結合による。このチオエステル結合は折りたたみ構造の中にあるため、C3が分子切断されないと反応できない。C3転換酵素がC3を分子切断すると、C3aフラグメントが切り離され、C3bの立体構造が大きく変わる。それによってチオエステル結合が露出し、近傍の細

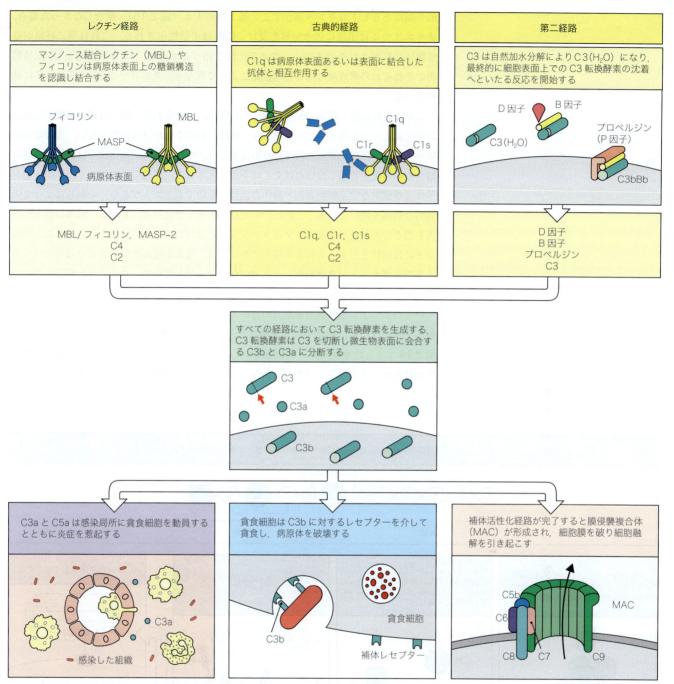

図2.15 補体は可溶性のパターン認識レセプターのシステムであり、微生物を検知し破壊するエフェクター分子である

　三つの補体活性化経路における病原体認識機構を上段に示す。C3転換酵素の形成を導く蛋白質分解経路の補体成分を載せている。このC3転換酵素は補体成分C3を小さな可溶性の蛋白質であるC3aと大きい方の断片であるC3bに分子切断する。C3bは病原体表面と共有結合を作る（中段図）。補体成分の生化学的な機能については図2.14に示したとおりであり、詳細については後の図で説明する。レクチン経路の活性化（左上図）はマンノース結合レクチン（MBL）あるいはフィコリンが微生物細胞壁や莢膜の糖鎖に結合することによって開始される。古典的経路（中上図）はC1が病原体表面あるいは抗体が反応している病原体のどちらかに結合することで開始される。第二経路（右上図）は可溶型C3が液相で自発的に加水分解されてC3(H_2O)を産生することで開始される。C3(H_2O)はB因子、D因子とP因子（プロペルジン）の作用によって加速される。すべての経路はこのように病原体表面へのC3b結合の形成に収束し、下段に並べた補体の活性化のエフェクター活性のすべてが導かれる。病原体に結合したC3bはオプソニンとして機能し、C3bに対するレセプターを発現した貪食細胞が容易に補体で覆われた病原体を取り込めるようにして、そのファゴサイトーシスを促す（中下図）。C3bはC3転換酵素にも結合することができ、C5転換酵素としての別の活性を示す（ここでは詳細は図示していない）。C5転換酵素はC5をC5aとC5bに分子切断する。C5bは最終的にC6～C9の補体分子を集合させることで膜侵襲複合体（MAC）の形成を誘導する。MACは特定の病原体の膜に傷害を与えることができる（右下図）。C3aとC5aは走化性因子としての機能をもっており、免疫系の細胞を感染の起きた場所に動員して炎症を惹起する（左下図）。

菌表面にあるヒドロキシル基かアミノ基と反応する（図2.16）．結合しなかった場合，チオエステルは迅速に加水分解を受け，C3bは不活性化される．これは第二経路が健常個体で抑制される方法の一つである．後で述べるように，C3転換酵素とC5転換酵素のそれぞれの構成成分は各補体経路によって異なり，その成分の違いは図2.17に載せている．

　このように炎症や菌体の破壊を誘導する経路，またそれら一連の反応を増幅する経路は宿主にとっても潜在的に危険であり，厳密に制御されなければならない．重要な安全策の一つは，活性化された補体成分の迅速な不活性化である．補体成分は病原体表面に結合し活性化を惹起しなければすぐに不活性化される．経路の中にはいくつかの制御分子による健常な宿主細胞表面で補体の活性化を防ぐポイントがあり，それらによって偶発的な損傷を防いでいる．これについては章の後半で述べる．しかし，補体は虚血性傷害を起こした部位の死細胞やアポトーシスまたはプログラム細胞死を引き起こした細胞などには活性を示す．これらの場合においては，補体が死んだ細胞あるいは死につつある細胞を覆うことで貪食細胞による適切な処分を促している．このように細胞の内容物が放出されて，自己免疫応答が起きるリスクを制限している（第15章で述べる）．

　いくつかの主な補体成分を紹介したので，三つの経路の詳細について述べていく．理解しやすいように，本章の残りを通じて，表内の各補体成分は機能に応じて図2.13と図2.14で示したカラーコードを使用していく．黄色は認識と活性化，緑色は活性増幅，紫色は炎症，青色はファゴサイトーシスで，桃色は細胞膜侵襲の活性を示している．

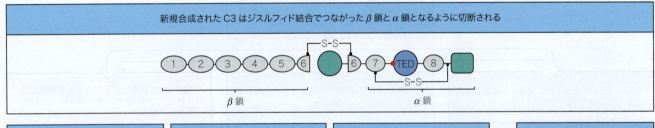

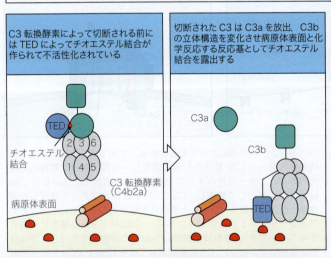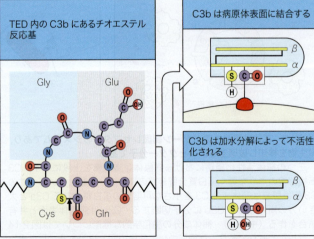

図2.16　C3転換酵素はC3を活性化して微生物表面に共有結合を作るため，C3を分子切断してC3aとC3bにする．この切断によってC3bの中の高反応性のチオエステル結合を露出させる

　上段図：血漿中のC3は，もとのC3ポリペプチドから蛋白質分解を受けてできるα鎖とβ鎖からなっており，互いにジスルフィド結合でつながっている．α鎖のチオエステル結合含有ドメイン（TED）は潜在的な高反応性チオエステル結合を含んでいる（赤色の点）．

　下段左図：C3転換酵素（レクチン経路でのC4b2aをここには示す）によって分子切断を受けると，α鎖のN末端からC3aが切り離され，C3bの立体構造変化が起き，チオエステル結合を露出させる．それによってC3bは微生物表面上の分子のヒドロキシル基かアミノ基に反応して共有結合を作ることができる．

　下段右図：チオエステル結合の反応．微生物表面との結合が形成されなかった場合，チオエステル基は迅速に加水分解（つまり，水による分子切断）され，C3bは不活性化される．

2-6 レクチン経路は微生物表面を認識する可溶性のレセプターを使って補体経路を活性化している

微生物は通常，病原体関連分子パターン pathogen-associated molecular pattern（PAMP）として知られる分子構造の反復パターンを，その表面にもっている．例えば，グラム陽性細菌やグラム陰性細菌の細胞壁は土台となる蛋白質，糖鎖や脂質の繰り返し配列からできている（図2.9）．グラム陽性細菌細胞壁のリポタイコ酸やグラム陰性細菌外膜のリポ多糖は動物細胞には存在せず，自然免疫系によって細菌を認識するのに重要である．同様に，酵母表面蛋白質のグリカンは一般にマンノース残基が先端に付いており，脊椎動物細胞のグリカンで認められるシアル酸（N-アセチルノイラミン酸）を先端にもつものと異なっている（図2.18）．レクチン経路は微生物表面のこれらの特徴を利用して病原体を検知し応答している．

レクチン経路は，血中あるいは体液中を循環し微生物表面の糖鎖を認識する四つの異なるパターン認識レセプターのいずれかによって活性化が開始される．初めに発見されたレセプターは図2.19に示したマンノース結合レクチン mannose-binding lectin（MBL）で，肝臓で合成されている．MBLはN末端にコラーゲン様ドメインとC末端にレクチンドメインをもつ単量体がオリゴマー形成してできた分子である（2-4項）．このタイプの分子はコレクチン collectin と呼ばれる．MBLの単量体は三つがコラーゲン様ドメインによって三重らせんを作り，三量体となる．三量体はシステインに富んだコラーゲンドメイン間のジスルフィド結合によってオリゴマーとして集合する．血中に存在するMBLは2～6個の三量体からできており，ヒトMBLでは三量体と四量体が最も多い．MBLの単一の糖鎖認識ドメインは，細菌のグリカンに共通のマンノース，フコースや N-アセチルグルコサミン（GlcNAc）残基に対して弱い親和性をもっているが，脊椎動物のグリカンの先端にあるシアル酸残基には会合しない．したがって，多量体のMBLは，グラム陽性細菌，グラム陰性細菌，酵母，一部のウイルスや寄生虫など，多彩な微生物表面の糖鎖の繰り返し構造に対して高い結合能力あるいは**アビディティ** avidity をもつ一方で，宿主細胞には作用しない．MBLは，ほとんどの個体の血漿中に

C3 転換酵素	
レクチン経路	C4b2a
古典的経路	C4b2a
第二経路	C3bBb
液相	C3(H_2O)Bb

C5 転換酵素	
レクチン経路	C4b2a3b
古典的経路	C4b2a3b
第二経路	C3b$_2$Bb

図2.17 補体の活性化経路のC3転換酵素とC5転換酵素
第二経路のC5転換酵素は2分子のC3bサブユニットと1分子のBbサブユニットからできていることに注意．

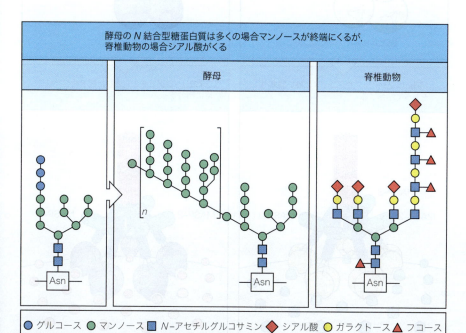

図2.18 酵母の糖鎖と脊椎動物の糖蛋白質は異なる糖のパターンを先端にもつ
真菌や動物の N 結合性糖鎖修飾は同じ前駆体のオリゴ糖 Glc$_3$-Man$_9$-GlcNAc$_2$ をアスパラギン残基に付加することによって開始される（左図）．多くの酵母では，この反応は高マンノースグリカン（中央図）を作る．対照的に，脊椎動物では，最初のグリカンはトリミングされてから続く反応が起きるため，脊椎動物の N 結合性糖鎖修飾は先端にシアル酸を有している（右図）．

低い濃度で存在しているが，感染が起こると**急性期反応** acute-phase response としてその産生が増強する．これは自然免疫応答の誘導段階の一部であり，第 3 章で述べる．

レクチン経路で使われている他の三つの病原体認識分子は，フィコリン ficolin として知られている．分子全体の構造や機能は MBL と似ているが，フィコリンはコラーゲン様の茎にレクチンドメインではなくフィブリン様ドメインをもっている（図 2.19）．フィブリン様ドメインによってフィコリンはアセチル化された糖を含むオリゴ糖全般に対して特異性をもっているが，マンノースを含む糖鎖には会合しない．ヒトでは三つのフィコリン，L-フィコリン（フィコリン 2），M-フィコリン（フィコリン 1）と H-フィコリン（フィコリン 3）がある．L-フィコリンと H-フィコリンは肝臓で合成され，血液中を循環する．M-フィコリンは肺や血液細胞で合成され，分泌される．

血漿中の MBL は MBL 会合セリンプロテアーゼ（MASP）と複合体を形成している．MASP-1，-2，-3 があり，これらは不活性型のザイモゲンである MBL に結合する．MBL が病原体表面に結合すると，MASP-1 の立体構造が変化し，同じく MBL 複合体の中にある MASP-2 を分子切断し活性化する．活性化された MASP-2 は補体成分 C4 と C2 を分子切断することができる（図 2.20）．MBL と同様に，フィコリンはオリゴマーを形成し，MASP-1 や MASP-2 と複合体を形成する．MASP-1 や MASP-2 はフィコリンによって細菌の表面を認識することで同じように補体を活性化する．C3 と同様に，**C4** も分子内に埋没しているチオエステル結合をもっている．MASP-2 が C4 を分子切断し，C4a が切り離され，C4b の立体構造変化が起こる．その結果，C3b で述べたように反応性のチオエステル基が露出される（図 2.16）．C4b はこのチオエステル基を介

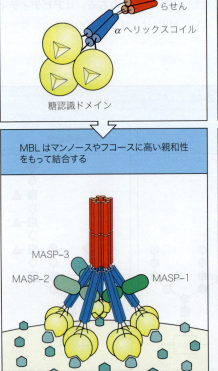
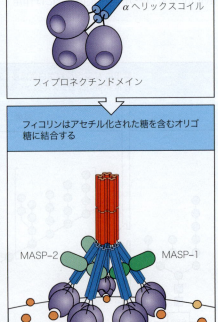

図 2.19 マンノース結合レクチンとフィコリンはセリンプロテアーゼとともに複合体を形成し，微生物表面上の特定の糖鎖を認識する

マンノース結合レクチン（MBL）（左図）は，MBL の単量体がもつコラーゲン様の尾部から作られた，中央の茎状の構造から出ている 2〜6 個の糖鎖結合の頭部のクラスターをもつオリゴマー分子である．MBL の単量体はコラーゲン領域（赤色），αヘリックス領域（青色）と糖鎖認識ドメイン（黄色）からなる．三つの MBL 単量体が会合して三量体を作り，それが 2〜6 個集合して，成熟した MBL 分子となる（左下図）．MBL 分子は MBL 会合セリンプロテアーゼ（MASP）と会合する．MBL はマンノースやフコース残基が特定の並びをしている細菌表面に結合する．フィコリン（右図）は構造全体としては MBL と似ていて，MASP-1 や MASP-2 と会合する．微生物表面にある糖鎖に結合したフィコリンは C4 と C2 を活性化できる．フィコリンの糖鎖結合ドメインはフィブリノーゲン様ドメインで，MBL のレクチンドメインと異なる．

して近傍にある細菌の表面との間に共有結合を作り，C2と1対1で結合する（図2.20）．C2はMASP-2によって切断され，C2aを産生する．セリンプロテアーゼ活性をもつC2aはC4bに会合して細胞表面に残り，**C4b2a**となる．C4b2aはレクチン経路のC3転換酵素である（C2aは補体の命名法の例外であることに留意すること）．C4b2aは多くのC3分子をC3aとC3bに分解する．C3bフラグメントは近傍の病原体表面に共有結合し，切り離されたC3aは局所の炎症応答を惹起する．フィコリンによる補体活性化経路もMBLレクチン経路同様の経過をたどる（図2.20）．

　MBLやMASP-2が欠損している個体では，幼児期に，常在する細胞外寄生細菌による呼吸器感染症に罹患する機会が大幅に増加する．このことから，宿主の防御においてレクチン経路が重要であることが示されている．このような感受性の変化は自然免疫による防御機構が，適応免疫応答が未熟であり，胎盤を通過してきた母体由来の抗体や母乳からの抗体が失われた幼児期において特に重要であることを明らかにしている．コレクチンファミリーの他のメンバーは**サーファクタント蛋白質AとD（SP-AとSP-D）**である．これらは肺の上皮細胞表面に溜まった体液中に存在している．これらも病原体表面を覆うことで，上皮下組織に留まり肺胞内へと移入するマクロファージによる病原体のファゴサイトーシスを促進する．SP-AとSP-DはMASP分子と会合しないので，補体を活性化することはない．

　MBLがレクチン経路の活性化因子のプロトタイプのように扱っているが，血漿中ではフィコリンがMBLよりも大量に存在しており，実際にはより重要である．L-フィコリンはGlcNAcや*N*-アセチルガラクトサミン*N*-acetylgalactosamine（GalNAc）といったアセチル化された糖鎖，特にGalNAcを含むグラム陽性細菌の細胞壁成分であるリポタイコ酸を認識する．L-フィコリンは多様な莢膜をもつ細菌に会合し補体活性化を惹起することもできる．M-フィコリンも同様にアセチル化された糖鎖の残基を認識し，

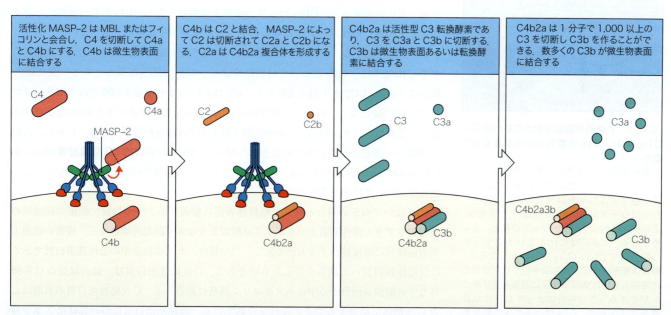

図2.20　C3転換酵素反応によって大量のC3b分子が病原体表面に結合する
　マンノース結合レクチンやフィコリンが微生物表面上の糖鎖リガンドに会合すると，MASP-1がセリンプロテアーゼであるMASP-2を分子切断し，活性化する．活性化したMASP-2はC4を分子切断し，C4bのもつチオエステル結合を露出させる．このチオエステル結合を介してC4bは病原体表面と共有結合を形成する．続いて，C4bはC2と会合して，C2がMASP-2によって切断されるようにする．このようにしてC3転換酵素であるC4b2aが作られる．C2aはC3転換酵素のプロテアーゼ活性をもつ成分であり，多くのC3分子を切断してC3bとC3aを生み出す．できたC3bは病原体表面に結合し，C3aは炎症性メディエーターとして機能する．病原体表面と共有結合を作ったC3bとC4bは，後続する補体の活性化を病原体表面に限定するうえで重要である．

H-フィコリンはより限定的な特異性をもち，D-フコースやガラクトースに結合する．また H-フィコリンは感染性心内膜炎の原因となるグラム陽性細菌のアエロコッカス・ビリダンスに対する活性が報告されている．

2-7 C1 複合体の活性化によって開始される古典的経路はレクチン経路のホモログである

C1 複合体 C1 complex あるいは C1 が病原体センサーとして使われていることを除くと，古典的経路全体としてはレクチン経路と似ている．C1 は直接複数の病原体と相互作用するが，抗体にも直接作用することができる．そのため，C1 は自然免疫と適応免疫の両方において機能することができる．適応免疫についての詳細は第 10 章で述べることとする．

MBL-MASP 複合体と同様に，C1 複合体は大きなサブユニット **C1q** と二つのセリンプロテアーゼ（**C1r** と **C1s**）からなる．C1q は病原体センサーとして機能し，C1r と C1s は，初めは不活性型になっている（図 2.21）．C1q は，N 末端に球状ドメインをもち C 末端にコラーゲン様ドメインをもつ単量体が三量体を形成し，さらにそれが六つ集合している．三量体の形成には C 末端のコラーゲン様ドメインが使われており，球状ドメインは集合して球状の頭部を形成する．この三量体が六つ集合して，コラーゲン様の尾部でくっついた六つの球状の頭部をもつ完成型の C1q を形成する．C1r と C1s は MASP-2 と近縁の分子であるが，MASP-1 や MASP-3 と近縁性は低い．これら五つの酵素すべては，一つの共通の前駆体をコードする 1 遺伝子が進化の段階で重複されることによってできたと考えられている．C1r と C1s は非共有結合で会合しており，四量体を形成して C1q のアームに結合する．このとき，少なくとも C1r・C1s 複合体の一部は C1q の外側に位置することになる．

C1 による認識機能は C1q の六つの球状頭部を使う．二つあるいはそれ以上の頭部がリガンドに作用すると，C1r・C1s 複合体が立体構造変化し，C1r の自己触媒性の酵素活性が上がる．活性型の C1r は会合している C1s を分子切断し，活性型のセリンプロテアーゼを生成する．活性化された C1s は C4 を分子切断して，病原体表面に共有結合する C4b を作る．C4b については前にレクチン経路で述べた通りである（図 2.20）．続いて，C4b は C2 と 1 対 1 で結合し，C2 は C1s によって分子切断されてセリンプロテアーゼ C2a になる．C2a が生成されると活性型 C3 転換酵素である C4b2a が形成される．これはレクチン経路と古典的経路で使われる C3 転換酵素である．しかし，古典的経路の一部分として初めに発見されたため，C4b2a は **古典的 C3 転換酵素** classical C3 convertase（図 2.17）としてよく知られている．古典的経路に含まれる分子とその活性型については図 2.22 に挙げる．

C1q はいくつかの異なる様式で病原体表面に接着する．一つ目は，細菌の細胞壁の蛋白質やグラム陽性細菌上のリポタイコ酸のようなポリ陰電荷構造など，複数の細菌上の表面成分に直接結合する方法である．二つ目は，ヒトの血漿中の急性期蛋白質である C 反応性蛋白質への結合を介したものである．C 反応性蛋白質は，肺炎球菌の C 多糖体などの細菌表面分子の中のホスホコリン残基に結合する．C 反応性蛋白質の名前はこの C 多糖体に結合することから付けられている．急性期蛋白質については第 3 章で詳しく述べる．しかし，免疫応答における C1q の主な機能は，抗原結合部位を介して病原体に会合した抗体の定常部あるいは Fc 領域（1-9 項参照）に結合することである．このように C1q は補体のエフェクター機能を適応免疫応答による認識と結び付けている．このことから，抗原特異的抗体を生成する適応免疫応答以前，感染の第一段階の攻撃においては C1q の利便性は限られているようにもみえる．しかし，自然抗体 natural

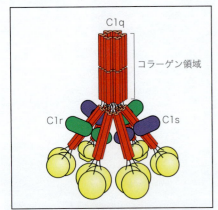

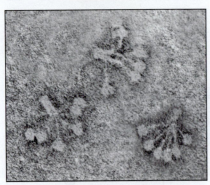

図 2.21 古典的経路活性化の最初の分子は C1q, C1r, C1s の複合体からなる C1 である

顕微鏡像とイラストで示すように，C1q は六つの同一のサブユニットからできている．各サブユニットは球状の頭部（黄色），長いコラーゲン様の尾部（赤色）からなる．その見た目から「チューリップの花束」とも称される．尾部には C1r と C1s が 2 分子ずつ結合して C1q・C1r₂・C1s₂ からなる C1 複合体を形成する．頭部は免疫グロブリンの定常部あるいは病原体表面に直接結合することができる．この結合によって C1r に立体構造変化が起き，C1s ザイモゲン（酵素前駆体）を分子切断，活性化させる．C1 複合体は構造全体としては MBL-MASP 複合体と類似しており，C4 と C2 を分子切断して C3 転換酵素 C4b2a を作るという同一の機能をもっている（図 2.20）．

[写真（50 万倍）は K.B.M. Reid の厚意による]

図 2.22　補体活性化の古典的経路にかかわる分子

元になる分子	活性型	活性型の機能
C1 (C1q・C1r₂・C1s₂)	C1q	直接病原体に会合するあるいは病原体に結合した抗体に間接的に会合しC1rの活性化を導く
	C1r	C1sを分子内切断して活性化プロテアーゼにする
	C1s	C4とC2を分子内切断する
C4	C4b	病原体に共有結合し，オプソニン化する C2に結合しC1sに分子切断されるようにする
	C4a	炎症性メディエーター（軽度）
C2	C2a	古典的経路のC3/C5転換酵素を活性化する酵素：C3とC5の分子内切断
	C2b	血管に作用するC2キニンの前駆体
C3	C3b	病原体表面に結合しオプソニンとして働く 第二経路を活性化させ補体活性化を増幅する C5に結合してC2aによって分子切断される
	C3a	炎症性メディエーター（中等度）

antibodyと呼ばれる抗体は顕性感染がなくとも免疫系によって産生されている．これらの抗体は多くの病原微生物に対して低い親和性しかもっていないが，広く交叉反応し，ホスホコリンなどの共通の膜構造やいくつかの生体自身の細胞の抗原（つまり，自己抗原）を認識する．自然抗体は常在細菌あるいは自己抗原に対する応答として作られていて，病原体の感染に対する適応免疫応答の結果ではないと考えられている．ほとんどの自然免疫はアイソタイプとしてはIgM（1-9項，1-20項参照）であり，ヒトの循環中の総IgM中のかなりの量を占めている．IgMはC1qが最も効率よく結合する抗体のクラスであり，感染後，細菌表面上での迅速な補体の活性化を惹起し，肺炎球菌などの細菌が危険水域に達する前に除去を誘導する．

2-8　補体の活性化は活性誘導された表面にほぼ限定される

これまでに補体の活性化について，レクチン経路と古典的経路の両方が病原体表面に結合した分子によって活性誘導されることを述べてきた．カスケード反応として起こる酵素の活性化経路において重要なことは，活性化の場所を同じ部位に限局することである．C3の活性化は病原体の表面上でも起こるが，血漿中あるいは宿主細胞の表面上では起こらない．これは主にC4bが病原体表面に共有結合することによる．自然免疫において，C4の分子切断は病原体表面に結合したフィコリンあるいはMBL複合体によって触媒される．それによってC4bの切断したフラグメントは隣接する病原体表面上の蛋白質あるいは糖鎖に会合できる．C4bが迅速に共有結合を作らなかった場合，チオエステル結合が加水分解され，C4bは不可逆的に不活性化されてしまう．このことはC4bが微生物表面上の活性化部位から広がって健康な宿主細胞に接してしまうようになるのを阻止するのに役立っている．

C2はC4bに会合することによって初めてC1sによって分子切断されやすくなり，活性型C2aセリンプロテアーゼはC4bが会合して残っている病原体表面に限局して，C3転換酵素であるC4b2aを形成する．このことからC3のC3aとC3bへの分子切断

も病原体の表面に限局される．C4b同様に，C3bはチオエステル結合が露出されたときに迅速に共有結合が作られなければ，加水分解を受け，不活性化される（図2.16）．それゆえにオプソニン化は補体の活性化が起こる面に限定されている．貪食細胞が補体レセプターと抗体のFc領域に結合するFcレセプター（1-20項，10-20項参照）の両方をもっているため，C3bによるオプソニン化は病原体表面に結合した抗体があるときにより効果を発揮する．C3bやC4bは反応性の分子形態がどの隣接する蛋白質や糖鎖とも共有結合を作ることができるため，作用した抗体によって補体が活性化された場合，反応性のC3bまたはC4bの割合は抗体分子自身の量と比例する．化学的に補体と架橋された抗体は，最も効率のよいファゴサイトーシスの誘導因子であるといえる．

2-9 第二経路はC3b形成の増幅回路であり，病原体存在下でプロペルジンによって修飾を受ける

おそらく進化的には最も古い補体経路であるにもかかわらず，第二経路は古典的経路が確定された後に2番目の経路として発見され，補体活性化の「代替」経路とされたためにその名前が付けられている．その重要な特徴は自発的に活性化できることである．レクチン経路や古典的経路で使われるC4b2a転換酵素とは違う，特有のC3転換酵素である**第二経路C3転換酵素** alternative pathway C3 convertaseをもつ（図2.17）．第二経路C3転換酵素は血漿蛋白質であるB因子が分子切断フラグメントであるBbに結合したC3bそのものからなる．このC3転換酵素は**C3bBb**で表され，C3b自身によってより多くのC3bを産生するということから補体の活性化において特殊である．これは，いったんC3bが生成されると第二経路は迅速にC3b産生を増加させるという増幅回路として働くことを示している．

第二経路は二つの異なる方法で活性化することができる．一つ目はレクチン経路あるいは古典的経路の作用による．C3bはこれらどちらの経路でも産生され，微生物表面に共有結合を作り，B因子と結合できる（図2.23）．C3bはB因子の立体構造を変化させ，**D因子**と呼ばれる血漿中のプロテアーゼによるB因子の切断を可能にする．B因子は切られてBaとBbになる．BbはC3bと安定に会合してC3bBbの形でC3転換酵素となる．二つ目の第二経路活性化の方法は，図2.24に示すような，「**ティックオーバー** tickover」として知られるC3のチオエステル結合からC3(H$_2$O)を産生する自発的な加水分解である．C3は血漿中に豊富に存在しており，ティックオーバーによって常に低いレベルでのC3(H$_2$O)の形成が行われている．このC3(H$_2$O)はB因子に結合でき，B因子はD因子によって分子切断され，寿命の短い**液相C3転換酵素** fluid-phase C3 convertaseであるC3(H$_2$O)Bbを産生する．C3のティックオーバーによって作られ

図2.23 補体の第二経路は別のC3転換酵素を作って，より多くのC3b分子を病原体表面に沈着することで古典的経路やレクチン経路を増幅する

古典的経路またはレクチン経路によって沈着したC3bはB因子と会合し，B因子がD因子によって切断されるようにする．こうしてできたC3bBbは補体活性化の第二経路においてC3転換酵素として機能し，古典的経路やレクチン経路でできたC4b2a同様に機能する．これによって多くのC3b分子が病原体表面に沈着することになる．

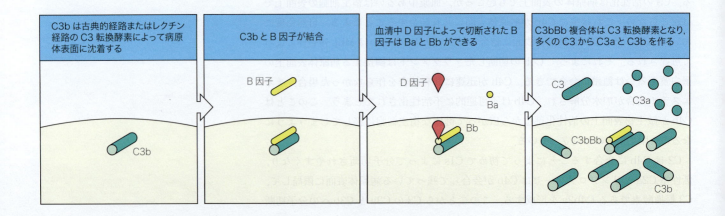

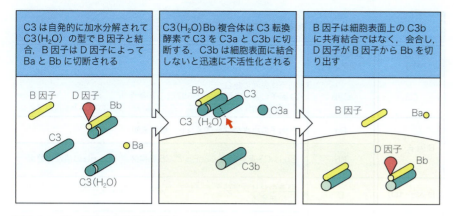

図 2.24　第二経路は自発的に活性化される C3 によって活性化される
　補体成分 C3 は自発的に血漿中で加水分解されて C3(H₂O) となる．C3(H₂O) は B 因子と会合し D 因子による B 因子の切断を可能にする（第 1 図）．この「可溶型の C3 転換酵素」によって C3 が切断されて C3a と C3b となり，できた C3b は宿主細胞あるいは病原体表面に接着する（第 2 図）．細胞表面に共有結合した C3b は B 因子と会合し，B 因子はすぐに D 因子によって切断されて Bb となる．Ba は切り離されて放出されるが，Bb は C3b と会合したまま表面に残り，C3 転換酵素 C3bBb を形成する（第 3 図）．この第二経路で作られる転換酵素の機能は古典的経路やレクチン経路で作られる C3 転換酵素 C4b2a と同じ働きをする（図 2.17）．

る量は少ないが，液相 C3(H₂O)Bb は多くの C3 を分子切断し C3a と C3b を作ることができる．多くの C3b は加水分解によって不活性化されるが，一部は存在する任意の微生物の表面にもチオエステル結合で共有結合することができる．この方法で作られた C3b はレクチン経路や古典的経路で作られた C3b と何も違わず，C3b 転換酵素の形成や C3b 産生の増加を惹起する（図 2.23）．

　第二経路 C3 転換酵素の C3bBb と C3(H₂O)Bb は，とても短命である．しかし，血漿蛋白質である**プロペルジン** properdin（**P 因子** factor P）が結合することによって安定になる（図 2.25）．プロペルジンは好中球によって産生され，二次顆粒に貯蔵されている．好中球が病原体の存在によって活性化されると放出される．プロペルジンは，複数の微生物表面に結合できるため，パターン認識レセプターの特性をもっている．プロペルジン欠損患者は特に細菌性髄膜炎の主な原因菌である髄膜炎菌の感染に感受性が高い．プロペルジンの細菌表面への結合能がこれら病原体に対する第二経路の活性化を決定していると考えられ，ファゴサイトーシスを介した排除を助けている．プロペルジンはアポトーシスに陥っている細胞や，虚血，ウイルス感染あるいは抗体結合によって損傷や修飾を受けた哺乳類の細胞にも結合できる．これらの細胞の上に C3b を沈着し，ファゴサイトーシスによるこれらの細胞の排除を促進する．第二経路に特徴的な成分は図 2.26 に列挙している．

2-10　C3 転換酵素の形成と安定性を制御する膜分子あるいは血漿蛋白質は補体活性化の範囲を決める

　補体活性化のいくつかの機序は，病原体あるいは損傷を受けた細胞の表面においてのみ行われ，通常の宿主の細胞や組織上では起こらない．どの経路であれ補体の活性化が

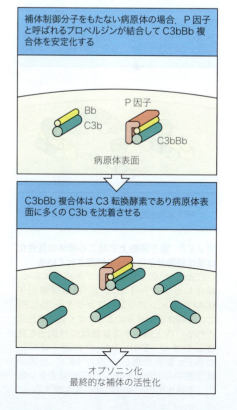

図 2.25　プロペルジンは第二経路で病原体表面に作られた C3 転換酵素を安定化する
　細菌表面には補体制御分子が発現していないため，プロペルジン（P 因子）が結合する．プロペルジンは C3 転換酵素 C3bBb を安定化する．C3bBb の酵素活性は古典的経路の C4b2a と同等である．C3bBb はより多くの C3b を分子切断することで病原体表面を C3b で覆う．

第2章：自然免疫：生体防御の最前線

図2.26 補体活性化の第二経路にかかわる分子

元になる分子	活性のあるフラグメント	機能
C3	C3b	・病原体表面に結合 ・D因子によって切断されるB因子と会合 ・C3bBb複合体はC3転換酵素でありC3b$_2$Bb複合体はC5転換酵素である
B因子（B）	Ba	B因子の小さなフラグメント，機能未知
	Bb	BbはC3転換酵素C3bBbとC5転換酵素C3b$_2$Bbの活性化酵素
D因子（D）	D	血清中セリンプロテアーゼで，C3bに会合したB因子をBaとBbに切断する
プロペルジン（P）	P	血清蛋白質で細菌の表面に結合 C3bBb転換酵素を安定化する

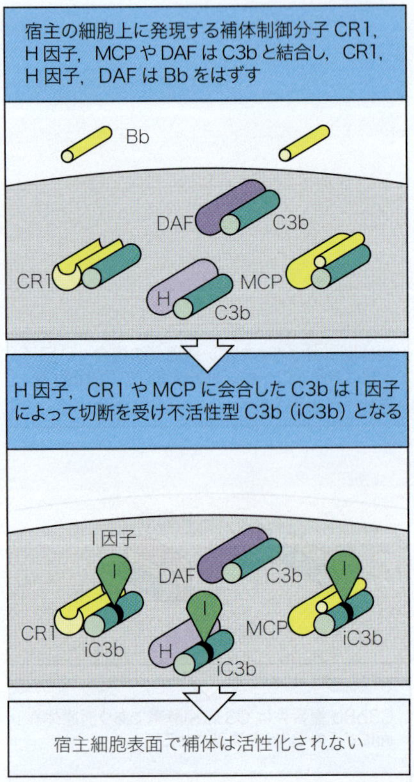

図2.27 宿主細胞上で起こる補体の活性化は補体制御分子によって制限されている

C3bBbが宿主細胞の上で形成されると，補体レセプター1（CR1），崩壊促進因子（DAF）やメンブランコファクター（MCP）による補体制御分子によってすぐに不活性化される．宿主細胞表面は血漿のH因子を結合しやすい．CR1，DAFやH因子はC3bからBbを引き離し，CR1，MCP，H因子は血漿中のI因子を使ってC3b結合を切断し，不活性型のC3b（iC3b）を生成する．

惹起されると，第二経路による増幅の範囲はC3転換酵素であるC3bBbの安定性に大きく依存している．C3bBbの安定性を制御する分子は正の方向にも負の方向にも存在する．どのようにプロペルジンが病原体や損傷を受けた細胞表面でC3bBbの安定性を正の方向に制御するのかについては前述の通りである．

血漿中あるいは宿主細胞膜上に存在するいくつかの負の制御分子は，不適切な補体の活性化によって宿主細胞の表面が傷つかないようにしている．このような**補体制御分子** complement-regulatory protein は，C3bと相互作用し転換酵素に作用するのを妨げたり転換酵素から切り離したりすることで活性を抑制する（図2.27）．例えば，**崩壊促進因子** decay-accelerating factor（**DAF** または **CD55**）として知られる細胞膜接着分子は細胞表面でB因子がC3bと結合するのを競合阻害し，すでに産生されているBbを転換酵素からはずすことができる．転換酵素の形成はC3bを分子切断してできる不活性型の派生物 **iC3b** によっても阻害できる．この活性阻害は血漿プロテアーゼの**I因子**による．I因子はまた別の宿主細胞膜蛋白質である**メンブランコファクター** membrane cofactor of proteolysis（**MCP** または **CD46**）のような共役因子の作用したC3b会合分子と協調して働く（図2.27）．細胞表面の**補体レセプター1** complement receptor type 1（**CR1**，別名 **CD35**）はDAFやMCPと同様に，C3転換酵素の形成を阻害したりC3bを不活性型にする分解を促進したりする機能をもっているが，分布している組織がより限られている．**H因子**は，血漿中のC3bに結合するCR1に似た別の補体制御因子で，B因子と共同して転換酵素からBbを引き離すことができる．加えて，H因子はI因子の共役因子としても機能できる．H因子は，脊椎動物細胞上のシアル酸残基に親和性があり，その細胞上のC3bに優先的に結合する（図2.18）．このように，第二経路の増幅回路は病原体表面や傷害を受けた宿主細胞上で機能することが許されるが，負の制御因子を発現する通常の宿主細胞や組織では許容されない．

C3転換酵素は古典的経路やレクチン経路ではC4b2aであり，第二経路ではC3bBbと分子そのものが違う．しかし，補体成分間の進化的な近縁関係を考えると補体系は理解しやすい（図2.28）．このように，補体のザイモゲンであるB因子とC2はヒト第6番染色体上の主要組織適合遺伝子複合体 major histocompatibility complex（MHC）の中に縦列して存在する相同遺伝子によってコードされた類縁分子である．さらに，それぞれの結合するパートナーであるC3とC4は，どちらも病原体表面上でC3転換酵素と共有結合を作るためのチオエステル結合をもった分子である．

第二経路を開始させるセリンプロテアーゼであるD因子だけが，古典的経路やレクチン経路と機能的に同等ではないようにみえる．D因子はザイモゲンよりも活性化酵素

経路中の各ステップ	各経路で働く分子			関係性
	第二経路	レクチン経路	古典的経路	
セリンプロテアーゼの最初の活性化	D因子	MASP	C1s	相同 (C1sとMASP)
細胞表面に共有結合	C3b	C4b		相同
C3/C5転換酵素	Bb	C2a		相同
活性制御	CR1 H因子	CR1 C4BP		同一 相同
オプソニン化	C3b			同一
エフェクター経路の開始	C5b			同一
局所炎症	C5a, C3a			同一
安定化	P因子	なし		特異的

図2.28 補体活性化の第二経路，レクチン経路と古典的経路の成分間での進化的な近縁関係

ほとんどの補体成分は同一か相同の遺伝子をもつ．それらは遺伝子重複して分枝した遺伝子である．C4分子とC3分子は相同で，切断後の大きい方のフラグメントC3b，C4bに安定でないチオエステル結合を含んでいる．このチオエステル結合は細胞膜と共有結合を形成する．C2やB因子をコードしている遺伝子はゲノムのMHC領域に隣接して存在しており，遺伝子重複によって生じた抑制因子であるH因子，CR1とC4BPは多くの補体抑制分子に共通する繰り返し配列をもっている．経路間で最も多様性があるのは，その開始点である．古典的経路ではC1複合体が特定の病原体または結合した抗体に結合する．後者の，抗体にC1が結合する場合には，抗体の作用した特定の表面において，抗体が結合することで酵素が活性化される．レクチン経路ではマンノース結合レクチン（MBL）はセリンプロテアーゼと会合し，MBL会合セリンプロテアーゼ（MASP）を活性化する．MASP同様の機能がC1r・C1sにもある．第二経路においてこの酵素活性はD因子が担う．

として循環し，補体系の中で唯一活性化しているプロテアーゼでもある．D因子はC3bに結合したB因子だけを基質とするため，第二経路の活性化と宿主の安全性の両方のために必須である．第二経路においてD因子は，自動的に活性化されたC3に結合するB因子を分子切断する．これはD因子が病原体表面上にある基質と，第二経路の補体の活性化が許容されている血漿中で低レベルにある基質だけを認識するということを意味する．

2-11 補体は多細胞生物の進化の早い時期から存在する

補体系はもともと脊椎動物でしか知られていなかったが，C3やB因子のホモログや第二経路のプロトタイプは無脊椎動物でも発見されている．これはセリンプロテアーゼによって分子切断を受けて活性化されるC3が，進化的にセリンプロテアーゼインヒビターであり，現代の脊椎動物すべての祖先において存在が確認されているα_2マクログロブリン α_2-macroglobulin と近縁であるのでまったく驚くべきことではない．第二経路の増幅回路も祖先に由来するもので，ウニやヒトデを含む棘皮動物に存在し，棘皮動物のC3とB因子のホモログによって形成されるC3転換酵素を基礎としている．これらの因子は**アメーバ様体腔細胞** amoeboid coelomocyte と呼ばれる貪食細胞に発現し体腔液中に存在している．この細胞におけるC3の発現は細菌が存在することで増加する．この単純なシステムは細菌の細胞や他の外来の粒子をオプソニン化し，体腔細胞によって取り込まれることを促進するのに機能していると考えられている．無脊椎動物のC3ホモログには明らかな近縁性がみられる．特徴的なチオエステル結合を含み，**チオエステル蛋白質** thioester protein（**TEP**）またはTEPの蛋白質のファミリーを形成している．ハマダラカにおいては，TEP1産生は感染応答として誘導される．TEP1はグラム陰性細菌のファゴサイトーシスを媒介するために細菌表面に直接会合するようである．C3活性化のいくつかの形態は，現代において最も原始的な動物である左右相称動物，扁平動物の進化よりも古くからあると考えられている．なぜなら，C3，B因子やそれらに続いて作用する複数の補体成分が花虫綱（サンゴやイソギンチャク）で存在するという遺伝子レベルでの証拠が発見されているからである．

初めて登場した後，補体系は細菌の表面を特異的に標的とする新しい活性化経路を獲得することにより進化してきたと考えられている．最初の進化は脊椎動物や尾索動物な

どの複数の近縁の無脊椎動物の両方に存在するフィコリン経路であったと考えられている．進化的には，フィコリンはコレクチンより先であると考えられている．コレクチンも尾索動物で初めて確認されている．MBL や古典的経路の補体成分の C1q（両方ともコレクチン）のホモログは，ホヤ類の尾索動物であるユウレイボヤのゲノム中で同定されている．哺乳類の MASP の二つの無脊椎動物ホモログはホヤで同定され，C3 を分子切断し活性化できる可能性が示唆されている．このように棘皮動物の最小限の補体系は，尾索動物において微生物表面上の C3 の沈着を標的とした特異的な活性化システムの動員によって拡大していったと考えられる．もっと進化が進み適応免疫が進化すると，抗体分子の原型が，すでに多様化した C1q 様のコレクチン分子群を補体経路の活性化のために利用することを示している．また補体活性化の古典的経路の起点となる成分，つまり，C1q，C1r，C1s を生成するためにこのコレクチンや会合する MASP を利用することで，補体活性化システムがさらなる進化を遂げることを示唆している．

2–12 表面に会合した C3 転換酵素は大量の C3b フラグメントを病原体表面に沈着させ，C5 転換酵素を活性化する

現在の補体系に話を戻す．C3 転換酵素の形成は三つの補体活性化経路の収束点である．レクチン経路と古典的経路の転換酵素である C4b2a と第二経路の転換酵素である C3bBb は同じ下流の活性化を惹起する．これらの転換酵素は C3 を分子切断して C3b と C3a を生成する．C3b はチオエステル結合を介して病原体表面上の隣接する分子と共有結合を作る．共有結合を作らない場合は加水分解によって不活性化される．C3 は血漿中に最も豊富に存在する補体成分であり，1.2 mg/ml の濃度で存在する．また，たった 1 分子の C3 転換酵素の近辺には 1,000 分子もの C3b が会合することができる（図 2.23）．このように主な補体活性化の経路は大量の C3b を表面に沈着させることであり，沈着した C3b によって覆われると，最終的に貪食細胞による病原体の破壊シグナルとなる．

補体経路の次の段階は C5 転換酵素の生成である．C5 は C3，C4，$α_2$ マクログロブリンや無脊椎動物の TEP と同じファミリーの一つである．C5 は合成の過程において活性型のチオエステル結合を作らないが，C3 や C5 のように特異的なプロテアーゼによって C5a と C5b フラグメントに分子切断され，それらはおのおの，補体活性化経路を伝播するのに重要な下流の反応を促進する．古典的経路とレクチン経路では，C5 転換酵素は C3b が C4b2a に結合し，**C4b2a3b** となることで形成される．第二経路の C5 転換酵素は C3b が C3bBb に結合して **C3b$_2$Bb** を形成してできる．C5 はこれら C5 転換酵素複合体により，C3b 上の受容部位に結合することで捕捉され，C2a または Bb のセリンプロテアーゼ活性によって分子切断を受けられるようになる．その結果，C5a と C5b に分解される．この反応は，C5 が活性型の C5 転換酵素複合体を作る C4b2a または C3bBb に結合した C3b に会合したとき初めて切断されることから，C3 の分子切断よりも限定的である．このように三つすべての経路によって活性化された補体は大量の C3b 分子の病原体表面への結合を誘導し，より限定された数の C5b 分子を生成，C3a と少量の C5a を放出することになる（図 2.29）．

2–13 貪食細胞による補体で標識された病原体の取り込みは補体成分に結合するレセプターによって媒介される

補体の最も重要な機能は貪食細胞による病原体の取り込みと破壊を促進することである．これは貪食細胞上の**補体レセプター** complement receptor（**CR**）が補体成分の結

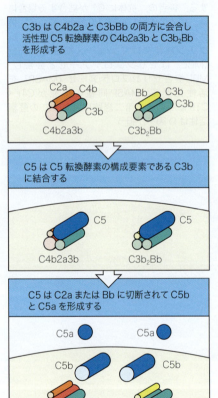

図 2.29　補体成分 C5 は C5 転換酵素の一部である C3b 分子に捕捉されると分子切断を受ける

C5 転換酵素は古典的経路あるいはレクチン経路の C3 転換酵素である C4b2a に C3b が結合してできた C4b2a3b，あるいは第二経路では C3 転換酵素が C3bBb で，それに C3b が結合した C3b$_2$Bb である（上段図）．C5 は C4b2a3b または C3b$_2$Bb の C3b に結合する（中段図）．C5 を切断する活性化酵素は C2a あるいは Bb で，切断されて C5b と炎症性メディエーターの C5a となる（下段図）．C3b や C4b と違って，C5b は細胞表面に共有結合を作らない．C5b ができることで最終的な補体成分の集合が開始される．

合を認識することによる．補体レセプターは補体成分によってオプソニン化された病原体に結合する．病原体のオプソニン化はC3bとその蛋白質分解産物の主たる機能である．C4bもオプソニンとして機能するが，副次的である．それはC3bがC4bよりもはるかに多く産生されることが大きな要因である．

　補体成分C5aやC3aに結合する既知のレセプターを，その機能と分布と合わせて図2.30に挙げてある．C3bレセプターであるCR1は，2–10項で述べたように，補体活性化の負の制御因子である（図2.27）．CR1はマクロファージや好中球を含む多くの免疫細胞種に発現している．C3bに会合したCR1はそれ自身では貪食細胞を刺激しないが，マクロファージを活性化する別の免疫メディエーターがあるとファゴサイトーシスを誘導することができる．例えば，小さい補体のフラグメントであるC5aはCR1レセプターに結合した細菌を取り込むようにマクロファージを活性化することができる（図2.31）．C5aはマクロファージに発現する別のレセプター，C5aレセプターに結合する．C5aレセプターは7回膜貫通型蛋白質である．このタイプのレセプターは，細胞内でG蛋白質と呼ばれるグアニン–核酸結合分子 gunanine-nucleotide-binding protein を介してシグナル伝達を行い，一般に**G蛋白質共役レセプター** G-protein-coupled receptor（**GPCR**）として知られている．GPCRについては3–2項で述べる．好中球やマクロファージに発現する**C5L2（GPR77）**はC5aに対するデコイレセプターとして機能する，シグナル伝達を行わないレセプターであり，それによってC5aレセプターの活性を調節すると考えられる．フィブロネクチンなど細胞外マトリックスに会合する蛋

レセプター	特異性	機能	細胞種
CR1 (CD35)	C3b, C4bi	・C3bとC4bの分子破壊の亢進 ・ファゴサイトーシスを刺激 　（C5aが必要） ・赤血球による免疫複合体輸送	赤血球，マクロファージ，単球，多核白血球，B細胞，FDC
CR2 (CD21)	C3d, iC3b, C3dg	・B細胞補助レセプターの一部 ・C3d, iC3bまたはC3dgの接着した抗原に対するB細胞応答を促進 ・EBウイルスレセプター	B細胞，FDC
CR3 (Mac-1) (CD11b/CD18)	iC3b	ファゴサイトーシスを刺激	マクロファージ，単球，多核白血球，FDC
CR4 (gp150, 95) (CD11c/CD18)	iC3b	ファゴサイトーシスを刺激	マクロファージ，単球，多核白血球，樹状細胞
CRIg	C3b, iC3b	循環中の病原体のファゴサイトーシス	組織マクロファージ，肝類洞マクロファージ
C5aレセプター (CD88)	C5a	C5aに結合 G蛋白質を活性化	好中球，マクロファージ，血管内皮細胞，マスト細胞
C5L2 (GPR77)	C5a	デコイレセプター， C5aレセプターの制御	好中球，マクロファージ
C3aレセプター	C3a	C3aに結合 G蛋白質を活性化	マクロファージ，血管内皮細胞，マスト細胞

図2.30　補体成分の細胞表面レセプターの分布と機能
　種々の補体レセプターはC3bやその切断断片であるiC3bとC3dgに特異的に会合する．CR1とCR3は補体成分のついた細菌のファゴサイトーシスを誘導するのに重要である．CR2は主にB細胞に発現しており，B細胞補助レセプター複合体の一部である．CR1とCR2はC3bやC4bに結合する補体制御分子に共通の配列をもっている．CR3とCR4はそれぞれαM（CD11b）あるいはαX（CD11c）のどちらかと結合したβ$_2$インテグリンからなるインテグリンである（付録II参照）．CR3はMac–1とも呼ばれ白血球の接着と遊走に重要である（第3章で述べる）．一方CR4はファゴサイトーシスへの機能のみ報告されている．C5aとC3aに対するレセプターは7回膜貫通型のG蛋白共役レセプターである．FDCは濾胞樹状細胞 follicular dendritic cell のことで，自然免疫応答においては機能をもたない．これについては本章の後半で議論する．

図2.31 アナフィラトキシンであるC5aは自然免疫応答によりオプソニン化された微生物のファゴサイトーシスを促進する

補体の活性化によって微生物表面にC3bの沈着が誘導される（左図）．C3bは貪食細胞上の補体レセプターCR1によって認識されるが，それだけではファゴサイトーシスの誘導には不十分である（中央図）．貪食細胞はアナフィラトキシンC5aに対するレセプターも発現しており，C5aがそのレセプターに結合することでCR1を介して貪食細胞に結合している微生物のファゴサイトーシスが促進される（右図）．

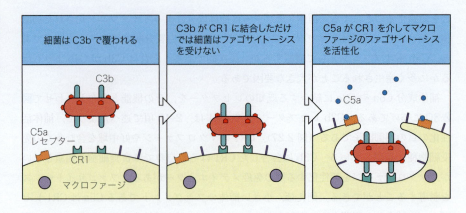

白質もファゴサイトーシスの活性化に寄与している．結合組織に動員された貪食細胞が細胞外マトリックスに出会うと，そこで活性化される．

あと四つの別の補体レセプター，**CR2**（**CD21**としても知られる），**CR3**（**CD11b/CD18**），**CR4**（**CD11c/CD18**）と**CRIg**（免疫グロブリンファミリーの補体レセプター complement receptor for immunoglobulin family）は，I因子によって分子切断されたが病原体表面に残存するC3bとの結合を作る．他のいくつかの重要な補体成分と同様に，C3bは分解されiC3bとなり，活性型の転換酵素を作れなくすることで活性制御の機序を担っている．C3bは病原体表面に結合し，I因子やMCPによって分子切断を受け，小さなフラグメントであるC3fを切り離して，細胞表面に不活性型のiC3bを残す（図2.32）．iC3bは複数の補体レセプター，CR2，CR3，CR4とCRIgによって認識される．iC3bがCR1に結合するのとは異なり，iC3bはCR3に結合するとそれだけでファゴサイトーシスを刺激するのに十分である．I因子とCR1はiC3bを分子切断してC3cを切り離し，C3dgを病原体表面に残す．C3dgはCR2のみによって認識される．CR2はB細胞上で抗原特異的免疫グロブリンレセプターの受けたシグナル伝達を増加させる補助レセプター複合体の一部として発見された．このことから，病原体の抗原に対して特異的である抗原レセプターをもつB細胞は，病原体がC3dgによって覆われていると，抗原に結合し強いシグナルを受けることができる．つまり補体の活性化は強力な抗体反応を生み出すことに寄与しているといえる．

C3bによるオプソニン化と細胞外寄生病原体の破壊におけるその不活性型フラグメントの重要性は，さまざまな補体欠損症をみるとわかる．例えばC3またはC3b沈着を触媒する分子を欠損した個体は，肺炎レンサ球菌を含む広範な細胞外寄生細菌に対し

図2.32 C3bの切断産物は別の補体レセプターによって認識される

C3が病原体表面に沈着すると，立体構造変化が起きて補体レセプターに結合できるようになる．I因子やMCPはC3bからC3fフラグメントを切り離してiC3bを産生する．iC3bはCR2，CR3やCR4のリガンドとなるがCR1とは結合しない．I因子とCR1はiC3bからC3cを切り離して放出し，細胞表面に会合したC3dgだけを残す．C3dgはCR2によって認識される．

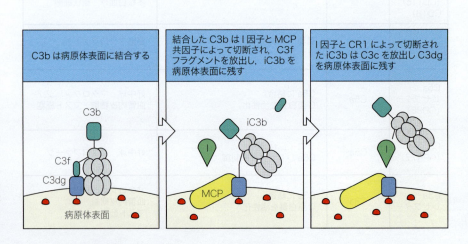

て高い感受性を示す．さまざまな補体欠損による効果やそれによって起こる疾患については第13章において述べる．

2-14 補体成分の一部の小さなフラグメントは局所の炎症反応を惹起する

小さな補体フラグメントのC3aやC5aは上皮細胞やマスト細胞にその特異的なレセプターがあり，局所の炎症反応を誘導する（図2.30）．C5a同様にC3aも第3章で詳細を取り上げるGPCRを介してシグナルを伝達する．C4の分子切断によって作られるC4aは炎症を誘導する能力はなく，C3aやC5aのレセプターに作用せず，それ自身のレセプターがないと考えられている．大量に産生されたり全身性に投与されたりした場合，C3aやC5aは，第14章で述べるIgEクラスの抗体を伴う全身性のアレルギー反応に似たショック様の症状をなし，全身性の循環虚脱を引き起こす．このような応答は**アナフィラキシーショック** anaphylactic shockといわれるため，これら小さな補体フラグメントは**アナフィラトキシン** anaphylatoxinとも呼ばれる．C5aは高度に特異的な生物活性をもっているが，C3aとC5aはどちらも平滑筋の収縮と血管透過性の増加を誘導し，血管を形成する内皮細胞に作用して接着分子の合成を誘導する．加えて，C3aやC5aは粘膜下組織に存在するマスト細胞を活性化させることができる．マスト細胞は活性化に伴い，同様に炎症効果を惹起するヒスタミンや腫瘍壊死因子α tumor necrosis factor-α（TNF-α）など炎症性メディエーターを放出する．C5aやC3aが誘導する変化によって，抗体，補体やファゴサイトーシスをもつ細胞が感染局所に動員さ

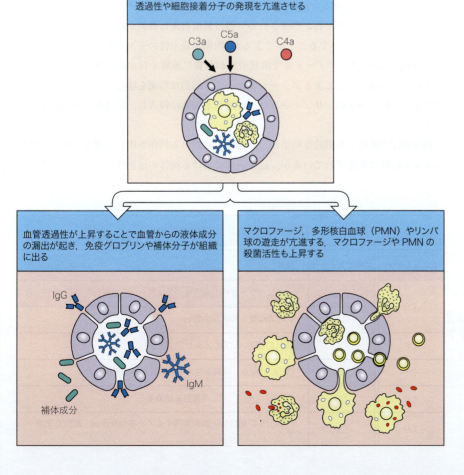

図2.33 局所の炎症反応は補体成分の小さな切断フラグメント，特にC5aによって誘導される

補体成分の小さな切断フラグメントはそれぞれに異なる活性をもつ．C5aはC3aよりも活性が強く，C4aは活性が弱いあるいは不活性である．C5aとC3aは直接局所の血管に作用することで，血流量を増やし，血管透過性を上げ，また内皮細胞への食食細胞の接着を増やすことで局所の炎症反応を誘導する．C3aとC5aはマスト細胞にも作用し（図示していない），ヒスタミンやTNF-αなど炎症反応に寄与するメディエーターの分泌を促す．血管径や血管透過性の増加によって周囲の組織中の液体や蛋白質の集積を引き起こす．液体が集積することで，病原体や抗原性のある成分を所属リンパ節に運ぶようにリンパ液の排出が増加する．抗体，補体やこのように動員された細胞は，ファゴサイトーシスを促進することで病原体の除去を行っている．小さな補体のフラグメントは直接ファゴサイトーシスの活性化を促すこともできる．

れる（図2.33）．また，組織中に液体が増えることによって病原体と闘う抗原提示細胞の局所リンパ節への移動が促進され，適応免疫応答の迅速な誘導に寄与している．

C5aは直接，好中球や単球に作用し，血管壁への接着の憎大を促し，抗原の沈着した場所への細胞遊走と粒子の取り込み能を促進する．同時にこれらの細胞でのCR1やCR3の発現増強が起こる．この方法によって，C5aおよび，C3aとC4aもある程度，他の補体成分と協調して貪食細胞による病原体の破壊を促進する．

2−15 最終的に補体成分は重合して細胞膜に孔を形成し特定の病原体を殺すことができる

補体活性化の重要な機能の一つは，最終的に補体成分の集合により膜侵襲複合体を形成することである（図2.34）．この複合体形成を誘導する反応は図2.35に図解している．最終結果として脂質二重層に孔があき，細胞膜の完全性が損なわれる．これによって病原体は病原体細胞膜のプロトン勾配が破壊され，死にいたると考えられている．

膜侵襲複合体形成の第一段階はC5転換酵素によるC5の分子切断である．これによってC5からC5bが切り離される（図2.29）．次に，図2.35にあるように，C5bが惹起する反応は，後に続く補体成分の集合と細胞膜の中への補体成分の挿入である．1分子のC5bが1分子の**C6**と結合すると，C5b6複合体が形成され，さらに1分子の**C7**が結合する．この反応は構成分子の立体構造変化を誘導し，C7にある疎水領域を露出させ，C7の疎水性領域は脂質二重層に挿入される．後出の補体成分である**C8**と**C9**も複合体に結合すると，同様に疎水性領域が露出し，脂質二重層にこれらの分子も挿入される．C8はC8βとC8α-γの2分子からなる複合体である．C8βはC5bに結合し，細胞膜に結合したC5b67複合体に結合することでC8α-γの疎水性領域が脂質二重層に挿入できるようになる．最終的にC8α-γが10〜16個のC9分子の重合を誘導し，膜侵襲複合体と呼ばれる孔が形成される．膜侵襲複合体は外側が疎水性にできていることで，脂質二重層に会合することができるが，内側が親水性のチャネルである．このチャネルの直径は約10ナノメートルで溶質や水が脂質二重層を自由に行き来できる．脂質二重層に孔があくことによるダメージによって，細胞は均衡を壊し，細胞膜を横断するプロトン勾配が崩され，リゾチームなどの酵素が細胞に侵入し，最終的に病原体を破壊する．

膜侵襲複合体による劇的な効果は，赤血球膜に対する抗体を用いた補体経路の活性化により実験的に実証されているが，宿主防御における補体の重要性はかなり限定されて

膜侵襲複合体形成にかかわる補体成分		
元になる分子	活性のある成分	機能
C5	C5a	小さなペプチド性の炎症性メディエーター（高い活性）
	C5b	細胞膜侵襲システムの開始
C6	C6	C5bに結合：C7のアクセプターを形成
C7	C7	C5b6に結合：両親媒性の複合体を脂質二重層に挿入
C8	C8	C5b67に結合：C9の重合を誘導する
C9	C9$_n$	C5b678に重合し，膜を貫通するチャネルを形成，細胞を融解する

図2.34　補体最終成分

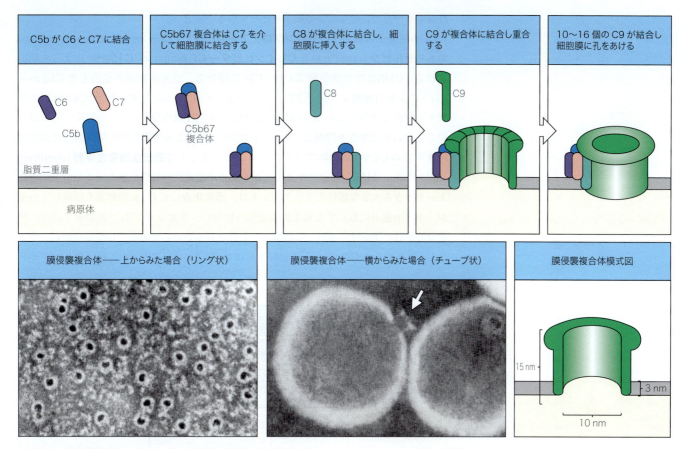

図 2.35 膜侵襲複合体の集合によって脂質二重層に孔があけられる
　膜侵襲複合体ができるまでの一連の段階と簡略化した形態を示す．C5b は C6，C7，C8 の順番でおのおの1分子からなる複合体の形成を開始する．C7 と C8 は立体構造変化を経て膜に挿入される．この複合体はそれ自体，膜に傷害を与えられるが，再び疎水性領域が露出されて C9 の重合を誘導する．最大で 16 分子の C9 が重合して直径 10 ナノメートルのチャネルが膜に形成される．このチャネルは細菌の細胞膜を破壊し，細菌を殺傷する．電子顕微鏡像は赤血球膜にできた膜侵襲複合体を2方向から捉えたものである．
（写真は S. Bhakadi と J. Tranum-Jensen の厚意による）

いると考えられる．今までわかっているところでは補体成分 C5〜C9 の欠損はナイセリア属の感受性のみに相関している．ナイセリア属の細菌は性感染症である淋病や一般的な細菌性髄膜炎の原因となる細菌である．つまり，補体カスケード反応経路の前半の補体成分によるオプソニン化や炎症作用の方が，明らかに宿主の感染防御においてより重要である．第15章で述べるように，この複合体は免疫病理学では大きな役割をもっているが，膜侵襲複合体の形成は限られた病原体の殺傷においてのみ重要であるといえる．

2–16　補体制御分子は三つの経路すべてにおいて補体の活性化を制御し，補体による破壊効果から宿主を守っている

　補体の活性化は通常，病原体表面において惹起され，産生された活性化している補体フラグメントは，近接する病原体の表面に会合するか加水分解によって迅速に不活性化される．しかしながら，すべての補体成分は血漿中で弱いながらも常に活性化され，活性化された補体成分は宿主の細胞上の分子に結合することもある．2–10 項で紹介したように，可溶性の宿主の蛋白質である I 因子や H 因子，膜結合分子の MCP や DAF は第二経路の補体活性化を制御している．これらに加えて，他の可溶性あるいは膜結合性の補体制御分子は補体経路をさまざまな段階で制御し，病原体表面への補体の活性化を

許容する一方で正常な宿主の細胞を守っている（図2.36）．

C1 の活性化は血清中の**セリンプロテアーゼインヒビター** serine protease inhibitor である**セルピン** serpin という **C1 インヒビター** C1 inhibitor（**C1INH**）によって制御される．C1INH は活性化酵素 C1r・C1s に結合し，病原体表面に結合した C1q から C1r・C1s を引き離す（図2.37）．この方法で C1INH は活性化 C1s が C4 や C2 を切断する反応を律速している．同様の原理で，C1INH は血漿中の C1 の定常状態で常に起こっている活性化を抑制している．C1INH 欠損によって慢性的な補体活性化が常に起き多量の C4 や C2 切断フラグメントができることで**遺伝性血管性浮腫** hereditary angioedema（**HAE**）を発症することから，その重要性が理解できる．この分子切断によってできる大きな活性化フラグメントは，通常集合して C3 転換酵素を形成しているが，本症の患者においても宿主細胞を傷つけない．なぜなら C4b は血漿中で迅速に加水分解されて不活性化され，転換酵素が形成されないからである．しかしながら，小さな C2 断片である C2b はさらに分解を受けて C2 キニン C2 kinin と呼ばれるペプチド

古典的経路と第二経路の制御分子			
血清中の補体制御因子			
名称	リガンド／結合因子	作用	欠損した場合の病態
C1 インヒビター（C1INH）	C1r, C1s (C1q)：MASP-2 (MBL)	C1r/s と MASP-2 をはずす C1q と MBL の活性を制御する	遺伝性血管性浮腫
C4 結合蛋白質（C4BP）	C4b	C2a をはずす I 因子による C4b 切断の共役因子	
CPN1（カルボキシペプチダーゼ N）	C3a, C5a	C3a と C5a を不活性化	
H 因子	C3b	Bb をはずす I 因子の共役因子	加齢黄斑変性 非典型溶血性尿毒症症候群
I 因子	C3b, C4b	セリンプロテアーゼ C3b と C4b を切断する	低 C3 溶血性尿毒症
プロテイン S	C5b67 複合体	MAC 形成を抑制	
膜結合性の補体制御因子			
名称	リガンド／結合因子	作用	欠損した場合の病態
CRIg	C3b, iC3b, C3c	第二経路の活性抑制	血液由来の感染に対する感受性増大
補体レセプター 1（CR1, CD35）	C3b, C4b	I 因子の共役因子：C3b から Bb，C4b から C2a をはずす	
崩壊促進因子（DAF, CD55）	C3 転換酵素	C3b から Bb，C4b から C2a をはずす	発作性夜間ヘモグロビン尿症
細胞膜共役蛋白質（MCP, CD46）	C3b, C4b	I 因子の共役因子	非定型溶血性貧血
プロテクチン（CD59）	C8	MAC 形成を抑制	発作性夜間ヘモグロビン尿症

図 2.36 補体活性を制御する可溶性分子と膜結合分子

補体系と自然免疫

各段階での補体の活性制御	
C1qは抗原抗体複合体に結合しC1rとC1sを活性化する	C1インヒビター（C1INH）はC1rとC1sを活性型C1複合体からはずす
	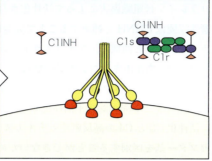
C4b2aは活性型C3転換酵素であり、C3をC3aとC3bに切断する	DAF、C4BPとCR1はC4b2a複合体からC2aをはずす、C4bはC4BP、MCPまたはCR1に会合し血清中のI因子によって不活性型のC4dとC4cに切断される
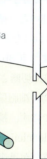	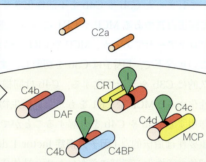
C5転換酵素はC5をC5aとC5bに切断する	CR1とH因子はC3bを共役因子であるI因子によって切断することではずす
	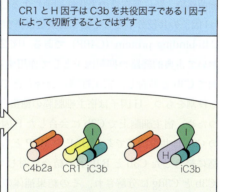
細胞膜に孔をあける最終形態——膜侵襲複合体	CD59は膜侵襲複合体の完成をC8～C9の段階で阻害する
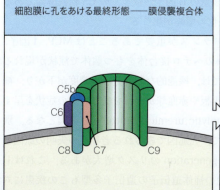	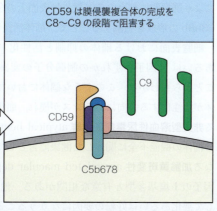

図2.37 補体の活性化は偶発的に宿主細胞が傷害を受けないように一連の蛋白質によって制御されている

補体制御分子は補体活性化経路のさまざまな段階において作用し、複合体を形成している分子をはずす、または、酵素を使って共有結合で結合した補体成分を切断する。補体活性化経路を左側に図示し、右側に各段階における制御反応を示している。第二経路のC3転換酵素はDAF、CR1、MCPやH因子により同様の制御を受ける。

になり，広範な浮腫の原因となる．最も危険なのは咽頭で起こる局所性の浮腫であり，窒息を起こしうる．C2 キニンに似た作用をもつブラジキニン bradykinin も HAE において，カリクレイン kallikrein の抑制障害の結果として，制御不能な状態で産生される．カリクレインは別の血漿プロテアーゼでキニン系の一部である（3-3 項で述べる）．カリクレインは組織傷害によって活性化され，C1INH によって抑制を受ける．遺伝性血管性浮腫は C1INH を補填することで完全に正常に戻すことができる．ブラジキニンやカリクレインと同様に，アナフィラトキシン C3a と C5a を不活性化させるメタロプロテアーゼの**カルボキシペプチダーゼ N** carboxypeptidase N（**CPN**）の部分欠損によっても，類似のきわめてまれなヒトの疾患が生じる．CPN の部分欠損をもつヒトは，血清 C3a やブラジキニンの不活性化の遅延により，反復性血管浮腫を呈する．

活性化 C3 と C4 の高反応性のチオエステル結合は宿主細胞上と病原体細胞上のアクセプター基を区別することができないため，宿主細胞に沈着した少量の C3 または C4 が補体の活性化を十分に誘導できないような機序を進化させている．この機序については第二経路の活性制御ですでに紹介した（図 2.27）が，古典的経路の転換酵素の制御においても重要である（図 2.37，2 段目と 3 段目の図）．2-10 項では宿主細胞に結合してしまった C3b や C4b を不活性化させる分子である血漿の I 因子や，その共役因子で膜蛋白質である MCP や CR1 について述べた．循環している I 因子は活性型のセリンプロテアーゼであるが，MCP や CR1 と結合したときのみ C3b や C4b を分子切断する．この状況下で，I 因子は C3b を切断し，まず iC3b にする．続いて C3dg を生成し，永久的に C3b を不活性化する．C4b は同様に切断されて C4c と C4d になることで不活性化する．MCP や CR1 をもたない微生物の細胞壁は，B 因子や C2 の結合部位として作用する C3b や C4b を分解することができず，補体の活性化を促進させる．I 因子の重要性は遺伝的な **I 因子欠損症** factor I deficiency の患者からみてとることができる．補体の活性化が制御できないため，補体成分が迅速に除去されてしまい，患者は頻回に細菌感染，特に遍在性の炎症性細菌による感染を繰り返す．

I 因子の共役分子として働く血漿蛋白質が存在し，最も特筆すべきは C4b 結合蛋白質 C4b-binding protein（C4BP）である（図 2.36）．C4BP は C4b に結合し，主に液相において古典的経路の抑制因子として作用する．もう一つは H 因子で，液相や細胞膜表面で C3b と結合し，宿主細胞に会合した C3b と微生物表面に結合した C3b を区別する役割をもつ．H 因子は宿主細胞膜の糖蛋白質がもつシアル酸に対して高い親和性をもつため，宿主細胞上で C3b に会合した B 因子を取り除くように働く．また，細胞膜上の C3b は共役因子である DAF や MCP とも結合する．H 因子，DAF や MCP は宿主細胞に結合した C3b と B 因子の結合に対して効率よく競合し，C3b は I 因子によって iC3b と C3dg に分解され，その結果補体の活性化は阻害される．対照的に，B 因子は DAF や MCP を発現せず，H 因子を引き付けるシアル酸をもたない微生物膜上の C3b により選択的に結合する．微生物表面上の多量の B 因子が数多くの C3 転換酵素である C3bBb の形成を刺激することで，補体活性化の増幅が起こる．

細胞表面における補体の抑制と活性化バランスが重要であることは MCP，I 因子，あるいは H 因子いずれかの制御分子の変異のヘテロ接合体をもつ個体で症状が現れることからもわかる．このような個体においては，機能的な制御分子の濃度が下がり，補体が活性化する方向にバランスが崩れ，血小板や赤血球が傷害を受け腎炎の症状を呈する**非典型溶血性尿毒症症候群** atypical hemolytic uremic syndrome の素因となる．別の補体の機能不全に関連した健康障害として，先進国でみられる老年性の失明の原因となる**加齢黄斑変性** age-related macular degeneration のリスク増大がある．これは H 因子の 1 塩基多型と有意な相関がある．他の補体遺伝子の遺伝子多型もこの疾患に対して悪化あるいは好転の要因になりうることが知られている．このように活性化あるい

は抑制のどちらの効果に対しての微細な変化であれ，補体の強力な効果は変性あるいは炎症性疾患の進展に寄与している．

　表面のC3bに会合したB因子とDAFあるいはMCPによる競合は，宿主細胞上の補体活性制御の第二の機序の一例である．細胞表面においてC3bとC4bが結合することによって，これらの分子は細胞に付いたC4にC2が結合することや，細胞に付いたC3bにB因子が結合することを競合的に阻害する．DAFやMCPは第三の機序を介して補体活性化からの保護にかかわっている．第三の機序はC4b2aとすでに形成されたC3bBb転換酵素の分離である．DAFのように，CR1は宿主細胞膜分子の中で転換酵素の引き離しを誘導したり，共役因子の活性を示したりすることによって補体活性を制御する分子である．相同のC4bやC3b分子に結合するすべての蛋白質は，短い共通配列の繰り返しshort consensus repeat（SCR），補体制御分子complement control protein（CCP）リピート，あるいは特に日本においてsushiドメインと呼ばれている構造要素の一つあるいはそれ以上のコピー数を共通にもっている．

　C3転換酵素の形成阻害やC4とC3の細胞表面からの引き離しのメカニズムに加えて，さらなる抑制機序として，不適切な膜侵襲複合体（MAC）の細胞膜への挿入阻止の機序が存在する．2-15項で述べたように，C5b分子上に重合した膜侵襲複合体はC5転換酵素の作用によって形成される．膜侵襲複合体は主にC5転換酵素の場所，つまり病原体上の補体の活性化部位に合わせて細胞膜の中に挿入される．しかし，複数の新たに生成された膜侵襲複合体は補体活性化部位から拡散して，近隣の宿主細胞の膜にも挿入してしまう可能性がある．特に**プロテインS**としても知られる**ビトロネクチン**vitronectinを含むいくつかの血漿蛋白質は，C5b67，C5b678やC5b6789複合体と会合し，細胞膜にそれら複合体がランダムに挿入されるのを阻害している．宿主細胞膜は内因性蛋白質である**CD59**やC5b678複合体にC9が会合するのを阻害する**プロテクチン**protectinを有している（図2.37，下段図）．CD59とDAFは**グリコシルホスファチジルイノシトール**glycosylphosphatidylinositol（**GPI**）によって，多くの他の周辺の膜蛋白質同様に細胞表面とつながっている．GPIの合成酵素の一つはX染色体上の*PIGA*遺伝子によってコードされている．血球系細胞のクローンにおいてこの遺伝子に体細胞変異をもつヒトは，CD59とDAFの両方の機能が欠損している．このような変異は**発作性夜間ヘモグロビン尿症**paroxysmal nocturnal hemoglobinuriaという疾患の原因となる．この疾患は血管内の赤血球が補体によって溶血されてしまうことを特徴としている．赤血球はCD59がないだけで常時活性化されている補体経路によって破壊を受けてしまう．

2-17　病原体は補体活性を抑制できる複数種類の蛋白質を産生する

　細菌性の病原体は補体の活性化を阻止し，自然免疫による防御の第一線による排除を回避するためにさまざまな戦略の進化を遂げている（図2.38）．多くの病原体がとっている戦略の一つは，補体が宿主自身の表面を攻撃しないように制御していることを利用して，宿主の表面を真似することである．これを達成する機序として，病原体はC4BPやH因子といった可溶性の補体制御分子に結合する細胞表面分子を発現する．例えば，グラム陰性細菌の病原体である髄膜炎菌はH因子を動員する（2-10項参照）H因子会合分子factor H-binding protein（fHbp）とC4BPに会合する外膜蛋白質（PorA）を発現している．H因子やC4BPを病原体の細胞膜に動員することで，病原体は自身に沈着したC3bを不活性化し，それに続く補体の活性化を阻止することができる．補体はナイセリア属の抵抗性に重要であり，いくつかの補体欠損はこの病原体の感受性増加と関連している．

図2.38 補体に対抗するために病原体が産生する分子

病原体	補体活性化の回避に用いる分子	宿主の標的	作用機序
膜蛋白質			
髄膜炎菌	H因子会合分子（fHbp）	H因子	C3bに結合して不活性化
ボレリア・ブルグドルフェリ（ライム病ボレリア）	外部表面プロテインE（OspE）	H因子	C3bに結合して不活性化
肺炎球菌	肺炎球菌表面プロテインC（PspC）	H因子	C3bに結合して不活性化
分泌蛋白質			
髄膜炎菌	PorA	C4BP	C3bに結合して不活性化
黄色ブドウ球菌	クランピング因子A（ClfA）	I因子	C3bに結合して不活性化
黄色ブドウ球菌	ブドウ球菌プロテインA（Spa）	免疫グロブリン	Fc領域に結合しC1の活性化を干渉
黄色ブドウ球菌	スタフィロキナーゼ（SAK）	免疫グロブリン	免疫グロブリンを分子切断
黄色ブドウ球菌	補体インヒビター（SCIN）	C3転換酵素（C3b2a、C3bBb）	転換酵素活性を抑制

別の戦略は病原体が直接補体成分を抑制する分泌蛋白質を産生する方法である．グラム陽性細菌の病原体である黄色ブドウ球菌にこのタイプの戦略のいくつかの例がみられる．**ブドウ球菌プロテインA** staphylococcal protein A（**Spa**）は免疫グロブリンのFc領域に結合し，C1の動員と活性化を妨害する．この結合特異性は初期の生化学実験において抗体の精製法として使われていた．ブドウ球菌蛋白質の**スタフィロキナーゼ** staphylokinase（**SAK**）は病原体の細胞膜に結合した免疫グロブリンを切断し，補体の活性化阻止とファゴサイトーシスからの回避に働く．**ブドウ球菌性補体インヒビター** staphylococcal complement inhibitor（**SCIN**）蛋白質は古典的経路のC3転換酵素であるC4b2aと第二経路のC3転換酵素であるC3bBbに会合し，その活性を抑制する．C5転換酵素の形成を含む補体の活性化の別の段階では，上述の病原体あるいは他の病原体によって作られる分子によって活性抑制がなされる．この補体の活性制御の話題については，ときに起こる免疫系の機能不全と病原体の免疫回避のしくみについて取り上げる第13章においてまた述べることとする．

まとめ

補体系は病原体認識が初めての感染に対して効果的な宿主防御を行う最も主要な機序の一つである．補体は血漿蛋白質によるシステムで，病原体によって直接あるいは病原体に結合した抗体によって間接的に活性化され，病原体表面で起こりさまざまなエフェクター機能をもつ活性化が他の補体成分を産生する一連のカスケード反応を誘導する．補体の活性化経路はレクチン経路，古典的経路，第二経路の三つがある．レクチン経路ではMBLやフィコリンといったパターン認識レセプターによって，古典的経路では病原体表面に結合した抗体によって活性化が開始される．病原体表面に自発性に沈着する

C3を利用した第二経路では，プロペルジンによって反応が増強され，他の二つの活性経路に対して活性を増幅する回路を生み出す．すべての経路において初期の反応は連続する分子切断反応であり，大きい切断産物が病原体表面と共有結合を形成し，続く補体成分の活性化に寄与している．すべての経路はC3から活性型の補体成分であるC3bを産生するC3転換酵素の立体構造変化に収束する．大量のC3b分子の病原体への結合が補体の活性化の中心的な機能である．結合した補体成分，特にC3bとその不活性型の分子フラグメントは，貪食細胞上に発現する特異的な補体レセプターによって認識される．貪食細胞はC3bやその不活性型の分子フラグメントによってオプソニン化された病原体を貪食する．C3やC5の小さな切断フラグメントは，特異的な三量体のG蛋白質共役レセプターに作用して好中球などの貪食細胞を感染局所に動員する．同時に，これらの活性化は貪食細胞による病原体の取り込みと破壊を促進する．C3転換酵素自身に結合したC3b分子はC5を会合してC2aあるいはBbによる分子切断の感受性を上げて補体の後半の反応を開始させる．大きい方のC5bフラグメントは，特定の病原体の溶菌を導く膜侵襲複合体の集合を開始させる．可溶性あるいは膜結合の補体制御分子は，偶発的に活性化した補体成分の宿主細胞への結合による組織損傷や，血漿中で起こる補体成分の自発的な活性化による組織損傷を避けるために，宿主組織での補体の活性化を制限している．多くの病原体は補体の活性化に対抗でき，病原体の感染成立に寄与するさまざまな可溶性あるいは膜結合蛋白質を産生している．

第2章のまとめ

本章ではあらかじめ備わっている自然免疫の恒常的な成分について述べた．生体の上皮表面は病原体の侵入に対して常にバリアとして機能しており，線毛，種々の抗菌分子や粘液といった特化した適合システムをもっている．補体系は微生物の直接認識と複雑なエフェクターシステムが結びついた，より特異的なシステムである．補体の活性化には三つの経路があり，二つは自然免疫のみにあてられる経路である．レクチン経路は微生物の細胞膜を認識するパターン認識レセプターに依存しており，一方，第二経路は宿主細胞表面に発現する分子によって負に制御を受ける自発的な補体の活性化に依存している．補体の活性化の主たる反応は微生物の細胞膜上のC3bの集積であり，集積したC3bは貪食細胞上の補体レセプターによって認識され，C3bやC5aによって感染局所に動員された細胞により微生物の除去が促進される．加えて，C5bは膜侵襲複合体の形成を誘導する．膜侵襲複合体は複数の微生物を直接溶解することができる．補体経路は宿主の組織を攻撃しないように制御されており，抑制経路の遺伝的な変化は自己免疫症候群や加齢性の組織傷害を引き起こす．

章末問題

2.1 多肢選択問題：広く使われているβラクタム系抗菌薬は主にグラム陽性細菌に作用する．これらはペプチドグリカンの合成におけるトランスペプチドの段階を阻害する．ペプチドグリカンは細菌の細胞壁の主要構成成分で微生物の生存に重要である．下記の抗菌酵素の中で，βラクタムが最終的に標的とするのと同じ微生物構造を壊す機能をもつものはどれか．

A. ホスホリパーゼA
B. リゾチーム
C. ディフェンシン
D. ヒスタチン

2.2 短答問題：なぜマンノース結合レクチン（MBL）の三量体がオリゴマーを形成することがその機能に重要なのか答えなさい．

2.3 多肢選択問題：フィコリンについて正しく述べているものを選びなさい．

A. フコースやN-アセチルグルコサミン（GlcNAc）のような糖鎖に親和性をもつC型レクチンドメインを有しており，肝臓で合成される
B. アセチル化された糖鎖を含むオリゴ糖に親和性をもつフィブリノーゲン様ドメインを有しており，肝臓で合成される

C. アセチル化された糖鎖を含むオリゴ糖に親和性をもつC型レクチンドメインを有しており，肝臓で合成される

D. フコースや N-アセチルグルコサミン（GlcNAc）のような糖鎖に親和性をもつフィブリノーゲン様ドメインを有しており，肝臓と肺で合成される

2.4 穴埋め問題：次の文章について，空欄へ下に列挙してある最も適した単語を入れて完成させなさい．すべての単語を使わなくてもよい．また，どの単語も一度しか使えない．

MBL のように，フィコリンは＿＿＿＿や＿＿＿＿とオリゴマーを形成する．補体成分の＿＿＿と＿＿＿がこのオリゴマーによって分子切断を受ける．これらの補体成分は切断を受けると C3 転換酵素の＿＿＿＿を形成し，＿＿＿＿を分子切断して膜侵襲複合体の形成が可能になる．

MASP-1
MASP-2
C4
C4b2b
C2a
C2
C4a
C4b2a
C3
C3b

2.5 短答問題：第二経路の活性化の一つは，通常病原体表面に共有結合を作るために使われる C3 のチオエステル結合が自動的な加水分解を受けることである．膜侵襲複合体形成の過程を開始する C3 転換酵素が可溶性である場合，どのようにして第二経路は膜侵襲複合体形成を進めることができるのか答えなさい．

2.6 穴埋め問題：血管内の赤血球が溶血することによって起こる発作性夜間ヘモグロビン尿症は赤血球が＿＿＿＿と＿＿＿＿の発現を失った結果起こる．これらの分子は補体系の＿＿＿＿経路の活性化による細胞融解の感受性を決定している．

CD59
古典的
レクチン
I 因子
C3b
DAF
第二
C1 インヒビター（C1INH）

2.7 対応問題：下記の補体制御分子とそれらを欠損することによって起こる疾患を正しく組み合わせなさい．

A. C1INH　　　　1. 非典型溶血性尿毒症候群
B. H 因子と I 因子　2. 遺伝性血管性浮腫
C. DAF　　　　　3. 発作性夜間ヘモグロビン尿症

2.8 多肢選択問題：クリオグロブリン血症や全身性エリテマトーデスのような疾患では補体の古典的経路の活性化によって，よく血中の C3 や C4 の低値が認められる．対照的に，デンスデポジット病や C3 糸球体腎炎などの疾患では第二経路の活性化による低 C3 がみられる．デンスデポジット病や C3 糸球体腎炎患者の C2 および C4 値はどうであると推察できるか．

A. 正常
B. 高値
C. 低値
D. 高 C4 と低 C3

2.9 正誤問題：ムチンは粘膜表面から分泌され，直接，殺菌活性を示す．

2.10 短答問題：髄膜炎菌や黄色ブドウ球菌はそれぞれ別の方法で補体の活性化を回避している．それぞれにどのような方法をとるのか説明しなさい．

2.11 正誤問題：好中球と腸管のパネート細胞は両方とも，ディフェンシンなどの抗菌ペプチドを刺激に応じてのみ産生する．

2.12 短答問題：C3 転換酵素による二つの生成物は何か．またこれらの生成物の形成の結果，微生物の除去を誘導する三つの下流の事象の名前を挙げよ．

2.13 正誤問題：CD21（CR1）は B 細胞に発現する補体レセプターで C3b の分解産物である C3dg と会合し，シグナル伝達を増大させるための共役分子として働き，より強い抗体応答を誘導する．

項ごとの参考文献

2-1 宿主内で増殖する多様な生物による感染症

Kauffmann, S.H.E., Sher, A., and Ahmed, R.: *Immunology of Infectious Diseases*. Washington, DC: ASM Press, 2002.

Mandell, G.L., Bennett, J.E., and Dolin, R. (eds): *Principles and Practice of Infectious Diseases*, 4th ed. New York: Churchill Livingstone, 1995.

2-2 体表を覆う上皮は感染に抵抗する最初のバリアとして働く

Gallo, R.L., and Hooper, L.V.: **Epithelial antimicrobial defense of the skin and intestine.** *Nat. Rev. Immunol.* 2012, **12**:503–516.

2-3 病原体は感染を成立させるために宿主の自然免疫系を制さなくてはならない

Gorbach, S.L., Bartlett, J.G., and Blacklow, N.R. (eds): *Infectious Diseases*, 3rd ed. Philadelphia: Lippincott Williams & Wilkins, 2003.

Hornef, M.W., Wick, M.J., Rhen, M., and Normark, S.: **Bacterial strategies for overcoming host innate and adaptive immune responses.** *Nat. Immunol.* 2002, **3**:1033–1040.

2-4 上皮細胞や貪食細胞は複数種類の抗菌蛋白質を生産する

Cash, H.L., Whitham, C.V., Behrendt, C.L., and Hooper, L.H.: **Symbiotic bacteria direct expression of an intestinal bactericidal lectin.** *Science* 2006, **313**:1126–1130.

De Smet, K., and Contreras, R.: **Human antimicrobial peptides: defensins, cathelicidins and histatins.** *Biotechnol. Lett.* 2005, **27**:1337–1347.

Ganz, T.: **Defensins: antimicrobial peptides of innate immunity.** *Nat. Rev. Immunol.* 2003, **3**:710–720.

Mukherjee, S., Zheng, H., Derebe, M.G., Callenberg, K.M., Partch, C.L., Rollins, D., Propheter, D.C., Rizo, J., Grabe, M., Jiang, Q.X., and Hooper, L.V.: **Antibacterial membrane attack by a pore-forming intestinal C-type lectin.** *Nature* 2014, **505**:103–107.

Zanetti, M.: **The role of cathelicidins in the innate host defense of mammals.** *Curr. Issues Mol. Biol.* 2005, **7**:179–196.

2−5 補体系は病原体表面の特徴を認識し，C3bで表面を覆うことで分解する目印とする

Gros, P., Milder, F.J., and Janssen, B.J.: **Complement driven by conformational changes.** *Nat. Rev. Immunol.* 2008, **8**:48–58.

Janssen, B.J., Christodoulidou, A., McCarthy, A., Lambris, J.D., and Gros, P.: **Structure of C3b reveals conformational changes that underlie complement activity.** *Nature* 2006, **444**:213–216.

Janssen, B.J., Huizinga, E.G., Raaijmakers, H.C., Roos, A., Daha, M.R., Nilsson-Ekdahl, K., Nilsson, B., and Gros, P.: **Structures of complement component C3 provide insights into the function and evolution of immunity.** *Nature* 2005, **437**:505–511.

2−6 レクチン経路は微生物表面を認識する可溶性のレセプターを使って補体経路を活性化している

Bohlson, S.S., Fraser, D.A., and Tenner, A.J.: **Complement proteins C1q and MBL are pattern recognition molecules that signal immediate and long-term protective immune functions.** *Mol. Immunol.* 2007, **44**:33–43.

Fujita, T.: **Evolution of the lectin-complement pathway and its role in innate immunity.** *Nat. Rev. Immunol.* 2002, **2**:346–353.

Gál, P., Harmat, V., Kocsis, A., Bián, T., Barna, L., Ambrus, G., Végh, B., Balczer, J., Sim, R.B., Náray-Szabó, G., et al: **A true autoactivating enzyme. Structural insight into mannose-binding lectin-associated serine protease-2 activations.** *J. Biol. Chem.* 2005, **280**:33435–33444.

Héja, D., Kocsis, A., Dobó, J., Szilágyi, K., Szász, R., Závodszky, P., Pál, G., Gál, P.: **Revised mechanism of complement lectin-pathway activation revealing the role of serine protease MASP-1 as the exclusive activator of MASP-2.** *Proc. Natl Acad. Sci. USA* 2012, **109**:10498–10503.

Wright, J.R.: **Immunoregulatory functions of surfactant proteins.** *Nat. Rev. Immunol.* 2005, **5**:58–68.

2−7 C1複合体の活性化によって開始される古典的経路はレクチン経路のホモログである

McGrath, F.D., Brouwer, M.C., Arlaud, G.J., Daha, M.R., Hack, C.E., and Roos, A.: **Evidence that complement protein C1q interacts with C-reactive protein through its globular head region.** *J. Immunol.* 2006, **176**:2950–2957.

2−8 補体の活性化は活性誘導された表面にほぼ限定される

Cicardi, M., Bergamaschini, L., Cugno, M., Beretta, A., Zingale, L.C., Colombo, M., and Agostoni, A.: **Pathogenetic and clinical aspects of C1 inhibitor deficiency.** *Immunobiology* 1998, **199**:366–376.

2−9 第二経路はC3b形成の増幅回路であり，病原体存在下でプロペルジンによって修飾を受ける

Fijen, C.A., van den Bogaard, R., Schipper, M., Mannens, M., Schlesinger, M., Nordin, F.G., Dankert, J., Daha, M.R., Sjoholm, A.G., Truedsson, L., et al.: **Properdin deficiency: molecular basis and disease association.** *Mol. Immunol.* 1999, **36**:863–867.

Kemper, C., and Hourcade, D.E.: **Properdin: new roles in pattern recognition and target clearance.** *Mol. Immunol.* 2008, **45**:4048–4056.

Spitzer, D., Mitchell, L.M., Atkinson, J.P., and Hourcade, D.E.: **Properdin can initiate complement activation by binding specific target surfaces and providing a platform for de novo convertase assembly.** *J. Immunol.* 2007, **179**:2600–2608.

Xu, Y., Narayana, S.V., and Volanakis, J.E.: **Structural biology of the alternative pathway convertase.** *Immunol. Rev.* 2001, **180**:123–135.

2−10 C3転換酵素の形成と安定性を制御する膜分子あるいは血漿蛋白質は補体活性化の範囲を決める

Golay, J., Zaffaroni, L., Vaccari, T., Lazzari, M., Borleri, G.M., Bernasconi, S., Tedesco, F., Rambaldi, A., and Introna, M.: **Biologic response of B lymphoma cells to anti-CD20 monoclonal antibody rituximab *in vitro*: CD55 and CD59 regulate complement-mediated cell lysis.** *Blood* 2000, **95**:3900–3908.

Spiller, O.B., Criado-Garcia, O., Rodriguez De Cordoba, S., and Morgan, B.P.: **Cytokine-mediated up-regulation of CD55 and CD59 protects human hepatoma cells from complement attack.** *Clin. Exp. Immunol.* 2000, **121**:234–241.

Varsano, S., Frolkis, I., Rashkovsky, L., Ophir, D., and Fishelson, Z.: **Protection of human nasal respiratory epithelium from complement-mediated lysis by cell-membrane regulators of complement activation.** *Am. J. Respir. Cell Mol. Biol.* 1996, **15**:731–737.

2−11 補体は多細胞生物の進化の早い時期から存在する

Fujita, T.: **Evolution of the lectin-complement pathway and its role in innate immunity.** *Nat. Rev. Immunol.* 2002, **2**:346–353.

Zhang, H., Song, L., Li, C., Zhao, J., Wang, H., Gao, Q., and Xu, W.: **Molecular cloning and characterization of a thioester-containing protein from Zhikong scallop *Chlamys farreri*.** *Mol. Immunol.* 2007, **44**:3492–3500.

2−12 表面に会合したC3転換酵素は大量のC3bフラグメントを病原体表面に沈着させ，C5転換酵素を活性化する

Rawal, N., and Pangburn, M.K.: **Structure/function of C5 convertases of complement.** *Int. Immunopharmacol.* 2001, **1**:415–422.

2−13 貪食細胞による補体で標識された病原体の取り込みは補体成分に結合するレセプターによって媒介される

Gasque, P.: **Complement: a unique innate immune sensor for danger signals.** *Mol. Immunol.* 2004, **41**:1089–1098.

Helmy, K.Y., Katschke, K.J., Jr., Gorgani, N.N., Kljavin, N.M., Elliott, J.M., Diehl, L., Scales, S.J., Ghilardi, N., and van Lookeren Campagne, M.: **CRIg: a macrophage complement receptor required for phagocytosis of circulating pathogens.** *Cell* 2006, **124**:915–927.

2−14 補体成分の一部の小さなフラグメントは局所の炎症反応を惹起する

Barnum, S.R.: **C4a: an anaphylatoxin in name only.** *J. Innate Immun.* 2015, **7**:333-339.

Kohl, J.: **Anaphylatoxins and infectious and noninfectious inflammatory diseases.** *Mol. Immunol.* 2001, **38**:175–187.

Schraufstatter, I.U., Trieu, K., Sikora, L., Sriramarao, P., and DiScipio, R.: **Complement C3a and C5a induce different signal transduction cascades in endothelial cells.** *J. Immunol.* 2002, **169**:2102–2110.

2−15 最終的に補体成分は重合して細胞膜に孔を形成し特定の病原体を殺すことができる

Hadders, M.A., Beringer, D.X., and Gros, P.: **Structure of C8α-MACPF reveals mechanism of membrane attack in complement immune defense.** *Science* 2007, **317**:1552–1554.

Parker, C.L., and Sodetz, J.M.: **Role of the human C8 subunits in complement-mediated bacterial killing: evidence that C8γ is not essential.** *Mol. Immunol.* 2002, **39**:453–458.

Scibek, J.J., Plumb, M.E., and Sodetz, J.M.: **Binding of human complement C8 to C9: role of the N-terminal modules in the C8α subunit.** *Biochemistry* 2002, **41**:14546–14551.

2−16 補体制御分子は三つの経路すべてにおいて補体の活性化を制御し，補体による破壊効果から宿主を守っている

Ambati, J., Atkinson, J.P., and Gelfand, B.D.: **Immunology of age-related macular degeneration.** *Nat. Rev. Immunol.* 2013, **13**:438–451.

Atkinson, J.P., and Goodship, T.H.: **Complement factor H and the hemolytic uremic syndrome.** *J. Exp. Med.* 2007, **204**:1245–1248.

Jiang, H., Wagner, E., Zhang, H., and Frank, M.M.: **Complement 1 inhibitor** is a regulator of the alternative complement pathway. *J. Exp. Med.* 2001, **194**:1609–1616.

Miwa, T., Zhou, L., Hilliard, B., Molina, H., and Song, W.C.: **Crry, but not CD59 and DAF, is indispensable for murine erythrocyte protection in vivo from spontaneous complement attack.** *Blood* 2002, **99**:3707–3716.

Singhrao, S.K., Neal, J.W., Rushmere, N.K., Morgan, B.P., and Gasque, P.: **Spontaneous classical pathway activation and deficiency of membrane regulators render human neurons susceptible to complement lysis.** *Am. J. Pathol.* 2000, **157**:905–918.

Smith, G.P., and Smith, R.A.: **Membrane-targeted complement inhibitors.** *Mol. Immunol.* 2001, **38**:249–255.

Spencer, K.L., Hauser, M.A., Olson, L.M., Schmidt, S., Scott, W.K., Gallins, P., Agarwal, A., Postel, E.A., Pericak-Vance, M.A., and Haines, J.L.: **Protective effect of complement factor B and complement component 2 variants in age-related macular degeneration.** *Hum. Mol. Genet.* 2007, **16**:1986–1992.

Spencer, K.L., Olson, L.M., Anderson, B.M., Schnetz-Boutaud, N., Scott, W.K., Gallins, P., Agarwal, A., Postel, E.A., Pericak-Vance, M.A., and Haines, J.L.: **C3 R102G polymorphism increases risk of age-related macular degeneration.** *Hum. Mol. Genet.* 2008, **17**:1821–1824.

2–17　病原体は補体活性を抑制できる複数種類の蛋白質を産生する

Blom, A.M., Rytkonen, A., Vasquez, P., Lindahl, G., Dahlback, B., and Jonsson, A.B.: **A novel interaction between type IV pili of *Neisseria gonorrhoeae* and the human complement regulator C4B-binding protein.** *J. Immunol.* 2001, **166**:6764–6770.

Serruto, D., Rappuoli, R., Scarselli, M., Gros, P., and van Strijp, J.A.: **Molecular mechanisms of complement evasion: learning from staphylococci and meningococci.** *Nat. Rev. Microbiol.* 2010, **8**:393–399.

自然免疫の誘導性応答

3

第2章では，上皮のバリア機能，分泌型の抗菌物質，補体系など，身体を感染から守るため，微生物に出会うときわめて速やかに反応する自然免疫防御について紹介した．上皮バリアの直下に存在して，補体系によって破壊に向けた旗印を付けられた侵入微生物を貪食し，消化する準備を整えている貪食細胞についても紹介した．これらの貪食細胞は，感染局所に新たな貪食細胞や循環しているエフェクター分子を動員する炎症反応など，自然免疫応答の次なる局面を誘導する．本章では，貪食細胞がいかに微生物や微生物に起因する細胞傷害を認識するのか，いかにこれらの病原微生物を破壊するのか，いかにサイトカインやケモカインの産生を通じて炎症反応を誘導・制御するのかについて述べる．また，ウイルスや細胞内寄生病原体に対する自然免疫防御に貢献するナチュラルキラー natural killer（NK）細胞などのさまざまなタイプの自然免疫リンパ球 innate lymphoid cell（ILC）についても紹介する．感染が自然免疫により排除されない場合には，樹状細胞が適応免疫系を誘導し，免疫応答が完全に活性化されていく．

本章で学ぶこと

自然免疫系の細胞によるパターン認識
感染に対する誘導性自然免疫応答

自然免疫系の細胞によるパターン認識

適応免疫系による抗原認識機構については，古くから理解が進んでいる．一方，自然免疫系による微生物成分の認識機構は，1990年代後半になってようやく明らかになってきた．自然免疫による異物認識は，当初，比較的少数の**病原体関連分子パターン** pathogen-associated molecular pattern（**PAMP**）に限られているものと考えられていて，そのような認識機構は補体系の微生物細胞表面の認識（第2章参照）にその例をみることができる．しかし，この数年の間に，類似した分子構造を識別することのできる自然免疫系の認識レセプターが次々と同定されるに従い，自然免疫の異物認識機構は従来考えられていたよりも柔軟性をもっているものであることが明らかになってきている．

本章では最初に，病原微生物を認識し自然免疫応答を惹起するシグナルを伝達する細胞のレセプターについて述べる．多くの微生物に存在する通常の分子構造パターンは，われわれ宿主の細胞には存在していない．このような特徴（分子パターン）を認識するレセプターはマクロファージ，好中球や樹状細胞などに発現しており，これらは第2章で述べたフィコリンやヒスタチンなどの分泌分子と似ている．このような**パターン認識レセプター** pattern recognition receptor（**PRR**）は，適応免疫系における抗原レセプターとは特徴が異なっている（図3.1）．これに加えて，細胞の感染，傷害，ストレス，がん化などの変化を示唆する自己由来の宿主分子が誘導されて，自然免疫応答をこれらの分子に対して惹起する自然免疫の認識レセプターが存在していることが，新たに明らかになってきている．このような指標となる分子を**傷害関連分子パターン** damage-associated molecular pattern（**DAMP**）と呼んでいて，Toll様レセプター Toll-like receptor（TLR）などの病原微生物の認識にかかわるレセプターなどの分子によって認識される．

図3.1 自然免疫と適応免疫による異物認識機構の比較

自然免疫系は生殖細胞系にコードされたレセプターを用いるのに対し，適応免疫系はリンパ球分化の際に不完全な遺伝子分画から集められたユニークな特異性を有する抗原レセプターを用いる．適応免疫系の抗原レセプターは，個々のリンパ球およびその子孫リンパ球にクローンとして保存されている．自然免疫系のレセプターはクローン化されておらず，すべての細胞種に発現している．NK細胞は，数種のファミリーからなるNKレセプターをさまざまな組合せで発現しており，これによりNK細胞の異物認識に多様性が生まれる．NKレセプターはすべてのNK細胞に共通に発現しているわけではない．

レセプターの特徴	自然免疫	適応免疫
ゲノム上で受け継がれた特異性	あり	なし
ある特定の細胞にすべて発現される（マクロファージなど）	多様	なし
迅速な応答を引き起こす	あり	なし
広範囲の病原体を認識	あり	なし
特定タイプの幅広い分子構造と相互作用する	あり	なし
多くの遺伝子部分に分かれてコードされている	なし	あり
遺伝子再編成を必要とする	なし	あり
クローン性の分布	なし	あり
多様な分子構造を認識することができる	あり	あり

　自然免疫応答は，さまざまなタイプのレセプターによって供給された情報により制御されている．PRRは，細胞の局在や機能によって以下の四つの主要なグループに分けられる．第2章で述べたフィコリンやヒスタチンなどの血清中の遊離蛋白質レセプター，膜結合型の貪食レセプター，膜結合型のシグナル伝達レセプター，細胞質内のシグナル伝達レセプターである．貪食レセプターは，細胞が認識した微生物のファゴサイトーシスを促すシグナルを伝達する．走化性レセプターなどのさまざまなレセプターは，感染局所への細胞の誘導などを促す．一方，PRRやサイトカインレセプターなどは感染局所でのエフェクター分子の活性を制御する．

　ここでは，貪食レセプターや貪食細胞の細胞内殺菌能力を高めるシグナル伝達レセプターの認識機構についてまず述べる．続いて，自然免疫系による異物認識機構として最初に発見されたTLRという進化的に保存されている微生物認識機構と，最近発見された細胞質内の細菌細胞壁構成成分や，外来RNA，外来DNAなどを感知することにより細胞質内で微生物侵入を認識する機構について述べる．

3-1　多くの微生物は組織内に侵入後，貪食細胞によって認識され，貪食され，殺菌される

　微生物が上皮バリアを越えて侵入し，宿主の組織内で増殖を始めると，たいていの場合，組織に存在している貪食細胞により速やかに認識される．自然免疫系の主要な貪食細胞は，マクロファージ，単球，顆粒球，そして樹状細胞である．**マクロファージ**は，さまざまな正常組織に住み着いている主要な貪食細胞である．マクロファージは，胎児発生の際に組織に動員されてきた前駆細胞から分化し，生涯その場で自己複製することにより維持される．あるいは，マクロファージは，末梢血中を循環する**単球**より分化する．胎児のマクロファージ前駆細胞は，胎児肝臓，卵黄嚢，あるいは背部大動脈の近傍の胎児領域に存在する**大動脈・性腺・中腎領域** aorta–gonad–mesonephros（AGM）で発生する．マクロファージは，特に結合組織内に多く存在している．例えば，消化管の粘膜下層，気管の粘膜下層，肺胞周囲の間質組織，肺胞，肝臓の血管の周囲，あるいは寿命を迎えた赤血球を処理する脾臓などの結合組織である．マクロファージは存在する組織によって，異なる名前が付けられている．例えば，神経系組織では**ミクログリア**，

MOVIE 3.1

肝臓では**クッパー細胞**と呼ばれている．ミクログリアやクッパー細胞の自己複製は，マクロファージコロニー刺激因子 macrophage-colony stimulating factor (M–CSF) と同じサイトカインレセプターに作用するインターロイキン interleukin 34 (IL–34) と呼ばれるサイトカインに依存している．

感染や炎症が起こっている際には，マクロファージは全身循環より組織に侵入する単球からも分化する．マウスでもヒトでも，骨髄で発生し，全身の血液中を循環する単球は二つの集団に分類される．ヒトでは，90% の末梢血単球が，PRR（後述）の補助レセプターである CD14 を発現し，感染時に組織に侵入し炎症性マクロファージに分化する "古典的" 単球 "classical" monocyte である．マウスでは，古典的単球は Ly6C を細胞表面に高発現している．もう一方のより小規模の集団は，血流に乗って自由に循環するのではなく，血管内皮に沿って転がるように移動しており，"巡回" 単球 "patrolling" monocyte と呼ばれている．ヒトでは，巡回単球は CD14 と Fc レセプター（FcγRⅢ, 10–21 項参照）の一種である CD16 を発現していて，組織マクロファージに分化することなく，血管内皮の損傷を巡視している．マウスでは巡回単球は，Ly6C の発現が低い．

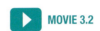
MOVIE 3.2

マクロファージに次いで多い貪食細胞が，**好中球**，**好酸球**，**好塩基球**などの顆粒球である．顆粒球の中では，好中球が最も貪食能が高く，感染病原体に対して最も速やかに自然免疫応答を起こす細胞である．好中球は，核が分葉していることから多形核白血球 polymorphonuclear leukocyte (PMN) とも呼ばれ，健常組織には存在せず，血液中に存在する短命の細胞である．マクロファージと好中球は，適応免疫系の助けを借りることなく多くの病原微生物を認識し，貪食し，消化することができ，自然免疫系においてきわめて重要な役割を担っている．侵入してくる病原微生物を除去する貪食細胞は，脊椎動物だけでなく無脊椎動物にも存在しており，進化的にもよく保存された免疫系である．

3 番目に紹介すべき貪食細胞が，リンパ組織や末梢組織に存在している未熟樹状細胞である．樹状細胞は，機能的に**古典的樹状細胞** conventional (or classical) dendritic cell（**cDC**）と**形質細胞様樹状細胞** plasmacytoid dendritic cell（**pDC**）の 2 種類のサブセットがある．両樹状細胞とも骨髄で骨髄球系の前駆細胞より発生し，血液から全身の組織やリンパ組織に移動する．樹状細胞も微生物を貪食し消化するが，マクロファージや好中球と異なり，その主要な機能は，感染の最前線で微生物を大規模に直接殺菌することではない．cDC の主要な機能は，消化した微生物から T 細胞を活性化することのできるペプチド抗原を作り出し，適応免疫系を誘導することである．cDC は，感染に際し微生物を認識し，サイトカインを産生することにより，T 細胞以外の免疫細胞も活性化させる．このように，cDC は自然免疫系と適応免疫系を橋渡しする細胞と考えられている．pDC は，Ⅰ型インターフェロン（抗ウイルス性インターフェロン）を産生する主要な細胞であり，自然免疫系の一翼を担っている．詳細は後述する．

ほとんどの微生物は，皮膚や消化器，呼吸器，泌尿生殖器などの粘膜組織から侵入するため，皮下組織や粘膜下組織に存在するマクロファージは，病原体に最初に出会う免疫細胞である．その後すぐに，感染局所に多数の好中球が動員される．マクロファージと好中球は，宿主と微生物の細胞表面上の分子を識別できるレセプターにより微生物を認識する．マクロファージと好中球は，ともに貪食能をもつが，自然免疫系においては異なる機能を有している．

ファゴサイトーシスの過程は，マクロファージ，好中球，樹状細胞の細胞表面上の貪食レセプターが微生物表面と相互作用することにより始まる．結合した微生物は，まず貪食細胞の細胞膜により覆われ，**ファゴソーム** phagosome と呼ばれる小胞の膜内に取り込まれる．ファゴソームは，ライソソーム lysosome と融合し，**ファゴライソソーム**

phagolysosome が形成され，ライソームの内容物が放出される．ファゴライソーム内は酸性状態になるとともに，抗菌ペプチドが獲得され，さらに活性酸素や一酸化窒素を産生する酵素反応が進み，貪食した微生物が殺菌される（図 3.2）．好中球は細胞内での殺菌に特化した細胞で，**一次顆粒** primary granule と**二次顆粒** secondary granule の 2 種類の顆粒胞を有している（2-4 項参照）．これらの顆粒胞はファゴソームと融合し，微生物を攻撃するさまざまな酵素や抗菌ペプチドを放出する．微生物などの外来因子を取り込み分解するもう一つの経路が，**レセプター依存性エンドサイトーシス** receptor-mediated endocytosis である．これは，貪食細胞に限らずすべての細胞が有している機能である．樹状細胞などの細胞は，大量の細胞外液や物質を取り込む**マクロピノサイトーシス** macropinocytosis と呼ばれる非特異的な微生物取り込み機構も有している．

マクロファージと好中球は，ファゴサイトーシスと細胞内殺菌を誘導する細胞表面レセプターを常に発現している．それに加えて，C 型レクチンファミリーに属する貪食レセプターは，サイトカイン産生も促す（図 3.2）．例えば，デクチン-1 Dectin-1 はマクロファージや好中球に強く発現していて，真菌の細胞壁の共通の構成成分である β-1, 3-グルカン（グルコースのポリマー）を認識する．樹状細胞も他の C 型レクチンファミリーに属する貪食レセプターとともにデクチン-1 を発現しており，これについては第 9 章で抗原処理と抗原提示のための病原体の取り込みのところで述べる．同じ C 型レクチンファミリーに属する**マンノースレセプター** mannose receptor（MR）はマクロファージや樹状細胞に発現し，真菌，細菌，ウイルスに存在するさまざまな分子に付加された糖鎖マンノースを認識する．MR は従来病原体に対する抵抗性に関与するものと考えられていた．しかし，MR 欠損マウスを用いた解析からこの考えは否定された．現在，MR は炎症時に細胞外で濃度が高くなるマンノース糖鎖の修飾を受けた β-グルコニダーゼやライソームの水解酵素など，宿主の糖蛋白質の除去にかかわっていることが示唆されている．

次に紹介するマクロファージ上の貪食レセプターは，陰イオンポリマーやアセチル化低密度リポ蛋白質を認識する**スカベンジャーレセプター** scavenger receptor である．スカベンジャーレセプターは構造上，少なくとも六つのサブファミリーを構成している．クラス A スカベンジャーレセプターはコラーゲンドメインの三量体からなる膜型蛋白質で，さまざまな細菌の細胞壁構成成分に会合し（特異的な認識機構は明らかになっていない），ファゴサイトーシスの誘導に関与する SR-AI, SR-AII, MARCO（macrophage receptor with a collagenous structure）などがその代表である（図 3.2）．クラス B スカベンジャーレセプターは高密度リポ蛋白質に結合し，その取り込みを促進する．その代表として，長鎖脂肪酸などのさまざまな分子に結合する CD36 がある．

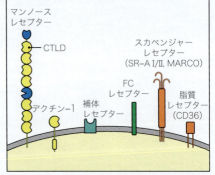

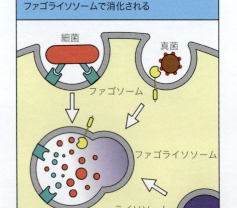

図 3.2 マクロファージはファゴサイトーシスにより微生物を取り込むレセプターを発現している

上段図：全身の組織に存在するマクロファージは，病原体に最初に出会い，反応する細胞である．マクロファージは，糖鎖や脂質などの病原体の細胞表面上のさまざまな分子に結合するレセプターを発現していて，結合した病原体のファゴサイトーシスを誘導する．中段図：デクチン-1 は C 型レクチン様ドメイン C-type lectin-like domain（CTLD）を有する C 型レクチンファミリーのメンバーである．レクチンは一般的に糖鎖認識ドメイン carbohydrate recognition domain（CRD）を有している．マクロファージのマンノースレセプターは，N 末端のシステインに富んだ領域，フィブロネクチン様ドメインと CTLD を有する．コラーゲン様ドメインを有する MARCO などのクラス A スカベンジャーレセプターは三量体を形成する．CD36 は，脂質を認識し取り込むクラス B スカベンジャーレセプターである．さまざまな補体レセプターは，補体が結合した微生物を認識し取り込む．下段図：レセプターと結合した貪食された微生物はファゴソームに運ばれる．ファゴソームは，ライソームと融合し酸性のファゴライソームを形成し，取り込んだ微生物をライソームの酵素などで消化する．

マクロファージと好中球のファゴサイトーシスに深くかかわるその他のレセプターとして，補体レセプターやFcレセプターがある（第1章，第2章参照）．これらのレセプターは，補体に覆われたり抗体が結合したりした微生物（オプソニン化された微生物）と結合し，ファゴサイトーシスを促進する．

3-2 貪食細胞上のG蛋白質共役レセプターは微生物認識と細胞内殺菌の効率上昇とをつないでいる

マクロファージや好中球による微生物のファゴサイトーシスは貪食細胞内での微生物の殺菌につながっていく．マクロファージや好中球は，上述の貪食レセプターばかりでなく，殺菌を誘導するシグナルを伝達するレセプターも発現している．これらのレセプターは，進化的に古くから保存されている7回膜貫通型の**G蛋白質共役レセプター**G-protein-coupled receptor（**GPCR**）のファミリーである．このファミリーメンバーは，補体成分C5a（2-14項参照）などのアナフィラトキシンや，感染局所に貪食細胞を誘導し炎症を促進するケモカインへの反応を制御するなど，免疫機能に重要なレセプターである．

MOVIE 3.3

fMet–Leu–Phe（fMLF）レセプターは，細菌のポリペプチドの特有な構造を認識することにより細菌を認識するGPCRである．細菌の蛋白質合成は，真核生物には存在せず，原核生物に存在するアミノ酸，N-ホルミルメチオニン N-formylmethionine（fMet）残基から開始される．fMLFレセプターは，他のペプチドモチーフにも結合するものの，ホルミルメチオニン・ロイシン・フェニルアラニン formylmethionyl-leucyl phenylalanine のトリペプチドに強く結合することにちなんで名付けられた．細菌のペプチドがfMLFレセプターに結合すると，リガンド（細菌のペプチド）が高濃度存在する部位に向かって細胞を移動させる細胞内シグナルが活性化される．fMLFレセプターを介した細胞内シグナルは，ファゴライソソーム内で殺菌効果の高い**活性酸素種** reactive oxygen species（**ROS**）も誘導する．C5aレセプターは，通常細菌の存在下で補体の古典的経路あるいはレクチン経路が活性化された際に産出されるC5の小断片（C5a）を認識し（2-14項参照），fMLFレセプターと似た細胞内シグナルを活性化する．このように，これらのレセプターの活性化は，単球や好中球を感染局所に導き，殺菌活性を高める．これらのレセプターは細菌に特有の産物を直接認識したり，細菌の存在を示唆するC5aなどのメッセンジャーにより活性化される．

G蛋白質共役レセプターは，**G蛋白質** G protein と呼ばれる細胞内のGTP結合蛋白質を活性化することにちなんで名付けられた．G蛋白質は，Rasに代表される「低分子量」GTPaseファミリーと識別するため，**三量体G蛋白質** heterotrimeric G protein とも呼ばれる．三量体G蛋白質は，Gα，Gβ，Gγの三つのサブユニットから構成され，このうちGαサブユニットが低分子量GTPaseに似た構造をもっている（図3.3）．定常状態では，G蛋白質は活性化されておらず，レセプターとも会合していない．またGDPはαサブユニットに結合している．リガンドの結合がレセプターの立体構造変化を誘導し，G蛋白質と結合する．その結果GDPがG蛋白質から遊離し，GTPと置換される．活性化されたG蛋白質は，GαサブユニットおよびGβとGγサブユニットからなる複合体から解離する．Gαサブユニットおよび Gβ/Gγ 複合体は，それぞれシグナル伝達を増強する細胞内シグナル分子と相互作用する．G蛋白質は，セカンドメッセンジャーであるサイクリックAMP（cAMP）を作り出すアデニル酸シクラーゼ adenylate cyclase，セカンドメッセンジャーであるイノシトール三リン酸 inositol 1,3,5-triphosphate（IP_3）を産生し遊離 Ca^{2+} を放出するホスホリパーゼC phospholipase C など，さまざまな下流の標的酵素を活性化する．

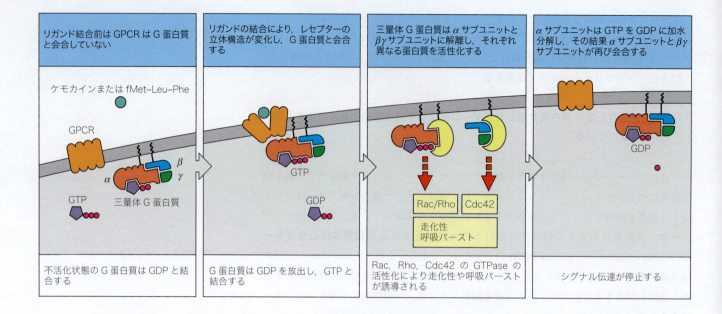

図3.3　G蛋白質共役レセプターは細胞内の三量体G蛋白質と会合しシグナルを伝達する

第1図：fMet-Leu-Phe（fMLF）レセプターやケモカインレセプターなどのG蛋白質共役レセプター（GPCR）は，三量体G蛋白質として知られているGTP結合蛋白質を介してシグナルを伝達する．不活性化状態では，Gαサブユニットは，GDPと結合するとともに，Gβ/Gγサブユニットとも結合している．第2図：リガンドのレセプターへの結合により，レセプターの立体構造が変化し，レセプターがG蛋白質と相互作用する．その結果，αサブユニットからGDPが遊離し，代わってGTPが結合する．第3図：GTPの結合により，αサブユニットとβγサブユニットが解離し，αサブユニットとβγサブユニットそれぞれが細胞膜の内側で他の蛋白質を活性化する．マクロファージや好中球のfMLFレセプターシグナルの場合には，活性化G蛋白質のαサブユニットは，RacやRhoなどのGTPaseを間接的に活性化する．一方，βγサブユニットは，Cdc42などのGTPaseを間接的に活性化する．その結果，NADPHオキシダーゼの集合体形成を促し，呼吸バーストrespiratory burstを誘導する．ケモカインレセプターのシグナルも同様に伝達され，細胞走化性が亢進する．第4図：活性化反応は，αサブユニットのGTPase活性によりGTPがGDPに加水分解されるに伴い停止し，αサブユニットとβγサブユニットが再び会合する．αサブユニットによるGTP加水分解反応は比較的遅く反応が進む．そして，そのシグナル伝達経路は，GTP加水分解を促進する他のGTPase活性化蛋白質により制御されている．

fMLFレセプターやC5aレセプターを介した細胞内シグナルは，**Rhoファミリー低分子量GTPase蛋白質** Rho family small GTPase proteinの活性化を介して細胞の運動性，代謝，遺伝子発現，細胞分裂などを制御する．活性化されたG蛋白質のαサブユニットは間接的にRacやRhoを活性化するのに対し，βγサブユニットは間接的に低分子量GTPase Cdc42を活性化する（図3.3）．これらのGTPaseの活性化はGTPaseに結合したGDPをGTPに変換する**グアニンヌクレオチド交換因子** guanine-nucleotide exchange factor（**GEF**）により制御されている（図7.4参照）．fMLFによって活性化されたG蛋白質は，Racを直接活性化するGEF蛋白質 PREX1（phosphatidylinositol 3,4,5-trisphosphate-dependent Rac exchanger 1 protein）を活性化する．他のレセプターによって制御されているVavファミリーのメンバー（7–19項参照）などの他のGEFもRacを活性化し，fMLFやC5aの活性と相乗効果を示す．

RacやRhoの活性化は，マクロファージや好中球が貪食した細菌の殺菌活性を高める．貪食後，マクロファージや好中球は貪食した細菌の殺菌能力を高める助けとなるさまざまな毒性因子を産生する（図3.4）．この中で最も重要な因子は，2–4項でも述べた抗菌ペプチド，一酸化窒素 nitric oxide（NO）などの活性窒素種，スーパーオキシドアニオン superoxide anion（O_2^-）や過酸化水素 hydrogen peroxide（H_2O_2）などのROSなどである．一酸化窒素は，fMLFなどのさまざまな刺激でその発現が誘導される一酸化窒素合成酵素 nitric oxide synthaseの誘導型NOS2 inducible NOS2（iNOS2）により産生される．

fMLFレセプターやC5aレセプターの活性化はROSの産生に直接かかわっている．スーパーオキシド superoxide は**貪食細胞オキシダーゼ** phagocyte oxidaseとも呼ばれている膜型 **NADPHオキシダーゼ** NADPH oxidaseの多量体により産生される．定常状態の貪食細胞では，この酵素は多量体となっておらず不活性状態である．サブユニットの一つである（p22とgp91からなる）シトクロムb_{558}複合体 cytochrome b_{558} complexは，定常状態のマクロファージや好中球の細胞膜に存在しているが，ファゴライソソームが成熟するとライソソームの膜に存在するようになる．他の構成分子であるp40, p47やp67は細胞質内に存在している．貪食細胞が活性化されると，細胞質内の構成分子が膜型のシトクロムb_{558}複合体と会合し，ファゴライソソームの膜状で完全型のNADPHオキシダーゼとなる（図3.5）．fMLFレセプターとC5aレセプターは，

貪食細胞の抗菌機序		
作用様式	マクロファージ産物	好中球産物
酸性化	pH≈3.5〜4.0，静菌あるいは殺菌	
有毒酸素代謝物	スーパーオキシド O_2^-，過酸化水素 H_2O_2，一重項酸素 $^1O_2$・，ヒドロキシルラジカル・OH，次亜塩素酸塩 OCl^-	
有毒酸化窒素類	一酸化窒素 NO	
抗菌ペプチド	カテリシジン，マクロファージ，エラスターゼ由来ペプチド	α ディフェンシン（HNP1-4），β ディフェンシン HBD4，カテリシジン，アズロシジン，細菌透過性誘導蛋白質（BPI），ラクトフェリシン
酵素	リゾチーム：グラム陽性細菌の細胞壁を消化 酸性加水分解酵素（例：エラスターゼや他のプロテアーゼ）：貪食した微生物を消化	
拮抗因子		ラクトフェリン（鉄イオンを隔離），ビタミン B_{12} 結合蛋白質

図 3.4　微生物の貪食後に貪食細胞により産生・分泌される殺菌因子

ここに記載された因子のほとんどが微生物に直接の毒性をもっており，ファゴライソソームで直接作用することができる．これらは，細胞外領域にも分泌され，その際は宿主細胞にも毒性を有する．貪食細胞の他の産物は必須の栄養素を細胞外領域に隔離することにより，微生物による利用を防いで微生物の増殖を抑える．直接的な殺菌効果や静菌効果に加えて，ライソソームの酸性化はファゴソーム内の微生物を分解する酸性加水分解酵素 acid hydrolase を活性化する．

細胞質内の構成分子の膜への移動を促し活性型の NADPH オキシダーゼ複合体の形成を誘導する Rac の活性化にかかわっている．

　NADPH オキシダーゼ反応は，**呼吸バースト** respiratory burst として知られている細胞による酸素消費の一過性の増加につながる．NADPH オキシダーゼは，スーパーオキシドアニオンをファゴライソソーム内で作り出し，スーパーオキシドアニオンは**スーパーオキシドディスムターゼ** superoxide dismutase（**SOD**）により H_2O_2 に変換される．さらなる化学的，酵素的反応により，H_2O_2 からヒドロキシルラジカル hydroxyl radical（・OH），次亜塩素酸塩 hypochlorite（OCl^-），次亜臭素酸塩 hypobromite（OBr^-）などさまざまな毒性をもつ ROS が産生される．このようにして，細菌由来のポリペプチドや補体系による細菌の認識は，貪食レセプターにより貪食した細菌をマクロファージや好中球内で殺菌する．しかしながら，貪食細胞の活性化は，宿主細胞にとっても毒性をもつ加水分解酵素，細胞膜破壊性のペプチド，ROS などが細胞外領域に分泌されるため，組織破壊も誘導する．

　好中球は上述のように，感染に対する初動の防御細胞として，呼吸バーストを誘導する．しかしながら，好中球は組織に局在する細胞ではないため，循環血液中から感染局所へ誘導されてくる必要がある．好中球の唯一の役割は，微生物を貪食し殺菌することである．ある種の急性感染では，好中球はマクロファージよりも圧倒的に多く存在するものの，寿命は短く，微生物を貪食し一次顆粒や二次顆粒を使い果たすとすぐに死んでしまう．死んだあるいは死にゆく好中球は，膿瘍 abscess や肺炎球菌やブドウ球菌などの細胞外莢膜形成細菌の感染により形成される傷口の中にある膿 pus の主要な成分となる．このようなことから，これらの細胞外莢膜形成細菌は**膿形成細菌** pus-forming bacteria あるいは**化膿性細菌** pyogenic bacteria と呼ばれている．

　慢性肉芽腫症 chronic granulomatous disease（**CGD**）の患者は，遺伝的に NADPH オキシダーゼを欠失しており，呼吸バーストの特徴である毒性のある酸素種を作り出すことができず，貪食した細菌を殺菌することができない．最も典型的な CGD は，シトクロム b_{558} の gp91 サブユニットの遺伝子の不活性化変異による X 染色体遺伝性の疾患である．CGD 患者は一生を通じて易感染性を示すが，特に幼少期に細菌や真菌の感染に対する感受性がきわめて高くなる．常染色体劣性遺伝の NADPH オキシダーゼ欠損

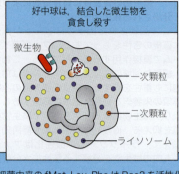
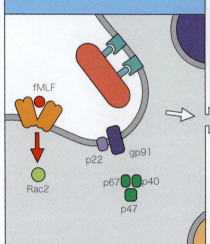
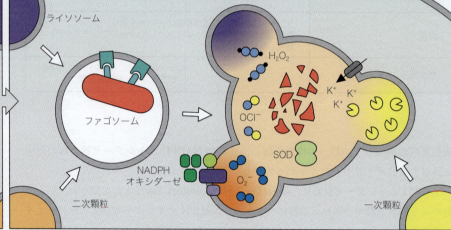

図 3.5　殺菌を誘導する呼吸バーストは貪食細胞の NADPH オキシダーゼの活性化による複合体形成で始まる

第 1 図：好中球は病原微生物の貪食・殺菌に特化した細胞で，一次顆粒，二次顆粒など，いくつかの細胞質内顆粒を含んでいる．これらの顆粒は，抗菌ペプチドや酵素などを含んでいる．第 2 図：定常状態の好中球では，NADPH オキシダーゼのシトクロム b_{558} のサブユニット（gp91 と p22）は細胞膜に局在している．他のオキシダーゼの構成分子（p40, p47 および p67）は細胞質内に局在している．fMLF レセプターや C5a レセプターなどの貪食レセプターを介した細胞内シグナルは，協調して Rac2 を活性化し，ライソソームを含むファゴソームと一次顆粒，二次顆粒の融合により形成されるファゴライソソームの膜上での活性化 NADPH オキシダーゼの複合体形成を促進する．第 3 図：活性化 NADPH オキシダーゼは FAD 共因子の電子を酸素に受け渡し，ファゴライソソームの内腔でスーパーオキシドイオン O_2^-（青色）や他の遊離酸素ラジカルを作り出す．カリウムや水素イオンが次にファゴライソソーム内に流入し，陰イオン化したスーパーオキシドを中和し，小胞内の酸性度を増加させる．酸性化促進は，カテプシン G やエラスターゼなどの顆粒内酵素（黄色）をプロテオグリカンのマトリックスから遊離させ，ライソソームのプロテアーゼを活性化させる．O_2^- はスーパーオキシドディスムターゼ（SOD）により，殺菌作用を有する過酸化水素（H_2O_2）に変化する．また，ヘムを含む酵素であるミエロペルオキシダーゼにより殺菌作用を有する次亜塩素酸塩（OCl^-）に変化したり，鉄イオン（Fe^{2+}）との化学反応によりヒドロキシルラジカル（・OH）に変化したりする．

MOVIE 3.4

は $p47^{phox}$ 遺伝子変異により起こるが，NADPH 活性は弱いものの残存するため，その病状は gp91 遺伝子変異に比べると強くない．

　好中球は，貪食した微生物の殺菌に加えて，細胞外寄生病原体に対して異なる殺菌メカニズムを発揮することが近年明らかになっている．感染時に活性化された好中球は，アポトーシスとは異なる特有の細胞死を起こし，核クロマチンが細胞外に放出され，**好中球細胞外トラップ** neutrophil extracellular trap（**NET**）と呼ばれる線維状のマトリックスが形成される（図 3.6）．NET は，好中球やマクロファージがより効率よく貪食するように微生物を捕捉する．NET 形成は ROS の産生を必要とするため，CGD 患者では NET 形成が減弱する．このことが細菌感受性が高まる理由と考えられている．

　マクロファージは，病原微生物に出会うと速やかに貪食し呼吸バーストを誘導する．この反応により感染の成立を防ぐことができる．19 世紀に**エリー・メチニコフ** Élie Metchnikoff は，マクロファージの自然免疫応答は宿主防御のすべてを担っていると信

じていた．実際，彼が研究していたヒトデなどの無脊椎動物は，感染抵抗性を自然免疫だけに頼っている．ヒトなどの脊椎動物では自然免疫だけに依存していることはないが，マクロファージによる自然免疫応答は，病原微生物が新たな宿主で感染を成立させる際に，これに対抗すべき最前線の防御システムとして作用している．

しかしながら，病原微生物はマクロファージや好中球による速やかな殺菌機能を回避するさまざまな方策を有している．例えば，細胞外寄生病原体は貪食レセプターによって認識されることのない多糖体の莢膜によって覆われている．この場合には，補体系が細菌表面の糖鎖を認識しC3bが細菌表面を覆い，補体レセプターを介したファゴサイトーシスを誘導する（第2章参照）．結核菌などの細菌は，酸性化やライソソームとの融合を防ぐことによりファゴソーム内で増殖することができる．このような回避機序がないと，病原微生物は，きわめて迅速な自然免疫応答をかいくぐり感染を成立させるために十分な数で，宿主の身体内に侵入することができない．

3-3　微生物認識と組織炎症は炎症反応を誘発する

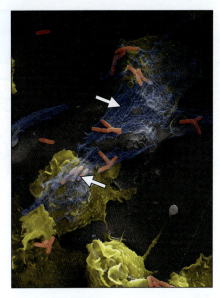

図3.6　**好中球細胞外トラップ（NET）は細菌や真菌を捕捉する**
フレクスナー赤痢菌（桿状の桃色）が感染したヒト好中球のこの走査電子顕微鏡写真は，NET（上の矢印で示した青色部分）を産生している．NETに捕捉された赤痢菌が認められる（下の矢印）．
（写真はArturo Zychlinskyの厚意による）

微生物と組織マクロファージの相互作用の結果，マクロファージは活性化され，**サイトカインやケモカイン**と呼ばれる小分子や化学伝達物質を分泌する．これらの分子により，組織での**炎症**状態が誘発され，単球や好中球が感染局所に動員され，血清蛋白質が組織内に滲出する．炎症反応は，通常感染や創傷誘発の数時間以内に誘導される．マクロファージは，マクロファージ上に発現している微生物成分を認識するレセプターと微生物成分との相互作用により活性化され，腫瘍壊死因子α（TNF-α）などの**炎症性pro-inflammatory サイトカイン**やケモカインを分泌する．サイトカインと病原微生物の相互作用については後述することにし，炎症の概観と炎症の宿主防御機構における役割についてまず述べる．

炎症は感染防御に三つの重要な役割を果たしている．まず感染局所にエフェクター分子や細胞を血液中より動員し，侵入した微生物の破壊を促進する．次に，局所の血液凝固を誘導し血流への感染の拡大を防ぐバリアを構築する．そして，損傷した組織の修復を促進する．

炎症反応は，感染局所における発赤，腫脹，熱感，疼痛で特徴付けられるが，これは図3.7に示すように，局所血管の四つの変化を反映している．第一に，血管の直径が大きくなり，局所の血流が増加する．これにより発赤，熱感が起こる．そして，特に微小血管の内壁に沿って，血流の速度が低下する．第二の変化が，血管内皮細胞の活性化で，循環している白血球の結合を促進する**接着分子** cell-adhesion molecule の発現が亢進する．血流速度の低下と接着分子により，**血管外移動** extravasation として知られている白血球の内皮細胞への接着と組織への侵入が誘導される．これらの変化すべてが活性化されたマクロファージや実質細胞から産生される炎症性サイトカインやケモカインにより引き起こされる．

炎症が始まった際に最初に動員される白血球が好中球である．続いて，**炎症性単球** inflammatory monocyte と呼ばれる単球が動員され（図3.8），さまざまな炎症性サイトカインを産生する．炎症性単球は，F4/80と呼ばれる接着型G蛋白質共役レセプター E1 adhesion GPCR E1 の発現がなくマクロファージと区別される．単球は，外環境から提供されるシグナルに依存して，組織で樹状細胞にも分化することができる．炎症の後半では，好酸球やリンパ球などの他の白血球が感染局所に入ってくる．

局所血管の第三の変化は，血管透過性の亢進である．血管内皮細胞は強固に接着しているにもかかわらず，血管壁間に空隙ができ，血管から液体や血漿蛋白質が出ていき，組織の局所に集まる．これにより，生体防御を助ける補体やマンノース結合レクチン

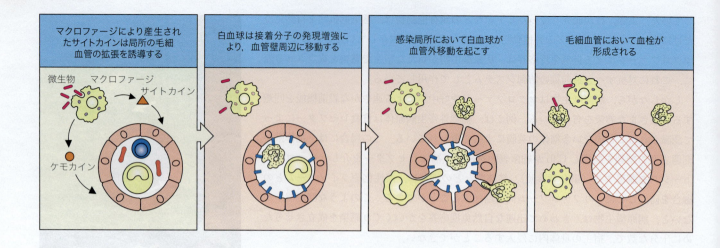

図 3.7　感染により，マクロファージはサイトカインやケモカインを分泌し，炎症を誘発する

感染局所で組織マクロファージが産生するサイトカインは局所の微小血管の直径を広げ，内皮細胞壁の変化を誘発する．この変化により，好中球や単球などの白血球の血管外への移動（滲出），感染局所への移動を誘導する．この移動を司るのが活性化マクロファージより産生されるケモカインである．血管もさらに透過性が亢進し，血漿蛋白質や液体が組織に滲出する．これらの変化により，感染局所で炎症の 4 主徴である発赤，腫脹，熱感，疼痛が誘導される．

(MBL) の集積に加えて，腫脹，あるいは**浮腫** edema と疼痛が発生する．炎症の結果，内皮細胞に起こる変化が**内皮活性化** endothelial activation である．第四の変化，すなわち感染局所の微小血管の血液凝固は，血流を介した感染の拡大を防いでいる．

これらの変化は，マクロファージ，そしてその後の好中球やその他の白血球による病原微生物の認識の結果放出されるさまざまな炎症性メディエーターにより誘導される．マクロファージや好中球は，細胞膜のリン酸化脂質を分解する酵素経路によりきわめて速やかに産生される**プロスタグランジン** prostaglandin，**ロイコトリエン** leukotriene，**血小板活性化因子** platelet-activating factor（**PAF**）などの炎症性脂質メディエーターを分泌する．続いて，病原微生物に反応したマクロファージや好中球がケモカインやサイトカインを産生分泌する．サイトカインの一つ，**腫瘍壊死因子α** tumor necrosis factor α（**TNF-α**，単純に **TNF** とも呼ばれる）は，例えば内皮細胞の強力な活性化因子である．TNF-α とそのレセプターについては 3-15 項で詳述する．

C5a は，貪食細胞の呼吸バーストを誘導したり，好中球や単球の走化性因子として作用するばかりでなく，血管透過性を亢進したり内皮細胞の接着分子の発現を誘導したりすることにより炎症を促進する．C5a は，ヒスタミンや TNF-α，カテリシジンなどの低分子炎症誘導分子を含む顆粒を放出する**マスト細胞** mast cell（1-4 項参照）も活性化する．

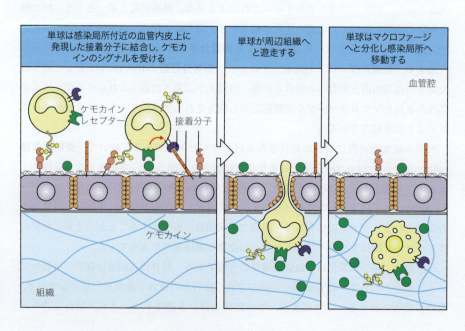

図 3.8　血液中を循環している単球は，感染し炎症を起こしている組織に動員される

血管内皮細胞に発現する接着分子は，単球を捕捉し，内皮への接着を促す．血管内皮に結合したケモカインは単球にシグナルを伝え内皮を越えて組織への移動を誘導する．炎症性単球に分化した単球は，炎症反応により産生されたケモカインの影響で感染局所への移動を続ける．血管を離れた単球は環境からのシグナルの影響を受けて樹状細胞にも分化することができる．

創傷が形成された際，血管の傷は速やかに二つの防御酵素カスケードを活性化する．その一つが，組織損傷により誘導され，血圧，血液凝固，疼痛を制御するポリペプチドを作り出す血漿プロテアーゼの**キニン系** kinin system である．ここでは詳述しないが，血管作動性のペプチド，**ブラジキニン** bradykinin は，血管透過性を亢進させ血漿蛋白質の組織損傷部位への動員を促進する．ブラジキニンは疼痛も誘導する．疼痛は不愉快なものであるが，問題が起こっていることを認識させ，身体の障害が起こっている部位の運動性を弱め，感染の拡大を防いでいる．

凝固系 coagulation system は，こちらも詳述はしないが，血管の損傷に伴い血液中で誘導されるもう一つのプロテアーゼカスケードである．凝固系の活性化は，血餅(フィブリン塊 fibrin clot)の形成を導き，出血による血液の減少を防ぐ．自然免疫においては，血餅は病原微生物をその場に留まらせ血流への侵入を防ぐ働きをしている．キニン系と凝固系は活性化された内皮細胞によっても誘導され，創傷や組織損傷がなくても，病原微生物に対する炎症反応において重要な役割を担っている．このように，微生物が組織に侵入して数分後には，炎症反応が誘発され，感染を制御する蛋白質や細胞が流入してくる．血液凝固は，血餅を形成することで生理的バリアを構築し，感染の拡大を防ぐ．組織損傷は，身体外傷，虚血，代謝疾患，あるいは自己免疫疾患など，感染のない場合でも起こりうる．このような**非感染性傷害** sterile injury では，キニン系，凝固系の活性化だけでなく，好中球の動員など，感染に伴う変化の多くが誘導される．

3-4 Toll様レセプターは進化的に保存された病原体認識システムである

1-5項では，病原体関連分子パターン(PAMP)を認識するパターン認識レセプター(PRR)について紹介した．マクロファージによるサイトカインやケモカインの産生は，さまざまな病原体構成成分により惹起された PRR 細胞内シグナル伝達の結果，誘導されている．PRR の存在は，自然免疫系の病原体認識機構が解明される以前から，抗原に対する免疫応答の惹起にはアジュバントが必要なことから**チャールズ・ジェンウェイ・ジュニア** Charles Janeway Jr. によって提唱されていた．**ジュール・ホフマン** Jules Hoffmann がその存在の最初の例を発見し，2011年のノーベル生理学・医学賞を受賞した．レセプター蛋白質である **Toll** は，ショウジョウバエ *Drosophila melanogaster* の胚の背腹軸形成に必要な遺伝子として同定されていた．1996年にホフマンが，成虫のショウジョウバエでは，Toll シグナル伝達経路がドロソマイシン *drosomycin* などの抗菌ペプチドなど生体防御にかかわる遺伝子を誘導し，実際にグラム陽性細菌や真菌に対する生体防御に必須であることを発見した．

ショウジョウバエ Toll やそのシグナル分子の変異により，抗菌ペプチドの産生が低下し，ショウジョウバエが真菌感染に高感受性になる(図 3.9)．その後，Toll のホモログである **Toll様レセプター** Toll-like receptor (**TLR**) が哺乳類を始めとした動物でも発見され，これらがウイルス，細菌，真菌感染に対する抵抗性に関与していることが示された．植物では，TLR のリガンド結合領域と相同性の高いドメインを有する蛋白質が抗菌ペプチドの産生を司っていることが示され，この蛋白質のドメインが生体防御に進化的に古くからかかわることが示された．

3-5 哺乳類のToll様レセプターは病原体関連分子パターンにより活性化される

ヒトでは10の，マウスでは12の *TLR* 遺伝子が存在している．それぞれの TLR は，基本的に健康な哺乳類の細胞に発現していない微生物に特有の分子パターンを認識する．従来，**病原体関連分子パターン** pathogen-associated molecular pattern (**PAMP**)

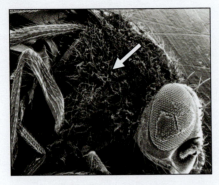

図 3.9 Toll はショウジョウバエにおいて抗真菌反応に必須である
Toll レセプターを欠損するショウジョウバエは，野生種に比べて真菌感染に非常に高感受性である．この写真は，Toll 欠損ハエで，通常弱病原性のアスペルギルス・フミガーツスの菌糸が異常に増殖している様子を示している．
（写真は J.A. Hoffmann の厚意による）

 MOVIE 3.5

と呼ばれているが，これらの分子は病原性，非病原性の微生物に共通の構成成分であるため，微生物関連分子パターン microbe-associated molecular pattern（MAMP）とも呼ばれている．哺乳類の TLR は，グラム陰性細菌，グラム陽性細菌，真菌，ウイルスに特有の構造を認識する．その中で，グラム陽性細菌の細胞壁の**リポタイコ酸** lipoteichoic acid やグラム陰性細菌の細胞外膜を構成する**リポ多糖** lipopolysaccharide（**LPS**）（図 2.9 参照）は特に自然免疫系による細菌認識に重要で，TLR によって認識される．他の微生物構成成分も繰り返し構造を有している．細菌の鞭毛は，**フラジェリン** flagellin のポリマーにより構成され，細菌の DNA は**非メチル化 CpG ジヌクレオチド** unmethylated CpG dinucleotide（哺乳類の DNA は多くがメチル化されている）の繰り返し配列が多くみられる．多くのウイルス感染では，二本鎖 RNA 中間産物がウイルスの複製サイクルの中で作り出され，ウイルス RNA には正常の宿主 RNA と異なる構造がみられる．

哺乳類の TLR とその微生物のリガンドを図 3.10 に示す．TLR 遺伝子は比較的少数しか存在しないため，TLR は適応免疫系の抗原レセプターに比べると特異性が低い．しかし，TLR はほとんどの病原微生物が有する構造を認識し，マクロファージ，樹状細胞，B 細胞，ストローマ細胞，上皮細胞など多くの細胞に発現し，多くの組織で生体防御反応を誘導することができる．

TLR は膜貫通型の微生物の認識レセプターである．いくつかの哺乳類の TLR はショウジョウバエの Toll と同様，細胞表面に発現している．しかし，エンドソームの膜など細胞内に発現する TLR もあり，これらはファゴサイトーシス phagocytosis，レセプター依存性エンドサイトーシス receptor-mediated endocytosis，マクロピノサイトーシス macropinocytosis により，細胞内に取り込んだ微生物やその構成成分を認識する（図 3.11）．TLR は，1 回膜貫通型の蛋白質で，細胞外に 18〜25 回の**ロイシン・リッチ・リピート** leucine-rich repeat（**LRR**）の繰り返し配列が存在する．TLR のそれぞれの LRR は，20〜25 程度のアミノ酸から構成され，リガンドの結合に適合する馬蹄形の立体構造を形成して，外側（凸部分）あるいは内側（凹部分）でリガンドと結合する．哺乳類の TLR を介したシグナル伝達は，リガンドが結合し，二量体となることをきっかけにして開始される．すべての TLR は，細胞質内に **Toll-IL-1 レセプター（TIR）ドメイン** Toll-IL-1 receptor (TIR) domain をもっていて，ここを介して他のシグナル伝達分子の TIR ドメインと相互作用する．TIR ドメインは**インターロイキン 1β** interleukin-1β（**IL-1β**）の細胞質内領域にも存在する．哺乳類の TLR が発見されてしばらくの間は，TLR が微生物構成成分と直接接触するのか，間接的に微生物の存在を感知するのかが定かでなかった．例えば，ショウジョウバエ Toll は，微生物成分を直接認識せず，切断された自己の蛋白質，シュペッツレ Spätzle に結合する．ショウジョウバエではほかに直接微生物を認識する分子があり，その分子がシュペッツレを切断する蛋白質分解経路を活性化する．この意味では，Toll は古典的なパターン認識レセプターではない．しかしながら，リガンドが結合した哺乳類 TLR 二量体の X 線立体構造解析により，少なくともいくつかの TLR は微生物リガンドと直接会合することが示されている．

哺乳類の **TLR-1，TLR-2，TLR-6** は，リポタイコ酸，**ジアシル** diacyl，**トリアシル** triacyl **リポ蛋白質** lipoprotein など，さまざまなリガンドにより活性化される細胞表面レセプターである．これらはマクロファージ，樹状細胞，好酸球，好塩基球，マスト細胞に発現している．リガンドの結合は，TLR-2 と TLR-1 あるいは TLR-2 と TLR-6 のヘテロ二量体形成を促す．合成したトリアシルリポペプチドが結合した TLR-1 と TLR-2 の X 線立体構造解析により，二量体の形成が誘導される機序の詳細が示されている（図 3.12）．3 本のアシル基（脂質鎖）のうちの 2 本は TLR-2 の凸側表面に結合し，

哺乳類の TLR による自然免疫認識		
TLR	リガンド	血球系細胞分布
TLR-1・TLR-2 ヘテロ二量体	リポマンナン（結核菌） リポ蛋白質（ジアシルリポペプチド，トリアシルリポペプチド） リポタイコ酸（グラム陽性細菌） 細胞壁 β グルカン（細菌および真菌） ザイモザン（真菌）	単球，樹状細胞，マスト細胞，好酸球，好塩基球
TLR-2・TLR-6 ヘテロ二量体		
TLR-3	二本鎖 RNA（ウイルス），ポリ（I,C）	マクロファージ，樹状細胞，小腸上皮
TLR-4（および，MD-2 と CD14）	LPS（グラム陰性細菌） リポタイコ酸（グラム陽性細菌）	マクロファージ，樹状細胞，マスト細胞，好酸球
TLR-5	フラジェリン（細菌）	小腸上皮，マクロファージ，樹状細胞
TLR-7	一本鎖 RNA（ウイルス）	形質細胞様樹状細胞，マクロファージ，好酸球，B 細胞
TLR-8	一本鎖 RNA（ウイルス）	マクロファージ，好中球
TLR-9	非メチル化 CpG DNA（細菌，ヘルペスウイルス）	形質細胞様樹状細胞，好酸球，B 細胞，好塩基球
TLR-10（ヒトのみ）	未知	形質細胞様樹状細胞，好酸球，B 細胞，好塩基球
TLR-11（マウスのみ）	プロフィリンおよびプロフィリン様蛋白質（トキソプラズマ，尿路感染細菌）	マクロファージ，樹状細胞（肝臓，腎臓，膀胱も）
TLR-12（マウスのみ）	プロフィリン（トキソプラズマ）	マクロファージ，樹状細胞（肝臓，腎臓，膀胱も）
TLR-13（マウスのみ）	一本鎖 RNA（細菌リボソーム RNA）	マクロファージ，樹状細胞

図 3.10　**TLR による自然免疫認識**
ヒトやマウスの TLR は，それぞれ微生物の分子パターンを直接結合することにより特異的に認識する．他の TLR とヘテロ二量体を形成する TLR も存在する（例：TLR-1・TLR-2, TLR-6・TLR-2）．LPS：リポ多糖．

3 本目のアシル基は TLR-1 の凸側表面に結合する．二量体の形成により，両 TLR の細胞質内 TIR ドメインが接近し，シグナル伝達が誘発される．ジアシルリポペプチドによる TLR-2 と TLR-6 の二量体形成の際にも，同じような相互作用が起こると考えられ

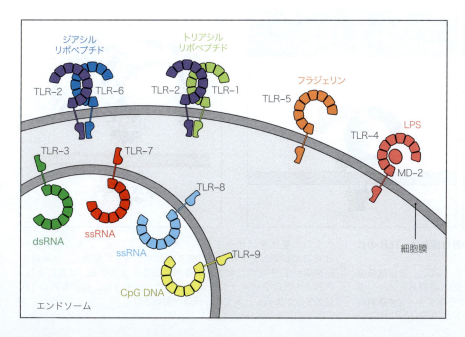

図 3.11　**哺乳類 TLR の細胞内局在**
TLR は膜貫通型蛋白質で，その細胞外領域に 18〜25 回繰り返すロイシン・リッチ・リピート（LRR）を有する．この図では，簡略化のために九つの LRR しか示していない．樹状細胞，マクロファージなどの細胞表面上に局在する TLR は細胞外の病原体関連分子パターンを認識する．TLR は二量体で作用する．ヘテロ二量体を形成する TLR だけを二量体で示していて，他のものはすべてホモ二量体で作用する．エンドソーム膜など細胞内に局在する TLR は，微生物が破壊された際に初めて露出する DNA などの微生物構成成分を認識する．ジアシル，トリアシルリポ蛋白質は，それぞれ TLR-6・TLR-2, TLR-1・TLR-2 のヘテロ二量体により認識されるが，これらはグラム陽性細菌のリポタイコ酸およびグラム陰性細菌のリポ蛋白質に由来する．

ている．長鎖脂肪酸に結合するスカベンジャーレセプターの CD36 と β グルカン β-glucan に結合するデクチン–1 Dectin-1（3-1 項）は，リガンドの認識に際し，TLR-2 と共同する．

　TLR-5 はマクロファージ，樹状細胞，腸管上皮細胞に発現しており，細菌の鞭毛を構成するフラジェリン flagellin を認識する．TLR-5 は鞭毛線維の集合体に埋もれているフラジェリンの共通保存構造を認識する．すなわち，TLR-5 は，細胞外領域で有鞭毛菌が破壊されて作り出されたフラジェリン単体を認識し活性化される．ヒトではないが，マウスでは，TLR-5 と同様に蛋白質成分を認識する **TLR-11**，**TLR-12** が発現している．TLR-11 はマクロファージと樹状細胞，あるいは肝臓，腎臓，膀胱の上皮細胞に発現している．

　TLR-12 もマクロファージや樹状細胞に発現していて，TLR-11 よりも広範囲の血液系細胞に発現している．しかし，TLR-11 と異なり上皮細胞には発現していない．TLR-11 欠損マウスは，尿路病原性の大腸菌による尿路感染症に対する感受性が高い．しかしながら，TLR-11 の細菌由来のリガンドはまだ同定されていない．TLR-11 と TLR-12 は，トキソプラズマ原虫や熱帯熱マラリア原虫などの原虫の認識に重複した機能をもっている．TLR-11 と TLR-12 は，原虫のプロフィリンにのみ存在する蛋白質領域に結合するが，哺乳類のアクチン結合蛋白質，プロフィリンには結合しない．TLR-11 と TLR-12 は，トキソプラズマのプロフィリンによるマクロファージや古典的樹状細胞の活性化に必要であるが，TLR-12 の方がより重要な機能をもっている．TLR-11 遺伝子欠損マウスは，トキソプラズマ原虫感染により野生型マウスより重大な組織傷害が誘導される．TLR-12 遺伝子欠損マウスは，感染後きわめて早期に死亡する．TLR-10 はヒトに発現しているが，マウスでは偽遺伝子である．TLR-10 のリガンドや機能は，いまだ不明のままである．

　すべての哺乳類の TLR が細胞表面に発現しているわけではない．核酸を認識する TLR は小胞体を介して輸送されエンドソームの膜に発現する．**TLR-3** は，マクロファージ，古典的樹状細胞，腸管上皮細胞に発現し，二本鎖 RNA ウイルスの RNA ゲノム上に存在するだけでなく，多くのウイルスが複製時に産生する中間体でもある **二本鎖 RNA** double-stranded RNA（**dsRNA**）を認識する．dsRNA は，ロタウイルスなどの

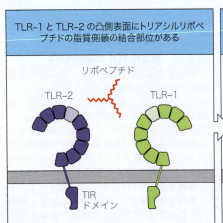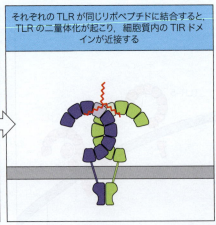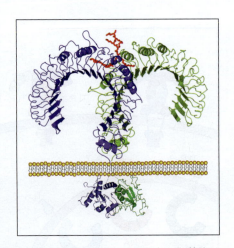

図 3.12　TLR-1 と TLR-2 による PAMP の直接認識は，TLR の二量体形成とシグナル伝達を誘導する

　TLR-1 と TLR-2 は細胞表面に発現していて（左図），直接細菌由来のトリアシルリポ蛋白質を認識する（中央図）．細胞外ドメインの凸側表面に，リポ蛋白質の脂質鎖の結合部位が存在する．立体構造解析により（右図），合成トリアシルリポペプチドが TLR-1・TLR-2 のヘテロ二量体を活性化することが示されている．2 本の脂質鎖が TLR-2 の細胞外ドメインの凸側表面のポケットに結合し，3 本目の脂質鎖が TLR-1 の凸側表面の疎水性部位に会合する．これにより，TLR-1・TLR-2 のヘテロ二量体の形成が誘導され，細胞質内の TIR ドメインが接近し，シグナル伝達が開始される．

二本鎖 RNA ウイルスを直接エンドサイトーシスにより取り込むだけでなく，ウイルスが複製している感染宿主細胞をファゴサイトーシスにより取り込んだりした際に，エンドサイトーシス小胞やファゴソームが TLR を発現するエンドソーム膜と融合することにより，TLR-3 によって認識される．結晶構造解析から，TLR-3 は dsRNA に直接結合することが示されている．TLR-3 の細胞外ドメイン（リガンド結合ドメイン）は，N 末端部位と C 末端の膜近傍部位の 2 か所に dsRNA 結合部位をもっている．dsRNA は対称構造をもつため，TLR-3 の細胞外ドメインの 2 か所に同時に結合することができ，二量体形成，TIR ドメインの近接化，そしてシグナル伝達を促す．これらの事実は，dsRNA と同じ作用をもつ合成核酸ポリ (I, C) を用いた研究から明らかにされた．ポリ (I, C) はイノシン酸 inosinic acid とシチジル酸 cytidylic acid からなる合成ポリマーで，dsRNA の類似体として TLR-3 に結合し作用するので，TLR-3 シグナル経路を活性化させる試薬としてよく用いられる．優性の機能喪失型変異をもたらすヒト TLR-3 の細胞外ドメインの遺伝子変異が，単純ヘルペスウイルスに対する感染防御能低下による脳炎と相関することが報告されている．

TLR-7, **TLR-8**, **TLR-9** は，TLR-3 と同様，ウイルス認識にかかわるエンドソーム膜に発現する核酸のセンサーである．TLR-7 と TLR-8 は，形質細胞様樹状細胞，B 細胞，好酸球に発現する．TLR-8 は，主に単球やマクロファージに発現する．TLR-7 と TLR-8 は，**一本鎖 RNA** single-stranded RNA（**ssRNA**）により活性化される．ssRNA は健常な哺乳類細胞にも存在するが，通常核と細胞質内に限局していてエンドソームに存在していないため，哺乳類の ssRNA は認識されない．例えば，インフルエンザウイルスなどのオルソミキソウイルスや，西ナイルウイルスなどのフラビウイルスなどのように，多くのウイルスのゲノムは ssRNA により構成されている．これらのウイルス粒子がマクロファージや樹状細胞によりエンドサイトーシスで取り込まれると，エンドソームやライソソームの酸性環境のもとで脱殻を受け，ssRNA ゲノムが露出し，TLR-7 により認識される．TLR-7 遺伝子欠損マウスは，インフルエンザウイルスなどのウイルスに対する免疫応答に障害がみられる．病的状態では，TLR-7 が自己由来の ssRNA を認識してしまう可能性がある．通常，細胞外の RNA 分解酵素 RNase が組織損傷の際に死細胞から放出される ssRNA を分解する．しかし，ループス腎炎のマウスモデルでは，TLR-7 による自己由来 ssRNA の認識が病態を誘導することが示されている．また，全身性エリテマトーデスなどの自己免疫疾患の感受性と *TLR-7* 遺伝子の多型性が相関することが示されていて，TLR-7 と本疾患の関連性が強く示唆されている．TLR-8 の機能については，TLR-7 ほどには解明されていない．TLR-9 は**非メチル化 CpG ジヌクレオチド** unmethylated CpG dinucleotide を認識する．哺乳類のゲノムでは，CpG ジヌクレオチドは DNA メチル基転移酵素によりそのシトシン基が強くメチル化されている．しかし，細菌や多くのウイルスのゲノムでは，CpG ジヌクレオチドはメチル化されておらず，病原体関連分子パターンの一つとなっている．

TLR-3, TLR-7, TLR-9 の小胞体からエンドソームへの輸送は，12 回膜貫通型の蛋白質 **UNC93B1** との相互作用に依存している．*UNC93B1* 遺伝子欠損マウスでは，エンドソームに発現する TLR のシグナル伝達に障害が認められる．単純ヘルペス脳炎の患者で，*TLR-3* 遺伝子と同様，*UNC93B1* 遺伝子の変異がまれに認められる．この変異をもつ患者では，単純ヘルペスウイルス以外のウイルスに対する免疫応答に障害が認められない．これは後述するように，他のウイルスセンサーが存在するためである．

3-6　TLR-4 はアクセサリー蛋白質 MD-2 や CD14 と共同し，リポ多糖を認識する

すべての TLR がリガンドに直接結合するわけではない．TLR-4 は樹状細胞やマクロ

ファージなど、さまざまな免疫細胞に発現しており、多くの細菌感染の認識および応答に重要である。TLR-4 は一部は直接的に、一部は間接的にグラム陰性細菌の LPS を認識する。LPS の全身投与は、ショックと呼ばれる循環器系、呼吸器系の障害をもたらす。この劇的な変化は重篤な全身の細菌感染症、あるいは**敗血症** sepsis による**敗血症性ショック** septic shock で認められる。この場合、LPS は特に TNF-α（3-15 項）などのサイトカインの大量産生を誘導し、局所の感染における通常の役割が全身の血管透過性亢進という望ましくない結果をもたらしてしまう。*TLR-4* 遺伝子欠損マウスは、LPS による敗血症性ショックには耐性であるが、マウスの病原性細菌であるネズミチフス菌などの LPS を有する細菌の感染症に対してきわめて高感受性である。実際、TLR-4 の細胞質内領域のシグナル伝達に必須の部位の遺伝子変異を有する、LPS に耐性の C3H/HeJ 系統のマウスの遺伝子のポジショナルクローニングにより *TLR-4* 遺伝子は同定されたのである。この発見により、2011 年のノーベル生理学・医学賞が**ブルース・ボイトラー** Bruce Beutler に授与された。

　LPS は細菌ごとにその構造が異なるが、基本的には、多数の脂肪酸鎖とともに両親媒性脂質のリピド A lipid A に多糖体が付加された構造である。TLR-4 の細胞外ドメインは、アクセサリー蛋白質 MD-2 と会合し、LPS を認識する。MD-2 は TLR-4 と結合することにより、細胞表面への TLR-4 の輸送と LPS 認識を司る。MD-2 は馬蹄形構造の TLR-4 細胞外ドメインの内側に会合する（図 3.13）。TLR-4・MD-2 複合体が LPS に出会った際、まず LPS の 5 本の脂質鎖が MD-2 の疎水性のポケットに刺さるように結合する。このとき、LPS の 6 本目の脂質鎖は MD-2 の分子表面に露出したままである。この 6 本目の脂質鎖と LPS 多糖体の一部が、もう一方の TLR-4 の馬蹄形構造の凸側の部位に結合し、TLR-4 の二量体形成を介してシグナル伝達経路の活性化を促す。

　LPS による TLR-4 活性化には、MD-2 以外の 2 種のアクセサリー蛋白質がかかわっている。LPS は基本的にはグラム陰性細菌の細胞外膜に必須の構成成分であるが、感染時に細胞外膜から解離し、宿主の血中や間質の細胞外領域に存在する LPS 結合蛋白質 LPS-binding protein に結合する。そして LPS は、LPS 結合蛋白質から、マクロファージ、好中球、樹状細胞などの細胞表面上に発現する CD14 に渡される。CD14 はそれだけでも貪食レセプターとして作用するが、マクロファージや樹状細胞上では TLR-4 のアクセサリー蛋白質として作用する。

3-7　TLR は NFκB, AP-1, IRF 転写因子を活性化し、炎症性サイトカインや I 型インターフェロンの発現を誘導する

　さまざまな細胞での TLR を介したシグナル伝達は、多彩な細胞応答を誘導し、炎症性サイトカイン、ケモカイン、抗菌ペプチド、あるいは抗ウイルス性サイトカインである**インターフェロン α，β**（IFN-α, β）などの I 型インターフェロンの産生を促す。TLR は、異なる転写因子を活性化させるいくつかのシグナル伝達経路を活性化する。前述しているように、リガンドによる二つの TLR 細胞外ドメインの二量体化により、両 TLR の細胞質内の TIR ドメインが近接し、これにより TIR ドメインを有する細胞質内のアダプター蛋白質と会合し、細胞内シグナル伝達が誘発される。哺乳類の TLR には、**MyD88, MAL**（TIRAP としても知られている），**TRIF, TRAM** の 4 種のアダプター蛋白質が存在する。異なる TLR の TIR ドメインは異なるアダプター蛋白質と会合する（図 3.14）。ほとんどの TLR は、細胞内シグナル伝達に必須の MyD88 と会合する。TLR-3 は、TRIF とのみ会合する。他の TLR は MyD88/MAL のペアか TRIF/TRAM のペアと会合する。TLR-2 ヘテロ二量体（TLR-2/1, TLR-2/6）を介したシグナルは MyD88/MAL 依存的である。TLR-4 を介したシグナルは、MyD88/MAL と TRIF/

TRAM の両アダプターペアを用いる．TRIF/TRAM のアダプターペアは，エンドソームを介した TLR-4 シグナル伝達で用いられる．異なるアダプターの選択により，TLR を介して異なるシグナル伝達経路が活性化されるようになる．

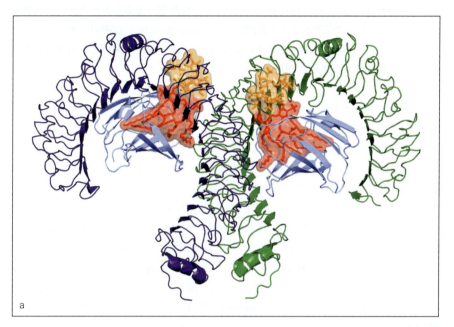

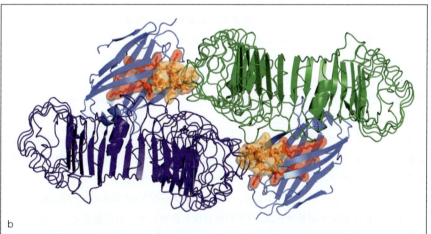

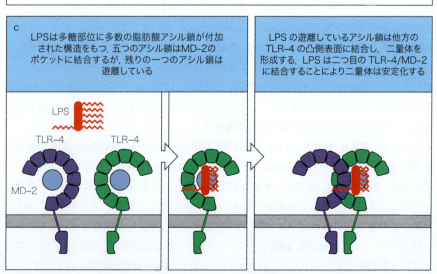

図 3.13 TLR-4 はアクセサリー蛋白質 MD-2 と会合し，LPS を認識する

（a）TLR-4，MD-2，LPS の複合体の側面図．TLR-4 のポリペプチド主鎖を緑色と紺色で示す．TLR-4 の細胞質内ドメインを除くすべての細胞外領域（緑色と紺色で示す LRR 領域から構成される）の構造を示している．MD-2 を薄青色で示す．LPS の 5 本のアシル鎖（赤色で示す）が，MD-2 の疎水性のポケットに入り込んでいる．LPS の糖鎖と残りの 1 本のアシル鎖（橙色で示す）は，他方の TLR-4 の凸側表面に会合する．（b）TLR-4 の凸側表面（外側）に会合した LPS ともう一方の TLR-4 に会合した MD-2 の構造の上面図．MD-2 は，TLR-4 の LRR の一側に結合する．（c）LPS が MD-2 と TLR-4 に結合する相対的位置関係の概略図．（構造の図は，Jie-Oh Lee の厚意による）

TLR	アダプター
TLR-2/1	MyD88/MAL
TLR-3	TRIF
TLR-4	MyD88/MAL TRIF/TRAM
TLR-5	MyD88
TLR-2/6	MyD88/MAL
TLR-7	MyD88
TLR-8	MyD88
TLR-9	MyD88
TLR-11/12	MyD88
TLR-13	MyD88

図3.14 **哺乳類のTLRはTIRドメインを有するアダプターと会合し，シグナル伝達経路を活性化する**

哺乳類のTLRは，MyD88 (myeloid differentiation factor 88)，MAL [MyD88 adaptor-like, TIRAP (TIR-containing adaptor protein) としても知られている]，TRIF (TIR domain-containing adaptor-inducing IFN-β)，TRAM (TRIF-related adaptor molecule) の4種のアダプターと会合する．TRIFのみと会合するTLR-3を除くすべてのTLRは，MyD88と会合する．表は，各TLRが会合するアダプターの組合せを示している．

ほとんどのTLRを介したシグナルは，ショウジョウバエのTollにより活性化されるDIFと相同性の高い転写因子**NFκB**を活性化する（図3.15）．哺乳類のTLRはNFκB活性化経路と異なる経路を用いて，**インターフェロン調節因子** interferon regulatory factor（**IRF**）転写因子ファミリーも活性化するとともに，**マイトジェン活性化プロテインキナーゼ** mitogen-activated protein kinase（**MAPK**）を含むシグナル伝達経路を介し，c-Junなどの**アクチベーター蛋白質1** activator protein 1（**AP-1**）転写因子ファミリーも活性化する．NFκBとAP-1は炎症性サイトカインやケモカインの発現を主に誘導する．IRFファミリーのIRF3, IRF7はI型インターフェロンの発現に特に重要である一方，IRF5は炎症性サイトカインの発現に関与している．ここでは，TLRシグナル伝達経路がさまざまなサイトカイン遺伝子の発現を誘導する機序を中心に述べ，最後に誘導されたサイトカインが引き起こすさまざまな反応を紹介する．

最初にMyD88を用いるTLRにより活性化されるシグナル伝達経路について紹介する．MyD88蛋白質の二つのドメインが，アダプターとしての機能に必要である．MyD88蛋白質は，C末端領域にTLRの細胞質内のTIRドメインと会合するTIRドメインを有している．N末端には，プログラム細胞死の一種であるアポトーシスを引き起こすシグナル伝達蛋白質として初めて発見されたためにそう名付けられた，**デスドメイン** death domainをもっている．MyD88のデスドメインは，他のシグナル伝達分子に存在するデスドメインと会合する．MyD88のどちらのドメインの遺伝子変異もヒトで細菌感染を繰り返す免疫不全患者で認められることから，両ドメインともシグナル伝達に必須である．MyD88のデスドメインは，**IRAK4**（IL-1-receptor associated kinase 4）と**IRAK1**の二つのセリン/スレオニンキナーゼをデスドメインを介して動員し，活性化する．IRAK複合体は，酵素を動員し**シグナルの足場** signaling scaffoldを作り出すとともに，この足場を用いてIRAKによってリン酸化が誘導される分子を動員するという二つの機能を有している．

IRAK複合体は，E2ユビキチンリガーゼの**UBC13**とその共因子**Uve1A**からなる**TRIKA1**複合体と共役するE3ユビキチンリガーゼの**TRAF6**（tumor necrosis factor receptor-associated factor 6）を動員し，シグナルの足場を作り出す（図3.15）．TRAF6とUBC13の共役作用により，ユビキチン1分子を蛋白質に結合（化学結合による）させ，新たなユビキチン分子および蛋白質ポリマーを産生する．細胞内シグナル伝達にかかわるポリユビキチンは，ユビキチンのリジン63ともう一方のユビキチンのC末端間の連結により形成されており，**K63リンケージ** K63 linkageと呼ばれている．このポリユビキチン・ポリマーは，TRAF6自身も含めた蛋白質を起点として産生され，直鎖状のユビキチンポリマーとなり，他のシグナル伝達分子と結合する足場として作用する**ポリユビキチン鎖** polyubiquitin chainとなる．続いてこの足場は，ポリユビキチン結合性アダプター分子である**TAB1**, **TAB2**とセリン/スレオニンキナーゼ**TAK1**を動員する（図3.15）．TAK1は，この足場に動員されることでIRAK複合体によりリン酸化され，c-Jun terminal kinase（JNK）やMAPK14（p38 MAPK）などのMAPKを活性化させ，シグナルを伝達する．これらのシグナルはAP-1ファミリー転写因子を活性化し，サイトカイン遺伝子の発現を誘導する．

TAK1は，**IKKα**, **IKKβ**, **IKKγ** [**NEMO**（NFκB essential modifier）としても知られている] の3分子からなる**IκBキナーゼ** IκB kinase（**IKK**）複合体もリン酸化し活性化する．NEMOは，ポリユビキチン鎖に結合することにより，IKK複合体をTAK1の近傍に引き寄せる機能を有する．TAK1は，IKKβをリン酸化し活性化する．IKKβは続いてIκB（inhibitor of κB，名称上IKKβと混同しやすいが別の分子である）をリン酸化する．IκBは，**p50**, **p65**のサブユニットからなる転写因子NFκBに常に結合している細胞質内蛋白質である．IκBの結合によりNFκBは細胞質内に留まっている．

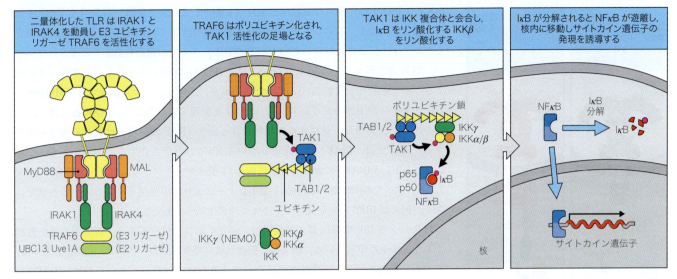

図 3.15 TLR のシグナル伝達経路は転写因子 NFκB を活性化し、炎症性サイトカイン遺伝子の発現を誘導する

第1図：TLR を介したシグナル伝達は、リガンド結合による細胞外ドメインの二量体形成により引き寄せられた TIR ドメインから開始される。TLR はアダプター分子 MyD88 や MyD88/MAL を介してシグナルを伝達する。MyD88 のデスドメインは、E3 ユビキチンリガーゼ TRAF6 と会合するセリン/スレオニンキナーゼ IRAK1、IRAK4 を動員する。IRAK は自己リン酸化により活性化され、TRAF6 をリン酸化し、E3 リガーゼ活性を亢進する。第2図：TRAF6 は、E2 リガーゼ（UBC13）とその共因子（Uve1A）と共同し、リジン 63（K63）を介したユビキチンの付加により、ポリユビキチンの足場（黄色の三角形）を構築する。この足場は、キナーゼ TAK1 (transforming growth factor-β-activated kinase 1) と二つのアダプター分子 TAB1 (TAK1-binding protein 1)、TAB2 からなる複合体を動員する。TAB1、TAB2 は、ポリユビキチンに結合し、TAK1 を IRAK に引き寄せ IRAK によるリン酸化を誘導する（赤色の点）。第3図：活性化された TAK1 は、IκB キナーゼ複合体の IKK を活性化する。まず、IKKγ サブユニット（NEMO）がポリユビキチンの足場に結合し、IKK 複合体を TAK1 の近傍に引き寄せる。TAK1 は続いて、IKKβ をリン酸化し活性化する。IKKβ は細胞質内の NFκB 抑制分子 IκB をリン酸化する。第4図：リン酸化された IκB はユビキチン化され、分解される。これにより、p50、p65 のサブユニットからなる NFκB が遊離し、核内に移行し、炎症性サイトカインなどのさまざまな遺伝子の発現を誘導する。TAK1 は、JNK、p38 などのマイトジェン活性化プロテインキナーゼ（MAPK）も活性化し、AP-1 転写因子を活性化する（図示していない）。

IKK によるリン酸化により IκB は分解され、これにより NFκB が遊離し核内に移動し、転写因子として作用して *TNF-α*、*IL-1β*、*IL-6* などの炎症性サイトカインの発現を誘導する。これらのサイトカインの自然免疫応答における役割については本章の後半で述べる。TLR 活性化による遺伝子発現は、細胞により異なっている。例えば、小腸のパネート細胞（2-4 項参照）などの特殊な上皮細胞では、MyD88 を介した TLR-4 の活性化により抗菌ペプチドの産生が起こるが、これは哺乳類の Toll 様蛋白質の古くからある機能の一例である。

TLR による NFκB 活性化は、細菌感染に対する免疫応答の惹起に必須である。実際、MyD88 欠損と同様に、*IRAK4* 遺伝子の不活性化を誘導する変異、*IRAK4 欠損症*が免疫不全になり、この患者は細菌感染を繰り返す。*NEMO* 遺伝子の変異は、免疫不全と発生障害が特徴の **X 連鎖無汗性外胚葉形成不全症および免疫不全症** X-linked hypohidrotic ectodermal dysplasia and immunodeficiency（**NEMO 欠損症**とも呼ばれている）を引き起こす。

核酸を認識する TLR である TLR-3、TLR-7、TLR-8、TLR-9 は、IRF ファミリー転写因子を活性化する。IRF は細胞質内に存在しており、その C 末端のセリン/スレオニン残基がリン酸化されるまでは不活性化状態である。リン酸化されると、核内に移行し転写因子として作用する。九つの IRF ファミリーメンバーの中でも、IRF3 と IRF7 が特に TLR シグナル伝達と I 型インターフェロンの誘導に重要である。マクロファージや古典的樹状細胞に発現する TLR-3 の場合、細胞質内の TIR ドメインはアダプター分子 TRIF と会合する。TRIF は、TRAF6 と同様にポリユビキチンの足場を構築する E3 リガーゼ **TRAF3** と会合する。TLR-3 シグナル伝達では、この足場が、IRF3 をリン酸化する

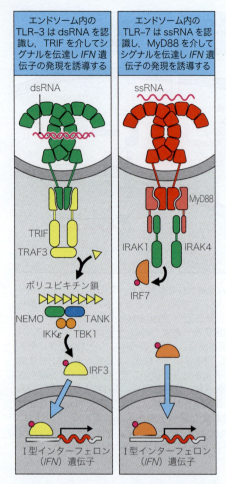

図3.16 ウイルス由来の核酸は異なるTLRを介した異なるシグナル伝達により抗ウイルスインターフェロンを誘導する

左図：樹状細胞とマクロファージに発現するTLR-3は二本鎖RNA（dsRNA）を認識する．TLR-3を介したシグナル伝達は，K63結合型ポリユビキチン鎖を作り出すE3リガーゼTRAF3を動員するアダプター蛋白質TRIFを用いる．この足場は，セリン/スレオニンキナーゼIKKε（IκB kinase ε）とTBK1（TANK-binding kinase 1）と会合するNEMOおよびTANK（TRAF family member-associated NFκB activator）を動員する．TBK1は，転写因子IRF3をリン酸化（赤色の点）する．IRF3はその後核内に移行し，I型インターフェロンの遺伝子発現を誘導する．右図：形質細胞様樹状細胞に発現するTLR-7は，一本鎖RNA（ssRNA）を認識し，MyD88を介してシグナルを伝達する．このシグナルではIRAK1が形質細胞様樹状細胞に高発現するIRF7を直接動員しリン酸化する．IRF7はその後核内に移行し，I型インターフェロン遺伝子を誘導する．

IKKεやTBK1などからなる蛋白質複合体を動員する（図3.16）．TLR-4もTRIFと結合することにより，このシグナル伝達経路を活性化するが，IRF3活性化はTLR-3を介したシグナル伝達に比較すると弱く，その個体レベルでの意義もあまり理解されていない．TLR-3と異なり，TLR-7，TLR-8，TLR-9はMyD88のみを介してシグナルを伝達する．形質細胞様樹状細胞（pDC）でのTLR-7，TLR-9シグナル伝達では，MyD88のTIRドメインが上述のようにIRAK1/IRAK4を動員する．ここで，IRAK複合体は，上述の場合とは異なり，シグナルの足場を作り出すTRAFの動員とは異なる機能を発揮する．pDCでは，IRAK1は高発現しているIRF7と直接会合することができる．これによりIRF7はIRAK1によりリン酸化され，I型インターフェロンの発現を誘導する（図3.16）．すべてのIRF転写因子がI型インターフェロンの発現を制御しているわけではなく，例えばIRF5は炎症性サイトカインの産生にかかわっている．

TLRによるIRFやNFκBの活性化は，必要に応じて抗ウイルス，抗細菌応答を惹起することにつながっている．例えば，細菌感染に感受性の高いIRAK4欠損症患者では，ウイルス感染に対する感受性が高くなっているわけではない．このことは，IRAK4欠損症患者ではIRFの活性化や抗ウイルス性インターフェロンの産生が障害されていないことを示している．TLRは自然免疫にかかわるさまざまな細胞やストローマ細胞，上皮細胞に発現していて，誘導される応答は活性化される細胞の種類によって異なる．

3-8 NOD様レセプターは細菌感染や細胞傷害の細胞内センサーである

細胞膜やエンドソーム膜に発現するTLRは基本的に細胞外の微生物成分のセンサーである．Tollおよび哺乳類のTLRの発見に続いて，細胞質内で微生物成分を認識する自然免疫センサーが同定されてきた．このような細胞質内の自然免疫センサーは，中心部に**ヌクレオチド結合性多量体化ドメイン** nucleotide-binding oligomerization domain（**NOD**）をもつとともに，微生物成分や細胞傷害を認識する他のさまざまなドメインを有していて，**NOD様レセプター** NOD-like receptor（**NLR**）と呼ばれている．いくつかのNLRは，TLRと同様にNFκBを活性化し炎症反応を誘導する．一方，他のNLRは異なるシグナル伝達経路を介し細胞死や炎症性サイトカインの分泌を促す．NLRは，植物の病原微生物に対する生体防御を司る抵抗性 resistance（R）蛋白質がNLRのホモログであることから，進化的に古くから保存された自然免疫レセプターと考えられている．

NOD以外のドメインをもとにNLRはサブファミリーに分けることができる．ある**NOD**サブファミリーは，N末端に**カスパーゼリクルートドメイン** caspase recruitment domain（**CARD**）を有している（図3.17）．CARDは，アポトーシスによる細胞死を誘導するシグナル伝達経路において重要な役割を担うカスパーゼ caspase（システイン−アスパラギン酸プロテアーゼ）と呼ばれるプロテアーゼファミリーに存在する領域として同定された．CARDはMyD88のTIRデスドメインと構造上近縁で，CARDを有する他のシグナル伝達分子と二量体を形成し，シグナルを伝達する（図3.18）．NOD蛋白質は，直接か他の分子を介した間接的な認識かはまだ定かでないが，細菌の細胞壁のペプチドグリカンの構成成分を認識する．**NOD1**は，サルモネラなどのグラム陰性細菌やリステリアなどのグラム陽性細菌のペプチドグリカンの分解産物である**γ-グルタミルジアミノピメリン酸** γ-glutamyl diaminopimelic acid（**iE-DAP**）を認識する．一方，**NOD2**は，多くの細菌の細胞壁のペプチドグリカンの存在する**ムラミルジペプチド** muramyl dipeptide（**MDP**）を認識する．NODのリガンドは細菌の細胞内感染により細胞質内に侵入するものと基本的に考えられているが，オリゴペプチドの運搬を担い，ライソソームにあるトランスポーター（SLC15A4）の欠損マウスではNOD1リガンド

自然免疫系の細胞によるパターン認識

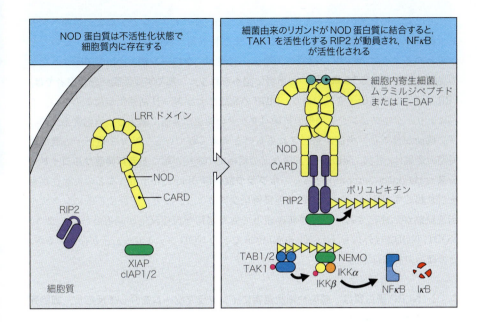

図3.17 細胞質内NOD蛋白質は細菌のペプチドグリカンを認識することにより細菌の侵入を感知し、NFκBを活性化し炎症性遺伝子の発現を誘導する

第1図：NOD蛋白質は不活性化状態で細胞質内に存在し、さまざまな細菌構成成分のセンサーとして作用する。第2図：細菌の細胞壁成分ペプチドグリカンの分解により、NOD2が認識するムラミルジペプチドが産生される。NOD1は、グラム陰性細菌の細胞壁分解により産生されるγ-グルタミルジアミノピメリン酸（iE-DAP）を認識する。これらのリガンドがNOD1、NOD2に結合すると複合体の形成が誘導されCARD依存性のセリン/スレオニンキナーゼRIP2が動員される。RIP2は、XIAP（X-linked inhibitor of apoptosis protein）、cIAP1（cellular inhibitor of apoptosis 1）、cIAP2などのE3リガーゼと会合する。動員されたこれらE3リガーゼは、TLRシグナルと同じように、ポリユビキチンの足場を作り出し、TAK1やIKK複合体がこの足場に動員され、図3.15に示すようにNFκB活性化を誘導する。この経路では、RIP2がXIAPを動員するための足場として作用し、RIP2のキナーゼ活性はシグナル伝達に必要ではない。

に対する応答が減弱することから、エンドサイトーシスにより取り込まれた後に細胞質内に運ばれる可能性もあると考えられている。

　NOD1、NOD2がリガンドを認識すると、CARDを有するセリン/スレオニンキナーゼRIP2（RICK、RIPK2としても知られている）が動員され（図3.17）、RIP2はTLRシグナルと同様にポリユビキチンの足場を作るcIAP1、cIAP2、XIAPなどのE3リガーゼと会合する。この足場にTAK1、IKK複合体が動員され、これらのキナーゼが図3.15に示すようにNFκBを活性化する。NFκBは、続いて炎症性サイトカインや細菌や細胞内寄生菌に毒性をもつ**一酸化窒素** nitric oxide（**NO**）の産生に必要な酵素の遺伝子発現を誘導する。細菌成分を認識する機能と相まって、NOD蛋白質は細菌に常に曝される細胞に発現している。例えば、細菌が感染を成立させるために越えなければならないバリアを構築する上皮細胞や、身体に侵入した細菌を貪食するマクロファージや樹状細胞に発現している。マクロファージや樹状細胞は、NOD1、NOD2と同様にTLRを発現し、両レセプターを介したシグナル伝達経路により活性化される。上皮細胞でNOD1が細菌感染に対する細胞活性化に重要であるとともに、全身の自然免疫活性化においてもNOD1は重要な役割を担っている。腸内細菌由来のペプチドグリカンは、好中球の基礎レベルの活性化に十分な量が血液中に運ばれているようである。NOD1欠損マウスでは、この好中球の基礎レベルの活性化が消失し、その結果トリパノソーマ原虫などNOD1リガンドをもたない病原微生物に対する感受性までもが亢進している。

ドメイン	蛋白質
TIR	MyD88、MAL、TRIF、TRAM、すべてのTLR
CARD	カスパーゼ1、RIP2、RIG-I、MDA-5、MAVS、NOD、NLRC4、ASC、NLRP1
ピリン	AIM2、IFI16、ASC、NLRP1–14
DD（デスドメイン）	MyD88、IRAK1、IRAK4、DR4、DR5、FADD、FAS
DED（デスエフェクタードメイン）	カスパーゼ8、カスパーゼ10、FADD

図3.18 さまざまな免疫シグナル分子に保存されている蛋白質相互作用に必要なドメイン

　シグナル伝達分子は、蛋白質相互作用に必要なドメインを有していて、これにより大きな複合体を形成する。この表には、本章で述べるドメインを有する蛋白質を示している。蛋白質は一つ以上のドメインを有している場合が多い。例えば、アダプター分子MyD88は、TIRドメインを介してTLRと、デスドメイン（DD）を介してIRAK1/4と相互作用する。

NOD2 は，消化管のパネート細胞に発現し，α, β ディフェンシンなどの抗菌ペプチド（第 2 章参照）の発現を誘導するなど，より特異的な機能を有している．このことからわかるように *NOD2* の機能喪失遺伝子変異が，**クローン病** Crohn's disease などの炎症性腸疾患（第 15 章参照）の患者で認められる．一部の炎症性腸疾患の患者では，LRR ドメインに遺伝子変異があり，MDP の認識による NFκB 活性化が起こらない．これにより，ディフェンシンや他の抗菌ペプチドの産生が著明に減少し，消化管上皮のバリア機能が低下し，炎症が惹起されるものと考えられている．*NOD2* 遺伝子の機能獲得型の変異は，肝臓，関節，目，皮膚などの組織での炎症が起こる**若年発症サルコイドーシス** early-onset sarcoidosis あるいは**ブラウ症候群** Blau syndrome などの炎症性疾患を引き起こす．NOD ドメインの機能獲得型変異により，リガンド非依存的にシグナル伝達経路が活性化され，病原体非存在下でも不適切な炎症反応が誘導されてしまう．NOD1, NOD2 以外にも，NLRX1 や NLRC5 などの NOD ファミリー分子が存在するが，その機能の詳細は不明である．

3-9　NLRP 蛋白質は，感染や細胞傷害にインフラマソームを介して反応し，細胞死や炎症を誘導する

NLR ファミリーのサブファミリーに，N 末端に CARD の代わりに**ピリン** pyrin ドメインを有するものがあり，**NLRP** ファミリーと呼ばれている．ピリンドメインは，CARD や TIR ドメインと同様に，他のピリンドメインと会合する（図 3.19）．ヒトには 14 のピリンドメインを有する NLRP 蛋白質が存在している．その中で **NLRP3**（**NALP3** あるいはクリオピリン cryopyrin とも呼ばれている）が最もその機能が解析されている．しかしながら，NLRP3 が活性化される機序はまだ解明されていない．NLRP3 は細胞質内に不活性型で存在している．NLRP3 の LRR が，シャペロン分子である熱ショック蛋白質 90 heat-shock protein 90（HSP90）と SGT1 に結合し，不活性化状態を保っている（図 3.19）．細胞内カリウム濃度の減少，活性酸素種（ROS）の産生，あるいは粒子状または結晶性物質によるライソソームの破損などの刺激により

図 3.19　細胞傷害は NLRP3 インフラマソームを活性化し，炎症性サイトカインを誘導する

NLRP3 の LRR ドメインは NLRP3 活性化を阻害するシャペロン（HSP90 と SGT1）と会合する．細菌の孔形成性毒素による細胞傷害や細胞外 ATP による P2X7 レセプターの活性化により，カリウムイオン（K⁺）が細胞外へ流出する．これにより，シャペロンが NLRP3 から遊離し，複数の NLRP3 が NOD ドメイン（NACHT ドメインとも呼ばれる）を介して多量体を形成する．活性酸素種（ROS）とライソソームの破損によっても NLRP3 が活性化される．NLRP3 の多量体形成により NLRP3 のピリンドメインが近接し，このピリンドメインがアダプター分子 ASC（PYCARD）のピリンドメインと会合する．これにより ASC が多量体化し，ASC の CARD が続いてプロカスパーゼ 1 の CARD と会合し，多量体を形成する．このプロカスパーゼ 1 の多量体が，プロカスパーゼ 1 自身の蛋白質切断を誘導し，活性化カスパーゼ 1 を作り出す．活性化カスパーゼ 1 は，プロ IL-1β，プロ IL-18 を切断し，成熟したサイトカインとして分泌される．

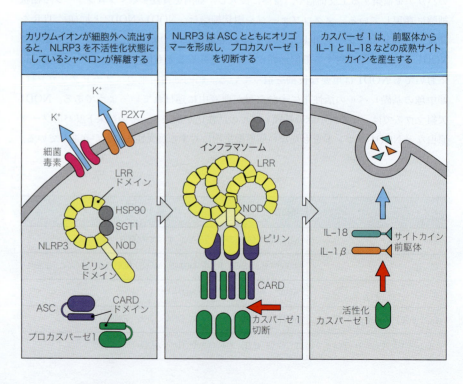

NLRP3シグナル伝達が誘発される．カリウムイオンの流出による細胞内濃度の減少は，孔形成性毒素を産生する黄色ブドウ球菌などの感染の際に起こりうる．また，近傍の細胞死によりATPが細胞外領域に放出されると，このATPがカリウムイオンチャネルでもある**プリン作動性レセプター P2X7** purinergic receptor P2X7 を活性化し，カリウムイオンの流出を誘導する．あるモデルでは，細胞内カリウムイオン濃度の減少が，HSP90とSGT1の解離を誘導することによりNLRP3のシグナル伝達を誘発することが示されている．また，あるモデルでは，**チオレドキシン** thioredoxin（**TRX**）と総称されるセンサー蛋白質の中間体の酸化がNLRP3を活性化させることが示されている．通常，TRXは**チオレドキシン相互作用蛋白質** thioredoxin-interacting protein（**TXNIP**）に結合しているが，ROSによるTRXの酸化によりTXNIPがTRXより解離する．遊離したTXNIPは，HSP90やSGT1をNLRP3から解離させ，NLRP3を活性化させる．どちらの場合も，NLRP3はLRRとNODドメインを介した多量体化により活性化される．最後に，硫酸アルミニウムカリウムの結晶塩であるアジュバントの**ミョウバン** alumなどの粒子状物質を貪食するとライソソームが破裂し，プロテアーゼカテプシンBが遊離しNLRP3をまだ解明されていない機序で活性化することも示されている．

NLRP3シグナル伝達経路は，NOD1，NOD2の場合のようにNFκBを活性化するのではなく，**インフラマソーム** inflammasomeと呼ばれる蛋白質複合体を形成することにより炎症性サイトカインの産生と細胞死を誘導する（図3.19）．インフラマソームの活性化は，複数の段階を経て進行する．まず，NLRP3分子自身や他のNLRP分子のLRRドメインの多量体化が，特異的な誘因や認識によって誘導される．この多量体では，NLRP3のピリンドメインが**ASC**（PYCARDとも呼ばれる）という分子のピリンドメインと会合する．ASCは，N末端のピリンドメインとC末端のCARDからなるアダプター分子である．ピリンドメインとCARDはそれぞれポリマーの線維状構造を形成することができる（図3.20）．NLRP3とASCの相互作用により，ピリンドメインを中央にCARDを外向きに配したASCのポリマーの線維の形成がますます促進される．これらのCARDは続いて不活性化プロテアーゼ**プロカスパーゼ1** pro-caspase 1のCARDと会合し，CARD依存性の個々のカスパーゼ1線維構造のポリマー形成を誘導する．この集合体は，プロカスパーゼ1の自己切断を誘導し，自己不活性化ドメインから活性化カスパーゼ1断片を解離させる．活性化カスパーゼ1は続いて，炎症性サ

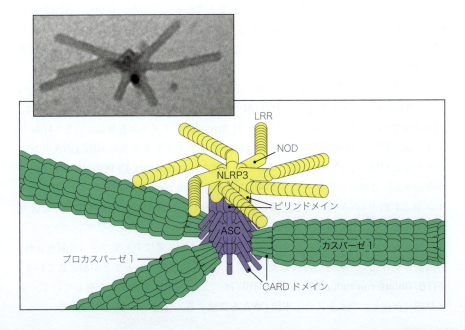

図3.20 インフラマソームはCARDとピリンドメインの会合による線維状蛋白質ポリマーから成り立つ

上段図：全長のASC，AIM2のピリンドメイン，カスパーゼ1のCARDにより形成されたポリマー構造の電子顕微鏡写真．中央の暗い部分は，金粒子（15ナノメートル）でラベルした抗ASC抗体を示している．長い外向きの線維状構造は，カスパーゼ1のCARDからなるポリマーを示している．下段図：NLRP3インフラマソームの多量体の模式図．このモデルでは，ASCのCARDとカスパーゼ1が重合し線維状構造をとる．アダプター分子ASCはNLRP3多量体からカスパーゼ1多量体にシグナルを伝える．（電子顕微鏡写真は，Hao Wuの厚意による）

イトカイン，特に IL-1β, IL-18 などの炎症性サイトカインの前駆体を ATP 依存性に切断し活性化型に変化させる（図 3.19）．カスパーゼ 1 の活性化は**ピロトーシス** pyroptosis（燃えるような死 fiery death）と呼ばれる細胞死も誘導する．ピロトーシスの誘導機序は不明であるが，これにより炎症性サイトカインが放出され，炎症の引き金となる．

インフラマソーム活性化による炎症性サイトカイン産生の最初のステップは，IL-1β, IL-18 や他のサイトカインの前駆体をコードする mRNA の誘導と翻訳である．この最初のステップは感染の際にインフラマソーム活性化に先立って誘導される TLR シグナル伝達により引き起こされる．例えば，TLR-3 アゴニストであるポリ (I, C)（3-5 項参照）は実験的にインフラマソーム活性化につながる細胞活性化剤として用いられている．

他の NLR ファミリーメンバーも炎症性サイトカインを産生する ASC, カスパーゼ 1 を含むインフラマソームを構成する．**NLRP1** は，単球や樹状細胞に高発現し，NOD2 と同様 MDP で直接活性化されるが，他の因子によっても活性化される．例えば，炭疽菌は**致死因子** lethal factor と呼ばれるエンドペプチダーゼを発現し，マクロファージなどを殺して免疫系から逃れている．致死因子が NLRP1 を切断し，NLRP1 を活性化し，感染マクロファージのピロトーシスを誘導する．**NLRC4** は，他の NLR 蛋白質 **NAIP2**, **NAIP5** のアダプター分子として作用し，さまざまな細菌由来分子を認識する．これらの細菌由来の分子は，病原細菌が宿主細胞から栄養を得るため，特殊な分泌装置を介して宿主細胞内に注入される．このような分子としてネズミチフス菌の針状の高分子複合体である**Ⅲ型分泌装置** type Ⅲ secretion system（T3SS）の構成成分の **PrgJ** が知られている．宿主細胞にネズミチフス菌が感染後，PrgJ は細胞質内に注入され，NAIP2 とともに NLRC4 によって認識される．細胞外のフラジェリンは TLR-5 により認識されるが，フラジェリンは T3SS により PrgJ とともに宿主細胞質内に注入される．この際，フラジェリンは NAIP5 とともに NLRC4 により認識される．**NLRP6** のように，自然免疫応答を負に制御する NLR も存在している．実際，NLRP6 欠損マウスは細菌感染に対する感染抵抗性が高くなっている．しかしながら，NLRP6 は腸管上皮に高発現していて，ここでは，杯細胞からのムチンの分泌に必要であり，正常な粘膜バリア機能を向上させる正の機能を有している．ヒトに存在するがマウスには存在しない **NLRP7** は，細菌のアシル化リポ蛋白質を認識し，ASC, カスパーゼ 1 とインフラマソームを形成し，IL-1β, IL-18 の産生を誘導する．**NLRP12** についてはあまり知られていないが，NLRP6 のように，負の制御機構を有していると考えられていた．しかし，NLRP12 欠損マウスの解析から，腺ペストの原因となるペスト菌などの細菌の認識と免疫応答に正にかかわっていることが示されている．しかしながら，NLRP12 によるペスト菌認識機構は明らかになっていない．

インフラマソーム活性化は，N 末端にピリンドメインを有するが NLR ファミリーのように LRR ドメインを有さない **PYHIN** ファミリーの蛋白質によっても誘導される．PYHIN 蛋白質は，LRR の代わりに HIN (H inversion) ドメインを有している．HIN ドメインは，鞭毛の H 抗原間で DNA の反転を誘導するサルモネラの HIN DNA リコンビナーゼと相同性を有している．ヒトでは 4 種の，マウスでは 13 種の PYHIN 蛋白質が存在する．このファミリーの一つ **AIM2** (absent in melanoma 2) では，HIN ドメインが二本鎖の DNA ゲノムを認識し，ピリンドメインが ASC と会合することによりカスパーゼ 1 を活性化する．AIM2 は細胞質内に存在し，in vitro でワクシニアウイルスに対する反応性に重要である．in vivo の機能は AIM2 遺伝子欠損マウスで解析され，野兎病を引き起こす野兎病菌の感染に対する応答性に重要であることが示されている．**IFI16** (interferon inducible protein 16) は，二つの HIN ドメインを有していて，主に核内に存在し，ウイルスの二本鎖 DNA を認識する．詳細は 3-11 項で述べる．

"非古典的"インフラマソーム "non-canonical" inflammasome（カスパーゼ1非依存的）経路では，**カスパーゼ11** caspase 11 が細胞内 LPS を認識する．この経路の発見は，当初研究に用いていたマウス系統間の遺伝的背景の相違によりカスパーゼ1に依存していると考えられていて混乱した．カスパーゼ11は，ヒトのカスパーゼ4, 5のホモログであるマウスの *Casp4* 遺伝子によりコードされている．当初作成され解析されたカスパーゼ1の遺伝子欠損マウスは，LPS 誘導性の致死性ショックに耐性であった（3–20項）．この結果から，当初カスパーゼ1は LPS に対する炎症反応にかかわるものと考えられた．しかし，後になってこのカスパーゼ1遺伝子欠損マウスの系統では，*Casp4* 遺伝子が不活性化されていることが明らかになった．*Casp1* と *Casp4* 遺伝子はマウス第9番染色体上で互いに2キロベース以内の位置に存在しているため，カスパーゼ1遺伝子欠損マウスを作成し，遺伝的背景をそろえるためマウスを戻し交配する際に，*Casp1*，*Casp4* ともに不活性化された状態で戻し交配が続けられた．こうして，当初カスパーゼ1のみが欠損していると考えられていたマウスは，カスパーゼ11も欠損していたのである．その後，*Casp4* 遺伝子を導入遺伝子 transgene として発現するマウスと交配し，カスパーゼ1のみを欠損するマウスが作成された．このカスパーゼ1のみを欠損するマウスは LPS 誘導性ショックに感受性を示した．カスパーゼ11のみを欠損するマウスも作成され，こちらは LPS 誘導性ショックに耐性を示した．これらの結果から，カスパーゼ1ではなく，カスパーゼ11が LPS 誘導性ショックにかかわることが明らかになった．カスパーゼ11はピロトーシスの誘導にかかわるが，IL-1β, IL-18 のプロセシングにはかかわっていない．*TLR-4* 遺伝子欠損マウスは，LPS 誘導性ショックに対する感受性を少ないながらも示すことから，非古典的インフラマソームの活性化にかかわる LPS センサーは TLR-4 ではないと考えられている．最近，カスパーゼ11自身が細胞内 LPS のセンサーとして作用していることが示唆されており，一つの蛋白質がセンサーとエフェクター分子の両方である例とされている．

不適切なインフラマソームの活性化は，さまざまな疾患とかかわっている．**痛風** gout は，尿酸ナトリウム結晶の沈着により，軟骨組織に炎症をきたす疾患として古くから知られている．しかし，尿酸ナトリウム結晶が炎症を引き起こす機序は不明であった．詳細な機序はまだ明らかにされていないが，尿酸ナトリウム結晶は NLRP3 インフラマソームを活性化させ，痛風の症状に関連する炎症性サイトカインの産生を誘導する．*NLRP2* や *NLRP3* の NOD ドメインの変異はインフラマソームを不適切に活性化させ，感染がなくても炎症が起こってしまう遺伝性の**自己炎症性疾患** autoinflammatory disease の原因となる．ヒトの *NLRP3* の変異は，**家族性寒冷自己炎症性症候群** familial cold inflammatory syndrome や**マックル・ウェルズ症候群** Muckle–Wells syndrome などの遺伝性周期性発熱症候群 hereditary periodic fever syndrome と関連している（詳細は第13章で述べる）．これらの患者のマクロファージは，IL-1β などの炎症性サイトカインを自発的に産生する．第13章では，病原微生物がインフラマソームの活性化を抑制する現象についても述べる．

3–10 RIG-I 様レセプターは細胞質内のウイルス RNA を認識し，MAVS を活性化させ I 型インターフェロンと炎症性サイトカインを誘導する

TLR-3, TLR-7, TLR-9 はエンドサイトーシスにより細胞外にあるウイルスの RNA や DNA を認識する．一方，細胞内で産生されたウイルス RNA は **RIG-I 様レセプター** RIG-I-like receptor（**RLR**）と呼ばれるファミリー蛋白質により認識される．RLR は，C末端の RNA ヘリカーゼ様ドメインによりウイルス RNA に結合することによりウイルスのセンサーとして作用する．RLR のヘリカーゼ様ドメインは，「DExH」テトラペ

プチドモチーフを有していて，DExHボックスファミリーに属する．RLR蛋白質は，N末端側にアダプター分子と相互作用するCARDを二つ有していて，I型インターフェロンを誘導するシグナル伝達経路を活性化する．RLRで最初に発見されたのが，**RIG-I**（レチノイン酸誘導遺伝子I retinoic acid-inducible gene I）である．RIG-Iはさまざまな細胞や組織に広範に発現しており，さまざまな感染の細胞内センサーとして作用する．*RIG-I*遺伝子欠損マウスは，パラミクソウイルス，ラブドウイルス，オルソミクソウイルス，フラビウイルス（ピコルナウイルスは除く）などのさまざまな種類の一本鎖RNAウイルスの感染に感受性が高い．

RIG-Iは，転写された一本鎖RNAの5′端の構造の違いを感知することにより，宿主とウイルスのRNAを識別する．真核生物のRNAは，核内で転写され，第一ヌクレオチドに5′-三リン酸を有している．5′-三リン酸は，7-メチルグアノシンを付加することにより，キャッピングcappingと呼ばれる酵素的修飾を受ける．一方，ウイルスのRNAは，キャッピングが通常行われる核内で複製しないため，ウイルスのRNAゲノムはキャッピングの修飾を受けない．RIG-Iは，ウイルスゲノムの一本鎖RNAのキャッピング修飾を受けていない5′-三リン酸を認識する．フラビウイルスのRNA転写産物は，他の多くの一本鎖RNAウイルスと同様に，5′-三リン酸が修飾を受けておらず，RIG-Iによって認識される．一方，ポリオウイルスやA型肝炎ウイルスなどのピコルナウイルスは，ウイルスRNAの5′端にウイルス蛋白質を共有結合させることにより複製するため，5′-三リン酸が消失することから，RIG-Iによって認識されない．

MDA-5（melanoma differentiation-associated 5，ヘリカードhelicardとも呼ばれている）は，RIG-Iと似た構造をもつが，二本鎖RNAを認識する．*RIG-I*遺伝子欠損マウスと異なり，*MDA-5*遺伝子欠損マウスはピコルナウイルスの感染に感受性が高い．このことから，RIG-IとMDA-5の二つのウイルスRNAセンサーは生体防御において異なる機能を有していることが明らかになっている．RIG-IおよびMDA-5の不活性化遺伝子変異がヒトで発見されているが，この変異は免疫不全とは相関しない．RLRファミリーのLGP2（DHX58とも呼ばれている）は，ヘリカーゼドメインを有するがCARDを有さない．LGP2は，RIG-IやMDA-5と共同しウイルスRNAを認識する．実際，*LGP2*遺伝子欠損マウスは，RIG-IやMDA-5が認識するウイルスに対する応答が障害されている．LGP2の共同的な作用はヘリカーゼドメインに依存しており，ヘリカーゼドメインのATPase活性を不活性化する遺伝子変異を導入したマウスでは，RNAウイ

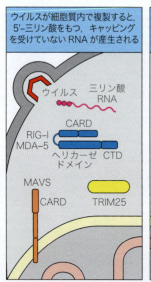
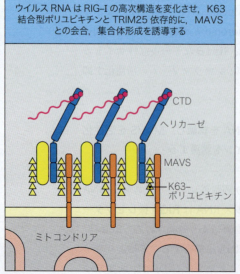
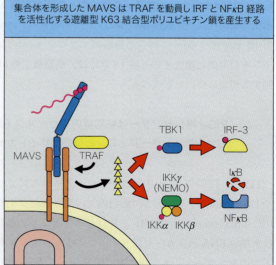

図3.21 RIG-Iと他のRLRはウイルスRNAの細胞質内センサーである
第1図：RIG-IとMDA-5は，自己抑制型の高次構造を形成して，不活化型として細胞質内に存在している．アダプター分子MAVSは，ミトコンドリアの外膜に結合している．第2図：RIG-IによるキャッピングB修飾を受けていない5′-三リン酸およびMDA-5によるウイルス二本鎖RNAの認識によりCARDの高次構造が変化し，N末端のCARDがMAVSと相互作用するようになる．これによりE3リガーゼのTRIM25やRipletによるK63結合型ポリユビキチン鎖が誘導される．第3図：MAVSの多量体形成によりMAVSのプロリン・リッチ領域がTRAFと相互作用し，K63結合型ポリユビキチン鎖の足場が構築される．TLRシグナル伝達と同様に，この足場にTBK1とIKK複合体が動員され（図3.15，図3.16），IRFとNFκBを活性化し，I型インターフェロンや炎症性サイトカインがそれぞれ産生される．

ルスに対するⅠ型インターフェロン産生が障害されている．

　ウイルスRNAの感知によりRIG-I, MDA-5のシグナル伝達が活性化され，ウイルス感染防御に重要な役割を果たすⅠ型インターフェロンが産生される（図3.21）．ウイルス非感染状態では，RIG-IとMDA-5は細胞質内でCARDとヘリカーゼドメインの相互作用により安定した自己抑制型の高次構造をとっている．ウイルスが感染し，ウイルスRNAがRIG-IやMDA-5のヘリカーゼドメインに会合すると，この相互作用がはずれ，二つのCARDが他の分子と相互作用するようになる．N末端側のCARDは**TRIM25**や**Riplet**（*RNF153*によってコードされている）などのE3リガーゼを動員し，K63結合型ポリユビキチン鎖の足場を作る（3-7項参照）．K63結合型ポリユビキチン鎖は，二つ目のCARDに連結する場合も連結せずに遊離している場合もある．詳細な機序はまだ不明であるが，このポリユビキチン鎖の足場がRIG-I, MDA-5と下流のアダプター分子**MAVS**（ミトコンドリア抗ウイルスシグナル伝達蛋白質 mitochondrial antiviral signaling protein）との結合にかかわっている．MAVSはミトコンドリアの外膜に結合している，RIG-I, MDA-5との会合に必要なCARDを有する分子である．インフラマソームの際と同様，CARDどうしの会合により，MAVSの多量体が形成される．MAVSはTRAF2, TRAF3, TRAF5, TRAF6などのTRAF E3ユビキチンリガーゼを動員するためのシグナルを伝達する．各E3リガーゼの重要性は細胞種によって多少異なるが，これによるK63結合型ポリユビキチン鎖のさらなる伸長により，TLR-3のシグナル伝達と同様（図3.16），TBK1とIRF3が活性化されⅠ型インターフェロンが産生されるようになるとともに，NFκBの活性化も誘導される．RLRによる宿主応答を阻害する機序を有しているウイルスが存在している．例えば，インフルエンザウイルスのマイナス一本鎖RNAゲノムは核内で複製するものの，インフルエンザウイルスのRNA転写産物はキャッピングされずに細胞質内で翻訳される．インフルエンザAウイルスの**非構造蛋白質1** nonstructural protein 1（**NS1**）は，TRIM25の活性を抑制し，RIG-Iによる抗ウイルス作用を妨害する．

3-11　細胞質内DNAのセンサーはSTINGを介しシグナルを伝達しⅠ型インターフェロン産生を誘導する

　細胞内RNAの自然免疫センサーは，宿主由来とウイルス由来を識別するため，5′キャッピングなどの特有の修飾を認識する．宿主のDNAは通常核内にしか存在しないが，ウイルス，細菌，原虫由来のDNAは感染のさまざまな段階で細胞質内に存在する．細胞質内のDNAを認識し，Ⅰ型インターフェロンを誘導する自然免疫センサーがいくつか同定されている．DNAの認識にかかわる分子として，**STING**（stimulator of interferon gene）が，Ⅰ型インターフェロンの遺伝子を誘導する分子のスクリーニング研究において同定された．STING（*TMEM173*によってコードされている）は，小胞体の膜にN末端側の4回膜貫通型ドメインによって結合していて，C末端側のドメインは細胞質内側にあり，不活性型のSTINGホモ二量体を形成する．

　STINGは，環状ジグアニル一リン酸（c-di-GMP）や環状ジアデニル一リン酸（c-di-AMP）などの細菌由来の**環状ジヌクレオチド** cyclic dinucleotide（**CDN**）を認識することにより，細胞内感染のセンサーとして作用する．CDNは，細菌のセカンドメッセンジャーとして，細菌の多くが有している酵素により産生される．CDNは，STINGホモ二量体の立体構造を変化させることによりSTINGを介したシグナル伝達を活性化する．STINGホモ二量体はTBK1を動員し活性化する．TBK1は，TLR-3やMAVSと同様に（図3.16, 3-21項），IRF3をリン酸化・活性化しⅠ型インターフェロン産生を誘導する（図3.22）．TRIF（TLR-3の下流分子），MAVS, STINGは，それぞれC末

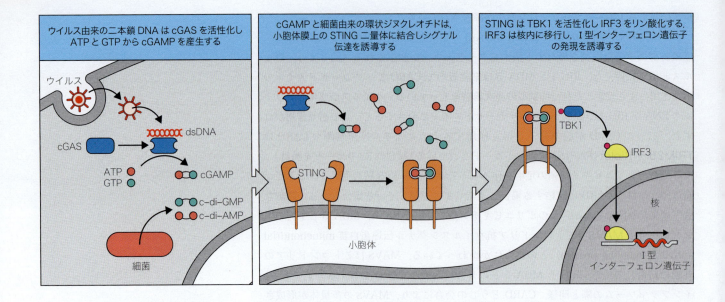

図3.22 cGASはDNAの細胞質内センサーであり，STINGを介してI型インターフェロンの産生を誘導する
第1図：cGASは細胞質内に存在し，ウイルス由来の二本鎖DNA（dsDNA）を認識する．cGASがdsDNAに結合すると，cGASの酵素活性が高まり，環状GMP–AMP（cGAMP）が産生される．細胞に感染した細菌は環状ジグアニル–リン酸（c-di-GMP）や環状ジアデニル–リン酸（c-di-AMP）を始めとした環状ジヌクレオチドなどのセカンドメッセンジャーを産生する．第2図：cGAMPや環状ジヌクレオチドは，ER膜に発現しているSTING二量体に結合し活性化する．第3図：この状態でSTINGはTBK1を活性化する．STINGとTBK1との相互作用の詳細はまだ不明である．活性化されたTBK1は，図3.16で示すようにIRF3を活性化する．

端側に相同性の高いアミノ酸配列モチーフを有しており，セリンのリン酸化により活性化される．この配列モチーフは，リン酸化されるとTBK1とIRF3を動員し，TBK1によるIRF3のリン酸化・活性化を促進するようである．

STING遺伝子欠損マウスがヘルペスウイルス感染に対する感受性が高いことから，STINGはウイルス感染において重要な役割を担っていることが明らかになっている．しかし，STINGがウイルスDNAを直接認識するのか，未知のウイルスDNAセンサーの下流で作用するだけなのかについては最近になるまで不明であった．たとえ細菌感染がなくても，DNAを細胞質内に導入することにより他のセカンドメッセンジャーが産生されSTINGを活性化させることができることが示された．このセカンドメッセンジャーは，**環状グアノシン–リン酸–アデノシン–リン酸** cyclic guanosine monophosphate-adenosine monophosphate（環状GMP–AMPあるいは**cGAMP**）であった．細菌由来のCDNと同様，cGAMPもSTING二量体に結合し，STINGシグナル伝達を活性化させる．この結果も，STINGの上流で作用するDNAセンサーが存在することを示している．細胞質内DNAに反応してcGAMPを産生する酵素として，これまでに知られていない酵素が精製され，**環状グアノシン–リン酸–アデノシン–リン酸合成酵素** cyclic GAMP synthase（**cGAS**）と命名された．cGASは，アデニル酸シクラーゼ（セカンドメッセンジャーである環状AMP cyclic AMPを産生する酵素）やDNAポリメラーゼなどのヌクレオチジルトランスフェラーゼ nucleotidyltransferase（NTase）ファミリー酵素に保存された蛋白質モチーフを有している．cGASは直接細胞質内DNAに結合し，細胞質内でGTPやATPからcGAMPを産生する酵素活性を高め，STINGを活性化する．*cGAS*の遺伝子欠損マウスはヘルペスウイルス感染に対する感受性が高いことから，自然免疫系における本分子の重要性が示されている．

ほかにもDNAセンサーの候補が同定されているものの，その認識機構，シグナル伝達機構，生理機能については不明な点が多い．IFI16はAIM2が含まれるPYHINファミリーの一員であるが，DNAを認識すると，インフラマソームではなくSTING，TBK1，IRF3を介してシグナルを伝達する．**DDX41**（DEAD box polypeptide 41）はRIG-Iと相同性のあるRLRで，DEADボックスファミリーの一員でもあるが，MAVSではなく，STINGを介してシグナルを伝達する．**MRE11A**（meiotic recombination 11 homolog A）は細胞質内の二本鎖DNAを認識し，STINGシグナル伝達を活性化するが，この自然免疫系における役割は不明である．

3-12 マクロファージや樹状細胞における自然免疫センサーの活性化は，免疫応答に広範な影響を及ぼす遺伝子群の発現を誘導する

　自然免疫認識シグナルは，エフェクター機能やサイトカイン産生を活性化するだけでなく，樹状細胞やマクロファージ上の**補助刺激分子** co-stimulatory molecule の発現を誘導する（1-15項参照）．この点については後で詳述するが，自然免疫系と適応免疫系の橋渡しにきわめて重要であるため，簡単に紹介する．B7.1（CD80）とB7.2（CD86）が重要な補助刺激分子で，TLRによる微生物認識により樹状細胞やマクロファージで発現が誘導される（図3.23）．B7.1とB7.2は適応免疫系の細胞，特にCD4$^+$T細胞に発現する**補助刺激レセプター** co-stimulatory receptor に認識される．B7による活性化は適応免疫応答の惹起にきわめて重要なステップである．

　補助刺激分子の発現を誘導するLPSなどの分子は，蛋白質抗原の免疫原性を高めるために混合され注射されてきた．このような分子は**アジュバント** adjuvant（付録Ⅰ，A-Ⅰ項参照）として知られていて，最も効果的なアジュバントはマクロファージや樹状細胞の補助刺激分子やサイトカインの発現を誘導する微生物成分であった．第9章および第11章で述べるが，感染の際に産生されるサイトカインは，誘導される適応免疫系の機能に大きな影響を及ぼす．このように，自然免疫系による異なる病原微生物の認識能は，適切な適応免疫系の誘導に必要である．

3-13 ショウジョウバエのTollシグナル伝達は，異なる病原体センサー群の下流で作用する

　自然免疫の病原微生物認識の項目を終了する前に，Toll，TLR，NODがどのように無脊椎動物で作用しているかについて簡単に紹介する．Tollは，ショウジョウバエにおいて細菌および真菌の感染防御においてきわめて重要な分子であるが，Toll自身はパターン認識レセプターではなく，他の病原体センサーの下流で作用する（図3.24）．ショウジョウバエでは，細菌の細胞壁を構成するペプチドグリカンに結合する**ペプチドグリカン認識蛋白質** peptidoglycan-recognition protein（**PGRP**）の遺伝子が13存在する．**グラム陰性細菌結合蛋白質** Gram-negative binding protein（**GNBP**）ファミリー分子は，LPSやβ-1,3グルカンを認識する．GNBPは，グラム陰性細菌と，意外にもグラム陽性細菌ではなく真菌を認識する．GNBP1とPGRP-SAは共同して，グラム陽性細菌のペプチドグリカンを認識する．これらのセンサーは，**Grass**と呼ばれるセリンプロテアーゼと相互作用し，最終的にシュペッツレを切断する蛋白質分解経路を活性化する．切断されたシュペッツレのホモ二量体がTollに結合し，Tollの二量体形成を誘導し，感染防御応答を惹起する．真菌特異的なセンサーGNBP3も蛋白質分解経路を活性化し，シュペッツレの切断とTollの活性化を誘導する．

　ショウジョウバエで免疫系を担う貪食細胞は，脂肪体細胞と血球系細胞である．シュペッツレ二量体がTollに結合すると血球系細胞は抗菌ペプチドを合成し分泌する．ショウジョウバエのTollシグナル伝達経路は，哺乳類のNFκBのホモログである転写因子DIFを活性化する．DIFは核内に移行し，ドロソマイシンなどの抗菌ペプチドの遺伝子発現を誘導する．ショウジョウバエの他のNFκBのファミリーの**Relish**は，**免疫不全（Imd）シグナル伝達経路** immunodeficiency（Imd）signaling pathway を介し，抗菌ペプチドの発現を誘導する．Imdシグナル伝達経路は，グラム陰性細菌を認識するPGRPを介して活性化される．Relishは，ジプテリシン diptericin，アタシン attacin，セクロピン cecropin などのToll経路で誘導される分子とは異なる抗菌ペプチドの発現を誘導する．このように，TollとImdシグナル伝達経路は，異なる病原微生物の感染

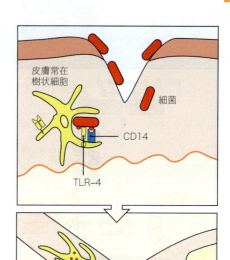
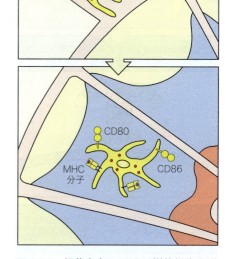

図3.23 細菌由来のLPSは樹状細胞を活性化し，リンパ節への動員を誘導し，T細胞を活性化することにより適応免疫系の応答を誘導する

　第1図：皮膚の未熟樹状細胞は，貪食能は高く，マクロピノサイトーシスをするが，T細胞の活性化能はない．皮膚の未熟樹状細胞は微生物を貪食し，消化する．感染が起こると，さまざまな自然免疫センサーにより樹状細胞が活性化され，二つの変化を引き起こす．第2図：樹状細胞は組織を出てリンパ管に入り，成熟し始める．樹状細胞は成熟過程で貪食能を失うが，T細胞の活性化能を獲得する．第3図：所属リンパ節で，樹状細胞は成熟樹状細胞となり，細胞表面分子の発現が変化する．すなわち，MHC分子と補助刺激分子CD80（B7.1），CD86（B7.2）の細胞表面上の発現が亢進する．

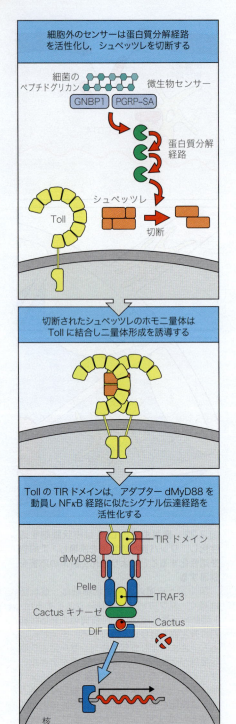

図 3.24 ショウジョウバエの Toll は病原微生物の認識によって惹起される蛋白質分解経路により活性化される
第1図：ペプチドグリカン認識蛋白質 PGRP-SA とグラム陰性細菌結合蛋白質 GNBP1 は共同し，病原細菌を認識し，最終的にショウジョウバエのシュペッツレを切断する蛋白質分解経路の最初のプロテアーゼを活性化する．第2図：切断によりシュペッツレの高次構造が変化し，Toll に結合するようになり，Toll のホモ二量体形成を誘導する．第3図：Toll の細胞質内の TIR ドメインはアダプター分子 dMyD88 を動員し，哺乳類の NFκB 活性化経路にきわめてよく似た細胞内シグナル伝達経路を活性化する．ショウジョウバエの NFκB ホモログが転写因子 DIF であり，核内に移行し抗菌ペプチドの遺伝子の転写を誘導する．真菌の認識もシュペッツレの切断を誘導し，このシグナル伝達経路で抗菌ペプチドを誘導する．しかしながら，真菌を認識する分子はまだ同定されていない．

を排除するエフェクター機構を活性化する．哺乳類には四つの PGRP ホモログが存在するが，ショウジョウバエとは異なる機能を有している．PGLYRP-2 は，細菌のペプチドグリカンを加水分解するアミダーゼとして機能する分泌蛋白質である．他の PGRP 分子は好中球の顆粒内に存在し，細菌細胞壁のペプチドグリカンとの相互作用を介して静菌効果を発揮する．

3-14 TLR と NOD 遺伝子は無脊椎動物や一部の脊索動物できわめて多様化してきた

哺乳類には十数個程度の *TLR* 遺伝子しか存在しないが，自然免疫認識レセプター，特に LRR を有するレセプターのレパートリーがきわめて多くなっている生物種がある．ウニの一種アメリカムラサキウニ *Strongylocentrotus purpuratus* は，222 もの *TLR* 遺伝子，200 以上の *NLR* 遺伝子，200 以上のスカベンジャーレセプター遺伝子がゲノム上に存在する．このウニは，これらのレセプターを介したシグナル伝達にかかわることが予想される蛋白質も多く有している．例えば，哺乳類で一つだけ存在する *MyD88* 遺伝子に似た遺伝子が四つある．しかしながら，下流の転写因子 NFκB ファミリーなどの数は多くないため，ウニの TLR シグナル伝達経路の最終的な結果は他の生物種とあまり変わらないものと考えられている．

ウニの *TLR* 遺伝子は，11 の小さな群と 211 の大きな群の二つに大きく分けられる．211 の大きな遺伝子群は，LRR 領域のアミノ酸配列が多型性に富み，偽遺伝子も多く含まれており，進化的に急激に多様化したものと考えられ，哺乳類の少なく安定した TLR に比べて急にレセプターの特異性が変化したことが示唆される．ウニの TLR の病原微生物に対する特異性は明らかになっていないが，LRR ドメインの高い多型性が TLR に基づいた高度な多様性のある病原体認識システムを生みだすのに利用されたと考えられる．似たような自然免疫認識レセプターの多様化は，脊索動物でもみられる．脊索動物は，脊椎動物と原索動物に分けられるが，原索動物のナメクジウオは，適応免疫系をもたない．このナメクジウオのゲノムには，71 の *TLR* 遺伝子，100 以上の *NLR* 遺伝子，200 以上のスカベンジャーレセプター遺伝子が存在する．第5章で述べるように，無顎類などの原始的な脊椎動物は，免疫グロブリンや T 細胞依存性の適応免疫系をもたないが，LRR を有する蛋白質の遺伝子再編成システムを有していて，ある種の適応免疫系を構築している（5-18 項参照）．

まとめ

自然免疫系細胞は，微生物を認識するレセプターを発現し，迅速な反応と遅延型の細胞性反応を誘導する．好中球，マクロファージ，樹状細胞に発現するスカベンジャーレセプターや C 型レクチンレセプターは，ファゴサイトーシスにより素早く病原微生物

を排除する．（補体系の自然免疫認識システムの活性化により産生される）C5a や細菌由来の fMLF ペプチドの G 蛋白質共役レセプターは，貪食レセプターと共同し，ファゴソームの NADPH オキシダーゼを活性化し，抗細菌活性をもつ活性酸素種を産生する．細胞膜上やエンドソーム膜上の TLR は細胞外で微生物を認識し，シグナル伝達経路を活性化し生体防御反応を誘導する．このレセプター下流で NFκB と IRF 経路は，TNF-α，IL–1β，IL–6 などの炎症性サイトカインや I 型インターフェロンなどの抗ウイルス性サイトカインを誘導する．他のレセプターファミリーは細胞質内で微生物感染を認識する．NOD 蛋白質は，細胞質内で微生物構成成分を認識し，NFκB 活性化を介して炎症性サイトカインを産生する．NLR ファミリー蛋白質は，微生物構成成分だけでなく細胞ストレスや細胞傷害を認識する．NLR はインフラマソームを介してシグナルを伝達し，炎症性サイトカイン産生を促したり，細胞死の一種であるピロトーシスを誘導する．RIG–I と MDA–5 は，ウイルス RNA を認識することによりウイルス感染を感知し，MAVS シグナル伝達経路を活性化する．一方，cGAS などの細胞質内の DNA センサーは STING シグナル伝達経路を活性化する．どちらのシグナル伝達経路も I 型インターフェロンを誘導する．これらすべての微生物認識センサーを介したシグナル伝達は，迅速な生体防御反応や感染後期の適応免疫応答の誘導に必須のサイトカイン，ケモカイン，補助刺激分子など，さまざまな遺伝子の発現を誘導する．

感染に対する誘導性自然免疫応答

　前項で述べた自然免疫センサーによる病原微生物認識によって迅速に引き起こされる自然免疫応答について述べる．特に，主要な貪食細胞である好中球，マクロファージ，樹状細胞とこれら細胞が産生し，炎症を惹起するとともに維持するサイトカインを中心に述べる．まず，好中球や他の免疫細胞の感染局所への動員などの細胞性応答から紹介する．血中を循環する免疫細胞や血管内皮細胞に発現し，血管を出て感染組織への細胞の動態を制御する接着分子について述べる．マクロファージから産生されたケモカインやサイトカインが病原微生物を継続的に殺菌する機序についても多少述べる．これは，新たな貪食細胞の産生と動員や，補体系の活性を増強するオプソニン化分子として作用する肝臓が産生する急性期蛋白質産生など，他の自然免疫応答により誘導される．抗ウイルス性インターフェロン，I 型インターフェロンの作用機構についても述べて，ウイルスや細胞内寄生病原体の感染に対する自然免疫応答を担う細胞として以前から知られている NK 細胞を含めて，近年そのメンバーが次々と発見されている自然免疫リンパ球（ILC）について最後に述べる．自然免疫リンパ球は，感染に対する迅速な自然免疫応答を担うエフェクター機能を有している．自然免疫リンパ球は，自然免疫認識細胞により分泌されたサイトカインに迅速に反応し，さまざまなエフェクターサイトカインを産生し，生体防御反応を拡大する．このような誘導性の自然免疫応答により感染を排除できない際には，自然免疫と同様のエフェクター機構を有するが，より精密な標的攻撃機構を有する適応免疫が対応することになる．したがって，本章で述べるエフェクター機構は，後の章で述べる適応免疫系への序章ともいえる．

3–15　サイトカインとそのレセプターは，構造からいくつかのファミリーに分類される

　サイトカインは分子量 25 kDa 程度の小さな蛋白質で，通常活性化刺激により身体のさまざまな細胞から分泌され，特異的なレセプターに結合し作用する．サイトカインは**オートクライン** autocrine 的に作用し，サイトカイン産生細胞自身に影響を及ぼしたり，

パラクライン paracrine 的に作用し，隣接する細胞に影響を及ぼす．サイトカインの中には，血中での半減期にも依存するが，血液循環に入り**内分泌** endocrine ホルモンのように作用し，遠隔組織に存在する細胞に作用する場合もある．白血球から分泌され白血球に作用する分子の標準的な名称が付けられ，多くのサイトカインは，後ろに番号が付けられインターロイキン interleukin（IL）（例：IL–1, IL–2）と呼ばれるようになっている．しかしながら，すべてのサイトカインがインターロイキンと呼ばれているわけではなく，時折免疫学を学ぶ学生を困惑させる原因となる．付録Ⅲに，サイトカインをアルファベット順にそのレセプターとともに示している．

サイトカインはその構造から，IL–1 ファミリー，ヘマトポエチンスーパーファミリー，インターフェロン（3–7項で述べた），TNF ファミリーなどのファミリーに分けられる．そのレセプターも同様にグループ化される（図 3.25）．**IL–1 ファミリー**は，IL–1α，IL–1β，IL–18 など 11 のメンバーで構成される．このファミリーのサイトカインの多くは，不活性型の前駆体として産生され，N 末端側が切断され成熟型のサイトカインとなる．IL–1α は例外で，前駆体と切断型ともに活性を有している．すでに述べているように，IL–1β，IL–18 は，マクロファージにおいて，TLR とインフラマソームの活性化によるカスパーゼ 1 の作用により産生される．IL–1 ファミリーサイトカインのレセプターは，細胞質内に TLR と同様に TIR ドメインを有しており，TLR シグナル伝達と同様に NFκB を活性化するシグナル伝達経路を用いる．IL–1 レセプターは，IL–1 を介したシグナル伝達に必要な IL–1 レセプターアクセサリー蛋白質 IL–1 receptor accessory protein（IL1RAP）と共同して作用する．

ヘマトポエチンスーパーファミリー hematopoietin superfamily のサイトカインは，きわめて大きなファミリーで，自然免疫や適応免疫にかかわるインターロイキンだけでなく，（赤血球発達を促す）エリスロポエチン erythropoietin や成長ホルモンなど非免疫系のシステムの増殖や分化を誘導する因子も含まれる．IL–6 は，骨髄で単球や顆粒球の産生を誘導する顆粒球マクロファージコロニー刺激因子（GM–CSF）と同様，この

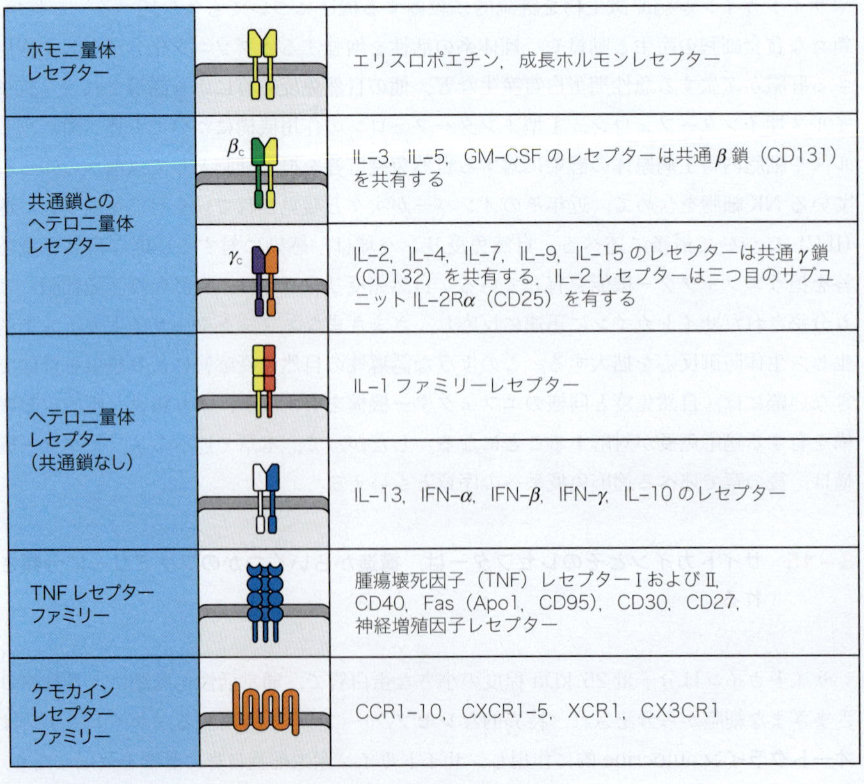

図 3.25 サイトカインレセプターは，構造により異なるファミリーに属する

多くのサイトカインがヘマトポエチンレセプタースーパーファミリーを介してシグナルを伝達する．この名称は，最初のヘマトポエチンスーパーファミリーのエリスロポエチンにちなんで名付けられた．ヘマトポエチンレセプタースーパーファミリーは，ホモ二量体，ヘテロ二量体を形成し，蛋白質配列や構造によりファミリーに分類される．例を最初の 3 列に示す．Ⅰ型サイトカインレセプターのヘテロ二量体は，レセプターのリガンド特異性を決めている α 鎖と，細胞内シグナル伝達を担う共通鎖 β 鎖，γ 鎖により構成される．Ⅱ型サイトカインレセプターのヘテロ二量体は，共通鎖をもたず，インターフェロンやインターフェロンに類縁のサイトカインのレセプターがこれに相当する．サイトカインレセプターを介したシグナル伝達はすべて JAK–STAT 経路を介する．IL–1 レセプターファミリーは，細胞外に免疫グロブリン様ドメインを有し細胞質内の TIR ドメインを介した二量体形成により，MyD88 を介してシグナルを伝達する．他のサイトカインレセプタースーパーファミリーには，TNF レセプターとケモカインレセプターファミリーがある．ケモカインレセプターは，G 蛋白質共役レセプターである．TNF レセプターのリガンドは，三量体で作用し，分泌されるよりも膜型リガンドとして作用する．

レセプタータイプ		説明
ホモ二量体レセプター		エリスロポエチン，成長ホルモンレセプター
共通鎖とのヘテロ二量体レセプター	β_c	IL–3, IL–5, GM–CSF のレセプターは共通 β 鎖（CD131）を共有する
	γ_c	IL–2, IL–4, IL–7, IL–9, IL–15 のレセプターは共通 γ 鎖（CD132）を共有する．IL–2 レセプターは三つ目のサブユニット IL–2Rα（CD25）を有する
ヘテロ二量体レセプター（共通鎖なし）		IL–1 ファミリーレセプター
		IL–13, IFN–α, IFN–β, IFN–γ, IL–10 のレセプター
TNF レセプターファミリー		腫瘍壊死因子（TNF）レセプターⅠおよびⅡ，CD40, Fas（Apo1, CD95），CD30, CD27, 神経増殖因子レセプター
ケモカインレセプターファミリー		CCR1–10, CXCR1–5, XCR1, CX3CR1

スーパーファミリーのメンバーである．活性化T細胞により産生される液性のサイトカインの多くは，このスーパーファミリーのメンバーである．ヘマトポエチン・サイトカインのレセプターは，チロシンキナーゼが会合したレセプターであり，サイトカインがレセプターに結合すると二量体を形成する．二量体の形成により，レセプターの細胞質内ドメインに会合するチロシンキナーゼから細胞内シグナル伝達経路が活性化される．サイトカインレセプターは，ホモ二量体（同じレセプター蛋白質による二量体）からなるものと，ヘテロ二量体（異なるレセプター蛋白質による二量体）からなるものが存在する．サイトカインシグナル伝達の重要なポイントは，さまざまな異なるレセプターのコンビネーションが起こりうることである．

サイトカインとそのレセプターは，機能的な類似性と遺伝的な連鎖によりさらにサブファミリーに分類される．例えば，IL-3, IL-4, IL-5, IL-13, GM-CSFは構造的に類似しており，これらの遺伝子もゲノム上で連鎖していて，同じ種類の細胞から産生されることもしばしば認められる．さらに，これらのサイトカインは，**Ⅰ型サイトカインレセプター** class Ⅰ cytokine receptor ファミリーに属する類縁レセプターに結合する．IL-3, IL-5, GM-CSFレセプターは**共通β鎖** common β chain を共有するサブグループを形成する．Ⅰ型サイトカインレセプターは，IL-2レセプターの**共通γ鎖** common γ chain（$γ_c$）を共有するサブグループもある．$γ_c$は，IL-2, IL-4, IL-7, IL-9, IL-15, IL-21などのサイトカインのレセプターが共有しており，この遺伝子はX染色体に存在している．不活性型の$γ_c$遺伝子変異は，リンパ球の分化に必須のIL-7, IL-15, IL-2などのサイトカインのシグナル伝達が障害され，**X連鎖重症複合免疫不全症** X-linked severe combined immunodeficiency（**X連鎖SCID**）の原因になる（3-13項）．上述のものほど近縁性は高くないが，IFN-γレセプターは類似したヘマトポエチンレセプターのヘテロ二量体である．これらのレセプターは，**Ⅱ型サイトカインレセプター** class Ⅱ cytokine receptor（インターフェロンレセプターとも呼ばれる）と呼ばれ，IFN-α, IFN-β, IL-10レセプターも含まれる．ヘマトポエチンレセプターおよびインターフェロンレセプターは，すべてJAK-STAT経路を介してシグナルを伝達し，異なるSTATを活性化し，異なる効果を誘導する．

TNF-αを代表とする**TNFファミリー** TNF family は，自然免疫，適応免疫で重要な役割を担う17以上のサイトカインが含まれている．免疫学的に重要な他のサイトカインと異なり，TNFファミリーのサイトカインの多くは，膜型蛋白質であり，他のサイトカインと異なる機能や，距離的な作用範囲が狭くなる．しかしながら，いくつかのTNFファミリーサイトカインは膜から切り離され，循環血中に分泌される．これらは，時折ヘテロ三量体で発現するときもあるが，通常は膜結合型のサブユニットのホモ三量体で発現している．TNF-α（単にTNFと呼ばれるときもある）は，最初は膜結合型の三量体として発現し，膜から切り離される．TNF-αは，2種類の**TNFレセプター** TNF receptor を介して効果を発揮する．Ⅰ型TNFレセプター TNF receptor Ⅰ（TNFR-Ⅰ）は，血管内皮細胞やマクロファージなど，さまざまな細胞に発現している．一方，Ⅱ型TNFレセプター（TNFR-Ⅱ）は主にリンパ球に発現している．TNFファミリーサイトカインのレセプターは，上述のサイトカインレセプターと構造が異なっていて，活性化されるためにはクラスターを形成する必要がある．TNFは三量体で産生されるため，レセプターへの結合は三つの同一のサイトカインレセプターサブユニットのクラスタリングを誘導する．これらレセプターを介するシグナル伝達は，非古典的NFκB経路を活性化するTRAFファミリーを介したシグナル伝達を論じる第7章で述べる．

ケモカインレセプターのファミリーは，会合するケモカインとともに，付録Ⅳに載せている．ケモカインレセプターは7回膜貫通型の構造をとり，3-2項で述べたように，G蛋白質と共役してシグナルを伝達する．

3-16 ヘマトポエチンファミリーのサイトカインレセプターはJAKファミリーチロシンキナーゼと会合し，STAT転写因子を活性化する

ヘマトポエチンファミリーのサイトカインレセプターの細胞質内領域は，チロシンキナーゼのヤーヌスキナーゼ Janus kinase（JAK）ファミリーと会合している．この名称は，JAKが二つのキナーゼ様ドメインを直列にもっており，ローマ神話に出てくる前後二つの顔をもつ神ヤーヌス Janus に似ていることに由来する．JAKファミリーには，Jak1, Jak2, Jak3, Tyk2 の4メンバーが含まれる．個々の JAK ファミリーメンバーの遺伝子欠損マウスが異なる表現型を示すことからもわかるように，それぞれのメンバーは異なる機能を有している．例えば，Jak3 は上述の γ_c を用いるサイトカインレセプターの機能に関与する．Jak3 の不活性型遺伝子変異は X 連鎖でない SCID の原因となる．

サイトカインレセプターの細胞質内領域の二量体化あるいはクラスタリングにより，JAK どうしが近づき，それぞれのチロシン残基をリン酸化し，キナーゼ活性が高まる．活性化された JAK は続いて会合するレセプター細胞質内領域のチロシン残基をリン酸化する．このリン酸化チロシンとその周囲の特異的なアミノ酸配列に **SH2 ドメイン** SH2 domain を有する他の蛋白質が結合する．その代表が，**STAT**（signal transducer and activator of transcription）として知られている転写因子である（図3.26）．

七つのメンバーからなる STAT（1〜4, 5a, 5b, 6）は，細胞質内に不活性型で存在する．STAT は活性化されるまで，各 STAT 蛋白質の N 末端のドメインどうしの相互作用によりホモ二量体を形成している．それぞれの STAT のレセプター特異性は，それぞれの STAT 蛋白質の SH2 ドメインが認識するレセプターのリン酸化チロシンを含むアミノ酸配列によって決まっている．STAT の活性化レセプターへの動員により，STAT は活性化 JAK の近傍に配置され，STAT 蛋白質の C 末端側に保存されているチロシン残基が JAK によりリン酸化される．これにより，STAT 蛋白質のリン酸化チロシン残基が，異なる STAT の SH2 ドメインと結合するように再配置が起こる結果，親和性が高く DNA に結合できる構造になる．活性化 STAT は，サイトカインが一つのタイプの STAT を活性化することで，ホモ二量体を形成することが多い．例えば，IFN-γ は STAT1 を活性化し，STAT1 ホモ二量体の形成を誘導する．また，IL-4 は STAT6 を活性化し，STAT6 ホモ二量体の形成を誘導する．他のサイトカインは，いくつかの

MOVIE 3.7

図 3.26 サイトカインレセプターの多くが JAK-STAT 経路と呼ばれる迅速な経路を介してシグナルを伝達する

第1図：サイトカインの多くが，細胞質内領域にヤーヌスキナーゼ（JAK）が会合するレセプターに作用する．レセプターは，特異的な JAK が会合している少なくとも2本のレセプター鎖から構成されている．第2図：リガンドの結合によりレセプターの2本の鎖が近接し，JAK が互いをリン酸化し活性化して，続いてレセプターの細胞質内領域のチロシン残基をリン酸化する（赤色の点）．STAT ファミリー分子は，活性化されるまで細胞質内でホモ二量体を形成する N 末端ドメインとレセプター細胞質内のリン酸化チロシン残基に結合する SH2 ドメインをもっている．第3図：STAT 二量体は，レセプターに結合後，JAK によってリン酸化される．第4図：STAT 蛋白質は，リン酸化されると，もう一方の STAT 蛋白質のリン酸化チロシン残基に SH2 ドメインを介して結合することにより安定的な二量体を形成する．活性化された STAT 二量体は，核内に移行し，適応免疫に重要なさまざまな遺伝子の転写を活性化する．

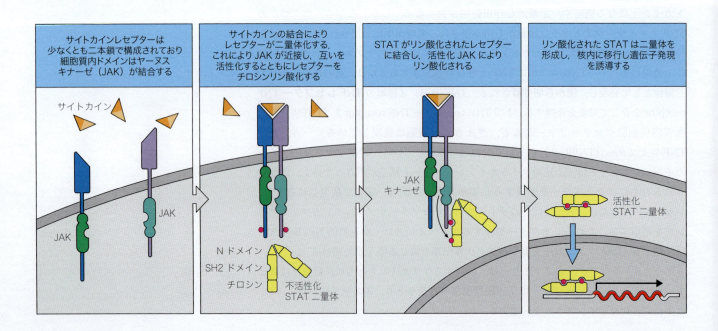

STATを活性化することができ，この際はヘテロ二量体が形成される．リン酸化されたSTAT二量体は，核内に移行し転写因子として作用し，リンパ球の増殖や分化を制御する遺伝子の発現を誘導する．

　これらサイトカインレセプターを介したシグナル伝達はチロシンリン酸化に依存していることから，**チロシンホスファターゼ** tyrosine phosphatase によるレセプター複合体の脱リン酸化は，細胞がシグナル伝達を終わらせる手段の一つである．これまでにさまざまなチロシンホスファターゼが，サイトカインレセプター，JAK，STAT の脱リン酸化を担っていることが報告されている．非レセプター型チロシンホスファターゼ SHP-1，SHP-2（*PTPN6, PTPN11* によってコードされている）や血球系細胞上にさまざまなアイソフォームで発現する膜型レセプターチロシンホスファターゼ **CD45** などがその例である．サイトカインシグナル伝達は，サイトカインにより誘導される阻害分子による負のフィードバック制御も受けている．このような負のフィードバックを司る分子に，多くのサイトカインやホルモンレセプターのシグナルを制御する**サイトカインシグナル抑制因子** suppressor of cytokine signaling（**SOCS**）蛋白質がある．SOCS 蛋白質は，リン酸化された JAK やレセプターに会合する SH2 ドメインを有しており，直接 JAK 活性を抑制する．SOCS は，SH2 ドメインを介してレセプターと STAT と拮抗して結合し，JAK や STAT のユビキチン化を誘導し，蛋白質分解を促進する．SOCS は STAT 活性化により誘導され，サイトカインがその影響を及ぼしてから，その作用を抑制する．SOCS の重要性は，SOCS1 遺伝子欠損マウスが，インターフェロンレセプター，γ_c を共有するレセプターや TLR を介したシグナル伝達が増強することによる多臓器炎症を発症することからもわかる．他の阻害分子として，レセプターやシグナル経路にかかわる分子の分解を促進する**活性化 STAT 阻害蛋白質** protein inhibitor of activated

図 3.27　細菌成分により樹状細胞やマクロファージから，IL-1β，IL-6，CXCL8，IL-12，TNF-α などのサイトカインが産生される

　TNF-α は感染局所での炎症反応を誘導する．TNF-α はまた，致死的な全身性の炎症も誘導する（3-20 項）．ケモカイン CXCL8 は，好中球を感染局所に動員することにより，局所の炎症反応にかかわっている．IL-1β，IL-6，TNF-α は肝臓での急性期反応に重要な役割を担っており，生体防御にさまざまな効果をもっている発熱を誘導する．IL-12 は，ナチュラルキラー（NK）細胞を活性化し，CD4$^+$ T 細胞の T$_H$1 細胞への分化を誘導する．

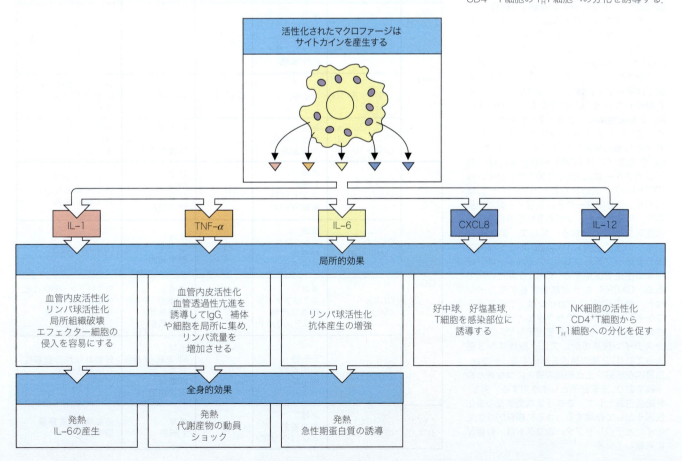

STAT（PIAS）がある．

3-17 マクロファージや樹状細胞から分泌されるケモカインはエフェクター細胞を感染局所に動員する

自然免疫応答でマクロファージより産生されるサイトカインは，自然免疫，適応免疫にかかわる局所および全身の応答に重要な役割を担っている（図3.27）．貪食細胞や樹状細胞によるさまざまな病原微生物の認識は，TLRなどさまざまなレセプターを介したシグナル伝達を誘導し，刺激ごとに異なるサイトカインがマクロファージや樹状細胞から産生される．分泌されたサイトカインが次なる生体防御応答を制御するため，適切な免疫応答が選択的に誘導されている．PRRの活性化により，マクロファージや樹状細胞はIL-1β，IL-6，IL-12，TNF-α，ケモカイン CXCL8（IL-8 としても知られる）などの多彩なサイトカインを分泌する．

感染初期に組織から分泌されるサイトカインの中で，化学走化性活性をもつサイトカインはケモカインとして知られている．この小分子は，近傍の細胞に方向性をもった走化性 chemotaxis を誘導し，ケモカインの産生元の細胞への動態を制御する．ケモカインは当初機能的解析により同定されたため，付録IVに標準名称とともに掲載しているように，さまざまな名称が付けられていた．ケモカインはすべて，アミノ酸配列が類似性を示し，G蛋白質共役レセプターに結合する（3-2項）．ケモカインを介したシグナル伝達により，細胞接着性や細胞骨格が変化し，方向性をもった細胞移動を誘導する．ケ

MOVIE 3.8

図3.28 ヒトケモカインの機能（抜粋）
ケモカインは，N末端に二つの隣接したシステイン残基を有するCCケモカインと，システイン残基の間にアミノ酸が一つ入ったCXCケモカインの二つのファミリーに大きく分類される．ヒトでは，CCケモカイン遺伝子は第4番染色体上の同領域にクラスターを形成している．CXCケモカイン遺伝子は第17番染色体上のクラスターに存在している．CCケモカイン，CXCケモカインは，異なるG蛋白質共役レセプターに作用する．CCケモカインはCCR1～10と名付けられたレセプターに結合し，CXCケモカインはCXCR1～7と名付けられたレセプターに結合する．レセプターごとに発現する細胞が異なり，あるケモカインがある特定の細胞の走化性を担うことになる．概して，第1システインのすぐ上流にGlu-Leu-Argトリペプチドモチーフをもつ CXC ケモカインは，好中球の遊走を促進する．CXCL8はその例である．CXCR3, 4, 5と結合するケモカインなど，他のCXCケモカインは，このモチーフをもっていない．フラクタルカインはさまざまな面でユニークなケモカインで，二つのシステイン残基の間にアミノ酸残基が3個入っており，2種の構造を形成する．一つは，血管内皮細胞や上皮細胞の膜上につなぎとめられており，接着分子として作用する．また，分泌蛋白質として，さまざまな細胞種の走化性因子として作用する．さらに網羅的なケモカインとそのレセプターのリストは，付録IVに掲載している．

クラス	ケモカイン	産生細胞	レセプター	結合細胞	主な作用
CXC	CXCL8 (IL-8)	単球 マクロファージ 線維芽細胞 ケラチノサイト 内皮細胞	CXCR1 CXCR2	好中球 ナイーブT細胞	好中球の動員, 活性化, 脱顆粒の誘導 血管新生
CXC	CXCL7 (PBP, β-TG, NAP-2)	血小板	CXCR2	好中球	好中球活性化 凝血塊再吸収 血管新生
CXC	CXCL1 (GROα) CXCL2 (GROβ) CXCL3 (GROγ)	単球 線維芽細胞 内皮細胞	CXCR2	好中球 ナイーブT細胞 線維芽細胞	好中球活性化 線維性増殖 血管新生
CC	CCL3 (MIP-1α)	単球 T細胞 マスト細胞 線維芽細胞	CCR1, 3, 5	単球 NK細胞, T細胞 好塩基球 樹状細胞	HIV-1 と競合 抗ウイルス反応 T_H1 反応増強
CC	CCL4 (MIP-1β)	単球 マクロファージ 好中球 内皮細胞	CCR1, 3, 5	単球 NK細胞, T細胞 樹状細胞	HIV-1 と競合
CC	CCL2 (MCP-1)	単球 マクロファージ 線維芽細胞 ケラチノサイト	CCR2B	単球 NK細胞, T細胞 好塩基球 樹状細胞	マクロファージ活性化 好塩基球からのヒスタミン遊離 T_H2 反応増強
CC	CCL5 (RANTES)	T細胞 内皮細胞 血小板	CCR1, 3, 5	単球 NK細胞, T細胞 好塩基球 好酸球 樹状細胞	好塩基球から脱顆粒 T細胞活性化 慢性炎症
CXXXC (CX$_3$C)	CX3CL1 (フラクタルカイン)	単球 内皮細胞 ミクログリア	CX$_3$CR1	単球 T細胞	白血球-内皮接着 脳の炎症

モカインは，免疫細胞に限らずさまざまな細胞から産生分泌される．免疫系では，ケモカインは単球，好中球や他の自然免疫エフェクター細胞を血管から感染局所に動員する白血球の化学走化性因子として主に作用する．ケモカインは，9–11 項で述べるように，適応免疫系においてもリンパ球の動態を制御する．ケモカインの中には，リンパ球分化や動態，血管新生（新生血管の増殖）などにかかわるものもある．50 種以上ものケモカインが存在する事実は，細胞を適切な場所に動員することの重要性を反映したもので，リンパ球の場合，これは主たる機能であろう．ヒトの自然免疫系細胞から産生され，作用するケモカインを，その機能とともに図 3.28 に載せている．

　ケモカインは，大きく二つのグループに分類される．**CC ケモカイン** CC chemokine は N 末端近傍に二つの隣接したシステイン残基を有している．一方，**CXC ケモカイン** CXC chemokine は，二つのシステイン残基がアミノ酸一つにより分割されている．CC ケモカインは，単球，リンパ球と他の細胞の遊走を促進する．自然免疫に関連した一つの例が，CCR2B レセプターを介して単球を循環血中から組織に動員し組織マクロファージに分化させる CCL2 である．一方，CXC ケモカインは好中球の遊走を促進する．CXCR2 を介して作用する CXCL8 は，骨髄から好中球を動員し，さらに血中から周囲の組織に動員する．したがって，CCL2 と CXCL8 は自然免疫応答において，それぞれ単球と好中球の動態を制御することにより補完的な機能を有している．

　ケモカインによる細胞動態制御は 2 段階からなる．まず，ケモカインは白血球に作用し，炎症部位の血管内皮細胞上をローリングするように誘導する．続いて，ローリングしている白血球は，白血球インテグリンとして知られる接着因子の構造変化により，安定して接着するようになる．この構造変化により，白血球上のインテグリンが内皮細胞上のリガンドに強固に結合できるようになり，その後，内皮細胞間を通り抜け血管壁を越えていく．二つ目の段階では，内皮細胞の表面や細胞外マトリックスに結合したケモカインの濃度勾配に沿って白血球の動態を誘導する．この濃度勾配は，感染局所に向かうに従って増加する．

　ケモカインは，細菌産生分子，ウイルスばかりでなく，シリカ，ミョウバン，痛風の原因となる尿酸結晶などの細胞傷害分子などに反応して，さまざまな細胞から産生される．C3a, C5a などの補体因子や fMLF 細菌ペプチドも好中球の走化性因子として作用する．このように，感染や組織傷害によりケモカインの濃度勾配が形成され，貪食細胞が必要とされる箇所への動員を促している．好中球は，感染局所に大量に迅速に動員される．単球の動員も同時に起こるが，感染局所への動員は好中球に比べると時間がかかる．これは，循環血中の単球の数が好中球に比べると少ないためである．補体因子 C5a とケモカイン CXCL8, CCL2 はそれぞれ標的細胞を活性化し，好中球や単球を感染局所に動員するばかりでなく，動員された箇所で病原微生物を攻撃することができるように細胞を活性化する．特に，C5a と CXCL8 を介した好中球内のシグナル伝達は，呼吸バーストを増強し，活性酸素種や一酸化窒素の産生や，顆粒内の抗菌物質の放出を促す（3–2 項）．

　ケモカインは細胞動態を制御するだけではない．ケモカインは血管作用性メディエーターが白血球を血管壁に引き寄せてくる際に必要で（3–3 項），また TNF-α などのサイトカインが内皮細胞上に接着分子を発現させる際にも必要である．ケモカインについては，後の章で適応免疫応答についての紹介を行うときに再び説明する．ここでは次に，白血球が内皮細胞に接着することを可能にする分子について説明することとし，続いて単球や好中球が感染局所に血管から滲出するステップを順を追って説明する．

3-18 細胞接着分子は炎症反応時に白血球と血管内皮細胞の相互作用を制御する

貪食細胞の感染局所への動員は，自然免疫応答の最も重要な機能の一つである．細胞の動員は，炎症反応の一部として起こり，局所の血管の内皮細胞上に誘導される細胞接着分子によって行われる．ここでは，感染の成立より数時間～数日以内に炎症細胞を動員する機能について述べる．

補体成分と同様，細胞接着分子の機能を理解することを難しくしているのが，その用語である．特に白血球上の接着分子のほとんどは，機能的には解析しやすいのであるが，標的分子に対する単クローン抗体の影響にちなんで名付けられている．したがって，接着分子の名称は，構造などとの相関性がない．例えば，**白血球機能抗原** leukocyte functional antigen LFA-1, LFA-2, LFA-3 は，実際には二つの異なる蛋白質ファミリーである．図 3.29 では，自然免疫にかかわる接着分子を，分子構造に従って，模式構造，別名，発現場所，リガンドとともに表している．分子構造で分類できる接着分子の三つのファミリーが，白血球の動員に重要な役割を担っている．**セレクチン** selectin は，特異的な糖鎖に結合するレクチン様ドメインを有する膜型の糖蛋白質である．このファミリーメンバーは，活性化された内皮細胞に発現し，血流中の白血球のフコシル化されたオリゴ糖に結合することにより内皮細胞と白血球の相互作用を促進する（図 3.29）．白血球動員の次のステップは強固な接着であり，これは内皮細胞上の**細胞間接着分子** intracellular adhesion molecule（**ICAM**）と白血球上の**インテグリン** integrin ファミリーのヘテロ二量体との結合によって起こる．ICAM は，免疫グロブリンと似たドメイ

MOVIE 3.10

図 3.29 白血球の相互作用に働く接着分子
白血球の移動，ホーミング，細胞間相互作用にかかわる接着分子ファミリー：セレクチン，インテグリン，免疫グロブリンスーパーファミリー．図は，各ファミリーの代表的分子の模式図と，白血球相互作用にかかわる他のファミリーの分子のリスト，細胞分布，接着におけるリガンドを示している．ここに示したファミリーの分子は，炎症や自然免疫応答にかかわるものだけに限定した．ここで示した同じ分子やそれ以外の分子が適応免疫にかかわるが，それは第9章と第11章で述べることにする．これらのファミリーが異なる名称をもつことは混乱を招くが，それは構造的特徴ではなくその分子が最初に発見された経緯を反映しているからである．各接着分子の別名が括弧内に示されている．P-セレクチンとE-セレクチンが認識する硫酸化シアリル・ルイス^X は，循環している白血球の細胞表面糖蛋白質上に存在するオリゴ糖である．

		名称	組織分布	リガンド
セレクチン 糖鎖への結合 白血球-内皮相互作用の開始	P-セレクチン	P-セレクチン (PADGEM, CD62P)	活性化された 内皮と血小板	PSGL-1, シアリル・ルイス^X
		E-セレクチン (ELAM-1, CD62E)	活性化された内皮	シアリル・ルイス^X
インテグリン 細胞接着分子や細胞外マトリックスへの結合 強い接着	LFA-1	$\alpha_L\beta_2$ (LFA-1, CD11a/CD18)	単球，T細胞 マクロファージ 好中球 樹状細胞	ICAM-1, ICAM-2
		$\alpha_M\beta_2$ (Mac-1, CR3, CD11b/CD18)	好中球 単球 マクロファージ	ICAM-1, iC3b, フィブリノーゲン
		$\alpha_X\beta_2$ (CR4, p150.95, CD11c/CD18)	樹状細胞 マクロファージ 好中球	iC3b
		$\alpha_4\beta_1$ (VLA-5, CD49d/CD29)	単球 マクロファージ	フィブリノーゲン
免疫グロブリン スーパーファミリー 細胞接着における種々の役割 インテグリンのリガンド	ICAM-1	ICAM-1 (CD54)	活性化された内皮	LFA-1, Mac1
		ICAM-2 (CD102)	休止した内皮 樹状細胞	LFA-1
		VCAM-1 (CD106)	活性化された内皮	VLA-4
		PECAM (CD31)	活性化された白血球 内皮細胞間隙	CD31

ンをもつ**免疫グロブリン様蛋白質** immunoglobulin-like protein のスーパーファミリーに属する1回膜貫通型蛋白質である．ICAM の細胞外領域は，いくつかの免疫グロブリン様ドメインから構成されている．インテグリンは，多数のサブファミリーを有する α, β 鎖の2本の膜型蛋白質から構成される．血管外への滲出に重要な白血球のインテグリンが **LFA-1**（$\alpha_L\beta_2$, **CD11a/CD18**）と **CR3**（$\alpha_M\beta_2$, **CD11b/CD18** あるいは Mac-1 としても知られている補体レセプター）である．CR3 については，2-13 項で iC3b のレセプターとして紹介したが，他のリガンドにも結合する．LFA-1 と CR3 は **ICAM-1** と **ICAM-2** に結合する（図 3.30）．感染が起きていないときでも，循環中の単球は血流を離れ腸管などの組織に入り，マクロファージとなる．血管を出ていくために，単球は活性化されていない内皮細胞に弱く発現する ICAM-2 に会合する．CR3 も凝固カスケードの基質であるフィブロネクチンや X 因子と結合する．

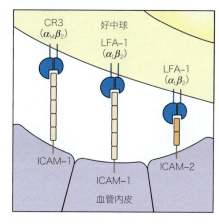

図 3.30　貪食細胞の血管内皮細胞への接着はインテグリンを介する
血管内皮細胞が炎症性メディエーターにより活性化されると，ICAM-1 と ICAM-2 の二つの接着分子が発現する．これらは貪食細胞に発現するインテグリン，$\alpha_M\beta_2$（CR3，CD11b/CD18 とも呼ばれる）と $\alpha_L\beta_2$（LFA-1，CD11a/CD18 とも呼ばれる）のリガンドである．

　白血球と内皮細胞の強固な接着は，活性化された内皮細胞での ICAM-1 の発現と白血球上で起こる LFA-1 と CR3 の構造変化により促進される．インテグリンは，リガンドに強く結合する"活性化"状態と，結合が簡単に崩れる"不活性化"状態を構造変化により切り替える．これにより，インテグリン自身か他のレセプターを介して細胞から受け取るシグナルによりインテグリン依存性の細胞接着を誘導したりはずしたりする．活性化状態では，インテグリンは，細胞内蛋白質 **タリン** talin を介しアクチン細胞骨格に結合している．移動中の白血球では，白血球上のレセプターへのケモカインの結合により細胞内シグナルが活性化され，タリンが LFA-1 や CR3 の β 鎖の細胞質内領域に結合し，インテグリンの細胞外領域が活性化状態の構造をとるようになる．炎症細胞の動員におけるインテグリンの重要性は，インテグリン自身や細胞接着にかかわる分子の欠損によって発症する **白血球粘着異常症** leukocyte adhesion deficiency で明らかになっている．この患者は感染症を繰り返し発症し，創傷治癒にも障害が認められる．

　血管内皮細胞は，マクロファージから産生されるサイトカイン，特に TNF-α で活性化され，**ワイベル・パラーディ小体** Weibel-Palade body と呼ばれる顆粒を速やかに放出する．この顆粒には **P-セレクチン** P-selectin が含まれていて，マクロファージが微生物に反応して TNF-α を産生して数分後には，局所の内皮細胞上に発現するようになる．P-セレクチンが細胞表面に発現してすぐ，**E-セレクチン** E-selectin の mRNA が誘導され，2時間以内には内皮細胞は主に E-セレクチンを発現するようになる．P-セレクチンと E-セレクチンは，血液型抗原としても重要な硫酸化糖鎖の **硫酸化シアリル・ルイス^X** sulfated sialyl-Lewis^X と相互作用する．硫酸化シアリル・ルイス^X は，好中球表面に発現し，P-セレクチンや E-セレクチンとの相互作用により内皮細胞上をローリングするようになる．フコシルトランスフェラーゼなど，この抗原の合成にかかわる酵素の遺伝子変異により，シアリル・ルイス^X の発現が低下し，**白血球接着不全症2型** leukocyte adhesion deficiency type 2 と呼ばれる免疫不全症が発症する．

　インテグリンは，細胞種の識別に便利な細胞表面マーカーでもある．樹状細胞，マクロファージ，単球はそれぞれ異なるインテグリン α 鎖を発現し，β_2 鎖と異なるインテグリンとなる．古典的樹状細胞上には主に **CD11c/CD18** あるいは補体レセプター **CR4** としても知られている $\alpha_X\beta_2$ が発現している（図 3.29）．このインテグリンは，補体 C3 が切断されて産出される iC3b，フィブロネクチン，ICAM-1 と結合する．もっぱら古典的樹状細胞とは異なり，多くの単球やマクロファージは CD11c の発現が弱く，$\alpha_M\beta_2$ インテグリン（CD11b/CD18，CR3）を発現する．しかしながら，インテグリンの発現様式は多様性に富み，肺などの組織マクロファージは CD11c/CD18 を強く発現する．マウスでは，CD11b/CD18 の発現により古典的樹状細胞を二つに分類することができる．CD11b/CD18 が高く発現するサブセットと CD11b/CD18 を発現しないサブセットである．形質細胞様樹状細胞（pDC）は，CD11c の発現が弱いが，他の細胞

表面マーカーにより古典的樹状細胞と区別することができる．ヒトpDCは，C型レクチン**血液樹状細胞抗原** blood dendritic cell antigen 2（**BDCA-2**）を発現し，マウスpDCは**BST2**（骨髄ストローマ細胞抗原 bone marrow stromal cell antigen 2）を発現する．これらの分子は古典的樹状細胞には発現しない．

3-19　好中球は血管壁を越えて炎症組織に侵入する最初の細胞である

血管外移動 extravasation として知られる白血球の血管外への動員は，感染局所から発せられるシグナルにより誘導される．通常，白血球は最も血流の速い小血管の中央を循環している．炎症局所では，血管は拡張し，その結果血流が低下するため，白血球は血管内皮と相互作用する機会が増えるようになる．炎症反応の際，血管内皮細胞上の接着分子の発現が亢進するとともに，白血球上の接着分子の構造変化が起こり，多数の循環白血球が感染局所に動員されるようになる．ここでは，単球と好中球に関するこの過程を説明する（図3.31）．

MOVIE 3.11

血管外移動は四つの過程を経て進む．最初にセレクチンが誘導され，白血球が血管内皮上をローリングするようになる．P-セレクチンは，ロイコトリエン B4，C5a，あるいはC5aの刺激を受けたマスト細胞が産生するヒスタミンにより数分で内皮細胞上に発現する．P-セレクチンは，TNF-αやLPSによっても誘導される．TNF-αやLPSは，数時間後に内皮細胞に発現するE-セレクチンの合成も誘導する．単球と好中球上の硫酸化シアリル・ルイス^{X}は，P-セレクチン，E-セレクチンと接触することにより，内皮と可逆的に接着し内皮に沿ってローリングを始める（図3.31，第1図）．これにより，白血球動員の次のステップである強固な接着に移っていく．好中球は，他の細胞がローリングできないような血流速度においても，内皮上をローリングすることができる．好中球による**ずり抵抗性ローリング** shear-resistant rolling は，**スリング** sling と呼ばれる細胞膜の長い伸展を利用して起こり，内皮に結合後，ローリングしながら内皮を包み込むようになる．これにより，好中球は内皮に強固に接着し，速やかに感染局所に移動していく．

MOVIE 3.12

第2ステップは，白血球のインテグリン LFA-1 や CR3 と，（TNF-αにより内皮細胞に発現する）ICAM-1 や ICAM-2 などの内皮細胞の接着分子との会合により誘導される．LFA-1 と CR3 は通常リガンドに弱くしか結合しない．しかし，内皮細胞上のプロテオグリカンに結合している CXCL8（あるいは他のケモカイン）が白血球上のケモカインレセプターを介してシグナルを伝達すると，内皮細胞上をローリングしている白血球の LFA-1 と CR3 の構造変化を引き起こす．これにより，3-18項で述べたように，白血球の接着能がきわめて高くなる．そして，白血球が内皮細胞に強固に接着し，ローリングが止まる．

MOVIE 3.13

第3ステップでは，白血球が血管外へ移動する，すなわち，内皮細胞壁を越える．このステップには LFA-1 と CR3 とともに，白血球と内皮細胞の細胞間結合部に発現する PECAM あるいは CD31 と呼ばれる免疫グロブリン様分子による，より強固な接着がかかわっている．この相互作用により，貪食細胞が内皮細胞間をすり抜けることができるようになる．そして，内皮細胞の基底膜の細胞外マトリックスを分解する酵素により，基底膜を突破する．基底膜を越えて移動する現象を**血管外遊出** diapedesis と呼び，これにより貪食細胞が内皮細胞下組織に侵入する．

血管外移動の最後である第4ステップは，ケモカインによる白血球の組織間の遊走である．CXCL8，CCL2 などのケモカイン（3-17項）は，感染局所で産生され，内皮細胞上の細胞外マトリックス内プロテオグリカンに結合する．このようにして，マトリックス依存的なケモカインの濃度勾配が形成され，これに沿って白血球が感染局所に遊走

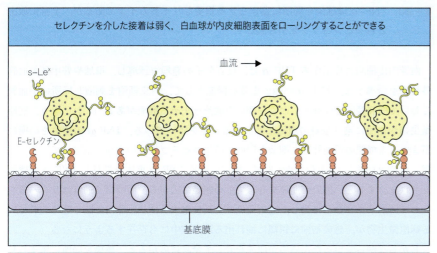

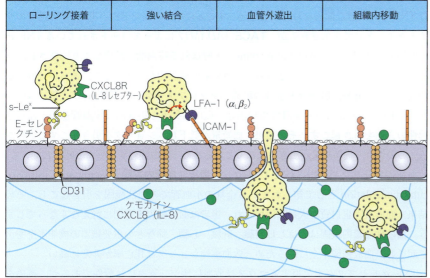

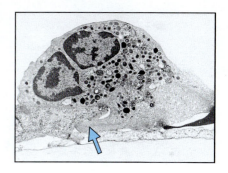

図 3.31　好中球は，マクロファージが産生するサイトカインやケモカインによる接着などの多段階の過程を踏んで血管から感染局所に遊走する

第1図：第1ステップでは，血管内皮細胞のセレクチンと好中球の糖鎖リガンドとの相互作用により，好中球が血管内皮細胞に緩く可逆的に結合する．ここでは，E-セレクチンとそのリガンド，シアリル・ルイス^X（s-Le^X）を示す．この相互作用は，血流のずり応力に抗して白血球を内皮細胞上につなぎとめていくことはできず，内皮上を常に接着したり離れたりしながらローリングする．第2図：しかし，この結合は，CXCL8 などのケモカインが好中球のレセプターに結合しインテグリン LFA-1 と CR3（Mac-1：図示していない）を活性化すると，より強い接着を誘導する．TNF-α などの炎症サイトカインは，血管内皮上にインテグリンのリガンドである ICAM-1, ICAM-2 などの接着分子の発現を誘導する．ICAM-1 とインテグリンの強固な結合により，好中球はローリングを止めて，血管壁を構成する内皮細胞の壁をすり抜ける（血管外移動）．白血球のインテグリン LFA-1 と CR3 は，血管外移動と化学走化性因子に向かっての遊走に必要である．好中球と内皮細胞間の結合部に発現する CD31 どうしの結合も血管外移動に必要と考えられている．好中球は，基底膜を越える必要があり，細胞膜上に発現するマトリックスメタロプロテアーゼ MMP-9 の助けを借りて基底膜を突破する．最後に，好中球は，感染局所の細胞から分泌されるケモカイン（ここでは CXCL8 を示す）の濃度勾配に沿って遊走する．電子顕微鏡写真は，血管内皮細胞間を移動しようとしている好中球を示している．青色の矢印は，好中球が血管内皮細胞間に差し込んでいる偽足を示している．

［写真（5,500 倍）は I. Bird と J. Spragg の厚意による］

する（図 3.31）．CXCL8 は，最初に病原微生物に出会うマクロファージから産生され，誘導性反応の初期に感染局所に多数動員される好中球の遊走を司る．好中球の動員は通常炎症反応の 6 時間以内にピークを迎える．単球は CCL2 により動員され，好中球より遅く集まってくる．炎症組織に動員された好中球は，ファゴサイトーシスにより病原微生物を排除する．自然免疫応答では，好中球は補体レセプターやパターン認識レセプターにより（3-1 項），病原微生物やその成分を直接あるいは補体によるオプソニン化を介して認識し貪食する（2-13 項参照）．さらに，第 10 章でも述べるが，好中球は特異的レセプターを用いて抗体が結合した微生物を貪食することにより，液性適応免疫応答においても重要な役割を担っている．

好中球の生体防御における重要性は，好中球の数が激減する疾患や薬物治療などで示されている．このような疾患を**好中球減少症** neutropenia と呼んでおり，この患者はさまざまな病原微生物や共生細菌による感染症にきわめて感受性が高く，ときに致死的になる．感染に対する高感受性は，好中球を多く含む血液成分の点滴や好中球増殖を促す増殖因子の投与により，対処することができる．

3–20 TNF-αは感染を局所に留まらせる重要なサイトカインであるが，全身に放出されるとショックを引き起こす

血管内皮細胞に作用する TNF-α は，接着分子の発現を誘導し，単球や好中球の血管外移動を誘導する．TNF-α の他の重要な機能として，内皮細胞を刺激し局所の小血管において血液凝固を促進し，血管を塞いで血流を止める機能がある．これにより，病原微生物が血流に乗り全身の組織に拡散することを防いでいる．TNF-α の感染を局所に留まらせる機能の重要性は，細菌を局所に感染させるウサギの実験で示されている．通常，感染は接種した局所に留まるが，摂取時に抗 TNF-α 抗体を投与し TNF-α の機能をブロックすると，感染が血流を介して他の組織に広がる．同時に，通常はリンパ管を介して所属リンパ節に移動し，適応免疫系を活性化する樹状細胞内に閉じ込められている病原微生物が，感染初期に組織に漏れ出る滲出液中にも存在するようになる．

しかしながら，いったん感染が血流を介して全身に広がると，感染を局所に留まらせる TNF-α は大きな障害を身体に引き起こすことになる（図 3.32）．TNF-α は膜型のサイトカインとして産生されるが，**TACE**（*ADAM17* によってコードされている TNF-α の変換酵素 TNF-α-converting enzyme）と呼ばれる特異的な酵素により切断され，分泌型サイトカインとして放出される．血流に病原微生物が存在すると，あるいは敗血症が起こると，肝臓，脾臓など全身の組織のマクロファージから TNF-α が大量に放出される．TNF-α の血流への全身性の放出は，血圧の低下を引き起こす血管拡張と血管透過性の亢進を引き起こす．その結果，血漿量が低下し，ショックを引き起こすことになる．この場合，細菌感染が引き金になっているため，敗血症性ショックと呼ばれている．敗血症性ショックで放出された TNF-α は，**播種性血管内凝固** disseminated intravascular coagulation として知られている全身の小血管での血液凝固を引き起こし，その結果，血液凝固蛋白質が大量に消費され，患者は血液凝固を適切に行えなくなってしまう．播種性血管内凝固はしばしば腎臓，肝臓，心臓，肺などの重要臓器の機能不全を引き起こし，血液循環不全に陥るため，敗血症性ショックは死亡率が非常に高い．

TNF-α レセプターを欠損するマウスは敗血症性ショックには耐性であるが，感染を局所に留まらせることができない．*ADAM17* を骨髄系細胞で特異的に欠失させたマウスも，敗血症性ショックに耐性であり，分泌型 TNF-α の循環血液中への放出が TACE 依存的で，敗血症性ショックの誘導に重要な因子であることが示されている．特異的な抗体やレセプターに類似した液性分子による TNF-α の機能抑制は，関節リウマチなどの炎症性疾患の治療に効果的である．しかしながら，この治療により，結核感染に既往のある患者（ツベルクリン反応テストの陽性者）で結核が再燃する例が認められており，これは TNF-α の感染を局所に留める機能を反映している．

3–21 マクロファージや樹状細胞から産生されるサイトカインは急性期反応として知られる全身性の反応を引き起こす

マクロファージや樹状細胞から産生されるサイトカインは局所での作用だけでなく，遠隔にも作用し生体防御に貢献している．その一つが，主に TNF-α，IL-1β，IL-6 によって起こる体温の上昇である．これらのサイトカインは，LPS などの細菌の成分とは異なり，内因性に発熱を誘導するため，**内因性発熱物質** endogenous pyrogen と呼ばれている．一方，LPS などは，**外因性発熱物質** exogenous pyrogen と呼ばれている．内因性発熱物質は，プロスタグランジン E2 prostaglandin E2 の合成を司るシクロオキシゲナーゼ 2 cyclooxygenase-2 の発現を上昇させることにより発熱を誘導する．プロスタグランジン E2 は視床下部に作用し，褐色細胞の異化作用による熱産生を行うとともに，

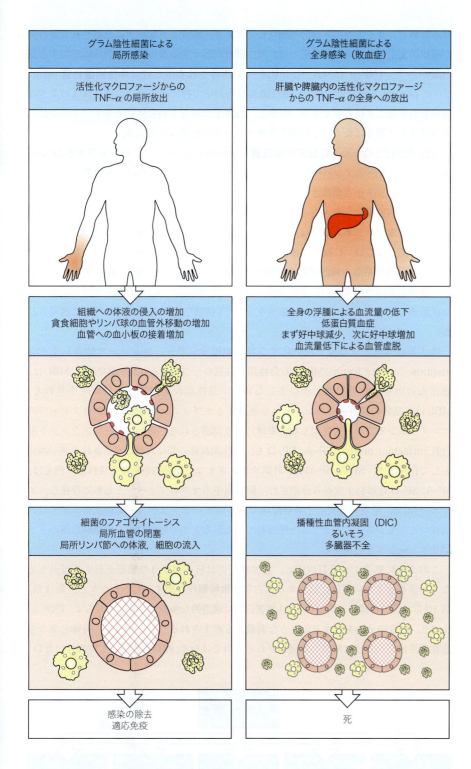

図 3.32 マクロファージによる TNF-α 産生は，局所で防御的な効果を発揮するが，全身に放出されると障害を引き起こす

左側の図では，TNF-α の局所的な放出の原因と結果を示している．右側の図では，全身性の放出の原因と結果を示している．どちらの場合も TNF-α は血管，特に細静脈に作用し，血流を増加させるとともに，体液，蛋白質，細胞の血管透過性を亢進させ，また血管内皮細胞の白血球や血小板との接着能を高める（中段図）．このようにして，局所での TNF-α 放出により体液，細胞，蛋白質が感染局所へ動員され，生体防御反応を引き起こす．その後，血液が小血管で凝固し（左下図），血流を介した感染の拡大を防ぐとともに，体液や細胞が適応免疫系が誘導される所属リンパ節に移動するようになる．全身的な TNF-α 産生を促す細菌による感染や敗血症の際には，TNF-α が肝臓や脾臓のマクロファージから血中に放出され，同じように全身の小血管に作用する（右下図）．その結果，ショック，播種性血管内凝固に陥り，凝固因子が減少し，出血傾向や多臓器不全となり，死にいたることが多くなる．

血管収縮により皮膚からの熱の放出を抑制する．外因性発熱物質は，内因性発熱物質の産生を誘導したり，TLR-4 を介したシグナルで直接シクロオキシゲナーゼ 2 の発現を誘導し，プロスタグランジン E2 産生を促すことにより発熱を誘導する．発熱は通常生体防御には有益である．実際，病原微生物の多くが低体温でよく増殖するのに対し，高体温では適応免疫が強く活性化される．宿主細胞は，高体温下では TNF-α の悪い影響から守られもする．

TNF-α，IL-1β，IL-6 の効果については図 3.33 に要約している．最も重要な効果は肝臓において起こる**急性期反応** acute-phase response（図 3.34）として知られている

反応である．サイトカインが肝細胞に作用すると，合成され血液中に分泌される蛋白質の種類が変化する．急性期反応では，血中濃度が低下する蛋白質と，劇的に増加する蛋白質がある．TNF-α IL-1β, IL-6 によって誘導される蛋白質は**急性期蛋白質** acute-phase protein と呼ばれている．急性期蛋白質の中で特に興味深いのは，抗体のような効果を引き起こす蛋白質である．しかし，抗体とは異なり病原体関連分子パターンに対する特異性は高くはなく，その産生はサイトカインに依存している．

急性期蛋白質の一つ，**C 反応性蛋白質** C-reactive protein は，**ペントラキシン** pentraxin ファミリーのメンバーである．ペントラキシンという名称は，蛋白質が五つの同一のサブユニットから構成されていることに由来している．C 反応性蛋白質は，複数の突起をもつ病原体センサーの一つであり，細菌や真菌の細胞壁のリポ多糖のホスホコリンに結合する．ホスホコリンは，哺乳類の細胞膜のリン脂質にも存在するが，C 反応性蛋白質は結合しない．C 反応性蛋白質が細菌に結合すると，細菌をオプソニン化するだけでなく，補体系の古典的経路の活性化の最初の成分である C1q に結合することにより，補体系を活性化する（2-7 項参照）．C1q との結合は，C1q の細菌表面と接触する球状頭部ではなく，コラーゲン様領域を介しているが，その後の反応は同様に誘導される．

補体系のレクチン経路を活性化する自然免疫センサー，マンノース結合レクチン mannose-binding lectin（MBL）も急性期蛋白質の一つである（2-6 項参照）．MBL は，健常人の血中には低濃度しか存在しないが，急性期反応の際に大量に産生される．MBL は，細菌の膜表面のマンノースを認識するオプソニンとして，マクロファージのマンノースレセプターを発現しない単球により認識される．ほかにサーファクタント蛋白質 surfactant protein **SP-A**, **SP-D** も，急性期反応の際に大量に産生されオプソニンとして作用する．SP-A, SP-D は，肝臓やさまざまな上皮細胞から産生される．例えば，SP-A, SP-D は肺胞上皮から分泌され，肺胞液中のマクロファージとともに存在し，エイズ（AIDS）患者の肺炎の主要病原体であるニューモシスチス・イロヴェツィイ（以前はニューモシスチス・カリニと呼ばれていた）などの呼吸器日和見感染病原体のファゴサイトーシスを促進する．

このように感染1〜2日以内に，急性期反応は抗体のような機能を有するばかりでなく，さまざまな病原体に結合する蛋白質を数種類作り出す．しかしながら，第4章，第10章で述べる抗体と異なり，急性期蛋白質は構造的な多様性を有しておらず，TNF-α, IL-1β, IL-6 の分泌を促すどのような刺激でも産生される．したがって，抗体と異なり急性期蛋白質の合成は特異的に誘導されるものではなく，同時に標的にも特異性はない．

図 3.33 サイトカイン TNF-α, IL-1β, IL-6 は，感染に対する生体反応を制御するさまざまな活性をもっている

TNF-α, IL-1β, IL-6 は，肝細胞に作用し，急性期蛋白質の産生を促し，骨髄内皮細胞による骨髄からの好中球の放出も促す．急性期蛋白質は，オプソニンとして作用するだけでなく，オプソニン化された病原体を貪食する好中球の骨髄からの動員を増加させもする．TNF-α, IL-1β, IL-6 は，内因性発熱物質としても作用し，感染の排除にかかわると考えられている体温上昇を誘導する．これらのサイトカインは，視床下部にも作用し体温を制御するとともに，筋肉や脂肪細胞にも作用し，エネルギー代謝を変化させて体温を上昇させる．高体温では，細菌やウイルスの複製が遅くなる一方，適応免疫がより効果的に作用する．

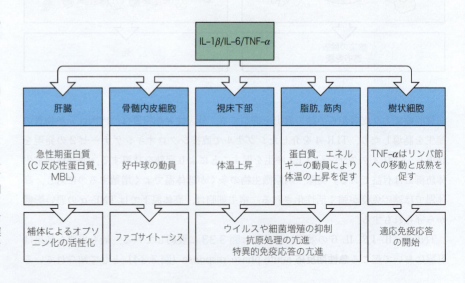

図3.34 急性期反応は病原微生物に結合するが，宿主細胞には結合しない分子を産生する

急性期蛋白質は，細菌の感染時にマクロファージから分泌されるサイトカインにより肝臓で産生される（上段図）．血清アミロイド蛋白質 serum amyloid protein（SAP）（マウスには存在するが，ヒトにはない），C反応性蛋白質（CRP），フィブロネクチン，マンノース結合レクチン（MBL）などが急性期蛋白質である．CRPは，細菌や真菌の表面のホスホコリンに結合するが，宿主細胞の細胞膜に存在するホスホコリンは認識しない（中段図）．SAPやCRPは構造上相同性が高く，どちらもペントラキシンファミリーのメンバーである．ペントラキシンはSAP（下段図）の構造にあるように，五つの同一分子が円盤状に集合した構造をとる．SAPはオプソニンとして作用するとともに，C1qに結合して補体の古典的経路を活性化し，オプソニン化を増強する．MBLは，サーファクタント蛋白質SP-A, SP-Dも含まれるコレクチンファミリーのメンバーである．CRPと同様，MBLは，オプソニンとして作用する．SP-A, SP-Dも同様にオプソニンとして作用する．
（構造モデルはJ. Emsleyの厚意による）

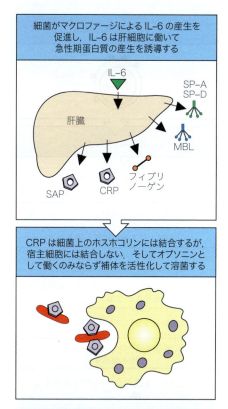

最後に紹介するマクロファージによって産生されるサイトカインの遠隔効果は，循環好中球数が増えることを意味する**白血球増多** leukocytosis を誘導することである．好中球は，成熟白血球が多く放出される骨髄と，内皮細胞に緩く接着する血管壁から供給される．このようにして，これらのサイトカインは，適応免疫系が活性化される前に感染を制御している．図3.33に示すように，TNF-αは，樹状細胞の末梢組織からリンパ節への移動や，樹状細胞の貪食能はないが，補助刺激能の高い抗原提示細胞への成熟も誘導する．

3–22 ウイルス感染で誘導されるインターフェロンは生体防御にかかわっている

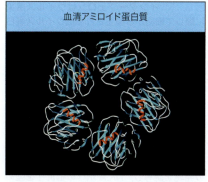

ウイルス感染により，インターフェロン産生が誘導される．インターフェロンという名称は，以前に感染したことのない細胞でウイルスの複製を干渉 interfere することに由来している．インターフェロンは生体内でも同じような機能を有していて，非感染細胞へのウイルスの拡大感染を防いでいる．抗ウイルス活性を有するI型インターフェロンの遺伝子は多数存在している．最もよく解明されているのが，高い近縁性をもつ12のヒト遺伝子が存在する **IFN-α** ファミリーと，1遺伝子だけの **IFN-β** であり，その他に IFN-κ, IFN-ε, IFN-ω がある．**IFN-γ** は，II型インターフェロンである．

III型インターフェロンは新規 IFN ファミリーで，IL-28A, IL-28B, IL-29 としても知られている三つの **IFN-λ** 遺伝子産物で構成される．IFN-λ は，IL-28 レセプター α 鎖と IL-10 レセプターの β 鎖のヘテロ二量体からなる **IFN-λ レセプター** IFN-λ receptor に結合する．I型インターフェロンと IFN-γ のレセプターはさまざまな組織に広範に発現するが，III型インターフェロンレセプターの発現は限局していて，免疫細胞や線維芽細胞には発現せず，主に上皮細胞に発現する．

I型インターフェロンは，ウイルス感染によりさまざまな細胞から産生される．ほとんどすべての細胞が IFN-α, IFN-β を自然免疫センサーを介して産生することができる．例えば，I型インターフェロンは，（細胞質内ウイルスRNAのセンサーである）RIG-I, MDA-5 とその下流の MAVS，（細胞質内DNAのセンサーである）cGAS とその下流分子 STING（3-10項，3-11項）により誘導される．しかしながら，I型インターフェロンの産生に特化した細胞がある．3-1項で，形質細胞様樹状細胞（pDC）を紹介した．ヒト pDC は，従来はウイルス感染が起こると末梢リンパ組織に集積してくるごく少数の末梢血細胞として知られていて，**インターフェロン産生細胞** interferon-producing cell（**IPC**）あるいは**自然インターフェロン産生細胞** natural interferon-producing cell とも呼ばれ，他の細胞に比べると1,000倍にも及ぶ量のI型インターフェロン（IFN-α, IFN-β）を産生する．大量のI型インターフェロン産生は，TLR によるウイルス認識とその後のインターフェロン産生シグナル伝達が効率よく連結しているためと考えられ

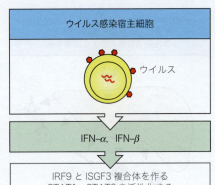

図 3.35 インターフェロンはウイルス感染に際して細胞から産生される抗ウイルス蛋白質である
　インターフェロン IFN-α, IFN-β は，三つの大きな機能を有している．第一に，インターフェロンは mRNA を分解し，ウイルス蛋白質や宿主細胞の蛋白質の翻訳を抑制する遺伝子を誘導することにより，ウイルス複製に対する抵抗性を誘導する．これらの分子にMx 蛋白質，オリゴアデニル酸合成酵素，PKR，IFIT がある．第二に，インターフェロンはほとんどの宿主細胞上に MHC クラスIの発現を誘導し，NK 細胞への抵抗性を強める．インターフェロンはウイルス感染細胞でも MHC クラスⅠの発現を誘導し，細胞傷害性 CD8⁺T 細胞への感受性を高める（第 9 章参照）．第三に，インターフェロンは NK 細胞を活性化し，NK 細胞はウイルス感染細胞を選択的に傷害する．

る（3-7 項）．pDC は，エンドソームでウイルス RNA や多くの DNA ウイルスのゲノムに存在する非メチル化 DNA をそれぞれ認識する TLR-7, TLR-9 などの TLR を強く発現している（図 3.11）．TLR-9 欠損 pDC がヘルペスウイルス依存性のⅠ型インターフェロンを産生できないことなどから，DNA ウイルス感染の認識における TLR-9 の必要性が示されている．pDC は，T 細胞から産生されるケモカイン CXCL9, CXCL10, CXCL11 のレセプターである CXCR3 を発現している．これにより pDC は，ウイルス感染時に炎症反応が進んでいるリンパ節に血液中から移動するようになる．

　インターフェロンは，いくつかの方法でウイルス感染に対する生体防御反応を助ける（図 3.35）．IFN-β が特に重要で，IFN-β は作用した細胞に IFN-α 産生を誘導し，インターフェロン反応を増大させていく．インターフェロンはすべての細胞内でのウイルス複製を抑制する．IFN-α, IFN-β は，3-16 項で述べた **JAK-STAT** シグナル伝達経路を用いる**インターフェロンαレセプター** interferon-α receptor（**IFNAR**）に結合する．IFNAR は，Tyk2 と Jak1 を介して **STAT1, STAT2** を活性化する．STAT1, STAT2 は **IRF9** と相互作用し，**ISGF3** と呼ばれる複合体を形成し，さまざまな**インターフェロン応答遺伝子** interferon stimulated gene（**ISG**）のプロモーター領域に結合する．

　ISG の一つに，ATP を 2′-5′ 結合型オリゴマーに重合化する（核酸内のヌクレオチドは通常 3′-5′ 結合している）**オリゴアデニル酸合成酵素** oligoadenylate synthetase がある．2′-5′ 結合型オリゴマーは，エンドリボヌクレアーゼを活性化し，ウイルス RNA を分解する．IFN-α, IFN-β で誘導される他の分子として，**PKR** と呼ばれる二本鎖 RNA 依存性プロテインキナーゼがある．このセリン／スレオニンキナーゼは，**真核生物翻訳開始因子 2** eukaryotic initiation factor 2 の α サブユニット（**eIF2α**）をリン酸化し，蛋白質の翻訳を阻止することによりウイルス複製を抑制する．**Mx**（myxoma resistant）蛋白質もⅠ型インターフェロンで誘導される．ヒトとマウスには **Mx1, Mx2** の二つの相同性の高い蛋白質があり，これらはダイナミン蛋白質ファミリーに属する GTPase であるものの，ウイルス複製を抑制する機序は明らかになっていない．奇妙なことに，研究で最も用いられる系統のマウスは両者の Mx 遺伝子が不活性化されており，このマウスでは IFN-β 依存性のインフルエンザウイルス抵抗性がみられない．

　近年，抗ウイルス応答にかかわる新たな ISG がいくつか同定された．**IFIT**（IFN-induced protein with tetratricoid repeats）ファミリーは，ヒトで四つ，マウスで三つのメンバーから成り立っており，ウイルス RNA の蛋白質への翻訳を抑制する．**IFIT1, IFIT2** はどちらも，**真核生物翻訳開始因子 3** eukaryotic initiation factor 3（**eIF3**）複合体のサブユニットに結合することにより，eIF3 が eIF2 と結合して 43S 前開始複合体 pre-initiation complex を形成することをブロックし，正常にキャッピングされた mRNA の翻訳を抑制する（図 3.36）．この反応は，Ⅰ型インターフェロンによる宿主細胞の増殖抑制の原因ともなっていると考えられている．*IFIT1* あるいは *IFIT2* を欠損するマウスは，水疱性口内炎ウイルスなどへの感受性が高くなる．

　IFIT1 は，宿主 RNA にみられる 5′ キャッピングをもたないウイルス RNA の転写を抑制する機能も有している．哺乳類では，5′-5′ 三リン酸結合により，7-メチルグアノシンを mRNA の最初のリボース糖に会合させることにより，cap-0 という構造が作られて，5′ キャッピング修飾が誘導され始める．そして，RNA の第一，第二リボース糖の 2′ 位の水酸基がメチル化を細胞質内で受け，この構造はさらに修飾を受ける．第一リボース糖がメチル化を受けることにより cap-1 と呼ばれる構造が作られ，第二リボース糖のメチル化により cap-2 が作られる．IFIT1 は cap-0 に親和性が高く，cap-1 や cap-2 に対しては低い．シンドビスウイルス（トガウイルス科に属する）などのウイルスは，2′-O メチレーションを欠くため，IFIT1 によりウイルス複製が抑制される．西ナイルウイルスや SARS コロナウイルスなどの多くのウイルスは，**2′e-O-メチルト**

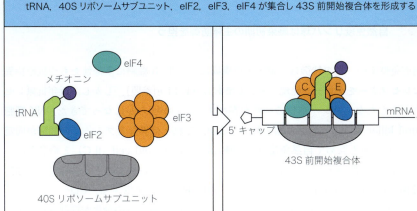
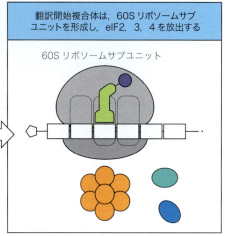
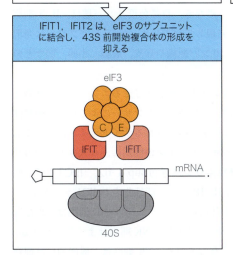

図 3.36　IFIT 蛋白質は，RNA の翻訳を阻害することにより，抗ウイルス活性を発揮する

上段左図：43S 前開始複合体の形成によって，メチオニンが付加した tRNA，40S リボソーム，真核生物翻訳開始因子（eIF）eIF2, eIF3, eIF4 からなる 80S リボソームによる RNA から蛋白質への翻訳が開始される．上段中図：eIF とメチオニンが付加された tRNA が集合し，43S 前開始複合体を形成する．上段右図：前開始複合体は，mRNA の 5′ キャップ構造を認識し，60S リボソームサブユニットと結合し，eIF2, eIF3, eIF4 を放出し，機能的な 80S リボソームを形成する．下段図：eIF3 は a～m の 13 のサブユニットを有する．IFIT 蛋白質は，蛋白質の翻訳をいくつかのステップで抑制する．マウスの IFIT1, IFIT2 は eIF3C と，ヒト IFIT1, IFIT2 は eIF3E と結合し，43S 前開始複合体の形成を阻害する．IFIT は他のステップでも翻訳を阻害する．例えば，5′ キャップをもたないウイルス mRNA を認識し，翻訳を阻害する（図示していない）．IFIT 蛋白質の発現は，ウイルス感染の際に I 型インターフェロンのシグナルにより誘導される．

ランスフェラーゼ 2′e-O-methyltransferase（MTase）を獲得し，ウイルスの転写過程で cap–1, cap–2 を作り出す．これにより，これらウイルスは IFIT1 の作用から逃れている．

　IFITM（インターフェロン誘導膜結合蛋白質 interferon-induced transmembrane protein）ファミリーのメンバーは，通常さまざまな組織に低レベルで発現しているが，I 型インターフェロンにより強く誘導される．ヒトおよびマウスで四つの *IFITM* 遺伝子が存在し，それぞれ細胞内のさまざまな小胞構造内に局在する 2 回膜貫通型の蛋白質をコードする．IFITM 蛋白質は，感染初期においてウイルスの侵入・増殖を抑制する．**IFITM1** は，ウイルスゲノムを細胞質内に放出するために必要な，ウイルス膜とライソソーム膜との融合を障害する．エボラウイルスなど，ライソソームとの融合が必要なウイルスの感染は IFITM1 により抑制される．同様に，**IFITM3** は後期エンドソームで膜融合を障害し，インフルエンザ A ウイルスの侵入を防ぐ．この重要性は，*IFITM3* 遺伝子欠損マウスがインフルエンザ A ウイルス感染に感受性が高いことからも示されている．

　インターフェロンは，リンパ球を感染局所に動員する CXCL9, CXCL10, CXCL11 などのケモカインの産生も誘導する．インターフェロンは，作用するすべての細胞で MHC クラス I 分子の発現も増加させ，ウイルス由来のペプチドを抗原提示することにより細胞傷害性 T 細胞によるウイルス感染細胞の認識を促進する（図 1.30 参照）．これらの効果により，インターフェロンは，細胞傷害性 CD8$^+$ T 細胞によるウイルス排除に間接的に貢献している．インターフェロンによる NK 細胞の活性化そしてウイルス感

3-23 自然免疫リンパ球は感染初期の生体防御を担う

適応免疫系の一番の特徴は，遺伝子再構成によりT, B細胞に多様性をもつ抗原特異的なレセプターをクローン発現することである（1-11項参照）．しかし，近年抗原レセプターをもたないリンパ球様の細胞が存在することが明らかになってきた．**NK細胞** natural killer cellは古くから知られているが，これとは異なるグループの細胞が同定され，NK細胞も含めて**自然免疫リンパ球** innate lymphoid cell（**ILC**）と命名された（図3.37）．自然免疫リンパ球は骨髄で，B, T細胞の前駆細胞でもある**共通リンパ球前駆細胞** common lymphoid cell progenitor（**CLP**）から発生する．CLPで転写因子Id2 (inhibitor of DNA binding 2)が発現するとB, T細胞への分化が抑制され，すべての自然免疫リンパ球への分化能をもつようになる．自然免疫リンパ球は，B, T細胞の抗原レセプターとその補助レセプターが発現していないが，IL-7レセプターは発現している．自然免疫リンパ球は骨髄を出て，リンパ組織や真皮，肝臓，小腸，肺などの末梢組織に定着する．

自然免疫リンパ球は，自然免疫認識によるシグナルを増強させるエフェクター細胞として自然免疫で作用する．自然免疫リンパ球は，自然免疫センサーによる感染や細胞傷害の認識によりマクロファージや樹状細胞などから産生されるサイトカインによって活性化される．自然免疫リンパ球は，産生するサイトカインの種類により大きく三つのサブグループに分類される．**グループ1自然免疫リンパ球** group 1 ILC（**ILC1**）は，樹状細胞やマクロファージが産生するIL-12, IL-18により活性化されIFN-γを産生し，ウイルスや細胞内寄生細菌の感染に対する生体防御を担っている．NK細胞は，現在自然免疫リンパ球の一種であると考えられている．ILC1とNK細胞はよく似ているが，異なる機能をもち，分化にかかわる因子も異なっている．NK細胞は，機能的には細胞傷害性$CD8^+$T細胞に似ており，ILC1は，T_H1細胞に似ている（3-24項）．NK細胞は，ILC1と下記の方法で識別することができる．NK細胞は組織にも存在するが血中も循環する．一方ILC1は，循環せずほとんどが組織に存在する．マウスでは，古典的NK細胞は$α_2$インテグリン（CD49b）を発現する．一方ILC1は，例えば肝臓ではCD49bを発現せずLy49aを発現する．NK細胞とILC1は，どちらも分化に転写因子Id2が必要である．しかし，NK細胞はサイトカインIL-15, 転写因子**Nfil3**, **エオメソデルミン** eomesoderminが必要なのに対し，ILC1はサイトカインIL-7と転写因子**Tbet**が必要である．

ILC2は，胸腺ストローマ由来リンホポエチン thymic stromal lymphopoietin（TSLP）やIL-33などのサイトカインにより活性化され，IL-4, IL-5, IL-13を産生する．ILC2

図3.37 自然免疫リンパ球（ILC）の主要なサブグループとその機能

自然免疫リンパ球（ILC）の主要なサブグループとその機能			
ILCサブグループ	活性化するサイトカイン	産生するエフェクター分子	機能
NK細胞	IL-12	IFN-γ, パーフォリン, グランザイム	ウイルス, 細胞内寄生病原体に対する生体防御
ILC1	IL-12	IFN-γ	ウイルス, 細胞内寄生病原体に対する生体防御
ILC2	IL-25, IL-33, TSLP	IL-5, IL-13	細胞外寄生体の排除
ILC3, LTi細胞	IL-23	IL-22, IL-17	細胞外寄生細菌や真菌に対する生体防御

が産生するサイトカインは，粘膜免疫，バリア免疫を促進し，寄生虫感染に対する生体防御を担っている．**ILC3** は，IL-1β，IL-23 により活性化され，IL-17，IL-22 などのサイトカインを産生することにより，細胞外寄生細菌や真菌に対する生体防御を担っている．IL-17 は好中球を動員するケモカインの産生を促進し，IL-22 は上皮細胞に直接作用し RegⅢγ などの抗菌ペプチドの産生を促進する（2-4 項参照）．

　自然免疫リンパ球サブタイプの分類や自然免疫リンパ球の分化，機能，免疫応答における役割は，まだ解析が進行中である．これまでに行われた自然免疫リンパ球サブグループの分類は，これまで 30 年の間に行われてきたエフェクター $CD8^+$，$CD4^+$ T 細胞の分類と基本的には同じように行われている．自然免疫リンパ球サブセットの分化をそれぞれ担う転写因子は，エフェクター T 細胞の分化を司る転写因子と同じものである．このような相同性から，自然免疫リンパ球の詳細については，T 細胞サブセットの分化に関する内容を扱う第 9 章で述べる．

3-24　NK 細胞は I 型インターフェロンやマクロファージ由来のサイトカインにより活性化される

　NK 細胞は T, B 細胞より大きく，細胞傷害性蛋白質などを含む細胞内顆粒をもっていて，抗原感作を必要とせずに試験管内で腫瘍細胞を傷害することができる．NK 細胞は，細胞傷害性 T 細胞がもっているものと似た細胞傷害性顆粒（第 9 章参照）を放出することにより標的細胞を殺傷する．グランザイム，穴をあける蛋白質パーフォリンなどを含む細胞傷害性顆粒が標的細胞の表面上に放出され，細胞膜を貫通し，プログラム細胞死を誘導する．しかしながら，T 細胞と異なり NK 細胞は，感染細胞や腫瘍細胞の表面分子を認識する生殖細胞系にコードされたレセプターにより活性化される．NK 細胞による標的細胞の傷害は，ほかにも，腫瘍壊死因子関連アポトーシス関連リガンド tumor necrosis factor-related apoptosis-inducing ligand（**TRAIL**）として知られている TNF ファミリー分子によっても誘導される．NK 細胞は表面に TRAIL を発現している．TRAIL は，さまざまな細胞に発現している二つの TNF レセプタースーパーファミリーである「デス」レセプター，**DR4**, **DR5**（TNFSF10A, B によってコードされている）と相互作用する．NK 細胞が標的細胞を認識すると，TRAIL が DR4, DR5 を刺激し，**アポトーシス** apoptosis を誘導する**カスパーゼ 8** caspase 8 を活性化する．インフラマソームの活性化の際にカスパーゼ 1 で誘導されるピロトーシスと異なり（3-9 項），アポトーシスはサイトカイン産生を伴わない．カスパーゼによるアポトーシス誘導の分子機構については，第 9 章で細胞傷害性 T 細胞による細胞傷害について述べる際に紹介する．最後に，NK 細胞は Fc レセプターを発現しており（1-20 項参照），抗体の Fc レセプターへの結合により細胞傷害性顆粒を放出する．この現象は**抗体依存性細胞性細胞傷害** antibody-dependent cell-mediated cytotoxicity（**ADCC**）と呼ばれており，第 10 章でも紹介する．

　NK 細胞が標的細胞を殺傷する機能は，インターフェロンやサイトカインにより増強される．標的細胞を傷害することのできる NK 細胞は，非感染個体から単離できるが，この細胞傷害活性は IFN-α, IFN-β あるいは，さまざまな感染により樹状細胞やマクロファージから産生される IL-12 により 20～100 倍に亢進する．活性化された NK 細胞は，感染を排除することのできる抗原特異的な細胞傷害性 T 細胞や中和抗体が産生される適応免疫系が活性化されるまで，ウイルス感染の拡大を防いでいる（図 3.38）．ヒトの NK 細胞の機能は，NK 細胞を欠損するまれな患者の解析から明らかになっている．この患者は，ヘルペスウイルスに頻繁に感染する．例えば，ヒト *MCM14*（mini-chromosome maintenance-deficient 4）遺伝子の変異による NK 細胞の選択的欠損に

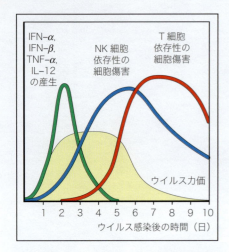

図 3.38 ナチュラルキラー（NK）細胞はウイルス感染に対する早期の生体防御を担っている

マウスの実験で，ウイルス感染により，まずIFN-α，IFN-βとサイトカインTNF-α，IL-12が産生され，続いてNK細胞が活性化され，両者が共同してウイルス複製を抑える．その後，ウイルス特異的なCD8⁺T細胞と中和抗体が産生されることにより，ウイルスが排除される．NK細胞がないと，感染初期にウイルスの量がきわめて多くなり，抗ウイルス薬で処置しないと致死的になることがある．

よりウイルス感染に対する感受性が高くなる．

IL-12は，マクロファージから産生されるIL-18と共同し，NK細胞を活性化し，大量のIFN-γ産生を促す．NK細胞からのIFN-γ産生は，細胞傷害性CD8⁺T細胞がIFN-γを産生するようになるまでの感染コントロールにきわめて重要である．レセプターを介してSTAT1のみを活性化するIFN-γは，IFN-α，IFN-βとまったく異なる機能をもっていて，ウイルス感染で直接誘導されない．免疫応答初期のNK細胞により産生されるIFN-γは，直接マクロファージを活性化し，マクロファージの殺菌能力を高め自然免疫を活性化する．しかし，同時に樹状細胞に作用し適応免疫系の活性化にも関与している．特に，CD4⁺T細胞のIFN-γを産生するT_H1細胞サブセットへの分化を促進している．NK細胞はTNF-α，**顆粒球マクロファージコロニー刺激因子** granulocyte-macrophage colony stimulating factor（**GM-CSF**），ケモカインCCL3（MIF1-α），CCL4，CCL5（RANTES）も産生し，マクロファージを動員し活性化する．

3–25 NK細胞は活性化レセプターと抑制性レセプターを発現し，正常細胞と感染細胞を識別する

NK細胞がウイルスや他の病原微生物に対する防御を行うためには，NK細胞は感染細胞を感染していない正常な細胞と識別しなければならない．しかしながら，NK細胞の識別機構は，T，B細胞による病原体認識に比べると複雑である．個々のNK細胞は，生殖細胞系にコードされた**活性化レセプター** activating receptorと**抑制性レセプター** inhibitory receptorを発現している．詳細な分子機構は明らかになっていないが，これら両レセプターのシグナル伝達のバランスによりNK細胞の標的細胞の傷害活性が制御されている．NK細胞上のレセプターは，**調節不全自己** dysregulated selfと呼ばれる標的細胞上の表面蛋白質の発現変化を認識している．活性化レセプターは，悪性腫瘍化や感染などの代謝ストレスにより標的細胞に誘導される細胞表面蛋白質を認識する．この変化を，**ストレス誘導性自己** stress-induced selfと呼んでいる．DNA傷害，増殖にかかわるシグナル，熱ショック関連のストレス，TLRなどの自然免疫センサーを介したシグナルなどにより標的細胞上に発現した分子を，NK細胞の活性化レセプターが認識する．活性化レセプターの活性化により，NK細胞はIFN-γを産生したり，細胞傷害性顆粒を放出し細胞傷害を促進するようになる．

一方，NK細胞の抑制性レセプターは，すべての細胞に常に高く発現する分子を認識している．そのため，抑制性レセプターに認識される分子の発現低下は，**自己性喪失** missing selfと呼ばれている．活性化レセプターが認識する分子として最もよく解析されている分子が，**MHCクラスⅠ分子**である．MHC分子は，身体のほぼすべての細胞に発現している糖蛋白質である．第6章では，MHCのT細胞への抗原提示における機能について述べる予定であるが，ここではMHC分子には2種類あることだけ簡単に述べる．MHCクラスⅠ分子は，赤血球以外の身体のほぼすべての細胞に発現している．一方，MHCクラスⅡ分子は免疫細胞に限局して発現している．

抑制性レセプターは，MHCクラスⅠ分子を認識することにより，NK細胞が正常な細胞を傷害することを防いでいる．MHCクラスⅠ分子は細胞表面上にきわめて多く発現しており，NK細胞からの攻撃を抑制している．インターフェロンは，MHCクラスⅠ分子の発現を誘導し，非感染細胞をNK細胞からの攻撃から守るとともに，ウイルス感染細胞へのNK細胞の攻撃を亢進する．ウイルスや他の細胞内寄生病原体は，第6章でも述べるが，T細胞への抗原提示を抑制するため，感染細胞のMHCクラスⅠ分子の発現を弱める．NK細胞は，抑制性レセプターからのシグナルが減弱することを介してMHCクラスⅠ分子の発現低下を認識する．MHCクラスⅠ分子の発現低下は自己性

喪失の一例であり，NK細胞が標的細胞の細胞傷害を誘導するようになる．ストレス誘導性自己と自己性喪失それぞれからのシグナルのバランスにより，NK細胞の細胞傷害活性が制御されている（図3.39）．このように，NK細胞上のレセプターは，2種のレセプターからのシグナルを統合し，NK細胞の細胞傷害活性とサイトカイン産生を制御している．

3-26 NK細胞レセプターは，構造上KIR, KLR, NCRのレセプターファミリーに分類される

NK細胞の活性を制御するレセプターは，NK細胞レセプターだけでなく，他の細胞

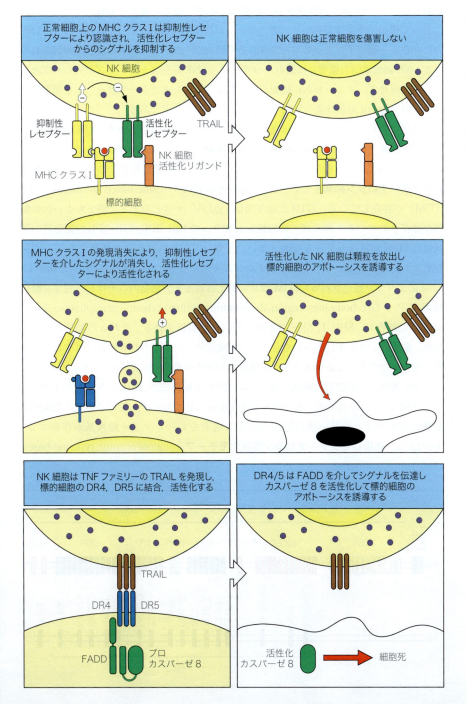

図3.39 NK細胞の細胞傷害活性は，活性化レセプターと抑制性レセプターのバランスによって制御されている

　NK細胞は数種類の活性化レセプターを発現しており，結合した細胞の傷害を誘導する．しかし，NK細胞の細胞傷害活性は，(ほぼすべての細胞に発現している) MHCクラスIを認識する抑制性レセプターにより抑制されている．ウイルス感染細胞では，細胞傷害性CD8+T細胞の攻撃から逃れるために，MHCクラスIの発現が選択的に消失するか高次構造が変化することにより，この抑制シグナルは解除される．NK細胞は，TNFレセプターファミリーのDR4, DR5に結合するTNFファミリーのTRAILを産生することにより細胞傷害活性を発揮する．DR4, DR5は，カスパーゼ8を活性化するアダプターFADDを介してシグナルが伝達され，標的細胞のアポトーシスが誘導される．

表面にも発現する大きな二つのファミリーに分類される（図3.40）．**キラー細胞免疫グロブリン様レセプター** killer cell immunoglobulin-like receptor（**KIR**）ファミリーは，免疫グロブリン様ドメインの数がメンバーによって異なっている．KIR–2D などのメンバーは免疫グロブリン様ドメインが二つあるのに対し，KIR–3D などのメンバーは三つ有している．*KIR* 遺伝子は，**白血球レセプター複合体** leukocyte receptor complex（**LRC**）として知られている免疫グロブリン様レセプター遺伝子群の大きなクラスター内に存在している．**キラー細胞レクチン様レセプター** killer cell lectin-like receptor（**KLR**）ファミリーは，C 型レクチン様蛋白質で，この遺伝子は **NK レセプター複合体** NK receptor complex（**NKC**）と呼ばれる遺伝子クラスター内に存在している．マウスは *KIR* 遺伝子を欠損するが，補完的に第 6 番染色体上に存在する NKC クラスター内の遺伝子によってコードされる **Ly49 レセプター**を発現しており，NK 細胞の活性に傷害は認められない．Ly49 レセプターは，活性化と抑制性両者の機能をもち，マウスの系統によって遺伝子多型性が高い．一方，ヒトでは機能的な *Ly49* 遺伝子は存在せず，LRC 内に存在する遺伝子によってコードされる KIR によって，NK 細胞の活性が制御されている．NK 細胞集団の重要な特徴の一つは，一つの NK 細胞はあるレセプターのサブセットしか発現せず，すなわち NK 細胞ごとに異なる NK レセプターサブセットを発現しており，個々の NK 細胞はすべて同一ではない，ということである．

活性化と抑制性のレセプターは構造上同じファミリーに属している．KIR が活性化となるか抑制性となるかは，細胞質内のシグナルを司るドメインが存在するかしないかによって決まっている．抑制性の KIR は，長い細胞質内領域を有しており，そこに**免疫レセプターチロシン抑制性モチーフ** immunoreceptor tyrosine-based inhibition motif（**ITIM**）が存在している．ITIM には V/I/LxYxxL/V（x はどのアミノ酸でもよい）の配列が保存されている．例えば，抑制性レセプターの KIR–2DL，KIR–3DL の細胞質内領域には ITIM が存在している（図3.41）．リガンドが抑制性 KIR に結合すると，ITIM のチロシン残基が Src ファミリーのチロシンキナーゼ Src family protein tyrosine kinase によりリン酸化される．ITIM はリン酸化されると，細胞内のチロシン脱リン酸化酵素 SHP–1（src homology region 2-containing protein tyrosine phosphatase–1）と SHP–2 に結合し，SHP–1，SHP–2 が細胞膜近傍に動員される．これらの脱リン酸化酵素が，細胞内シグナルにかかわる分子のリン酸化チロシンからリン酸をはずすことにより，他のレセプターにより誘導される活性化シグナルをブロックする．

活性化 KIR は，細胞質内領域が短いため，例えば KIR–2DS，KIR–3DS などと呼ばれている（図3.41）．これらのレセプターは ITIM を有しておらず，膜貫通領域に **DAP12** と呼ばれるアクセサリー蛋白質が会合する電荷をもったアミノ酸残基が存在する．DAP12 は，**免疫レセプターチロシン活性化モチーフ** immunoreceptor tyrosine-based

図 3.40　NK 細胞レセプターをコードする遺伝子は二つの大きなファミリーに分けられる

白血球レセプター複合体（LRC）は，免疫グロブリン様ドメインを有するレセプターファミリーをコードする．NK 細胞に発現するキラー細胞免疫グロブリン様レセプター（*KIR*），免疫グロブリン様転写産物 immunoglobulin-like transcript（*ILT*），白血球関連免疫グロブリン様レセプター leukocyte-associated immunoglobulin-like receptor（*LAIR*）遺伝子ファミリーが含まれる．シアル酸結合性免疫グロブリン様レクチン sialic acid-binding Ig-like lectin（SIGLEC）や CD66 ファミリーのメンバーが近傍に存在する．ヒトでは，このクラスターは第 19 番染色体に存在している．NK レセプター複合体（NKC）と呼ばれる遺伝子クラスターは，キラー細胞レクチン様レセプター（KLR）および NKG2 蛋白質や NKG2 と機能的レセプター複合体を形成する CD94 などのレセプターファミリーをコードしている．この遺伝子クラスターはヒトの第 12 番染色体に存在している．この二つの遺伝子クラスター以外の遺伝子にコードされている NK 細胞レセプターも存在する．例えば，自然細胞傷害性レセプター natural cytotoxicity receptor NKp30 や NKp44 をコードする遺伝子は，第 6 番染色体の MHC 遺伝子座の中に存在する．
（図はケンブリッジ大学の J. Trowsdale の厚意によるデータをもとに作成した）

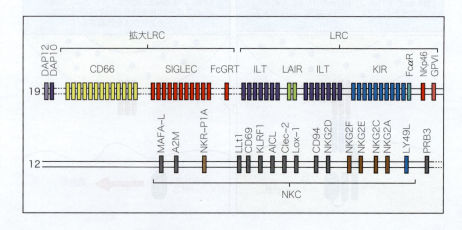

activation motif (**ITAM**, YXX[L/I]X$_{6-9}$YXX[L/I] の保存配列をもつ) を細胞質内領域に有する膜貫通型の分子で, 膜でジスルフィド結合によりホモ二量体を形成する. 活性化 KIR にリガンドが結合すると, DAP12 の ITAM 内のチロシン残基がリン酸化され, NK 細胞を活性化するシグナルが伝達され細胞傷害性顆粒が放出される. リン酸化された ITAM は Syk や ZAP-70 などの細胞内チロシンキナーゼに結合・活性化し, 第 7 章の T 細胞の項目で紹介するように, シグナルが伝達され NK 細胞が活性化される.

　KLR ファミリーにも, 活性化, 抑制性のレセプターが存在する. マウスでは, 抑制性の Ly49 レセプターは細胞質内に SHP-1 を動員する ITIM を有している. SHP-1 の重要性は, SHP-1 が不活性化される**モスイートン** motheaten 遺伝子変異をもったマウスでは, Ly49 が MHC クラス I に結合しても NK 細胞の活性を抑制できないことからも示されている. ヒトとマウスでは, NK 細胞は二つの異なる C 型レクチン様レセプター, CD94 と NKG2 のヘテロ二量体を発現する. このヘテロ二量体は, ヒトでは HLA-E, マウスでは Qa1 の多型性のない MHC クラス I 様分子と結合する. HLA-E と Qa1 は MHC 分子の中でもユニークな機能をもっていて, 病原体由来のペプチドに結合するだけでなく, 小胞体 endoplasmic reticulum でのプロセシングの際に他の MHC クラス I 分子由来のシグナルペプチドのフラグメントにも結合する. これにより CD94/NKG2 は, ウイルスが産出する可能性のある MHC クラス I 分子のさまざまな変異体の存在を認識することができ, 全体的に MHC クラス I 発現が減少する感染細胞の傷害を誘導することができる. ヒトでは, NKG2A, C, E, F (*KLRC1～4* によってコードされる) の四つの相同性の高い NKG2 ファミリー分子と, やや相同性の低い NKG2D (*KLRK1* によってコードされる) が存在する. この中で, 例えば NKG2A は ITIM を有していて抑制性である. 一方, NKG2C は電荷をもつアミノ酸残基を膜貫通領域に有し, DAP12 と会合していて, 活性化レセプターである (図 3.41). NKG2D も活性化レセプターであるが, 以下に述べるように, 他の NKG2 レセプターとは異なっている.

　異なる MHC 発現に対する NK 細胞の反応性は, *KIR* 遺伝子が多型性に富んでいることから, 個人ごとに異なる数の活性化, 抑制性 KIR をもつことになり, さらに複雑になっている. このことは, 骨髄移植の際に, レシピエントの NK 細胞が自己の MHC よりもドナーの MHC にきわめて強く反応することにより, NK 細胞が骨髄移植の障害となる理由でもある. 同じような現象は, 胎児と母体の MHC が異なる妊娠の際にもみられる (15-38 項参照). このような *KIR* の多型性が存在する利点は今のところ不明であるが, 疫学的な研究から, *KIR* の遺伝子多型と関節リウマチの早期発症との相関性が示されている. *KIR* 遺伝子クラスターはマウスには存在しないが, いくつかの霊長類には *KIR*, *KLR* 両遺伝子クラスターが存在している. このことから, 両遺伝子クラスターは進化的に古くから存在していて, なんらかの理由で, ヒトとマウスではその一つまたは別の遺伝子クラスターが消失してしまったものと考えられている.

　抑制性 NK レセプターを介したシグナル伝達は, NK 細胞の細胞傷害活性とサイトカイン産生を抑制する. これにより, NK 細胞は正常な, MHC クラス I を正常に発現する遺伝的に同一の細胞 (身体の中の別の種類の細胞) を攻撃することはない. しかし, ウイルス感染細胞では, さまざまな分子機構で NK 細胞により細胞傷害を受けるようになる. 第一に, ウイルスの中には, 感染細胞内ですべての蛋白質合成を抑制して MHC クラス I の合成を止めるものがある. この際, 非感染細胞では I 型インターフェロンにより MHC クラス I の発現が亢進する. 感染細胞での MHC クラス I 発現の減少は, MHC 抑制性レセプターを介した NK 細胞の活性抑制が減弱し, NK 細胞による細胞傷害への感受性が高くなる. 第二に, 多くのウイルスが, MHC クラス I 分子の細胞表面上への輸送をブロックしたり, 分解を誘導する. これにより, 感染細胞は細胞傷害性 T 細胞からの攻撃を逃れるが, 逆に NK 細胞による細胞傷害に対する感受性が高くなる.

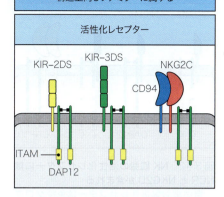

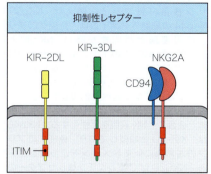

図 3.41　NK 細胞レセプターの遺伝子は活性化と抑制性のレセプターをコードしている
　キラー細胞免疫グロブリン様レセプター (KIR) とキラー細胞レクチン様レセプター (KLR) には, NK 細胞の活性化シグナルを伝達するレセプター (上段図) と抑制シグナルを伝達するレセプターの 2 種類のレセプターが存在する. KIR は, 免疫グロブリン様ドメインの数と細胞質内領域の長さによって命名されている. 活性化 KIR は, 細胞質内領域が短いため "S" と名付けられている. 活性化 KIR は, 膜貫通領域の電荷をもつアミノ酸残基を介してシグナル分子 DAP12 と結合する. DAP12 の細胞質内領域には, シグナル伝達にかかわる ITAM が存在している. NKG2 レセプターは KLR ファミリーに属していて, 活性化レセプターも抑制性レセプターも C 型レクチン様レセプターに属する CD94 と結合する. 抑制性 KIR は, 細胞質内領域が長く, "L" と名付けられている. 抑制性 KIR は DAP12 とは結合せず, リン酸化されると脱リン酸化酵素に認識される ITIM を有している.

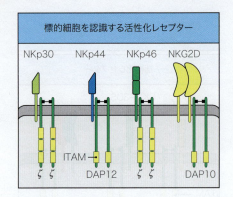

図 3.42　NK 細胞の活性化レセプターには NCR と NKG2D が含まれる

自然細胞傷害性レセプターは免疫グロブリン様蛋白質である．例えば，NKp30，NKp44 の細胞外ドメインは，免疫グロブリンの可変部と相同性が高い．NKp30 と NKp46 は，CD3ζ のホモ二量体，あるいは Fc レセプター γ 鎖（図示していない）と会合し NK 細胞を活性化する．これらのシグナル分子は第 7 章で述べる他のレセプターとも会合する．NKp44 は，DAP12 ホモ二量体と会合し，NK 細胞を活性化する．NKp46 は，KIR-2D と類似しており，免疫グロブリンの定常部に似たドメインを二つ有している．NKG2D は C 型レクチン様レセプターのファミリーでホモ二量体を形成し，DAP10 と会合する．マウスでは，NKG2D のスプライシング変異体が DAP12 とも会合する（図示していない）．

NKG2D のリガンドは MIC-A, MIC-B, RAET1 ファミリーなどの MHC 様の分子で，細胞ストレスにより発現が亢進する

MIC-A または MIC-B　　RAET1 ファミリー（MULT1，ULBP を含む）

3-27　NK 細胞は活性化レセプターを発現し，感染細胞や腫瘍細胞で誘導されるリガンドを認識する

ウイルス感染細胞は，MHC 分子の発現減少がなくても，活性化レセプターのリガンドが誘導されると，NK 細胞により傷害を受ける．しかしながら，NK 細胞の活性化レセプターのリガンドを標的として，NK 細胞による認識・細胞傷害を逃れるウイルスも存在する．

他の細胞上の MHC クラス I 発現レベルを感知する KIR と KLR に加えて，NK 細胞は感染や細胞傷害を直接認識するレセプターも発現している．感染細胞，腫瘍細胞，物理的・化学的傷害を受けた細胞を認識する活性化レセプターには，免疫グロブリン様レセプターである NKp30，NKp44，NKp46 などの**自然細胞傷害性レセプター** natural cytotoxicity receptor（**NCR**）と，Ly49H，NKG2D などの C 型レクチン様レセプターファミリーがある（図 3.42）．NCR の中で，NKp46 だけがヒトとマウスに存在していて，哺乳類で最も保存された NK 細胞のマーカーになっている．NCR が認識するリガンドはまだ同定されていないが，インフルエンザウイルスの**ヘマグルチニン** hemagglutinin（**HA**）などのウイルス由来蛋白質を認識すると考えられている．Ly49H は，マウスサイトメガロウイルスの MHC クラス I 様分子である m157 を認識する活性化レセプターである．NKp30 は，1-15 項で紹介し，第 7 章，第 9 章でさらに詳しく述べる補助刺激分子ファミリーのメンバーである B7-H6 を認識する．

NKG2D は，NK 細胞を活性化させる特異的な機能を有している．NKG2D ファミリーメンバーは，CD94 とヘテロ二量体を形成し，MHC クラス I 分子である HLA-E と結合する．一方，NKG2D どうしのホモ二量体は，さまざまな細胞ストレスで誘導される MHC クラス I 様分子を認識する．これらの分子には，MIC 分子 **MIC-A**, **MIC-B** と，MHC クラス I 分子の α_1, α_2 ドメインと相同性の高い **RAET1** ファミリー分子が含まれる（図 3.43）．RAET1 ファミリーは，10 のメンバーからなり，そのうち三つは当初**サイトメガロウイルス UL16 蛋白質** cytomegalovirus UL16 protein のリガンドとして同定され，**UL16 結合蛋白質** UL16-binding protein（**ULBP**）と呼ばれていた．マウスには MIC 分子に相当するものは存在せず，マウス NKG2D は RAET1 蛋白質と類似した構造をもつ分子，すなわちおそらくマウスの RAET1 オルソログと結合する．実際，マウスでは NKG2D のリガンドは RAE1（retinoic acid early inducible 1）ファミリーとして同定され，H60 や MULT1（図 6.26 参照）も含まれる．MHC 様分子については，6-18 項で MHC 分子について述べる際にまた紹介する．

NKG2D のリガンドは，細胞性あるいは代謝性のストレスにより発現するため，細胞内寄生細菌やほとんどのウイルスの感染した細胞や悪性化した腫瘍細胞で発現が上昇する．したがって，NKG2D による認識は，免疫系にとっての"危険"シグナルとして作用する．NKG2D は，NK 細胞で発現するだけでなく，ヒト CD8⁺ T 細胞，γδ 型 T 細胞，活性化されたマウス CD8⁺ T 細胞，（第 8 章で述べる）インバリアント NKT 細胞などのさまざまな T 細胞でも発現する．これらの細胞では，NKG2D のリガンド認識により

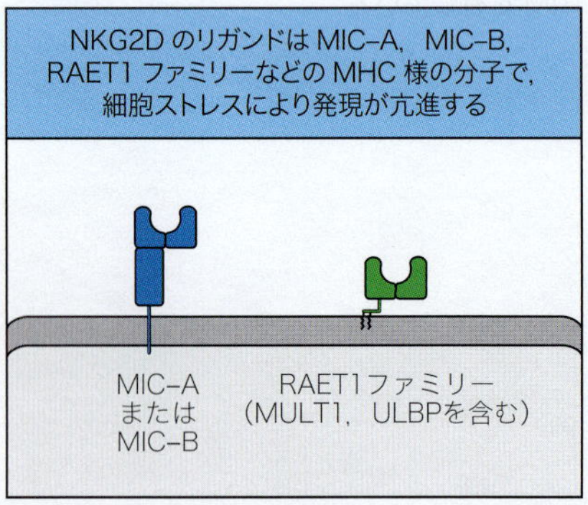

図 3.43　活性化 NK 細胞レセプター NKG2D は，細胞がストレスを受けた際に発現する蛋白質を認識する

MIC 蛋白質 MIC-A, MIC-B は MHC 様分子で，DNA 傷害，形質転換，感染などのストレスにより上皮細胞などで発現が誘導される．UL16 結合蛋白質（ULBP）などの RAET1 ファミリーメンバーも，MHC クラス I 分子の α_1, α_2 ドメインと構造が似ていて，グリコホスファチジルイノシトール結合により細胞膜上に発現している．MHC クラス I 分子と異なり，NKG2D のリガンドはプロセシングされたペプチドには結合しない．

エフェクター機能を亢進させる強い補助刺激シグナルが伝達される．

NKG2Dは，細胞内シグナル伝達でも，他の活性化レセプターと異なる様相を示す．他の活性化レセプターは，ITAMを有するCD3ζ鎖，Fcレセプターγ鎖，DAP12などのシグナル伝達分子と細胞内で会合している．一方，NKG2Dは**DAP10**という異なるアダプター分子と結合している．DAP10はITAMをもたず，その代わりに細胞内の脂質酵素**ホスファチジルイノシトール3キナーゼ** phosphatidylinositol 3-kinase（PI3キナーゼ）を活性化し，NK細胞内で異なるシグナル伝達経路を活性化する（7-4項参照）．一般的に，PI3キナーゼは，活性化された細胞の生存率を高めることにより，細胞のエフェクター活性を高めるものと考えられている．NK細胞では，PI3キナーゼの活性化は細胞傷害性と直接かかわっている．マウスでは，NKG2Dの作用はさらに複雑になっている．マウスNKG2Dは，選択的スプライシングにより二つの蛋白質が産生される．一つはDAP12やDAP10と結合するが，他方はDAP10のみと結合する．このようにマウスNKG2Dは，両方のシグナル伝達を活性化するが，ヒトNKG2DはDAP10のみと結合し，PI3キナーゼ経路のみを活性化する．最後に，NK細胞はシグナル伝達リンパ球活性化分子 signaling lymphocyte activation molecule（**SLAM**）ファミリーのレセプターを発現することを紹介する．SLAMファミリーには，NK細胞を始めさまざまな細胞表面に発現する**CD48**を認識する**2B4**などが含まれる．2B4とCD48の相互作用により近傍のNK細胞どうしが結合すると，SLAM関連蛋白質 SLAM-associated protein（SAP）やSrcキナーゼFynを介して生存と増殖を促進するシグナル伝達が活性化する．

まとめ

好中球，マクロファージ，樹状細胞などの細胞で自然免疫センサーが作動すると，個々のエフェクター機能が活性化されるばかりでなく，貪食細胞を感染局所に動員する炎症性ケモカインやサイトカインが分泌される．特に，好中球と単球が初期に動員される．さらに，組織内の貪食細胞によって分泌されたサイトカインは，発熱やC反応性蛋白質，フィブリノーゲン，肺のサーファクタント蛋白質を含む急性期反応蛋白質の産生などの全身性の効果を惹起し，自然免疫応答を拡大していく．これらのサイトカインは適応免疫系を誘導する抗原提示細胞も動員する．自然免疫系は，長く知られているNK細胞に加わる形で近年同定された自然免疫リンパ球によっても担われている．自然免疫リンパ球は，異なる刺激に応じてエフェクター活性を発揮し，自然免疫応答を拡大させていく．ウイルス感染の際のインターフェロン産生により，ウイルス複製が抑えられるとともに，NK細胞が活性化される．NK細胞は，NK細胞レセプターのリガンドであるMHCクラスI分子やMHC様分子の発現レベルをもとに，正常な細胞とウイルス感染細胞や腫瘍化したりストレスを受けたりしている細胞を識別する．後の章で述べるように，サイトカイン，ケモカイン，貪食細胞，NK細胞は，病原体抗原特異的なレセプターを有している適応免疫でのエフェクター機構にも関与している．

第3章のまとめ

自然免疫は，感染を認識し病原微生物を排除する，あるいは適応免疫系が発達するまで感染の拡大を抑えるために，さまざまなエフェクター機構を有している．これらのエフェクター機構は，さまざまな細胞に発現する微生物由来の成分や細胞の傷害を認識することのできる生殖細胞系によってコードされたレセプターによって制御されている．自然免疫系の誘導性反応は，いくつかの機序によって起こる．第2章で述べた身体の

上皮や抗菌分子による最初のバリアが破られた際に，最も重要な自然免疫防御は，組織マクロファージや樹状細胞によって担われる．マクロファージは，二つの機能を発揮する．感染局所でファゴサイトーシスと殺菌効果を発揮し，迅速な細胞性防御機構を担うとともに，さまざまな自然免疫センサーを駆使し炎症反応を惹起して，感染局所に炎症細胞を動員する．自然免疫センサーは，細胞内シグナル伝達を活性化し，炎症性サイトカインや抗ウイルス性サイトカインの産生を誘導し，自然免疫系のエフェクター機能を惹起するとともに，適応免疫系の活性化を手助けする．本章で述べた病原微生物の認識機構の発見は，特に研究が盛んな領域である．全身性エリテマトーデス，クローン病，痛風などのヒトの自己炎症性疾患の病態の理解に向けて，新たな知見を提供している．実際，生殖細胞系によってコードされたレセプターに基づく自然免疫認識によってエフェクター機構が過剰に作動すると，炎症を引き起こしてしまうことがあると示されている．サイトカインTNF-αの効果で述べたように，サイトカインの効果は両刃の剣であり，局所で産生されると有効であるが，全身で産生されると障害をもたらす．この両義性は，宿主防御に関するすべての自然免疫系が旅してきた進化的な尾根であることを示している．自然免疫系は，感染を局所に留まらせるために重要なシステムとしてとらえることができるが，この機能が十分に作動しない場合には，樹状細胞を活性化し，感染防御に重要な役割を担う適応免疫応答を惹起させていく．この適応免疫は感染に対するヒトの防御の本質的なところである．

自然免疫系の機能を紹介してきたが，次は，リンパ球に発現する抗原レセプターの構造と機能の紹介により適応免疫系に移っていきたい．

章末問題

3.1 対応問題：Toll様レセプターとそのリガンドを結びなさい．
  A. TLR-2/TLR-1 または TLR-2/TLR-6
  B. TLR-3
  C. TLR-4
  D. TLR-5
  E. TLR-7
  F. TLR-9
  i. ssRNA
  ii. リポ多糖
  iii. リポタイコ酸およびジ/トリアシルリポ蛋白質
  iv. dsRNA
  v. フラジェリン
  vi. 非メチル化CpG DNA

3.2 対応問題：遺伝性疾患とその責任遺伝子を結びなさい．
  A. 慢性肉芽腫症
  B. X連鎖無汗性外胚葉形成不全症および免疫不全症
  C. クローン病
  D. X連鎖SCID
  E. SCID（非X連鎖性）
  F. 家族性寒冷自己炎症症候群
  i. NOD2
  ii. IKKγ (NEMO)
  iii. Jak3
  iv. NAPDHオキシダーゼ
  v. NLRP3
  vi. γc

3.3 多肢選択問題：炎症反応の際に起こらないのはどれか選びなさい．
  A. 局所の血液凝固
  B. 組織創傷治癒
  C. 血管内皮細胞の活性化
  D. 血管透過性の減弱
  E. 白血球の炎症組織への滲出

3.4 短答問題：古典的樹状細胞（cDC）と形質細胞様樹状細胞（pDC）の違いは何か答えなさい．

3.5 多肢選択問題：G蛋白質共役レセプターはどれか選びなさい．
  A. fMLFレセプター
  B. TLR-4
  C. IL-1R
  D. CD14
  E. STING
  F. B7.1 (CD80)

3.6 正誤問題：ユビキチン化はすべて蛋白質分解に向かう．

3.7 穴埋め問題：下記の文章の下線部を埋めなさい．
  A. Toll様レセプター（TLR）は細胞質内にTIRと呼ばれるシグナル伝達に必要なドメインをもっている．このTIRは，＿＿＿＿にも存在する．
  B. ヘマトポエチンファミリーのサイトカインのレセプターは，＿＿＿ファミリーのチロシンキナーゼを活性化し，シグナル伝達を活性化し，＿＿＿＿と呼ばれるSH2ドメインを有する転写因子を動員する．
  C. TLRの中で，MyD88/MALとTRIF/TRAMの両アダプターを用いるのは，＿＿＿＿である．

3.8 正誤問題：細胞質内の DNA は cGAS により認識され，STING を介してシグナルが伝達される．一方，細胞質内 ssRNA と dsRNA は RIG-I と MDA-5 によりそれぞれ認識され，MAVS を介してシグナルが伝達される．

3.9 多肢選択問題：下記の文章のうち正しくないものはどれか．
A. CCL2 は CCR2 を介してマクロファージの動態を制御する．
B. IL-3, IL-5, GM-CSF は I 型サイトカインレセプターの中で共通 β 鎖を使用するサブグループにより認識される．
C. IL-2, IL-4, IL-7, IL-9, IL-15, IL-21 は共通 γ 鎖をレセプターとして共有する．
D. インフラマソームは，センサー NLRP3, アダプター ASC, カスパーゼ 8 からなる大きなオリゴマーである．
E. CXCL8 は CXCR2 を介して好中球の動態を制御する．
F. ILC1 は IFN-γ を分泌，ILC2 は IL-4, IL-5, IL-13 を分泌，ILC3 は IL-17, IL-22 を分泌する．

3.10 正誤問題：NK 細胞は，MHC 分子上の病原微生物由来ペプチドを認識するキラー細胞免疫グロブリン様レセプターを発現している．

3.11 対応問題：好中球の炎症組織への動員のステップと，それにかかわる重要なエフェクターを結びなさい．
A. 内皮細胞活性化
B. ローリング
C. 活性化状態の好中球インテグリン
D. 強固な接着
E. 血管内遊走

i. 好中球 LFA-1 と内皮細胞の ICAM-1
ii. TNF-α および他のサイトカインの局所分泌
iii. タリン活性化を起こす CXCR2 に介する CXCL8 のシグナル伝達
iv. 内皮細胞と好中球の CD31
v. 内皮細胞の P- および E-セレクチンと好中球の硫酸化シアリル・ルイス^X との相互反応

3.12 短答問題：病原微生物の認識でマクロファージや樹状細胞上に誘導される補助刺激分子は何か，またその機能は何か．

項ごとの参考文献

3-1 多くの微生物は組織内に侵入後，貪食細胞によって認識され，貪食され，殺菌される

Aderem, A., and Underhill, D.M.: **Mechanisms of phagocytosis in macrophages.** Annu. Rev. Immunol. 1999, **17**:593–623.

Auffray, C., Fogg, D., Garfa, M., Elain, G., Join-Lambert, O., Kayal, S., Sarnacki, S., Cumano, A., Lauvau, G., and Geissmann, F.: **Monitoring of blood vessels and tissues by a population of monocytes with patrolling behavior.** Science 2007, **317**:666–670.

Cervantes-Barragan, L., Lewis, K.L., Firner, S., Thiel, V., Hugues, S., Reith, W., Ludewig, B., and Reizis, B.: **Plasmacytoid dendritic cells control T-cell response to chronic viral infection.** Proc. Natl Acad. Sci. USA 2012, **109**:3012–3017.

Goodridge, H.S., Wolf, A.J., and Underhill, D.M.: **Beta-glucan recognition by the innate immune system.** Immunol. Rev. 2009, **230**:38–50.

Greaves, D.R., and Gordon, S.: **The macrophage scavenger receptor at 30 years of age: current knowledge and future challenges.** J. Lipid Res. 2009, **50**:S282–S286.

Greter, M., Lelios, I., Pelczar, P., Hoeffel, G., Price, J., Leboeuf, M., Kündig, T.M., Frei, K., Ginhoux, F., Merad, M., and Becher, B.: **Stroma-derived interleukin-34 controls the development and maintenance of Langerhans cells and the maintenance of microglia.** Immunity 2012, **37**:1050–1060.

Harrison, R.E., and Grinstein, S.: **Phagocytosis and the microtubule cytoskeleton.** Biochem. Cell Biol. 2002, **80**:509–515.

Lawson, C.D., Donald, S., Anderson, K.E., Patton, D.T., and Welch, H.C.: **P-Rex1 and Vav1 cooperate in the regulation of formyl-methionyl-leucyl-phenylalanine-dependent neutrophil responses.** J. Immunol. 2011, **186**:1467–1476.

Lee, S.J., Evers, S., Roeder, D., Parlow, A.F., Risteli, J., Risteli, L., Lee, Y.C., Feizi, T., Langen, H., and Nussenzweig, M.C.: **Mannose receptor-mediated regulation of serum glycoprotein homeostasis.** Science 2002, **295**:1898–1901.

Linehan, S.A., Martinez-Pomares, L., and Gordon, S.: **Macrophage lectins in host defence.** Microbes Infect. 2000, **2**:279–288.

McGreal, E.P., Miller, J.L., and Gordon, S.: **Ligand recognition by antigen-presenting cell C-type lectin receptors.** Curr. Opin. Immunol. 2005, **17**:18–24.

Peiser, L., De Winther, M.P., Makepeace, K., Hollinshead, M., Coull, P., Plested, J., Kodama, T., Moxon, E.R., and Gordon, S.: **The class A macrophage scavenger receptor is a major pattern recognition receptor for Neisseria meningitidis which is independent of lipopolysaccharide and not required for secretory responses.** Infect. Immun. 2002, **70**:5346–5354.

Podrez, E.A., Poliakov, E., Shen, Z., Zhang, R., Deng, Y., Sun, M., Finton, P.J., Shan, L., Gugiu, B., Fox, P.L., et al.: **Identification of a novel family of oxidized phospholipids that serve as ligands for the macrophage scavenger receptor CD36.** J. Biol. Chem. 2002, **277**:38503–38516.

3-2 貪食細胞上のG蛋白質共役レセプターは微生物認識と細胞内殺菌の効率上昇とをつないでいる

Bogdan, C., Rollinghoff, M., and Diefenbach, A.: **Reactive oxygen and reactive nitrogen intermediates in innate and specific immunity.** Curr. Opin. Immunol. 2000, **12**:64–76.

Brinkmann, V., and Zychlinsky, A.: **Beneficial suicide: why neutrophils die to make NETs.** Nat. Rev. Microbiol. 2007, **5**:577–582.

Dahlgren, C., and Karlsson, A.: **Respiratory burst in human neutrophils.** J. Immunol. Methods 1999, **232**:3–14.

Gerber, B.O., Meng, E.C., Dotsch, V., Baranski, T.J., and Bourne, H.R.: **An activation switch in the ligand binding pocket of the C5a receptor.** J. Biol. Chem. 2001, **276**:3394–3400.

Reeves, E.P., Lu, H., Jacobs, H.L., Messina, C.G., Bolsover, S., Gabella, G., Potma, E.O., Warley, A., Roes, J., and Segal, A.W.: **Killing activity of neutrophils is mediated through activation of proteases by K$^+$ flux.** Nature 2002, **416**:291–297.

Ward, P.A.: **The dark side of C5a in sepsis.** Nat. Rev. Immunol. 2004, **4**:133–142.

3-3 微生物認識と組織炎症は炎症反応を誘発する

Chertov, O., Yang, D., Howard, O.M., and Oppenheim, J.J.: **Leukocyte granule proteins mobilize innate host defenses and adaptive immune responses.** Immunol. Rev. 2000, **177**:68–78.

Kohl, J.: **Anaphylatoxins and infectious and noninfectious inflammatory diseases.** Mol. Immunol. 2001, **38**:175–187.

Mekori, Y.A., and Metcalfe, D.D.: **Mast cells in innate immunity.** Immunol. Rev. 2000, **173**:131–140.

Svanborg, C., Godaly, G., and Hedlund, M.: **Cytokine responses during mucosal infections: role in disease pathogenesis and host defence.** Curr. Opin. Microbiol. 1999, **2**:99–105.

Van der Poll, T.: **Coagulation and inflammation.** J. Endotoxin Res. 2001, **7**:301–304.

3-4 Toll様レセプターは進化的に保存された病原体認識システムである

Lemaitre, B., Nicolas, E., Michaut, L., Reichhart, J.M., and Hoffmann, J.A.: **The dorsoventral regulatory gene cassette spätzle/Toll/cactus controls the potent antifungal response in *Drosophila* adults.** *Cell* 1996, **86**:973–983.

Lemaitre, B., Reichhart, J.M., and Hoffmann, J.A.: *Drosophila* **host defense: differential induction of antimicrobial peptide genes after infection by various classes of microorganisms.** *Proc. Natl Acad. Sci. USA* 1997, **94**:14614–14619.

3-5 哺乳類のToll様レセプターは病原体関連分子パターンにより活性化される

Beutler, B., and Rietschel, E.T.: **Innate immune sensing and its roots: the story of endotoxin.** *Nat. Rev. Immunol.* 2003, **3**:169–176.

Diebold, S.S., Kaisho, T., Hemmi, H., Akira, S., and Reis e Sousa, C.: **Innate antiviral responses by means of TLR7-mediated recognition of single-stranded RNA.** *Science* 2004, **303**:1529–1531.

Heil, F., Hemmi, H., Hochrein, H., Ampenberger, F., Kirschning, C., Akira, S., Lipford, G., Wagner, H., and Bauer, S.: **Species-specific recognition of single-stranded RNA via Toll-like receptor 7 and 8.** *Science* 2004, **303**:1526–1529.

Hoebe, K., Georgel, P., Rutschmann, S., Du, X., Mudd, S., Crozat, K., Sovath, S., Shamel, L., Hartung, T., Zähringer, U., et al.: **CD36 is a sensor of diacylglycerides.** *Nature* 2005, **433**:523–527.

Jin, M.S., Kim, S.E., Heo, J.Y., Lee, M.E., Kim, H.M., Paik, S.G., Lee, H., and Lee, J.O.: **Crystal structure of the TLR1-TLR2 heterodimer induced by binding of a tri-acylated lipopeptide.** *Cell* 2007, **130**:1071–1082.

Lee, Y.H., Lee, H.S., Choi, S.J., Ji, J.D., and Song, G.G.: **Associations between TLR polymorphisms and systemic lupus erythematosus: a systematic review and meta-analysis.** *Clin. Exp. Rheumatol.* 2012, **30**:262–265.

Liu, L., Botos, I., Wang, Y., Leonard, J.N., Shiloach, J., Segal, D.M., and Davies, D.R.: **Structural basis of Toll-like receptor 3 signaling with double-stranded RNA.** *Science* 2008, **320**:379–381.

Lund, J.M., Alexopoulou, L., Sato, A., Karow, M., Adams, N.C., Gale, N.W., Iwasaki, A., and Flavell, R.A.: **Recognition of single-stranded RNA viruses by Toll-like receptor 7.** *Proc. Natl Acad. Sci. USA* 2004, **101**:5598–5603.

Lund, J., Sato, A., Akira, S., Medzhitov, R., and Iwasaki, A.: **Toll-like receptor 9-mediated recognition of herpes simplex virus-2 by plasmacytoid dendritic cells.** *J. Exp. Med.* 2003, **198**:513–520.

Schulz, O., Diebold, S.S., Chen, M., Näslund, T.I., Nolte, M.A., Alexopoulou, L., Azuma, Y.T., Flavell, R.A., Liljeström, P., and Reis e Sousa, C.: **Toll-like receptor 3 promotes cross-priming to virus-infected cells.** *Nature* 2005, **433**:887–892.

Tanji, H., Ohto, U., Shibata, T., Miyake, K., and Shimizu, T.: **Structural reorganization of the Toll-like receptor 8 dimer induced by agonistic ligands.** *Science* 2013, **339**:1426–1429.

Yarovinsky, F., Zhang, D., Andersen, J.F., Bannenberg, G.L., Serhan, C.N., Hayden, M.S., Hieny, S., Sutterwala, F.S., Flavell, R.A., Ghosh, S., et al.: **TLR11 activation of dendritic cells by a protozoan profilin-like protein.** *Science* 2005, **308**:1626–1629.

3-6 TLR-4はアクセサリー蛋白質MD-2やCD14と共同し、リポ多糖を認識する

Beutler, B.: **Endotoxin, Toll-like receptor 4, and the afferent limb of innate immunity.** *Curr. Opin. Microbiol.* 2000, **3**:23–28.

Beutler, B., and Rietschel, E.T.: **Innate immune sensing and its roots: the story of endotoxin.** *Nat. Rev. Immunol.* 2003, **3**:169–176.

Kim, H.M., Park, B.S., Kim, J.I., Kim, S.E., Lee, J., Oh, S.C., Enkhbayar, P., Matsushima, N., Lee, H., Yoo, O.J., et al.: **Crystal structure of the TLR4-MD-2 complex with bound endotoxin antagonist Eritoran.** *Cell* 2007, **130**:906–917.

Park, B.S., Song, D.H., Kim, H.M., Choi, B.S., Lee, H., and Lee, J.O.: **The structural basis of lipopolysaccharide recognition by the TLR4-MD-2 complex.** *Nature* 2009, **458**:1191–1195.

3-7 TLRはNFκB、AP-1、IRF転写因子を活性化し、炎症性サイトカインやⅠ型インターフェロンの発現を誘導する

Fitzgerald, K.A., McWhirter, S.M., Faia, K.L., Rowe, D.C., Latz, E., Golenbock, D.T., Coyle, A.J., Liao, S.M., and Maniatis, T.: **IKKε and TBK1 are essential components of the IRF3 signaling pathway.** *Nat. Immunol.* 2003, **4**:491–496.

Häcker, H., Redecke, V., Blagoev, B., Kratchmarova, I., Hsu, L.C., Wang, G.G., Kamps, M.P., Raz, E., Wagner, H., Häcker, G., et al.: **Specificity in Toll-like receptor signalling through distinct effector functions of TRAF3 and TRAF6.** *Nature* 2006, **439**:204–207.

Hiscott, J., Nguyen, T.L., Arguello, M., Nakhaei, P., and Paz, S.: **Manipulation of the nuclear factor-κB pathway and the innate immune response by viruses.** *Oncogene* 2006, **25**:6844–6867.

Honda, K., and Taniguchi, T.: **IRFs: master regulators of signalling by Toll-like receptors and cytosolic pattern-recognition receptors.** *Nat. Rev. Immunol.* 2006, **6**:644–658.

Kawai, T., Sato, S., Ishii, K.J., Coban, C., Hemmi, H., Yamamoto, M., Terai, K., Matsuda, M., Inoue, J., Uematsu, S., et al.: **Interferon-alpha induction through Toll-like receptors involves a direct interaction of IRF7 with MyD88 and TRAF6.** *Nat. Immunol.* 2004, **5**:1061–1068.

Puel, A., Yang, K., Ku, C.L., von Bernuth, H., Bustamante, J., Santos, O.F., Lawrence, T., Chang, H.H., Al-Mousa, H., Picard, C., et al.: **Heritable defects of the human TLR signalling pathways.** *J. Endotoxin Res.* 2005, **11**:220–224.

Von Bernuth, H., Picard, C., Jin, Z., Pankla, R., Xiao, H., Ku, C.L., Chrabieh, M., Mustapha, I.B., Ghandil, P., Camcioglu, Y., et al.: **Pyogenic bacterial infections in humans with MyD88 deficiency.** *Science* 2008, **321**:691–696.

Werts, C., Girardinm, S.E., and Philpott, D.J.: **TIR, CARD and PYRIN: three domains for an antimicrobial triad.** *Cell Death Differ.* 2006, **13**:798–815.

3-8 NOD様レセプターは細菌感染や細胞傷害の細胞内センサーである

Inohara, N., Chamaillard, M., McDonald, C., and Nunez, G.: **NOD-LRR proteins: role in host–microbial interactions and inflammatory disease.** *Annu. Rev. Biochem.* 2005, **74**:355–383.

Shaw, M.H., Reimer, T., Kim, Y.G., and Nuñez, G.: **NOD-like receptors (NLRs): bona fide intracellular microbial sensors.** *Curr. Opin. Immunol.* 2008, **20**:377–382.

Strober, W., Murray, P.J., Kitani, A., and Watanabe, T.: **Signalling pathways and molecular interactions of NOD1 and NOD2.** *Nat. Rev. Immunol.* 2006, **6**:9–20.

Ting, J.P., Kastner, D.L., and Hoffman, H.M.: **CATERPILLERs, pyrin and hereditary immunological disorders.** *Nat. Rev. Immunol.* 2006, **6**:183–195.

3-9 NLRP蛋白質は、感染や細胞傷害にインフラマソームを介して反応し、細胞死や炎症を誘導する

Fernandes-Alnemri, T., Yu, J.W., Juliana, C., Solorzano, L., Kang, S., Wu, J., Datta, P., McCormick, M., Huang, L., McDermott, E., et al.: **The AIM2 inflammasome is critical for innate immunity to *Francisella tularensis*.** *Nat. Immunol.* 2010, **11**:385–393.

Hornung, V., Ablasser, A., Charrel-Dennis, M., Bauernfeind, F., Horvath, G., Caffrey, D.R., Latz, E., and Fitzgerald, K.A.: **AIM2 recognizes cytosolic dsDNA and forms a caspase-1-activating inflammasome with ASC.** *Nature* 2009, **458**:514–518.

Kofoed, E.M., and Vance, R.E.: **Innate immune recognition of bacterial ligands by NAIPs determines inflammasome specificity.** *Nature* 2011, **477**:592–595.

Martinon, F., Pétrilli, V., Mayor, A., Tardivel, A., and Tschopp, J.: **Gout-associated uric acid crystals activate the NALP3 inflammasome.** *Nature* 2006, **440**:237–241.

Mayor, A., Martinon, F., De Smedt, T., Pétrilli, V., and Tschopp, J.: **A crucial function of SGT1 and HSP90 in inflammasome activity links mammalian and plant innate immune responses.** *Nat. Immunol.* 2007, **8**:497–503.

Muñoz-Planillo, R., Kuffa, P., Martínez-Colón, G., Smith, B.L., Rajendiran, T.M., and Núñez, G.: **K+ efflux is the common trigger of NLRP3 inflammasome activation by bacterial toxins and particulate matter.** *Immunity* 2013, **38**:1142–1153.

3-10 RIG-I様レセプターは細胞質内のウイルスRNAを認識し、MAVSを活性化させⅠ型インターフェロンと炎症性サイトカインを誘導する

Brightbill, H.D., Libraty, D.H., Krutzik, S.R., Yang, R.B., Belisle, J.T., Bleharski, J.R., Maitland, M., Norgard, M.V., Plevy, S.E., Smale, S.T., et al.: **Host defense** mechanisms triggered by microbial lipoproteins through Toll-like receptors. *Science* 1999, **285**:732–736.

Hornung, V., Ellegast, J., Kim, S., Brzózka, K., Jung, A., Kato, H., Poeck, H., Akira, S., Conzelmann, K.K., Schlee, M., *et al.*: **5′-Triphosphate RNA is the ligand for RIG-I.** *Science* 2006, **314**:994–997.

Kato, H., Takeuchi, O., Sato, S., Yoneyama, M., Yamamoto, M., Matsui, K., Uematsu, S., Jung, A., Kawai, T., Ishii, K.J., *et al.*: **Differential roles of MDA5 and RIG-I helicases in the recognition of RNA viruses.** *Nature* 2006, **441**:101–105.

Konno, H., Yamamoto, T., Yamazaki, K., Gohda, J., Akiyama, T., Semba, K., Goto, H., Kato, A., Yujiri, T., Imai, T., *et al.*: **TRAF6 establishes innate immune responses by activating NF-κB and IRF7 upon sensing cytosolic viral RNA and DNA.** *PLoS ONE* 2009, **4**:e5674.

Martinon, F., Mayor, A., and Tschopp, J.: **The inflammasomes: guardians of the body.** *Annu. Rev. Immunol.* 2009, **27**:229–265.

Meylan, E., Curran, J., Hofmann, K., Moradpour, D., Binder, M., Bartenschlager, R., and Tschopp, J.: **Cardif is an adaptor protein in the RIG-I antiviral pathway and is targeted by hepatitis C virus.** *Nature* 2005, **437**:1167–1172.

Pichlmair, A., Schulz, O., Tan, C.P., Näslund, T.I., Liljeström, P., Weber, F., and Reis e Sousa, C.: **RIG-I-mediated antiviral responses to single-stranded RNA bearing 5′-phosphates.** *Science* 2006, **314**:935–936.

Takeda, K., Kaisho, T., and Akira, S.: **Toll-like receptors.** *Annu. Rev. Immunol.* 2003, **21**:335–376.

3-11 細胞質内DNAのセンサーはSTINGを介しシグナルを伝達しⅠ型インターフェロン産生を誘導する

Cai, X., Chiu, Y.H., and Chen, Z.J.: **The cGAS-cGAMP-STING pathway of cytosolic DNA sensing and signaling.** *Mol. Cell* 2014, **54**:289–296.

Ishikawa, H., and Barber, G.N.: **STING is an endoplasmic reticulum adaptor that facilitates innate immune signalling.** *Nature* 2008, **455**:674–678.

Li, X.D., Wu, J., Gao, D., Wang, H., Sun, L., and Chen, Z.J.: **Pivotal roles of cGAS-cGAMP signaling in antiviral defense and immune adjuvant effects.** *Science* 2013, **341**:1390–1394.

Liu, S., Cai, X., Wu, J., Cong, Q., Chen, X., Li, T., Du, F., Ren, J., Wu, Y.T., Grishin, N.V., and Chen, Z.J.: **Phosphorylation of innate immune adaptor proteins MAVS, STING, and TRIF induces IRF3 activation.** *Science* 2015, **347**:aaa2630.

Sun, L., Wu, J., Du, F., Chen, X., and Chen, Z.J.: **Cyclic GMP-AMP synthase is a cytosolic DNA sensor that activates the type I interferon pathway.** *Science* 2013, **339**:786–791.

3-12 マクロファージや樹状細胞における自然免疫センサーの活性化は，免疫応答に広範な影響を及ぼす遺伝子群の発現を誘導する

&

3-13 ショウジョウバエのTollシグナル伝達は，異なる病原体センサー群の下流で作用する

Dziarski, R., and Gupta, D.: **Mammalian PGRPs: novel antibacterial proteins.** *Cell Microbiol.* 2006, **8**:1059–1069.

Ferrandon, D., Imler, J.L., Hetru, C., and Hoffmann, J.A.: **The *Drosophila* systemic immune response: sensing and signalling during bacterial and fungal infections.** *Nat. Rev. Immunol.* 2007, **7**:862–874.

Gottar, M., Gobert, V., Matskevich, A.A., Reichhart, J.M., Wang, C., Butt, T.M., Belvin, M., Hoffmann, J.A., and Ferrandon, D.: **Dual detection of fungal infections in *Drosophila* via recognition of glucans and sensing of virulence factors.** *Cell* 2006, **127**:1425–1437.

Kambris, Z., Brun, S., Jang, I.H., Nam, H.J., Romeo, Y., Takahashi, K., Lee, W.J., Ueda, R., and Lemaitre, B.: ***Drosophila* immunity: a large-scale *in vivo* RNAi screen identifies five serine proteases required for Toll activation.** *Curr. Biol.* 2006, **16**:808–813.

Pili-Floury, S., Leulier, F., Takahashi, K., Saigo, K., Samain, E., Ueda, R., and Lemaitre, B.: ***In vivo* RNA interference analysis reveals an unexpected role for GNBP1 in the defense against Gram-positive bacterial infection in *Drosophila* adults.** *J. Biol. Chem.* 2004, **279**:12848–12853.

Royet, J., and Dziarski, R.: **Peptidoglycan recognition proteins: pleiotropic sensors and effectors of antimicrobial defences.** *Nat. Rev. Microbiol.* 2007, **5**:264–277.

3-14 TLRとNOD遺伝子は無脊椎動物や一部の脊索動物できわめて多様化してきた

Rast, J.P., Smith, L.C., Loza-Coll, M., Hibino, T., and Litman, G.W.: **Genomic insights into the immune system of the sea urchin.** *Science* 2006, **314**:952–956.

Samanta, M.P., Tongprasit, W., Istrail, S., Cameron, R.A., Tu, Q., Davidson, E.H., and Stolc, V.: **The transcriptome of the sea urchin embryo.** *Science* 2006, **314**:960–962.

3-15 サイトカインとそのレセプターは，構造からいくつかのファミリーに分類される

Basler, C.F., and Garcia-Sastre, A.: **Viruses and the type I interferon antiviral system: induction and evasion.** *Int. Rev. Immunol.* 2002, **21**:305–337.

Boulay, J.L., O'Shea, J.J., and Paul, W.E.: **Molecular phylogeny within type I cytokines and their cognate receptors.** *Immunity* 2003, **19**:159–163.

Collette, Y., Gilles, A., Pontarotti, P., and Olive, D.: **A co-evolution perspective of the TNFSF and TNFRSF families in the immune system.** *Trends Immunol.* 2003, **24**:387–394.

Ihle, J.N.: **Cytokine receptor signalling.** *Nature* 1995, **377**:591–594.

Proudfoot, A.E.: **Chemokine receptors: multifaceted therapeutic targets.** *Nat. Rev. Immunol.* 2002, **2**:106–115.

Taniguchi, T., and Takaoka, A.: **The interferon-α/β system in antiviral responses: a multimodal machinery of gene regulation by the IRF family of transcription factors.** *Curr. Opin. Immunol.* 2002, **14**:111–116.

3-16 ヘマトポエチンファミリーのサイトカインレセプターはJAKファミリーチロシンキナーゼと会合し，STAT転写因子を活性化する

Fu, X.Y.: **A transcription factor with SH2 and SH3 domains is directly activated by an interferon α-induced cytoplasmic protein tyrosine kinase(s).** *Cell* 1992, **70**:323–335.

Krebs, D.L., and Hilton, D.J.: **SOCS proteins: Negative regulators of cytokine signaling.** *Stem Cells* 2001, **19**:378–387.

Leonard, W.J., and O'Shea, J.J.: **Jaks and STATs: biological implications.** *Annu. Rev. Immunol.* 1998, **16**:293–322.

Levy, D.E., and Darnell, J.E., Jr.: **Stats: transcriptional control and biological impact.** *Nat. Rev. Mol. Cell Biol.* 2002, **3**:651–662.

Ota, N., Brett, T.J., Murphy, T.L., Fremont, D.H., and Murphy, K.M.: **N-domain-dependent nonphosphorylated STAT4 dimers required for cytokine-driven activation.** *Nat. Immunol.* 2004, **5**:208–215.

Pesu, M., Candotti, F., Husa, M., Hofmann, S.R., Notarangelo, L.D., and O'Shea, J.J.: **Jak3, severe combined immunodeficiency, and a new class of immunosuppressive drugs.** *Immunol. Rev.* 2005, **203**:127–142.

Rytinki, M.M., Kaikkonen, S., Pehkonen, P., Jääskeläinen, T., and Palvimo, J.J.: **PIAS proteins: pleiotropic interactors associated with SUMO.** *Cell. Mol. Life Sci.* 2009, **66**:3029–3041.

Schindler, C., Shuai, K., Prezioso, V.R., and Darnell, J.E., Jr.: **Interferon-dependent tyrosine phosphorylation of a latent cytoplasmic transcription factor.** *Science* 1992, **257**:809–813.

Shuai, K., and Liu, B.: **Regulation of JAK-STAT signalling in the immune system.** *Nat. Rev. Immunol.* 2003, **3**:900–911.

Yasukawa, H., Sasaki, A., and Yoshimura, A.: **Negative regulation of cytokine signaling pathways.** *Annu. Rev. Immunol.* 2000, **18**:143–164.

3-17 マクロファージや樹状細胞から分泌されるケモカインはエフェクター細胞を感染局所に動員する

Larsson, B.M., Larsson, K., Malmberg, P., and Palmberg, L.: **Gram-positive bacteria induce IL-6 and IL-8 production in human alveolar macrophages and epithelial cells.** *Inflammation* 1999, **23**:217–230.

Luster, A.D.: **The role of chemokines in linking innate and adaptive immunity.** *Curr. Opin. Immunol.* 2002, **14**:129–135.

Matsukawa, A., Hogaboam, C.M., Lukacs, N.W., and Kunkel, S.L.: **Chemokines and innate immunity.** *Rev. Immunogenet.* 2000, **2**:339–358.

Scapini, P., Lapinet-Vera, J.A., Gasperini, S., Calzetti, F., Bazzoni, F., and

Cassatella, M.A.: **The neutrophil as a cellular source of chemokines.** *Immunol. Rev.* 2000, **177**:195–203.

Shortman, K., and Liu, Y.J.: **Mouse and human dendritic cell subtypes.** *Nat. Rev. Immunol.* 2002, **2**:151–161.

Svanborg, C., Godaly, G., and Hedlund, M.: **Cytokine responses during mucosal infections: role in disease pathogenesis and host defence.** *Curr. Opin. Microbiol.* 1999, **2**:99–105.

Yoshie, O.: **Role of chemokines in trafficking of lymphocytes and dendritic cells.** *Int. J. Hematol.* 2000, **72**:399–407.

3-18 細胞接着分子は炎症反応時に白血球と血管内皮細胞の相互作用を制御する

Alon, R., and Feigelson, S.: **From rolling to arrest on blood vessels: leukocyte tap dancing on endothelial integrin ligands and chemokines at sub-second contacts.** *Semin. Immunol.* 2002, **14**:93–104.

Bunting, M., Harris, E.S., McIntyre, T.M., Prescott, S.M., and Zimmerman, G.A.: **Leukocyte adhesion deficiency syndromes: adhesion and tethering defects involving β2 integrins and selectin ligands.** *Curr. Opin. Hematol.* 2002, **9**:30–35.

D'Ambrosio, D., Albanesi, C., Lang, R., Girolomoni, G., Sinigaglia, F., and Laudanna, C.: **Quantitative differences in chemokine receptor engagement generate diversity in integrin-dependent lymphocyte adhesion.** *J. Immunol.* 2002, **169**:2303–2312.

Johnston, B., and Butcher, E.C.: **Chemokines in rapid leukocyte adhesion triggering and migration.** *Semin. Immunol.* 2002, **14**:83–92.

Ley, K.: **Integration of inflammatory signals by rolling neutrophils.** *Immunol. Rev.* 2002, **186**:8–18.

Vestweber, D.: **Lymphocyte trafficking through blood and lymphatic vessels: more than just selectins, chemokines and integrins.** *Eur. J. Immunol.* 2003, **33**:1361–1364.

3-19 好中球は血管壁を越えて炎症組織に侵入する最初の細胞である

Bochenska-Marciniak, M., Kupczyk, M., Gorski, P., and Kuna, P.: **The effect of recombinant interleukin-8 on eosinophils' and neutrophils' migration *in vivo* and *in vitro*.** *Allergy* 2003, **58**:795–801.

Godaly, G., Bergsten, G., Hang, L., Fischer, H., Frendeus, B., Lundstedt, A.C., Samuelsson, M., Samuelsson, P., and Svanborg, C.: **Neutrophil recruitment, chemokine receptors, and resistance to mucosal infection.** *J. Leukoc. Biol.* 2001, **69**:899–906.

Gompertz, S., and Stockley, R.A.: **Inflammation—role of the neutrophil and the eosinophil.** *Semin. Respir. Infect.* 2000, **15**:14–23.

Lee, S.C., Brummet, M.E., Shahabuddin, S., Woodworth, T.G., Georas, S.N., Leiferman, K.M., Gilman, S.C., Stellato, C., Gladue, R.P., Schleimer, R.P., *et al.*: **Cutaneous injection of human subjects with macrophage inflammatory protein-1α induces significant recruitment of neutrophils and monocytes.** *J. Immunol.* 2000, **164**:3392–3401.

Sundd, P., Gutierrez, E., Koltsova, E.K., Kuwano, Y., Fukuda, S., Pospieszalska, M.K., Groisman, A., and Ley, K.: **'Slings' enable neutrophil rolling at high shear.** *Nature* 2012, **488**:399–403.

Worthylake, R.A., and Burridge, K.: **Leukocyte transendothelial migration: orchestrating the underlying molecular machinery.** *Curr. Opin. Cell Biol.* 2001, **13**:569–577.

3-20 TNF-αは感染を局所に留まらせる重要なサイトカインであるが、全身に放出されるとショックを引き起こす

Croft, M.: **The role of TNF superfamily members in T-cell function and diseases.** *Nat. Rev. Immunol.* 2009, **9**:271–285.

Dellinger, R.P.: **Inflammation and coagulation: implications for the septic patient.** *Clin. Infect. Dis.* 2003, **36**:1259–1265.

Georgel, P., Naitza, S., Kappler, C., Ferrandon, D., Zachary, D., Swimmer, C., Kopczynski, C., Duyk, G., Reichhart, J.M., and Hoffmann, J.A.: ***Drosophila* immune deficiency (IMD) is a death domain protein that activates antibacterial defense and can promote apoptosis.** *Dev. Cell* 2001, **1**:503–514.

Pfeffer, K.: **Biological functions of tumor necrosis factor cytokines and their receptors.** *Cytokine Growth Factor Rev.* 2003, **14**:185–191.

Rutschmann, S., Jung, A.C., Zhou, R., Silverman, N., Hoffmann, J.A., and Ferrandon, D.: **Role of *Drosophila* IKKγ in a *toll*-independent antibacterial immune response.** *Nat. Immunol.* 2000, **1**:342–347.

3-21 マクロファージや樹状細胞から産生されるサイトカインは急性期反応として知られる全身性の反応を引き起こす

Bopst, M., Haas, C., Car, B., and Eugster, H.P.: **The combined inactivation of tumor necrosis factor and interleukin-6 prevents induction of the major acute phase proteins by endotoxin.** *Eur. J. Immunol.* 1998, **28**:4130–4137.

Ceciliani, F., Giordano, A., and Spagnolo, V.: **The systemic reaction during inflammation: the acute-phase proteins.** *Protein Pept. Lett.* 2002, **9**:211–223.

He, R., Sang, H., and Ye, R.D.: **Serum amyloid A induces IL-8 secretion through a G protein-coupled receptor, FPRL1/LXA4R.** *Blood* 2003, **101**:1572–1581.

Horn, F., Henze, C., and Heidrich, K.: **Interleukin-6 signal transduction and lymphocyte function.** *Immunobiology* 2000, **202**:151–167.

Manfredi, A.A., Rovere-Querini, P., Bottazzi, B., Garlanda, C., and Mantovani, A.: **Pentraxins, humoral innate immunity and tissue injury.** *Curr. Opin. Immunol.* 2008, **20**:538–544.

Mold, C., Rodriguez, W., Rodic-Polic, B., and Du Clos, T.W.: **C-reactive protein mediates protection from lipopolysaccharide through interactions with FcγR.** *J. Immunol.* 2002, **169**:7019–7025.

3-22 ウイルス感染で誘導されるインターフェロンは生体防御にかかわっている

Baldridge, M.T., Nice, T.J., McCune, B.T., Yokoyama, C.C., Kambal, A., Wheadon, M., Diamond, M.S., Ivanova, Y., Artyomov, M., and Virgin, H.W.: **Commensal microbes and interferon-λ determine persistence of enteric murine norovirus infection.** *Science* 2015, **347**:266–269.

Carrero, J.A., Calderon, B., and Unanue, E.R.: **Type I interferon sensitizes lymphocytes to apoptosis and reduces resistance to *Listeria* infection.** *J. Exp. Med.* 2004, **200**:535–540.

Honda, K., Takaoka, A., and Taniguchi, T.: **Type I interferon gene induction by the interferon regulatory factor family of transcription factors.** *Immunity* 2006, **25**:349–360.

Kawai, T., and Akira, S.: **Innate immune recognition of viral infection.** *Nat. Immunol.* 2006, **7**:131–137.

Liu, Y.J.: **IPC: professional type 1 interferon-producing cells and plasmacytoid dendritic cell precursors.** *Annu. Rev. Immunol.* 2005, **23**:275–306.

Meylan, E., and Tschopp, J.: **Toll-like receptors and RNA helicases: two parallel ways to trigger antiviral responses.** *Mol. Cell* 2006, **22**:561–569.

Pietras, E.M., Saha, S.K., and Cheng, G.: **The interferon response to bacterial and viral infections.** *J. Endotoxin Res.* 2006, **12**:246–250.

Pott, J., Mahlakõiv, T., Mordstein, M., Duerr, C.U., Michiels, T., Stockinger, S., Staeheli, P., and Hornef, M.W.: **IFN-lambda determines the intestinal epithelial antiviral host defense.** *Proc. Natl Acad. Sci. USA* 2011, **108**:7944–7949.

3-23 自然免疫リンパ球は感染初期の生体防御を担う

Cortez, V.S., Robinette, M.L., and Colonna, M.: **Innate lymphoid cells: new insights into function and development.** *Curr. Opin. Immunol.* 2015, **32**:71–77.

Spits, H., Artis, D., Colonna, M., Diefenbach, A., Di Santo, J.P., Eberl, G., Koyasu, S., Locksley, R.M., McKenzie, A.N., Mebius, R.E., *et al.*: **Innate lymphoid cells—a proposal for uniform nomenclature.** *Nat. Rev. Immunol.* 2013, **13**:145–149.

3-24 NK細胞はⅠ型インターフェロンやマクロファージ由来のサイトカインにより活性化される

Barral, D.C., and Brenner, M.B.: **CD1 antigen presentation: how it works.** *Nat. Rev. Immunol.* 2007, **7**:929–941.

Gineau, L., Cognet, C., Kara, N., Lach, F.P., Dunne, J., Veturi, U., Picard, C., Trouillet, C., Eidenschenk, C., Aoufouchi S., *et al.*: **Partial MCM4 deficiency in** patients with growth retardation, adrenal insufficiency, and natural killer cell deficiency. *J. Clin. Invest.* 2012, **122**:821–832.

Godshall, C.J., Scott, M.J., Burch, P.T., Peyton, J.C., and Cheadle, W.G.: **Natural killer cells participate in bacterial clearance during septic peritonitis through interactions with macrophages.** *Shock* 2003, **19**:144–149.

Lanier, L.L.: **Evolutionary struggles between NK cells and viruses.** *Nat. Rev. Immunol.* 2008, **8**:259–268.

Salazar-Mather, T.P., Hamilton, T.A., and Biron, C.A.: **A chemokine-to-cytokine-to-chemokine cascade critical in antiviral defense.** *J. Clin. Invest.* 2000, **105**:985–993.

Seki, S., Habu, Y., Kawamura, T., Takeda, K., Dobashi, H., Ohkawa, T., and Hiraide, H.: **The liver as a crucial organ in the first line of host defense: the roles of Kupffer cells, natural killer (NK) cells and NK1.1 Ag+ T cells in T helper 1 immune responses.** *Immunol. Rev.* 2000, **174**:35–46.

Yokoyama, W.M., and Plougastel, B.F.: **Immune functions encoded by the natural killer gene complex.** *Nat. Rev. Immunol.* 2003, **3**:304–316.

3-25　NK細胞は活性化レセプターと抑制性レセプターを発現し，正常細胞と感染細胞を識別する

&

3-26　NK細胞レセプターは，構造上KIR，KLR，NCRのレセプターファミリーに分類される

Borrego, F., Kabat, J., Kim, D.K., Lieto, L., Maasho, K., Pena, J., Solana, R., and Coligan, J.E.: **Structure and function of major histocompatibility complex (MHC) class I specific receptors expressed on human natural killer (NK) cells.** *Mol. Immunol.* 2002, **38**:637–660.

Boyington, J.C., and Sun, P.D.: **A structural perspective on MHC class I recognition by killer cell immunoglobulin-like receptors.** *Mol. Immunol.* 2002, **38**:1007–1021.

Brown, M.G., Dokun, A.O., Heusel, J.W., Smith, H.R., Beckman, D.L., Blattenberger, E.A., Dubbelde, C.E., Stone, L.R., Scalzo, A.A., and Yokoyama, W.M.: **Vital involvement of a natural killer cell activation receptor in resistance to viral infection.** *Science* 2001, **292**:934–937.

Long, E.O.: **Negative signalling by inhibitory receptors: the NK cell paradigm.** *Immunol. Rev.* 2008, **224**:70–84.

Robbins, S.H., and Brossay, L.: **NK cell receptors: emerging roles in host defense against infectious agents.** *Microbes Infect.* 2002, **4**:1523–1530.

Trowsdale, J.: **Genetic and functional relationships between MHC and NK receptor genes.** *Immunity* 2001, **15**:363–374.

Vilches, C., and Parham, P.: **KIR: diverse, rapidly evolving receptors of innate and adaptive immunity.** *Annu. Rev. Immunol.* 2002, **20**:217–251.

Vivier, E., Raulet, D.H., Moretta, A., Caligiuri, M.A., Zitvogel, L., Lanier, L.L., Yokoyama, W.M., and Ugolini, S.: **Innate or adaptive immunity? The example of natural killer cells.** *Science* 2011, **331**:44–49.

Vivier, E., Tomasello, E., Baratin, M., Walzer, T., and Ugolini, S.: **Functions of natural killer cells.** *Nat. Immunol.* 2008, **9**:503–510.

3-27　NK細胞は活性化レセプターを発現し，感染細胞や腫瘍細胞で誘導されるリガンドを認識する

Brandt, C.S., Baratin, M., Yi, E.C., Kennedy, J., Gao, Z., Fox, B., Haldeman, B., Ostrander, C.D., Kaifu, T., Chabannon, C., *et al.*: **The B7 family member B7-H6 is a tumor cell ligand for the activating natural killer cell receptor NKp30 in humans.** *J. Exp. Med.* 2009, **206**:1495–1503.

Gasser, S., Orsulic, S., Brown, E.J., and Raulet, D.H.: **The DNA damage pathway regulates innate immune system ligands of the NKG2D receptor.** *Nature* 2005, **436**:1186–1190.

Gonzalez, S., Groh, V., and Spies, T.: **Immunobiology of human NKG2D and its ligands.** *Curr. Top. Microbiol. Immunol.* 2006, **298**:121–138.

Lanier, L.L.: **Up on the tightrope: natural killer cell activation and inhibition.** *Nat. Immunol.* 2008, **9**:495–502.

Moretta, L., Bottino, C., Pende, D., Castriconi, R., Mingari, M.C., and Moretta, A.: **Surface NK receptors and their ligands on tumor cells.** *Semin. Immunol.* 2006, **18**:151–158.

Parham, P.: **MHC class I molecules and KIRs in human history, health and survival.** *Nat. Rev. Immunol.* 2005, **5**:201–214.

Raulet, D.H., and Guerra, N.: **Oncogenic stress sensed by the immune system: role of natural killer cell receptors.** *Nat. Rev. Immunol.* 2009, **9**:568–580.

Upshaw, J.L., and Leibson, P.J.: **NKG2D-mediated activation of cytotoxic lymphocytes: unique signaling pathways and distinct functional outcomes.** *Semin. Immunol.* 2006, **18**:167–175.

Vivier, E., Nunes, J.A., and Vely, F.: **Natural killer cell signaling pathways.** *Science* 2004, **306**:1517–1519.

第Ⅱ部
抗原認識

4 B細胞レセプターとT細胞レセプターによる抗原認識
5 リンパ球抗原レセプターの形成
6 T細胞への抗原提示

B細胞レセプターとT細胞レセプターによる抗原認識 4

本章で学ぶこと

抗体分子の基本構造
抗体分子と特異抗原との相互作用
T細胞による抗原認識

　われわれの身体はまず自然免疫応答によって感染から防御される．しかし，この自然免疫応答は特定の分子構造をもつ病原体や，インターフェロンあるいは他の非特異的な防御を誘導する病原体を制御するためだけに働く．個体が遭遇しうる広範囲の病原体を効果的に攻撃するために，適応免疫系のリンパ球は，細菌，ウイルス，その他の疾患の原因となる生物に由来する非常に多様な**抗原** antigen を認識するように進化してきた．抗原とは，リンパ球だけが特別にもつ認識蛋白質によって特異的に認識される分子あるいはその一部分のことである．B細胞上の抗原認識蛋白質は，**免疫グロブリン** immunoglobulin（**Ig**）という．B細胞は非常に多様な抗原特異性のある免疫グロブリンを産生しており，おのおののB細胞は1種類の特異性をもつ免疫グロブリンを産生している（1–12項参照）．B細胞表面の膜結合型免疫グロブリンは抗原に対する細胞上のレセプターとして働き，**B細胞レセプター** B-cell receptor（**BCR**）として知られている．同一の抗原特異性をもつ分泌型免疫グロブリンは，抗体としてB細胞の最終分化過程である形質芽球と形質細胞から分泌される．病原体やそれから産生される毒素に身体の細胞外領域で結合する抗体の分泌は（図1.25参照），適応免疫におけるB細胞の主要なエフェクター機能である．

　抗体は，特異的な免疫認識にかかわる初めの蛋白質としての特徴があり，詳細まで解明されている．抗体分子には二つの働きがある．一つは免疫応答を誘発した病原体由来の分子に特異的に結合することであり，もう一つは他の細胞や分子を動員して抗体が結合した病原体を破壊することである．第2章と第3章に記載したように，例えば，抗体は結合によりウイルスを中和したり，貪食細胞や補体が病原体を破壊するように標識を付けたりする．抗体分子は，特異的に抗原や病原体に結合する認知部分と，抗原を除去するさまざまな機序にかかわるエフェクター機能部分に構造的に分かれている．抗体分子内の抗原結合領域は抗体分子によって異なっており，**可変部** variable region あるいは **V領域** V region と呼ばれている．この可変部があることで一つひとつの抗体分子はそれぞれ異なる抗原に特異的に結合することができる．その結果，実質的にどんな構造をもつ抗原でも認知できるほど豊富なレパートリーの抗体ができるのである．一方，免疫系においてエフェクター機能に関与する抗体分子内の領域は可変部のような多様性

はなく，**定常部** constant region あるいは **C 領域** C region として知られている．定常部には**アイソタイプ** isotype と呼ばれる五つの主要な型があり，それぞれ異なるエフェクター機構を特異的に活性化する．膜結合型 BCR では，B 細胞の細胞膜内に定常部が組み込まれており，膜結合型 BCR はエフェクター機能をもたない．膜結合型 BCR の機能は，細胞表面上の可変部によって抗原を認識ならびに結合することで，シグナルを伝達して B 細胞を活性化し，クローン増殖を誘導し，抗体を産生させることである．最後に，BCR はいくつかの細胞内シグナル分子に関係しているが，詳しくは第 7 章で述べる．また，抗体には非常に特異的な活性があるため重要な薬物として分類されるようになった．抗体の治療的利用については第 16 章で述べる．

　T 細胞の抗原センサーはもっぱら膜結合型蛋白質のみであり，細胞内のシグナル複合体と関係しており，T 細胞に活性化シグナルを伝達する機能だけをもっている．これらの **T 細胞レセプター** T-cell receptor（**TCR**）は，可変部と定常部の両方をもつという蛋白質構造，ならびに非常に大きな多様性を生む遺伝子機構とにおいて，第 5 章で述べる免疫グロブリンによく似ている．しかし，TCR は重要な点において BCR とは異なっている．それは，直接抗原を認識したり結合したりする代わりに，宿主細胞の表面上にある **MHC 分子** MHC molecule に結合した蛋白質抗原の短いペプチドフラグメントを認識する点である．

　MHC 分子は，**主要組織適合遺伝子複合体** major histocompatibility complex（**MHC**）と呼ばれる大きな遺伝子群によりコード化された膜貫通型の糖蛋白質である．MHC 分子の構造上の一番の特徴は，分子表面に開いた溝であり，この中にさまざまなペプチドが結合できる．MHC 分子は高度の**多型性** polymorphism を示し，集団中に多くの異なる型の MHC 分子が存在する．MHC 分子は**対立遺伝子** allele と呼ばれる個々の遺伝子がわずかに異なる型によってコードされる．それゆえに多くのヒトが MHC 分子に関してヘテロ接合体，すなわちそれぞれの型の MHC において 2 種類の異なる MHC 分子を発現している．それによって，結合しうる病原体由来のペプチドの種類が増加する．TCR は，ペプチド抗原とそれが結合している MHC 分子の両方を認識する．これによって，T 細胞による抗原認識に **MHC 拘束性** MHC restriction として知られている要素が出てくる．なぜなら，特定の TCR は外来ペプチド抗原にだけ特異的なのではなく，あるペプチドとある特定の MHC 分子という独特な組合せに対して特異的だからである．

　本章では，免疫グロブリンと TCR の構造，および抗原結合特性に焦点をあてる．B 細胞と T 細胞は外来分子を異なる別々の方法で認識するが，それぞれ使っているレセプター分子は構造的にとても近い．どのようにしてこの基本構造が抗原特異性において非常な多様性をもちうるのか，また，免疫グロブリンと TCR がどのようにして適応免疫応答の抗原センサーとしてその機能を発揮するのかについて説明する．このことを基盤として，T 細胞の抗原認識における MHC 分子の多型性の重要性については第 6 章で，T 細胞の発達における MHC 分子の多型性の重要性については第 8 章でそれぞれ述べる．

抗体分子の基本構造

　抗体は，BCR の分泌型である．抗体は可溶性であり，大量に血液中に分泌されているので，入手も研究もしやすい．そのため，BCR に関してわれわれがもっている知識のほとんどは抗体の研究に由来する．

　図 4.1 に示すように，抗体分子は大まかにいえば Y 型をしている．ここでは，抗体分子構造がどのように形成されるか，また，どのようにして多様な抗原と結合する機能と，抗原を破壊する細胞あるいはエフェクター分子に結合する機能という二つのまったく異なる役目を行うのかについて説明する．以下に述べるように，これらの機能は一つの分子内の別々の部分で担われている．Y 型の両腕の端，すなわち可変部は，抗原結合部位であり，異なる抗体分子間では異なる構造になっている．一方，Y 型の幹，すなわ

図4.1 抗体分子の構造

(a) IgG抗体の結晶構造のX線解析像をポリペプチド鎖骨格のリボン図形で示した．二つの重鎖が黄色と紫色で，軽鎖はどちらも赤色になっている．三つの球形の領域がY型のような形をしている．2か所の抗原結合部位は両腕のそれぞれの先端に位置しており，その両腕の反対側は可動性のあるヒンジ部によってY型の幹につながっている．V_Lは軽鎖の可変部，C_Lは軽鎖の定常部，V_Hは重鎖の可変部，重鎖の可変部（V_H）と軽鎖の可変部（V_L）が合わさって抗原結合部位を形作っている．(b) 同じ構造の模式図を示した．それぞれの免疫グロブリン様ドメインは長方形で示している．それぞれの重鎖の第一定常ドメイン（C_H1）と第二定常ドメイン（C_H2）をつないでいるヒンジは，細い紫線と黄線で図示した．抗体の抗原結合部位はV_LとV_Hのくぼんだ領域として図示した．糖鎖修飾とジスルフィド結合の部位を図示している．(c) 本書で使われているさらに簡略化した抗体分子の模式図を示した．可変部が赤色，定常部が青色．
（構造解析図はR.L. StanfieldとI.A. Wilsonの厚意による）

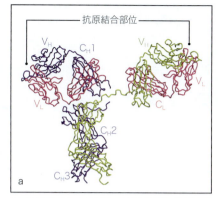

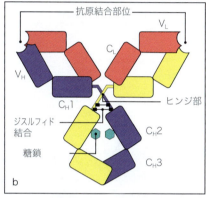

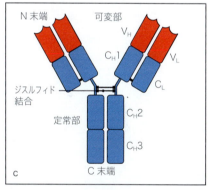

ち定常部は異なる抗体分子間で構造上の差はほとんどなく，エフェクター分子や細胞との相互作用にかかわる部位である．免疫グロブリンは，定常部の構造や特性の違いによって**免疫グロブリンM** immunoglobulin M（**IgM**），**免疫グロブリンD** immunoglobulin D（**IgD**），**免疫グロブリンG** immunoglobulin G（**IgG**），**免疫グロブリンA** immunoglobulin A（**IgA**），**免疫グロブリンE** immunoglobulin E（**IgE**）の五つの**クラス** classに分けられる．

すべての抗体は，重鎖と軽鎖という2種類のポリペプチド鎖からなり，その蛋白質全体を免疫グロブリンと呼ぶ．抗体分子の可変部の微妙な違いは，抗原結合の特異性を決定付ける．ここでは，IgG分子を例にして，免疫グロブリン分子の基本構造について説明する．

4–1 IgG抗体分子は4本のポリペプチド鎖から構成されている

IgG抗体は，二つの異なるポリペプチド鎖からなる約150 kDaの大きな分子である．一つは，**重鎖** heavy chainあるいは**H鎖** H chainと呼ばれる約50 kDaのポリペプチド鎖で，もう一つは，約25 kDaで**軽鎖** light chainあるいは**L鎖** L chainと呼ばれる（図4.2）．IgG分子は2本の重鎖と2本の軽鎖からなる．2本の重鎖は互いにジスルフィド結合によって結合しており，さらに1本の軽鎖とジスルフィド結合によって結合している．免疫グロブリン1分子内では，2本の重鎖どうしと2本の軽鎖どうしはそれぞれまったく同一のポリペプチドである．それによって，抗体1分子は2個の同一の抗原結合部位をもつこととなり，二つの同一の抗原に結合することができるようになる．その結果，**アビディティ** avidity（結合性）と呼ばれる，相互作用の総合的な強さが増す．一つの抗原結合部位と1個の抗原の相互作用の強さは**アフィニティ** affinity（親和性）と呼ばれている．

抗体には，**λ鎖** lambda chainと**κ鎖** kappa chainと呼ばれる2種類の軽鎖がある．1分子の免疫グロブリン分子には，λ鎖あるいはκ鎖のいずれか一方しか存在しない．λ鎖あるいはκ鎖をもつ抗体間において，機能的な違いはみつかっていない．主な5種類のどのクラスの抗体分子も，どちらの軽鎖ももちうる．2種類の軽鎖の比は，動物種によって大きく異なっている．マウスにおいてはκ鎖とλ鎖の平均比率は20：1であるのに，ヒトでは2：1であり，ウシでは逆に1：20となっている．この比率の偏りの理由は不明である．B細胞クローンの異常増殖ではすべて同一の軽鎖を発現するため，しばしばB細胞クローンの異常増殖を検出する際に用いられる．例えば，ヒトにおけ

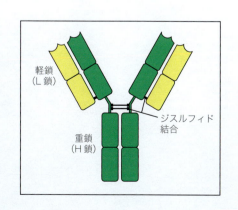

図4.2 免疫グロブリン分子は重鎖と軽鎖という2種類のポリペプチド鎖から構成されている

免疫グロブリン分子はヒンジ部のある2本の重鎖（緑色）と2本の軽鎖（黄色）から構成され，それぞれの重鎖はジスルフィド結合で一つの軽鎖とつながっており，その二つの重鎖がジスルフィド結合でさらにつながっている．

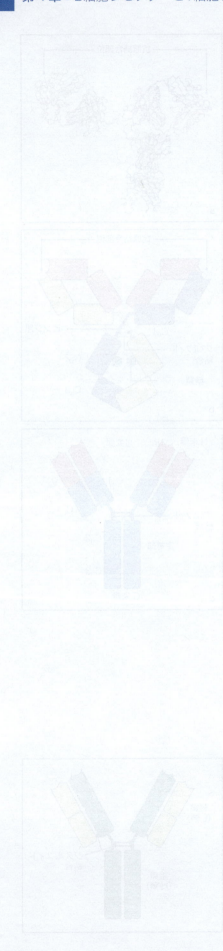

る λ 鎖の過剰出現は，λ 鎖産生性 B 細胞腫瘍の存在を意味する．

一方，抗体のクラスとエフェクター機能は，重鎖の構造によって決定されている．重鎖には主に5種類のクラスが存在し，**アイソタイプ** isotype と呼ばれている．アイソタイプにはさらにいくつかのサブタイプが存在し，抗体分子の機能的な活性の違いを規定している．免疫グロブリンの主な五つのクラスは IgM, IgD, IgG, IgA, IgE であり，それぞれの重鎖分子はギリシャ文字の小文字によって表され，それぞれ μ，δ，γ，α，ε 鎖と呼ばれる．例えば，IgM の定常部は C_μ と表される．IgG 抗体は，血清の中で最も多く，いくつかのサブクラスが存在する（ヒトにおいては，IgG1, 2, 3, 4）．各アイソタイプのもつ機能的な特性は，重鎖分子の C 末端側によって担われているが，この部分は軽鎖との結合に関与していない部分である．各重鎖アイソタイプの機能と構造については第5章で詳しく述べるが，すべてのアイソタイプの構造的な特徴はよく似ているので，以下の項目では IgG を例にして，抗体分子の構造について述べる．

重鎖の定常部の C 末端のわずかな部分を除いて，BCR の構造は対応する抗体の構造と同じである．BCR では C 末端は疎水性の配列であり，それが膜を通過している．それに対して抗体では C 末端が親水性であるため，抗体は分泌されることになる．

4-2 免疫グロブリンの重鎖と軽鎖はともに定常部と可変部からなる

多数の免疫グロブリンの重鎖および軽鎖のアミノ酸配列が決定され，抗体分子の二つの重要な特徴が明らかにされた．まず，重鎖と軽鎖はともにまったく同一ではないが相同な配列で構成されており，それぞれ約110個のアミノ酸を一つの単位とする．これらの配列の繰り返しの一つひとつは，蛋白質分子の，ドメインとして知られている独立して折りたたまれた構造に相当している．軽鎖は二つのこのような**免疫グロブリンドメイン** immunoglobulin domain (**Ig ドメイン** Ig domain) からなり，IgG 抗体の重鎖は四つの Ig ドメインからなる（図4.2）．このことから，免疫グロブリンは一つの Ig ドメインをコードする祖先遺伝子の遺伝子重複によって生じてきたものと推測される．

もう一つの重要な特徴は，個々の抗体分子のアミノ酸配列を比較すると，重鎖および軽鎖の N 末端側のアミノ酸配列は抗体分子間で大きく異なっていることである．このようなアミノ酸配列の多様性は，N 末端側の最初のドメインに相当する約110個のアミノ酸配列に限定されており，残りのドメインは，同じアイソタイプ間ではほとんど同じである．重鎖と軽鎖の N 末端側の**可変部免疫グロブリンドメイン** variable Ig domain (**可変部ドメイン** V domain) は，それぞれ V_H と V_L と呼ばれ，この二つが組み合わされて抗体分子の可変部を構成しており，ここに特異的抗原が結合できることになる．重鎖と軽鎖の**定常部免疫グロブリンドメイン** constant Ig domain (**定常部ドメイン** C domain) は，それぞれ C_H と C_L と呼ばれ，定常部を構成している（図4.1）．種々の重鎖の定常部ドメインは，N 末端側から C 末端側に向かって番号が付けられており，$C_H 1$，$C_H 2$ などのように呼ばれる．

4-3 免疫グロブリン分子のドメインは類似構造をもつ

免疫グロブリンの重鎖と軽鎖は，全体的によく似た構造をもつ連続した免疫グロブリンドメインで構成されている．この基本構造の中で，可変部ドメインと定常部ドメインには明らかな違いが存在する．これら二つのドメインの類似点と相違点は，図4.3 に軽鎖の模式図として示した．可変部ドメインと定常部ドメインはそれぞれ，二つの**βシート** β sheet から構成されている．βシートは，複数の**βストランド** β strand からなる．βストランドは，複数の連続したポリペプチドが平たく伸展した形に配置されたペプチド骨格をもつ蛋白質の領域である．蛋白質中のβストランドはペプチド骨格の方向を示すために，「矢印のついたリボン」として表されることもある（図4.3）．βストランドは，

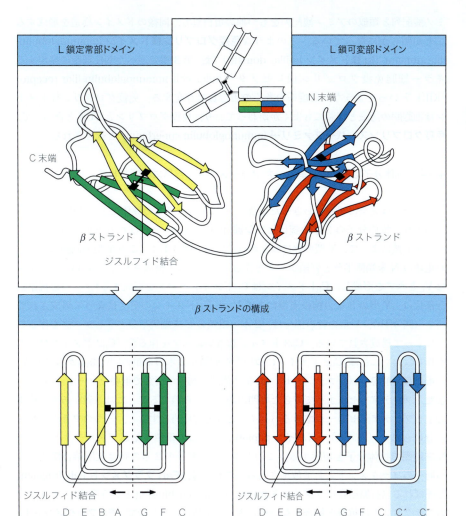

図 4.3 免疫グロブリンの定常部ドメインと可変部ドメインの構造

（上図）免疫グロブリン軽鎖の定常部（C）ドメインと可変部（V）ドメインの折りたたみ構造を模式的に図示した．それぞれのドメインは樽型構造で，その内部にポリペプチド鎖のストランド（βストランド）が逆方向に平行に（antiparallel）走行し，束となって二つのβシートを構成している（図中，定常部は黄色と緑色，可変部は赤色と青色）．これらがジスルフィド結合で結ばれている．（下図）シートを切り開いた状態で示すと，最終的な構造となるポリペプチド鎖の折りたたみの様子がより明瞭となる．βストランドはドメインのアミノ酸配列における出現順にアルファベットで表記している．各βシートにおけるβストランドの順序が，免疫グロブリンドメインの特徴である．可変部にはあるが定常部にはないβストランドのC′とC″は，青色の網掛けで図示した．特徴的な4本プラス3本のβストランド（定常部），あるいは4本プラス5本のβストランド（可変部）の構造は，ブロックを形作っている典型的な免疫グロブリンスーパーファミリードメインであり，抗体やTCRと同様に，他の蛋白質に広くみられる．

隣接する線維間で二つか三つの水素結合によって横方向に固定され，並んで集まることができる．この構造がβシートと呼ばれている．免疫グロブリンドメインは，2枚のパンのように折りたたまれた2枚のβシートで構成されており，この構造は**βサンドイッチ**β sandwich と呼ばれている．βサンドイッチ構造ではそれぞれのβシートからのシステイン残基間がジスルフィド結合によって共有結合で結ばれている．この免疫グロブリン蛋白質の独特な折りたたみ構造は，**免疫グロブリン折りたたみ構造（免疫グロブリンフォールド）** immunoglobulin fold として知られている．

可変部ドメインと定常部ドメイン間の類似点と相違点は，図4.3の下段に示されている．図4.3の下段図では，円筒状のドメインが切り開かれた形で示されており，各ポリペプチド鎖がどのように折りたたまれてβシートを形成しているか，また方向を変える際に隣接するβストランドがどのように可動性のあるループを形作るのかがわかる．可変部ドメインと定常部ドメインの主な違いは，可変部ドメインは定常部ドメインに比べて大きく，C′とC″と呼ばれる余分なβストランドがある点である．可変部ドメインでは，いくつかのβストランド間に形成された可動性のあるループが，免疫グロブリン分子の抗原結合部位を形成している．

免疫グロブリンの重鎖および軽鎖のおのおのの定常部ドメインと可変部ドメインに共通して存在するアミノ酸の多くは，この免疫グロブリン折りたたみ構造の中心に位置し，ドメイン構造の安定性に重要な役割を果たしている．それゆえに，免疫グロブリンのア

ミノ酸配列と類似のアミノ酸配列をもつ他の蛋白質も，同様のドメイン構造を形成することが明らかになっている．このような**免疫グロブリン様ドメイン** immunoglobulin-like domain（Ig 様ドメイン Ig-like domain）は，第 3 章で述べた NK 細胞に発現するキラー細胞免疫グロブリン様レセプター killer cell immunoglobulin-like receptor（KIR）といったような，免疫系の多くの蛋白質に存在する．免疫グロブリン様ドメインは細胞間の認識と接着にもよくかかわっており，免疫グロブリンと TCR と合わせて，**免疫グロブリンスーパーファミリー** immunoglobulin superfamily と総称される．

4-4　抗体分子は機能的に異なったフラグメントに容易に切断される

抗体分子は完全に組み合わさった場合，三つの同じ大きさの球体によって構成される．このとき，抗体分子の 2 本の腕は**ヒンジ部** hinge region と呼ばれる可動性のあるポリペプチド鎖によって，Y 型の幹につながっている（図 4.1b）．この Y 型の両腕はそれぞれ重鎖の N 末端側半分と軽鎖がペアを作ることによって構成されている（V_H ドメインは V_L とペアを形成し，C_H1 ドメインは C_L ドメインとペアを形成する）．二つの抗原結合部位は，Y 型の 2 本の腕の末端にある V_H と V_L ドメインのペアによって構成されている（図 4.1b）．Y 型の幹の部分は，2 本の重鎖の C 末端側半分どうしがペアを作ることによって構成されている．C_H3 ドメインは互いにペアを作るが，C_H2 ドメインはペアを作らない．これは，C_H2 ドメインについた糖側鎖が 2 本の重鎖の間にあるからである．

蛋白質分解酵素（プロテアーゼ）は，抗体構造の初期の研究で重要なツールであった．また，プロテアーゼによってできた専門用語をおさらいすることには意義がある．抗体分子をプロテアーゼの一つであるパパインで部分的に消化すると，三つのフラグメントに分けられる（図 4.4）．**パパイン** papain は，二つの重鎖を結ぶジスルフィド結合の N 末端側で抗体分子を切断する．このとき，抗体分子の 2 本の腕は抗原結合活性をもつ同一のフラグメントとして放出される．これらは，**Fab フラグメント** Fab fragment と呼ばれる（抗原結合フラグメント fragment antigen binding という意味）．もう一方のフラグメントは抗原と結合しないが，容易に結晶化されるので，**Fc フラグメント** Fc fragment（fragment crystallizable という意味）と呼ばれる．Fc フラグメントは，重鎖の C_H2 および C_H3 ドメインがペアを形成している部分であり，抗原ではなくエフェクター分子や細胞と相互作用をする部分である．Fc フラグメントは重鎖アイソタイプ間で異なる．別のプロテアーゼである**ペプシン** pepsin は，ジスルフィド結合の C 末端側を切断する（図 4.4）．そのため，抗体分子の抗原と結合する 2 本の腕がつながったままの形である **F(ab′)$_2$ フラグメント** F(ab′)$_2$ fragment が生じる．重鎖の残りの部分はペプシンによっていくつかの小さいフラグメントに分解される．F(ab′)$_2$ フラグメントは，もとの抗体分子とまったく同じ抗原結合性の特徴を示すが，C1q あるいは Fc レセプターといったような，いかなるエフェクター分子とも相互作用はできず，抗体の他のエフェクター機能から抗原結合機能を分けて行う研究に使われる．

遺伝子工学技術を使って抗体関連分子を作ることが可能になり，多くの抗体や抗体関連分子はさまざまな病気を治療するために使われている．この 20 年で発達した抗体のさまざまな治療的利用については第 16 章で詳しく述べる．

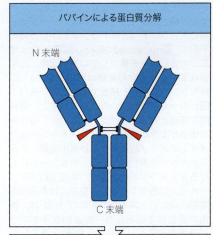
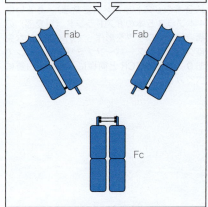
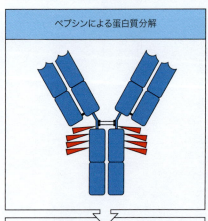
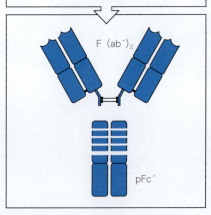

図 4.4　Y 型の免疫グロブリン分子はプロテアーゼによる部分消化によっていくつかのフラグメントに分解しうる

（上図）パパインは免疫グロブリン分子を二つの Fab フラグメントと一つの Fc フラグメントに分解する．Fab フラグメントは可変部を含み，抗原と結合する．Fc フラグメントは結晶化可能であり，定常部を含む．（下図）ペプシンは免疫グロブリンを一つの F(ab′)$_2$ フラグメントと多数の小さな Fc フラグメントに分解する．そのうち最も大きなフラグメントは pFc′ フラグメントと呼ばれる．F(ab′)$_2$ にはダッシュ（′）が一つ書かれているが，ジスルフィド結合を形成するシステインを含むいくつかのアミノ酸が Fab よりも多いからである．

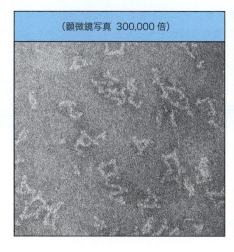 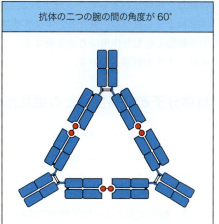 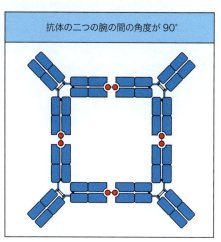

4–5 免疫グロブリン分子のヒンジ部がいろいろな抗原に結合するための可動性を作り出している

抗体分子のFabとFcフラグメントをつなぐヒンジ部は，可動性に富む蝶番として働き，ヒンジ部があることでFabの2本の腕は独立して動くことができる．例えば，図4.1aで示されている抗体分子では，二つのヒンジ部の曲げられ方が明らかに異なっているうえに，それぞれのFabの腕の可変部ドメインと定常部ドメインの間の角度も異なっている．この可動域は「分子玉継ぎ手（ボール–ソケット関節）」ともいうべきもので，可変部ドメインと定常部ドメイン間の結合を可能にしている．この可動性は**ハプテン** hapten と呼ばれる小型の抗原と結合した抗体分子の研究によってみることができる．ハプテンはさまざまな種類の小さな分子で，典型的にはチロシンの側鎖の大きさほどである．ハプテンは抗体によって特異的に認識されるが，蛋白質と結合した場合のみ，抗ハプテン抗体の産生を誘発する（付録Ⅰ，A–1 項参照）．短い可動部位によってつながれた二つの同一なハプテン分子からなる抗原は，二つ以上の抗ハプテン抗体と結合することができ，二量体，三量体，四量体といったように形成する．これらは電子顕微鏡で観察することができる（図4.5）．これらの複合体の形から，抗体分子はヒンジ部で可動性をもつことがわかる．可変部ドメインと定常部ドメインの接合部位でも可動性は認められており，この可動性によって可変部ドメインは定常部ドメインに対して曲がったり回転したりすることができている．抗体分子の2本の腕が，細菌の細胞壁多糖体にある繰り返し構造といったような，離れた距離にある抗原と結合することができるのは，ヒンジ部とV–C接合部の可動性による．ヒンジ部の可動性はまた，免疫応答のエフェクター機構に関与する抗体結合蛋白質と抗体分子との相互作用にも役立つ．

図 4.5 抗体分子の両腕は可動性のヒンジによってつながっている

二つのハプテン分子からなる抗原（図中の赤色の球）は，二つの抗原結合部位を架橋することができ，それによって抗原抗体複合体が形成されることが電子顕微鏡写真によって示されている．短い突起やスパイクをもつ直線，三角形や正方形がみえる．ペプシンによる限定分解を行うと，抗体のFc部分に相当するこれらのスパイクが取り除かれる（図示していない）．F(ab')₂の部分は抗原によって架橋されたままの状態になっている．抗体分子の両腕の間の角度は可動性がある．三角形では角度が60°で，正方形では90°というように両腕は可動性をもってつながっている．

（写真はN.M. Greenの厚意による）

まとめ

IgG抗体分子は，2本のまったく同一な軽鎖と2本のまったく同一な重鎖からなる4本のポリペプチド鎖から構成され，可動性のあるY型構造をしている．4本のポリペプチド鎖のそれぞれのN末端には定常部（C領域）と抗原結合部位である可変部（V領域）がある．軽鎖は重鎖と多くの非共有結合やジスルフィド結合でつながれている．重鎖と軽鎖の可変部はペアとなり，Y型の両腕の先端で同一の抗原結合部位を形成する．二つの抗原結合部位をもつことで抗体分子が抗原を架橋することができるようになり，より強い安定性と親和性を得る．Fcフラグメントと呼ばれるY型の幹部分は重鎖のC末端ドメインによって構成されており，抗体のアイソタイプを決定する．Y型の腕と幹の接

合部は，可動性のあるヒンジ部である．Fc フラグメントとヒンジ部は抗体のアイソタイプによって異なる．異なるアイソタイプは異なる特性をもっており，エフェクター分子や細胞との相互作用の方法も異なる．しかし，ドメインの全体的な構造はすべてのアイソタイプで似通っている．

抗体分子と特異抗原との相互作用

本節では，免疫グロブリンの抗原結合部位について詳しく触れ，抗原と抗体の結合様式，抗体の可変部のアミノ酸配列の変化がどのように抗原に対する特異性を決定するかについて述べる．

4-6　超可変部アミノ酸配列中の限局された領域が抗原結合部位を形作る

抗体分子の可変部は，それぞれ異なる．アミノ酸配列の多様性は可変部の全域にわたって一様に分布しているのではなく，ある部分に集中して存在する．抗体分子のアミノ酸配列の多様性は，多くの異なる抗体のアミノ酸配列を比較した**多様性プロット** variability plot をみれば一目瞭然である（図4.6）．特に多様性に富む部分は，V_H と V_L の両方に3か所存在する．これらは，**超可変部** hypervariable region と呼ばれ，それぞれ HV1，HV2，HV3 と記す．重鎖では 30〜36 番，49〜65 番，95〜103 番の残基に位置しており，一方，軽鎖では 28〜35 番，49〜59 番，92〜103 番の残基に位置している．ドメインの中で最も多様性に富む領域は，HV3 領域である．超可変部の間の領域は可変部ドメインの残りの部分を含み，アミノ酸配列の多様性が少なく，**フレームワーク部** framework region という．フレームワーク部はそれぞれの可変部ドメインに4か所ずつあり，FR1，FR2，FR3，FR4 と呼ばれる．

フレームワーク部は免疫グロブリンドメインの骨格構造を支える β シートを形成している．一方，超可変部は三つのループに相当し，β サンドイッチの外縁に存在する折りたたまれたドメインの中で互いに近接している（図4.7）．すなわち，アミノ酸配列の多様性は，可変部ドメインの特定の部位に集中しているだけでなく，抗体蛋白質分子の表面の特定の領域に局在していることになる．抗体分子内の V_H と V_L ドメインがペアを形成すると，それぞれのドメインからの超可変ループは近接し，分子の両腕の先端で

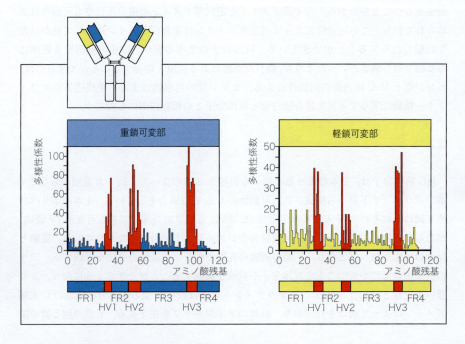

図4.6　可変部ドメインには超可変部が不連続に存在している

重鎖と軽鎖の超可変部が抗体分子の抗原結合に重要である．いろいろな重鎖ならびに軽鎖のアミノ酸配列を比較して得られた多様性プロットの結果を示す．各アミノ酸の位置での多様性の程度は，いろいろな抗体分子ごとに発現している異なったアミノ酸の種類の数と，その位置で最も共通にみられるアミノ酸の頻度との比で示されている．3か所の超可変部（HV1，HV2，HV3）は赤色で図示している．超可変部は，青色で図示された多様性の少ないフレームワーク部（FR1，FR2，FR3，FR4）によって囲まれている．

図 4.7 超可変部は折りたたみ構造の不連続なループに位置する
（第1図）超可変部（赤色）が可変部ドメインのコード領域地図構造に位置している．（第2図）切り開いた平面状態のリボン図形で示すと，超可変部は特定のβストランドによって作られたループ（赤色）にあるようにみえる．（第3図）可変部ドメインの折りたたみ構造図では，これらのループ（赤色）が合わさって抗原結合部位を形作っている．（第4図）完全型の抗体分子の図では，一つの重鎖と一つの軽鎖がペアになって超可変部のループを形成している．このようにして一つの超可変部の接触面を作ることで，腕の先端の抗原結合部位が形成されている．超可変部のループは抗原表面を相補するので，超可変部は相補性決定領域（CDR）としてもよく知られている．C：C末端，N：N末端．

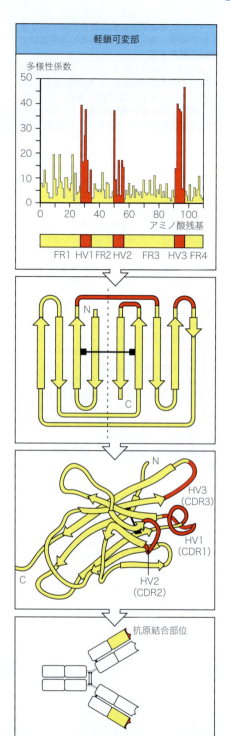

両者が組み合わさって一つの超可変部を作る．この部分が，抗体の抗原特異性を決定する**抗原結合部位** antigen-binding site（または antibody-combining site）となる．これら六つの超可変ループは，抗原の表面構造に対して相補的な構造をとることから，**相補性決定領域** complementarity-determining region（**CDR**）と呼ばれる．重鎖と軽鎖からそれぞれ三つのCDRが作られ，CDR1，CDR2，CDR3という．ほとんどの場合，V_HドメインとV_Lドメインの両方のCDRによって抗原結合部位が構成されるので，最終的な抗原特異性を決定するのは重鎖と軽鎖の組合せということになる（図4.6）．しかし，重鎖だけで抗原との相互作用を示すFab結晶構造も存在する．例えば，あるインフルエンザFabでは，抗原との相互作用ではV_H CDR3がほとんどで，他のCDRとの接触はわずかしかない．すなわち免疫系は，重鎖と軽鎖の可変部の組合せを変えることによって，異なる抗原特異性をもつ抗体の多様性を生み出している．これを**組合せによる多様性** combinatorial diversity という．組合せによる多様性にはもう一つのしくみがあるが，そのしくみによって，骨髄中のB細胞が発達するときに重鎖と軽鎖の可変部をコード化する遺伝子がどのようにDNA小断片から作り出されているのかについては第5章で述べる．

4-7 抗体分子はCDRのアミノ酸との接触により抗原と結合するが，抗原の大きさや形も影響を与える

抗原と抗体の結合に関する初期の研究において，単一でかつ大量に利用可能な抗体分子は，抗体産生性腫瘍細胞からのものしかなかった．このような腫瘍由来の抗体の抗原特異性は，大部分は不明であったので，その抗体が結合する抗原を探すために非常に多くの物質を探索しなければならなかった．その結果，それらの抗体が結合する分子は通常，例えばホスホコリンやビタミンK_1のようなハプテン（4–5項）であることがわかった．そのような抗体分子とハプテンを用いた三次元構造の解析から，超可変部が抗原結合部位を構成するという直接的な証明が初めてなされ，ハプテンに対する特異性に関する構造上の基礎が明らかにされた．続いて，**単クローン抗体** monoclonal antibody の作製法の発見により（付録I，A–7項参照），多くの任意の抗原に対して，特異的で純粋な抗体分子を大量に作ることが可能になった．単クローン抗体を用いた研究は，ハプテンを用いた研究により得られた抗体と抗原の相互作用の知見をさらに発展させ，どのように抗体が抗原と結合するかについての全体像を明らかにした．

重鎖と軽鎖のCDRが互いに接することにより形成される抗体分子の表面に，抗原が結合する．CDRのアミノ酸配列は抗体間で異なるが，それらのCDRによって作られた表面の形や特徴も異なっている．原理的に，抗体はその抗体分子が形成している接触面と相補的な接触面をもつリガンド分子と結合する．ハプテンや短いペプチドのような小さい抗原は，一般的に重鎖と軽鎖の可変部ドメインの間のポケットや溝に結合する（図4.8a, b）．蛋白質分子のように抗体と同じ大きさかそれより大きい抗原もある．この場合には，抗原と抗体間の接触面はすべてのCDRを含む範囲に及び，ときには抗体のフレームワーク部の一部に及ぶこともある（図4.8c）．この表面はくぼんでいる必要は

図4.8 抗原は抗体の抗原結合部位のポケット状の領域，溝状の領域，あるいは平面状の領域に結合する

（上図）抗体のFabフラグメントの抗原結合部位の典型例を図示したものである．（第1図）ポケット型，（第2図）溝型，（第3図）平面型，（第4図）突出面型．（下図）それぞれの型の例．(a) 上のイメージ図は，Fabフラグメントの相補性決定領域（CDR）で小さなハプテンと相互作用する分子表面を，抗原結合部位としてのぞき込んだ様子．赤色のフェロセンハプテンは抗原結合ポケット（黄色）に結合している．下のイメージ図［(b)，(c)，(d) も同じく］では，分子をおよそ90°回転させて結合部位の側面を示している．(b) ヒト免疫不全ウイルス（HIV）由来のペプチドと抗体との抗原抗体複合体では，ペプチド（赤色）は重鎖と軽鎖の可変部で作られた溝（黄色）に沿って結合している．(c) ニワトリ卵白リゾチームとそれに対する抗体（HyHel5）のFabフラグメントとの抗原抗体複合体．リゾチームと接触している抗体の表面は黄色で示している．抗原結合部位の六つすべてのCDRが結合に関与している．(d) HIV gp120抗原に対する抗体分子は延長したCDR3ループ（矢印）を有しており，抗原側のくぼみに向かって突き出している．この抗体とgp120の複合体の構造は解析されており，この場合は重鎖のみがgp120と相互作用していた．
（写真はR.L. StanfieldとI.A. Wilsonの厚意による）

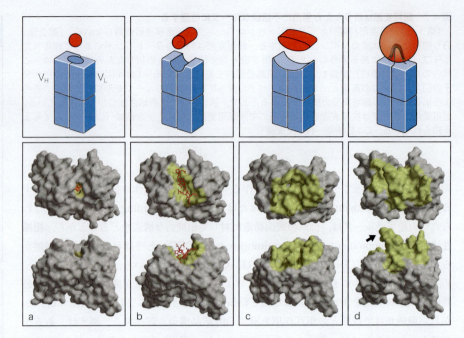

なく，平らであったり，起伏があったり，または凸面になる場合もある．場合によっては，CDR3ループを長く延ばした抗体分子はその「指」を抗原の表面のくぼみに突き出すこともある．図4.8dに示すように，HIV gp120抗原に結合する抗体はその標的に対して長いループを突き出すようにしている．

4–8　抗体はさまざまな非共有結合力を使って抗原表面の立体構造の形状に結合する

抗体の生物学的役割は，病原体やその産生物に結合し，それらを体外へ排除することである．一般的に抗体分子は，多糖体や蛋白質のような大きな分子の表面のわずかな領域しか認識しない．抗体によって認識される構造は，**抗原決定基** antigenic determinant あるいは**エピトープ** epitope と呼ばれている．最も重要な病原体には多糖体の被膜をもつものもあり，これらの分子の糖鎖によって形成されたエピトープを認識する抗体は，この種の病原体に対する免疫防御反応に不可欠である．しかし多くの場合，免疫応答を引き起こす抗原は蛋白質である．例えば，ウイルスに対する感染防御能をもつ抗体は，ウイルスの外被蛋白質を認識する．このような場合，抗体によって認識される構造は蛋白質の表面に位置する．そのような部位は，ポリペプチド鎖の異なる部分のアミノ酸配列が折りたたまれて寄り集まって一つの抗原決定部位を形成している．抗原のアミノ酸配列は非連続であるが，蛋白質の三次元構造からみると集まっていることから，このような抗原決定基は**構造依存性エピトープ** conformational epitope あるいは，**非連続性エピトープ** discontinuous epitope という．一方，ポリペプチド鎖の単一の領域から構成されるエピトープは，**連続性エピトープ** continuous epitope あるいは**線状エピトープ** linear epitope という．処理をされていない完全に折りたたまれた構造の蛋白質に対する抗体の大部分は，非連続性エピトープを認識するが，蛋白質のペプチドフラグメントに結合するものもある．逆に，蛋白質のペプチドや，その領域に相当するアミノ酸配列を人工的に合成して作ったペプチドに対して作られた抗体が，ときに天然の折りたたまれた蛋白質と結合することもある．これによって，人工的に作られたペプチドをワクチンとして利用して，病原体の蛋白質に対する抗体を作ることが可能になっている．

抗体と抗原の結合反応は，高塩濃度，極端なpHあるいは界面活性剤によって，またときには精製された高濃度のエピトープ分子そのものによる競争阻害によって阻害され

る．したがってその結合は，可逆的な非共有結合性の相互作用である．この非共有結合性の相互作用に関与する力や結合は，図4.9 にまとめている．荷電をもったアミノ酸側鎖間には，塩橋内におけるように，**静電気的な相互作用** electrostatic interaction が生じる．ほとんどの抗原抗体反応は，少なくとも一つの静電気的な相互作用を含む．相互作用は，水素結合のような電気双極子間でも起こりうるし，短い距離間のファンデルワールス力を伴うこともある．高塩濃度や極端な pH は，このような静電気的相互作用や水素結合を弱め，抗原抗体結合反応を阻害する．このような原理を用いて，抗体を固定化したアフィニティカラムによる抗原の精製，あるいはその逆に抗体の精製を行うことができる（付録Ⅰ，A–3項参照）．疎水基が分子表面に存在すると，水分子が排除されて，二つの分子間で**疎水的な相互作用** hydrophobic interaction が起こる．疎水的な相互作用の強さは，水が排除される分子の表面積に比例し，結合エネルギーの主なものになっている抗原もある．抗原と抗体の間のポケットに水分子が取り込まれる場合もある．この取り込まれた水分子は，特に極性をもったアミノ酸残基間での結合に関与することで抗体の特異性に寄与することもある．

抗原抗体結合反応においていずれの力が重要であるかは，抗体および抗原の種類によって異なる．他の天然蛋白質どうしの相互作用の場合との大きな違いは，抗体の場合，抗原結合部位に多くの芳香族アミノ酸を有していることである．これらのアミノ酸は主にファンデルワールス力や疎水性相互作用，そしてときには水素結合や**π–陽イオン相互作用** pi–cation interaction にかかわる．例えばチロシンは，水素結合と疎水性相互作用の両方に関与できるので，抗原認識を多様化するのに最も適しており，抗原結合部位に頻繁に使われている．一般的に，一方の分子の表面の山と他方の分子の表面上の谷との凹凸がよく符合し，構造的に補い合えるような短い距離でのみ，疎水結合とファンデルワールス力が働く．一方，荷電した側鎖間の静電気的な相互作用および酸素原子と

非共有結合	由来	
静電気力	反する荷電間の引力	$\overset{\oplus}{-NH_3}\quad \overset{\ominus}{OOC-}$
水素結合	負の荷電状態の原子（窒素 N，酸素 O）間で共有される水素	$\underset{\delta^-}{>N}-\underset{\delta^+}{H}--\underset{\delta^-}{O=C<}$
ファンデルワールス力	分子のまわりの電子雲の偏りにより隣接する原子に相反する極性が生ずる	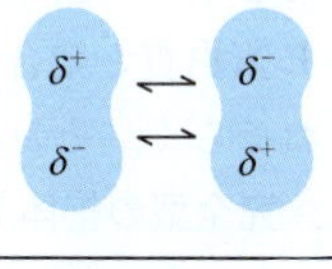
疎水結合	疎水基は，寄り集まって分子より水を排除する．この引力には，ファンデルワールス力も関与する	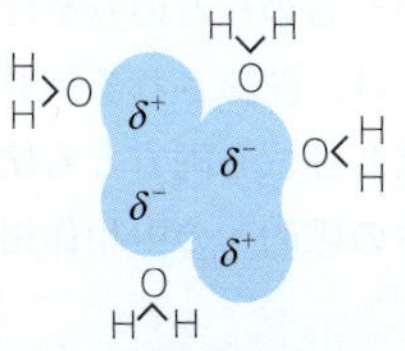
π–陽イオン相互作用	陽イオンと近接する芳香族基の電子雲との間での非共有結合性相互作用	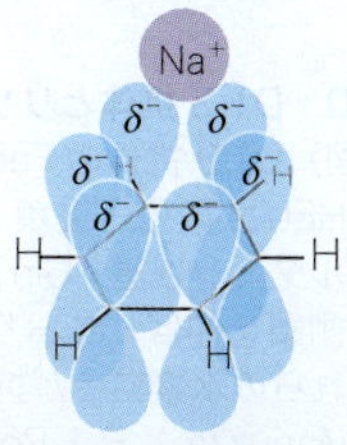

図4.9 抗原抗体複合体に関与する非共有結合力

双極子間の電子で認められる部分荷電は δ^+ または δ^- で示されている．静電気力は荷電を隔てている距離の2乗に反比例して減衰する．一方，ファンデルワールス力は多くの抗原抗体結合反応において最もよくみられ，距離の6乗に反比例して減衰するので，ごく短い距離間でのみ作用する．抗原と普通の抗体の結合には共有結合は生じない．

窒素原子を架橋する水素結合は，より特異的な化学的相互作用に適応し，全体としての相互作用を強める．チロシンのような芳香族アミノ酸の側鎖は，π電子系を介して，プロトン化された陽イオンの状態の窒素をもつ側鎖を含む周辺の陽子と非共有結合的に相互作用をすることができる．

4-9　抗体と完全なままの抗原との反応は立体構造の制約に影響される

抗原に特異的なアミノ酸を含む抗原抗体反応の一例として，ニワトリ卵白リゾチームとD1.3の複合体がある（図4.10）．この構造では，V_HとV_Lドメインの間から突き出しているリゾチーム分子中のグルタミンと抗体との間に強い水素結合が形成されている．ウズラや七面鳥のリゾチームはグルタミンの代わりに別のアミノ酸をもっており，この抗体とは結合しない．ニワトリ卵白リゾチームと別の抗体との高親和性複合体であるHyHel5（図4.8c）では，リゾチーム表面上の2本の塩基性アルギニン間の2本の塩橋と，重鎖可変部（V_H）CDR1とCDR2のループ由来の二つのグルタミン酸とが相互作用をする．二つのうち一つのアルギニン残基をもたないリゾチームは，抗体HyHel5との親和性は1,000分の1となる．分子表面全体の相補性が抗原抗体反応において重要な役割を果たしてはいる．しかし，このようなレベルにまで解析されてきたほとんどの抗体においては，ごくわずかな残基だけが最終的に抗体の特異性をもたらす結合エネルギーを生み出すことに関与している．多くの抗体はリガンドと高い親和性をもって自然な形で結合するが，ナノモル（nanomolar）域では，特定部位の突然変異誘発法を用いた遺伝子工学により，抗原エピトープにさらに強固に結合する抗体を作り出すことが可能である．

完全な形態のウイルス粒子のように大きな構造では，抗体が抗原に対して高親和性をもっている場合でも，その特殊な配置によって抗原抗体結合が阻害されることがある．例えば，完全型の西ナイルウイルス粒子は正二十面体であり，90個のホモ二量体のエンベロープ糖蛋白質Eが膜に固定されている．エンベロープ糖蛋白質にはDⅠ，DⅡ，DⅢの三つのドメインがある．DⅢドメインには，ウイルス粒子から外向きに突出している四つのポリペプチドループがある．図4.11に示すように，E16と呼ばれる西ナイルウイルスに対する中和抗体は，これらDⅢのループを認識する．理論的には，西ナイルウイルス粒子のE16抗体には180個の抗原結合部位があるはずである．しかし，結晶構造と電子顕微鏡の解析を合わせると，E16 Fabフラグメントが過剰にある場合でも，Eの180個のDⅢドメインのうちおよそ120個しかE16 Fabフラグメントと結合することができない（図4.11）．これは，一つのFabが存在することでもう一つのFabが周辺のE蛋白質と結合するのを妨害するので，立体構造の阻害が原因であるようにみえる．おそらく，そのような立体構造の阻害は，このような小さいFabフラグメントよりも，完全型の抗体ではより深刻になる．この研究により，Fabは抗原と結合する両腕のうちの片方のみを使ってDⅢドメインに結合していることも明らかになった．このことは，認識される抗原の位置関係によっては，抗体は抗原と結合するときに二つの抗原結合部位を両方とも使わないこともあることを意味している．このような制約により，抗体の標的への中和作用が影響を受ける．

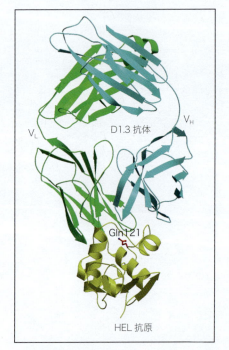

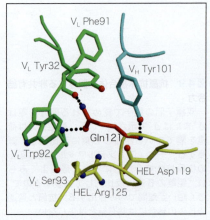

図4.10　D1.3 抗体とリゾチームの複合体
（上図）D1.3抗体のFabフラグメントとニワトリ卵白リゾチーム（HEL）の相互作用を図示する．HELは黄色，重鎖（V_H）は青緑色，軽鎖（V_L）は緑色．（下図）HEL（黄）から突出したグルタミン残基（Gln121）が抗原結合部位のV_Lドメイン（緑色）とV_Hドメイン（青緑色）の間に側鎖を伸ばしており，両ドメインの対応するアミノ酸の水酸基と水素結合で結合している．これらの水素結合が抗原抗体結合において重要である．
（R. MariuzzaとR.J. Poljakの厚意による）

図4.11 立体阻害が，完全型の西ナイルウイルス粒子の表面抗原に対する抗体の結合を塞いでしまう

（上図）単クローン抗体E16は，西ナイルウイルスの糖蛋白質Eの三つの構造ドメインの一つであるDⅢを認識する．DⅢエピトープに結合したE16 Fabの結晶構造を図示する．（左下図）コンピュータモデルで成熟西ナイルウイルス粒子にE16 Fabがドッキングする様子を示した．E16 Fabは180個あるDⅢエピトープのうち120個と結合できた．60か所の5倍集積したDⅢエピトープでは，近くの四つのDⅢエピトープにFabが結合することで立体的にFabの結合が阻止されてしまう．塞がれたエピトープの例が矢印で指された青色の部位である（E16 Fabが結合していないので，青色のDⅢエピトープがみえる）．（右下図）クライオ電子顕微鏡の再構築画像によって，西ナイルウイルス粒子に飽和結合したE16 Fabが，予測された立体阻害の通りであることが確認された．図示してある正三角形の頂点は，正二十面体対称軸となる．

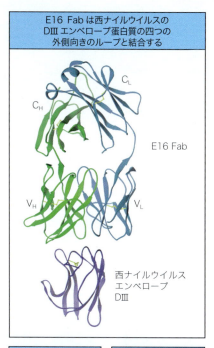

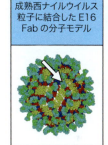

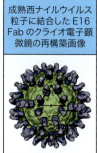

4-10 ヒトとは別の構造の抗体を作る種もいる

本章では，ヒトによって産生された抗体の構造に焦点をあてて述べてきたが，免疫研究において重要なモデルシステムであるマウスを含むほとんどの哺乳類でも一般的に同様である．しかし，V_Lドメインを欠き，V_Hドメインだけの抗原結合能に基づいた，別の形の抗体を産生することができる哺乳類もいる（図4.12）．ラクダの血清には，軽鎖をもたない重鎖二量体の免疫グロブリン様物質が豊富に含まれていることが知られており，抗原と結合する能力はそのまま保持されている．このような抗体は，**重鎖単独免疫グロブリンG heavy-chain-only IgG（hcIgG）**と呼ばれている．この特質は，リャマやアルパカを含む他のラクダ科の動物にも共通している．これらの種の動物は免疫グロブリンの軽鎖の遺伝子は保持しており，血清中の免疫グロブリン様物質は軽鎖と会合していないので，進化の過程で何がこの特殊な適応の原因となったのかは不明である．ラクダ科では，hcIgGを産生する能力は，重鎖のmRNAで別のスプライシングを行う突然変異とC_H1エキソンの欠如，すなわちV_Hが直接蛋白質のC_H2ドメインとつながったことに由来する．さらに別の突然変異がV_Lドメインのないこの構造を安定化させている．

軟骨魚，特にサメもまた，ヒトやマウスの抗体とは大幅に異なる抗体分子をもつ（図4.12）．ラクダ科の動物と同じように，サメもまた免疫グロブリンの重鎖と軽鎖の両方をコード化する遺伝子をもっており，重鎖と軽鎖の両方を含む免疫グロブリンを産生する．しかし，サメは**免疫グロブリン新抗原レセプター** immunoglobulin new antigen receptor（**IgNAR**）と呼ばれる重鎖単独免疫グロブリンも産生する．ラクダ科の動物ではC_H1エキソンが欠如しているのに対して，IgNARでは，V_HがスプライシングによりC_H1エキソンと結合されている．これらの違いから，ラクダ科の動物とサメによる重鎖のみ免疫グロブリンの産生は収斂進化の事象を表している．ラクダ科のV_Hドメインの効率的な抗原との相互作用の能力は，いわゆる**単鎖抗体** single-chain antibodyの産生のもとである．詳しくは第16章で述べるが，抗原認識において単一ドメインしか使わ

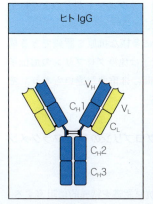
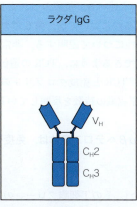
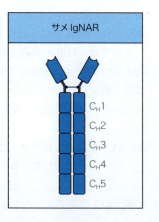

図4.12 ラクダとサメの抗体は重鎖だけでできている

重鎖だけでできたラクダの抗体では，成熟した重鎖のスプライシングによってC_H1領域をコードするエキソンを除去することが可能で，V_H1領域からC_H2領域につながるインフレームのヒンジ部を形成できる．サメでは，重鎖だけの免疫グロブリン分子がC_H1領域を保持したままなので，この重鎖のスプライシング型の抗体が軽鎖の進化よりも先に起こったと考えられる．どちらの抗体においても，抗原結合部位のレパートリーに関しては他のタイプの抗体に比較して，重鎖のV_Hドメインの長いCDR3領域で大規模な変化が起こっている．

ないこの抗体によって，標準の単クローン抗体の代替としての単鎖単クローン抗体が注目されている．

まとめ

X線結晶構造解析から，抗原抗体複合体においては，免疫グロブリンの可変部の超可変部ループ（相補性決定領域）が抗体の特異性を決定するということが示された．抗体分子と蛋白質抗原との間の相互作用は通常，その抗体が認識する抗原の表面と相補的な抗体表面の広範囲で起こる．静電気的な相互作用，水素結合，ファンデルワールス力，疎水性およびπ–陽イオン相互作用はすべて抗体と抗原の結合に寄与している．抗原の大きさによってCDRのほとんどあるいはすべてのアミノ酸側鎖が抗原と相互作用をし，相互作用の特異性と親和性の両方を決定する．可変部のその他の部分は，抗原との直接的な接触に関与していることはほとんどない．しかし，CDRのフレームワーク構造の安定性に寄与し，その位置と立体構造の決定にも役立っている．完全型のままの蛋白質抗原に対して作られた抗体は，通常は蛋白質抗原の表面に結合し，分子の一次構造からみれば非連続的に存在するアミノ酸残基と接触する．しかし，場合によっては，それらの抗体は蛋白質のペプチドフラグメントと結合するので，蛋白質抗原由来のペプチドに対して作られた抗体が天然の蛋白質抗原分子の検出に使われることもある．抗体と結合するペプチドは通常，重鎖と軽鎖の可変部の間の割れ目やポケット（ペプチド収容溝）に結びつくが，そこでは必ずしもすべてのCDRとではなくとも，いくつかのCDRと特異的に接触する．このような相互作用は，糖鎖抗原およびハプテンのような小さな分子と抗体との結合の場合にもあてはまる．

T細胞による抗原認識

身体の細胞外領域で病原体やそれに由来する毒素と相互作用する免疫グロブリンに対して，T細胞は細胞表面上に提示された外来性の抗原のみを認識する．これらの抗原は，ウイルスや細胞内寄生細菌など細胞内で複製する病原体や，細胞外液からエンドサイトーシスによって細胞内に取り入れられた病原体や病原体が産生するものに由来する．

感染した細胞はその表面に病原体の蛋白質のペプチドフラグメントを提示するので，T細胞は細胞内寄生病原体を感知する．これら外来性ペプチドは，宿主細胞がもつMHC分子と呼ばれる特別な糖蛋白質によって細胞表面まで運ばれる．これらの糖蛋白質（MHC分子）は，移植された組織に対する免疫応答に重大な影響を与えることで知られるようになった遺伝子領域にコードされている．以上のことから，この遺伝子複合体は主要組織適合遺伝子複合体（MHC）と命名され，そのペプチドと結合する糖蛋白質はMHC分子として知られている．MHC分子と結合して，細胞表面に提示される小さなペプチドフラグメントを抗原として認識することは，T細胞の最大の特徴の一つであり，これについて本節で詳しく述べる．抗原のペプチドフラグメントがどのように生み出され，MHC分子と結合するかについては，第6章で述べる．

ここでは，TCRの構造と特性について説明する．非常に多様な抗原を認識できる構造をもつTCRの機能から予測できるように，TCRの遺伝子は免疫グロブリンの遺伝子構造と類似している．しかし，TCRと免疫グロブリンの間には重要な違いもあり，それらの違いはT細胞による抗原認識の特徴を反映している．

4–11 T細胞レセプターのαβヘテロ二量体は，免疫グロブリンのFabフラグメントに酷似している

単一のT細胞クローンに結合し，そのT細胞クローンの抗原認識を特異的に阻害する，

あるいはそれら T 細胞を特異的に活性化させる単クローン抗体を用いることによって，TCR は初めて同定された（付録Ⅰ，A–20 項参照）．当時，これらの**クローン特異的** clonotypic な抗体を用いることによって，各 T 細胞が約 30,000 個の抗原レセプター分子をその細胞表面に発現し，そのおのおのレセプターは，**TCRα 鎖** T-cell receptor α（TCRα）および **TCRβ 鎖**（TCRβ）と呼ばれる 2 本の異なるポリペプチド鎖から構成されていることが示された．免疫グロブリン分子の Fab フラグメントの構造と同じように，αβ ヘテロ二量体のそれぞれの鎖は二つの免疫グロブリンドメインから構成されており，ジスルフィド結合によって結合されている（図 4.13）．そのことから，αβ ヘテロ二量体は大部分の T 細胞による抗原認識にかかわる．その他のある一部の T 細胞は，**γ 鎖と δ 鎖**と呼ばれる別のポリペプチド鎖の組合せではあるが，α 鎖と β 鎖と構造の似ている代替的なレセプターを有する．**γδ 型 TCR** は，αβ 型 TCR とは異なる抗原認識の特徴をもっていると考えられている．γδ 型 T 細胞の免疫応答における機能については，この細胞が認識するさまざまなリガンドが同定されてきており，まだそれによって分類されたところである（6–20 項参照）．本章ではこれ以降，特に断りなく TCR という語句を用いた場合には，αβ 型レセプターを意味するものとしたい．どちらの TCR も，BCR として機能する膜結合型免疫グロブリンとは以下の 2 点において異なる．一つは，BCR が二つの抗原結合部位をもつのに対して，TCR は一つの抗原結合部位しかもたない．もう一つは，免疫グロブリンが抗体として分泌されるのに対して，TCR は決して分泌されない．

研究初期における αβ 型 TCR の構造と機能は，α 鎖および β 鎖をコードする cDNA の予測アミノ酸配列から，α 鎖β 鎖ともに，免疫グロブリンの可変部に相同性を示す N 末端の可変部を，また免疫グロブリンの定常部に相同性を示す定常部を，それぞれ有することが明らかになった．また，両鎖はシステイン残基を含む短いヒンジ部を有し，それによって両鎖がジスルフィド結合していることも明らかとなった（図 4.14）．両鎖は疎水性の膜貫通領域によって脂質二重層に広がり，短い細胞質部分をもつ．これら TCR の両鎖が免疫グロブリンの重鎖および軽鎖に類似することから，初めに TCR のヘテロ二量体が免疫グロブリンの Fab フラグメントに構造的に類似することが予測されていた．

図 4.15a の X 線結晶解析による TCR の三次元構造からわかるように，TCR の両鎖は，図 4.1a で示した Fab フラグメントを含む部分と同様に幾重にも折りたたまれている．しかし，TCR と Fab フラグメントの間には明らかな違いもある．最も決定的な違いは，$C_α$ ドメインの折りたたみ構造が他のどんな免疫グロブリン様ドメインとも異なるということである．$C_β$ ドメインと並列した $C_α$ ドメインの半分は，他の免疫グロブリン様ドメインにみられるものと類似した β シートを形成するが，あとの半分のドメインは，ゆるい塊状線維と短い α ヘリックス断片から形成されている（図 4.15b）．分子内ジスルフィド結合は，免疫グロブリン様ドメインでは通常二つの β ストランドを結ぶのに対して，$C_α$ ドメインでは β ストランドと α ヘリックスを結合している．

ドメインの接触の仕方にも相違点がある．TCR 両鎖の可変部ドメインと定常部ドメインとの間の接触面は，抗体と比べて幅広い．$C_β$ ドメインとの水素結合を形成する $C_α$ ドメインの糖鎖によって，$C_α$ と $C_β$ ドメインが支え合っている点は特徴的である（図

T 細胞による抗原認識

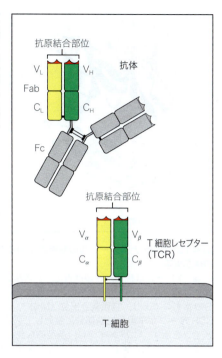

図 4.13　TCR は膜結合型の Fab フラグメントに似ている

抗体分子の Fab フラグメントは，ジスルフィド結合でつながったヘテロ二量体である．それぞれの鎖は免疫グロブリンの一つの定常部と一つの可変部を有し，その可変部が並列することで抗原結合部位が形成される（4–6 項）．TCR もまたジスルフィド結合でつながったヘテロ二量体であり，それぞれの鎖は免疫グロブリン定常部様ドメインと可変部様ドメインをもっている．Fab フラグメントのように，この可変部が並列して抗原認識部位を形成する．

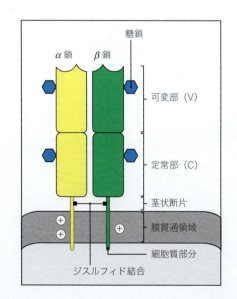

図 4.14　TCR の構造

TCR のヘテロ二量体は，α および β の二つの膜貫通型糖蛋白質鎖により構成される．おのおのの鎖の細胞外部分は，それぞれが免疫グロブリンの可変部と定常部と似た二つのドメインによって構成される．両鎖の各ドメインには糖鎖が結合している．免疫グロブリンのヒンジ部に相当する短い断片は，この免疫グロブリン様ドメインを細胞膜に結合させ，両鎖をつなぐジスルフィド結合を形成するシステイン残基を含む．両鎖の膜貫通ヘリックス構造は，疎水性膜貫通部内で正に荷電した（塩基性）アミノ酸残基をもつという点でユニークである．α 鎖にはこのような残基が 2 個，β 鎖には 1 個存在する．

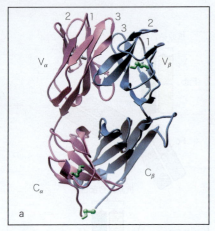 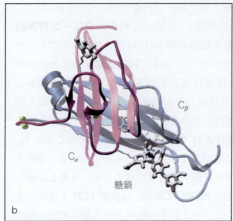 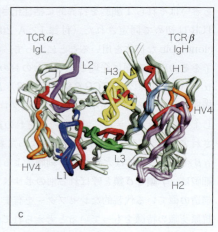

図4.15　0.25ナノメートルの解像力で明らかにされたTCRαβ鎖の結晶構造

(a, b) α鎖は桃色, β鎖は青色, ジスルフィド結合は緑色で示されている. (a) TCRが細胞表面に発現しているような状態を側面からみたものであり, 抗原結合部位 (図中1, 2および3) を形成するCDRループが平坦な先端部分に整列している. (b) $C_α$および$C_β$ドメインを示す. $C_α$ドメインは, 典型的な免疫グロブリン様ドメインのように折りたたまれていない. $C_β$ドメインから離れたところに位置するドメインの表面は, βシート構造というよりはむしろ不規則なポリペプチドのストランドによって主に構成されている. 分子内のジスルフィド結合 (左端) が, βストランドをαヘリックス部分に結合させている. $C_α$ドメインと$C_β$ドメインの相互作用は, $C_α$ドメインの糖鎖群が$C_β$ドメインと水素結合を形成しており, この糖鎖 (図中の灰色) によって会合している. (c) 3種類の異なる抗体の抗原結合部位をTCRと重ね合わせて比較したものである. この図は抗原結合部位を見下ろした図である. TCRの$V_α$ドメインを抗体の抗原結合部位であるV_Lドメインに合わせ, また$V_β$ドメインをV_Hドメインに合わせた. TCRのCDRと免疫グロブリンを色付けし, TCRのCDR1, 2, および3は赤色で, また, HV4ループは橙色で示した. 免疫グロブリン可変部について, CDR1ループの重鎖 (H1) および軽鎖 (L3) をそれぞれ薄い青色および濃い青色で, CDR2ループ (H2およびL2) を薄い紫色および濃い紫色でそれぞれ示した. 重鎖CDR3ループ (H3) を黄色, 軽鎖CDR3ループ (L3) を鮮緑色で示した. TCRのHV4ループ (橙色) に相当する免疫グロブリンの超可変部は存在しない.

(モデルはI.A. Wilsonの厚意による)

4.15b). 最後に, 可変結合部位の比較から, TCRの相補性決定領域 (CDR) ループは抗体のそれとかなり近い構造をとっているが, 若干の位置のずれがあることが示された (図4.15c). このずれは特に, $V_α$のCDR2ループにおいて顕著である. TCRのCDR2ループは, 抗体の同ループより大まかにいうと右に傾いているが, このことはループの一端に結合するβシート部分の可変部におけるずれから起こるものである. ストランドのずれが$V_β$のCDR2ループの向きの変化の原因となっている$V_β$ドメインもある. 次項で述べるように, これらの違いは, TCRが特異的なリガンドを認識する能力に影響を与える. 免疫グロブリンと共有する三つの超可変部に加えて, TCRはそれぞれの鎖にHV4と呼ばれる四つ目の超可変部をもっている (図4.15c). これらの部位はレセプターの抗原結合部位とは離れており, 6-14項で述べるスーパー抗原との結合という, TCRの他の機能にもかかわっている.

4-12　TCRはMHC分子に結合した外来ペプチドの複合体として抗原認識する

TCRによる抗原認識は, BCRや抗体による抗原認識とは明らかに異なっている. B細胞の免疫グロブリンは, 未処理の抗原と直接結合する. また, 4-8項で述べたように, 抗体は概して一次構造では非連続であるが, 折りたたまれた状態の蛋白質では構造的に接し合うアミノ酸からなる蛋白質抗原の表面で結合する. それに対して, αβ型T細胞は短く連続的なアミノ酸配列に応答する. 1-10項で説明したように, これらのペプチド配列はしばしば変性していない蛋白質構造においては内側に埋もれている. したがって, 抗原蛋白質の折りたたみ構造をほどいてペプチドフラグメントに処理しない限り (図4.16), TCRを介して直接抗原蛋白質を認識することはできない (図1.15参照). この過程がどのようにして起こるのかについては第6章で述べる.

T細胞に認識される抗原の特性は, T細胞を刺激するペプチドはMHC分子と結合し

た場合のみ認識されるという事実から明らかになった．すなわち，T細胞に認識されるリガンドは，ペプチドとMHC分子の複合体である．MHC分子がT細胞の抗原認識にかかわっていることについては，初めは間接的な証拠しかなかったが，近年，精製したペプチド・MHC複合体でT細胞を刺激することによって決定的となった．MHC分子と抗原ペプチドの両方と接触することによって，TCRはこのリガンドと相互作用する．

4-13 異なったサブユニット構造をとるが，立体構造はよく似ている二つのクラスのMHC分子がある

MHC分子には**MHCクラスI** MHC class Iと**MHCクラスII** MHC class IIの二つの異なるクラスがあり，構造および生体内における組織発現パターンが異なっている．図4.17と図4.18に示すように，MHCクラスI分子とクラスII分子は全体的構造が類似しているが，サブユニットの組成が異なる．どちらのクラスにおいても，細胞膜に最も近い二つの対をなす蛋白質ドメインは免疫グロブリンドメインと類似しているが，一方で細胞膜から最も離れた二つのドメインは折りたたまれて長い割れ目あるいは溝を作り，ペプチドが結合する部位となる．精製されたペプチド・MHCクラスI複合体とペプチド・MHCクラスII複合体の構造的特徴が明らかにされており，これによってMHC分子そのものについて，ならびにペプチドとの結合の仕方について，詳細にとらえることができるようになってきた．

MHCクラスI分子（図4.17）は2本のポリペプチド鎖で構成されている．一つは，MHC遺伝子座（ヒトでは第6番染色体）にコードされているα鎖であり，別の染色体（ヒトでは第15番染色体）にコードされている小さな$β_2$ミクログロブリン $β_2$-microglobulinと非共有結合で結合している．MHCクラスI分子は，α鎖のみが細胞膜を貫通する．完全なMHCクラスI分子は四つのドメインをもち，そのうち三つはMHCにコードされたα鎖から，残りの一つは$β_2$ミクログロブリンから形成されている．$α_3$ドメインと$β_2$ミクログロブリンはその折りたたみ構造から免疫グロブリン様ドメインと類似している．折りたたまれた$α_1$と$α_2$ドメインは分子表面の割れ目の壁を形成する．そして，MHC分子のこの部位はペプチドが結合する部位であるから，**ペプチド収容裂** peptide-binding cleft または**ペプチド収容溝** peptide-binding grooveと呼ばれている．MHC分子は非常に多型であり，異なる型の主な違いはペプチド収容溝に存在しているので，この構造はどのペプチドが結合できるか，すなわちT細胞に提示される抗原の二重特異性に影響を与えている．それに対して，直接的にペプチド結合とかかわらない$β_2$ミクログロブリンには多型はない．

MHCクラスII分子は，細胞膜に結合するα鎖とβ鎖の2本の鎖が非共有結合によって会合した複合体から構成されている（図4.18）．MHCクラスII分子のα鎖は，MHCクラスI分子のα鎖とは異なる蛋白質である．MHCクラスII分子のα鎖とβ鎖は両者ともMHC内にコードされている．結晶構造から，MHCクラスII分子はMHCクラスI分子と非常によく似た折りたたみ構造をしているが，ペプチド収容溝は$α_1$ドメインと$β_1$ドメインという異なる鎖の二つのドメインから形成されていることがわかる．

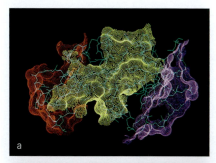

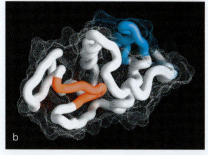

図4.16 ニワトリ卵白リゾチームの認識における免疫グロブリンとTCRの相違
X線結晶構造解析により，抗体が蛋白質表面のエピトープ部分に結合する様子を示すことができる．(a) 三つの抗体のエピトープをニワトリ卵白リゾチーム（図4.10）表面に異なる色で示している．これに対してTCRは，抗原蛋白質そのものを認識するのではなく，蛋白質のペプチドフラグメントを認識するので，分子表面にTCRによって認識されるエピトープが存在する必要はない．(b) リゾチームにある二つのT細胞エピトープに相当するペプチドを図示した．青色で図示した一つのエピトープは蛋白質表面に存在するが，赤色で図示したもう一つのエピトープの大部分は中心部分に存在し，折りたたまれた状態の蛋白質では接触できないところに存在する．このことからTCRは蛋白質そのままの形では認識しようとしないことがわかる．
（画像はS. Sheriffの厚意による）

第4章：B細胞レセプターとT細胞レセプターによる抗原認識

MHCクラスI分子とMHCクラスII分子の主な違いはペプチド収容溝の両端部分にあり，MHCクラスI分子と比べて，MHCクラスII分子のペプチド収容溝は開いている．結果として，MHCクラスI分子と結合したペプチドの両端は分子内にかなり埋もれてしまうが，MHCクラスII分子と結合したペプチドの両端はペプチド収容溝からはみ出

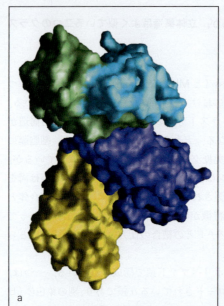
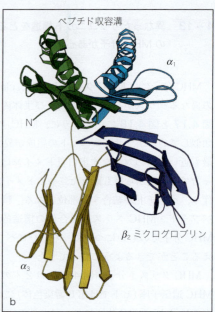
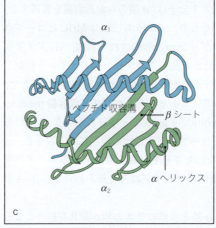
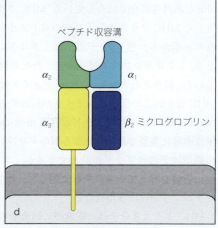

図4.17　X線結晶構造解析により決定されたMHCクラスI分子の構造
(a) パパイン処理によって細胞表面から切断されたヒトMHCクラスI分子，HLA-A2の構造をコンピュータ画像によって図示した．分子表面は後に図示した(b)から(d)のドメインにならって色付けして図示した．(b) および(c) は，その立体構造をリボン図形によって示した．(d) の模式図に示すように，MHCクラスI分子は，膜結合型のα鎖（分子量43 kDa）に，膜に結合していないβ$_2$ミクログロブリン（分子量12 kDa）が非共有結合によって結合しているヘテロ二量体である．α鎖はα$_1$，α$_2$およびα$_3$の三つのドメインに折りたたまれた構造をしている．α$_3$ドメインとβ$_2$ミクログロブリンは，免疫グロブリンの定常部と似たアミノ酸配列を有しており，同様の折りたたみ構造をとっている．一方，α$_1$とα$_2$ドメインは同一ポリペプチドにあり，一緒に折りたたまれて，8列の逆平行βシート上に位置する二つの互いに離れたαヘリックス構造からなる単一構造をとっている．このα$_1$とα$_2$ドメインのとる高次構造によって，抗原ペプチドがMHC分子に結合する長い裂け目や溝が形成される．MHCクラスI分子では，このペプチド収容溝は片方の端だけ開いている．膜貫通領域および細胞外ドメインを細胞表面につなぎとめる短いペプチドは，パパイン処理によって取り除かれてしまっているので，(a) および(b) には示されていない．(c) に図示されているように，MHCクラスI分子を上から見下ろすと，ペプチド収容溝の側壁は二つのαヘリックス構造物の内側面から形成されており，α$_1$とα$_2$ドメインによって形成されたひだ状のβシートが，ペプチド収容溝の底面を形成している．

T細胞による抗原認識

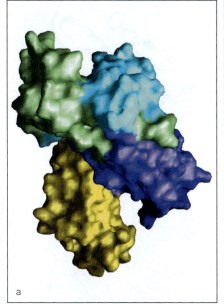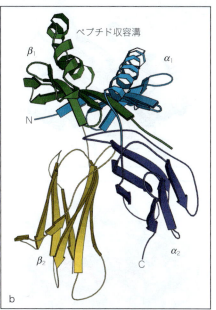
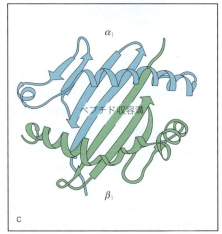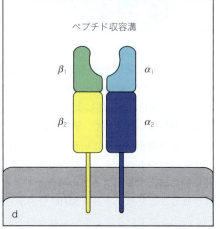

図4.18 MHCクラスⅡ分子の全体的な構造はMHCクラスⅠ分子の構造と似ている
MHCクラスⅡ分子は（d）に模式図を示すように，細胞膜を貫通する二つの糖蛋白質鎖であるα鎖（分子量34 kDa）とβ鎖（分子量29 kDa）からなる．α鎖およびβ鎖はそれぞれ二つのドメインを有し，それらが会合し合って四つのドメインを形成しており，構造的にMHCクラスⅠ分子と似ている［図4.17(d)を比較］．(a) MHCクラスⅡ分子，ここではヒトHLA-DR1分子の表面のコンピュータ画像による構造．(b) それと同一のリボン図形を示している．NはN末端，CはC末端．α_2ドメインとβ_2ドメインは，MHCクラスⅠ分子のα_3ドメインとβ_2ミクログロブリンに似ており，免疫グロブリン定常部にアミノ酸配列においても構造的にも似ている．MHCクラスⅡ分子において，ペプチド収容溝を形成する二つのドメインは，異なる鎖によって形成されていることからもわかるように，共有結合によって結合していない［(c), (d) 参照］．ここには図示していないが，もう一つの重要な違いは，MHCクラスⅡ分子ではペプチド収容溝の両端が開放されていることである．

している．両クラス分子において，ペプチドはMHC分子の二つのαヘリックス構造部に挟まれて結合する（図4.19）．TCRはMHC分子および抗原ペプチド双方に接触することによって，この複合体と相互作用している．MHCクラスⅠ分子と同様，MHCクラスⅡ分子の多型に富む部分はペプチド収容溝の部分である．

4–14　ペプチドは安定してMHC分子に結合し，細胞表面上でMHC分子を安定化する

各個体は，共通したペプチド配列をもたない蛋白質を有するような多種多様な病原体に感染しうる．T細胞が細胞内に侵入する病原微生物のすべてに対応するためには，MHC分子（クラスⅠ分子およびクラスⅡ分子ともに）は，異なる多くのペプチドと安定して結合することができるはずである．この現象は，ペプチドホルモンのような，特異性の高い1対1の結合を示すペプチドとレセプターの関係とは大きく異なっている．ペプチド・MHC複合体の結晶構造をみてみると，1か所の結合部位がペプチドのMHC分子への高親和性結合にいかに貢献しているかがわかり，その一方でMHC分子が多様なペプチドとなぜ結合できるかがわかる．

MHC分子に結合するペプチドにおいて特筆すべき点は，ペプチドはMHC分子構造の一部として不可欠なものとして結合しており，ペプチドが結合していない状態では

図4.19 MHC分子はペプチド収容溝においてペプチドと緊密に結合する

単一の合成ペプチド抗原と結合したMHC分子を構造解析すると，MHC分子と結合しているペプチドの詳細が明らかになる．(a, c) MHCクラスI分子では，ペプチドはその両端をペプチド収容溝の両端に緊密に結合させ，伸張した形で結合している．(b, d) MHCクラスII分子では，ペプチドは伸張した形で結合しているが，ペプチドの両端はそう緊密には結合しておらず，抗原ペプチドが収容溝からはみ出していることもある．ペプチド・MHC複合体の上部表面はT細胞によって認識され，それはMHC分子と抗原ペプチドの双方のアミノ酸残基によって構成されている．ペプチドのアミノ酸側鎖はMHC分子のペプチド収容溝のポケットにはまり込んでおり，これらポケットはMHC分子内に存在する多様性のある残基で裏打ちされている．(c, d) 異なるアミノ酸に対しての異なるポケット表面を，色を変えて表記している．
（構造の図はR.L. StanfieldとI.A. Wilsonの厚意による）

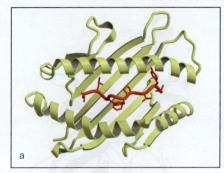
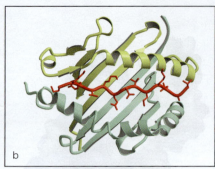
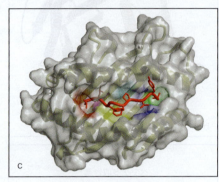
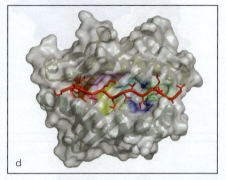

MHC分子は安定性を失う点である．このペプチドへの依存性はMHCクラスIとMHCクラスII分子の両方にあてはまる．MHC分子からペプチドが容易に解離すると，ペプチド・MHC複合体による細胞の感染や特異抗原の取り込みに関する情報の信頼性が損なわれてしまうので，安定したペプチドの結合状態はMHC分子の機能の発現において重要な役割を担っている．この結合が安定であるため，細胞から精製されたMHC分子にはいつもペプチドが結合したままである．この性質を利用すると，MHC分子と特異的に結合するペプチドの解析ができる．酸性条件下でペプチド・MHC複合体を変性させることでペプチドはMHC分子から放出され，それを精製して，そのアミノ酸配列が決定されている．さらにこれらのペプチドを純粋な形で合成し，ペプチドを結合していないMHC分子に結合させて結晶化し，複合体の立体構造を決定することで，MHC分子とペプチド間の結合の様子が詳細に解明された．このような研究により，両者が結合する様子が浮き彫りにされてきた．初めに，MHCクラスI分子におけるペプチドとの特徴について述べることとしよう．

4–15　MHCクラスI分子は，8〜10アミノ酸残基からなる短いペプチドとその両端までを含めて結合する

MHCクラスI分子へのペプチドの結合は，ペプチドのN末端とC末端の原子と，MHCクラスI分子のペプチド収容溝中の両端のよく保存されたアミノ酸残基を構成する原子との間の結合によって，その両端がMHCクラスI分子に固定されている（図4.20）．N末端とC末端のアミノ酸を欠損させた合成アナログペプチドはMHCクラスI分子と安定して結合することができないので，これらの部位での接触はペプチド・MHCクラスI複合体の主な安定化に重要であると考えられている．その他のペプチド残基は付加的な結合アンカーとして働く．MHCクラスI分子と結合するペプチドは通常8〜10個のアミノ酸の長さで構成されている．しかし，それより長いペプチドはC末端部位が結合可能なら結合できると考えられるが，その場合，MHCクラスI分子がペプチドと結合する小胞体内で発現するエキソペプチダーゼによりペプチドは切断・短縮される．ペプチドは，伸張された形でペプチド収容溝に収まっており，多くの場合，

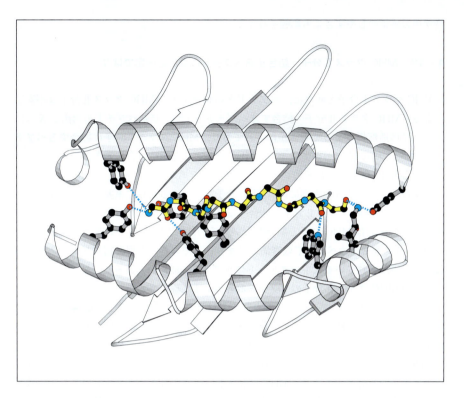

図 4.20　ペプチドは MHC クラス I 分子とその両端で結合する

MHC クラス I 分子は，結合するペプチドの主鎖の部分（黄色）と，ペプチドの両末端部における水素結合およびイオン結合（青色の点線）によって結合している．ペプチドの N 末端部を左に，C 末端部を右に図示した．黒色の丸は炭素原子，赤色の丸は酸素原子，青色の丸は窒素原子を表している．これらの結合にかかわる MHC 分子のアミノ酸残基は，すべての MHC クラス I 分子に共通であり，それらのすべてのアミノ酸残基の側鎖（灰色）を MHC クラス I 分子のペプチド収容溝のリボン図形上に示した．すべての MHC クラス I 分子に共通するチロシン残基のクラスター部分は，結合ペプチドの N 末端と水素結合を形成するが，もう一つのクラスター部分は C 末端のペプチドの主鎖部分およびそれ自身のカルボキシ基部と水素結合およびイオン結合を形成している．

　ペプチドの主鎖のねじれ方によって，ペプチド収容溝に収まることができるペプチドの長さには幅が生じる．しかし，ペプチドが C 末端においてペプチド収容溝の外に飛び出した状態で長い MHC クラス I 分子に結合する場合もある．

　これらの相互作用により，MHC クラス I 分子はペプチドとの結合における幅広い特異性を有する．それに加えて，MHC 分子は高度な多型を示す．前述したように，MHC 遺伝子は非常に多型であり，人類全体でみると，MHC クラス I 遺伝子には数百種類にも及ぶ対立遺伝子が存在する．どの個体もこの豊富なバリエーションの中からほんの少しの種類を有している．異なる MHC 対立遺伝子間の主な違いは，ペプチド収容溝の特定の面に存在しており，ペプチドと結合する MHC 上のアミノ酸が異なることになる．これにより，異なる MHC 対立遺伝子産物は，異なるペプチドと優先的に結合する．ある特定の MHC 分子に結合するペプチドはアミノ酸配列上の 2, 3 か所の位置にまったく同じか非常によく似たアミノ酸残基を有している．これらの位置上のアミノ酸側鎖は多型のアミノ酸の側に並ぶ MHC 分子のポケットの中にはまり込む．この結合がペプチドを MHC 分子につなぎとめることから，図 4.21 に示すようにこれらを**アンカー残基** anchor residue と呼ぶ．これらアンカー残基の位置と特徴は，ペプチドに結合している特定の MHC クラス I 対立遺伝子産物によって異なる．しかし，MHC クラス I 分子に結合するほとんどのペプチドは，C 末端に疎水性（もしくは塩基性）のアンカー残基を有しており，ペプチドをペプチド収容溝につなぎとめてもいる．アンカー残基を変更することはほとんどの場合ではペプチドが結合するのを防ぐが，これらのアンカー残基を含む適当な長さのすべての合成ペプチドが，適切な MHC クラス I 分子と結合するとは限らず，結合全体としてはペプチド上の他の位置でのアミノ酸の性質にも依存している．特定のアミノ酸が特定の位置に存在すると有利な場合もあれば，特定のアミノ酸が存在することによって結合が阻害される場合もある．これらのアミノ酸の位置は二次的アンカーと呼ばれる．これらのペプチド結合の性質によって，それぞれの MHC クラス I 分子は幅広い異なるペプチドと結合することが可能である一方，異なる MHC クラス I 対立遺伝子は異なるペプチドと結合するという状況を作っている．第 15 章で述べるが，MHC 多型性は，自己蛋白質由来のペプチドの結合や，各個人のさまざまな自己免

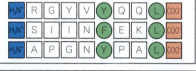

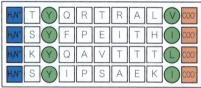

図 4.21　ペプチドは構造的に似ているアンカー残基部分を介して MHC 分子に結合する

2 種類の異なる対立遺伝子の MHC クラス I 分子から遊離させたペプチドをそれぞれ上下に図示する．異なる対立遺伝子では MHC クラス I 分子に結合するペプチドのアンカー残基（緑色）は違っているが，同じ対立遺伝子の MHC クラス I 分子へ結合するペプチドはどれもよく似たアンカー残基を有する．1 種類の MHC 分子に結合するアンカー残基は同一である必要はないが，類似した性質を有する．例えば，フェニルアラニン（F），チロシン（Y）はともに芳香族アミノ酸に属する．一方，バリン（V），ロイシン（L），イソロイシン（I）はすべて疎水性アミノ酸に属する．また，ペプチドは N 末端（青色）と C 末端（赤色）で MHC クラス I 分子と結合している．

疫疾患の感染のしやすさにも影響を与える．

4–16　MHCクラスⅡ分子へ結合するペプチドの長さは一定ではない

　MHCクラスⅠ分子と同様に，ペプチドとの結合を欠くMHCクラスⅡ分子は不安定である．MHCクラスⅡ分子へ結合するペプチドもまた，結合ペプチドの溶出とX線による結晶構造解析によって明らかにされており，MHCクラスⅠ分子に結合するペプチドとはいくつかの点において異なる．MHCクラスⅡ分子に結合する天然のペプチドは少なくとも13個あるいはそれ以上のアミノ酸から構成されている．MHCクラスⅠ分子と結合するペプチドの両端には，MHC分子と結合するために重要なアミノ酸残基が存在するが，MHCクラスⅡ分子に結合するペプチドの両端にはそのようなものは存在せず，この部分はMHC分子と結合しない．その代わりに，ペプチドは伸張した形でMHCクラスⅡ分子のペプチド収容溝にはまり込んでいる．多型に富んだアミノ酸残基によって構成されている大小のポケットにペプチドの側鎖を入れることによって，またすべてのMHCクラスⅡ分子のペプチド収容溝によく保存されたアミノ酸残基の側鎖とペプチドの主鎖が結合することで，ペプチドは溝の中に固定される（図4.22）．構造解析結果により，MHCクラスⅡ結合性ペプチドの1，4，6，9番目のアミノ酸残基の側鎖が，これらの結合ポケットにはまり込んでいることを示している．

　MHCクラスⅠ分子のポケットと比較して，MHCクラスⅡ分子のポケットはより多くのアミノ酸を許容するため，MHCクラスⅡ分子に結合するペプチドのアンカー残基を規定すること，およびどのペプチドが特定のMHCクラスⅡ分子に結合するかを予想することは難しい（図4.23）．しかしながら，すでに結合することが知られているペプチドのアミノ酸配列と比較することによって，異なる対立遺伝子由来のMHCクラスⅡ分子ごとに結合するペプチドに共通するアミノ酸残基のパターンを解析すること，さらにはMHCクラスⅡ分子のペプチド収容溝のポケット部分に結合するペプチドのアミノ酸残基の配列モチーフを推定することは可能である．ペプチドはその主鎖によってMHCクラスⅡ分子と結合し，溝の両端からはみ出すことができるために，MHCクラ

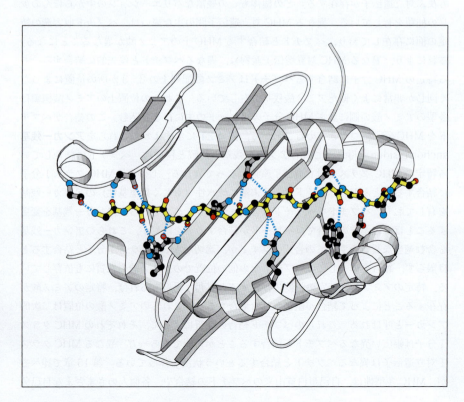

図4.22　ペプチドはMHCクラスⅡ分子のペプチド収容溝にその主鎖全体で結合する
　ペプチド（黄色はペプチドの主鎖，左側がN末端，右側がC末端）は，ペプチド全体に散在する一連の水素結合（青色の点線）によってMHCクラスⅡ分子と結合している．ペプチドのN末端側の水素結合は，MHCクラスⅡ分子のポリペプチド鎖の主鎖によって形成されている．一方，ペプチド全体にわたって，その結合はMHCクラスⅡ分子において高度に保存されたアミノ酸残基との間に形成されている．これらのアミノ酸残基側鎖は，MHCクラスⅡ分子のペプチド収容溝のリボン図形上において灰色で示されている．

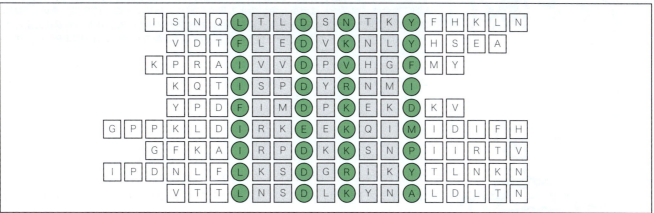

図 4.23 MHC クラス II 分子に結合するペプチドの長さは多様であり，ペプチドの末端部からアンカー残基までの長さもまちまちである
（上図）マウスの MHC クラス II 分子の一つである A^k 分子に結合する一連のペプチドのアミノ酸配列を図示する．すべてのペプチドに共通する核となるアミノ酸残基（網掛け）が含まれるが，長さはまちまちである．（下図）ヒトの MHC クラス II 分子の一つである HLA–DR3 分子に結合している異なるペプチドを図示する．アンカー残基は緑色の丸で図示されている．これらのペプチドの長さはいろいろなので，慣例に従って，最初のアンカー残基を残基1と名付ける．すべてのペプチドで，第1ポジションには疎水性残基，第4ポジションには陰性荷電を示す残基 [アスパラギン酸 (D)，グルタミン酸 (E)] をもち，第6ポジションには塩基性残基 [リジン (K)，アルギニン (R)，ヒスチジン (H)，グルタミン (Q)，アスパラギン (N)]，第9ポジションには疎水性残基 [例えば，チロシン (Y)，ロイシン (L)，フェニルアラニン (F)] をもつ傾向がある．

ス II 分子に結合できるペプチドの長さには原則的に制限はない．この例として，**インバリアント鎖** invariant chain と呼ばれる蛋白質がある．インバリアント鎖の一部は小胞体の中で合成される初期の MHC クラス II 分子のペプチド収容溝を完全に覆う．MHC クラス II 分子上にペプチドを載せるインバリアント鎖の役割については，第6章で述べる．ほとんどの場合，MHC クラス II 分子に結合した長いペプチドはペプチダーゼで切られて 13 〜 17 個のアミノ酸の長さになっていることが多い．

4–17 数種のペプチド・MHC・T 細胞レセプター複合体の結晶構造解析によって，T 細胞レセプターはペプチド・MHC 複合体に対して同じような向きで結合していることがわかった

初めて TCR の X 線結晶構造解析像が報告されたとき，ペプチド・MHC クラス I 複合体に結合した同じ TCR の構造も明らかになった．これらの構造から，TCR はペプチドとペプチド収容溝の対角線上に重ね合わせるような位置で結合していることがわかった（図4.24）．図 4.24a の側面図からわかるように，TCRα 鎖は，MHC 分子の $α_2$ ドメインと結合ペプチドの N 末端側にある．TCRβ 鎖は，MHC 分子の α ドメインと結合ペプチドの C 末端側にある．図 4.24b では，この構造を透明な TCR を通してみているような視点を示している．TCRα 鎖と TCRβ 鎖の CDR3 ループは集まって，ともにペプチド中央部分のアミノ酸に覆いかぶさっている．TCR は，ペプチド収容溝を形成している二つの α ヘリックスの二つの最高点を結ぶ谷間にまたがっている．これは，MHC クラス II 分子・ペプチド・TCR 複合体のペプチド収容溝の端からみた図4.25 からわかる．さまざまなペプチド・MHC・TCR 複合体の比較から，TCR の軸は MHC 分子の表面に結合するとき，MHC 分子のペプチド収容溝に相対的に回転していることが

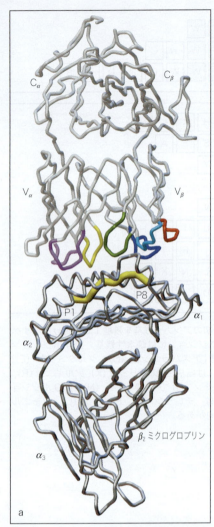

図 4.24　TCR はペプチド・MHC 複合体と結合する

(a) TCR はペプチド・MHC 複合体の上方に結合し，MHC クラス分子の α_1 および α_2 ドメインのヘリックス双方にまたがっている（ここでは MHC クラス I 分子の場合を図示する）．TCR の CDR 領域について，β 鎖の CDR1 および CDR2 ループを薄い青色と濃い青色で，α 鎖の CDR1 および CDR2 ループを薄い紫色と濃い紫色で，それぞれ図示した．α 鎖の CDR3 ループを黄色で，β 鎖の CDR3 ループを緑色で，β 鎖の HV4 ループを赤色で，結合ペプチドを黄色の太線 P1–P8 で図示した．(b) TCR の抗原結合部位の概観（黒色の太線）を，ペプチド・MHC 複合体（ペプチドは淡黄褐色）の上方表面に重ね合わせてある．TCR は，その α 鎖および β 鎖の CDR3 ループ（3α を黄色，3β を緑色）でペプチド・MHC 複合体を対角線状にまたぎ，それによってペプチドの中央部分と接することとなる．α 鎖の CDR1 および CDR2 ループ（1α を薄い紫色，2α を濃い紫色）は，結合ペプチドの N 末端において MHC 分子のヘリックス部分と接触し，β 鎖の CDR1 および CDR2 ループ（1β を薄い青色，2β を濃い青色）は，結合ペプチドの C 末端でヘリックス部分と接触する．

（I.A. Wilson の厚意による）

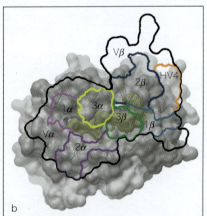

わかった（図 4.24b）．この位置関係では，V_α ドメインは主に結合ペプチドの N 末端側の半分と接触し，一方で V_β ドメインは主に C 末端側の半分と接触する．両鎖はまた MHC クラス I 分子の α ヘリックスと接触する（図 4.24）．TCR の接触は MHC 分子上に対称的に広がっているわけではないが，V_α CDR1 および CDR2 ループは，複合体と結合ペプチドの C 末端で結合する結合ペプチドおよび β 鎖 CDR1 と CDR2 ループの N 末端のまわりでペプチド・MHC 複合体のヘリックス部分と近接している．

未結合の TCR の三次元構造を，ペプチド・MHC 複合体とともに複合体を形成している同じ TCR の三次元構造と比較すると，その結合がある程度の立体構造の変化，つまり「誘導された適合 induced fit」をもたらしており，それは V_α CDR3 ループにおいて著しい．TCR と接触するアミノ酸のわずかな変化が，同一の T 細胞による同一のペプチド・MHC 複合体の認識に著しく大きな変化をもたらすことができる．これらの二つの構造によって証明された CDR3 ループの柔軟性は，似てはいるが異なるペプチドリガンドを認識するために，TCR がどのようにして高次構造配置の変化を受け入れることができるかを説明している．

TCR の特異性はペプチドと MHC の両方がかかわっている．TCR のペプチド・MHC 複合体への結合動態を調べることによって，TCR と MHC 分子との相互作用がまず起こることで，その後に MHC 分子と同様のペプチドとの相互作用が結合か解離かという最終的な効果を決める．抗体−抗原の相互作用と同じように，接触面のわずか 2～3 個のアミノ酸が結合の特異性と強さを決定するのに不可欠な接触をもたらすようである．例えば，単純に抗原ペプチドのあるロイシン部分をイソロイシンに置換するだけで，T 細胞応答を強力な細胞傷害性から無反応に変化させるのに十分なのである．このような T 細胞認識の二重の特異性は T 細胞応答の MHC 拘束性の根底をなしており，MHC 分子がペプチドと結合する特性が知られるよりずっと以前から知られていた現象である．この二重の特異性のもう一つの影響は，抗原提示細胞の表面の MHC 分子が適切に相互作用できるように，TCR が MHC 分子に固有の特異性を示すために必要である．このことについては，T 細胞認識と MHC 多型性という背景での MHC 拘束性の発見について説明する第 6 章と，胸腺での T 細胞の成長におけるこれらの現象について論じる第 8 章で述べることにする．

4–18　T 細胞の細胞表面蛋白質 CD4 と CD8 は直接的に MHC 分子と接触し，効果的に抗原と反応するために必要である

1–21 項で紹介したように，T 細胞は二つの細胞集団に大別される．この二つのクラスは，細胞表面蛋白質 **CD4** と **CD8** の発現によって区別される．CD8 は細胞傷害性 T 細胞に発現し，CD4 は他の細胞を活性化する機能をもつ T 細胞に発現している．CD4

図 4.25　TCR は MHC クラス I 分子と MHC クラス II 分子と同じ様式で相互作用する
　MHC クラス II 分子に結合したニワトリのシトクロム c 由来のペプチドに特異的な TCR の構造を図示する．TCR がペプチド・MHC 複合体と結合するこの様子は，図 4.24 に示した MHC クラス I 分子と結合する TCR の様子に場所も方向もよく似ている．TCR の α 鎖は薄い青色，TCR の β 鎖は濃い青色，シトクロム c ペプチドは薄い橙色．TCR は MHC クラス II 分子および結合ペプチドの長軸方向に対しておおむね 90°の角度をなして，MHC クラス II 分子α鎖（茶色）および β 鎖（黄色）の α ヘリックス領域間に形成された浅いサドル状の構造にまたがっている．構造図は PDB 3QIB から引用した．
（K.C. Garcia の厚意による）

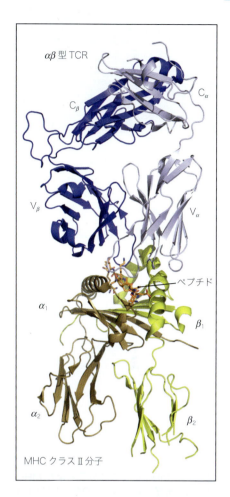

と CD8 が異なるクラスの MHC 分子を認識する T 細胞の基本的な特徴として明らかにされる以前から，T 細胞の機能の異なる細胞集団のマーカーとして知られていた．CD8 は MHC クラス I 分子を認識し，CD4 は MHC クラス II 分子を認識する．抗原認識が行われる際には，T 細胞のタイプによるものの，CD4 と CD8 のどちらも T 細胞表面上で TCR とともに発現しており，ペプチド・MHC 複合体の MHC 部分に結合する．その MHC 部分は多様性のない配列で，ペプチドが結合する部位とは離れた定常部分である．この結合は T 細胞が機能的な応答を示すために役立っているため，CD4 と CD8 は **補助レセプター** co-receptor と呼ばれる．

　CD4 は，四つの免疫グロブリン様ドメインからなる一本鎖の蛋白質である（図 4.26）．初めの二つのドメイン（D_1 と D_2）は，互いに密に折りたたまれていて約 6 ナノメートルの桿状構造を形成し，自由度の高いヒンジ部を介して第 3 と第 4 のドメイン（D_3 と D_4）で形成される同じような桿状構造とつながっている．CD4 の MHC 結合部は主に D_1 ドメイン外側に位置しており，CD4 は MHC クラス II 分子の $α_2$ ドメインと $β_2$ ドメインのつなぎ目にある疎水性の割れ目部分に結合する（図 4.27a）．この部位は TCR が結合する部位から十分に離れており，CD4 を結合したペプチド・MHC クラス II に結合した TCR の完全な結晶構造解析に示されている通りである（図 4.28）．この構造をみれば，CD4 分子と TCR は同時に同一のペプチド・MHC クラス II 複合体に結合できることがはっきりとわかる．CD4 は抗原に対する感度を増強する．CD4 が存在すると，T 細胞は抗原に対する感度が約 100 倍になる．この増強作用によって，CD4 の細胞内部分が **Lck** と呼ばれる細胞質内のチロシンキナーゼと結合するようになる．

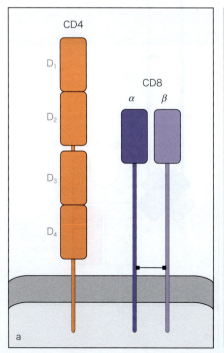

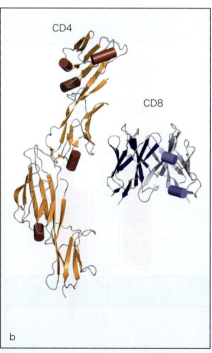

図 4.26　CD4 および CD8 補助レセプター分子の構造
　概略図（a）および結晶構造のリボン図形（b）に示すように，CD4 分子は四つの免疫グロブリン様ドメインを有する．N 末端ドメインである D_1 は，構造的に免疫グロブリンの可変部に似ている．2 番目のドメインである D_2 は，免疫グロブリンのドメインと関連するが，可変部ドメインとも定常部ドメインとも異なり，C_2 ドメインと呼ばれてきた．この CD4 分子の最初の二つのドメインは堅固な棍棒状の構造をしており，自由度の高いヒンジ部を介して二つの C 末端側のドメインとつながっている．MHC クラス II 分子と結合する部分は，主に D_1 ドメインにある．CD8 分子は α 鎖および β 鎖がジスルフィド結合によって共有結合したヘテロ二量体である．CD8 には α 鎖のみのホモ二量体も存在する．(a)には，ヘテロ二量体の CD8 を示す．(b)には，リボン図形でホモ二量体の CD8 を示す．CD8α 鎖と CD8β 鎖は，とてもよく似た構造をしている．どちらも免疫グロブリンの可変部に似た 1 個のドメインをもち，比較的伸展した高次構造をとると考えられているポリペプチド鎖が，その可変部様ドメインを細胞膜につなぎとめている．

第7章で詳しく述べるが，TCR 複合体に Lck が近づくことが抗原認識によって惹起されるシグナルカスケードの活性化を補助する．

CD8 の構造はまったく異なっている．α と β と呼ばれる二つの異なる鎖からなるジスルフィド結合で架橋された二量体で，どちらも免疫グロブリン様ドメインを一つもち，伸展したポリペプチド部分で細胞膜に結合している（図4.26）．この伸展したポリペプチド部分は糖鎖による大幅な修飾を受けており，伸展した形状を維持するためとプロテアーゼによる分解から守るためと考えられている．CD8α 鎖はホモ二量体を形成できるが，CD8β 鎖が発現している場合には通常 CD8α 鎖のホモ二量体はみられない．ナイーブ T 細胞は CD8αβ を発現するが，過剰な活性化エフェクター T 細胞とメモリー T 細胞には CD8αα ホモ二量体が発現されることがある．CD8αα は**粘膜関連インバリアント T 細胞** mucosal associated invariant T cell（**MAIT 細胞**）として知られる上皮細胞間リンパ球集団にも発現している．これらの細胞は非古典的な MHC クラス I 分子 MR1 と関連した細菌が産生する葉酸の代謝物を認識する．このことについては第6章で述べる．

CD8αβ は MHC クラス I 分子の α₃ ドメインの定常ドメインに弱く結合する（図

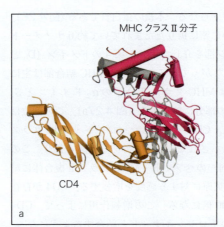
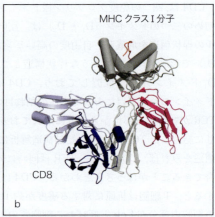
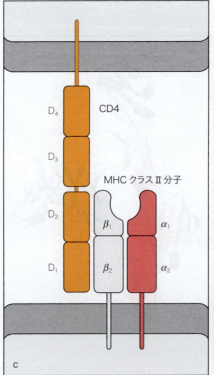
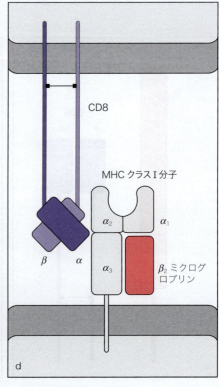

図 4.27　MHC クラス II 分子および MHC クラス I 分子上における CD4 および CD8 結合部位は免疫グロブリン様ドメインに存在する

MHC クラス II 分子および MHC クラス I 分子上における CD4 および CD8 それぞれへの結合部位は，ペプチド収容溝から離れた細胞膜近傍の免疫グロブリン様ドメインに存在する．MHC クラス II 分子と CD4 分子との結合を，(a) にリボン図形で，(c) には模式的に図示している．MHC クラス II 分子の α 鎖は桃色，β 鎖は白色，CD4 は橙色で図示されている．CD4 の結合部位は MHC クラス II 分子の β₂ ドメインの基部で，β₂ ドメインと α₂ ドメインの間の疎水性の割れ目に存在する．MHC クラス I 分子と CD8αβ 分子との結合を，(b) にリボン図形で，(d) には模式的に図示している．MHC クラス I 重鎖は白色，β₂ ミクログロブリンは桃色，CD8 の二量体について CD8β 鎖は薄い紫色，CD8α 鎖は濃い紫色で図示されている．MHC クラス I 分子上の CD8 分子が結合する部位は，MHC クラス II 分子上の CD4 分子が結合する部位と似た場所に存在する．しかし，CD8 分子の結合は，α₁ と α₂ ドメインの基部にも及んでいるため，MHC クラス I 分子と CD8 分子の結合は MHC クラス II 分子と CD4 分子の結合と完全に同じというわけではない．構造図は PDB 3S4S（CD4/MHC クラス II），PDB 3DMM（CD8αβ/MHC クラス I）から引用した．

（K.C. Garcia の厚意による）

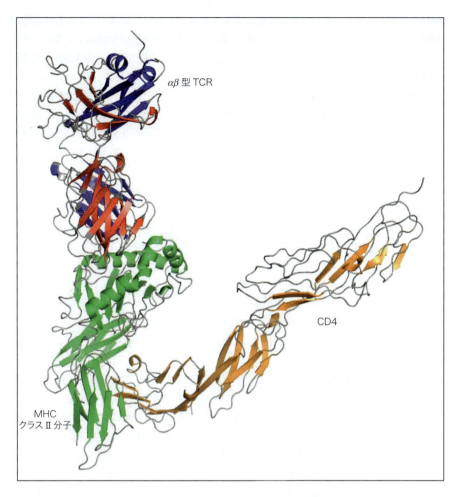

図4.28 CD4およびTCRは異なる位置でMHCクラスII分子と結合する

αβ型TCR，ペプチド・MHC，およびCD4による完全な三者複合体の結晶構造をリボン図形で示している．TCRα鎖は青色，TCRβ鎖は赤色，MHCクラスII分子は緑色，結合ペプチドは灰色，CD4は橙色で示してある．構造図はPDB 3T0Eから引用した．（K.C. Garciaの厚意による）

4.27b）．CD8β鎖はMHCクラスI分子のα_2ドメインの基底部の数残基と会合するが，CD8α鎖はもう少し下に位置するMHCクラスI分子のα_3ドメインと会合する．CD8がMHCクラスI分子に会合する強さは，CD8分子の糖鎖の状態の影響を受けており，CD8の糖鎖にシアル酸が負荷されるほど結合力が弱くなる．CD8のシアル酸の負荷のパターンはT細胞の成熟や活性化の際に変化しており，これは抗原認識を修飾するうえで役に立っているようである．

MHCクラスII分子との相互作用のように，TCRとCD8は一つのMHCクラスI分子に対して同時に相互作用できる（図4.29）．CD4と同じように，CD8はCD8α鎖の細胞質部分を介してLckと結合しており，CD8αβが存在するとMHCクラスI分子によって提示された抗原に対するT細胞の感度は約100倍増強する．分子メカニズムは不明であるが，CD8ααホモ二量体は補助レセプターとしてCD8αβよりも機能が弱く，活性化を負に制御しているのかもしれない．CD8と違って，CD4は二量体を形成しないと考えられている．

4-19　2種類のクラスのMHC分子の細胞上での発現は異なる

MHCクラスI分子とMHCクラスII分子の発現における細胞特異性は異なり，その結果，それら分子を認識するT細胞はそれぞれ異なったエフェクター機能を発現する（図4.30）．MHCクラスI分子は通常，ウイルスのような病原体に由来するペプチドを細胞傷害性CD8$^+$T細胞に提示する．細胞傷害性CD8$^+$T細胞は特異的に認識した細胞を破壊することを専門にしている．ウイルスはあらゆる有核細胞に感染できるので，

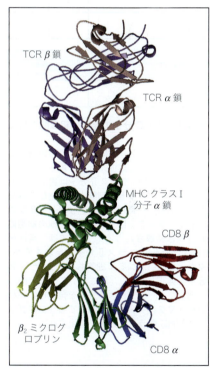

図4.29 CD8は，TCRが結合する部位とは離れた位置でMHCクラスI分子と結合する

MHCクラスI分子（α鎖は濃い緑色，β_2ミクログロブリンは薄い緑色）にTCRおよびCD8分子が相互作用する仮説的再構築画像において，これらの分子の相対的位置関係を読み取ることができる．TCRα鎖は茶色，TCRβ鎖は紫色で図示している．CD8αβヘテロ二量体がMHCクラスI分子のα_3ドメインに結合する様子を図示している．CD8α鎖は青色，CD8β鎖は赤色で図示している．（Chris NelsonとDavid Fremontの厚意による）

組織	MHCクラスI分子	MHCクラスII分子
リンパ組織		
T細胞	+++	+*
B細胞	+++	+++
マクロファージ	+++	++
樹状細胞	+++	+++
胸腺上皮細胞	+	+++
他の有核細胞		
好中球	+++	−
肝細胞	+	−
腎臓	+	−
脳	+	−†
無核細胞		
赤血球	−	−

図 4.30　MHC 分子の発現は組織間で異なる
　MHC クラスI分子はすべての有核細胞に発現しているが、造血系細胞で最もよく発現している。MHC クラスII分子は通常、造血系細胞のサブセットと胸腺上皮細胞にのみ発現している。ただし、炎症性サイトカインであるインターフェロンγにより、他の細胞にも発現は誘導されうる。*ヒトでは、活性化T細胞が MHC クラスII分子を発現するが、マウスではいかなるT細胞も MHC クラスII分子を発現しない。†脳においては、大部分の細胞が MHC クラスII分子を発現していないが、マクロファージと類似するミクログリアは MHC クラスII分子を発現する。

　MHC クラスI分子の発現量は細胞種によって異なるものの、ほぼすべての有核細胞が MHC クラスI分子を発現している。例えば、免疫系の細胞は細胞表面上に MHC クラスI分子の発現量が高いのに対して、肝細胞は比較的発現量が低い（図4.30）。哺乳類の赤血球のような無核細胞では、MHC クラスI分子をほとんど発現していないか、まったく発現していない。そのため、赤血球の細胞内領域は細胞傷害性T細胞が感染を検出することができない部位となる。赤血球ではウイルスは複製できないので、これはウイルス感染においては大きな問題にはならない。しかし、マラリアを引き起こすマラリア原虫が赤血球という特別な場所で生息できるのは、MHC クラスI分子の発現がないことによるのかもしれない。

　一方、MHC クラスII分子を認識する CD4$^+$T 細胞の主な働きは免疫系の他のエフェクター細胞を活性化することである。このため、MHC クラスII分子は樹状細胞、B細胞、マクロファージといった免疫応答にかかわる抗原提示細胞にはあるが、その他の組織細胞にはない（図4.30）。樹状細胞に発現された MHC クラスII分子によって提示されるペプチドは、ナイーブ CD4$^+$T 細胞を活性化する役割を果たす。B細胞上の MHC クラスII分子に結合したペプチドを活性化 CD4$^+$T 細胞が認識すると、CD4$^+$T 細胞はサイトカインを分泌して、そのB細胞が産生すべき抗体のアイソタイプを決定する。マクロファージ上の MHC クラスII分子に結合したペプチドを認識すると、CD4$^+$T 細胞はマクロファージを活性化するとともに、一部はサイトカインを介して、マクロファージの小胞内にいる病原体を破壊する。

　MHC クラスI分子と MHC クラスII分子の発現は、どちらも免疫応答に際して放出されるサイトカイン、特にインターフェロンによって制御されている。インターフェロンα（IFN-α）とインターフェロンβ（IFN-β）はあらゆる種類の細胞で MHC クラスI分子の発現を高めるが、IFN-γ は MHC クラスI分子と MHC クラスII分子の両方の発現を高めるとともに、通常は MHC クラスII分子を発現しないある種の細胞に MHC クラスII分子の発現を誘導できる。また、インターフェロンは MHC クラスI分子にペプチドを結合させるのに働く細胞内機構に重要な分子発現を誘導することで、MHC クラスI分子の抗原提示機能を増強する。

4-20　まったく異なるT細胞サブセットはγ鎖およびδ鎖によって構成される別のレセプターを有している

　TCRα鎖の遺伝子について解析されていたころ、もう一つの TCR 様遺伝子が予期せずして発見された。この遺伝子は TCRγ と命名され、この発見によってさらなる TCR 遺伝子についての調査が始まった。レセプターのもう一方の鎖はγ鎖の予想配列をもとに作られた抗体を使って同定され、δ鎖と名付けられた。まもなく、γδヘテロ二量体からなる TCR をもち、αβヘテロ二量体よりも小さなT細胞集団が発見された。これらの細胞の分化については 8-11 項および 8-12 項に記載した。

　αβ型T細胞のように、γδ型T細胞はすべての脊椎動物のリンパ組織で観察できるが、特に皮膚と女性生殖管といった上皮内のリンパ球では非常に大きな割合を占めており、その TCR の多様性は非常に限定されている。αβ型T細胞とは異なり、通常、γδ型T細胞は MHC 分子に提示されたペプチドを抗原として認識しない。γδ型 TCR は、ペプチドを結合してT細胞に提示する役割をもつ「古典的な」MHC クラスI分子と MHC クラスII分子に拘束されていない。その代わりに、γδ型 TCR は標的となる抗原を直接的に認識しているようで、おそらくいろいろな種類の細胞に発現された分子を認識してすぐに反応できる。γδ型 TCR のリガンドを同定することはこれまで難しかったが、いくつか報告されるようになっており、どうやらγδ型T細胞は自然免疫応答と適応免疫応答の中間的あるいは一時的な役割を演じているようである。

　MIC や RAET1（3-27 項参照）といった NK 細胞レセプターリガンドの蛋白質のよ

うに，γδ型TCRのリガンドの多くは細胞のストレスや損傷によって誘導される．γδ型T細胞は「非古典的な」**MHCクラスIb分子** MHC class Ib molecule によって提示された抗原と結合する．MHCクラスIb分子については第6章で論じる．MHCクラスIb分子はすでに論じてきたMHC蛋白質と構造的に関連しているが，T細胞にペプチドを結合して提示する以外の機能をもっている．さらなるリガンドには熱ショック蛋白質や非ペプチドリガンド，つまりリン酸化されたリガンドや抗酸菌性の脂質抗原といったものが含まれる．γδ型T細胞は一般的ではない核酸やリン脂質にも反応できる．病原体に特異的な抗原そのものの認識よりも感染に共通して発現される分子の認識が上皮内のγδ型T細胞を他のリンパ球と見分けており，これは自然免疫系T細胞と位置付けられる．このような訳で，「**移行免疫**」transitional immunity という用語がγδ型T細胞の役割を明確にするために提案されており，γδ型T細胞の機能は自然免疫と適応免疫の間に位置付けられるようである．

γδ型TCRの結晶構造解析から，予想通りに，αβ型TCRの形と似ていることが明らかになっている．図4.31には，上述した非古典的なMHCクラスI分子の一つであるT22と結合したγδ型TCRの結晶構造を示す．この構造はMHC分子と結合したγδ型TCRはαβ型TCRの場合とは著しく異なることを示しており，主にT22分子の片側の端と相互作用している．しかし，γδ型TCRのCDR3は，抗体やαβ型TCRと同様に依然として認識に重要な役割をしている．さらに，γδ型TCRのCDR3は，抗体とαβ型TCR抗原という他の二つのレセプターのCDR3よりも長い．γδ型TCRのレパートリーにはCDR3の膨大な組合せによる多様性があるので，このことはγδ型TCRが認識するリガンドの種類と密接にかかわってくる．第6章と第8章でγδ型T細胞のリガンドと分化については詳しく述べる．

まとめ

ほとんどのT細胞上の抗原レセプターはαβ型TCRであり，TCRαとTCRβという二つの蛋白質の鎖から構成され，多くの点で免疫グロブリンのFabフラグメントと似ている．αβ型TCRは常に細胞膜に固定されており，MHC分子と結合したペプチド抗原の複合体をリガンドとして認識する．一つひとつのMHC分子は広い範囲の異なるペプチドと結合するが，MHCの変異体ごとには優先的に特定の配列をもったペプチドを認識する．抗原ペプチドは細胞内で作出されて，MHC分子の表面にあるペプチドが結合するための裂け目に安定して結合する．MHC分子には二つのクラスがあり，CD8分子とCD4分子はMHC分子上の多型性のないドメインにそれぞれが結合する．CD8分子とCD4分子は，異なる機能をもつ二つのクラスのαβ型T細胞を見分けるのに役立つ．CD8はMHCクラスI分子と結合し，TCRが認識するその同一のペプチド・MHCクラスI分子複合体に同時に結合することができる．こうして補助レセプターとして機能してT細胞応答を増強するのである．CD4はMHCクラスII分子と結合し，ペプチド・MHCクラスII分子複合体をリガンドとして認識するTCRの補助レセプターとして機能する．TCRは抗原ペプチドとMHC分子の多型的な部位へと直接相互作用しており，この二重の特異性がT細胞応答のMHC拘束性の根幹をなしている．γ鎖とδ鎖からなる二つ目のTCRは構造的にはαβ型TCRと似ているものの，非ペプチドリガンド，非多型性の非古典的なMHC分子，そしてある種の脂質といったαβ型TCRとは異なるリガンドと結合する．γδ型TCRはMHC拘束性がないと考えられており，γδ型T細胞はリンパ組織の小さな集団や上皮内T細胞に認められる．

第4章のまとめ

B細胞とT細胞は，構造的には似ているが，異なった分子を使って抗原を認識する．

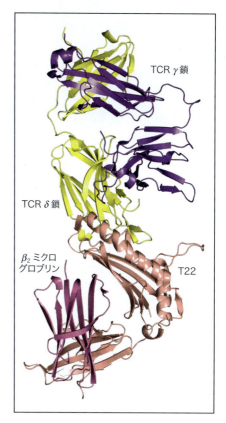

図4.31 古典的MHCクラスI分子T22と結合したγδ型TCRの構造

γδ型TCRの全体像は，αβ型TCRおよび免疫グロブリンのFabフラグメントの全体像とよく似ている．δ鎖定常部のC_δドメインは，対応するαβ型TCRのα鎖定常部のC_αドメインよりも免疫グロブリンドメインに似ている．この構造図では，非古典的MHC分子T22とγδ型TCRの全体的な位置関係は，MHCクラスI分子ならびにMHCクラスII分子とαβ型TCRの位置関係とはかなり異なる．ペプチド収容溝の上に直接またがるというより，γδ型TCRはペプチド収容溝の片側端だけにかかわっている．このことはペプチドを認識しない点とMHCに拘束されない点で一致している．

B細胞の抗原センサーは免疫グロブリンであり，抗原に対する膜結合型レセプターであるBCRとして，ならびに抗原と結合して液性免疫応答を誘導する分泌抗体として産生される．それに対して，T細胞の抗原センサーは膜結合型レセプターであるTCRとしてのみ産生されて，細胞エフェクター機能だけを誘導する．免疫グロブリンとTCRは，高度に多様性を有する分子であり，その多様性は可変部と呼ばれる部分に集中しており，そこで抗原と結合する．免疫グロブリンが化学的な性状の異なるさまざまな抗原と結合するのに対して，TCRの大部分を占める$\alpha\beta$型TCRは，細胞表面のいたるところに発現しているMHC分子に結合した外来性蛋白質のペプチドフラグメントを主に認識する．

免疫グロブリンの抗原への結合は，主に抗体を用いて研究されてきた．抗体の抗原への結合は非常に特異的であり，その結合は抗原結合部位の形状と物理化学的な性状によって決まる．抗体の抗原結合部位と反対側に位置する部位は定常部あるいはFc部分と呼ばれており，抗体がどのようなエフェクター機能を誘導するのか決める．抗体には主に五つの機能的に異なるクラスがあり，それぞれ異なるタイプの定常部によって分類することができる．第10章で示すように，このような異なるクラスの抗体が免疫系にかかわるさまざまな因子と相互作用することで，炎症反応を引き起こして抗原を排除する．

TCRはいくつかの点でB細胞の免疫グロブリンとは異なっている．TCRには分泌型が存在しないため，T細胞とB細胞の間での機能的な違いがみられる．B細胞は身体の中を循環している病原体そのものとその産生蛋白質に対応する．つまり，B細胞は抗原を認識する可溶性分子（抗体）を分泌して，体内の細胞外部に存在する抗原を効率よく排除する．一方，T細胞は病原体の能動的な監視を専門としており，T細胞の認識には可溶性の分泌型レセプターを必要としない．$CD8^+$T細胞は細胞内の感染を検出することが可能であるとともに，細胞表面に外来性の抗原ペプチドを提示している感染細胞を殺傷することができる．$CD4^+$T細胞は，外来抗原を取り込んで細胞表面に抗原を提示している免疫細胞と相互作用する．

また，TCRは抗原そのものではなく，自己のMHCに結合した外来ペプチドを複合体リガンドとして認識する．つまり，T細胞は病原体や蛋白質そのものではなく，抗原を提示している細胞とのみ相互作用することができる．一つひとつのTCRは，ペプチドと自己MHCの特定の組合せに対して特異的に応答する．MHC分子は非常に多型性のある遺伝子ファミリーによってコードされている．一つひとつのMHC分子は，異なるペプチド結合レパートリーをもち，いくつかの種類のMHC分子を発現しているので，1人の個体に存在しているT細胞集団はいかなる病原体に由来するペプチドであろうとも少なくともなんらかのペプチドを認識することが可能なのである．

章末問題

4.1 正誤問題：パパインで蛋白質分解された抗体の方が，ペプシンで分解された抗体よりも，抗原への親和性が高い抗体フラグメントができる．

4.2 短答問題：CD4ならびにCD8補助レセプターはTCRシグナルにおいてどのような重要性があるか述べよ．

4.3 短答問題：MHC遺伝子座においてヘテロ接合体であるとなぜ，そしてどのように有利なのか述べよ．

4.4 対応問題：最も適切な組合せにせよ．

A. 抗原決定基
B. 構造依存性の非連続性エピトープ
C. 連続性の線状エピトープ
D. 超可変部

i. 抗体が認識する構造（つまりエピトープ）
ii. 配列に多様性があるV領域の場所
iii. エピトープとなるポリペプチド鎖の一部分
iv. 蛋白質の折りたたみによって異なるポリペプチド鎖が合わさってできたエピトープ

4.5 穴埋め問題：ヒトやマウスを含むほとんどの脊椎動物は，＿＿＿鎖と＿＿＿鎖からなる抗体を作り出す．抗体は抗原を認識する＿＿＿部と抗体のクラスとアイソタイプを決定する＿＿＿部を有している．しかし，ラクダと軟骨魚類は，それぞれ＿＿＿と＿＿＿を作る．これらは臨床応用へ向けての単鎖抗体の基本形となっている．

4.6 多肢選択問題：次の文章のうち正しくないものはどれか．

A. TCRα鎖とTCRβ鎖はペアであるが，TCRα鎖はTCRγ鎖あるいはTCRδ鎖と交換可能である．
B. 静電気的な相互作用（例えば塩橋）は荷電をもったアミノ酸の間で起こる．
C. 疎水性相互作用は水が排除されて，二つの疎水的な分子表面間で起こる．
D. 抗体の抗原結合部位には，チロシンのような芳香族アミノ酸が頻繁に使われている．
E. MHC拘束性とは，特定のMHC分子と結合したペプチドのユニークな組合せをT細胞が認識する現象である．

4.7 多肢選択問題：健常なヒト成人とマウス成体で一番量が多い免疫グロブリンはどのクラスか．

A. IgA
B. IgD
C. IgE
D. IgG
E. IgM

4.8 多肢選択問題：免疫グロブリン折りたたみ構造について説明しているのはどれか．

A. 一つのαヘリックスと一つのジスルフィド結合で連結された二つの逆方向に平行なβシート
B. 一つのジスルフィド結合で架橋された二つのβストランド
C. 二つのジスルフィド結合で架橋された四つのαヘリックス
D. 七つの逆方向に平行なαヘリックス
E. 二つの折りたたみβシートが一つのジスルフィド結合で架橋されてできた一つのβサンドイッチ

4.9 多肢選択問題：抗体分子にはいくつか柔軟な部位があり，特にFc部分とFab部分のヒンジ部，およびV領域とC領域のつなぎ目では，ある程度自由に可動する．この柔軟な可動性に影響されない抗体の特性はどれか．

A. 小さな抗原（ハプテン）との結合
B. 抗原に対する結合力
C. 抗原に対する親和性
D. 抗体と結合する蛋白質との相互作用
E. 抗原と結合する距離

4.10 多肢選択問題：抗原認識と抗原特異性において最も重要となるB細胞とT細胞の抗原レセプターにおける部位はどれか．

A. FR1
B. CDR1
C. FR2
D. CDR2
E. FR3
F. CDR3
G. FR4

全般的な参考文献

Garcia, K.C., Degano, M., Speir, J.A., and Wilson, I.A.: **Emerging principles for T cell receptor recognition of antigen in cellular immunity.** *Rev. Immunogenet.* 1999, **1**:75–90.

Garcia, K.C., Teyton, L., and Wilson, I.A.: **Structural basis of T cell recognition.** *Annu. Rev. Immunol.* 1999, **17**:369–397.

Moller, G. (ed): **Origin of major histocompatibility complex diversity.** *Immunol. Rev.* 1995, **143**:5–292.

Poljak, R.J.: **Structure of antibodies and their complexes with antigens.** *Mol. Immunol.* 1991, **28**:1341–1345.

Rudolph, M.G., Stanfield, R.L., and Wilson, I.A: **How TCRs bind MHCs, peptides, and coreceptors.** *Annu. Rev. Immunol.* 2006, **24**:419–466.

Sundberg, E.J., and Mariuzza, R.A.: **Luxury accommodations: the expanding role of structural plasticity in protein-protein interactions.** *Structure* 2000, **8**:R137–R142.

項ごとの参考文献

4–1 IgG抗体分子は4本のポリペプチド鎖から構成されている

Edelman, G.M.: **Antibody structure and molecular immunology.** *Scand. J. Immunol.* 1991, **34**:4–22.

Faber, C., Shan, L., Fan, Z., Guddat, L.W., Furebring, C., Ohlin, M., Borrebaeck, C.A.K., and Edmundson, A.B.: **Three-dimensional structure of a human Fab with high affinity for tetanus toxoid.** *Immunotechnology* 1998, **3**:253–270.

Harris, L.J., Larson, S.B., Hasel, K.W., Day, J., Greenwood, A., and McPherson, A.: **The three-dimensional structure of an intact monoclonal antibody for canine lymphoma.** *Nature* 1992, **360**:369–372.

4–2 免疫グロブリンの重鎖と軽鎖はともに定常部と可変部からなる
&

4–3 免疫グロブリン分子のドメインは類似構造をもつ

Barclay, A.N., Brown, M.H., Law, S.K., McKnight, A.J., Tomlinson, M.G., and van der Merwe, P.A. (eds): *The Leukocyte Antigen Factsbook*, 2nd ed. London: Academic Press, 1997.

Brummendorf, T., and Lemmon, V.: **Immunoglobulin superfamily receptors: cis-interactions, intracellular adapters and alternative splicing regulate adhesion.** *Curr. Opin. Cell Biol.* 2001, **13**:611–618.

Marchalonis, J.J., Jensen, I., and Schluter, S.F.: **Structural, antigenic and evolutionary analyses of immunoglobulins and T cell receptors.** *J. Mol. Recog.* 2002, **15**:260–271.

Ramsland, P.A., and Farrugia, W.: **Crystal structures of human antibodies: a detailed and unfinished tapestry of immunoglobulin gene products.** *J. Mol. Recog.* 2002, **15**:248–259.

4–4 抗体分子は機能的に異なったフラグメントに容易に切断される

Porter, R.R.: **Structural studies of immunoglobulins.** *Scand. J. Immunol.* 1991, **34**:382–389.

Yamaguchi, Y., Kim, H., Kato, K., Masuda, K., Shimada, I., and Arata, Y.: **Proteolytic fragmentation with high specificity of mouse IgG—mapping of proteolytic cleavage sites in the hinge region.** *J. Immunol. Methods.* 1995, **181**:259–267.

4–5 免疫グロブリン分子のヒンジ部がいろいろな抗原に結合するための可動性を作り出している

Gerstein, M., Lesk, A.M., and Chothia, C.: **Structural mechanisms for domain movements in proteins.** *Biochemistry* 1994, **33**:6739–6749.

Jimenez, R., Salazar, G., Baldridge, K.K., and Romesberg, F.E.: **Flexibility and molecular recognition in the immune system.** *Proc. Natl Acad. Sci. USA* 2003, **100**:92–97.

Saphire, E.O., Stanfield, R.L., Crispin, M.D., Parren, P.W., Rudd, P.M., Dwek, R.A., Burton, D.R., and Wilson, I.A.: **Contrasting IgG structures reveal extreme asymmetry and flexibility.** *J. Mol. Biol.* 2002, **319**:9–18.

4-6 超可変部アミノ酸配列中の限局された領域が抗原結合部位を形作る

Chitarra, V., Alzari, P.M., Bentley, G.A., Bhat, T.N., Eiselé, J.-L., Houdusse, A., Lescar, J., Souchon, H., and Poljak, R.J.: **Three-dimensional structure of a heteroclitic antigen-antibody cross-reaction complex.** *Proc. Natl Acad. Sci. USA* 1993, **90**:7711–7715.

Decanniere, K., Muyldermans, S., and Wyns, L.: **Canonical antigen-binding loop structures in immunoglobulins: more structures, more canonical classes?** *J. Mol. Biol.* 2000, **300**:83–91.

Gilliland, L.K., Norris, N.A., Marquardt, H., Tsu, T.T., Hayden, M.S., Neubauer, M.G., Yelton, D.E., Mittler, R.S., and Ledbetter, J.A.: **Rapid and reliable cloning of antibody variable regions and generation of recombinant single-chain antibody fragments.** *Tissue Antigens* 1996, **47**:1–20.

Johnson, G., and Wu, T.T.: **Kabat Database and its applications: 30 years after the first variability plot.** *Nucleic Acids Res.* 2000, **28**:214–218.

Wu, T.T., and Kabat, E.A.: **An analysis of the sequences of the variable regions of Bence Jones proteins and myeloma light chains and their implications for antibody complementarity.** *J. Exp. Med.* 1970, **132**:211–250.

Xu, J., Deng, Q., Chen, J., Houk, K.N., Bartek, J., Hilvert, D., and Wilson, I.A.: **Evolution of shape complementarity and catalytic efficiency from a primordial antibody template.** *Science* 1999, **286**:2345–2348.

4-7 抗体分子はCDRのアミノ酸との接触により抗原と結合するが，抗原の大きさや形も影響を与える

&

4-8 抗体はさまざまな非共有結合力を使って抗原表面の立体構造の形状に結合する

Ban, N., Day, J., Wang, X., Ferrone, S., and McPherson, A.: **Crystal structure of an anti-anti-idiotype shows it to be self-complementary.** *J. Mol. Biol.* 1996, **255**:617–627.

Davies, D.R., and Cohen, G.H.: **Interactions of protein antigens with antibodies.** *Proc. Natl Acad. Sci. USA* 1996, **93**:7–12.

Decanniere, K., Desmyter, A., Lauwereys, M., Ghahroudi, M.A., Muyldermans, S., and Wyns, L.: **A single-domain antibody fragment in complex with RNase A: non-canonical loop structures and nanomolar affinity using two CDR loops.** *Structure Fold. Des.* 1999, **7**:361–370.

Padlan, E.A.: **Anatomy of the antibody molecule.** *Mol. Immunol.* 1994, **31**:169–217.

Saphire, E.O., Parren, P.W., Pantophlet, R., Zwick, M.B., Morris, G.M., Rudd, P.M., Dwek, R.A., Stanfield, R.L., Burton, D.R., and Wilson, I.A.: **Crystal structure of a neutralizing human IgG against HIV-1: a template for vaccine design.** *Science* 2001, **293**:1155–1159.

Stanfield, R.L., and Wilson, I.A.: **Protein–peptide interactions.** *Curr. Opin. Struct. Biol.* 1995, **5**:103–113.

Tanner, J.J., Komissarov, A.A., and Deutscher, S.L.: **Crystal structure of an antigen-binding fragment bound to single-stranded DNA.** *J. Mol. Biol.* 2001, **314**:807–822.

Wilson, I.A., and Stanfield, R.L.: **Antibody–antigen interactions: new structures and new conformational changes.** *Curr. Opin. Struct. Biol.* 1994, **4**:857–867.

4-9 抗体と完全なままの抗原との反応は立体構造の制約に影響される

Braden, B.C., Goldman, E.R., Mariuzza, R.A., and Poljak, R.J.: **Anatomy of an antibody molecule: structure, kinetics, thermodynamics and mutational studies of the antilysozyme antibody D1.3.** *Immunol. Rev.* 1998, **163**:45–57.

Braden, B.C., and Poljak, R.J.: **Structural features of the reactions between antibodies and protein antigens.** *FASEB J.* 1995, **9**:9–16.

Diamond, M.S., Pierson, T.C., and Fremont, D.H.: **The structural immunology of antibody protection against West Nile virus.** *Immunol Rev.* 2008, **225**:212–225.

Lok, S.M., Kostyuchenko, V., Nybakken, G.E., Holdaway, H.A., Battisti, A.J., Sukupolvi-Petty, S., Sedlak, D., Fremont, D.H., Chipman, P.R., Roehrig, J.T., et al.: **Binding of a neutralizing antibody to dengue virus alters the arrangement of surface glycoproteins.** *Nat. Struct. Mol. Biol.* 2008, **15**:312–317.

Ros, R., Schwesinger, F., Anselmetti, D., Kubon, M., Schäfer, R., Plückthun, A., and Tiefenauer, L.: **Antigen binding forces of individually addressed single-chain Fv antibody molecules.** *Proc. Natl Acad. Sci. USA* 1998, **95**:7402–7405.

4-10 ヒトとは別の構造の抗体を作る種もいる

Hamers-Casterman, C., Atarhouch, T., Muyldermans, S., Robinson, G., Hamers, C., Songa, E.B., Bendahman, N., and Hamers, R.: **Naturally occurring antibodies devoid of light chains.** *Nature* 1993, **363**:446–448.

Muyldermans, S.: **Nanobodies: natural single-domain antibodies.** *Annu. Rev. Biochem.* 2013, **82**:775–797.

Nguyen, V.K., Desmyter, A., and Muyldermans, S.: **Functional heavy-chain antibodies in Camelidae.** *Adv. Immunol.* 2001, **79**:261–296.

4-11 T細胞レセプターのαβヘテロ二量体は，免疫グロブリンのFabフラグメントに酷似している

Al-Lazikani, B., Lesk, A.M., and Chothia, C.: **Canonical structures for the hypervariable regions of T cell αβ receptors.** *J. Mol. Biol.* 2000, **295**:979–995.

Kjer-Nielsen, L., Clements, C.S., Brooks, A.G., Purcell, A.W., McCluskey, J., and Rossjohn, J.: **The 1.5 Å crystal structure of a highly selected antiviral T cell receptor provides evidence for a structural basis of immunodominance.** *Structure (Camb.)* 2002, **10**:1521–1532.

Machius, M., Cianga, P., Deisenhofer, J., and Ward, E.S.: **Crystal structure of a T cell receptor Vα11 (AV11S5) domain: new canonical forms for the first and second complementarity determining regions.** *J. Mol. Biol.* 2001, **310**:689–698.

4-12 TCRは抗原をMHC分子に結合した外来ペプチドの複合体として抗原認識する

Garcia, K.C., and Adams, E.J.: **How the T cell receptor sees antigen—a structural view.** *Cell* 2005, **122**:333–336.

Hennecke, J., and Wiley, D.C.: **Structure of a complex of the human αβ T cell receptor (TCR) HA1.7, influenza hemagglutinin peptide, and major histocompatibility complex class II molecule, HLA-DR4 (DRA*0101 and DRB1*0401): insight into TCR cross-restriction and alloreactivity.** *J. Exp. Med.* 2002, **195**:571–581.

Luz, J.G., Huang, M., Garcia, K.C., Rudolph, M.G., Apostolopoulos, V., Teyton, L., and Wilson, I.A.: **Structural comparison of allogeneic and syngeneic T cell receptor–peptide–major histocompatibility complex complexes: a buried alloreactive mutation subtly alters peptide presentation substantially increasing $V_β$ interactions.** *J. Exp. Med.* 2002, **195**:1175–1186.

Reinherz, E.L., Tan, K., Tang, L., Kern, P., Liu, J., Xiong, Y., Hussey, R.E., Smolyar, A., Hare, B., Zhang, R., et al.: **The crystal structure of a T cell receptor in complex with peptide and MHC class II.** *Science* 1999, **286**:1913–1921.

Rudolph, M.G., Stanfield, R.L., and Wilson, I.A.: **How TCRs bind MHCs, peptides, and coreceptors.** *Annu. Rev. Immunol.* 2006, **24**:419–466.

4-13 異なったサブユニット構造をとるが，立体構造はよく似ている二つのクラスのMHC分子がある

&

4-14 ペプチドは安定してMHC分子に結合し，細胞表面上でMHC分子を安定化する

Bouvier, M.: **Accessory proteins and the assembly of human class I MHC molecules: a molecular and structural perspective.** *Mol. Immunol.* 2003, **39**:697–706.

Dessen, A., Lawrence, C.M., Cupo, S., Zaller, D.M., and Wiley, D.C.: **X-ray crystal structure of HLA-DR4 (DRA*0101, DRB1*0401) complexed with a peptide from human collagen II.** *Immunity* 1997, **7**:473–481.

Fremont, D.H., Hendrickson, W.A., Marrack, P., and Kappler, J.: **Structures of an MHC class II molecule with covalently bound single peptides.** *Science* 1996, **272**:1001–1004.

Fremont, D.H., Matsumura, M., Stura, E.A., Peterson, P.A., and Wilson, I.A.: **Crystal structures of two viral peptides in complex with murine MHC class 1**

H-2K^b. *Science* 1992, **257**:919–927.

Fremont, D.H., Monnaie, D., Nelson, C.A., Hendrickson, W.A., and Unanue, E.R.: **Crystal structure of I-Ak in complex with a dominant epitope of lysozyme.** *Immunity* 1998, **8**:305–317.

Macdonald, W.A., Purcell, A.W., Mifsud, N.A., Ely, L.K., Williams, D.S., Chang, L., Gorman, J.J., Clements, C.S., Kjer-Nielsen, L., Koelle, D.M., et al.: **A naturally selected dimorphism within the HLA-B44 supertype alters class I structure, peptide repertoire, and T cell recognition.** *J. Exp. Med.* 2003, **198**:679–691.

Zhu, Y., Rudensky, A.Y., Corper, A.L., Teyton, L., and Wilson, I.A.: **Crystal structure of MHC class II I-Ab in complex with a human CLIP peptide: prediction of an I-Ab peptide-binding motif.** *J. Mol. Biol.* 2003, **326**:1157–1174.

4–15 MHCクラスI分子は、8〜10アミノ酸残基からなる短いペプチドとその両端までを含めて結合する

Bouvier, M., and Wiley, D.C.: **Importance of peptide amino and carboxyl termini to the stability of MHC class I molecules.** *Science* 1994, **265**:398–402.

Govindarajan, K.R., Kangueane, P., Tan, T.W., and Ranganathan, S.: **MPID: MHC-Peptide Interaction Database for sequence–structure–function information on peptides binding to MHC molecules.** *Bioinformatics* 2003, **19**:309–310.

Saveanu, L., Fruci, D., and van Endert, P.: **Beyond the proteasome: trimming, degradation and generation of MHC class I ligands by auxiliary proteases.** *Mol. Immunol.* 2002, **39**:203–215.

Weiss, G.A., Collins, E.J., Garboczi, D.N., Wiley, D.C., and Schreiber, S.L.: **A tricyclic ring system replaces the variable regions of peptides presented by three alleles of human MHC class I molecules.** *Chem. Biol.* 1995, **2**:401–407.

4–16 MHCクラスII分子へ結合するペプチドの長さは一定ではない

Conant, S.B., and Swanborg, R.H.: **MHC class II peptide flanking residues of exogenous antigens influence recognition by autoreactive T cells.** *Autoimmun. Rev.* 2003, **2**:8–12.

Guan, P., Doytchinova, I.A., Zygouri, C., and Flower, D.R.: **MHCPred: a server for quantitative prediction of peptide–MHC binding.** *Nucleic Acids Res.* 2003, **31**:3621–3624.

Lippolis, J.D., White, F.M., Marto, J.A., Luckey, C.J., Bullock, T.N., Shabanowitz, J., Hunt, D.F., and Engelhard, V.H.: **Analysis of MHC class II antigen processing by quantitation of peptides that constitute nested sets.** *J. Immunol.* 2002, **169**:5089–5097.

Park, J.H., Lee, Y.J., Kim, K.L., and Cho, E.W.: **Selective isolation and identification of HLA-DR-associated naturally processed and presented epitope peptides.** *Immunol. Invest.* 2003, **32**:155–169.

Rammensee, H.G.: **Chemistry of peptides associated with MHC class I and class II molecules.** *Curr. Opin. Immunol.* 1995, **7**:85–96.

Rudensky, A.Y., Preston-Hurlburt, P., Hong, S.C., Barlow, A., and Janeway, C.A., Jr.: **Sequence analysis of peptides bound to MHC class II molecules.** *Nature* 1991, **353**:622–627.

Sercarz, E.E., and Maverakis, E.: **MHC-guided processing: binding of large antigen fragments.** *Nat. Rev. Immunol.* 2003, **3**:621–629.

Sinnathamby, G., and Eisenlohr, L.C.: **Presentation by recycling MHC class II molecules of an influenza hemagglutinin-derived epitope that is revealed in the early endosome by acidification.** *J. Immunol.* 2003, **170**:3504–3513.

4–17 数種のペプチド・MHC・T細胞レセプター複合体の結晶構造解析によって、T細胞レセプターはペプチド・MHC複合体に対して同じような向きで結合していることがわかった

Buslepp, J., Wang, H., Biddison, W.E., Appella, E., and Collins, E.J.: **A correlation between TCR Vα docking on MHC and CD8 dependence: implications for T cell selection.** *Immunity* 2003, **19**:595–606.

Ding, Y.H., Smith, K.J., Garboczi, D.N., Utz, U., Biddison, W.E., and Wiley, D.C.: **Two human T cell receptors bind in a similar diagonal mode to the HLA-A2/Tax peptide complex using different TCR amino acids.** *Immunity* 1998, **8**:403–411.

Garcia, K.C., Degano, M., Pease, L.R., Huang, M., Peterson, P.A., Leyton, L., and Wilson, I.A.: **Structural basis of plasticity in T cell receptor recognition of a self peptide-MHC antigen.** *Science* 1998, **279**:1166–1172.

Kjer-Nielsen, L., Clements, C.S., Purcell, A.W., Brooks, A.G., Whisstock, J.C., Burrows, S.R., McCluskey, J., and Rossjohn, J.: **A structural basis for the selection of dominant αβ T cell receptors in antiviral immunity.** *Immunity* 2003, **18**:53–64.

Newell, E.W., Ely, L.K., Kruse, A.C., Reay, P.A., Rodriguez, S.N., Lin, A.E., Kuhns, M.S., Garcia, K.C., and Davis, M.M.: **Structural basis of specificity and cross-reactivity in T cell receptors specific for cytochrome c-I-E(k).** *J. Immunol.* 2011, **186**:5823–5832.

Reiser, J.B., Darnault, C., Gregoire, C., Mosser, T., Mazza, G., Kearney, A., van der Merwe, P.A., Fontecilla-Camps, J.C., Housset, D., and Malissen, B.: **CDR3 loop flexibility contributes to the degeneracy of TCR recognition.** *Nat. Immunol.* 2003, **4**:241–247.

Sant'Angelo, D.B., Waterbury, G., Preston-Hurlburt, P., Yoon, S.T., Medzhitov, R., Hong, S.C., and Janeway, C.A., Jr.: **The specificity and orientation of a TCR to its peptide-MHC class II ligands.** *Immunity* 1996, **4**:367–376.

Teng, M.K., Smolyar, A., Tse, A.G.D., Liu, J.H., Liu, J., Hussey, R.E., Nathenson, S.G., Chang, H.C., Reinherz, E.L., and Wang, J.H.: **Identification of a common docking topology with substantial variation among different TCR–MHC–peptide complexes.** *Curr. Biol.* 1998, **8**:409–412.

4–18 T細胞の細胞表面蛋白質CD4とCD8は直接的にMHC分子と接触し、効果的に抗原と反応するために必要である

Chang, H.C., Tan, K., Ouyang, J., Parisini, E., Liu, J.H., Le, Y., Wang, X., Reinherz, E.L., and Wang, J.H.: **Structural and mutational analyses of CD8αβ heterodimer and comparison with the CD8αα homodimer.** *Immunity* 2005, **6**:661–671.

Cheroutre, H., and Lambolez, F.: **Doubting the TCR coreceptor function of CD8αα.** *Immunity* 2008, **28**:149–159.

Gao, G.F., Tormo, J., Gerth, U.C., Wyer, J.R., McMichael, A.J., Stuart, D.I., Bell, J.I., Jones, E.Y., and Jakobsen, B.Y.: **Crystal structure of the complex between human CD8αα and HLA-A2.** *Nature* 1997, **387**:630–634.

Gaspar, R., Jr., Bagossi, P., Bene, L., Matko, J., Szollosi, J., Tozser, J., Fesus, L., Waldmann, T.A., and Damjanovich, S.: **Clustering of class I HLA oligomers with CD8 and TCR: three-dimensional models based on fluorescence resonance energy transfer and crystallographic data.** *J. Immunol.* 2001, **166**:5078–5086.

Kim, P.W., Sun, Z.Y., Blacklow, S.C., Wagner, G., and Eck, M.J.: **A zinc clasp structure tethers Lck to T cell coreceptors CD4 and CD8.** *Science* 2003, **301**:1725–1728.

Moody, A.M., North, S.J., Reinhold, B., Van Dyken, S.J., Rogers, M.E., Panico, M., Dell, A., Morris, H.R., Marth, J.D., and Reinherz, E.L.: **Sialic acid capping of CD8β core 1-O-glycans controls thymocyte-major histocompatibility complex class I interaction.** *J. Biol. Chem.* 2003, **278**:7240–7260.

Walker, L.J., Marrinan, E., Muenchhoff, M., Ferguson, J., Kloverpris, H., Cheroutre, H., Barnes, E., Goulder, P., and Klenerman, P.: **CD8αα expression marks terminally differentiated human CD8+ T cells expanded in chronic viral infection.** *Front Immunol.* 2013, **4**:223.

Wang, J.H., and Reinherz, E.L.: **Structural basis of T cell recognition of peptides bound to MHC molecules.** *Mol. Immunol.* 2002, **38**:1039–1049.

Wang, R., Natarajan, K., and Margulies, D.H.: **Structural basis of the CD8αβ/MHC class I interaction: focused recognition orients CD8β to a T cell proximal position.** *J. Immunol.* 2009, **183**:2554–2564.

Wang, X.X., Li, Y., Yin, Y., Mo, M., Wang, Q., Gao, W., Wang, L., and Mariuzza, R.A.: **Affinity maturation of human CD4 by yeast surface display and crystal structure of a CD4-HLA-DR1 complex.** *Proc. Natl Acad. Sci. USA* 2011, **108**:15960–15965.

Wu, H., Kwong, P.D., and Hendrickson, W.A.: **Dimeric association and segmental variability in the structure of human CD4.** *Nature* 1997, **387**:527–530.

Yin, Y., Wang, X.X., and Mariuzza, R.A.: **Crystal structure of a complete ternary complex of T-cell receptor, peptide-MHC, and CD4.** *Proc. Natl Acad. Sci. USA* 2012, **109**:5405–5410.

Zamoyska, R.: **CD4 and CD8: modulators of T cell receptor recognition of antigen and of immune responses?** *Curr. Opin. Immunol.* 1998, **10**:82–86.

4-19 2種類のクラスのMHC分子の細胞上での発現は異なる

Steimle, V., Siegrist, C.A., Mottet, A., Lisowska-Grospierre, B., and Mach, B.: **Regulation of MHC class II expression by interferon-γ mediated by the transactivator gene CIITA.** *Science* 1994, **265**:106–109.

4-20 まったく異なるT細胞サブセットはγ鎖およびδ鎖によって構成される別のレセプターを有している

Adams, E.J., Chien, Y.H., and Garcia, K.C.: **Structure of a γδ T cell receptor in complex with the nonclassical MHC T22.** *Science* 2005, **308**:227–231.

Allison, T.J., and Garboczi, D.N.: **Structure of γδ T cell receptors and their recognition of non-peptide antigens.** *Mol. Immunol.* 2002, **38**:1051–1061.

Allison, T.J., Winter, C.C., Fournie, J.J., Bonneville, M., and Garboczi, D.N.: **Structure of a human γδ T-cell antigen receptor.** *Nature* 2001, **411**:820–824.

Das, H., Wang, L., Kamath, A., and Bukowski, J.F.: **V$_γ$2V$_δ$2 T-cell receptor-mediated recognition of aminobisphosphonates.** *Blood* 2001, **98**:1616–1618.

Luoma, A.M., Castro, C.D., Mayassi, T., Bembinster, L.A., Bai, L., Picard, D., Anderson, B., Scharf, L., Kung, J.E., Sibener, L.V., et al.: **Crystal structure of Vδ1 T cell receptor in complex with CD1d-sulfatide shows MHC-like recognition of a self-lipid by human γδ T cells.** *Immunity* 2013, **39**:1032–1042.

Vantourout, P., and Hayday, A.: **Six-of-the-best: unique contributions of γδ T cells to immunology.** *Nat. Rev. Immunol.* 2013, **13**:88–100.

Wilson, I.A., and Stanfield, R.L.: **Unraveling the mysteries of γδ T cell recognition.** *Nat. Immunol.* 2001, **2**:579–581.

Wingren, C., Crowley, M.P., Degano, M., Chien, Y., and Wilson, I.A.: **Crystal structure of a γδ T cell receptor ligand T22: a truncated MHC-like fold.** *Science* 2000, **287**:310–314.

Wu, J., Groh, V., and Spies, T.: **T cell antigen receptor engagement and specificity in the recognition of stress-inducible MHC class I-related chains by human epithelial γδ T cells.** *J. Immunol.* 2002, **169**:1236–1240.

リンパ球抗原レセプターの形成 5

個々のリンパ球は，抗原と特異的に結合する部位をもつ1種類の抗原レセプターを細胞表面上に多数発現している（1–12項参照）．われわれの身体の中には何十億個ものリンパ球クローンが存在するので，膨大な種類の抗原に対応することができる．第4章ではリンパ球の抗原レセプター，すなわちB細胞上の免疫グロブリンおよびT細胞上のT細胞レセプター T-cell receptor（TCR）の構造的特徴を述べた．抗原レセプターのレパートリーにおけるこのような広範な抗原特異性は，レセプター蛋白質鎖の可変部（以下，可変部）にある抗原結合部位のアミノ酸配列の多様性によって担われている．抗原レセプターの結合部位はレセプターの二つの鎖の**可変部** variable region からなる．すなわち，免疫グロブリンは**重鎖可変部** heavy-chain variable region（V_H）と**軽鎖可変部** light-chain variable region（V_L），TCR は α鎖可変部（V_α）と β鎖可変部（V_β）である．免疫グロブリンの可変部ドメインは三つの**超可変部（相補性決定領域）**からなる三つのループを含む（4–6項参照）．この部位は抗原レセプターの抗原結合部位を決定しており，無限に多様な特異性を可能にしている．

1960〜1970年代では，免疫学者は約30億個のヌクレオチドという限られた遺伝情報のサイズでは存在する抗原レセプターの多様性のすべてをコードすることはできないと認識していた．例えば，それぞれの抗体がそれぞれ一つの遺伝子で直接コードされるならば，抗体の遺伝子だけで遺伝情報すべてが必要となる．レセプター各鎖の可変部は一つのDNA断片で完全な免疫グロブリンとしてコードされるわけではなくて，可変部は免疫グロブリンドメインの一部をコードするいわゆる**遺伝子断片** gene segment によって最初に規定される．実際には，レセプター各鎖の可変部はいくつかの遺伝子断片に分けてコードされており，リンパ球の発生段階において，これら複数の遺伝子断片が**体細胞DNA組換え反応** somatic DNA recombination により種々に組み合わされ，完全な可変部配列が構成される．このしくみは一般に**遺伝子再編成** gene rearrangement として知られている．可変部は二つまたは三つの型の遺伝子断片から構成されているが，生殖細胞系列のゲノム内には各型の遺伝子断片のコピーが多数存在する．遺伝子再編成時に，それぞれの遺伝子断片のコピーの一つずつがランダム（無作為）に選択されて組み合わされる．リンパ球抗原レセプターが有するレパートリーの多様性の大部分は，遺伝子断片の無数の組合せによって説明できる．最終的な抗原レセプターのレパートリーの多様性は，それぞれのリンパ球の分化の過程で，それぞれのタイプの多くの遺伝子断片から完全な抗原レセプターが組み立てられることによって生じる．この過程によって一つのリンパ球が抗原レセプターの多くの可能な組合せの中から一つだけを発現する結果，多様な抗原特異性をもつナイーブB細胞とT細胞が生まれる．

まず本章の第1節と第2節に免疫グロブリンとTCR遺伝子の可変部において，一次レパートリーが生み出される染色体内遺伝子再編成のしくみについて説明する．B細胞，T細胞のいずれでも遺伝子再編成のしくみは共通であり，その進化は脊椎動物の適応免疫の進化にとって非常に重要であったと思われる．本章の第3節では，活性化B細胞における膜結合型免疫グロブリンの産生から形質細胞による分泌型抗体分子の産生へと変換する機構について述べる．免疫グロブリンは膜結合型レセプターあるいは分泌型抗

本章で学ぶこと

一次免疫グロブリン遺伝子再編成

T細胞レセプターの遺伝子再編成

免疫グロブリン定常部の構造とその種類

適応免疫応答の進化

体として作られてくる．この点は膜結合型レセプターしかない TCR と異なる点である．抗体はその定常部によって異なったタイプ（アイソタイプ）が存在する．ここでは IgM と IgD の発現がどのように制御されているかを述べるに留め，抗体分子の異なる型の定常部とその機能については第 10 章においてさらに詳細に解説する．本章の最終節では，簡単に他の種の遺伝子再編成の進化による異なった型の適応免疫について述べる．

一次免疫グロブリン遺伝子再編成

ほとんどすべての物質が抗体応答の標的となりうる．1 種類のエピトープに対する免疫応答であっても，多種類の抗体分子が生み出され，各抗体分子は同じ抗原決定基に対して微妙に異なった特異性と独特な親和性，すなわち結合力をもっている．各個体がもっている抗体の特異性の総数は**抗体レパートリー** antibody repertoire または**免疫グロブリンレパートリー** immunoglobulin repertoire と呼ばれる．ヒトでは少なくともその数は 10^{11} 以上にのぼる．しかし，ある時点での抗原特異性の数は，その個体の B 細胞の総数，さらにその個体が過去にその抗原に遭遇したかどうかによって異なってくる．

免疫グロブリン遺伝子を直接調べることが可能となる以前は，抗体の多様性の起源について二つの仮説があった．一つは**生殖細胞遺伝子説** germline theory であり，個々の異なった免疫グロブリン鎖はそれぞれ別々の遺伝子によって規定されており，抗体レパートリーの大部分は親から子へと遺伝するというものである．もう一つの説は，**体細胞突然変異説** somatic diversification theory であり，ごく限られた数の可変部遺伝子配列が親から子へと遺伝され，続いて各個体の生存期間中に B 細胞の中で突然変異が生じ，抗体レパートリーが増大するというものである．免疫グロブリン遺伝子の単離によって，この二つの仮説はともに根幹において正しいことが証明された．すなわち，個々の可変部をコードしている DNA 配列は，比較的小さなグループの遺伝子断片の再編成によって生み出される．そして，成熟活性化 B 細胞における体細胞高頻度突然変異によって多様性がさらに増大する．このように体細胞突然変異説が本質的に正しかったのであるが，生殖細胞遺伝子説の根幹である複数の生殖細胞系列遺伝子の存在という概念もまた正しかったのである．

5–1　免疫グロブリン遺伝子再編成は抗体産生前駆細胞内で生じる

図 5.1 では，免疫グロブリン軽鎖の可変部における抗原結合部位のドメイン構造とそれをコードする遺伝子との関係を示した．免疫グロブリン軽鎖と重鎖の可変部は九つの β シートからなる**免疫グロブリン折りたたみ構造** immunoglobulin fold が基盤である．抗原結合部位は超可変部（相補性決定領域）1，2，3 として知られるアミノ酸からなる三つのループで構成される．これらのループはそれぞれ β シート B と C の間，C′ と C″ の間，F と G の間に位置する（図 5.1b）．成熟 B 細胞では重鎖・軽鎖の可変部は単一のエキソンからコードされるが，それぞれが遺伝子配列の中で分かれて存在する（図 5.1c）．このエキソンは免疫グロブリン遺伝子の第 2 エキソンである．可変部の第 1 エキソンは免疫グロブリン（抗体）のリーダー配列をコードする．リーダー配列は抗体が小胞体から細胞表面に移動するのに必要である．

大部分の遺伝子とは異なり，可変部の完全な DNA 配列はヒトの生殖細胞系列 DNA に存在しない．B 細胞が骨髄で分化する過程で，二つの離れた DNA 断片が接合されて完全なエキソン 2 が形成される．可変部の最初の 95 番目あるいは 101 番目までのアミノ酸は β シート A～F と最初の二つの超可変部をコードするが，**可変部断片** variable segment あるいは **V 遺伝子断片** V gene segment 由来である（図 5.2）．この遺伝子断

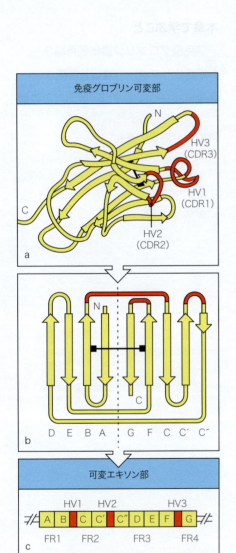

図 5.1　3 か所の超可変部は単一の可変遺伝子のエキソンでコードされる

（a）可変部は β シートからなるフレームワーク領域（黄色）で支持されている免疫グロブリン折りたたみ構造で，抗原特異性を決定する三つの超可変部（赤色）を含む．（b）三つの超可変部は β シートの B と C，C′ と C″，F と G の間にアミノ酸ループ（弧）として存在する．（c）1 個のリンパ球の一つの完全な可変部は完全な抗原レセプターの単一エキソンでコードされる．三つの超可変部は免疫グロブリンドメインを形成する四つのフレームワーク領域に散在している．

図 5.2 相補的決定領域（CDR）3 はリンパ球の分化時に結合する二つ以上の遺伝子断片から作られる
（a）CDR1，2，3 をコードする完全な軽鎖可変部は一つのエキソンにある．（b）完全な可変部は異なった生殖細胞系列遺伝子配列由来である．1 個の V 遺伝子断片が CDR1 と CDR2 ループをコードして，CDR3 ループは V 遺伝子 3′ 末端，J 遺伝子断片 5′ 末端とリンパ球分化時の V–J 結合部に付加され，または欠失したヌクレオチドから形成される．重鎖の CDR3 は V，D，J 遺伝子断片の結合によって作られる（図示していない）．

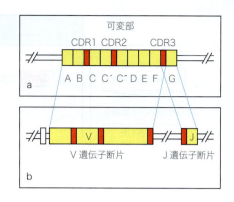

片は 3 番目の超可変部の一部もコードする．3 番目の超可変部の残りの部分と β シート G を含む残りの可変部（最大アミノ酸 13 個まで）をコードしているのは，**結合断片** joining segment あるいは **J 遺伝子断片** J gene segment である．慣例により，これらの遺伝子断片の接合（スプライシング）で形成される完全な可変部をコードする遺伝子を **可変部遺伝子** V-region gene と呼ぶ．

リンパ球系以外の細胞のゲノムにおいては，免疫グロブリンの可変部をコードする遺伝子の大部分と定常部をコードする遺伝子は互いに遠く離れて局在する．一方，成熟 B 細胞では遺伝子再編成の結果，再編成した可変部遺伝子は定常部遺伝子のすぐ近くに位置するようになる．免疫グロブリン遺伝子の再編成の現象は，今から約 40 年前に制限酵素を用いた遺伝子解析が可能になったときに，B 細胞と非リンパ球系細胞内のそれぞれの免疫グロブリン遺伝子の解析によって見出された．この簡単な実験から，免疫グロブリン遺伝子内のゲノム DNA は，B 細胞系列の細胞では再編成するが，他の細胞では再編成しないということが示された．この体細胞レベルでの遺伝子再編成の過程を，「体細胞」DNA 組換えといい，生殖細胞の分化過程でみられる減数分裂 DNA 組換えと区別する．

5–2 可変部をコードする完全な遺伝子は，異なった遺伝子断片の体細胞遺伝子組換えによって形成される

免疫グロブリン軽鎖と重鎖の遺伝子再編成の過程を図 5.3 に示す．軽鎖では V_L と J_L 遺伝子断片はその結合により，可変部ドメインの全体をコードする 1 個の新たなエキソンができる．遺伝子再編成が生じていない DNA 上では，V_L 遺伝子断片群は定常部遺伝子（C_L）から比較的遠く離れて存在している．それに対して J_L 遺伝子断片群は定常部遺伝子に近接して位置しており，遺伝子再編成により V 遺伝子断片が J 遺伝子断片に結合することで，V 遺伝子断片は同時に定常部遺伝子の近くに位置することになる．再編成した可変部の J_L 遺伝子断片は，定常部遺伝子とごく短いイントロン DNA によって隔てられているのみである．免疫グロブリン軽鎖の完全な mRNA が形成されるためには，転写後の RNA スプライシングによって可変部エキソンと定常部エキソンが直接結合されることが必要である．

重鎖の可変部ドメインは，三つの異なった遺伝子断片によってコードされている．すなわち，V と J 遺伝子断片に加えて（重鎖の場合，V_H，J_H と記載し，軽鎖の場合は V_L，J_L と記載して区別する），重鎖での V_H と J_H との間のアミノ酸をコードするもう一つの遺伝子断片として **多様性断片** diversity segment あるいは **D_H 遺伝子断片** D_H gene segment がある．完全な重鎖可変部遺伝子を産生する DNA 組換えの過程は，図 5.3 右図に示したように，2 段階に分けられる．最初の組換えにおいては，D_H 遺伝子断片が J_H 断片と結合する（DJ 断片の形成）．続いて，V_H 遺伝子断片が DJ_H 断片と再編成によって結合し，完全な形の V_H 領域エキソン（VDJ）遺伝子が形成される．軽鎖の場合と同様に，RNA スプライシングを経て，可変部の配列と定常部の配列が結合する．

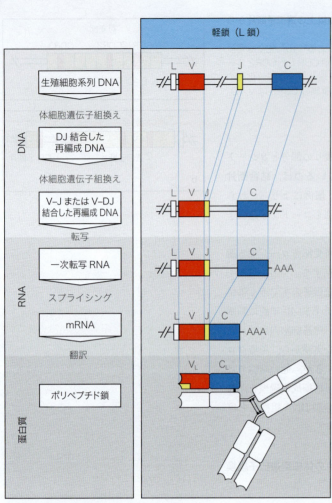
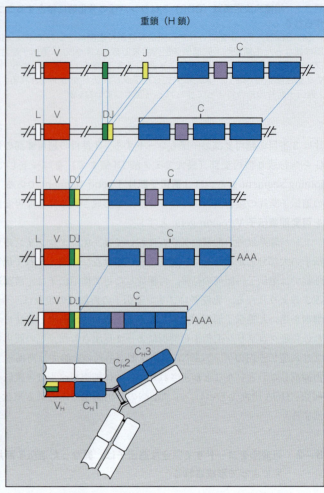

図 5.3 可変部遺伝子はいくつもの遺伝子断片から構成されている

軽鎖可変部遺伝子は，二つの遺伝子断片によって構成されている（中央図）．生殖細胞系列 DNA 中の 1 個の V 遺伝子断片と 1 個の J 遺伝子断片が体細胞遺伝子組換えによって結合し，1 個の完全な形の軽鎖可変部遺伝子が形成される．免疫グロブリン鎖は細胞外蛋白質なので，V 遺伝子断片のすぐ上流（5′側）にリーダーペプチド（L）をコードするエキソンがある．リーダーペプチドは蛋白質分子を細胞内の分泌経路内へと導く働きをし，その後に切り離される．軽鎖定常部は可変部とは独立した別のエキソンでコードされている．RNA スプライシングによって L（リーダー配列）と V の間のイントロン，J と C の間のイントロンが取り除かれ，定常部エキソンは可変部エキソンに結合する．重鎖可変部は，三つの独立した遺伝子断片から構成されている（右図）．まず初めに D 遺伝子断片と J 遺伝子断片が結合し，次に結合した DJ 遺伝子断片に V 遺伝子断片が結合して完全な V_H エキソンが形成される．重鎖定常部遺伝子は数個のエキソンによってコードされている．定常部エキソンおよびリーダー配列は RNA 転写産物のプロセシングによって介在するすべてのイントロンが取り除かれて，可変部エキソンに結合する．続いて蛋白質へと翻訳後，分泌経路内へ運ばれ，そこでリーダーペプチドが切り離される．最後にポリペプチド鎖どうしをつなぐジスルフィド結合によって 2 本の重鎖がつながれ，二量体が形成される．ヒンジ部は紫色で示す．

5-3　免疫グロブリン遺伝子座には数多くの V 遺伝子断片が連続して並んで存在する

説明を簡単にするために，これまでは免疫グロブリン可変部遺伝子の形成に関しては，V, D, J の各遺伝子断片はそれぞれ 1 コピーの遺伝子のみと仮定して述べてきた．実際には，生殖細胞系列 DNA では，それぞれ各遺伝子断片には異なった配列をもつ多数の遺伝子コピーが含まれている．V, D, J の各遺伝子断片からそれぞれ一つずつの遺伝子断片が無作為（ランダム）に選択されることから，免疫グロブリン可変部の膨大な多様性が形成される．遺伝子の単離とその塩基配列の解読によって決定された，ヒトのゲノム上にある可変部における機能的遺伝子断片の数を図 5.4 に示した．ただし，すべての遺伝子断片が機能的な蛋白質をコードしているというわけではない．一部の遺伝子では変異が蓄積して機能的な蛋白質を作れなくなっている．これらの遺伝子は**偽遺伝**

子 pseudogene と呼ばれる．このように V, D, J 遺伝子断片は，生殖細胞系列ゲノム中に多数存在しているが，どれか一つの断片だけが特に重要であるということはない．その結果，選択圧が軽減されるために，それぞれの遺伝子断片群において，変異を蓄積した遺伝子断片であっても無傷のまま残ることになり，かなり多くの偽遺伝子が生じることとなった．いくつかの偽遺伝子では，正常な機能的遺伝子断片と同様に再編成が生じるので，かなりの比率で偽遺伝子が遺伝子再編成に取り込まれ，非機能的になる．

4-1 項で示したように，免疫グロブリン鎖には 3 種類がある．1 種類の重鎖と 2 種類の軽鎖すなわち κ 鎖と λ 鎖である．これらの免疫グロブリン鎖をコードする遺伝子断片は，それぞれ三つの**遺伝子座** genetic locus，すなわち，重鎖遺伝子座と κ 鎖遺伝子座，λ 鎖遺伝子座とに組み込まれており，おのおのが完全な形の可変部配列を構築することができる．それぞれの遺伝子座は異なった染色体上にあり，図 5.5 に示すように少しずつ異なった配列で構成されている．λ 軽鎖遺伝子はヒトでは第 22 番染色体上に存在する．上流に V_λ 遺伝子断片群が位置し，その後に 1 個の J_λ 遺伝子断片と 1 個の C_λ 遺伝子からなる 4 種類の J_λ–C_λ の遺伝子セットが続く構成になっている．κ 軽鎖遺伝子は第 2 番染色体上にあり，多数の V_κ 遺伝子断片群とその下流の J_κ 遺伝子群と一つの C_κ 遺伝子から構成されている．

重鎖遺伝子座は第 14 番染色体上に存在し，κ 鎖遺伝子と同じく，それぞれ V_H 遺伝子断片群，D_H 遺伝子断片群，J_H 遺伝子断片群，C_H 遺伝子が位置している．重鎖は軽鎖と大きく異なる重要な点がある．重鎖では定常部が一つではなく，いくつもの定常部遺伝子断片が順番に並んで存在している．これらの定常部はそれぞれ異なるアイソタイプ（クラス）に対応している（図 5.19）．C_λ 遺伝子座にもいくつかの異なった定常部遺伝子があるが，これらの遺伝子は同じ蛋白質をコードしており，機能も同じである．一方，重鎖のアイソタイプはそれぞれ構造的に異なり，異なった機能を有している．

遺伝子断片	軽鎖		重鎖
	κ	λ	H
可変部 (V)	34〜38	29〜33	38〜46
多様部 (D)	0	0	23
結合部 (J)	5	4〜5	6
定常部 (C)	1	4〜5	9

ヒト免疫グロブリン遺伝子座における機能的な遺伝子断片の数

図 5.4 重鎖および軽鎖の可変部をコードする機能的な遺伝子断片の数
　これらの数字はヒト 1 個体からの DNA の全遺伝子クローニングと塩基配列決定によって得られたものである．偽遺伝子（変異していたり，機能を示せない配列をもつ遺伝子）は含まれていない．遺伝的多型があるため，すべてのヒトで同じ数にはならない．

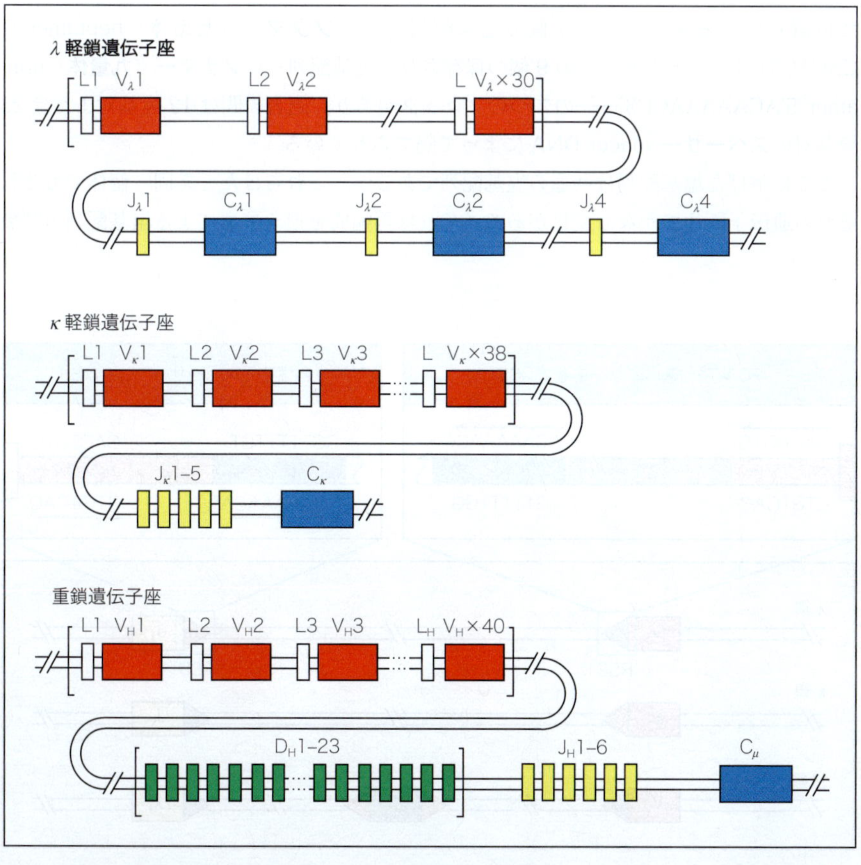

図 5.5 ヒトゲノムにおける免疫グロブリン重鎖および軽鎖遺伝子座の生殖細胞系列遺伝子上での構成
　ヒト 1 個体の解析によると，λ 軽鎖の遺伝子座（第 22 番染色体）は 29〜33 個の機能的な V_λ 遺伝子断片，および 4〜5 個の機能的な J_λ 遺伝子と C_λ 遺伝子とで構成されている．κ 軽鎖遺伝子座（第 2 番染色体）も同じような構成で，38 個の機能的な V_κ 遺伝子断片とその下流に離れて位置している 5 個の J 遺伝子断片（J_κ）の遺伝子群から構成されている．κ 鎖の場合，定常部遺伝子（C_κ）は 1 個のみである．約半数のヒトでは，遺伝子重複によって V_κ 遺伝子群が増幅されている（簡略化のため図示していない）．重鎖遺伝子座（第 14 番染色体）の場合，約 40 個の機能的な V 遺伝子断片（V_H）と，それに加えて 23 個の D 遺伝子断片（D_H）の遺伝子群が V 遺伝子断片（V_H）の遺伝子群と 6 個の J 遺伝子断片（J_H）の遺伝子群の間に位置している．重鎖遺伝子座はまた図 5.19 に示す．簡略化のためにこの図では，すべての V 遺伝子断片を染色体上の同方向に示している．またエキソンを省いて 1 個の C_H 遺伝子（C_μ）のみが描かれている．偽遺伝子は省略した．図は実際のスケールを示していない．重鎖遺伝子座の全長は 2 Mb（200 万塩基）以上に及ぶが，D 遺伝子切断の一部はわずか 6 塩基長しかない．

B細胞は最初μとδの2種類の重鎖アイソタイプ（クラス）を発現し（4-1項参照），mRNAの選択的スプライシングにより，IgMとIgDがB細胞表面に発現してくる（5-14項）．γ鎖（IgGを作る）を始めとして他のアイソタイプ重鎖の発現は，活性化B細胞の分化後期に**クラススイッチ** class switching と呼ばれるDNA再編成反応によって生じる．第10章にクラススイッチについて記述する．

ヒトのV遺伝子断片はいくつかのファミリーに分けられる．それぞれのファミリーを構成するV遺伝子のメンバーは80%以上の共通性を有する．重鎖とκ鎖のV遺伝子断片（V_Hと$V_κ$）ではともにそれぞれ7個のファミリーが存在し，$V_λ$遺伝子断片には8個のファミリーがある．ファミリーはさらにその相同性から，それぞれいくつかの亜群にグループ化される．ヒトのV_H遺伝子断片は大きく三つの亜群に分かれる．興味深いことに両生類，爬虫類，ヒト以外の哺乳類のV_H遺伝子断片もまた，すべてヒトと同様に三つの亜群に分けられる．このことは，これらの亜群は現代生存している動物種の共通の祖先において，すでに存在していたことを示している．すなわち，今日みられるすべてのV遺伝子は進化の過程で一連の遺伝子重複と多様化によって生じたこととなる．

5–4 V, D, J遺伝子断片の再編成は隣接するDNA配列を介して生じる

完全な形で免疫グロブリン鎖あるいはTCR鎖が発現するためには，V, D, J遺伝子断片のDNA再編成がそれぞれにおいて正確な位置で生じなければならない．さらに，V遺伝子断片が他のV遺伝子断片とではなく，DもしくはJ遺伝子断片とのみ結合するように制御されていなければならない．DNA再編成は，DNA組換え反応が生じる場所に隣接して局在する，高度に保存された塩基配列である非転写DNA配列を介して生ずる．この保存された配列は**組換えシグナル配列** recombination signal sequence（RSS）と呼ばれる．免疫グロブリン軽鎖λ，κ，重鎖遺伝子座でのRSSの構造と再編成について，図5.6に示した．この組換えシグナル配列には，常に翻訳配列に隣接して位置している保存された7個の塩基配列――**ヘプタマー（七量体）** heptamer 5′CACAGTG3′――ともう一つの9個の保存された塩基配列――**ノナマー（九量体）** nonamer 5′ACAAAAACC3′――の二つのブロックがあり，両者の間は12塩基対または23塩基対の**スペーサー** spacer DNAによって隔てられている．

ここに挙げた塩基配列は共通の塩基配列であるが，これらはたとえ同一個体でもそれぞれの遺伝子断片でかなり変化がある．それは再編成を担う酵素による塩基配列の認識

図5.6 免疫グロブリンV, D, J領域をコードする遺伝子断片の両側には，保存されたヘプタマー（七量体）およびノナマー（九量体）配列から構成される組換えシグナル配列（RSS）が存在する

組換えシグナル配列（RSS）は7個のヘプタマー（七量体）と，9個のノナマー（九量体）の二つの配列が12塩基対または約23塩基対のスペーサーによって隔てられている．ヘプタマー–ノナマー12塩基対スペーサーモチーフはここでは橙色の矢印で示す．23塩基対のスペーサーモチーフは紫色の矢印で示す．遺伝子断片の結合は常に12塩基対と約23塩基対のRSS間で起こり，これを12/23法則と呼ぶ．免疫グロブリンの重鎖と軽鎖（λ，κ）のV遺伝子断片（赤色），D遺伝子断片（緑色），J遺伝子断片（黄色）でのRSS組換えを示す．RAG-1組換え酵素がV遺伝子断片の最終末端のヌクレオチドとヘプタマーの最初のCの間，またはヘプタマーの最後のGとD遺伝子断片，または遺伝子の最初のヌクレオチド間でDNAを正確に切断する．12/23法則では免疫グロブリン重鎖遺伝子断片におけるRSS組換えでのV–J遺伝子断片の直接結合は起こらない．

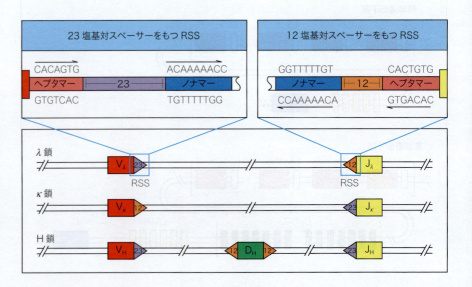

に柔軟性があるということである．スペーサーの塩基配列は一定していないが，スペーサーの長さは常に保存されており，DNA 二重らせんを 1 回転（12 塩基対）または 2 回転（23 塩基対）する距離に相当する．このことにより，ヘプタマーとノナマーは常に DNA ヘリックスの同じ側に位置することになり，遺伝子組換え酵素が二つの DNA 配列を認識し結合できるようになっている．しかしこの概念は構造学的に証明されてはいない．「ヘプタマー-スペーサー-ノナマー」の配列モチーフ RSS は常に V，D，あるいは J 遺伝子断片の蛋白質をコードする塩基配列に直接隣接して見出される．このような免疫グロブリン遺伝子の組換えは通常，同じ染色体上の遺伝子断片間でのみ生じる．12 塩基対スペーサーをもつ RSS が隣接している遺伝子断片は，通常，23 塩基対スペーサーをもつ RSS が隣接している 1 個の遺伝子断片とのみ結合する．これは **12/23 法則** 12/23 rule として知られている．

　12 塩基対と 23 塩基対のスペーサーのパターンは免疫グロブリン軽鎖 λ，κ，重鎖遺伝子座で異なる（図 5.6）．重鎖の場合，1 個の D_H 遺伝子断片は 1 個の J_H 遺伝子断片と，1 個の V_H 遺伝子断片は 1 個の D_H 遺伝子断片と結合しうるが，V_H 遺伝子断片は J_H 遺伝子断片と直接には結合できない．これは，V_H 遺伝子断片と J_H 遺伝子断片は両者ともに 23 塩基対スペーサーをもち，一方，D_H 遺伝子断片は両側に 12 塩基対スペーサーをもっているためである（図 5.6）．

　免疫グロブリンの抗原結合部位の初めの二つの超可変部，CDR1，CDR2 は V 遺伝子断片そのものによってコードされている（図 5.2）．3 番目の超可変部 CDR3 は，軽鎖の場合は V と J 遺伝子断片の結合によって，重鎖の場合は V，D，J 遺伝子断片の結合により新たに作り出されるものである．抗体レパートリーでのさらなる多様性は，J 遺伝子の結合前に 1 個の D 遺伝子断片ともう一つの D 遺伝子断片との結合の結果生じてくる CDR3 領域の形成による．このような D–D 結合は 12/23 法則を無視したものであり，しばしばみられるものではないが，その形成の機序は今のところ不明である．ヒトの場合，D–D 結合は抗体分子の約 5% にみられ，重鎖の一部にみられる非常に長い CDR3 ループの形成の主な機序と考えられている．

　DNA 組換え反応による再編成の機序は，重鎖，軽鎖ともによく似ている．ただし，軽鎖では結合の反応は 1 回のみであるが，重鎖の場合は 2 回生じる．2 個の遺伝子断片の転写の向きが DNA 上同じ方向を向いている場合は，再編成反応は二つの遺伝子間に介在している DNA のループ形成と削除であるが（図 5.7，左図），転写方向が互いに逆になっている二つの遺伝子断片間での再編成反応では，介在ゲノム DNA は異なった運命をたどる（図 5.7，右図）．この場合，介在 DNA 配列は染色体から消失せず，逆向きの方向でゲノム上に残る．このタイプの組換えは，それほど頻度は多くないが，ヒトでは約半数の V_κ が J_κ に結合する際に，この機序が作動していると考えられている．なぜなら，ヒト V_κ 遺伝子断片の半数では，転写方向が J_κ 遺伝子断片のそれとは逆向きになっているからである．

MOVIE 5.1

5–5　V, D, J 遺伝子断片の組換え反応には，リンパ球に特異的な蛋白質とどの細胞にも普遍的に存在する DNA 修飾酵素群の両方が必要である

　可変部遺伝子の再編成，すなわち **V(D)J 組換え** V(D)J recombination の全体の酵素機序を図 5.8 に示した．二つの RSS はスペーサーの長さを特異的に認識する二つの蛋白質どうしの相互作用により，12/23 法則に則って近接する．次に二つの DNA 分子は正確に 2 か所でエンドヌクレアーゼ活性で切断され，異なった形につなぎ合わせられる．ヘプタマーの末端は正確に頭-頭の形で結合され，**シグナル結合** signal joint となる．大抵の場合は，二つのヘプタマーの間には塩基は脱落したり新たに挿入されたりしないので，DNA 分子内に二つのヘプタマーの塩基配列 5′CACAGTGCACAGTG3′ が

図 5.7　可変部遺伝子断片は組換え機構によって結合する

上図：可変部遺伝子の組換えにおいては，それぞれの遺伝子断片の両側にある組換えシグナル配列（RSS）が近接することにより遺伝子組換えが引き起こされる．この図では，12塩基対スペーサーをもつRSSは橙色で，23塩基対スペーサーをもつRSSは紫色で示す．簡略化のため，軽鎖遺伝子での組換えが示してある．重鎖遺伝子の場合は，機能的な可変部を形成するために2回にわたる組換え反応が必要である．左図：多くの場合，再編成反応過程にある二つの遺伝子断片（この場合はVとJ遺伝子断片）はY染色体上に同じ転写方向で並んでいる．RSSが隣り合って結合することにより，介在する組換えシグナルを含むDNAはループとなってゲノムから切り離される．組換え反応はヘプタマーの末端間で起こり，いわゆるシグナル結合が生じ，その結果，介在配列DNAは閉じた環となってゲノムから遊離される．VとJ遺伝子断片の結合は染色体DNAで翻訳結合部を形成する．右図：ときにはV遺伝子断片（図ではVn）とJ遺伝子断片の転写方向が反対である場合がある．この場合，RSSが結合できるようになるためには，さらに複雑なDNAのループ形成を必要とする．二つのそれぞれのヘプタマーの端が結合すると，介在配列DNAは逆向きとなり，染色体の新たな場所に組み込まれ，その結果，VとJ遺伝子断片との結合が生じて機能的な可変部遺伝子が形成される．

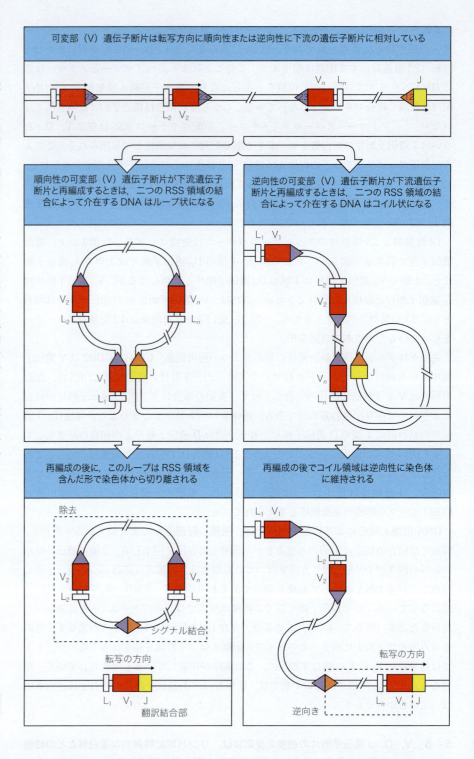

形成される．J遺伝子断片の転写方向が同じであれば，シグナル結合部は**染色体外環状DNA** extrachromosomal DNAとなり（図5.7，左図），細胞分裂の際にゲノム遺伝子から切り離される．染色体上に残るV遺伝子断片とJ遺伝子断片とが結合するが，これを**翻訳結合部** coding jointと呼ぶ．転写方向が逆向きどうしの遺伝子間の再編成の場合は（図5.7，右図），シグナル結合部も染色体上に残り，V遺伝子断片とJ遺伝子断片のRSSの間の介在DNA領域を利用してJ遺伝子断片が逆転して翻訳結合部を形成する．この状態を**逆位による再編成** rearrangement by inversionと呼ぶ．後に述べるように，翻訳結合は必ずしも正確な位置で起こらないため塩基のずれが生じる．その結果，

一次免疫グロブリン遺伝子再編成

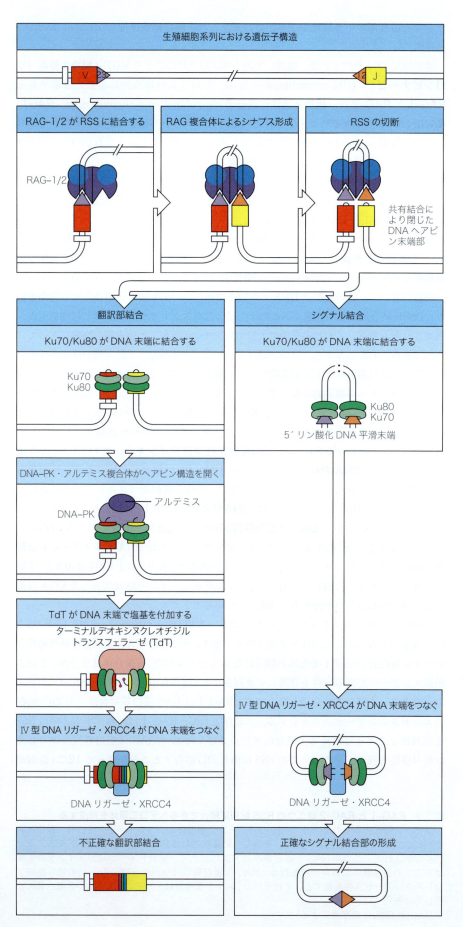

図 5.8 RAG 依存性 V(D)J 遺伝子再編成における酵素反応過程

DNA 組換えシグナル配列（RSS）（図中の三角形）を隣接してもっている遺伝子断片では，RAG-1 と RAG-2（青色と紫色），高可動性蛋白質（HMG，図示していない）を翻訳配列に隣接する RSS に結合させることから再編成反応が開始される（2 段目）．RAG 複合体は他の RSS と結合する．DNA 切断反応では，まず RAG 複合体のエンドヌクレアーゼ活性により DNA 骨格のホスホジエステル基が切断され，翻訳部位と RSS の間に正確に 3′–水酸基（OH）が形成される．この新たに作られた 3′–OH は，次に反対側の DNA 鎖上のホスホジエステル基と反応し，RSS のヘプタマーにおいて 5′–リン酸化 DNA 平滑末端を作り，翻訳部位末端でヘアピン構造を形成する．次に，これら 2 本の DNA 末端はそれぞれ少し異なった反応へと進む．翻訳部末端では（左図），Ku70/Ku80（緑色）のような基本的な蛋白質がヘアピンに結合する．Ku70/Ku80 ヘテロ二量体として輪を形成するが，単量体では DNA を囲むことができない．これに DNA-PK・アルテミス複合体（紫色）が結合し，そのエンドヌクレアーゼ活性により任意の位置で DNA ヘアピンが開裂し（ヘアピンの開裂が生じる位置によって），平滑あるいは一本鎖の伸展した DNA 末端を生じる．次に，この DNA 末端は，ランダムに多様で不正確な末端部を作り出すターミナルデオキシヌクレオチジルトランスフェラーゼ（TdT，桃色）とエクソヌクレアーゼ活性により修飾を受ける（この機構についてはさらに詳しく図 5.11 で説明する）．最後に，XRCC4（青緑色）とともにⅣ型 DNA リガーゼによって DNA 末端どうしがつながる．シグナル結合の末端（右図）においては，ヘプタマー配列にある二つの 5′–リン酸化平滑末端が，Ku70/Ku80 によって接合されるが，それ以上の修飾は受けない．その代わり，Ⅳ型 DNA リガーゼと XRCC4 の複合体がシグナル配列の末端をつなぎ合わせて正確なシグナル結合が形成される．

さらなる可変部での多様性が生み出される．これを**結合部多様性** junctional diversity と呼ぶ．

体細胞V(D)J組換えの際，協調して働く酵素複合体のことを**V(D)J組換え酵素（リコンビナーゼ）** V(D)J recombinase と呼ぶ．このリンパ球特異的組換え酵素である**RAG-1**と**RAG-2**は，**組換え活性化遺伝子** recombination-activating gene，*RAG1*，*RAG2* によってそれぞれコードされている．この1対の遺伝子は，リンパ球がその発生段階で抗原レセプターを形成しているときにのみ発現される．これについては第8章でより詳しく述べる．事実，線維芽細胞のようなリンパ球以外の細胞内で *RAG1*，*RAG2* を同時に発現させるだけで，適切な組換えシグナル配列を含んでいれば，細胞外から新たに導入したDNA断片でも再編成させることができる．実際，このような実験によってRAG-1とRAG-2が発見された．

組換え酵素複合体に含まれるRAG以外の蛋白質は，多くの細胞で広く見出されるDNA**二本鎖切断修復** double-strand break repair（**DSBR**）として知られる**非相同性末端結合** nonhomologous end joining（**NHEJ**）経路にかかわるメンバーである．すべての細胞において，この過程はDNA二本鎖末端の二つの切断部を再結合させる役割を担う．DSBR結合過程は不正確であるので，結合部でヌクレオチドはしばしば増加したり削減されたりする．これは進化的に大抵の細胞でのDNA二本鎖末端の修復にとっては不利である．しかしながら，リンパ球においてはこのDNA二本鎖末端の修復の不正確な性質は，結合部多様性と適応免疫にとって重要である．そのため，NHEJが不正確な結合をすることへの駆動力となっているのかもしれない．切断されたDNA二本鎖末端の修復にかかわる蛋白質の一つは，Kuと呼ばれるヘテロ二量体（Ku70/Ku80）で，DNAを輪状に包み込む．このKu蛋白質にプロテインキナーゼ活性ユニットDNA-PKcsが強く結合することにより，**DNA依存性プロテインキナーゼ** DNA-dependent protein kinase（**DNA-PK**）が構成される．DNA-PKに結合しているもう一つの蛋白質は**アルテミス** Artemis と呼ばれる蛋白質で，核酸分解酵素（ヌクレアーゼ）活性をもつ．切断されたDNAは，最終的に**Ⅳ型DNAリガーゼ** DNA ligase Ⅳ という酵素によって結合されるが，これは**DNA修復蛋白質** XRCC4と複合体を形成している．DNAポリメラーゼμとλがDNA末端の穴埋めに参加する．さらにDNAポリメラーゼμは鋳型非依存性にヌクレオチドを付加できる．まとめると，RAG-1とRAG-2のV(D)J組換え酵素から始まるV(D)J組換えを完成するために，リンパ球は共通したDNA修復経路に使われるいくつかの酵素を適応させていることになる．

最初の反応は，エンドヌクレアーゼによる一本鎖DNAの切断で，RAG-1，RAG-2両方の蛋白質の協調した活性が必要である．まず，RAG-1，RAG-2および高可動性クロマチン蛋白質HMGB1またはHMGB2を含んだRAG蛋白質複合体2分子が，2個の組換えシグナル配列（RSS）を認識して並列させる（図5.9）．RAG-1はRSSのノナマーとヘプタマーを特異的に認識し結合する．RAG-1はRAG蛋白質複合体中のZn^{2+}依存性エンドヌクレアーゼ活性を有する．二量体として，RAG-1は再編成する2個のRSSを並列させるようにみえる．最近のモデルでは，RAG-1/RAG-2蛋白質複合体の必須な非対称性方向が，異なった型のRSSに優先的に結合することによって12/23法則が

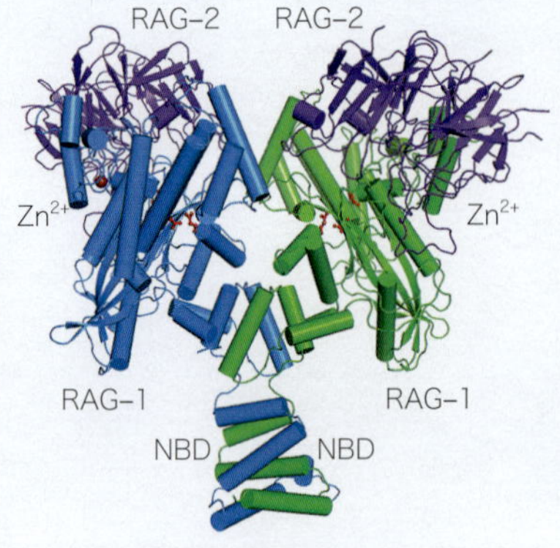

図5.9　RAG-1とRAG-2は二つのRSS配列に結合できるヘテロ二量体を形成する
リボンの略図にみられるように，RAG-1/RAG-2複合体は二つのRAG-1蛋白質（緑色と青色）と二つのRAG-2蛋白質（紫色）を含む．結晶化される前にRAG-1の最初の383アミノ酸が切断された．二つのRAG-1蛋白質のN末端のノナマー結合ドメインはドメイン交換を受けて二つの蛋白質の二量体形成を行う．RAG-1蛋白質の残りの部分は，Zn^{2+}結合依存性のエンドヌクレアーゼ活性を有する．それぞれのRAG-1蛋白質はそれぞれ別のRAG-2蛋白質に結合している．
（Martin Gellertの厚意による）

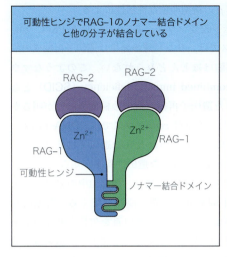
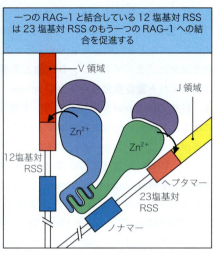

図5.10 12/23 法則は RAG-1/RAG-2 複合体へ RSS が非対称性に結合する結果である

左図：図5.9で，ノナマー結合ドメインがRAG-1の触媒ドメインに結合するヒンジの柔軟性を描いている．右図：ノナマー結合ドメインがRSSのノナマー配列（青色）に結合し，ヘプタマー配列（赤色）はZn^{2+}結合依存性のエンドヌクレアーゼ活性を有するRAG-1領域に結合する．このモデルでは，12塩基対RSSと一つのRAG-1サブユニットとの結合によって，ノナマー結合ドメインをRAG-1の触媒ドメイン側に回転させて，RSSの長さが適合する．二つのノナマー結合ドメインはドメイン交換によって結合し，他のノナマー結合ドメインをRAG-1サブユニットから引き離して，23塩基対RSSと結合しやすくする．RAG-1によるDNAの切断（矢印）は正確にヘプタマーとV, DまたはJ遺伝子断片の間で起こる．

実行される（図5.10）．RAG 蛋白質複合体中のエンドヌクレアーゼ活性によって，一本鎖 DNA が RSS の 5′ 末端で切断される．この反応により，翻訳領域遺伝子断片の末端に遊離 3′–OH 基が生じる．この 3′–OH 基はもう一方の DNA 鎖のホスホジエステル結合を加水分解し，翻訳部領域の遺伝子断片末端において DNA「ヘアピン」を形成して，二つのヘプタマーシグナル配列の末端で二本鎖 DNA 切断部位を形成する．この切断過程はそれぞれの結合する遺伝子断片上で 2 回起こり，四つの末端，すなわち翻訳部領域での二つのヘアピン末端，二つのヘプタマーシグナル配列の末端を形成する（図5.8）．しかし，その DNA の末端はゆらゆらと揺らいでいるわけではなく，結合反応が終了するまで RAG 蛋白質や他の DNA 修復に関連している酵素の複合体によって強く保持されている．二つのシグナル配列 5′ DNA 末端はともに Ku 蛋白質によって固定されており，さらにⅣ型 DNA リガーゼと XRCC4 蛋白質複合体によって結合されて，シグナル結合が形成される．

翻訳結合部の形成はより複雑である．ヘアピン構造をもつ二つの DNA 末端はそれぞれ Ku 蛋白質に保持されているが，この Ku 蛋白質に DNA–PKcs サブユニットが会合してくる．次に，この複合体に会合してくるアルテミスが DNA–PK によってリン酸化を受けて活性化され，DNA 一本鎖に切れ目を入れて DNA ヘアピンが開放される．切れ目はヘアピンのどの場所にもランダムに入るので，結合部に塩基配列の多様性が生まれる．複合体中の DNA 修復酵素は，そのエキソヌクレアーゼ活性によって DNA 塩基を除去するが，同時にリンパ球特異的な**ターミナルデオキシヌクレオチジルトランスフェラーゼ** terminal deoxynucleotidyl transferase（**TdT**）という酵素によっても修飾を受ける．TdT もまた組換え酵素複合体に含まれており，一本鎖 DNA 末端にランダムにヌクレオチドを任意の長さで付加する活性をもっている．この場合，翻訳領域末端におけるヌクレオチドの付加と除去は順不同にランダムに生じる．最後に，Ⅳ型 DNA リガーゼが塩基を埋めて，末端をつなげて連続した二本鎖 DNA を作り，再編成済みの遺伝子を含んだ染色体が再構成される．この一連の酵素反応によって，遺伝子断片間の結合における多様性が生み出される．一方，RSS 末端は修飾を受けないまま結合されるので，染色体切断といった予期せぬ遺伝的障害を避けられる．普遍的な DNA 修復機序の一部を利用しているにもかかわらず，RAG を介する組換えによる抗原レセプターに基づく適応免疫は有顎脊椎動物に特徴的である．進化については本章の最後で述べる．

V(D)J 組換えにおけるこれらの酵素の体内での役割の重要性は，自然に生じた，あるいは人工的に導入された突然変異を調べることで証明されてきた．TdT を欠失したマウスにおいては，遺伝子断片間結合部における DNA 塩基の付加が生じるものが 10%

まで低下する．残りは，DNAポリメラーゼμの鋳型非依存性活性による．

RAG遺伝子のいずれかを欠失させた遺伝子改変マウス，あるいはDNA-PKcs, Ku, アルテミスなどを欠損した遺伝子改変マウスでは，リンパ球の発生は遺伝子再編成の段階で完全に止まってしまい，B細胞とT細胞はほとんどみられない．このようなマウスはいずれも**重症複合免疫不全症** severe combined immunodeficiency（**SCID**）となる．自然発症の*scid*変異マウスは，上述した遺伝子再編成機構の構成蛋白質が明らかになるより以前に発見されたが，その後，自然発症性*scid*マウスでは，DNA-PKcsの変異があることがわかった．ヒトの場合，*RAG1*あるいは*RAG2*遺伝子に変異があるために，V(D)J組換え酵素に部分的な障害を及ぼすような遺伝性疾患が知られており，**オーメン症候群** Omenn syndromeと呼ばれる．この疾患では，循環血中のB細胞が欠損しており，オリゴクローン性の活性化T細胞群が皮膚に浸潤してくる．普遍的なDNA修復経路の因子であるDNA-PKcs, Kuやアルテミス蛋白質を欠損させた遺伝子改変マウスでは通常，切断されたDNA二本鎖の修復の欠如が生じており，放射線照射（DNA二本鎖の断裂を引き起こす）に感受性である．DNA修復機構が欠損して起こるSCIDは**放射線感受性重症複合免疫不全症** radiation-sensitive SCID（**RS-SCID**）と呼ばれ，リンパ球欠損によるSCIDとは区別される．

ほかに放射線感受性が亢進している先天的免疫不全症として，**毛細血管拡張性運動失調症** ataxia telangiectasiaがある．これは蛋白質キナーゼである**ATM**（ataxia telangiectasia mutated）の変異であり，小脳の変性と放射線感受性の亢進，がん発症の危険性が伴う．ATMはDNA-PKcsと同様のセリン/スレオニンキナーゼで，DNA二本鎖の修復のときに時々生じる染色体転移や大きなDNA欠損を防ぐ経路を活性化する機能をV(D)J遺伝子組換え時にもつ．ATMが欠損していてもV(D)J遺伝子組換えは起こる．なぜなら，毛細血管拡張性運動失調症の免疫不全症では少ないながらT細胞，B細胞が認められ，また抗体のクラススイッチの欠損があるが，その重症度はまちまちでSCIDに比べて軽い．ATMとDNA-PKcsの両方のキナーゼが欠損したB細胞は，どちらか一方の欠損したB細胞に比べて，よりひどい異常なシグナル結合塩基配列がみられることから，ATMとDNA-PKcsの機能に重複があると考えられる．

5-6　免疫グロブリンレパートリーの多様性は4通りの主要な機構により作られる

それぞれの遺伝子断片を組み合わせ結合させることにより完全な可変部エキソンを形成する遺伝子再編成は，少なくとも2通りの機構で多様性を生み出している．第一として，V, D, J遺伝子断片のそれぞれに塩基配列が異なったコピーが多数あり，それぞれの遺伝子断片コピーが異なった組合せで再編成が生じるたびごとに異なった可変部エキソンが形成される．これを**組合せによる多様性** combinatorial diversityといい，可変部での多様性形成の主要な機構となっている．第二に，**結合部多様性** junctional diversityが挙げられる．これは組換えの際，遺伝子断片間の結合部位において，DNA塩基が付加されたり削除されたりすることにより生じる．遺伝子再編成に加えて多様性を生むさらなる第三の機構は，重鎖と軽鎖とがペアを作る際に生み出されるものである．免疫グロブリン分子の抗原結合部位を形成するが，種々の重鎖と軽鎖の可変部の組合せにより，さらに多くの多様性が生み出される．「組合せによる多様性」を生む二つの方法が用いられると，理論上は約1.9×10^6種類の異なった抗体分子が生まれる．これにさらに「結合部多様性」が加わると，ナイーブB細胞における抗原レセプターのレパートリーは10^{11}種類以上にもなる．結合部多様性の計算によってはさらに桁数レベルで多様性が増す．最後に，B細胞のみに起こる体細胞高頻度突然変異 somatic hypermutation（第10章で説明する）によって，再編成済みの可変部遺伝子にランダムに点突然変異が導入される．この過程によって強い抗原結合能をもつB細胞が生み出され，

選択される．

5-7 遺伝的に受け継がれている多くの遺伝子断片が種々の組合せで使われる

V, D, J遺伝子断片にはそれぞれに多数の遺伝子コピーがあり，そのおのおのが免疫グロブリン可変部の形成に寄与している．したがって，これらの遺伝子コピーの異なった組合せを選択することにより，多種類の異なった可変部を作り出すことができる．ヒトのκ鎖の場合，約40種類の機能的なV_κ遺伝子断片と5個のJ_κ遺伝子断片があり，したがって，理論的には200種類 (40×5) の異なったV_κ領域の形成が可能である．λ鎖の場合，約30種類のV_λ遺伝子断片と4〜5個のJ_λ遺伝子断片があるので，120種類のV_λ領域を形成できることになる（図5.4）．したがって，両方合わせて320種類の軽鎖が作られる．一方，ヒトの重鎖の場合，40種類の機能的なV_H遺伝子断片，約25種類のD_H遺伝子断片と6個のJ_H遺伝子断片から，約6,000種類 ($40 \times 25 \times 6 = 6,000$) の異なった$V_H$領域が作られる．B細胞の発生過程において，まず初めに，重鎖遺伝子断片の再編成が生じて重鎖蛋白質が生成される．その後に数回の細胞分裂が生じた後，軽鎖の遺伝子再編成が誘導される．その結果，異なったB細胞において同じ重鎖がそれぞれ異なった軽鎖とペアを作ることになる．重鎖と軽鎖の可変部はともに抗体の特異性決定に寄与するので，320種類の異なった軽鎖が約6,000種類の重鎖と組合せを作りうることになり，その結果，1.9×10^6種類もの異なった抗体特異性を生み出すことができることになる．

このような組合せによる抗体特異性の多様性についての理論的な予測は，生殖細胞内にある機能的抗体の形成に関与できるV遺伝子断片の数に基づいている（図5.4）．しかし実際には，それ以外に免疫グロブリンとして発現されないものや偽遺伝子も多数あり，それらを含めると実際は，機能的に用いられる「組合せによる多様性」の数は，上で述べた理論的な計算から得られる数よりも少ないと思われる．その理由の一つは，すべてのV遺伝子断片が同じ頻度で使われるわけではなく，あるものは頻繁に，あるものはごくまれに使われるからである．特定のV遺伝子断片の使われ方の偏りは，B細胞発生時のV(D)J組換えを活性化する重鎖遺伝子座の**遺伝子間制御領域** intergenic control regionへの近接と相関がある．さらに，すべてのV_H領域がすべてのV_L領域と均等にペアを形成するわけでもない．V_HとV_Lの組合せによっては，安定な免疫グロブリン分子を形成できないものがある．ペアを作れない重鎖と軽鎖を発現したB細胞は，

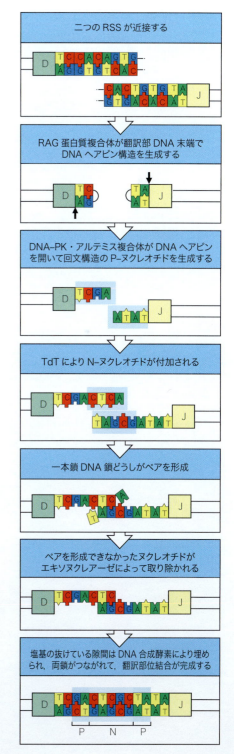

図5.11　免疫グロブリンの遺伝子再編成における遺伝子断片接合部のP- およびN-ヌクレオチドの挿入

図ではD_H, J_H遺伝子断片間の再編成反応が示してあるが（第1図），同様の反応は，V_H遺伝子断片とD_H遺伝子断片，あるいはV_LとJ_L遺伝子断片の再編成の場合にも起こる．DNAヘアピン構造の形成後（第2図），二つのヘプタマーどうしが結合し，シグナル結合部を形成する（図示していない）．一方，DNA-PK・アルテミス複合体はDNAヘアピン構造をランダムな位置で切断し（第2図の矢印），一本鎖DNA末端が生じる（第3図）．切断部位によっては，この一本鎖DNAはTCGAあるいはATATのようなもともと二本鎖DNAにおいて相補的であった塩基対を含むことになるので（第3図の陰影をつけた部分），切断部位によっては短いDNAの回文構造ができる．このように相補的なDNA鎖から生じたヌクレオチドの飛び出しをP-ヌクレオチドと呼ぶ．例えば，図示したD遺伝子断片末端のGA配列は，その前のTC配列と相補的になっている．ターミナルデオキシヌクレオチジルトランスフェラーゼ (TdT) が存在する場合，一本鎖DNAの末端に鋳型非依存性のN-ヌクレオチドがランダムに付加される（第4図，鋳型非依存性のヌクレオチド，すなわちN-ヌクレオチドは陰影をつけた囲みで示している）．次に2本の一本鎖DNA末端どうしがペアを形成する（第5図）．ペアを形成できないヌクレオチドはエキソヌクレアーゼによって削除され（第6図），DNA合成酵素による修復後に両者は結合される（最下段図）．こうしてP-ヌクレオチドもN-ヌクレオチドも蛋白質翻訳結合部内に残る（淡青色で陰影をつけた囲みで示されている）．P- およびN-ヌクレオチドはランダムに挿入されるので，P-N領域でのDNA配列は個々の再編成組換えで異なる．例えば，体細胞高頻度突然変異の研究においてB細胞クローンの分化段階を知る役に立つマーカーとなる．

軽鎖の遺伝子再編成を再度繰り返すか，もしくは細胞自体が除去されてしまう．大半の重鎖と軽鎖は互いにペアを作ることができ，それによって生じる多様性が広範な特異性をもつ免疫グロブリンレパートリーの形成に大きな役割を果たしていると考えられる．

5-8 遺伝子断片結合部における種々のヌクレオチドの追加や削除によって，第三の超可変部の多様性は増大する

すでに述べたように，免疫グロブリンのポリペプチド鎖上の三つの超可変部のうちCDR1，CDR2は可変部遺伝子断片内にコードされているが，第三の超可変部（CDR3）はV遺伝子断片とJ遺伝子断片間の結合部にあり，重鎖ではD遺伝子断片によっても一部コードされている．重鎖，軽鎖いずれにおいても，このCDR3ループの多様性は，遺伝子断片間の結合が形成される際の2段階の反応で生じるヌクレオチドの追加，あるいは削除によってさらに増大される．付け加えられるヌクレオチドは，P-ヌクレオチドおよびN-ヌクレオチドと呼ばれる．図5.11に塩基追加の機構を示す．

P-ヌクレオチド P-nucleotide の名称は，遺伝子断片の末端に付け加えられる塩基配列が回文構造をとることに由来している．5-5項で述べたように，RAG複合体蛋白質は，V，D，あるいはJ遺伝子断片の翻訳部末端にDNAヘアピン構造を形成する．その後，アルテミス蛋白質が翻訳配列の任意の位置で一本鎖DNA切断反応を触媒するが，その位置は最初にヘアピン構造が形成された部位に近いところで生じる．このDNA切断がRAG-1/2複合体によって誘導されたDNA断裂部位から異なった箇所で生じると，一本鎖末端尾部は，2〜3個の翻訳配列由来のヌクレオチドおよびもう一方のDNA側の相補的なヌクレオチドから構成される（図5.11）．軽鎖遺伝子の再編成では，多くの場合，DNA修復酵素が一本鎖末端部に相補的なヌクレオチドを添加する．この部分はそれ以上エキソヌクレアーゼ活性が作用しないで再結合が行われる場合は，短い回文構造（P-ヌクレオチド）として残る．

一方，重鎖遺伝子再編成と一部のヒトの軽鎖遺伝子の場合，DNA末端が再結合される前に，まったく異なった機序により**N-ヌクレオチド** N-nucleotide が付加される．N-ヌクレオチドは鋳型でコードされていない（non-template-encoded）という意味で名付けられた．N-ヌクレオチドはヘアピン構造切断後の翻訳部位DNAの一本鎖末端にTdTによって付加される．この酵素により最大20個ものヌクレオチドが付加された後，それぞれの2本の一本鎖は相補的な塩基対を形成する．ペアを作れないヌクレオチドはDNA修復酵素によって切り取られ，一本鎖DNAの残りの部分は相補的なヌクレオチドで埋め合わされ，最後に相手方のP-ヌクレオチドに結合される（図5.11）．TdTはB細胞分化の過程で重鎖遺伝子が構成されるときに最大限に発現するので，N-ヌクレオチドは再構成された重鎖遺伝子のV-D接合部とD-J接合部に高頻度にみられ，重鎖遺伝子の再編成の後で再編成が生じる軽鎖遺伝子にはほとんどみられない．B細胞とT細胞の特別の分化段階について第8章でさらに説明する．

遺伝子断片接合部では，ヌクレオチドが削除されることもある．この反応は今までのところ，まだ同定されていないエキソヌクレアーゼによって起こる．アルテミスはエンドヌクレアーゼとエキソヌクレアーゼの両方の活性をもち，この過程に関与している．したがって，重鎖のCDR3領域が最も短いD遺伝子断片よりも短くなるということも起こりうる．D遺伝子断片を構成する塩基がほとんど削除されてしまったために，CDR3領域にかかわるD遺伝子断片を同定することが，不可能でないにしても難しい場合がある．ヘアピン構造が開くときに導入されるP-ヌクレオチドの回文構造が，塩基の削除によってその跡を残さないことも生じうる．そのため，多くの再編成を終えたV(D)J遺伝子断片接合部で，P-ヌクレオチドが挿入された明らかな証拠がみつからないことがある．これらの反応によって添加されるヌクレオチドの数はランダムなので，

付加されたヌクレオチドによっては結合部で翻訳配列の読み枠（フレーム）にずれが生じることがしばしば起こり，それによって機能を失った蛋白質が作られる場合がある．このように非機能的な遺伝子産物を作り出すDNA再編成を**非機能的再編成** nonproductive rearrangementと呼ぶ．大まかにいって，再編成反応の2/3は非機能的遺伝子産物をコードする配列が生じるとされており，非機能的再編成が生じた前駆B細胞は機能的な免疫グロブリンを産生することができず，結果的に成熟B細胞になれない．すなわち，結合部多様性の形成は膨大な数の多様性を生み出すが，同時にかなりの無駄を生み出していることになる．このことについては，第8章でさらに詳しく述べる．

まとめ

免疫グロブリンレパートリーの膨大な多様性は種々の方法で獲得される．膨大な数の多様性がもたらされる最も重要な要素は，可変部が別々に離れた遺伝子断片（V，DおよびJ遺伝子断片）によってコードされ，これらの遺伝子断片が体細胞遺伝子組換え［V(D)J組換え］によって完全な可変部遺伝子に形成されることである．すなわち，多くの可変部遺伝子断片が各個体のゲノム遺伝子に内在されており，組合せによる多様性を供給する遺伝的な源になっている．リンパ球特異的な組換え酵素であるRAG蛋白質群がこの再編成反応には必須であり，RAG蛋白質の進化は脊椎動物における適応免疫系の出現と軌を一にしている．免疫グロブリンの機能的多様性形成のためのもう一つの重要な反応は，遺伝子断片間の結合過程そのものから生み出される．遺伝子断片結合部での多様性は，特定の遺伝子断片末端での任意の数のP-ヌクレオチドとN-ヌクレオチドの挿入と種々のヌクレオチドの削除によって生み出される．これらはアルテミスによるヘアピンの無作為な開裂とTdT活性でもたらされる．異なる軽鎖と重鎖の可変部がペアを作って，免疫グロブリンの抗原結合部位を形成することにより，さらなる多様性が獲得される．これらすべての多様性を生み出す機構が組み合わされることにより，一次レパートリーはより大きな多様性をもつことになる．

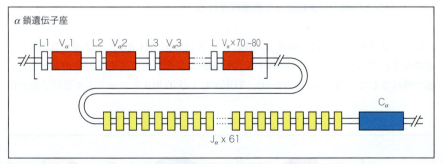
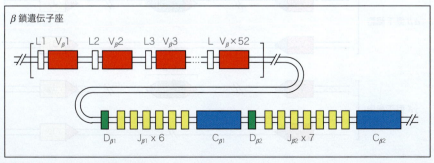

図5.12　ヒトTCRαおよびβ遺伝子座の生殖細胞系列での構成

遺伝子断片の配列は免疫グロブリンと類似しており，可変部（V），多様部（D），結合部（J），定常部（C）遺伝子断片に分かれている．α鎖遺伝子（第14番染色体）は，70〜80個のV_α遺伝子断片より構成されていて，おのおのの遺伝子断片の前にはリーダー配列（L）のエキソンが位置している．可変部をコードするV_α遺伝子断片のうちどのくらいが機能しているかは，正確には知られていない．61個のJ_α遺伝子断片の一群はV_α遺伝子断片群よりかなり離れた場所に位置している．J_α遺伝子断片のすぐ後には一つの定常部遺伝子が存在し，それには定常部ドメインとヒンジドメインをコードする別々のエキソンと膜貫通部および細胞内部分をコードする1個のエキソンが含まれる（図示していない）．β鎖遺伝子（第7番染色体）はα鎖と異なった構成をとっている．すなわち，まず5′側に52個の機能的なV_β遺伝子断片の一群があり，そこから遠く離れた下流に，1個のD_β遺伝子断片と6〜7個のJ_β遺伝子断片，および1個の定常部遺伝子で構成されている遺伝子断片群が2個並列して配置されている．β鎖定常部遺伝子は，それぞれ，定常部ドメイン，ヒンジドメイン，膜貫通部，細胞内部分をコードするいくつかのエキソンから構成されている（図示していない）．α鎖遺伝子のV遺伝子断片とJ遺伝子断片の間には別のTCR遺伝子であるδ鎖遺伝子が位置している（図示していない．図5.17参照）．

図 5.13　TCRαおよびβ鎖遺伝子の再編成と発現

TCRαおよびTCRβ遺伝子は特徴ある遺伝子断片によって構成されており，それらはT細胞分化過程において体細胞遺伝子組換えを介して結合する．機能的なTCRαおよびTCRβ遺伝子は，完全な免疫グロブリン遺伝子が構築されてくるのと同じような過程で形作られる．TCRα遺伝子では（上図），免疫グロブリン軽鎖遺伝子の場合と同様に，V_α遺伝子断片がJ_α遺伝子断片に結合して再編成され機能的なV_α領域エキソンが作られる．遺伝子の転写およびRNAスプライシングによってVJ$_\alpha$エキソンはC$_\alpha$エキソンに結合し，mRNAとなり，さらに蛋白質に翻訳されてTCRα蛋白質が作られる．β鎖では（下図），免疫グロブリン重鎖遺伝子の場合と同様に，可変部遺伝子は三つの遺伝子断片，V_β，D_β，J_βで構成されている．これらの遺伝子断片の再編成反応により，機能的なVDJ$_\beta$で構成された可変部エキソンが形成され，次にそれは転写されRNAスプライシングを受けてC$_\beta$に結合しmRNAとなり，翻訳を受けてTCRβ蛋白質が作られる．合成されたαおよびβ鎖はすぐにペアを形成し，αβ型TCRヘテロ二量体が形成される．図ではすべてのJ遺伝子断片は示されていない．また簡略にするため，各V遺伝子断片の前にあるリーダー配列は図では省略されている．

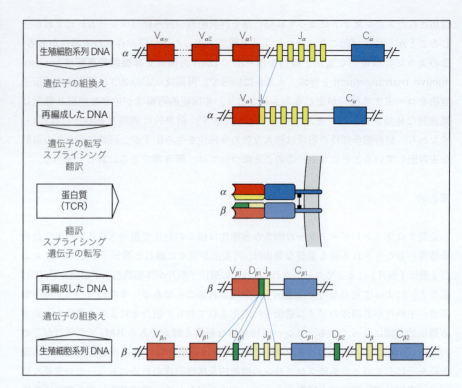

T細胞レセプターの遺伝子再編成

免疫グロブリンで構成されるB細胞抗原レセプター［B細胞レセプター（BCR）］が生み出される機序は，多様性を形成するきわめて効率的な方法である．したがって，同じく多種多様な抗原を認識するT細胞上の抗原レセプターが免疫グロブリンと似通った構造をしていて，同様の方法で多様性を獲得しているとしても驚くにあたらない．ここではT細胞レセプター（TCR）の遺伝子の構成と各TCR鎖の形成機序について述べる．

5-9　T細胞レセプター遺伝子は複数の遺伝子断片から構成されており，免疫グロブリンと同様の酵素によって再編成される

免疫グロブリンの重鎖と軽鎖と同様に，TCRはα鎖（TCRα）とβ鎖（TCRβ）とで構成されており，それぞれのポリペプチド鎖はN末端側の可変部とC末端側の定常部で構成されている（4-10項参照）．TCRαおよびTCRβをコードする遺伝子座の構

図 5.14　TCR遺伝子断片の前後にある組換えシグナル配列（RSS）

免疫グロブリン遺伝子座（図5.6）と同様に，TCRαおよびTCRβ遺伝子座での各遺伝子断片の前後には，「ヘプタマー-スペーサー-ノナマー」という組換えシグナル配列（RSS）がある．12塩基対スペーサーを含むRSSモチーフは橙色の三角形で示されており，23塩基対スペーサーは紫色で示されている．遺伝子断片の結合はほとんどの場合，12/23法則に従う．TCRβおよびTCRδ遺伝子座では，ヘプタマーとノナマーRSSの配置上，免疫グロブリン重鎖遺伝子とは異なり，V$_\beta$からJ$_\beta$への直接の結合は原則として12/23法則に従って起こりうるが，この結合は他の制御機構による制約を受けるので結果としては非常にまれである．

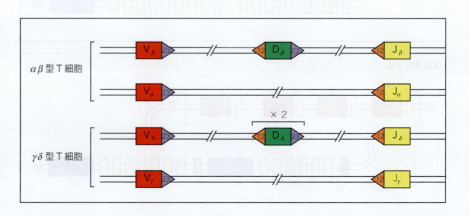

遺伝子および遺伝子の状態	免疫グロブリン		$\alpha\beta$ 型 TCR	
	H	$\kappa + \lambda$	β	α
可変部断片（V）数	～40	～70	52	～70
多様部断片（D）数	23	0	2	0
D 遺伝子断片で三つの読み枠が利用される数	まれ	—	しばしば	—
結合断片（J）数	6	5（κ）4（λ）	13	61
N-ヌクレオチド，P-ヌクレオチドを有する結合の数	2（VD と DJ）	結合の 50%	2（VD と DJ）	1（VJ）
V 遺伝子ペアの数	1.9×10^6		5.8×10^6	
結合部多様性の数	～3×10^7		～2×10^{11}	
多様性の総数	～5×10^{13}		～10^{18}	

図 5.15　ヒトの TCR 遺伝子断片の数および TCR 多様性形成にかかわる源——免疫グロブリンとの比較

κ 鎖の約半数のみしか N-ヌクレオチドを含んでいないことに注意．T 細胞では体細胞高頻度突然変異が生じないため，この図では免疫グロブリンにおける多様性獲得のもとである体細胞高頻度突然変異は含まれていない．

成を図 5.12 に示す．遺伝子断片の構成は，免疫グロブリンのものとよく似通っている（5-2 項，5-3 項）．TCRα 遺伝子座は免疫グロブリン軽鎖遺伝子と同様に，V および J 遺伝子断片（V_α と J_α）とで構成されている．一方，TCRβ 遺伝子座は免疫グロブリン重鎖遺伝子のように V および J 遺伝子断片（V_β と J_β）に加えて，D 遺伝子断片（D_β）とで構成されている．TCR 遺伝子断片は T 細胞の分化の過程において再編成し，完全な可変部のエキソンを形成する（図 5.13）．TCR の遺伝子再編成は胸腺で行われる．この再編成の機序と制御については，第 8 章で取り上げることとするが，一言でいえば，T 細胞も B 細胞も遺伝子再編成の機構は本質的に類似している．TCR 遺伝子断片の両側には，12 塩基対および 23 塩基対のスペーサー配列の組換えシグナル配列（RSS）が存在し，これらは免疫グロブリンにみられるものと相同で（5-4 項および図 5.14），ともに同一の酵素（RAG 複合体）によって認識される．遺伝子再編成により生じる環状 DNA（図 5.7）は，**TCR 切除サークル** T-cell receptor excision circle（**TREC**）と呼ばれ，再編成反応を終えて胸腺から末梢に出てきたばかりの T 細胞のマーカーとなる．V(D)J 遺伝子組換えを制御する遺伝子でのあらゆる欠陥は，T および B 細胞に等しく影響を及ぼし，これらの遺伝子に欠陥をもつ動物は，機能的な T および B 細胞をともに欠損している（5-5 項）．さらに，免疫グロブリンと TCR はともに再編成した重鎖および TCRβ 遺伝子の V, D, J 遺伝子断片間の接合部に P- および N-ヌクレオチドを有している点でも共通している．ただし，T 細胞ではすべての TCRα 遺伝子の V–J 遺伝子断片間でも P- および N-ヌクレオチドが挿入されているのに対し，免疫グロブリン軽鎖遺伝子の V–J 遺伝子断片の間にはその約半数においてのみ N-ヌクレオチドが挿入されているだけで，P-ヌクレオチドはまったく挿入されていない（5-8 項および図 5.15）．

　免疫グロブリン遺伝子と TCR 遺伝子の主な相違点は，B 細胞のすべてのエフェクター機能の発現が分泌される抗体に担われており，異なる定常部，すなわち異なるアイソタイプの抗体が異なるエフェクター機構を発揮するのに対して，T 細胞のエフェクター機能発現は TCR によって直接引き起こされるのではなく，細胞と細胞の接触に依存し，TCR は抗原認識においてのみ機能しているという点にある．したがって，TCRα と TCRβ 遺伝子座での定常部の遺伝子構成は，免疫グロブリン重鎖のそれと比べるとはるかに単純である．C_α 遺伝子は 1 個しかなく，C_β 遺伝子は 2 個あるが，それらの相同性

第5章：リンパ球抗原レセプターの形成

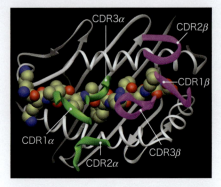

図5.16 TCRの最も多様性に富んだ部位は，MHC分子に結合しているペプチドと相互作用する

TCRのCDRループの位置はMHCとペプチド断片の複合体の上に重ねられた色付きのチューブで示されている（MHCは灰色のリボン，ペプチドは黄緑色，うち酸素原子は赤色，窒素原子は青色）．α鎖のCDRループは緑色のチューブ，β鎖のCDRループはそれぞれ紫色のチューブで示されている．CDR3ループはTCRとMHC・ペプチド複合体の接触面の中心に位置し，抗原ペプチドとじかに接触している．

は高く，遺伝子産物間で機能的な相違は知られていない．TCRの定常部遺伝子は，膜貫通部のポリペプチドをコードするのみである．

免疫グロブリン遺伝子とTCR遺伝子の再編成のもう一つの違いは，D遺伝子の両端のRSSの性質である．免疫グロブリン重鎖のD_H遺伝子断片は両側に12塩基対スペーサーをもっている（図5.5）．一方，TCRβとTCRδのD遺伝子は5′側に12塩基対スペーサー，3′側に23塩基対スペーサーをもつ（図5.14）．免疫グロブリン遺伝子再編成は，V-J遺伝子断片の直接の結合は12/23法則に反するので起こらず，必ずD遺伝子断片が含まれることになる．一方，TCR遺伝子再編成では，$V_β$遺伝子，$V_δ$遺伝子断片の3′側の23塩基対スペーサーとそれぞれのJ遺伝子断片の5′側の12塩基対スペーサーがあるので，12/23法則に従えば直接の結合が可能であるが，実際はそのような直接結合はほとんど認められない．その代わり，12/23法則を超えた機序によって遺伝子再編成は制御されているようであるが，まだその機序は不明である．

5-10　T細胞レセプターの多様性は第三の超可変部（CDR3）に集中している

TCRの抗原認識部位の三次元構造は，抗体分子のものと非常に似ている（4-7項，4-10項参照）．抗体分子では，抗原認識部位の中央部は重鎖と軽鎖のCDR3によって形成されている．構造上，これに対応するTCRαとTCRβのCDR3ループはDおよびJ遺伝子断片によってコードされており，やはり抗原結合部位の中心部を形成している．抗原結合部位の周辺部はCDR1およびCDR2ループに相当するもので構成されており，

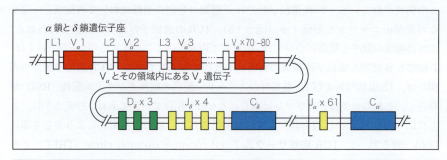

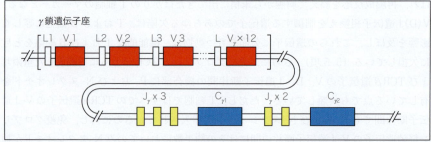

図5.17 ヒトのTCRγおよびδ遺伝子座の構成

TCRγおよびTCRδ遺伝子座は，TCRαおよびTCRβ遺伝子座と同様に，V，D，J遺伝子断片およびC遺伝子で構成されている．特徴的なことは，δ鎖をコードしている遺伝子座のすべてがα鎖遺伝子座内に位置していることである．3個の$D_δ$遺伝子断片，4個の$J_δ$遺伝子断片と1個の定常部（$C_δ$領域）遺伝子が$V_α$遺伝子断片群と$J_α$遺伝子断片群の間に存在する．2個の$V_δ$遺伝子断片は$C_δ$領域遺伝子のすぐ近傍に存在する．一つは$D_δ$領域遺伝子断片群のすぐ上流に位置し，もう一つは定常部遺伝子の下流に位置し，その転写方向は逆向きになっている（図示していない）．さらに6個の$V_δ$遺伝子断片が$V_α$遺伝子断片群中に混在して存在する．そのうち，5個はαまたはδ鎖遺伝子のどちらでも使われ，1個はδ鎖遺伝子でのみ使われる．ヒトのTCRγ遺伝子座はTCRβ遺伝子座に似ており，2個の$C_γ$領域遺伝子断片がそれぞれ$J_γ$遺伝子断片を伴って位置している．マウスのγ鎖遺伝子（図示していない）はさらに複雑な構成になっており，三つの機能的なγ鎖遺伝子群が存在しており，それぞれが複数の$V_γ$，$J_γ$遺伝子断片と1個の$C_γ$領域遺伝子を含んでいる．γおよびδ鎖遺伝子の再編成はもう一つのTCR遺伝子の場合と同様に進行する．ただしTCRδ遺伝子の再編成では，二つの$D_δ$遺伝子断片が同じ遺伝子内で同時に使用される．V-DおよびD-J接合部のみならず，二つのD遺伝子断片接合部においてもN-ヌクレオチドが付加されることになるので，二つのD遺伝子断片の使用はδ鎖遺伝子の多様性を顕著に増大させる．

これらのループは再編成以前の生殖細胞系列のTCRαとTCRβ遺伝子のそれぞれのV遺伝子断片内にすでにコードされている．TCRと免疫グロブリンの多様性の程度とパターンの違いは，それぞれのリガンドの性質の違いを反映している．免疫グロブリンの抗原結合部位は，ほとんど無限大ともいえる多様性をもつ抗原分子の表面に正確に適合しなければならず，結果としてその形態と化学的性質に広範な多様性が要求される．これに対して，大部分のヒトTCRαβのリガンドは常にMHC分子に結合したペプチドである．それゆえ，TCRの抗原認識部位は比較的形状の変化に乏しく，その多様性は抗原ペプチドに直接結合するレセプター面の中央部を占める部位に集中している．事実，TCRの可変部のうち多様性の低いCDR1とCDR2ループは，リガンドの中で主に多様性の少ないMHC複合体と接触面を形成し，一方，多様性に富んでいるCDR3ループは主に抗原特異的なペプチド部分と接触面を形成する（図5.16）．

TCRの構造的な多様性は主に，遺伝子再編成の過程で生じる組合せと結合部多様性によってもたらされる．図5.15に示すように，TCR鎖の多様性の大部分はV, D, J遺伝子断片によってコードされている部分と，P-ヌクレオチドおよびN-ヌクレオチドにより修飾されている接合部に集中している．TCRα遺伝子座には，免疫グロブリンの軽鎖遺伝子よりも多くのJ遺伝子断片が存在する．ヒトでは，DNA上で80 kbにわたって61個のJ_α遺伝子断片が分布しているのに対し，免疫グロブリンの軽鎖遺伝子にはせいぜい5個のJ遺伝子断片しか存在しない（図5.15）．TCRα遺伝子座には多くのJ遺伝子断片が存在するので，この領域に生ずる多様性はTCRの方が免疫グロブリンよりもはるかに大きくなっている．すなわち，TCRの多様性の大部分は接合部領域を含んでいるCDR3ループに存在し，ここがTCRの抗原結合部位の中心となっている．

5-11　γδ型T細胞レセプターもまた遺伝子再編成によって形成される

少数のT細胞はγ鎖とδ鎖からなるTCRをもっている（4-20項参照）．TCRγおよびTCRδ遺伝子座の構成（図5.17）はTCRαおよびTCRβ遺伝子座の構成に似ているが，その配置に重要な違いがある．それはδ鎖をコードする遺伝子断片の全部がTCRα遺伝子座内にあり，V_α遺伝子断片とJ_α遺伝子断片の間に存在することである．V_δ遺伝子断片はV_α遺伝子の間に点在しているが，主にV_α遺伝子の3′側に位置している．すべてのV_α遺伝子は遺伝子再編成によって介在するDNAを欠失させる方向に配置されているので，α鎖遺伝子座での遺伝子再編成によってδ鎖遺伝子座は失われてしまう（図5.18）．TCRγおよびTCRδ遺伝子座におけるV遺伝子断片数は，TCRαやTCRβ遺伝子座あるいは免疫グロブリン遺伝子座におけるV遺伝子断片数と比べて非常に少ない．しかしδ鎖の接合部で多様性を増加させることによりV遺伝子断片の少なさを代償しており，γδ型TCRの多様性のほぼすべてが接合部領域に集中している．αβ型TCRでみられるのと同様に，γδ型TCRでも接合部領域をコードしているアミノ酸が抗原結合部位の中心を形成している．γδ型TCRをもつT細胞は別の系統のT細胞である．第4章で述べたように，あるγδ型T細胞は非古典的MHCクラスI分子と細胞傷害や感染で誘導される分子を認識する．4-20項で述べているようにγδ型TCRのCDR3がαβ型TCRのそれより長く，直接抗原を認識することが可能となり，また多様性の増加に貢献している．第8章にγδ型T細胞とαβ型T細胞の系列へ分かれる運命の調節機構を述べる．

まとめ

TCRは構造的に免疫グロブリンと似ており，互いに相同性をもつ遺伝子によってコードされている．TCR遺伝子は，免疫グロブリン遺伝子と同じ方式で種々の遺伝子断片

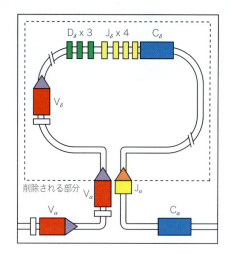

図5.18　TCRδ遺伝子座の削除はV_α遺伝子断片がJ_α遺伝子断片と再編成する際に生じる

TCRδ遺伝子座はTCRα遺伝子座を含む染色体領域に存在する．V_α遺伝子のJ_α遺伝子への再編成によって，その間に介在するDNA領域とともにV_δ遺伝子座全体が削除されてしまう．すなわち，V_α遺伝子の再編成はV_δ遺伝子の継続的な発現を阻止し，T細胞のγδ経路への分化を不可能にする．

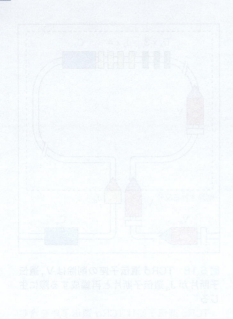

から体細胞遺伝子組換えを介して構成されてくる．しかし，多様性の形成については TCR と免疫グロブリンとでは異なっている．TCR 遺伝子座では，V 遺伝子断片は免疫グロブリンとほぼ同数存在するが，J 遺伝子断片は免疫グロブリンよりはるかに多数存在する．その結果，遺伝子再編成の際に，遺伝子断片結合部位において免疫グロブリンよりもはるかに大きな多様性が生まれる．$\alpha\beta$ 型 TCR の場合は，リガンドである抗原ペプチド断片を認識する CDR3 に最も大きな多様性をもつレセプターが形成される．$\gamma\delta$ 型 TCR での多様性の大部分も，また CDR3 領域に存在するが，CDR3 が $\alpha\beta$ 型 TCR より長いことはリガンドに直接結合できる可能性を示している．

免疫グロブリン定常部の構造とその種類

ここまでは，抗原レセプターの構造的多様性が，可変部での遺伝子組換えによってどのように構成されてくるかについて焦点をあてて述べてきた．ここでは定常部について述べる．TCR の定常部は，レセプターを細胞膜に固定させ可変部を支える役割を果たしている以外に機能はないと考えられているので，ここでは詳しくは述べない．それとは対照的に，免疫グロブリンの場合は細胞膜貫通型のレセプターおよび分泌型の抗体として産生され，抗体の定常部ドメインは，抗体分子が広範なエフェクター機能を発揮するために重要な役割を担っている．免疫グロブリンはその重鎖の違いから，いくつかの異なったクラスに区分けされる．重鎖定常部に比べて，軽鎖定常部（C_L）は可変部と構

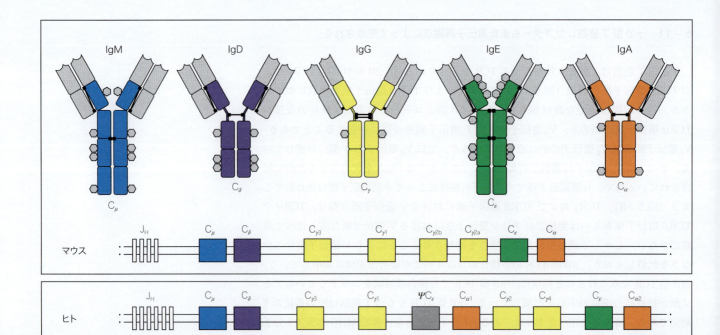

図 5.19　免疫グロブリンのアイソタイプは免疫グロブリン重鎖定常部遺伝子群によってコードされている

主な免疫グロブリンのアイソタイプ（クラス）の蛋白質の構造を示す（上図）．一つひとつの長方形ボックスは，個々の免疫グロブリンドメインを示す．マウスおよびヒトではともに，それぞれのドメイン蛋白質は遺伝子群として配置されている別々の定常部遺伝子によってコードされている（下図）．それぞれのアイソタイプの定常部は，それらをコードする定常部遺伝子断片と同じ色で示されている．IgM と IgE はともにヒンジ部をもたないが，その代わり定常部ドメインを 1 個多くもっている．2 本の重鎖をつないでいるジスルフィド結合（黒色の線）の数と位置が，それぞれのアイソタイプによって異なっていることに注目．それぞれのアイソタイプはまた，N-結合型糖鎖（六角形）の分布においても異なっている．ヒトの場合，ドメイン蛋白質の遺伝子群は，進化過程での遺伝子重複の結果によって生じた 2 個の γ 遺伝子，1 個の ε 遺伝子，1 個の α 遺伝子から構成されていることがわかる．ε 遺伝子のもう一つは偽遺伝子（ψ）であるため，IgE のサブタイプは 1 個のみが発現される．簡略にするため，他の偽遺伝子はこの図では描かれていない．それぞれの定常部遺伝子内の詳細なエキソン構造も省略されている．マウスでの免疫グロブリンクラスは IgM，IgD，IgG1，IgG2a，IgG2b，IgG3，IgA と IgE である．

	免疫グロブリン								
	IgG1	IgG2	IgG3	IgG4	IgM	IgA1	IgA2	IgD	IgE
重鎖（H鎖）	γ_1	γ_2	γ_3	γ_4	μ	α_1	α_2	δ	ε
分子量（kDa）	146	146	165	146	970	160	160	184	188
血清値（成人平均値，mg/ml）	9	3	1	0.5	1.5	3.0	0.5	0.03	5×10^{-5}
血清中での半減期（日）	21	20	7	21	10	6	6	3	2
補体活性化（古典的経路）	++	+	+++	−	++++	−	−	−	−
補体活性化（第二経路）	−	−	−	−	−	+	−	−	−
胎盤通過能	+++	+	++	−/+	−	−	−	−	−
マクロファージと貪食細胞のFcレセプターへの結合	+	−	+	−/+	−	+	+	−	+
マスト細胞，好塩基球への高親和性結合	−	−	−	−	−	−	−	−	+++
ブドウ球菌由来のプロテインAの反応性	+	+	−	+	−	−	−	−	−

図 5.20　ヒト免疫グロブリンの各アイソタイプの物理的機能的性状
IgM はその分子の大きさから M と命名された．すなわち，単量体 IgM は分子量 190 kDa であるが，通常はマクログロブリン（ゆえに「M」）と呼ばれる分子量の大きい五量体（ペンタマー）を形成する（図 5.23）．IgA は二量体を形成し，分泌液中では分子量は約 390 kDa である．IgE 抗体は即時型アレルギーの発症に関係している．IgE は組織中のマスト細胞に結合すると，その半減期はこの表に示した血漿中の半減期よりもはるかに長くなる．各アイソタイプの相対的活性をいくつかの機能で比べている．（−）非活性〜（＋＋＋＋）最活性．

造的に結合している以外にはクラススイッチもしないし，特別のエフェクター機能をもっていない．C_L には λ と κ 軽鎖の二つのクラスがあるが，両者に機能的な差異は知られていない．重鎖遺伝子座においては，種々の異なった C_H 領域をコードする遺伝子断片が可変部遺伝子群の下流に別々に散在している．まず初めに，ナイーブ B 細胞はこれらの C_H 領域遺伝子のうち，2 個の定常部 C_μ と C_δ を使う．そして可変部と連結して蛋白質として産生され，膜結合型 IgM および IgD としてナイーブ B 細胞上に発現する．

本節では，抗体の五つの主要なクラスの C_H 領域のそれぞれの構造的特徴とその特異な機能について述べる．ここでは，同じ抗体遺伝子から膜結合型免疫グロブリンと分泌型免疫グロブリンが mRNA の選択的スプライシングという機構でどのように産生されてくるかについて説明する．抗体産生反応の過程において活性化 B 細胞では，「クラススイッチ」として知られる体細胞遺伝子組換えが引き起こされ，C_μ と C_δ 以外の C_H 遺伝子の発現が誘導される．このクラススイッチ機構については，第 10 章で再編成した V_H（重鎖可変部）遺伝子が異なった C_H（重鎖定常部）遺伝子に連結する分子機構とともに詳しく解説する．

5–12　免疫グロブリンの異なったクラスはその重鎖定常部の構造にそれぞれ大きな特徴がある

　免疫グロブリンの五つの主要なクラス（アイソタイプ）は，IgM，IgD，IgG，IgE そして IgA である．これらすべてが膜結合型抗原レセプター，あるいは分泌型抗体として産生される（図 5.19）．ヒトでは IgG 抗体はさらに四つのサブクラスに分けられ（IgG1，IgG2，IgG3，IgG4），IgG のサブクラスは血清中量の多い順に名前が付いている．つまり，血清中では IgG1 が最も豊富である．IgA でも二つのサブクラスがみつかって

いる（IgA1 と IgA2）．これらのクラスはアイソタイプとして知られているが，クラスを決めているそれぞれの重鎖をギリシャ文字の小文字でそれぞれ，μ，δ，γ，ε，α と記載する．重鎖遺伝子座においては，種々の異なった C_H 領域をコードする遺伝子断片が可変部遺伝子群の下流に別々に存在している（図5.19）．図5.20 に，ヒトの抗体のクラスの主な性状を示す．

免疫グロブリンサブクラスの機能は第 10 章で詳しく述べる．ここでは，液性免疫の概念について簡単に述べるだけとする．IgM は B 細胞が活性化されて最初に産生されるサブクラスで，血清中では五量体を形成しており（5-14 項，図 5.21），分子量も大きい．したがって，通常は血流中に主に存在し，組織には認められない．IgM は五量体であるので，親和性成熟が起こる以前においては，抗原との結合能力が増強する．

免疫応答で産生される IgG は血流，組織の細胞外スペースに認められる．IgM と IgG は補体 C1 と結合して古典的経路で補体を活性化する（2-7 項参照）．IgA と IgE は補体を活性化しない．IgA は血流のみならず，粘膜面での生体防御機構として働く．IgA は腸管，呼吸器，母乳に分泌される．IgE は住血吸虫のような多細胞寄生虫の感染防御に働くのみならず，気管支喘息などのアレルギー疾患に関与している．IgG と IgE は常に単量体であるが，IgA は単量体あるいは二量体の形で存在する．

免疫グロブリンは重鎖間のアミノ酸配列の違いによって，異なった特徴をもつアイソタイプに分けられる．それらの違いには，ペプチド鎖間のジスルフィド結合の数と位置，糖鎖の数，定常部ドメインの数，ヒンジ部の長さなどがある（図5.19）．IgM や IgE には，γ，δ，α 鎖にみられるヒンジ部の代わりに，もう一つ余分な定常部ドメインが存在する．しかし，ヒンジ部がなくても IgM と IgE 分子の可動性は損なわれておらず，リガンドに結合した IgM 分子の電子顕微鏡写真をみると，Fab の腕が Fc 部分に対して屈曲しうることが示されている．しかしながら，このような構造上の違いは，まだ見出されていない機能的な違いにつながっているのかもしれない．アイソタイプやサブタイプの違いは，後に述べるように，抗体分子の機能の違いに密接に関係している．

5–13　免疫グロブリン定常部は抗体の機能特異性を決める

抗体は多様な方法でわれわれの身体を守っている．ある場合は，免疫グロブリンが抗原に結合するだけで十分である．例えば，抗体が毒素やウイルスに強く結合することにより，それらが宿主細胞上のレセプターに結合することを阻害することができる（図1.25 参照）．抗体分子可変部がこの活性を担っている．一方，定常部は抗体が結合した病原体を他の細胞や分子が破壊し排除するのを補助する．

抗体分子の定常部（Fc 部分）には三つの主な働きがある．Fc レセプターとの結合，補体の活性化，そして分泌制御である．まず 1 番目はあるアイソタイプの Fc 部分が，免疫エフェクター細胞に発現されている Fc レセプターによって認識される．マクロファージや好中球のような貪食細胞の細胞表面上に発現されている Fcγ レセプターには IgG1 と IgG3 抗体の Fc 部分が結合し，抗体が結合した病原体を貪食するのを促進する．IgE の Fc 部分は，マスト細胞や好塩基球，活性化された好酸球上の Fcε レセプターと高い親和性をもって結合し，これらの細胞が特異な抗原（アレルゲン）に反応して炎症性メディエーターを放出させる．

2 番目に，抗原抗体複合体の Fc 部分は補体成分の C1q と結合することができるので（2-7 項参照），古典的補体カスケードを活性化し，貪食細胞の動員と活性化を促し，貪食細胞が病原体を取り込み破壊するのを補助する．3 番目に，抗体 Fc 部分は能動的輸送によって，本来なら到達できない場所へ抗体分子を運ぶ働きをする．粘液分泌や涙液，乳汁内の IgA，妊娠している母親からの胎盤を介した IgG の胎児血流への移行などがこれにあたる．どの場合も，IgA や IgG の Fc 部分がそれぞれ特異的な Fc レセプターや

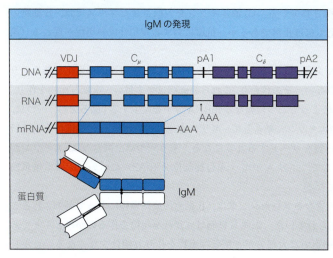
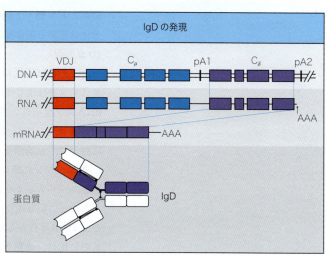

図 5.21 IgM と IgD の共発現は，RNA プロセシングによって制御されている

成熟 B 細胞においては，V_H 遺伝子のプロモーターが C_μ エキソンと C_δ エキソンの両方の転写を誘導する．この長い一次転写産物は，切断とポリ A の付加（AAA），そしてスプライシングによって修飾を受ける．C_μ 遺伝子の 3′ 側にある領域（pA1）で切断後，ポリ A が付加され，C_μ 遺伝子エキソン内のイントロンのスプライシングによって μ 重鎖をコードする mRNA が作られる（左図）．一方，C_δ 遺伝子の 3′ 側にある領域（pA2）において同様の修飾を受け，C_μ エキソンを取り除く別のスプライシングが起こると，δ 重鎖をコードする mRNA が作られる（右図）．簡略にするため，個々の定常部エキソンのすべては示されていない．

新生児 Fc レセプター（FcRn）と結合することによって，細胞内を通過する免疫グロブリンの能動輸送により，体内の異なる場所へ免疫グロブリンが運ばれる．糸球体上皮細胞（ポドサイト）は FcRn を発現しており，血液から濾過して糸球体基底膜に集まる IgG を取り除く働きをする．

抗体のエフェクター機能における Fc 部分の役割については，適当なプロテアーゼや遺伝子工学的手法により得られる，一つや複数の Fc ドメインをもつ免疫グロブリンを調べることにより明らかにされた．多くの微生物は抗体の Fc ドメインに結合あるいは分解するような蛋白質を産生する能力を進化させて，Fc 部分が機能するのを妨害しているようにみえる．その一例は，ブドウ球菌属菌が作るプロテイン A とプロテイン G，およびヘモフィルス属菌が作るプロテイン D である．研究者たちはこれらを Fc 部分の構造解析に，あるいは免疫学的な試薬として応用している．すべての免疫グロブリンのクラスが，それぞれのエフェクター機能を同じようにもっているわけではない．それぞれのアイソタイプがもつ能力は図 5.20 にまとめてある．例えば，IgG2 に比べて IgG1 や IgG3 はほとんどの Fc レセプターに対して共通して高い親和性を示す．

5–14　IgM および IgD は同じプレ mRNA から生じて成熟ナイーブ B 細胞の細胞表面に同時に発現される

免疫グロブリン C_H 遺伝子は J_H 遺伝子断片の 3′ 側に位置し，約 200 kb に及ぶ大きな DNA 領域に存在している（図 5.19）．個々の C_H 遺伝子はさらに折りたたまれた定常部蛋白質の個々のドメインに相当するいくつかのエキソンに分けてコードされている（図示していない）．μ 定常部をコードする遺伝子は J_H 遺伝子の最も近くに位置しているので，可変部での DNA 再編成後，V_H 領域エキソン（VDJ エキソン）に最も近く位置することになる．いったん可変部での再編成が完了すると，完全長の μ 重鎖 RNA 転写産物が産生される．再編成した V 遺伝子と C_μ 遺伝子の間に介在しているすべての J_H 遺伝子断片は RNA スプライシングによって取り除かれ，μ 鎖をコードする完全な成熟 mRNA が作られる．こうして μ 重鎖が最初に発現される．したがって，IgM が B 細胞分化の最初に作られる免疫グロブリンである．

μ 鎖遺伝子のすぐ 3′ 側に，IgD の重鎖の定常部をコードする δ 鎖遺伝子がある（図 5.19）．大部分の成熟 B 細胞で，IgD は IgM と同時に発現されている．しかし，IgD は形質細胞からごくわずかしか分泌されないし，その機能も明らかではない．IgD は IgM より柔軟なヒンジ部をもつので，ナイーブ B 細胞が抗原に結合するのを促進する補助

装置として働くと示唆されている．C_δ鎖エキソンを欠損させたマウスでは，B細胞の分化は正常で抗体反応もほぼ正常であるが，抗原に対する親和性成熟過程が遅れる（第10章参照）．

IgDとIgMを同時に発現しているB細胞では，DNA上に不可逆的な変化を伴うクラススイッチは生じていない．その代わり，これらの細胞はまず長い一次転写産物を作り，RNAスプライシングによって二つの異なるmRNA分子を産生する（図5.21）．一つは，VDJエキソンがC_μ鎖エキソンに結合して，ポリAがより近いポリA付加部位1（pA1）に付いて，μ重鎖蛋白質をコードするようになる．もう一つは，同じVDJエキソンがC_δ鎖エキソンに結合して，ポリAがポリA付加部位2（pA2）に付いて，δ重鎖蛋白質をコードするようになる．

この長い転写産物の異なるプロセシングは，B細胞の成熟過程によって制御されることが1980年代から知られていた．未熟B細胞はμ鎖転写産物を作るのがほとんどであるのに比べ，成熟B細胞では大部分がδ鎖転写産物を作りμ鎖は少なくなる．しかしその分子機構は不明であった．最近，NエチルNニトロソウレアでゲノムDNAに人為的に突然変異を起こして遺伝子改変マウスを作製する方法で，IgD発現のための選択的スプライシングに関連する遺伝子がみつかった．その遺伝子は**ZFP318**という蛋白質をコードしており，この蛋白質はmRNAスプライシングに必要なRNA–蛋白質複合体であるスプライソソームのU1核内低分子リボ核蛋白質と構造的に関連がある．ZFP318は未熟B細胞には発現されておらず，IgD転写産物は産生されない．一方，成

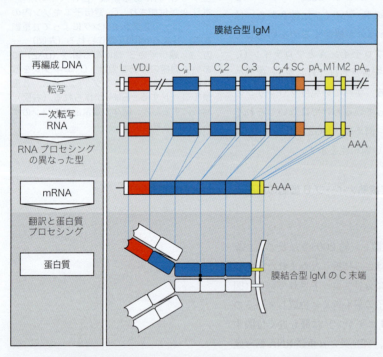
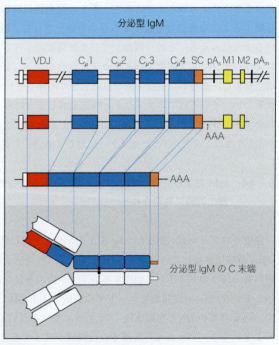

図5.22　膜結合型および分泌型免疫グロブリンの生成は，同じ遺伝子から選択的RNAプロセシングによって生じる

各重鎖定常部遺伝子末端には，膜結合型免疫グロブリン遺伝子の膜貫通部位および細胞内ドメインをコードしている二つのエキソン（M1，M2，黄色）がある．最後のCドメインエキソンには分泌型免疫グロブリン分子のC末端側をコードしている分泌コード（SC）配列がある（橙色）．IgDの場合には，SC配列は独立したエキソンによってコードされているが，IgMの場合も含めて他のアイソタイプでは，SC配列は定常部後に連続して位置している．重鎖RNAが分泌型あるいは膜結合型のどちらをコードするかは，最初に生じるプレmRNAのプロセシングによって決定される．重鎖の各定常部遺伝子は2種類のポリA付加部位をもっている（pA_sとpA_m）．左図では，転写の終止とポリA付加（AAA）が2番目の部位（pA_m）において生じる場合を示している．この場合，C_μ4領域エキソンとSC配列（橙色）の間の境目とM1エキソン（黄色）の5′側との間でスプライシングが起こり，SC配列が取り除かれてM1とM2エキソン（黄色）がC_μ4領域エキソンに結合し，膜結合型の免疫グロブリン重鎖分子をコードするmRNAができる．右図ではポリA付加（AAA）が1番目の部位（pA_s）において生じ，転写がM1とM2エキソンの前で終了して，膜結合型の免疫グロブリン重鎖分子の形成を阻止して分泌型が産生される．

熟B細胞や活性化B細胞に発現されるようになり，IgMと一緒にIgDが発現される．ZFP318不活化マウスではIgDの発現が認められず，IgMの発現が増強することから，ZFP318はVDJエキソンからC_δエキソンまでの長いプレmRNAの選択的転写機構に必要であることが証明された．詳細な機序は不明であるが，ZFP318は直接伸長中のプレmRNAに作用して，VDJエキソンからC_μエキソンまでの選択的転写機構を抑制して，C_δエキソンまでの伸長を促進すると考えられている．要するに，ZFP318の発現によってIgDの発現が促進される．ZFP318の未熟B細胞と成熟B細胞での発現調節機構はまだ不明のままである．

5-15 膜結合型および分泌型免疫グロブリンは重鎖の選択的転写機構により作られる

すべてのクラスの免疫グロブリンは，膜結合型レセプターあるいは分泌型抗体の形で産生される．すべてのB細胞は，最初に膜結合型IgMを発現している．抗原刺激後に，あるB細胞は成熟分化して形質細胞となり分泌型IgMを産生する．一方，他のB細胞ではクラススイッチが生じて，他のクラスの膜結合型免疫グロブリンを発現し，IgM以外の新しいクラスの抗体を分泌するようになる．すべての膜結合型免疫グロブリンは2本の重鎖と2本の軽鎖から構成されている単量体であり，IgMとIgAは分泌型になるときに多量体となる．膜結合型では免疫グロブリン分子重鎖のC末端に疎水性の約25個のアミノ酸残基から構成される膜貫通ドメインをもち，B細胞の細胞表面に結合している．分泌型の免疫グロブリンにはこのドメインはなく，C末端は親水性の分泌尾部となっている．免疫グロブリン重鎖の膜結合型と分泌型のC末端部分はそれぞれ別々のエキソンによってコードされており，どちらの型が産生されるかは選択的RNAプロセシングによる．

例えば，IgM重鎖遺伝子は四つの重鎖ドメインをコードする$C_\mu 1 \sim C_\mu 4$の四つのエキソンがある（図5.22）．$C_\mu 4$エキソンは分泌型をコードするC末端を有する．さらに下流の二つのエキソンM1とM2は膜結合型をコードしている．もし一次転写産物がこの二つのエキソンの手前のポリA付加部位で切断されると，分泌型のみが産生されるようになる．一方，もしポリメラーゼが最初の付加部位を通過して転写し，さらにこの一次転写産物が$C_\mu 4$エキソン内スプライスドナーサイトからM1エキソンまでRNA

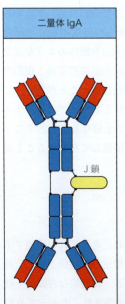
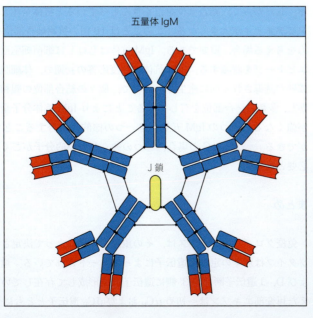

図5.23 IgMとIgAは多量体を形成する
IgMとIgAは通常，もう一つのポリペプチド鎖J鎖と会合して多量体として存在する．2分子の単量体IgAとJ鎖がジスルフィド結合によって結合して二量体IgAが形成される（左図）．単量体IgMの5分子がそれぞれジスルフィド結合によって結合し，さらにジスルフィド結合によってJ鎖と結合することにより五量体IgMが形成される（右図）．IgMはJ鎖を欠く六量体も形成しうる．

スプライシングによって除去されると，ポリA化が下流のポリA付加部位で起こり，膜結合型免疫グロブリンが産生される．この選択的RNAプロセシング機構は完全には解明されていないが，IgM遺伝子座でのポリメラーゼによる転写活性制御が関与していると考えられる．RNA転写のポリA化を制御している一つの因子が**切断刺激分子** cleavage stimulation factor のサブユニットである **CstF-64** である．CstF-64 は分泌型 IgM をコードする転写産物を産生させる．転写伸長因子の ELL2 は形質細胞で誘導され，下流のポリA付加部位でのポリA化を促進する．免疫グロブリン遺伝子座でRNAポリメラーゼと CstF-64，ELL2 と共局在している．C_μ を例に図5.22で示しているが，他のすべてのアイソタイプでも同様の方法で産生される．活性化され抗体産生細胞へと分化するB細胞においては，転写産物の大部分は，B細胞が発現する重鎖のクラスに関係なく膜結合型ではなく分泌型の転写産物の産生に向けてスプライシングされる．

5-16 IgM と IgA は多量体を形成する

すべての免疫グロブリンは2本の重鎖と2本の軽鎖の基本単位で構成されているが，IgM と IgA の場合はこの基本単位の多量体が形成される（図5.23）．IgM と IgA の定常部には，多量体形成に必要なシステイン残基を含む18個のアミノ酸からなる「尾部片」がある．**J鎖** J chain と呼ばれる 15 kDa のもう一つのポリペプチド分子が存在し，尾部片のシステイン残基に結合して多量体形成を促進する．これらは μ 鎖と α 鎖の分泌型でのみみられる（このJ鎖をJ遺伝子断片によりコードされている免疫グロブリンJ部と混同しないように．5-2項参照）．IgA の場合，多量体形成は上皮細胞での IgA 分子の細胞内輸送に必須である．この点については第10章で詳しく述べる．IgM 分子は血漿中に五量体として，ときには六量体（J鎖なし）として検出されるが，一方，IgA は血漿中では単量体として，分泌粘液内では二量体として検出される．

免疫グロブリン分子の多量体形成は，同じエピトープを反復しているような抗原に抗体が結合する際に重要である．抗体1分子は少なくとも2個の同一の抗原結合部位をもっており，おのおのは特定の抗原に対して固有の親和性または結合力を有している．抗体が標的抗原上の繰り返される2個あるいはそれ以上のエピトープと結合した場合は，抗体のすべての結合部位が解離したときにのみ抗原と抗体の解離が起こる．抗体分子全体の抗原からの解離速度は，1個の抗原結合部位での解離速度よりはるかに遅くなる．したがって，結合部位をたくさんもっていると抗体全体としての結合力，すなわちアビディティが大きくなる．このことは10個の抗原結合部位をもつ五量体 IgM の結合力を考える場合，重要である．IgM 抗体はしばしば細菌細胞壁上の多糖体のような反復エピトープを認識する．IgM 抗体は免疫応答の初期の，体細胞高頻度突然変異と親和性成熟が誘導される前に産生されるので，個々の結合部位の親和性は低いことが多い．しかし，多数の結合部位を有していることにより IgM 抗体分子全体としてはアビディティが強くなる．一つの IgM 五量体は一つの標的に結合することで十分な効果を示すことができる．一方，IgG の場合，二つの独立した標的分子がごく接近して存在することが必要となる．

まとめ

免疫グロブリンのクラスは，その重鎖定常部によって決定され，それぞれの重鎖アイソタイプは別々の定常部遺伝子によってコードされている．重鎖定常部遺伝子は，V および D，J 遺伝子断片の 3′ 側に遺伝子群を形成して存在している．機能的な再編成を終えた可変部エキソンは，初め μC_H および δC_H 遺伝子とともに発現され，ナイーブB細

胞では μC_H および δC_H 両方を含む mRNA 転写産物の選択的スプライシングにより共発現される．さらに，B 細胞はどの免疫グロブリンのクラスでも膜結合型抗原レセプターあるいは分泌型抗体として発現することができるが，これは疎水性の膜結合部位あるいは分泌尾部片をコードするエキソンのいずれかを含むように，mRNA の選択的スプライシングが生じることによって可能となる．活性化により B 細胞が分泌する抗体は，その抗原レセプターを介して B 細胞を活性化させた抗原を認識する．同じ可変部のエキソンは，引き続き別のアイソタイプのものと会合して異なるクラスの抗体産生へ向けられる．クラススイッチの過程は第 10 章で説明する．

適応免疫応答の進化

今まで述べてきた適応免疫の形式は，免疫グロブリンや TCR の膨大なクローン多様性の産生を RAG–1/RAG–2 組換え酵素に依存している．このシステムは 500 万年前に他の脊椎動物から分かれた**有顎脊椎動物** gnathostome のみに認められる．適応免疫は進化の過程で突然現れた．現在生存する有顎魚で最も原始的な軟骨魚でさえもリンパ組織，TCR，免疫グロブリンを有して適応免疫を誘導する能力をもつ．脊椎動物の適応免疫で産生される多様性は動物の免疫系に独特なものと考えられてきた．しかし，昆虫，棘皮動物，軟体動物などの生物は真の適応免疫とはいえないが，いろいろな分子機構を使って病原体を認識するレパートリーを増強させている．身近な例として**無顎脊椎動物（無顎類）** agnathan のヤツメウナギやヌタウナギは，適応免疫または先行免疫の型をもつ．これは RAG 依存性の V(D)J 再編成とはまったく別の体細胞遺伝子再編成のシステムで非免疫グロブリン「抗体」様蛋白質が担う．したがって，適応免疫は病原体を認識する多様性を産生する，最も強力であるが一つの解決方法にすぎないと捉えなければならない．

5–17 無脊椎動物の中には，免疫グロブリン様遺伝子のレパートリーに膨大な多様性を作り出しているものがある

無脊椎動物の免疫は，病原体認識において非常に限定的な多様性しかない自然免疫系に限られていると，つい最近まで考えられていた．この考えの根拠は，脊椎動物の自然免疫がおよそ 10 個の異なる Toll 様レセプター（TLR）と病原体関連分子パターン（PAMP）を認識するほぼ同数の他のレセプターに基づいているという知識と，無脊椎動物にそれ以上存在することはないだろうという仮定であった．しかし，最近の研究に

図 5.24 ショウジョウバエの自然免疫の Dscam 蛋白質は多数の免疫グロブリンドメインをもち，選択的スプライシングによって高度に多様化される

ショウジョウバエの Dscam をコードする遺伝子には，選択的エキソンの大きなエキソン群が数個ある．エキソン群 4（緑色），エキソン群 6（水色），エキソン群 9（赤色），エキソン群 17（橙色）をコードするエキソン群には，それぞれ 12，48，33，2 個の選択的エキソンがある．完成した Dscam の mRNA には，これらのエキソン群でそれぞれ選択的エキソンが一つだけ使用されている．ニューロン，脂肪体細胞，血球ではエキソンの使われ方に違いがある．エキソン群 4 とエキソン群 6 では，3 種類の細胞すべてで選択的エキソンの全種類が用いられるが，エキソン群 9 は血球と脂肪体細胞では選択的エキソンが限定して使用される．Dscam 遺伝子の選択的エキソンを組み合わせて用いることによって，38,000 以上の蛋白質アイソフォームを作り出すことが可能になる．
(Anastassiou, D.: GenomeBiol. 2006, 7:R2 より転載)

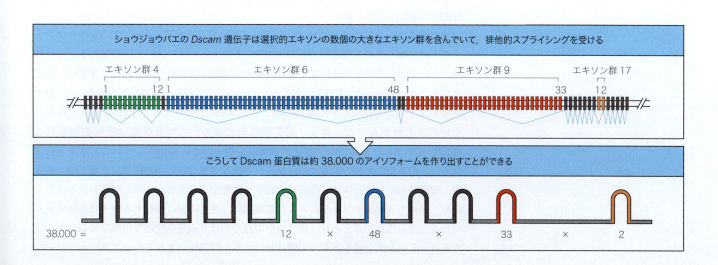

よって，少なくとも二つの無脊椎動物の例で，免疫グロブリンスーパーファミリーのメンバーが膨大な多様性をもち，幅広い病原体認識に備えることができると明らかにされた．

ショウジョウバエでは，脂肪体細胞と血球は免疫系の一員として働いている．脂肪体細胞は，抗菌ペプチドのディフェンシンのような蛋白質を血リンパ中に分泌する（第2章，第3章参照）．血リンパ中に見出される他の蛋白質に，免疫グロブリンスーパーファミリーに属する**ダウン症候群細胞接着分子** Down syndrome cell adhesion molecule（**Dscam**）がある．Dscamはもともとはハエにおいて神経回路の形成にかかわる蛋白質として発見され，脂肪体細胞と血球で生成され，血リンパ中に分泌される．そこで侵入してきた細菌をオプソニン化し，食食細胞が捕食するのを補助すると考えられている．

Dscam蛋白質には通常10個の免疫グロブリン様ドメインがある．しかし，Dscamをコードする遺伝子は，これらのドメインのいくつかが多数の選択的エキソンをもつように進化している（図5.24）．Dscamのエキソン群4は異なる12のエキソンのいずれか一つがコードすることができ，それぞれが異なる配列の免疫グロブリンドメインを指定するようになる．エキソン群6には48の選択的エキソンがあり，エキソン群9には33，エキソン群17には二つある．Dscam遺伝子は約38,000の蛋白質アイソフォームをコードすることが可能であると推計されている．免疫におけるDscamの役割が提唱されたのは，Dscamのない血球は試験管内で大腸菌のファゴサイトーシスの効率が悪くなることが発見されたときである．これらの発見は，選択的エキソンのこの膨大なレパートリーの少なくとも一部は，昆虫の病原体認識能力を多様化するように進化した結果かもしれないということを示唆している．Dscamのこの機能は，ガンビエハマダラカで確認されており，Dscamホモログの*AgDscam*の発現をなくすと，細菌やマラリア原虫に対する蚊の抵抗性が通常よりも減弱することが示されている．ある*Dscam*エキソンは特定の病原体へ特異性を有することが，ガンビエハマダラカで示されている．しかし，Dscamのアイソフォームがクローン選択的に発現されているかは不明である．

別の無脊椎動物の軟体動物をみてみると，免疫に使われる免疫グロブリンスーパーファミリーの蛋白質を多様化するのに異なる戦略を用いている．淡水カタツムリ*Biomphalaria glabrata*は，自然免疫で働くと考えられている**フィブリノーゲン関連蛋白質** fibrinogen-related protein（**FREP**）という小さなファミリーを発現している．FREPはN末端側に1個ないし2個の免疫グロブリンドメイン，C末端側にフィブリノーゲンドメインをもっている．免疫グロブリンドメインは病原体に結合する一方で，フィブリノーゲンドメインは，複合体を沈降させるのに役立つFREPレクチン様の性質を担っているらしい．FREPは血球によって産生され，血リンパに分泌される．ヒト住血吸虫症の原因となる住血吸虫の中間宿主である蠕虫が淡水カタツムリに感染すると，FREPの濃度は上昇する．

淡水カタツムリのゲノムには*FREP*遺伝子のコピーが多数存在し，約13のサブファミリーに分類できる．発現しているFREP3サブファミリーの配列の研究によって，個体ごとに発現しているFREPは生殖細胞系列の遺伝子と比較してきわめて多様性に富んでいることがわかった．FREP3サブファミリーには4個以下の遺伝子しかないが，個々の淡水カタツムリは少しずつ配列に差のある45以上の異なるFREP3蛋白質を産生していることがわかった．アミノ酸配列解析により，この多様性は生殖細胞系列の*FREP3*遺伝子のうちの一つに点突然変異が蓄積したことに由来していると示唆されている．この多様性を起こす機序の詳細や，多様性が生じる細胞の種類はまだ不明であるが，脊椎動物における液性免疫応答で起きる体細胞高頻度突然変異との類似性を示している．昆虫や淡水カタツムリにみられる機構は，免疫防御に関連する分子に多様性をもたせる方法の代表と考えられ，いくつかの点でやはり適応免疫応答の戦略に似ているのである．しかし，上述のどちらの例においても，特異性の異なるレセプターがクローン

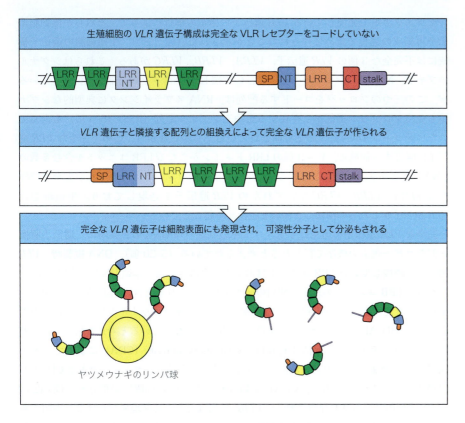

図5.25 ヤツメウナギでは生殖細胞系列の不完全なVLR遺伝子が体細胞遺伝子組換えによって多様なレパートリーをもった完全なVLR遺伝子を作り出す
（上図）ヤツメウナギのVLR遺伝子は単一で不完全なものであるが、完全な遺伝子のための枠組み（右側）をもっている。シグナルペプチド（SP）、N末端のLRRユニット（NT, 紺色）、C末端LRRユニットの一部（赤色）は介在する非コードDNA配列によって二つの部分（LRRとCT）に分けられる。染色体上には、近傍の領域（左側）に他の部分の多数のVLR遺伝子「カセット」があり、1ないし2個のコピーの可変性LRRドメイン（緑色）とN末端LRRドメイン（水色、黄色）の一部をコードするカセットを含んでいる。（中央図）体細胞遺伝子組換えのプロセスにより、いろいろなLRRユニットがもともとのVLR遺伝子内にコピーされ、完全なVLR遺伝子を形成する。完全なVLR遺伝子には、集められたN末端LRRカセット（LRRNT）と最初のLRR（黄色）とそれに続くいくつかの可変LRRユニット（緑色）、完成されたC末端LRRユニットが含まれる。最終末端にはVLRレセプターの茎状領域をコードする領域がある。ヤツメウナギのウミヤツメのシチジンデアミナーゼPmCDA1とPmCDA2は遺伝子再編成を誘導する酵素と考えられる。再編成した遺伝子発現でできた完全なレセプターは、細胞膜に茎状領域（stalk, 紫色）のグリコシルホスファチジルイノシトール（GPI）結合で結合している。（下図）個々のリンパ球は体細胞遺伝子再構成を起こし、特異性をもったVLRレセプターを作り出す。これらのレセプターはリンパ球の表面にGPI結合を介して係留されることもあるし、血清中に分泌されることもある。それぞれのリンパ球で独自の体細胞再構成が起こり、異なる特異性をもつVLRレセプターが作り出される。
（Pancer, Z. and Cooper, M. D.: *Annu. Rev. Immunol.* 2006, 24:497–518 より転載）

ごとに分かれて発現する形式を伴っているかどうかはわからない。

5–18 無顎脊椎動物は体細胞遺伝子再編成を用いてLRRドメインから形成されるレセプターを多様化する適応免疫系をもっている

1960年代初期から、ある種の無顎魚であるヌタウナギとヤツメウナギは、移植された皮膚片に対して一種の拒絶反応を速やかに惹起でき、一種の遅延型過敏反応を呈することが知られていた。血清中には特異的凝集素として作用する活性もあるようで、これは二次免疫後に力価が上昇し、ちょうど高等脊椎動物における抗体と同じようである。この現象は適応免疫に似ているようにみえるが、これらの動物には、胸腺や免疫グロブリンをもっているという証拠はなかった。しかし、これらの動物は真のリンパ球と考えられる細胞を有することが形態的・分子生物学的に証明された。ヤツメウナギのリンパ球様細胞には、TCRや免疫グロブリンに関連した遺伝子は見出されていない。しかし、これらの細胞は多数のロイシン・リッチ・リピート（LRR）ドメイン、すなわち病原体を認識するTLRを構成するのと同じ蛋白質ドメインをコードする遺伝子のmRNAを大量に発現している（3–5項参照）。

このことは、これらの細胞は病原体を認識し反応するのに特化しているということを意味しているだけなのかもしれない。けれども、発現しているLRR蛋白質には驚くべき事実があった。TLRのようにわずか数型で存在しているのではなく、きわめて可変的なアミノ酸配列をもち、一種のLRR再編成を示していて、多数の可変性に富んだLRRユニットが、可変性の乏しいN末端とC末端のLRRユニットの間に位置していた。これらのLRR含有蛋白質は**可変的リンパ球レセプター** variable lymphocyte receptor（**VLR**）と呼ばれ、グリコシルホスファチジルイノシトール（GPI）結合によって細胞膜に結合する茎状領域をもち、結合型と分泌型のいずれの型も可能である。

ヤツメウナギで発現しているVLR遺伝子の構造の解析によって，それらが体細胞遺伝子再編成の過程で集めて作られたことが示された（図5.25）．生殖細胞の遺伝子構成には不完全な3個のVLR遺伝子，VLRA，VLRB，VLRCがある．これらはシグナルペプチド，N末端LRRユニットの一部，C末端LRRユニットの一部をコードしているが，この三つのブロックをコードする配列は，RNAスプライシングに典型的なシグナルも免疫グロブリン遺伝子に存在する組換えシグナル配列（RSS）（5-4項）も含んでいない非コードDNAによって分断されている．しかしながら，この不完全なVLR遺伝子に隣接する領域に，1〜3個のLRRドメインからなるLRRユニットを含む多数のDNA「カセット」が存在している．ヤツメウナギのリンパ球はそれぞれが完全で特異的なVLRA，VLRB，VLRCのいずれかのVLR遺伝子を発現しており，生殖細胞のVLR遺伝子がこれらの隣接した領域と組換えを起こしている．

完全なVLR遺伝子の産生はヤツメウナギのリンパ球DNAの複製時に，遺伝子置換と似たコピー選択の機序で行われると考えられている（5-20項）．DNA複製時，VLR遺伝子の隣接していたLRRユニットはおそらく合成された一本鎖DNAが鋳型となり，これらのLRRユニットの遺伝子配列の一つがコピーされるとき，VLR遺伝子に組み込まれる．まだ完全には証明されていないが，おそらくヤツメウナギのリンパ球に発現されているAID-APOBECファミリーの酵素が引き金となっていると考えられる．この酵素のシチジンデアミナーゼ活性 cytidine deaminase activity（CDA）によって一本鎖DNAの切断が起こり，コピー選択過程が始まるのであろう．ヤツメウナギはCDA1とCDA2の二つの酵素をもつ．CDA1はVLRA系列のリンパ球に発現され，CDA2はVLRB系列のリンパ球に発現される．VLRC系列はどちらを発現するかはまだ不明である．最終のVLR遺伝子は，N末端LRRサブユニットにそれぞれ24個のアミノ酸の七つのLRRドメインが付加され，引き続いて，介在する非コード領域が最終的に取り除かれて，C末端のLRRドメインの形成が完成する．（図5.25）.

この体細胞再編成の機構によって，免疫グロブリンと同程度のVLR蛋白質の多様性を生み出せると推定されている．実際，VLR蛋白質の結晶構造では，LRR繰り返し構造で形作られる凹面とC末端のLRRの可変挿入部位が形成する部位が，多様な抗原と結合する部位を作る．したがって，無顎脊椎動物の事前予測レパートリーの多様性は，進化上の同類である有顎脊椎動物の適応免疫系におけるのと同様，生成可能なレセプターの数によってではなく，各個体に存在するリンパ球数によって規定されるのかもしれない．すでに述べたように，それぞれのヤツメウナギのリンパ球は二つの生殖型VLR遺伝子の再編成によって，完全なVLRA，VLRBまたはVLRCを発現する．VLRA

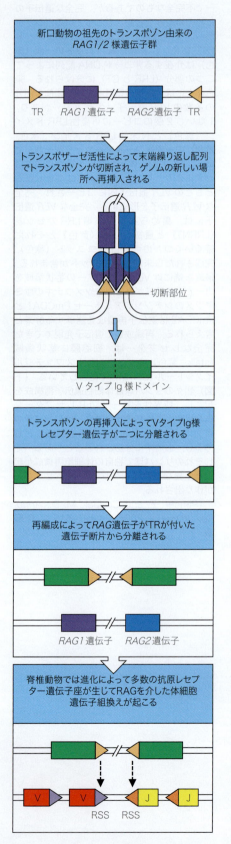

図5.26　Vタイプの免疫グロブリンレセプター遺伝子へのトランスポゾンの挿入がTCRと免疫グロブリン遺伝子を生じさせると考えられる

（上図）新口動物（脊索動物に所属する門の大グループ）の祖先のDNAトランスポゾンが，トランスポザーゼとして働くRAG1とRAG2関連遺伝子——RAG1（紫色）とRAG2（青色）の原型——をもつと考えられる．DNAトランスポゾンは，末端逆位繰り返し（TR）配列で境界される．（第2図）DNAからトランスポゾンを切り出すために，トランスポザーゼ蛋白質（紫色と青色）がTRに結合してTRどうしを接合させる．そしてそのトランスポザーゼ活性でDNAからトランスポゾンを切り出し，宿主のDNAにTRに似た足跡を残す．片側の切断の後にトランスポゾンはゲノムの別の場所，この場合はVタイプ免疫グロブリンレセプター（緑色）に再挿入される．トランスポザーゼの酵素活性は切り出しとは逆の反応で，トランスポゾンをDNAに挿入できる．（第3図）RAG1/2様トランスポゾンがVタイプ免疫グロブリンレセプター遺伝子の真ん中に挿入されて，Vエキソンが二つに分かれる．（第4，5図）免疫グロブリンとTCRの進化において，遺伝子再編成の前にまず，トランスポゾンTRからトランスポザーゼ活性をもつ遺伝子（RAG1とRAG2遺伝子として知られている）が分かれ，残ったTRが組換えシグナル配列となるという統合的事象が起こったと考えられる．ムラサキウニ（無脊椎動物の新口動物）はRAG1/2様の遺伝子群とRAG-1とRAG-2様蛋白質を発現しているが，免疫グロブリン，TCRや適応免疫はもっていない．この動物ではこれらの蛋白質はおそらく別の細胞機能を保持しているのだろう．

または VLRB 発現細胞は，それぞれ哺乳類の T 細胞と B 細胞の特徴をもっている．VLRC 発現細胞は，VLRA 発現細胞により近いようである．例えば，VLRA 発現細胞は，哺乳類の T 細胞サイトカイン関連遺伝子を発現しており，以前から考えられたよりも RAG 依存性適応免疫に近いと考えられる．

5–19 免疫グロブリン様遺伝子の多様化したレパートリーに基づく RAG 依存性適応免疫は突然軟骨魚類に出現した

脊椎動物の中で，無顎類から軟骨魚類（サメ，エイ），硬骨魚類，両生類，爬虫類，鳥類，そして最後に哺乳類まで，免疫機能の発達を追跡することができる．RAG 依存性 V(D)J 組換えは，無顎類，軟骨魚類やどの無脊椎動物にも認められない．RAG 依存性適応免疫は，多くの動物のゲノム配列が明らかになったことから明確になってきた．最初の糸口は，RAG 依存性 V(D)J 組換えは **DNA トランスポゾン** DNA transposon による転移機序とよく似ていることである．トランスポゾンは，**トランスポザーゼ** transposase と呼ばれる酵素をコードする配列であり，これはトランスポゾンを挿入したり切り離したりするために，二本鎖 DNA を切断することができる DNA 組換え酵素である．哺乳類の RAG 複合体は，*in vitro*（試験管内）では，トランスポザーゼとして働くことができる．*RAG* 遺伝子は染色体内で近くに存在して，通常の哺乳類でみられるイントロンを欠くことから，その構造はトランスポザーゼと似ている．

有顎魚の祖先に起きた特別な出来事によって，RAG 依存性適応免疫が可能になった．その出来事とは，RAG 組換え酵素をもった移動性の DNA が一連の DNA，おそらくは免疫グロブリン遺伝子や TCR の可変部に似た遺伝子の中に入り込んだことである（図 5.26）．DNA トランスポゾンは，その両端に末端繰り返し配列 terminal repeat sequence をもち，ここにトランスポザーゼが結合して認識され，トランスポゾンの切断と挿入を受ける．その結果，免疫レセプターに残された末端繰り返し配列は，免疫グロブリンと TCR 遺伝子内の遺伝子断片両端に位置する組換えシグナル配列（RSS）となった．一方，トランスポザーゼをコードする配列は，抗原レセプターの再編成に不可欠な組換え酵素を現在コードしている *RAG1* と *RAG2* 遺伝子（5–4 項参照）になったと考えられる．引き続いて起こった免疫レセプター遺伝子と挿入された RSS の複製，再複製，組換えが，今日の脊椎動物における多数に分節化された免疫グロブリンと TCR の遺伝子座へと最終的にいたっているのである．

RSS と RAG–1 の触媒コアの最終起源は，DNA トランスポゾンの **Transib スーパーファミリー** Transib superfamily に属すると考えられている．ゲノム解析の結果で，最も原始的な脊椎動物であるイソギンチャク（ネマトステラ）に *RAG1* 遺伝子配列が発見された．*RAG2* の起源は不明であるが，*RAG1/RAG2* 関連遺伝子群は脊索動物に属するウニにも発見された．ウニは免疫グロブリンや TCR を適応免疫にもたないが，これらに遺伝子がコードされる蛋白質はそれぞれに原始的有顎魚のオオメジロザメの RAG 蛋白質と複合体を作ることができ，哺乳類の RAG 蛋白質とは作らない．このことは，これらの RAG 蛋白質は脊椎動物の RAG と関連があり，RAG–1，RAG–2 はすでに脊索動物と棘皮動物の共通の祖先に存在してなんらかの機能を有していることを示唆している．

体細胞遺伝子再編成の起源は，転位因子の切断にあるという考えに立つと，免疫系遺伝子の再編成に関して矛盾しているようにみえたことが理解できるようになる．すなわち，RSS は切断された DNA に正確に結合されるが（5–5 項），さらなる機能はもっておらず，その結果は細胞には無意味である．一方，ゲノム DNA の切断端は，免疫グロブリンか TCR 遺伝子の一部を形成するわけであるが，この結合過程は誤りが起こりやすいことから，不利なことと考えられる．しかしながら，トランスポゾンの側からみれ

ば，これはもっともなことである．なぜなら，トランスポゾンはこの切断機序によって完全性を保つが，後に残したDNAがどうなろうが関係ないからである．結果として，原始免疫グロブリン遺伝子の結合に間違いが起こりやすいことは，抗原認識に用いられる分子に有益な多様性を生み出し，この機序が明らかに強い選択を受けたのである．RAGを基盤とした再編成機構は，多様性だけでなく，コードされる領域のサイズを迅速に修飾する方法を供給してくれる．

次の疑問は，どんな遺伝子にトランスポゾンが挿入されるかということである．免疫グロブリン様ドメインを含む蛋白質は，植物界，動物界，細菌界のいたるところに存在し，最も豊富にある蛋白質スーパーファミリーの一つを形成している．ゲノムが完全に解読されている種では，免疫グロブリンスーパーファミリーはゲノムの蛋白質ドメインの中で最大のファミリーの一つである．このスーパーファミリーに属する分子の機能はさまざまであるが，これは自然選択が一つの有用な分子構造，つまりは基本的な免疫グロブリンドメイン折りたたみ構造を異なる目的に適用させたという際立った例である．

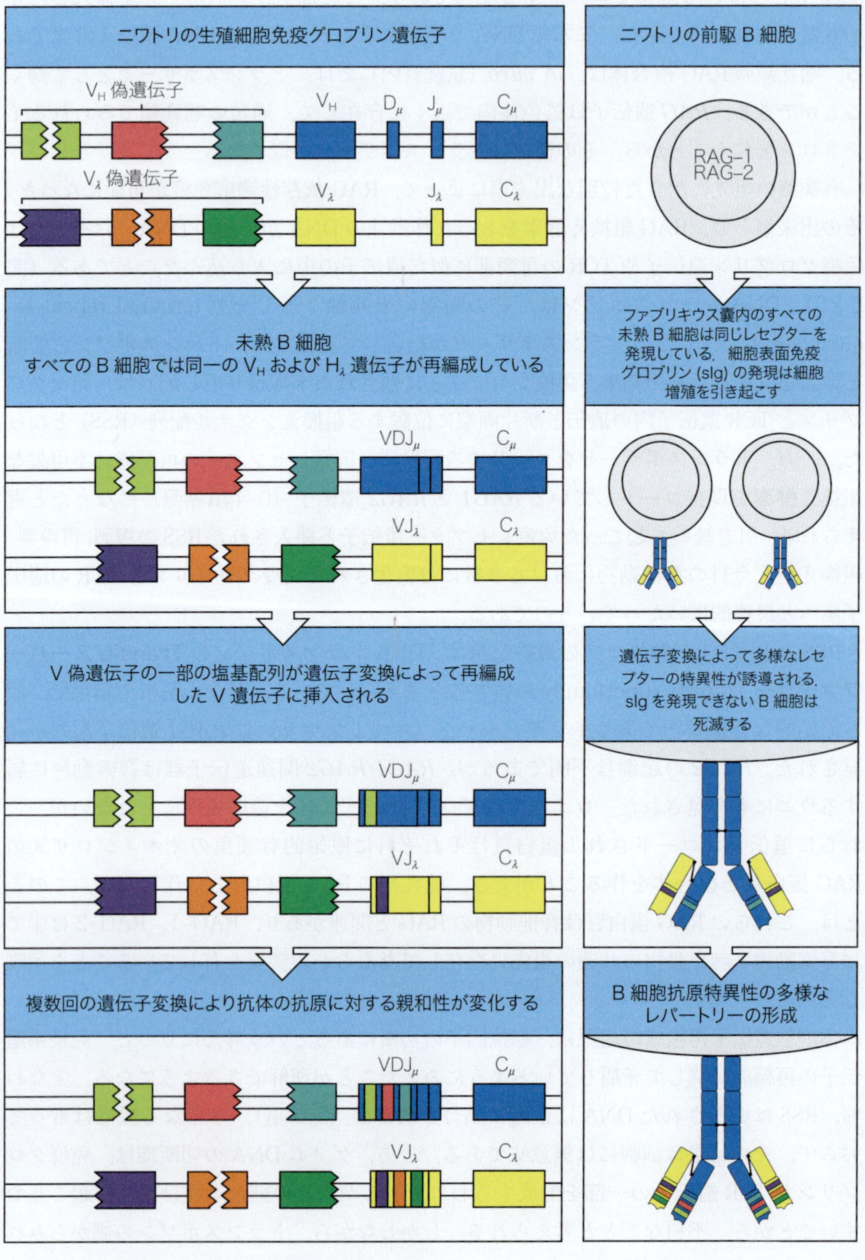

図5.27 ニワトリの免疫グロブリンの多様性の拡大は遺伝子変換によって生じる

ニワトリでは，V（D）J組換えで形成される免疫グロブリンの多様性は，きわめて限定されており小さい．重鎖では活性のあるV遺伝子断片とJ遺伝子断片は，それぞれ1個ずつと15個のD遺伝子断片のみで構成されており，軽鎖では活性のあるVとJ遺伝子断片1個のみで構成されているにすぎない（左上図）．このように最初の一次遺伝子再編成では，きわめて少ない数の抗原レセプターの特異性しか獲得されない（2段目）．このレセプターをもつ未熟B細胞がファブリキウス嚢に移動すると，表面免疫グロブリン（sIg）が架橋されて，強い細胞増殖が惹起され，免疫グロブリン遺伝子可変部に遺伝子変換反応が引き起こされる（2段目）．ニワトリのゲノムには，VH-Dで再編成した偽遺伝子が多く存在する．遺伝子変換では，発現されている一次V遺伝子に隣接する可変部偽遺伝子断片から塩基配列が挿入され，レセプターの多様性が新たに作り出される（3段目）．遺伝子変換によっては，それまで発現状態にあった遺伝子が不活性化されることもある（図示していない）．そのようなB細胞ではsIgがもはや発現しなくなり，B細胞は除去されてしまう．機能的な遺伝子変換が繰り返し生じることで，抗体レパートリーの多様性が増大していく（4段目）．

免疫グロブリンスーパーファミリードメインは，構造と配列に基づいて四つのファミリー，すなわちVドメイン（免疫グロブリンの可変部ドメインに似る），C1およびC2ドメイン（定常部ドメインに似る），I (intermediate) ドメインに分類できる．RSSを含む要素の標的は，免疫グロブリン様Vドメインを含んだ細胞表面レセプター，おそらく現在のVJドメインに似た領域をコードする遺伝子であったらしい．これらのドメインはある種のインバリアントレセプターにみられ，J遺伝子断片に結合するDNA断片の一つに似ているため，免疫グロブリン様Vドメインと呼ばれる．トランスポゾンがそのような遺伝子へ移動することで，VJ遺伝子断片を分離させると想像できる（図5.26）．系統発生の解析では，ヌタウナギやヤツメウナギなどの無顎類の多遺伝子ファミリーにコードされる抗原レセプター様無顎類対合レセプター agnathan paired receptors resembling Ag receptor (**APAR**) が抗原レセプターの祖先の候補であると考えられている．これらのDNA配列は，単一の細胞外VJドメインとシグナル伝達分子を含む細胞質領域をもつ1回膜貫通型蛋白質を予測させるものであり，APARは白血球に発現している．

5-20 種によって異なる方法で免疫グロブリンの多様性を生み出している

われわれがよく知っている脊椎動物のほとんどは，遺伝子断片を異なる組合せで寄せ集めることによって，ヒトやマウスと同じ方法で抗原レセプターの多様性の大部分を生み出している．しかしながら，哺乳類の中にもいくつかの例外がある．動物の中には，遺伝子再編成を用いて常に同じVとJ遺伝子断片を最初に結合し，この組換えを起こした可変部を多様化しているものもいる．トリ，ウサギ，ウシ，ヒツジやウマでは，最初のBCRを形成するために再編成する生殖型V, D, J遺伝子断片の多様性はほとんどみられない．再編成した可変部遺伝子配列は，未熟B細胞のそれとほとんど同じである．これらの未熟B細胞は**ファブリキウス嚢** bursa of Fabricius（ニワトリ）や別の腸のリンパ器官（ウサギ）などの特殊な微小環境に移行し，迅速に増殖して，再編成した免疫グロブリン遺伝子がさらなる多様性を生じる．

トリやウサギでは，主に遺伝子変換によって多様性が獲得される．この機構によって，すでに再編成して発現しているV遺伝子内の短い配列が，上流の偽V遺伝子断片と置換される．ニワトリの免疫グロブリン重鎖遺伝子の生殖型は1組のV, D, J, C遺伝子断片と多数の偽V遺伝子断片からなる．一つの再編成したV_H遺伝子へ偽V_H遺伝子

図 5.28 免疫グロブリン遺伝子の構成は種でそれぞれ異なるが，すべてがレセプターのレパートリーの多様性を産生できる

哺乳類の免疫グロブリン重鎖遺伝子の繰り返されたV, D, J遺伝子群の構成だけが，レセプターのレパートリーの多様性を産生する解決策ではない．他の脊椎動物では別の解決策が認められる．サメのような原始的グループの遺伝子座は，1個のV遺伝子，1または2個のD遺伝子，1個のJ遺伝子と1個のC遺伝子からなるユニットの多数の繰り返しからなる．さらに極端な構成は，エイやメジロザメなどの軟骨魚類でみられ，κ鎖様遺伝子座にすでに再編成したVJ–C遺伝子からなる繰り返しユニットが存在して，無作為に選択され発現される．ニワトリでは，重鎖遺伝子座に遺伝子断片が再編成した1個の遺伝子とまだ再編成が終わっていないV_H–D偽遺伝子が多数存在する．このシステムでは，V_H–D偽遺伝子の配列が単一の再編成V_H遺伝子へコピーされるという遺伝子変換によって多様性が産生される．

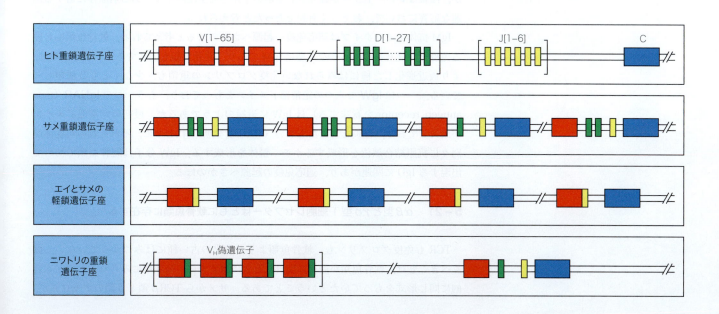

配列がコピーされることで，遺伝子変換による多様性が産生される（図5.27）．ニワトリのB細胞株化細胞を用いた研究から，遺伝子変換には**活性化誘導シチジンデアミナーゼ** activation-induced cytidine deaminase（**AID**）が必要であるということが示されており，遺伝子変換という機序は体細胞高頻度突然変異と関連した機序であることがわかった．第10章で，同じ酵素が抗体のクラススイッチと親和性成熟に関与することを述べる．脱プリン脱ピリミジン部位エンドヌクレアーゼ（APE1）によって作り出された一本鎖DNAの切れ込みとそれに続くシトシンの脱アミノ化は，相補的なV遺伝子断片を可変部遺伝子修復のためのDNA複製の鋳型として用いる相補性指向型DNA修復過程開始のためのシグナルとなると考えられている．

ヒツジやウシでの免疫グロブリン多様性は，回腸のパイエル板として知られる器官で生じる体細胞高頻度突然変異による．体細胞高頻度突然変異はまた，トリ，ヒツジやウサギにおける免疫グロブリンの多様性の獲得にも寄与している．その獲得には，T細胞および特定の抗原をまったく必要としない．

免疫グロブリン遺伝子のさらに基本的に異なる構成は，最も原始的な脊椎動物である軟骨魚類にみられる．サメは多数のコピーの分離した V_L–J_L–C_L と V_H–D_H–J_H–C_H カセットをもっていて，個々のカセットの中で再編成を作動させる（図5.28）．これらの機構は，組合せによる遺伝子再編成を通じて多様性が形成されるという標準的なプロセスとは異なっているが，ほとんどの場合には，やはりRAG依存性体細胞再編成が必要である．再編成された遺伝子同様に，軟骨魚類は生殖細胞のゲノム上に多数の「再編成された」V_L 領域（ときには再編成された V_H 領域）をもっていて（図5.28），異なるコピーの転写を活性化することによって，多様性を生み出しているようである．これらは組合せによらない免疫グロブリンシステムの例であるが，厳密にいえば，まだ組合せによる多様性があり，それは重鎖と軽鎖が引き続いて対を形成する際に作り出される．

軽鎖の遺伝子座のこのような構造は，おそらく中間的な進化の段階を示しているのではないと考えられる．なぜならば，そうだとしたら，重鎖と軽鎖の遺伝子は分岐性ではなく収束進化のプロセスによって，それぞれが独立して再編成の能力を獲得しなければならなかっただろうからである．それよりも可能性が高いのは，軟骨魚類に分岐した後でこのグループの共通の祖先にあった免疫グロブリンの遺伝子座のいくつかが，生殖細胞の*RAG*遺伝子の活性化によって生殖細胞の中で再編成され，その結果，再編成された遺伝子座が子孫に継承されたというものである．これらの種では，再編成された生殖細胞の遺伝子座にコードされたあらかじめ形成されている免疫グロブリン鎖を用いる方が，複雑なレパートリーが確立される前の早期の発生段階やよくある病原体に対する迅速な応答において，おそらく有利であったと考えられる．

IgM抗体アイソタイプは適応免疫の起源へさかのぼると考えられる．軟骨魚類における免疫グロブリンの主体となる型はIgMであり，硬骨魚類も同じである．軟骨魚類は，より最近進化した種にはみられない免疫グロブリンの重鎖も，少なくとも2種類もっている．一つは**IgW**で六つの定常部ドメインをもっており，もう一つの**IgNAR**（new antigen receptorを意味する）はIgWに近縁のようであるが，最初の定常部ドメインが欠失しており，軽鎖と対にならない（4-10項参照）．代わりに，それぞれの可変部が別々に抗原結合部位を形成するホモ二量体を形成する．IgW分子は硬骨魚類で初めて出現するIgDに関連があり，適応免疫の起源へさかのぼる．

5-21　αβ型とγδ型T細胞レセプターはともに軟骨魚類に存在する

TCRも免疫グロブリンも，軟骨魚類よりも進化の古い種にはみつかっていない．驚くべきことは，軟骨魚類が最初に現れたときにはすでに，哺乳類にみられるものと本質的に同じ形式をもっていたということである．サメからTCRβ鎖とδ鎖のホモログが，

エイから独立したTCRα，β，γ，δ鎖が同定されていることは，これらの適応免疫系のレセプターが発見されている古い段階においても，少なくとも二つの認識システムにすでに分かれていたことを示している．さらに，それぞれは組合せによる体細胞再編成からできた多様性を示している．γδ型T細胞の多くのリガンドの同定によって，その免疫応答での役割が明らかにされるであろう．γδ型TCRのリガンドはまだ完全には解明されていないが，αβ型T細胞が認識する微細なペプチドより，むしろ自然免疫の認識するリガンドに似ているようである．γδ型TCRのリガンドとして，微生物由来のいろいろな脂質や，感染や細胞ストレスの指標として発現されるMHCクラスIb分子が挙げられる（6–17項参照）．αβ型T細胞の中にも，粘膜関連インバリアントT細胞mucosal associated invariant T cell（MAIT）などのように自然免疫認識の形式を行うT細胞が存在する（4–18項参照）．このことは，RAG依存性適応免疫の進化の早期に原始的トランスポゾンによる切断で産生されたレセプターが，感染の自然免疫レセプターとして使われていることを示している．この役割はある種のT細胞小集団に継続されている．2組のTCRが非常に早い時期に分岐し，その後の進化でずっと保存されていることは，その機能が早い時期に分かれたことを示唆している．

5–22　MHCクラスIおよびクラスII分子も軟骨魚類に初めて認められる

　TCRの特異的なリガンドであるMHC分子も，進化のほぼ同時期に現れてくることが予想されるであろう．実際にMHC分子は軟骨魚類以上の脊椎動物に存在し，TCRと同様に無顎脊椎動物や無脊椎動物にはみつかっていない．MHCクラスIとクラスIIのα鎖とβ鎖の遺伝子はともにサメに存在し，その遺伝子産物は哺乳類のMHC分子とまったく同じ機能をもっているようである．MHCクラスI分子がペプチドの端と結合し，MHCクラスII分子がペプチドの中央部と接触するそれぞれのペプチド収容溝の中の重要なアミノ酸残基は，サメのMHC分子でも保存されている．

　さらに，MHC遺伝子はサメでも多型があり，クラスIとクラスIIは多数の対立遺伝子をもっている．これまでに20以上のMHCクラスI対立遺伝子が見出されている種もある．サメのMHCクラスII分子では，クラスIIα鎖とクラスIIβ鎖はともに多型がある．したがって無顎類と軟骨魚類が分岐する間に，提示するペプチドを選択するMHC分子の機能が単に現れただけではなく，病原体から持続的に選択圧を受けたことで，MHCの特徴である多型性にまで結実したのである．

　MHCクラスI遺伝子は，**古典的MHCクラスI遺伝子** classical MHC class I gene（クラスIaと呼ばれることもある）と**非古典的MHCクラスIb遺伝子** nonclassical MHC class Ib gene（第6章参照）に分類することができる（4–20項参照）．これは軟骨魚類にもあてはまる．というのも，サメのクラスI遺伝子には哺乳類のクラスIb遺伝子に類似したものが含まれているからである．しかし，サメのクラスIb遺伝子は哺乳類のクラスIb遺伝子の直接の祖先ではないと考えられている．クラスI分子遺伝子に関しては，五つの種（軟骨魚類，総鰭類，条鰭類，両生類，哺乳類）のそれぞれで，独立して古典的遺伝子座と非古典的遺伝子座の二つに分離していったようである．

　このように，MHC分子は最初に登場したときから，その特徴をすべて備えており，進化の理解を助けてくれるような中間型は存在しない．したがって，われわれは自然免疫系の構成要素の進化はたどることができるのであるが，適応免疫系の起源の謎はまだ大部分を解けずにいるのである．したがって，RAG依存性の精巧な適応免疫にいたらしめた力が何であったかという問いに対する確かな答えはまだわからないが，チャールズ・ダーウィンCharles Darwinが進化一般について述べた「かくも単純な始まりから，きわめて美しくきわめて驚異的な無限の形態が進化し，今も進化し続けている」ということは，ここまで明らかになってきたのである．

まとめ

かつては，有顎脊椎動物における RAG 依存性適応免疫応答の進化は，まったく説明不能な「免疫学的ビッグバン」と考えられたが，現在では進化の途中で少なくとも別々の時期に進化したと理解される．われわれの近縁の脊椎動物の同類である無顎魚は，完全に異なる土台——免疫グロブリンドメインではなく LRR ドメインの多様性——の上に適応免疫系を構築しているが，それ以外の点では，真の適応免疫系の本質的な特徴であるクローン選択と免疫記憶をもっているようである．現在，RAG 依存性適応免疫はトランスポゾンが免疫グロブリン遺伝子スーパーファミリーのメンバーに偶然入り込んだことに関係していると考えられている．この出来事は脊椎動物の祖先の生殖細胞に起こったに違いない．偶然に，トランスポゾンの末端配列が原始抗原レセプター遺伝子の中の適切な場所に位置し，分子内での体細胞遺伝子組換えが可能になり，それによって今日の免疫グロブリンや TCR 遺伝子の成熟した体細胞遺伝子再編成の道が拓かれたのである．TCR のリガンドである MHC 分子が軟骨魚類に最初に現れたことは，RAG 依存性適応免疫と同時に進化したことが示唆される．トランスポザーゼ遺伝子（*RAG* 遺伝子）はこの祖先ですでに存在し，ある別の機能をもっていたであろう．*RAG1* 関連遺伝子は多くの動物種でみられるので，*RAG1* 遺伝子は最も古い起源であろう．

第 5 章のまとめ

リンパ球の抗原レセプターは非常に多様であり，分化する B 細胞と T 細胞は同じような基本的機序を利用してこの多様性を獲得する．個々の細胞では，免疫グロブリンや TCR をコードする機能的遺伝子は，体細胞遺伝子組換えによって，いくつかに分割されている遺伝子断片のセットからそれぞれを組み合わせ結合させて，可変部をコードする遺伝子を作る．その結合過程の基本的な基質は，V, D, J 遺伝子断片の配列であり，いずれの抗原レセプター遺伝子座でも似た構造をしている．リンパ球特異的な蛋白質，RAG–1 と RAG–2 は V, D, J 遺伝子の隣接領域にある RSS の位置で DNA に切れ目を入れて，二本鎖 DNA を切断して T 細胞と B 細胞両方の V(D)J 組換えの過程を開始する．これらの蛋白質は，他の普遍的な DNA 修飾酵素が，少なくとももう一つのリンパ球特異的な酵素，TdT とともに働くことにより，遺伝子再編成反応が完了する．それぞれの遺伝子断片は数多く存在し，それぞれが少しずつ異なっているために，それらがランダム（無作為）に選択されることで，非常に大きな多様性を形成できることになる．結合の過程では，遺伝子断片が不正確に接合することで，さらなる機能的に重要な高度な多様性が生まれる．この多様性が集中しているのは，抗原レセプターの CDR3 をコードする DNA 上であり，そこは抗原結合部位の中心部に位置している．免疫グロブリンや TCR の二つの鎖が独立に組み合わさることで，抗原レセプターが完成し，全体的な多様性が飛躍的に高まる．免疫グロブリンと TCR の重要な相違点は，免疫グロブリンにおいては膜結合型（BCR）と分泌型（抗体）が存在することである．同じ分子でありながら膜結合型と分泌型の両者を発現できるのは，重鎖 mRNA の選択的スプライシングによるもので，C 末端が異なった部分をコードするエキソンが形成されるためである．一方，TCR は膜結合型の 1 種類しかない．他の種も免疫に関与するレセプターの多様性産生の方法を発展させてきた．無顎脊椎動物は，われわれの適応免疫とある点で類似している体細胞遺伝子再編を行う VLR 系を使う．有顎脊椎動物の適応免疫では，*RAG1/RAG2* 遺伝子の原型にコードされるレトロトランスポゾンが，あらかじめ存在する V 型免疫グロブリン様遺伝子に組み込まれることによって，TCR と BCR 遺伝子の多様性が産生される．

章末問題

5.1 正誤問題：もしもすべての遺伝子座が再構成できるならば，分化しているT細胞は$\alpha\beta$ヘテロ二量体と$\gamma\delta$ヘテロ二量体を偶然に発現するかもしれない．

5.2 多肢選択問題：次の抗原レセプター組換えに関する分子のうち，抗原レセプターの融合が完成する前に削除されるものはどれか．
- A. アルテミス
- B. TdT
- C. RAG-2
- D. Ku
- E. XRCC4

5.3 正誤問題：T細胞，B細胞ともに抗原親和性を高めるために，免疫応答の際に抗原レセプターの体細胞高頻度突然変異を起こすことができる．

5.4 短答問題：抗体やB細胞レセプターの多様性産生機構を四つ挙げなさい．

5.5 対応問題：蛋白質とその機能を組み合わせなさい．
- A. RAG-1/RAG-2
- B. アルテミス
- C. TdT
- D. DNAリガーゼ/XRCC4
- E. DNA-PKcs

- I. N-ヌクレオチドの非鋳型付加
- II. DNAヘアピンを開裂してP-ヌクレオチドを作るヌクレアーゼ活性
- III. RSSを認識して一本鎖DNAを切断する
- IV. DNA末端の結合
- V. Kuとともに複合体を形成してDNAを結びつけてアルテミスをリン酸化する

5.6 短答問題：12/23法則とは何か．それはどのようにして正確なV(D)J遺伝子断片の結合を確かにするのか．

5.7 対応問題：病気と遺伝子欠損を組み合わせなさい．
- A. 血管拡張性小脳失調症
- B. 放射線感受性重症複合免疫不全症
- C. オーメン症候群

- I. RAG-1またはRAG-2変異による組換え酵素活性の減弱
- II. ATM変異
- III. アルテミスの変異

5.8 対応問題：免疫グロブリンのクラスと機能を組み合わせなさい．
- A. IgA
- B. IgD
- C. IgE
- D. IgG
- E. IgM

- I. 血清に最も多く，免疫応答で強く誘導される
- II. B細胞活性化で最初に産生される
- III. 粘膜部位での防御
- IV. 寄生虫に対する防御とアレルギーに関与する
- V. 機能はよくわかっていない．補助的BCRとして機能する

5.9 穴埋め問題：五つの抗体のクラスの中で，二つは多量体で分泌される．_____は二量体で，_____は五量体で分泌される．両方とも多量体の一部として_____をもつ．IgMと_____はともに成熟B細胞表面に発現しており，共通のプレmRNA転写産物由来である．これらの二つの免疫グロブリンの発現バランスは選択的_____で決定されており，核内低分子リボ核蛋白質（snRNP）_____によって調整されている．マクロファージや好中球表面に発現されるFcγレセプターはIgGクラスの_____と_____アイソタイプのFc部分と結合する．一方，マスト細胞，好塩基球，活性化好酸球は_____クラス抗体と結合するFcεレセプターをもつ．IgAとIgGクラス抗体は_____と結合して，能動的に別の組織に運ばれ腎臓の糸球体で再循環されることで，消失を防ぎ，半減期を延ばしている．

5.10 多肢選択問題：適応免疫の進化の歴史について誤ったものはどれか．
- A. 適応免疫は進化の過程で突然現れた．
- B. ショウジョウバエや蚊はたくさんの異なったエキソンの選択的転写によって分泌型Dscam蛋白質の多様性を示すが，淡水カタツムリは遺伝子変異を集積することによってFREP遺伝子の多様性を示す．
- C. 無顎魚はDNA複製時にVLR遺伝子を組み換えることによって多様性を産生する．
- D. RAG-1はトランスポザーゼ由来であるが，RAG-1が認識する組換え配列はDNAトランスポゾンの末端繰り返し構造由来である．
- E. MHCクラスIとクラスII遺伝子は軟骨魚類ではT細胞と免疫グロブリンが現れる前に出てきた．

全般的な参考文献

Fugmann, S.D., Lee, A.I., Shockett, P.E., Villey, I.J., and Schatz, D.G.: **The RAG proteins and V(D)J recombination: complexes, ends, and transposition.** Annu. Rev. Immunol. 2000, **18**:495–527.

Jung, D., Giallourakis, C., Mostoslavsky, R., and Alt, F.W.: **Mechanism and control of V(D)J recombination at the immunoglobulin heavy chain locus.** Annu. Rev. Immunol. 2006, **24**:541–570.

Schatz, D.G.: **V(D)J recombination.** Immunol. Rev. 2004, **200**:5–11.

Schatz, D.G., and Swanson, P.C.: **V(D)J recombination: mechanisms of initiation.** Annu. Rev. Genet. 2011, **45**:167–202.

項ごとの参考文献

5-1 免疫グロブリン遺伝子再編成は抗体産生前駆細胞内で生じる

Hozumi, N., and Tonegawa, S.: **Evidence for somatic rearrangement of immunoglobulin genes coding for variable and constant regions.** Proc. Natl Acad. Sci. USA 1976, **73**:3628–3632.

Seidman, J.G., and Leder, P.: **The arrangement and rearrangement of antibody genes.** Nature 1978, **276**:790–795.

Tonegawa, S., Brack, C., Hozumi, N., and Pirrotta, V.: **Organization of immunoglobulin genes.** Cold Spring Harbor Symp. Quant. Biol. 1978, **42**:921–931.

5-2 可変部をコードする完全な遺伝子は，異なった遺伝子断片の体細胞遺伝子組換えによって形成される

Early, P., Huang, H., Davis, M., Calame, K., and Hood, L.: **An immunoglobulin heavy chain variable region gene is generated from three segments of DNA: V$_H$, D and J$_H$**. *Cell* 1980, **19**:981–992.

Tonegawa, S., Maxam, A.M., Tizard, R., Bernard, O., and Gilbert, W.: **Sequence of a mouse germ-line gene for a variable region of an immunoglobulin light chain**. *Proc. Natl Acad. Sci. USA* 1978, **75**:1485–1489.

5-3 免疫グロブリン遺伝子座には数多くのV遺伝子断片が連続して並んで存在する

Maki, R., Traunecker, A., Sakano, H., Roeder, W., and Tonegawa, S.: **Exon shuffling generates an immunoglobulin heavy chain gene**. *Proc. Natl Acad. Sci. USA* 1980, **77**:2138–2142.

Matsuda, F., and Honjo, T.: **Organization of the human immunoglobulin heavy-chain locus**. *Adv. Immunol.* 1996, **62**:1–29.

Thiebe, R., Schable, K.F., Bensch, A., Brensing-Kuppers, J., Heim, V., Kirschbaum, T., Mitlohner, H., Ohnrich, M., Pourrajabi, S., Roschenthaler, F., *et al*.: **The variable genes and gene families of the mouse immunoglobulin kappa locus**. *Eur. J. Immunol.* 1999, **29**:2072–2081.

5-4 V, D, J遺伝子断片の再編成は隣接するDNA配列を介して生じる

Grawunder, U., West, R.B., and Lieber, M.R.: **Antigen receptor gene rearrangement**. *Curr. Opin. Immunol.* 1998, **10**:172–180.

Lieber, M. R.: **The mechanism of human nonhomologous DNA end joining**. *J. Biol. Chem.* 2008, **283**:1–5.

Sakano, H., Huppi, K., Heinrich, G., and Tonegawa, S.: **Sequences at the somatic recombination sites of immunoglobulin light-chain genes**. *Nature* 1979, **280**:288–294.

5-5 V, D, J遺伝子断片の組換え反応には，リンパ球に特異的な蛋白質とどの細胞にも普遍的に存在するDNA修飾酵素群の両方が必要である

Agrawal, A., and Schatz, D.G.: **RAG1 and RAG2 form a stable postcleavage synaptic complex with DNA containing signal ends in V(D)J recombination**. *Cell* 1997, **89**:43–53.

Ahnesorg, P., Smith, P., and Jackson, S.P.: **XLF interacts with the XRCC4-DNA ligase IV complex to promote nonhomologous end-joining**. *Cell* 2006, **124**:301–313.

Blunt, T., Finnie, N.J., Taccioli, G.E., Smith, G.C.M., Demengeot, J., Gottlieb, T.M., Ma, Y., Pannicke, U., Schwarz, K., and Lieber, M.R.: **Hairpin opening and overhang processing by an Artemis:DNA-PKcs complex in V(D)J recombination and in nonhomologous end joining**. *Cell* 2002, **108**:781–794.

Buck, D., Malivert, L., deChasseval, R., Barraud, A., Fondaneche, M.-C., Xanal, O., Plebani, A., Stephan, J.-L., Hufnagel, M., le Diest, F., *et al*.: **Cernunnos, a novel nonhomologous end-joining factor, is mutated in human immunodeficiency with microcephaly**. *Cell* 2006, **124**:287–299.

Jung, D., Giallourakis, C., Mostoslavsky, R., and Alt, F.W.: **Mechanism and control of V(D)J recombination at the immunoglobulin heavy chain locus**. *Annu. Rev. Immunol.* 2006, **24**:541–570.

Kim, M.S., Lapkouski, M., Yang, W., and Gellert, M.: **Crystal structure of the V(D)J recombinase RAG1-RAG2**. *Nature* 2015, **518**:507–511.

Li, Z.Y., Otevrel, T., Gao, Y.J., Cheng, H.L., Seed, B., Stamato, T.D., Taccioli, G.E., and Alt, F.W.: **The XRCC4 gene encodes a novel protein involved in DNA double-strand break repair and V(D)J recombination**. *Cell* 1995, **83**:1079–1089.

Mizuta, R., Varghese, A.J., Alt, F.W., Jeggo, P.A., and Jackson, S.P.: **Defective DNA-dependent protein kinase activity is linked to V(D)J recombination and DNA-repair defects associated with the murine *scid* mutation**. *Cell* 1995, **80**:813–823.

Moshous, D., Callebaut, I., de Chasseval, R., Corneo, B., Cavazzana-Calvo, M., le Deist , F., Tezcan, I., Sanal, O., Bertrand, Y., Philippe, N., *et al*.: **Artemis, a novel DNA double-strand break repair/V(D)J recombination protein, is mutated in human severe combined immune deficiency**. *Cell* 2001, **105**:177–186.

Oettinger, M.A., Schatz, D.G., Gorka, C., and Baltimore, D.: **RAG-1 and RAG-2, adjacent genes that synergistically activate V(D)J recombination**. *Science* 1990, **248**:1517–1523.

Villa, A., Santagata, S., Bozzi, F., Giliani, S., Frattini, A., Imberti, L., Gatta, L.B., Ochs, H.D., Schwarz, K., Notarangelo, L.D., *et al*.: **Partial V(D)J recombination activity leads to Omenn syndrome**. *Cell* 1998, **93**:885–896.

Yin, F.F., Bailey, S., Innis, C.A., Ciubotaru, M., Kamtekar, S., Steitz, T.A., and Schatz, D.G.: **Structure of the RAG1 nonamer binding domain with DNA reveals a dimer that mediates DNA synapsis**. *Nat. Struct. Mol. Biol.* 2009, **16**:499–508.

5-6 免疫グロブリンレパートリーの多様性は4通りの主要な機構により作られる

Weigert, M., Perry, R., Kelley, D., Hunkapiller, T., Schilling, J., and Hood, L.: **The joining of V and J gene segments creates antibody diversity**. *Nature* 1980, **283**:497–499.

5-7 遺伝的に受け継がれている多くの遺伝子断片が種々の組合せで使われる

Lee, A., Desravines, S., and Hsu, E.: **IgH diversity in an individual with only one million B lymphocytes**. *Dev. Immunol.* 1993, 3:211–222.

5-8 遺伝子断片結合部における種々のヌクレオチドの追加や削除によって，第三の超可変部の多様性は増大する

Gauss, G.H., and Lieber, M.R.: **Mechanistic constraints on diversity in human V(D)J recombination**. *Mol. Cell. Biol.* 1996, **16**:258–269.

Gilfillan, S., Dierich, A., Lemeur, M., Benoist, C., and Mathis, D.: **Mice lacking TdT: mature animals with an immature lymphocyte repertoire**. *Science* 1993, **261**:1755–1759.

Komori, T., Okada, A., Stewart, V., and Alt, F.W.: **Lack of N regions in antigen receptor variable region genes of TdT-deficient lymphocytes**. *Science* 1993, **261**:1171–1175.

Weigert, M., Gatmaitan, L., Loh, E., Schilling, J., and Hood, L.: **Rearrangement of genetic information may produce immunoglobulin diversity**. *Nature* 1978, **276**:785–790.

5-9 T細胞レセプター遺伝子は複数の遺伝子断片から構成されており，免疫グロブリンと同様の酵素によって再編成される

Bassing, C.H., Alt, F.W., Hughes, M.M., D'Auteuil, M., Wehrly, T.D., Woodman, B.B., Gärtner, F., White, J.M., Davidson, L., and Sleckman, B.P.: **Recombination signal sequences restrict chromosomal V(D)J recombination beyond the 12/23 rule**. *Nature* 2000, **405**:583–586.

Bertocci, B., DeSmet, A., Weill, J.-C., and Reynaud, C.A.: **Non-overlapping functions of polX family DNA polymerases, pol μ, pol λ, and TdT, during immunoglobulin V(D)J recombination *in vivo***. *Immunity* 2006, **25**:31–41.

Lieber, M.R.: **The polymerases for V(D)J recombination**. *Immunity* 2006, **25**:7–9.

Rowen, L., Koop, B.F., and Hood, L.: **The complete 685-kilobase DNA sequence of the human β T cell receptor locus**. *Science* 1996, **272**:1755–1762.

Shinkai, Y., Rathbun, G., Lam, K.P., Oltz, E.M., Stewart, V., Mendelsohn, M., Charron, J., Datta, M., Young, F., Stall, A.M., *et al*.: **RAG-2 deficient mice lack mature lymphocytes owing to inability to initiate V(D)J rearrangement**. *Cell* 1992, **68**:855–867.

5-10 T細胞レセプターの多様性は第三の超可変部 (CDR3) に集中している

Davis, M.M., and Bjorkman, P.J.: **T-cell antigen receptor genes and T-cell recognition**. *Nature* 1988, **334**:395–402.

Garboczi, D.N., Ghosh, P., Utz, U., Fan, Q.R., Biddison, W.E., and Wiley, D.C.: **Structure of the complex between human T-cell receptor, viral peptide and**

HLA-A2. *Nature* 1996, **384**:134–141.

Hennecke, J., Carfi, A., and Wiley, D.C.: **Structure of a covalently stabilized complex of a human αβ T-cell receptor, influenza HA peptide and MHC class II molecule, HLA-DR1.** *EMBO J.* 2000, **19**:5611–5624.

Hennecke, J., and Wiley, D.C.: **T cell receptor–MHC interactions up close.** *Cell* 2001, **104**:1–4.

Jorgensen, J.L., Esser, U., Fazekas de St. Groth, B., Reay, P.A., and Davis, M.M.: **Mapping T-cell receptor–peptide contacts by variant peptide immunization of single-chain transgenics.** *Nature* 1992, **355**:224–230.

5–11 γδ型T細胞レセプターもまた遺伝子再編成によって形成される

Chien, Y.H., Iwashima, M., Kaplan, K.B., Elliott, J.F., and Davis, M.M.: **A new T-cell receptor gene located within the alpha locus and expressed early in T-cell differentiation.** *Nature* 1987, **327**:677–682.

Lafaille, J.J., DeCloux, A., Bonneville, M., Takagaki, Y., and Tonegawa, S.: **Junctional sequences of T cell receptor gamma delta genes: implications for gamma delta T cell lineages and for a novel intermediate of V-(D)-J joining.** *Cell* 1989, **59**:859–870.

Tonegawa, S., Berns, A., Bonneville, M., Farr, A.G., Ishida, I., Ito, K., Itohara, S., Janeway, C.A., Jr., Kanagawa, O., Kubo, R., *et al.*: **Diversity, development, ligands, and probable functions of gamma delta T cells.** *Adv. Exp. Med. Biol.* 1991, **292**:53–61.

5–12 免疫グロブリンの異なったクラスはその重鎖定常部の構造にそれぞれ大きな特徴がある

Davies, D.R., and Metzger, H.: **Structural basis of antibody function.** *Annu. Rev. Immunol.* 1983, **1**:87–117.

5–13 免疫グロブリン定常部は抗体の機能特異性を決める

Helm, B.A., Sayers, I., Higginbottom, A., Machado, D.C., Ling, Y., Ahmad, K., Padlan, E.A., and Wilson, A.P.M.: **Identification of the high affinity receptor binding region in human IgE.** *J. Biol. Chem.* 1996, **271**:7494–7500.

Nimmerjahn, F., and Ravetch, J.V.: **Fc-receptors as regulators of immunity.** *Adv. Immunol.* 2007, **96**:179–204.

Sensel, M.G., Kane, L.M., and Morrison, S.L.: **Amino acid differences in the N-terminus of C_H2 influence the relative abilities of IgG2 and IgG3 to activate complement.** *Mol. Immunol.* **34**:1019–1029.

5–14 IgMおよびIgDは同じプレmRNAから生じて成熟ナイーブB細胞の細胞表面に同時に発現される

Abney, E.R., Cooper, M.D., Kearney, J.F., Lawton, A.R., and Parkhouse, R.M.: **Sequential expression of immunoglobulin on developing mouse B lymphocytes: a systematic survey that suggests a model for the generation of immunoglobulin isotype diversity.** *J. Immunol.* 1978, **120**:2041–2049.

Blattner, F.R., and Tucker, P.W.: **The molecular biology of immunoglobulin D.** *Nature* 1984, **307**:417–422.

Enders, A., Short, A., Miosge, L.A., Bergmann, H., Sontani, Y., Bertram, E.M., Whittle, B., Balakishnan, B., Yoshida, K., Sjollema, G., *et al.*: **Zinc-finger protein ZFP318 is essential for expression of IgD, the alternatively spliced Igh product made by mature B lymphocytes.** *Proc. Natl Acad. Sci. USA* 2014, **111**:4513–4518.

Goding, J.W., Scott, D.W., and Layton, J.E.: **Genetics, cellular expression and function of IgD and IgM receptors.** *Immunol. Rev.* 1977, **37**:152–186.

5–15 膜結合型および分泌型免疫グロブリンは重鎖の選択的転写機構により作られる

Early, P., Rogers, J., Davis, M., Calame, K., Bond, M., Wall, R., and Hood, L.: **Two mRNAs can be produced from a single immunoglobulin μ gene by alternative RNA processing pathways.** *Cell* 1980, **20**:313–319.

Martincic, K., Alkan, S.A., Cheatle, A., Borghesi, L., and Milcarek, C.: **Transcription elongation factor ELL2 directs immunoglobulin secretion in plasma cells by stimulating altered RNA processing.** *Nat. Immunol.* 2009, **10**:1102–1109.

Peterson, M.L., Gimmi, E.R., and Perry, R.P.: **The developmentally regulated shift from membrane to secreted μ mRNA production is accompanied by an increase in cleavage-polyadenylation efficiency but no measurable change in splicing efficiency.** *Mol. Cell. Biol.* 1991, **11**:2324–2327.

Rogers, J., Early, P., Carter, C., Calame, K., Bond, M., Hood, L., and Wall, R.: **Two mRNAs with different 3′ ends encode membrane-bound and secreted forms of immunoglobulin μ chain.** *Cell* 1980, **20**:303–312.

Takagaki, Y., and Manley, J.L.: **Levels of polyadenylation factor CstF-64 control IgM heavy chain mRNA accumulation and other events associated with B cell differentiation.** *Mol. Cell.* 1998, **2**:761–771.

Takagaki, Y., Seipelt, R.L., Peterson, M.L., and Manley, J.L.: **The polyadenylation factor CstF-64 regulates alternative processing of IgM heavy chain pre-mRNA during B cell differentiation.** *Cell* 1996, **87**:941–952.

5–16 IgMとIgAは多量体を形成する

Hendrickson, B.A., Conner, D.A., Ladd, D.J., Kendall, D., Casanova, J.E., Corthesy, B., Max, E.E., Neutra, M.R., Seidman, C.E., and Seidman, J.G.: **Altered hepatic transport of IgA in mice lacking the J chain.** *J. Exp. Med.* 1995, **182**:1905–1911.

Niles, M.J., Matsuuchi, L., and Koshland, M.E.: **Polymer IgM assembly and secretion in lymphoid and nonlymphoid cell-lines—evidence that J chain is required for pentamer IgM synthesis.** *Proc. Natl Acad. Sci. USA* 1995, **92**:2884–2888.

5–17 無脊椎動物の中には，免疫グロブリン様遺伝子のレパートリーに膨大な多様性を作り出しているものがある

Dong, Y., Taylor, H.E., and Dimopoulos, G.: **AgDscam, a hypervariable immunoglobulin domain-containing receptor of the *Anopheles gambiae* innate immune system.** *PLoS Biol.* 2006, **4**:e229.

Loker, E.S., Adema, C.M., Zhang, S.M., and Kepler, T.B.: **Invertebrate immune systems—not homogeneous, not simple, not well understood.** *Immunol. Rev.* 2004, **198**:10–24.

Watson, F.L., Puttmann-Holgado, R., Thomas, F., Lamar, D.L., Hughes, M., Kondo, M., Rebel, V.I., and Schmucker, D.: **Extensive diversity of Ig-superfamily proteins in the immune system of insects.** *Science* 2005, **309**:1826–1827.

Zhang, S.M., Adema, C.M., Kepler, T.B., and Loker, E.S.: **Diversification of Ig superfamily genes in an invertebrate.** *Science* 2004, **305**:251–254.

5–18 無顎脊椎動物は体細胞遺伝子再編成を用いてLRRドメインから形成されるレセプターを多様化する適応免疫系をもっている

Boehm, T., McCurley, N., Sutoh, Y., Schorpp, M., Kasahara, M., and Cooper, M.D.: **VLR-based adaptive immunity.** *Annu. Rev. Immunol.* 2012, **30**:203–220.

Finstad, J., and Good, R.A.: **The evolution of the immune response. 3. Immunologic responses in the lamprey.** *J. Exp. Med.* 1964, **120**:1151–1168.

Guo, P., Hirano, M., Herrin, B.R., Li, J., Yu, C., Sadlonova, A., and Cooper, M.D.: **Dual nature of the adaptive immune system in lampreys.** *Nature* 2009, **459**:796–801. [Erratum: *Nature* 2009, **460**:1044.]

Han, B.W., Herrin, B.R., Cooper, M.D., and Wilson, I.A.: **Antigen recognition by variable lymphocyte receptors.** *Science* 2008, **321**:1834–1837.

Hirano, M., Guo, P., McCurley, N., Schorpp, M., Das, S., Boehm, T., and Cooper, M.D.: **Evolutionary implications of a third lymphocyte lineage in lampreys.** *Nature* 2013, **501**:435–438.

Litman, G.W., Finstad, F.J., Howell, J., Pollara, B.W., and Good, R.A.: **The evolution of the immune response. 3. Structural studies of the lamprey immunoglobulin.** *J. Immunol.* 1970, **105**:1278–1285.

5–19 免疫グロブリン様遺伝子の多様化したレパートリーに基づくRAG依存性適応免疫は突然軟骨魚類に出現した

Fugmann, S.D., Messier, C., Novack, L.A., Cameron, R.A., and Rast, J.P.: **An ancient evolutionary origin of the *Rag1/2* gene locus.** *Proc. Natl Acad. Sci. USA* 2006, **103**:3728–3733.

Kapitonov, V.V., and Jurka, J.: **RAG1 core and V(D)J recombination signal sequences were derived from Transib transposons.** *PLoS Biol.* 2005, **3**:e181.

Litman, G.W., Rast, J.P., and Fugmann, S.D.: **The origins of vertebrate adaptive immunity.** *Nat. Rev. Immunol.* 2010, **10**:543–553.

Suzuki, T., Shin-I, T., Fujiyama, A., Kohara, Y., and Kasahara, M.: **Hagfish leukocytes express a paired receptor family with a variable domain resembling those of antigen receptors.** *J. Immunol.* 2005, **174**:2885–2891.

5-20 種によって異なる方法で免疫グロブリンの多様性を生み出している

Becker, R.S., and Knight, K.L.: **Somatic diversification of immunoglobulin heavy chain VDJ genes: evidence for somatic gene conversion in rabbits.** *Cell* 1990, **63**:987–997.

Knight, K.L., and Crane, M.A.: **Generating the antibody repertoire in rabbit.** *Adv. Immunol.* 1994, **56**:179–218.

Kurosawa, K., and Ohta, K.: **Genetic diversification by somatic gene conversion.** *Genes* (Basel) 2011, **2**:48–58.

Reynaud, C.A., Bertocci, B., Dahan, A., and Weill, J.C.: **Formation of the chicken B-cell repertoire—ontogeny, regulation of Ig gene rearrangement, and diversification by gene conversion.** *Adv. Immunol.* 1994, **57**:353–378.

Reynaud, C.A., Garcia, C., Hein, W.R., and Weill, J.C.: **Hypermutation generating the sheep immunoglobulin repertoire is an antigen independent process.** *Cell* 1995, **80**:115–125.

Vajdy, M., Sethupathi, P., and Knight, K.L.: **Dependence of antibody somatic diversification on gut-associated lymphoid tissue in rabbits.** *J. Immunol.* 1998, **160**:2725–2729.

Winstead, C.R., Zhai, S.K., Sethupathi, P., and Knight, K.L.: **Antigen-induced somatic diversification of rabbit IgH genes: gene conversion and point mutation.** *J. Immunol.* 1999, **162**:6602–6612.

5-21 αβ型とγδ型T細胞レセプターはともに軟骨魚類に存在する

Rast, J.P., Anderson, M.K., Strong, S.J., Luer, C., Litman, R.T., and Litman, G.W.: **α, β, γ, and δ T-cell antigen receptor genes arose early in vertebrate phylogeny.** *Immunity* 1997, **6**:1–11.

Rast, J.P., and Litman, G.W.: **T-cell receptor gene homologs are present in the most primitive jawed vertebrates.** *Proc. Natl Acad. Sci. USA* 1994, **91**:9248–9252.

5-22 MHCクラスIおよびクラスII分子も軟骨魚類に初めて認められる

Hashimoto, K., Okamura, K., Yamaguchi, H., Ototake, M., Nakanishi, T., and Kurosawa, Y.: **Conservation and diversification of MHC class I and its related molecules in vertebrates.** *Immunol. Rev.* 1999, **167**:81–100.

Kurosawa, Y., and Hashimoto, K.: **How did the primordial T cell receptor and MHC molecules function initially?** *Immunol. Cell Biol.* 1997, **75**:193–196.

Ohta, Y., Okamura, K., McKinney, E.C., Bartl, S., Hashimoto, K., and Flajnik, M.F.: **Primitive synteny of vertebrate major histocompatibility complex class I and class II genes.** *Proc. Natl Acad. Sci. USA* 2000, **97**:4712–4717.

Okamura, K., Ototake, M., Nakanishi, T., Kurosawa, Y., and Hashimoto, K.: **The most primitive vertebrates with jaws possess highly polymorphic MHC class I genes comparable to those of humans.** *Immunity* 1997, **7**:777–790.

T細胞への抗原提示

6

本章で学ぶこと

αβ型T細胞レセプターのリガンドの産生

主要組織適合遺伝子複合体とその機能

非典型的T細胞サブセットのリガンドの産生

　脊椎動物の免疫細胞は二つのタイプの抗原レセプターを有している．すなわちB細胞上のレセプターである免疫グロブリンとT細胞レセプター T-cell receptor（TCR）である．免疫グロブリンが抗原の原形を認識するのに対しT細胞は細胞表面の主要組織適合遺伝子複合体 major histocompatibility complex（MHC）分子によって提示された抗原ペプチドのみを認識する．典型的なαβ型T細胞は，ペプチド・MHC複合体として認識する（4–13項参照）．αβ型T細胞により認識されるペプチドは，正常な細胞内蛋白質，ウイルスなどの細胞内寄生病原体，あるいは細胞外液から取り込まれた病原体産物に由来する．通常はさまざまな免疫寛容誘導機序により，自己ペプチドが免疫応答を誘導することは抑制されている．もしこのような機序が働かないと，第15章で解説するように自己ペプチドが標的となり自己免疫応答が発生してしまう．MAIT細胞（粘膜関連インバリアントT細胞 mucosal associated invariant T cell）やγδ型T細胞（4–18項，4–20項参照）などの別種のT細胞は，感染あるいは細胞ストレスがあると発現する細胞表面分子を認識する．

　本章の第1節では，まずαβ型T細胞によって認識されるペプチド・MHC複合体の形成機序について説明する．このプロセスは，少なくとも二つの方法により適応免疫応答にかかわっている．体細胞においては，ペプチド・MHC複合体は細胞内寄生病原体をT細胞によって排除するための目印となる．樹状細胞は，それ自身が感染していなくても，ペプチド・MHC複合体によって抗原特異的T細胞を活性化しエフェクターT細胞へと分化させる．また，ある種の病原体がペプチド・MHC複合体の形成を阻害して，適応免疫から逃れることについても紹介する．

　第2節では，MHCクラスIとMHCクラスIIの遺伝子およびその顕著な多様性に焦点をあてる．MHC分子は，移植片に対する免疫応答に影響を与える遺伝子群として同定され，*MHC*と称される巨大な遺伝子群によってコードされている．それぞれのクラスのMHCには複数の分子が存在し，これらの遺伝子はそれぞれが高度な多型性を有し，集団中に数多くの異なる対立遺伝子が存在する．*MHC*の多型性は，免疫応答に大きな影響を及ぼし，複数の遺伝子群と多型性によって，個体内あるいは集団内において，T細胞により認識されるペプチドの多様性が増大する．これにより，各個体は遭遇する可能性のあるさまざまな病原体に反応することができる．*MHC*遺伝子領域には，MHC分子の遺伝子以外の遺伝子も含まれている．これらの遺伝子群の中には，ペプチド・MHC複合体の形成にかかわるものもある．

　第3節では，非典型的なT細胞レセプターのリガンドについて述べる．*MHC*領域あるいは領域外の遺伝子によりコードされる，MHCクラスIに類似しているが多型性に乏しい分子について説明する．これらの非古典的MHCクラスI蛋白質は多様な機能を有している．そのうちのあるものはMAIT細胞，γδ型T細胞あるいはT細胞やナチュラルキラー（NK）細胞上のNKG2Dのリガンドである．さらにαβ型T細胞中の特殊なサブセットであり，インバリアントNKT細胞として知られているものが，非古典的MHCクラスI蛋白質上に提示された微生物由来の脂質抗原を認識することについて紹介する．

αβ型T細胞レセプターのリガンドの産生

　T細胞による生体防御機能は，細胞内に病原体を有する細胞，あるいは病原体由来の産物を取り込んだ細胞をT細胞が認識できるかどうかに依存する．第4章で示したように，αβ型T細胞によって認識されるリガンドは，細胞表面のペプチド・MHC複合体である．蛋白質からペプチドが形成される過程は，**抗原処理** antigen processing と呼ばれ，細胞表面のMHC分子によるペプチド提示は，**抗原提示** antigen presentation と呼ばれる．MHC分子の構造，およびペプチドがMHC分子のペプチド収容溝にどのように結合するのかについては，すでに述べた（4-13項〜4-16項参照）．ここでは，病原体由来の蛋白質からどのようにしてペプチドが産生されるのか，また，どのようにしてMHCクラスⅠやクラスⅡ分子に負荷されるのかについて述べる．

6-1　抗原提示はエフェクターT細胞の誘導とそのエフェクター機能発現による感染細胞に対する攻撃の両方に関与する

　病原体由来抗原の処理と提示には，二つの異なる目的がある．すなわち，エフェクターT細胞分化の誘導と感染局所におけるエフェクター機能発現の誘導である．MHCクラスⅠに結合したペプチドは，CD8$^+$T細胞により認識され，MHCクラスⅡに結合したペプチドは，CD4$^+$T細胞により認識される．この認識様式は，CD8分子がMHCクラスⅠと，CD4分子がMHCクラスⅡと結合することに起因している（4-18項参照）．この認識特異性の重要性は，MHCクラスⅠとMHCクラスⅡが体内のどの細胞に発現するのかということと関連する．赤血球を除くほとんどすべての細胞は，MHCクラスⅠを発現する．このような特性により，CD8$^+$T細胞は主に，体内の細胞内寄生病原体を検知して感染細胞を破壊する．CD8$^+$T細胞は，**細胞傷害性T細胞** cytotoxic T cell とも呼ばれ，ウイルス粒子や細胞内寄生細菌の産生細胞を破壊し，宿主を感染から防御する．

　一方，MHCクラスⅡ分子は主に，樹状細胞，マクロファージあるいはB細胞などの免疫系の細胞に発現する．MHCクラスⅡはほかに，胸腺皮質上皮細胞や活性化T細胞，インターフェロンγ（IFN-γ）により刺激を受けた細胞にも発現する．したがってCD4$^+$T細胞は，胸腺での分化段階で特定のプロフェッショナルな抗原提示細胞により提示された抗原，あるいは炎症状態にある細胞上に提示された抗原を認識する．**エフェクターCD4$^+$T細胞** effector CD4$^+$T cell は，病原体を排除するための機能が異なる複数のサブセットにより構成されている．重要なのは，ナイーブCD8$^+$あるいはCD4$^+$T細胞がエフェクター細胞に分化するためには，樹状細胞が処理し提示する抗原により感作されなければならないことである．

　抗原処理において，抗原が細胞内のどの分画に由来するのかは重要である（図6.1）．細胞分画には，膜により隔てられる**細胞質** cytosol や**小胞分画** vesicular compartment がある．細胞質由来のペプチドは小胞体内に輸送され，新しく合成されたMHCクラスⅠに直接負荷され，T細胞に提示される．これについては以下に詳述する．細胞質やこれと連続する核分画内で増殖するウイルス，細菌に由来するペプチドは，この経路によりMHCクラスⅠに負荷される（図6.2，第1図）．この経路は**直接提示** direct presentation とも呼ばれ，免疫細胞やその他の細胞のいずれにおいても，感染細胞はこの経路により認識される．

　病原性の細菌や原生動物の中にはマクロファージに食食された後も生存し，エンドソーム−ライソソーム系の小胞内で増殖するものがある（図6.2，第2図）．細胞外で増殖する病原性細菌は，その毒素とともに，ファゴサイトーシスやレセプター依存性エ

図6.1 細胞内には膜により隔てられた二つの主要な細胞分画がある

　一つは細胞質で，核膜孔を通じて核と連絡している．もう一つは小胞分画であり，小胞体，ゴルジ装置，エンドソーム，および他の細胞内小胞からなる．小胞分画内は，細胞外液と連続していると解釈することができる．分泌小胞は，小胞体から遊離しゴルジ膜と融合した後，小胞の内容物を細胞外へ放出する．細胞外の物質は，エンドサイトーシスあるいはファゴサイトーシスにより，それぞれエンドソームあるいはファゴソームへ取り込まれる．移入あるいは移出小胞の融合は，好中球など細胞内での病原体の破壊や，抗原提示において重要である．オートファゴソームは，細胞質内容物を取り囲み，オートファジーという機構により，これをライソソームへと輸送する．

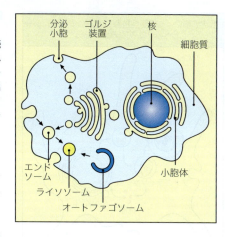

　ンドサイトーシス，あるいはマクロピノサイトーシスによりエンドソームやライソソームに取り込まれ，酵素により分解される．例えば，B細胞によるレセプター依存性エンドサイトーシスでは，B細胞レセプター B-cell receptor（BCR）に結合した抗原が取り込まれる（図6.2，第3図）．このような経路により細胞外液中のウイルス粒子や寄生体抗原は取り込まれ，これらに由来するペプチドがT細胞に提示される．

　樹状細胞のような貪食細胞に直接感染するのではなく，別の細胞に感染する病原体もあるであろう．このような場合，樹状細胞は細胞外から抗原を取り込んで処理し，T細胞に提示する．例えば，上皮細胞にのみ感染するウイルスを排除するために，樹状細胞はウイルス感染細胞から抗原を取り込み，MHCクラスI上に提示してCD8$^+$T細胞を活性化する．このような，MHCクラスI分子上への細胞外抗原の提示経路を**クロスプレゼンテーション** cross-presentation と呼び，これに特化した一部の樹状細胞により効率よく行われる（図6.3）．この経路によるナイーブT細胞の初回刺激を**クロスプライミング** cross-priming と呼ぶ．

　MHCクラスII分子にペプチドを負荷するために，樹状細胞，マクロファージおよびB細胞は，エンドサイトーシス，あるいは細胞表面レセプターにより細胞外の蛋白質を取り込む．B細胞は，BCRにより抗原を捕捉する．抗原蛋白質に由来するペプチドは，抗原提示細胞内の特殊なエンドソーム系小胞においてMHCクラスII分子に負荷される．これについては後で詳述する．樹状細胞は，この機序によりナイーブCD4$^+$T細胞を活性化してエフェクターT細胞へと分化させる．マクロファージは粒子状の物質をファゴサイトーシスにより取り込み，病原体に由来するペプチドをMHCクラスII分子上に提示する．マクロファージのこのような抗原提示は，その小胞分画内に病原体が存

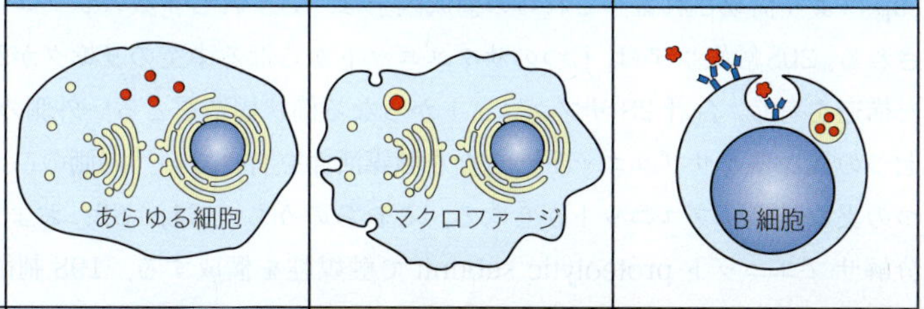

	細胞質内病原体	小胞内病原体	細胞外病原体および毒素
	あらゆる細胞	マクロファージ	B細胞
分解の場所	細胞質	エンドソーム（低pH）	エンドソーム（低pH）
ペプチドが結合するMHC分子	MHCクラスI分子	MHCクラスII分子	MHCクラスII分子
抗原を認識するT細胞	エフェクターCD8$^+$T細胞	エフェクターCD4$^+$T細胞	エフェクターCD4$^+$T細胞
抗原を提示する細胞への作用	細胞死	小胞内の細菌や寄生体への殺傷効果の誘導	細胞外細菌と毒素を排除するためのB細胞による抗体産生の誘導

図6.2 細胞質あるいは小胞分画で抗原を獲得した細胞は，T細胞による認識の標的となる

　第1図：ウイルスとある種の細菌は細胞質内で増殖する．これらの抗原はMHCクラスI分子によって提示され，細胞傷害性CD8$^+$T細胞による細胞傷害活性を誘導する．第2図：他の細菌や寄生体はエンドソームへと取り込まれる．多くの場合，これはマクロファージのような貪食細胞によってなされる．エンドソームに取り込まれた微生物は殺され分解されるか，生き延びて小胞内で増殖する．これらの抗原はMHCクラスII分子によって提示され，CD4$^+$T細胞によるサイトカイン産生を誘導する．第3図：細胞外の病原体は，細胞表面のレセプターに結合し，エンドサイトーシスにより小胞内へ取り込まれる．ここでは，B細胞表面の免疫グロブリンに結合した抗原を示している．このような抗原は，MHCクラスII分子によりCD4$^+$T細胞に提示され，CD4$^+$T細胞はB細胞による抗体産生を誘導する．

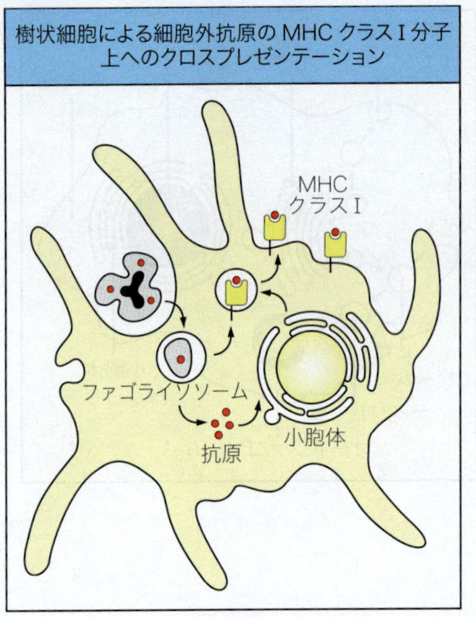

第6章：T細胞への抗原提示

図 6.3　樹状細胞による細胞外抗原の MHC クラス I 分子上へのクロスプレゼンテーション
ある種の樹状細胞は，細胞外抗原の捕捉とその抗原由来のペプチドの MHC クラス I 分子上への提示能力が優れている．この現象には，複数の経路がかかわっていることが示されている．一つの経路では，取り込まれた抗原がファゴライソームから細胞質へ移行し，プロテアソームにおいて分解される．このようなペプチドは，TAP（6-3 項）により小胞体へ輸送され通常の抗原提示経路により MHC クラス I 分子上に負荷される．別の経路としては，抗原がファゴライソームから細胞質を経由せずに負荷小胞へ直接輸送された後に，これに由来するペプチドが MHC クラス I 分子上へ負荷される．

在することを示す．抗原を認識すると，エフェクター $CD4^+$ T 細胞はサイトカインを産生してマクロファージを活性化し，病原体を破壊させる．ある種の小胞内病原体は細胞内殺菌作用に抵抗性をもつため，マクロファージがこれらの病原体を殺傷するためには，$CD4^+$ T 細胞が産生するサイトカインを必要とする．これは，T_H1 と呼ばれる $CD4^+$ T 細胞サブセットの役割の一つである．別の $CD4^+$ T 細胞サブセットには，他の免疫応答を制御するもの，細胞傷害性を有するものなどがある．B 細胞による抗原提示は，同一の蛋白質抗原を認識する $CD4^+$ T 細胞からヘルプを得るために都合がよい．B 細胞は，細胞表面の免疫グロブリンを介して効率よく抗原を取り込み，抗原由来のペプチドを MHC クラス II 分子上に提示して $CD4^+$ T 細胞を活性化する．この活性化により $CD4^+$ T 細胞は，B 細胞の当該抗原に対する抗体産生を助ける．

細胞外蛋白質の提示に加えて，MHC クラス II 分子には，どの細胞にも存在するオートファジー autophagy というしくみにより，細胞質の蛋白質に由来するペプチドも負荷される．オートファジーにより，細胞質の蛋白質はエンドサイトーシス経路に取り込まれ，ライソソームで分解される（図 6.4）．この抗原提示経路は，自己の細胞質蛋白質に対する免疫寛容の誘導だけでなく，細胞質へ移行した単純ヘルペスウイルスなどの病原体抗原の提示も担う．

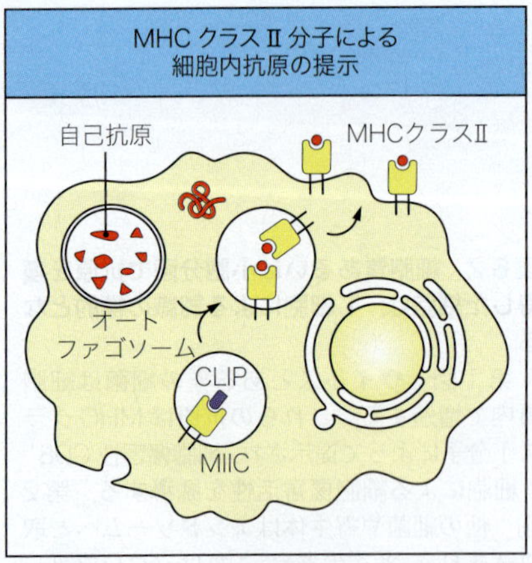

6-2　ペプチドは細胞質内でプロテアソームによりユビキチン化された蛋白質から産生される

細胞内の蛋白質は，常に分解され新たに合成された蛋白質と置換される．蛋白質の多くは，**プロテアソーム** proteasome と呼ばれる，複数の触媒部からなる巨大なプロテアーゼの複合体により分解される（図 6.5）．典型的なプロテアソームは，一つの **20S 触媒コア** 20S catalytic core と両端に位置する二つの **19S 制御キャップ** 19S regulatory cap により構成される．これらの構成因子は，いずれも多数のサブユニットにより構成される．20S 触媒コアは，七つのサブユニットからなる中空のリングが四段に積み重なった構造を有し，合計 28 サブユニットからなる筒状構造をとる．外側の二つのリングは，七つの異なる α サブユニットからなり触媒活性を有さない．内側の二つのリングは，七つの異なる β サブユニットからなる．これらのうち，β1，β2，および β5 は，蛋白質分解サブユニット proteolytic subunit で触媒腔を構成する．19S 制御キャップは，九つのサブユニットからなる底部と，最大 10 個の異なるサブユニットからなる蓋部により構成され，20S 触媒コアの α リングに直接結合する．20S コアと 19S キャップとの会合には，ATP と ATPase 活性が必要である．キャップサブユニットの多くはこの活性をもつ．二つの 19S キャップの一方は分解する蛋白質と結合して，これをプロテアソーム内部へ送り込む．他方は，分解が不完全のまま蛋白質がプロテアソームから逸脱するのを防いでいる．

細胞質内の蛋白質は標識が付けられると，**ユビキチン-プロテアソーム系** ubiquitin-proteasome system（**UPS**）により分解される．この過程は**ユビキチン化** ubiquitina-

図 6.4　オートファジー経路により MHC クラス II 分子は細胞質内の抗原を提示できる
オートファジーでは，細胞質蛋白質がオートファゴソームというエンドサイトーシス小胞と融合する小胞に取り込まれ，さらにライソソームにおいて分解される．この結果産生されるペプチドの一部は，MHC クラス II 分子と結合し細胞表面に提示される．樹状細胞やマクロファージにおいては，この機構の作動に活性化を要しない．これにより樹状細胞は自己ペプチドを提示し，T 細胞に対して，自己免疫反応でなく自己抗原に対する寛容を誘導する．

tion, すなわち鎖状につながる複数のユビキチン分子が, 標的蛋白質に結合することにより始まる. まず標的蛋白質のリシン残基に, ユビキチン鎖のC末端のグリシンが結合する. このユビキチンの48番目のリシン残基 (K48) に次のユビキチン分子のC末端のグリシンが結合し, 同様に四つ以上のユビキチンが結合してユビキチン鎖が形成される. このK48結合型のユビキチン鎖がプロテアソームの19Sキャップに認識されると, 19Sキャップは標的蛋白質の折りたたみ構造を伸展し, プロテアソームの触媒腔へと導く. 蛋白質はランダムに短いペプチドフラグメントへと分解された後, 細胞質へ放出される. プロテアソームによる蛋白質分解は抗原提示機構の一部になっているので, MHC分子はプロテアソームが産生するペプチドを利用するように進化してきたのかもしれない.

MHCクラスI分子上に提示されるペプチドをプロテアソームが産生することは, さまざまな根拠により確かめられている. 人為的にユビキチン化した蛋白質は, より効率よくMHCクラスI分子上に提示される. また, プロテアソームのプロテアーゼ活性阻害剤は, MHCクラスI分子による抗原提示を阻害する. 小胞体へ輸送されるペプチドを産生する細胞質中のプロテアーゼが, プロテアソームのみであるかどうかは不明である.

触媒腔を構成するβ1, β2, およびβ5サブユニットは, インターフェロンにより誘導される別のサブユニットに置換されることがある. これらのサブユニットは, β1i (あるいは **LMP2**), β2i (あるいは **MECL-1**), およびβ5i (あるいは **LMP7**) と呼ばれる. β1iとβ5iサブユニットは, *MHC*領域内の*PSMB9*と*PSMB8*遺伝子によりコードされる. 一方, β2iサブユニットは, *MHC*領域外の*PSMB10*遺伝子によりコードされる. プロテアソームには, すべての細胞に存在する構成型プロテアソームと, インターフェロンによる刺激を受けた細胞に存在する**免疫プロテアソーム** immunoproteasome とがある. MHCクラスI蛋白質の発現もインターフェロンにより誘導される. プロテアソームのβ1, β2, およびβ5サブユニットがβ1i, β2i, およびβ5iサブユニットと置換すると, プロテアソームの酵素活性の特異性が変化し, 疎水性のアミノ酸残基をC末端側にもつ切断が増加し, 酸性アミノ酸残基をC末端側にもつ切断が減少する. これにより, 多くのMHCクラスI分子に対して結合しやすいアンカー残基 (第4章参照) や, 抗原処理関連トランスポーター (TAP) により輸送されやすい構造をC末端にもつペプチドが産生される.

胸腺の細胞には別の触媒腔βサブユニットがみつけられている. **胸腺皮質上皮細胞** epithelial cell of the thymic cortex (**cTEC**) は, β5tという*PSMB11*遺伝子にコードされる特有のβサブユニットを発現する. cTECでは, β5tはβ1iとβ2iとともに**胸腺プロテアソーム** thymoproteasome と呼ばれる胸腺に特異的なプロテアソームを形成する. β5tを欠損するマウスではCD8$^+$T細胞が減少することから, 胸腺プロテアソームが産生するペプチドとMHCの複合体は, 胸腺におけるCD8$^+$T細胞の分化に重要であると考えられる.

IFN-γは, プロテアソームに結合する **PA28プロテアソーム活性化複合体** PA28 proteasome-activator complex の発現を誘導して, 抗原ペプチドの産生をさらに増加させる. PA28は, PA28αとPA28βという2種類の蛋白質からなる, 6ないし7員環の構造物である. PA28αとPA28βも, IFN-γによって発現誘導される. PA28リングは, 20S触媒コアのいずれかの末端の19S制御キャップと置き換わり, ペプチドが放出される速度を上げる (図6.6). ペプチドの放出速度を高めることにより, より多くのペプチドが供給されるだけでなく, ペプチドが過剰に消化されて免疫原性を失うことを防いでいる.

自己あるいは病原体由来のmRNAの翻訳により, 正しく折りたたまれた蛋白質だけ

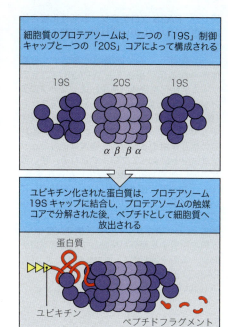

図6.5 ペプチドは細胞質内でユビキチン化された蛋白質からプロテアソームによって産生される

プロテアソームは, 複数のサブユニットからなるリング構造が4段重なる20S触媒コア (本文参照) と, その両端に位置する二つの19S制御キャップ構造により構成される. 細胞質内の蛋白質は, さまざまなE3リガーゼの働きにより, K48結合性のポリユビキチン鎖によって標識される. プロテアソームの19Sキャップは, K48結合型のユビキチン鎖を認識して, プロテアソームの触媒腔へ引き込む. これらの蛋白質は, 短いペプチドフラグメントへと分解された後, 細胞質へ放出される.

図6.6 PA28プロテアソーム活性化複合体はプロテアソームのいずれかの末端に結合する

(a) 側面からみた断面図において，七量体からなる環状構造をもつPA28プロテアソーム活性化複合体（黄色）は，コアプロテアソームのいずれかの端のαサブユニット（桃色）と相互作用する（活性部位を構成するβサブユニットを，青色で示している）．この相互作用する部分に，通常は他方のαサブユニットによってブロックされる，狭い環状の開口部であるα環（緑色）が存在する．(b) 上からみた拡大図で，PA28が結合していないα環を示している．(c) 同一の透視図において，PA28がプロテアソームに結合すると，αサブユニットの高次構造が変化し，α環を閉鎖する部分が移動して円筒状プロテアソームの末端が開く．わかりやすいように，PA28は省略してある．
（図はF. Whitbyの厚意による）

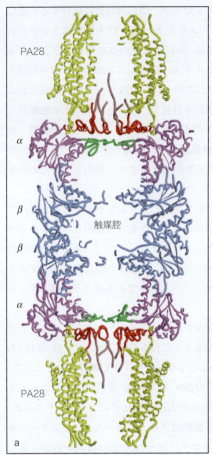
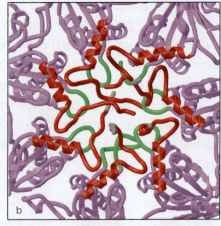
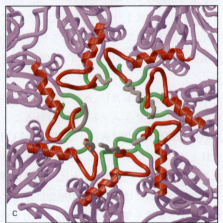

でなく，**欠陥リボソーム産物** defective ribosomal product（**DRiP**）と呼ばれる蛋白質やペプチドが，最大で30％産生される．これらには，不適切にスプライシングされたmRNAのイントロンから翻訳されたペプチド，フレームシフトによる翻訳産物，不適切に折りたたまれた蛋白質などが含まれ，ユビキチン化されプロテアソームで分解される．この一見無駄に思える処理により，自己あるいは病原体由来の蛋白質から，MHCクラスⅠに提示されるペプチドを別途大量に提供できる．

6-3　細胞質内のペプチドはTAPにより小胞体内に輸送され，さらに処理されてMHCクラスⅠ分子に結合する

細胞表面に輸送される蛋白質のポリペプチド鎖は，例えばMHC分子を構成する2種類の蛋白質のように，合成過程で小胞体内腔に運ばれ，そこで正しく折りたたまれて会合し，細胞表面へ輸送される．MHCクラスⅠ分子のペプチド収容溝は小胞体内で形成されるため，細胞質の成分と接触することはない．しかしMHCクラスⅠ分子に結合するペプチドフラグメントのほとんどは，細胞質で作られた蛋白質に由来する．どのようにしてこれらのペプチドはMHCクラスⅠ分子に結合し，細胞表面に運ばれるのであろうか．

その答えは，MHCクラスⅠ分子による抗原提示に障害がある変異細胞の解析から見出された．この細胞では細胞質でのMHCクラスⅠ分子の合成量は正常であるが，細胞表面の発現量が極端に低い．培養液に合成ペプチドを添加することによりこの障害は回復できたので，小胞体内のMHCクラスⅠ分子にペプチドを供給する機構が，抗原提示

に関与するのではないかと考えられた．変異細胞の DNA 解析から，**ATP 結合カセット** ATP-binding cassette（**ABC**）ファミリー蛋白質の遺伝子に問題があり，上記表現型を示すことがわかった．ABC 蛋白質はイオン，糖，アミノ酸，ペプチドの ATP 依存性膜輸送を担う．

変異細胞に欠損していたのは，**抗原処理関連トランスポーター** transporters associated with antigen processing–1 and –2（**TAP1** と **TAP2**）と呼ばれる，小胞体膜に結合する 2 種類の ABC 蛋白質であった．変異細胞に欠損する遺伝子を導入すると，MHC クラス I 分子によるペプチドの提示が回復した．2 種類の TAP 蛋白質はヘテロ二量体を形成する（図 6.7）ので，いずれかの *TAP* 遺伝子に変異があれば，MHC クラス I 分子による抗原提示はできなくなる．*TAP1* と *TAP2* 遺伝子は，*MHC* 遺伝子座（6–10 項）の *PSMB9* と *PSMB8* 遺伝子の近傍に存在し，ウイルス感染に応じて産生されるインターフェロンの作用により，MHC クラス I 分子，プロテアソームの β1，β2，β5 などと同様にその発現量が増加する．この発現誘導により，細胞質のペプチドの小胞体内への輸送も増加する．

in vitro の実験で，変異のない細胞から調製したミクロソーム顆粒は小胞体と同様にペプチドを取り込み，その内腔の MHC クラス I 分子にペプチドを結合させる．これに対して，TAP1 や TAP2 を欠損する細胞から調製したミクロソーム顆粒はペプチドを取り込まない．正常なミクロソームによるペプチドの取り込みには ATP の加水分解を要することから，TAP1・TAP2 複合体は ATP 依存性のペプチドトランスポーターであることがわかる．TAP 複合体が輸送するペプチドの特異性はそれほど高いものではないが，8 ～ 16 アミノ酸長のペプチドで，C 末端に疎水性あるいは塩基性の残基をもつものが好まれる．このようなペプチドは，まさに MHC クラス I 分子に結合するペプチドの特徴と一致する（4–15 項参照）．また TAP 複合体は，初めの三つのアミノ酸残基中にプロリンをもつペプチドを好まないとされているが，アミノ酸配列に特段の特異性があるわけではない．TAP の発見により，細胞質で合成されたウイルス蛋白質由来のペプチドがどのようにして小胞体内腔に移動し，MHC クラス I 分子に結合できるようになるのかが明らかとなった．

細胞質で産生されたペプチドは，完全に分解されないように，**TCP-1 リング複合体** TCP-1 ring complex（**TRiC**）などの細胞内シャペロンによって保護される．しかしこのようなペプチドの多くは長すぎて，MHC クラス I 分子に結合できない．抗原ペプチドの C 末端は，プロテアソーム内の切断で生ずることがわかっている．一方ペプチドの N 末端側は，**抗原処理関連小胞体アミノペプチダーゼ** endoplasmic reticulum aminopeptidase associated with antigen processing（**ERAAP**）と呼ばれる酵素によって，MHC クラス I 分子に結合できるように，余分なアミノ酸が切り取られる．抗原提示に関与する他の分子と同様に，ERAAP の発現も IFN–γ の刺激によって増加する．ERAAP 酵素を欠損するマウスでは，MHC クラス I 分子に負荷するペプチドのレパートリーが異なる．ERAAP が欠損しても MHC クラス I 分子への負荷に影響を受けないペプチドもあるが，負荷できなくなるペプチドもある．また不安定で，通常は細胞表面に提示されないような免疫原性を有するペプチドが，多数表面に発現するようになる．ERAAP 欠損マウスの細胞が野生型マウスの T 細胞に認識されることから，ERAAP が正常なペプチド/MHC のレパートリーを形成するうえで，重要な役割を果たしていることがわかる．

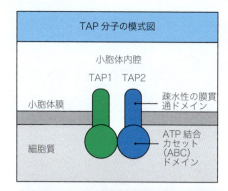

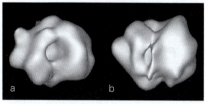

図 6.7 TAP1 と TAP2 は小胞体膜上でペプチドトランスポーターを形成する

上図：TAP1 と TAP2 は，いずれも疎水性ドメインと ATP 結合ドメインを一つずつ有するポリペプチド鎖である．二つのポリペプチド鎖は会合して，典型的な ATP 結合カセット（ABC）ファミリーにみられる 4 ドメイン構造のヘテロ二量体を形成する．疎水性の膜貫通ドメインには，複数の膜貫通領域がある（ここでは示されていない）．ATP 結合ドメインは細胞質内にあるが，疎水性ドメインは膜を貫通して小胞体内腔側に突き出ており，ペプチドが通り抜ける通路を形成する．下図：電子顕微鏡像から描いた TAP1・TAP2 ヘテロ二量体の構造．(a) TAP トランスポーターの表面を小胞体内腔側から膜貫通領域の真上を見下ろしたもの，(b) 膜上の TAP ヘテロ二量体の側面図である．ATP 結合ドメインは膜貫通ドメインの下に二つ存在するが，側面図の奥側にその底辺をみることができる．

（下図は G. Velarde の厚意による）

6-4 新たに合成されたMHCクラスI分子は，ペプチドが結合するまで小胞体内に留まる

ペプチドが結合することは，安定したMHCクラスI分子の形成に重要である．TAP変異細胞のように，小胞体内へのペプチド供給に障害があると，新たに合成されたMHCクラスI分子は，不完全な構造のまま小胞体内に留まる．このことから，まれに存在するTAP1とTAP2遺伝子の障害による免疫不全症の患者では，細胞表面上にMHCクラスI分子がほとんど発現しないため，**MHCクラスI欠損症** MHC class I deficiency と呼ばれる症状を呈することが理解できる．正しい構造をもつ完全なMHCクラスI分子（図4.19参照）が構築されるかどうかは，MHCクラスIα鎖が，まずβ_2ミクログロブリンと会合し，次にペプチドと会合するかどうかにかかっている．この過程には多くのシャペロン様蛋白質が関与する．ペプチドが結合してようやく，MHCクラスI分子は小胞体を離れて細胞表面に輸送される．

新しく合成された小胞体膜上のMHCクラスIα鎖は，そこで**カルネキシン** calnexin と結合する．カルネキシンは広範な蛋白質に作用するシャペロンで，不完全な折りたたみ状態のMHCクラスIα鎖の構造を保持する（図6.8）．カルネキシンは，折りたたみが不完全なTCRや免疫グロブリン，MHCクラスII分子などとも会合し，免疫系のみ

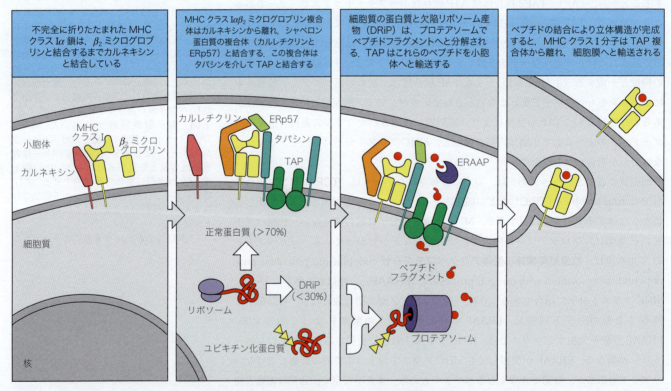

図6.8 MHCクラスI分子はペプチドを結合するまで小胞体内部に留まる

新しく合成されたMHCクラスIα鎖は，小胞体内部で膜結合蛋白質であるカルネキシンと会合する．この複合体がβ_2ミクログロブリンと結合すると，MHCクラスIαβ_2ミクログロブリン二量体はカルネキシンから離れる．そして，折りたたみ途中のMHCクラスI分子はTAP結合蛋白質のタパシンと結合する．二つのMHC・タパシン複合体が同時にTAP二量体に結合すると推定されている．シャペロン分子のERp57はタパシンとヘテロ二量体を形成し，これにさらにカルレチクリンが結合してMHCクラスIペプチド負荷複合体を形成する．ペプチドの結合によりMHC分子の折りたたみは完了し，MHCクラスI分子は小胞体から離れる．感染がなくても，常に細胞質から小胞体内へとペプチドは輸送される．欠陥リボソーム産物（DRiP）やK48ポリユビキチン（黄色の三角形）化により廃棄の目印をつけられた蛋白質は，細胞質内のプロテアソームにより分解されてペプチドとなり，小胞体内腔へと運ばれる．そのうちの一部はMHCクラスI分子に結合する．アミノペプチダーゼERAAPはN末端側からペプチドをさらに切り刻み，MHCクラスI分子に結合できる長さにする．これにより提示されるペプチドの種類が増える．MHC分子にペプチドが結合すると，ペプチド・MHC複合体は小胞体を離れ，ゴルジ装置を経由して細胞表面へと運ばれる．

ならず，非免疫系の多くの蛋白質の組立てに中心的な役割を果たす．β₂ ミクログロブリンが α 鎖に結合すると，折りたたみ途中の MHC クラス I・β₂ ミクログロブリンヘテロ二量体はカルネキシンから遊離して，MHC クラス I **ペプチド負荷複合体** peptide-loading complex（**PLC**）と呼ばれる蛋白質の集合体に結合する．PLC を構成する蛋白質の一つである**カルレチクリン** calreticulin はカルネキシンと似ており，おそらくカルネキシンと同様に広範な蛋白質に対してシャペロン機能をもつものと思われる．PLC を構成する第二の蛋白質は，TAP と会合する**タパシン** tapasin で，その遺伝子は *MHC* 領域にコードされる．タパシンは MHC クラス I 分子と TAP を架橋し，適切なペプチドが細胞質から運ばれてくるまで，折りたたみ途中の MHC クラス I・β₂ ミクログロブリンヘテロ二量体を保持する．ERp57 というシャペロンは PLC を構成する第三の蛋白質で，ペプチド負荷の際に，MHC クラス I α₂ ドメインにあるジスルフィド結合の切断や再結合にかかわるチオール酸化還元酵素である（図 6.9）．ERp57 はタパシンとジスルフィド結合を介して結合し，安定したヘテロ二量体を形成する．タパシンは抗原処理に特化した PLC の構成蛋白質と考えられている．一方，カルネキシン，ERp57，カルレチクリンは，小胞体内で構築されるさまざまな糖蛋白質と結合し，細胞が合成する蛋白質の品質管理を行っているようである．TAP 自身も PLC を構成する蛋白質の最後の一つで，不完全な折りたたみ状態にある MHC クラス I 分子へとペプチドを運ぶ．

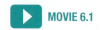

PLC は MHC クラス I 分子がペプチドを結合できる状態に保ち，MHC クラス I 分子に結合する低親和性ペプチドを，より親和性の高いペプチドに置換できるようにしている．この過程を**ペプチド編集** peptide editing という．ERp57 とタパシンのヘテロ二量体は，MHC クラス I 分子のペプチド編集を行う．カルレチクリンやタパシンを欠損する細胞は，MHC クラス I 分子の組立てが障害され，至適のものより低親和性のペプチドが細胞表面に提示される．折りたたみ途中の構造の MHC クラス I 分子にペプチドが結合すると，MHC クラス I 分子は PLC から離れる．そしてペプチド・MHC 複合体は小胞体を出て細胞表面へと運ばれる．TAP によって運ばれるペプチドのほとんどは MHC クラス I 分子に結合せずに，小胞体内から排出される．これらのペプチドは，**Sec61** と呼ばれる，TAP とは異なる ATP 依存性のトランスポーター複合体によって細胞質に戻される．

上述したように PLC から遊離するためには，MHC クラス I 分子にペプチドが結合しなければならない．正常な *TAP* 遺伝子を欠く細胞では，MHC クラス I 分子は小胞体から出ることができず，そこで分解される．分解に必要なユビキチン-プロテアソーム機構は細胞質にあるため，最終段階で正しく折りたたまれなかった MHC 分子は，なんらかの方法で細胞質に戻されなければならない．この逆輸送は**小胞体関連蛋白質分解**

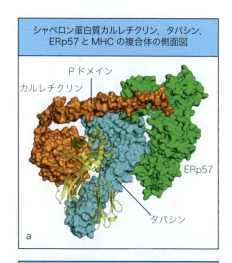

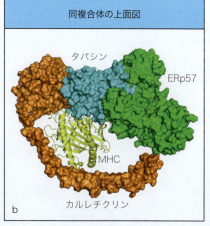

図 6.9　シャペロンであるカルレチクリン，ERp57，タパシンは MHC クラス I ペプチド負荷複合体を形成する

この図は，小胞体内腔表面から内腔側に向かって伸展するペプチド負荷複合体（PLC）の側面図（a）と上面図（b）である．新しく合成された MHC クラス I 分子と β₂ ミクログロブリンを黄色のリボンで示す．MHC 分子のペプチド収容溝を構成する α ヘリックスがよくわかる．MHC とタパシン（青緑色）の C 末端は小胞体の膜に埋まっているため，ここでは示されていない．タパシンと ERp57（緑色）はジスルフィド結合でつながる二量体を形成し，タパシンが MHC 分子と接触することにより空のペプチド収容溝を安定化させる．これらのシャペロンは MHC クラス I 分子に結合するペプチドを編集する．カルレチクリン（橙色）は，カルネキシンと入れ替わるが（図 6.8）カルネキシンと同様に，未完成の MHC 分子の 86 番目のアスパラギン残基に負荷された，単一のグルコースで修飾された *N* 結合型糖鎖に結合する．カルレチクリンの長く可塑性ある P ドメインが，MHC 分子のペプチド収容溝の上をまたいで ERp57 と接触する．タパシンの膜貫通ドメイン（ここでは図示していない）を介して PLC は TAP と会合し（図 6.8），細胞質から小胞体内に運ばれてきたペプチドの近くに空の MHC 分子を配置する．（PDB ファイルに基づく構造図は Karin Reinisch と Peter Cresswell の厚意による）

endoplasmic reticulum-associated protein degradation（**ERAD**）と呼ばれる，蛋白質の品質管理機構によってなされる．ERAD 機構は細胞がもついくつかの代謝経路により構成されるが，その一つは正しく折りたたまれていない蛋白質を特定し，これを**逆輸送複合体** retrotranslocation complex に運ぶものである．この複合体は，蛋白質の折りたたみを伸ばし，小胞体膜を通過させてこれを細胞質へと輸送する．この過程で蛋白質はユビキチン化されて，これによりユビキチン−プロテアソーム機構（UPS）へと送られて最終的に分解される．ERAD は，MHC クラス I 分子の形成や抗原処理に特異的な代謝経路ではないので，ここでは ERAD の詳細については触れない．しかし，いかに多くの病原性ウイルスが ERAD 経路を乗っ取り，MHC クラス I 分子の形成をブロックして CD8$^+$T 細胞の認識から逃れているのかについて，第 13 章で解説する．

感染のない細胞では，細胞表面に運ばれる完成した MHC クラス I 分子のペプチド収容溝には自己の蛋白質に由来するペプチドが結合する．正常細胞では，MHC クラス I 分子はしばらくの間小胞体内に留まるので，ペプチドよりも MHC クラス I 分子の方が過剰に存在すると想定されている．このことは，免疫系における MHC クラス I 分子の機能を発揮するうえで重要である．なぜならば，細胞がウイルスに感染した場合，ウイルスペプチドを細胞表面へ輸送するための MHC クラス I 分子を，即座に利用できるからである．

6–5 樹状細胞はクロスプレゼンテーションにより，細胞外の蛋白質抗原を MHC クラス I 分子に負荷して CD8$^+$T 細胞を初回刺激する

これまでに述べた抗原提示経路は，細胞質内で合成された蛋白質がどのようにしてペプチドになり，MHC クラス I 分子と複合体を形成して細胞表面に提示されるのかを説明するものであった．この経路を用いれば，細胞傷害性 T 細胞が病原体に感染した細胞を検出しこれを破壊するには十分である．しかし，細胞傷害性 T 細胞の初回の活性化はどのようにしてなされるのであろうか？　これまでの説明では，CD8$^+$T 細胞を活性化するためには，樹状細胞も感染しペプチド・MHC クラス I 複合体を細胞表面により提示する必要がある．しかしウイルスの多くは**細胞指向性** tropism が狭く，樹状細胞に感染しないウイルスもある．そうすると病原体由来の抗原の中には，樹状細胞により提示されず，したがって細胞傷害性 T 細胞に認識されても，これを活性化しないものが生じることになる．実際には，樹状細胞には，自身の細胞質で作られたものではないペプチドと MHC クラス I 分子の複合体を提示できるものがある．ウイルスや細菌，細胞質内に病原体を有する細胞が死んで，ファゴサイトーシスにより取り込まれたものなど，細胞外の抗原に由来するペプチドは，**クロスプレゼンテーション** cross-presentation と呼ばれる抗原処理経路を経て，MHC クラス I 分子を介して樹状細胞表面に提示されうる．

クロスプレゼンテーションは，ウイルスに対する T 細胞応答を誘導する初回刺激のための役割が認識されるずっと以前から，マイナー組織適合抗原（マイナー抗原）の研究分野では観察されていた．マイナー抗原は *MHC* 遺伝子の産物ではないが，遺伝背景が異なるマウス間で強力な拒絶反応を引き起こす．*MHC* 型が H–2^b の B10 マウスの脾臓細胞を *MHC* 型が H–2$^{b×d}$ の BALB マウス（b と d の両方の *MHC* 型を発現する）に移入すると，BALB マウスには B10 マウスの遺伝背景に特有のマイナー抗原に反応する細胞傷害性 T 細胞が生じる．このような細胞傷害性 T 細胞の中には，免疫に用いた H–2^b 型 B10 細胞が提示するマイナー抗原を認識するものがあったので，移入した B10 の抗原提示細胞により T 細胞は初回刺激を直接受けたと考えられるかもしれない．しかし上記細胞傷害性 T 細胞の中には，*H–2^d* 型 MHC 分子により提示される B10 マウス

のマイナー抗原に反応するものもあった．これは，BALB マウスがもつ H–2^d 型 MHC 分子により提示される B10 マウスのマイナー抗原を認識し，マウス体内で活性化された細胞傷害性 T 細胞が存在することを意味する．言い換えれば，マイナー抗原は元の B10 細胞から BALB マウスの樹状細胞に移動し，そこで処理されて MHC クラス I 分子により提示されたことになる．現在では，MHC クラス I 分子によるクロスプレゼンテーションは，移植による組織や細胞のアロ抗原だけでなく，ウイルスや細菌抗原でも生じることがわかっている．

抗原提示細胞の種類によって，クロスプレゼンテーションは異なる．まだ研究途上であるが，最も効率よくクロスプレゼンテーションができるのは，ヒトやマウスに存在するある種の樹状細胞と考えられている．ヒトとマウスにおいて，そのような樹状細胞を同一の細胞マーカーでは特定できないが，クロスプレゼンテーション能が高い一部の樹状細胞は，分化過程において転写因子 BATF3 を要し，ケモカインレセプター XCR1 を特異的に発現する．脾臓などのリンパ組織では，このような樹状細胞は細胞表面に $CD8^+\alpha$ 分子を発現する．またリンパ節にいる移動性樹状細胞でクロスプレゼンテーション能をもつものは，α_E 抗原（CD103）の発現により同定される．BATF3 遺伝子の機能を欠損するマウスではこの種の樹状細胞が存在せず，単純ヘルペスウイルスなど多様なウイルスに対する $CD8^+$ T 細胞応答が誘導されない．

クロスプレゼンテーションを可能にする分子機序はいまだよくは解明されていないが，いくつかの異なる経路があると考えられている．貪食レセプターにより捕捉されたすべての蛋白質が，エンドソームに取り込まれ，細胞質に輸送されてプロテアソームで分解されて，クロスプレゼンテーションされるのかどうかについては，まだよくわかっていない．PLC が小胞体からエンドソーム区画へと移動することにより，ファゴソーム内で外来抗原が新しく合成された MHC クラス I 分子に直接負荷される経路の存在を示す証拠もある（図6.3）．これとは別に，IFN-γ により誘導される **IRGM3**（免疫関連 GTPase ファミリー M 蛋白質 3 immune-related GTPase family M protein 3）と呼ばれる GTPase が関与するクロスプレゼンテーション経路の存在が示唆されている．IRGM3 は小胞体内で **脂肪分化関連蛋白質** adipose differentiation related protein（**ADRP**）と相互作用して，中性脂肪を貯蔵する **脂肪体** lipid body と呼ばれる細胞小器官の生成を制御するが，脂肪体は小胞体から生じると考えられている．IRGM3 を欠損するマウスの樹状細胞は，MHC クラス II 分子による抗原提示経路は正常であるが，$CD8^+$ T 細胞へのクロスプレゼンテーションができない．この現象とクロスプレゼンテーション経路の関係は，盛んに研究されているがまだ明らかにされていない．

6-6　ペプチド・MHC クラス II 複合体は酸性化された細胞内小胞内で，エンドサイトーシスやファゴサイトーシス，オートファジーにより摂取された蛋白質から生成される

MHC クラス II 分子の免疫学的機能は，樹状細胞やマクロファージ，B 細胞の細胞内小胞の中で産生されたペプチドを結合し，これらを $CD4^+$ T 細胞に提示することである．この抗原提示の目的は細胞によって異なる．樹状細胞は主に $CD4^+$ T 細胞の活性化に関与するが，マクロファージと B 細胞は活性化 $CD4^+$ T 細胞からさまざまな刺激（ヘルプ）を受ける．例えば，寄生性原生動物のリーシュマニア原虫や，ハンセン（らい）病，結核を引き起こすマイコバクテリアなど，ある種の病原体はマクロファージの細胞内小胞で繁殖する．膜で囲まれた小胞の中にいるため，これらの病原体が産生する蛋白質は，通常は細胞質中のプロテアソームと接触しない．その代わりに，マクロファージが活性化すると，活性化小胞内プロテアーゼにより病原体はペプチドフラグメントへと分解さ

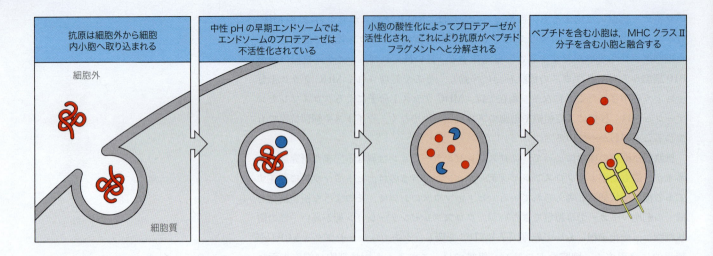

図 6.10 MHC クラス II 分子と結合するペプチドは，酸性化された細胞内小胞で産生される

この図は，細菌や細菌が作る蛋白質など，細胞外に存在する非自己抗原が，マクロファージや未熟な樹状細胞などの抗原提示細胞に取り込まれる様子を示している．これ以外に，細胞内小胞の中で繁殖する細菌や寄生体が，ペプチド抗原の供給源となる場合もある．いずれの場合も，抗原プロセシングの経路は同じである．貪食した病原体を含むエンドソーム内の pH は次第に下がり，その内部のプロテアーゼが活性化されて，貪食した物質を分解する．新しく合成された MHC クラス II 分子は，細胞表面へ出てくる過程のどこかで酸性度の強いエンドソームを通過する．そのときに，抗原から生じたペプチドフラグメントを結合して，細胞表面へとペプチドを輸送する．

れる．MHC クラス II 分子が小胞体から細胞表面に輸送される途中でこの小胞を経由するため，これらのペプチドを結合できる．他の膜蛋白質と同様に，MHC クラス II 分子はまず小胞体膜上に運ばれる．次に小胞体膜の一部が出芽した小胞に乗って，抗原を含む細胞内小胞へと輸送される．ペプチドと MHC クラス II 分子の複合体はそこで形成され，そして細胞表面に輸送され CD4$^+$ T 細胞に認識されるようになる．

細胞外の病原体や蛋白質が細胞内小胞 endocytic vesicle に取り込まれると，MHC クラス II 分子への抗原処理が開始される（図 6.10）．B 細胞上の免疫グロブリンに結合した蛋白質や，レセプターを介して取り込まれた蛋白質も，同じ経路により抗原処理される．死細胞断片のような大きめの粒子は，マクロファージや樹状細胞のファゴサイトーシスにより取り込まれる．分泌された毒素などの可溶性蛋白質は，マクロピノサイトーシス macropinocytosis により取り込まれる．細胞内に取り込まれた蛋白質はエンドソームに運ばれる．エンドソームは細胞内部へ進むにつれて次第に酸性化し，最終的にライソソームになる．エンドソームとライソソームには酸性プロテアーゼ acid protease が含まれており，これらは低 pH で活性化されて小胞内の蛋白質抗原を分解する．

クロロキン chloroquine のようなエンドソーム内の pH を上げる薬剤は，エンドソーム内の酸性化を抑えるが，これにより小胞内抗原の提示が阻害されることから，細胞外抗原の処理には酸性プロテアーゼが重要な役割を担うと考えられている．酸性プロテアーゼの中には，活性中心にシステインをもつためシステインプロテアーゼと呼ばれるものがあり，**カテプシン** cathepsin B, D, S, L などが知られている．このうちカテプシン L は最も活性が高い．小胞内での抗原処理は，酸性条件下でこれらの酵素を用いて蛋白質を分解させることにより，in vitro である程度再現できる．小胞内の抗原処理に主に関与するプロテアーゼは，カテプシン S と L であろう．というのは，カテプシン B やカテプシン D を欠損するマウスでも正常に抗原処理できるが，カテプシン S を欠損するマウスはクロスプレゼンテーションを含めて，抗原処理になんらかの障害を有するからである．アスパラギンエンドペプチダーゼ (AEP) はシステインプロテアーゼの一種で，アスパラギン残基の C 末端側を切断する．MHC クラス II による抗原提示がなされるために，破傷風毒素などある種の抗原処理にこの酵素は重要であるが，エピトープの近傍にアスパラギン残基をもつ抗原のすべてで必須というわけではない．この経路で産生されるペプチドのレパートリーは，エンドソームやライソソームに存在する多くのプロテアーゼの活性の総和により決まるようである．ジスルフィド結合，特に分子内ジスルフィド結合は，エンドソーム内での蛋白質の変性を促進し，その分解を容易にする．エンドソーム内に存在する **IFN-γ 誘導性ライソソームチオール還元酵素** IFN-γ-induced lysosomal thiol reductase (**GILT**) は，抗原処理の際のジスルフィド結合の切

断や再架橋を担う．変性や部分分解により接近できるようになったポリペプチド鎖の領域を，エンドソームの多様なプロテアーゼは重複して非特異的に切断する．エンドサイトーシスによる細胞外抗原の処理経路では，通過点ごとに生成されるペプチドのアミノ酸配列や量が異なるため，どの画分のペプチドを結合するかにより，MHC クラス II 分子は多様なペプチドを提示できる．

　MHC クラス II 分子により提示される自己ペプチドの多くは，アクチンやユビキチンなど細胞質に大量に存在する蛋白質から生ずる．細胞質内の蛋白質から生じるペプチドが，MHC クラス II に提示される機序として最も考えられるのは，**オートファジー（自食作用 autophagy）** という蛋白質代謝経路であろう．損傷した細胞小器官や細胞質蛋白質はオートファジーによりライソソームに送られて分解される．ここで産生されたペプチドはライソソーム膜上の MHC クラス II 分子に遭遇し，ペプチド・MHC クラス II 複合体を形成する．これらはエンドライソソーム管系を経由して細胞膜表面に運ばれる（図 6.4）．オートファジーは常時作用しているが，飢餓状態のような細胞ストレスがかかると，細胞内の蛋白質の代謝によりエネルギーを得るため増強される．**ミクロオートファジー** microautophagy と呼ばれる過程では，ライソソームの陥入により細胞質成分が継続的に小胞に取り込まれる．一方，飢餓状態で誘導される**マクロオートファジー** macroautophagy では，二重膜構造のオートファゴソームが細胞質成分を取り込み，ライソソームと融合する．第三のオートファジー経路は，Hsc70 (heat-shock cognate protein 7 増える 0) と LAMP-2 (lysosome-associated membrane protein–2) を介して，細胞質蛋白質をライソソームへと輸送するものである．エプスタイン・バール（EB）ウイルス核抗原 1 (EBNA–1) の抗原処理と MHC クラス II 分子による抗原提示にも，オートファジーが関与することが知られている．このような抗原提示により，EB ウイルスに感染した B 細胞を，細胞傷害性 $CD4^+$ T 細胞が認識し破壊することが可能となる．

6-7　インバリアント鎖は新しく合成された MHC クラス II 分子を酸性の小胞内へと導く

　MHC クラス II 分子の合成過程は小胞体内から始まる．ここでは，小胞体内腔へ運ばれてきたペプチドや，細胞が新たに合成したポリペプチドが未完成の MHC クラス II に

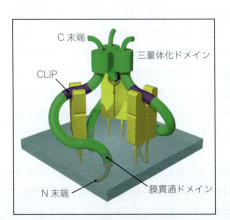
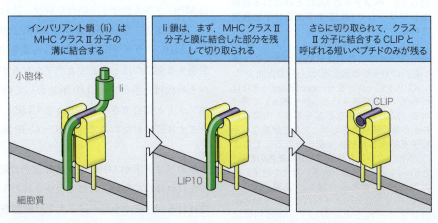

図 6.11　インバリアント鎖は，CLIP と呼ばれるペプチドフラグメントを MHC クラス II 分子上に残して分解される
　（左図）MHC クラス II の αβ ヘテロ二量体に，三量体のインバリアント鎖が結合している様子を示す．CLIP を紫色，インバリアント鎖の残りの部分を緑色，MHC クラス II を黄色で示す（模式図および三つの図の左図）．小胞体内でインバリアント鎖 (Ii) は，その CLIP 部分がペプチド収容溝に収まるようにして MHC クラス II 分子と結合する．Ii 鎖が酸性の小胞内に運ばれると，その MHC クラス II 分子との結合部位の一端が，まず非システインプロテアーゼにより切断され，LIP22 と呼ばれる Ii 鎖の一部が残る（図示していない）．次にシステインプロテアーゼにより切断されて LIP10 フラグメントができる．LIP10 は膜貫通領域と細胞内領域を保持している．後者には Ii・MHC クラス II 複合体をエンドソーム経路に向かわせるシグナルが存在する．さらにその後の切断により，CLIP フラグメントと呼ばれる，LIP10 のほんの一部が MHC クラス II 上に残る．
　（図は P. Cresswell の厚意による）

結合しないようになっている．小胞体内には，折りたたみ前のペプチドや不完全な折りたたみ状態のペプチドが大量に存在するので，MHC クラス II 分子の開いたペプチド収容溝に，これらのペプチドを結合させないしくみが必要である．MHC クラス II 関連**インバリアント鎖** invariant chain（**Ii 鎖**，**CD74**）として知られる膜蛋白質は，新たに合成された MHC クラス II 分子と会合し，不用なペプチドの結合を防いでいる．Ii 鎖は II 型糖蛋白質で，その N 末端は細胞質内に存在し，膜貫通領域は小胞体の膜中にある（図 6.11）．Ii 鎖の残りの部分と C 末端は小胞体内腔に存在する．Ii 鎖は，その三量体構造を維持する特有の円筒状のドメインをもつ．このドメインの近傍に**クラス II 分子関連インバリアント鎖ペプチド** class II-associated invariant chain peptide（**CLIP**）と呼ばれるアミノ酸配列があり，これを介して各単量体インバリアント鎖は MHC クラス II αβ ヘテロ二量体と非共有結合により結合する．単量体 Ii 鎖が MHC クラス II 分子と結合すると，ペプチド収容溝は CLIP で塞がれるため，ペプチドや折りたたみが不完全な蛋白質はそこには結合できなくなる．MHC クラス II 分子のペプチド収容溝は，MHC クラス I 分子のそれと比較して開いている．このため MHC クラス II 分子は，CLIP 領域を介して Ii 鎖を容易にペプチド収容溝に収めることができる．この複合体が小胞体内で組み立てられるまでの間，複合体の各構成分子はカルネキシンと会合している．Ii 鎖三つ，α 鎖三つ，β 鎖三つからなる九量体が完成すると，カルネキシンは離れ，この複合体は小胞体の外へと運ばれる．九量体の一部である間は，MHC クラス II 分子はペプチドや折りたたまれていない蛋白質と結合できないので，小胞体内のペプチドが MHC クラス II 分子により提示されることはない．Ii 鎖がないと，MHC クラス II 分子の多くは正常に折りたたまれていない蛋白質と会合したまま，小胞体内に留まることが示されている．

膜蛋白質の輸送には，これと会合する細胞質の蛋白質が宛先票として作用する．この観点からすると，ペプチド負荷が行われる酸性エンドソームに MHC クラス II 分子を運ぶという，もう一つの役割が Ii 鎖にはあると考えられる．三量体 Ii 鎖と会合した αβ ヘテロ二量体の MHC クラス II 分子は，酸性のエンドソームに 2～4 時間留まる（図 6.11）．この間に Ii 鎖分子は，酸性プロテアーゼによりまず三量体化ドメインが切り取られ，LIP22 と呼ばれる 22 kDa の Ii 鎖フラグメントになる．LIP22 はさらにシステインプロテアーゼにより切断されて，LIP10 と呼ばれる 10 kDa のフラグメントになる．LIP10 は MHC クラス II 分子に結合し続け，これをエンドソーム内に留めておく．続く LIP10 の切断により，膜結合 Ii 鎖から MHC クラス II 分子は解放されるが，CLIP フラグメントは MHC クラス II 分子に結合したままである．Ii 鎖の切断は，MHC クラス II 分子を発現する細胞のほとんどでカテプシン S が担うが，胸腺皮質上皮細胞ではカテプシン L がその代役を果たす．CLIP が結合しているため，この MHC クラス II 分子はまだ他のペプチドと結合できない．しかし CLIP には，Ii 鎖がもっていたエンドソームに留まるシグナル部位がないので，MHC・CLIP 複合体は自由に細胞表面へと向かうことができる．

他のペプチドが MHC クラス II 分子に結合するためには，CLIP は解離するか除去されなければならない．新たに合成された MHC クラス II 分子は小胞に乗って細胞表面に運ばれるが，その小胞のほとんどは細胞表面からやってくるエンドソームとどこかで融合する．しかし MHC クラス II・Ii 鎖複合体の中には，まず細胞表面に運ばれてから，細胞内のエンドソームに再度取り込まれるものもあるであろう．いずれにせよ，MHC クラス II・Ii 鎖複合体はエンドソーム経路に入り，そこで細胞外から取り込んだ病原体蛋白質か自己の蛋白質に由来するペプチドと遭遇し，これを MHC クラス II 分子は結合する．研究初期には，特殊なエンドソームが抗原提示細胞に存在すると考えられた．一つは樹状細胞の初期エンドソームで，**MHC クラス II 小胞** MHC class II vesicle（**CIIV**）

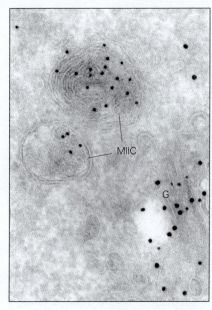

図 6.12　ペプチドは MIIC と呼ばれる後期エンドソームで MHC クラス II 分子に負荷される

　MHC クラス II 分子は，ゴルジ装置（図中の G で示す．この図は B 細胞のきわめて薄い切片の電子顕微鏡写真）から細胞表面まで，MIIC（MHC class II compartment）と呼ばれるペプチド負荷を行う小胞を経由して運ばれる．MIIC は複雑な形態をもち，内部に顆粒と多重の膜構造をもつ．大きさが異なる金粒子を結合した抗体を使い分けることにより，MHC クラス II 分子（小さい黒色の粒子）とインバリアント鎖（大きい黒色の粒子）の両方を同定できる．ゴルジ装置内には，MHC クラス II 分子とインバリアント鎖の両方が認められるのに対して，MIIC 内には MHC クラス II 分子しか認められない．この小胞は後期エンドソームと思われる．後期エンドソームはエンドサイトーシス経路上にある内部が酸性（pH 4.5～5）の小胞で，その内部でインバリアント鎖の切断と MHC クラス II 分子へのペプチド負荷が起こる．

　[写真（135,000 倍）は H.J. Geuze の厚意による]

と呼ばれるものである．もう一つは，Ii鎖とMHCクラスⅡ分子を内包する後期エンドソームで，**MHCクラスⅡコンパートメント** MHC class Ⅱ compartment（**MIIC**）と呼ばれるものである（図6.12）．現在では，MHCクラスⅡ分子は，エンドソーム系小胞（ライソソームを含む）とできるだけ多く遭遇して，CLIPと置換可能なペプチドを最大限にすると考えられている．CLIPが解離してもペプチドを結合しないMHCクラスⅡ分子は，ライソソームと融合後の酸性環境下では不安定で，速やかに分解される．

6-8 MHCクラスⅡ様分子HLA-DMとHLA-DOは，CLIPとペプチドの置換を制御する

MHCクラスⅡ・CLIP複合体が細胞表面へ移動するには，他のペプチドとCLIPの置換が必要なので，抗原提示細胞は効率よくこの置換を行うしくみを備えていると考えられる．抗原提示に障害がある変異ヒトB細胞株の解析から，このしくみが明らかとなった．この変異細胞のMHCクラスⅡ分子は，一見，Ii鎖と正しく会合して小胞内を正常に移動するようにみえるが，取り込んだ蛋白質に由来するペプチドを結合できず，CLIP断片を結合したまま細胞表面に発現するものが多い．これらの細胞では，MHCクラスⅡ分子様の分子で，ヒトでは**HLA-DM**（マウスではH-2DM）と呼ばれる分子が欠損している．*HLA-DM*遺伝子（6-10項）は，MHCクラスⅡ遺伝子領域（図6.16）の*TAP*と*PSMB8/9*遺伝子の近傍に存在し，MHCクラスⅡ分子とよく似たα鎖とβ鎖をコードする．HLA-DM分子は細胞表面には発現せず，主にIi鎖とMHCクラスⅡ分子を内包するエンドソームに存在する．HLA-DMはペプチドを結合していない「空」のMHCクラスⅡ分子と結合しこれを安定化する．そしてCLIPの解離を促し，他のペプチドとの置換を触媒する（図6.13）．MHCクラスⅡ分子のペプチド収容溝が開いているのに対して，HLA-DM分子のそれは閉じていてペプチドを結合しないが，HLA-DMはMHCクラスⅡα鎖のペプチド収容溝の底部に近い領域に結合する（図6.14）．

MOVIE 6.2

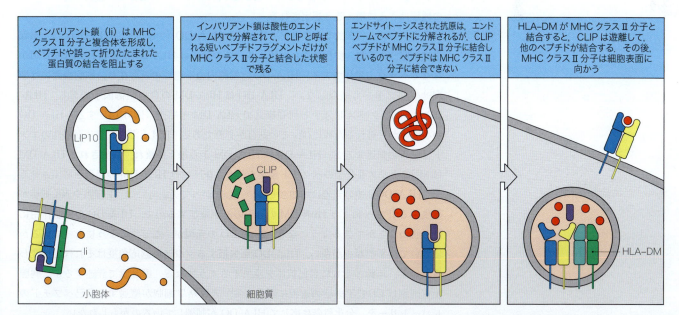

図6.13　HLA-DMの作用により，MHCクラスⅡ分子への抗原ペプチドの負荷が促進される
左端図：インバリアント鎖（Ii）は，新しく合成されたMHCクラスⅡ分子に結合して，小胞体や酸性のエンドソームへ運ばれる間に，ペプチドや折りたたまれていない蛋白質が結合しないように覆っている．第2図：後期エンドソームで，インバリアント鎖はプロテアーゼにより切断され，CLIPがMHCクラスⅡ分子上に残る．第3図：病原体やそれらが産生する蛋白質は，酸性のエンドソームでペプチドへと分解されるが，生じたペプチドはCLIPが塞いでいるためにMHCクラスⅡ分子に結合できない．右端図：クラスⅡ分子とよく似たHLA-DMがMHCクラスⅡ・CLIP複合体に結合すると，CLIPは遊離して，抗原ペプチドが結合する．

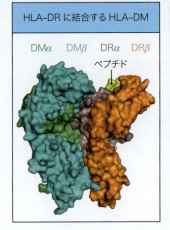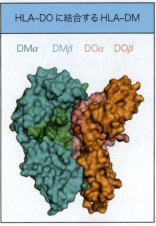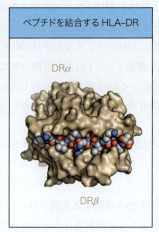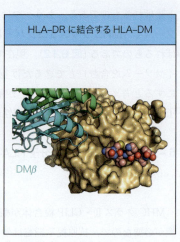

図 6.14　HLA-DM と HLA-DO は MHC クラス II 分子へのペプチド負荷を制御する
左端図：α鎖（緑色）とβ鎖（青緑色）からなる HLA-DM 二量体は HLA-DR MHC クラス II 分子に結合する（側面像）．HLA-DM は MHC 分子のペプチド収容溝のペプチドの N 末端が収まる付近に接触する．第2図：HLA-DO は HLA-DR と同様に HLA-DM と結合し，DM のペプチド編集を阻害する．第3図：HLA-DM がない状態でペプチドを結合する HLA-DR の上面図．右端図：HLA-DM と結合する HLA-DR の上面図．ペプチドの N 末端が収まる側の MHC のペプチド収容溝は開いておりペプチドが遊離している．これによりペプチド交換が可能になる．

HLA-DM と結合すると，MHC クラス II 分子の構造は変化し，ペプチド収容溝の底部の領域が部分的に広がる．このようにして HLA-DM は，MHC クラス II 分子から CLIP や結合の弱いペプチドを解離させる．

MHC クラス II 分子に結合可能なペプチドが十分にあるところでは，HLA-DM はペプチド・MHC クラス II 分子複合体が新たに形成されるたびにこれと何度も結合して，結合の弱いペプチドを取り除き，他のペプチドと交換する．MHC クラス II 分子によって提示される抗原は，T 細胞がそれを認識できるように，何日間か抗原提示細胞の表面に存在し続けなければならないであろう．HLA-DM が結合の弱いペプチドを取り除くことを，ペプチド編集と呼ぶ（6-4 項）．これにより，ペプチド・MHC クラス II 分子複合体は，十分な時間抗原提示細胞の表面に存在して，適切な CD4$^+$ T 細胞を活性化できる．この一連の過程で最初は長いポリペプチドが結合することがありうるが，エキソペプチダーゼがその N 末端側を切り取るため，MHC クラス II 分子に結合するペプチドの種類はさらに増えると想定される．

もう一つの非古典的 MHC クラス II 分子の **HLA-DO**（マウスでは H-2DO）は，胸腺上皮細胞，B 細胞，樹状細胞に発現する．この分子は HLA-DOα 鎖と HLA-DOβ 鎖からなるヘテロ二量体である．HLA-DO は細胞内の小胞にのみ存在し，細胞表面には発現せずペプチドも結合しない．HLA-DO は HLA-DM の負の制御因子である．HLA-DO は MHC クラス II 分子と同じ様式で HLA-DM と結合（図 6.14）する．HLA-DO が小胞体から離れるためには，この結合が必要である．DM と DO 二量体が酸性のエンドソームに到達すると，HLA-DO は HLA-DM から徐々に離れ，解放された HLA-DM は MHC クラス II 分子のペプチド編集を行う．IFN-γ は HLA-DM の発現を増加させるが，HLA-DOβ 鎖の発現は増加させない．したがって炎症時には，T 細胞や NK 細胞が産生する IFN-γ により HLA-DM の発現のみが増加するので，HLA-DO の抑制作用に打ち勝つことができるようになる．HLA-DO の発現が，なぜこのようになっているかについては不明な点が多い．HLA-DO を欠損するマウスの適応免疫はそれほどは変わらないが，年齢とともに自己抗体を産生するようになる．第 8 章で詳述するが，胸腺上皮細胞は CD4$^+$ T 細胞の選択に関与する．未成熟 T 細胞が遭遇する自己ペプチドのレパートリーを，分化段階に応じて HLA-DO が制御しているのかもしれない．

MHC クラス II 分子のペプチド編集を行う HLA-DM の役割は，MHC クラス I 分子へのペプチドの結合を媒介するタパシンの役割と似ている．HLA-DM は，MHC クラス II 分子に結合するペプチドの交換を媒介し，より高親和性のペプチドを会合させる役割を果たしている．こうしたペプチド負荷に特化したしくみは，MHC 分子自身ととも

に進化してきたと考えられる．抗原処理とMHCクラスI分子によるペプチドの提示を妨げる手段をウイルスが獲得してきたのと同様に，病原微生物もMHCクラスII分子へのペプチド負荷を阻害するように進化してきたようである．第13章で病原体の免疫抑制機構を論じる際に，再度この話題に触れる．

　HLA-DMによるペプチド編集や不安定なMHC分子の排除は，重要な安全装置として作用する．細胞内の病原体の感染を知らせるために，ペプチド・MHC複合体は細胞表面で十分に安定して発現していなければならない．もしペプチドが遊離しやすいものであれば，感染細胞は検出されない．あるいは，もしペプチドが容易に他の細胞に転移するようであると，正常な細胞が誤って破壊されかねない．MHC分子にペプチドがしっかりと結合していれば，このような不具合は起こりにくい．MHCクラスI分子は，主に細胞質の蛋白質に由来するペプチドを提示する．したがって，もし細胞表面のMHC分子からペプチドが遊離しても，開放されたペプチド収容溝に細胞外のペプチドが結合しないようにしなければならない．好都合なことに，ペプチドが離れると生細胞表面のMHCクラスI分子は，その構造が変化してβ_2ミクログロブリンが解離し，α鎖は細胞内に取り込まれて速やかに分解される．したがって，「空」のMHCクラスI分子はほとんど細胞表面には存在せず，周囲から直接ペプチドを取り込むことはまずない．これにより活性化T細胞は，周囲の正常細胞を避けて感染細胞のみを攻撃することができる．

　「空」のMHCクラスII分子も細胞表面から排除される．「空」のMHCクラスII分子は「空」のMHCクラスI分子よりも中性では安定ではあるが，「空」のMHCクラスII分子は凝集しやすく凝集塊は細胞内に取り込まれるため，細胞表面から取り除かれる．そのうえ，膜蛋白質の通常のリサイクル過程で酸性エンドソームを通過するときに，MHCクラスII分子はペプチドを最も遊離しやすい．酸性下でも，MHCクラスII分子は小胞内のペプチドを結合できるが，結合できなかったMHCクラスII分子は，速やかに分解される．

　細胞表面のMHC分子に細胞外ペプチドが結合することもありうる．というのは，生きている細胞はもちろん，化学的に固定した細胞でさえ，外部からペプチドを添加すると*in vitro*でペプチド・MHC複合体を形成し，ペプチドに特異的なT細胞が抗原認識できるからである．このことは，MHCクラスIIやクラスI分子に結合する多くのペプチドで証明されている．この現象が細胞表面に「空」のMHC蛋白質が存在するためなのか，ペプチドの置換が起こるためなのかは，よくわかっていない．しかし，合成ペプチドを用いてT細胞の特異性を解析する手段として，この現象は広く利用されている．

6-9　樹状細胞は活性化するとMARCH-1 E3リガーゼの発現低下により抗原処理を停止する

　感染による活性化を受けたことがない樹状細胞は，可溶性蛋白質のマクロピノサイトーシスmacropinocytosisにより周囲の抗原の存在を積極的に監視する．蛋白質由来のペプチドは常に処理されて，MHCクラスII分子に負荷され，細胞表面に提示される．さらに，ペプチド・MHC複合体も常時細胞表面からリサイクルされ，細胞内でユビキチン化されてプロテアソームで分解される．MHCクラスII分子はβ鎖の細胞内ドメインに保存されたリシン残基をもつが，このリシン残基は，B細胞，樹状細胞，マクロファージに存在するmembrane associated ring finger (C3HC4) 1，別名MARCH-1と呼ばれるE3リガーゼ（3-7項参照）の標的となる．MARCH-1はB細胞には恒常的に発現しており，その他の細胞ではIL-10により発現が誘導される．MARCH-1はリサイクリングエンドソームの膜に存在し，そこでMHCクラスII分子の細胞内ドメインをユビ

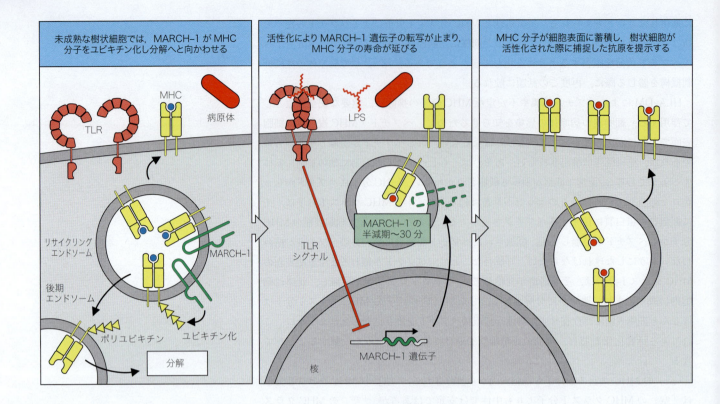

図6.15 樹状細胞の活性化によるMARCH-1の発現低下は、MHC分子の寿命を延長させる

病原体の認識による活性化がない状態では、樹状細胞は膜結合型E3リガーゼであるMARCH-1を発現している。MARCH-1はリサイクリングエンドソーム内に存在し、MHCクラスⅡ分子のβ鎖のK48にポリユビキチン鎖を結合させる。これにより、MHC分子はエンドソームから移動し分解されるため、その半減期は短くなり、細胞表面のMHC発現レベルが低下する。TLR-4のような自然免疫系のセンサーから伝達されるシグナルは、MARCH-1のmRNAレベルを減少させる。これによりMARCH-1の半減期が短くなり、MHC分子は細胞表面に蓄積するようになる。自然免疫によるシグナルは、小胞内の酸性化と抗原提示に関連するカスパーゼの活性化を引き起こすため、樹状細胞が活性化する間に、細胞表面に蓄積したMHC分子は病原体由来のペプチドを提示するようになる。

キチン化し、ライソソーム内での最終分解へと導く。これによりMHCクラスⅡ分子の発現量は一定に保たれる（図6.15）。

感染が起こりMARCH-1による分解経路が停止すると、ペプチド・MHC複合体の寿命が延びる。感染部位で抗原を捕捉した樹状細胞は、ナイーブT細胞を活性化するために局所リンパ節へ遊走するが、これには数時間を要する。膜蛋白質のリサイクル機構が作用し続けると、病原体由来のペプチド・MHC複合体もリサイクルされてT細胞の活性化が抑えられる。これを防ぐために、病原体により樹状細胞が活性化されると、MARCH-1の発現が停止する。樹状細胞のTLRを介したシグナルにより、MARCH-1のmRNAレベルは急速に減少するため、自然免疫系の病原体センサーによりMARCH-1の発現は直接制御されている可能性がある。MARCH-1蛋白質の半減期は30分ほどしかないため、病原体と遭遇した活性化樹状細胞はすぐに細胞表面にペプチド・MHC複合体を蓄積させる。

樹状細胞表面のMHCクラスⅡの発現を制御するだけでなく、MARCH-1は共刺激分子（1-15項参照）のCD86（B7.2）の発現も、MHCクラスⅡ分子の場合と同様にユビキチン化により制御する。これにより樹状細胞がリンパ節に到達するまでに、自身を活性化した病原体に由来するペプチドを提示し、CD86をより高発現することで、CD4[+]T細胞をさらに強く活性化できるようになる。第13章では、ウイルス病原体が適応免疫からの逃避機構としてこの代謝経路を悪用し、MARCH-1様の蛋白質の産生によりMHCクラスⅡ分子の発現を低下させることについて述べる。

まとめ

TCRが認識するリガンドはMHC分子に結合するペプチドである。MHCクラスⅠ分子とMHCクラスⅡ分子は、細胞内の異なる区画でペプチドを結合し、それぞれCD8[+]T細胞およびCD4[+]T細胞を活性化する。感染細胞は細胞質で増殖するウイルス由来のペ

プチドを提示することにより，外来抗原に特異的な細胞傷害性 CD8$^+$T 細胞に認識される．MHC クラス I 分子は小胞体内で合成され，通常はそこでペプチドが負荷される．MHC クラス I 分子に結合するペプチドは，細胞質の蛋白質がプロテアソームで分解され，ATP 結合蛋白質の TAP ヘテロ二量体により小胞体に運ばれ，アミノペプチダーゼ ERAAP によりさらに消化されたものである．MHC クラス I 分子が小胞体内のシャペロンから遊離して細胞表面に移動するためには，ペプチドとの結合が必要である．樹状細胞の中には，細胞外蛋白質由来のペプチドを MHC クラス I 分子に負荷できるものがある．このクロスプレゼンテーションにより，病原体が直接抗原提示細胞に感染しなくても，CD8$^+$T 細胞を活性化できる．

MHC クラス II 分子のペプチド収容溝には，インバリアント鎖（Ii）の CLIP 領域が最初に結合するため，小胞体内のペプチドは MHC クラス II 分子とは結合しない．Ii 鎖は MHC 分子を酸性のエンドソームまで運ぶ．そこでは活性化プロテアーゼが Ii 鎖を分解し，HLA-DM が CLIP の解離を促す．こうして MHC 分子は，マクロファージ，樹状細胞，B 細胞の小胞内の蛋白質由来のペプチドと結合できるようになる．オートファジーは細胞質の蛋白質を小胞系に輸送して，MHC クラス II 分子による抗原提示を可能にする．ペプチド・MHC クラス II 複合体を認識した CD4$^+$T 細胞は，多様かつ特有のエフェクター活性を示す．CD4$^+$T 細胞のサブセットには，マクロファージを活性化してその小胞内にいる病原体を殺傷させたり，B 細胞を刺激して外来分子に対する免疫グロブリンを分泌させるなどして，免疫応答を制御するものがある．

主要組織適合遺伝子複合体とその機能

主要組織適合遺伝子複合体（MHC）分子の役割は，病原体に由来するペプチドフラグメントを結合して，これらを T 細胞が認識できるように細胞表面に提示することである．その結果，ウイルスが感染した細胞は殺され，活性化マクロファージはその小胞内に寄生する細菌を殺し，活性化 B 細胞は抗体を産生して細胞外の病原体を排除もしくは中和するなど，多くの場合病原体にとっては不都合なことになる．したがって，病原体には，MHC 分子による抗原提示から逃避できるような変異が生じる方向に，強い自然淘汰の圧力がかかっている．

MHC には，宿主の免疫応答から病原体を逃れにくくする二つの特徴がある．一つは，*MHC* の**多重性** polygeny である．MHC クラス I およびクラス II ともに複数の異なる遺伝子が存在するので，各個体は結合するペプチドの特異性がそれぞれで異なる複数の MHC のセットを有する．もう一つは，*MHC* の高度な**多型性** polymorphism である．各 *MHC* 遺伝子には多数の変異体，すなわち多数の対立遺伝子が同一種の集団内に存在する．実際，*MHC* 遺伝子は既知の遺伝子の中で最も多型性に富んでいる．本項では *MHC* 領域の構成について述べ，いかにして MHC 分子に多様性が生じたかについて論じる．さらに，*MHC* 遺伝子の多重性と多型性によって MHC 結合ペプチドのレパートリーが拡大し，これがいかにして多様で進化速度が速い病原体に対して，免疫系が対応できるようにしているのか，その機序について学ぶ．

6–10 抗原処理と提示にかかわる蛋白質の多くは *MHC* 領域の遺伝子によりコードされている

MHC 領域はヒトでは第 6 番染色体，マウスでは第 17 番染色体上にあり，少なくとも 400 万塩基対以上の範囲にわたっている．ヒトではそこに 200 種類以上の遺伝子が存在する．*MHC* 領域内やその周辺の遺伝子の研究が進むにつれて，*MHC* 領域の境界

図6.16 ヒトおよびマウスの主要組織適合遺伝子複合体（MHC）領域の構成

MHC遺伝子の構成を示す．ヒトではこの遺伝子の集まりをHLA（human leukocyte antigenの略）と呼び，第6番染色体に存在する．マウスではH-2（histocompatibilityを表す）と呼び，第17番染色体に存在する．MHC遺伝子の構成は，ヒトもマウスもよく似ており，MHCクラスI遺伝子群（赤色）とMHCクラスII遺伝子群（黄色）は離れて存在する．ヒトと異なり，マウスのMHCクラスI遺伝子のH-2Kは転座しているので，MHCクラスI領域は二つに分断されている．ヒトもマウスも三つの主要なクラスI遺伝子が存在する．ヒトではHLA-A, HLA-B, HLA-Cであり，マウスではH-2K, H-2D, H-2Lである．それぞれの遺伝子は，対応するMHCクラスI蛋白質，HLA-A, HLA-Bなどのα鎖をコードする．MHCクラスI分子のもう一つのサブユニットであるβ2ミクログロブリンの遺伝子は，ヒトでは第15番染色体，マウスでは第2番染色体に存在する．クラスII領域には，MHCクラスII分子であるHLA-DR, -DP, -DQ（マウスではH-2A, E）のα鎖とβ鎖遺伝子（それぞれ遺伝子名にAまたはBがついている）が存在する．MHCクラスII領域には，TAP1・TAP2トランスポーターの遺伝子，プロテアソームのサブユニットをコードするPSMB（LMP）遺伝子，HLA-DMのα鎖とβ鎖をコードする遺伝子（DMAとDMB），HLA-DOのα鎖とβ鎖をコードする遺伝子（DOAとDOB），タパシンの遺伝子（TAPBP）なども存在する．いわゆるクラスIII領域には，免疫にかかわる機能をもつさまざまな蛋白質の遺伝子が存在する（図6.17）．

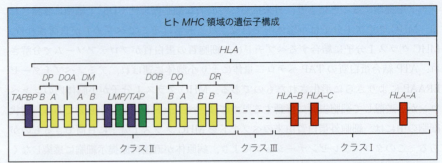

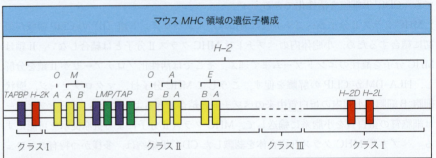

を正確に示すことは困難になり，現在では700万塩基対ほどの範囲に広がると考えられている．MHCクラスI分子のα鎖遺伝子，MHCクラスII分子のα鎖とβ鎖遺伝子は，MHC領域内に連鎖しているが，β2ミクログロブリンとインバリアント鎖の遺伝子は別の染色体上にある（ヒトではそれぞれ第15番と第5番染色体上，マウスでは第2番と第18番染色体上にある）．図6.16にヒトとマウスのMHCクラスI, II遺伝子の配置を示す．ヒトのMHC遺伝子は，**ヒト白血球抗原** human leukocyte antigen遺伝子あるいは**HLA遺伝子**と呼ばれる．というのはこれら遺伝子が，個体により白血球の抗原性が異なることから発見されたためである．マウスのMHCは**H-2遺伝子** H-2 geneとして知られている．事実，マウスのMHCクラスII遺伝子は，ある抗原に対して免疫応答するかどうかを決める遺伝子として同定され，当初は**免疫応答遺伝子** immune response (Ir) geneと呼ばれた．こうした理由でマウスのMHCクラスIIのAとE遺伝子はI-A, I-Eと呼ばれてきたが，MHCクラスI遺伝子と混同されるおそれがあるため，この呼び方はもはや使われていない．

ヒトのクラスIα鎖遺伝子には，HLA-A, -Bおよび-Cと呼ばれる3種類があり，MHCクラスIIにも3対のα鎖とβ鎖遺伝子が存在し，それぞれHLA-DR, -DP, -DQと呼ばれる．しかし多くの場合，HLA-DR遺伝子群の中にはもう一つのβ鎖遺伝子があり，これにコードされたβ鎖もDRα鎖とペアを組んで発現する．つまり3セットの遺伝子から4種類のMHCクラスII分子を発現させることができる．MHCクラスI, クラスII分子はどれもT細胞にペプチドを提示できるが，それぞれが結合するペプチドの種類は異なる（4-14項および4-15項参照）．したがって，どちらのクラスのMHCにも複数の異なる遺伝子が存在するために，細胞表面にMHCクラスIとクラスII分子がそれぞれ1種類しか発現しない場合よりも，個体ははるかに多様なペプチドを提示できる．

図6.17にヒトMHC領域の詳細を示す．この領域には抗原処理や抗原提示にかかわる遺伝子や，その他の自然免疫，適応免疫にかかわる遺伝子が多数存在する．MHCクラスII遺伝子領域に存在する二つのTAP遺伝子は，PSMB8遺伝子とPSMB9遺伝子の近傍に位置する．一方，タパシン遺伝子（TAPBP）はMHC領域のセントロメアに近い側の端に位置する．細胞質中のペプチドを細胞表面に提示するMHCクラスI分子の

遺伝子が，細胞質中のペプチドを小胞体へと運搬する TAP やタパシン，プロテアソーム（PSMB や LMP）の遺伝子と連鎖していることから，MHC 領域全体が抗原処理と抗原提示のために進化してきたと考えられる．

細胞を IFN-α，-β や -γ で処理すると，MHC クラス I α 鎖や β_2 ミクログロブリンの遺伝子，プロテアソームやタパシン，TAP の遺伝子の転写が著明に増加する．第3章で述べたように，ウイルス感染初期の自然免疫系の応答の一つとしてインターフェロンが産生される．インターフェロンの作用により MHC の発現が増加すると，赤血球を除くすべての細胞で，ウイルス蛋白質の処理とウイルス由来ペプチドの細胞表面への提示が容易になる．樹状細胞でも，この作用は T 細胞の活性化やウイルス感染に対応する適応免疫応答の始動を助ける．こうした免疫応答にかかわる分子をコードする遺伝子の多くが MHC 領域に連鎖していることにより，調和のとれた制御が容易になっているのかもしれない．

HLA-DM 分子はペプチドと MHC クラス II 分子の結合を触媒する．そのサブユニットをコードする DMA 遺伝子と DMB 遺伝子は，MHC クラス II 遺伝子と明らかに類似している．抑制性の HLA-DO 分子のサブユニットをコードする DOA 遺伝子と DOB

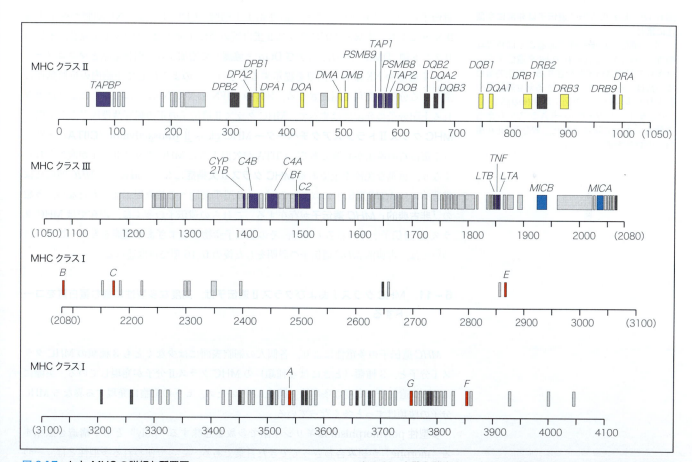

図 6.17　ヒト MHC の詳細な配置図

ヒトの MHC クラス I，II，III 領域の構成を示す．おおよその遺伝子間の距離を 1,000 塩基対（kbp）単位で示してある．ほとんどのクラス I，クラス II 領域の遺伝子については本文中で述べた．クラス I 領域の A，B，C 以外の遺伝子（E，F および G）は，クラス I 様のクラス Ib 分子をコードする遺伝子である．濃灰色で示すクラス II 領域に追加された遺伝子は偽遺伝子である．クラス III 領域に示す遺伝子は，補体蛋白質 C4（C4A，C4B の二つが示されている）や C2，B 因子（Bf），サイトカインの腫瘍壊死因子（TNF）-α，リンホトキシン（LTA，LTB）をコードするものである．C4 遺伝子はステロイド合成に関与する 21-水酸化酵素をコードする遺伝子（CYP 21B）と密に連鎖している．本文で述べた免疫学的に重要な機能をもつ蛋白質をコードする遺伝子は色付けされている．MHC クラス I 遺伝子は赤色で示すが，MIC 遺伝子は例外で，青色で示してある．MIC 遺伝子は他のクラス I 様遺伝子とは異なっていて，しかも転写制御についても異なっている．免疫学的に重要な MHC クラス II 遺伝子は黄色で示す．MHC 領域の遺伝子で免疫系の機能をもつが，MHC クラス I，クラス II 遺伝子と関連のないものを紫色で示す．図中，免疫系の機能をもつ遺伝子の偽遺伝子を濃灰色で示す．名称が表示されていない免疫系の機能に無関係な遺伝子を淡灰色で示す．

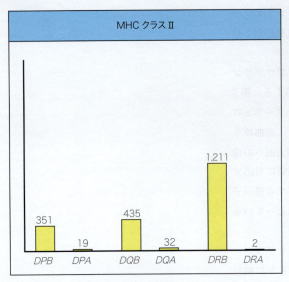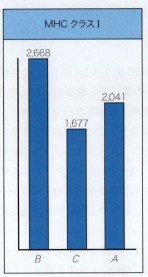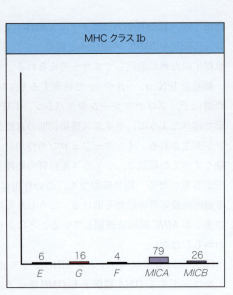

図 6.18 ヒトの MHC 遺伝子は非常に多型性に富む
DRα 遺伝子が単一性であることは特異な例外であるが，それぞれの HLA 遺伝子座には多数の対立遺伝子が存在する．機能的蛋白質の数は，それらをコードする対立遺伝子の数よりも少ない．この図で示す棒の高さは，2010 年 1 月に WHO の HLA システム命名委員会によって報告された，異なる HLA 蛋白質の数を表す．

遺伝子についても同様である．活性化 T_H1 細胞，$CD8^+$ T 細胞，NK 細胞が産生する IFN-γ により，古典的 MHC クラス II 蛋白質の遺伝子発現は，DOβ 鎖を除き，インバリアント鎖，DMα，DMβ，および DOα と協調して増加する．樹状細胞とマクロファージが T 細胞や NK 細胞に抗原を提示するときは，このようにして小胞内の抗原処理に関与する分子の発現を増加させる．IFN-γ（IFN-α や IFN-β ではなく）により誘導される上記分子の発現にはすべて，MHC クラス II 遺伝子の正の転写共役因子として働く **MHC クラス II トランスアクチベーター** MHC class II transactivator（**CIITA**）と呼ばれる蛋白質の産生が必要である．CIITA が欠損すると MHC クラス II 分子が産生されなくなり，重篤な免疫不全である **MHC クラス II 欠損症** になる．最後に，MHC 領域には構造的には MHC 遺伝子に似ているが，αβ 型 T 細胞への抗原提示能をもたない，多数の「非古典的」MHC 遺伝子が存在する．これらの遺伝子の多くは，現在では MHC クラス Ib 遺伝子と呼ばれるもので，その遺伝子産物はさまざまな機能をもつ．これらについては，古典的 MHC 遺伝子の説明をした後の 6-16 項で再度述べる．

6-11　MHC クラス I およびクラス II 遺伝子は，高度な多型性に富む蛋白質をコードする

MHC 遺伝子の多重性により，各個人の細胞表面には少なくとも 3 種類の MHC クラス I 分子と，3 種類（ときには 4 種類）の MHC クラス II 分子が発現している．実際には MHC 遺伝子の高度な多型性（図 6.18）のため，ヒトの細胞に発現する異なる MHC 分子の種類はずっと多くなっている．

多型性 polymorphism はギリシャ語で多数を意味する "poly" と形や構造を意味する "morphe" が組み合わさってできた言葉である．ここで使われる多型性とは，一つの遺伝子座にコードされる遺伝子，ならびにその遺伝子産物が，同一種内において多様であることを意味する．そして，一つの遺伝子座に位置する多様な遺伝子のそれぞれを **対立遺伝子** allele と呼ぶ．ヒト MHC クラス I とクラス II 遺伝子の中には 1,000 以上もの対立遺伝子をもつものがあり，これは MHC 領域の中に存在するどの遺伝子の対立遺伝子数よりもはるかに多い．どの MHC クラス I およびクラス II 対立遺伝子ともにその出現頻度が比較的高いため，個体の二つの相同染色体上のある遺伝子座が，同じ対立遺伝子を有している確率は非常に低い．すなわちほとんどの個体は，MHC クラス I 分子

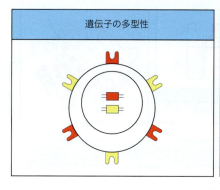
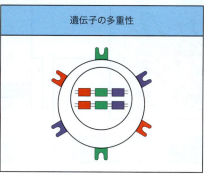
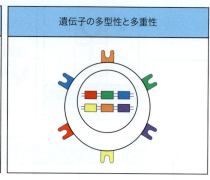

遺伝子の多型性　　　　　　遺伝子の多重性　　　　　　遺伝子の多型性と多重性

とMHCクラスII分子をコードする遺伝子に関して**ヘテロ接合体** heterozygoteとなっている．1本の染色体上にコードされるMHC対立遺伝子の組合せを，**MHCハプロタイプ** MHC haplotypeと呼ぶ．MHC対立遺伝子の発現は**共優性** codominantであるため，一つの遺伝子座の二つの対立遺伝子は細胞上に同等に発現し，そのどちらもがT細胞へ抗原を提示できる．機能を有する蛋白質をコードしないとわかっているMHC対立遺伝子の数は非常に少ない．それぞれの遺伝子座が高度の多型性を示すことにより，1個体に発現する異なるMHC分子の種類は2倍になる．このようにして，MHC遺伝子の多重性により獲得されたMHCの多様性がさらに増大する（図6.19）．

　個体のほとんどはヘテロ接合体であるため，交配により生まれる子がもつMHCハプロタイプの組合せも，ほとんどの場合4通りある．したがって兄弟間でも発現するMHC対立遺伝子が異なる可能性は高く，同じハプロタイプの組合せをもつ確率は1/4である．その結果，たとえ兄弟間であっても臓器移植の最適な提供者をみつけることが困難となる．

　MHCクラスIおよびクラスII蛋白質はすべて，大なり小なりの多型性を示すが，DRα鎖とこれに相当するマウスのEα鎖は多型性を示さない．これらの分子では，個体間でアミノ酸配列に差が認められず**単一性** monomorphicと呼ばれる．このことから，DRαとEα蛋白質では，機能上の制約により多型性の出現が妨げられている可能性が推測されるが，そのような特殊な機能はまだみつかっていない．マウスの多くは，飼育されているものあるいは野生のものを問わず，Eα遺伝子に変異があるためEα蛋白質を合成できない．このようなマウスは，細胞表面にH–2E分子が発現しない．したがって，もしH–2Eが特別な機能をもつとしても，必須ではなさそうである．

　個々のMHC遺伝子の多型性は，強い進化の選択圧を受けてきたと思われる．新しい対立遺伝子が生じる遺伝学的な機序がいくつか考えられる．新しい対立遺伝子のあるものは点突然変異により，また他の対立遺伝子は遺伝子変換により生まれる．遺伝子変換

図6.19　*MHC*遺伝子の多型性（polymorphism）と多重性（polygeny）は，1個体に発現するMHC分子の多様性を増大させる

　古典的な*MHC*遺伝子座の高度な多型性により，同一種集団の中に発現する全MHC遺伝子は多様なものになる．しかし，遺伝子がどんなに多型性に富んでいても，個体は一つの遺伝子座に三つ以上の対立遺伝子を発現することはできない．遺伝子の多重性により，同じような機能をもつ類似遺伝子が独立して複数存在すれば，各個体は多くの異なるMHC分子を産生できる．多型性と多重性の組合せにより，個体でもその種全体でも，MHC分子の多様性を増大させることができる．

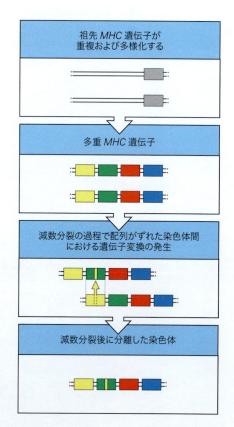

図6.20　遺伝子変換により，あるMHC遺伝子の塩基配列が別の遺伝子にコピーされて，新しい対立遺伝子が生み出される

　進化の過程で，図中に灰色で示す未知の祖先遺伝子が重複し多様化して，全体的に類似した構造をもつ多数の*MHC*遺伝子が創出された．さらに，遺伝子変換 gene conversionと呼ばれるプロセスにより，これらの遺伝子間で，ある遺伝子の塩基配列の一部が別の遺伝子内に転移することもある．これが起こるためには，減数分裂の際に二つの遺伝子が対合しなければならない．類似した遺伝子のコピーが多数直列に存在する二つの相同染色体が，あたかもボタンをかけ間違ったかのようにずれて整列したときに遺伝子変換は起こりうる．染色体の交叉やDNAの組換えの過程で，一方の染色体のDNA塩基配列がもう一方の染色体にコピーされ，元の塩基配列が置換される．このようにして，複数の塩基置換が一度に遺伝子の中に挿入されるので，新しい遺伝子の遺伝子産物には複数のアミノ酸残基の置換がもたらされた．*MHC*遺伝子相互の相同性とこれらが密に連鎖しているために，*MHC*対立遺伝子の進化の過程で，遺伝子変換は何度も発生した．

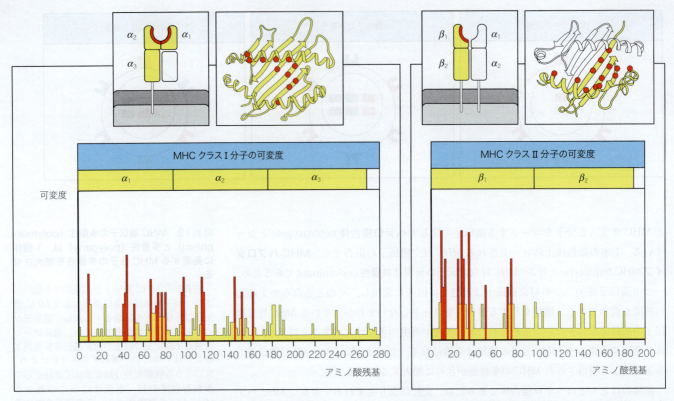

図 6.21　MHC 分子の対立遺伝子による多様性は，主にペプチド収容溝に生じている
MHC 分子のアミノ酸配列の可変性を解析すると，*MHC* 遺伝子の多型により生じる変異は，N 末端ドメイン（MHC クラス I 分子では α_1 と α_2 ドメイン，MHC クラス II 分子では α_1 と β_1 ドメイン）に限られていることがわかる．これらはペプチド収容溝を構成するドメインである．さらに詳細にみると，対立遺伝子間の違いによる変異は N 末端ドメインの特定の部位，すなわちペプチド収容溝に添う部分で，溝の底や側壁から溝の内腔に向かうような部位に集中している．MHC クラス II 分子の例として，*HLA-DR* 対立遺伝子間の可変性を図に示す．HLA-DR や，ヒト以外の種の HLA-DR に相当する分子では，α 鎖には多型性がほとんどなく β 鎖のみが高度な多型性を示す．

とは，一つの遺伝子の一部が，別の遺伝子の塩基配列に置き換えられるプロセスのことである（図 6.20）．多型を形成する方向に働いた選択圧の効果は，*MHC* 遺伝子の点変異のパターンの中に，はっきりと認められる．点変異は，コードするアミノ酸の変化を伴う置換変異 replacement substitution と，コドンは変化するがコードするアミノ酸は変わらない非表現変異 silent substitution とに分類できる．*MHC* 領域にみられる置換変異は非表現変異と比較して，期待値より高頻度に認められる．これは，*MHC* の進化の過程において，多型性が積極的に選択されたものであることの証拠となる．

6-12　*MHC* の多型性はペプチドおよび T 細胞レセプターの両方との結合に作用して，T 細胞の抗原認識に影響を及ぼす

これから先の数項では，*MHC* の多型性が免疫応答にどのように寄与するのか，ならびに病原体による選択圧がどのようにして，多数の *MHC* 対立遺伝子をもたらしたのかについて述べる．各 *MHC* 対立遺伝子の産物は，蛋白質の**アイソフォーム** isoform である．互いに最大で 20 個のアミノ酸が異なることもあり，その違いはそれぞれのアイソフォームの特徴を際立たせている．アミノ酸の違いのほとんどは，MHC 分子の細胞外ドメインの細胞膜から最も離れている露出した表面，特にペプチド収容溝に集中している（図 6.21）．すでに述べたように，ペプチドは MHC クラス I あるいはクラス II 分子のペプチド収容溝のポケットと，それらに特異的なアンカー残基が相互作用して MHC 分子に結合する（4-15 項，4-16 項参照）．MHC 分子の多型性の多くは，ポケットを

主要組織適合遺伝子複合体とその機能

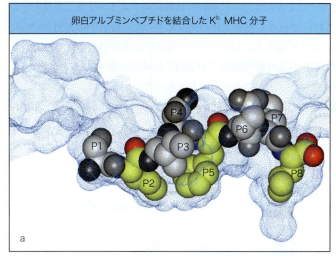

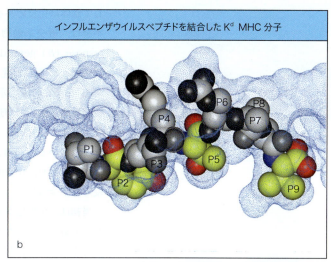

	P1	P2	P3	P4	—	P5	P6	P7	P8
卵白アルブミン（257-264）	S	I	I	N		F	E	K	L
HBV 表面抗原（208-215）	I	L	S	P		F	L	P	L
インフルエンザウイルス NS2（114-121）	R	T	F	S		F	Q	L	I
LCMV 核蛋白質（205-212）	Y	T	V	K		Y	P	N	L
VSV 核蛋白質（52-59）	R	G	Y	V		Y	Q	G	L
センダイウイルス核蛋白質（324-332）	F	A	P	G	N	Y	P	A	L

	P1	P2	P3	P4	P5	P6	P7	P8	P9
インフルエンザウイルス核蛋白質（147-155）	T	Y	Q	R	T	R	A	L	V
ERK4（136-144）	Q	Y	I	H	S	A	N	V	L
P198（14-22）	K	Y	Q	A	V	T	T	T	L
ヨーエリマラリア原虫スポロゾイト表面蛋白質（280-288）	S	Y	V	P	S	A	E	Q	I
ネズミマラリア原虫スポロゾイト表面蛋白質（25）	G	Y	I	P	S	A	E	K	I
JAK1（367-375）	S	Y	F	P	E	I	T	H	I

図 6.22　異なる対立遺伝子の産物である MHC クラス I 分子には異なるペプチドが結合する

ここに示すのは，(a) マウス MHC クラス I 分子である H–2K^b に結合した卵白アルブミン ovalbumin ペプチドと，(b) H–2K^d に結合したインフルエンザウイルス核蛋白質ペプチドの断面図である．溶媒と接触する MHC 分子の表面領域を青色の点線で示す．典型的な MHC クラス I 分子には，ペプチド収納溝に 6 個のポケットが存在する．ポケットは慣例により A〜F と命名されている．ここで示す空間充填モデルから，アンカー残基から伸びた側鎖がポケットを満たすようにして，ペプチドはペプチド収容溝に収まることがわかる．図の H–2K^b は卵白アルブミンの 8 個のアミノ酸残基（P1〜8）からなるペプチド SIINFEKL（アミノ酸の 1 文字表記）と，H–2K^d はインフルエンザ核蛋白質の 9 個のアミノ酸残基（P1〜9）からなるペプチド TYQRTRALV と結合している．アンカー残基（黄色）にはペプチドの結合性に最も影響を及ぼすものと，それに次ぐものがある．H–2K^b では，配列モチーフを決定する第一のアンカーは P5 と P8 である．C ポケットに P5 残基［チロシン（Y）あるいはフェニルアラニン（F）］の側鎖が結合し，F ポケットに P8 残基［非芳香族の疎水性側鎖をもつロイシン（L），イソロイシン（I），メチオニン（M），バリン（V）］の側鎖が結合する．P2 はその次に重要なアンカーで，B ポケットにはまる．H–2K^d では，配列モチーフを決定する第一のアンカーは P2，P9 である．B ポケットにはチロシンの側鎖が，ポケット F にはロイシン，イソロイシン，バリンのいずれかの側鎖が結合する．MHC 分子に結合するペプチドの既知の配列モチーフを図の下に示す．

ERK4：細胞外シグナル調節キナーゼ 4，HBV：B 型肝炎ウイルス，JAK1：ヤーヌスキナーゼ 1，LCMV：リンパ球性脈絡髄膜炎ウイルス，NS2：NS2 蛋白質，P198：腫瘍抗原 P198，VSV：水疱性口内炎ウイルス．

（配列モチーフに関する情報は，http://www.syfpeithi.de に集められている．構造図は V.E. Mitaksov と D. Fremont の厚意による）

構成するアミノ酸の違いであり，これによりそのポケットのもつ結合特異性が変化する．その結果，MHC アイソフォームごとに，MHC 分子に結合できるペプチドのアンカー残基が異なってくる．ある MHC クラス I あるいはクラス II 分子のアイソフォームに結合可能なアンカー残基の組合せを，アミノ酸**配列モチーフ** sequence motif と呼び，これを利用して，ある蛋白質分子中のペプチドで特定の MHC 分子に結合しうるものを予測できる（図 6.22）．第 16 章でがん免疫療法の最近の進展について述べるが，MHC 結合性ペプチドの予測はペプチドワクチンのデザインに非常に重要である．

抗原蛋白質の処理により産生するペプチドが，個体が発現するどの MHC 分子に対しても結合に適した配列モチーフをもたないことがまれにある．この場合，この抗原に対

して個体は免疫応答を示すことができない．単純な抗原に対するこのような免疫応答の不全は，近交系動物において初めて報告され，免疫応答（*Ir*）遺伝子の欠損 immune respose (*Ir*) gene defect と呼ばれた．MHC 分子の構造や機能が明らかになるずっと以前に，こうした免疫応答不全の原因遺伝子が *MHC* 領域に位置することがわかり，MHC 分子の抗原提示能を示唆する最初の手がかりとなった．現在では，このような免疫応答遺伝子欠損が近交系マウスでよく観察されるのは，すべての MHC 遺伝子座がホモ接合体で，T 細胞に提示できるペプチドの種類が限られていることに起因することがわかっている．通常は，MHC 分子の多型性によって十分な種類の MHC 分子が個体に存在するため，比較的低分子量の毒素のような単純な抗原であっても，上述のような免疫応答不全は起こらない．

当初は，免疫応答遺伝子の欠失と *MHC* 領域とを結びつける証拠は遺伝学によるものだけであった．すなわち，ある *MHC* 遺伝子型を有するマウスはある抗原に反応して抗体を産生したが，*MHC* 遺伝子型が異なる以外はこれと遺伝学的にまったく同一でありながら，その抗原に対する抗体を作れないマウスがあった．免疫系が抗原を感知して応答できるかどうかは，*MHC* 遺伝子型により異なることがわかったが，その当時はまだ免疫系が MHC 分子を直接認識することまではわかっていなかった．

その後の実験から，T 細胞が認識する抗原特異性は MHC 分子により制御されていることが明らかとなった．免疫応答遺伝子の影響を受ける免疫応答は T 細胞に依存することがわかったため，MHC の多型性がどのようにして T 細胞応答を制御するのかを解明するために，マウスを用いた一連の実験が行われた．初期の実験では，T 細胞を調製したマウスと同一の *MHC* 対立遺伝子群をもつマクロファージや B 細胞でなければ，T 細胞は活性化されないことが示された．この実験結果は，T 細胞の抗原認識は抗原提示細胞上の特異的な MHC 分子に依存するという，現在では **MHC 拘束性** MHC restriction として知られる現象の最初の証拠となった．

MHC 拘束性については，ペプチドと MHC の複合体に結合する TCR の結晶構造に関する 4-17 項の中で一度述べている．MHC 拘束性を示す現象そのものはもっと早く発見されており，ピーター・ドハーティ Peter Doherty とロルフ・ジンカーナーゲル

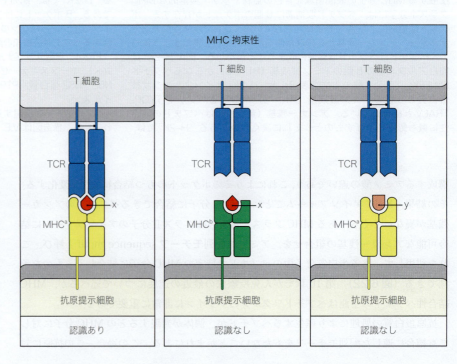

図 6.23　T 細胞の抗原認識は MHC により拘束されている

抗原特異的な TCR は，抗原ペプチドと自己 MHC の複合体を認識する．したがって，ペプチド x とある MHC 対立遺伝子産物の MHC^a に特異的な T 細胞（左図）は，ペプチド x と別の対立遺伝子産物である MHC^b の複合体を認識できず（中央図），またペプチド y と MHC^a の複合体も認識できない（右図）．T 細胞がペプチドだけでなく MHC 分子も同時に認識することは，MHC 拘束性として知られているが，これは特定の MHC 対立遺伝子の産物が T 細胞による抗原認識を制限することによる．この制限が生ずるのは，多型性により形状が異なる MHC 分子に TCR が直接に接触するためか，多型性による形状の違いが MHC 分子に結合するペプチドの種類の違い，あるいは結合ペプチドの立体構造の変化に影響することによる間接的な効果のいずれかであろう．

Rolf Zinkernagel によるウイルス特異的な細胞傷害性 T 細胞の研究で示されている．2 人はこの研究により 1996 年にノーベル賞を受賞した．マウスがウイルスに感染すると，細胞傷害性 T 細胞が誘導されて感染細胞は殺されるが，非感染細胞や別のウイルスに感染した細胞は殺されない．したがって，この細胞傷害性 T 細胞はウイルス特異的である．この実験が素晴らしいのは，この細胞傷害性 T 細胞がウイルス感染細胞を殺すかどうかは，MHC 分子の多型性にも依存することを証明したことであった．MHC 遺伝子型が a（MHC^a）のマウスにウイルスが感染して誘導される細胞傷害性 T 細胞は，同じウイルスが感染した MHC^a の細胞を殺す．しかし同じウイルスが感染していても，この T 細胞は MHC 遺伝子型が b や c などの細胞は殺さない．つまり，細胞傷害性 T 細胞は，その T 細胞を初回刺激した MHC と同型の MHC を発現するウイルス感染細胞のみを殺す．MHC 遺伝子型は T 細胞の抗原特異性を「拘束」することから，これを MHC 拘束性と呼ぶ．B 細胞とマクロファージの研究とも合わせて，以上の研究は，MHC 拘束性はすべての T 細胞による抗原認識に共通する重要な特徴であることが示された．

　現在では 4-17 項で述べたように，TCR は抗原ペプチドだけでなく，抗原ペプチドと MHC 分子の複合体を認識して結合するために，MHC 拘束性が生ずることがわかっている．異なる MHC 分子には異なるペプチドが結合することから，MHC 拘束性をある程度は説明できる．さらに加えて，MHC 分子中の多型性を示すアミノ酸には，ペプチド収容溝の側面を形成する α ヘリックス部分に存在し（図 4.24，図 6.21），その側鎖がペプチド・MHC 複合体の表面に露出して，TCR と直接接触するものがある．この場合同じペプチドが結合していても，T 細胞が MHC^a と MHC^b を容易に識別できるのは当然である．このように MHC 拘束性は，異なる MHC 分子にはまりこむために生じるペプチドの立体構造の違いを認識するものと，MHC 分子の多型性を示すアミノ酸の違いを直接認識するものの両方によりもたらされている場合も少なくない．したがって，TCR の特異性は，認識するペプチドと結合する MHC 分子の両方により決まる（図 6.23）．

6-13　非自己 MHC を認識するアロ反応性 T 細胞は多数存在する

　MHC 拘束性の発見により，それまで難解であった同種間で移植された臓器や組織の拒絶に，非自己 MHC 分子の認識が関与する現象も説明できるようになった．レシピエントと異なる MHC をもつドナーからの移植臓器は，たとえその MHC の違いがアミノ酸一つであってもすぐに拒絶される．というのは，どの個体にも非自己あるいは**同種異系（アロ）**allogeneic の MHC 分子に反応する T 細胞が非常に多く存在するからである．アロ MHC 分子に対する T 細胞応答の初期の研究は，ある個体の T 細胞を別の個体のリンパ球と混合する**混合リンパ球反応** mixed lymphocyte reaction を用いて行われた．もし一方の個体の T 細胞がもう一方の個体の MHC 分子を「異物」と認識すると，T 細胞は分裂し増殖する（一方の個体のリンパ球は，放射線照射または細胞増殖抑制剤であるマイトマイシン C 処理により細胞分裂しないようにしておく）．このような研究により，個体中の T 細胞の約 1〜10% が血縁関係のない同種異系の個体に由来する細胞に反応することがわかってきた．この種の T 細胞応答は，対立遺伝子の多型によるアロ MHC 分子の違いを識別して生じるので，**アロ反応** alloreaction あるいは**アロ反応性** alloreactivity と呼ばれている．

　抗原提示における MHC 分子の役割が解明される以前は，免疫系が移植組織に対する防御機構を進化させる必要がないのに，なぜこんなにも多数の T 細胞が非自己 MHC 分子を認識するのか謎であった．外来ペプチドと多型性のある MHC 分子をセットで

図6.24 生殖細胞系列ゲノムにコードされるTCR V領域のCDR1とCDR2のアミノ酸残基が，TCRに対してMHC分子に固有の親和性を賦与する

この図はMHCクラスⅡ分子に結合する複数のTCRの構造を示す．MHC（緑色）のα1ヘリックス内に保存されているアミノ酸残基（Lys39, Gln57, Gln61）は，Vβ 8.2遺伝子の生殖細胞系列ゲノムによりコードされる多型性を示さないCDR1内のアミノ酸残基（Asn21）とCDR2内のアミノ酸残基（Glu56, Tyr50）との間に水素結合を形成する．これらの結合部位の配置は，構造の異なるTCRやMHC分子間でもよく似ているため，生殖細胞系列ゲノムがコードするCDR1とCDR2はTCRに，MHCに対する固有の親和性を賦与するものと思われる．

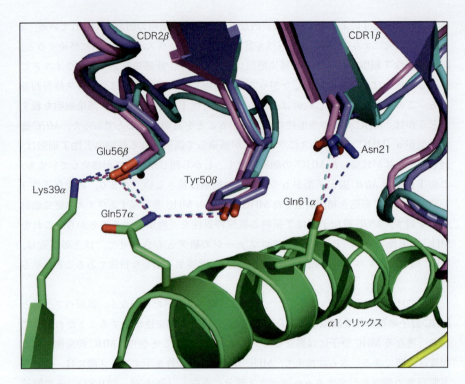

TCRが認識することがわかると，アロ反応性は容易に説明できるようになった．アロ反応性T細胞が高頻度で存在する機序が少なくとも二つ考えられている．一つは，**正の選択** positive selection を経ることである．胸腺での成熟過程で，TCRが自己のMHC分子と弱く相互作用するT細胞は，生存シグナルを受け取り末梢レパートリーの一部となる．あるタイプのMHC分子と相互作用するTCRは，別（非自己）のタイプのMHCと交叉反応しやすいと考えられる．正の選択については第8章でより詳細に述べる．

しかし，正の選択以外にもアロ反応を生じさせるものがある．というのは，MHCクラスⅠとクラスⅡ分子を欠損するため胸腺で正の選択が起こらない動物でも，人為的に成熟させたT細胞中に，アロ反応性T細胞が高頻度に存在するからである．わかったことは，TCR遺伝子がそもそもMHC分子を認識するような蛋白質をコードしていることである．MHC分子に結合するTCRのX線結晶解析から，MHCと結合し相互作用するための遺伝情報に組み込まれている構造上の特徴が明らかとなった（図6.24）．あるTCRβ鎖遺伝子の，生殖細胞系列のゲノム塩基配列にコードされる領域内の特定のアミノ酸残基が，MHC分子に保存された部位と相互作用することから，これがTCR遺伝子によりコードされるMHC分子への親和性の一因であることを示唆する．TCRには多数の可変部配列があることから，生殖細胞系列ゲノムがコードする領域と可変部の両方を使用して，TCRはそれぞれに特有の方法でMHC分子と結合するのであろう．

原則としてアロ反応性T細胞が非自己MHC分子と反応するには，外来ペプチド抗原を認識するか，非自己MHC分子を認識するかに依存すると思われる．前者をペプチド依存性アロ認識，後者をペプチド非依存性アロ認識と呼ぶ．しかし，アロ反応性T細胞クローンの研究が進むにつれて，ほとんどのアロ反応性T細胞クローンは実のところ両者，すなわち非自己MHCになんらかのペプチドが結合したときにのみ，これに反応することがわかってきた．この意味で，アロ認識の構造上の特徴は，通常のMHC拘束性ペプチド認識の場合と非常によく似ており，ペプチドとMHC分子両方との接触に依存する（図6.23，左図）．ただしこの場合，MHC分子は非自己のものである．実

図 6.25　スーパー抗原は，TCR と MHC 分子に直接結合する
　スーパー抗原は単独で，MHC クラス II 分子と TCR に結合できる．上図に示すようにスーパー抗原（赤色の棒）は，TCR とは相補性決定領域（CDR）から離れた V_β ドメインと，MHC クラス II 分子とはその分子の外表面でペプチド結合部位の外側と結合する．下図は，TCR，MHC クラス II 分子，スーパー抗原のブドウ球菌性腸管毒素（エンテロトキシン，SE）との結合を，エンテロトキシン・TCR 複合体の構造に，エンテロトキシン・MHC クラス II 複合体の構造を合成して再構成したものである．二つのエンテロトキシン分子（実際は SEC3 と SEB）は青緑色と青色で示されており，MHC クラス II 分子の α 鎖（黄色）と TCR の β 鎖（可変部は灰色，定常部は桃色）に結合している．
（分子モデルは H.M. Li，B.A. Fields，R.A. Mariuzza の厚意による）

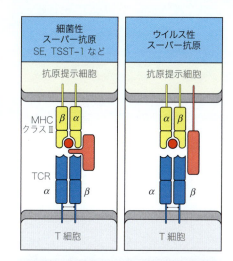

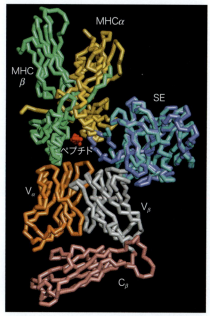

際には，移植臓器に対するアロ反応は多数のアロ反応性 T 細胞の反応の総和であるため，アロ反応性 T 細胞による認識に，ドナー由来のどのようなペプチドが関与するのかを決めることは不可能である．アロ反応性については第 15 章の臓器移植で詳述する．

6-14　多数の T 細胞がスーパー抗原に反応する

　スーパー抗原は従来の抗原とは異質の抗原で，アロ MHC 分子と同程度に強い初回 T 細胞応答を誘導する．このような反応が最初に観察されたのは，MHC は同一であるが，それ以外の遺伝的背景が異なるマウスのリンパ球を用いた混合リンパ球反応であった．この反応を起こす抗原は，当初，**マイナーリンパ球刺激抗原** minor lymphocyte stimulating antigen（**Mls 抗原**）と命名され，MHC 分子と類似する機能をもつであろうと思われていたが，現在ではこれは間違いであることがわかっている．これらの系統のマウスがもつ Mls 抗原は，マウス乳がんウイルスのようなレトロウイルスによってコードされていて，その遺伝子はマウス染色体のさまざまな場所に安定した形で挿入されている．スーパー抗原はほかにも，細菌，マイコプラズマ，ウイルスなどの多様な病原体により産生され，宿主よりも病原体にとって好都合な免疫応答を引き起こす．

　Mls 蛋白質は MHC 分子と TCR 分子の両方に特有の様式で結合し，大量の T 細胞を刺激することから，スーパー抗原として作用する．他の蛋白質抗原と異なり，ペプチドへと分解されて MHC 分子に結合しなくても，スーパー抗原は T 細胞に認識される．実際には，スーパー抗原蛋白質は，ペプチドを結合する MHC クラス II 分子の外表にそのまま結合してその活性を発揮するので，断片化されるとその生物活性を失う．MHC クラス II 分子と結合するだけでなく，スーパー抗原は多くの TCR の V_β 鎖領域にも結合する（図 6.25）．細菌性スーパー抗原は主に V_β 鎖の CDR2 ループに結合するが，若干ではあるが V_β 鎖の CDR1 ループや超可変領域 4（HV4 ループ）と呼ばれる部位にも結合するものがある．HV4 ループは，マウスゲノム中のマウス乳がんウイルスがコードする Mls 抗原など，ウイルス性スーパー抗原の主な結合部位である．つまりスーパー抗原による認識に，TCR の α 鎖の可変部や β 鎖の CDR3 領域の寄与はほとんどなく，もっぱら生殖細胞系列ゲノムの V 遺伝子断片にコードされた V_β 領域が関与する．マウスやヒトでは 20〜50 種類の β 鎖可変部遺伝子が存在し，スーパー抗原はその遺伝子産物の一つないし数種類に結合するので，一つのスーパー抗原は全 T 細胞の 2〜20% を刺激できる．

　このような刺激では，スーパー抗原に反応する CD4$^+$ T 細胞が大量のサイトカインを産生するだけで，病原体に特異的な適応免疫の成立にはいたらない．このようなサイトカインは，全身に及ぶ毒性と適応免疫の抑制という二つの効果を宿主にもたらす．こうした効果は，いずれも微生物の病原性にかかわるものである．細菌性スーパー抗原には，食中毒の原因となる**ブドウ球菌性腸管毒素** staphylococcal enterotoxin（**SE**）やトキシックショック症候群の主な原因である黄色ブドウ球菌の**トキシックショック症候群毒**

素1 toxic shock syndrome toxin-1（**TSST-1**）などがあり，毒素を産生する細菌の局所感染が原因となりうる．ヒトの疾患におけるウイルス性スーパー抗原の役割は明らかでない．

6-15　*MHC* の多型性は免疫系が応答可能な抗原の種類を増やす

多型性を示す遺伝子のほとんどは，1個ないし数個のアミノ酸が異なる蛋白質をコードするが，対立遺伝子間の変異によるMHC蛋白質の違いは，最大20個のアミノ酸残基に及ぶこともある．MHC蛋白質の高度な多型性は，免疫系から逃れようとする病原体の戦略に対抗して進化してきたためと考えてほぼ間違いない．MHC分子に病原体由来の抗原が提示されるための必要条件を考えると，免疫系から逃れるために病原体が進化させてきた手段は2通りある．一つは，病原体の蛋白質に由来するすべてのMHC結合性ペプチドを，突然変異によりMHC分子に結合できなくする方法である．EBウイルスは，この戦略をとる一例である．中国の南東部やパプアニューギニアには隔離された少数民族がおり，この集団の約60％の個体は *HLA-A11* 対立遺伝子をもつ．これらの人々から分離したEBウイルスの多くは，HLA-A11により通常は提示される主要なT細胞エピトープに変異が生じているため，その変異ペプチドはHLA-A11に結合できず，HLA-A11に拘束されたT細胞に認識されない．宿主に多種類のMHC分子が存在すると，この戦略は明らかに困難である．MHCの多重性はこのような理由で進化してきたのかもしれない．

加えて，異系交配を繰り返した大きな集団では，ほとんどの個体の各 *MHC* 遺伝子座はヘテロ接合体であるため，それぞれ異なる *MHC* 遺伝子をコードする可能性が高く，個体が発現するMHC分子の種類は2倍になる．ある集団の各個体が，それぞれ多型性により異なる組合せのMHC分子を発現すると，免疫系に提示可能な病原体由来のペプチドも個体ごとに異なるという利点もある．これにより，すべての個体がある病原体に一様に冒される可能性は低くなり，病原体の蔓延は制限される．致命的重症マラリアから回復した人はHLA-B53をもつ頻度が高いことから，進化が可能なほど長期間病原体に曝され続けると，特定の *MHC* 対立遺伝子が選択的に増加することがわかる．マラリアが風土病として蔓延する西アフリカにはHLA-B53をもつ人が多いが，致死的マラリアが少ないその他の地域ではHLA-B53の頻度は非常に低い．

病原体が免疫から逃れるための第二の戦略にも，同様の対抗手段が用いられる．病原体はMHC分子による自身のペプチドの提示を阻止できれば，適応免疫応答から逃れられる．アデノウイルスがコードするある蛋白質は，小胞体内でMHCクラスⅠ分子と結合しMHC分子が細胞表面へ移動するのを妨害する．これにより細胞傷害性CD8$^+$T細胞によるウイルスペプチドの認識が妨げられる．このウイルス由来のMHC結合蛋白質は，MHCクラスⅠ分子の多型性を示す部分に結合する．というのは，MHC対立遺伝子の違いによりこのアデノウイルス蛋白質が結合して小胞体内に留められるMHCクラスⅠ分子と，そうでないものとが存在するからである．MHC分子の種類が増えると，病原体がすべてのMHC分子による抗原提示を免れて，免疫応答から完全に逃れることは難しくなる．

MHCクラスⅠ遺伝子座が一つよりも三つの方が有利ならば，MHCクラスⅠ遺伝子座が多ければ多いほどよいのではないか？　この疑問に対する答えはおそらく，MHC分子の種類が増すたびに，自己に対する免疫寛容を維持するため，そのMHC分子に結合する自己ペプチドに反応するT細胞をすべて除かなければならなくなることであろう．ヒトやマウスの *MHC* 遺伝子座の数は，T細胞に掲示する外来抗原ペプチドの種類を増やす長所と，T細胞レパートリーが減少する短所とのバランスにより最適な数に

なっている，というのがもっともらしい説明であろう．

まとめ

主要組織適合遺伝子複合体（*MHC*）領域には，TCR にペプチドを提示する MHC クラス I とクラス II 糖蛋白質（MHC 分子）を始め，T 細胞への抗原提示に関与する多くの蛋白質をコードする一連の遺伝子座が存在する．MHC 分子の際立った特徴は，その高度な多型性にある．この多型性は T 細胞による抗原認識に非常に重要である．T 細胞は特定の対立遺伝子産物の MHC 分子に結合したペプチドを抗原として認識し，同じペプチドでも他の MHC 分子に結合したものは認識しない．T 細胞の抗原認識におけるこの制約を MHC 拘束性という．*MHC* 対立遺伝子産物間には多数のアミノ酸の変異が存在するが，こうした変異は MHC 分子のペプチド収容部位と，MHC 分子の表面で TCR と直接結合する部位に集中している．MHC の多型性が MHC 分子に及ぼす影響は，結合するペプチドの種類，結合するペプチドの立体構造，TCR との直接的な相互作用の少なくとも三つがある．したがって，高度な多型性は MHC の機能に必要であったからであり，進化の過程でこのような多型性を獲得したことは，免疫応答における MHC 分子の役割に多型性が重要であることをうかがわせる．*MHC* 対立遺伝子間にみられるような多様性が生じるためには，なんらかの強力な遺伝子改変機構が働かなければならない．そして，それは感染性微生物に対抗するために，*MHC* の多型性を集団内に維持させるような選択圧であると考えざるをえない．その結果，免疫系は高度に個別化され，特定の抗原に対する免疫応答に個体差が生まれる．

非典型的 T 細胞サブセットのリガンドの産生

これまでは αβ 型 T 細胞のリガンドであるペプチド・MHC 複合体がどのようにして生成されるかについて述べてきた．ここからは，その他のタイプの T 細胞がどのようにしてリガンドを認識するのか，そのリガンドはどのようにして産生されるのか，について述べる．この分野の理解はまだ不完全で，明らかにされているものは γδ 型 T 細胞についてがほとんどである．次々と見出されるリガンドをみると，γδ 型 T 細胞は自然免疫系のようなパターン認識をすることが示唆される．最近，粘膜関連インバリアント T 細胞（MAIT 細胞，4–18 項参照）は，多型のない MHC クラス I 様分子により提示される細菌の代謝産物を認識することがわかり，長い間不明であったこの特殊な T 細胞サブセットの機能が明らかになった．別のインバリアントサブセットであるインバリアント NKT 細胞は，ペプチド抗原ではなく脂質を検出して反応する．これらの発見により，こうしたインバリアントで非典型的な T 細胞は，自然免疫と適応免疫の中間で働くことが示唆された．ここでは，このような T 細胞が認識するリガンドと，それらがどのようにして産生され発現するのかについて，わかっていることを述べる．

6–16　特殊な免疫機能をもつ多様な遺伝子が *MHC* 領域にコードされている

高度な多型性をもつ「古典的」MHC クラス I とクラス II 遺伝子のほかに，多数の「非古典的」*MHC* 遺伝子が存在する．その多くは *MHC* 領域に存在するが，他の領域に存在するものもある．多型が比較的少ない MHC クラス I 様の分子の多くは，機能がいまだ明らかでない．これらの遺伝子は *MHC* 領域内のクラス I 領域に存在するが，その正確な数は，動物種間はもちろん動物種内においても大きく異なる．これらの遺伝子は **MHC クラス I b** MHC class I b 遺伝子と呼ばれる．すべてではないが，多くは古典的

	クラスIb 分子						レセプターあるいは相互作用する蛋白質			
	ヒト	マウス	発現パターン	β_2ミクログロブリンとの会合	多型性	リガンド	T細胞上のレセプター	NK細胞上のレセプター	その他	生物学的機能
MHC領域の遺伝子によりコードされている分子	HLA-C（クラスIa）		全組織	あり	高い	ペプチド	TCR	KIR		T細胞活性化 NK細胞抑制
		H2-M3	限定的	あり	低い	fMet ペプチド	TCR			細菌由来ペプチドによるCTL活性化
		T22 T10	脾臓細胞	あり	低い	なし	$\gamma\delta$型 TCR			活性化脾臓細胞の制御
	HLA-E	Qa-1	全組織	あり	低い	MHCリーダーペプチド（Qdm）		NKG2A NKG2C		NK細胞抑制
	HLA-F		広汎	あり	低い	ペプチド？		LILRB1 LILRB2		不明
	HLA-G		母児境界	あり	低い	ペプチド	TCR	LILRB1		母児相互作用の制御
	MIC-A MIC-B		広汎	なし	中程度	なし		NKG2D		ストレスに対するNK細胞、$\gamma\delta$型T細胞、CD8$^+$T細胞の活性化
		TL	小腸上皮	あり	低い	なし	CD8$^+\alpha\alpha$			T細胞活性化の制御
		M10	鋤鼻器神経細胞	あり	低い	不明			鋤鼻レセプターV2R	フェロモンの感知
MHC領域以外の遺伝子によりコードされている分子	ULBP	MULT1 H60, Rae1	限定的	なし	低い	なし		NKG2D		NK細胞活性化リガンドの誘導
	MR1	MR1	全組織	あり	なし	ビタミンB9代謝産物	$\alpha\beta$型TCR			炎症反応の制御
	CD1a〜CD1e	CD1d	限定的	あり	なし	脂質 糖脂質	$\alpha\beta$型TCR			細菌由来の脂質に対するT細胞の活性化
		Mill1 Mill2	全組織	あり？	低い	不明	不明			不明
	HFE	HFE	肝臓と腸管	あり	低い	なし			トランスフェリンレセプター	鉄の恒常性維持
	FcRn	FcRn	母児境界	あり	低い	なし			Fc (IgG)	母体由来のIgGを胎児へ輸送（受動免疫）
	ZAG	ZAG	体液	なし	なし	脂肪酸				脂質の恒常性維持
	EPCR	EPCR	内皮細胞	なし	低い		$\gamma\delta$型TCR		プロテインC	血液凝固

図6.26　マウスとヒトのMHCクラスIb蛋白質とその機能

　MHCクラスIb蛋白質をコードする遺伝子は、*MHC*領域内にも、他の染色体上にもある。MHCクラスIb蛋白質の機能には、適応免疫応答とは無関係なものもあるが、多くはNK細胞上のレセプターと相互作用して、自然免疫応答に関与する（本文と3-24項参照）。HLA-Cは古典的なMHCクラスI分子であるがこの中に含めている。というのは、HLA-CはTCRにペプチドを提示するだけでなく、すべてのHLA-CはNK細胞のKIRと相互作用して、自然免疫応答におけるNK細胞の機能を制御するからである。CTL：細胞傷害性T細胞。

MHCクラスI分子と同様にβ_2ミクログロブリンと会合して細胞表面に発現する。MHCクラスIb分子は，細胞表面の発現量も組織分布もさまざまである。MHCクラスIb遺伝子産物のいくつかについて，その特徴を図6.26に示す。

マウスMHCクラスIbの一つである**H2–M3**は，N末端が*N*–ホルミル化されたペプチドを提示する。細菌の蛋白質合成は*N*–ホルミルメチオニンから開始されることを考えると，このことは興味深い。細胞質内寄生性の細菌が感染した細胞は，H2–M3に結合した細菌由来の*N*–ホルミル化ペプチドを認識するCD8$^+$T細胞によって殺される。ヒトにもこの分子に相当するMHCクラスIb分子が存在するかどうかは不明である。

H2–M3とよく似たマウスのMHCクラスIb遺伝子の***T22***と***T10***は，活性化リンパ球に発現して一部の$\gamma\delta$型T細胞により認識される。この相互作用の本当の目的は不明であるが，これにより$\gamma\delta$型T細胞がT22とT10蛋白質を発現する活性化リンパ球を制御するのではないかと考えられている。

*MHC*領域に存在するその他の遺伝子として，ある種の補体成分（例えばC2，C4，B因子）遺伝子や，サイトカインをコードするもの，例えば腫瘍壊死遺伝子α（TNF-α）やリンホトキシン遺伝子などがあり，これらはいずれも免疫において重要な機能を担う。これらの遺伝子は，MHC分子をコードするわけではないので多少紛らわしい名称ではあるが，いわゆる「MHCクラスIII」遺伝子領域に存在する（図6.17）。

多くの研究から，ある疾患への感受性と特定の*MHC*対立遺伝子とが相関することが明らかにされてきた（第15章参照）。現在では，古典的MHCクラスIやクラスII遺伝子の多型が，どのようにして特定の疾患に対する感受性や抵抗性をもたらすのか，その理由を考えることができる。MHC対立遺伝子の影響を受ける遺伝形質や疾患のほとんどは，免疫系が関与するか関与することが疑われるが，すべてではない。MHC領域内には，免疫に関連する機能がまったく知られていない遺伝子もある。例えば，クラスIb遺伝子の*M10*がコードする蛋白質は，鋤鼻器官である種のタイプのフェロモンレセプターを細胞表面に導くシャペロン様の機能をもつ。M10は交尾の嗜好性に影響を及ぼし，齧歯類ではその形質はMHC領域と連鎖する。

鉄蓄積症蛋白質 hemochromatosis protein をコードする***HFE***遺伝子は，*HLA–A*遺伝子から約400万塩基対離れた位置にある。その遺伝子産物は腸管の細胞に発現し，食物中の鉄吸収を制御して鉄代謝に関与する。トランスフェリンレセプターと相互作用して，鉄を結合するトランスフェリンとの親和性を低下させるのであろう。この遺伝子に欠損があると，**遺伝性鉄蓄積症** hereditary hemochromatosis に罹患し，肝臓その他の臓器に多量の鉄が蓄積する。β_2ミクログロブリンの欠損によりすべてのクラスI分子の発現を欠如するマウスでも，同様の鉄過剰状態になる。免疫に関与しない*MHC*遺伝子のもう一つの例として，**21–水酸化酵素** 21-hydroxylase 遺伝子が挙げられる。この酵素が欠損すると，先天性の副腎過形成を引き起こし，特に重篤な場合は，塩喪失症候群を呈する。免疫系の遺伝子と明らかな相同性を有する遺伝子であっても，*HFE*遺伝子のように疾患の発症機構に免疫が関連しない場合もある。したがって，疾患の原因遺伝子が*MHC*領域に存在する場合の解釈は，それぞれの遺伝子の構造と機能を十分に理解したうえで慎重に行う必要がある。MHC領域内の遺伝子の多様性の意義については，解明すべき課題が多く残されている。例えば，ヒトの補体成分C4にはC4AとC4Bがあり（C4転換酵素による分解産物のC4aとC4bとは別物であることに注意），個体によりそれぞれのタイプの遺伝子数が異なるが，この遺伝的多様性の意義はよくわかっていない。

6-17 NK 細胞や非典型的 T 細胞の活性化や抑制性リガンドとして作用する MHC クラス I 分子がある

3-24 項から 3-27 項で述べたように，NK 細胞は **MIC** 遺伝子ファミリー分子により活性化される．これらの MHC クラス Ib 遺伝子の発現制御は，古典的 MHC クラス I 遺伝子のものとは異なり，細胞ストレス（例えば熱ショック）に応答して誘導される．MIC 遺伝子は七つ存在するが，**MICA** と **MICB** の二つの遺伝子のみが発現して蛋白質を産生する（図 6.26）．これらは線維芽細胞と上皮細胞，特に腸管上皮細胞に発現し，自然免疫応答や，インターフェロンが産生されない状況下での免疫応答に機能する．MICA と MICB 蛋白質は，NK 細胞が発現する NKG2D レセプターに認識される．NKG2D レセプターはさらに，$\gamma\delta$ 型 T 細胞と一部の $CD8^+$ T 細胞にも発現し，これらの細胞を活性化して MIC 蛋白質を発現する標的細胞を傷害する．NKG2D は，NK 細胞レセプターである NKG2 ファミリー中の「活性化」レセプターであり（図 3.42），その細胞内ドメインには，このファミリーの「抑制性」レセプターがもつ抑制性モチーフが存在しない（3.26 項参照）．NKG2D はアダプター蛋白質 DAP10 と会合する．DAP10 はホスファチジルイノシトール 3 キナーゼに作用してこれを活性化し，細胞内へシグナルを伝える．

UL16 結合蛋白質 UL16-binding protein（**ULBP**）または **RAET1** と呼ばれる少数のヒト蛋白質のファミリー分子をコードする遺伝子も，遠縁の MHC クラス I 関連遺伝子である（図 6.26）．これらのマウスの相同分子として，Rae1（retinoic acid early inducible 1）および H60 が知られている．これら蛋白質もまた NKG2D に結合する（3-27 項参照）．病原体が感染したり（UL16 はヒトサイトメガロウイルスの蛋白質である），がん細胞へ形質転換した場合など，細胞にストレスが加わるとこれらの蛋白質は発現するようである．ULBP が発現すると，NK 細胞，$\gamma\delta$ 型 T 細胞，あるいは $\alpha\beta$ 型細胞傷害性 $CD8^+$ T 細胞上の NKG2D 分子と結合しこれらの細胞を活性化する．こうしてストレスを受けた細胞や感染細胞は認識されて除去される．

ヒトの MHC クラス Ib 分子である HLA-E と，そのマウスの相同分子である Qa-1（図 6.26）は，NK 細胞や $CD8^+$ T 細胞に認識されると，特殊なやや不可解な役割を果たす．HLA-E と Qa-1 は，非常に限られた多型のないペプチドと結合する．このペプチドは **Qa-1 認識修飾因子** Qa-1 determinant modifier（**Qdm**）と呼ばれ，他の MHC クラス I 分子のリーダーペプチドに由来するものである．このようなペプチド・HLA-E 複合体は，NK 細胞上の抑制性レセプター NKG2A と CD94 の複合体に結合できるので，NK 細胞の細胞傷害活性は抑制される．この機能は不必要に思える．というのは，他の MHC クラス I 分子の発現により，細胞は NK 細胞の活性化を抑制できるからである（3-25 項参照）．しかし，活性化 $CD4^+$ T 細胞は Qa-1 を発現して NK 細胞による細胞傷害から自身を守ることが示されている．おそらく他の細胞でも Qa-1 の発現は，NK 細胞による細胞傷害を免れるための防御機構をさらに補完するものなのであろう．HLA-E と Qa-1 は，熱ショック蛋白質 Hsp60sp のリーダーペプチドとも結合でき，その複合体に特異的な $CD8^+$ T 細胞がマウスとヒトで同定されている．最近，HLA-E/Qa-1 に拘束される $CD8^+$ T 細胞が，自己反応性 T 細胞を殺傷あるいは抑制することにより，自己寛容の維持に役立っていることを示す証拠が示されている．

3-26 項で，NK 細胞が発現する**キラー細胞免疫グロブリン様レセプター** killer cell immunoglobulin-like receptor（**KIR**）について述べた．KIR は，多様なペプチドを $CD8^+$ T 細胞に提示する古典的 MHC クラス Ia 分子，すなわち HLA-A，HLA-B や HLA-C を認識する．MHC クラス I 分子表面の同一面を KIR と TCR は認識するが，全面を認識する TCR とは異なり，KIR は半面のみを認識する．KIR 自体が MHC 分子の

図 6.27　CD1c は微生物の脂質を結合して，iNKT 細胞に提示する
　上図：結核菌（R＝C₇H₁₅）や非結核性抗酸菌（R＝C₅H₁₁）の細胞壁にあるマンノシル-β1-ホスホミコールケタイド（MPM）の構造を示す．中央図：CD1c（紫色）と MPM（棒状の構造）の結合を細胞表面上方から見降ろした図．下図：CD1c に結合する MPM の側面図．みかけ上はペプチド・MHC 複合体と概ね似ている．MPM の長いアシル鎖が CD1c の結合溝に奥深く，α-ヘリックスドメインより下まで入り込んでいることに注意．
（図は E. Adams の厚意による）

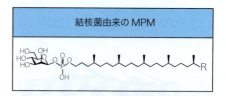
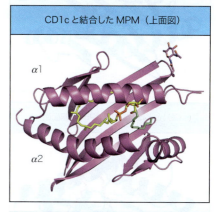
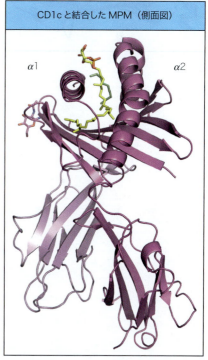

ような高度な多型性を有し，ヒトの場合，これらは急速に進化してきたことがわかっている．KIR と結合する蛋白質をコードする *HLA-A* や *HLA-B* 対立遺伝子は少ないが，*HLA-C* 対立遺伝子はすべて KIR と結合する蛋白質をコードする．このためヒトでは，HLA-C は NK 細胞の制御に特化していることが示唆される．

MHC クラス Ib 分子の HLA-F と HLA-G（図 6.26）も，NK 細胞による細胞傷害を抑制する．HLA-G は，子宮壁へ侵入する胎児由来の胎盤細胞に発現する．これらの細胞は古典的 MHC クラス I 分子を発現しないため，CD8⁺T 細胞には認識されない．しかし，他の古典的 MHC クラス I を発現しない細胞と異なり，NK 細胞による傷害も受けない．これは，NK 細胞上の別の抑制性レセプターで，白血球免疫グロブリン様レセプター B1 leukocyte immunoglobulin-like receptor subfamily B member 1（LILRB1），別名 ILT-2 あるいは LIR-1 と呼ばれる NK 細胞による胎盤細胞の傷害を防ぐ分子により，HLA-G が認識されるためのようである．HLA-F はさまざまな組織に発現するが，ある種の単球細胞株やウイルスにより形質転換したリンパ球系の細胞を除いて，通常は細胞表面にはほとんど検出されない．HLA-F も LILRB1 と相互作用すると考えられている．

6-18　MHC クラス I 様の CD1 ファミリー分子は，微生物の脂質をインバリアント NKT 細胞に提示する

MHC クラス I 様分子の遺伝子には，MHC 領域の外に存在するものもある．CD1 はそのような遺伝子の少数からなるファミリーの一つで，樹状細胞，単球，および一部の胸腺細胞に発現する．ヒトには *CD1a* から *CD1e* までの五つの *CD1* 遺伝子があり，マウスには *CD1d* とよく似た *CD1d1* と *CD1d2* の二つのみが存在する．CD1 蛋白質も T 細胞に抗原を提示するが，古典的 MHC クラス I 分子とは次の二つの点において異なる．一つは，CD1 のサブユニットの構成と β₂ ミクログロブリンと会合する点は MHC クラス I 分子と似ているが，MHC クラス II 分子のように挙動する点である．CD1 は TAP 複合体と会合しても小胞体内に留まらず，小胞系へ輸送され，そこでリガンドと結合する．もう一つは，MHC クラス I 分子と異なり，CD1 分子は炭化水素アルキル鎖を結合する疎水性の溝をもつ点である．このため CD1 分子は，多様な糖脂質を結合し提示できる．

CD1 分子は，CD1a，CD1b，CD1c からなるグループ 1 と CD1d のみからなるグループ 2 に分類される．CD1e はその中間の性質をもつと考えられている．グループ 1 分子は，微生物由来のさまざまな糖脂質，リン脂質，および**リポペプチド抗原** lipopeptide antigen と結合する．例として，マイコバクテリア属の膜構成成分であるミコール酸，グルコースミコール酸，ホスホイノシトールマンノシド，およびリポアラビノマンナンなどが挙げられる（図 6.27）．グループ 2 の CD1 分子は，主に**スフィンゴ脂質** sphingolipid や**ジアシルグリセロール** diacylglycerol などの自己組織の脂質抗原と結合すると考えられている．構造解析により，CD1 分子には糖脂質抗原が結合する深い溝が存在することが明らかになった（図 6.28）．ペプチドがまっすぐ引き伸ばされ MHC に結

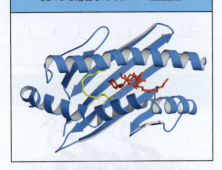

CD1dと結合したC8PhF（上面図）

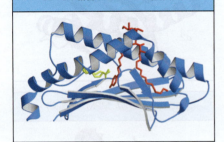

CD1dと結合したC8PhF（側面図）

図6.28 脂質抗原を結合したCD1の構造
マウスCD1dとC8PhF（α-GalCerの合成アナログ脂質）が結合した構造の上面図と側面図を示す．CD1dのヘリックス側鎖（青色）が，MHCクラスIやクラスII分子の結合溝の形と概ね似た結合溝を形成している．しかし，CD1dへ結合するC8PhF（赤色）リガンドの形態はペプチドとは大きく異なる．二つの長いアルキル側鎖は，結合溝の奥深くまで入り込み（側面図），そこで疎水性アミノ酸残基と接触している．このアルキル側鎖の向きのため，α-GalCerの糖質部分はCD1分子の外表面上に位置し，TCRにより認識される．さらに，細胞由来の内因性の脂質抗原（黄色）が結合溝内の別の位置に結合し，α-GalCerの結合部位に隣接する大きなポケットが潰れないようにしている．CD1dは別のリガンドも結合できるため，CD1は多様な微生物由来の外因性スフィンゴ糖脂質に柔軟に対応し，これを収容できるのかもしれない．
（図はI.A. Wilsonの厚意による）

合するのと異なり，CD1に結合する抗原は，アルキル鎖を疎水性の溝に埋め，糖鎖や親水性領域を溝の端から外へ突出させて，CD1拘束性T細胞に認識される．

CD1分子が提示する脂質を認識するT細胞は，一部CD4を発現するものもあるが，多くはCD4もCD8も発現しない．グループ1 CD1分子が提示する脂質を認識するT細胞のほとんどは，多様なレパートリーのαβ型レセプターをもち，CD1a，CD1b，およびCD1cが提示する脂質に反応する．対照的に，CD1d拘束性T細胞の多様性は乏しく，その多くは同じTCRα鎖（ヒトでは$V_\alpha 24$-$J_\alpha 18$）を発現し，さらにNK細胞レセプターも発現する．このCD1d拘束性T細胞をインバリアントNKT細胞 invariant NKT cell（iNKT細胞）と呼ぶ．

CD1d分子のリガンドとして認められているものの一つに，海綿の抽出物から精製されたα-ガラクトシルセラミド α-galactosylceramide（α-GalCer）がある．これと似たスフィンゴ糖脂質を多くの細菌が産生する．例えば，健常なヒトの細菌叢に存在するバクテロイデス・フラギリスがある．α-GalCerがCD1dに結合すると，多くのiNKT細胞に認識されるようになる．CD1d分子により提示される微生物由来のさまざまな糖脂質成分を認識できるため，iNKT細胞は自然免疫系のカテゴリーに分類される．一方，比較的限られたレパートリーではあるが，遺伝子が再構成されたTCRをもつ点では，iNKT細胞は適応免疫系に属するといえる．

CD1蛋白質は，微生物の脂質と糖脂質をT細胞に提示する分子として，独自の進化を遂げてきた．古典的なMHC分子が細胞内のさまざまな場所でペプチドを結合するように，それぞれのCD1蛋白質は，小胞体に運ばれたりエンドソーム経路に運ばれたりして，さまざまな脂質抗原と遭遇する．細胞質内ドメインの末端にあるアミノ酸配列モチーフが，アダプター蛋白質（AP）複合体と相互作用することにより，CD1分子の輸送は制御される．CD1aは，この結合モチーフを欠くため，初期エンドソームのみを経由して細胞表面に到達する．CD1cとCD1dは，AP-2アダプター蛋白質と会合するモチーフを有し，初期および後期エンドソームを経由して輸送される．CD1dは，さらにライソソームにも輸送される．CD1bおよびマウスのCD1dは，AP-2およびAP-3と結合し，後期エンドソーム，ライソソーム，およびMIICを経由して輸送される．マイコバクテリアが細胞内に取り込まれたり，マンノースレセプターによりリポアラビノマンナンが摂取されると，エンドサイトーシス経路に運ばれた脂質は，そこで処理されてCD1蛋白質に結合する．

進化の観点からみると，面白いことに一部のクラスIb遺伝子は脊椎動物から軟骨魚類が分岐するよりも前に進化したと想定され，すべての脊椎動物にそのホモログが存在するようである．それ以外のクラスI遺伝子は，脊椎動物（軟骨魚類，総鰭類，条鰭類，両生類，哺乳類）では古典的クラスI遺伝子座と非古典的クラスI遺伝子座に分かれて，それぞれ独立して進化した．シークエンスデータから，サメ，硬骨魚類，爬虫類，および鳥類などすべての有顎脊椎動物に，哺乳類のMHCクラスIとクラスIIの遺伝子ファ

ミリーのホモログがあることがわかった．一方，*CD1* 遺伝子はそれ以外の MHC クラス Ib 遺伝子ほどは古くないようである．*CD1* 遺伝子はこれらの動物グループの一部にしか存在せず，魚類にはない．現存する動物種のゲノムにおける *CD1* 遺伝子の存在パターンから，陸上脊椎動物が出現したころに *CD1* 遺伝子が現れたと想定される．

6–19 非古典的 MHC クラス I 分子 MR1 は，微生物の葉酸代謝物を MAIT 細胞に提示する

非古典的 MHC クラス Ib 分子の一つに **MHC 関連蛋白質 1** MHC-related protein 1 (**MR1**) がある．MR1 は β_2 ミクログロブリンと会合し，その遺伝子は *MHC* 領域外にコードされる．当初その機能は，**粘膜関連インバリアント T 細胞** mucosal associated invariant T cell（**MAIT 細胞**）として知られる $\alpha\beta$ 型 T 細胞の一種と関連することのみが知られていた．4–18 項で述べたように，MAIT 細胞は CD8$^+$ α ホモ二量体を発現する T 細胞の一種である．そのユニークな特徴として TCRα 鎖はインバリアントであり，ヒトでは V$_\alpha$7.2J2–J$_\alpha$33（マウスでは V$_\alpha$19）である．この α 鎖は V$_\beta$2 や V$_\beta$13 などの限られた V$_\beta$ 鎖と会合する．MAIT 細胞はヒトには非常に多く存在し，末梢血や肝臓といった組織ではリンパ球の最大 10% を占める．腸間膜リンパ節や腸管粘膜にも存在する．MAIT 細胞の研究から，その分化には MR1 の発現が必要であり，多様な細菌や酵母など広範な微生物により活性化されることが明らかにされた．しかし 10 年ほど前に発見されたときには，MAIT 細胞が認識するリガンドが何であるかは不明であった．

MR1 の構造解析により重要な糸口がみつかった．通常の *in vitro* の培養条件では，細胞株が産生する MR1 蛋白質は不安定であった．ビタミン B 群または**葉酸** folic acid（ビタミン B$_9$）を含む培地では，MR1 蛋白質は再構成されて安定化することがわかった．

図 6.29　$\gamma\delta$ 型 T 細胞のリガンド

$\gamma\delta$ 型 T 細胞を活性化するリガンド		
リガンド	生物種	$\gamma\delta$ サブセット
T22, T10	マウス	多種
I-E（MHC クラス II）	マウス	数クローン
フィコエリスリン（PE）	マウス	多種
カルジオリピン	マウス	多種
ケラチノサイト	マウス	表皮樹状 T 細胞（DETC）Vγ5Vδ1
単純ヘルペスウイルス-糖脂質	マウス	1 クローン
Skint-1	マウス	Vγ5Vδ1
MICA/MICB	ヒト	数クローン
ULBP4	ヒト	Vγ9Vδ2
CD1-スルファチド	ヒト	Vδ1
内皮蛋白質 C レセプター（EPCR）	ヒト	数クローン
リン酸化抗原，アミノビスホスホネート	ヒト	Vγ9Vδ2
アルキルアミン	ヒト	Vγ9Vδ2

化学分析により，葉酸の代謝産物の低分子化合物6-ホルミルプテリン（6-FP）が，安定化されたMR1分子に結合していることがわかった．X線結晶解析により，MR1分子の中心にある溝に6-FPが結合していることが示され，どのようにして葉酸代謝産物がMR1を安定化するのかが説明できるようになった．しかし，MAIT細胞は6-FP・MR1複合体を発現する細胞によって活性化されなかったため，MAIT細胞を活性化する，生理的なリガンド分子が存在すると考えられた．ネズミチフス菌の培養上清を加えたMR1蛋白質の解析から，ついにある種のリボフラビン代謝産物が同定された．これらはほとんどの細菌や酵母の生合成過程で作られるものである．これらの代謝産物はMR1に結合するだけでなく，MAIT細胞を活性化した．このようにして，MAIT細胞は微生物に特有の葉酸代謝産物を検出し，微生物感染に反応して活性化される．このように，iNKT細胞と同様に，遺伝子再構成をした抗原レセプターを発現するが，一方で病原体関連分子パターン（PAMP）に属する分子構造を認識する点で，MAIT細胞は自然免疫と適応免疫の中間に位置することが明らかとなった．

6–20　γδ型T細胞は多様なリガンドを認識する

γδ型T細胞とαβ型T細胞は，TCR遺伝子が同定されて以来，異なる分化系列の細胞であると考えられている．しかし，αβ型T細胞と異なり，γδ型T細胞の機能はややあいまいである．その主な理由はγδ型T細胞が認識するリガンドがよくわからないからである．しかし，γδ型T細胞はどの脊椎動物種にも多く存在すること，感染時には急速に増殖して血中リンパ球の50%以上を占めること，サイトカインを大量に産生することなど，すべてが免疫において重要な役割を果たすことを示している．これまでにγδ型T細胞クローンに認識される多様なリガンド（図6.29）が同定された．この一覧からiNKTやMAIT細胞と同様，γδ型T細胞も自然免疫と適応免疫の中間あるいはその過渡期にあることが示唆される．

4–20項の中で，γδ型TCRがどのように非古典的MHCクラスI分子**T22**に結合するのかについて述べた．γδ型TCRは，MHCの結合溝方向に沿って結合するのではなく，αβ型TCRと同様にT22分子の上面に斜めに結合する．しかし，このリガンドを認識するものはγδ型T細胞の1%にも満たない．マウスγδ型T細胞が認識するその他の抗原には，藻由来の**フィコエリスリン** phycoerythrin（**PE**）蛋白質，ミトコンドリア内膜の脂質である**カルジオリピン** cardiolipin，単純ヘルペスウイルス由来の糖蛋白質Iやインスリン由来のペプチドなどがある．ヒトγδ型T細胞を活性化する抗原には，非古典的MHCクラスI蛋白質である**MICA**や**ULBP4**，内皮細胞に発現する，**内皮蛋白質Cレセプター** endothelial protein C receptor（**EPCR**）などがある．MICAやULBPと同じように，サイトメガロウイルスの感染などによる細胞ストレスでEPCRが誘導されることが示されている．このことは，活性化γδ型T細胞も自然免疫系で機能することを示唆し，細胞ストレスが誘導する非古典的MHCクラスIb分子によってNK細胞が活性化されるのと似ている．上記以外にもヒトのγδ型T細胞を活性化する抗原がある（図6.29）が，それらとTCRの立体構造に関する情報は限られており，常にT細胞を活性化するような抗原とTCRの基本的な会合様式があるのかどうかについてさえもあいまいである．これらの活性化抗原の中に，免疫グロブリンスーパーファミリー分子の一つで，胸腺上皮細胞やケラチノサイトが発現する**Skint–1**（selection and upkeep of intraepithelial T cells 1）がある．Skint–1は，胸腺で成熟し皮膚に移行する$V_\gamma 5 \cdot V_\delta 1^+$T細胞サブセットが，表皮樹状T細胞 dendritic epidermal T cell（DETC）に分化するために必須と想定されている．構造解析はまだなされていないが，Skint–1とγδ型TCRが直接相互作用することを示唆する観察がある．おそらくケラチノサイ

トが発現するSkint-1を，TCRを介して認識することにより，DETCは皮膚に局在するのであろう．そこでDETCは，感染により局所的に刺激された自然免疫レセプターを介して活性化され，自然免疫と適応免疫を橋渡しする免疫防御を担っているのかもしれない．

まとめ

多様な非典型的T細胞サブセットやγδ型T細胞に対する抗原提示に，ペプチド・MHC複合体の形成は一般的には関与していない．代わりに，これらの細胞はULBPやRAET-1のような細胞ストレス，悪性形質転換，細胞内感染の存在を示す細胞表面蛋白質，あるいはCD1により提示される微生物由来の糖脂質や葉酸代謝物などの非ペプチド性の抗原を認識する．MHC領域には，その構造がMHCクラスI分子とよく似た，いわゆる非古典的なMHCクラスI，あるいはMHCクラスIbと呼ばれる分子をコードする遺伝子が多数存在する．これらの遺伝子の中には免疫系とは関係のない役割をもつものもあるが，多くはNK細胞，γδ型T細胞，αβ型T細胞に発現する活性化レセプターや抑制性レセプターによる認識に関係する．CD1分子と呼ばれるMHCクラスIb蛋白質の遺伝子はMHC領域外にコードされている．CD1cとCD1dは脂質抗原や糖脂質抗原を結合し，インバリアントTCRを発現するiNKT細胞に抗原提示する．ヒトには大量に存在するMAIT細胞と呼ばれるT細胞群は，MR1と呼ばれるMHCクラスIb分子により提示されるビタミンB_9代謝物を認識する．このため，これらの細胞は自然免疫と適応免疫の間を橋渡しするような役割をもつと考えられている．同様に，γδ型T細胞を活性化する抗原の多くはストレスや感染の指標となっており，これらの細胞が産生するサイトカインは免疫防御シグナルを増強する．

第6章のまとめ

αβ型T細胞上のTCRは，MHC分子に結合したペプチドを認識する．感染がなければ，MHC分子は自己のペプチドを結合している．多様な寛容機構があるため，通常はそれらがT細胞の反応を惹起することはない．しかし感染が起こると，病原体由来のペプチドがMHC分子に結合して細胞表面に提示される．提示された複合体は，そのペプチド・MHC複合体により初回刺激を受け，その複合体を特異的に攻撃するT細胞により認識される．活性化された樹状細胞上に提示された特異的な抗原に出会うと，ナイーブT細胞は活性化する．MHCクラスI分子は，ほとんどの場合細胞質で合成され，分解された蛋白質に由来するペプチドをそこで結合する．ある種の樹状細胞は，細胞外抗原を取り込み，これを処理してMHCクラスI分子上に提示できる．このクロスプレゼンテーションは，ウイルス特異的な$CD8^+$T細胞の初回刺激に重要である．

インバリアント鎖（Ii）と会合することで，MHCクラスⅡ分子は細胞内小胞内で分解された蛋白質由来のペプチドを結合するだけでなく，オートファジーを介して自己ペプチドを結合することも可能になる．HLA-DMやHLA-DOを内包する小胞内で，ペプチド編集を経て安定なペプチドが結合する．$CD8^+$T細胞は，ペプチド・MHCクラスI複合体を認識して活性化され，ウイルスなどの細胞質内病原体に由来する外来ペプチドを提示する細胞を殺傷する．$CD4^+$T細胞は，ペプチド・MHCクラスⅡ複合体を認識し，B細胞やマクロファージなどの免疫細胞が摂取した外来抗原や病原体に対して反応し，それらの細胞を活性化することに特化している．

いずれのクラスのMHC分子にも複数の遺伝子があり，主要組織適合遺伝子複合体（*MHC*）領域と呼ばれる広い遺伝子領域の中にまとまって存在する．*MHC*領域内で

MHC分子の遺伝子は，蛋白質を分解してペプチドにする分子，ペプチドとMHC分子の複合体形成に関与する分子，その複合体を細胞表面へと輸送する分子などの遺伝子の近傍に存在する．MHCクラスⅠ分子とクラスⅡ分子それぞれの複数の異なる遺伝子が，いずれも高度な多型性を有しかつ共優性で発現するために，各個体は多数の異なるMHCクラスⅠ分子とクラスⅡ分子を発現する．各MHC分子はそれぞれが異なる種類のペプチドと安定して結合するため，個体のMHC全体は広範なレパートリーのペプチド抗原を結合して提示する．TCRが結合するリガンドはペプチドとMHCの両方なので，T細胞の抗原認識はMHCにより拘束される．すなわち，あるT細胞は特定のMHC分子に結合する特定のペプチドに特異的である．

　非典型的なT細胞サブセットには，iNKT細胞，MAIT細胞，γδ型T細胞などがあり，ペプチド以外の多様なリガンドを認識する．CD1分子には，自己の脂質や病原体由来の脂質分子を結合し，iNKT細胞に提示するものがある．MAIT細胞は，MR1が提示する細菌や酵母に特有のビタミン代謝物を認識する．γδ型T細胞は，多種多様なリガンドにより活性化される．その中には，感染や細胞ストレスによって誘導されるMHCクラスIbやEPCRがある．こうしたT細胞サブセットは，自然免疫と適応免疫の橋渡し的な機能をもつ．その機能の発現には体細胞遺伝子の再構成により作られる，ある種のレパートリーのレセプターに依存するが，リガンドの認識様式はTLRやその他の自然免疫系のレセプターがPAMPを認識する現象に似ている．

章末問題

6.1　短答問題：樹状細胞は細胞外の抗原を効率よく摂取し，これらをMHCクラスⅠ分子に結合してT細胞に提示できる．樹状細胞は他の細胞とどのように異なっているのか．またそのような特徴がなぜ重要なのか．

6.2　対応問題：次の語句の説明として適切なものを選べ．

A．プロテアソーム　　　　i．インターフェロンの作用により，触媒腔を構成するβサブユニットと置換する

B．20Sコア　　　　　　　ii．一つの触媒核と二つの19S制御キャップにより構成される

C．LMP2, LMP7, MECL-1　iii．28個のサブユニットが4段のリング状に積み重ねられた巨大な円筒状の複合体

D．PA28　　　　　　　　iv．蛋白質を分解へと導く

E．リシン48ユビキチン　　v．プロテアソームに結合し，蛋白質がプロテアソームから放出される速度を上げる

6.3　正誤問題：MHCクラスⅠ分子の細胞表面への発現は，細胞が小胞体内にペプチドを運ぶ能力には影響されない．

6.4　空埋め問題：細胞表面に向かうポリペプチドが小胞体内腔へ移行することは実に興味深い．なぜならばMHCクラスⅠにより提示されるペプチドが＿＿＿＿でみつかるからである．細胞質のペプチドを細胞表面に提示するためには，＿＿＿＿内腔へATP依存性にペプチドを輸送する，＿＿＿＿と呼ばれるABCトランスポーターファミリー分子の役割が欠かせない．このトランスポーター複合体は，輸送するペプチドに対してあまり特異性がないが，一般的に＿＿＿＿個のアミノ酸により構成され，C末端に＿＿＿＿アミノ酸残基が存在するペプチドを好み，N末端の最初の＿＿＿＿個のアミノ酸残基に＿＿＿＿残基が存在するものは好まれない．

6.5　多肢選択問題：CD8$^+$樹状細胞は強力なクロスプレゼンテーションができる点でユニークである．次の選択肢のうち，CD8$^+$樹状細胞の分化に欠かせない転写因子と，その細胞に特異的な表面マーカーの正しい組合せはどれか．

A．CIITA, CD74

B．BATF3, CD4

C．CIITA, CD94

D．BATF3, XCR1

6.6　対応問題：次の語句の説明として適切なものを選べ．

A．TRiC　　　　i．折りたたみ途中のMHCクラスⅠα鎖を保持する

B．ERAAP　　　ii．細胞質で産生されたペプチドが完全に分解されるのを防ぐ

C．カルネキシン　iii．MHCクラスⅠ分子とTAP複合体を架橋する

D．ERp57　　　iv．長すぎるペプチドのN末端を切り取り，MHCクラスⅠに結合できるようにする

E．タパシン　　　v．ペプチドを負荷する際に，MHCクラスⅠ分子のαドメインにあるジスルフィド結合を切断したり，再架橋したりする

6.7　正誤問題：細胞質の抗原がMHCクラスⅡ分子を介して提示されることはない．

6.8 対応問題：抗原提示細胞内において，MHC クラス II 分子による抗原提示にかかわる抗原処理が起こる順に，次の事柄に番号をつけよ．
___ CD74 の三量体形成ドメインが切断される．
___ MHC クラス II が小胞体中へ移動する．
___ カテプシン S が LIP22 を切断し，CLIP フラグメントが MHC 分子上に残る．
___ HLA-DM が CLIP を遊離させ，ペプチド編集を促進する．
___ MHC クラス II ヘテロ二量体がカルネキシンから離れ，酸性エンドソームに移動する．

6.9 多肢選択問題：次のうち，CD8$^+$ T 細胞の初回刺激に不可欠な蛋白質はどれか．
A. HLA-DM
B. カテプシン S
C. TAP1/2
D. CD74

6.10 多肢選択問題：次のうち，細胞質のペプチドを MHC クラス II 分子上に提示するのに不可欠な蛋白質はどれか．
A. IRGM3
B. BATF3
C. MARCH-1
D. TAP1/2

6.11 正誤問題：スーパー抗原は適応免疫反応を誘導せず，ペプチド特異的な MHC-TCR の相互作用に依存しない．

6.12 多肢選択問題：次の文章のうち，間違っているものはどれか．
A. 各遺伝子座の多型性は，個体が発現可能な MHC 分子の種類を 2 倍に増やすことができる．
B. 病原体は，免疫優性エピトープを変異させ，その個体がもつ MHC に対する親和性を失わせることにより，免疫系から逃れることができる．
C. 宿主感染の防御に作用する MHC 対立遺伝子の進化学的な選択圧に，病原体は関与しない．
D. DRα 鎖とそのマウスのホモログの Eα 鎖には多型性がない．

6.13 正誤問題：古典的な MHC クラス I 分子は高度な多型性を示すが，MHC クラス Ib は多型性に乏しい．

6.14 対応問題：次の MHC クラス Ib 遺伝子について，適切な説明を選べ．
A. H2-M3   i. 微生物の葉酸代謝物を提示する．
B. MICA   ii. α-GalCer と結合する．
C. CD1d   iii. N-ホルミル化ペプチドを提示する．
D. MR1   iv. NKG2D と結合する

全般的な参考文献

Germain, R.N.: **MHC-dependent antigen processing and peptide presentation: providing ligands for T lymphocyte activation.** *Cell* 1994, **76**:287–299.

Klein, J.: **Natural History of the Major Histocompatibility Complex.** New York: Wiley, 1986.

Moller, G. (ed.): **Origin of major histocompatibility complex diversity.** *Immunol. Rev.* 1995, **143**:5–292.

Trombetta, E.S., and Mellman, I.: **Cell biology of antigen processing** *in vitro* **and** *in vivo*. *Annu. Rev. Immunol.* 2005, **23**:975–1028.

項ごとの参考文献

6-1 抗原提示はエフェクター T 細胞の誘導とそのエフェクター機能発現による感染細胞に対する攻撃の両方に関与する

Guermonprez, P., Valladeau, J., Zitvogel, L., Théry, C., and Amigorena, S.: **Antigen presentation and T cell stimulation by dendritic cells.** *Annu. Rev. Immunol.* 2002, **20**:621–667.

Lee, H.K., Mattei, L.M., Steinberg, B.E., Alberts, P., Lee, Y.H., Chervonsky, A., Mizushima, N., Grinstein, S., and Iwasaki, A.: *In vivo* **requirement for Atg5 in antigen presentation by dendritic cells.** *Immunity* 2010, **32**:227–239.

Segura, E., and Villadangos, J.A.: **Antigen presentation by dendritic cells** *in vivo*. *Curr. Opin. Immunol.* 2009, **21**:105–110.

Vyas, J.M., Van der Veen, A.G., and Ploegh, H.L.: **The known unknowns of antigen processing and presentation.** *Nat. Rev. Immunol.* 2008, **8**:607–618.

6-2 ペプチドは細胞質内でプロテアソームによりユビキチン化された蛋白質から産生される

Basler, M., Kirk, C.J., and Groettrup, M.: **The immunoproteasome in antigen processing and other immunological functions.** *Curr. Opin. Immunol.* 2013, **25**:74–80.

Brocke, P., Garbi, N., Momburg, F., and Hammerling, G.J.: **HLA-DM, HLA-DO and tapasin: functional similarities and differences.** *Curr. Opin. Immunol.* 2002, **14**:22–29.

Cascio, P., Call, M., Petre, B.M., Walz, T., and Goldberg, A.L.: **Properties of the hybrid form of the 26S proteasome containing both 19S and PA28 complexes.** *EMBO J.* 2002, **21**:2636–2645.

Gromme, M., and Neefjes, J.: **Antigen degradation or presentation by MHC class I molecules via classical and non-classical pathways.** *Mol. Immunol.* 2002, **39**:181–202.

Goldberg, A.L., Cascio, P., Saric, T., and Rock, K.L.: **The importance of the proteasome and subsequent proteolytic steps in the generation of antigenic peptides.** *Mol. Immunol.* 2002, **39**:147–164.

Hammer, G.E., Gonzalez, F., Champsaur, M., Cado, D., and Shastri, N.: **The aminopeptidase ERAAP shapes the peptide repertoire displayed by major histocompatibility complex class I molecules.** *Nat. Immunol.* 2006, **7**:103–112.

Hammer, G.E., Gonzalez, F., James, E., Nolla, H., and Shastri, N.: **In the absence of aminopeptidase ERAAP, MHC class I molecules present many unstable and highly immunogenic peptides.** *Nat. Immunol.* 2007, **8**:101–108.

Murata, S., Sasaki, K., Kishimoto, T., Niwa, S., Hayashi, H., Takahama, Y., and Tanaka, K.: **Regulation of CD8$^+$ T cell development by thymus-specific proteasomes.** *Science* 2007, **316**:1349–1353.

Schubert, U., Anton, L.C., Gibbs, J., Norbury, C.C., Yewdell, J.W., and Bennink, J.R.: **Rapid degradation of a large fraction of newly synthesized proteins by proteasomes.** *Nature* 2000, **404**:770–774.

Serwold, T., Gonzalez, F., Kim, J., Jacob, R., and Shastri, N.: **ERAAP customizes peptides for MHC class I molecules in the endoplasmic reticulum.** *Nature* 2002, **419**:480–483.

Shastri, N., Schwab, S., and Serwold, T.: **Producing nature's gene-chips: the generation of peptides for display by MHC class I molecules.** *Annu. Rev. Immunol.* 2002, **20**:463–493.

Sijts, A., Sun, Y., Janek, K., Kral, S., Paschen, A., Schadendorf, D., and Kloetzel, P.M.: **The role of the proteasome activator PA28 in MHC class I antigen processing.** *Mol. Immunol.* 2002, **39**:165–169.

Vigneron, N., Stroobant, V., Chapiro, J., Ooms, A., Degiovanni, G., Morel, S., van der Bruggen, P., Boon, T., and Van den Eynde, B.J.: **An antigenic peptide produced by peptide splicing in the proteasome.** *Science* 2004, **304**:587–590.

Villadangos, J.A.: **Presentation of antigens by MHC class II molecules:**

getting the most out of them. *Mol. Immunol.* 2001, **38**:329–346.

Williams, A., Peh, C.A., and Elliott, T.: **The cell biology of MHC class I antigen presentation.** *Tissue Antigens* 2002, **59**:3–17.

6-3 細胞質内のペプチドはTAPにより小胞体内に輸送され，さらに処理されてMHCクラスⅠ分子に結合する

Gorbulev, S., Abele, R., and Tampe, R.: **Allosteric crosstalk between peptide-binding, transport, and ATP hydrolysis of the ABC transporter TAP.** *Proc. Natl Acad. Sci. USA* 2001, **98**:3732–3737.

Kelly, A., Powis, S.H., Kerr, L.A., Mockridge, I., Elliott, T., Bastin, J., Uchanska-Ziegler, B., Ziegler, A., Trowsdale, J., and Townsend, A.: **Assembly and function of the two ABC transporter proteins encoded in the human major histocompatibility complex.** *Nature* 1992, **355**:641–644.

Lankat-Buttgereit, B., and Tampe, R.: **The transporter associated with antigen processing: function and implications in human diseases.** *Physiol. Rev.* 2002, **82**:187–204.

Powis, S.J., Townsend, A.R., Deverson, E.V., Bastin, J., Butcher, G.W., and Howard, J.C.: **Restoration of antigen presentation to the mutant cell line RMA-S by an MHC-linked transporter.** *Nature* 1991, **354**:528–531.

Townsend, A., Ohlen, C., Foster, L., Bastin, J., Lunggren, H.G., and Karre, K.: **A mutant cell in which association of class I heavy and light chains is induced by viral peptides.** *Cold Spring Harbor Symp. Quant. Biol.* 1989, **54**:299–308.

6-4 新たに合成されたMHCクラスⅠ分子は，ペプチドが結合するまで小胞体内に留まる

Bouvier, M.: **Accessory proteins and the assembly of human class I MHC molecules: a molecular and structural perspective.** *Mol. Immunol.* 2003, **39**:697–706.

Gao, B., Adhikari, R., Howarth, M., Nakamura, K., Gold, M.C., Hill, A.B., Knee, R., Michalak, M., and Elliott, T.: **Assembly and antigen-presenting function of MHC class I molecules in cells lacking the ER chaperone calreticulin.** *Immunity* 2002, **16**:99–109.

Grandea, A.G. III, and Van Kaer, L.: **Tapasin: an ER chaperone that controls MHC class I assembly with peptide.** *Trends Immunol.* 2001, **22**:194–199.

Van Kaer, L.: **Accessory proteins that control the assembly of MHC molecules with peptides.** *Immunol. Res.* 2001, **23**:205–214.

Williams, A., Peh, C.A., and Elliott, T.: **The cell biology of MHC class I antigen presentation.** *Tissue Antigens* 2002, **59**:3–17.

Williams, A.P., Peh, C.A., Purcell, A.W., McCluskey, J., and Elliott, T.: **Optimization of the MHC class I peptide cargo is dependent on tapasin.** *Immunity* 2002, **16**:509–520.

Zhang, W., Wearsch, P.A., Zhu, Y., Leonhardt, R.M., and Cresswell P.: **A role for UDP-glucose glycoprotein glucosyltransferase in expression and quality control of MHC class I molecules.** *Proc. Natl Acad. Sci. USA* 2011, **108**:4956–4961.

6-5 樹状細胞はクロスプレゼンテーションにより，細胞外の蛋白質抗原をMHCクラスⅠ分子に負荷してCD8⁺T細胞を初回刺激する

Ackerman, A.L., and Cresswell, P.: **Cellular mechanisms governing cross-presentation of exogenous antigens.** *Nat. Immunol.* 2004, **5**:678–684.

Bevan, M.J.: **Minor H antigens introduced on H-2 different stimulating cells cross-react at the cytotoxic T cell level during** *in vivo* **priming.** *J. Immunol.* 1976, **117**:2233–2238.

Bevan, M.J.: **Helping the CD8⁺ T cell response.** *Nat. Rev. Immunol.* 2004, **4**:595–602.

Hildner, K., Edelson, B.T., Purtha, W.E., Diamond, M., Matsushita, H., Kohyama, M., Calderon, B., Schraml, B.U., Unanue, E.R., Diamond, M.S., *et al.*: **Batf3 deficiency reveals a critical role for CD8α⁺ dendritic cells in cytotoxic T cell immunity.** *Science* 2008, **322**:1097–1100.

Segura, E., and Villadangos, J.A.: **A modular and combinatorial view of the antigen cross-presentation pathway in dendritic cells.** *Traffic* 2011, **12**:1677–1685.

6-6 ペプチド・MHCクラスⅡ複合体は酸性化された細胞内小胞内で，エンドサイトーシスやファゴサイトーシス，オートファジーにより摂取された蛋白質から生成される

Dengjel, J., Schoor, O., Fischer, R., Reich, M., Kraus, M., Müller, M., Kreymborg, K., Altenberend, F., Brandenburg, J., Kalbacher, H., *et al.*: **Autophagy promotes MHC class II presentation of peptides from intracellular source proteins.** *Proc. Natl Acad. Sci. USA* 2005, **102**:7922–7927.

Deretic, V., Saitoh, T., and Akira, S.: **Autophagy in infection, inflammation and immunity.** *Nat. Rev. Immunol.* 2013, **13**:722–737.

Godkin, A.J., Smith, K.J., Willis, A., Tejada-Simon, M.V., Zhang, J., Elliott, T., and Hill, A.V.: **Naturally processed HLA class II peptides reveal highly conserved immunogenic flanking region sequence preferences that reflect antigen processing rather than peptide–MHC interactions.** *J. Immunol.* 2001, **166**:6720–6727.

Hiltbold, E.M., and Roche, P.A.: **Trafficking of MHC class II molecules in the late secretory pathway.** *Curr. Opin. Immunol.* 2002, **14**:30–35.

Hsieh, C.S., deRoos, P., Honey, K., Beers, C., and Rudensky, A.Y.: **A role for cathepsin L and cathepsin S in peptide generation for MHC class II presentation.** *J. Immunol.* 2002, **168**:2618–2625.

Lennon-Duménil, A.M., Bakker, A.H., Wolf-Bryant, P., Ploegh, H.L., and Lagaudrière-Gesbert, C.: **A closer look at proteolysis and MHC-class-II–restricted antigen presentation.** *Curr. Opin. Immunol.* 2002, **14**:15–21.

Li, P., Gregg, J.L., Wang, N., Zhou, D., O'Donnell, P., Blum, J.S., and Crotzer, V.L.: **Compartmentalization of class II antigen presentation: contribution of cytoplasmic and endosomal processing.** *Immunol. Rev.* 2005, **207**:206–217.

Maric, M., Arunachalam, B., Phan, U.T., Dong, C., Garrett, W.S., Cannon, K.S., Alfonso, C., Karlsson, L., Flavell, R.A., and Cresswell, P.: **Defective antigen processing in GILT-free mice.** *Science* 2001, **294**:1361–1365.

Münz, C.: **Enhancing immunity through autophagy.** *Annu. Rev. Immunol.* 2009, **27**:423–449.

Pluger, E.B., Boes, M., Alfonso, C., Schroter, C.J., Kalbacher, H., Ploegh, H.L., and Driessen, C.: **Specific role for cathepsin S in the generation of antigenic peptides** *in vivo.* *Eur. J. Immunol.* 2002, **32**:467–476.

6-7 インバリアント鎖は新しく合成されたMHCクラスⅡ分子を酸性の小胞内へと導く

Gregers, T.F., Nordeng, T.W., Birkeland, H.C., Sandlie, I., and Bakke, O.: **The cytoplasmic tail of invariant chain modulates antigen processing and presentation.** *Eur. J. Immunol.* 2003, **33**:277–286.

Hiltbold, E.M., and Roche, P.A.: **Trafficking of MHC class II molecules in the late secretory pathway.** *Curr. Opin. Immunol.* 2002, **14**:30–35.

Kleijmeer, M., Ramm, G., Schuurhuis, D., Griffith, J., Rescigno, M., Ricciardi-Castagnoli, P., Rudensky, A.Y., Ossendorp, F., Melief, C.J., Stoorvogel, W., *et al.*: **Reorganization of multivesicular bodies regulates MHC class II antigen presentation by dendritic cells.** *J. Cell Biol.* 2001, **155**:53–63.

van Lith, M., van Ham, M., Griekspoor, A., Tjin, E., Verwoerd, D., Calafat, J., Janssen, H., Reits, E., Pastoors, L., and Neefjes, J.: **Regulation of MHC class II antigen presentation by sorting of recycling HLA-DM/DO and class II within the multivesicular body.** *J. Immunol.* 2001, **167**:884–892.

6-8 MHCクラスⅡ様分子HLA-DMとHLA-DOは，CLIPとペプチドの置換を制御する

Alfonso, C., and Karlsson, L.: **Nonclassical MHC class II molecules.** *Annu. Rev. Immunol.* 2000, **18**:113–142.

Apostolopoulos, V., McKenzie, I.F., and Wilson, I.A.: **Getting into the groove: unusual features of peptide binding to MHC class I molecules and implications in vaccine design.** *Front. Biosci.* 2001, **6**:D1311–D1320.

Buslepp, J., Zhao, R., Donnini, D., Loftus, D., Saad, M., Appella, E., and Collins, E.J.: **T cell activity correlates with oligomeric peptide-major histocompatibility complex binding on T cell surface.** *J. Biol. Chem.* 2001, **276**:47320–47328.

Gu, Y., Jensen, P.E., and Chen, X.: **Immunodeficiency and autoimmunity in H2-O-deficient mice.** *J. Immunol.* 2013, **190**:126–137.

Hill, J.A., Wang, D., Jevnikar, A.M., Cairns, E., and Bell, D.A.: **The relationship between predicted peptide-MHC class II affinity and T-cell activation in a HLA-DRβ1*0401 transgenic mouse model.** *Arthritis Res. Ther.* 2003, **5**:R40–R48.

Mellins, E.D., and Stern, L.J.: **HLA-DM and HLA-DO, key regulators of MHC-II processing and presentation.** *Curr. Opin. Immunol.* 2014, **26**:115–122.

Nelson, C.A., Vidavsky, I., Viner, N.J., Gross, M.L., and Unanue, E.R.: **Amino-terminal trimming of peptides for presentation on major histocompatibility complex class II molecules.** *Proc. Natl Acad. Sci. USA* 1997, **94**:628–633.

Pathak, S.S., Lich, J.D., and Blum, J.S.: **Cutting edge: editing of recycling class II:peptide complexes by HLA-DM.** *J. Immunol.* 2001, **167**:632–635.

Pos, W., Sethi, D.K., Call, M.J., Schulze, M.S., Anders, A.K., Pyrdol, J., and Wucherpfennig, K.W.: **Crystal structure of the HLA-DM-HLA-DR1 complex defines mechanisms for rapid peptide selection.** *Cell* 2012, **151**:1557–1568.

Qi, L., and Ostrand-Rosenberg, S.: **H2-O inhibits presentation of bacterial superantigens, but not endogenous self antigens.** *J. Immunol.* 2001, **167**:1371–1378.

Su, R.C., and Miller, R.G.: **Stability of surface H-2Kb, H-2Db, and peptide-receptive H-2K^b on splenocytes.** *J. Immunol.* 2001, **167**:4869–4877.

Zarutskie, J.A., Busch, R., Zavala-Ruiz, Z., Rushe, M., Mellins, E.D., and Stern, L.J.: **The kinetic basis of peptide exchange catalysis by HLA-DM.** *Proc. Natl Acad. Sci. USA* 2001, **98**:12450–12455.

6-9 樹状細胞は活性化するとMARCH-1 E3リガーゼの発現低下により抗原処理を停止する

Baravalle, G., Park, H., McSweeney, M., Ohmura-Hoshino, M., Matsuki, Y., Ishido, S., and Shin, J.S.: **Ubiquitination of CD86 is a key mechanism in regulating antigen presentation by dendritic cells.** *J. Immunol.* 2011, **187**:2966–2973.

De Gassart, A., Camosseto, V., Thibodeau, J., Ceppi, M., Catalan, N., Pierre, P., and Gatti, E.: **MHC class II stabilization at the surface of human dendritic cells is the result of maturation-dependent MARCH I down-regulation.** *Proc. Natl Acad. Sci. USA* 2008, **105**:3491–3496.

Jiang, X., and Chen, Z.J.: **The role of ubiquitylation in immune defence and pathogen evasion.** *Nat. Rev. Immunol.* 2012, **12**:35–48.

Ma, J.K., Platt, M.Y., Eastham-Anderson, J., Shin, J.S., and Mellman, I.: **MHC class II distribution in dendritic cells and B cells is determined by ubiquitin chain length.** *Proc. Natl Acad. Sci. USA* 2012, **109**:8820–8827.

Ohmura-Hoshino, M., Matsuki, Y., Mito-Yoshida, M., Goto, E., Aoki-Kawasumi, M., Nakayama, M., Ohara, O., and Ishido, S.: **Cutting edge: requirement of MARCH-I-mediated MHC II ubiquitination for the maintenance of conventional dendritic cells.** *J. Immunol.* 2009, **183**:6893–6897.

Walseng, E., Furuta, K., Bosch, B., Weih, K.A., Matsuki, Y., Bakke, O., Ishido, S., and Roche, P.A.: **Ubiquitination regulates MHC class II-peptide complex retention and degradation in dendritic cells.** *Proc. Natl Acad. Sci. USA* 2010, **107**:20465–20470.

6-10 抗原処理と提示にかかわる蛋白質の多くはMHC領域の遺伝子によりコードされている

Aguado, B., Bahram, S., Beck, S., Campbell, R.D., Forbes, S.A., Geraghty, D., Guillaudeux, T., Hood, L., Horton, R., Inoko, H., *et al.* (the MHC Sequencing Consortium): **Complete sequence and gene map of a human major histocompatibility complex.** *Nature* 1999, **401**:921–923.

Chang, C.H., Gourley, T.S., and Sisk, T.J.: **Function and regulation of class II transactivator in the immune system.** *Immunol. Res.* 2002, **25**:131–142.

Kumnovics, A., Takada, T., and Lindahl, K.F.: **Genomic organization of the mammalian MHC.** *Annu. Rev. Immunol.* 2003, **21**:629–657.

Lefranc, M.P.: **IMGT, the international ImMunoGeneTics database.** *Nucleic Acids Res.* 2003, **31**:307–310.

6-11 MHCクラスIおよびクラスII遺伝子は、高度な多型性に富む蛋白質をコードする

Gaur, L.K., and Nepom, G.T.: **Ancestral major histocompatibility complex DRB genes beget conserved patterns of localized polymorphisms.** *Proc. Natl Acad. Sci. USA* 1996, **93**:5380–5383.

Marsh, S.G.: **Nomenclature for factors of the HLA system, update December 2002.** *Eur. J. Immunogenet.* 2003, **30**:167–169.

Robinson, J., and Marsh, S.G.: **HLA informatics. Accessing HLA sequences from sequence databases.** *Methods Mol. Biol.* 2003, **210**:3–21.

6-12 MHCの多型性はペプチドおよびT細胞レセプターの両方との結合に作用して、T細胞の抗原認識に影響を及ぼす

Falk, K., Rotzschke, O., Stevanovic, S., Jung, G., and Rammensee, H.G.: **Allele-specific motifs revealed by sequencing of self-peptides eluted from MHC molecules.** *Nature* 1991, **351**:290–296.

Garcia, K.C., Degano, M., Speir, J.A., and Wilson, I.A.: **Emerging principles for T cell receptor recognition of antigen in cellular immunity.** *Rev. Immunogenet.* 1999, **1**:75–90.

Katz, D.H., Hamaoka, T., Dorf, M.E., Maurer, P.H., and Benacerraf, B.: **Cell interactions between histoincompatible T and B lymphocytes. IV. Involvement of immune response (Ir) gene control of lymphocyte interaction controlled by the gene.** *J. Exp. Med.* 1973, **138**:734–739.

Kjer-Nielsen, L., Clements, C.S., Brooks, A.G., Purcell, A.W., Fontes, M.R., McCluskey, J., and Rossjohn, J.: **The structure of HLA-B8 complexed to an immunodominant viral determinant: peptide-induced conformational changes and a mode of MHC class I dimerization.** *J. Immunol.* 2002, **169**:5153–5160.

Wang, J.H., and Reinherz, E.L.: **Structural basis of T cell recognition of peptides bound to MHC molecules.** *Mol. Immunol.* 2002, **38**:1039–1049.

Zinkernagel, R.M., and Doherty, P.C.: **Restriction of *in vivo* T-cell mediated cytotoxicity in lymphocytic choriomeningitis within a syngeneic or semiallogeneic system.** *Nature* 1974, **248**:701–702.

6-13 非自己MHCを認識するアロ反応性T細胞は多数存在する

Felix, N.J., and Allen, P.M.: **Specificity of T-cell alloreactivity.** *Nat. Rev. Immunol.* 2007, **7**:942–953.

Feng, D., Bond, C.J., Ely, L.K., Maynard, J., and Garcia, K.C.: **Structural evidence for a germline-encoded T cell receptor–major histocompatibility complex interaction 'codon.'** *Nat. Immunol.* 2007, **8**:975–993.

Hennecke, J., and Wiley, D.C.: **Structure of a complex of the human α/β T cell receptor (TCR) HA1.7, influenza hemagglutinin peptide, and major histocompatibility complex class II molecule, HLA-DR4 (DRA*0101 and DRB1*0401): insight into TCR cross-restriction and alloreactivity.** *J. Exp. Med.* 2002, **195**:571–581.

Jankovic, V., Remus, K., Molano, A., and Nikolich-Zugich, J.: **T cell recognition of an engineered MHC class I molecule: implications for peptide-independent alloreactivity.** *J. Immunol.* 2002, **169**:1887–1892.

Nesic, D., Maric, M., Santori, F.R., and Vukmanovic, S.: **Factors influencing the patterns of T lymphocyte allorecognition.** *Transplantation* 2002, **73**:797–803.

Reiser, J.B., Darnault, C., Guimezanes, A., Gregoire, C., Mosser, T., Schmitt-Verhulst, A.M., Fontecilla-Camps, J.C., Malissen, B., Housset, D., and Mazza, G.: **Crystal structure of a T cell receptor bound to an allogeneic MHC molecule.** *Nat. Immunol.* 2000, **1**:291–297.

Rötzschke, O., Falk, K., Faath, S., Rammensee, H.G.: **On the nature of peptides involved in T cell alloreactivity.** *J. Exp. Med.* 1991, **174**:1059–1071.

Speir, J.A., Garcia, K.C., Brunmark, A., Degano, M., Peterson, P.A., Teyton, L., and Wilson, I.A.: **Structural basis of 2C TCR allorecognition of H-2Ld peptide complexes.** *Immunity* 1998, **8**:553–562.

6-14 多数のT細胞がスーパー抗原に反応する

Acha-Orbea, H., Finke, D., Attinger, A., Schmid, S., Wehrli, N., Vacheron, S., Xenarios, I., Scarpellino, L., Toellner, K.M., MacLennan, I.C., *et al.*: **Interplays between mouse mammary tumor virus and the cellular and humoral immune response.** *Immunol. Rev.* 1999, **168**:287–303.

Kappler, J.W., Staerz, U., White, J., and Marrack, P.: **T cell receptor Vb elements which recognize Mls-modified products of the major histocompatibility complex.** *Nature* 1988, **332**:35–40.

Rammensee, H.G., Kroschewski, R., and Frangoulis, B.: **Clonal anergy induced in mature Vβ6+ T lymphocytes on immunizing Mls-1b mice with Mls-1a expressing cells.** *Nature* 1989, **339**:541–544.

Spaulding, A.R., Salgado-Pabón, W., Kohler, P.L., Horswill, A.R., Leung, D.Y., and Schlievert, P.M.: **Staphylococcal and streptococcal superantigen exotoxins.** *Clin. Microbiol. Rev.* 2013, **26**:422–447.

Sundberg, E.J., Li, H., Llera, A.S., McCormick, J.K., Tormo, J., Schlievert, P.M., Karjalainen, K., and Mariuzza, R.A.: **Structures of two streptococcal superantigens bound to TCR β chains reveal diversity in the architecture of T cell signaling complexes.** *Structure* 2002, **10**:687–699.

Torres, B.A., Perrin, G.Q., Mujtaba, M.G., Subramaniam, P.S., Anderson, A.K., and Johnson, H.M.: **Superantigen enhancement of specific immunity: antibody production and signaling pathways.** *J. Immunol.* 2002, **169**:2907–2914.

White, J., Herman, A., Pullen, A.M., Kubo, R., Kappler, J.W., and Marrack, P.: **The V_β-specific super antigen staphylococcal enterotoxin B: stimulation of mature T cells and clonal deletion in neonatal mice.** *Cell* 1989, **56**:27–35.

6-15 MHCの多型性は免疫系が応答可能な抗原の種類を増やす

Hill, A.V., Elvin, J., Willis, A.C., Aidoo, M., Allsopp, C.E.M., Gotch, F.M., Gao, X.M., Takiguchi, M., Greenwood, B.M., Townsend, A.R.M., *et al.*: **Molecular analysis of the association of B53 and resistance to severe malaria.** *Nature* 1992, **360**:435–440.

Martin, M.P., and Carrington, M.: **Immunogenetics of viral infections.** *Curr. Opin. Immunol.* 2005, **17**:510–516.

Messaoudi, I., Guevara Patino, J.A., Dyall, R., LeMaoult, J., and Nikolich-Zugich, J.: **Direct link between *mhc* polymorphism, T cell avidity, and diversity in immune defense.** *Science* 2002, **298**:1797–1800.

Potts, W.K., and Slev, P.R.: **Pathogen-based models favouring MHC genetic diversity.** *Immunol. Rev.* 1995, **143**:181–197.

6-16 特殊な免疫機能をもつ多様な遺伝子がMHC領域にコードされている

Alfonso, C., and Karlsson, L.: **Nonclassical MHC class II molecules.** *Annu. Rev. Immunol.* 2000, **18**:113–142.

Hofstetter, A.R., Sullivan, L.C., Lukacher, A.E., and Brooks, A.G.: **Diverse roles of non-diverse molecules: MHC class Ib molecules in host defense and control of autoimmunity.** *Curr. Opin. Immunol.* 2011, **23**:104–110.

Loconto, J., Papes, F., Chang, E., Stowers, L., Jones, E.P., Takada, T., Kumánovics, A., Fischer Lindahl, K., and Dulac, C.: **Functional expression of murine V2R pheromone receptors involves selective association with the M10 and M1 families of MHC class Ib molecules.** *Cell* 2003, **112**:607–618.

Powell, L.W., Subramaniam, V.N., and Yapp, T.R.: **Haemochromatosis in the new millennium.** *J. Hepatol.* 2000, **32**:48–62.

6-17 NK細胞や非典型的T細胞の活性化や抑制性リガンドとして作用するMHCクラスI分子がある

Borrego, F., Kabat, J., Kim, D.K., Lieto, L., Maasho, K., Pena, J., Solana, R., and Coligan, J.E.: **Structure and function of major histocompatibility complex (MHC) class I specific receptors expressed on human natural killer (NK) cells.** *Mol. Immunol.* 2002, **38**:637–660.

Boyington, J.C., Riaz, A.N., Patamawenu, A., Coligan, J.E., Brooks, A.G., and Sun, P.D.: **Structure of CD94 reveals a novel C-type lectin fold: implications for the NK cell-associated CD94/NKG2 receptors.** *Immunity* 1999, **10**:75–82.

Braud, V.M., Allan, D.S., O'Callaghan, C.A., Söderström, K., D'Andrea, A., Ogg, G.S., Lazetic, S., Young, N.T., Bell, J.I., Phillips, J.H., *et al.*: **HLA-E binds to natural killer cell receptors CD94/NKG2A, B and C.** *Nature* 1998, **391**:795–799.

Braud, V.M., and McMichael, A.J.: **Regulation of NK cell functions through interaction of the CD94/NKG2 receptors with the nonclassical class I molecule HLA-E.** *Curr. Top. Microbiol. Immunol.* 1999, **244**:85–95.

Jiang, H., Canfield, S.M., Gallagher, M.P., Jiang, H.H., Jiang, Y., Zheng, Z., and Chess, L.: **HLA-E-restricted regulatory CD8(+) T cells are involved in development and control of human autoimmune type 1 diabetes.** *J. Clin. Invest.* 2010, **120**:3641–3650.

Lanier, L.L.: **NK cell recognition.** *Annu. Rev. Immunol.* 2005, **23**:225–274.

Lopez-Botet, M., and Bellon, T.: **Natural killer cell activation and inhibition by receptors for MHC class I.** *Curr. Opin. Immunol.* 1999, **11**:301–307.

Lopez-Botet, M., Bellon, T., Llano, M., Navarro, F., Garcia, P., and de Miguel, M.: **Paired inhibitory and triggering NK cell receptors for HLA class I molecules.** *Hum. Immunol.* 2000, **61**:7–17.

Lopez-Botet, M., Llano, M., Navarro, F., and Bellon, T.: **NK cell recognition of non-classical HLA class I molecules.** *Semin. Immunol.* 2000, **12**:109–119.

Lu, L., Ikizawa, K., Hu, D., Werneck, M.B., Wucherpfennig, K.W., and Cantor, H.: **Regulation of activated CD4+ T cells by NK cells via the Qa-1-NKG2A inhibitory pathway.** *Immunity* 2007, **26**:593–604.

Pietra, G., Romagnani, C., Moretta, L., and Mingari, M.C.: **HLA-E and HLA-E-bound peptides: recognition by subsets of NK and T cells.** *Curr. Pharm. Des.* 2009, **15**:3336–3344.

Rodgers, J.R., and Cook, R.G.: **MHC class Ib molecules bridge innate and acquired immunity.** *Nat. Rev. Immunol.* 2005, **5**:459–471.

6-18 MHCクラスI様のCD1ファミリー分子は，微生物の脂質をインバリアントNKT細胞に提示する

Gendzekhadze, K., Norman, P.J., Abi-Rached, L., Graef, T., Moesta, A.K., Layrisse, Z., and Parham, P.: **Co-evolution of KIR2DL3 with HLA-C in a human population retaining minimal essential diversity of KIR and HLA class I ligands.** *Proc. Natl Acad. Sci. USA* 2009, **106**:18692–18697.

Godfrey, D.I., Stankovic, S., and Baxter, A.G.: **Raising the NKT cell family.** *Nat. Immunol.* 2010, **11**:197–206.

Hava, D.L., Brigl, M., van den Elzen, P., Zajonc, D.M., Wilson, I.A., and Brenner, M.B.: **CD1 assembly and the formation of CD1-antigen complexes.** *Curr. Opin. Immunol.* 2005, **17**:88–94.

Moody, D.B., and Besra, G.S.: **Glycolipid targets of CD1-mediated T-cell responses.** *Immunology* 2001, **104**:243–251.

Moody, D.B., and Porcelli, S.A.: **CD1 trafficking: invariant chain gives a new twist to the tale.** *Immunity* 2001, **15**:861–865.

Moody, D.B., and Porcelli, S.A.: **Intracellular pathways of CD1 antigen presentation.** *Nat. Rev. Immunol.* 2003, **3**:11–22.

Scharf, L., Li, N.S., Hawk, A.J., Garzón, D., Zhang, T., Fox, L.M., Kazen, A.R., Shah, S., Haddadian, E.J., Gumperz, J.E., *et al.*: **The 2.5Å structure of CD1c in complex with a mycobacterial lipid reveals an open groove ideally suited for diverse antigen presentation.** *Immunity* 2010, **33**:853–862.

Schiefner, A., Fujio, M., Wu, D., Wong, C.H., and Wilson, I.A.: **Structural evaluation of potent NKT cell agonists: implications for design of novel stimulatory ligands.** *J. Mol. Biol.* 2009, **394**:71–82.

6-19 非古典的MHCクラスI分子MR1は，微生物の葉酸代謝物をMAIT細胞に提示する

Birkinshaw, R.W., Kjer-Nielsen, L., Eckle, S.B., McCluskey, J., and Rossjohn, J.: **MAITs, MR1 and vitamin B metabolites.** *Curr. Opin. Immunol.* 2014, **26**:7–13.

Kjer-Nielsen, L., Patel, O., Corbett, A.J., Le Nours, J., Meehan, B., Liu, L., Bhati, M., Chen, Z., Kostenko, L., Reantragoon, R., *et al.*: **MR1 presents microbial vitamin B metabolites to MAIT cells.** *Nature* 2012, **491**:717–723.

López-Sagaseta, J., Dulberger, C.L., Crooks, J.E., Parks, C.D., Luoma, A.M., McFedries, A., Van Rhijn, I., Saghatelian, A., and Adams, E.J.: **The molecular basis for Mucosal-Associated Invariant T cell recognition of MR1 proteins.** *Proc. Natl Acad. Sci. USA* 2013, **110**:E1771–1778.

6-20 γδ型T細胞は多様なリガンドを認識する

Chien, Y.H., Meyer, C., and Bonneville, M.: **γδ T cells: first line of defense and beyond.** *Annu. Rev. Immunol.* 2014, **32**:121–155.

Turchinovich, G., and Hayday, A.C.: **Skint-1 identifies a common molecular mechanism for the development of interferon-γ-secreting versus interleukin-17-secreting γδ T cells.** *Immunity* 2011, **35**:59–68.

Uldrich, A.P., Le Nours, J., Pellicci, D.G., Gherardin, N.A., McPherson, K.G., Lim, R.T., Patel, O., Beddoe, T., Gras, S., Rossjohn, J., *et al.*: **CD1d-lipid antigen recognition by the γδ TCR.** *Nat. Immunol.* 2013, **14**:1137–1145.

Willcox, C.R., Pitard, V., Netzer, S., Couzi, L., Salim, M., Silberzahn, T., Moreau, J.F., Hayday, A.C., Willcox, B.E., and Déchanet-Merville, J.: **Cytomegalovirus and tumor stress surveillance by binding of a human γδ T cell antigen receptor to endothelial protein C receptor.** *Nat. Immunol.* 2012, **13**:872–879.

第Ⅲ部
成熟リンパ球のレセプターレパートリーの生成

7 リンパ球レセプターシグナル
8 B細胞とT細胞の分化

リンパ球レセプターシグナル 7

本章で学ぶこと

シグナルの伝達と増幅の基本原理

抗原レセプターシグナルとリンパ球の活性化

T細胞とB細胞の抗原レセプターシグナルを調節する補助刺激レセプターと抑制性レセプター

　T細胞とB細胞は適応免疫系の細胞であり，それぞれが特有の抗原認識レセプターを発現している．これらの細胞は血液，リンパ液，二次リンパ器官の間を循環し，自分のレセプターと合致した抗原を探して抗原提示細胞が提示しているか確認している．いったん適合した抗原に出会うと，抗原レセプターからのシグナルは下流の複数のシグナル伝達経路を活性化し，静止状態にあるナイーブ細胞から代謝活性の高い細胞へと変化し，アクチン細胞骨格の再構成や転写因子の活性化，幅広い新規蛋白質の合成を促す．これら一連の反応が起こる結果，ナイーブT細胞とナイーブB細胞は速やかに細胞分裂を開始し，攻撃力のあるエフェクター細胞へと分化するため，免疫応答が続いている間はリンパ球分画は拡大し，感染に対抗する体制が整備される．

　まず細胞内シグナルの基本原理のいくつかを理解し，ナイーブリンパ球が特異的抗原に遭遇したとき惹起されるシグナル伝達経路の概要を述べる．次に，ナイーブT細胞や，多くの場合ではナイーブB細胞の活性化にも必須な補助刺激シグナルを手短に考察する．そして本章の終わりでは，抑制性レセプターに焦点をあて，T細胞やB細胞のシグナル伝達を減弱する際の役割を述べる．

シグナルの伝達と増幅の基本原理

　ここでは，レセプターの活性化と，これから述べる多くの活性化経路に共通したいくつかのシグナル伝達の基本原理を簡単に説明する．シグナル伝達を担うすべての細胞表面にあるレセプターは，それ自体が細胞膜蛋白質か細胞内外をつなぐ蛋白質複合体の一部である．レセプターは細胞外からの刺激をさまざまな方法で細胞内へと伝達する．本章で扱うレセプターに共通した概念は，リガンドとの結合が細胞内酵素の活性化につながるということである．

7-1　膜貫通型レセプターは細胞外からのシグナルを細胞内の生化学反応へと転換する

レセプターの活性化において最もよく使われている酵素は**プロテインキナーゼ** protein kinase である．この大きな酵素ファミリーは，蛋白質にリン酸を共有結合させる触媒を有している．この反応は可逆性であり，**リン酸化** phosphorylation と呼ばれている．プロテインキナーゼを用いるレセプターでは，レセプターの細胞外領域がリガンドと結合することによって，レセプターと会合しているプロテインキナーゼが「活性化」状態となり，その結果，細胞内の基質がリン酸化されシグナルが増幅される．レセプターに会合するキナーゼはさまざまな方法で活性化状態となるが，例えば，キナーゼ自身が変化し酵素活性が変わる場合や，キナーゼの細胞内局在が変化することで基質との遭遇が増えたりする場合がある．

哺乳類のプロテインキナーゼは，チロシン，セリン，スレオニンの三つのアミノ酸のいずれかをリン酸化する．本章で述べる，酵素と会合しているレセプターの多くは，**チロシンプロテインキナーゼ** tyrosine protein kinase を活性化する．チロシンキナーゼはチロシン残基に特異的であるが，一方，セリン/スレオニンキナーゼはセリン残基とスレオニン残基の両方のリン酸化を担う．チロシン残基とセリン/スレオニン残基のすべてをリン酸化する酵素はまれである．一般的にセリン/スレオニンキナーゼよりもチロシンキナーゼの方が種類は少ないが，シグナル伝達ではよく使われている．**レセプター型チロシンキナーゼ** receptor tyrosine kinase と呼ばれる大きなレセプターの一群は，レセプターの細胞内領域そのものにキナーゼ活性を有している（図7.1，上段図）．この一群は，多くの増殖因子のレセプターも含んでおり，リンパ球に発現しているこの群の中で，KitやFLT3のレセプターは分化過程のリンパ球や血球前駆細胞に発現しているため，詳細は第8章で紹介する．形質転換増殖因子-β transforming growth factor-β (TGF-β) は多くの細胞で作られている重要な抑制性サイトカインであり，そのレセプターは**レセプター型セリン/スレオニンキナーゼ** receptor serine/threonine kinase である．

成熟リンパ球で最も重要な役割を担っているレセプターは，それ自体は酵素活性をもたない代わりに細胞内のチロシンキナーゼと会合しているレセプターである．サイトカインレセプターのいくつかがこのタイプであるように，B細胞やT細胞の抗原レセプターもこのタイプである．このタイプのレセプターは，細胞外領域にリガンドが結合すると，細胞内領域の特定のアミノ酸残基が特定のチロシンキナーゼによってリン酸化される（図7.1，下段図）．これら**非レセプター型キナーゼ** nonreceptor kinase は，多くのサイトカインレセプターのようにレセプターの細胞内ドメインと恒常的に結合しているか，抗原レセプターのようにリガンドとの結合によってレセプターと結合するかである．

多くのサイトカインレセプターは，リガンドと結合することによって二量体や多量体として集まり，キナーゼとともに凝集することでレセプターの細胞内領域をリン酸化させ，これによって細胞内シグナル伝達を惹起させる．リンパ球の抗原レセプターの場合は，リガンドとの結合の後に細胞内のチロシンキナーゼと会合するが，凝集だけとは単純にはいかない．それを補完するものとして補助レセプターが必要とされ，補助レセプターが細胞内チロシンキナーゼを抗原レセプターの細胞内領域付近まで運んでくる役割を行う．この複雑な過程は後ほど詳細を述べる．

シグナルは通常，単純な「オンとオフ」のスイッチではない．リガンドとの親和性，リガンドの量，細胞内シグナル伝達分子の密度，ポジティブ・ネガティブフィードバックネットワークなどが関与し，これらの因子によって決まってくる最小限の閾値を超えたときに，レセプターの活性化やその下流のシグナルとして惹起される．これらの特徴はまとめて「シグナルの強さ」という単純な言葉にも置き換えることができる．確認しておくべき重要な点は，シグナルの強さの多様性によって細胞応答の強弱が決まっていることであり，ある場合は起こる起こらない反応であったり，またある場合はシグナルの強さによって段階的に増加する反応であったりする．

シグナルの伝達と増幅の基本原理 | 259

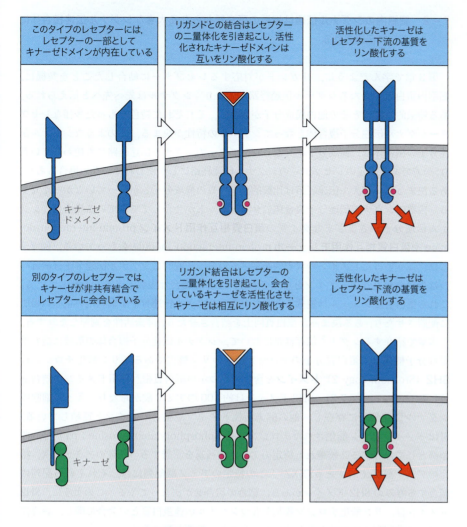

図7.1 酵素が会合している免疫系のレセプターは内在性のキナーゼか他のキナーゼとの会合によりシグナルを伝える

このタイプのレセプターは，細胞膜にある細胞質側のプロテインキナーゼを活性化することで，レセプターの細胞外部位がリガンドと結合したという情報を伝える．レセプター型チロシンキナーゼ（上段図）は酵素活性をレセプターの一部としてもっている．リガンドとの結合によりレセプターが凝集した結果，触媒活性が上がり，レセプターの細胞質尾部もしくは他の基質がリン酸化（赤色の丸）され，シグナルが先へと伝達される．キナーゼ活性を欠くレセプターは，非レセプター型キナーゼと会合する（下段図）．リガンドと結合すると，レセプターの二量体化やクラスター形成が起こり，会合する酵素が活性化される．本章で紹介するこのタイプのすべてのレセプターに会合する酵素はチロシンキナーゼである．

　細胞のシグナルにおいて，プロテインキナーゼはレセプターの活性化のみならず，細胞内シグナル伝達経路のさまざまなところで働いている．プロテインキナーゼが細胞内シグナル伝達で重要な地位を占めている理由は，リン酸化や**脱リン酸化** dephosphorylation（さまざまなリン酸基をはずす反応）が，多くの酵素や転写因子，その他の蛋白質の活性化を調節する手段となっていることである．シグナル伝達として重要であるのと同等に，リン酸化は他のシグナル伝達分子が結合するサイトを作り出すという重要な機能もある．

　一連のリン酸基は**プロテインホスファターゼ** protein phosphatase と称される一群の酵素によって取り除かれる．プロテインホスファターゼのクラスの違いによって，取り除かれるアミノ酸残基に違いがあり，リン酸化チロシン残基の場合，リン酸化セリン残基/リン酸化スレオニン残基の場合，両方の場合（双特異性ホスファターゼ）とがある．ホスファターゼによる特異的な脱リン酸化は，蛋白質分子を定常状態に戻すことでシグナル伝達経路を調整し，その結果シグナルが遮断されるという重要な意味をもつ．脱リン酸化は，必ずしも蛋白質の活性化を抑制するということでもない．特定のホスファターゼによってある種のリン酸基が取り除かれる反応は，しばしば酵素の活性化に必要であることもある．ほかにも，リン酸化の程度が酵素の活性化を決めている場合があり，キナーゼ活性とホスファターゼ活性との均衡が反映されている．

7-2 細胞内のシグナル伝達は複数の蛋白質からなる大きなシグナル伝達複合体によって伝達される

第3章で学んだように，リガンドが対応するレセプターに結合したことを契機に，細胞内蛋白質からなるシグナル伝達経路が始まり，シグナルは先へ先へと伝えられる．ある特徴的な酵素とその他の構成分子が会合し，それぞれに特色をもった多様なレセプターシグナル伝達分子複合体となってシグナルの特性が決まる．このようなシグナル伝達分子の複合体は，構成分子が異なるレセプターのシグナル伝達経路にも使われていたり，一方である特定のレセプターのシグナル伝達経路にしか使われていない場合もあり，ある決まったシグナル伝達経路は比較的少ない数の構成分子しか使っていなかったりする．複数のシグナル伝達分子複合体のサブユニットが会合してできている場合は，シグナル伝達分子がさまざまなタイプの**蛋白質相互作用ドメイン** protein-interaction domain や**蛋白質相互作用モジュール** protein-interaction module をもっている．図7.2 には，こういったドメインの代表例を挙げている．一般的にシグナル伝達分子は最低一つは蛋白質相互作用ドメインをもっており，多くの場合は複数ドメインを有している．これら蛋白質モジュールは連携をとりながら，シグナル伝達分子を細胞内の正しい場所に配置させたり，ある決まった蛋白質同士を結合させたり，酵素活性を調節したりする．

本章で紹介するシグナル伝達経路において，シグナル伝達分子複合体の形成に最も重要な分子機構は，蛋白質分子のチロシン残基のリン酸化である．リン酸化チロシンは **SH2**（Src homology 2）**ドメイン**を含むいくつかの蛋白質相互作用ドメインの結合部位になっている（図7.2）．SH2 ドメインは約 100 のアミノ酸からなり，多くの細胞内シグナル伝達分子に存在し，他の酵素活性ドメインや結合ドメインと連結している．SH2 ドメインはリン酸化されたチロシン残基（phosphorylated tyrosine：pY）と，典型例としては3アミノ酸離れた特定のアミノ酸残基を認識する（任意のアミノ酸X，特定のアミノ酸Zで表すと pYXXZ）．この特定のアミノ酸配列には，それぞれの配列に結合する好みの SH2 ドメインがあり，結合の組合せが決まってくる．このように，SH2 ドメインは，リン酸化チロシン残基をもつシグナル伝達蛋白質との会合に際し，誘導性とアミノ酸配列の特異性をもたせることができる重要な鍵である．

チロシンキナーゼと会合しているレセプターは，**足場** scaffold や**アダプター** adaptor と呼ばれる蛋白質を介して，さまざまな蛋白質分子からなるシグナル複合体と会合する．足場蛋白質やアダプター蛋白質は酵素活性をもっておらず，他の蛋白質と会合しシグナル複合体へと動員する．

図7.2 シグナル伝達蛋白質は相互に結合したり蛋白質ドメインを介して脂質シグナル分子に結合したりする

免疫系のシグナル伝達で一般的に使われている蛋白質ドメインの一部を，そのドメインをもつ代表的な蛋白質分子と，ドメインが結合するリガンドとともに列挙した．右列には蛋白質モチーフの特異的配列（アミノ酸一文字表記）を，ホスファチジルイノシチド結合ドメインにはそれらが結合する特徴的なホスホイノシチドを記した．すべてのドメインは免疫細胞以外のシグナル伝達経路でも同じように使われている．

蛋白質ドメイン	このドメインをもつ蛋白質	リガンドの種類	リガンドの例
SH2	Lck, ZAP-70, Fyn, Src, Grb2, PLC-γ, STAT, Cbl, Btk, Itk, SHIP, Vav, SAP, PI3K	リン酸化チロシン	pYXXZ
SH3	Lck, Fyn, Src, Grb2, Btk, Itk, Tec, Fyb, Nck, Gads	プロリン	PXXP
PH	Tec, PLC-γ, Akt, Btk, Itk, Sos	ホスホイノシチド	PIP_3
PX	P40^{phox}, P47^{phox}, PLD	ホスホイノシチド	PI(3)P
PDZ	CARMA1	蛋白質のC末端	IESDV, VETDV
C1	RasGRP, PKC-θ	細胞膜脂質	ジアシルグリセロール（DAG）ホルボールエステル
NZF	TAB2	ポリユビキチン（K63連鎖）	ポリユビキチン化された RIP, TRAF6，または NEMO

足場は比較的大きな蛋白質であり，他のさまざまな蛋白質が動員できるようチロシンリン酸化部位を複数もっている（図7.3，上段図）．それぞれの足場蛋白質は，どの蛋白質を特異的に動員させるかによって，シグナル応答の特異性を出している．これにはいくつかのメカニズムが関与している．例えば，足場蛋白質は酵素の基質のうちある特定の一つを動員することによって，動員する酵素の特異性を決めることができる．足場蛋白質と結合することで，動員した蛋白質の三次構造が変わることもあり，リン酸化やユビキチン化などの蛋白質修飾を受ける部位や，蛋白質-蛋白質の部位が表出したりする．結果的に，足場蛋白質はシグナル複合体を細胞膜へ局在させることになる．

アダプター蛋白質は，細胞膜に局在するものと細胞質に局在するものとがあり，2個以上の蛋白質同士を連結させるためのシグナル伝達モジュール，つまり結合部位をもっている．例えば，アダプター蛋白質であるGrb2とGadsは，1個のSH2ドメインと2個のSH3ドメインをもつ（図7.2）．このように結合部位が並んでいることによって，レセプターのチロシンリン酸化の後，シグナルが連続的につながる．例えば，Grb2のSH2ドメインがレセプターのリン酸化チロシン残基もしくは足場蛋白質に結合するのと同時に，Grb2のSH3ドメインは他のシグナル伝達蛋白質のプロリンリッチモチーフに結合する（図7.3，下段図）．その代表であるSosは次章で詳述する．

7-3 低分子量G蛋白質はさまざまなシグナル伝達経路において分子スイッチとして働く

低分子量G蛋白質 small G protein または低分子量GTPase small GTPaseとして知

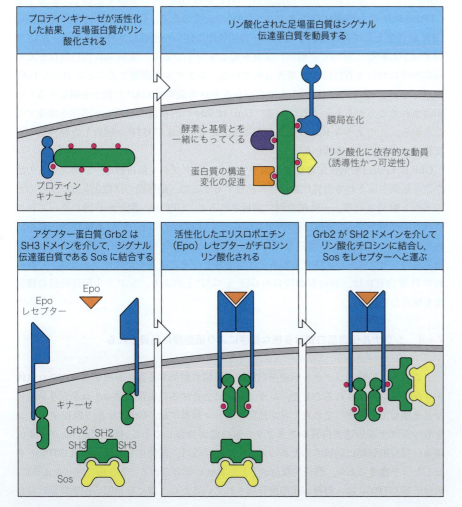

図7.3 足場蛋白質やアダプター蛋白質によって制御されるシグナル複合体の会合

シグナル複合体の会合はシグナル伝達の一つの重要な形である．この会合は足場蛋白質やアダプター蛋白質を介して行われる．一般的には，足場蛋白質はさまざまなシグナル伝達蛋白質を一同に引き寄せる働きをするたくさんのリン酸化部位をもっている（上段図）．同時に足場蛋白質は膜局在を促し，酵素群を基質のすぐそばまで運んだり，機能制御にかかわる蛋白質の構造変化を誘導したりする．アダプター蛋白質は二つの異なる蛋白質を運ぶ機能をもっている（下段図）．エリスロポエチン（Epo）がエリスロポエチンレセプターに結合すると，会合していたチロシンキナーゼがエリスロポエチンレセプターの細胞質ドメインをリン酸化し（赤色の点），アダプター蛋白質にあるSH2ドメインの結合部位を作る．アダプター蛋白質（緑色）は一つのSH2ドメインのほかに，ここでは二つのSH3ドメインをもっている．この場合，アダプター蛋白質はSH3ドメインを介してもう一つの細胞内シグナル伝達蛋白質（黄色）のプロリンリッチ領域に結合する．

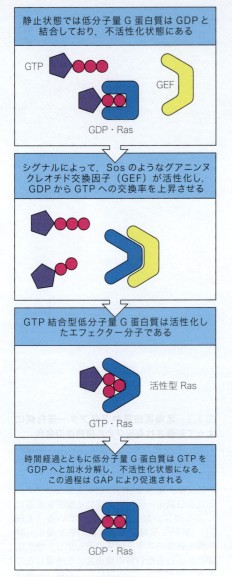

図 7.4 低分子量 G 蛋白質はグアニンヌクレオチド交換因子（GEF）と GTP との結合により不活性化状態から活性化状態へとスイッチする

Ras は自身が GTPase 活性化をもっている低分子量 GTP 結合蛋白質である．Ras が静止状態のときは，Ras は GDP に結合している．レセプターからのシグナルは，Sos のようなグアニンヌクレオチド交換因子（GEF）を活性化し，GEF は Ras のような低分子量 G 蛋白質に結合し GDP 結合型から GTP 結合型への比率を上げる（第 2 図）．Ras の GTP 結合型は非常に多くのエフェクター分子と Ras との結合を可能にし，それらを細胞膜に動員することができる．時間の経過とともに，Ras 自身のもっている GTPase 活性によって GTP から GDP への加水分解が起こる．GTPase 活性化蛋白質（GAP）は GTP から GDP への加水分解を促進するため，より速やかにオフになる．

される単量体 GTP 結合蛋白質は，たくさんのチロシンキナーゼを下流にもつレセプターからのシグナル伝達経路に重要な分子である．低分子量 GTPase は，第 3 章で紹介したケモカインレセプターのような G 蛋白質共役レセプターに結合している，より大きなヘテロ結合 G 蛋白質とは一線を画すものである．低分子量 GTPase スーパーファミリーは，100 種類以上の蛋白質分子を有し，多くはリンパ球のシグナルに重要である．この中でも，**Ras** は細胞増殖を始め多くの経路で働いている分子である．他の低分子量 GTPase には，Rac, Rho, Cdc42 などがあり，T 細胞レセプター（TCR）や B 細胞レセプター（BCR）からのシグナルを受けて，アクチン細胞骨格の変化を引き起こす．詳細は 7-19 項で紹介する．

低分子量 GTPase は，GTP が結合しているか，GDT が結合しているかで，二つの活性化状態を行き来する．GDP 結合型は不活性化状態を示し，GDP から GTP へ転換することで活性化状態になる．この反応は**グアニンヌクレオチド交換因子** guanine-nucleotide exchange factor（**GEF**）として知られる蛋白質によって行われ，GTPase の GDP をはずし GTP を結合させる機能を有する（図7.4）．Sos はアダプター蛋白質 Grb2 によって TCR シグナル伝達経路に動員する分子であり，Ras の一つの GEF として働く（7-2 項）．GTP の結合によって低分子量 GTPase の三次元構造が変化し，さまざまな標的蛋白質と結合し機能活性を誘導する．つまり，低分子量 GTPase にとって，GTP との結合は分子のオン・オフのスイッチの役割を果たしている．

GTP との結合は不可逆的なものではなく，不活性型の GDP 結合型へと転換されていくが，これは G 蛋白質自身がもつ GTPase 活性によるものであり，結合している GTP からリン酸を取り除くためである．**GTPase 活性化蛋白質** GTPase-activating protein（**GAP**）として知られる調節補酵素は，GTP から GDP への変換を促進し，低分子量 GTPase の活性を迅速に低下させる．GAP の活性のため，GTPase は通常不活性型の GDP 結合型として存在し，レセプターの活性化に伴い一過性に活性化される．*RAS* 遺伝子はがん細胞において高頻度に変異を起こす分子であり，変異 Ras 蛋白質はがんの病態形成における責任因子と考えられている．シグナルを調整することにおいて GAP が重要であるという証拠は，がんでみつかる Ras の変異に GAP の働きを阻害するものが含まれることからも示されている．GAP は Ras の内在性の GTPase 活性を増強することから，このような Ras の変異が起こることで，Ras が GTP と結合した活性型のまま維持されるという事態が起こる．

GEF は G 蛋白質活性化の重要な因子であり，アダプター蛋白質や，レセプターの活性化の結果生成される脂質代謝産物に結合することで，細胞膜の活性化レセプターのところへと動員される．一度細胞膜に動員されると，GEF は，翻訳後修飾によって付加された脂肪酸を介して細胞膜の内葉に局在している Ras や他の低分子量 G 蛋白質を活性化する．したがって G 蛋白質は分子スイッチとして機能する蛋白質分子であり，細胞表面のレセプターが活性化されるとオンとなり，その後速やかにオフとなる．それぞれの G 蛋白質には，おのおの特有の GEF と GAP とがあり，シグナル伝達経路の特異性を保持している．

7-4　シグナル伝達蛋白質は多様な機序により細胞膜に動員される

どのように細胞内シグナル伝達蛋白質が細胞膜に動員するか，レセプターがそれ自体チロシンリン酸化されることや，レセプターに会合する足場蛋白質のチロシンリン酸化などを通して，考察してきた．リン酸化チロシン残基には，Grb2 などの SH2 ドメインをもつシグナル伝達蛋白質やアダプター蛋白質が会合してくる（図7.5）．シグナル伝達蛋白質が細胞膜に動員するためのもう一つの手段は，活性化した低分子量 GTPase を介した分子機構であり，代表的な分子として Ras が挙げられる．7-3 項で述べたように，低分子量 GTPase は，自身が脂肪酸修飾されているため，常に細胞膜の細胞質側に結合

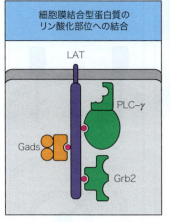
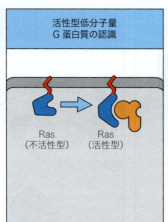
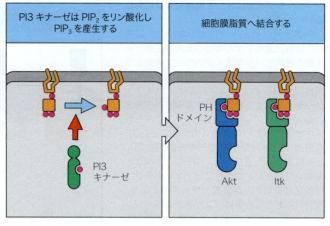

している．ひとたび GDP 結合型から GTP 結合型へ変換されると，GTPase は Sos などのシグナル伝達蛋白質と結合し，細胞膜へと局在の交換をさせられる（図7.5）．

レセプターがシグナル伝達分子を細胞膜へと動員させる別の方法には，細胞膜局所で作られる細胞膜の脂質代謝産物を介したやり方が挙げられる．これらの脂質代謝産物は，レセプターシグナルの結果活性化された**ホスファチジルイノシトールキナーゼ** phosphatidylinositol kinase によって，細胞膜のリン脂質成分ホスファチジルイノシトールがリン酸化され生成される．ホスファチジルイノシトールのイノシトール基は，1か所以上がリン酸化されさまざまな誘導体となる炭水化物環である．本章で特に強調したいホスファチジルイノシトールは，ホスファチジルイノシトール 4,5-二リン酸（phosphatidylinositol 4,5-bisphosphate, PIP_2）とホスファチジルイノシトール 3,4,5-三リン酸（phosphatidylinositol 3,4,5-trisphosphate, PIP_3）である．PIP_3 は**ホスファチジルイノシトール 3 キナーゼ** phosphatidylinositol 3-kinase（**PI3 キナーゼ**）という酵素によって PIP_2 から生成される（図7.5）．PI3 キナーゼはしばしば，自身の調節サブユニットにある SH2 ドメインを介して，レセプターの細胞内領域のリン酸化チロシン残基に動員するが，その結果，PI3 キナーゼの酵素活性サブユニットも細胞膜にある基質・イノシトールリン脂質に接近することとなる．したがって PIP_3 など細胞膜にあるホスファチジルイノシチドはレセプターの活性化に伴い速やかに産生される．ホスファチジルイノシチドは半減期も短く，理想的なシグナル伝達分子である．PIP_3 は，プレクストリン相同 pleckstrin homology（PH）ドメインもしくはたまに PX ドメインをもった蛋白質によって特異的に認識される（図7.2）．PH ドメインや PX ドメインの機能は，それらのドメインをもった蛋白質を細胞膜へ動員させることであり，ときとして，蛋白質分子の酵素活性を制御することもある．

図7.5 シグナル伝達蛋白質はさまざまな方法で細胞膜に動員される

レセプターは多くの場合細胞膜にあるため，シグナル伝達蛋白質の細胞膜への動員は，シグナル伝達において非常に重要である．（左端図）足場蛋白質 LAT のような細胞膜に局在している蛋白質分子のチロシンリン酸化は，リン酸化チロシンに結合する蛋白質分子を動員する．この動員によって足場蛋白質はシグナル伝達を抑制するチロシンホスファターゼの脱リン酸化反応から逃れることができる．（左から 2 番目の図）Ras のような低分子量 G 蛋白質は，脂質修飾（赤色）されることで細胞膜に会合することができる．低分子 G 蛋白質は活性化によって，さまざまなシグナル伝達蛋白質との結合が可能になる．（右の二つの図）レセプターの活性化によって生じる細胞膜自体の修飾変化によって，シグナル伝達蛋白質は細胞膜への動員が可能になる．この例として，膜脂質成分である PIP_3 は PI3 キナーゼによる PIP_2 のリン酸化によって細胞膜内葉で生成される．PIP_3 はプロテインキナーゼ Akt や Itk のようなシグナル伝達蛋白質の PH ドメインによって認識される．

7-5　蛋白質の翻訳後修飾によりシグナル応答は活性化されたり抑制されたりする

蛋白質のリン酸化は，レセプターからその下流へとシグナルが伝達するうえでの一般的な分子機構である．これらのシグナルは，プロテインホスファターゼの作用によりシグナル伝達の中間産物が脱リン酸化されて終結する（図7.6）．シグナル伝達を終結させるプロテインホスファターゼの重要性は，自己免疫疾患やがんなどの疾病がプロテインホスファターゼの欠損や欠陥に起因しうるということからも強調しておくべき点である．

一般的な翻訳後修飾による蛋白質の機能制御機序として，**ユビキチン** ubiquitin と呼ばれる小さな蛋白質が 1 個あるいは複数個共有結合する現象がある．このユビキチン化という現象は基本的にシグナル伝達の終了を意味し，しばしば蛋白質は分解へと誘導される．いくつかのステップを経て，ユビキチンの C 末端のグリシン残基が標的分子

図7.6 シグナルはオンと同様にオフにもなる

シグナル伝達がオフにならないと，結果的には自己免疫やがんなどの重篤な疾患が引き起こされる．シグナルが活性化するかどうかの均衡が蛋白質のリン酸化に起因するのと同様に，SHPのようなプロテインホスファターゼもシグナル経路をオフに戻す際の重要な働きをもっている（左図）．シグナルを終了させるための別の共通メカニズムとして，蛋白質の分解抑制がある（中央図，右図）．リン酸化された蛋白質は，Cblのようなユビキチンリガーゼを動員し低分子ユビキチンが付加されるため，蛋白質分解の標的となる．細胞質にある蛋白質は，ユビキチンのリジン48（K48）を介して結合したポリユビキチン鎖が付加され，プロテアソームによる蛋白質分解を受ける（中央図）．膜レセプターは個々のユビキチン分子もしくはユビキチン二量体によるユビキチン修飾を受け，細胞内に取り込まれ，分解のためのライソソームへと輸送される（右図）．

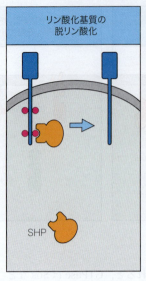
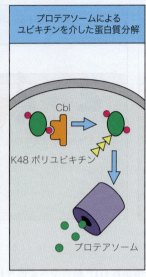
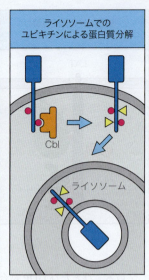

のリジン残基に結合する．

このステップではまず，E1ユビキチン活性化酵素がE2ユビキチン結合酵素にユビキチンを付加する．次に，E2ユビキチン結合酵素に付加されたユビキチンは，**E3ユビキチンリガーゼ**として知られる酵素によって基質蛋白質に転移される．ユビキチンリガーゼは連続的にこのユビキチンの付加を行うことで，ポリユビキチンを形成する．重要な点は，さまざまなユビキチンリガーゼが，基質に付加されているユビキチンの中にある異なったリジン残基に新たなユビキチンを1個付加する点であり，リジン48（K48）結合またはリジン63（K63）結合が典型的である．これらのポリユビキチンの違いによって，シグナル伝達経路の方向性が多様に変化していく．

K48結合型ポリユビキチン鎖は，蛋白質分子を**プロテアソーム**による分解へと誘導する（図7.6）．リンパ球において，このポリユビキチン鎖形成に重要なE3ユビキチンリガーゼはCblであり，CblはSH2ドメインを介して標的分子の選択を行う．CblはSH2ドメインを介して，チロシンリン酸化された特異的標的蛋白質と結合し，K48結合型のユビキチン修飾を行う．K48結合型ユビキチンを認識する蛋白質は，ユビキチン化された標的蛋白質をプロテアソーム分解系へと誘導する．レセプターのような細胞表面分子は，1個もしくは2個のユビキチンによってタグ付けされることもある．1個や2個のユビキチン修飾ではプロテアソームによる認識は受けないが，その代わりにライソソームでの蛋白質分解を誘導するユビキチン結合蛋白質によって認知される（図7.6）．このような機序によって，蛋白質のユビキチン修飾はシグナルを抑制へと誘導する．脱リン酸化反応が可逆的なシグナル抑制であるのとは異なり，ユビキチン化蛋白質分解によるシグナル抑制はシグナル伝達を終わらせるという意味においてより永続的といえる．

一方，ユビキチン修飾はシグナル伝達系の活性化因子としても使われる．Toll様レセプター（TLR）からのシグナルを伝えるNFκB経路におけるユビキチン修飾の役割は，すでに3-7項で紹介した．E3ユビキチンリガーゼTRAF6はTRAF6とNEMOにK63結合型ポリユビキチン鎖を付加する．リンパ球において，K63結合型ポリユビキチン鎖の付加は，**腫瘍壊死因子** tumor necrosis factor（**TNF**）レセプターファミリー分子を介するシグナル伝達において重要な過程であり，7-23項で述べる（図7.31）．このタイプのポリユビキチン化はシグナル伝達蛋白質の特定のドメインによって認識され，シグナル伝達経路の次の分子の動員に役立っている（図3.15参照）．

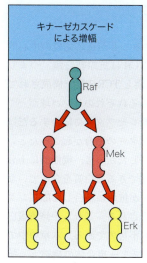
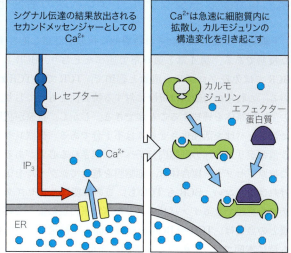

図 7.7　シグナル経路は最初のシグナルを増幅する

　最初に惹起したシグナルを増幅して伝えることは、シグナル伝達の重要な要素となっている。増幅のための一つの方法はキナーゼの連鎖反応であり（左図），この連鎖反応ではプロテインキナーゼが次のキナーゼを連続的にリン酸化し互いを活性化し合う。この一例に，キナーゼの連鎖反応として共通に使われているシグナル伝達系として（図7.19），キナーゼ Raf の活性化によって，2番目のキナーゼ Mek がリン酸化され活性化し，活性化した Mek がまた次のキナーゼ Erk をリン酸化し活性化するという系がある。それぞれのキナーゼが多くの異なる基質分子をリン酸化することができるため，シグナルはおのおののステップで増幅され，結果的に最初のシグナルが大きく増幅されることとなる。シグナル増幅の別の方法としては，セカンドメッセンジャーの産生がある（中央図，右図）。この系においては，シグナルが伝わった結果，細胞内に蓄積されていたセカンドメッセンジャーとしての Ca^{2+} が細胞質に放出されたり，細胞外環境から流入したりする。Ca^{2+} の小胞体（ER）から細胞質への流入もみられる。細胞質におけるこの迅速な遊離 Ca^{2+} の増加は，潜在的にカルシウム結合蛋白質カルモジュリンのような下流の多くのシグナル伝達分子を活性化する。カルシウムとの結合はカルモジュリンに構造変化を引き起こし，カルモジュリンがさまざまなエフェクター蛋白質に結合し制御することを可能にする。

7-6　レセプターの活性化により低分子セカンドメッセンジャーが産生されることもある

　細胞内シグナル伝達経路のある特定の酵素が活性化すると，**セカンドメッセンジャー** second messenger として知られる低分子化学メディエーターの産生が起こる（図7.7）。このメディエーターは細胞全体に拡散するため，さまざまな標的蛋白質を活性化するシグナルとなる。ある酵素によってセカンドメッセンジャーが産生されるということには，次のステップを活性化させるまで十分なセカンドメッセンジャーの濃度を上げることと，シグナルを増幅させることとの二つの目的がある。レセプターはチロシンキナーゼを介して活性化シグナルを伝え，その結果産生されたセカンドメッセンジャーには，カルシウムイオン（Ca^{2+}）やさまざまな細胞膜脂質とその可溶性の誘導体などが含まれる。これら脂質メッセンジャーのいくつかは細胞膜に場所が制限されているものの，細胞膜内を動くことができる。標的蛋白質と結合したセカンドメッセンジャーは，一般的にその標的蛋白質の構造変化を引き起こし，標的蛋白質を活性化されやすくする働きもある。

まとめ

　細胞表面レセプターは，細胞がその周囲の環境と相互作用する際のフロントラインとして機能する。ゆえにレセプターは細胞外の状況を感知し，その状況を細胞内の化学信号へと変換する。多くのレセプターが細胞膜に局在するように，細胞外シグナルを細胞内へと伝えるステップは，細胞内のシグナル伝達分子を細胞膜へと動員し，レセプター周囲の細胞膜の構成を変化させることである。多くの免疫細胞のレセプターは，チロシンキナーゼを活性化して，また足場蛋白質やアダプター蛋白質を利用して複数の蛋白質分子からなるシグナル複合体を形成し，レセプターからのシグナルをさらに先へと伝えるよう制御している。これらのシグナルにおいてシグナル複合体の構成要素を量的かつ質的に変えることは，その応答や生物学的な表現型の特徴を規定することを意味する。シグナル複合体の形成は，非常に多様な蛋白質間のドメイン同士またモジュール同士で制御されており，それらのドメインやモジュールは蛋白質分子に組み込まれている SH2 ドメインや SH3 ドメイン，PH ドメインなどを含んでいる。多くの場合，酵素によってセカンドメッセンジャーと呼ばれる低分子シグナル伝達メディエーターの産生が増加すると，シグナル伝達経路は制御され増幅される。シグナル伝達分子の終結はユビキチン依存的蛋白質分解と同様に，蛋白質の脱リン酸化を意味する。

抗原レセプターシグナルとリンパ球の活性化

T細胞とB細胞がそれぞれ特異的な抗原を認識し応答することが適応免疫の中心的な役割である．第4章と第5章で述べたとおり，BCRとTCRは抗原結合鎖，つまりBCRでは免疫グロブリン重鎖と軽鎖で，TCRではTCRα鎖とTCRβ鎖で構成されている．これらの可変鎖は抗原に対する特異性をもっており，それぞれのリンパ球が一つの型の病原体を感知することができる．しかし，抗原が抗原レセプターに結合するだけではリンパ球を活性化させるには不十分である．抗原レセプターの結合が起こったという情報がリンパ球の細胞内分子へと伝達される必要がある．したがって，機能的に十分な抗原レセプター複合体は，細胞膜を越えてシグナルを伝達できる蛋白質を含んでいなければならない．BCRもTCRも，この機能は，レセプターが抗原に結合した際にシグナルを惹起できるインバリアントな修飾蛋白質によって媒介される．これらの修飾蛋白質との会合は，TCRやBCRを細胞表面へと輸送するのにも不可欠である．本章の中でも特に本節では，T細胞とB細胞に発現している抗原レセプター複合体の構造と，抗原レセプター複合体から伝わるシグナル伝達系に関して解説する．

7-7 抗原レセプターは多様性のある抗原結合鎖とそのシグナルを伝達する多様性のない抗原結合鎖から構成される

T細胞において，非常に多様性は高いがTCRα鎖とTCRβ鎖のヘテロ二量体（第5章参照）だけでは，細胞表面抗原レセプターとして完璧とはいえない．TCRα鎖とTCRβ鎖とをコードするcDNAを細胞に遺伝子導入しても，TCRαβヘテロ二量体は分解され細胞表面に発現しない．このことは，TCRが細胞表面に発現するためには他の分子が必要であることを示唆している．TCRは別の分子 **CD3γ鎖**，**CD3δ鎖**，**CD3ε鎖**，ジスルフィド結合をした **ζ鎖**（ζ chain）ホモ二量体を必要としており（図7.8），これらは **CD3複合体** CD3 complex を形成する．CD3蛋白質は細胞外に免疫グロブリン様ドメインを有しているのに対し，ζ鎖は短い細胞外領域しかない．本章を通して確認しておいてほしいことは，TCRと記述したときは，これらサブユニットも含めたTCR・CD3複合体全体を指すということである．

TCRの構造組成（ストイキオメトリー）自体は正確にはわかっていないが，TCRα鎖は1対のCD3δ鎖・CD3ε鎖ヘテロ二量体と1対のζ鎖ホモ二量体と，TCRβ鎖は1対のCD3γ鎖・CD3ε鎖ヘテロ二量体と会合している（図7.8）．これらの分子間の結合力は，レセプターサブユニットの細胞膜貫通領域にある酸性アミノ酸および塩基性アミノ酸の電荷の相互作用による．TCRα鎖の細胞膜貫通領域には二つの正電荷が，TCRβ鎖の細胞膜貫通領域には一つの正電荷がある．CD3鎖とζ鎖の細胞膜貫通領域には負電荷があり，TCRα鎖とβ鎖の正電荷と引き合う．CD3鎖とζ鎖ホモ二量体とがTCRαβヘテロ二量体に会合すると，小胞体内でのTCR合成の過程で，TCRαβヘテロ二量体が安定化され，細胞表面に輸送される．これらの分子の相互作用によって，TCRは細胞膜表面で適切な会合を維持することができる．

TCRからのシグナルは，CD3ε鎖，CD3γ鎖，CD3δ鎖とζ鎖の **免疫レセプターチロシン活性化モチーフ** immunoreceptor tyrosine-based activation motif（**ITAM**）という細胞内領域がチロシンリン酸化されることで惹起される．CD3ε鎖，CD3γ鎖，CD3δ鎖はそれぞれ1個のITAMを，ζ鎖は3個のITAMをもっているため，TCRは全部で10個のITAMを有することとなる．このモチーフは，第3章で述べたBCRやナチュラルキラー（NK）細胞レセプターの抗原認識レセプターにも存在する．同様に，マスト細胞，マクロファージ，単球，好中球，NK細胞に発現している免疫グロブリンの定常領域を認識するレセプター（Fcレセプター）にも存在している（7-11項参照）．

ITAMは，それぞれ2個のチロシン残基を有しており，レセプターがリガンドと結合

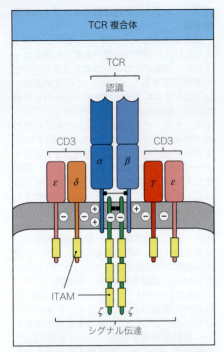

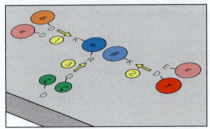

図7.8 TCR複合体は多様な抗原認識蛋白質と多様性のないシグナル伝達蛋白質から構成される

（上図）機能的なTCR複合体は抗原に結合するTCRαβヘテロ二量体と六つのシグナル伝達鎖，まとめてCD3と呼ばれる二つのε鎖と一つのδ鎖と一つのγ鎖，それにζ鎖ホモ二量体一つが加わり構成される．抗原結合鎖が細胞表面に発現するためには，TCRαβとシグナル伝達サブユニットとの会合が必要である．それぞれのCD3鎖は，黄色の領域として示されている1個の免疫レセプターチロシン活性化モチーフ（ITAM）を有しており，それに対してζ鎖は3個のITAMを有している．それぞれの分子鎖の細胞膜貫通領域には，図示されているような通常にはまれな酸性もしくは塩基性のアミノ酸残基が存在する．（下図）さまざまなTCRサブユニットの細胞膜貫通領域を横断図で示した．α鎖にある正電荷のうちリジン残基（K）にある1個は，CD3δε二量体にあるアスパラギン酸（D）の2個の負電荷と相互作用し，アルギニン残基（R）にあるもう一つの正電荷はζホモ二量体のアスパラギン酸の負電荷と相互作用する．β鎖のリジン残基（K）の正電荷は，CD3γε二量体にあるアスパラギン酸とグルタミン酸（E）の負電荷と相互作用する．

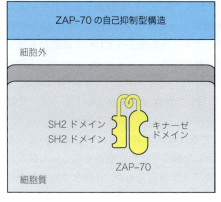
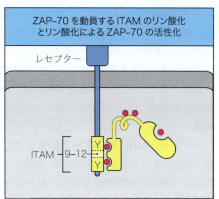

図7.9 ITAMは直列に並んだSH2ドメインをもつシグナル伝達蛋白質を動員する
　TCRとBCRのITAMは，チロシン残基をもった…YXX[L/I]X$_{6-9}$YXX[L/I]…モチーフである．二つのチロシン残基の間隔はSykやZAP-70のような直列に並んだ二つのSH2ドメインをもつ分子が結合する際に重要となる．(左図) TCRやBCRが刺激される前は，これらのキナーゼは自己抑制型の立体構造として知られる不活性化構造を呈している．自己抑制型の立体構造は，直列に並んだSH2ドメインとキナーゼドメインとを結ぶリンカー領域と，キナーゼドメインとの相互作用によって安定化されており，この構造によって酵素活性化が不活性化状態に維持されている．(右図) 一つのITAM (ここでは9〜12アミノ酸によって隔てられている二つのチロシンを図示する) の中にある二つのチロシンが両方ともリン酸化されることによって，SykやZAP-70の直列に並んだSH2ドメインが協力的に結合することができる．図はZAP-70を示す．活性化シグナル複合体に動員されることによって，ZAP-70は自身がリン酸化され，その結果，活性型のキナーゼとして基質をリン酸化する．ZAP-70の活性化の最後のステップには，キナーゼドメインの酵素活性部位にあるチロシンのリン酸化とともに，ZAP-70の直列に並んだSH2ドメインとキナーゼドメインとの間のリンカー領域にある2個のチロシンがリン酸化される必要がある．

　するとある特異的なプロテインチロシンキナーゼによってリン酸化され，本章の初めで紹介したSH2ドメインをもつシグナル伝達蛋白質が動員するための場所を提供する．1個のITAMの中にある2個のYXXL/Iモチーフは，6〜9個のアミノ酸によって隔てられており，典型的なITAM配列は…YXX[L/I]X$_{6-9}$YXX[L/I]…となる．Yはチロシン，Lはロイシン，Iはイソロイシン，Xは任意のアミノ酸を示す．ITAMの2個のチロシンは，特に直列に並んだ2個のSH2ドメインをもつシグナル伝達蛋白質を動員するのに効果的である (図7.9)．ITAMの両方のチロシンがリン酸化されると，SykやZAP-70など，直列に2個のSH2ドメインをもつ蛋白質が動員される．その結果，SykやZAP-70もリン酸化される．この詳細は，これらのキナーゼが活性化するための重要なステップとして後の項の中で紹介する (7-10項)．

　B細胞表面にあり抗原と結合する免疫グロブリン (つまりBCR) も，シグナルを担うインバリアント蛋白質鎖と会合している．**Igα鎖**および**Igβ鎖**と呼ばれる2個のポリペプチドは，レセプターの細胞表面への輸送と，BCRシグナルとに必須な蛋白質分子である (図7.10)．Igα鎖とIgβ鎖は，細胞外の免疫グロブリン様ドメインに細胞膜貫通ドメインと細胞質尾部が連結した構造をとっている．Igα鎖とIgβ鎖はジスルフィド結合によるヘテロ二量体を形成し，免疫グロブリン重鎖と会合し，重鎖を細胞表面へ輸送する．Igα鎖・Igβ鎖ヘテロ二量体は，互いの細胞膜貫通領域にある疎水性部位を介してBCRと会合しており，電荷の相互作用による会合ではない．完全なBCRは6個の蛋白質分子の複合体であり，2個の特異的な軽鎖，2個の特異的な重鎖とIgα鎖・Igβ鎖ヘテロ二量体で構成される．TCRのCD3鎖やζ鎖と同様に，Igα鎖とIgβ鎖はITAMを有しており，これらはBCRのシグナル伝達に不可欠である．

7-8 TCRと補助レセプターによる抗原認識はシグナルを細胞外から細胞内へ伝達する

　効果的な免疫応答を惹起するため，T細胞とB細胞は，たとえ非常に低い濃度であっても，それぞれ決まった抗原に反応しなければならない．これは特にT細胞において重要なことである．なぜなら抗原提示細胞は自分の細胞表面に，自己の蛋白質と外来抗原の蛋白質との両方を含むさまざまな抗原ペプチドを提示するが，そのうち特定の

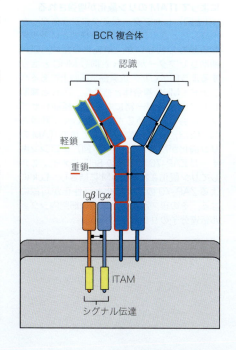

図7.10 BCR複合体は細胞表面の免疫グロブリンとインバリアントシグナル伝達分子Igα鎖1本とIgβ鎖1本とで構成される
　免疫グロブリンは抗原を認識し結合するが，それ自身ではシグナルを伝えることはできない．免疫グロブリンは抗原には非特異的なシグナル伝達分子Igα鎖とIgβ鎖と会合している．これらの分子はそれぞれ1個ずつのITAM (黄色) を細胞質尾部に有しており，BCRが抗原と結合した際のシグナル伝達を可能にしている．Igα鎖とIgβ鎖はジスルフィド結合によってヘテロ二量体を形成し，免疫グロブリンの重鎖とは非共有結合によって会合している．

TCRに特異的な抗原ペプチドは非常にまれだからである．いくつか予測されていることには，ナイーブ$CD4^+$T細胞は抗原提示細胞によって提示されたペプチド・MHC複合体50個未満で活性化が可能であり，エフェクター細胞傷害性$CD8^+$T細胞はもっと感受性が高い．B細胞はBCR 20個の結合で活性化する．これらは in vitro での実験系によって想定されていることであって，in vivo でも正しいかどうかわからないが，T細胞とB細胞の抗原認識レセプターは抗原に対してかなり感度がよいということには間違いない．

ペプチド・MHC複合体がT細胞を活性化するには，TCRと直接結合する必要がある（図7.11，上図および図4.22参照）．しかしながら，この細胞外で起こった抗原の認識がT細胞の細胞膜を貫通してどのようにシグナルを伝えるか，正確なことはわかっていない．不明な点の一つは，シグナル伝達を惹起するためのTCRとペプチド・MHC複合体の構造組成と生理学的動態である．解明が進んでいる抗原認識後の細胞内で起こる現象の説明へと進む前に，簡単にこのTCRとペプチド・MHC複合体に関する活発な研究成果に関して紹介する．

一つの仮説として，シグナルを誘導するために必要なTCRの二量体形成が**偽二量体ペプチド・MHC複合体** 'pseudo-dimeric' peptide：MHC complexを形成しているというモデルがある．これによれば，抗原提示細胞の細胞表面に提示されている一つの抗原ペプチド・MHC分子と一つの自己ペプチド・MHC分子とがペアを形成する．TCRと自己ペプチド・MHCとの間には弱い結合が生じるので，CD4やCD8など補助レセプターと自己ペプチド・MHC複合体との相互作用でレセプター－リガンド結合が安定するということに基づくモデルである．そうすると抗原ペプチドが低い濃度でもシグナルを惹起できることをうまく説明してくれる．もう一つの仮説は，抗原ペプチド・MHC複合体がTCRもしくはTCRが会合しているCD3とζ鎖の構造変化を引き起こすというモデルであり，この構造変化によってレセプターのリン酸化が誘導される．しかしながら，このモデルを支持するような直接的な構造学的な証拠はまだない．

抗体がTCRを架橋して刺激を入れるように，シグナル伝達の過程にはレセプターの単量体形成やクラスター形成があると考えられている．抗原ペプチドは他のペプチドよりはるかに多く抗原提示細胞上に提示されているので，抗体投与によって観察されるような典型的な多量体形成が，生理的濃度の抗原ペプチドによって起こるとは考えにくい．しかし，**ミクロクラスター** microcluster という少数のTCRが会合した構造を，T細胞と抗原提示細胞との接着面に観察することができる．ミクロクラスターはTCR刺激の後ただちに形成され，足場蛋白質やアダプター蛋白質のようなTCR下流のシグナル構成分子からできたミクロクラスターと速やかに融合する．シグナルの開始にかかわる一つの代表的なモデルとして，これらシグナル伝達蛋白質のクラスターから抑制性シグナル分子が排除されるというモデルがある．このモデルの重要な点は，TCRシグナルに先立って，活性化と抑制性の酵素が平衡状態にあるということであり，もし活性化した方が好ましいという場合にはこの均衡が崩れ，シグナルが惹起される．

7-9 TCRと補助レセプターによる抗原認識によりSrcファミリーキナーゼがITAMをリン酸化することで細胞内シグナル伝達カスケードが始まる

T細胞が特異的な抗原を検知してから最初に起こるシグナルは，TCRのITAMのチロシンリン酸化である．このシグナルは，CD4もしくはCD8補助レセプターの助けを借りたものであり，CD4とCD8は細胞外ドメインを介してそれぞれがクラスII分子またはクラスI分子に結合し（7-18項），細胞内ドメインを介して非レセプター型キナーゼに会合する．Srcファミリーキナーゼ**Lck**はCD4とCD8の細胞内ドメインに恒常的に会合しており，TCRのITAMを最初にリン酸化するキナーゼと考えられている（図7.11）．補助レセプターが，TCRと結合しているペプチド・MHC複合体に結合すると，

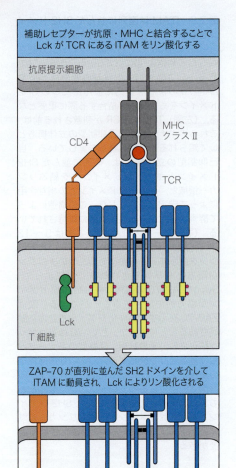

図7.11 補助レセプターとTCRとの会合によってITAMのリン酸化が増強される
（上図）レセプターがミクロクラスターを形成したときのシグナル伝達様式とは多少異なるかもしれないが，単純化のため，CD4補助レセプターがTCRと同じMHCと会合するよう図示した．抗原提示細胞上にあるペプチド・MHC複合体と結合し，TCRと補助レセプターとが一緒になると，補助レセプターに会合しているキナーゼLckが動員され，CD3γ鎖，δ鎖，ε鎖とζ鎖のITAMのリン酸化が誘導される．（下図）チロシンキナーゼZAP-70は自身のSH2ドメインを介してリン酸化されたITAMに結合し，Lckによる ZAP-70のリン酸化と活性化が可能になる．その後，ZAP-70は他の細胞内シグナル伝達分子のリン酸化を行う．

そのTCRへのLckの動員が増強され，その結果，TCRのITAMのより効率的なリン酸化が起こる．この過程が重要であることは，Lck遺伝子欠損マウスにおいてT細胞分化が劇的に障害されることからも推測される．このことは胸腺でのT細胞分化過程において，LckがTCRシグナルの中で重要な機能を担っていることを示唆している（第8章で解説する）．LckはナイーブおよびエフェクターT細胞でのTCRシグナルには重要であるが，抗原特異的なメモリー$CD8^+$T細胞の活性化や維持にはあまり重要でない．Lckに関連したチロシンキナーゼ**Fyn**も弱くではあるがTCRのITAMに会合しているため，TCRシグナルに関与している可能性がある．*Lyn*欠損マウスでは，$CD4^+$および$CD8^+$T細胞の分化は正常であり，基本的に抗原特異的応答も変わらないが，*Lck*と*Fyn*のダブル欠損マウスでは，*Lck*単独の遺伝子欠損マウスよりもT細胞分化がより障害される．

　TCRシグナルにおける補助レセプターのもう一つの役割は，レセプターとペプチド・MHC複合体との結合をより安定化させることであると考えられている．それぞれのレセプターとそれに対応する特異的ペプチド・MHC複合体との親和性はµMの範囲であり，これは個々のレセプターとペプチド・MHC複合体との結合の半減期が1秒以下であり，ただちに解離することを意味している．補助レセプターがさらにMHC分子に結合することによって，結合の時間が延び，細胞内シグナルを伝える時間が延長する結果となる．

　Lckは補助レセプターCD4もしくはCD8の細胞質尾部に結合しているため，補助レセプターがTCR・ペプチド・MHC複合体に結合すると，Lckはその基質となるTCRのITAMに近くなる（図7.11）．Lckの活性は，自身のC末端チロシン残基が**C末端SrcキナーゼC-terminal Src kinase**（**Csk**）によってリン酸化されることでも，アロステリックに抑制される．その結果として生じたリン酸化チロシン残基はLckのSH2ドメインと会合し，Lckを閉じた構造，つまり酵素活性が不活性の状態に維持される（図7.12）．T細胞分化過程において，Cskの欠損はペプチド・MHC複合体との結合なしに胸腺での自発的分化成熟を招くが，それはCsk欠損胸腺細胞でのLckの過剰な活性化によるTCRシグナルの異常な活性化に起因すると考えられる．これはCskが通常Lckの活性化を抑えTCRシグナルを減弱させていることを示唆している．C末端チロシン残基が脱リン酸化されたり，SH2ドメインもしくはSH3ドメインがそのリガンドと会合したりすると，Lckは不活性化状態の構造から開放され，完全な活性化状態ではないものの準備状態の段階のキナーゼとなる（図7.12）．Lckが完全な酵素活性を得るためには，Lckのキナーゼドメインの中にあるチロシン残基の自己リン酸化が必要である．無刺激のリンパ球では，Lckのリン酸化は**チロシンホスファターゼCD45 tyrosine phosphatase CD45**によって阻害されており，CD45はLckのリン酸化チロシン残基をどちらも脱リン酸化することができる．TCR刺激の以前からすでに複数箇所がリン酸化されたLckも存

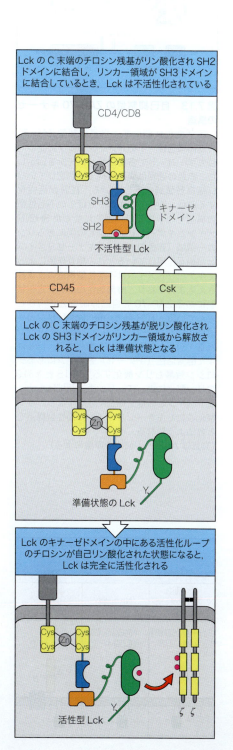

図7.12　Lckの酵素活性はチロシンのリン酸化と脱リン酸化によって制御されている
　LckのようなSrcキナーゼは，キナーゼドメイン（緑色）よりもN末端のところに，SH3ドメイン（青色）とSH2ドメイン（橙色）をもっている．Lckは二つのシステイン残基を介して亜鉛イオンと結合するユニークなN末端のモチーフ（黄色）をもち，また亜鉛イオンはCD4やCD8の細胞質ドメインにある似たようなモチーフと結合する．（上図）不活性型Lckでは，キナーゼドメインにある二つの部位が，SH2ドメインとSH3ドメインそれぞれと相互作用することにより，酵素活性が抑制されている．SH2ドメインはキナーゼドメインのC末端にあるリン酸化チロシン（赤色）と相互作用する．SH3ドメインはSH2ドメインとキナーゼドメインとの間のリンカー領域にあるプロリンリッチ配列と相互作用する．（中央図）C末端のチロシンがホスファターゼCD45（図示していない）によって脱リン酸化されると，SH2ドメインは開放される．他のリガンドがSH3領域に結合すると，リンカー領域はさらに開放される（図示していない）．この状態では，Lckは準備状態になっていると考えてよいが，完全には活性化されていない．（下図）Lckの酵素活性が完全になるためには，キナーゼドメインの中にある活性化ループが自己リン酸化される必要がある．活性型Lckは近傍のTCRのシグナル伝達鎖にあるITAMをリン酸化する．C末端Srcキナーゼ（Csk）によってLckのC末端のチロシン残基が再度リン酸化されたり，SH3のリガンドがなくなったりすると，Lckは不活性型へと戻る．

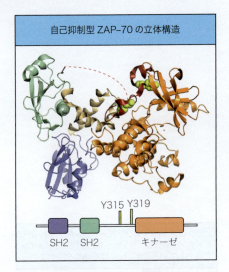

図7.13 自己抑制型のZAP-70キナーゼの構造
不活性化状態にある自己抑制型ZAP-70の立体構造は，下のドメインマップに従い同じカラーコードで各蛋白質ドメインを図示した．赤色の破線は構造解析では判定していない蛋白質領域を示している．TCRが活性化する前は，ZAP-70キナーゼはこの不活性型の構造をとっており，直列に並んだSH2ドメインとキナーゼドメインとの間にあるリンカー領域（赤色の太線）とキナーゼドメインとが相互作用している．この相互作用によってキナーゼドメインは不活性型構造のまま押さえ込まれており，酵素活性のない安定化状態にあるZAP-70を自己抑制型ZAP-70と呼んでいる．TCR刺激の後，Lckはリンカー領域の中に黄色で示された2個のチロシン残基Y315とY319をリン酸化する．Lckはまた酵素活性（キナーゼ）ドメインにあるチロシン残基もリン酸化する．Y315とY319のリン酸化によって，リンカー領域はキナーゼドメインともはや結合できなくなり，リン酸化されたキナーゼドメインは活性型構造をとれるようになる．
（写真はArthur Weissの厚意による）

在するようであるが，適切な抗原刺激は活性型Lckの安定化とITAMのリン酸化誘導に必要である．

7–10 リン酸化ITAMはチロシンキナーゼZAP-70を動員し活性化する

ITAMの二つのYXXL/Iモチーフの間の距離が正確に保たれているということは，ITAMが二つのSH2ドメインをもつシグナル伝達蛋白質が動員するための結合部位になることを示唆している．TCRの場合，この蛋白質はチロシンキナーゼ**ZAP-70**（ζ鎖会合蛋白質 ζ-chain-associated protein）であり，ZAP-70は活性化シグナルをさらに先へと伝えるシグナル伝達分子である．ZAP-70は直列に並んだ2個のSH2ドメインをもっており，この二つのSH2ドメインはITAMの二つのリン酸化チロシン残基と同時に結合することができる（図7.9）．リン酸化されたYXXL配列のSH2ドメイン1個に対する親和性は低いが，両方のSH2ドメインがITAMに結合すると著明に強力となり，ZAP-70の結合特異性を決めている．したがって，LckがTCRのITAMを十分にリン酸化したときに，ZAP-70はTCRに会合することになる．一度会合すると，ZAP-70はLckによって3か所のチロシン残基のリン酸化を受けるが，2個は直列に並んだSH2ドメインとキナーゼドメインとの間にあるリンカー領域に，もう1個は酵素活性ドメインに存在する．これら3か所のチロシンリン酸化が，不活性型ZAP-70である自己抑制から開放し，酵素活性型の構造へと転換させる（図7.13）．ZAP-70は自己リン酸化によっても活性化することができる．

7–11 ITAMは白血球を活性化する別のレセプターにもある

TCRを構成しているシグナル伝達分子もBCRも，それぞれITAMをもっており，TCRシグナルにもBCRシグナルにも必須のモチーフである．それぞれのITAMのチロシン残基のリン酸化は，直列に2個のSH2ドメインをもつチロシンキナーゼを動員させる機能をもっており，T細胞の場合はZAP-70であり，B細胞ではZAP-70によく似たキナーゼSykである．他の免疫系レセプターもITAMをもった補助レセプター鎖を使って活性化シグナルを伝えている（図7.14）．その一例は**FcγRⅢ**（**CD16**）であり，このレセプターはNK細胞の抗体依存性細胞性細胞傷害 antibody-dependent cell-mediated cytotoxicity（ADCC）を誘導するためのIgGに対するレセプターである．CD16はマクロファージや好中球にもみつかっており，抗体が結合した抗原の取り込みと消化に寄与している．シグナルに関しては，FcγRⅢはT細胞にも存在するζ鎖か，もしくは同じファミリー分子のFcγ鎖との会合を必要とする．Fcγ鎖はもう一つのFcレセプターFcε receptor Ⅰ（FcεRⅠ）がシグナルを伝達する際の構成分子でもある．第14章で紹介するが，このレセプターはIgE抗体に結合し，これがアレルゲンによって架橋されることでマスト細胞の脱顆粒を誘発する．最後に，NK細胞に発現している

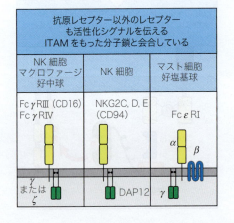

図7.14 ITAMをもつ分子鎖と会合するその他のレセプターも活性化シグナルを伝えることができる
B細胞やT細胞以外の細胞にも，ITAMをもつ修飾分子鎖と会合したレセプターがあり，レセプターが架橋されることによってITAMのリン酸化が生じる．これらのレセプターは活性化シグナルを伝える．FcγレセプターⅢ（FcγRⅢまたはCD16）はNK細胞，マクロファージ，好中球で発現している．IgGがこのレセプターに結合することで起こる反応に，抗体依存性細胞性細胞傷害（antibody-dependent cell-mediated cytotoxicity：ADCC）がある．NKG2C，NKG2D，NKG2Eのような活性型NK細胞レセプターもまたITAMをもつシグナル伝達分子鎖と会合している．βサブユニットは4回膜貫通型蛋白質である．マスト細胞のレセプターに結合しているIgEにさらに抗原が結合すると，炎症性メディエーターを内包している細胞内顆粒の放出が誘導される．Fcレセプターに会合しているγ鎖と，NK細胞活性化レセプターに会合しているDAP12鎖も一本鎖につき一つのITAMを有しホモ二量体として発現している．

抗原レセプターシグナルとリンパ球の活性化

多くの活性型レセプターはITAMを含む別の蛋白質であるDAP12と会合している（3-26項参照）．これらのITAMを含む補助的なシグナル伝達レセプターは，それぞれが会合するレセプターの刺激に呼応してチロシンリン酸化を受け，SykかZAP-70かのチロシンキナーゼを動員する．T細胞という例外を除き，Sykは広くすべての白血球分画に発現しているが，ZAP-70はT細胞とNK細胞のみに発現している．

ウイルス感染のいくつかは，感染先の宿主細胞から獲得したITAMをもつレセプターを発現していると考えられている．このようなウイルスにはエプスタイン・バール（EB）ウイルス Epstein–Barr virus があり，EBウイルスがもっている遺伝子 *LMP2A* は，細胞質尾部にITAMをもつ細胞膜蛋白質をコードしている．このためEBウイルスは，7-20項で紹介するシグナル伝達経路を介してB細胞増殖を誘導することができる．このシグナル伝達はEBウイルスによって誘導される悪性腫瘍へのステップとして重要である．ITAMをもつ蛋白質をコードする別のウイルス，カポジ肉腫ヘルペスウイルス Kaposi sarcoma herpesvirus（KSHVもしくはHHV8）は，感染細胞の悪性形質転換と増殖を引き起こす．

▶ MOVIE 7.1

7–12 活性化ZAP-70は足場蛋白質をリン酸化しPI3キナーゼ活性化を促進する

7-10項で述べたように，TCRのITAMにあるチロシン残基がリン酸化されることによって，ZAP-70が動員され活性化される．この過程によりZAP-70は細胞膜に近接

図7.15 ZAP-70によるLATとSLP-76のリン酸化は下流の四つのシグナルを惹起する

活性化したZAP-70は，足場蛋白質のLATとSLP-76をリン酸化し，活性化したTCRへと動員する．アダプター蛋白質の一つGadsはチロシンリン酸化を受けたLATとSLP-76とをつなぎ止めている．これらの足場蛋白質はさまざまな結合部位を介して，四つの重要なシグナルモジュールを惹起するためのさまざまなアダプター蛋白質や酵素を動員する．そのうちいくつかのシグナルモジュールに重要な構成要素として，細胞膜のPIP$_2$をリン酸化してPIP$_3$を生成するPI3キナーゼの活性化が挙げられる．これらの四つのシグナルモジュールには，細胞代謝活性を亢進するセリン/スレオニンキナーゼAktの活性化や，転写因子の活性化を誘導するPLC-γの活性化，アクチン重合や細胞骨格の再構成を誘導するVavの活性化，インテグリンの細胞接着とクラスター形成を促進するアダプター蛋白質ADAPの動員が含まれる．

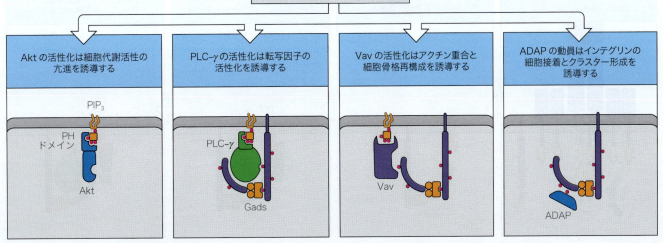

し，細胞膜近傍で足場蛋白質 T 細胞活性化リンカー linker for activated T cell（**LAT**）をリン酸化することができる．LAT は大きな細胞質ドメインをもった細胞膜蛋白質である（図 7.15）．ZAP-70 は他のアダプター蛋白質 **SLP-76** もリン酸化する．LAT と SLP-76 はアダプター蛋白質 Gads を介して架橋されているが，この三つの蛋白質分子複合体，つまり LAT・Gads・SLP-76 複合体は T 細胞活性化における中心的役割を担っている．三つのうちのどれか一つの遺伝子欠損マウスでも，T 細胞シグナルや T 細胞分化が重度に障害されるし，またヒトの ZAP-70 欠損でも同様の表現型であることがわかっている．ZAP-70 の活性化に続き次に不可欠な出来事は，PI3 キナーゼの動員と活性化である（7-4 項参照）．PI3 キナーゼの活性化と TCR 刺激とがどのように関連付けられているかはわかっていないが，現時点では低分子量 GTPase Ras の機能が候補として挙げられる．この場合，低分子量アダプター蛋白質 Grb2 に Ras の GEF である Sos が会合し，Grb2 が LAT と Sos を架橋し第二の三つの蛋白質分子複合体を形成するため，Sos は LAT に動員し Ras が活性化されると考えられる．

LAT・Gads・SLP-76 複合体の形成と PI3 キナーゼの活性化に続き，TCR シグナルは下流のいくつかのモジュールへと分岐し，この結果，適切な T 細胞活性化へと続く細胞応答が起きる（図 7.15）．各モジュールでは，鍵となるそれぞれに重要なメディエーターがシグナル複合体へと動員され開始される．LAT・Gads・SLP-76 複合体に結合しても，PI3 キナーゼが産生する PIP_3 に結合しても，その両方に結合してもよい．最終的に，これらのモジュールによって，**ホスホリパーゼ C-γ** phospholipase C-γ（**PLC-γ**）が活性化され，転写へと移行する．セリン/スレオニンキナーゼ Akt の活性化により代謝が影響され，アダプター蛋白質 ADAP の動員によって細胞接着性が増強し，蛋白質 Vav の活性化からアクチン重合が始まる．これらのモジュールはこの後の項目で詳しく紹介する．

7-13　活性化 PLC-γ は転写因子活性化を誘導するセカンドメッセンジャーのジアシルグリセロールとイノシトール三リン酸を生成する

TCR シグナルで重要な一つのモジュールは，**PLC-γ** の活性化である．まず，PLC-γ が自身の PH ドメインを介して PIP_3 と会合し，細胞膜内葉へと運ばれる．PIP_3 は，PI3 キナーゼによる PIP_2 のリン酸化によって作られる．次に PLC-γ はリン酸化 LAT と SLP-76 に結合する．PLC-γ は 2 種類のセカンドメッセンジャーを産生し，転写因子の活性化へと続く TCR 下流の三つの主要な分岐経路を活性化する．

図 7.16　LAT と SLP-76 による PLC-γ の動員とプロテインキナーゼ Itk による PLC-γ のリン酸化と活性化は T 細胞活性化の重要なステップである

ZAP-70 は足場蛋白質 LAT と SLP-76 をリン酸化し，LAT と SLP-76 はアダプター蛋白質 Gads の働きによって活性化 TCR のところでシグナル複合体を形成する．この複合体は同時に PI3 キナーゼの活性化を促進し，PIP_3 の産生（PIP_2 が PI3 キナーゼによってリン酸化され生成される）を誘導する．PLC-γ は自身の PH ドメインが PIP_3 に結合することで細胞膜へと動員し，LAT のリン酸化部位と SLP-76 のプロリンリッチ部位とに結合する．PLC-γ が活性化されるためには，PLC-γ が Tec ファミリーキナーゼ Itk によってリン酸化される必要がある．Itk は自身の PH ドメインと PIP_3 との相互作用およびリン酸化された SLP-76 との相互作用を介して細胞膜へと動員される．Itk によってリン酸化されると，PLC-γ は活性型となる．

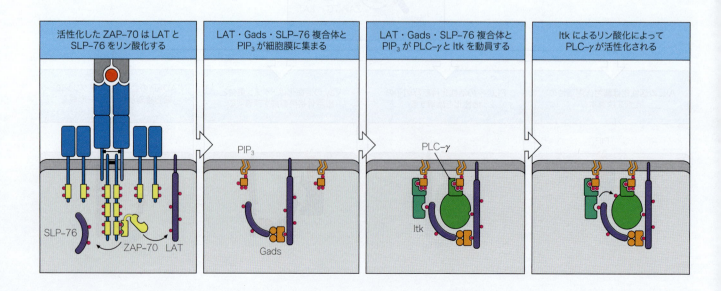

PLC-γ は T 細胞の活性化において重要な役割をもつため，PLC-γ の活性化はいくつかの異なるステップで調節されている．細胞膜への動員は必須ではあるが，それだけでは十分に PLC-γ を活性化することはできない．PLC-γ の活性化には，細胞質のチロシンキナーゼ Tec ファミリー分子の一つ，Itk によるリン酸化が必要である．Tec キナーゼは PH ドメイン，SH2 ドメイン，SH3 ドメインの三つのドメインを有しており，特に PH ドメインと細胞膜内葉の PIP_3 との結合を介して細胞膜へと動員する（図 7.16）．SH2 ドメインと SH3 ドメインは SLP-76 との会合を担う．これらドメイン間の相互作用によって，Itk はその基質である PLC-γ へと接近する．

一度 PLC-γ が細胞膜内葉へと動員し活性化すると，PLC-γ は細胞膜脂質である PIP_2 をさらに分解し（7-4 項，7-5 項），細胞膜脂質である**ジアシルグリセロール** diacylglycerol（**DAG**）と細胞質に拡散可能なセカンドメッセンジャー**イノシトール 1,4,5-三リン酸** inositol 1,4,5-trisphosphate（IP_3）（細胞膜脂質 PIP_3 と混同しないように）の二つを生成する（図 7.17）．DAG は細胞膜に結合しているが，細胞膜の平面上を拡散し，他のシグナル伝達分子が細胞膜に動員する際の分子標的となっている．IP_3 は細胞質へと拡散し，小胞体 endoplasmic reticulum（ER）膜にある IP_3 レセプターに結合する．このレセプターは Ca^{2+} チャネルであり，IP_3 との結合を契機に，ER 内に蓄えられていた Ca^{2+} を細胞質へと放出する．その結果で生じた ER 内のカルシウムの濃度の低下は，ER 膜蛋白質 **STIM1** の分子構造変化を引き起こす．STIM1 は ER 膜でクラスターを形成し，この STIM1 多量体が細胞膜へと会合し，そこで細胞膜カルシウムチャネル［あるいは**カルシウム遊離活性化カルシウムチャネル** calcium release-activated calcium channel（**CRAC channel**）］ORAI1 と直接会合する．STIM1 と ORAI1 との結合はカルシウムチャネルの開放を引き起こし，細胞外カルシウムが細胞内に流入，その結果，さらにシグナルが活性化すると同時に，ER のカルシウム貯蔵の補給がなされる．

PLC-γ の活性化は T 細胞活性化の重要なステップである．なぜなら PLC-γ というシグナル伝達モジュールは，この後に続くカルシウムの流入，Ras の活性化，**プロテインキナーゼ C-θ** protein kinase C-θ（**PKC-θ**）の活性化という三つのシグナル伝達経路への分岐点にあたるからであり，それぞれのモジュールは別々の転写因子の活性化へとたどり着く．これらのシグナル伝達経路はリンパ球以外にも多くの細胞種で用いられている．T 細胞の活性化においてこれらのモジュールが重要であるということは，T 細胞を酢酸ミリスチン酸ホルボール phorbol myristate acetate（PMA，DAG のアナログ）とイオノマイシン ionomycin（細胞外カルシウムを細胞内へと流入させる小孔形成剤）で刺激すると TCR 刺激の多くを代償できることからもわかる．また，Lck，ZAP-70，Itk，CD45，CARMA1，ORAI1 などを含む，シグナル伝達経路のこれら各因子の欠損が，**重症複合免疫不全症** severe combined immunodeficiency（**SCID**）患者の遺伝子変異からみつかっている．

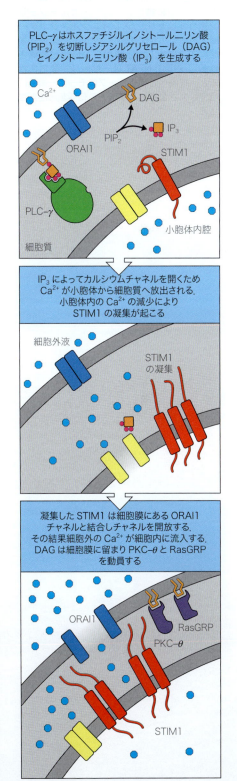

図 7.17　PLC-γ はイノシトールリン脂質を切断し二つの重要なシグナル伝達分子を産生する
（上図）ホスファチジルイノシトール二リン酸（PIP_2）は，細胞膜内葉の構成分子の一つである．PLC-γ はリン酸化によって活性化し，PIP_2 を二つに切断してイノシトール三リン酸（IP_3）とジアシルグリセロール（DAG）を生成する．IP_3 は細胞膜から離脱して細胞質へと拡散する分子であり，DAG はそのまま細胞膜内葉に留まる分子である．これらはともにシグナルに重要な分子である．（中央図）Ca^{2+} は二相性に放出される．IP_3 は小胞体（ER）にあるレセプターに結合し，カルシウムチャネル（黄色）を開放，ER から細胞質への第一段階の Ca^{2+} の放出を誘導する．ER 内の Ca^{2+} の低下は ER 膜上のカルシウムセンサー STIM1 を凝集させる引き金となる．（下図）凝集した STIM1 は細胞膜にある ORAI1 と呼ばれるカルシウムチャネルに結合し開口させることで，Ca^{2+} 流入の第二波を誘導する．これによって細胞質のカルシウム濃度は上昇し，ER 内の Ca^{2+} の備蓄も回復する．DAG はシグナル伝達蛋白質と会合し細胞膜へと動員させるが，その中でも重要なシグナル伝達蛋白質は Ras の GEF である RasGRP とセリン/スレオニンキナーゼであるプロテインキナーゼ C-θ（PKC-θ）である．RasGRP が細胞膜に動員されることで Ras が活性化され，活性化した PKC-θ は転写因子 NFκB の活性化を誘導する．

図 7.18 転写因子 NFAT はカルシウムシグナルによって制御されている

（左図）NFAT は自身のセリン残基とスレオニン残基がリン酸化されている状態では細胞質に留まっている．（中央図）抗原レセプターの刺激の後，まず最初に小胞体からの Ca^{2+} が細胞質に流入する（図示していない，7–17 項）．その後，細胞外からの流入が起こる（図示）．細胞質に流入した Ca^{2+} はカルモジュリンに結合し，Ca^{2+}・カルモジュリン複合体はセリン/スレオニンホスファターゼであるカルシニューリンと結合し活性化させ，この結果 NFAT の脱リン酸化が誘導される．（右図）NFAT は一度脱リン酸化されると，核内へと移行し，プロモーター領域に結合してさまざまな遺伝子の転写を活性化させる．

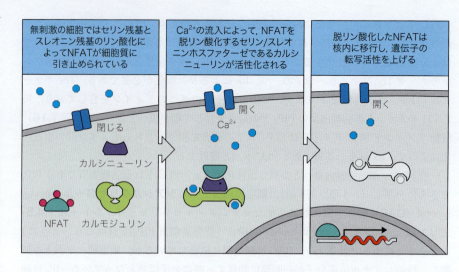

7–14　Ca^{2+} の流入は転写因子 NFAT を活性化する

PLC-γ から分岐した三つのシグナル伝達経路のうちの一つは，細胞質への Ca^{2+} の流入である．細胞のレセプターの活性化から始まり，PLC-γ を介した細胞質 Ca^{2+} の上昇によって引き起こされる一つの重要な帰着点が，転写因子ファミリーの一つ**活性化T細胞核内因子** nuclear factor of activated T cell（**NFAT**）の活性化である．このファミリーに属する5種類の蛋白質分子はT細胞以外のさまざまな組織で発現しているので，NFAT とはある意味で誤称である．活性化シグナルが起こっていない場合，NFAT はセリン/スレオニン残基がリン酸化されたまま，静止期T細胞の細胞質に存在している．このセリン/スレオニン残基のリン酸化はグリコーゲン合成キナーゼ 3 glycogen synthase kinase 3（GSK3）やカゼインキナーゼ 2（CK2）などのセリン/スレオニンキナーゼによって触媒されている．リン酸化された状態では，NFAT の核局在シグナル配列が核トランスポーターに認識されず，NFAT は核へ入ることができない（図 7.18）．

TCR の活性化によって細胞質 Ca^{2+} 濃度が上昇すると，Ca^{2+} は**カルモジュリン** calmodulin と呼ばれる蛋白質に結合し，カルモジュリンの構造変化を誘導する．その結果カルモジュリンはその他のさまざまな標的酵素と会合し，酵素を活性化させる．T細胞におけるカルモジュリンの重要な標的分子は，NFAT に作用するホスファターゼである**カルシニューリン** calcineurin である．NFAT がカルシニューリンによって脱リン酸化されると核局在シグナル配列が核トランスポーターによって認識され，NFAT は核内へと移行する（図 7.18）．NFAT は核内で，サイトカイン分子インターロイキン 2 interleukin-2（IL-2）を始めとする T 細胞活性化に必須なさまざまな分子の遺伝子発現をオンにする．

T 細胞活性化における NFAT の重要性は，**シクロスポリン A** cyclosporin A（**CsA**）や**タクロリムス** tacrolimus（**FK506** として知られている）などの特異的カルシニューリン阻害薬の結果からも明らかである．シクロスポリン A は蛋白質分子シクロフィリン A cyclophilin A と複合体を作り，この複合体がカルシニューリンを阻害する．タクロリムスはまた別の蛋白質分子である FK 結合蛋白質 FK-binding protein（FKBP）と結合し，この複合体がシクロスポリン A と類似したカルシニューリンの阻害効果を示す．カルシニューリンの阻害を介して，これらの薬剤は活性化 NFAT の形成を防いでいる．T 細胞はカルシニューリンの発現が低いため，他の細胞種よりもこの経路の阻害により敏感である．シクロスポリン A とタクロリムスとの併用は効果的な免疫抑制薬として働くため，臓器移植の拒絶反応を制御する目的で広く用いられている（第 16 章と 16–3 項参照）．

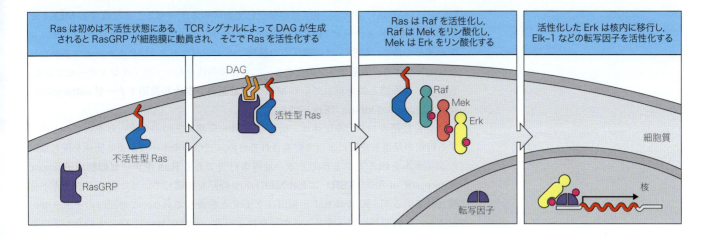

7–15 Ras 活性化は MAPK 経路を刺激し転写因子 AP-1 の発現を誘導する

シグナルの中継として重要な PLC-γ の活性化に続く次のモジュールは，低分子量 GTPase Ras の活性化である．Ras の活性化はさまざまな経路を介して誘導することができる．T 細胞において最も効果的な Ras の活性化経路は，PLC-γ が産生する DAG を介する経路である．この経路を担う蛋白質分子の一つが RasGRP であり，RasGRP は Ras 特異的に働くグアニンヌクレオチド交換因子（GEF）としての機能をもつ．RasGRP は C1 ドメインと呼ばれる DAG 結合部位をもっている．この C1 ドメインと DAG との相互作用により，RasGRP は細胞膜にある活性化シグナル複合体近傍へと動員され（図 7.19），Ras の GDP を GTP へと変換し Ras を活性化する．TCR シグナルの下流として，Ras はもう一つのグアニンヌクレオチド交換因子である Sos によっても活性化される（7–2 項，7–3 項）．Sos はアダプター蛋白質 Grb2 を介して動員されるが，Grb2 がリン酸化された LAT と会合することで，Sos も LAT と SLP-76 の複合体に動員する．

次に活性化 Ras は，三つのキナーゼが組になって連鎖的に活性化を起こすシグナル伝達系を惹起する．この連鎖反応の最後に活性化される分子が，**マイトジェン活性化プロテインキナーゼ** mitogen-activated protein kinase もしくは **MAP キナーゼ（MAPK）** として知られるセリン/スレオニンキナーゼである．抗原レセプターシグナルの場合，連鎖反応の最初のキナーゼは，**Raf** と呼ばれる MAPK キナーゼキナーゼ MAPK kinase

図 7.19 DAG は MAPK 経路を活性化し転写因子の活性化を誘導する

すべての MAPK 経路は Ras などの低分子量 G 蛋白質の活性化から開始される．DAG によって細胞膜へと動員されたグアニンヌクレオチド交換因子（GEF）RasGRP によって，Ras は不活性型（左端図）から活性型（左から 2 番目の図）へとスイッチする．Ras は連鎖反応の最初の酵素であるプロテインキナーゼ Raf つまり MAPK キナーゼキナーゼ（MAP3K）を活性化する（右から 2 番目の図）．Raf は MAP2K である Mek をリン酸化し，続いて Mek は MAPK である Erk をリン酸化し活性化する．足場蛋白質 KSR は Raf と Mek と Erk とに会合し，相互作用の効率を手助けしている（図示していない）．Erk はリン酸化と活性化によってこの複合体から離脱し，細胞質へと拡散し核内へ移行する（右端図）．Erk による転写因子のリン酸化の結果，新たな遺伝子の転写が開始される．

MOVIE 7.2

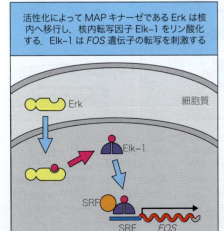

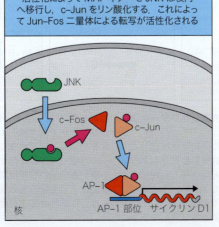

図 7.20 転写因子 AP-1 は Ras/MAPK シグナル伝達経路の最終産物として形成される

（左図）MAPK である Erk のリン酸化は，Ras–MAPK カスケード反応の結果であり，活性化した Erk は核に移行し転写因子 Elk-1 をリン酸化する．Elk-1 は血清応答因子 serum response factor（SRF）とともに，転写因子 c-Fos のプロモーター領域（*FOS*）にある SRE に結合し，c-Fos の転写を刺激する．（右図）プロテインキナーゼ PKC-θ は c-Jun N 末端キナーゼ c-Jun N-terminal kinase（JNK）と呼ばれる別の MAPK のリン酸化を誘導する．これによって JNK は核内へと移行することができ，c-Fos と二量体を形成する転写因子 c-Jun をリン酸化する．リン酸化された c-Jun/Fos 二量体は活性型 AP-1 転写因子として AP-1 結合領域に結合し，多くの標的遺伝子の転写を促進させる．

kinase（MAP3K）である．Raf は連鎖反応での次のキナーゼとして位置する **MEK1** と呼ばれる MAPK キナーゼ MAPK kinase（MAP2K）をリン酸化するセリン／スレオニンキナーゼである．MEK1 は連鎖反応の最後のキナーゼである MAP キナーゼのチロシン残基とスレオニン残基をリン酸化する，二重に特異性をもつプロテインキナーゼである．T 細胞と B 細胞とに発現している MAPK は**細胞外シグナル調節キナーゼ** extracellular signal-regulated kinase（**Erk**）である．

　MAPK 経路のシグナル伝達は，特定の MAPK 経路の三つのキナーゼそれぞれと結合する特定の足場蛋白質によって促進されるため，三つのキナーゼがより関係を保ちながらシグナルを伝えることができる．足場蛋白質である **Ras キナーゼ抑制因子** kinase suppressor of Ras（**KSR**）は Raf/MEK1/Erk 経路を統制している．TCR シグナルが惹起されている間，KSR は Raf と MEK1 と Erk と会合しており，この三つのキナーゼの担体として細胞膜へ局在する．この局在によって，活性化 Ras は KSR と結合している Raf と会合し，Raf の下流の MAPK 経路のシグナル活性化を誘導する（図 7.19）．

　MAPK の重要な機能は，免疫応答に続く新たな遺伝子の発現誘導を担う転写因子のリン酸化と活性化である．Erk は間接的に転写因子 **AP-1** を生成する．AP-1 はそれぞれ Fos と Jun 転写因子ファミリーの単量体からなるヘテロ二量体である（図 7.20）．活性型 Erk は，転写因子 Elk-1 をリン酸化し，Elk-1 は血清応答因子 serum response factor と呼ばれる転写因子とともに，*FOS* 遺伝子の転写を開始する．Fos 蛋白質は Jun と会合し AP-1 ヘテロ二量体となるが，これは **Jun キナーゼ** Jun kinase（**JNK**）と呼ばれるもう一つの MAPK が Jun をリン酸化するまで転写活性に関して不活性化状態として維持される．NFAT と同じように，AP-1 は，サイトカイン IL-2 をコードする遺伝子を含めて，T 細胞活性化に重要なさまざまな遺伝子の転写をオンにするのに重要な働きをしている．

7–16　プロテインキナーゼ C は転写因子 NFκB と AP-1 とを活性化する

　PLC-γ から続く三つ目の重要なシグナル伝達は PKC-θ の活性化である．PKC-θ は

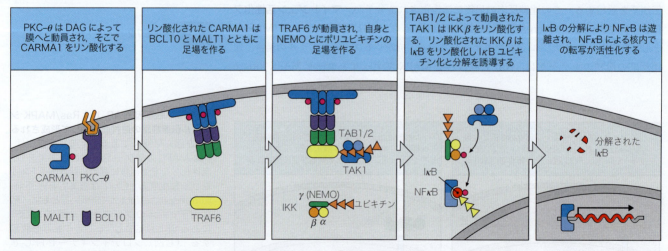

図 7.21　プロテインキナーゼを介して行われる抗原レセプターによる転写因子 NFκB の活性化

ジアシルグリセロール（DAG）は TCR シグナルの結果活性化した PLC-γ によって生成されるが，DAG によって細胞膜に動員されたプロテインキナーゼ C-θ（PKC-θ）は，細胞膜で CARMA1 と呼ばれる足場蛋白質をリン酸化する．CARMA1 は BCL10 や MALT1 とともに複合体を形成し，E3 ユビキチンリガーゼ TRAF6 を動員する．図 3.13 で前述したとおり，キナーゼ TAK1 は TRAF6 によるポリユビキチン修飾を受け，IκB キナーゼ（IKK）複合体 [IKKα・IKKβ・IKKγ（NEMO）] をリン酸化する．IKK は IκB をリン酸化することで IκB のユビキチン化を促進し，IκB はプロテアソームによる蛋白質分解の標的となる．その結果，IκB の抑制から NFκB が解除され核内へと移行し，NFκB の標的遺伝子の転写が開始される．NEMO の欠損は，NFκB の活性化障害による免疫不全の原因となり，細胞外細菌感染の感受性が増加し，しばしば外胚葉形成不全として知られる皮膚疾患を伴う．

T細胞と筋肉に特異的に発現しているプロテインキナーゼCのアイソフォームである．PKC-θ欠損マウスでは胸腺でのT細胞分化は起こるが，TCRとCD28による末梢成熟T細胞のシグナル応答に障害がある．これは二つの致命的な転写因子NFκBとAP-1の活性化が障害されるからである．これらの転写因子はまた，T細胞の活性化に必要な遺伝子群の転写開始にも一役買っている．例えば，IL-2の転写開始にはNFATとAP-1のほかにNFκBが必要であり，PKC-θの活性化がT細胞活性化における重要な要素となる．

PKC-θはC1ドメインを有しており，PLC-γの活性化に伴いDAGが生成されると，PKC-θも細胞膜に動員される（図7.17）．この細胞膜への局在により，PKC-θはキナーゼ活性を働かせ，最終的にNFκBの活性化へと続くシグナル伝達系を開始させる（図7.21）．PKC-θは細胞膜に局在する巨大な足場蛋白質CARMA1をリン酸化する．このリン酸化によってCARMA1は単量体化し，他の蛋白質とともにさまざまなサブユニットから構成される複合体を形成する．この複合体はTRAF6を動員しTRAF6を活性化するが，このTRAF6は第3章で紹介したTLRシグナル伝達経路でNFκBを活性化するTRAF6と同じ分子である（図3.13）．

NFκBとはRelファミリー蛋白質のホモ二量体もしくはヘテロ二量体の一群の総称である．リンパ球で活性化される最も一般的なNFκBはp50・p65Relヘテロ二量体である．このヘテロ二量体は，κB阻害因子inhibitor of κB（IκB）と呼ばれるNFκBを抑制する蛋白質と結合しているため，細胞内では不活性化状態のまま維持されている．TLRシグナルで説明したとおり（図3.13），まずTRAF6はキナーゼTAK1を活性化しIκBの分解を促進する．TAK1はセリンキナーゼであるIκBキナーゼIκB kinase(IKK)複合体をリン酸化し，IKKはIκBをリン酸化する．IκBのリン酸化の結果，IκBのユビキチン化とIκBの分解が起こり，結果的に活性化NFκBの核移行が起こる．IKKγサブユニット（いわゆるNEMO）の遺伝子欠損は，**X連鎖無汗性外胚葉形成不全症および免疫不全症** X-linked hypohidrotic ectodermal dysplasia and immunodeficiencyと呼ばれる症候群を引き起こす．この症候群では，皮膚や歯などの外胚葉由来の器官の形成不全と免疫不全が特徴的である．

PKC-θはJNKを活性化するため，JNKを介して転写因子AP-1を活性化する可能性が考えられている．しかし，PKC-θを欠損したT細胞では，NFκB活性化とAP-1活性化の両方が障害されている一方，JNKの活性化には異常がないため，PKC-θによるAP-1の活性化経路はまだはっきりしない．

図7.22　セリン/スレオニンキナーゼAktはTCRシグナルによって活性化され細胞生存を亢進しmTORを介した細胞代謝活性を増強する

（第1図）TCRシグナルはPI3キナーゼを活性化し（図示していない），細胞膜でのPIP$_3$生成を誘導する．PIP$_3$はキナーゼPDK1を動員し活性化する．Aktは次のセリン/スレオニンキナーゼとしてPHドメインを介しPIP$_3$と会合し，PDK1によってリン酸化，活性化される．（第2図）活性型Aktは，ミトコンドリア膜上で抗アポトーシス蛋白質Bcl-2と結合し抑制する，プロアポトーシス蛋白質Badをリン酸化する．（第3図）リン酸化Badは14-3-3と結合することで，Bcl-2を解放し細胞を生存へと導く．（第4図）Aktの二つ目の機能としてTSC1/2のリン酸化があり，TSC1/2は低分子量GTPaseの一つRhebのGAPとして働いている．（第5図）TSC1/2がリン酸化されると，TSC1/2は不活性型Rhebを放出し，Rhebは活性化する．活性型RhebはmTORに結合しmTORを活性化する．mTORは一度活性化すると，さまざまなシグナル伝達経路に働きかけ，脂質産生，リボソーム生合成，mRNA合成，蛋白質翻訳などを促進する．

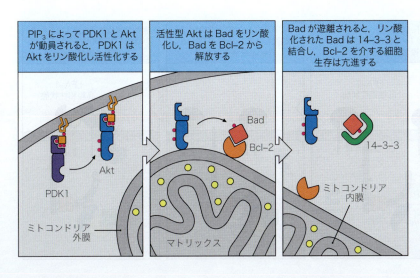
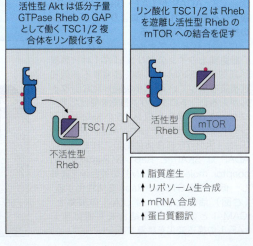

7-17 PI3キナーゼの活性化はセリン/スレオニンキナーゼAktを介して細胞の代謝経路を亢進させる

抗原レセプターシグナル伝達の重要な帰結の一つが転写因子の活性化である一方，生産的なT細胞応答には細胞の代謝の変化も必要であり，急速に細胞分裂するためのエネルギー源や高分子物質の需要に対応しなければならない．PI3キナーゼ経路は，セリン/スレオニンキナーゼAkt（プロテインキナーゼB protein kinase Bとしても知られている）によって始まる第二の重要なシグナル伝達モジュールを動員し活性化することで，この代謝亢進の中心的役割を果たしている．Aktは自身のPHドメインを介し，PI3キナーゼが産生する細胞膜のPIP$_3$と結合する（図7.22，図7.5）．Aktは細胞膜でPDK1によってリン酸化・活性化されるが，一度活性化されるとさまざまな下流の蛋白質をリン酸化する．この結果の一つが，複数のメカニズムを介して細胞生存を促進することであり，主なメカニズムとしてプロアポトーシス蛋白質であるBadのリン酸化がある．リン酸化によって，Badは抗アポトーシス（生存促進 pro-survival）蛋白質であるBcl-2に結合しBcl-2の機能を抑制することができなくなる（図7.22）．もう一つの活性化Aktの機能として，ホーミングレセプターと接着分子の発現調節があり，これらは活性化T細胞の遊走を制御している（詳細は第9章と第11章で述べる）．また活性化Aktはグルコースの利用を上げることで細胞の代謝を亢進させる．T細胞の代謝亢進とは，解糖系酵素群の活性化の上昇や，栄養素を運ぶための細胞膜上のトランスポーターの発現誘導のことである．

活性化Aktのもう一つの重要な働きは，高分子生合成を制御している**哺乳類ラパマイシン標的蛋白質** mammalian target of rapamycin（**mTOR**）経路を刺激することである（図7.22）．Aktは，低分子量GTPase RhebのGAPとして働くTSC複合体をリン酸化し不活性化状態にする．それによりRhebの活性化が維持され，mTORも活性化する．mTOR経路は細胞代謝に対してさまざまな効果を発揮しているが，まとめると，これらの変化は，T細胞活性化に付随する遺伝子の発現上昇，蛋白質合成，細胞分裂などに必要な材料を提供するのに必須なのである．特に，mTORの活性化によって脂質産生やリボソーム生合成，mRNA合成，蛋白質翻訳などが亢進する．

7-18 TCRシグナルはインテグリンを介する細胞接着を亢進させる

TCR刺激によって誘導される3番目のシグナル伝達モジュールは，インテグリンを介する細胞接着の増強である．細胞骨格の変化（次項で紹介する）とともに，この過程はT細胞と抗原提示細胞との結合を安定化させ，7-19項で記載する「免疫シナプス

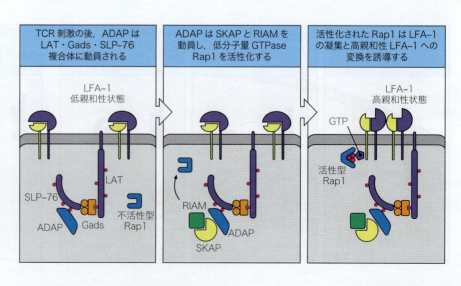

図7.23 ADAPがLAT・Gads・SLP-76複合体へ動員されることによりインテグリンの接着と凝集が亢進する

（左図）TCRシグナルが刺激される前は，T細胞膜上のインテグリンLFA-1は抗原提示細胞上のICAM-1と弱く結合する低親和性構造を呈している．（中央図）TCRシグナルが入ると，チロシンリン酸化を受けたアダプター分子ADAPとSLP-76のSH2ドメインとの相互作用を介して，ADAPがLAT・Gads・SLP-76複合体に動員される．次にADAPはSKAPとRap1-GTP-interacting adaptor molecule（RIAM）の複合体を動員し，低分子量GTPase Rap1を活性化する．（右図）活性化Rap1はLFA-1の凝集と，ICAM-1との高親和性結合を可能にするLAF-1の構造変化を誘導する．

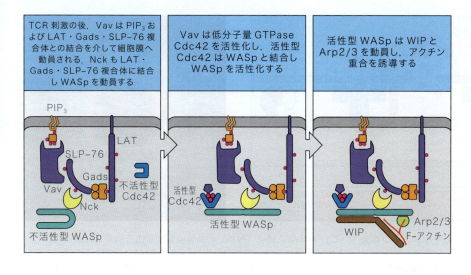

図7.24 VavのLAT・Gads・SLP-76複合体への動員がCdc42の活性化とアクチン重合を誘導する

（左図）Vavは低分子量GTPase Cdc42のグアニンヌクレオチド交換因子（GEF）であり，AktのPHドメインと細胞膜のPIP$_3$との結合およびリン酸化されたSLP-76との結合により，活性化されたTCRの複合体へと動員される．小アダプター蛋白質NckはSLP-76のリン酸化チロシン残基に結合し不活性型の蛋白質分子WASpを動員する．（中央図）Vavによって活性化されたCdc42はWASpと結合し活性化する．（右図）活性型WASpはWIPと結合し，Arp2/3を動員しアクチン重合を誘導する．このシグナル伝達経路の重要性は，ヒト免疫不全症のウィスコット・アルドリッチ症候群の責任遺伝子がWASpをコードしていたという発見により明らかである．

immunological synapse」という構造に活性化シグナル複合体を局在させる働きがある（図7.25）．免疫シナプスは，T細胞が抗原提示細胞や標的細胞に直接安定化して接着したT細胞の細胞膜の一部分であり，TCRがペプチド・MHCリガンドを認識して数分で形成される．免疫シナプスが形成されるときの重要な要素として，T細胞上に発現しているインテグリンLFA-1の接着性の増強がある．無刺激時のT細胞では，LFA-1は低親和性状態のまま細胞膜上に拡散しており，その結果LFA-1のリガンドであるICAM-1とは弱い結合を保っている．TCRが刺激されると，LFA-1分子は免疫シナプスに凝集し，それと同時に構造変化を起こしICAM-1に対して高親和性となる．この二つの変化によって，T細胞と抗原提示細胞との接着性は増強し，細胞-細胞相互作用は安定化へと導かれる．LFA-1のこの一連の変化は，アダプター蛋白質であるADAPが足場蛋白質複合体LAT・Gads・SLP-76へと動員されることから始まる（図7.23）．まずADAPが二つの蛋白質SKAP55とRIAMを動員する．このADAP・SKAP55・RIAM複合体が低分子量GTPase Rap1と結合し，TCRと同じ場所でRap1が活性化される．次にGTP結合型Rap1はLFA-1を凝集させ，さらに結合相手であるICAM-1に高親和性となるようLFA-1の構造変化を促す．ADAP欠損T細胞ではTCR刺激による細胞増殖とサイトカイン産生が障害されることからも，この経路の重要性が理解できる．

7-19 TCRシグナルは低分子量GTPase Cdc42を活性化して細胞骨格再編成を誘導する

4番目のTCRのシグナル伝達モジュールは，免疫シナプスの安定化にも寄与するアクチン細胞骨格の再編成である．このシグナルがないとインテグリンの凝集は起こらず，T細胞と抗原提示細胞との相互作用が安定化できないため，実際のT細胞の活性化はほぼ不能となる．TCRシグナルの中でこのシグナル伝達モジュールに重要な因子はVavであり，VavはCdc42などのRhoファミリーGTPaseを活性化するGEFとして働いている．PLC-γやItkと同様に，VavはPHドメインを介してPIP$_3$と，SH2ドメインを介してLAT・Gads・SLP-76足場蛋白質複合体と相互作用し，活性化したレセプターのある場所へと動員される（図7.24）．Vavによって活性化されたGTP結合型Cdc42は，**ウィスコット・アルドリッチ症候群蛋白質** Wiskott–Aldrich syndrome protein（**WASp**）に構造変化を起こさせ，WASpは低分子量アダプター蛋白質Nckを介してLAT・Gads・SLP-76足場蛋白質複合体に動員される．この活性型WASpはWIPと結合し，WASpはWIPと共同してArp2/3を動員しアクチン重合を誘導する．この

第7章：リンパ球レセプターシグナル

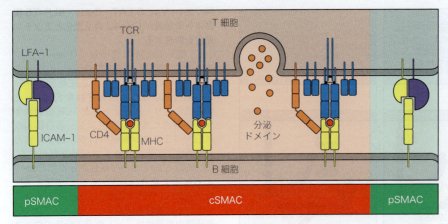
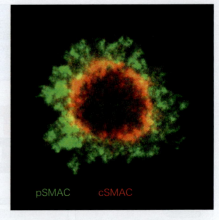

図 7.25 免疫シナプスは T 細胞の方向性をもったサイトカインの分泌を可能にする構造となっている

　T 細胞上の TCR が抗原提示細胞上のペプチド・MHC を認識すると，接着している二つの細胞の細胞膜でレセプターの再構成が起こる．（左図）$CD4^+$ T 細胞が B 細胞上のペプチド・MHC リガンドを認識したときに形成される免疫シナプスには，T 細胞が B 細胞表面に向けて細胞膜と細胞膜との隙間にサイトカインを放出するという機能がある．（右図）シグナルが惹起してから 30 分後の TCR–ペプチド・MHC（赤色）と LFA-1/ICAM-1（緑色）の共焦点顕微鏡像を示す．TCR–ペプチド・MHC 複合体の中心部への凝集と LFA-1/ICAM-1 複合体の周囲の輪が観察される．この構造は中心部超分子活性化複合体 central supermolecular activation complex（cSMAC，赤色），辺縁部超分子活性化複合体 peripheral supermolecular activation complex（pSMAC，緑色）と呼ばれている．この構造は免疫シナプスとして認知されている．（写真は貝塚芳久の厚意による）

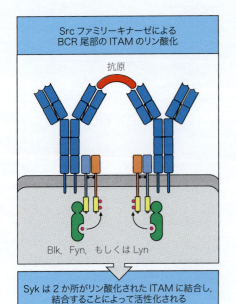
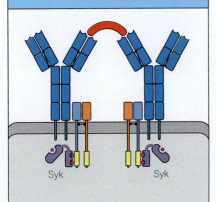

経路が重要であることは，WASp の欠損が免疫不全症であるウィスコット・アルドリッチ症候群の原因となっていることからも明らかである．WASp はさまざまな細胞に発現しているため，ウィスコット・アルドリッチ症候群患者では多様な免疫細胞が機能不全を呈し，これら多様な免疫細胞で WASp 依存的なアクチン重合がその機能に寄与しているということがわかる．この疾患での顕著な異常は，T 細胞依存的抗体産生でみられ，このことは $CD4^+$ T 細胞が B 細胞と効率的な相互作用を起こすにはアクチン重合が必要であることを示している．免疫シナプスは T 細胞が B 細胞に直接サイトカインを放出するのに必要とされるので，WASp 欠損 T 細胞が B 細胞に適切な「ヘルプ」を提供できないのはこの免疫シナプスの形成障害に起因する（図 7.25）．

7–20　BCR シグナルの経路は TCR と同様であるが一部のシグナル伝達成分は B 細胞特異的である

　TCR と BCR との間には，シグナル伝達における多くの共通点がみられる．TCR のように，BCR も抗原認識分子鎖とそれに会合する ITAM をもつシグナル伝達分子鎖から構成され，B 細胞のシグナル伝達分子鎖は Igα 鎖と Igβ 鎖である（図 7.10）．B 細胞では，三つの Src ファミリープロテインキナーゼ，Fyn と Blk と Lyn が ITAM のリン酸化にかかわると考えられている（図 7.26）．これらのキナーゼは，静止状態の Igα 鎖と Igβ 鎖のリン酸化されていない ITAM と弱い親和性で会合している．レセプター

図 7.26　Src ファミリーキナーゼは BCR と会合し，Syk の結合部位となる ITAM のチロシン残基リン酸化と，リン酸基の転移による Syk の活性化を誘導する

　膜結合型 Src ファミリーキナーゼ Fyn，Blk，Lyn は，ITAM との結合を介して BCR と会合する．図に示してはいないが，膜結合型 Src ファミリーキナーゼの N 末端ドメインを介してか，あるいは膜結合型 Src ファミリーキナーゼの SH2 ドメインとリン酸化チロシン残基 1 個との会合を介してかのどちらかによる．リガンドと結合しレセプターがクラスターを形成すると，会合しているキナーゼが Igα 鎖および Igβ 鎖の細胞質尾部にある ITAM のチロシン残基をリン酸化する．それに続いて Syk が Igβ 鎖のリン酸化された ITAM に会合する．それぞれのクラスターには少なくとも二つのレセプター複合体があるため，Syk 分子は近接して会合し，相互にリン酸化することで活性化し，さらにシグナルが伝わる．

抗原レセプターシグナルとリンパ球の活性化

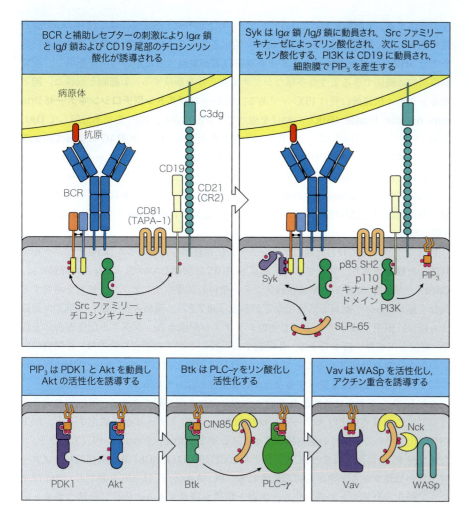

図 7.27 BCR と補助レセプターとの会合が下流のシグナル分子を活性化し Akt と PLC-γ と WASp の活性化を導く

抗原が補体で修飾されている場合には，B細胞の補助レセプターと BCR とが一緒に会合するため，BCR シグナルは非常に増強される．抗原に結合した補体分子 C3 が C3dg へと切断されると（図 2.30 参照），補体修飾された抗原は細胞表面分子 CD21（補体レセプター 2 complement receptor 2：CR2）に結合する．CD21 は B 細胞の補助レセプター複合体の構成分子であり，その他に CD19 と CD81（TAPA-1）が補助レセプター複合体に含まれる．補助レセプターが架橋され抗原レセプターとともにクラスターが形成されると，BCR シグナルを構成する Igα 鎖と Igβ 鎖の細胞質ドメインにある ITAM 配列のチロシン残基がリン酸化される．Src ファミリーキナーゼはまた，CD19 の細胞質ドメインのチロシン残基もリン酸化する．Igα 鎖と Igβ 鎖のリン酸化 ITAM はチロシンキナーゼ Syk を動員し活性化させ，Syk は T 細胞での ZAP-70 と同じような機能を果たす．リン酸化された CD19 の細胞質尾部は PI3 キナーゼを動員し，細胞膜での PIP_3 の産生を誘導する．活性化 Syk は膜結合型足場蛋白質 SLP-65 をリン酸化し，SLP-65 は CIN85 との会合を介して細胞膜に局在する．PIP_3 は PDK1 と Akt を動員し，Akt は活性化される．リン酸化された SLP-65 と PIP_3 は Tec ファミリーキナーゼ Btk と PLC-γ とをリン酸化し，その結果 Btk のリン酸化と PLC-γ の活性化が誘導される．リン酸化された SLP-65 と PIP_3 は，Vav と Nck と不活性型 WASp を動員する．Vav は WASp を活性化する低分子量 GTPase を活性化し，アクチン重合を誘導する．活性化した GTPase はさらにインテグリンの凝集や LFA-1 の高親和性型への転換を誘導する．

が多価の抗原に遭遇して，架橋されると，レセプターに会合していたキナーゼ群が活性化し ITAM のチロシン残基をリン酸化する．B 細胞は ZAP-70 を発現していないが，その代わりに二つの SH2 ドメインをもつ ZAP-70 とよく似たチロシンキナーゼ **Syk** がリン酸化 ITAM に動員する．ZAP-70 は自分が活性化するために，さらに Lck によるリン酸化を必要とするのに対し，Syk は単純にリン酸化部位に結合するだけで活性化する．

B 細胞では，補助レセプターや補助刺激レセプターがまとまって一つのアクセサリーレセプターを形成する．このレセプターは細胞膜レセプター **CD19** と **CD21** と **CD81** との複合体であり，しばしば B 細胞補助レセプター B-cell co-receptor と呼ばれている（図 7.27）．T 細胞と同様に，BCR からの抗原依存的シグナルは，B 細胞補助レセプターがそのリガンドと同時に結合し，抗原レセプターとともにクラスターを形成したときに増強される．CD21（補体レセプター 2 complement receptor 2，CR2 とも呼ばれる）は補体の C3dg フラグメントに対するレセプターである．これは，C3dg が結合する細菌性病原体のような抗原が（図 7.27），CD21・CD19・CD81 複合体とともに BCR を架橋できることを意味する．これは BCR と会合するチロシンキナーゼによって CD19 の細胞質尾部がリン酸化され，その結果さらなる Src ファミリーキナーゼが結合し，BCR そのもののシグナルが増強し，PI3 キナーゼの動員が起きる（7-4 項）．PI3 キナーゼは BCR から始まるもう一つのシグナルを惹起する（図 7.27）．B 細胞補助レセプターは，BCR が抗原を認識したというシグナルを増強する方向に働く．BCR の三つ目の構成要素である CD81（TAPA-1）の役割はまだよくわかっていない．

一度活性化すると，Syk は足場蛋白質 **SLP-65**（**BLNK** としても知られている）を

リン酸化する．T細胞におけるLATとSLP-76と同様に，SLP-65はこれら二つの蛋白質の代替として機能する．SLP-65はリン酸化されることで，酵素やアダプター蛋白質を含むSH2ドメインをもったさまざまな蛋白質が動員するための場所を提供し，互いが協調的に機能できるような多様なシグナル複合体を形成する．T細胞と同様に，鍵となるシグナル伝達蛋白質はPLC-γである．PLC-γは**ブルトン型チロシンキナーゼ Bruton's tyrosine kinase（Btk）**の助けを借りてリン酸化され，PIP_2を加水分解してDAGとIP_3を生成する（図7.27）．TCRで議論されたとおり，Ca^{2+}とDAGによって始まるシグナルは，下流の転写因子の活性化へと進む．Btk（X染色体にコードされている）の欠損は，B細胞の分化と機能を障害し，抗体の欠損を特徴とするX連鎖無γグロブリン血症 X-linked agammaglobulinemia を引き起こす．Btkのほかにも，レセプターやSLP-65を含むB細胞の他のシグナル伝達分子の変異がB細胞免疫不全を引き起こす（第8章参照）．

TCRシグナルで紹介した他の下流シグナル伝達経路も，いくつかはBCRシグナルと共通した経路があり，アダプター蛋白質SLP-65に依存している．これらの経路には，Cdc42とWASpによるVav依存的アクチン重合の誘導やインテグリン接着を増強する低分子量GTPaseの動員と活性化などがある（図7.27）．膜結合型抗原をB細胞が認識する際は，BCRシグナルによって免疫シナプスが形成され，シグナル伝達複合体を細胞-細胞との境界に留まらせる．B細胞での免疫シナプスの重要な機能は，B細胞の抗原の取り込みを促進させることであり，$CD4^+$T細胞に対してペプチド・MHC複合体の形で取り込んだ抗原を提示することが必要条件となっている．

またBCRシグナルは活性化B細胞に代謝の変化を引き起こさせる．T細胞の場合と同様に，この反応はPI3キナーゼ活性に依存し，PI3キナーゼが活性化すると，BCRが活性化している場所での細胞膜ホスホイノシチド phosphoinositide PI $(3,4,5)\,P_3$の合成を促す．この反応はまたBCRシグナルにCD19/CD21/CD81 B細胞補助レセプター複合体が加算することでさらに増幅される．PI $(3,4,5)\,P_3$ はAktを動員し，Aktは次にリン酸化されることで活性化し，生存と増殖を誘導するAkt依存的経路の増強と同時に，下流のmTORを活性化に導く．（図7.27）．

まとめ

リンパ球の細胞表面上に発現している抗原レセプターは複数の蛋白質分子が集まった複合体であり，抗原結合鎖がレセプターからのシグナル伝達を担う修飾的な蛋白質分子と相互作用している．これらの蛋白質鎖はITAMとして知られるチロシンを含んだシグナル伝達モチーフを有している．ITAMをもつシグナル伝達鎖は，リンパ球を始め多くの細胞種において活性型レセプターとして広く使われている．リンパ球では，抗原によってレセプターが活性化されることで，図7.28で概略的に示されている一連の生化学的反応が起こる．このシグナル伝達経路はSrcファミリーキナーゼによるITAMのリン酸化を機に開始される．リン酸化されたITAMは次に別のチロシンキナーゼ（T細胞ではZAP-70，B細胞ではSyk）を動員する．ZAP-70やSykの活性化によって，T細胞ではLATやSLP-76と呼ばれる足場蛋白質のリン酸化が，B細胞ではSLP-65足場蛋白質のリン酸化が起こり，PI3キナーゼの活性化へと続く．複合体化したシグナル伝達蛋白質は，PLC-γ，ADAP，Vavも加えたこれらのリン酸化された足場によって動員され活性化される．Aktも活性化したPI3キナーゼによって産生された細胞膜のPIP_3によって動員され活性化される．PLC-γはイノシトール三リン酸 inositol trisphosphate（IP_3）とジアシルグリセロール diacylglycerol（DAG）を産生する．IP_3は細胞内カルシウムの濃度変化に，DAGはプロテインキナーゼC-θ protein kinase C-θと低分子量G蛋白質Rasの活性化に重要な役割をもつ．T細胞ではこれら経路は最終的に三つの転写因子，AP-1とNFATとNFκBの活性化に終結する．これらの転写

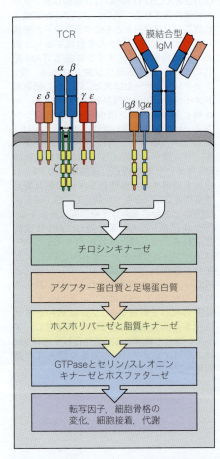

図7.28　抗原レセプターシグナル経路の概要
本章で概説したようにTCRおよびBCR下流のシグナルは，細胞の中へと広く変化を伝えていくさまざまなカテゴリーの分子が協調的，連続的かつ段階的に働くことで伝えられている．抗原レセプター刺激の後で最初に起こることはチロシンキナーゼの活性化である．この後，アダプター蛋白質や足場蛋白質が修飾を受け，ホスホリパーゼや脂質キナーゼが活性化したレセプター複合体へと動員される．次の段階のシグナルでは，さまざまなGTPaseやセリン/スレオニンキナーゼ，プロテインホスファターゼの活性化を介して，初期のステップのシグナルが増幅される．これらは包括的に転写因子の活性化や細胞骨格の変化，細胞接着の増強や代謝の亢進を促進し，すべてのシグナルがT細胞やB細胞の活性化に貢献する．

因子は協調的に働き，活性化したリンパ球が増殖し，より機能分化するために不可欠なサイトカイン IL-2 の転写を誘導する．転写因子の活性化に加えて，T 細胞と B 細胞の抗原レセプターシグナルは，細胞生存の亢進や代謝の活性化，細胞接着，細胞骨格の再構築を誘導する．抗原レセプターシグナルは，レセプターと抗原との結合の結果，結合に加担してくる補助レセプターによっても促進される．これらの補助レセプターとは，MHC と結合する T 細胞の細胞膜貫通型蛋白質 CD4 や CD8 であり，B 細胞では補体と結合し CD19 を構成要素とする B 細胞補助レセプター複合体である．

T 細胞と B 細胞の抗原レセプターシグナルを調節する補助刺激レセプターと抑制性レセプター

　TCR および BCR からのシグナルはリンパ球の活性化に必須であり，このシグナルから始まる適応免疫応答の特異性を決定するものである．しかし，抗原レセプターからのシグナルだけではナイーブ T 細胞や B 細胞を完全に活性化するには十分ではない．これらナイーブリンパ球が完全な活性化を成し遂げるには，追加的な別のシグナルが必要である．この重要な第二のシグナルを供給することができる T 細胞や B 細胞上のレセプターを**補助刺激レセプター** co-stimulatory receptor といい，CD28 ファミリー蛋白質や TNF スーパーファミリー蛋白質のいくつかが該当する．ナイーブ T 細胞が補助刺激レセプターとして基本的に CD28 を使うのに対して，ナイーブ B 細胞は TNF レセプターファミリーの CD40 を使う．これらの補助刺激レセプターを介したシグナルは概して，転写因子の活性化を誘導したり PI3 キナーゼを活性化させたりという抗原レセプターのシグナル自体を増強するという働きであり，結果的に T 細胞と B 細胞の活性化を保証している．これらの活性型補助刺激レセプターシグナルに対して，活性化シグナルを抑制調節する T 細胞や B 細胞の細胞表面レセプターもある．これら抑制性レセプターは，組織破壊を引き起こす炎症や自己免疫状態を誘導する過度な免疫応答を回避するためにはとても重要であり，特に免疫系が十分制御できないような慢性炎症の場合などに該当する．

7-21 細胞表面蛋白質 CD28 はナイーブ T 細胞活性化に必要な補助刺激シグナル伝達レセプターである

　前項で解説した TCR 複合体を介したシグナルだけではナイーブ T 細胞を活性化するには十分ではない．第 1 章で注釈したとおり，ナイーブ T 細胞を活性化することができる抗原提示細胞は**補助刺激分子** co-stimulatory molecule もしくは補助刺激リガンド co-stimulatory ligand と呼ばれる細胞表面蛋白質を発現している．ナイーブ T 細胞上の補助刺激レセプターとして知られる細胞表面レセプターは，抗原提示細胞上のこれらリガンドと相互作用することで，しばしば「シグナル 2」と称される，抗原レセプターに付随した T 細胞活性化を担うシグナルを伝える．第 9 章でも，補助刺激としてのシグナル 2 の必要性の免疫学的影響を詳しく説明する．
　これら補助刺激レセプターで最もよくわかっているのが細胞表面蛋白質 **CD28** である．CD28 はすべてのナイーブ T 細胞の細胞表面に存在し，樹状細胞など特殊化した抗原提示細胞に発現している補助刺激リガンド **B7.1**（**CD80**）と **B7.2**（**CD86**）に結合する．ナイーブリンパ球が活性化されるためには，同じ抗原提示細胞上の抗原と補助刺激レセプターリガンドとによって架橋されなければならない．抗原依存的な T 細胞の活性化は，細胞増殖やサイトカイン産生，細胞生存などによる CD28 の機能によって支持されるが，これらすべての機能は CD28 細胞質ドメインのシグナルモチーフによって媒介される．
　B7 分子によって架橋された後，CD28 は Lck によってその細胞質ドメインにある

第7章：リンパ球レセプターシグナル

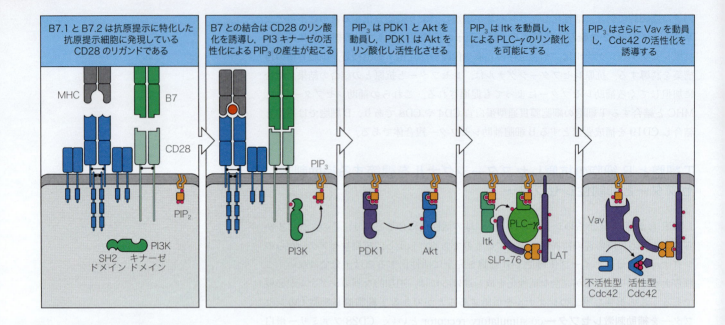

図7.29　T細胞補助刺激レセプターCD28は抗原レセプターシグナル経路を増強するシグナルを伝達する

B7.1やB7.2と名付けられたCD28のリガンドは，樹状細胞などの抗原提示に特化した抗原提示細胞 antigen-presenting cell（APC）にのみ発現している（左端図）．CD28とリガンドとの結合によってCD28のチロシン残基がリン酸化されると，PI3キナーゼ（PI3K）が活性化し，PIP$_3$が生成される．複数の酵素がPHドメインを介して生成されたPIP$_3$に動員するため，それら酵素の基質も含めて細胞膜で一緒になる．その中のプロテインキナーゼAktはホスホイノシチド依存性プロテインキナーゼ1（PDK1）によるリン酸化を受け，活性化されたAktは細胞の生存と代謝を亢進させる（図7.22）．キナーゼItkの細胞膜への動員は，PLC-γの完全な活性化に必須である（図7.16）．PIP$_3$はまたVavも動員し，Cdc42の活性化やアクチンの重合を導く（図7.24）．

YXNモチーフと非ITAMのYMNMモチーフのチロシン残基がリン酸化され，リン酸化YXNモチーフにはアダプター蛋白質Grb2が動員する．CD28の細胞質尾部にはプロリンリッチモチーフ proline-rich motif（PXXP）も存在し，LckとItkのSH3ドメインが結合する．詳細は明らかにされていないが，CD28のリン酸化の主な効果は，PIP$_3$を産生するPI3キナーゼの活性化にある（図7.29）．このメカニズムにより，CD28によって誘導された補助刺激シグナルは，TCRシグナルと協調的に，前述した三つもしくは四つのTCRシグナルモジュールを最大限に確実に活性化させる．特に高濃度のPIP$_3$が誘導されることによって，Itkを細胞膜へと動員させ，Lckによるリン酸化を可能にし，最終的にPLC-γを活性化させる．PIP$_3$はAktの動員と活性化にも機能し，活性化されたAktは細胞生存を促進し代謝を亢進する（図7.17）．ほかにもAktはRNA結合蛋白質であるNF-90をリン酸化することができるが，リン酸化されたNF-90は核から細胞質へ移動し，IL-2のmRNAに結合して安定化に寄与し，IL-2合成を増加へと導く．さらにPIP$_3$はVavを動員し，細胞骨格の再構成を誘導する（7-19項）．このように，CD28を介した補助刺激シグナルは，TCR刺激によって生じる下流の細胞応答のほとんどを増幅する働きをもつ（図7.29）．　**MOVIE 7.3**

7-22　PLC-γの最大活性化は転写因子活性化に重要でCD28により誘導される補助刺激シグナルに必要である

CD28を介する補助刺激シグナルの重要な機能の一つに，局所でのPIP$_3$産生を介したPLC-γの最大限の活性化がある．局所でのPIP$_3$が増えることによって，ItkはPHドメインを介して動員し，LckによるItkのリン酸化は増強される．活性化したItkは次に，SLP-76に結合するSH2ドメインとSH3ドメインを介して，リン酸化されたLAT・Gads・SLP-76複合体に動員され，この複合体でPLC-γをリン酸化し活性化する（図7.16）．活性化したPLC-γはPIP$_2$を切断し二つのセカンドメッセンジャーDAGとIP$_3$を生成，最終的に転写因子NFATとAP-1とNFκBの活性化を誘導する．このように，転写因子の活性化へと続くPLC-γの完全活性化は，TCRとCD28との両方のシグナルを必要とする．

T細胞において，NFATとAP-1とNFκBの主な機能の一つは，T細胞の増殖とエフェ

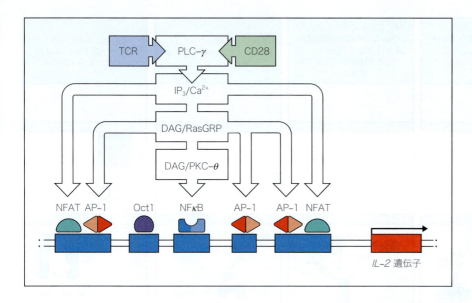

図 7.30 *IL-2* 遺伝子のプロモーターに結集する複数のシグナル経路の概略図

IL-2 遺伝子のプロモーターに結合する AP-1 と NFAT と NFκB は，TCR と CD28 から始まるさまざまなシグナル伝達経路に寄与し，サイトカイン IL-2 の産生という一つの出口へと行き着く．MAPK 経路は AP-1 を活性化し，カルシウムは NFAT を活性化し，プロテインキナーゼ C は NFκB を活性化する．これら三つのすべての経路は IL-2 の転写を刺激するときに必要である．*IL-2* 遺伝子の活性化には，NFAT と AP-1 が特異的なプロモーター領域に結合することと，AP-1 がもう一つ別の AP-1 特異的なプロモーター領域に結合することの両方が必要である．Oct1 は *IL-2* の転写に必要な一つの転写因子であるが，他の転写因子とは異なり恒常的にプロモーターに結合している．そのため Oct1 は TCR や CD28 のシグナルに左右されない．

クター細胞への分化を促進するのに必須なサイトカイン IL-2 の遺伝子を協調的に発現させることにある．*IL-2* 遺伝子のプロモーターは，IL-2 発現を開始させる転写因子が結合する制御部位をたくさんもっている．いくつかの転写制御部位は，リンパ球が恒常的に産生している Oct1 などの転写因子がすでに結合しているが，*IL-2* 遺伝子をオンにするのには不十分である．NFAT と AP-1 と NFκB がすべて活性化され，IL-2 プロモーターのそれぞれの制御部位に結合して初めて遺伝子発現が起こる．NFAT と AP-1 は，NFAT，Jun，Fos とヘテロ三量体を形成することによって，協調的かつ高親和性をもって IL-2 プロモーターに結合する．また CD28 補助刺激は NFκB の活性化を亢進させることによっても，さらに IL-2 の転写を増加させる．このように IL-2 プロモーターは TCR シグナル経路と CD28 シグナル経路の両方のシグナルを統合し，適切な環境下のみで IL-2 の産生が起こるようにしている（図 7.30）．同時に，CD28 によって生じる NF-90 のリン酸化は，IL-2 mRNA の安定性を誘導する．CD28 によって誘導された NF-90 のリン酸化によって，CD28 補助刺激はより活性化 T 細胞での IL-2 産生を増強へと導く．

7-23　TNF レセタースーパーファミリーの構成分子は T 細胞と B 細胞の活性化を増強する

ナイーブ T 細胞と B 細胞の活性化にはそれぞれの細胞の抗原レセプターシグナルが必要であるが，おのおの TCR シグナルや BCR シグナル単独では細胞活性にいたるには不十分である．ナイーブ T 細胞には，追加の補助刺激シグナルが必要であり，前述したとおり（7-21 項，7-22 項），主に CD28 レセプターによって与えられる．ナイーブ B 細胞にとっての追加の活性化シグナルは，TLR のような B 細胞上の自然免疫パターン認識レセプター pattern recognition receptor（PRR）と病原体との直接相互作用で補完される．しかしながら，全クラスの抗体を生成し，メモリー B 細胞を分化させるような効果的な B 細胞活性化を誘導するためには，CD4⁺ T 細胞からの追加の活性化シグナルを受ける必要がある．その一つは T 細胞が産生するサイトカインであり，B 細胞上のサイトカインレセプターに結合し B 細胞に刺激を与える（第 10 章参照）．CD4⁺ T 細胞からの二つ目のより必須な要素として，B 細胞上の CD40 を介した刺激があり，T 細胞に発現している CD40 リガンドが介在する．CD40–CD40 リガンド相互作用は，蛋白質抗原に対する B 細胞応答において特に重要であり，患者の CD4⁺ T 細胞上の CD40 リガンド欠損による抗体反応障害が原因となっている重症免疫不全症の発見に

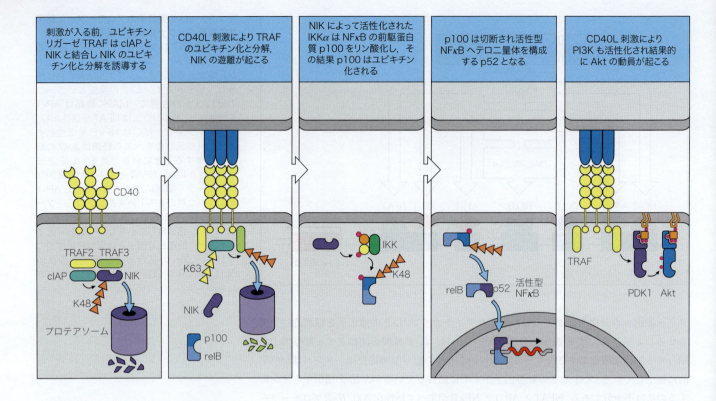

図 7.31 TNF レセプタースーパーファミリー分子の一つ CD40 は B 細胞の重要な補助刺激分子である

TNF レセプタースーパーファミリー分子のいくつかは T 細胞や B 細胞にも発現している．これらのレセプターの重要な機能は NFκB 経路の活性化であるが，抗原レセプターの刺激によって起こる通常の NFκB 経路とは異なり，非古典的 NFκB 経路といわれる経路である．TNF レセプタースーパーファミリー分子はまた PI3 キナーゼのシグナル経路を活性化する．B 細胞に発現している重要な TNF レセプタースーパーファミリー分子の一つが CD40 である．刺激前，ユビキチンリガーゼである TRAF 分子は，別のユビキチンリガーゼ cIAP および NFκB 誘導キナーゼ NFκB-inducing kinase (NIK) と会合している．このような静止状態においては，TRAF との結合は NIK のユビキチン化と分解を促進する．CD40 が CD40L との結合を機に刺激されると，この TRAF の複合体が CD40 の細胞内ドメインに動員される．TRAF2 は cIAP の K63 連鎖型ポリユビキチン化を触媒し，その結果 cIAP による TRAF3 の K48 連鎖型ポリユビキチン化が起こる．これにより TRAF3 の分解が誘導され，NIK が遊離し，NIK による IκB キナーゼα (IKKα) のリン酸化と活性化が起こる．IKKα が NFκB の前駆体蛋白質 p100 をリン酸化すると，p100 の切断が起こり活性型 p52 サブユニットが生成，活性型 p52 サブユニットは relB と結合し活性型 NFκB 転写因子となる．CD40L による CD40 の刺激は PI3 キナーゼの活性化も引き起こすため，PDK1 による Akt の活性化も誘導される．

よっても明らかである．

CD40 は，20 個以上の分子を含む巨大な TNF レセプタースーパーファミリー分子の一つである．Fas（第 11 章参照）に代表されるこのファミリー分子のいくつかは，細胞死を誘導するのに特化しているが，CD40 を含む大多数の TNF レセプタースーパーファミリー分子は，レセプターの刺激により NFκB 経路と PI3 キナーゼ経路の両方の経路を活性化させる（図 7.31）．NFκB 経路の活性化が細胞生存を誘導するのに対し，PI3 キナーゼ経路の活性化は B 細胞の広汎で多機能な生理応答に寄与しており，CD40 シグナルの主な特徴といえる．PI3 キナーゼ経路の主なメディエーターはセリン/スレオニンキナーゼ Akt である．Akt は B 細胞膜で PI (3,4,5) P$_3$ が産生されたことを機に動員し活性化される．Akt は細胞生存や細胞周期，グルコースの取り込みと代謝，mTOR 活性化など活性化 B 細胞の生産的な免疫応答に不可欠な複数の BCR 下流シグナルを活性化する．一般的に B 細胞における CD40 の役割は，T 細胞での CD28 の機能と相同であり，CD40 は BCR シグナルによって，CD28 は TCR シグナルによって誘導された Akt の活性化レベルを増強する．

TNF レセプタースーパーファミリー分子は CD40 も含めて，抗原レセプターとは異なる機序を介して，チロシンキナーゼの活性化に依存することなくシグナルを伝える．具体的には，まず TNF レセプターは刺激によって TRAF (TNF receptor-associated factor) として知られているアダプター蛋白質を動員する．さまざまな蛋白質複合体を会合させるという単純なアダプターとしての機能のほかに，既知の六つの TRAF のうち五つの TRAF は E3 ユビキチンリガーゼとしても機能する．このユビキチンリガーゼ活性は，多くの TNF レセプタースーパーファミリー分子が NFκB 経路を活性化できる基盤となっており，抗原レセプター刺激によって惹起された NFκB 経路とは別の，しばしば**非古典的 NFκB 経路** non-canonical NFκB pathway と呼ばれている経路である（図 7.31）．それに比べて，TNF レセプターや TRAF が PI3 キナーゼを活性化する詳細な生化学的機序はよくわかっていない．

CD40 は恒常的に B 細胞に発現しており，B 細胞が BCR を介して抗原を認識し活性化する際に機能する．B 細胞にはその他の TNF レセプタースーパーファミリー分子も

発現しており，それぞれがB細胞の生存，特にB細胞が抗体産生細胞やメモリーB細胞へと分化するようなB細胞成熟過程での生存維持に重要である．同様に，TNFレセプタースーパーファミリー分子はT細胞にも発現しており，その多くはT細胞活性化後に発現上昇する．これらの分子にはOX40，4-1BB，CD30，CD27があり，重要な生存シグナルを伝え，またT細胞の感染応答後期の細胞代謝の亢進に機能している（第11章参照）．

7-24 リンパ球の抑制性レセプターは補助刺激シグナル伝達経路を阻害して免疫応答を抑制する

CD28はある一群のレセプターファミリーに属しているが，そのレセプターファミリーは構造的にリンパ球に発現している分子としての類似性をもち，B7ファミリーリガンドと結合するという特徴をもつ．第9章で紹介するようなICOSに代表されるいくつかの分子は活性型のレセプターとして働いているが，その他の分子は抗原レセプターからのシグナルを抑制し，アポトーシスの刺激を入れ，免疫応答を制御する方に重要である．T細胞に発現しているCD28に関連した抑制性レセプターとして**CTLA-4**（CD152）と**PD-1**（programmed death-1）とがある．**B細胞・T細胞減弱因子B and T lymphocyte attenuator**（**BTLA**）はT細胞とB細胞の両方に発現している抑制性レセプターである．CTLA-4は最も重要な抑制性レセプターであると考えられており，CTLA-4欠損マウスは若週齢で制御不能なT細胞増殖性の多臓器浸潤で死亡する．一方，PD-1欠損やBTLA欠損ではその変化はより軽く，広汎で自発的なリンパ球増殖応答を示すというより，むしろリンパ球の活性化に続く細胞応答の強さに変化が起こる．CTLA-4とPD-1は治療法開発の標的となっており，これら抑制性レセプターの機能を阻害する蛋白質を治療として用いている．この治療の目標は，これら抑制性レセプターの機能を抑えることでT細胞応答を増強することにあり，**チェックポイント阻害 checkpoint blockade**と呼ばれている（第16章参照）．近年の臨床治験において，CTLA-4阻害やPD-1阻害が，がん患者自身の抗腫瘍T細胞応答を増強し，顕著ながん治療効果があることが明らかになった．

CTLA-4は活性化したT細胞に発現誘導され，CD28と同じ補助刺激リガンド（B7.1とB7.2）に結合するが，CTLA-4はT細胞の活性化を促進というよりむしろ抑制に働く（図7.32）．CTLA-4の機能は主にCTLA-4自身の細胞表面への発現調節によって制御されている．T細胞刺激前，CTLA-4は細胞質の内膜構造に留まっているが，TCRシグナルの活性化に伴い細胞表面へと移動する．CTLA-4の細胞表面への発現は，CTLA-4の細胞質尾部にあるチロシンモチーフGVYVKMのリン酸化によって制御されている．このモチーフがリン酸化されていないとき，モチーフはクラスリンアダプター分子AP-2に結合し，CTLA-4はAP-2によって細胞表面から取り込まれる．このモチーフがリン酸化されると，AP-2と会合できなくなり，CTLA-4も細胞膜に留まり抗原提示細胞上のB7分子と結合可能となる．

CTLA-4はCD28よりもB7リガンドに対する親和性が高く，またCD28と比べてB7分子と結合する向きも異なり，これらの特徴はCLTA-4の抑制機能にとても重要である．CD28とCTLA-4とB7.1はすべてホモ二量体である．1個のCD28二量体は1個のB7.1二量体と1対1の割合で結合するが，CTLA-4二量体1個は異なる2個のB7二量体と，より強力なアビディティが保てるよう相互の架橋をより伸ばした形で結合する（図7.32）．他の抑制性レセプターと同様に，CTLA-4もこれまで抑制性のホスファターゼを動員すると予想されていたが，現在はそのようには考えられていない．またCTLA-4が抑制性シグナル経路を直接活性化するかどうかもいまだ明らかになっていない．これに対して，CTLA-4の機能としてCD28とB7との結合を阻害することが挙げられ，その結果CD28からの補助刺激は減弱する．

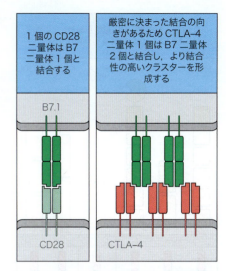

図7.32 CTLA-4はB7に対する親和性がCD28より強くB7と多価で結合する

CD28とCTLA-4はどちらも二量体として細胞表面に発現しており，二つのリガンドB7.1とB7.2に結合するが，B7.1は二量体であり，B7.2は単量体である．しかし，B7.1とCD28との結合と，B7.1とCTLA-4との結合とでは，結合の配置が異なっており，CTLA-4の抑制機能に貢献している．二量体CTLA-4は同時に異なる二つの二量体B7.1と結合し，高い結合性をもった凝集体としてクラスターを形成する．この高い結合性と，B7分子に対するCTLA-4のもともとの高い親和性によって，抗原提示細胞上のB7分子との結合においてCTLA-4がCD28よりも優位であり，CTLA-4がT細胞の補助刺激を阻害することができる一つの機序として説明されている．

CTLA-4を発現しているT細胞は，他のT細胞の活性化状態を抑制する働きもある．その機序が明らかにされているわけではないが，CTLA-4が抗原提示細胞上のB7分子と結合することで，他のT細胞のCD28が結合すべきリガンドが奪い取られるためであるという可能性も考えられている．しかしながら，CTLA-4がCTLA-4を発現している細胞に対して直接的に働くかどうかは否定できていない．考慮すべきこととして，自己免疫を抑制する制御性T細胞は高いレベルのCTLA-4をその細胞表面に発現しており，通常の制御性T細胞の抑制機能にCTLA-4の発現を必要とすることがある．制御性T細胞に関しては第9章で詳細を述べる．

7–25　リンパ球の抑制性レセプターはプロテインホスファターゼや脂質ホスファターゼを動員して免疫応答を抑制する

リンパ球の活性化を抑制するレセプターには，細胞質領域に**免疫レセプターチロシン抑制性モチーフ** immunoreceptor tyrosine-based inhibitory motif（**ITIM**，定常配列は [I/V]XYXX[L/I]，Xは任意のアミノ酸）（図7.33）や，それに関連した**免疫レセプターチロシンスイッチモチーフ** immunoreceptor tyrosine-based switch motif（**ITSM**，定常配列はTXYXX[V/I]）をもつものがある．ITIMやITSMのチロシンがリン酸化を受けると，それぞれのモチーフは二つの抑制性ホスファターゼ**SHP**（SH2-containing phosphatase）か**SHIP**（SH2-containing inositol phosphatase）のどちらかを，ホスファターゼのSH2ドメインを用いて動員する．SHPはプロテインチロシンホスファターゼとして，チロシンキナーゼによってさまざまな蛋白質に付加されたリン酸群を取り除く．SHIPはイノシトールホスファターゼとして，PIP_3からリン酸群を取り除きPIP_2を生成する．PIP_2に変換された結果，細胞膜へと動員していたTecキナーゼやAktなどのシグナル伝達蛋白質分子は細胞質へと戻り，シグナルは抑制される．

PD–1はITIMを一つ有するレセプターであり，活性化したT細胞やB細胞，骨髄系細胞に一過性に発現誘導される（図7.33）．PD–1はB7ファミリーリガンドである**PD–L1**（programmed death ligand–1，別名 B7–H1）と**PD–L2**（programmed death ligand–2，別名 B7–DC）とに結合する．"Programmed death ligand" という名前に反して，これらの蛋白質は細胞死を直接誘導するリガンドというよりはむしろ，抑制性レセプターPD–1のリガンドであると理解されている．PD–L1がさまざまな細胞に恒常的に発現している一方，PD–L2は炎症が起こったときの抗原提示細胞に発現誘導される．PD–L1の発現が恒常的であることから，PD–1の発現調節がT細胞応答を調節するための重要なポイントになる．例えば炎症性サイトカイン pro-inflammatory cytokineからのシグナルはPD–1を抑制し，その結果としてT細胞応答が亢進される．PD–1欠損マウスではT細胞の活性化が制御できないため，時間経過とともに自己免疫の症状が出現する．慢性炎症ではPD–1が広汎に発現しT細胞のエフェクター活性を減弱させているが，炎症部位周辺の細胞組織に傷害が及ぶのを抑制してくれる反面，病原体は排除されにくくなるという代償を払っている．

BTLAは1個のITIMと1個のITSMとをもち，特定の自然免疫系の細胞に発現しているのと同様，活性化したT細胞とB細胞とに発現している．他のCD28ファミリー分子とは異なり，BTLAはB7リガンドと結合しない代わりに，TNFレセプターファミリー分子の一つ**ヘルペスウイルス侵入分子** herpesvirus entry molecule（**HVEM**）に結合する．HVEMは静止期のT細胞と未成熟な樹状細胞に発現している．BTLAとHVEMが同じ細胞に発現している場合，BTLAはさらに別の機序を使ってリンパ球の活性化を抑制する．その機序とは，BTLAが同じ細胞上のHVEMに結合し，HVEMを別のHVEMリガンドに結合させないようにすることで，HVEM下流の$NF\kappa B$依存的な生存促進シグナルの刺激を回避することである．その代わりBTLAとHVEMが別々の細胞に発現している場合には，これらの二つのレセプターが相互に結合することで，

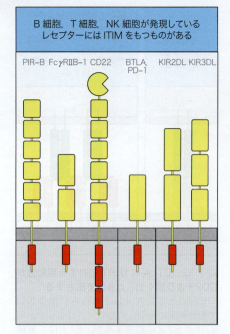

図7.33　リンパ球の細胞表面レセプターの中には抑制性制御にかかわるモチーフをもつレセプターがある

リンパ球やNK細胞に発現しており，抑制性制御にかかわるシグナルを伝えるレセプターのいくつかは，細胞質尾部に1個以上のITIMを有している（赤色の長方形）．ITIMはさまざまなホスファターゼと結合し，ホスファターゼの活性化によってITAMをもつ活性型レセプターからのシグナルを抑制する．

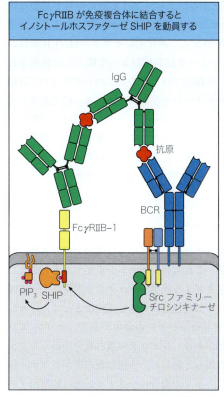
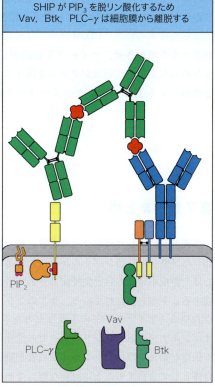

図 7.34 ITIM をもつ Fc レセプターはイノシトールホスファターゼ SHIP を動員することにより BCR シグナルを抑制する

BCR が，IgG とともにすでに免疫複合体の中にある抗原と結合した場合，BCR と ITIM をもつ Fc レセプター FcγRⅡB とが同時にリガンドと結合する．BCR に会合している Src ファミリーキナーゼが FcγRⅡB の ITIM モチーフをリン酸化すると，FcγRⅡB は次に SH2 ドメインをもつイノシトールホスファターゼ SHIP を動員する．SHIP は細胞膜の PIP_3 を脱リン酸化し PIP_2 に変換する．PH ドメインをもった酵素である Vav や Btk や PLC-γ は，PH ドメインが PIP_3 と結合することで安定的に膜に動員し BCR 複合体を活性化している．PIP_3 の低下はこれらの酵素の動員を終わらせ BCR シグナルを抑制する．

HVEM を発現している細胞側の活性化生存シグナルが刺激される．

このほかにも B 細胞や T 細胞に発現しているレセプターとして，ITIM をもち，抗原レセプターと同時にリガンドと結合することで細胞活性を抑制できるレセプターがある．その一つは B 細胞に発現しているレセプター **FcγRⅡB-1** であり，FcγRⅡB-1 は IgG 抗体の Fc 部位に結合する．これによって IgG が含まれている免疫複合体が抗原として提示された場合，BCR と抑制性 Fc レセプターとが同時に架橋されてしまうことによりナイーブ B 細胞の活性化は弱くなる．FcγRⅡB-1 は BCR 複合体の中に SHIP を動員させ，PI3 キナーゼの効果を抑制する（図 7.34）．B 細胞のまた別の抑制性レセプター **CD22** はシアル酸修飾された糖蛋白質を認識する．シアル酸修飾された糖蛋白質は哺乳類に共通して存在する一方，病原体微生物ではまれな糖蛋白質である．CD22 は SHP と相互作用する ITIM をもち，ホスファターゼである SHP は CD22 と会合する SLP-65 などのアダプター蛋白質を脱リン酸化するため，BCR からのシグナルは抑制される．

ITIM モチーフは NK 細胞レセプターからのシグナル伝達においても重要なモチーフであり，NK 細胞の細胞傷害活性を抑制する方向で働く（3-26 項参照）．これらの抑制性レセプターは MHC クラス I を認識し，NK 細胞が健常な非感染細胞に出会ったときに細胞傷害性顆粒を放出しないようシグナルを伝えている．NK 細胞では，ITIM をもつレセプターが，ITAM をもつレセプターからの活性化シグナルとのバランスをとることで，NK 細胞活性の閾値を決定するという重要な役割を担っている．

まとめ

T 細胞と B 細胞の抗原レセプターを介したシグナルは，これらの細胞が活性化するうえで不可欠なものである．しかし，ナイーブ T 細胞やナイーブ B 細胞にとって，TCR や BCR のみでは細胞応答を惹起するには不十分である．これらの細胞は抗原レセプターに加えて，細胞の微小環境を感知して，感染が起こっているかどうか確認するための補

助的なレセプターを介したシグナルを必要とする．ナイーブ T 細胞にとって重要な第二のシグナルは，B7 ファミリー分子と結合する補助刺激蛋白質 CD28 ファミリー分子によって伝えられる．CD28 ファミリー分子のうち，活性化レセプターは TCR からのシグナルを増幅させ，ナイーブ T 細胞がしかるべき標的細胞よって確実に活性化されるための重要な補助刺激シグナルを伝える．B 細胞では，この第二のシグナルは CD40 を代表とする TNF レセプタースーパーファミリー分子から伝達される．CD28 ファミリー分子の抑制性レセプターや他のレセプターファミリー分子のいくつかは，活性化レセプターからのシグナルを減弱させたり，完全に阻害したりする機能をもつ．活性化レセプターと抑制性レセプター，またそれらのリガンドを含んだ分子の発現調節は，免疫応答を制御する微妙なさじ加減となっており，解明が始まったばかりである．

第 7 章のまとめ

外来抗原に対して適切な免疫応答を起こすためには，いろいろな種類の異なる細胞表面レセプターからのシグナルが不可欠である．これらのシグナルが重要であるということは，免疫不全症も自己免疫症も含めて，さまざまな疾患がシグナルの異常によって発症することから示されている．多くのシグナル伝達経路に共通した特徴として，カルシウムやホスホイノシチドのようなセカンドメッセンジャーの産生があり，セリン/スレオニンキナーゼとチロシンキナーゼの活性化がある．レセプター蛋白質分子からシグナル伝達が始まる際に，シグナル蛋白質が細胞膜へと動員し，多様な蛋白質がシグナル複合体として会合することは重要な概念である．多くの場合にシグナル伝達は転写因子の活性化にいたり，転写因子の活性化によって直接的または間接的に活性化リンパ球の細胞増殖，分化，エフェクター機能の獲得が誘導される．遊走や形態変化などの細胞機能にも重要である細胞骨格の制御もシグナル伝達の役割である．TCR および BCR シグナル伝達経路の各ステップは図 7.28 に要約した．

まだシグナル伝達経路の基本的回路の理解は始まったばかりであるが，なぜこれらの経路がこれほど複雑なのかまだわかっていないことを心に留めておくことは重要である．一つの理由としてシグナル経路が，シグナル応答の増幅，強化，多様性，効率性などの特質を決定する役割をもっていることが挙げられる．将来的に解決すべき目標は，それぞれのシグナル経路がどのように，ある特定のシグナル応答に求められる特性と感受性をもたせているのか，理解することである．

章末問題

7.1 　正誤問題：抗原レセプターは細胞質の蛋白質とその下流のシグナル伝達分子をリン酸化する内在性のキナーゼ活性をもつ．

7.2 　対応問題：以下のレセプターがレセプター型チロシンキナーゼであるか，レセプター型セリン/スレオニンキナーゼであるか，内在性の酵素活性がないレセプター（null）であるかを示せ．
　A. ___ Kit
　B. ___ B 細胞レセプター
　C. ___ FLT3
　D. ___ TGF-β レセプター

7.3 　短答問題：足場蛋白質やアダプター蛋白質は内在性の酵素活性を欠いているにもかかわらず，どのようにしてシグナル応答を調節しているか．

7.4 　選択問題：下の選択肢の中で Ras の活性化を上げると考えられるものはどれか（すべて選択）．

　A. GTPase 活性を亢進させる Ras の変異
　B. GEF の過剰発現
　C. 細胞質中の GTP の枯渇
　D. GAP の過剰発現
　E. GAP の活性化に影響を受けにくい Ras の変異

7.5 　対応問題：TCR が架橋された直後から起こる TCR 下流のシグナルに関して，その順番を 1〜5 の番号で記せ．

　___ Gads によって架橋された二つの足場蛋白質 LAT と SLP-76 がリン酸化される．
　___ 直列に並んだ SH2 ドメインをもつキナーゼ分子 ZAP-70 が ITAM に結合する．
　___ SH2 ドメイン，PH ドメイン，PX ドメインをもつ蛋白質分子が動員し活性化する．
　___ PI3 キナーゼが活性化され PIP_3 を産生する．

_____ Src ファミリーキナーゼ Lck によって ITAM がリン酸化される．

7.6 穴埋め問題：下の一覧の中から適切な単語を用いて，以下の文章中の空欄を埋めよ．それぞれの単語は一度のみ使用可能である．

PH/PX　　　　　　　　　　PLC-γ
SH2　　　　　　　　　　　ADAP
Vav　　　　　　　　　　　PI3 キナーゼ
LAT・Gads・SLP-76　　　　Akt

抗原レセプターシグナルはたくさんの下流での現象へといたり，さまざまなシグナル伝達経路やシグナルモジュールへと分岐していく．これらは足場蛋白質である_____や酵素である_____によって PIP_2 から合成された PIP_3，またはその両方によって活性化される．足場蛋白質のリン酸化チロシン残基には_____ドメインをもつ蛋白質が動員され，PIP_3 には_____ドメインをもつ蛋白質が動員される．これら四つのモジュールとは，(1) PIP_2 を切断して DAG と IP_3 の生成を行う_____の活性化，(2) PIP_3 に結合し，TSC 複合体をリン酸化し不活性化することで mTOR 経路を活性化する_____の活性化，(3) SKAP55 と RIAM を動員するアダプター_____の活性化，(4) WASp の活性化を誘導する GEF_____の活性化を示す．これらの経路は最終的にそれぞれに，(1) 鍵となる遺伝子の転写の亢進，(2) 細胞代謝の亢進，(3) 細胞接着の増強，(4) アクチン重合へと展開する．

7.7 対応問題：低分子量 GTPase をそれぞれの機能と結び付けよ．

A．Ras　　　　　　　　i．WASp：アクチン重合
B．Cdc42　　　　　　　ii．mTOR：細胞代謝
　　（Rho ファミリー）
C．Rap1　　　　　　　iii．LFA-1 の凝集：細胞接着
D．Rheb　　　　　　　iv．MAPK 経路：細胞増殖

7.8 多肢選択問題：次の事象の中で間違いはどれか．

A．K63 ポリユビキチン結合は下流の細胞シグナルへと続く．
B．K48 ポリユビキチン結合はプロテアソームによる分解へと続く．
C．ユビキチン化に寄与する酵素ファミリーの三つ—E1（ユビキチンの活性化）酵素，E2（ユビキチンの結合）酵素，E3 酵素（ユビキチンリガーゼ）—の中から，Cbl は SH2 ドメインを介して標的細胞を選択する E3 酵素である．
D．細胞表面レセプターのモノユビキチン化もしくはジユビキチン化はプロテアソームによる分解へと誘導する．

7.9 対応問題：ヒトの疾患と欠陥のある遺伝子の組合せを示せ．

A．X 連鎖無γグロブリン血症　　　i．ORAI1
B．ウィスコット・アルド　　　　　ii．NEMO
　　リッチ症候群
C．重症複合免疫不全症　　　　　　iii．Btk
D．X 連鎖無汗性外胚葉　　　　　　iv．WASp
　　形成不全症および免疫不全症

7.10 穴埋め問題：T 細胞と B 細胞とに対応するレセプターやシグナル構成要素の名前を記せ．

T 細胞	B 細胞
CD3ε・CD3δ・(CD3γ)2・(CD3ζ)$_2$	A．_____
B．_____	CD21・CD19・CD81
CD28	C．_____
D．_____	Fyn, Blk, Lyn
E．_____	Syk
LAT・Gads・SLP-76	F．_____

7.11 正誤問題：CTLA-4 と PD-1 はともに ITIM をもった抑制性レセプターであり，細胞内プロテインホスファターゼもしくは脂質ホスファターゼを活性化することで補助刺激シグナルを阻害する．

7.12 多肢選択問題：自分のものではない免疫グロブリンを静脈内投与する治療法は，自己抗体（自分自身に対する抗体）産生を伴う自己免疫疾患の治療法として広く行われている．患者の B 細胞から自己抗体産生を抑制する機構として，投与した免疫グロブリンに付加されているシアル酸の重要性が明らかになってきた．B 細胞の抗体産生を抑制する責任分子として働きうるものを，次のレセプターの中から選択せよ．

A．FcγRⅡB
B．CD22
C．PD-1
D．CD40
E．BTLA

全般的な参考文献

Alberts, B., Johnson, A., Lewis, J., Raff, M., Roberts, K., and Walter, P.: *Molecular Biology of the Cell*, 6th ed. New York: Garland Science, 2015.

Gomperts, B., Kramer, I., and Tatham, P.: *Signal Transduction*. San Diego: Elsevier, 2002.

Marks, F., Klingmüller, U., and Müller-Decker, K.: *Cellular Signal Processing*. New York: Garland Science, 2009.

Samelson, L., and Shaw, A. (eds.): *Immunoreceptor Signaling*. Cold Spring Harbor, NY: Cold Spring Harbor Laboratory Press, 2010.

項ごとの参考文献

7-1 膜貫通型レセプターは細胞外からのシグナルを細胞内の生化学反応へと転換する

Lin, J., and Weiss, A.: **T cell receptor signalling.** *J. Cell Sci.* 2001, **114**:243–244.

Smith-Garvin, J.E., Koretzky, G.A., and Jordan, M.S.: **T cell activation.** *Annu. Rev. Immunol.* 2009, **27**:591–619.

7-2 細胞内のシグナル伝達は複数の蛋白質からなる大きなシグナル伝達複合体によって伝達される

Balagopalan, L., Coussens, N.P., Sherman, E., Samelson, L.E., and Sommers, C.L.: **The LAT story: a tale of cooperativity, coordination, and choreography.** *Cold Spring Harbor Perspect. Biol.* 2010, **2**:a005512.

Jordan, M.S., and Koretzky, G.A.: **Coordination of receptor signaling in multiple hematopoietic cell lineages by the adaptor protein SLP-76.** *Cold Spring Harbor Perspect. Biol.* 2010, **2**:a002501.

Lim, W.A., and Pawson, T.: **Phosphotyrosine signaling: evolving a new cellular communication system.** *Cell* 2010, **142**:661–667.

Scott, J.D., and Pawson, T.: **Cell signaling in space and time: where proteins come together and when they're apart.** *Science* 2009, **326**:1220–1224.

7-3 低分子量G蛋白質はさまざまなシグナル伝達経路において分子スイッチとして働く

Etienne-Manneville, S., and Hall, A.: **Rho GTPases in cell biology.** *Nature* 2002, **420**:629–635.

Mitin, N., Rossman, K.L., and Der, C.J.: **Signaling interplay in Ras superfamily function.** *Curr. Biol.* 2005, **15**:R563–R574.

7-4 シグナル伝達蛋白質は多様な機序により細胞膜に動員される

Buday, L.: **Membrane-targeting of signalling molecules by SH2/SH3 domain-containing adaptor proteins.** *Biochim. Biophys. Acta* 1999, **1422**: 187–204.

Kanai, F., Liu, H., Field, S.J., Akbary, H., Matsuo, T., Brown, G.E., Cantley, L.C., and Yaffe, M.B.: **The PX domains of p47phox and p40phox bind to lipid products of PI(3)K.** *Nat. Cell Biol.* 2001, **3**:675–678.

Lemmon, M.A.: **Membrane recognition by phospholipid-binding domains.** *Nat. Rev. Mol. Cell Biol.* 2008, **9**:99–111.

7-5 蛋白質の翻訳後修飾によりシグナル応答は活性化されたり抑制されたりする

Ciechanover, A.: **Proteolysis: from the lysosome to ubiquitin and the proteasome.** *Nat. Rev. Mol. Cell Biol.* 2005, **6**:79–87.

Hurley, J.H., Lee, S., and Prag, G.: **Ubiquitin-binding domains.** *Biochem. J.* 2006, **399**:361–372.

Liu, Y.C., Penninger, J., and Karin, M.: **Immunity by ubiquitylation: a reversible process of modification.** *Nat. Rev. Immunol.* 2005, **5**:941–952.

Wertz, I.E., and Dixit, V.M.: **Signaling to NFκB: regulation by ubiquitination.** *Cold Spring Harbor Perspect. Biol.* 2010, **2**:a003350.

7-6 レセプターの活性化により低分子セカンドメッセンジャーが産生されることもある

Kresge, N., Simoni, R.D., and Hill, R.L.: **Earl W. Sutherland's discovery of cyclic adenine monophosphate and the second messenger system.** *J. Biol. Chem.* 2005, **280**:39–40.

Rall, T.W., and Sutherland, E.W.: **Formation of a cyclic adenine ribonucleotide by tissue particles.** *J. Biol. Chem.* 1958, **232**:1065–1076.

7-7 抗原レセプターは多様性のある抗原結合鎖とそのシグナルを伝達する多様性のない抗原結合鎖から構成される

Brenner, M.B., Trowbridge, I.S., and Strominger, J.L.: **Cross-linking of human T cell receptor proteins: association between the T cell idiotype beta subunit and the T3 glycoprotein heavy subunit.** *Cell* 1985, **40**:183–190.

Call, M.E., Pyrdol, J., Wiedmann, M., and Wucherpfennig, K.W.: **The organizing principle in the formation of the T cell receptor-CD3 complex.** *Cell* 2002, **111**:967–979.

Kuhns, M.S., and Davis, M.M.: **TCR signaling emerges from the sum of many parts.** *Front. Immunol.* 2012, **3**:159.

Samelson, L.E., Harford, J.B., and Klausner, R.D.: **Identification of the components of the murine T cell antigen receptor complex.** *Cell* 1985, **43**:223–231.

Tolar, P., Sohn, H.W., Liu, W., and Pierce, S.K.: **The molecular assembly and organization of signaling active B-cell receptor oligomers.** *Immunol. Rev.* 2009, **232**:34–41.

7-8 TCRと補助レセプターによる抗原認識はシグナルを細胞外から細胞内へ伝達する

Klausner, R.D., and Samelson, L.E.: **T cell antigen receptor activation pathways: the tyrosine kinase connection.** *Cell* 1991, **64**:875–878.

Weiss, A., and Littman, D.R.: **Signal transduction by lymphocyte antigen receptors.** *Cell* 1994, **76**:263–274.

7-9 TCRと補助レセプターによる抗原認識によりSrcファミリーキナーゼがITAMをリン酸化することで細胞内シグナル伝達カスケードが始まる

Au-Yeung, B.B., Deindl, S., Hsu, L.-Y., Palacios, E.H., Levin, S.E., Kuriyan, J., and Weiss, A.: **The structure, regulation, and function of ZAP-70.** *Immunol. Rev.* 2009, **228**:41–57.

Bartelt, R.R., and Houtman, J.C.D.: **The adaptor protein LAT serves as an integration node for signaling pathways that drive T cell activation.** *Wiley Interdiscip. Rev. Syst. Biol. Med.* 2013, **5**:101–110.

Chan, A.C., Iwashima, M., Turck, C.W., and Weiss, A.: **ZAP-70: a 70 Kd protein-tyrosine kinase that associates with the TCR zeta chain.** *Cell* 1992, **71**:649–662.

Iwashima, M., Irving, B.A., van Oers, N.S., Chan, A.C., and Weiss, A.: **Sequential interactions of the TCR with two distinct cytoplasmic tyrosine kinases.** *Science* 1994, **263**:1136–1139.

Okkenhaug, K., and Vanhaesebroeck, B.: **PI3K in lymphocyte development, differentiation and activation.** *Nat. Rev. Immunol.* 2003, **3**:317–330.

Zhang, W., Sloan-Lancaster, J., Kitchen, J., Trible, R.P., and Samelson, L.E.: **LAT: the ZAP-70 tyrosine kinase substrate that links T cell receptor to cellular activation.** *Cell* 1998, **92**:83–92.

7-10 リン酸化ITAMはチロシンキナーゼZAP-70を動員し活性化する

Yan, Q., Barros, T., Visperas, P.R., Deindl, S., Kadlecek, T.A., Weiss, A., and Kuriyan, J.: **Structural basis for activation of ZAP-70 by phosphorylation of the SH2-kinase linker.** *Mol. Cell. Biol.* 2013, **33**:2188–2201.

7-11 ITAMは白血球を活性化する別のレセプターにもある

Lanier, L.L.: **Up on the tightrope: natural killer cell activation and inhibition.** *Nat. Immunol.* 2008, **9**:495–502.

7-12 活性化ZAP-70は足場蛋白質をリン酸化しPI3キナーゼ活性化を促進する

Zhang, W., Sloan-Lancaster, J., Kitchen, J., Trible, R.P., and Samelson, L.E.: **LAT: the ZAP-70 tyrosine kinase substrate that links T cell receptor to cellular activation.** *Cell* 1998, **92**:83–92.

7-13 活性化PLC-γは転写因子活性化を誘導するセカンドメッセンジャーのジアシルグリセロールとイノシトール三リン酸を生成する

Berg, L.J., Finkelstein, L.D., Lucas, J.A., and Schwartzberg, P.L.: **Tec family kinases in T lymphocyte development and function.** *Annu. Rev. Immunol.* 2005, **23**:549–600.

Yang, Y.R., Choi, J.H., Chang, J.-S., Kwon, H.M., Jang, H.-J., Ryu, S.H., and Suh, P.-G.: **Diverse cellular and physiological roles of phospholipase C-γ1.** *Adv. Biol. Regul.* 2012, **52**:138–151.

7-14 Ca^{2+}の流入は転写因子NFATを活性化する

Hogan, P.G., Chen, L., Nardone, J., and Rao, A.: **Transcriptional regulation by calcium, calcineurin, and NFAT.** *Genes Dev.* 2003, **17**:2205–2232.

Hogan, P.G., Lewis, R.S., and Rao, A.: **Molecular basis of calcium signaling in lymphocytes: STIM and ORAI.** *Annu. Rev. Immunol.* 2010, **28**:491–533.

Picard, C., McCarl, C.A., Papolos, A., Khalil, S., Lüthy, K., Hivroz, C., LeDeist, F., Rieux-Laucat, F., Rechavi, G., Rao, A., et al.: **STIM1 mutation associated with a syndrome of immunodeficiency and autoimmunity.** *N. Engl. J. Med.* 2009, **360**:1971–1980.

Prakriya, M., Feske, S., Gwack, Y., Srikanth, S., Rao, A., and Hogan, P.G.: **Orai1 is an essential pore subunit of the CRAC channel.** *Nature* 2006, **443**:230–233.

7–15　Ras活性化はMAPK経路を刺激し転写因子AP-1の発現を誘導する

Downward, J., Graves, J.D., Warne, P.H., Rayter, S., and Cantrell, D.A.: **Stimulation of P21ras upon T-cell activation.** *Nature* 1990, **346**:719–723.

Leevers, S.J., and Marshall, C.J.: **Activation of extracellular signal-regulated kinase, ERK2, by P21ras oncoprotein.** *EMBO J.* 1992, **11**:569–574.

Roskoski, R.: **ERK1/2 MAP kinases: structure, function, and regulation.** *Pharmacol. Res.* 2012, **66**:105–143.

Shaw, A.S., and Filbert, E.L.: **Scaffold proteins and immune-cell signalling.** *Nat. Rev. Immunol.* 2009, **9**:47–56.

7–16　プロテインキナーゼCは転写因子NFκBとAP-1とを活性化する

Blonska, M., and Lin, X.: **CARMA1-mediated NFκB and JNK activation in lymphocytes.** *Immunol. Rev.* 2009, **228**:199–211.

Matsumoto, R., Wang, D., Blonska, M., Li, H., Kobayashi, M., Pappu, B., Chen, Y., Wang, D., and Lin, X.: **Phosphorylation of CARMA1 plays a critical role in T cell receptor-mediated NFκB activation.** *Immunity* 2005, **23**:575–585.

Rueda, D., and Thome, M.: **Phosphorylation of CARMA1: the link(Er) to NFκB activation.** *Immunity* 2005, **23**:551–553.

Sommer, K., Guo, B., Pomerantz, J.L., Bandaranayake, A.D., Moreno-García, M.E., Ovechkina, Y.L., and Rawlings, D.J.: **Phosphorylation of the CARMA1 linker controls NFκB activation.** *Immunity* 2005, **23**:561–574.

Thome, M., and Weil, R.: **Post-translational modifications regulate distinct functions of CARMA1 and BCL10.** *Trends Immunol.* 2007, **28**:281–288.

7–17　PI3キナーゼの活性化はセリン/スレオニンキナーゼAktを介して細胞の代謝経路を亢進させる

Gamper, C.J., and Powell, J.D.: **All PI3Kinase signaling is not mTOR: dissecting mTOR-dependent and independent signaling pathways in T cells.** *Front. Immunol.* 2012, **3**:312.

Kane, L.P., and Weiss, A.: **The PI-3 kinase/Akt pathway and T cell activation: pleiotropic pathways downstream of PIP3.** *Immunol. Rev.* 2003, **192**:7–20.

Pearce, E.L.: **Metabolism in T cell activation and differentiation.** *Curr. Opin. Immunol.* 2010, **22**:314–320.

7–18　TCRシグナルはインテグリンを介する細胞接着を亢進させる

Bezman, N., and Koretzky, G.A.: **Compartmentalization of ITAM and integrin signaling by adapter molecules.** *Immunol. Rev.* 2007, **218**:9–28.

Mor, A., Dustin, M.L., and Philips, M.R.: **Small GTPases and LFA-1 reciprocally modulate adhesion and signaling.** *Immunol. Rev.* 2007, **218**:114–125.

7–19　TCRシグナルは低分子量GTPase Cdc42を活性化して細胞骨格再編成を誘導する

Burkhardt, J.K., Carrizosa, E., and Shaffer, M.H.: **The actin cytoskeleton in T cell activation.** *Annu. Rev. Immunol.* 2008, **26**:233–259.

Tybulewicz, V.L.J., and Henderson, R.B.: **Rho family GTPases and their regulators in lymphocytes.** *Nat. Rev. Immunol.* 2009, **9**:630–644.

7–20　BCRシグナルの経路はTCRと同様であるが一部のシグナル伝達成分はB細胞特異的である

Cambier, J.C., Pleiman, C.M., and Clark, M.R.: **Signal transduction by the B cell antigen receptor and its coreceptors.** *Annu. Rev. Immunol.* 1994, **12**:457–486.

DeFranco, A.L., Richards, J.D., Blum, J.H., Stevens, T.L., Law, D.A., Chan, V.W., Datta, S.K., Foy, S.P., Hourihane, S.L., and Gold, M.R.: **Signal transduction by the B-cell antigen receptor.** *Ann. N.Y. Acad. Sci.* 1995, **766**:195–201.

Harwood, N.E., and Batista, F.D.: **Early events in B cell activation.** *Annu. Rev. Immunol.* 2010, **28**:185–210.

Koretzky, G.A., Abtahian, F., and Silverman, M.A.: **SLP76 and SLP65: complex regulation of signalling in lymphocytes and beyond.** *Nat. Rev. Immunol.* 2006, **6**:67–78.

Kurosaki, T., and Hikida, M.: **Tyrosine kinases and their substrates in B lymphocytes.** *Immunol. Rev.* 2009, **228**:132–148.

7–21　細胞表面蛋白質CD28はナイーブT細胞活性化に必要な補助刺激シグナル伝達レセプターである

Acuto, O., and Michel, F.: **CD28-mediated co-stimulation: a quantitative support for TCR signalling.** *Nat. Rev. Immunol.* 2003, **3**:939–951.

Frauwirth, K.A., Riley, J.L., Harris, M.H., Parry, R.V., Rathmell, J.C., Plas, D.R., Elstrom, R.L., June, C.H., and Thompson, C.B.: **The CD28 signaling pathway regulates glucose metabolism.** *Immunity* 2002, **16**:769–777.

Sharpe, A.H.: **Mechanisms of costimulation.** *Immunol. Rev.* 2009, **229**:5–11.

7–22　PLC-γの最大活性化は転写因子活性化に重要でCD28により誘導される補助刺激シグナルに必要である

Chen, L., and Flies, D.B.: **Molecular mechanisms of T cell co-stimulation and co-inhibition.** *Nat. Rev. Immunol.* 2013, **13**:227–242.

7–23　TNFレセプタースーパーファミリーの構成分子はT細胞とB細胞の活性化を増強する

Chen, L., and Flies, D.B.: **Molecular mechanisms of T cell co-stimulation and co-inhibition.** *Nat. Rev. Immunol.* 2013, **13**:227–242.

Rickert, R.C., Jellusova, J., and Miletic, A.V.: **Signaling by the tumor necrosis factor receptor superfamily in B-cell biology and disease.** *Immunol. Rev.* 2011, **244**:115–133.

7–24　リンパ球の抑制性レセプターは補助刺激シグナル伝達経路を阻害して免疫応答を抑制する

Qureshi, O.S., Zheng, Y., Nakamura, K., Attridge, K., Manzotti, C., Schmidt, E.M., Baker, J., Jeffery, L.E., Kaur, S., Briggs, Z., *et al*.: **Trans-endocytosis of CD80 and CD86: a molecular basis for the cell-extrinsic function of CTLA-4.** *Science* 2011, **332**:600–603.

Rudd, C.E., Taylor, A., and Schneider, H.: **CD28 and CTLA-4 coreceptor expression and signal transduction.** *Immunol. Rev.* 2009, **229**:12–26.

7–25　リンパ球の抑制性レセプターはプロテインホスファターゼや脂質ホスファターゼを動員して免疫応答を抑制する

Acuto, O., Di Bartolo, V., and Michel, F.: **Tailoring T-cell receptor signals by proximal negative feedback mechanisms.** *Nat. Rev. Immunol.* 2008, **8**:699–712.

Chen, L., and Flies, D.B.: **Molecular mechanisms of T cell co-stimulation and co-inhibition.** *Nat. Rev. Immunol.* 2013, **13**:227–242.

B 細胞と T 細胞の分化

本章で学ぶこと

B 細胞分化

T 細胞分化

T 細胞の正の選択と負の選択

　新たなリンパ球の産生すなわち，**リンパ球生成** lymphopoiesis は**中枢（一次）リンパ組織** central lymphoid tissue で行われ，B 細胞と T 細胞生成をそれぞれ担う骨髄と胸腺がこれにあたる．リンパ球の前駆細胞は骨髄に由来し，B 細胞は分化，成熟を骨髄で完成させるが，T 細胞前駆細胞は胸腺へ移動し成熟 T 細胞へと分化する．リンパ球生成の主要な目的は，多様な特異性を有する B 細胞レセプター B-cell receptor (BCR)，T 細胞レセプター T-cell receptor (TCR) のレパートリーを産生し，生涯にわたって遭遇するさまざまな病原体に対し適応免疫応答を誘導することである．胎生期や若年期では，中枢リンパ組織はリンパ節，脾臓，粘膜リンパ系組織などの**末梢（二次）リンパ組織** peripheral lymphoid tissue へと移住する多くの新生リンパ球の供給源である．成熟個体では胸腺での T 細胞産生が低下し，成熟 T 細胞が中枢リンパ組織以外で分裂することにより，末梢の T 細胞数を維持する．一方，新しい B 細胞は，成熟個体でも骨髄で持続的に産生される．本章では，$CD4^+$ T 細胞，$CD8^+$ T 細胞，B 細胞を中心に，T 細胞，B 細胞が共通前駆細胞からどのように分化するのかを述べる．また，インバリアント NKT (iNKT) 細胞，制御性 T 細胞 regulatory T cell (T_{reg} 細胞)，$\gamma\delta$ 型 TCR^+ T 細胞，B-1 細胞，濾胞辺縁帯 B 細胞など，T 細胞と B 細胞サブセットの分化についても述べる．

　第 4 章と第 5 章では，B 細胞と T 細胞の抗原レセプター遺伝子の構造と，完成型の抗原レセプターの形成機構について紹介した．いったん抗原レセプターが形成されると，病原体などの外来抗原は認識するが自己細胞には反応しない，生体に有益な抗原レセプターを発現するリンパ球を選択する厳しい検定が必要になる．遺伝子再編成によって膨大な数の抗原レセプターが生成されるが，1 個体はその生涯で抗原レセプターレパートリーのごく一部しか発現できないので，外来抗原を認識して反応する有益なリンパ球が成熟することが重要である．本章では，未熟リンパ球が生存しさらに分化するのか，それとも死滅するのかを決定するために，自己に対する抗原レセプターの特異性と親和性がどのように検定されるのかについて述べる．一般的に，分化途上のリンパ球の抗原レセプターが自己抗原と低親和性で結合するという特有な方法をとると，生存シグナルを受け取ることができる．これは，**正の選択** positive selection と呼ばれ，特に，MHC 分子に結合したペプチド断片を認識する $\alpha\beta$ 型 T 細胞の分化に重要である．なぜなら，この過程によって個々の T 細胞が自己 MHC 分子に結合した外来ペプチド抗原に反応できることが保証されるからである．

　一方，自己抗原に強く結合するレセプターを発現するリンパ球は，自己免疫応答を回避するために取り除かれなければならない．この過程は**負の選択** negative selection と呼ばれ，自己寛容性を確立する方法の一つである．抗原レセプターからのどんなシグナ

第8章：B細胞とT細胞の分化

ルも受け取れないリンパ球は，アポトーシスにより死滅する．したがって，大部分の分化しているリンパ球は，中枢リンパ組織から出てくる前に，もしくは末梢リンパ組織で成熟する前に死滅する．

本章では，マウスとヒトのB細胞とT細胞が特定の抗原をもたない骨髄幹細胞から一つの外来抗原に反応する抗原レセプターをもち，特異的な機能を有する成熟リンパ球にいたるまでのさまざまな分化段階について述べる．成熟リンパ球が特異的な抗原に遭遇して活性化し，エフェクター細胞やメモリー細胞へと分化する最終段階に関しては第9章から第11章で述べる．胎生後期や生後でのB細胞とT細胞の分化は，胎生初期におけるリンパ球分化とは異なることが知られている．胎生初期のリンパ球は，肝臓および，より原始的な造血組織に由来する．これらの胎生前駆細胞から分化するB細胞とT細胞は，骨髄幹細胞から分化するリンパ球とは異なり，一般に粘膜や上皮組織に移住し，自然免疫応答において機能する．成熟個体では，これらのリンパ球サブセットは二次リンパ組織に少量しか存在しない．本章では，骨髄幹細胞から分化し，適応免疫応答を担うB細胞とT細胞に焦点をあてる（図1.7，図1.20参照）．まず，最初の二つの節でB細胞分化とT細胞分化についてそれぞれ述べ，次の節では，胸腺におけるT細胞の正の選択と負の選択について議論する．

B細胞分化

B細胞の一生について図8.1に示した．B細胞とT細胞の分化段階は，主に，機能的な抗原レセプター遺伝子の再編成と発現における連続した段階により定義される．リンパ球分化のそれぞれの段階で遺伝子再編成の過程が検証され，遺伝子再編成が成功す

図8.1　B細胞は骨髄で分化し，末梢リンパ組織に移動し，そこで抗原により活性化される

分化初期段階において，B細胞前駆細胞は骨髄で免疫グロブリン遺伝子の再編成を行う．この段階でのB細胞分化は抗原刺激には依存せず，骨髄ストローマ細胞との相互作用に依存している（左端図）．その次に細胞表面にIgMを発現する未熟B細胞となり環境中の抗原と会合できるようになる（第2図）．未熟B細胞が抗原に強く刺激されると負の選択により死滅するか不活性化され，自己反応性B細胞がレパートリーから除かれる．生き残った未熟B細胞は末梢へ移動し，成熟してIgMに加えてIgDを発現する．未熟B細胞は二次リンパ組織内で特異抗原と出会うと活性化される（第3図）．活性化B細胞は増殖して抗体産生形質細胞と長寿命のメモリーB細胞に分化する（第4図）．

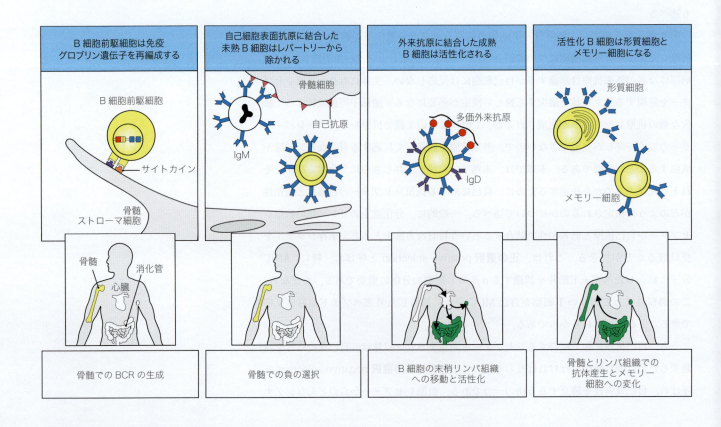

ると，次の段階に進むためのシグナルを伝達する蛋白質を産生することが繰り返される．分化途上のB細胞は頻回の遺伝子再編成の機会があり，機能的な抗原レセプターを発現する可能性は高いが，それぞれのB細胞には一つの特異性をもつ抗原レセプターを発現させるようにするためのチェックポイントも存在する．まず，最も未熟なB細胞が骨髄の多能性造血幹細胞からどのように分化し，どの時点でB細胞とT細胞系統へと分岐していくのかをみる．

8–1　リンパ球は骨髄の造血幹細胞由来である

B細胞，T細胞，自然免疫リンパ球 innate lymphoid cell（ILC）といったリンパ球系細胞は，共通リンパ系前駆細胞由来である．共通リンパ系前駆細胞は，すべての血液細胞の起源である多能性**造血幹細胞** hematopoietic stem cell（**HSC**）由来である（図1.3参照）．前駆幹細胞からB細胞やT細胞への分化は，細胞分化の基本的な原則に従う．未熟な細胞の特徴を失いながら成熟細胞の機能に必須な特徴を徐々に獲得する．リンパ球分化は骨髄系とは異なるリンパ球系にまず分化して，その後，B細胞系列あるいはT細胞系列に分化する（図8.2）．

骨髄の特殊な微小環境は，造血幹細胞からリンパ球前駆細胞への分化と，それに続くB細胞分化へのシグナルを伝える．そのシグナルは，幼若リンパ球に働いて分化プログラムの鍵となる遺伝子のスイッチを入れ，分化中のリンパ球と密に接触する特殊な非リンパ結合組織である**ストローマ細胞** stromal cell のネットワークによって供給される（図8.3）．ストローマ細胞は二つの役割でリンパ球分化に寄与する．一つは，接着分子とそのリガンドの結合によって分化中のリンパ球と特異的な接着をすることである．もう一つは，リンパ球の分化と増殖を制御する遊離型および膜結合型のサイトカインやケモカインを産生することである．

まず，造血幹細胞は**多能性前駆細胞** multipotent progenitor cell（**MPP**）へ分化する．この細胞はリンパ球系と骨髄系細胞に分化できるが，自己複製をする幹細胞ではない．多能性前駆細胞は，チロシンキナーゼであるFLT3を発現し，ストローマ細胞上の膜結合型FLT3リガンドと結合する．また，MPPは，転写因子PU.1やレセプター型チロシンキナーゼ c–kit など，多能性造血系の分化に必要な転写因子やレセプターを発現する．MPPは，すべてのリンパ球系へと分化する二つの前駆細胞サブセットを産生する．一つは，ILC1，ILC2，ILC3のILCサブセットを産生する前駆細胞であるがまだ名称がない．もう一つは，共通リンパ系前駆細胞 common lymphoid progenitor（CLP）である．MPPからCLPへの分化は，MPP上のFLT3レセプターを介したシグナルを必要

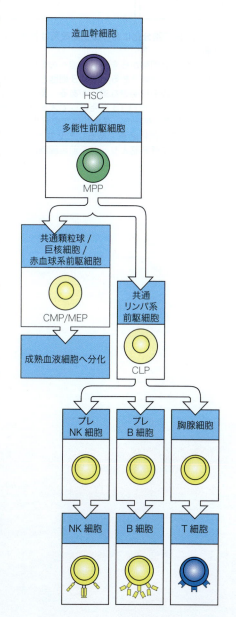

図8.2　多能性造血幹細胞からすべての免疫細胞が産生される
骨髄や他の造血器官の多能性幹細胞から段階的に分化能が制限された細胞が産生される．ここでは単純化した図を示す．例えば，多能性前駆細胞（MPP）は幹細胞機能を失う．最初の分岐は骨髄系および赤血球系への分化能をもつ CMP および MEP とリンパ球系への分化能をもつ共通リンパ系前駆細胞（CLP）である．前者は血液中の単球や顆粒球，組織や二次リンパ組織のマクロファージや樹状細胞などのすべての非リンパ球系の血液細胞に分化する（図示していない）．CLP は骨髄または胸腺での各分化段階を経て NK 細胞，T 細胞，B 細胞に分化する．一つの前駆細胞からB細胞やマクロファージが分化するように，特定の環境下では分化経路に多くの可塑性が存在するが，単純化するためこの経路は示していない．樹状細胞の中にもリンパ系前駆細胞由来のものがあると考えられている．

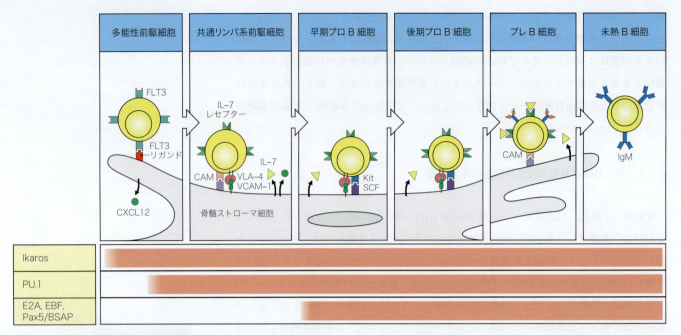

図8.3 B細胞分化における初期段階は骨髄ストローマ細胞依存性である

B細胞前駆細胞から未熟B細胞への分化には骨髄ストローマ細胞との相互関係が必要である．プロB細胞とプレB細胞には図8.4で示すように分化段階に明瞭な違いがある．多能性前駆細胞はレセプター型チロシンキナーゼFLT3を発現してストローマ細胞上のリガンドと結合する．FLT3からのシグナルは次の分化段階である共通リンパ系前駆細胞への分化に必要である．ケモカインのCXCL12（SDF–1）は，骨髄において幹細胞とリンパ系前駆細胞がストローマ細胞上に留まるように作用する．IL–7レセプターはこの段階で発現し，ストローマ細胞からのIL–7産生がB細胞系への分化に必要である．前駆細胞はインテグリンVLA–4を介してストローマ細胞上のVCAM–1と結合するとともに，他の細胞接着因子（CAM）とも相互作用する．接着によりプロB細胞表面上のチロシンキナーゼKit（CD117）とストローマ細胞上の幹細胞因子（SCF）との結合が強まる結果，キナーゼが活性化されB細胞前駆細胞の分裂が促進される．記載しているB細胞分化にかかわる転写因子については後述する．桃色の横帯は各分化段階における転写因子の発現を示す．

とする．前駆細胞移植と系統再構築実験から，CLPは不均一な細胞集団であり，多能性が低下した細胞であることが示されている．最も幅広い分化能をもつCLPサブセットは，B細胞，T細胞，NK細胞へと分化することができる．他のCLPサブセットはB細胞とT細胞のみに分化するか，もっぱらB細胞系列へと分化する．B細胞系列に分化したCLPは**プロB細胞** pro-B cellを産生する（図8.3）．

多能性前駆細胞からリンパ球前駆細胞の産生は，FLT3のシグナルとPU.1の活性で誘導されるIL–7レセプターの発現を伴う．骨髄ストローマ細胞から分泌されるIL–7は，マウスのB細胞の増殖と生存に必須である（おそらくヒトのB細胞では必要ない）．IL–7レセプターは，IL–7レセプターα鎖とサイトカイン共通レセプターγ鎖（$γ_c$鎖）の二つのポリペプチドから構成される．$γ_c$鎖は，他に五つのサイトカインレセプターのサブセットでもあるので共通レセプターと呼ばれる．このレセプターファミリーには，IL–7レセプターに加え，IL–2，IL–4，IL–9，IL–15，IL–21レセプターが属する．これらのレセプターは$γ_c$鎖に会合し，それぞれのレセプターによるシグナル伝達に必要なチロシンキナーゼJak3を共有する．IL–7はマウスのB細胞分化に重要であり，IL–7，IL–7レセプターα鎖，$γ_c$鎖，Jak3の遺伝子欠損では，B細胞分化に障害をきたす．

B細胞分化に必須なもう一つの因子は幹細胞因子stem-cell factor（SCF）というストローマ細胞上の膜結合型サイトカインで，造血幹細胞と最も未熟なB細胞前駆細胞を刺激する．SCFは前駆細胞が発現するチロシンキナーゼレセプターKitと結合する（図

8.3)．ケモカインCXCL12であるストローマ細胞由来因子1（stromal cell-derived factor 1, SDF–1）もB細胞の初期分化に重要である．CXCL12は骨髄ストローマ細胞から恒常的に産生されており，分化中のB細胞前駆細胞を骨髄微小環境に留めておく機能がある．**胸腺ストローマ由来リンホポエチン** thymic stromal lymphopoietin（**TSLP**）はIL–7に似たサイトカインであり，IL–7レセプターα鎖に結合するが，γ_c鎖には結合しない．TSLPは胎生期の肝臓において，また少なくとも新生仔期のマウスの骨髄において，B細胞分化を促進する．

明確なB細胞分化段階であるプロB細胞への分化は，B細胞特異的転写因子E2Aの誘導で決定される．前駆細胞で何がE2Aの発現を開始するのかは明らかになっていないが，E2Aの発現には転写因子PU.1とIkarosが必要である．E2Aは初期B細胞因子early B-cell factor（EBF）といわれる転写因子の発現を誘導する．IL–7シグナルはB細胞系列へ分化した前駆細胞の生存を促進するが，E2AとEBFはプロB細胞の段階を決定付ける蛋白質の発現を誘導する．

B細胞が成熟すると，骨髄ストローマ細胞と接着した状態で骨髄内を移動する．最も初期の分化段階の幹細胞は，大腿骨や脛骨などの長骨内部の空洞にある**骨内膜** endosteum下に存在する．分化中のB細胞は網状ストローマ細胞と接触しており，分化すると骨髄腔の中心部に向かって移動する．未熟B細胞から成熟B細胞への最終分化は脾臓などの末梢リンパ組織で起こる．これについては，本章の8–7項と8–8項で説明する．

8–2 B細胞分化は免疫グロブリン重鎖遺伝子座の再編成から始まる

B細胞は，**早期プロB細胞** early pro-B cell，**後期プロB細胞** late pro-B cell，**大型プレB細胞** large pre-B cell，**小型プレB細胞** small pre-B cell，**未熟B細胞** immature B cell，**成熟B細胞** mature B cellの順に分化する（図8.4）．プロB細胞では，E2AとEBFがV(D)J組換え酵素RAG–1，RAG–2などの遺伝子再編成を可能にする鍵となる蛋白質の発現を誘導し，重鎖遺伝子座の再編成を開始する（第5章参照）．一定の順序で一つの遺伝子座が一度に再編成される．最初の遺伝子再編成は，免疫グロブリン重鎖（IgH）遺伝子座のD遺伝子とJ遺伝子の連結である．ほとんどのD–J_H遺伝子再編成は早期プロB細胞で起こるが，共通リンパ系前駆細胞でもみられる．E2AやEBFがないと，この初期段階の遺伝子再編成が起こらない．E2AとEBFによって発現が誘導されるもう一つの鍵となる蛋白質は転写因子Pax5であり，B細胞活性化蛋白質B-cell activator protein（BSAP）はPax5のアイソフォームの一つである（図8.3）．Pax5の標的遺伝子は，B細胞補助レセプターのCD19，プレBCR，BCRのシグナル伝達分子であるIgαである（7–7項参照）．Pax5が欠損するとプロB細胞は次の分化段階に進むことができず，T細胞や骨髄系細胞への分化が誘導される．したがって，Pax5はプロB細胞がB細胞系列へと分化するのに重要である．Pax5は，プロB細胞の分化と成熟BCRのシグナル伝達に必要なSH2ドメインをもつ足場蛋白質BLNK（B-cell linker protein）の発現も誘導する（7–20項参照）．B細胞分化に必要な転写因子，細胞表面分子，レセプター分子の経時的発現を図8.3と図8.4に示す．

V(D)J組換え酵素はB細胞とT細胞で働くが，B細胞でTCR遺伝子再編成は起こらず，T細胞では免疫グロブリン遺伝子の再編成は起きない．順序だった遺伝子再編成は，

第8章：B細胞とT細胞の分化

		幹細胞	早期プロB細胞	後期プロB細胞	大型プレB細胞	小型プレB細胞	未熟B細胞	成熟B細胞
	H鎖遺伝子	生殖細胞型	D-J再編成	V-DJ再編成	VDJ再編成型	VDJ再編成型	VDJ再編成型	VDJ再編成型
	L鎖遺伝子	生殖細胞型	生殖細胞型	生殖細胞型	生殖細胞型	V-J再編成	VJ再編成型	VJ再編成型
	表面Ig	存在せず	存在せず	存在せず	プレB細胞レセプターの一部として表面μ鎖、主に細胞内	細胞内μ鎖	細胞表面に発現したIgM	H鎖転写物の選択的スプライシングによって作られたIgDとIgM

蛋白質	機能
RAG-1	リンパ球特異的組換え酵素
RAG-2	
TdT	N-ヌクレオチド付加
$\lambda 5$	サロゲート軽鎖構成分子
VpreB	
Igα	シグナル伝達
Igβ	
CD45R	
Btk	
CD19	
Kit	増殖因子レセプター
IL-7R	
CD43	不明
CD24	
BP-1	アミノペプチダーゼ

図8.4 B細胞の分化は免疫グロブリン遺伝子の再編成や発現により特徴付けられるいくつかの段階を経て進行する

骨髄幹細胞は免疫グロブリン遺伝子の再編成をしておらず、非リンパ球系細胞と同じく生殖細胞型遺伝子構成を示す。遺伝子再編成は最初にIgH遺伝子で起きる。D_H遺伝子断片とJ_H遺伝子断片の再編成は早期プロB細胞で起こり、後期プロB細胞を生み出す。その段階でV_H断片がDJ_H断片と連結する再編成が起こる。機能的VDJ_H再編成が成功すると、プレBCRの一部として完全なIgHが細胞表面に発現し、IgαやIgβ、Btkとともにシグナルを伝える。一度プレBCRが発現すると、細胞は刺激され大型プレB細胞になり、増殖し小型プレB細胞になる。このとき、サロゲート軽鎖（$\lambda 5$とVpreB）の発現が止まり細胞内にμ鎖のみを発現するようになる。小型プレB細胞は再びRAG蛋白質を発現し、軽鎖遺伝子の再編成を開始する。軽鎖遺伝子の再編成が成功すると細胞は未熟B細胞となり、細胞表面にIgαおよびIgβとともにシグナルを伝達する完成型のIgM分子を発現する。成熟B細胞はμ鎖に加えてδ鎖を選択的スプライシングの機構で産生し（図5.17参照）、細胞表面にさらにIgDも発現する。未熟B細胞までのすべての分化段階は骨髄で起こり、IgM$^+$IgD$^+$成熟B細胞への成熟は脾臓で起きる。最も早期のB細胞系列のマーカーはCD19とCD45R（マウスではB220）であり、その後はどの分化段階においても発現する。プロB細胞はCD43（機能不明）とKit（CD117）、IL-7レセプターの発現により特定できる。後期プロB細胞からCD24（機能不明）が発現する。プレB細胞は細胞表面酵素であるBP-1の発現とKitの発現消失により特定できる。

連結しようとする遺伝子断片が系列特異的に低いレベルで転写されることと関連する．

免疫グロブリン重鎖のD_HとJ_Hの遺伝子再編成（図8.5）は両方の対立遺伝子座で起こり，細胞は後期プロB細胞へと分化する．ヒトのD_H遺伝子断片のほとんどは終止コドンに遭遇せず，三つの読み枠すべてで蛋白質が翻訳されるので，$D–J_H$遺伝子結合は機能的である．したがってこの初期分化段階では，機能的な$D–J_H$遺伝子結合を識別するための特別な機構は必要とせず，一つの対立遺伝子座のみで再編成が起きることを保証する必要もない．実際，後期段階では遺伝子再編成が失敗する割合が高くなるので，二つの遺伝子座で$D–J_H$遺伝子再編成が成功することは利点となる．

完全な免疫グロブリン重鎖を産生するために，続いて後期プロB細胞では$V_H–DJ_H$遺伝子再編成が起こる．$D–J_H$遺伝子再編成とは対照的に，$V_H–DJ_H$遺伝子再編成はまず片方の染色体で起こる．遺伝子再編成が成功すると正常μ重鎖が産生され，$V_H–DJ_H$遺伝子再編成は止まり，プレB細胞へと分化する．μ重鎖を産生しないプロB細胞は，プ

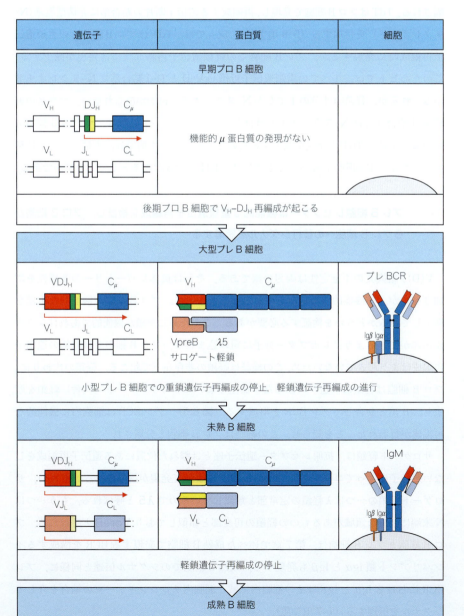

図8.5 機能的再編成をした免疫グロブリン遺伝子は分化するB細胞にただちに蛋白質として発現される

早期プロB細胞における重鎖遺伝子の再編成は最初にD_H領域とJ_H領域で起き，転写（赤色の矢印）は起こるが機能的μ鎖は発現しない（上段図）．まず，後期プロB細胞では一つの染色体で$V_H–DJ_H$の再編成が起きる．機能的重鎖が産生されない場合，もう片方の染色体で$V_H–DJ_H$再編成が起こる．機能的重鎖遺伝子再編成が起きると，μ鎖が$\lambda 5$とVpreBで構成されるサロゲート軽鎖と複合体を形成し細胞表面に発現される．この免疫グロブリン様複合体はプレBCRとして知られている（中段図）．会合しているIgαおよびIgβ蛋白質からのシグナルは重鎖遺伝子再編成を止め，増殖を促し大型プレB細胞への移行を引き起こす．機能的な重鎖産生を失敗するとプレBCRシグナルにより細胞死が誘導される．大型プレB細胞は分裂を止め，小型プレB細胞となり軽鎖遺伝子再編成が始まる．$V_\kappa–J_\kappa$再編成が最初に起きる（5–2項参照）．失敗した場合は，次に$V_\lambda–J_\lambda$再編成が起きる．軽鎖遺伝子再編成が成功すると軽鎖が産生され，軽鎖はμ鎖と結合し完成型のIgM分子を形成し，Igα，Igβとともに細胞表面に発現される．この細胞表面IgMからのシグナルは軽鎖遺伝子再編成を中止させる．機能的軽鎖産生に失敗すると死滅する．

レB細胞レセプターpre-B-cell receptor（8–3項）を介した生存シグナルを受け取ることができず排除される．少なくとも45％のプロB細胞がこの段階で失われる．一つのアミノ酸は三つのヌクレオチドの組でコードされるので最初のV_H–DJ_H遺伝子再編成では，少なくとも3分の2が非機能的である．この最初の遺伝子再編成で読み枠が合わない場合，もう片方の遺伝子座で再編成が行われるが，ここでも理論上は3分の2が非機能的である．プレB細胞が産生される確率は，おおよそ55％［1/3＋(2/3×1/3)=0.55］である．V遺伝子断片には機能的な蛋白質を発現することができない偽遺伝子が存在するため，実際にプレB細胞が産生される頻度はもっと低い．最初の非機能的な遺伝子再編成は，プロB細胞の自動的な排除を引き起こさず，遺伝子再編成は同じ染色体上で引き続いて起こり，失敗するともう片方の染色体上で遺伝子再編成が起きる．

この分化段階において，BCRレパートリーの多様性はターミナルデオキシヌクレオチジルトランスフェラーゼterminal deoxynucleotidyl transferase（TdT）によって増幅される．TdTはプロB細胞で発現し，再編成する遺伝子断片の結合部に非鋳型塩基（N-ヌクレオチド）を付加する（5–8項参照）．成人では，TdTはプロB細胞での重鎖遺伝子再編成時に発現するが，プレB細胞での軽鎖遺伝子再編成時には発現が減少する．このためヒトでは，すべての重鎖遺伝子近傍のV–DとD–J結合部にN-ヌクレオチドがみられるが，軽鎖の4分の1でしかN-ヌクレオチド付加がみられない．マウスの軽鎖V–J結合部ではN-ヌクレオチドはほとんどみられない．これは，マウスB細胞分化のより早期でTdTの発現が減少するためであろう．胎生期では，末梢の免疫系に初めてTおよびB細胞が供給されるときには，TdTの発現はあるとしてもわずかである．

8–3 プレB細胞レセプターは機能的な重鎖遺伝子再編成を検証し，プロB細胞からプレB細胞への移行シグナルを誘導する

V(D)J組換えの不確定性は両刃の剣である．それは抗体レパートリーの多様性を増加させるが，非機能的な再編成も生じる．したがって，プロB細胞が機能的な重鎖を産生しているかどうかを検証する必要がある．このために重鎖が機能的であればシグナル伝達ができるようにレセプター分子に組み込まれる．プロB細胞では軽鎖の遺伝子再編成はまだ起きていないため，この検証は軽鎖の非存在下で起こる．軽鎖の代わりに，プロB細胞は軽鎖に構造が類似した多様性のない二つのサロゲート（代替）軽鎖を産生し，μ鎖と会合してプレBCRを形成する（図8.5）．プレBCRは細胞内に機能的な再編成が行われたことを知らせ，この細胞はプレB細胞と分類される．

サロゲート軽鎖は，抗原レセプター遺伝子座とは離れた位置にある遺伝子再編成をしない遺伝子によってコードされ，E2AとEBFによって発現が誘導される（図8.4）．サロゲート軽鎖の一つはλ軽鎖の定常部と類似しているので**λ5**と呼ばれる．もう一つはN末端に余分な領域があるものの軽鎖の可変部と類似しており**VpreB**と呼ばれる．プロB細胞とプレB細胞は，第7章で述べた成熟B細胞で発現するBCRを構成するインバリアント鎖Igαとlgβも発現する．成熟B細胞でのシグナル伝達と同様に，プレBCRにおけるIgαとIgβはその細胞内領域と細胞内チロシンキナーゼの結合を介してシグナルを伝達する（7–7項参照）．

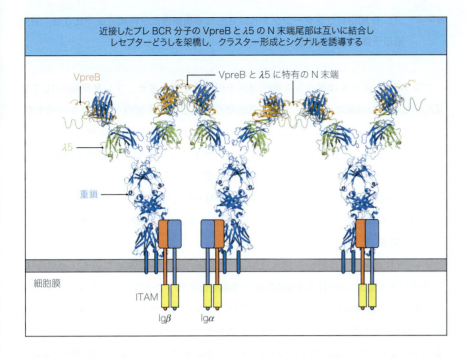

図 8.6　プレ BCR は自発的に VpreB と λ5 が特有の領域で二量体を形成することでシグナルを伝える

サロゲート蛋白質である VpreB（橙色）と λ5（緑色）は軽鎖の代わりに重鎖と結合し細胞表面に発現する．サロゲート相互作用をする VpreB は軽鎖 V 領域の代わりであり，λ5 は軽鎖定常部の代わりである．VpreB と λ5 は他の免疫グロブリン様ドメインには存在しない特有の N 末端領域を有している．ここでは球状ドメインから外へ広がる構造不定の尾状物で示す．一つのプレ BCR と会合する VpreB と λ5 の N 末端領域は，隣接するプレ BCR の対応する領域と結合する．これにより，自発的にプレ BCR 二量体が細胞表面に形成される．二量体形成は Igα と Igβ を有する ITAM 依存的なプレ BCR からのシグナルを生み出す．このシグナルは RAG-1 と RAG-2 の発現抑制と大型プレ B 細胞の増殖を引き起こす．
（図は Chris Garcia の厚意による）

　プレ BCR の形成とプレ BCR によるシグナル伝達はプロ B 細胞からプレ B 細胞への分化におけるチェックポイントとして重要である．λ5 欠損マウスや膜貫通ドメインを産生できない重鎖遺伝子改変マウスではプレ BCR が形成されず，B 細胞分化は重鎖遺伝子再編成以降阻害される．正常な B 細胞分化では，プレ BCR 複合体の発現は一過性である．これは，プレ BCR の形成が始まると λ5 mRNA の産生がすぐに停止するからであると考えられている．細胞表面上でのプレ BCR の発現量は少ないが，プロ B 細胞からプレ B 細胞への分化に必要なシグナルを産生する．プレ BCR によるシグナル伝達は，抗原やリガンドに依存しないと考えられている．代わりに，プレ BCR は互いに結合することにより二量体やポリマーを形成することで，シグナルを伝達する（7-16 項参照）．二量体化には，λ5 と VpreB の N 末端に他の免疫グロブリン様ドメインには存在しない特有な領域が関与し，細胞表面の隣接したプレ BCR を架橋する（図 8.6）．プレ BCR からのシグナル伝達には足場蛋白質である BLNK や細胞内チロシンキナーゼ TEC ファミリーメンバーの Btk（Bruton's tyrosine kinase）が必要である（7-20 項参照）．BLNK を欠損するヒトやマウスでは，B 細胞分化がプロ B 細胞の段階で阻害される．ヒト *BTK* 遺伝子の変異は，成熟 B 細胞が産生されない重症の B 細胞特異的免疫不全症である**ブルトン型 X 連鎖無γグロブリン血症** Bruton's X-linked agammaglobulinemia（**XLA**）を引き起こす．*BTK* 変異による B 細胞分化の阻害はほぼ完全なものであり，それはプレ B 細胞から未熟 B 細胞への分化を阻害する．マウスの **X 連鎖免疫不全症** X-linked immunodeficiency（**xid**）は XLA よりは軽症であるが，同様にマウス *Btk* 遺伝子の変異による．

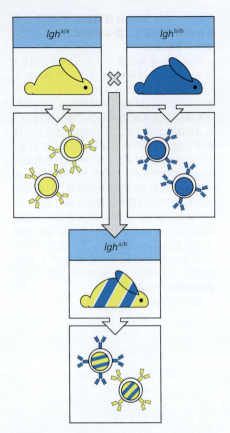

図 8.7　単一 B 細胞での免疫グロブリン遺伝子発現の対立遺伝子排除

多くの動物種で免疫グロブリン重鎖や軽鎖遺伝子の定常部にアロタイプとして知られるアミノ酸置換をもたらす遺伝子多型があり，各個体で発現する重鎖もしくは軽鎖は各個体で異なる．例えば，免疫グロブリン重鎖の対立遺伝子 a 型のホモ接合体（$Igh^{a/a}$）のウサギでは，すべての B 細胞は a 型の免疫グロブリンを発現し，対立遺伝子 b 型のホモ接合体（$Igh^{b/b}$）のウサギでは，すべての B 細胞は b 型の免疫グロブリンを発現する． a 型と b 型のヘテロ接合体（$Igh^{a/b}$）のウサギでは，各 B 細胞は a 型と b 型のいずれかの表面免疫グロブリンを発現し，決して両方のタイプを発現しない（下図）．この対立遺伝子排除は Igh 遺伝子座で一方のみが完全な遺伝子再編成を起こす．これは機能的な重鎖遺伝子からなるプレ BCR からのシグナルが，それ以上の重鎖遺伝子再編成を止めるからである．

8-4　プレ B 細胞レセプターシグナルはさらなる重鎖遺伝子再編成を停止させ，対立遺伝子排除を強制する

プレ BCR シグナルはさらなる重鎖遺伝子再編成を停止させ，プレ B 細胞が IL-7 に反応することを可能にする．これは，細胞増殖と大型プレ B 細胞への分化を誘導する．両方の重鎖遺伝子再編成が成功してしまうと，一つの B 細胞が二つの抗原特異性をもつことになる．これを防止するために，プレ BCR シグナルは**対立遺伝子排除** allelic exclusion を強制し，二倍体細胞の二つの対立遺伝子のうち一つだけを発現する状態にする．重鎖，軽鎖両方の遺伝子座で対立遺伝子排除が起こることが約 50 年前に発見され，一つのリンパ球は一つの抗原レセプターを発現するという理論の実験的根拠の一つとなった（図 8.7）．

プレ BCR シグナルは重鎖の対立遺伝子排除を三つの方法で進めていく．一つ目は，V(D)J 組換え酵素の RAG-1 や RAG-2 の発現を直接低下させる方法である．二つ目は，プロ B 細胞が細胞周期の S 期（DNA 合成期）に入る際に RAG-2 をリン酸化により分解し，RAG-2 発現をさらに低下させる方法である．三つ目は，機序は不明であるが，遺伝子再編成機構が重鎖遺伝子へ近接することを阻害する方法である．B 細胞分化の後期では軽鎖遺伝子再編成のために RAG 蛋白質は再び発現するが，このときは重鎖遺伝子の再編成は起こらない．プレ BCR シグナルがないと重鎖遺伝子座の対立遺伝子排除は起こらない．プレ BCR シグナルは，重鎖遺伝子座再編成の成功による B 細胞前駆細胞の増殖誘導にも重要であるため，プレ BCR シグナルの障害はプレ B 細胞や成熟 B 細胞数の著しい低下を引き起こす．

8-5　プレ B 細胞は軽鎖遺伝子を再編成して表面免疫グロブリンを発現する

プロ B 細胞から大型プレ B 細胞への分化は数回の細胞分裂を伴い，静止期の小型プレ B 細胞になるまでに約 30 〜 60 倍に細胞数が増加する．したがって，特定の再編成重鎖遺伝子をもつ一つの大型プレ B 細胞から多数の小型プレ B 細胞が産生される．小型プレ B 細胞では RAG 蛋白質が再び発現し，軽鎖遺伝子再編成が始まる．これらの細胞はそれぞれ異なった軽鎖遺伝子再編成をすることができるので，一つのプレ B 細胞から多様な特異性をもつ B 細胞が産生されることになる．これにより BCR は集団全体としての多様性を形成する．

軽鎖遺伝子再編成でも対立遺伝子排除がみられる．機序はわかっていないが，軽鎖遺伝子座での再編成は一つの遺伝子座でしか起こらない．軽鎖には D 遺伝子がないので V-J 結合が起こる．もし VJ 遺伝子再編成で機能的な軽鎖が作られないと，同じ遺伝子座で使用されていない V，J 遺伝子断片による遺伝子再編成が繰り返される（図 8.8）．したがって，もう一つの遺伝子座での遺伝子再編成が開始される前に，一つの軽鎖遺伝子座で機能的再編成への試みが数回行われる．二つの異なった軽鎖遺伝子座があるので，これは正常な軽鎖が産生される機会を著しく増加させる．その結果，プレ B 細胞の段階で多くの細胞が正常な IgM 分子をもつことになり，未熟 B 細胞として分類されるようになる．図 8.4 に V(D)J 組換えに関するいくつかの蛋白質と，B 細胞分化におけるそれらの発現制御について示した．図 8.5 に完成型の膜結合型免疫グロブリンが会合す

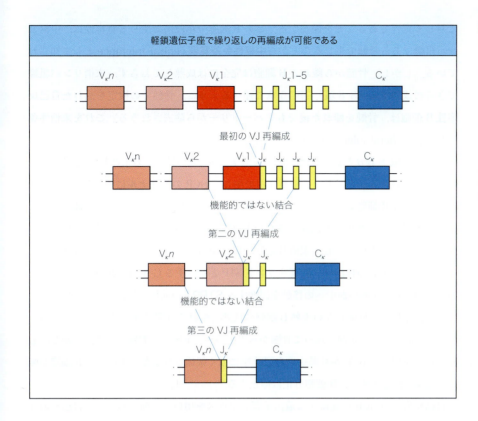

図 8.8 非機能的な軽鎖遺伝子再編成はさらなる遺伝子再編成により救済される

マウスおよびヒト軽鎖遺伝子座の再編成には，最初に非機能的な軽鎖遺伝子再編成をしたプレ B 細胞に救済の機会が多数ある．ヒトの κ 遺伝子座における軽鎖救済についてここに示す．最初の遺伝子再編成が非機能的であれば，$5'V_\kappa$ 遺伝子断片が $3'J_\kappa$ 遺伝子断片と再結合し，間の非機能的結合部を切り出す．ヒトでは五つの機能的 J_κ 遺伝子断片があるため，それぞれの染色体で 5 回まで可能である．κ 鎖遺伝子のすべての再編成が失敗し機能的軽鎖結合が起こらない場合，λ 鎖遺伝子再編成が起こる（図示していない）．

るまでの B 細胞分化段階をまとめた．膜結合型免疫グロブリンの会合に失敗した B 細胞は骨髄でアポトーシスにより死滅し，B 細胞プールから除かれる．

軽鎖では対立遺伝子排除に加え，**アイソタイプ排除** isotype exclusion も起こる．アイソタイプ排除を制御する機序は明らかになっていないが，これにより，個々の B 細胞は二つの軽鎖遺伝子座の κ 鎖と λ 鎖のいずれか一つしか発現しないようになる．このことが最初に推測されたのは，λ 鎖を分泌する骨髄腫細胞では κ 鎖と λ 鎖の両方の遺伝子が再編成されていたが，κ 鎖を分泌する骨髄腫細胞では κ 鎖遺伝子のみが再編成されているという観察からであった．しかし，この順番はしばしば逆になることもあり，κ 鎖遺伝子再編成が λ 鎖遺伝子再編成の前に起こるとは限らない．κ 鎖と λ 鎖が発現する成熟 B 細胞の比率は種によって著しく異なる．マウスとラットでは 95% が κ 鎖で 5% が λ 鎖であり，ヒトでは 65% が κ 鎖で 35% が λ 鎖である．ネコはマウスと逆であり，5% が κ 鎖で 95% が λ 鎖である．これらの比率は，種ごとのゲノム上の機能的な V_κ と V_λ 遺伝子断片の数と最も強く相関している．また，遺伝子断片再編成の動態と効率も反映している．成熟リンパ球での κ 鎖と λ 鎖の比率は臨床診断に使われる．なぜなら，異常な κ/λ の比率はあるクローン細胞が優位であることを意味し，リンパ増殖性疾患を疑わせるからである．

8-6 未熟 B 細胞は骨髄から出る前に自己反応性を検定される

再編成した軽鎖が μ 鎖と会合すると，膜結合型 IgM（sIgM）が細胞表面で発現されプレ B 細胞が未熟 B 細胞となる．この段階で初めて，抗原レセプターは自己に対する反応性を検定される．自己反応性 B 細胞の除去や不活性化は B 細胞の集団全体が自己

に対して寛容であることを保証する．このB細胞分化段階で生じる寛容性は，中枢リンパ組織である骨髄で生じることから**中枢性免疫寛容** central tolerance として知られている．しかし，骨髄から離れるB細胞は完全には成熟しておらず，末梢リンパ組織でさらに成熟する（8-8項）．第15章で述べるように，骨髄での検定を逃れた自己反応性B細胞は，骨髄を離れた後でもレパートリーから除去されうる．これを末梢性免疫寛容 peripheral tolerance と呼ぶ（8-7項）．

sIgMはIgαとIgβと会合し機能的なBCRを形成する．骨髄での未熟B細胞の運命は，骨髄環境におけるリガンドとの相互作用で生じるBCRのシグナルに依存している．IgαシグナルはB細胞の骨髄からの移動と末梢での生存に特に重要である．細胞内ドメインを欠損してシグナルが伝達できないIgαを発現するマウスでは，骨髄での未熟B細胞数が4分の1に減少し，末梢B細胞の数は100分の1まで減少する．骨髄から血中への未熟B細胞の移出は，脂質リガンドS1Pと結合するG蛋白質共役レセプターであり，S1P濃度が高い血中への移動を促進する**S1PR1**の発現に依存する（8-27項）．

自己抗原に強く反応しない未熟B細胞は成熟を続ける（図8.9，左端図）．これらは骨髄の中心洞に入る類洞を通って骨髄から出ていき，静脈から脾臓に入る．しかし，もし新たに発現したBCRが骨髄中の自己抗原に強く架橋されると，すなわちB細胞が強い自己反応性を示すと，B細胞分化は停止する．

自己反応性のBCRを発現する遺伝子導入マウスを用いた実験において，自己反応性B細胞の運命は4通りあることが示された（図8.9）．それらは，レセプター編集による新しいレセプターの産生，アポトーシスによる細胞死（クローン消失），以降は抗原

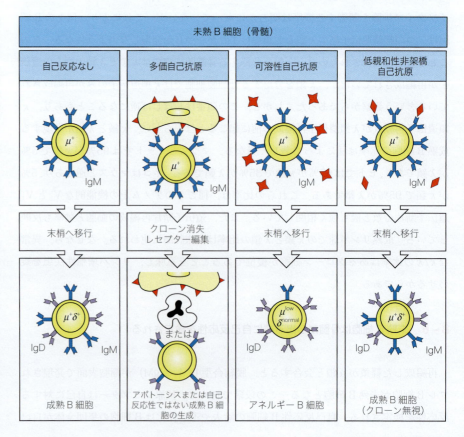

図8.9　骨髄内の自己抗原との結合が未熟B細胞の消失や不活性化をもたらす

（左端図）通常，未熟B細胞は抗原に遭遇せず，骨髄から末梢リンパ組織へと移行し，細胞表面にIgMとIgDを発現する成熟循環B細胞になる．（第2図）分化途中のB細胞が多価のリガンド，例えばMHCなどの遍在する自己の細胞表面抗原を認識するレセプターを発現すると，そのB細胞はレパートリーから消失する．この場合，B細胞はレセプター編集により（図8.10）自己反応性レセプターを消失するか，プログラム死，すなわちアポトーシスによってB細胞自身が消失する（クローン消失）．（第3図）可溶性の自己抗原を認識して架橋されるレセプターを発現する未熟B細胞は，その抗原に不応答，すなわちアネルギーとなり，ほとんど表面IgMを発現しない．このB細胞は末梢に移行し，IgDを発現するがアネルギー状態のままとなる．他のB細胞と末梢で競合する場合にはアネルギーB細胞は生存シグナルを受け取ることができず死滅する．（右端図）未熟B細胞が認識する抗原が隔離されている場合や単価で結合する場合，可溶性の自己抗原に低親和性で結合する場合は，シグナルを受けず正常に成熟する．そのような細胞は潜在的には自己反応性であるが，抗原が存在しても活性化されないのでクローン無視と呼ぶ．

図 8.10 レセプター編集によって軽鎖が入れ替えられ，抗原特異性を変更することによって自己反応性 B 細胞の一部は救済される

　B 細胞の分化過程で MHC などの細胞表面上に発現する多価の自己抗原によって強く架橋されると，B 細胞は分化を停止する（上図）．その際，細胞表面に発現する IgM が低下するが，RAG 遺伝子の発現は保たれる（第 2 図）．RAG 蛋白質の持続的合成は軽鎖遺伝子の再編成を継続させる．これは通常，新しい機能的再編成と新しい軽鎖の発現を誘導し，すでに存在する重鎖と結合して新しい BCR を形成する（レセプター編集）（第 3 図）．この新しいレセプターが自己反応性でない場合，細胞は救済され自己抗原と出会わなかった B 細胞と同様に正常に分化する（下右図）．しかし，依然として強い自己反応性を示し，自己抗原と強く反応し続ければアポトーシスを起こし，レパートリーから消失する（クローン消失）（下左図）．

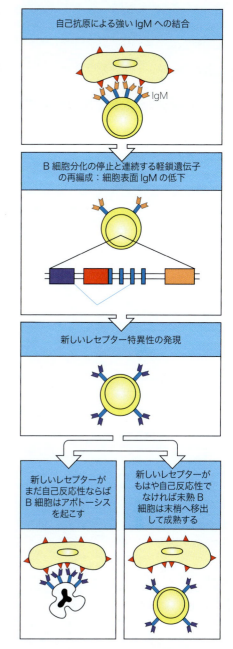

に反応しない状態（アネルギー），抗原濃度が BCR を刺激するには低すぎるための免疫学的無視の四つである．どの運命をたどるかは，自己抗原と BCR の相互作用に依存する．

　多価の自己抗原を認識する自己反応性レセプターを発現する未熟 B 細胞は，さらなる遺伝子再編成によって自己反応性レセプターを自己反応性ではない新たなレセプターに置き換え救済される．この機構はレセプター編集 receptor editing と呼ばれる（図 8.10）．未熟 B 細胞が初めて sIgM を発現するとき，RAG 蛋白質はまだ産生されている．もしレセプターが自己反応性ではなく sIgM が架橋されなければ，遺伝子再編成は止まり，B 細胞分化が進み，やがて RAG 蛋白質は消失する．しかし，自己反応性レセプターが自己抗原に出会い sIgM が強く架橋されると，RAG 蛋白質の発現は継続し，図 8.8 で示すように軽鎖遺伝子再編成は続く．この二度目の再編成は自己反応性の軽鎖遺伝子を削除し，別の遺伝子に置き換えることにより未熟な自己反応性 B 細胞を救済する．新たな再編成で作られた軽鎖が自己反応性でなければ，B 細胞は正常に分化する．しかしレセプターが自己反応性をもったままであると，自己反応性ではないレセプターが作られるまで，あるいは V–J 遺伝子断片が使い果たされるまで再編成は続く．レセプター編集機構が障害されると，自己反応性抗体を多く産生する自己免疫疾患である全身性エリテマトーデスや関節リウマチを発症するため，レセプター編集の重要性は確立されている（第 15 章参照）．

　以前は，機能的な重鎖と軽鎖が作られるとただちに軽鎖遺伝子再編成を停止し，対立遺伝子排除とアイソタイプ排除を確実に行うと考えられていた．しかし，自己反応性 B 細胞では機能的再編成の後にも軽鎖の再編成が続くという予想外の能力は，対立遺伝子排除の不完全さを示唆しており，自己反応性ではない遺伝子再編成が成功することに伴う RAG 蛋白質レベルの低下が軽鎖遺伝子再編成の停止の主要な要因であるかもしれない．まれに二つの異なる軽鎖を発現する B 細胞が存在するので，対立遺伝子排除は絶対的なものではない．

　自己反応性ではないレセプターを作るためのレセプター編集に失敗した自己反応性 B 細胞は**クローン消失** clonal deletion を受ける．これは，自己反応性を有する細胞をレパートリーから除くためのアポトーシスによる細胞死誘導である．クローン消失が B 細胞免疫寛容の主要な機序であることは，H–2K^b MHC クラス I 分子特異的免疫グロブリンの両鎖遺伝子を発現し，すべての B 細胞が抗 MHC 抗体を sIgM として発現するトランスジェニックマウスを用いた実験によって示唆された．もしトランスジェニックマウスが H–2K^b を発現していないと，正常な数の抗 H–2K^b 膜結合型免疫グロブリンレセプターを有する B 細胞は分化するが，H–2K^b と抗 H–2K^b 免疫グロブリンを発現するトランスジェニックマウスでは B 細胞分化が阻害される．このマウスでは正常な数のプ

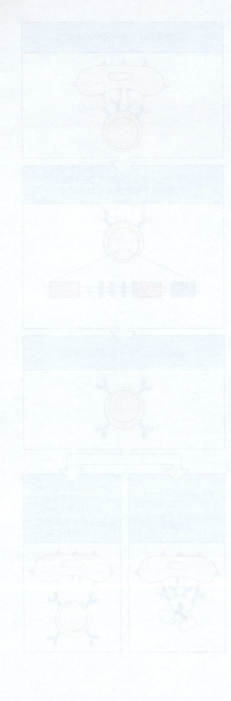

レB細胞や未熟B細胞は存在するが，抗H-2K^{b}抗体を発現する成熟B細胞は脾臓やリンパ節に存在しない．その代わりに，ほとんどの未熟B細胞は骨髄でアポトーシスを起こして死滅する．しかし近年，相同組換え（付録I，A-35項参照）によって自己抗体の両鎖遺伝子を免疫グロブリン遺伝子座に挿入したトランスジェニックマウスの研究から，自己反応性B細胞はクローン消失の前にレセプター編集を受けることが明らかにされた．

ここまで，新たに産生されたB細胞の細胞表面のsIgMが多価抗原に架橋された場合の運命について述べた．小分子の可溶性蛋白質のように，より弱く架橋する低結合性の自己抗原と出会った未熟B細胞は異なった反応を起こす．この場合，ある自己反応性B細胞は不活性化され，その後は不応答の状態，すなわち**アネルギー** anergy になるが，すぐには死なない（図8.9）．アネルギーになったB細胞は，抗原特異的T細胞の補助があっても活性化されることはない．このこともトランスジェニックマウスで証明された．卵白リゾチーム hen egg-white lysozyme（HEL）を可溶型で発現し，HELに対する高い親和性を示す抗HEL免疫グロブリンも遺伝子導入したトランスジェニックマウスでは，HEL特異的B細胞は成熟するが，抗原には反応できない．さらに，アネルギーB細胞は移動性が低下しており，末梢リンパ組織のT細胞領域に足止めされリンパ濾胞から除かれる．そのため，寿命が短く免疫応答性B細胞と競合する能力も低下している（8-8項）．正常な状態では，自己反応性のアネルギーB細胞はほとんど成熟せず，比較的速やかに死滅する．この機序は末梢のB細胞プールから自己反応性細胞を一掃する．

自己反応性未熟B細胞の4番目の運命は，何も起こらないことである．それらは自己抗原に対して**免疫学的無視** immunological ignorance という状態にある（図8.9）．この状態にある細胞は自己抗原に対する親和性はあるが反応しない．なぜなら，抗原が骨髄や脾臓に存在する分化途中のB細胞に近づくことができない，または抗原の濃度が低い，あるいはBCRに弱くしか結合しないために活性化シグナルが産生されないためである．免疫学的無視の状態にある細胞は，炎症や自己抗原が異常に高い濃度に達するなど，特定の条件下では活性化するため，これらの細胞は不活性細胞とはみなされず，自己抗原によって決して活性化されない自己反応性ではない細胞とは根本的に異なる．

中枢性免疫寛容は完璧ではなく多少の自己反応性B細胞は成熟が許されているという事実は，免疫系が自己反応性を一掃することと病原体に反応する能力を維持することのバランスを反映している．もし自己反応性細胞が効率よく除去されてしまうと，レセプターレパートリーが非常に限られてしまい，多様な病原体に反応することができなくなる．一部の自己免疫疾患はこのバランスの代償である．第15章で述べるように，免疫学的無視の状態にある細胞が特定の条件下で活性化されて病気を引き起こす．しかし通常は，無視したB細胞はT細胞補助の欠損，自己抗原からの隔絶や，次項で述べるような骨髄から移動してきた成熟B細胞で誘導される寛容機構を通して維持されている．

8-7 末梢で十分量の自己抗原に初めて出会ったリンパ球は除去されるか不活性化される

多くの自己反応性B細胞は骨髄で新しいリンパ球集団から除かれるが，それは自己

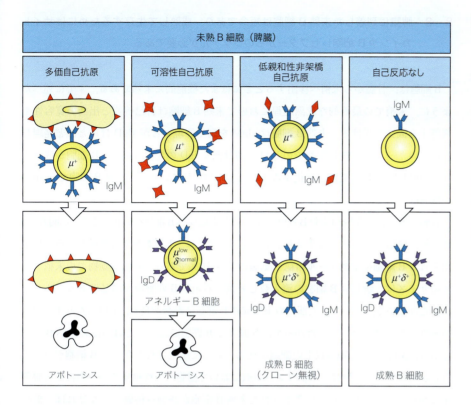

図 8.11 自己抗原を認識した移行性 B 細胞は末梢性免疫寛容を受ける
骨髄から移出して循環を始めた未熟 B 細胞は移行性 B 細胞として知られる．この細胞は完全に成熟しておらず，脾臓での IgM レセプターの自己抗原認識より行われる免疫寛容を受けていない．多価の自己抗原に出会った移行性 B 細胞は強い BCR シグナルにより死滅する．可溶性自己抗原を認識した移行性 B 細胞はアネルギーになり，脾臓の B 細胞濾胞から除かれ数日のうちに死滅する（図 8.12）．低親和性の可溶性自己抗原に結合する移行性 B 細胞はクローン無視により生存し成熟する．自己抗原に反応しない移行性 B 細胞も成熟して成熟 B 細胞になる．脾臓の B 細胞濾胞での成熟の最終段階で IgD の発現が上昇する．

抗原がその組織で発現しているか，そこに運ばれてくる場合のみである．甲状腺で産生されるサイログロブリンのように組織特異的であり，隔絶されている抗原はほとんど循環系に入らない．したがって，末梢で自己抗原に初めて出会った自己反応性 B 細胞は除去されるか不活性化されなければならない．この寛容機構は**末梢性免疫寛容** peripheral tolerance と呼ばれる．中枢性リンパ器官での自己反応性リンパ球と同様に，末梢で初めて自己抗原に出会ったリンパ球は消失，アネルギー，生存（無視）の三つの運命をたどる（図 8.11）．

非感染時，B 細胞が末梢で強く架橋する抗原に出会うとクローン消失を受ける．これは，MHC クラス I 分子である H-2K^b 特異的な BCR を発現する B 細胞の研究で証明された．この B 細胞は，肝臓特異的なプロモーターによって H-2K^b の発現が肝臓に限局された遺伝子導入動物においても除去される．B 細胞は末梢で強く架橋する抗原と出会うと直接アポトーシスを受けるが，骨髄で出会うとさらなるレセプター遺伝子の再編成を起こす．この違いは，末梢の B 細胞はより成熟した細胞であり，もはや軽鎖遺伝子座の再編成をすることができないからであろう．

骨髄の未熟 B 細胞と同様に，豊富な可溶性抗原と出会い結合した末梢の成熟 B 細胞はアネルギーとなる．これは，食餌を変えることによって調節することができる誘導プロモーターの制御下で HEL 遺伝子を発現するトランスジェニックマウスにおいて証明された．このマウスではリゾチームの産生誘導が人為的に任意の期間のみに可能であり，それにより，異なる成熟段階での HEL 特異的 B 細胞への影響を調べることができる．これらの実験により，末梢の成熟 B 細胞も骨髄の未熟 B 細胞も可溶性抗原に慢性的に曝露されると不活性化されることが証明された．

8-8 脾臓に到着した未熟B細胞は短命であり，成熟して生存するためにはサイトカインやB細胞レセプターからのシグナルが必要である

B細胞は，骨髄から末梢へ移出するときにはまだ機能的に未熟である．すでに述べたように，末梢での最終的な成熟過程において未熟B細胞は自己抗原と出会い寛容性を獲得する機会を受ける．未熟B細胞はsIgMを高く発現するがsIgDはほとんど発現していない．一方，成熟B細胞でのIgM発現は低くIgDの発現は高い．B細胞が成熟するとsIgMとsIgDの発現が変化することはよく知られているが，成熟B細胞でのsIgDの機能は不明である．

骨髄を離れた大部分の未熟B細胞は生存できずに成熟B細胞へ分化できない．図8.12に末梢に移動したB細胞の運命を示す．定常状態では，1日あたりに骨髄から新たに産出されるB細胞は末梢プールの総B細胞の5〜10%である．非免疫動物での末梢プールのサイズは，新しいB細胞の流入数と死滅する末梢B細胞数が同じであるため一定に保たれている．しかし，大部分の末梢成熟B細胞は寿命が長く，1日あたり1〜2%の細胞しか死滅しない．したがって，死滅するB細胞のほとんどは短命の未熟B細胞であり，3日ごとに50%以上の細胞が死ぬ．新たに産生された多くのB細胞が2〜3日しか生存できないのは，末梢リンパ組織において濾胞へと移動する際の競合から脱落するからである．もし新たに産生された未熟B細胞が濾胞へ移動できなければ，細胞は死滅してしまう．リンパ濾胞は限られた数しか存在せず，日々産生されるB細胞すべてを収容することはできないため，リンパ濾胞へ移動するための競合が常に起きている．

濾胞はB細胞の生存に必要なシグナルを供給する．特に，TNFファミリーに属する**B細胞活性化因子** B-cell activating factor belonging to the TNF family（**BAFF**）はさまざまな細胞から産生されるが，濾胞樹状細胞 follicular dendritic cell（FDC）からは豊富に産生される．FDCはB細胞濾胞に存在する非造血系細胞であり，BCRによって認識される抗原の捕獲に特化した細胞である（9-1項参照）．B細胞はBAFFレセプターであるBAFF-R，BCMA，TACIを発現する．BAFF-Rは濾胞B細胞の生存に最も重要

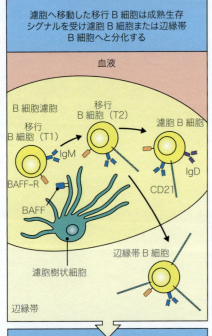

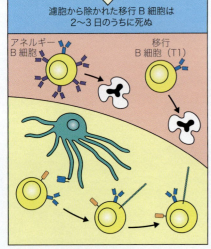

図8.12 移行性B細胞は脾臓のB細胞濾胞で成熟を完遂する

上段の写真はマウス脾臓の横断図であり，白脾髄を構成するB細胞（抗B220，茶色）とT細胞（抗CD3，青色）の分布を示す．濃い茶色で染色されている領域はB細胞が集積した辺縁帯である．白脾髄は赤脾髄の内側に存在し，骨髄系細胞（大部分はマクロファージ）や形質細胞，循環している赤血球に富む．骨髄を離れた移行B細胞は，脾臓のB細胞濾胞で成熟や生存に必要なシグナルを受けることで成熟を完遂する（中央図）．弱いBCRシグナルは必須因子の一つである．二つ目の因子は，濾胞樹状細胞が発現するTNFファミリーのBAFFである．BAFFは移行B細胞で発現するBAFFレセプターを刺激し生存を促す．新たに移動してきた移行B細胞（T1）は表面にIgMとBAFFレセプターを高発現するが，IgDの発現は低い．B細胞濾胞では，移行B細胞（T1）はCD21の発現を上昇し移行B細胞（T2）になる．最終的に表面のIgDの発現が上昇し，長期生存成熟B細胞になる．大部分の長期生存B細胞は濾胞B細胞として知られる循環B細胞である．濾胞B細胞の次に多い細胞は辺縁帯B細胞である．辺縁帯B細胞は自己抗原に弱く反応すると考えられており，補助レセプターであるCD21を高発現する．これらの細胞は赤脾髄との境界付近に存在する白脾髄の辺縁帯に移動する．そこでは，辺縁帯B細胞が血液由来の抗原や病原体に速やかに反応するために待ち受けている．移行B細胞（T1）は骨髄を離れてから2〜3日以内に成熟・生存シグナルを受け取ることができない場合，濾胞から除かれ死滅する（下段図）．自己反応性アネルギーB細胞も濾胞から除かれ死滅する．

（写真はHoward Hughes Medical InstituteおよびDepartment of Microbiology and Immunology, UCSFのXiaoming WangとJason Cysterの厚意による）

である．BAFF-R を欠損するマウスの B 細胞はほとんどが未熟 B 細胞であり，寿命が長い末梢 B 細胞はほとんどいない．BCMA と TACI も TNF ファミリーに属するサイトカイン APRIL に結合する．これらは未熟 B 細胞の生存には必要ではないが，IgA 抗体産生に重要である．これについては第 10 章で説明する．

脾臓の未熟 B 細胞は，B 細胞補助レセプター CD21（補体レセプター 2 complement receptor 2）の発現の有無によって分類される T1，T2 と呼ばれる移行段階 transitional stage を経て成熟する（2-13 項，7-20 項参照）．BAFF 欠損マウスでは，脾臓の未熟 B 細胞は T1 細胞へと分化するが，CD21 は発現せず成熟 B 細胞を欠く．BCR シグナルは，脾臓の未熟 B 細胞が T1，T2 段階へと進み，寿命が長い末梢 B 細胞プールへ入るためにも必要である．この BCR シグナルは抗原との高親和性結合で生じる強いシグナルではなく，弱く恒常的なシグナルであると考えられている．この弱い BCR シグナルと BAFF-R シグナルはともに末梢での B 細胞の最終成熟を促進するために必須である．BAFF を過剰に発現するヒトでは，BCR シグナルと BAFF-R シグナルのバランスが崩壊し，自己反応性 B 細胞を除去することができず，シェーグレン症候群のような自己免疫疾患を発症する．

脾臓や他の二次リンパ器官に存在する大部分の末梢 B 細胞は**濾胞 B 細胞** follicular B cell，または B-2 細胞として知られている．脾臓でみられる少ない B 細胞集団である**辺縁帯 B 細胞** marginal zone B cell は，主に白脾髄と赤脾髄の境界にある辺縁帯に存在する（図 8.12）．濾胞 B 細胞と辺縁帯 B 細胞は骨髄で分化した共通の B 細胞に由来し，脾臓濾胞での B 細胞の最終成熟段階で分岐する．末梢 B 細胞の成熟を促進するシグナルを再構築した細胞培養実験では，未熟な B 細胞前駆細胞から培養すると，最終成熟期への移行として T2 段階で濾胞 B 細胞と辺縁帯 B 細胞へと分岐することが示されている．濾胞 B 細胞と同様に辺縁帯 B 細胞は BAFF シグナル依存的であり，BAFF の発現を欠損するマウスでは辺縁帯 B 細胞が存在しない．辺縁帯 B 細胞では CD21 の発現が非常に高い．再編成した免疫グロブリン遺伝子をノックインすることによりすべての B 細胞が単一の抗原特異性をもつ BCR を発現するマウスを用いた実験において，ある BCR は主に濾胞 B 細胞を生成し，別の BCR は辺縁帯 B 細胞を生成することが証明された．このことから，BCR の特異性は B 細胞が濾胞 B 細胞になるのか，それとも辺縁帯 B 細胞になるのかを決定する主要な要因であることがわかった．しかし，このプロセスの詳細はまだ完全に理解されているわけではない．その局在する位置から，辺縁帯 B 細胞は血流から入ってきた抗原や病原体に速やかに反応することができる．したがって，辺縁帯 B 細胞は血液由来の病原体からの早期防衛線であると考えられる．

末梢 B 細胞にはメモリー B 細胞も含まれる．成熟 B 細胞が最初に抗原に出会うと，抗体を産生する形質細胞に加え，メモリー B 細胞も産生される．メモリー B 細胞については第 11 章で述べる．濾胞へ流入するための競合は，寿命が長く安定した末梢 B 細胞プールの成熟 B 細胞が有利である．成熟 B 細胞は濾胞への近接を容易にする性質を有している．例えば，成熟 B 細胞は FDC が産生するケモカイン CXCL13 のレセプターである CXCR5 を発現する（10-3 項参照）．また，成熟 B 細胞は未熟 B 細胞よりも CD21 の発現が高く，BCR のシグナル伝達能が高い．

BCR シグナルは，末梢での B 細胞の成熟と継続した再循環を促進する．BCR シグナル伝達に関与するチロシンキナーゼ Syk（7-20 項参照）を欠損するマウスでは，未熟

B細胞は存在するが成熟B細胞の発生が障害される．したがって，SykからのシグナルはB細胞の最終成熟，もしくは成熟B細胞の生存に必要であると考えられる．さらに，成熟B細胞のみでBCRを欠損するマウスではすべてのB細胞がなくなるので，継続的なBCR発現は成熟B細胞の生存に必要である．それぞれのBCRは独自の抗原特異性をもつが，B細胞の最終的な成熟や生存は抗原特異的な結合によるシグナルには依存しない．例えば，レセプター複合体の会合によって弱いが重要なシグナルが産生され，低頻度で起きているその下流のシグナル伝達の一部かすべてを強めているのかもしれない．

8-9　B-1細胞は分化の初期に発生する自然免疫リンパ球である

ここまで，濾胞B細胞（B-2細胞）や辺縁帯B細胞といった二次リンパ器官に存在するB細胞の大半を占める細胞集団の分化に焦点をあててきた．これらの細胞は適応免疫応答を担うB細胞の主力部隊である．もう一つの重要なB細胞亜集団は**B-1細胞**と呼ばれ，この細胞は自然免疫系細胞の一集団である．B-1細胞は二次リンパ器官にはわずかな数しか存在していないが，腹腔や胸腔には多数存在している．B-1細胞は自然抗体 natural antibody を主に産生する．自然抗体は感染に先駆けて通常環境において恒常的に産生される．B-1細胞から産生される抗体の多くは莢膜多糖体抗原を認識し，病原性ウイルスや細菌からの防御に重要である．ヒトB-1細胞が同様の役割を果たしているかは定かではない．

B-1細胞の重要な特徴としてT細胞の補助を受けることなくIgMを産生することが挙げられる．IgM産生はT細胞の補助により促進されるが，抗原曝露から48時間以内の，T細胞が関与する前に抗体が産生される．ヘルパーT細胞との相互作用がないということは，なぜB-1細胞応答が免疫記憶を伴わないかを説明できるであろう．B-1細胞は，同じ抗原に繰り返し曝露されると，それぞれの抗原曝露で同様のまたは減少した免疫応答を引き起こす．B-1細胞の正確な機能は明らかではないが，B-1細胞を欠損するマウスは肺炎球菌に感染しやすい．これは，肺炎球菌からの防御を担う抗ホスホコリン抗体を産生できないためである．B-1細胞の多くがT細胞の補助なくこの特異性をもつ抗体を産生することができるので，この病原菌による感染の早期に反応することができる．ヒトのB-1細胞も同じかどうかはわかっていない．

骨髄幹細胞から分化する濾胞B細胞や辺縁帯B細胞とは異なり，大部分のB-1細胞は胎生肝に存在する前駆細胞から分化する（図8.13）．マウスでは胎生後期や新生仔期に多数のB-1細胞が産生される．誕生後，濾胞B細胞や辺縁帯B細胞が優位になりB-1細胞はほとんど産生されない．近年，B-1細胞は独自の前駆細胞から分化し，B-2細胞を産生する前駆細胞とは異なることが証明された．BAFFやBAFF-Rを欠損するマウスではB-2細胞の産生が障害されるが，B-1細胞の分化や生存は影響を受けない．さらに，弱いBCRシグナルによるB-2細胞の最終的な成熟には非古典的NFκB経路の活性化が必要であるが（7-23項参照），B-1細胞の分化には必ずしも必要ではない．B-1細胞とB-2細胞の分化に必要なサイトカインも異なる．IL-7やIL-7R構成分子を欠損したマウスでは，B-1細胞は正常に分化するがB-2細胞の分化は障害される．B-2細胞の分化は転写因子PU.1も必要であるが，B-1細胞分化には必要ではない．

特徴	B-1細胞	B-2細胞	
		濾胞B細胞	辺縁帯B細胞
最初に産生される時期	胎生期	生後	生後
VDJ連結部のN領域	少ない	多い	ある
V領域レパートリー	限定	多様	一部限定
局在	体腔（腹腔，胸腔）	二次リンパ組織	脾臓
BAFF依存性	ない	ある	ある
IL-7依存性	ない	ある	ある
再生	自己再生	骨髄で入れ替え	長寿命
免疫グロブリン自然産生	高い	低い	低い
アイソタイプ	IgM ≫ IgG	IgG > IgM	IgM > IgG
糖鎖抗原への反応性	ある	多分	ある
蛋白質抗原への反応性	多分	ある	ある
T細胞依存性	ない	ある	時々
体細胞高頻度突然変異	ない〜低い	高い	?
メモリー細胞への分化	ない〜低い	ある	?

図8.13 B-1細胞と濾胞B細胞，辺縁帯B細胞の特徴の比較

B-1細胞は胎生期に肝臓での分化に加えて腹腔で分化する．B-1細胞は生涯を通して産生されているが，若い動物で優位である．B-1細胞は主に胎生期や生後まもなく産生され，遺伝子再編成されたV領域配列にはN-ヌクレオチドはほとんどない．一方，辺縁帯B細胞の産生は生後からであり，マウスの場合8週齢までにピークに達する．濾胞B-2細胞と辺縁帯B細胞は脾臓に存在する共通の前駆細胞であるT2細胞から分化し，両サブセットはIL-7とBAFF依存的に分化する．一方，B-1細胞の分化にはIL-7とBAFFは必要ない．B-1細胞は遍在する自己抗原や外来抗原により選択され，部分的に活性化し自己複製している細胞と考えるのが最も適当であろう．この選択に加え生後早期に産生されることから，B-1細胞のV領域や抗原特異性のレパートリーは限定されている．辺縁帯B細胞も，B-1細胞と同様の抗原によって選択されるので，V領域のレパートリーが限定されている．B-1細胞は体腔の抗原に曝されると増殖するため，体腔に存在するB細胞の大部分を占めると考えられている．辺縁帯B細胞は循環せずに脾臓の辺縁帯に滞在する．B-1細胞は部分的な活性化によって主にIgM抗体の分泌が誘導され，循環血液中のIgMの大部分はB-1細胞が関与している．B-1細胞と辺縁帯B細胞はレパートリーが限定され，細菌に共通した糖鎖抗原に反応することから，濾胞B細胞（B-2細胞）よりも適応免疫応答能が弱く，より自然免疫に近い働きをすると考えられる．この点でγδ型T細胞に類似する．

まとめ

本節では，最も初期の骨髄前駆細胞から末梢の成熟B細胞までのB細胞分化を紹介した（図8.14）．重鎖遺伝子座が最初に再編成され，これが成功すればμ重鎖が産生され，サロゲート軽鎖と会合してプレBCRを形成する．これがB細胞分化の最初のチェックポイントとなる．プレBCRシグナルは重鎖遺伝子再編成を止め，対立遺伝子排除を誘導する．また，プレB細胞が増殖し，軽鎖遺伝子再編成を受ける多くの子孫細胞を生成する．軽鎖遺伝子再編成が成功すると完成型の免疫グロブリンが形成され，遺伝子再編成は再び停止しB細胞分化が進む．最初の軽鎖遺伝子再編成が失敗すると，機能的再編成が起こるまで，またはすべてのJ遺伝子を使い果たすまで再編成が行われる．もし機能的再編成が失敗に終わると，B細胞は死にいたる．いったん完成型の免疫グロブリンが細胞表面に発現すると，未熟B細胞は自己抗原に対する寛容性の検定を受ける．この検定は骨髄から始まっており，未熟B細胞が末梢へ移動してからも短い間は続く．ほとんどのB細胞の最終成熟は脾臓のB細胞濾胞で起き，TNFファミリーに属するBAFFやBCRからのシグナルを必要とする．

図8.14 ヒトB細胞分化のまとめ

B-2細胞の各分化段階における免疫グロブリン遺伝子の状態や分化に必須な細胞内蛋白質，細胞表面に発現する分子を示す．免疫グロブリン遺伝子は抗原刺激によるB細胞分化の間，クラススイッチや体細胞突然変異を起こしさらに変化する（第5章参照）．これは，メモリーB細胞や形質細胞で産生される免疫グロブリンで特に顕著である．これらの抗原依存的分化の詳細については第9章で述べる．

	B細胞	重鎖遺伝子	軽鎖遺伝子	細胞内蛋白質	表面マーカー蛋白質
幹細胞	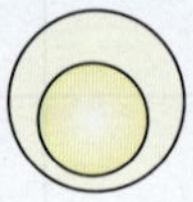	生殖細胞型	生殖細胞型		CD34 CD45 AA4.1
早期プロB細胞	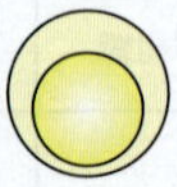	D-J再編成	生殖細胞型	RAG-1 RAG-2 TdT λ5, VpreB	CD34 CD45R AA4.1, IL-7R MHCクラスⅡ CD10, CD19 CD38
後期プロB細胞	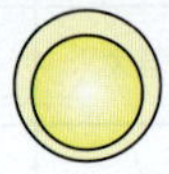	V-DJ再編成	生殖細胞型	TdT λ5, VpreB	CD45R AA4.1, IL-7R MHCクラスⅡ CD10, CD19 CD38, CD20 CD40
大型プレB細胞	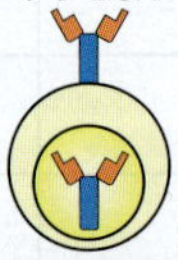 プレBCR	VDJ再編成	生殖細胞型	λ5, VpreB	CD45R AA4.1, IL-7R MHCクラスⅡ プレB-R CD19, CD38 CD20, CD40
小型プレB細胞	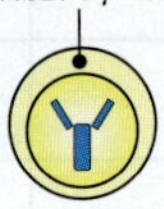 細胞内μ鎖	VDJ再編成	V-J再編成	μ RAG-1 RAG-2	CD45R AA4.1 MHCクラスⅡ CD19, CD38 CD20, CD40
未熟B細胞	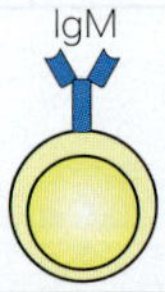 IgM	VDJ再編成 膜型μ重鎖の産生	VJ再編成		CD45R AA4.1 MHCクラスⅡ IgM CD19, CD20 CD40
成熟ナイーブB細胞	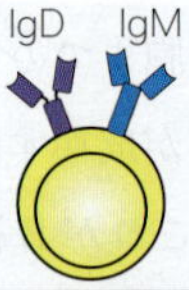 IgD IgM	VDJ再編成 膜型μ鎖の産生 選択的スプライシングによる $\mu + \delta$ mRNAの産生			CD45R MHCクラスⅡ IgM, IgD CD19, CD20 CD21, CD40
リンパ芽球	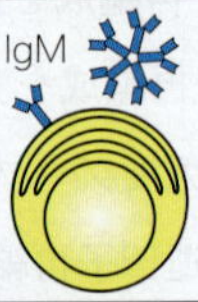 IgM	選択的スプライシングによる 分泌型μ鎖の産生		Ig	CD45R MHCクラスⅡ CD19, CD20 CD21, CD40
メモリーB細胞	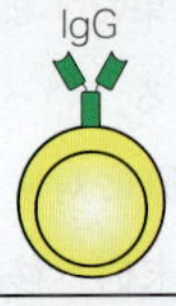 IgG	Cγ, CαまたはCεへのアイソタイプスイッチ 体細胞高頻度突然変異		体細胞高頻度突然変異	CD45R MHCクラスⅡ IgG, IgA CD19, CD20 CD21, CD40
形質芽細胞 形質細胞	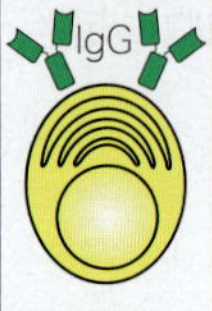 IgG	選択的スプライシングによる 膜結合型と分泌型Igの産生	VJ再編成	Ig	CD135 PC-1 CD38

抗原非依存性：幹細胞～小型プレB細胞（骨髄）
抗原依存性：未熟B細胞～メモリーB細胞（末梢）
最終分化：形質芽細胞／形質細胞

T細胞分化

B細胞と同様に，T細胞は骨髄中の多能性造血幹細胞に由来する．しかし，T細胞前駆細胞は血流を介して骨髄から胸腺へ移動し成熟する（図8.15）．したがってこのリンパ球は，胸腺依存性（T）リンパ球，あるいはT細胞と呼ばれる．T細胞の分化過程は，順序だった抗原レセプター遺伝子再編成，遺伝子再編成の検証，抗原レセプターの二量体形成など，B細胞の分化過程と類似した部分が多い．一方，胸腺でのT細胞分化は，γδ型とαβ型の異なるTCRを発現する異なるT細胞系統の産生など，B細胞ではみられない特徴がある．一般に，**胸腺細胞** thymocyte と呼ばれる分化途上のT細胞は，胸腺ストローマ細胞との相互作用に依存した厳格な選択を受け，自己MHC拘束性と自己寛容性を備えた成熟T細胞レパートリーを形成する．ここではまず，胸腺細胞分化とそれにかかわる胸腺の解剖学を述べ，次に遺伝子再編成と選択の機構について概説する．

8–10 T細胞前駆細胞は骨髄に由来するが，重要な分化過程は胸腺で起きる

胸腺は，胸部上部の心臓のちょうど上にある器官である．胸腺はたくさんの小葉からなり，それぞれの小葉は，外側の**胸腺皮質** thymic cortex と内側の**髄質** medulla とに分けられる（図8.16）．若年個体の胸腺では，多くのT細胞前駆細胞は**胸腺ストローマ** thymic stroma と呼ばれる上皮細胞の網状組織中に存在する．胸腺はT細胞分化に重要かつ特殊な微小環境を提供し，これはB細胞分化における骨髄ストローマ細胞に類似する．

図8.15 T細胞は胸腺で分化して末梢組織に移行し，そこで外来抗原に出会うことで活性化される

T細胞前駆細胞は骨髄から胸腺へ移行し，そこでNotchレセプターシグナルによりT細胞系統への分化が決定する．そこでTCRの遺伝子再編成が行われる（上段左端図）．自己MHC分子と会合するαβ型TCRは，胸腺上皮細胞との相互作用によって生存シグナルを伝達し，T細胞の正の選択を誘導する．一方，自己反応性レセプターは細胞死を導くシグナルを伝達し，負の選択によりレパートリーから除かれる（上段第2図）．選択から生き延びたT細胞は成熟して胸腺を出て末梢を循環する．T細胞は血中と末梢リンパ器官を繰り返し循環し，末梢リンパ組織で特異的外来抗原に出会うことで活性化する（上段第3図）．T細胞の活性化はクローン増殖とエフェクターT細胞への分化を引き起こす．一部のT細胞は感染部位に移行し，そこで感染細胞を傷害したりマクロファージを活性化したりする（上段第4図）．その他の細胞はB細胞領域に移行し，抗体反応の活性化を促す（図示していない）．

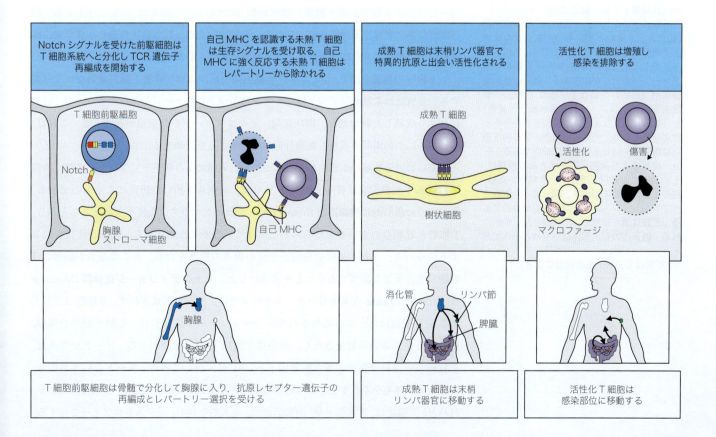

第8章：B細胞とT細胞の分化

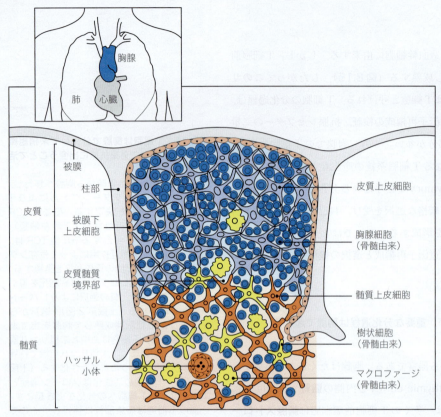
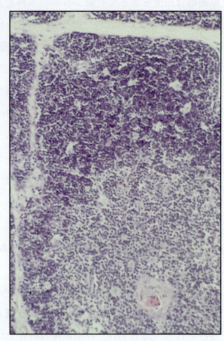

図 8.16　ヒト胸腺の細胞構成
胸腺は身体の正中線上，心臓の真上に存在する．いくつかの小葉構造からなり，外側の皮質領域と内側の髄質領域に分けられる．左の模式図のように，皮質には未熟胸腺細胞（紺色）と，それと密に接した樹枝状の皮質上皮細胞（青色）が存在し，さらにアポトーシスを起こした胸腺細胞を処理するマクロファージ（黄色）が散在する．髄質は成熟胸腺細胞（紺色）や髄質上皮細胞（橙色），骨髄由来のマクロファージと樹状細胞（黄色）からなる．ハッサル小体は細胞破壊の場所と考えられている．皮質の被膜下にいる胸腺細胞は増殖している未熟な胸腺細胞である．一方，皮質のより深部に存在する胸腺細胞は，主に胸腺での選択を受けている細胞である．右の写真は左図に相当する部分のヒト胸腺をヘマトキシリン・エオジン染色したものである．皮質は濃く染色され，髄質は薄く染色される．髄質内の類円形体はハッサル小体である．
（写真は C.J. Howe の厚意による）

胸腺上皮細胞は，胎生期に第三咽頭嚢と呼ばれる内胚葉層から発生する．これらの上皮組織は**胸腺原基** thymic anlage を形成する．ここには造血系細胞が移住し，T 細胞系列へと分化する胸腺細胞や**胸腺内樹状細胞** intrathymic dendritic cell に分化する．胸腺細胞は単に胸腺を通過するのではなく，胸腺細胞を取り囲む網状構造の形成など，胸腺細胞の生存に必要な胸腺上皮細胞の再構築に影響を与える（図8.17）．

ヒト胸腺の構造を図 8.16 に示す．骨髄由来の細胞は胸腺皮質と髄質で異なって分布する．皮質には未熟胸腺細胞と散在する少数のマクロファージが存在する．一方，髄質にはより成熟した胸腺細胞，樹状細胞，マクロファージや B 細胞が存在する．これは，これらの二つの場所で異なる細胞分化が起きることを反映する．

免疫における胸腺の重要性はマウスを用いた実験により明らかにされた．実際，胸腺における T 細胞分化に関する知見の多くは，マウスを用いた研究によるものである．生後すぐに外科的に**胸腺摘出** thymectomy を行ったマウスは免疫不全になることから，T 細胞と B 細胞の違いもまだ明らかになっていなかった時代から，胸腺が注目されるようになった．また，小児の免疫不全症の患者の観察を含め，多くの証拠が胸腺は T 細胞分化に重要な器官であることを確実にした．ヒトの**ディジョージ症候群** DiGeorge syndrome や *nude* 変異をもつヌードマウスでは，胸腺は形成されず，B 細胞は正常であるが T 細胞はほとんど産生されない．ディジョージ症候群は，心臓と顔面の奇形，内分泌と免疫系の異常をきたし，染色体 22q11 の欠損と関連する．ヌードマウスは，上皮細胞の最終分化に必要な転写因子 Foxn1 が欠損している．ヌードという名前は，この変異が無毛をきたすことから付けられた．ヒトの *FOXN1* は第 17 番染色体にあり，*FOXN1* 欠損症は，T 細胞不全，胸腺低形成，先天的な無毛，爪ジストロフィーを呈する．

マウスの胸腺は生後3〜4週間発達し続ける．一方ヒトの胸腺は，誕生時にはすでに発達した状態である．胸腺でのT細胞の産生は思春期前に最大になる．思春期以降胸腺は萎縮し始め，成熟個体での新しいT細胞は減少するが，T細胞の産生は一生続く．マウスとヒトでは，思春期以降に胸腺を摘出してもT細胞の機能や数が大きく損なわれることはない．したがって，いったんT細胞レパートリーが完成されると，新しいT細胞が産生されなくとも免疫応答は維持される．これは，末梢T細胞のプールが長寿命のT細胞や成熟T細胞の分裂によって維持されるからである．

8-11 胸腺でのT細胞系列への分化はNotchシグナルを受けることで起きる

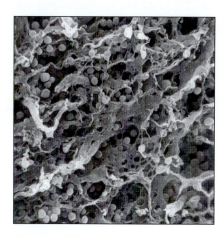

図8.17 胸腺の上皮細胞は分化途上の胸腺細胞を囲んでネットワークを形成する

この胸腺の走査電子顕微鏡像では，分化している胸腺細胞（球形の細胞）は上皮細胞が形成する広大なネットワークの隙間に存在している．

（写真はW. van Ewijkの厚意による）

T細胞は骨髄中のリンパ球前駆細胞から分化し，この前駆細胞からはB細胞も分化する．リンパ球前駆細胞は骨髄から胸腺に移住する．胸腺では，前駆細胞はNotch1というレセプターを介して胸腺上皮細胞からのシグナルを受け，特異的な遺伝子を発現する．Notchシグナルは動物の組織特異的分化において広く働くシグナルであり，リンパ球分化では，前駆細胞がB細胞系列ではなくT細胞系列へ分化するよう方向付ける．NotchシグナルはT細胞分化の全過程を通して必要であり，$\alpha\beta$型と$\gamma\delta$型の選択など，他のT細胞系列への分化選択をも制御する．

胸腺の前駆細胞でのNotchシグナルは，T細胞特異的な遺伝子発現プログラムの開始とT細胞系列への分化に必須である（図8.18）．まず，NotchシグナルはT細胞分化に必要な転写因子，T細胞因子TCF1（T-cell factor-1）とGATA3の発現を誘導する．TCF1とGATA3は，CD3複合体を構成する遺伝子や，TCRとBCRの遺伝子再編成に必要な*RAG1*など，T細胞系列特異的な遺伝子発現を開始する（図8.18）．しかし，TCF1とGATA3はT細胞特異的遺伝子発現の全プログラムを開始するには十分ではない．転写因子Bcl11bは前駆細胞が別の系統へと運命決定することを制限することでT細胞系統への分化を誘導し，このT細胞系列決定の最終段階は，完全なT細胞遺伝子発現プログラムを始動するのに必須である．

8-12 T細胞前駆細胞は胸腺で爆発的に増殖するが，大部分のT細胞は胸腺で死ぬ

骨髄から胸腺に到達したT細胞前駆細胞は1週間ほど分化した後，活発な増殖期に入る．若齢マウスの胸腺では，約$1\sim2\times10^8$個の胸腺細胞が存在する．約5×10^7個の細胞が毎日新たに産生されるが，わずか$1\sim2\times10^6$個（約2〜4％）の細胞が成熟T細胞として胸腺から出ていく．胸腺で産生されるT細胞の数と胸腺から出ていくT細胞の数に大きな差があるのにもかかわらず，胸腺は大きくならず胸腺細胞数も増えない．これは，胸腺で分化する胸腺細胞の約98％が胸腺内でアポトーシスにより死滅するからである（1-14項参照）．アポトーシスを起こしている細胞はマクロファージに貪食され，核の凝縮したアポトーシス小体が胸腺皮質のマクロファージに認められる（図8.19）．この一見無駄に思える胸腺細胞の死滅は，T細胞分化に非常に重要である．なぜならこの現象は，胸腺細胞が自己ペプチド・自己MHC複合体を認識する能力と自己寛容性を獲得するための徹底的な選別を示しているからである．

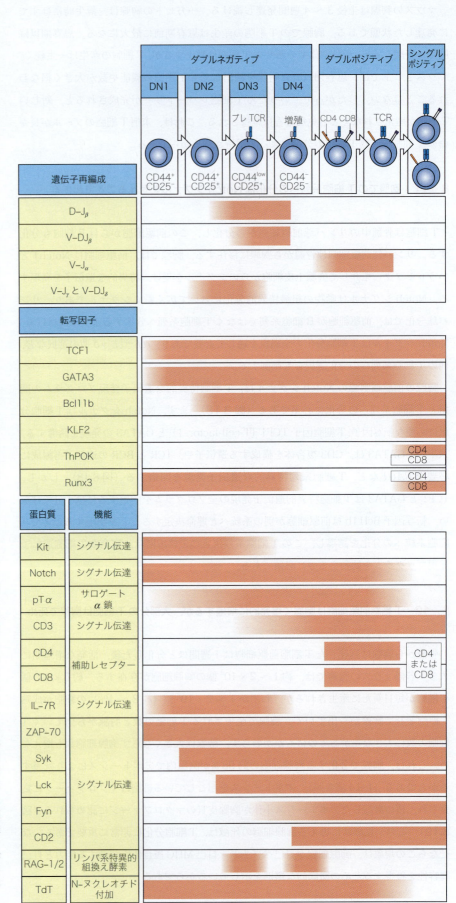

図 8.18 マウス胸腺におけるαβ型 T 細胞分化に伴う TCR 遺伝子再編成と細胞表面分子，シグナル伝達分子および転写因子の発現変化

胸腺のリンパ球前駆細胞は Notch リガンドを発現するストローマ細胞との相互作用によって増殖し，T 細胞系列への分化が決定する．Notch シグナルは TCF1 や GATA3 の発現を誘導し，TCF1 や GATA3 は Bcl11b の発現を促す．この遺伝子発現プログラムは CD44 と Kit を発現するダブルネガティブ（DN1）細胞で開始する．次の段階（DN2）で IL-2 レセプターのα鎖である CD25 を発現し，T 細胞系列への分化が決定する．その後 DN2（CD44$^+$CD25$^+$）は TCRβ鎖遺伝子の再編成を開始し，DN3（CD44^{low} Kit^{low}）に変わる．DN3 は TCRβ鎖の機能的な再編成が起きるまで CD44^{low}CD25$^+$ のまま留まる．機能的な TCRβ鎖は，pTαと呼ばれるサロゲート鎖と会合してプレ TCR を形成する．これが細胞表面に発現すると細胞周期に入る．CD3 と会合して細胞表面に発現する少量のプレ TCR からのシグナルは TCRβ鎖遺伝子の再編成の停止と細胞増殖をもたらし，CD25 の発現は消失する．この段階の細胞を DN4 と呼ぶ．最終的に DN4 細胞は増殖を止め，CD4 および CD8 を発現する．この小型 CD4$^+$CD8$^+$ ダブルポジティブ細胞は TCRα鎖遺伝子の再編成を始める．低レベルのαβ型 TCR と CD3 複合体を発現すると，T 細胞は選択を受ける．大部分の細胞は正の選択を受けなかったり，負の選択を受けたりして死滅するが，一部の細胞は CD4$^+$ または CD8$^+$ シングルポジティブ細胞へと成熟し胸腺から出ていく．CD4$^+$CD8$^+$ ダブルポジティブ細胞から CD4$^+$ または CD8$^+$ シングルポジティブ細胞への成熟は，それぞれ転写因子である ThPOK もしくは Runx3 により制御される．KLF2 はシングルポジティブ細胞で最初に発現する．KLF2 を欠損した胸腺細胞は，細胞移動にかかわるスフィンゴシン 1-リン酸（S1P）レセプター（S1PR1）が発現せず，末梢リンパ組織への移出が障害される（図 8.32）．T 細胞分化にかかわる他の蛋白質は本章で述べる．

図8.19 アポトーシスを起こした胸腺細胞は胸腺皮質のマクロファージにより貪食される
左の写真は胸腺皮質と髄質の一部であり，アポトーシスを起こした細胞は赤く染色されている．この写真では胸腺皮質は右側に位置している．皮質には多数のアポトーシスを起こした細胞が認められるが，髄質には少ない．右の図は胸腺皮質の拡大写真である．アポトーシスを起こした細胞は赤く，マクロファージは青く染色されている．アポトーシスを起こした細胞はマクロファージの内側に認められる．拡大率：左の写真45倍，右の写真164倍．
（写真は J. Sprent と C. Surh の厚意による）

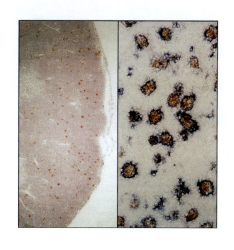

8-13　胸腺細胞の分化段階は細胞表面分子の発現の変化によって区別される

B細胞分化と同様に，胸腺細胞の分化は一連の段階を経る．胸腺細胞の分化段階は，TCR遺伝子の状態やTCRの発現，CD3複合体（7-7項参照），補助レセプター蛋白質CD4やCD8（4-18項参照）などの細胞表面分子の発現の変化によって区別される．これらの細胞表面の変化は，細胞の機能的な成熟状態を反映し，細胞表面蛋白質の特定の組合せによって異なる分化段階にあるT細胞を区別することができる．基本的な分化段階を図8.20に示す．異なるTCRをもつαβ型とγδ型のT細胞系列は，T細胞分化の早期に産生される．その後αβ型T細胞は，二つの異なるサブセットである$CD4^+$T細胞と$CD8^+$T細胞へと分化する．

骨髄から胸腺へと移動してきた前駆細胞は，成熟T細胞がもつ細胞表面分子を発現しておらず，TCR遺伝子の再編成も起きていない．これらの細胞から，多数を占めるαβ型T細胞と少数のγδ型T細胞が生成される．個々のT細胞前駆細胞が多能性を保持しているのか，それとも，ほんの一部の前駆細胞だけがαβ型やγδ型のT細胞系統へと分化するのかは明らかではないが，もしこれらの前駆細胞を末梢循環に注入すると，B細胞とNK細胞が産生される．

胸腺ストローマ細胞との相互作用によってT細胞系列への分化の最初の段階が始まり，その後，細胞増殖とCD2や（マウスにおける）Thy-1といったT細胞に特異的な細胞表面分子の発現が起こる．約1週間続くこの分化段階の終わりには，胸腺細胞はT細胞系列の明確な特徴を有するが，成熟T細胞の定義となる三つの細胞表面分子はいずれも発現していない．これらの三つの分子とは，CD3・TCR複合体と補助レセプターのCD4とCD8であり，CD4とCD8が発現していない細胞を**ダブルネガティブ胸腺細胞** double-negative thymocyte と呼ぶ（図8.20）．

成人の胸腺では，ダブルネガティブ胸腺細胞の最大60%は未熟T細胞である．すべての胸腺細胞の約5%を占めるダブルネガティブ胸腺細胞には，γδ型TCRを発現するT細胞（8-16項）や，非常に限られた多様性のαβ型TCRを発現するT細胞（iNKT

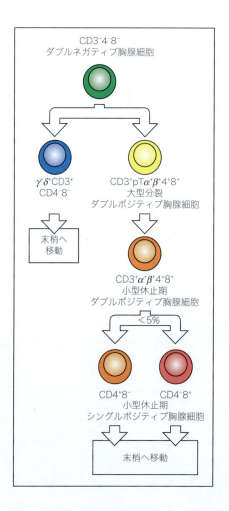

図8.20　胸腺では独立した二つのT細胞系列が産生される
CD4とCD8，TCR複合体（CD3とTCRαβ鎖）は胸腺細胞の亜集団の分類に重要な細胞表面分子である．胸腺で最も未熟な細胞はこれらの分子を発現しておらず，CD4とCD8も発現していないことからダブルネガティブ細胞と呼ばれる．この細胞集団には少数のγδ型T細胞（成熟してもCD4およびCD8を発現しない）と大多数のαβ型T細胞系列へ分化する前駆細胞が含まれる．αβ型T細胞へ分化するとCD4とCD8を共発現するダブルポジティブ胸腺細胞になる．この細胞は大型化して分裂し，低レベルでTCRを発現する静止ダブルポジティブ細胞になる．大部分の胸腺細胞は小型ダブルポジティブ細胞に分化後胸腺内で死滅するが，自己ペプチド・自己MHC複合体と会合できるTCRを発現する胸腺細胞は，CD4もしくはCD8の発現を消失しTCRの発現が増強する．その結果，成熟シングルポジティブ$CD4^+$または$CD8^+$T細胞となり末梢へ移行する．

細胞，6-19項参照）など，少数の成熟T細胞が含まれる．これ以降の項では，完成型のTCR分子を発現していない未熟胸腺細胞を「ダブルネガティブ胸腺細胞」という言葉で表す．これらの細胞からγδ型とαβ型のT細胞が分化するが（図8.20），大部分はαβ型T細胞へと分化する．

αβ型T細胞への分化を図8.18に示す．ダブルネガティブ胸腺細胞は，接着分子CD44，IL-2レセプターα鎖であるCD25，SCFレセプターKit（8-1項）の発現によりさらに四つの段階に細分される．まず初めに，KitとCD44を発現しCD25を発現しないダブルネガティブ胸腺細胞を**DN1細胞**という．この細胞では，TCRの両方の鎖をコードする遺伝子は再編成していない．胸腺細胞の分化が進むと，細胞表面にCD25を発現し始める．この段階にある細胞を**DN2細胞**という．その後，CD44とKitの発現が減少する．この段階の細胞を**DN3細胞**という．

DN2細胞でTCRβ鎖D-J遺伝子の再編成が始まり，DN3でV-DJの再編成が起こる．β鎖の機能的再編成が失敗するとDN3細胞（$CD44^{low}CD25^+$）はすぐに死滅するが，機能的再編成によってβ鎖が発現するとCD25の発現を失い，**DN4細胞**へと分化し増殖する．ダブルネガティブ胸腺細胞でのCD25の一過性発現の意義は明らかになっていない．*IL-2*遺伝子を欠損したマウスでは（付録 I，A-35項参照）T細胞分化は正常である．一方，Kitを欠損するマウスでは，ダブルネガティブ胸腺細胞数がきわめて少ないことから，Kitはダブルネガティブ胸腺細胞の初期の分化に非常に重要であることがわかる．さらに，持続的なNotchシグナルはT細胞分化の各段階で重要である．次に必須なIL-7は胸腺ストローマ細胞から産生される．マウス，ヒトともにIL-7，IL-7レセプターα鎖，$γ_c$鎖，IL-7レセプターシグナル蛋白質Jak3を欠損するとT細胞分化が障害される．実際，ヒトの原発性免疫不全症でT細胞とNK細胞を欠損するX連鎖SCID（重症複合免疫不全症）は，$γ_c$鎖蛋白質発現の欠如をもたらす遺伝子異常により起こる．

DN3胸腺細胞（図8.18）では，発現したβ鎖は**pTα**（pre-T-cell α）と呼ばれる代替プレTCRα鎖と対になる．これによって構造や機能がプレBCRに類似した**プレTCR**を完成させる．プレTCRは，TCRのシグナルを伝達するCD3分子と複合体を形成し細胞表面に発現する（7-7項参照）．プレBCRと同様，CD3とプレTCR複合体の会合は，リガンドの結合がなくても恒常的にシグナルを生じる．最近の構造解析では，プレTCRはプレBCRと同様に二量体を形成することが示されている．pTαのIgドメインは二つの重要な結合を行う．一つ目は，β鎖の$V_β$領域定常部との結合であり，プレTCRそのものの形成に関与する．もう一つは，別の箇所における隣接するプレTCRβ鎖の$V_β$領域定常部との結合であり，二つのプレTCRの架橋をもたらす．これらの結合にかかわる$V_β$領域定常部のアミノ酸配列は，多くの$V_β$配列にまたがって高度に保存されている．このようにしてプレTCRの発現はリガンド非依存的な二量体を形成し，細胞増殖，β鎖遺伝子のさらなる編成の抑制，CD8とCD4の発現を誘導する．この段階の細胞は**ダブルポジティブ胸腺細胞** double-positive thymocyte と呼ばれ，胸腺細胞の大部分を占める．いったん，大型のダブルポジティブ胸腺細胞が増殖を停止すると，小型のダブルポジティブ細胞になり，α鎖遺伝子座の再編成が起こる．後の項で述べるように，α鎖遺伝子座（5-9項参照）は連続した頻回の遺伝子再編成が可能であるので，大部分の胸腺細胞ではα鎖遺伝子の再編成が成功する．したがって，比較的短い

期間のダブルポジティブ期にほとんどの細胞がαβ型TCRを発現する．

　小型のダブルポジティブ胸腺細胞は，最初はTCRの発現量が低い．このTCRのほとんどは自己ペプチド・自己MHC複合体を認識することができず，正の選択を受けられずに死んでいく．一方，自己ペプチド・自己MHC複合体を認識し正の選択を受けるダブルポジティブ細胞は成熟し，高レベルのTCRを発現する．同時に，二つの補助レセプターの一方の発現を抑制し，$CD4^+$ または $CD8^+$ シングルポジティブ胸腺細胞 single-positive thymocyte となる（図8.18）．胸腺細胞は，ダブルポジティブ細胞期，またはその後の段階で，自己抗原に反応する細胞を除去する機構である負の選択も受ける．約2％のダブルポジティブ胸腺細胞がこの2段階の選択を生き抜き，シングルポジティブT細胞として成熟し，末梢T細胞レパートリーを形成するために胸腺から徐々に出ていく．マウスでは，T細胞前駆細胞が胸腺に入り成熟細胞として出ていくまで，およそ3週間かかるとみられている．

8-14　分化段階の異なる胸腺細胞は胸腺の異なる領域に存在する

　胸腺は，周辺部の皮質と中心の髄質の二つの領域に分けられる（図8.16）．ほとんどのT細胞は皮質で分化し，成熟したシングルポジティブ胸腺細胞のみが髄質でみられる．最初に，骨髄由来の前駆細胞は皮質-髄質境界領域の血管から入り，皮質の外側へ移動する（図8.21）．皮質外縁の被膜下では，大型のダブルネガティブ胸腺細胞が活発に増殖する．これらの細胞は，すべての胸腺細胞集団の前駆細胞と考えられる．皮質の深部に存在するほとんどの胸腺細胞は，小型のダブルポジティブ細胞である．皮質ストローマはMHCクラスIとMHCクラスII分子を発現し，長く分岐した突起をもつ上皮細胞からなる．胸腺皮質には胸腺細胞が密に存在し，胸腺皮質上皮細胞の突起は皮質に存在するほとんどすべての胸腺細胞と接する（図8.17）．胸腺皮質上皮細胞が発現するMHC分子と，分化中のT細胞のTCRとの接触は，後で述べるように正の選択に重要である．

MOVIE 8.1

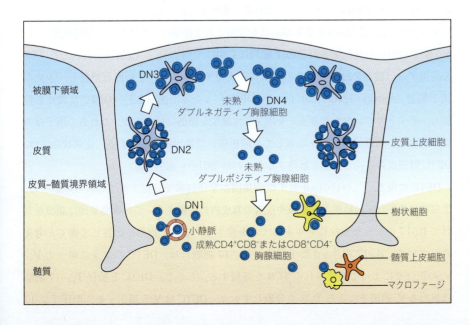

図8.21　**異なる分化段階における胸腺細胞の胸腺内分布**
　胸腺前駆細胞は皮質-髄質境界領域の小静脈から胸腺に入る．胸腺で発現するNotch1のリガンドとの相互作用によって前駆細胞はT細胞系列へ分化する．これらの胸腺細胞は，本章で述べた初期の $CD4^-CD8^-$ ダブルネガティブ（DN）の段階で分化する間に，皮質-髄質境界領域から皮質の外側に移動する．DN3細胞は皮質の被膜下に存在し増殖する．前駆細胞は $CD4^+CD8^+$ ダブルポジティブへ分化する段階で，皮質の深部へと再移行する．最終的に髄質には胸腺から末梢へ移行する成熟シングルポジティブT細胞のみが存在する．

正の選択の後，分化中のT細胞は皮質から髄質へ移動する．髄質では胸腺細胞が少ない．これらの細胞は，主に新たに成熟したシングルポジティブT細胞であり，やがては胸腺から出ていく．胸腺髄質は負の選択の場である．胸腺髄質に存在する抗原提示細胞には補助刺激分子を発現する樹状細胞があり，通常この細胞は皮質には存在しない．加えて，髄質上皮細胞はその特殊な性状で末梢抗原を発現し，自己抗原に応答するT細胞の負の選択を誘導する．

8–15　αβ型T細胞とγδ型T細胞は共通の前駆細胞から分化する

γδ型T細胞は上皮や粘膜組織に存在し，CD4やCD8分子が発現していないという点でαβ型T細胞とは異なる．また，γδ型TCRのリガンドはMHC拘束性ではないと考えられているが，詳しくは明らかになっていない（4-20項参照）．異なる遺伝子座からこの二つのTCRが産生される（5-11項参照）．最初にγ鎖とδ鎖遺伝子座の遺伝子再編成が起き，その後すぐにβ鎖遺伝子座の再編成が起きる．さらに，δ鎖遺伝子座はα鎖遺伝子座の中に入れ子になっているため，α鎖遺伝子座が再編成するとδ鎖遺伝子は染色体上から取り除かれることになる．T細胞前駆細胞がαβ型とγδ型のどちらに分化するのかを制御する機構は明らかになっていないが，このプロセスには柔軟性がある．これは，胸腺細胞とγδ型，αβ型成熟T細胞でみられる遺伝子再編成のパターンから推測することができる．成熟γδ型T細胞では，2割であるが機能的なβ鎖遺伝子再編成がみられるが，αβ型T細胞でみられるγ鎖遺伝子再編成はほとんど非機能的である．

8–16　γδ型T細胞は異なる二つの分化段階から産生される

γδ型T細胞とαβ型T細胞は同じ前駆細胞から分化するが，ほとんどのγδ型T細胞は適応免疫系ではなく自然免疫系で働く．γδ型T細胞が胸腺で完全に成熟すると，活性化されてエフェクター機能を獲得する．胸腺から出た後，ほとんどのγδ型T細胞は粘膜組織と上皮組織内に移動し，これらの場所で定住する．

マウスでは，大部分のγδ型T細胞は胎生期と新生仔期に産生される．胎仔胸腺では，γδ型T細胞へと分化する最初のT細胞は，すべて同じV_γとV_δ領域が会合したTCRを発現する（図8.22）．これらの細胞は表皮のケラチノサイトの間に移行し，表皮樹状T細胞 dendritic epidermal T cell（DETC）となる（図8.23）．DETCは表皮を監視し，サイトカインとケモカインを産生して感染と損傷に反応する．これらの因子は炎症を誘導し，病原体の排除を増強して皮膚組織の創傷治癒を促進する．定常状態では，DETCは表皮の成長と生存を維持するための増殖因子も産生する．

DETCに続き，二つ目のγδ型T細胞集団が胎仔胸腺で分化する．これらの細胞は，生殖器官や肺などの粘膜上皮組織や皮膚の真皮内に移動する．この細胞集団は刺激を受けてIL-17のような炎症性サイトカインを産生し，感染と損傷に応答して働くと考えられている．IL-17産生γδ型T細胞（$T_{\gamma\delta}$-17細胞）は，DETCのように単一のV_γ-V_δの組合せによって構成されるTCRを発現する．しかし，DETCと胎仔$T_{\gamma\delta}$-17細胞は異なるV_γ遺伝子によるTCRを発現しており，DETCはV_γ5遺伝子を，胎仔$T_{\gamma\delta}$-17

細胞は$V_\gamma 6$遺伝子を発現する．胎仔胸腺細胞はTdTを発現していないので，胎仔期に産生されるこれらの二つの$\gamma\delta$型T細胞集団では，TCRのV–D–J遺伝子断片の結合部にN-ヌクレオチドの付加がない．胎生期の特定時期に特定のV–D–J遺伝子断片が選

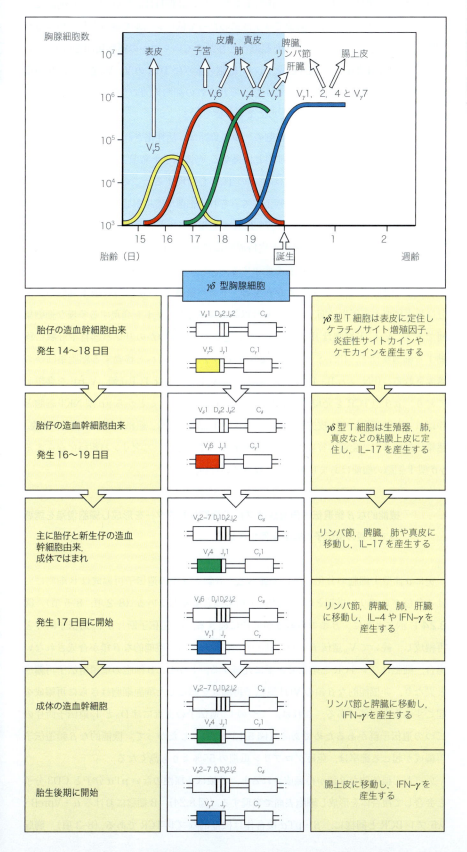

図8.22 マウスにおけるγ，δ鎖遺伝子の再編成はそれぞれ異なるV_γ，V_δを発現した細胞が波状に出現しながら進行する

　胎生期2週目ごろ，$C_\gamma 1$遺伝子座とそれに最も近いV_γ遺伝子である$V_\gamma 5$が発現する．2〜3日後，胸腺の$V_\gamma 5$細胞は減少し，次に$C_\gamma 1$遺伝子座に近い$V_\gamma 6$が発現する（上図）．これらのγ鎖は同じδ鎖と会合し，γ鎖とδ鎖の結合多様性は少ない．そのため，胎生期早期に出現する$\gamma\delta$型T細胞は同じTCRを発現し，同じ特異性を有すると考えられるが，その抗原特異性は不明である．$V_\gamma 5$を発現する$\gamma\delta$型T細胞は表皮内に選択的に移行し，ケラチノサイト増殖因子や炎症性サイトカイン，ケモカインを分泌する．$V_\gamma 6$を発現する$\gamma\delta$型T細胞は肺，皮膚の真皮，生殖器官の上皮内に移行し，IL-17を分泌する．2期目の波は胎生17日目に始まり，2種類の$\gamma\delta$型T細胞が産生される．一つはさまざまなδ鎖と会合する$V_\gamma 4^+$ $\gamma\delta$型T細胞である．$V_\gamma 4$を発現する$\gamma\delta$型T細胞はIL-17を産生する$T_{\gamma\delta}$-17細胞であり，リンパ節や脾臓，肺，皮膚の真皮に移行する．二つ目は$V_\gamma 1^+$T細胞であり，リンパ節や脾臓，肝臓に移行する．一部の$V_\gamma 1^+$T細胞は$V_\delta 6$鎖と対合し，IL-4とIFN-γを産生することから$\gamma\delta$型NKT細胞と呼ばれる．最後の$\gamma\delta$型T細胞分化の波は胎生期後期から始まり成獣期まで続く．この$\gamma\delta$型T細胞は異なるδ鎖を発現する$V_\gamma 1^+$，$V_\gamma 2^+$，$V_\gamma 4^+$T細胞が含まれ，リンパ組織に移行しIFN-γを産生する．別の異なるδ鎖を発現する$V_\gamma 7^+$T細胞も産生され，腸管上皮に移行しIFN-γや抗菌性物質を産生する．$\gamma\delta$型T細胞は生後胸腺でも産生されるが，生後胸腺では$\alpha\beta$型T細胞が優位に産生される．

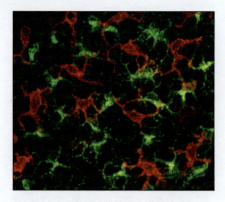

図8.23 表皮樹状T細胞は上皮層に存在し，ランゲルハンス細胞とネットワークを形成する

上の写真はランゲルハンス細胞（緑色）と表皮樹状T細胞（DETC：赤色）が表皮でネットワークを形成しているところを示している．表皮の上皮細胞は蛍光標識していない．DETCは樹状様に枝分かれしており，この名前の由来となっている．すべての$\gamma\delta$型T細胞のリガンドは同定されていないが，一部の$\gamma\delta$型T細胞は紫外線による傷害や病原体により発現誘導される非古典的MHC分子を認識する（6-16項，6-17項参照）．DETCはサイトカインを産生することで自然免疫を活性化し適応免疫を誘導していると考えられている．

（写真はAdrian Haydayの厚意による）

択される理由は明らかになっていない．

第1期で分化するDETCと$V_\gamma6^+T_{\gamma\delta}$-17細胞は，主に胎仔の肝臓に由来する造血幹細胞から分化する（図8.22）．その結果，これら二つの$\gamma\delta$型T細胞集団は，わずかな期間だけ胎仔胸腺で産生される．$\gamma\delta$型T細胞分化の2期目は誕生直前の胎仔胸腺で始まる．この段階は，成熟した胸腺では生涯にわたって低いレベルで維持され，異なったエフェクター機能をもち，異なった組織へと移動するいくつかの細胞集団を産生する．これらの$\gamma\delta$型T細胞は，DETCや$T_{\gamma\delta}$-17細胞のようにTCRのV_γ-V_δ遺伝子断片の違いにより分類される（図8.22）．しかし，それぞれの細胞集団のTCRは，TdTによってN-ヌクレオチドが付加されるためにより多様である．

これら後期に分化する$\gamma\delta$型T細胞の一つの集団は，活性化されるとIL-17を産生する．この細胞は，胎生期$T_{\gamma\delta}$-17細胞とは異なるV_γ遺伝子を発現する$T_{\gamma\delta}$-17細胞である．後期に分化する$T_{\gamma\delta}$-17細胞は$V_\gamma4$のTCRを発現する．この$T_{\gamma\delta}$-17細胞はすべてのリンパ器官，皮膚の真皮，腸管上皮でみられ，細菌や寄生虫感染に応答して急速に炎症シグナルを供給する．また，$V_\gamma7^+$TCRを発現する$\gamma\delta$型T細胞もこの2期目で分化する．$V_\gamma7^+\gamma\delta$型T細胞は腸管上皮特異的に移動し，腸上皮バリアを壊す腸内細菌に応答し，IFN-γや抗菌性の物質を産生する．

$\gamma\delta$型T細胞はリンパ器官にも存在する．リンパ組織でみられる$\gamma\delta$型T細胞の大部分は胎生後期から新生仔期，そしてそれ以降に産生され，$V_\gamma1$を発現する多様な細胞集団である．$V_\gamma1^+$T細胞はIFN-γとIL-4を産生し，いくつかのリンパ器官や肝臓に移動する細胞集団と，IFN-γを産生してすべてのリンパ器官へと移動する細胞集団から構成される．IFN-γとIL-4を産生する細胞は$V_\gamma1$と特殊なTCRδ鎖（$V_\delta6$）を発現しており，$\alpha\beta$型TCRを発現するiNKT細胞と類似していることから$\gamma\delta$型NKT細胞と呼ばれる．粘膜組織や上皮内に存在する$\gamma\delta$型T細胞集団は，組織の恒常性維持，修復，感染に対する自然免疫応答における機能がわかっているが，二次リンパ組織に存在する$\gamma\delta$型T細胞の機能はあまり明らかになっていない．

8-17　機能的なβ鎖遺伝子再編成はプレT細胞レセプターを形成し細胞増殖を誘導してβ鎖の遺伝子再編成を停止させる

次に$\alpha\beta$型T細胞の分化について述べる．β鎖とα鎖の遺伝子再編成はB細胞における免疫グロブリン重鎖と軽鎖の遺伝子再編成とよく似ている（8-2項，8-5項）．図8.24に示すように，β鎖の再編成が最初に起きる．D_β遺伝子断片がJ_β遺伝子断片と再編成し，続いてV_β遺伝子とDJ_β遺伝子が再編成する．機能的なβ鎖が合成されない場合，細胞はプレTCRを産生できずに死滅する．しかし，B細胞の重鎖遺伝子再編成と異なり，非機能的なβ鎖のVDJ遺伝子再編成を起こした胸腺細胞はさらに再編成を起こすことが可能である．これは，二つのC_β遺伝子の上流にはD_βとJ_β遺伝子断片の二つの遺伝子群があるためである（図5.13参照）．したがって，機能的なβ鎖遺伝子再編成が起こる確率は，免疫グロブリン重鎖の55%よりも高くなる．

いったん機能的なβ鎖が再編成されると，β鎖は多様性のないpTα分子とCD3分子と会合して複合体を形成し細胞表面で発現する（図8.24）．B細胞におけるμ・VpreB・$\lambda5$プレBCRと同様に，β・pTα複合体は機能的なプレTCRである（8-3項）．胸腺

T細胞分化 325

細胞分化の DN3 段階でのプレ TCR の発現は，RAG-2 のリン酸化と分解を引き起こし，β 鎖遺伝子再編成の停止と β 鎖遺伝子座での対立遺伝子排除を起こす．これらのシグナルは DN4 細胞への分化を誘導し，細胞は急速に増殖し，最終的には補助レセプター蛋白質である CD4 と CD8 を発現する．プレ TCR は，Src チロシンキナーゼファミリーに属する細胞質蛋白質 Lck（図 7.12 参照）を介して恒常的なシグナルを伝達するが，

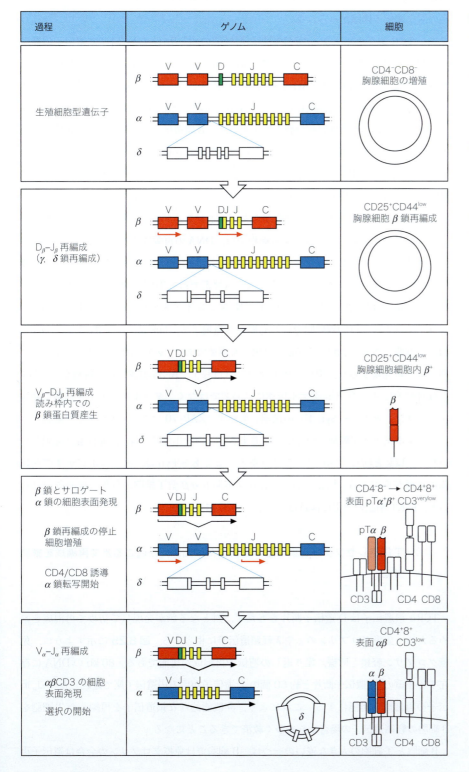

図 8.24 αβ 型 T 細胞における遺伝子再編成の各段階

連続的な TCR 遺伝子再編成，それらが起こる時期と細胞表面分子の発現を示す．まず，$CD4^-CD8^-CD25^+CD44^{low}$ ダブルネガティブ細胞で β 鎖遺伝子の再編成が起こる．免疫グロブリン重鎖と同様に，まず D-J 遺伝子再編成が起こり，続いて V-DJ の再編成が起こる（第 2, 3 図）．各 TCRβ 遺伝子座には四つの D 遺伝子断片と二つの J 遺伝子断片があるので（図示していない），機能的 β 鎖遺伝子の再編成ができるまで 4 回の試みが可能となる．機能的 β 鎖遺伝子にコードされた β 鎖は，まず細胞内で発現した後，細胞表面に低レベルで発現する．その際，β 鎖は B 細胞の λ5 に相当する 33 kDa の pTα 鎖とヘテロ二量体を作り，CD3 と複合体を形成する（第 4 図）．プレ TCR シグナルは，胸腺細胞の β 鎖遺伝子再編成の停止と細胞増殖を起こす．急激な細胞増殖の後に CD4 と CD8 が発現すると増殖は止まり，α 鎖遺伝子の再編成が起きる．最初の α 鎖遺伝子の再編成で，その染色体上の δ 鎖のすべての D, J, C 遺伝子が欠失するので δ 鎖遺伝子は永久に不活性化される．欠失した部分は環状 DNA として細胞内に認められることから，この時期には細胞分裂をしていないことがわかる（下図）．α 鎖遺伝子の再編成は多数の V, J 遺伝子が存在するので，β 鎖と会合できる機能的な α 鎖が産生されるまで何度も起こる．最終的に β 鎖と会合できる α 鎖が産生され，TCRαβ 鎖を発現する $CD3^{low}CD4^+CD8^+$ 胸腺細胞は MHC と会合した自己ペプチドを認識できるか試される．

これは胸腺ストローマ細胞のリガンドは必要としない．Lckは続いて補助レセプターと会合する．Lck欠損マウスでは，T細胞分化がCD4$^+$CD8$^+$ダブルポジティブ期で停止し，α鎖の遺伝子再編成はみられない．

発現したβ鎖がさらなるβ鎖の遺伝子再編成を抑制することは，再編成したβ鎖遺伝子を導入したトランスジェニックマウスで明らかにされた．このマウスのT細胞では，遺伝子導入したβ鎖遺伝子をほぼ100％発現しており，内在性β鎖遺伝子の再編成は抑制される．pTα欠損マウスでは，αβ型T細胞が100分の1まで減少し，β鎖遺伝子座の対立遺伝子排除がみられない．

プレTCRシグナルによるDN4細胞の増殖期の間，*RAG–1*と*RAG–2*遺伝子の発現が抑制される（図8.18）．したがって，増殖期が終わり，*RAG–1*と*RAG–2*が再び転写されて機能的なRAG–1/RAG–2複合体が蓄積されるまでは，α鎖遺伝子座の再編成は起こらない．遺伝子再編成に成功してβ鎖を発現した細胞はCD4$^+$CD8$^+$胸腺細胞へと分化する．いったん細胞が分裂を停止すると，β鎖遺伝子とは独立してα鎖遺伝子再編成が起こり，各細胞では一つのβ鎖が複数の異なるα鎖と会合することができる．α鎖遺伝子再編成の間，TCRαβ鎖が初めて発現され，胸腺での自己ペプチド・自己MHC複合体による選択が始まる．

胸腺細胞がダブルネガティブ細胞からダブルポジティブ細胞へと分化し，最終的にシングルポジティブ細胞へと分化する過程では，DNAの再編成やシグナル伝達，T細胞特異的遺伝子の発現にかかわる蛋白質の発現パターンが変動する（図8.18）．TCR遺伝子再編成の間，N-ヌクレオチドを挿入する酵素であるTdTが発現し，再編成したすべてのα鎖とβ鎖遺伝子断片の連結部でN-ヌクレオチドがみられる．LckとZAP–70チロシンキナーゼは胸腺細胞分化の初期から発現する．Lckは，プレTCRシグナルの伝達に重要であり，γδ型T細胞の分化にも重要である．ZAP–70はダブルネガティブ期以降から発現するが，遺伝子欠損マウス（付録Ⅰ，A–35項参照）の解析から，Lckとは対照的にプレTCRシグナル伝達には必要ではなく，ダブルネガティブ細胞で発現するチロシンキナーゼSykがこの役割を果たす．ZAP–70はダブルポジティブ細胞からシングルポジティブ細胞への分化を促進する．この分化段階では，Sykはもう発現していない．Lckと同じくSrcファミリーキナーゼであるFynは，ダブルポジティブ期以降に発現が増加する．FynはLckが存在する限りαβ型T細胞の分化には必須ではないが，iNKT細胞の分化には必要である（8–26項）．

8–18 T細胞レセプターα鎖は正の選択または細胞死が起こるまで再編成を継続する

TCRα鎖遺伝子はD遺伝子断片をもたず，対となる鎖が発現して初めて再編成を始めるため，免疫グロブリンのκやλ軽鎖遺伝子に相当する．図8.25に示すように，免疫グロブリン軽鎖と同様，繰り返しの遺伝子再編成が可能である．80 kbのDNAに存在する多重のV$_α$遺伝子断片と約60個のJ$_α$遺伝子が両方の遺伝子座で連続したV–J$_α$遺伝子の再編成を可能にする．これにより，非機能的なα鎖遺伝子を再編したT細胞をB細胞の軽鎖遺伝子の場合よりも多く救済できることになる．

B細胞とT細胞の大きな違いの一つは，B細胞では免疫グロブリンの会合は遺伝子再

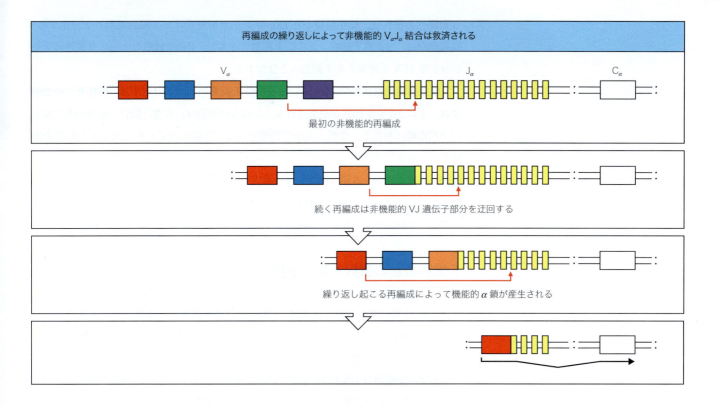

図 8.25 連続的な遺伝子再編成は非機能的 TCRα 鎖遺伝子再編成を救済する

TCRα 鎖遺伝子座は多くの V 断片と J 断片が存在するため，すでに再編成された VJ 部を飛び越えて連続的に再編成が進行し，非機能的な再編成部分を除去する．このα鎖の救済は免疫グロブリン κ 軽鎖に似ているが（8–5 項），より多くの連続的な遺伝子再編成を行うことができる．TCRα 鎖遺伝子再編成は，正の選択をもたらす機能的再編成が生じるか，細胞が死滅するまで繰り返される．

編成を停止し B 細胞の分化が進むが，T 細胞における $V_α$ 遺伝子再編成は自己ペプチド・自己 MHC 複合体による正の選択シグナルが入らない限り続くことである（8–19 項）．多くの T 細胞が両染色体上で機能的な遺伝子再編成を行っていることから，2 種類のα鎖を産生することになる．これは，TCR の発現は遺伝子再編成を停止するのに十分ではないため可能である．両染色体で遺伝子再編成が継続すると，それぞれの T 細胞でいくつかの異なるα鎖が継続して産生されるのと同時に，β鎖とで作られる TCR の自己ペプチド・自己 MHC 複合体の認識適合性が検証される．マウスではα鎖の遺伝子再編成は，TCR が発現され正の選択が行われるか，あるいは細胞死が起こるまで 3〜4 日間続く．もし正の選択の頻度が低い場合，3 分の 1 の成熟 T 細胞は 2 種類の再編成したα鎖を細胞表面に発現する．これは，ヒトとマウスの T 細胞で確認されている．したがって厳密にいえば，TCRα 鎖は対立遺伝子排除を受けないと考えられる．

二つの特異性をもつ T 細胞が，もし一つのレセプターで活性化され，もう一つのレセプターで認識される標的細胞に働くなら，不適切な免疫応答が誘導されることになる．しかし，いったん胸腺細胞が自己ペプチド・自己 MHC 複合体を認識し正の選択を受けるとα鎖遺伝子の再編成は停止するため，二つのレセプターのうち一つだけが自己 MHC 分子によって提示されるペプチドを認識し，T 細胞は単一の特異性しかもたない．したがって，二つの機能的再編成α鎖遺伝子とそれを発現する T 細胞の存在は，単一のクローンは一つの機能的特異性しかもたないというクローン選択説に抵触しない．

まとめ

胸腺は成熟 T 細胞分化のために特殊な微小環境を提供する．T 細胞前駆細胞は骨髄か

ら胸腺へと移入し，微小環境からNotchシグナルを受けてT細胞系列へと分化する．胸腺細胞は，γδ型T細胞，αβ型T細胞とともに，iNKT細胞のように多様性の少ないαβ型TCRを発現するT細胞へと分化する．

T細胞前駆細胞はγδ型もしくはαβ型のT細胞系列へと分化する．個体発生の初期では，主にγδ型T細胞が産生される．これらの細胞は，皮膚，腸管，粘膜や上皮などの末梢組織に存在し，骨髄の造血幹細胞ではなく肝臓に由来する．誕生後は90％の胸腺細胞がαβ型TCRを発現する．分化中の胸腺細胞では，まずγ，δ鎖とβ鎖の遺伝子が再編成される．β鎖が機能的に再編成したαβ型T細胞では，胸腺細胞の増殖，α鎖遺伝子の再編成，CD4とCD8の発現を誘導するシグナルを伝達するプレTCRを形成する．T細胞分化の大部分は胸腺皮質で起こり，髄質には主に成熟T細胞が存在する．

T細胞の正の選択と負の選択

αβ型TCRが産生されるまでは，MHC蛋白質や抗原とは非依存的にT細胞分化が起きる．それ以降は，αβ型T細胞の分化は胸腺でのTCRとペプチド・MHCリガンドとの結合依存的に起きる．

T細胞前駆細胞はDN3の段階でαβ型T細胞へと分化すると，被膜下で活発に増殖しDN4細胞へと分化する．これらの細胞は，一時的に未熟なCD8シングルポジティブ期を経て，TCRの発現が低くCD4とCD8を発現するダブルポジティブ細胞へと分化し，皮質の深部へと移動する．これらのダブルポジティブ細胞の寿命は，TCRからの刺激がない限り約3〜4日である．ダブルポジティブ細胞がプログラム細胞死から救済され，CD4$^+$もしくはCD8$^+$シングルポジティブ細胞へと成熟する過程を正の選択という．遺伝子再編成で産生されたTCRのわずか約10〜30％が自己ペプチド・自己MHC複合体を認識することができ，外来抗原を自己MHC拘束性で認識する機能をもつ（第4章参照）．この機能をもった細胞が胸腺で生存できる．ダブルポジティブ細胞は負の選択も受ける．自己ペプチド・自己MHC複合体を強く認識するTCRを発現したT細胞は，自己反応性T細胞としてアポトーシスを受けて排除される．本節では，ダブルポジティブ胸腺細胞と複数の異なる胸腺側の因子との相互作用と，これによって成熟TCRレパートリーが形成される機構について述べる．

8-19 自己ペプチド・自己MHC複合体と相互作用するT細胞レセプターを発現する胸腺細胞だけが生き残り成熟する

骨髄キメラマウス（付録Ⅰ，A-32項参照）と胸腺の移植実験から，胸腺のMHC分子が正の選択に重要な役割を担っていることが明らかにされた．しかし，T細胞と自己ペプチド・自己MHC複合体の相互作用が未熟T細胞の生存とCD4$^+$やCD8$^+$T細胞への成熟に必須であることは，再編成したTCR遺伝子を導入したトランスジェニックマウスの解析によって初めて明らかにされた．TCRトランスジェニックマウスでは，起源，抗原特異性，MHC拘束性が明らかになっているT細胞クローン（付録Ⅰ，A-20項参照）から再編成したα鎖遺伝子とβ鎖遺伝子がクローニングされ，このような遺伝子がマウスゲノムに導入された場合，TCRはT細胞分化の初期から発現する．分化中のT細胞

でTCRαとβ鎖蛋白質をコードする機能的なトランスジーンが発現すると，程度の差はあるが内在性のTCR遺伝子再編成は抑制される．一般に，内在性のβ鎖遺伝子再編成は完全に抑制されるが，内在性α鎖の遺伝子再編成の抑制は不完全である．その結果，TCRトランスジェニックマウスの胸腺細胞のほとんどが，遺伝子導入されたTCRを発現するようになる．

既知のペプチド・MHC複合体に特異的なTCR遺伝子を用いてトランスジェニックマウスを作製することにより，抗原投与やエフェクター機能解析をすることなしに胸腺細胞の分化におけるMHC分子の影響を調べることができる．この実験系では，特定のTCRを発現する胸腺細胞は，特異性が異なるMHC分子を発現する胸腺でもダブルポジティブ細胞へと分化することができるが，$CD4^+$または$CD8^+$シングルポジティブ細胞への分化は，元のT細胞クローンが選択されたのと同じ自己MHC分子を発現した胸腺でしか行われない（図8.26）．

この実験系では，正の選択を受けなかったT細胞の運命も明らかにされた．特定のMHC分子によって提示されるペプチドに特異的な成熟T細胞の再編成したTCRをその特定のMHC分子を欠損するレシピエントマウスに導入し，導入したTCRに特異的な抗体で検出することにより胸腺細胞の運命を検討した．また，T細胞の分化段階を同定するために，CD4とCD8に対する抗体も同時に使用した．その結果，胸腺上皮細胞上で発現するMHC分子を認識できない細胞は，ダブルポジティブ期で分化が停止し，3〜4日以内に死ぬことが明らかにされた．

8-20 正の選択はMHC分子に対して固有の特異性をもつT細胞レセプターレパートリーに作用する

正の選択はTCRのレパートリーに作用するが，その特異性はランダムに作られるVDJ遺伝子断片の組合せによって決まる（5-7項参照）．しかし，TCRは正の選択を受ける前からMHC分子を認識するように偏向している．もし選択される前のレパートリーの特異性が完全にランダムならば，ごくわずかな胸腺細胞しかMHC分子を認識することができない．しかし，MHC分子に対するTCRに固有の特異性は，選択されていないTCRを発現する成熟T細胞の解析から明らかにされた．このようなT細胞は，MHCクラスI分子もMHCクラスII分子も発現していない胎仔胸腺器官培養において，TCRのβ鎖に結合する抗体とCD4に結合する抗体を用いて正の選択を引き起こすことによって産生することができる．このようにして選択された$CD4^+$T細胞の約5%が任意のMHCクラスII分子に反応できる．これらの細胞はMHC分子で選択されていないので，この反応は，生殖細胞型のV遺伝子断片がコードする固有のMHC特異性を反映している．このMHC特異性は，各個体においてそのMHC分子により正の選択を受けるレセプターの割合を有意に増加させる．

生殖細胞型TCRのMHC反応性は，TCR $V_β$と$V_α$のCDR1とCDR2のアミノ酸に起因していると考えられる．CDR1とCDR2は生殖細胞型のV遺伝子断片によってコードされ多様性が高い（5-8項参照）．しかし，特定のアミノ酸は多くのV断片で共通している．多数の結晶構造の解析からTCRがペプチド・MHC複合体と結合するとき，$V_β$領域の特定のアミノ酸がMHC分子の特定部位と相互作用することが明らかにされ

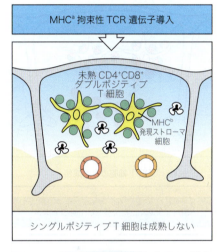

図8.26 正の選択は再編成したTCR導入遺伝子を発現するT細胞の分化過程から実証される

再編成したαβ型TCRを導入したトランスジェニックマウスでは，T細胞の成熟は胸腺で発現するMHCハプロタイプに依存する．トランスジェニックマウスが胸腺上皮細胞上に再編成したTCRα鎖とβ鎖遺伝子の導入元のマウスと同じハプロタイプを有する場合（上では両者ともMHC^a），導入したTCRを発現するT細胞はダブルポジティブ細胞から成熟T細胞に分化する（濃緑色）．この場合は，成熟$CD8^+$シングルポジティブT細胞となっている．もし，MHC^a拘束性のTCR遺伝子が異なるMHC型のマウス（MHC^b，黄色）（下図）に導入されると，導入遺伝子を発現するT細胞はダブルポジティブ細胞の段階までは分化するが，それ以降の成熟は起こらない．この原因は導入されたTCRが胸腺皮質上のMHC分子と相互作用できないため，正の選択シグナルが伝達されず無視による死が起きるからである．

ている．例えば，多くのヒトやマウスのV_β領域では，CDR2は48番目のアミノ酸がチロシンであり，MHCクラスIとMHCクラスII蛋白質のα1ヘリックスの中央部と結合する．他のV_β領域で共通してみられるアミノ酸（46番目のチロシンと54番目のグルタミン酸）はMHCの同じ領域に結合する．これらのアミノ酸に変異があるとT細胞の正の選択が減少することから，このようなV領域とMHC分子の相互作用はT細胞分化に重要であることがわかる．

8-21 正の選択はT細胞レセプターの特異性とエフェクター機能にかかわるCD4とCD8の発現を調整する

正の選択時，胸腺細胞は補助レセプターであるCD4とCD8を発現している．選択後，末梢に移行する成熟したαβ型T細胞はCD4またはCD8のどちらか一方の発現を失う．これらの細胞のほとんどは$CD4^+$T細胞もしくは$CD8^+$T細胞に分類される．胸腺では，iNKT細胞やCD4と高いレベルのCD25を発現するT_{reg}細胞のような少数細胞もダブルポジティブ細胞から分化する．$CD4^+$T細胞はMHCクラスII分子に結合したペプチドを認識するレセプターをもち，サイトカインを産生するヘルパーT細胞になる．一方，大部分の$CD8^+$T細胞はMHCクラスI分子に結合したペプチドを認識するレセプターをもち，細胞傷害性エフェクター細胞になる．このように，正の選択は成熟T細胞の細胞表面の表現型と機能を決定し，免疫応答における効率のよい抗原認識に適した補助レセプターの選択と適切な機能発現に重要である．

TCRトランスジェニックマウスの実験から，T細胞がどちらの補助レセプターを発現するかは，自己ペプチド・自己MHC複合体に対するTCRの特異性によって決められることが明らかにされた．もし，遺伝子導入したTCRが自己MHCクラスI分子によって提示される抗原に特異的であるならば，成熟T細胞は$CD8^+$T細胞になる．同様に，遺伝子導入したTCRが自己MHCクラスII分子によって提示される抗原に特異的であるならば，成熟T細胞は$CD4^+$T細胞になる（図8.27）．

正の選択におけるMHC分子の重要性は，リンパ球と胸腺上皮細胞でのMHC分子の発現が欠損しているヒト免疫不全症からも理解できる．MHCクラスII分子を欠損するヒトでは，$CD8^+$T細胞は正常であるが，$CD4^+$T細胞は異常なものが少数存在する．MHCクラスII遺伝子をターゲティング欠損（付録I，A-35項参照）したマウスでも同様のことが観察される．一方，MHCクラスI分子を欠損するマウスやヒトでは$CD8^+$T細胞を欠く．このように，MHCクラスII分子は$CD4^+$T細胞の分化に必要であり，MHCクラスI分子は$CD8^+$T細胞分化に必要である．

成熟T細胞では，CD4とCD8の機能はそれぞれMHCクラスIとMHCクラスIIの不変領域への結合能に依存する（4-18項参照）．次の項でCD4について述べるように，補助レセプターのMHC分子への結合は正の選択に必要である．胸腺細胞では，ほとんどすべてのLckはCD4とCD8に会合し，MHC分子とTCRが結合した胸腺細胞でのみシグナルを伝達する．したがって，正の選択は抗原レセプターと補助レセプターがMHC分子に結合することに依存しており，このシグナルは適切な補助レセプターのみを発現するシングルポジティブ細胞の生存を決定する．$CD4^+$または$CD8^+$T細胞への分化はレセプターの特異性と関連しており，胸腺細胞は抗原レセプターと補助レセプ

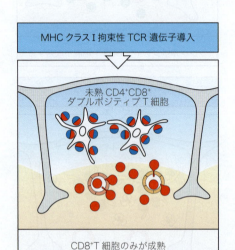

図8.27 正の選択を誘導するMHC分子が補助レセプターの特異性を決定する

MHCクラスI分子拘束性のTCR遺伝子を導入したトランスジェニックマウス（上図）では，分化成熟するT細胞の表現型はすべてCD8（赤色）となる．MHCクラスII分子拘束性のTCR遺伝子を導入したマウス（下図）では，その表現型はすべてCD4（青色）となる．どちらの場合でも，正常な未熟ダブルポジティブ胸腺細胞（半分は青色で半分は赤色）は存在する．TCRの特異性は，分化の過程でTCRと適切な拘束性をもつ自己MHC分子と結合できる補助レセプターを備えたT細胞だけが成熟できることで決定付けられる．

ターの両方からのシグナルを統合していると考えられる．補助レセプターに会合するLckシグナルが最も効率的に伝達されるのは，CD8ではなくCD4が会合したときであり，このLckシグナルは成熟CD4⁺T細胞への分化決定に大きな役割を果たしている．

TCRシグナルは，転写因子であるThPOKとRunx3の発現を制御することによりCD4⁺とCD8⁺T細胞への分化方向決定を制御する（図8.18）．ThPOKの役割は，自然発生の機能喪失型変異をもつThPOK欠損マウスから明らかにされた．このマウスでは，CD4⁺T細胞分化が障害され，MHCクラスⅡ拘束性胸腺細胞はCD8⁺T細胞へと分化する．ThPOKは選択を受ける前のダブルポジティブ胸腺細胞では発現しておらず，強いTCRシグナルによって発現が誘導される．ThPOKは自身の発現を強めRunx3の発現を抑制する．ThPOKが発現しRunx3が発現しないと，CD4⁺T細胞への分化とサイトカイン産生能を誘導する．TCRシグナルの強さが不十分である，あるいはTCRシグナルが十分に持続されない場合，ThPOKの発現は誘導されずにRunx3が発現する．これにより，CD4の発現は抑制されるがCD8の発現は維持され，標的細胞の傷害に関与する蛋白質をコードする遺伝子を発現するようになる．

ダブルポジティブ細胞のほとんどがCD4⁺またはCD8⁺シングルポジティブ細胞へと分化するが，少数の特別な機能をもつ他のT細胞集団も胸腺で産生される．これらの細胞については8-26項で述べる．

8-22 胸腺皮質上皮細胞は胸腺細胞の正の選択を担う

胸腺の移植実験から胸腺ストローマ細胞が正の選択に重要であることが明らかにされた．胸腺ストローマ細胞は突起をもち網目構造を形成し，そのMHC分子で正の選択を受けているダブルポジティブ細胞のTCRと密に接触する（図8.17）．胸腺皮質上皮細胞が正の選択を担っているという直接的な証拠は，MHCクラスⅡ遺伝子ターゲティングマウスの実験により示された（図8.28）．MHCクラスⅡ欠損マウスではCD4⁺T細胞が産生されない．正の選択における胸腺上皮細胞の役割について検証するために，胸腺皮質上皮細胞特異的な遺伝子のプロモーター下にMHCクラスⅡ分子を入れ，MHCクラスⅡ欠損マウスに導入した．このマウスでは，胸腺皮質上皮細胞でのみ導入した

図8.28 胸腺皮質上皮細胞は正の選択を担う

正常マウスの胸腺では（左図），胸腺皮質上皮細胞（青色）と髄質上皮細胞（橙色），および骨髄由来細胞（黄色）がMHCクラスⅡ分子を発現しており，そこでCD4⁺（青色）とCD8⁺（赤色）T細胞が成熟する．ダブルポジティブ細胞は半分赤色と半分青色の円で示す．第2図は，MHCクラスⅡの発現を遺伝子ターゲティングにより失わせたマウスを示す．このマウスではCD4⁺T細胞はほとんど分化しないが，CD8⁺T細胞は正常数認められる．MHCクラスⅡ欠損マウスに，胸腺皮質上皮細胞のみにMHCクラスⅡ分子が発現するように遺伝子操作を加えると，CD4⁺T細胞が正常数成熟する（第3図）．対照的に，CD4分子が結合できない変異MHCクラスⅡ分子を発現させた場合（第4図），CD4⁺T細胞の正の選択は起こらない．このことから胸腺皮質上皮細胞が正の選択に重要な細胞であり，MHCクラスⅡ分子がCD4と相互作用することがわかる．

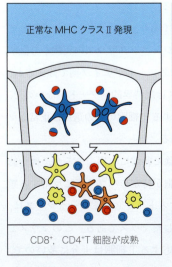
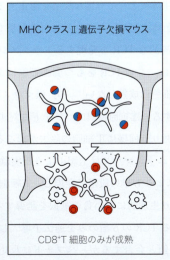
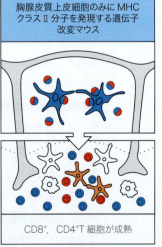
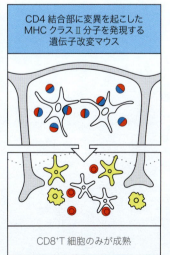

MHCクラスIIが発現するようになり，CD4⁺T細胞の分化が回復した．この実験から，CD4⁺T細胞への分化を誘導するためには，胸腺皮質上皮細胞で発現するMHCクラスII分子がCD4と効率的に結合することが重要であることがわかる．変異を起こしたMHCクラスII分子を胸腺に発現させると，MHC分子とCD4の結合が妨げられCD4⁺T細胞への分化がほとんどみられない．同様に，MHCクラスI分子とCD8の結合がCD8⁺T細胞の選択に重要である．

正の選択における胸腺皮質上皮細胞の重要性から，この細胞の抗原提示能力にはなんらかの特異性があるのかどうかという疑問が浮かび上がる．皮質には抗原提示細胞であるマクロファージや樹状細胞が非常に少なく，胸腺ストローマ細胞が単に胸腺細胞と最も近接しているだけなのかもしれない．しかし胸腺上皮細胞は，MHCクラスIおよびMHCクラスII抗原のプロセシングに関与するプロテアーゼを発現するという点で他の上皮組織とは異なる（6-8項参照）．多くの組織ではカテプシンSが発現するが，胸腺皮質上皮細胞ではカテプシンLが発現しており，カテプシンL欠損マウスではCD4⁺T細胞分化が著しく障害される．カテプシンL欠損マウスの胸腺上皮細胞では，CLIP（インバリアント鎖に付随するペプチド）を保持するMHCクラスII分子の細胞表面での発現割合が比較的増加している（図6.11参照）．また，胸腺皮質上皮細胞は特殊なプロテアソームサブユニット$\beta 5t$を発現しているが，他の細胞では$\beta 5$あるいは$\beta 5i$が発現する．$\beta 5t$欠損マウスではCD8⁺T細胞の分化が著しく障害される．カテプシンL欠損マウスや$\beta 5t$欠損マウスでは，胸腺皮質上皮細胞上のMHC発現は正常であるため，MHC分子上に提示されるペプチドのレパートリーがT細胞の分化異常の原因となっていると考えられる．

8-23　遍在する自己抗原に強く反応するT細胞は胸腺で除去される

成熟ナイーブT細胞のTCRが末梢リンパ組織の抗原提示細胞上のペプチド・MHC複合体に強く反応すると，T細胞は活性化されてエフェクターT細胞へと増殖分化する．一方，胸腺細胞のTCRが胸腺ストローマ細胞上の自己ペプチド・自己MHCと結合すると，アポトーシスにより死滅する（図8.29）．この胸腺細胞と自己抗原の反応が負の選択の基本である．胸腺での未熟T細胞の除去は，成熟T細胞として同じ抗原に出会ったときに起こりうる生体にとって有害な反応を阻止する．

負の選択は，Y染色体上にコードされる蛋白質由来であり，雄マウスにしか発現していない自己抗原に特異的なTCRを発現するトランスジェニックマウスの実験から証明された．雄マウスでは，このTCRをもつ胸腺細胞はダブルポジティブ期で除去され，シングルポジティブ細胞は成熟しない．一方，雌マウスは雄特異的ペプチドがないので，T細胞は正常に成熟する．雄抗原特異的ペプチドに対するT細胞の負の選択は正常なマウスでも証明されており，同様にT細胞の除去が起こる．

TCRトランスジェニックマウスは上記のような実験に非常に有用であるが，機能的なTCRは正常マウスよりも早い段階で発現し，T細胞が特定のペプチドに反応する頻度が非常に高い．より生理的に近い負の選択を誘導するトランスジェニックマウスは，特定の抗原に反応するTCRのβ鎖のみを遺伝子導入したマウスである．このマウスではβ鎖は内在性のα鎖と会合するが，ペプチドに反応するT細胞は十分に多いので，

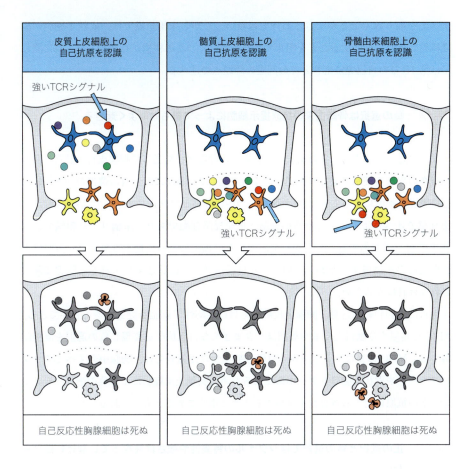

図8.29 **胸腺細胞の負の選択は皮質もしくは髄質で起きる**

分化途上の胸腺細胞で発現するTCRが自己ペプチド・MHC複合体によって強い刺激を受けると（赤色の細胞），その胸腺細胞は死滅する．このプロセスは負の選択と呼ばれる．負の選択は，皮質に存在するCD4$^+$CD8$^+$ダブルポジティブ胸腺細胞が皮質上皮細胞で発現するペプチド・MHC複合体と強く相互作用することで起きる（左図）．負の選択は，髄質に存在する未熟なCD4$^+$またはCD8$^+$シングルポジティブ胸腺細胞が髄質上皮細胞（中央図），あるいは骨髄由来のマクロファージや樹状細胞（右図）が発現するペプチド・MHC複合体を認識して強いTCRシグナルを受けることでも起きる．

ペプチド・MHC四量体を使って検出できる（付録Ⅰ，A-24項参照）．この研究から，負の選択はダブルポジティブ期の初期またはシングルポジティブ期で起こり，T細胞が負の選択を起こす抗原に遭遇する場所に依存すると考えられる．

　これらの実験は，胸腺で出会う自己ペプチド・自己MHC複合体が自己反応性レセプターをもつ細胞を成熟T細胞レパートリーから除去することを示した．この理論の明らかな問題点は，膵臓のインスリンのような組織特異性をもつ多くの蛋白質の自己抗原が胸腺で発現されないであろうということである．しかし今では，多くの組織特異性をもつ蛋白質は胸腺髄質の特定のストローマ細胞によって発現されることが明らかにされており，胸腺以外の組織に特異的に発現する蛋白質に反応する細胞でも胸腺で負の選択を受ける．髄質での組織特異的抗原の発現は自己免疫制御分子 autoimmune regulator（**AIRE**）によって制御される．AIREは髄質ストローマ細胞で発現しており（図8.30），転写にかかわる多くの蛋白質と相互作用し転写を促進すると考えられる．ヒトの*AIRE*変異はカンジダ感染と外胚葉形成異常を伴う自己免疫性多腺性内分泌不全症 autoimmune polyendocrinopathy-candidiasis-ectodermal dystrophy（APECED）または多腺性自己免疫症候群Ⅰ型 autoimmune polyglandular syndrome typeⅠとして知られており，AIREが自己寛容を維持するために胸腺での組織特異的抗原の発現に重要な役割を担っていることがわかる．T細胞の負の選択は，遍在する自己抗原に対しても，組織特異的抗原に対しても，皮質と髄質の両方で起こりうる（図8.29）．

　胸腺ではすべての自己抗原が発現しているわけではない．したがって胸腺での負の選択は，組織特異的自己抗原や異なった分化段階に発現する自己抗原に反応するT細胞

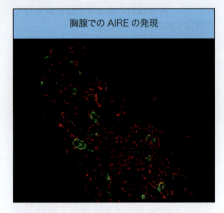

図 8.30 AIRE は胸腺髄質に発現し，末梢組織に通常発現している蛋白質の発現を促す
胸腺髄質における AIRE の発現は胸腺髄質領域に局在する上皮様細胞で認められる．胸腺髄質上皮のマーカーである MTS10 の発現は赤色で示す．AIRE の発現は免疫蛍光法により緑色で示しており，髄質上皮細胞でのみ発現している．
（写真は R.K. Chin と Y.-X. Fu の厚意による）

すべてを取り除くことができるわけではない．しかし末梢組織では，成熟 T 細胞が組織特異的抗原に反応することを阻止するためのいくつかの機構が存在する．これに関しては第 15 章の自己免疫応答とその回避の問題点で述べる．

8-24　負の選択は骨髄由来の抗原提示細胞によって最も効率よく起きる

すでに述べたように，負の選択は胸腺細胞の分化過程を通して胸腺皮質と髄質の双方で複数の異なる細胞による抗原提示によって起こる（図 8.29）．負の選択の効率性は自己抗原提示細胞によって異なり，骨髄由来の樹状細胞とマクロファージでは効率が高い．第 9 章で述べるように，これらの細胞は抗原提示細胞であり，末梢リンパ組織では成熟 T 細胞を活性化する．したがって，これらの細胞によって提示される自己抗原は自己免疫応答を誘導するため，このような自己ペプチドに反応する T 細胞は胸腺で除去されなければならない．

さらに，胸腺細胞自身と胸腺上皮細胞も自己反応性 T 細胞を除去することができる．AIRE を発現する髄質上皮細胞集団は，さまざまな自己抗原を発現し負の選択を直接誘導する．MHC の異なるドナーから骨髄移植を受けた患者では，胸腺中のすべてのマクロファージや樹状細胞はドナー由来であるため，胸腺上皮細胞による負の選択はレシピエントの抗原に対する寛容性を維持するために重要であると考えられる．

8-25　正の選択と負の選択ではシグナルの特異性や強さは異なっていなければならない

T 細胞は，胸腺ストローマ細胞上の自己ペプチド・自己 MHC 複合体との相互作用により，自己 MHC 拘束性による正の選択と自己寛容性を誘導する負の選択を受ける．では，TCR と自己ペプチド・自己 MHC 複合体の相互作用がどのように二つの異なる選択を誘導しているのであろうか．まず，正の選択を誘導する TCR の自己ペプチド・自己 MHC 複合体に対する特異性の種類は負の選択を誘導するそれよりも大きくなければならない．そうでなければ，胸腺皮質で正の選択を受けた細胞は負の選択も受け，T 細胞が産生されなくなってしまう．次に，TCR と自己ペプチド・自己 MHC 複合体の相互作用の結果が，正の選択と負の選択では異なっていなければならない．皮質上皮細胞上の自己ペプチド・自己 MHC 複合体を認識する T 細胞は成熟するが，自己ペプチド・自己 MHC 複合体に強く反応する自己反応性 T 細胞は細胞死が誘導される．

現在，正の選択と負の選択は，自己ペプチド・自己 MHC 複合体に結合する TCR の強さによって決まると考えられており，この説を**親和性説** affinity hypothesis という（図 8.31）．弱い親和性の TCR を発現する細胞は，無視による細胞死を免れて正の選択を受けるが，高い親和性の TCR を発現する細胞はアポトーシスが誘導され負の選択を受ける．弱い結合を示す複合体が強い結合を示す複合体より多いので，負の選択を受けるより正の選択を受けるレパートリーの方が大きくなる．TCR トランスジェニックマウスの胸腺細胞を用いた胸腺器官培養や in vivo 実験で，抗原ペプチドの変異体が正の選択を誘導することが示されている．正の選択を誘導するペプチド変異体は抗原ペプチドよりも TCR に対する親和性が低い．レセプター親和性の量的な違いがどのように質的

図 8.31　正／負の選択の親和性モデル
　TCRαおよびβ遺伝子のランダムな再編成は，さまざまな特異性をもつ未熟胸腺細胞を大量に作り出す．大部分の未熟胸腺細胞で発現するTCRは，胸腺上皮細胞上の自己ペプチド・MHC複合体に結合できないため，シグナルを受け取ることができない．その結果，これらの細胞は無視により死滅する．別の未熟胸腺細胞では，TCRが胸腺上皮細胞上の自己ペプチド・MHC複合体と十分な強さで結合することでTCR依存的生存シグナルが生じ正の選択を受ける．正の選択を受けた胸腺細胞に含まれる自己MHC複合体に強く結合するTCRを発現する胸腺細胞は負の選択により除かれ（クローン消失），自己免疫寛容が成立した成熟T細胞集団が形成される．一部の正の選択を受けた胸腺細胞は，負の選択よりもわずかに弱いシグナルを受けT_{reg}細胞に分化する．この過程はアゴニスト選択と呼ばれる．

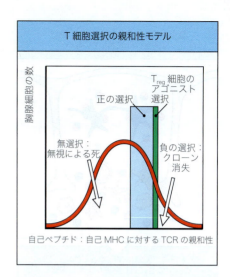

に異なった細胞の運命へと変換されるのかは，まだ活発に研究されている分野である．低親和性結合により誘導される多くのシグナルは，高親和性結合によるシグナルよりも弱くて持続時間が短い．しかし，低親和性結合によるシグナルは蛋白質キナーゼErkの持続的な活性化を誘導するが，高親和性結合によるシグナルではErkの活性化は一時的であるため，Erkや他のMAPキナーゼの活性化の違いが胸腺での選択の結果を決定すると考えられる．実際，分化中のT細胞が正の選択を受けるには，低い親和性で24時間以上リガンドと結合する必要があることが示されている．

8-26　自己を認識する制御性T細胞と自然免疫T細胞は胸腺で分化する

　すでに述べた多数のαβ型 $CD4^+$ T細胞と $CD8^+$ T細胞に加え，数は少ないが機能的に重要な細胞集団も胸腺で産生される．その中でも T_{reg} 細胞（9-23項参照）とiNKT細胞（6-18項参照）については研究が進んでおり，これらの細胞の分化には特殊な条件が必要であることが明らかになっている．

　胸腺由来の T_{reg} 細胞は，$CD4^+$ T細胞の一部の細胞集団であり自己寛容の維持にかかわっている．T_{reg} 細胞は通常型T細胞と同様にダブルポジティブ胸腺細胞から分化し，その過程において転写因子FoxP3の発現が増加する．T_{reg} 細胞の分化はサイトカインIL-2のレセプターシグナルに依存しており，このシグナルは通常型T細胞の分化には必要ではない．T_{reg} 細胞で発現するTCRレパートリーは，自己ペプチド・自己MHC複合体に対して高い親和性をもつレセプターにより構成されると考えられる．このことは，TCRトランスジェニックマウスでは，このTCRに対する抗原を発現していると T_{reg} 細胞が多く産生されることからわかる．また，TCRシグナル強度を蛍光蛋白質で可視化できるマウスでは，T_{reg} 細胞では分化中も胸腺から出た後も蛍光蛋白質発現が高く，この細胞は自己抗原に対して高い親和性のTCRを発現していることがわかる．自己ペプチド・自己MHCと高い親和性で結合するTCRの正の選択は**アゴニスト選択** agonist selectionと呼び，自己に反応するTCRを発現するT細胞が成熟する．

　インバリアント NKT 細胞 invariant NKT cell（**iNKT細胞**）もダブルポジティブ胸腺細胞から分化し，NK細胞上に共通してみられるNK1.1レセプターを発現する．iNKT細胞は，多くの感染症の初期応答で活性化され，MHCクラスIやMHCクラスII分子よりもCD1分子を認識するという点でαβ型T細胞とは異なる（6-18項参照）．他のT細胞とは異なり，iNKT細胞分化にはTCRと胸腺細胞上で発現するCD1分子の相互作用，およびアダプター蛋白質SAPを介したシグナルを必要とする．γδ型T細胞と同様に，iNKT細胞は胸腺での分化過程でエフェクター機能を獲得する．したがっ

て iNKT 細胞は，胸腺から出て末梢リンパ組織や粘膜表面へと移動するときにはメモリー細胞様の表現型を示す．iNKT 細胞はアゴニストシグナルに応答して分化すると考えられている．近年，腸内常在細菌が産生する CD1 結合性脂質抗原がアゴニストリガンドの重要な供給源であり，若年期の腸内細菌叢が iNKT 細胞の分化を制御することが明らかにされた．未熟 T 細胞のアゴニスト刺激はクローン消失を引き起こすことが知られており，どのような相互作用が胸腺でのクローン消失を誘導し，どのような相互作用が T_{reg} 細胞や iNKT 細胞のアゴニスト選択を誘導するのかは明らかになっていない．

8–27 T 細胞成熟の最終段階は胸腺髄質で起きる

正の選択と負の選択を生き延びた胸腺細胞は，胸腺髄質で完全に成熟し末梢リンパ組織へと移動する．この最終成熟により，TCR シグナル機構が変化する．未熟なダブルポジティブ細胞やシングルポジティブ細胞は TCR シグナルが入るとアポトーシスにより死滅するが，成熟シングルポジティブ細胞は増殖する．最終成熟段階には 4 日もかからず，機能的に有用な T 細胞はその後胸腺から血流に入る（図 8.32）．胸腺からの T 細胞の移出には，成熟最終段階にある胸腺細胞が発現する G 蛋白質結合レセプター S1PR1 が脂質スフィンゴシン 1-リン酸（S1P）を認識することが必要である．S1P は血液やリンパ液で濃度が高く，成熟胸腺細胞は S1P の濃度勾配に従って移動する．成熟胸腺細胞は，成熟ナイーブ T 細胞の末梢リンパ組織への移住を促進するリンパ節ホーミングレセプター CD62L（L-セレクチン）も発現する．

8–28 末梢で十分量の自己抗原に初めて遭遇した T 細胞は除去されるか不活性化される

多くの自己反応性 T 細胞は胸腺での分化過程で除去される．8–23 項で述べたように，この負の選択は胸腺髄質上皮細胞での組織特異的抗原の発現を制御する AIRE 蛋白質によって促進される．しかし，胸腺ではすべての自己抗原が発現されるわけではなく，一部の自己反応性 T 細胞は完全に成熟し末梢へと移動する．末梢における自己反応性 T 細胞の運命は，自己反応性 TCR を発現するトランスジェニックマウスの研究から知ることができる．ある場合には，自己抗原に反応する T 細胞は除去される．これは，短期間の活性化と細胞分裂に続いて起こることから，**活性化誘導細胞死** activation-induced cell death として知られている．別の場合には，自己反応性 T 細胞はアネルギー状態に陥る．アネルギーが誘導された T 細胞は，TCR を介したシグナルに応答しない．

成熟ナイーブ T 細胞が自己抗原と遭遇すると細胞死やアネルギーが誘導されるのに，なぜ病原菌由来の抗原を認識したときにはこれが誘導されないのだろうか？ 感染が起きると，抗原を提示する樹状細胞での補助刺激分子の発現が誘導され，サイトカインの産生がリンパ球の活性化を促進し，炎症が起きる．このように抗原と遭遇すると，T 細胞は活性増殖しエフェクター細胞へと分化する．感染や炎症がない場合，樹状細胞は自己抗原を提示するが補助刺激分子などを発現しないため，成熟リンパ球と特異的抗原の相互作用は，結果として抗原レセプターからの**寛容原性** tolerogenic シグナルを生じると考えられる．

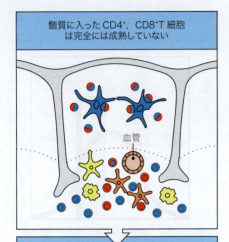
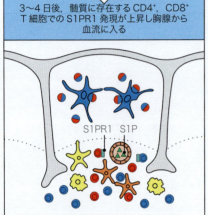

図 8.32 胸腺細胞の末梢への移出はスフィンゴシン 1-リン酸レセプター 1（S1PR1）を介したシグナルにより誘導される

正の選択と負の選択を生き延びた $CD4^+$, $CD8^+$ シングルポジティブ胸腺細胞は髄質でみられる．しかし，これらの細胞はまだ完全には成熟していない．3～4 日間続く最終成熟過程において，$CD4^+$ および $CD8^+$ シングルポジティブ胸腺細胞ではスフィンゴシン 1-リン酸（S1P）レセプター 1（S1PR1）の発現が上昇する．S1PR1 は G 蛋白質共役レセプターであり，S1P リガンドへの走化性を促進する．血中の S1P 濃度は高いため，シングルポジティブ胸腺細胞は胸腺を離れ血流に入り，循環するナイーブ T 細胞の一部になる．

まとめ

　胸腺細胞の分化段階は，αβ型T細胞とγδ型T細胞の分化経路の決定も含めてプレTCRを発現するまではペプチド・MHC非依存的である．α鎖の遺伝子再編成に成功しTCRが発現すると，αβ型T細胞のそれ以降の分化は，胸腺ストローマ上のMHC分子により提示される自己ペプチドを認識するTCRの性質によって決定される．胸腺皮質上皮細胞上の自己ペプチド・自己MHC複合体を認識するレセプターをもつ$CD4^+$ $CD8^+$ダブルポジティブ胸腺細胞は，正の選択を受け$CD4^+$または$CD8^+$シングルポジティブ細胞へと分化する．自己抗原に強く反応するT細胞は胸腺で負の選択により除去されるが，この過程は骨髄由来の抗原提示細胞やAIREを発現する胸腺髄質上皮細胞によって行われる．正の選択と負の選択を受けた成熟T細胞は，MHC拘束性と自己寛容性を獲得する．一部のT細胞集団は，強いTCRシグナルによるアゴニスト選択を受ける．TCRによる自己ペプチド・自己MHC複合体の認識が，どのように正の選択または負の選択を誘導するのか，正確なことは明らかにされていない．

第8章のまとめ

　本章では，未分化な造血幹細胞からB細胞とT細胞が形成される過程を学んだ．体細胞遺伝子再編成は，共通の骨髄リンパ球前駆細胞からT細胞とB細胞への分化の初期段階で起こり，T細胞ではTCR，B細胞では免疫グロブリンの抗原レセプターの高度な多様性が産生される．哺乳類のB細胞分化は，胎生期は肝臓で起こり，生後は骨髄で起こる．T細胞も胎生期肝臓や骨髄の造血幹細胞由来であるが，大部分のT細胞は胸腺で分化する．V(D)J組換え酵素の重要な要素であるRAG蛋白質のような体細胞遺伝子再編成機構の多くはT細胞とB細胞で共通している．遺伝子再編成はD遺伝子断片を含む抗原レセプター遺伝子座から始まり，それぞれの遺伝子座で順次連続して遺伝子再編成が起こることもT細胞とB細胞で共通している．B細胞分化の最初の段階は免疫グロブリン重鎖の遺伝子再編成であり，T細胞分化ではβ鎖の遺伝子再編成である．どちらの細胞も，遺伝子再編成によってプレBCRやプレTCRという細胞表面発現蛋白質を産生できる読み枠の塩基配列が産生されると，次の分化段階へと進むことができる．レセプター鎖がともに機能的な再編成を起こさなかった細胞はアポトーシスにより死滅する．B細胞分化の過程は図8.14に，αβ型T細胞分化の過程は図8.33にまとめた．

　いったん機能的な抗原レセプターが細胞表面に発現すると，リンパ球は二つの方法で検定される．正の選択は機能的に役に立つ抗原レセプターを選択し，負の選択は自己反応性細胞をリンパ球レパートリーから除去し，自己抗原への寛容をもたらす．正の選択は特に重要である．なぜならば，自己MHC分子と結合した抗原を認識できるTCRを発現する細胞のみを成熟させるからである．正の選択は補助レセプターの選択も調整する．CD4はMHCクラスⅡ拘束性のTCRを有するT細胞で発現し，CD8はMHCクラスⅠ拘束性のTCRを有するT細胞で発現する．これでTCRは病原体に適切に反応することができる．B細胞では正の選択は末梢リンパ組織での未熟B細胞から成熟B細胞への最終移行期で起きる．自己抗原に対する寛容は，T細胞においてもB細胞においても細胞分化のさまざまな段階における負の選択によってもたらされる．T細胞の機能成熟を促す正の選択も広い分化段階にまたがる事象というべきかもしれない．

第8章：B細胞とT細胞の分化

図8.33 ヒトαβ型T細胞分化のまとめ
αβ型T細胞の各分化段階におけるTCR遺伝子の状態や分化に必須な細胞内蛋白質の発現，細胞表面分子の発現を示す．TCR遺伝子は胸腺での遺伝子再編成のときだけ変化し，それ以降は変化することはない．末梢での抗原依存性のCD4$^+$およびCD8$^+$T細胞の分化は別々に示しており，詳細は第9章で述べる．

	T細胞		β鎖再編成	α鎖再編成	細胞内蛋白質	細胞表面マーカー蛋白質	
抗原非依存性	造血幹細胞		生殖細胞型	生殖細胞型		CD34?	骨髄
抗原非依存性	初期ダブルネガティブ胸腺細胞		D-J再編成	生殖細胞型	RAG-1 RAG-2 TdT Lck ZAP-70	CD2 HSA CD44^{hi}	胸腺
抗原非依存性	後期ダブルネガティブ胸腺細胞		V-DJ再編成	生殖細胞型	RAG-1 RAG-2 TdT Lck ZAP-70	CD25 CD44^{lo} HSA	胸腺
抗原非依存性	初期ダブルポジティブ胸腺細胞	プレTCR		V-J再編成	RAG-1 RAG-2	PTα CD4 CD8 HSA	胸腺
抗原非依存性	後期ダブルポジティブ胸腺細胞	TCR			Lck ZAP-70	CD69 CD4 CD8 HSA	胸腺
抗原依存性	ナイーブCD4$^+$T細胞				Lck ZAP-70 LKLF	CD4 CD62L CD45RA CD5	末梢
抗原依存性	メモリーCD4$^+$T細胞				Lck ZAP-70	CD4 CD45RO CD44	末梢
最終分化	エフェクターCD4$^+$T細胞				T$_H$17：IL-17 T$_H$1：IFN-γ T$_H$2：IL-4	CD4 CD45RO CD44^{hi} Fas FasL	末梢
抗原依存性	ナイーブCD8$^+$T細胞					CD8 CD45RA	末梢
抗原依存性	メモリーCD8$^+$T細胞					CD8 CD45RO CD44	末梢
最終分化	エフェクターCD8$^+$T細胞				IFN-γ グランザイム パーフォリン	FasL Fas CD8 CD44^{hi}	末梢

章末問題

8.1 正誤問題：サイトカインレセプターである共通γ鎖（γ_c）を欠損したマウスでは，B細胞分化に影響がない．

8.2 穴埋め問題：B細胞分化はさまざまな転写因子が発現することで遺伝子再編成が可能になり次の分化段階へ進む．例えば_____ではRAG-1とRAG-2遺伝子の発現が_____により誘導され，重鎖遺伝子座のD-J遺伝子再編成やV-DJ遺伝子再編成が行われる．その結果，発現する_____とそのシグナルにより，細胞は_____され，次の分化段階へ進み軽鎖遺伝子座の再編成が行われる．

8.3 正誤問題：プレBCRの架橋には自己抗原認識が必要であり，そのシグナルはプロB細胞からプレB細胞への分化をもたらす．

8.4 対応問題：各段階のB細胞分化で適切なものを選べ．
- A．早期プロB細胞　　i．V-DJ再編成（重鎖）
- B．小型プレB細胞　　ii．D-J再編成（重鎖）
- C．未熟B細胞　　　　iii．プレBCR発現
- D．後期プロB細胞　　iv．V-J再編成（軽鎖）
- E．大型プレB細胞　　v．表面IgM

8.5 短答問題：どのようにして対立遺伝子排除は二つ目の重鎖遺伝子座の再編成を防いでいるのか．また，それが重要な理由を述べよ．

8.6 短答問題：どのようにして大型プレB細胞は異なる抗原特異性を有するB細胞集団を形成するのか述べよ．

8.7 対応問題：以下の用語とその適切な定義を選べ．
- A．レセプター編集　　i．レセプター編集に失敗し，自己への反応が続くことでもたらされる
- B．アイソタイプ排除　ii．κもしくはλ軽鎖の選択
- C．クローン消失　　　iii．末梢で弱い架橋や低価の抗原に出会うことでもたらされる
- D．アネルギー　　　　iv．自己に反応しないレセプターを産生するために軽鎖遺伝子座の再編成が行われる
- E．免疫学的無視　　　v．B細胞は自己抗原に対する反応性を有するが，さまざまな理由でそれに対して反応できない状態

8.8 正誤問題：すべての$CD4^-$，$CD8^-$ダブルネガティブ胸腺細胞は未熟T細胞である．

8.9 対応問題：各DN胸腺細胞のCD44，CD25の発現とTCR遺伝子座再編成の適切なものを選べ．
- A．DN1　　i．$CD44^+CD25^+$，TCRβ鎖のD-J遺伝子座の再編成
- B．DN2　　ii．$CD44^+CD25^-$，TCR遺伝子座は再編成していない
- C．DN3　　iii．$CD44^{low}CD25^+$，TCRβ鎖のV-DJ遺伝子座の再編成
- D．DN4　　iv．$CD44^-CD25^-$，機能的TCRβ鎖遺伝子の再編成

8.10 穴埋め問題：DN__における_____の遺伝子再編成はプレBCRに類似するプレTCRの形成をもたらす．_____と会合したTCRβ鎖はリガンド非依存的な架橋により，_____の再編成の停止と_____発現を促す_____を引き起こす．B細胞の軽鎖遺伝子座と同様に，_____は機能的蛋白質産生のため遺伝子再編成を繰り返す．

8.11 対応問題：各マウス$\gamma\delta$型T細胞サブセットについて適切な記述を選べ．
- A．表皮樹状T細胞　　i．IFN-γとIL-4を産生するサブセットとIFN-γのみを産生するサブセットに分けられる
- B．$V_\gamma4^+$T細胞　　ii．生殖器官や肺，表皮に移行し，刺激により炎症性サイトカインを産生する
- C．$V_\gamma6^+$T細胞　　iii．$\gamma\delta$型T細胞発生の後期に出現しリンパ組織や表皮に移行し，活性化するとIL-17を産生する
- D．$V_\gamma1^+$T細胞　　iv．$V_\gamma5$断片のTCRを発現する細胞であり，病原体や創傷に反応して炎症を誘導し，創傷治癒を促進して増殖因子を産生する
- E．$V_\gamma7^+$T細胞　　v．腸管上皮に特異的に移行する

8.12 多肢選択問題：BCRとTCRの違いで正しいものを選べ．
- A．T細胞分化では最初にTCRβ鎖のVDJ遺伝子再編成が起きるが，BCRでは軽鎖VJ遺伝子再編成の後にVDJ遺伝子再編成が行われる．
- B．T細胞分化にプレTCR形成は必要ではないが，B細胞ではプレBCRのシグナルが対立遺伝子排除や分化に必要である．
- C．BCRの発現は軽鎖遺伝子再編成を停止し対立遺伝子排除をもたらすが，TCRの発現はTCRα鎖の遺伝子再編成を停止せず，ペプチド・MHC複合体を介したシグナルが生じるまで遺伝子再編成が行われる．そのため，多くのT細胞は2種類のTCRα鎖を発現する．
- D．TCRα鎖は遺伝子再編成を継続できないが，B細胞はレセプター編集により遺伝子再編成を継続する．

8.13 多肢選択問題：T_{reg}細胞に関する記述で正しいものを選べ．
- A．T_{reg}細胞は$CD8^+$T細胞サブセットの一つであり，細胞内病原体に感染した細胞に対して細胞傷害をもたらす．
- B．T_{reg}細胞のTCRは自己MHCに対して弱く反応し，自己免疫寛容をもたらす．
- C．T_{reg}細胞はFoxP3を発現する．
- D．多くの自己免疫応答はT_{reg}細胞の過活動によりもたらされる．

8.14 多肢選択問題：胸腺の$CD8^+$T細胞分化に異常をもたらさないのはどれか答えよ．
- A．カテプシンの欠損
- B．転写因子Runx3の不活性化遺伝子変異
- C．転写因子ThPOKの過剰発現

D．MHCクラスI遺伝子の欠損
E．プロテアソームのサブユニットであるβ5tの欠損

8.15 多肢選択問題：T細胞のMHC拘束性の説明で最も適切なものを選べ．
A．TCRα鎖とTCRβ鎖のCDR1とCDR2領域は遺伝子再編成を受けずMHCを認識する．
B．強いTCRシグナルを受けた胸腺細胞はアポトーシスが誘導される．
C．CD4とCD8は細胞内のほぼすべてのLckと結合する．
D．胸腺髄質上皮細胞は組織特異的抗原の発現を誘導するAIREを発現する．
E．骨髄由来の樹状細胞やマクロファージは胸腺上皮細胞や胸腺細胞よりも効率的に負の選択を誘導する．

8.16 短答問題：胸腺細胞分化における親和性説とは何か述べよ．

全般的な参考文献

Loffert, D., Schaal, S., Ehlich, A., Hardy, R.R., Zou, Y.R., Muller, W., and Rajewsky, K.: **Early B-cell development in the mouse—insights from mutations introduced by gene targeting.** *Immunol. Rev.* 1994, **137**:135–153.

Melchers, F., ten Boekel, E., Seidl, T., Kong, X.C., Yamagami, T., Onishi, K., Shimizu, T., Rolink, A.G., and Andersson, J.: **Repertoire selection by pre-B-cell receptors and B-cell receptors, and genetic control of B-cell development from immature to mature B cells.** *Immunol. Rev.* 2000, **175**:33–46.

Starr, T.K., Jameson, S.C., and Hogquist, K.A.: **Positive and negative selection of T cells.** *Annu. Rev. Immunol.* 2003, **21**:139–176.

von Boehmer, H.: **The developmental biology of T lymphocytes.** *Annu. Rev. Immunol.* 1993, **6**:309–326.

Weinberg, R.A.: **The Biology of Cancer**, 2nd ed. New York: Garland Science, 2014.

項ごとの参考文献

8–1 リンパ球は骨髄の造血幹細胞由来である

Busslinger, M.: **Transcriptional control of early B cell development.** *Annu. Rev. Immunol.* 2004, **22**:55–79.

Chao, M.P., Seita, J., and Weissman, I.L.: **Establishment of a normal hematopoietic and leukemia stem cell hierarchy.** *Cold Spring Harb. Symp. Quant. Biol.* 2008, **73**:439–449.

Funk, P.E., Kincade, P.W., and Witte, P.L.: **Native associations of early hematopoietic stem-cells and stromal cells isolated in bone-marrow cell aggregates.** *Blood* 1994, **83**:361–369.

Jacobsen, K., Kravitz, J., Kincade, P.W., and Osmond, D.G.: **Adhesion receptors on bone-marrow stromal cells—*in vivo* expression of vascular cell adhesion molecule-1 by reticular cells and sinusoidal endothelium in normal and γ-irradiated mice.** *Blood* 1996, **87**:73–82.

Kiel, M.J., and Morrison, S.J.: **Uncertainty in the niches that maintain haematopoietic stem cells.** *Nat. Rev. Immunol.* 2008, **8**:290–301.

8–2 B細胞分化は免疫グロブリン重鎖遺伝子座の再編成から始まる

Allman, D., Li, J., and Hardy, R.R.: **Commitment to the B lymphoid lineage occurs before DH-JH recombination.** *J. Exp. Med.* 1999, **189**:735–740.

Allman, D., Lindsley, R.C., DeMuth, W., Rudd, K., Shinton, S.A., and Hardy, R.R.: **Resolution of three nonproliferative immature splenic B cell subsets reveals multiple selection points during peripheral B cell maturation.** *J. Immunol.* 2001, **167**:6834–6840.

Hardy, R.R., Carmack, C.E., Shinton, S.A., Kemp, J.D., and Hayakawa, K.: **Resolution and characterization of pro-B and pre-pro-B cell stages in normal mouse bone marrow.** *J. Exp. Med.* 1991, **173**:1213–1225.

Osmond, D.G., Rolink, A., and Melchers, F.: **Murine B lymphopoiesis: towards a unified model.** *Immunol. Today* 1998, **19**:65–68.

Welinder, E., Ahsberg, J., and Sigvardsson, M.: **B-lymphocyte commitment: identifying the point of no return.** *Semin. Immunol.* 2011, **23**:335–340.

8–3 プレB細胞レセプターは機能的な重鎖遺伝子再編成を検証し，プロB細胞からプレB細胞への移行シグナルを誘導する

Bankovich, A.J., Raunser, S., Juo, Z.S., Walz, T., Davis, M.M., and Garcia, K.C.: **Structural insight into pre-B cell receptor function.** *Science* 2007, **316**:291–294.

Grawunder, U., Leu, T.M.J., Schatz, D.G., Werner, A., Rolink, A.G., Melchers, F., and Winkler, T.H.: **Down-regulation of Rag1 and Rag2 gene expression in pre-B cells after functional immunoglobulin heavy-chain rearrangement.** *Immunity* 1995, **3**:601–608.

Monroe, J.G.: **ITAM-mediated tonic signalling through pre-BCR and BCR complexes.** *Nat. Rev. Immunol.* 2006, **6**:283–294.

8–4 プレB細胞レセプターシグナルはさらなる重鎖遺伝子再編成を停止させ，対立遺伝子排除を強制する

Geier, J.K., and Schlissel, M.S.: **Pre-BCR signals and the control of Ig gene rearrangements.** *Semin. Immunol.* 2006, **18**:31–39.

Loffert, D., Ehlich, A., Muller, W., and Rajewsky, K.: **Surrogate light-chain expression is required to establish immunoglobulin heavy-chain allelic exclusion during early B-cell development.** *Immunity* 1996, **4**:133–144.

Melchers, F., ten Boekel, E., Yamagami, T., Andersson, J., and Rolink, A.: **The roles of preB and B cell receptors in the stepwise allelic exclusion of mouse IgH and L chain gene loci.** *Semin. Immunol.* 1999, **11**:307–317.

8–5 プレB細胞は軽鎖遺伝子を再編成して表面免疫グロブリンを発現する

Arakawa, H., Shimizu, T., and Takeda, S.: **Reevaluation of the probabilities for productive rearrangements on the κ-loci and λ-loci.** *Int. Immunol.* 1996, **8**:91–99.

Gorman, J.R., van der Stoep, N., Monroe, R., Cogne, M., Davidson, L., and Alt, F.W.: **The Igk 3' enhancer influences the ratio of Igκ versus Igλ B lymphocytes.** *Immunity* 1996, **5**:241–252.

Hesslein, D.G., and Schatz, D.G.: **Factors and forces controlling V(D)J recombination.** *Adv. Immunol.* 2001, **78**:169–232.

Kee, B.L., and Murre, C.: **Transcription factor regulation of B lineage commitment.** *Curr. Opin. Immunol.* 2001, **13**:180–185.

Sleckman, B.P., Gorman, J.R., and Alt, F.W.: **Accessibility control of antigen receptor variable region gene assembly—role of *cis*-acting elements.** *Annu. Rev. Immunol.* 1996, **14**:459–481.

Takeda, S., Sonoda, E., and Arakawa, H.: **The κ–λ ratio of immature B cells.** *Immunol. Today* 1996, **17**:200–201.

8–6 未熟B細胞は骨髄から出る前に自己反応性を検定される

Casellas, R., Shih, T.A., Kleinewietfeld, M., Rakonjac, J., Nemazee, D., Rajewsky, K., and Nussenzweig, M.C.: **Contribution of receptor editing to the antibody repertoire.** *Science* 2001, **291**:1541–1544.

Chen, C., Nagy, Z., Radic, M.Z., Hardy, R.R., Huszar, D., Camper, S.A., and Weigert, M.: **The site and stage of anti-DNA B-cell deletion.** *Nature* 1995, **373**:252–255.

Cornall, R.J., Goodnow, C.C., and Cyster, J.G.: **The regulation of self-reactive B cells.** *Curr. Opin. Immunol.* 1995, **7**:804–811.

Melamed, D., Benschop, R.J., Cambier, J.C., and Nemazee, D.: **Developmental regulation of B lymphocyte immune tolerance compartmentalizes clonal selection from receptor selection.** *Cell* 1998, **92**:173–182.

Nemazee, D.: **Receptor editing in lymphocyte development and central tolerance.** *Nat. Rev. Immunol.* 2006, **6**:728–740.

Prak, E.L., and Weigert, M.: **Light-chain replacement—a new model for antibody gene rearrangement.** *J. Exp. Med.* 1995, **182**:541–548.

8-7 末梢で十分量の自己抗原に初めて出会ったリンパ球は除去されるか不活性化される

Cyster, J.G., Hartley, S.B., and Goodnow, C.C.: **Competition for follicular niches excludes self-reactive cells from the recirculating B-cell repertoire.** *Nature* 1994, **371**:389–395.

Goodnow, C.C., Crosbie, J., Jorgensen, H., Brink, R.A., and Basten, A.: **Induction of self-tolerance in mature peripheral B lymphocytes.** *Nature* 1989, **342**:385–391.

Lam, K.P., Kuhn, R., and Rajewsky, K.: ***In vivo* ablation of surface immunoglobulin on mature B cells by inducible gene targeting results in rapid cell death.** *Cell* 1997, **90**:1073–1083.

Russell, D.M., Dembic, Z., Morahan, G., Miller, J.F.A.P., Burki, K., and Nemazee, D.: **Peripheral deletion of self-reactive B cells.** *Nature* 1991, **354**:308–311.

Steinman, R.M., and Nussenzweig, M.C.: **Avoiding horror autotoxicus: the importance of dendritic cells in peripheral T cell tolerance.** *Proc. Natl Acad. Sci. USA* 2002, **99**:351–358.

8-8 脾臓に到着した未熟B細胞は短命であり，成熟して生存するためにはサイトカインやB細胞レセプターからのシグナルが必要である

Allman, D.M., Ferguson, S.E., Lentz, V.M., and Cancro, M.P.: **Peripheral B cell maturation. II. Heat-stable antigen^{hi} splenic B cells are an immature developmental intermediate in the production of long-lived marrow-derived B cells.** *J. Immunol.* 1993, **151**:4431–4444.

Harless, S.M., Lentz, V.M., Sah, A.P., Hsu, B.L., Clise-Dwyer, K., Hilbert, D.M., Hayes, C.E., and Cancro, M.P.: **Competition for BLyS-mediated signaling through Bcmd/BR3 regulates peripheral B lymphocyte numbers.** *Curr. Biol.* 2001, **11**:1986–1989.

Levine, M.H., Haberman, A.M., Sant'Angelo, D.B., Hannum, L.G., Cancro, M.P., Janeway, C.A., Jr., and Shlomchik, M.J.: **A B-cell receptor-specific selection step governs immature to mature B cell differentiation.** *Proc. Natl Acad. Sci. USA* 2000, **97**:2743–2748.

Loder, F., Mutschler, B., Ray, R.J., Paige, C.J., Sideras, P., Torres, R., Lamers, M.C., and Carsetti, R.: **B cell development in the spleen takes place in discrete steps and is determined by the quality of B cell receptor-derived signals.** *J. Exp. Med.* 1999, **190**:75–89.

Rolink, A.G., Tschopp, J., Schneider, P., and Melchers, F.: **BAFF is a survival and maturation factor for mouse B cells.** *Eur. J. Immunol.* 2002, **32**:2004–2010.

Schiemann, B., Gommerman, J.L., Vora, K., Cachero, T.G., Shulga-Morskaya, S., Dobles, M., Frew, E., and Scott, M.L.: **An essential role for BAFF in the normal development of B cells through a BCMA-independent pathway.** *Science* 2001, **293**:2111–2114.

Stadanlick, J.E., and Cancro, M.P.: **BAFF and the plasticity of peripheral B cell tolerance.** *Curr. Opin. Immunol.* 2008, **20**:158–161.

Wen, L., Brill-Dashoff, J., Shinton, S.A., Asano, M., Hardy, R.R., and Hayakawa, K.: **Evidence of marginal-zone B cell-positive selection in spleen.** *Immunity* 2005, **23**:297–308.

8-9 B-1細胞は分化の初期に発生する自然免疫リンパ球である

Montecino-Rodriguez, E., and Dorshkind, K.: **B-1 B cell development in the fetus and adult.** *Immunity* 2012, **36**:13–21.

8-10 T細胞前駆細胞は骨髄に由来するが，重要な分化過程は胸腺で起きる

Anderson, G., Moore, N.C., Owen, J.J.T., and Jenkinson, E.J.: **Cellular interactions in thymocyte development.** *Annu. Rev. Immunol.* 1996, **14**:73–99.

Carlyle, J.R., and Zúñiga-Pflücker, J.C.: **Requirement for the thymus in α:β T lymphocyte lineage commitment.** *Immunity* 1998, **9**:187–197.

Gordon, J., Wilson, V.A., Blair, N.F., Sheridan, J., Farley, A., Wilson, L., Manley, N.R., and Blackburn, C.C.: **Functional evidence for a single endodermal origin for the thymic epithelium.** *Nat. Immunol.* 2004, **5**:546–553.

Nehls, M., Kyewski, B., Messerle, M., Waldschütz, R., Schüddekopf, K., Smith, A.J.H., and Boehm, T.: **Two genetically separable steps in the differentiation of thymic epithelium.** *Science* 1996, **272**:886–889.

Rodewald, H.R.: **Thymus organogenesis.** *Annu. Rev. Immunol.* 2008, **26**:355–388.

van Ewijk, W., Hollander, G., Terhorst, C., and Wang, B.: **Stepwise development of thymic microenvironments *in vivo* is regulated by thymocyte subsets.** *Development* 2000, **127**:1583–1591.

8-11 胸腺でのT細胞系列への分化はNotchシグナルを受けることで起きる

Pui, J.C., Allman, D., Xu, L., DeRocco, S., Karnell, F.G., Bakkour, S., Lee, J.Y., Kadesch, T., Hardy, R.R., Aster, J.C., *et al*.: **Notch1 expression in early lymphopoiesis influences B versus T lineage determination.** *Immunity* 1999, **11**:299–308.

Radtke, F., Fasnacht, N., and Macdonald, H.R.: **Notch signaling in the immune system.** *Immunity* 2010, **32**:14–27.

Radtke, F., Wilson, A., Stark, G., Bauer, M., van Meerwijk, J., MacDonald, H.R., and Aguet, M.: **Deficient T cell fate specification in mice with an induced inactivation of Notch1.** *Immunity* 1999, **10**:547–558.

Rothenberg, E.V.: **Transcriptional drivers of the T-cell lineage program.** *Curr. Opin. Immunol.* 2012, **24**:132–138.

8-12 T細胞前駆細胞は胸腺で爆発的に増殖するが，大部分のT細胞は胸腺で死ぬ

Shortman, K., Egerton, M., Spangrude, G.J., and Scollay, R.: **The generation and fate of thymocytes.** *Semin. Immunol.* 1990, **2**:3–12.

Surh, C.D., and Sprent, J.: **T-cell apoptosis detected *in situ* during positive and negative selection in the thymus.** *Nature* 1994, **372**:100–103.

8-13 胸腺細胞の分化段階は細胞表面分子の発現の変化によって区別される

Borowski, C., Martin, C., Gounari, F., Haughn, L., Aifantis, I., Grassi, F., and von Boehmer, H.: **On the brink of becoming a T cell.** *Curr. Opin. Immunol.* 2002, **14**:200–206.

Pang, S.S., Berry, R., Chen, Z., Kjer-Nielsen, L., Perugini, M.A., King, G.F., Wang, C., Chew, S.H., La Gruta, N.L., Williams, N.K., *et al*.: **The structural basis for autonomous dimerization of the pre-T-cell antigen receptor.** *Nature* 2010, **467**:844–848.

Saint-Ruf, C., Ungewiss, K., Groettrup, M., Bruno, L., Fehling, H.J., and von Boehmer, H.: **Analysis and expression of a cloned pre-T-cell receptor gene.** *Science* 1994, **266**:1208–1212.

Shortman, K., and Wu, L.: **Early T lymphocyte progenitors.** *Annu. Rev. Immunol.* 1996, **14**:29–47.

8-14 分化段階の異なる胸腺細胞は胸腺の異なる領域に存在する

Benz, C., Heinzel, K., and Bleul, C.C.: **Homing of immature thymocytes to the subcapsular microenvironment within the thymus is not an absolute requirement for T cell development.** *Eur. J. Immunol.* 2004, **34**:3652–3663.

Bleul, C.C., and Boehm, T.: **Chemokines define distinct microenvironments in the developing thymus.** *Eur. J. Immunol.* 2000, **30**:3371–3379.

Nitta, T., Murata, S., Ueno, T., Tanaka, K., and Takahama, Y.: **Thymic microenvironments for T-cell repertoire formation.** *Adv. Immunol.* 2008, **99**:59–94.

Ueno, T., Saito F., Gray, D.H.D., Kuse, S., Hieshima, K., Nakano, H., Kakiuchi, T.,

Lipp, M., Boyd, R.L., and Takahama, Y.: **CCR7 signals are essential for cortex-medulla migration of developing thymocytes.** *J. Exp. Med.* 2004, **200**:493–505.

8-15 αβ型T細胞とγδ型T細胞は共通の前駆細胞から分化する

Fehling, H.J., Gilfillan, S., and Ceredig, R.: **αβ/γδ lineage commitment in the thymus of normal and genetically manipulated mice.** *Adv. Immunol.* 1999, **71**:1–76.

Hayday, A.C., Barber, D.F., Douglas, N., and Hoffman, E.S.: **Signals involved in γδ T cell versus αβ T cell lineage commitment.** *Semin. Immunol.* 1999, **11**:239–249.

Hayes, S.M., and Love, P.E.: **Distinct structure and signaling potential of the γδ TCR complex.** *Immunity* 2002, **16**:827–838.

Kang, J., and Raulet, D.H.: **Events that regulate differentiation of αβ TCR⁺ and γδ TCR⁺ T cells from a common precursor.** *Semin. Immunol.* 1997, **9**:171–179.

Kreslavsky, T., Garbe, A.I., Krueger, A., and von Boehmer, H.: **T cell receptor-instructed αβ versus γδ lineage commitment revealed by single-cell analysis.** *J. Exp. Med.* 2008, **205**:1173–1186.

Lauritsen, J.P., Haks, M.C., Lefebvre, J.M., Kappes, D.J., and Wiest, D.L.: **Recent insights into the signals that control αβ/γδ-lineage fate.** *Immunol. Rev.* 2006, **209**:176–190.

Livak, F., Petrie, H.T., Crispe, I.N., and Schatz, D.G.: **In-frame TCRδ gene rearrangements play a critical role in the αβ/γδ T cell lineage decision.** *Immunity* 1995, **2**:617–627.

Xiong, N., and Raulet, D.H.: **Development and selection of γδ T cells.** *Immunol. Rev.* 2007, **215**:15–31.

8-16 γδ型T細胞は異なる二つの分化段階から産生される

Carding, S.R., and Egan, P.J.: **γδ T cells: functional plasticity and heterogeneity.** *Nat. Rev. Immunol.* 2002, **2**:336–345.

Ciofani, M., Knowles, G.C., Wiest, D.L., von Boehmer, H., and Zúñiga-Pflücker, J.C.: **Stage-specific and differential notch dependency at the α:β and γ:δ T lineage bifurcation.** *Immunity* 2006, **25**:105–116.

Dunon, D., Courtois, D., Vainio, O., Six, A., Chen, C.H., Cooper, M.D., Dangy, J.P., and Imhof, B.A.: **Ontogeny of the immune system: γ:δ and α:β T cells migrate from thymus to the periphery in alternating waves.** *J. Exp. Med.* 1997, **186**:977–988.

Haas, W., Pereira, P., and Tonegawa, S.: **Gamma/delta cells.** *Annu. Rev. Immunol.* 1993, **11**:637–685.

Lewis, J.M., Girardi, M., Roberts, S.J., Barbee, S.D., Hayday, A.C., and Tigelaar, R.E.: **Selection of the cutaneous intraepithelial γδ⁺ T cell repertoire by a thymic stromal determinant.** *Nat. Immunol.* 2006, **7**:843–850.

Narayan, K., Sylvia, K.E., Malhotra, N., Yin, C.C., Martens, G., Vallerskog, T., Kornfeld, H., Xiong, N., Cohen, N.R., Brenner, M.B., *et al.*: **Intrathymic programming of effector fates in three molecularly distinct gamma:delta T cell subtypes.** *Nat. Immunol.* 2012, **13**:511–518.

Strid, J., Tigelaar, R.E., and Hayday, A.C.: **Skin immune surveillance by T cells—a new order?** *Semin. Immunol.* 2009, **21**:110–120.

8-17 機能的なβ鎖遺伝子再編成はプレT細胞レセプターを形成し細胞増殖を誘導してβ鎖の遺伝子再編成を停止させる

Borowski, C., Li, X., Aifantis, I., Gounari, F., and von Boehmer, H.: **Pre-TCRα and TCRα are not interchangeable partners of TCRβ during T lymphocyte development.** *J. Exp. Med.* 2004, **199**:607–615.

Dudley, E.C., Petrie, H.T., Shah, L.M., Owen, M.J., and Hayday, A.C.: **T-cell receptor β chain gene rearrangement and selection during thymocyte development in adult mice.** *Immunity* 1994, **1**:83–93.

Philpott, K.I., Viney, J.L., Kay, G., Rastan, S., Gardiner, E.M., Chae, S., Hayday, A.C., and Owen, M.J.: **Lymphoid development in mice congenitally lacking T cell receptor αβ-expressing cells.** *Science* 1992, **256**:1448–1453.

von Boehmer, H., Aifantis, I., Azogui, O., Feinberg, J., Saint-Ruf, C., Zober, C., Garcia, C., and Buer, J.: **Crucial function of the pre-T-cell receptor (TCR) in TCRβ selection, TCRβ allelic exclusion and α:β versus γ:δ lineage commitment.** *Immunol. Rev.* 1998, **165**:111–119.

8-18 T細胞レセプターα鎖は正の選択または細胞死が起こるまで再編成を継続する

Buch, T., Rieux-Laucat, F., Förster, I., and Rajewsky, K.: **Failure of HY-specific thymocytes to escape negative selection by receptor editing.** *Immunity* 2002, **16**:707–718.

Hardardottir, F., Baron, J.L., and Janeway, C.A., Jr.: **T cells with two functional antigen-specific receptors.** *Proc. Natl Acad. Sci. USA* 1995, **92**:354–358.

Huang, C.-Y., Sleckman, B.P., and Kanagawa, O.: **Revision of T cell receptor α chain genes is required for normal T lymphocyte development.** *Proc. Natl Acad. Sci. USA* 2005, **102**:14356–14361.

Marrack, P., and Kappler, J.: **Positive selection of thymocytes bearing α:β T cell receptors.** *Curr. Opin. Immunol.* 1997, **9**:250–255.

Padovan, E., Casorati, G., Dellabona, P., Meyer, S., Brockhaus, M., and Lanzavecchia, A.: **Expression of two T-cell receptor α chains: dual receptor T cells.** *Science* 1993, **262**:422–424.

Petrie, H.T., Livak, F., Schatz, D.G., Strasser, A., Crispe, I.N., and Shortman, K.: **Multiple rearrangements in T-cell receptor α-chain genes maximize the production of useful thymocytes.** *J. Exp. Med.* 1993, **178**:615–622.

8-19 自己ペプチド・自己MHC複合体と相互作用するT細胞レセプターを発現する胸腺細胞だけが生き残り成熟する

Hogquist, K.A., Tomlinson, A.J., Kieper, W.C., McGargill, M.A., Hart, M.C., Naylor, S., and Jameson, S.C.: **Identification of a naturally occurring ligand for thymic positive selection.** *Immunity* 1997, **6**:389–399.

Kisielow, P., Teh, H.S., Blüthmann, H., and von Boehmer, H.: **Positive selection of antigen-specific T cells in thymus by restricting MHC molecules.** *Nature* 1988, **335**:730–733.

8-20 正の選択はMHC分子に対して固有の特異性をもつT細胞レセプターレパートリーに作用する

Marrack, P., Scott-Browne, J.P., Dai, S., Gapin, L., and Kappler, J.W.: **Evolutionarily conserved amino acids that control TCR-MHC interaction.** *Annu. Rev. Immunol.* 2008, **26**:171–203.

Merkenschlager, M., Graf, D., Lovatt, M., Bommhardt, U., Zamoyska, R., and Fisher, A.G.: **How many thymocytes audition for selection?** *J. Exp. Med.* 1997, **186**:1149–1158.

Scott-Browne, J.P., White, J., Kappler, J.W., Gapin, L., and Marrack, P.: **Germline-encoded amino acids in the αβ T-cell receptor control thymic selection.** *Nature* 2009, **458**:1043–1046.

Zerrahn, J., Held, W., and Raulet, D.H.: **The MHC reactivity of the T cell repertoire prior to positive and negative selection.** *Cell* 1997, **88**:627–636.

8-21 正の選択はT細胞レセプターの特異性とエフェクター機能にかかわるCD4とCD8の発現を調整する

Egawa, T., and Littman, D.R.: **ThPOK acts late in specification of the helper T cell lineage and suppresses Runx-mediated commitment to the cytotoxic T cell lineage.** *Nat. Immunol.* 2008, **9**:1131–1139.

He, X., Xi, H., Dave, V.P., Zhang, Y., Hua, X., Nicolas, E., Xu, W., Roe, B.A., and Kappes, D.J.: **The zinc finger transcription factor Th-POK regulates CD4 versus CD8 T-cell lineage commitment.** *Nature* 2005, **433**:826–833.

Singer, A., Adoro, S., and Park, J.H.: **Lineage fate and intense debate: myths, models and mechanisms of CD4- versus CD8-lineage choice.** *Nat. Rev. Immunol.* 2008, **8**:788–801.

von Boehmer, H., Kisielow, P., Lishi, H., Scott, B., Borgulya, P., and Teh, H.S.: **The expression of CD4 and CD8 accessory molecules on mature T cells is not random but correlates with the specificity of the α:β receptor for antigen.** *Immunol. Rev.* 1989, **109**:143–151.

8-22 胸腺皮質上皮細胞は胸腺細胞の正の選択を担う

Cosgrove, D., Chan, S.H., Waltzinger, C., Benoist, C., and Mathis, D.: **The thymic compartment responsible for positive selection of CD4⁺ T cells.** *Int. Immunol.*

1992, **4**:707–710.

Ernst, B.B., Surh, C.D., and Sprent, J.: **Bone marrow-derived cells fail to induce positive selection in thymus reaggregation cultures.** *J. Exp. Med.* 1996, **183**:1235–1240.

Murata, S., Sasaki, K., Kishimoto, T., Niwa, S.-I., Hayashi, H., Takahama, Y., and Tanaka, K.: **Regulation of CD8+ T cell development by thymus-specific proteasomes.** *Science* 2007, **316**:1349–1353.

Nakagawa, T., Roth, W., Wong, P., Nelson, A., Farr, A., Deussing, J., Villadangos, J.A., Ploegh, H., Peters, C., and Rudensky, A.Y.: **Cathepsin L: critical role in Ii degradation and CD4 T cell selection in the thymus.** *Science* 1998, **280**:450–453.

8–23 遍在する自己抗原に強く反応するT細胞は胸腺で除去される

Anderson, M.S., Venanzi, E.S., Klein, L., Chen, Z., Berzins, S.P., Turley, S.J., von Boehmer, H., Bronson, R., Dierich, A., Benoist, C., *et al.*: **Projection of an immunological self shadow within the thymus by the aire protein.** *Science* 2002, **298**:1395–1401.

Kishimoto, H., and Sprent, J.: **Negative selection in the thymus includes semimature T cells.** *J. Exp. Med.* 1997, **185**:263–271.

Zal, T., Volkmann, A., and Stockinger, B.: **Mechanisms of tolerance induction in major histocompatibility complex class II-restricted T cells specific for a blood-borne self antigen.** *J. Exp. Med.* 1994, **180**:2089–2099.

8–24 負の選択は骨髄由来の抗原提示細胞によって最も効率よく起きる

Anderson, M.S., and Su, M.A.: **Aire and T cell development.** *Curr. Opin. Immunol.* 2011, **23**:198–206.

McCaughtry, T.M., Baldwin, T.A., Wilken, M.S., and Hogquist, K.A.: **Clonal deletion of thymocytes can occur in the cortex with no involvement of the medulla.** *J. Exp. Med.* 2008, **205**:2575–2584.

Sprent, J., and Webb, S.R.: **Intrathymic and extrathymic clonal deletion of T cells.** *Curr. Opin. Immunol.* 1995, **7**:196–205.

Webb, S.R., and Sprent, J.: **Tolerogenicity of thymic epithelium.** *Eur. J. Immunol.* 1990, **20**:2525–2528.

8–25 正の選択と負の選択ではシグナルの特異性や強さは異なっていなければならない

Alberola-Ila, J., Hogquist, K.A., Swan, K.A., Bevan, M.J., and Perlmutter, R.M.: **Positive and negative selection invoke distinct signaling pathways.** *J. Exp. Med.* 1996, **184**:9–18.

Ashton-Rickardt, P.G., Bandeira, A., Delaney, J.R., Van Kaer, L., Pircher, H.P., Zinkernagel, R.M., and Tonegawa, S.: **Evidence for a differential avidity model of T-cell selection in the thymus.** *Cell* 1994, **76**:651–663.

Bommhardt, U., Scheuring, Y., Bickel, C., Zamoyska, R., and Hunig, T.: **MEK activity regulates negative selection of immature CD4+CD8+ thymocytes.** *J. Immunol.* 2000, **164**:2326–2337.

Hogquist, K.A., Jameson, S.C., Heath, W.R., Howard, J.L., Bevan, M.J., and Carbone, F.R.: **T-cell receptor antagonist peptides induce positive selection.** *Cell* 1994, **76**:17–27.

8–26 自己を認識する制御性T細胞と自然免疫T細胞は胸腺で分化する

Jordan, M.S., Boesteanu, A., Reed, A.J., Petrone, A.L., Holenbeck, A.E., Lerman, M.A., Naji, A., and Caton, A.J.: **Thymic selection of CD4+CD25+ regulatory T cells induced by an agonist self-peptide.** *Nat. Immunol.* 2001, **2**:301–306.

Moran, A.E., and Hogquist, K.A.: **T-cell receptor affinity in thymic development.** *Immunology* 2012, **135**:261–267.

Zheng, Y., and Rudensky, A.Y.: **Foxp3 in control of the regulatory T cell lineage.** *Nat. Immunol.* 2007, **8**:457–462.

8–27 T細胞成熟の最終段階は胸腺髄質で起きる

Matloubian, M., Lo, C.G., Cinamon, G., Lesneski, M.J., Xu, Y., Brinkmann, V., Allende, M.L., Proia, R.L., and Cyster, J.G.: **Lymphocyte egress from thymus and peripheral lymphoid organs is dependent on S1P receptor 1.** *Nature* 2004, **427**:355–360.

Zachariah, M.A., and Cyster, J.G.: **Neural crest-derived pericytes promote egress of mature thymocytes at the corticomedullary junction.** *Science* 2010, **328**:1129–1135.

8–28 末梢で十分量の自己抗原に初めて遭遇したT細胞は除去されるか不活性化される

Fink, P.J., and Hendricks, D.W.: **Post-thymic maturation: young T cells assert their individuality.** *Nat. Rev. Immunol.* 2011, **11**:544–549.

Steinman, R.M., and Nussenzweig, M.C.: **Avoiding horror autotoxicus: the importance of dendritic cells in peripheral T cell tolerance.** *Proc. Natl Acad. Sci. USA* 2002, **99**:351–358.

Xing, Y., and Hogquist, K.A.: **T-cell tolerance: central and peripheral.** *Cold Spring Harb. Perspect. Biol.* 2012, **4**.pii:a006957

第Ⅳ部
適応免疫応答

 9　T細胞性免疫応答
10　液性免疫応答
11　自然免疫と適応免疫の一体的な動態
12　粘膜免疫系

T細胞性免疫応答

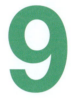

　適応免疫応答は感染による侵襲が自然免疫による防御能を上回ったときに誘導される．病原体が増殖し抗原が蓄積していくと，自然免疫系の細胞がこれを感知して活性化し，適応免疫系が応答するための引き金を引く．第2章，第3章で述べたように，感染症の中には自然免疫のみによって対応できるものもある．しかし，当然ではあるが，ほとんどの病原体に対する宿主の防御機構にとって適応免疫は必須である．このことは，適応免疫応答のある一部分が欠損している免疫不全症によってよく示されており，詳細は第13章で述べる．ここからの三つの章では，抗原特異的T細胞およびB細胞などの適応免疫がどのようにして始まり，展開されていくかを学ぶ．本章ではまず細胞性免疫の核となるT細胞応答について考察し，次いで第10章ではB細胞応答，すなわち抗体産生応答と液性免疫について考察する．そして第11章では，自然免疫との相互作用の観点からT細胞およびB細胞応答の動態について考察し，さらにはこれらの免疫応答が，適応免疫の最も重要な特徴の一つである免疫記憶へとどのようにしてつながるのかを説明する．

　T細胞は胸腺での分化を完了させると，血流へと移動する．そして二次リンパ組織に到達すると，血流を離れてリンパ組織内を遊走し，リンパ流を介してまた血液中へと戻ってくる．このようにしてT細胞は血流と二次リンパ組織の間を循環し続ける．抗原にまだ遭遇せずにこの循環を続けている成熟T細胞は**ナイーブT細胞** naive T cell として知られている．実際に適応免疫応答が始まるためには，ナイーブT細胞がまず特異抗原と出会うことが必要である．抗原はペプチド・MHC複合体として抗原提示細胞の表面に提示されなければならず，ナイーブT細胞は抗原を確認して増殖・分化誘導を受けることによって，病原体を排除するという新しい能力を獲得する．この状態のT細胞は**エフェクターT細胞** effector T cell と呼ばれる．エフェクターT細胞は基本的にはこれ以上の分化を必要とせずに機能できるため，ナイーブT細胞とは異なり，他の細胞上に提示されている特異抗原と出会うとすぐにその機能を発揮することができる．MHC分子によって提示されたペプチド抗原を認識する必要があることから，すべてのエフェクターT細胞は病原体そのものではなく，宿主細胞に作用する．エフェクターT細胞が作用する宿主細胞は標的細胞と呼ばれる．

本章で学ぶこと

適応免疫応答の起点である二次リンパ組織の発生と機能

病原体によって活性化した樹状細胞によるナイーブT細胞の感作

エフェクターT細胞とそれらが産生するサイトカインの一般的性質

T細胞による細胞傷害

抗原を認識すると，ナイーブT細胞は異なる機能をもつように専門化されたエフェクターT細胞の各サブセットに分化する．$CD8^+$T細胞はMHCクラスI分子によって提示された病原体のペプチドを認識すると，ナイーブT細胞から細胞傷害性エフェクターT細胞へと分化し，感染細胞を認識して殺傷できるようになる．$CD4^+$T細胞がもつエフェクター活性には，より多様なレパートリーがある．ナイーブ$CD4^+$T細胞は，MHCクラスII分子によって提示された病原体のペプチドを認識すると，いくつかの異なった経路で分化していき，それぞれ異なった免疫機能をもつエフェクターサブセットを作り出す．主なCD4エフェクターサブセットとしては，その標的細胞を活性化するT_H1，T_H2，T_H17，T_{FH}細胞や，免疫反応を抑制する制御性T細胞 regulatory T cell（T_{reg}細胞）などが存在する．

エフェクターT細胞はナイーブT細胞とは異なり，標的細胞上の特異抗原に出会うと迅速かつ効率よく反応できる能力を備えている．また，これ以外にもエフェクターT細胞では変化が起きており，それには表面分子の発現変化が含まれる．表面分子を変化させることでエフェクターT細胞は遊走していく目的地を変更して，二次リンパ組織を離れて病原体の侵入した炎症部位に遊走したり，二次リンパ組織内のB細胞領域に遊走できるようになる．B細胞領域では，エフェクターT細胞は標的のB細胞からの病原体特異的な抗体産生を促す．ここでのエフェクターT細胞と標的細胞の相互作用は，細胞どうしの直接接触とサイトカイン放出の両方によって媒介される局所的なものであるが，最終的には少し離れたところにある抗原の除去を担うことになる．本章ではT細胞のエフェクター機能の一部について考察する．本章で扱わない内容のうち，T細胞によるB細胞の補助機能と，T細胞が自然免疫系の活性を増強する機構については第10章，第11章で説明する．

初めて抗原と出会ったナイーブT細胞が活性化してクローン性に増殖していくことは，しばしば**感作** priming と呼ばれる．標的細胞上の抗原に対するエフェクターT細胞の反応や，過去に感作されたメモリーT細胞の反応は感作とは区別される．適応免疫の起点である感作は，免疫学の中でも最も興味深い物語の一つであるともいえるであろう．本書中でも後に登場するが，ナイーブT細胞の活性化はさまざまなシグナルによってコントロールされている．第6章で説明したように，ナイーブT細胞の感作には，特化した抗原提示細胞の表面上に存在するペプチド・MHC複合体の形で抗原を認識することが必須である．これに加えて，ナイーブT細胞が活性化するためには，抗原提示細胞上の補助刺激分子の認識も必要である．そして最後に，活性化したナイーブT細胞は近くにあるさまざまなサイトカインと反応することで，異なるサブセットのエフェクターT細胞へと分化していく．この一連の反応は，自然免疫系が病原体を最初に検知したときに発生する初期シグナルによって開始する．微生物由来のシグナルはToll様レセプター Toll-like receptor（TLR）などによって，自然免疫系の細胞へと伝達される．TLRは，非自己（第2章，第3章参照）が体内に存在していることを示す微生物関連分子パターン microbe-associated molecular pattern（MAMP）を認識する．これらのシグナルが，抗原提示細胞の活性化と，それに続く抗原提示細胞によるナイーブT細胞の活性化に非常に重要であるということを，本章では順に説明していく．

ナイーブT細胞を活性化させる抗原提示細胞の中でも，樹状細胞は群を抜いて重要である．樹状細胞は主な機能として，抗原の取り込みと提示を行っている．組織中の樹状細胞は炎症部位で抗原を取り込むと，自然免疫応答の一部として活性化する．活性化した樹状細胞は近くの所属リンパ組織へと遊走していき，循環しているナイーブT細胞へと非常に効率よく抗原を提示できる状態に成熟していく．本章ではまず，二次リンパ組織の発生と構築について説明し，さらには二次リンパ組織においてどのようにしてナイーブT細胞と樹状細胞が出会い，適応免疫を始動させるのかを考察する．

適応免疫応答の起点である二次リンパ組織の発生と機能

第8章で説明したように，一次リンパ組織である胸腺および骨髄では，それぞれT細胞およびB細胞が抗原レセプターのレパートリーによって選別される．これに対して，

適応免疫応答が初めに起こるのは，リンパ節や脾臓，さらには腸管中のパイエル板などの粘膜関連リンパ組織 mucosa-associated lymphoid tissue（MALT）といった二次リンパ組織中である．これらのリンパ組織の構造は身体のどこにあっても似通っている．T細胞は樹状細胞に提示された抗原，B細胞は浮遊している抗原を認識するという違いはあるが，ある抗原に反応できる細胞は全体のごく一部に過ぎない．それでも，循環しているT細胞とB細胞が特異的抗原と出会えるのは，リンパ組織の特別な構造のおかげである．特定のペプチド・MHC複合体を認識できるT細胞は，マウス体内に約1億種類ほど存在しているT細胞のうち，およそ50〜500細胞にしか過ぎない．これほどにナイーブT細胞の抗原特異性が高いという事実と，身体の多くの部位が感染病原体にとって侵入可能であるという事実を合わせて考えると，病原体由来の抗原や病原体自体は侵入部位から効率よく二次リンパ組織に運搬されて，対応するリンパ球と出会うようなしくみが存在するはずである．本節では，免疫細胞と抗原の接触を可能にしている二次リンパ器官の発生と構造について説明していく．その後は，ナイーブT細胞が血流から抜け出してリンパ器官へと入っていく方法について考察し，続いて，どのようにして樹状細胞が抗原を捕らえて近くの所属リンパ器官へと遊走していき，そこでT細胞に抗原を提示し，活性化させるのかを説明する．

9–1　T細胞とB細胞は二次リンパ組織中の異なる箇所に局在している

さまざまな二次リンパ器官は似通った構造をしており（第1章参照），どれもB細胞領域，またはT細胞領域といったB細胞またはT細胞のみが局在している箇所をもつ．また，二次リンパ器官にはマクロファージや樹状細胞，さらには非血球系のストローマ細胞なども存在する．脾臓は血中に侵入した抗原を捕捉することに特化した臓器であり，リンパ組織としての機能を担う部位を**白脾髄** white pulp と呼ぶ（図9.1）．中心動脈から枝分かれした先の血管網で形成される**辺縁静脈洞** marginal sinus は，白脾髄と**赤脾髄** red pulp の境目となっている．循環しているT細胞とB細胞がまず初めに運ばれていく辺縁洞は，血中の抗原や，ウイルスや細菌といった微生物を丸ごと捕捉することに特化した細胞によって高度に秩序だった構造をしている．辺縁洞には多くのマクロファージが存在しているほか，血中を循環していない特異なタイプの**辺縁部B細胞** marginal zone B cell も含まれている．血中に到達した病原体は，辺縁部のマクロファージによって効率よく捕捉される．これによって，辺縁部B細胞はこれらの病原体に対する最初の反応を行える態勢へと移行できるようになる．

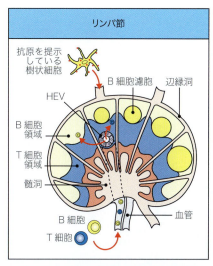

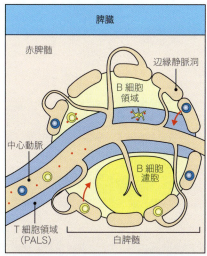

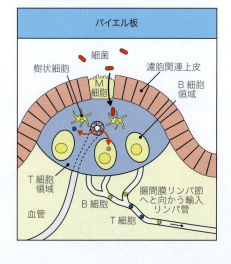

図9.1　二次リンパ組織は，抗原とリンパ球が相互作用するための解剖学的な交叉点として機能している

　二次リンパ組織は，抗原とリンパ球が相互作用するための場として特化している．リンパ節（上図）に抗原（赤色の点）が入ってくる場合として，抗原単独で流入する，またはそのリンパ節が所属する組織中で抗原を取り込んだ樹状細胞によって運ばれてくる，の2通りが考えられる．抗原は求心性のリンパ管を通って辺縁洞へ向かい，そこからT細胞領域へと運ばれ，T細胞が樹状細胞上に提示された抗原を認識する．またB細胞による浮遊抗原の認識は，T細胞領域とB細胞濾胞の境界部分で起こる．T細胞とB細胞は，T細胞領域の高内皮性小静脈（HEV）を通ってリンパ節へと入り，その後，T細胞領域またはB細胞領域へと分かれて向かう．脾臓（中央図）では，抗原は中心動脈から分岐した小動脈を介して，白脾髄と赤脾髄の境界部分に存在する辺縁静脈洞へと運ばれていく．辺縁静脈洞どうしは赤脾髄を介して吻合している．辺縁静脈洞において，抗原は辺縁部局在のB細胞やマクロファージ，樹状細胞によって取り込まれることで，T細胞領域［小動脈周囲リンパ鞘（PALS）とも呼ばれる］またはB細胞濾胞へと輸送される．T細胞とB細胞は抗原と同じ経路を通って脾臓に入り，それぞれPALSまたはB細胞濾胞へと向かって辺縁静脈洞から脾臓を抜け出る．腸管（下図）において，抗原は管腔側から，パイエル板上部に局在し特殊化した上皮細胞である小壁細胞（M細胞とも呼ばれる）を介して，上皮下ドームに留まっている樹状細胞へと輸送される．抗原を提示した樹状細胞はT細胞領域において，抗原にマッチするレセプターをもつT細胞がいるかどうか探索する．もしここでT細胞によって抗原が認識されなかった場合には，抗原を認識するT細胞をさらに探索するため，腸間膜リンパ節へと遊走していくことができる．リンパ節と同様に，T細胞とB細胞はT細胞領域中のHEVを介してパイエル板へと入っている．

T細胞やB細胞が辺縁静脈洞から出ていく際は，中心部にある中心動脈へと遊走しながら二手に分かれる．T細胞は，中心動脈の周囲に形成された**小動脈周囲リンパ鞘** peri-arteriolar lymphoid sheath（**PALS**）とも呼ばれるT細胞領域へと向かい，B細胞は，より末梢部に位置しているB細胞領域，つまり濾胞へと向かう．濾胞のうちのいくつかは**胚中心** germinal centerをもっており，そこでは適応免疫応答にかかわるB細胞が体細胞超変異（1–16項参照）を起こしながら増殖している．抗原が胚中心の発生を誘導していることについては，第10章においてB細胞の反応を考察する際に詳しく記述する．

B細胞領域とT細胞領域には，その他の細胞も存在している．例えば，B細胞領域には**濾胞樹状細胞** follicular dendritic cell（**FDC**）のネットワークが存在しており，この細胞は主に中心動脈から最も離れた濾胞へと集積している．FDCはB細胞と接触するまでに長い過程を必要とする．FDCはここまでで説明してきた樹状細胞（1–3項参照）とはまったく異なる細胞種であり，白血球でもなく，骨髄前駆細胞由来でもない．さらには，FDCはファゴサイトーシスをもたず，MHCクラスⅡ蛋白質も発現していない．FDCは免疫複合体の形で抗原を捕らえておくことに特化している．この免疫複合体には抗原や抗体，補体などが含まれている．この免疫複合体は細胞内に取り込まれることもなく，FDCの細胞表面に長期間にわたってそのまま維持され続け，B細胞に抗原として認識され続ける．また，FDCはB細胞濾胞の発生にも重要である．

T細胞領域には，**相互連結樹状細胞** interdigitating dendritic cellとも呼ばれる骨髄由来の樹状細胞からなるネットワークが存在する．名称は，この樹状細胞がT細胞の集団の中に連結して織り込まれているようにみえることに由来する．またこの樹状細胞には主に二つのサブタイプが存在し，その二つは特徴的な細胞表面蛋白質によって区別されている．片方にはCD8のα鎖が発現しているのに対して，もう一方のサブタイプはCD8陰性であり，マクロファージにも発現しているインテグリン分子，CD18とCD11bの二量体を発現している．

脾臓と同様にリンパ節においても，T細胞とB細胞は，それぞれT細胞領域またはB細胞領域に分かれて組織を構築している（図9.1）．リンパ節のB細胞濾胞は脾臓のものと同じような構造をしており，被膜の直下に位置している．傍皮質域では，T細胞領域が濾胞を取り囲むように存在している．脾臓とは異なり，リンパ節は血管系とリンパ系の両方とつながっている．抗原や抗原を取り込んだ樹状細胞が組織から運ばれてくる際には，リンパの流れに乗って，輸入リンパ管から辺縁洞として知られる被膜下の空間へ入るという経路をたどる．T細胞とB細胞は，T細胞領域内に観察される**高内皮性小静脈** high endothelial venule（**HEV**）と呼ばれる特別な血管を通ってリンパ節へと入る．これについては9–3項でより深く考察する．

身体の上皮表面は感染に対する物理的な防御壁をなすが，これと深い関係にあるのが，**粘膜関連リンパ組織** mucosa-associated lymphoid tissue（**MALT**）である．パイエル板はMALTの一部であり，腸管上皮の直下に点在しているリンパ節に似た構造体である．パイエル板にはB細胞濾胞とT細胞領域も存在しており（図9.1），またパイエル板の直上にある上皮細胞の中には，抗原や病原体を腸管の管腔側からその下のリンパ組織へと直接輸送する能力をもつM細胞も含まれている（1–16項，第12章参照）．パイエル板や扁桃に存在するその類似組織は，IgA産生に特化したB細胞が生み出される特別な場所でもある．粘膜免疫系については，さらに詳細な考察を第12章で行う．

9–2　二次リンパ組織の発生は，リンパ組織誘導細胞と腫瘍壊死因子ファミリーの蛋白質によって制御されている

どのようにしてT細胞とB細胞が二次リンパ器官中のおのおのの領域へと分布していくかについて考察していく前に，まずは二次リンパ器官がどのようにして発生してくるのかについて簡単に説明する．リンパ管は胚発生の段階で，血管から発生した血管内皮細胞より形成される．初期静脈系に存在する血管内皮細胞の一部はホメオボックス転写因子のProx1を発現し始める．これらの細胞は静脈を飛び出して遊走していき，血管系と並行するリンパ管のネットワークを形成するために再会合する．Prox1を欠損し

たマウスでは，動静脈に異常はないが，リンパ系が形成されない．これは Prox1 が，血管内皮がリンパ内皮の性質を獲得するのに重要な因子であることを示している．リンパ管が形成される際には，**リンパ組織誘導細胞** lymphoid tissue inducer cell（**LTi 細胞**）と呼ばれる造血系細胞が胎児肝より発生してきて，血流に乗って将来リンパ節やパイエル板になる部位に運ばれていく．LTi 細胞がリンパ節やパイエル板の形成を誘導する際には，ストローマ細胞と相互作用してサイトカインやケモカインの産生を促し，それらによって他のリンパ球系細胞を呼び寄せることが引き金となる．LTi 細胞とストローマ細胞の相互作用に非常に重要なサイトカインとして，腫瘍壊死因子 tumor necrosis factor（TNF）やそのレセプター（TNFR）ファミリーの蛋白質が知られている．

このサイトカインファミリーの二次リンパ器官形成における役割は，TNF ファミリーリガンドかそのレセプターのどちらかを不活性化させた遺伝子欠損マウスを用いた一連の実験により明らかにされている（図 9.2）．これらの遺伝子欠損マウスは複雑な表現型を示しており，その原因の一部としては，TNF ファミリー蛋白質のそれぞれが複数のレセプターに対する結合能をもっているということと，また反対に，多くのレセプターも 1 種類以上のリガンドに対する結合能をもっていることが挙げられるであろう．加えて，TNF ファミリー蛋白質どうしは協調して働くこともあれば，重複した機能をもっていることもあるようである．それでもなお，以下で説明するさまざまな実験結果から，いくつかの普遍的な結論を導き出すことができる．

リンパ節の発生は**リンホトキシン** lymphotoxin（**LT**）として知られる TNF ファミリー蛋白質の発現に依存しており，異なる種類のリンパ節は異なる LT からのシグナルに依存する．例えば，LT-α 鎖の可溶性ホモ三量体である LT-$α_3$ は，頸部や腸間膜のリンパ節の発生に必要であり，またおそらく腰部や仙骨のリンパ節に必要である可能性が高い．これらのリンパ節はすべて粘膜領域をドレナージする所属リンパ節である．LT-$α_3$ はおそらく TNFR-I と結合することで作用している．二分子の LT-α と，それとはまったく異なる一分子の膜貫通蛋白質である LT-β からなる細胞膜上のヘテロ三量体（つまり LT-$α_2β_1$ のことであり，これ自身が LT-β と呼ばれることがある）は，LT-β レセプターとのみ結合して，LT-$α_3$ がかかわっていないすべてのリンパ節の発生を支えている．実際にパイエル板は，LT-β が欠失している場合には形成されない．LT 欠損の影響は成体では不可逆である．これは，LT ファミリー蛋白質が欠損したり働きが抑制されたりすると，リンパ節やパイエル板の発生が止まってしまう発生学的臨界点が存在することを示している． MOVIE 9.1 ▶

LTi 細胞が発現する LT-β は，将来リンパ組織になる領域にいるストローマ細胞上の LT-β レセプターと結合して，非典型的な NFκB 経路を活性化させている（7-23 項参照）．この経路の活性化によって，B 細胞ケモカイン B-lymphocyte chemokine（BLC）の一つである CXCL13 や接着分子がストローマ細胞から発現するようになる．続いて，これらのケモカインに対するレセプターをもっている LTi 細胞が大量に引き寄せられ，最終的には巨大な細胞塊が形成されて，これが後にリンパ節やパイエル板となる．これらのケモカインにより，そのレセプターを発現しているリンパ球やその他の造血系細胞なども引き寄せられて，リンパ器官の形成に向けて細胞が集められる．胎児の二次リンパ器官の発生と，成体のリンパ器官の維持にかかわる原理は非常に似通っており，用い

図 9.2 末梢リンパ器官の発生における TNF ファミリー蛋白質の役割

末梢リンパ器官の発生における TNF ファミリー蛋白質の役割については，一つまたはそれ以上の TNF ファミリーリガンドやレセプターを欠損させた遺伝子欠損マウスを用いた実験結果より推測されてきたものが主である．しかし，レセプターの中には複数のリガンドと結合するものがあり，またリガンドの中にも複数のレセプターと結合するものがあることから，遺伝子欠損実験の結果を解釈するのは非常に複雑である（レセプターの名前は，最初に発見されたリガンドで決まることに注意してほしい）．ここでは主たる二つのレセプターである TFNR-I と LT-β レセプターの欠損，またそれらのリガンドである TNF-α とリンホトキシン（LT）の欠損についてデータをまとめた．図示したように，同一のレセプターに対するリガンドであっても，欠失した際の表現型はそれぞれ異なることに注目してほしい．これは，異なるリガンドであれば，結合するレセプターは異なる組合せとなるためである．LT-α 蛋白質鎖はまったく異なる二つのリガンドである三量体 LT-$α_3$ またはヘテロ二量体 LT-$α_2β_1$ の構成要素となり，この二つのリガンドはそれぞれ異なるレセプターに対応している．一般的に LT-β レセプターを介するシグナルは，リンパ節や濾胞樹状細胞（FDC）の発生や，正常な脾臓構造の形成にとって必要であるといわれている．一方で，TNFR-I は FDC や正常な脾臓構造にとって必要ではあるが，リンパ節の発生には不要である．

レセプター	リガンド	遺伝子欠損（KO）マウスでみられる現象				
		脾臓	末梢リンパ節	腸間膜リンパ節	パイエル板	濾胞樹状細胞
TNFR-I	TNF-α LT-$α_3$	構造異常	TNF-α KO では存在しているが，LT-α KO では LT-β シグナルが欠損するため欠失する	存在する	減少する	欠失する
LT-β レセプター	TNF-α LT-$α_2β_1$	構造異常 辺縁領域の欠失	欠失する	LT-β KO では存在するが，LT-β レセプター KO では欠失する	欠失する	欠失する

られている分子でさえも一部は類似している．これについては次の項で説明する．

TNFやTNFRファミリー蛋白質のうちのいずれかを欠損したマウスでは，脾臓は発生してくるが，その大半で構造の異常がみられる（図9.2）．LT（最も可能性が高いのは膜結合蛋白質であるLT-β）は脾臓内のT細胞領域とB細胞領域の正常な区分けに必要である．TNF-αのTNFR-Iへの結合を介した作用は，白脾髄の形成にも重要である．実際に，TNF-αからのシグナル系に異常が起こると，B細胞は濾胞を形成せずにT細胞領域の周りにリング状になって存在するようになり，辺縁領域がはっきりとしなくなる．

TNF-αまたはTNFR-Iのどちらの遺伝子欠損マウスにおいてもFDCが欠失してしまう（図9.2）ことから考えると，リンパ器官形成におけるTNF-αとTNFR-Iの最も重要な役割は，おそらくFDCの発生にかかわることであろう．TNF-αまたはTNFR-Iの遺伝子欠損マウスにおいてもLTは発現しているため，リンパ節やパイエル板は形成されてくるが，その構造にはFDCが含まれていない．LT-βもまたFDCの発生に必要である．実際に，LT-βやそのレセプターからのシグナルに異常のあるマウスでは，脾臓やその他のリンパ節で正常なFDCが観察されない．リンパ節発生の異常とは異なり，脾臓の異常なリンパ構造は，欠失しているTNFファミリー蛋白質を回復させることにより，元に戻すことができる．*RAG*遺伝子欠損マウス（このマウスではリンパ球が欠損している）に正常B細胞を移植するとFDCや濾胞が回復してくることより，B細胞はLT-βの供給源となっている可能性が高いことが推測される．

9-3 ケモカインの働きによって，T細胞とB細胞は二次リンパ組織内の異なる領域に分配される

循環しているT細胞とB細胞は共通した経路を通って血中から二次リンパ組織へと入るが，その後はT細胞領域やB細胞領域に局在しているストローマ細胞と骨髄由来細胞から産生される異なるケモカインによる制御を受けて，それぞれの区画へと向かっていく（図9.3）．T細胞領域へのT細胞の局在には，CCL19（MIP-3β）とCCL21（二次リンパ組織ケモカイン secondary lymphoid chemokine, SLC）という二つのケモカインがかかわっている．この二つのケモカインは，T細胞に発現しているCCR7というレセプターと結合する．そのため，CCR7を欠損したマウスでは正常なT細胞領域が形成されず，一次免疫応答が減弱する．CCL21は二次リンパ組織中のT細胞領域に存在するストローマ細胞から産生されると，HEV上の血管内皮細胞上に提示される．CCL21は，T細胞領域から突起を出している相互連結樹状細胞からも産生される．この細胞からはCCL19も産生される．また樹状細胞自身もCCR7を発現しているため，

図9.3 二次リンパ器官の発生はケモカインにより協調的に制御される

リンパ器官の細胞構築は，CCL21というケモカインを分泌する血管内皮細胞やストローマ細胞によって開始される（第1図）．CCL21のレセプターであるCCR7を発現している樹状細胞は，CCL21によって発生過程にあるリンパ節へと誘導されてくる（第2図）．リンパ節の初期発生過程における未成熟な樹状細胞の流入経路が，成体と同様に血管またはリンパ管を経由するかどうかはまだ不明である．一度リンパ節に入ると，樹状細胞はCCL19ケモカインを発現するようになる．CCL19もまたCCR7と結合する．このようにして，ストローマ細胞と樹状細胞から分泌されるケモカインは協調してT細胞を発生過程のリンパ節へと誘導している（第3図）．また，同じ組合せのケモカインによってB細胞も誘導されてくる（第4図）．そのB細胞は非白血球性FDC（骨髄由来樹状細胞とは異なる系統）の分化を誘導するか，またはリンパ節への遊走を促す．非白血球性FDCは一度リンパ節へと入ると，そこでB細胞の走化性因子であるCXCL13というケモカインを分泌する．CXCL13の産生は，B細胞をFDC周囲に集めB細胞領域（濾胞）の構築を推進するとともに，体内を循環しているB細胞のリンパ節への遊走を促す（第5図）．

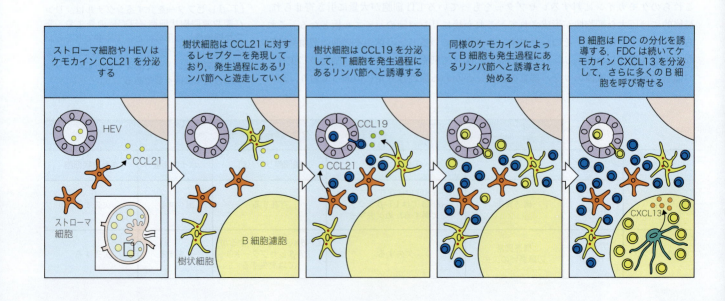

リンパ球や明瞭なT細胞領域をもたない*RAG*遺伝子欠損マウスにおいてさえ，樹状細胞は二次リンパ組織に局在する．したがって，ストローマ細胞から産生されるCCL21による樹状細胞とT細胞の集積は，正常なリンパ節の発生過程でT細胞領域を形作る第1段階であると考えられる．次にT細胞領域の形成は，そこに留まっている樹状細胞からのCCL21とCCL19の分泌によって増強される．続いて，この分泌によってさらに多くのT細胞と遊走樹状細胞が集まってくる．

T細胞と同様に，循環B細胞もCCR7を発現しているため，まずはHEVを介してリンパ節へ入っていく．また循環B細胞はケモカインレセプターのCXCR5も発現しているため，そのリガンドであるCXCL13を介して，引き続いて濾胞へと誘導されていく．CXCL13の産生源として最も可能性が高いのはFDCであり，その他の濾胞ストローマ細胞も同時に産生している可能性がある．このときのCXCL13産生は，リンパ節形成期のストローマ細胞からの産生（9-2項）と似通っている．次にB細胞は，FDCの発生に必要なLTを産生し始めるが，これはストローマ細胞を活性化させるために必要なLTi細胞からのLT産生を連想させる．B細胞とFDC，またはLTi細胞とストローマ細胞の間にある相互依存性は，二次リンパ組織を構成する際の細胞間の相互作用が複雑であることを示している．**濾胞T細胞** T follicular helper cell（T_{FH}**細胞**）と呼ばれるCD4$^+$T細胞のサブセットもまた，抗原刺激を受けるとCXCR5を発現するようになる．これによってT_{FH}細胞はB細胞濾胞へと入り，胚中心の形成に寄与することができる（第10章参照）．

9-4　ナイーブT細胞は二次リンパ組織を通って遊走していくことで，樹状細胞上のペプチド・MHC複合体を認識して回る

ナイーブT細胞は，血中からリンパ節や脾臓，粘膜関連リンパ組織へと遊走し，また血中へと戻ってくるという循環を延々と繰り返している（図1.21参照）．この循環によってナイーブT細胞は毎日，無数の樹状細胞と接触して，それらの表面上のペプチド・MHC複合体を認識して回ることができる．遊走してきた樹状細胞が滞在するT細胞領域では，T細胞の密度と循環速度が高くなっており，それぞれのT細胞は身体のどこから感染した病原体由来の抗原とも高い確率で出会うことができる（図9.4）．T細胞領域に到着したナイーブT細胞は特異抗原と出会えなかった場合，数時間以内にはリンパ組織から出て血流へと戻り再循環する．リンパ節やMALTの場合は輸出リンパ管を通り血流へと戻るが，リンパ系循環とつながりのない脾臓の場合，T細胞は直接血流へと戻ることができる．

ナイーブT細胞は，活性化した樹状細胞上の特異抗原を認識すると遊走を止め，そしてそのままT細胞領域に数日間にわたって留まり，自己複製と，同じ抗原特異性をもったエフェクターT細胞やメモリーT細胞への分化を繰り返しながら増殖していく．この増殖期が終わると，ほとんどのエフェクターT細胞はリンパ器官を出て血流へと戻り，感染部位へと遊走する（第11章参照）．一部のエフェクターT細胞はB細

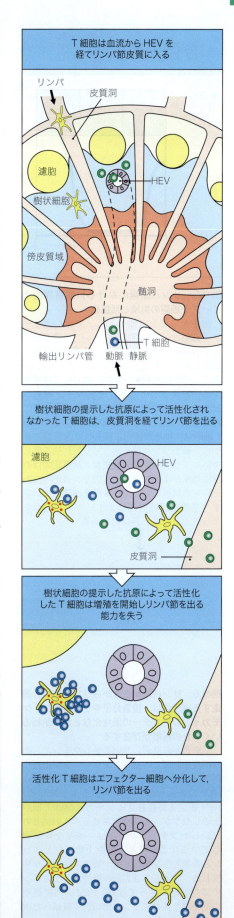

図9.4　ナイーブT細胞は末梢リンパ器官を通って再循環する間に抗原と出会う
ナイーブT細胞は，図示されたリンパ節などの末梢リンパ器官を通って再循環する．リンパ器官へ入る際は，小動脈を経由しHEVという特殊な血管内皮細胞を介する．リンパ節への遊走はケモカイン（図示していない）によって制御されており，このケモカインは，HEVの壁をすり抜けて傍皮質域へと向かうようにT細胞を誘導する．傍皮質域でT細胞は成熟した樹状細胞と出会う（第1図）．図中に緑色で示されているのは，特異抗原と出会えていないT細胞である．このT細胞は自己ペプチド・自己MHC複合体との相互作用やIL-7を介して生存シグナルを受け取り，リンパ管を通ってリンパ節を離れて元の循環へと戻る（第2図）．青色で示されたT細胞は成熟した樹状細胞上の特異抗原と出会ったものである．これらのT細胞はリンパ節から出ていく能力を失い，活性化して増殖し，エフェクターT細胞へと分化していく（第3図）．これらの抗原特異的エフェクターT細胞は，数日経つとリンパ節を離れるのに必要なレセプターを再び発現するようになる．このようにして，増殖し数の増えたエフェクターT細胞は，輸出リンパ管を通り元の循環へと戻っていく（第4図）．

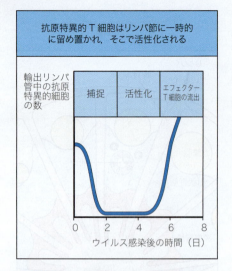

図 9.5　リンパ組織における抗原特異的ナイーブ T 細胞の集積と活性化

　血中からリンパ節へと入ってきたナイーブ T 細胞は，T 細胞領域において抗原を提示している樹状細胞と出会う．特異的な抗原を認識した T 細胞は，T 細胞レセプター（TCR）を介して樹状細胞と安定的に結合して活性化する．結果として，エフェクター T 細胞へと変化していく間リンパ節に留まり続けることになる．活性化して増殖したエフェクター T 細胞は，抗原が体内に侵入して 5 日目ころから，輸出リンパ管を通ってリンパ節を離れていく．リンパ球の体内循環と抗原認識は非常に効率がよいので，一つのリンパ節内にある特定の抗原に対して，末梢を循環しているすべての抗原特異的なナイーブ T 細胞が集まってくるのは 2 日以内である．

胞と相互作用するように運命決定されており，血流には戻らず B 細胞領域へと遊走し胚中心での免疫反応に寄与する（第 10 章参照）．

　リンパ節において T 細胞が抗原提示細胞を確認して回る効率は非常に高く，抗原が運ばれたリンパ節には，その抗原に対応する T 細胞が非常に素早く集まってくる．抗原の侵入した部位をドレナージする所属リンパ節には，48 時間以内にその抗原に対応した身体中の T 細胞が集積する（図 9.5）．この効率のよさが適応免疫応答の開始には重要である．というのも，特定の抗原に特異的に反応できるナイーブ T 細胞は 10^5 〜 10^6 個あたりにおよそ 1 個しか存在せず，そのような極小の細胞集団の活性化と増殖によってこそ適応免疫応答が引き起こされるからである．

9-5　リンパ球のリンパ組織への遊走はケモカインと接着分子に依存する

　ナイーブ T 細胞の二次リンパ組織への遊走は，抗原特異性ではなく細胞間接着分子によって制御される細胞間相互作用を介した HEV との結合に依存している．リンパ球の相互作用に関係する接着分子の主なクラスは，免疫グロブリンスーパーファミリーのセレクチンやインテグリン，または一部のムチン様分子などである（図 3.30 参照）．リンパ節へのリンパ球の浸潤はいくつかの段階からなっている．まず初めに，上皮細胞の表面に沿ってリンパ球がローリングするようになり，続いてインテグリンの活性化，細胞間の堅固な接着，そして血管内皮細胞の間を通り抜け，傍皮質域つまり T 細胞領域への遊走という順序で段階が進む（図 9.6）．これらの段階は，接着分子やケモカインの協調的な相互作用によって制御されており，炎症部位へのリンパ球の集積過程に似ている（第 3 章参照）．接着分子は免疫応答においてかなり幅広い役割を担っており，リンパ球の遊走に限らず，ナイーブ T 細胞と抗原提示細胞間の相互作用などにもかかわっている（9–14 項）．

　リンパ球の**ホーミング** homing は，リンパ球が特定の組織へ誘導されていく現象であり，セレクチン（図 9.7）が重要な役割を果たす．L-セレクチン（CD62L）はリンパ球上に発現しているが，P-セレクチンや E-セレクチンは血管内皮細胞上に発現している（3–18 項参照）．ナイーブ T 細胞上の L-セレクチンは，まず HEV との弱い接着を生み出し，それによって細胞が血管内皮細胞上をローリングするようになることで，ナイーブ T 細胞を血中から二次リンパ組織へと誘導する（図 9.6）．P-セレクチンと E-セレクチンは感染部位の血管内皮細胞上に発現しており，感染組織へエフェクター細胞を集める働きを担っている．セレクチンは共通したコア構造をもつ細胞表面分子であり，セレクチンどうしは細胞外領域に存在する異なるレクチン様ドメインによって互いに区別される．レクチンドメインは特定の糖類と結合し，セレクチンは細胞表面の炭水化物と結合する．L-セレクチンが結合する硫酸化シアリル・ルイス^X は，血管内皮表面に発

図 9.6　リンパ球が血管からリンパ節へと遊走する過程には，接着分子やケモカイン，ケモカインレセプターの活性化などがかかわるいくつかの段階が存在する

　T 細胞から発現しているセレクチンと，血管内皮細胞膜上の血管アドレッシンが相互作用することによって，ナイーブ T 細胞は HEV の表面をローリングするようになる．HEV 表面上に存在するケモカインは T 細胞上のレセプターを活性化させる．このケモカインレセプターシグナルは，HEV 上に発現している接着分子と T 細胞上のインテグリンとの親和性を増加させ，強力な接着力が生まれる．接着した後に，T 細胞はケモカインの濃度勾配に従って進み，HEV の内皮細胞の間を通り抜けてリンパ節の傍皮質域へと浸潤する．

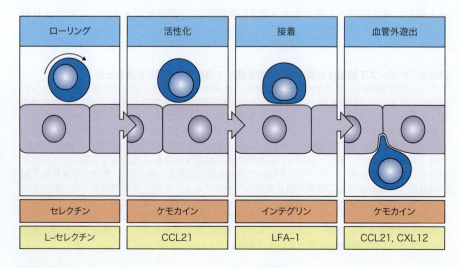

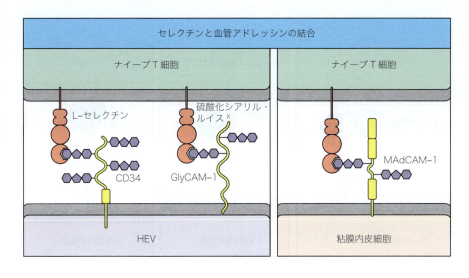

図9.7 L-セレクチンはムチン様の血管アドレッシンと結合する

L-セレクチンはナイーブT細胞に発現しており、糖鎖を認識する。L-セレクチンは、硫酸化シアリル・ルイス^{X}を介して、HEV上の血管アドレッシンCD34とGlyCAM-1上にある硫酸化シアリル・ルイス^{X}糖鎖と結合し、これによりリンパ球は内皮細胞と緩く接着する。CD34とGlyCAM-1のどちらが重要であるかはわかっていない。CD34は細胞膜貫通部位をもち、HEV細胞上では適切な糖鎖修飾を受け発現しているが、他の内皮細胞上では別の糖鎖修飾を受けて発現していることが知られている。GlyCAM-1はHEV上に発現しているが細胞膜貫通領域をもたないため、HEV内に分泌されていると考えられる。アドレッシン分子MAdCAM-1は粘膜の血管内皮細胞上に発現しており、リンパ球を粘膜リンパ組織内へと誘導する。図はマウスのMAdCAM-1分子を示しており、この分子は最も細胞膜に近い部分にIgA様ドメインをもつ。ヒトのMAdCAM-1分子は長いムチン様ドメインをもつが、IgA様ドメインをもたない。

現しているムチン様分子、血管アドレッシン中の糖鎖構造である。血管アドレッシンのうち、CD34とGlyCAM-1の二つ（図9.7）は、リンパ節のHEVに発現している。もう一つのアドレッシンMAdCAM-1は粘膜の内皮細胞に発現し、リンパ球を消化管のパイエル板などの粘膜系リンパ組織へと誘導する。

L-セレクチンと血管アドレッシンの相互作用は、ナイーブT細胞のリンパ組織へのホーミングに必要である。しかし、この作用だけでは血管内皮を通過してリンパ組織へと移行することはできない。インテグリンとケモカインの協調した作用がさらに必要となる。

9-6 ケモカインによるインテグリンの活性化がナイーブT細胞のリンパ節内への移動に必要である

セレクチンを介してHEV血管内皮細胞上でローリングしているナイーブT細胞が、二次リンパ器官へと浸潤していくためには、インテグリンと免疫グロブリンスーパーファミリーというさらに2種類の細胞間接着分子を必要とする。インテグリンはその構造を変化させるシグナルを受け取ると、リガンドとより強固に結合するようになる。ケモカインによるシグナルは白血球上のインテグリンを活性化させて、血管壁との結合を強固にすることで、リンパ球に炎症部位へと遊走する準備をさせている（3-18項参照）。同様に、HEVの管腔側に存在しているケモカインは、ナイーブT細胞がリンパ器官へと遊走している間に細胞上に発現しているインテグリンを活性化させる（図9.6）。

インテグリン分子は大きなα鎖と、それと非共有結合でペアを作る小さなβ鎖からなる。インテグリンにはいくつかのサブファミリーが存在し、主に共通するβ鎖によって定義されている。ここでは主に、共通の$β_2$鎖と非共通のα鎖がペアとして発現している白血球インテグリンに着目する（図9.8）。すべてのT細胞は$α_Lβ_2$インテグリン（CD11a・CD18）を発現しており、これは白血球機能抗原 leukocyte functional antigen-1（LFA-1）としてもよく知られている。LFA-1の働きにより、ナイーブT細胞とエフェクターT細胞は血中を出て遊走できるようになる。またLFA-1はマクロファージや好中球上にも存在しており、これらの細胞が感染部位へと集積していく際にも重要である（3-18項参照）。

LFA-1はまた、ナイーブT細胞とエフェクターT細胞が、それぞれの標的細胞と接着する際にも重要である。それにもかかわらず、インテグリン$β_2$鎖を遺伝的に欠損し、LFA-1を含むすべての$β_2$インテグリンも欠損している個体においても、T細胞反応は正常なままである。これはおそらくT細胞が他の接着分子も発現しているからで、それは免疫グロブリンスーパーファミリーのメンバーであるCD2や$β_1$インテグリンであり、これらがLFA-1の欠損を補填しているのであろう。$β_1$インテグリンの発現は

MOVIE 9.2

図9.8 インテグリンはT細胞の細胞接着に重要である

インテグリン分子はβ鎖とα鎖をもつヘテロ二量体蛋白質である。β鎖はインテグリンのクラスを定義するもので、α鎖はクラス内でのインテグリンをさらに細かく分類する。α鎖はβ鎖より大きく、二価陽イオンの結合部位があって、これはシグナル伝達に重要と考えられている。LFA-1（$\alpha_L\beta_2$インテグリン）は、すべての白血球に発現しており、ICAM分子と結合する。またLFA-1は、細胞の遊走や、T細胞と抗原提示細胞（APC）または標的細胞の間の相互作用にも重要である。LFA-1の発現レベルは、ナイーブT細胞よりもエフェクターT細胞で高い。リンパ球パイエル板接着分子 lymphocyte Peyer's patch adhesion molecule（LPAM-1, $\alpha_4\beta_7$インテグリン）はナイーブT細胞のあるサブセットに発現しており、MAdCAM-1を介した結合を支持することによって、リンパ球の粘膜リンパ組織への移動に寄与している。VLA-4（$\alpha_4\beta_1$インテグリン）はT細胞の活性化後に発現が高くなる。VLA-4は、活性化された内皮細胞上のVCAM-1と結合し、感染部位へのエフェクターT細胞の動員に重要な働きをする。

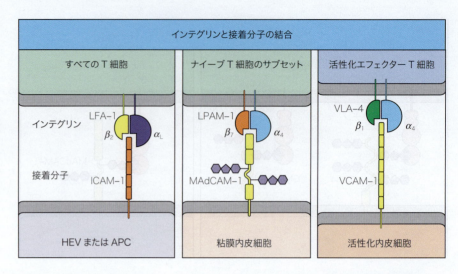

T細胞活性化の後期段階で非常に高くなってくるので、VLA（最晩期抗原 very late activation antigen）とも呼ばれる。VLAは、エフェクターT細胞を炎症の起こっている標的組織に誘導するのに重要である。

免疫グロブリンスーパーファミリーのうち少なくとも五つの分子は、T細胞の活性化にとりわけ重要である（図9.9）。そのうち三つはとても似通った細胞間接着分子 intercellular adhesion molecule（ICAM）のICAM-1, ICAM-2, ICAM-3である。これらはすべてT細胞インテグリンのLFA-1と結合する。ICAM-1とICAM-2は、抗原提示細胞や血管内皮上に発現しており、この二つの分子と結合することでリンパ球は血管壁を通過して遊走できるようになる。ICAM-3はナイーブT細胞上にのみ発現しており、樹状細胞上に発現しているLFA-1と結合し、T細胞と抗原提示細胞間の接着に重要な役割を果たしていると考えられている。残る二つの免疫グロブリンスーパーファミリー接着分子は、抗原提示細胞上に発現しているCD58（以前はLFA-3として知られていた）と、T細胞上のCD2である。これら二つは互いに結合し、ICAM-1またはICAM-2とLFA-1の結合による相互作用と協調して働く。

リンパ組織形成の項（9-3項）で記述したように、ナイーブT細胞はケモカインによって二次リンパ組織中のT細胞領域へと特異的に引き寄せられる。ケモカインは細胞外基質中のプロテオグリカンやHEVの細胞壁に結合することで、化学的濃度勾配を形成し、ナイーブT細胞のケモカインレセプターはこの濃度勾配を認識する。ナイーブT細胞の血管外遊走はケモカイン CCL21 によって促進される。CCL21 は、T細胞領域に留まっている樹状細胞が産生し、その他にリンパ組織中のストローマ細胞や血管高内皮細胞からも発現している。CCL21 はナイーブT細胞上のケモカインレセプターであるCCR7と結合し、これによって細胞内レセプター関連G蛋白質のサブユニット $G\alpha_i$ の

図9.9 白血球どうしの相互作用にかかわる免疫グロブリンスーパーファミリーの接着分子

免疫グロブリンスーパーファミリーの接着分子は、インテグリン（LFA-1やVLA-4）や、免疫グロブリンスーパーファミリーの他のメンバー［CD2-CD58（LFA-3）の相互作用］などを含むさまざまな接着分子と結合できる。その結合は、リンパ球の遊走やホーミング、そして細胞間相互作用などに働いている。この他の分子は図3.29に図示されている。

免疫グロブリンスーパーファミリー	接着分子名	組織分布	リガンド
ICAM-1/3, VCAM-1 / CD58 / CD2	CD2 (LFA-2)	T細胞	CD58 (LFA-3)
	ICAM-1 (CD54)	活性化状態の血管、リンパ球、樹状細胞	LFA-1, Mac-1
	ICAM-2 (CD102)	休止状態の血管	LFA-1
	ICAM-3 (CD50)	ナイーブT細胞	LFA-1
	LFA-3 (CD58)	リンパ球、抗原提示細胞	CD2
	VCAM-1 (CD106)	活性化内皮	VLA-4

適応免疫応答の起点である二次リンパ組織の発生と機能

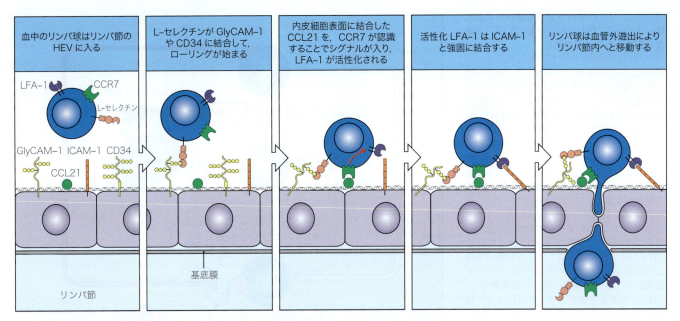

図9.10　血中のリンパ球はHEV壁を通り抜けてリンパ組織に入る
　このプロセスの第1段階は，リンパ球上のL-セレクチンが，HEV上のGlyCAM-1またはCD34の糖鎖（硫酸化シアリル・ルイス^X）に結合することである．次に，局所でHEV表面のプロテオグリカン基質に結合しているCCL21などのケモカインが，細胞表面のケモカインレセプターを刺激することでLFA-1が活性化される．その結果，T細胞は内皮細胞上のICAM-1と強く結合し，内皮を通り抜けて遊走できるようになる．好中球遊走（図3.31参照）の場合と同様に，T細胞が基底膜を貫通する際には，リンパ球表面のマトリックスメタロプロテアーゼ（図示していない）の働きが重要である．

活性化刺激が入る．この細胞内シグナルによりインテグリンの結合親和性は急速に上昇する（3–18項参照）．
　ナイーブT細胞のリンパ節への流入は図9.10で詳しく説明されている．最初のHEV表面でのローリングは，L-セレクチンを介する．ナイーブT細胞がHEVの内皮細胞表面にあるCCL21を認識すると，ナイーブT細胞上でLFA-1が活性化され，ICAM-2やICAM-1との親和性が増加する．ICAM-2は恒常的にすべての内皮細胞に発現しているが，炎症時以外のICAM-1の発現は二次リンパ組織のHEVの内皮細胞に限られる．T細胞膜でのインテグリンの局在はケモカイン刺激によっても変化し，細胞どうしの接触面へインテグリンが集積するようになる．これによって細胞接着が強固になり，T細胞は内皮細胞表面で停止し，リンパ組織内に移動できるようになる．
　ナイーブT細胞はHEVを通ってT細胞領域に一度到達すると，その後はT細胞領域中の樹状細胞が放出するCCL21やCCL19が細胞表面のCCR7に作用することで，T細胞領域に留まりやすくなる．このナイーブT細胞は樹状細胞表面の特異抗原・MHC複合体を確認して回り，特異的な抗原を認識して結合できた場合は，リンパ節に留まり続けることになる．抗原によって活性化されない場合には，ナイーブT細胞は速やかにリンパ節を離れる（図9.4）．

9–7　T細胞のリンパ節からの流出は走化性脂質によって制御されている

　T細胞は皮質洞を通り，髄洞から輸出リンパ管を経てリンパ節を出る．T細胞の二次リンパ組織からの流出には，脂質分子**スフィンゴシン1-リン酸** sphingosine 1-phosphate（S1P）がかかわっている（図9.11）．S1Pは細胞走化活性があり，そのレセプターはG蛋白質共役レセプターである．こういった点から，S1Pとケモカインは似たシグナル伝達の性質をもっているといえる．S1Pの濃度勾配は，リンパ組織からリンパ液や血液へと向かって濃度が高くなっており，S1Pレセプターを発現している活性化していないナイーブT細胞は，濃度勾配を感知しリンパ組織を出て循環系へと戻っていく．
　リンパ器官において抗原刺激を受けたT細胞では，細胞表面のS1Pレセプター

図9.11 リンパ球のリンパ組織からの流出は、スフィンゴシン 1-リン酸（S1P）の濃度勾配によって誘導される

リンパ組織内のS1Pの濃度は輸出リンパ管内に比べて低くなっており、これによってS1Pの濃度勾配が形成される（図中では背景の濃淡で示している）。ナイーブT細胞上に発現しているS1Pレセプター（S1PR1）は、このS1Pの濃度勾配を感知する。S1PR1シグナルは、抗原を認識していないT細胞に対して、T細胞領域から輸出リンパ管へと移動するよう促す。抗原を提示している樹状細胞によって活性化されたT細胞では、CD69の発現が上昇し、これによってS1PR1の発現は低下するためT細胞領域に留まりやすくなる。エフェクターT細胞では、CD69の発現が徐々に低下するのに伴って再びS1PR1の発現が高くなり、リンパ節から流出できるようになる。FTY720は、リガンド誘導性のS1PR1の細胞内取り込みを誘導し、S1PR1の発現を低下させることによりT細胞の流出を抑制することができる。また、FTY720には、内皮細胞間の接着強度を高めることで、細胞間隙の通り抜けを抑制するという作用も知られている（図示していない）。

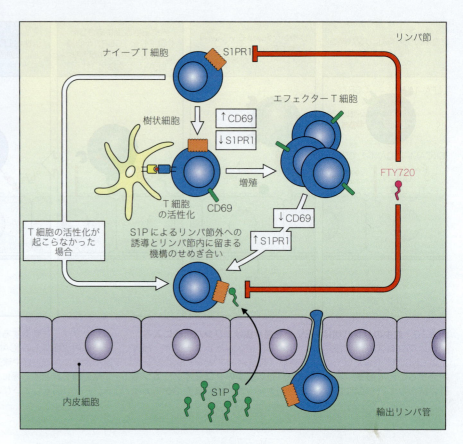

（S1PR1）の発現が数日間低いレベルで保たれる。S1PR1の発現低下はCD69によって引き起こされる。CD69は、T細胞レセプター T-cell receptor（TCR）シグナルによって発現が誘導される細胞表面蛋白質であり、S1PR1を細胞内部へ移行させるように働く。S1PR1の発現が低下しているこの期間は、T細胞はS1Pの濃度勾配を感知できず、リンパ器官から流出していかない。数日間増殖した後、T細胞の初期活性化のプロセスが終わりに近づくと、エフェクターT細胞上のCD69の発現は低下していき、S1PR1を再び発現するようになる。これによって、エフェクターT細胞はS1Pの濃度勾配を感知してリンパ組織から遊走して出ていく。

ナイーブT細胞およびエフェクターT細胞の両方の二次リンパ器官からの流出がS1Pにより制御されることに着目して、新しい種類の免疫抑制薬であるFTY720（フィンゴリモド）が開発された。FTY720は、リンパ球が循環系へと戻るのを妨げることで免疫応答を抑制する。そのため、投与するとリンパ球はリンパ組織に隔絶されることとなり、血中からリンパ球が消失するリンパ球減少症の症状が急速に現れる。生体内では、FTY720はリン酸化されてS1Pと構造が類似するようになり、S1Pレセプターのアゴニストとして機能する。リン酸化されたFTY720がリンパ球の流出を阻害するのは、内皮細胞間の接着強度を高めることでT細胞の通り抜け口を塞いでしまうからか、または、S1Pレセプターを慢性的に刺激することでその不活性化や発現低下を引き起こすからであると考えられている。

9-8 T細胞応答は二次リンパ器官において活性化樹状細胞によって開始される

二次リンパ器官が適応免疫応答の際に重要な働きをするということを最初に示したのは、1枚の皮膚を生体から分離して、血流はあるがリンパ流はない状態を作製するという巧妙な実験系によってである。この実験では、抗原が分離された皮膚に投与されてもT細胞応答は誘導されなかった。つまり、T細胞は感染した組織自体の中で感作されているわけではないことが示唆された。したがって、病原体とその産物はリンパ組織に運

ばれなければならないのである．抗原が血中に直接侵入した場合には，脾臓の抗原提示細胞によって捕捉される．皮膚創など他の場所から感染した病原体は，リンパ流によって運ばれその局所に最も近いリンパ節で捕捉される（1–16 項参照）．粘膜面に感染した病原体は直接粘膜を通り抜けて，扁桃や腸のパイエル板などのリンパ組織，あるいは所属リンパ節へと運ばれる．

　本章では，リンパ節や脾臓などの全身の免疫器官で起こっている樹状細胞による T 細胞の活性化に着目する．粘膜免疫系での樹状細胞による T 細胞活性化も同様のしくみで行われるが，抗原の輸送経路や，それに続くエフェクター T 細胞の循環経路などのいくつかの点では異なっており，詳細は第 12 章に記述されている．

　感染部位からリンパ組織への抗原の運搬を積極的に担うのは，自然免疫系の応答である．自然免疫が引き起こす炎症反応は，感染組織への血漿流量を増加させ，それに伴い細胞外液のリンパ系循環への排出量も増加する．そしてこの細胞外液の流れに乗って，遊離抗原はリンパ組織へと運ばれる．適応免疫応答の開始にさらに重要なものは，感染領域において断片化された可溶性抗原を取り込んだ組織樹状細胞の活性化である（図

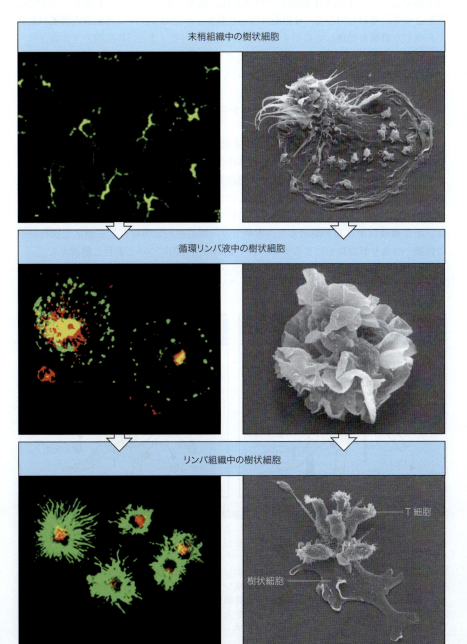

図 9.12　活性化や遊走において異なる段階にある樹状細胞

（左列）MHC クラス II 分子が緑色で，ライソソーム蛋白質が赤色で染色された蛍光染色の顕微鏡写真である．（右列）1 個の樹状細胞の走査型電子顕微鏡写真である．上段に示すように，未熟樹状細胞は名前の由来となった多くの長い突起をもつ樹状の形態をとる．未熟樹状細胞の体部はこの図では同定困難ではあるが，細胞が MHC クラス II 分子とライソソーム蛋白質の両方で染色されたエンドサイトーシス小胞を多く含んでいるのはわかる（赤色と緑色が重なると黄色の蛍光となる）．これらの未熟細胞は活性化すると組織を離れ，リンパ液循環系を通って二次リンパ組織に移動する．この移動の間に樹状細胞の形態は変化する．樹状細胞は抗原のファゴサイトーシスをしなくなるので，ライソソーム蛋白質の染色が，緑色の MHC クラス II 分子から分離してくる（中央左図）．この時点の樹状細胞は何重にもなった細胞膜をもち，そのためもともとはベール（veil）細胞と呼ばれていた（中央右図）．最終的にリンパ節にたどり着いた樹状細胞は成熟型になり，大量のペプチド・MHC 複合体と補助刺激分子を発現して，ナイーブ CD4$^+$ T 細胞およびナイーブ CD8$^+$ T 細胞を刺激するのに非常に適した状態となる．この段階の成熟樹状細胞にはもはやファゴサイトーシスはなく，ライソソーム蛋白質の赤色は，樹状突起に高密度で発現している緑色の MHC クラス II 分子とはっきりと分離している（左下図）．右下の図には，典型的な成熟樹状細胞の形態およびそれと相互作用している T 細胞の様子を示す．

（蛍光顕微鏡写真は I. Mellman と P. Pierre と S. Turley，走査型電子顕微鏡写真は K. Dittmar の厚意による）

9.12）．樹状細胞は，TLRやその他の病原体センサー（第3章参照）を介して，組織傷害，炎症反応時のサイトカイン産生などにより活性化される．活性化した樹状細胞はリンパ節へと遊走し，抗原とともにナイーブT細胞活性化に必要なもう一つの因子，補助刺激分子を発現する．リンパ組織では，これらの樹状細胞は抗原をナイーブT細胞に提示し，抗原特異的T細胞を活性化して分裂させ，エフェクターT細胞へと成熟させる．このようにして成熟したエフェクターT細胞は，再び循環系に入っていく．

　リンパ組織を含むほとんどの組織に存在するマクロファージと，基本的にリンパ組織に存在するB細胞は，病原体センサーからのシグナルによって同じように活性化され，補助刺激分子が発現すると抗原提示細胞として機能する．樹状細胞，マクロファージ，B細胞のリンパ節における分布を図9.13に模式的に示した．これらの3種類の細胞だけが，T細胞を効率よく活性化させるために必要な補助刺激分子を発現する．また，これらの細胞はみな，体内で感染が起こり活性化を受けたときのみ補助刺激分子を発現する．しかし，これらの細胞は，それぞれ異なる方法でT細胞反応を活性化する．樹状細胞はあらゆる種類の病原体に由来する抗原を取り込み，処理した後，主にT細胞領域で提示して，ナイーブT細胞のクローン性の増殖とエフェクターT細胞への分化を開始させる．それに対して，B細胞は可溶性抗原，マクロファージは細胞内寄生病原体から生じた抗原を処理して提示することに特化している．また，B細胞とマクロファージは，樹状細胞がすでに感作させたエフェクターCD4$^+$T細胞と主に相互作用して，その細胞のヘルパー機能を引き出す働きをもつ．

9-9　樹状細胞は非常に多種類の病原体からの抗原を処理する

　樹状細胞は原則，骨髄中において骨髄系前駆細胞から発生してくる（図1.3参照）．骨髄から出た樹状細胞は血流に乗って身体中の組織へと遊走するか，または二次リンパ組織へと直接向かう．樹状細胞は主に，通常型樹状細胞と形質細胞様樹状細胞という二つのサブセットに分けられる（図9.14）．この二つのサブセットを区別する細胞表面マーカーや転写因子，および自然免疫応答において形質細胞様樹状細胞がもつインターフェロン産生機能は第3章で説明した．本章では，適応免疫応答における通常型樹状細胞の役割，つまり抗原提示によるナイーブT細胞の活性化について着目し解説する．

　通常型樹状細胞は消化管や肺，皮膚などのバリア機能をもつ組織に多く存在しており，

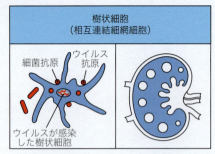
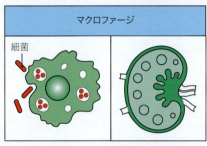
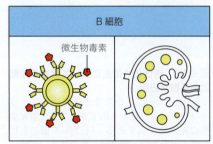

図9.13　抗原提示細胞は種類ごとにリンパ節内の特定の領域に分布する

樹状細胞はリンパ節の皮質部全域にわたり，T細胞領域に分布する．成熟樹状細胞はナイーブT細胞を最も強力に活性化する細胞であり，図示された細菌やウイルスなどを含むあらゆる種類の病原体に由来する抗原を提示することができる．マクロファージはリンパ節全域に分布するが，リンパ節に浸透する前のリンパ液が輸入リンパ管を通して集まってくる辺縁洞と，リンパ液が輸出リンパ管を介して血流に出ていく直前に通る髄索に多い．B細胞は主に濾胞に分布しており，毒物などの可溶性抗原を中和する機能をもつ．

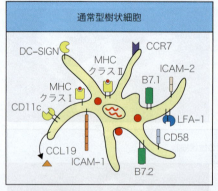
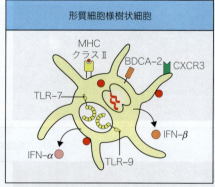

図9.14　通常型樹状細胞と形質細胞様樹状細胞は免疫応答において異なった役割を果たす

　成熟した通常型樹状細胞（左図）は原則としてナイーブT細胞の活性化にかかわる．通常型樹状細胞の中にもいくつかのサブセットがあるが，これらの細胞はすべて，効率よく抗原処理を行い，成熟するとMHC蛋白質と補助刺激分子を発現してナイーブT細胞の感作を行う．成熟樹状細胞の表面に発現している分子名を図示しておく．未成熟樹状細胞はここに掲げた細胞表面分子をほとんど発現していないが，Toll様レセプター（TLR）の大部分を発現するなど多くの病原体認識レセプターをもっている．形質細胞様樹状細胞（右図）は原則的にウイルス感染の監視をしており，Ⅰ型インターフェロンを大量に分泌する．この種の樹状細胞はナイーブT細胞の感作効率では通常型樹状細胞に劣るが，ウイルス感染を感知するための細胞内レセプターTLR-7およびTLR-9を発現している．

表面内皮細胞と接触できる位置に局在している．また通常型樹状細胞は，心臓や腎臓などの実質臓器の大半にも存在している．感染や組織傷害が起きていない状態では，樹状細胞は補助刺激分子を十分に発現しておらず，そのためナイーブT細胞に対する活性化能をまだ獲得していない．マクロファージと同様に，樹状細胞もファゴサイトーシスによって抗原を取り込むと非常に活性化する．このファゴサイトーシスは，補体レセプターや，抗原抗体複合体の抗体定常部を認識するFcレセプター，または炭水化物を認識するC型レクチンを介して起こり，樹状細胞ではDEC205やランジェリン，デクチン-1などのマンノースレセプターもかかわっている．それらのレセプターに認識された抗原以外の細胞外抗原も，細胞周囲の大量の液体ごと飲み込んでしまうマクロピノサイトーシスによって，非特異的に取り込まれる．この方法によって，厚い多糖膜をもつなどして貪食レセプターに認識されることを回避する能力を獲得した細菌などの微生物も細胞内に飲み込むことができる．このように，樹状細胞は多彩な抗原の取り込み方法をもっているので，真菌や寄生虫，ウイルス，細菌などを含む実質上すべての微生物からの抗原を提示することができる（図9.15）．それらの方法で取り込まれた細胞外抗原はエンドサイトーシス経路に入り，そこで抗原処理された後，CD4$^+$T細胞に認識されるべくMHCクラスII分子上に提示される（第6章参照）．

樹状細胞の第二の抗原処理経路が使われるのは，例えばウイルス感染により細胞質へ直接抗原が侵入する場合である．樹状細胞に感染しやすいウイルスは，細胞表面分子に結合してそれを侵入レセプターとして利用する．樹状細胞の細胞質中で生成されたウイルス蛋白質はプロテアソーム中で分解されて，小胞体に輸送された後，MHCクラスI分子上に積載されたペプチドとして細胞表面上に提示される．この経路はどの種類のウイルス感染細胞でも共通している（第6章参照）．この経路によって樹状細胞はナイーブCD8$^+$T細胞に抗原を提示して活性化させ，ウイルス感染細胞を認識・殺傷する細胞傷害性エフェクターCD8$^+$T細胞へと分化させることができる．

ファゴサイトーシスやマクロピノサイトーシスによって，細胞外ウイルス粒子やウイルス感染細胞がエンドサイトーシス経路へ取り込まれた結果，ウイルスペプチドがMHCクラスI分子によって提示されることもある．この現象はクロスプレゼンテー

MOVIE 9.3

	抗原処理の過程と樹状細胞による提示				
	レセプターを介するファゴサイトーシス	マクロピノサイトーシス	ウイルス感染	ファゴサイトーシスまたはマクロピノサイトーシス後のクロスプレゼンテーション	流入した樹状細胞から組織樹状細胞への受け渡し
提示される病原体のタイプ	細胞外寄生細菌	細胞外寄生細菌，可溶性抗原，ウイルス粒子	ウイルス	ウイルス	ウイルス
用いられるMHC分子	MHCクラスII	MHCクラスII	MHCクラスI	MHCクラスI	MHCクラスI
活性化されるナイーブT細胞の型	CD4$^+$T細胞	CD4$^+$T細胞	CD8$^+$T細胞	CD8$^+$T細胞	CD8$^+$T細胞

図9.15　樹状細胞が抗原の取り込み，プロセシング，提示を行う経路

抗原のエンドサイトーシス系への取り込みは，レセプターを介するファゴサイトーシスであれ，マクロピノサイトーシスであれ，ペプチドをMHCクラスII分子まで運んでCD4$^+$T細胞へ提示するための主な経路であると考えられている（第1, 2図）．これに対して，細胞質内での抗原の生成はウイルス感染などの際に起こるが，これはペプチドをMHCクラスI分子まで運びCD8$^+$T細胞に提示する主な経路であると考えられている（第3図）．しかしながら，細胞外抗原がエンドサイトーシス経路によって取り込まれて細胞質に運ばれ，最終的にMHCクラスI分子に運ばれてCD8$^+$T細胞に提示される可能性もあり，これはクロスプレゼンテーション（第4図）と呼ばれる．最後に，抗原は一つの樹状細胞から別の樹状細胞に移行してCD8$^+$T細胞に提示されることもあるらしい．この経路の詳細は不明である（第5図）．

ションcross-presentationとして知られ，6-5項で説明したような通常のエンドサイトーシス経路とは異なる道筋をたどって抗原が提示される．この経路において，エンドサイトーシスやファゴサイトーシスで生じた小胞によって樹状細胞に入ったウイルス抗原は，細胞質に輸送されてプロテアソームによる分解を受けた後，MHCクラスⅠ分子上に積載されるために小胞体へと輸送される．結果として，樹状細胞に直接感染していないウイルスであっても，CD8$^+$T細胞を活性化させることができる．クロスプレゼンテーションは通常型樹状細胞において最も効率よく機能する．これは，通常型樹状細胞が細胞内抗原に対するT細胞反応の誘導に特化しているためである（6-5項参照）．そのため体内に侵入したすべてのウイルスに対して，樹状細胞への感染能の有無にかかわらず，細胞傷害性CD8$^+$T細胞が作り出される．これに加えて，樹状細胞のMHCクラスⅡ分子上に提示されたウイルス抗原はナイーブCD4$^+$T細胞を活性化して，エフェクターCD4$^+$T細胞を分化，増殖させる．エフェクターCD4$^+$T細胞は，B細胞を刺激して抗ウイルス抗体を産生させたり，免疫反応を増強するサイトカインを産生したりする．

単純ヘルペスウイルスやインフルエンザウイルスの感染などの場合，末梢組織からリンパ節へと遊走してくる樹状細胞と，最終的にナイーブT細胞へと抗原提示する樹状細胞が異なっているケースがある．例えば単純ヘルペス感染の場合，皮膚常在性の樹状細胞は抗原を捕捉するとそのまま所属リンパ節へと遊走し，抗原の一部をリンパ節常在性のCD8α$^+$樹状細胞へと受け渡す（図9.16）．この樹状細胞は，ヘルペス感染時のナイーブCD8$^+$T細胞感作に最も重要であることが知られている．樹状細胞間で抗原が受け渡される機構により，感染した樹状細胞がすぐにウイルスにより殺傷された場合にも，他の細胞による抗原提示の継続が可能になる．この際受け渡し先となる樹状細胞は，TLR刺激によって活性化した非感染のものであり，死んだ樹状細胞ごとその抗原を飲

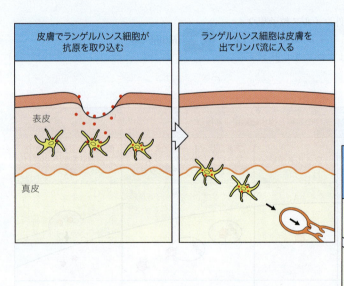
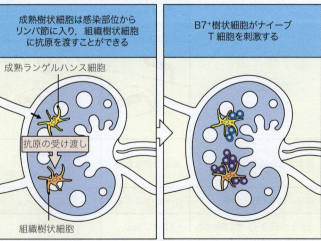

図9.16　ランゲルハンス細胞は皮膚で抗原を取り込み，末梢リンパ器官に移動した後，T細胞に外来抗原を提示する

ランゲルハンス細胞（黄色）は上皮に常在している未成熟樹状細胞の一種である．この細胞はさまざまな経路で抗原を取り込むが，補助刺激分子を発現していない（第1図）．感染時に，ランゲルハンス細胞は局所で抗原を取り込むと，その後リンパ節へと遊走する（第2図）．ランゲルハンス細胞はリンパ節で成熟樹状細胞へと分化した後，抗原の取り込み能を失うが，代わりに補助刺激分子を発現するようになる．この状態になると，ナイーブCD8$^+$T細胞とナイーブCD4$^+$T細胞の両方を感作することができる．ある種の感染症，例えばヘルペスウイルスの感染時には，感染部位から移動してきた樹状細胞の一部は，リンパ節常在性の樹状細胞（橙色）へと抗原を受け渡す場合があると考えられている（第3図）．抗原を受け取った樹状細胞はMHCクラスⅠ分子拘束性の抗原をナイーブCD8$^+$T細胞へと提示する（第4図）．

み込むことでクロスプレゼンテーションをする．

9–10　病原体によって誘導されるTLRシグナルは，組織常在性の樹状細胞のリンパ器官への遊走と抗原処理を促進する

　適応免疫の誘導において重要な段階の一つに樹状細胞の成熟化がある．感染が起こると，樹状細胞は貪食レセプターやマクロピノサイトーシスなどの方法で病原体を捕捉した後，TLRなどの病原体パターンセンサーを介して，その病原体に対する反応を誘導する（図9.17, 第1図）．組織中の樹状細胞にはTLRファミリーのさまざまなメンバーが発現しており，さまざまな種類の病原体を検知してシグナルを送ることに寄与していると考えられている（図3.16参照）．ヒトにおいて，通常型樹状細胞はTLR-9以外の既知のTLRをすべて発現しており，また形質細胞様樹状細胞はTLR-9を始めとしてTLR-1やTLR-7，さらには低いレベルでその他のTLRも発現している．第3章で記述した病原体パターンセンサーに加えて，樹状細胞が病原体を取り込むために使用している貪食レセプターの一部からも成熟シグナルは送られている．例として，多くの病原体の表面上に存在するマンノース残基やフコース残基と結合する**DC-SIGN**というレクチンや，真菌の細胞壁中に存在するβ-1,3-結合グルカンを認識するデクチン-1などが挙げられる（図3.2参照）．病原体と結合できる他のレセプターには，補体に対するレセプターや，マンノースレセプターを含む貪食レセプターなどがあり，ファゴサイトーシスと同様に樹状細胞の活性化にも寄与している．

　TLRシグナルが入ることで，樹状細胞上のケモカインレセプターの発現が大きく変化し，これによって樹状細胞の二次リンパ組織への移動が促進される．この樹状細胞の変化は，**ライセンシング** licensing と呼ばれることもある．それは，この変化によって樹状細胞がT細胞を活性化できる状態に分化するプログラムが始まるからである．TLRシグナルで誘導されるケモカインレセプターCCR7の発現上昇により，樹状細胞はリンパ組織で産生されるケモカインCCL21を感知できるようになり，リンパ管を通って局所のリンパ節へと誘導される．T細胞が血中からT細胞領域に移行する際は，HEVの血管壁を通り抜ける必要があるが，樹状細胞は輸入リンパ管を通って辺縁洞から直接T細胞領域に入ることができる．

　CCR7を介したCCL21シグナルは，リンパ組織への樹状細胞の遊走を誘導するだけではなく，樹状細胞の抗原提示能の向上にも寄与する（図9.17, 第3図）．リンパ組織に到達するころには，樹状細胞はファゴサイトーシスやマクロピノサイトーシスによる抗原取り込みを行えなくなっているが，その代わりに半減期が長く安定したMHCクラスI・クラスII分子を強く発現する．これによって，あらかじめ取り込んでプロセシン

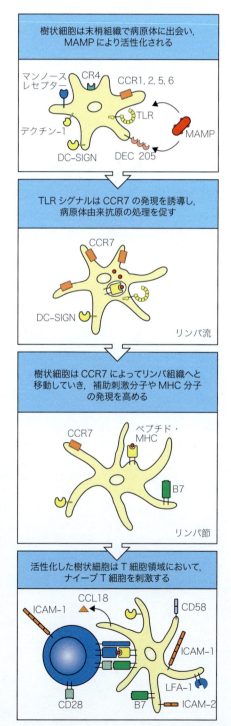

図9.17　通常型樹状細胞は少なくとも二つの段階を踏んで活性化され，末梢リンパ組織で強力な抗原提示細胞に成熟する
　樹状細胞は骨髄前駆細胞に由来し，血流を介して移動し，血中からさまざまな組織へ入って定住するが，末梢リンパ組織に直接入ることもある．特定の組織への流入は，細胞が発現するCCR1，CCR2，CCR5，CCR6，CXCR1，CXCR2などの特定のケモカインレセプターによる（簡略化のため一部のみ記載）．組織常在性の樹状細胞は，デクチン-1やDEC 205，DC-SIGN，ランジェリンなどのレセプターを介した貪食能がきわめて高くマクロピノサイトーシスを積極的に行うものの，補助刺激分子を発現していない．この樹状細胞はさまざまなTLRをもっている（本文参照）．感染部位において樹状細胞が病原体に曝露されると，TLRの活性化が起こる（第1図）．TLRシグナルは樹状細胞に「ライセンス」を与え，活性化を促すとともにケモカインレセプターCCR7の発現を誘導する（第2図）．TLRシグナルはまた，ファゴソーム内に取り込まれた抗原処理を促進する．CCR7を発現している樹状細胞はCCL19やCCL21に感受性があり，これによって所属リンパ節へと誘導されていく（第3図）．CCL19とCCL21のシグナルにより樹状細胞はさらに成熟し，補助刺激分子B7とMHC分子の発現が高まる．所属リンパ節に到着すると，成熟した通常型樹状細胞はナイーブT細胞を強力に活性化できるが，この時点で貪食能はすでに失っている．この細胞ではB7.1とB7.2が発現しており，またMHCクラスI・クラスII分子の発現も高まっていて，さらに，ICAM-1，ICAM-2，LFA-1，CD58といった接着分子の発現も高くなっている（第4図）．

グしていた病原体由来のペプチドを安定して提示できるようになる．また同じぐらい重要な変化として，このときまでに樹状細胞は補助刺激分子を細胞表面上に高発現するようになっている．この補助刺激分子は主に，構造的に類似した二つの膜貫通型の糖蛋白質である B7.1（CD80）と B7.2（CD86）からなる．この二つの分子は，ナイーブ T 細胞上のレセプターと相互作用して補助刺激シグナルを伝える（7–21 項参照）．活性化した樹状細胞はまた，DC–SIGN などの接着分子を強く発現し，ナイーブ T 細胞を特異的に引き寄せるケモカイン CCL19 を産生する．これらの性質によって，樹状細胞はナイーブ T 細胞に強い応答を起こす刺激を伝えることができるようになる（図 9.17，第 4 図）．

活性化した樹状細胞は病原体由来の抗原を強く提示できるが，自己由来ペプチドも提示することがあり，これは自己免疫寛容の維持という点から問題となる場合がある．しかし，TCR レパートリーのうち，自己ペプチドを認識するものはすでに胸腺で除去されており（第 8 章参照），これによって，さまざまな臓器で発現している自己抗原に対する T 細胞応答は回避されている．またリンパ組織中の樹状細胞が感染によって活性化されなかった場合，この細胞は自己蛋白質や細胞外液の組織蛋白質の分解物に由来する自己ペプチド・MHC 複合体を表面に発現しうる．しかし，これらの細胞は活性化に必要な補助刺激分子をもっていないため，活性化した樹状細胞とは異なり，ナイーブ T 細胞を活性化する能力をもたない．詳細はまだ明らかではないが，このような組織常在性の，つまりライセンシングを受けていない樹状細胞からの自己抗原の提示は，ナイーブ T 細胞を活性化する代わりに，これらの抗原に対する不応答性を誘導すると考えられている．

細胞内での病原体の分解により生じるペプチド以外の病原体の構成分子も，樹状細胞活性化の引き金となりうる．例えば，細菌またはウイルス由来の非メチル化 CpG の 2 塩基モチーフを含む DNA は，細胞内小胞中に存在する TLR-9 によって認識され，形質細胞様樹状細胞の急速な活性化を誘導する（図 3.10 参照）．非メチル化 DNA に曝露されると NFκB およびマイトジェン活性化プロテインキナーゼ（MAPK）シグナル経路が活性化され（図 7.19 〜図 7.21 参照），樹状細胞からの IL–6，IL–12，IL–18，インターフェロン（IFN）–α や IFN–γ といった炎症性サイトカインの産生が誘導される．次に，これらのサイトカインが樹状細胞自身に働いて，補助刺激分子の発現を増強する．その他の細菌内部の構成物質の中で，樹状細胞の抗原提示能を活性化するものとして熱ショック蛋白質が知られている．同様に，ウイルスの種類によっては，感染した樹状細胞内での自己複製の際に生成する二本鎖 RNA を介して細胞内 TLR によって認識され，樹状細胞を活性化するものもある．

微生物共通の構成物によって抗原提示細胞の補助刺激活性が誘導される機構は，免疫系が感染によって生じた抗原と，自己蛋白質を含む無害な蛋白質に関連する抗原を見分けるうえで重要であると考えられている．実際に，外来抗原の多くはそれだけを注射されても免疫応答を引き起こすことはない．これはおそらく，それらの抗原が抗原提示細胞に対して補助刺激活性を誘導しないからである．しかしながら，このような抗原でも細菌と混合されると免疫原性をもつようになる．なぜなら，細菌がこの抗原を取り込んだ細胞に対して抗原提示に必須な補助刺激活性を誘導するからである．このような目的で用いられる細菌やその構成物は**アジュバント** adjuvant として知られる（付録 I，A–1 項参照）．第 15 章では，細菌アジュバントと混ざってしまった自己蛋白質がどのようにして自己免疫疾患を誘導するかと，自己と非自己の区別をするために補助刺激活性の制御がいかに重要かを説明していく．

9–11　形質細胞様樹状細胞は大量の I 型インターフェロンを産生し，通常型樹状細胞からの抗原提示に対する補助細胞として働いている可能性がある

形質細胞様樹状細胞は，TLR や細胞内の核酸を感知する RIG–I 様ヘリカーゼ，さらには抗ウイルス I 型インターフェロンの大量産生を介して，ウイルス感染初期の防御に重要な役割を果たしている（3–10 項，3–22 項参照）．以下に挙げる理由により，形質

細胞様樹状細胞は，ナイーブT細胞の抗原特異的な活性化の主たる経路には関係しないと考えられている．まずこの細胞は表面上にMHCクラスⅡ分子や補助刺激分子をほとんど発現しないうえに，通常型樹状細胞に比べると抗原処理の効率が悪い．それに加えて，形質細胞様樹状細胞は通常型樹状細胞とは異なり，活性化後もMHCクラスⅡ分子の生成と分解といったリサイクルを止めない．つまり，形質細胞様樹状細胞は表面上のMHCクラスⅡ分子を迅速にリサイクルしているため，通常型樹状細胞のように病原体由来ペプチド・MHCクラスⅡ分子複合体をT細胞に対して長期間提示することができないのである．

しかし，形質細胞様樹状細胞は，通常型樹状細胞からの抗原提示に対する補助細胞として働いている可能性がある．この働きは，リステリア・モノサイトゲネスという細胞内寄生細菌を感染させたマウスを用いた研究より明らかになった．一般的には，通常型樹状細胞より産生されたIL-12が$CD4^+$T細胞からのIFN-γの大量産生を誘導し，そのIFN-γがマクロファージの殺菌効果を高める．マウスの形質細胞様樹状細胞を人工的に欠失させて実験を行うと，通常型樹状細胞からのIL-12の産生は低下し，そのマウスはリステリア菌に感染しやすくなった．つまり，形質細胞様樹状細胞は通常型樹状細胞と相互作用することで，IL-12の産生を維持させていると考えられる．TLR-9を介して活性化した形質細胞様樹状細胞は，TNFファミリー膜貫通サイトカインであるCD40リガンド（CD40LまたはCD154）を発現するようになる．CD40リガンドは，活性化した通常型樹状細胞上に発現しているTNFファミリーレセプターであるCD40と結合する．この相互作用は通常型樹状細胞からの炎症性サイトカインIL-12の産生を維持させることができ，それによってIL-12が誘導するT細胞からのIFN-γ産生も増強することができる．また形質細胞様樹状細胞自身も，通常型樹状細胞に比べると少量ではあるがIL-12を産生することができる．

9-12 マクロファージはスカベンジャー細胞であり，病原体によって外来抗原をナイーブT細胞へと提示するように誘導される

T細胞に対して抗原提示能をもつ残り二つの細胞は，マクロファージとB細胞であるが，この二つの細胞と樹状細胞の抗原提示機能の間には重要な違いがある．マクロファージやB細胞がナイーブT細胞へと抗原を提示することはまずない．この二つの細胞はむしろ，通常型樹状細胞によってすでに感作されたT細胞に対して抗原を提示することで，そのT細胞のエフェクター機能やヘルパー機能を引き出す．またこの細胞間相互作用では，抗原提示細胞側にもシグナルが入り，マクロファージとB細胞自身のエフェクター機能も高められる．このようにして，細胞表面上の免疫グロブリンに結合した抗原によって活性化されたナイーブB細胞は，その抗原由来のペプチドをエフェクターT細胞に提示し力を借りることで，より効率よく抗体産生細胞へと分化できる．第3章で学んだように，感染に対する抗原非特異的な第一防御として先天的に備わっているファゴサイトーシスによって，多くの微生物が飲み込まれて分解される．一方で，病原体の中には，貪食細胞の殺菌作用に対する抵抗性を獲得するなどして，自然免疫による排除を回避する機序を発達させたものもいる．微生物を取り込んだが分解できなかったマクロファージは，抗原を提示することで適応免疫応答を引き出して自らの殺菌活性を高め，分解に抵抗性の病原体に対処する．これについては第11章でより詳しく考察する．

休止期のマクロファージは表面上にMHCクラスⅡ分子をほとんど発現しておらず，またB7はまったく発現していない．MHCクラスⅡ分子とB7の発現は，微生物を取り込み，それらの微生物関連分子パターン（MAMP）を認識することで誘導される．マクロファージは樹状細胞と同様に，微生物表面構成物に対するさまざまなレセプターをもつ（第3章参照）．デクチン-1やスカベンジャーレセプター，補体レセプターによって微生物が取り込まれると，それらはファゴソームで分解されて抗原提示されるペプチドとなる．その際に，病原体構成物がTLRによって認識されると，MHCクラスⅡ分子やB7の発現を誘導する細胞内シグナルが伝達される．しかし，通常型樹状細胞とは

異なり，組織常在性のマクロファージは一般的に遊走能をもたない．つまり，病原体によって活性化されてもリンパ組織中のT細胞領域へと遊走していかないのである．そのため，活性化したマクロファージでのMHCクラスⅡ分子と補助刺激分子の発現上昇は，樹状細胞によって開始されたT細胞応答を局所的に増幅させるために，予想以上に重要である可能性が高い．したがってこの機構は，感染部位に浸潤してくるエフェクターT細胞やメモリーT細胞の機能やその維持に重要であると考えられる．

組織に常在しているマクロファージに加えて，リンパ器官中にもマクロファージは観察される（図9.13）．そのマクロファージはリンパ節中のあらゆる箇所に存在しており，リンパ液が輸入リンパ管からリンパ組織へと流れ込んでくる辺縁洞や，リンパ組織外へ流出するリンパ液が血中に流れ込む前に集積する髄索にも存在している．しかしながら，それらのマクロファージはT細胞領域からは隔離されており，ナイーブT細胞を活性化する効率は悪い．むしろ，マクロファージのリンパ組織中での主な機能は，微生物や粒子状の抗原を捕捉し，それらが血中に流れ出ていくのを防ぐことであると考えられる．マクロファージはまた，アポトーシスしたリンパ球の除去にも重要である．

その他の組織中のマクロファージも，死細胞や死にかかっている細胞を継続的に取り除いている．その目的は，これらの死細胞が含む大量の自己抗原が，ナイーブT細胞活性化を起こさないように防ぐことである．例えば肝臓類洞のクッパー細胞や赤脾髄のマクロファージは，多数の死にかけの細胞を血中から取り除くことが主な役割である．クッパー細胞はMHCクラスⅡ分子の発現が低く，細菌由来のリポ多糖（LPS）を感知するTLR-4は発現していない．そのため，自身のエンドソームで大量の自己ペプチドを生産しているにもかかわらず，これらのマクロファージは自己免疫応答を起こしにくい．

9-13　B細胞は細胞表面の免疫グロブリンに結合する抗原を効率よくT細胞に提示する

B細胞は細胞膜上の抗原レセプターであるB細胞レセプター B-cell receptor (BCR)を介して，特定の可溶性抗原と結合するユニークな性質をもつ．BCRは，抗原と結合する構成物であり，膜結合型IgMでもあるため，結合した分子をレセプター介在性エンドサイトーシスによって非常に効率よく内部移行させる．抗原に蛋白質成分が含まれている場合には，B細胞は内部移行させた蛋白質をペプチドフラグメントにまで分解して，そのフラグメントをペプチド・MHCクラスⅡ複合体として提示する．この機序によってB細胞は，特異抗原が低濃度であったとしてもそれを飲み込んで，T細胞に対して提示することができる．さらにB細胞は恒常的に大量のMHCクラスⅡ分子を発現しているので，高密度の特異ペプチド・MHCクラスⅡ複合体をB細胞表面に発現できる（図9.18）．この抗原提示経路によってB細胞は，同じ抗原によって活性化されたCD4$^+$T細胞と特異的に相互作用することができる．この相互作用により，T細胞からのシグナルを受け取ったB細胞は，効率よく抗体産生細胞へと分化することができる．これについては第10章で考察する．

B細胞は通常は補助刺激分子を発現していないが，樹状細胞やマクロファージと同様に，微生物のさまざまな構成成分によってB7分子の発現が誘導されうる．実際に，B7.1は細菌のLPSで活性化されたB細胞に発現する蛋白質として最初に同定され，またB7.2は生体内においてはB細胞で主に発現している．可溶性蛋白質抗原は感染時にはそれほど豊富に存在しない．これは，細菌やウイルスなどの自然界の抗原は大半が粒子状であり，また多くの細菌毒素は細胞膜と結合して初めて発現するため，低濃度でしか溶液中に存在していないからである．しかし，自然界に存在する免疫原の中には，可溶性分子として体内に入るものがある．例えば，細菌毒素，吸血昆虫から注入される抗凝血物質，ヘビ毒，多くのアレルゲンなどがこれに相当する．それにもかかわらず，自然に起こる免疫反応において，可溶性抗原に対するT細胞の感作にはB細胞はあまり重要でないと考えられている．なぜなら組織樹状細胞もマクロピノサイトーシスによって可溶性抗原を取り込むことができるからである．組織樹状細胞は抗原特異的B細胞

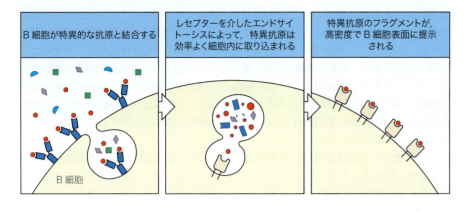

図9.18　B細胞は細胞表面の免疫グロブリンレセプターを使って，特異抗原を非常に効率よくT細胞に提示する

B細胞は，細胞表面の免疫グロブリンを介して特異抗原と結合した後，その複合体を細胞内に効率よく取り込む．特に，多くの毒素のように抗原が可溶性抗原であるときには効率がよい．取り込まれた抗原は，細胞内小胞で分解され，MHCクラスⅡ分子と結合する．この細胞内小胞は細胞表面へと運ばれ，そこで外来ペプチド・MHCクラスⅡ分子複合体がT細胞に認識される．抗原がそのBCRに対して特異的でない場合，取り込み効率は非常に低い．その結果，少量の蛋白質フラグメントがB細胞表面に提示されるのみとなる（図示していない）．

のようにこれらの抗原を濃縮することはできないが，抗原特異的ナイーブT細胞に出会うチャンスは，その抗原特異的レセプターをもつきわめて少数のB細胞よりはるかに多い．B細胞が対応するペプチド抗原を認識するT細胞に出会うチャンスは，ナイーブT細胞がリンパ組織において特異抗原を提示する樹状細胞に遭遇してクローン性の増殖を行うのと同時に，飛躍的に上昇する．

3種類の抗原提示細胞を図9.19で比較した．それぞれの細胞において，補助刺激分子の発現は，自己に対する免疫応答を回避しつつ，病原体に対して反応を誘発するように制御されている．

まとめ

適応免疫応答は二次リンパ器官において，ナイーブT細胞が活性化した抗原提示細胞に接触することによって始まる．二次リンパ器官は，循環しているリンパ球とそれらのターゲットである抗原が効率よく接触できるように特化した構造をもつ．末梢リンパ

	樹状細胞	マクロファージ	B細胞
抗原の取り込み	+++ 組織樹状細胞によるマクロピノサイトーシスまたはファゴサイトーシス	+++ マクロピノサイトーシス +++ ファゴサイトーシス	抗原特異的なレセプター（Ig）を介する ++++
MHC分子の発現	組織常在性の樹状細胞では低く，リンパ組織内の樹状細胞では高い	細菌やサイトカインによって誘導される − ～ +++	恒常的に発現している活性化によって増加 +++ ～ ++++
補助刺激の伝達	誘導性リンパ組織内の樹状細胞では高い ++++	誘導性 − ～ +++	誘導性 − ～ +++
局在	全身のいたるところ	リンパ組織　結合組織　体腔	リンパ組織　末梢血
効果	ナイーブT細胞の活性化	マクロファージの活性化	B細胞機能の補助

図9.19　さまざまな抗原提示細胞の性質

樹状細胞，マクロファージ，B細胞が外来抗原をT細胞に提示する主な細胞である．これらの細胞は，抗原の取り込み方法やMHCクラスⅡ発現，補助刺激分子の発現，効率よく提示する抗原の種類，体内での局在，細胞表面の接着分子（図示していない）などについてそれぞれ異なった性質をもつ．樹状細胞による抗原提示は，主にナイーブT細胞の活性化と，それに続く増殖と分化にかかわっている．マクロファージとB細胞はエフェクターT細胞へと抗原を提示することで，サイトカインや表面分子を介して自らの機能を補助するシグナルを受け取っている．

器官の形成と構築は TNF ファミリー蛋白質とそのレセプター (TNFR) によって制御されている．リンホトキシン β (LT-β) を発現しているリンパ組織誘導細胞 (LTi 細胞) と，LT-β レセプターを発現しているストローマ細胞が，胚発生期に相互作用することによってケモカイン産生が誘導されて，続いてリンパ節とパイエル板の形成が開始される．リンホトキシンを発現している B 細胞と，TNFR-I を発現している濾胞樹状細胞 (FDC) の間にも同様の相互作用があり，これによって脾臓とリンパ節の正常な構造が形成される．B 細胞と T 細胞はリンパ組織内の異なる領域に分布するが，これは特定のケモカインの作用による．

抗原特異的 T 細胞は少数ではあるが，病原体を取り込んだ抗原提示細胞を体内で効率よく探し出せるように，常にリンパ組織の再循環を繰り返しているので，さまざまな感染部位から抗原提示細胞により持ち込まれた抗原を検出することができる．ナイーブ T 細胞のリンパ器官への流入はケモカインレセプター CCR7 を介して起こる．CCR7 が結合するのは，二次リンパ組織中の T 細胞領域に存在するストローマ細胞から産生され，特殊な血管内皮細胞である HEV 上に提示される CCL21 である．ナイーブ T 細胞は，その表面上に発現している L-セレクチンを用いて，特殊な構造をもつ HEV の内皮上をローリングする．そこで CCL21 と接触して，ナイーブ T 細胞に発現するインテグリン LFA-1 が構造変化を起こし，小静脈内皮上に発現している ICAM-1 と高い親和性をもつようになる．この変化が，T 細胞と血管内皮の強い接着を引き起こし，その後血管外遊出，T 細胞領域への遊走と続いていく．そこで，ナイーブ T 細胞は抗原を取り込んだ樹状細胞と出会う．この樹状細胞は主に，通常型樹状細胞と形質細胞様樹状細胞という二つの群からなる．通常型樹状細胞は，病原体が侵入していないか持続的に末梢組織を探査し，またナイーブ T 細胞を活性化する役目も果たす．樹状細胞が TLR やその他のレセプターを介して病原体と接触すると，抗原処理と外来抗原由来ペプチド・MHC 複合体の生成を促進するシグナルが入る．TLR シグナルは樹状細胞の CCR7 発現も誘導し，これによって樹状細胞は二次リンパ器官中の T 細胞領域へと遊走する．そこで樹状細胞はナイーブ T 細胞に出会ってそれらを活性化する．

マクロファージと B 細胞も病原体に由来する微粒子状または可溶性の抗原を処理して，ペプチド・MHC 複合体として T 細胞に提示することができる．ナイーブ T 細胞への抗原提示は樹状細胞によって特異的に行われるが，マクロファージと B 細胞からの抗原提示はすでに活性化した抗原特異的 T 細胞からエフェクター活性を引き出すことに働いている．例えば，第 11 章で考察するように，マクロファージは飲み込んだ病原体からの抗原を提示することによって，IFN-γ 産生 $CD4^+$ T 細胞からの補助を引き出して，飲み込んだ病原体に対する自身の細胞内殺菌能を増強させる．B 細胞は T 細胞に抗原を提示することによって，自身の抗体産生やクラススイッチを引き起こす刺激を T 細胞から引き出す．これについては第 10 章のトピックとして詳しく説明する．これら 3 種類の抗原提示細胞すべてにおいて，補助刺激分子の発現は，感染病原体の存在を感知する自然免疫としての機能ももつレセプターからのシグナルによって誘導される．

病原体によって活性化した樹状細胞によるナイーブ T 細胞の感作

T 細胞応答は，成熟したナイーブ $CD4^+$ または $CD8^+$ T 細胞が，適合するペプチド・MHC リガンドを提示している抗原提示細胞と出会うことによって開始する．ここからは，ナイーブ T 細胞からのエフェクター T 細胞の発生について説明する．ナイーブ T 細胞の活性化と分化はしばしば**感作** priming と呼ばれるが，これは後の段階であるエフェクター T 細胞の標的細胞に対する応答や，すでに感作を受けたメモリー T 細胞が同じ抗原に再度曝露されたときの反応とは区別して考える必要がある．ナイーブ $CD8^+$ T 細胞が感作を受けると，病原体に感染した細胞を直接殺すことのできる細胞傷害性 T 細胞に分化していく．CD4 細胞は，感作の間に受け取るシグナルの性質に応じて，さまざまなエフェクタータイプに分化していく．CD4 エフェクター活性には細胞傷害性も含まれるが，多くの場合，特定のセットのサイトカインを分泌して標的細胞に作用し，

病原体の種類特異的な反応を引き起こさせることが主である．

9-14 ナイーブT細胞と抗原提示細胞の最初の相互作用は細胞接着分子を介する

ナイーブT細胞はリンパ節の皮質部分を移動しながら，出会った抗原提示細胞それぞれと一過性に相互作用する．活性化した樹状細胞は，その接着分子であるICAM-1とICAM-2，CD58と，T細胞側の接着分子であるLFA-1やCD2との結合を介して，ナイーブT細胞と非常に効率よく結合する（図9.20）．おそらくこれらの接着分子は相乗的に働いているため，それぞれの正確な役割を区別することは難しい．LFA-1を欠損するヒトのT細胞は正常に機能し，また遺伝子操作によるCD2遺伝子欠損マウスのT細胞も同様に正常である．これはLFA-1とCD2の機能がかなり重複していることを示唆している．

ナイーブT細胞が抗原提示細胞と一過性に相互作用している間，T細胞はそれぞれの抗原提示細胞上にある非常に多くのMHC分子上を，自分に合った特異的なペプチドがないか探索する．ナイーブT細胞が，それに対応する特異的抗原ペプチド・MHC複合体と出会うのはまれであるが，このイベントが起こるとTCRを介したシグナルによってLFA-1の形状が変化し，ICAM-1およびICAM-2との親和性が著しく上昇する．このLFA-1の形状変化は，CCR7を介するシグナルによってナイーブT細胞が二次リンパ器官へ遊走する際に起こる変化と同じである（9-6項参照）．LFA-1の形状変化により，抗原特異的T細胞と抗原提示細胞との結合が安定する（図9.21）．この結合は数日にわたり続き，その間にナイーブT細胞が増殖して生じた新たな細胞も抗原提示細胞に接着し，さらにエフェクターT細胞へと分化する．

しかしながらほとんどの場合，T細胞は抗原提示細胞に接着しても，特異抗原を認識するにいたらない．このような場合，T細胞は速やかに抗原提示細胞と解離して，次の出会いを求めてリンパ節内を移動し続け，最後には輸出リンパ管を通り血中に戻って循環を続ける．安定な結合と同様に，解離する際もT細胞と抗原提示細胞との間になんらかのシグナルが伝達されると考えられるが，詳しい機構はよくわかっていない．

9-15 抗原提示細胞はナイーブT細胞のクローン増殖と分化のためにいくつものシグナルを伝える

ナイーブT細胞の活性化について考察する際には，少なくとも三つの異なるシグナルについて考える必要がある（図9.22）．シグナル1は特異的ペプチド・MHC複合体とTCRとの相互作用より発生する．TCRが特異的なペプチド抗原を認識することは，ナイーブT細胞の活性化において最も重要である．しかしながら，CD4やCD8分子がそれ単独でリガンドと結合したとしても，T細胞に刺激が入り十分に増殖してエフェクターT細胞へと分化していくことはない．ナイーブT細胞の増殖と分化には，TCRシ

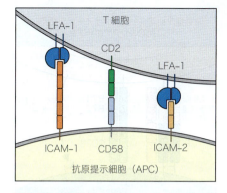

図9.20 免疫グロブリンスーパーファミリーに属する細胞表面分子は，リンパ球と抗原提示細胞の相互作用に重要である

T細胞が最初に抗原提示細胞に出会ったときに重要なのが，CD2と抗原提示細胞上のCD58との結合，およびそれと相乗的に働くLFA-1とICAM-1, -2との結合である．LFA-1は$\alpha_L\beta_2$インテグリンであり，CD11a/CD18のヘテロ二量体である．ICAM-1とICAM-2は，それぞれCD54とCD102としても知られている．

MOVIE 9.4

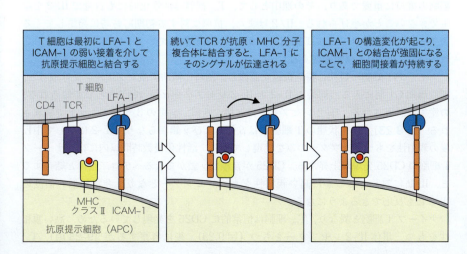

図9.21 T細胞と抗原提示細胞の一過性の接着は，特異抗原の認識によって安定な結合に変わる

T細胞が抗原提示細胞上の特異抗原に結合すると，その細胞間シグナルがTCRを介して細胞内に伝達され，LFA-1の形状が変化する．その結果LFA-1は，抗原提示細胞のICAM分子とより高い親和性で結合するようになる．図にはCD4$^+$T細胞の例を示している．

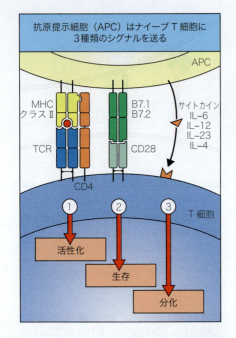

図 9.22 抗原提示細胞によるナイーブ T 細胞の活性化には，3 種類のシグナルが関係している

TCR が抗原提示細胞上の外来ペプチド・MHC 複合体と結合すると，図示するように CD4 分子も会合して，TCR 複合体から T 細胞内にシグナルが（矢印 1）伝達される．ナイーブ T 細胞が効率よく活性化されるには，さらに第二の補助刺激シグナル（矢印 2）が同じ抗原提示細胞（APC）から伝達される必要がある．この例では，T 細胞上の CD28 が，抗原提示細胞の B7 分子と結合してシグナル 2 を入れる．シグナル 2 の実際の効果はシグナル 1 を受け取った T 細胞の生存と増殖を高めることである．誘導性補助刺激分子（ICOS）および TNF レセプターファミリーも，補助刺激シグナルを伝える分子として知られている．CD4⁺T 細胞の場合は，抗原提示細胞から伝えられる第三のシグナル（矢印 3）の性質に応じて，異なるエフェクター反応を発揮するいくつかのエフェクターサブセットに分化する．サイトカインは，この T 細胞サブセット分化を方向付ける最も一般的な分子であるが，その他の分子による機構も存在する．

グナル以外に少なくとももう二つのシグナルがかかわっている．そのうちの片方は，T 細胞の生存と増殖を促す補助刺激シグナルである．もう一方は，異なる機能をもつエフェクター T 細胞サブセットのうち，どれか一つへと分化を誘導するサイトカインシグナルである．Notch リガンドなど，その他のシグナルもまたナイーブ T 細胞からエフェクター T 細胞への分化に寄与しているが，その影響は細胞系列特異的なサイトカインの影響に比べると小さいと考えられる．

最もよく研究されている補助刺激分子は B7 分子である．免疫グロブリンスーパーファミリーに属するこれらのホモ二量体分子は，樹状細胞のようにナイーブ T 細胞に増殖刺激を加える細胞表面にのみ限局して発現している（9–8 項）．T 細胞上の B7 のレセプターは CD28 であり，これもまた免疫グロブリンスーパーファミリーのメンバーである（7–21 項参照）．CD28 と B7 の結合はナイーブ T 細胞の最適なクローン増殖に必要であり，B7 分子を欠損させたり，B7 分子と CD28 の結合を実験的に阻害したりすると，T 細胞応答が阻害されることが報告されている．

9–16 活性化 T 細胞への CD28 依存性の補助刺激が T 細胞増殖因子 IL-2 と高親和性 IL-2 レセプターの発現を誘導する

ナイーブ T 細胞は休止状態の小リンパ球として存在しており，クロマチンは凝縮し，細胞質は乏しく，ただ少量の RNA と蛋白質の合成が行われているだけである．しかし，一度活性化されると細胞分裂サイクルに再び入って速やかに分裂増殖し，エフェクター T 細胞に抗原依存的に分化する多数の前駆細胞を生み出す．エフェクター T 細胞は，その表現型に従って多様なサイトカインを産生できるが，活性化時のナイーブ T 細胞は主に IL-2 サイトカインのみを産生する．*in vitro* の研究によって，IL-2 はナイーブ T 細胞の増殖に必要であると長らく考えられてきた．しかし *in vivo* の研究によると，IL-2 は T 細胞の増殖能と生存能を増強するが必要不可欠なわけでもなく，むしろ IL-2 のその他の機能の方がより重要である可能性が示唆されている．とりわけ，IL-2 は T_{reg} 細胞の維持に重要であり，その理由として，T_{reg} 細胞は活性化時にも自身で IL-2 を産生できないことが挙げられる．IL-2 はまた，抗原に対する初期応答時に発生してくるナイーブ T 細胞とメモリー T 細胞のバランスにも影響していると考えられている．これについては第 11 章で考察する．

ナイーブ T 細胞が最初に特異抗原を認識し，同時に補助刺激シグナルを受け取ると，細胞周期 G1 期に入る．同時に IL-2 と IL-2 レセプター α 鎖（CD25 として知られる）の産生が誘導される．IL-2 レセプターは α 鎖，β 鎖，γ 鎖の 3 サブユニットで構成される（図 9.23）．休止状態の T 細胞では β 鎖および γ 鎖からなり，IL-2 に対して中程度の親和性をもつレセプターのみを発現している．活性化後数時間以内には，ナイーブ T 細胞の CD25 発現が上昇する．CD25 が β 鎖と γ 鎖からなるヘテロ二量体と結合すると，IL-2 に対してはるかに高い親和性をもつレセプターとなり，非常に低い濃度の IL-2 にも反応できるようになる．

ナイーブ T 細胞と異なり，T_{reg} 細胞は恒常的に CD25 を発現しているため，高い親和性をもつ三量体 IL-2 レセプターをもつ（図 9.23）．後に考察するが（9–23 項），T_{reg}

図 9.23 高親和性 IL-2 レセプターは，3 鎖で構成され，活性化 T 細胞でのみ発現している

休止状態の T 細胞は，恒常的に β，γ 鎖を発現している．このレセプターは IL-2 に中程度の親和性を示す．活性化 T 細胞では，α 鎖の生合成が誘導され，ヘテロ三量体の高親和性レセプターが形成される．β および γ 鎖のアミノ酸配列は，細胞の成長や分化を制御する成長ホルモンやプロラクチンなどの細胞表面レセプターと相同性を示す．

細胞は高い親和性をもつIL-2レセプターを発現しているため，抗原への応答初期に利用可能となる限られた量のIL-2に対する結合という点で，低親和性のレセプターのみを発現しているT細胞を上回っていると考えられている．この方法によってTreg細胞は，他の細胞にとって利用可能となるIL-2の量を制限する役割を果たす．しかし，一度CD25の発現が上昇した活性化ナイーブT細胞は，高親和性のレセプターを形成するようになり，Treg細胞と競合してIL-2と結合するようになる．IL-2と結合すると，これらの活性化したナイーブT細胞には活性化と分化を促すシグナルが入るようになり，増殖能が高まる（図9.24）．この経路で活性化したT細胞は，1日あたり4回の分裂を行える状態が数日間続くことになり，一つの前駆細胞からであっても，同一の抗原レセプターをもった無数のクローン性子孫細胞を生み出すことができる．

TCRが抗原を認識すると，NFAT，AP-1，NFκBといった転写因子が誘導され，これらはIL-2遺伝子のプロモーター領域に結合して，その転写を活性化させる（7-14項，7-16項参照）．CD28を介する補助刺激シグナルは，IL-2産生において少なくとも三つの機構に寄与している．第一に，CD28シグナルはPI3キナーゼを活性化することで，AP-1やNFκBといった転写因子の産生を促し，これによってIL-2 mRNAの転写量を増加させる．しかしながら，IL-2を含む多くのサイトカインのmRNAは，3′末端の非翻訳領域に不安定化配列（AUUUAUUUA）をもつため，非常に短時間のうちに分解される．CD28シグナルは，不安定化配列の働きを抑制する蛋白質の発現を誘導することで，IL-2 mRNAの半減期を引き延ばし，結果としてIL-2の翻訳量をさらに増加させる．これが第二の機構である．第三の機構は，PI3キナーゼによるプロテインキナーゼAktの活性化であり（7-17項参照），これは細胞の増殖と生存を誘導するため，活性化T細胞からの全体的なIL-2産生を増加させる．

9-17 その他の補助刺激経路もT細胞の活性化に関係する

ナイーブT細胞がいったん活性化されると，CD28のほかにも補助刺激シグナルの持続あるいは修飾に関与する多くの蛋白質を発現するようになる．これらの補助刺激レセプターは一般的に，CD28ファミリーか，またはTNFレセプターファミリーに属する．

CD28関連の蛋白質も活性化T細胞で誘導され，T細胞応答の進行につれて補助刺激シグナルを修飾する．その一つはICOS（誘導性補助刺激分子 inducible co-stimulator）と呼ばれているもので，これはICOSリガンド（ICOSL，B7-H2）として知られるリガンドと結合する．ICOSLはB7.1やB7.2と構造的に類似する．またICOSLは，活性化樹状細胞，単球，B細胞において産生される．ICOSはCD28と同様にT細胞の増殖を促すが，IL-2産生は誘導しない．むしろ，CD4⁺T細胞が産生するIL-4やIFN-γなど他のサイトカインの発現を制御しているようである．ICOSはCD4⁺T細胞が，抗体のアイソタイプスイッチなどのB細胞応答に関与するヘルパーT細胞として機能するためにとりわけ重要である．またICOSは，リンパ濾胞中の胚中心に存在するT細胞で発現しており，ICOSを欠失したマウスでは胚中心が形成されず，抗体産生応答の著しい低下が観察される．

B7分子に対するもう一つのレセプターにはCTLA-4（CD152）があり，これはCD28とアミノ酸配列が類似している．CTLA-4はB7分子に対して，CD28の約20倍の強度で結合するが，T細胞の活性化ではなくむしろ抑制に働いている（図9.25）．CTLA-4は免疫レセプターチロシン抑制性モチーフ（ITIM）をもたないことから，抗原提示細胞が発現しているB7分子に対して，CD28と競合して結合することによって，T細胞活性化の阻害をしていると示唆される．活性化したナイーブT細胞はその表面にCTLA-4を発現するようになるため，活性化していないナイーブT細胞に比べて，抗原提示細胞からの刺激に対する感受性が低くなり，これによってIL-2産生に制限がかかる．このように，CTLA-4とB7との結合は，活性化T細胞が抗原やB7に応答して増殖するのを制限するために必須である．このことは，CTLA-4遺伝子を欠損したマウスで確認された．このマウスは胎生期に，リンパ球の過剰な成長を特徴とした疾患を発症する．CTLA-4とB7分子の結合を阻害する抗体の投与により，T細胞依存的な免

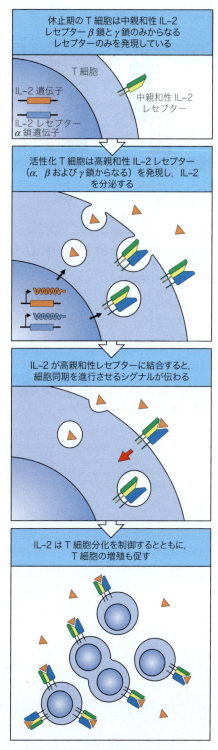

図9.24 活性化T細胞はIL-2を産生し，またこれに反応する

活性化したナイーブT細胞はIL-2を発現・分泌するようになり，また高親和性のIL-2レセプターを発現する．そのレセプターにIL-2が結合すると，T細胞の成長と分化が促進される．

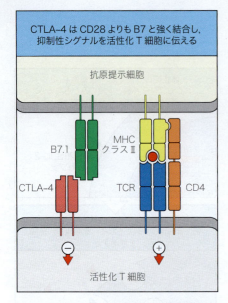

図 9.25　CTLA-4 は B7 分子の抑制性レセプターである

ナイーブ T 細胞は CD28 を発現しており，B7 と結合することによって補助刺激シグナルが供給されると（図 9.22），その生存と増殖が促進される．活性化した T 細胞では CTLA-4（CD152）の発現量が上昇する．CTLA-4 は B7 分子に対して CD28 よりも高い親和性をもつため，ほぼすべての B7 分子が CTLA-4 と結合するようになる．このようにして CTLA-4 は，T 細胞応答の増殖段階を制御するように働いている．

応答は劇的に増強する．

いくつかの TNF ファミリー分子もまた，補助刺激シグナルを伝達する．これらの分子はすべて，TNF レセプター関連因子（TRAF）依存的経路を介して NFκB を活性化し機能していると考えられている（7-23 項参照）．CD27 は恒常的にナイーブ T 細胞に発現しており，樹状細胞の CD70 と結合すると，活性化の初期段階にある T 細胞に強い補助刺激シグナルを伝える．CD40 は樹状細胞上に発現し，T 細胞上の CD40 リガンドと結合する．この際，T 細胞には活性化シグナルを伝えて，また樹状細胞には B7 分子のさらなる発現を誘導するという二方向性のシグナル伝達が起こり，T 細胞への増殖刺激は増幅する．CD40 と CD40 リガンドの結合が T 細胞応答を保持することは，CD40 リガンド欠損マウスで明らかになった．このマウスを免疫しても，抗原に対応する T 細胞のクローン増殖は初期段階から欠如する．T 細胞上の分子 4-1BB（CD137）と，そのリガンドであり活性化樹状細胞やマクロファージ，B 細胞に発現している 4-1BBL も，TNF ファミリーに属する補助刺激分子である．CD40・CD40L と同様に，この 4-1BB・4-1BBL 間の作用も二方向性であり，T 細胞と抗原提示細胞の両方に活性化シグナルを伝える．このような相互作用は，T 細胞と抗原提示細胞の「対話」と表現されることもある．また，この他の補助刺激分子のペアとして，OX40 と OX40L というレセプターとリガンドが知られており，それぞれ活性化 T 細胞と樹状細胞に発現している．OX40 を欠損したマウスでは，ウイルス感染に対する $CD4^+$ T 細胞増殖の低下が確認されており，これは，OX40 が T 細胞の生存と増殖を促すことによって，進行中の T 細胞応答を維持させる働きをもつことを示している．

9-18　増殖している T 細胞は，補助刺激因子を必要としないエフェクター T 細胞へと分化する

ナイーブ T 細胞の活性化に続く 4〜5 日間の急速な細胞増殖期の間に，T 細胞はエフェクター T 細胞へと分化して，特異抗原に再び出会った際に特化したヘルパー機能や細胞傷害機能を発揮するのに必要な分子の発現能を獲得していく．エフェクター T 細胞が，ナイーブ T 細胞とはっきり異なっている点はほかにもある．その中で最も重要なものは，活性化のために必要とするものの変化である．いったんエフェクター T 細胞へと分化した T 細胞は，特異抗原を認識すると補助刺激シグナルがなくとも免疫反応を起こす（図 9.26）．この変化は細胞傷害性 $CD8^+$ T 細胞について考えると理解しやすい．なぜならこの細胞は，補助刺激分子の発現とは関係なく，ウイルスが感染したすべての細胞を攻撃しなくてはならないからである．しかしながら，この特徴は $CD4^+$ T 細胞のエフェクター機能にとっても重要である．なぜならエフェクター $CD4^+$ T 細胞は，抗原を取り込んだ B 細胞やマクロファージが初めから補助刺激分子を発現していない場合でも，それらを活性化する必要があるからである．

エフェクター T 細胞の変化は細胞接着分子やレセプターの発現にも現れる．まずエフェクター T 細胞は細胞表面に L-セレクチンを発現しなくなるので，リンパ節内を循環しない．しかしその代わりに，P- または E-セレクチンのリガンドとして作用できるグリカン［例えば，P-セレクチン糖蛋白質リガンド-1（PSGL-1）］などを発現するため，P- または E-セレクチンの発現が上昇している炎症部位の血管内皮細胞上をローリングするようになり，エフェクター T 細胞は炎症部位へと浸潤していける．エフェクター T 細胞はまた，ナイーブ T 細胞よりも LFA-1 と CD2 を強く発現している．これに加えて，インテグリン VLA-4 も発現しているため，接着分子 VCAM-1 を発現している炎症局所の血管内皮細胞と結合することができる．これによってエフェクター T 細胞は血流を抜け出して感染部位に浸潤し，そこで局所免疫応答を制御することができる．T 細胞表面に起こるこれらの変化は図 9.27 にまとめてあり，第 11 章でも詳しく説明する．

9-19　$CD8^+$ T 細胞は異なった方向に活性化され細胞傷害性エフェクター細胞となる

ナイーブ T 細胞は，細胞表面に CD8 を発現する群と CD4 を発現する群の二つに大

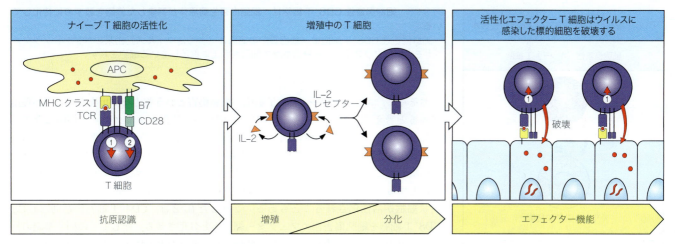

図 9.26 エフェクター T 細胞は補助刺激なしで標的細胞に応答できる

　ナイーブ T 細胞が抗原提示細胞上の特異抗原を認識して，その活性化に必要な 2 種類のシグナル（左図の矢印 1，2）を受け取ると，その細胞は IL-2 を産生し，また IL-2 に応答するようになる．IL-2 シグナルはクローン増殖を促し，またエフェクター T 細胞状態への分化にも寄与する（中央図）．いったんエフェクター T 細胞に分化すると，特異抗原による刺激のみでそのエフェクター作用を発揮できるようになり，補助刺激分子によるシグナルは必要としない．そのため，図示されているように，細胞傷害性 T 細胞は，補助刺激分子を発現していない細胞であっても，ウイルスに感染した細胞であればすべて殺すことができる．

別される．CD8$^+$ T 細胞はすべて細胞傷害性 CD8$^+$ T 細胞（細胞傷害性リンパ球，CTL と呼ばれることもある）へと分化して，標的細胞を殺すようになる（図 9.28）．細胞傷害性 CD8$^+$ T 細胞は，細胞内寄生病原体，とりわけウイルスに対する生体防御という点で重要である．ウイルスに感染した細胞は，ウイルス蛋白質のフラグメントをペプチド・MHC クラス I 複合体という形で細胞表面上に提示して，その複合体が細胞傷害性 T 細胞に認識される．

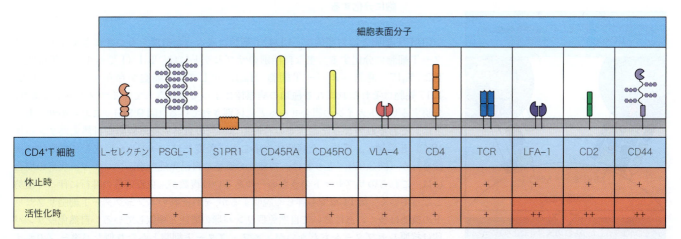

CD4$^+$ T 細胞	L-セレクチン	PSGL-1	S1PR1	CD45RA	CD45RO	VLA-4	CD4	TCR	LFA-1	CD2	CD44
休止時	++	−	+	+	−	−	+	+	+	+	+
活性化時	−	+	−	−	+	+	+	+	++	++	++

図 9.27 T 細胞の活性化に伴いその細胞表面分子の発現は変化する

　ここでは CD4$^+$ T 細胞の例を図示する．休止状態のナイーブ T 細胞は，リンパ節へのホーミングに必要な L-セレクチンを発現しているが，CD2 や LFA-1 などの他の細胞接着分子の発現レベルは比較的低い．活性化が起きると，L-セレクチンの発現はなくなり，代わりに P-，E-セレクチンに対するリガンド（例えば PSGL-1）の発現が誘導される．これによって活性化 T 細胞は，P-，E-セレクチンを発現している炎症部位の血管内皮上をローリングすることができる．またインテグリン LFA-1 の産生量も増加し，LFA-1 は活性化されるとそのリガンドである ICAM-1 や ICAM-2 と結合する．活性化して初めて発現してくるインテグリンの一種 VLA-4 は，T 細胞が炎症部位の血管内皮細胞上に停止する際に重要で，活性化 T 細胞が感染病原体と遭遇できるよう炎症末梢組織へと確実に浸潤するための手助けをする．また活性化 T 細胞は接着分子である CD2 と CD44 を高密度に発現することで，標的細胞との結合強度を高めている．CD45 遺伝子の mRNA の選択的スプライシングにより，活性化 T 細胞で発現する CD45 のアイソフォームには変化が生じる．活性化 T 細胞では CD45RO アイソフォームが発現するようになり，これは TCR や CD4 と相互作用する．この変化により，T 細胞は低濃度のペプチド抗原・MHC 分子複合体にも敏感に反応するようになる．休止期ナイーブ T 細胞で発現しているスフィンゴシン 1-リン酸レセプター 1（S1PR1）は，活性化されない細胞がリンパ組織から出ていくのに重要である（図 9.11）．活性化後の数日間は S1PR1 の発現が低下しているので，活性化 T 細胞が増殖・分化している間は，リンパ組織外への流出が起きない．数日後，S1PR1 が再度発現してくるので，エフェクター T 細胞はリンパ組織から出ていけるようになる．

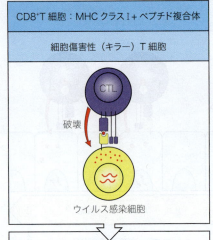

図9.28 細胞傷害性 CD8⁺T 細胞は，細胞内寄生病原体が感染した細胞を殺すのに特化している

細胞傷害性 CD8⁺T 細胞は，細胞質中の病原体（多くはウイルス）由来のペプチドフラグメントを MHC クラスⅠ分子と結合させて細胞表面上に提示している細胞を殺す．

おそらく，エフェクター CD8⁺T 細胞が細胞傷害という強力な作用をもつことが理由であると考えられるが，ナイーブ CD8⁺T 細胞が活性化エフェクター T 細胞になるためにはナイーブ CD4⁺T 細胞に比べてより強い補助刺激シグナルが必要である．この必要条件を満たす強い補助刺激シグナルを得る方法は 2 通りある．より単純なのは活性化樹状細胞による感作であり，それは活性化樹状細胞が元来もつ高い補助刺激活性を拠り所とする．ウイルスの感染時には，CD8⁺T 細胞から直接 IL-2 産生を誘導するほどに，樹状細胞が活性化されることもある．こうした IL-2 は，CD4⁺T 細胞の補助なしに，CD8⁺T 細胞を細胞傷害性エフェクター細胞へと分化させる．そしてこの樹状細胞の性質は，第 16 章でも考察するように，腫瘍に対する細胞傷害性 T 細胞反応を生み出すのに利用されている．

しかしほとんどのウイルス感染時において，CD8⁺T 細胞の活性化には，CD4⁺T 細胞から供給される追加の補助が必要である．抗原提示細胞によって提示された抗原を認識した CD4⁺T 細胞は，抗原提示細胞をさらに活性化させることで，同じ種類の抗原を認識するナイーブ CD8⁺T 細胞の活性化を増幅させることができる（図 9.29）．最初に，樹状細胞に発現した B7 が，CD4⁺T 細胞に働きかけて IL-2 や CD40 リガンドを発現させる（9-16 項，9-17 項）．CD40 リガンドは樹状細胞上の CD40 と結合すると，樹状細胞上の B7 と 4-1BBL の発現を増強させるさらなるシグナルを伝える．次に，B7 と 4-1BBL はナイーブ CD8⁺T 細胞に対して，さらなる補助刺激を与える．活性化した CD4⁺T 細胞から産生される IL-2 もまた，エフェクター CD8⁺T 細胞への分化を促進する働きをもつ．

9-20　CD4⁺T 細胞は機能的に異なったいくつかのサブセットのエフェクター T 細胞に分化する

CD8⁺T 細胞とは対照的に，CD4⁺T 細胞は異なった機能をもつさまざまなエフェクター T 細胞に分化する．主な機能別のサブセットには，T_H1（1 型ヘルパー T 細胞），T_H2，T_H17，濾胞ヘルパー T 細胞（T_{FH}），そして T_{reg} 細胞が存在する．T_H1，T_H2，T_H17 細胞はそれぞれ異なる種類の病原体によって誘導されてくるサブセットであり，分泌するサイトカインの組合せをもとに区別されている（図 9.30）．これらのサブセットは，それぞれ異なった組合せの骨髄単球系の自然免疫系細胞や自然免疫リンパ球（ILC）と協働し，感染した病原体に応じた「免疫モジュール」を形成して病原体の排除を行う（図 3.37）．とりわけ，持続性の感染や自己免疫疾患，アレルギー疾患の場合には，これらのサブセットのうちの一つあるいは複数が，免疫応答の進行に伴って優勢となっていく．第 11 章でも詳しく説明するが，それぞれのエフェクター T 細胞サブセットの機能は多くの点において自然免疫リンパ球の機能と類似している．自然免疫リンパ球は抗原レセプターをもたないが，エフェクター T 細胞とかなり似たパターンのサイトカインやサイトトキシン産生を行う．

最初に明らかとなった CD4⁺T 細胞サブセットは，その名前からもわかるように，T_H1 と T_H2 サブセットである．T_H1 細胞は IFN-γ の産生を特徴としており，一方で

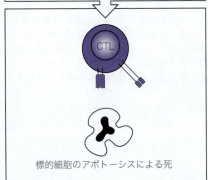

図9.29 CD8⁺T 細胞応答の多くは CD4⁺T 細胞を必要とする

CD8⁺T 細胞が，補助刺激活性の弱い抗原提示細胞（APC）上の抗原を認識した場合，同一の APC に結合している CD4⁺T 細胞が存在するときのみ活性化されると考えられる．この現象がみられるのは，エフェクター CD4⁺T 細胞が APC 上の抗原を認識し，APC の補助刺激活性を上昇させるときである．さらに，CD4⁺T 細胞が IL-2 を大量に産生する結果，CD8⁺T 細胞が増殖する．また，活性化した CD8⁺T 細胞自身が IL-2 を産生するようになる可能性もある．

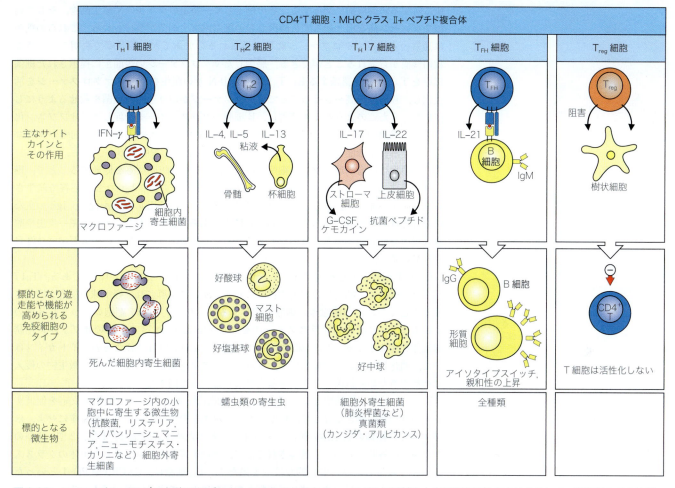

図 9.30 エフェクター CD4⁺T 細胞のサブセットはそれぞれ異なる種類の病原体を排除するために，異なる種類の標的細胞を補助することに特化している

感染した細胞を直接攻撃することで病原体を排除する CD8⁺T 細胞とは異なり，CD4⁺T 細胞は一般的に，病原体を排除する他の細胞のエフェクター機能を増強している．CD4⁺T 細胞によって補助される細胞には，自然免疫系の細胞や，T_FH 細胞の場合であれば抗原特異的 B 細胞なども含まれる．T_H1 細胞（第 1 図）は IFN-γ などを産生して，マクロファージを活性化することで，さらに効率よくマクロファージが細胞内の微生物を破壊できるようにする．T_H2 細胞（第 2 図）が産生するサイトカインは，好酸球（IL-5）やマスト細胞，好塩基球（IL-4）を呼び寄せてさらに活性化したり，また寄生虫を排除するための粘膜表面の免疫バリア機能を増強したりする(IL-13)．T_H17 細胞（第 3 図）が産生する IL-17 ファミリーサイトカインは，感染局所の上皮細胞やストローマ細胞に働きかけて好中球を呼び寄せるケモカインの産生を促す．T_H17 細胞はまた IL-22 も産生するが，これは IL-17 と協働してバリア領域の上皮細胞を活性化させることで，殺菌能のある抗菌ペプチドを産生させる．T_FH 細胞（第 4 図）は共通した抗原を認識することでナイーブ B 細胞と相互作用し，B 細胞濾胞において胚中心反応を促進する．T_FH 細胞は他のサブセットの特徴をもつサイトカイン産生を行うことで，異なる種類の病原体に対して引き起こされる 1, 2, 3 型いずれの免疫応答にも参加する．まず 1 型応答において，IFN-γ を産生する T_FH 細胞は B 細胞を活性化し，特定の IgG サブクラスに属する（ヒトでは IgG1 と IgG3，マウスではそのホモログである IgG2a と IgG2b）強力なオプソニン化誘導抗体を産生させる．2 型応答においては，IL-4 を産生する T_FH 細胞が，B 細胞の分化と免疫グロブリン IgE 産生を誘導している．IgE は，マスト細胞や好塩基球が顆粒小胞を放出する際に重要な役割を果たす．IL-17 を産生する T_FH 細胞は，3 型/T_H17 関連免疫応答において，細胞外寄生病原体へと結合するオプソニン化誘導抗体の産生に重要であると考えられる．T_reg 細胞（第 5 図）は，T 細胞や自然免疫系細胞の活性を抑えて，免疫反応時に自己免疫疾患が発生することを防いでいる．

T_H2 細胞は IL-4，IL-5，IL-13 の産生によって特徴付けられる．T_H17 細胞は名付けられた理由でもあるように，IL-17A と IL-17F を産生する．また T_H17 細胞は IL-22 も産生する．T_FH 細胞は，T_H1 や T_H2，T_H17 細胞，それぞれに対応して発生し，B 細胞に働きかけて免疫反応のタイプに応じた免疫グロブリンアイソタイプへのクラススイッチを誘導する．異なるアイソタイプの免疫グロブリンは，異なるタイプの Fc レセプターによって認識され，Fc レセプターの発現パターンは細胞種によって異なるので，結果として異なるタイプの自然免疫系の細胞を引き寄せることになる．T_reg 細胞は免疫抑制能をもち，認識した抗原の除去ではなく，むしろそれに対する免疫寛容を誘導する．

T_H1 細胞は，マクロファージ内でも生存したり自己複製したりできる微生物による感

染に対する防御機構に関与する．その例として，特定のウイルスや原生動物，そして結核やハンセン病を引き起こす抗酸菌などの細胞内寄生細菌が挙げられる．これらの細菌は通常の方法でマクロファージに取り込まれるのであるが，第3章で説明したような殺菌機構から逃れることができる．感染したマクロファージの表面上に提示された細菌抗原をT_H1細胞が認識すると，T_H1細胞はIFN-γの産生を介してマクロファージを活性化し，殺菌能を高めさせることでマクロファージが取り込んだ細菌を殺せるようにしている．またこのような1型応答は，B細胞のクラススイッチを促して，オプソニン化誘導IgG抗体（マウスではIgG2a）が産生されやすいようにする．T_H1細胞のマクロファージ活性化機能については，第11章でさらに詳しく説明する．

T_H2細胞は好塩基球，マスト細胞，IgEなどを介して防御反応を促進することで，細胞外の寄生虫，とりわけ蠕虫類による感染を制御する．このような2型応答で産生されるサイトカインは，B細胞のクラススイッチを誘導しIgEの産生を促す．IgEの主な役割は先述のとおり寄生虫感染に対する防御である．IgEはまた，アレルギー疾患や喘息疾患の発症と関係のある抗体でもあるため，T_H2分化はその観点からも医学的に注目されている．

$CD4^+T$細胞の主たるエフェクターサブセットのうちの三つ目はT_H17である．T_H17細胞は一般的に，細胞外の細菌や真菌に対する反応で誘導され，好中球の反応を増幅させることでそれらの病原体の排除に関与する（図9.30）．T_H17細胞の，つまり3型の応答もまた，B細胞のクラススイッチを促し，IgG2やIgG3クラスのオプソニン化誘導抗体を産生させる．T_H17細胞から産生されるIL-17やIL-22などのサイトカインはまた，消化管や気道，泌尿生殖器，皮膚のバリア上皮細胞を活性化して，微生物の侵入に抵抗するための抗菌ペプチドを産生させるといった働きもする．

T_H1，T_H2，T_H17細胞とは対照的に，T_{FH}細胞は，B細胞による胚中心反応を促進するという独自の働きを介して，病原体がどのタイプの免疫応答を引き起こすにせよ，ほぼすべての種類の病原体の排除に関与する．そのためT_{FH}細胞は，1型，2型，3型のどの免疫応答時においても誘導されてきて，免疫応答のタイプに応じた抗体のクラススイッチと産生の誘導に中心的な役割を果たす．T_{FH}細胞は，CXCR5やPD-1といった特定のマーカーの発現や，リンパ濾胞への局在によって主に特徴付けられる．

T_{FH}細胞の発見以前は，どのエフェクター$CD4^+T$細胞サブセットがB細胞の機能を補助するのかという議論が盛んに行われていた．もともと，この役割は主にT_H2細胞の機能であるという考えが主流であったが，今ではT_H1，T_H2，T_H17細胞よりもむしろT_{FH}細胞こそが，リンパ濾胞内でB細胞を補助し，高親和性の抗体産生を誘導する主たるエフェクターT細胞であると考えられている．とはいうものの，やはりT_{FH}細胞は1，2，3型応答の構成因子として発生し，T_H1，T_H2，T_H17細胞の系列特異的なサイトカインを分泌することで，ナイーブB細胞を分化させ，免疫反応の型に応じた抗体へのクラススイッチを誘導する．このことにより，B細胞が感染時にどのようにして補助を受け取り，T_H2サイトカイン存在下でIgE産生へとスイッチするのか，あるいはT_H1サイトカインの存在下ではIgG2aなどの他のアイソタイプにもスイッチするのかを説明することができる．このように，T_{FH}細胞とその他のCD4サブセットの発生の関係性はいまだに活発な研究が行われているが，T_{FH}細胞がリンパ組織に留まってB細胞を補助することに特化しているエフェクターT細胞であり，他のサブセットとはっきりと区別できる一群であることは確かであると思われる．T_{FH}細胞のより詳細なヘルパー機能については第10章，第11章で再び考察する．

これまでに紹介したエフェクターT細胞はすべて，標的細胞を活性化させて体内からの病原体排除を補助する反応に関与している．実は異なる機能をもつ$CD4^+T$細胞も存在する．それに該当するのが，T細胞反応の活性化ではなく，むしろ抑制の機能をもつ，T_{reg}細胞と呼ばれるサブセットである．このため，T_{reg}細胞は免疫応答を抑制し，自己免疫疾患を防ぐ役割をもつ．現在，主に二つのT_{reg}細胞サブセットが知られている．一つのサブセットは，胸腺内ですでにT_{reg}細胞として運命付けられており，内在性あるいは胸腺由来のT_{reg}細胞（nT_{reg}あるいはtT_{reg}，8-26項参照）としても知られている．もう一つのT_{reg}サブセットは，末梢において特定の環境条件のもと，ナイーブ$CD4^+T$

細胞から分化してくる．このサブセットは誘導性あるいは末梢由来の T_{reg} 細胞（iT_{reg} あるいは pT_{reg}）として知られている．これらの細胞については，9-23項でより詳しく説明する．

9-21 サイトカインはナイーブ $CD4^+$ T 細胞を異なるエフェクター分化経路へと誘導する

前項で $CD4^+$ T 細胞サブセットの種類とその機能について簡単に記載したので，次はナイーブ T 細胞からそれらの細胞がどのようにして分化してくるかを説明する．ナイーブ $CD4^+$ T 細胞がどのサブセットへ分化するかは，大部分が初期感作期に運命決定される．この決定は局所環境のシグナルによって制御されているが，そのシグナルを供給するのは，T 細胞を感作した抗原提示細胞か，病原体によって活性化されたその他の自然免疫系細胞のどちらかである．これまで説明してきたとおり，ナイーブ $CD4^+$ T 細胞からの分化の主たる運命決定要因は，感作時に T 細胞が TCR シグナルや補助刺激シグナルと同時に受け取る，系列誘導性のサイトカインの組合せとバランスである．ナイーブ $CD4^+$ T 細胞から発生してくる主たる五つのサブセット——T_H1，T_H2，T_H17，T_{FH}，さらに誘導性の T_{reg} 細胞（iT_{reg}）——は，それらの形成を誘導する異なるシグナルや，分化を促進する異なる転写因子，そしてそれぞれの性質を決定する特異的なサイトカインや表面マーカーと密接に関連している（図9.31，9.32）．

ナイーブ T 細胞の活性化初期段階に，IFN-γ と IL-12 といったサイトカインが多く存在していると，T_H1 細胞への分化が誘導されてくる．3-16項でも説明したが，IFN-γ や IL-12 を含む，重要なサイトカインの多くは JAK-STAT 細胞内シグナル経路を刺激することで，特定の遺伝子ネットワークの活性化を引き起こす．サイトカインの種類が異なると，JAK-STAT ファミリーの異なるメンバーが刺激される．それぞれのエフェクター分化経路は異なる STAT 活性化パターンに依存している．このパターンはそれぞれの系列特異的なサイトカインによって引き起こされて，成熟したエフェクター T 細胞の遺伝子発現プロファイルをもたらす系列特異的な転写因子ネットワークを起動する（図9.32）．T_H1 の分化には STAT1 と STAT4 が重要であり，感染初期に自然免疫系細胞から産生されるインターフェロン（IFN-α や IFN-β などの1型，または IFN-γ といった2型）や IL-12 は，それぞれ前者と後者をこの順で活性化する．活性化した NK 細胞などの1型自然免疫リンパ球も，IFN-γ の重要な産生源となる可能性がある．T_H1 細胞自身も IFN-γ を産生するため，T_H1 細胞への分化をさらに増強するような正のフィードバックループが形成されることになる．

活性化したナイーブ $CD4^+$ T 細胞で誘導されるインターフェロンによる STAT1 の活性化は，別の転写因子である T-bet の発現を誘導して，IFN-γ の遺伝子や，IL-12 レセプターの構成要素である IL-12Rβ2（もう一つの構成要素である IL-12Rβ1 はナイーブ T 細胞上にすでに発現している）の遺伝子に働きかけて発現を上昇させる．このような変化の起きた T 細胞では T_H1 細胞への分化のプログラムが開始し，樹状細胞やマ

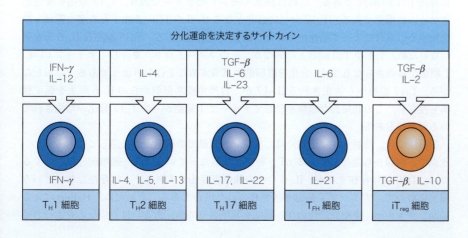

図 9.31 サイトカインは，エフェクター $CD4^+$ T 細胞の分化という選択的なプログラムの主な決定要因である

主に樹状細胞からなる抗原提示細胞は，その他の自然免疫系細胞と同様に，種々のサイトカインを産生してナイーブ $CD4^+$ T 細胞を異なるサブセットへと分化させることができる．どの病原体に曝露されるかなどの環境条件により，病原体のセンサーとして働く自然免疫系の細胞から産生されるサイトカインの種類が決まる．T_H1 細胞は IFN-γ と IL-12 の連続したシグナルに応答して分化してくる．一方で，T_H2 細胞は IL-4 に応答して分化する．樹状細胞から産生される IL-6 は，形質転換増殖因子（TGF-β）と協働して T_H17 細胞の分化を誘導する．T_H17 細胞は分化に伴い IL-23 レセプターの発現を上昇させるので，IL-23 に応答できるようになっていく．IL-6 は T_{FH} 細胞の分化にも必要であるが，その他どのシグナルがナイーブ T 細胞から T_{FH} 細胞への分化に必要であるかは現在でも明らかになっていない．病原体が存在しない場合には，TGF-β と IL-2 は産生されてくるが IL-6 は産生されないため，iT_{reg} 細胞への分化が誘導される．

図9.32 転写因子であるSTATファミリーのそれぞれのメンバーは，CD4⁺T細胞の各サブセットへの分化を決定するサイトカインのすぐ下流で作用する

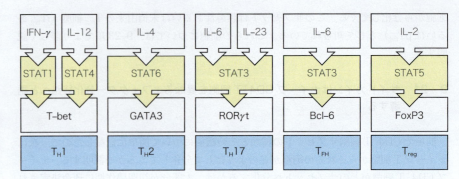

　T_H17細胞とiT_reg細胞の分化にかかわるTGF-βは例外となるが，異なるエフェクターT細胞の分化を誘導するサイトカインは，転写因子であるSTATファミリーの異なるメンバーを活性化する．抗原によって活性化されたナイーブCD4⁺T細胞上のそれぞれのレセプターにIFN-γとIL-12が順に結合することによって，STAT1とSTAT4が連続的に活性化されることがT_H1細胞の分化には必要である．これらのSTAT因子はT-betの発現を誘導し，T-betはその後，それらのSTATと協働してT_H1細胞分化を引き起こす．T_H2細胞の分化は，IL-4レセプターシグナルの下流に存在するSTAT6の活性化に依存している．STAT6はGATA3の発現量を増加させ，その後GATA3はSTAT6と協働してT_H2細胞の分化を引き起こす．IL-6はSTAT3を活性化させ，これとTGF-βがともに働くことで，RORγtの発現とT_H17細胞の分化が誘導される．IL-23はT_H17細胞の分化過程の後半で働き，STAT3を活性化させることでT_H17細胞分化プログラムを維持したり，増幅させたりする．STAT因子によるT_FH細胞の分化制御についてはまだ完全に理解されていないが，Bcl-6発現の上流にあるSTAT3の働きが重要であることはわかっている．IL-2によるSTAT5の活性化はiT_reg細胞の分化に重要であり，FoxP3発現を上流で制御する．

クロファージから産生されるIL-12によってSTAT4シグナルが誘導されると，分化プログラムはさらに加速する．STAT4はT-betの発現をさらに上昇させることで，T_H1への分化を完成させる．T_H1分化において中心的な役割を果たしているため，T-betはT_H1細胞分化のマスター制御因子と表現されることもある．

　T_H2分化にはIL-4が必要である．抗原によって活性化されたナイーブT細胞がIL-4と出会うと，そのレセプターはSTAT6を活性化して，転写因子であるGATA3の発現を上昇させる．GATA3は，T_H2細胞から産生されるIL-4やIL-13などのサイトカインをコードする遺伝子の強力な活性化因子である．GATA3は自身の発現も誘導するため，細胞の内在的な正のフィードバックを介して，T_H2分化を安定化する．T_H2応答を引き起こすIL-4が，最初にどこから供給されるかは長らく議論されてきた．好酸球や好塩基球，マスト細胞がキチンによって活性化されると大量のIL-4を産生するため，これらは有力な候補である．キチンは昆虫や甲殻類と同様に，蠕虫類の寄生虫ももっている多糖体であり，T_H2応答を誘導することが知られている．キチンを投与したマウスでは，組織に好酸球や好塩基球が集積し，活性化されIL-4を産生する．ヒトにおいては2型自然免疫リンパ球もIL-4を産生できるため，まだ証明はされていないが，自然免疫リンパ球がT_H2分化に寄与している可能性も示唆される．なんらかの自然免疫系細胞がIL-4を産生し，T_H2分化に寄与することは明らかであるが，その細胞は抗原次第で変わるものであると考えられる．活性化したT_H1細胞からのIFN-γ産生が，T_H1分化の正のフィードバックを起こすのと同様に，活性化したT_H2細胞から産生されるIL-4も，ナイーブT細胞からのT_H2分化を増幅させているのかもしれない．

　ナイーブCD4⁺T細胞の活性化時に，IL-6と形質転換増殖因子（TGF）-βが多く存在する環境下では，T_H17細胞が分化してくる（図9.31，図9.32）．T_H17細胞の分化には，IL-6シグナルによって活性化されるSTAT3の働きが不可欠である．分化途上のT_H17細胞は，T_H1細胞に特徴的なIL-12レセプターではなく，IL-23のレセプターを発現するようになる．このため，効率的なT_H1応答にIL-12が必要であるのと同様に，T_H17細胞がさらにエフェクター活性を拡張・進展させるためにはIL-23が必要であると思われる（図9.31，図9.32）．T_H17細胞分化に特徴的な転写因子，つまりマスター転写因子はRORγtである．これは核ホルモンレセプターであり，T_H17分化を安定化させるのに重要である．T_H17分化に必要となるIL-6やTGF-βの主たる産生源は，微生物やその成分によって活性化された自然免疫系細胞である．T_H17細胞はIL-6を産生しないため，T_H1やT_H2細胞とは異なり，正のフィードバックを介してナイーブCD4⁺T細胞からのさらなるT_H17分化を直接的に誘導することはないようである．しかしながら，T_H17細胞から産生されるIL-17が，自然免疫系細胞からのIL-6産生を促す機構も存在し，この間接的な機構を介してナイーブT細胞からのT_H17分化が増強されている可能性もある．

　誘導性のT_reg細胞（iT_reg細胞）は二次リンパ組織での抗原認識を通して発生するという点で，胸腺から発生してくるnT_reg細胞とは異なっている．iT_reg細胞が分化してくるのは，TGF-βは存在するが，IL-6やその他の炎症性サイトカインは存在しないという環境において，ナイーブT細胞が活性化された場合である．そのため，TGF-βによる補助シグナルが，免疫抑制性のT_reg細胞を発生させるか，あるいは炎症反応を進行させ

免疫応答を誘導する T_H17 細胞を発生させるかは，IL-6 の有無によって決まるのである（図9.33）．自然免疫系細胞からの IL-6 産生は病原体の有無によって制御されており，それは病原体の生成物によって IL-6 産生が促進されるためである．病原体が存在しない場合には，IL-6 産生レベルは低く，免疫抑制性の T_{reg} 細胞の方が分化しやすい状態となり，望まれない免疫反応は抑制されるようになる．nT_{reg} 細胞と同様に iT_{reg} 細胞も，転写因子 FoxP3 と細胞表面上の CD25 の発現によって定義づけられており，iT_{reg} 細胞と nT_{reg} 細胞は機能的には同一であると考えられる．iT_{reg} 細胞と nT_{reg} 細胞は両方とも，TGF-β や IL-10 を産生でき，これらは免疫応答や炎症を抑制するため，さらなる iT_{reg} 細胞の分化を促進している機構が存在する可能性もある．

T_{FH} 細胞はここまでに説明してきたサブセットとは異なり，in vitro では効率よく分化してこない．つまり T_{FH} 細胞の分化に必要な要素はまだ十分に理解されていないのである．T_{FH} 分化には IL-6 が重要であると考えられているが，T_{FH} サブセットの制御に関しては大部分が不明のままである．T_{FH} 分化に重要な転写因子の一つに Bcl-6 があり，これは CXCR5 の発現に必要とされる．CXCR5 は，B 細胞濾胞中のストローマ細胞が産生するケモカイン CXCL13 に対するレセプターであり，T_{FH} 細胞の濾胞への局在に必須である．CXCR5 は他のエフェクター T 細胞サブセットには発現しない．また T_{FH} 細胞は ICOS を発現し，B 細胞はそれに対するリガンドを大量に発現している．ICOS を欠損したマウスでは T 細胞依存的な抗体反応が著しく低下してしまうことより，ICOS は T_{FH} 細胞のヘルパー機能にとって必須であると考えられている．さらに T_{FH} 細胞は，同時に発現してくる他のエフェクター T 細胞サブセットに特徴的なサイトカイン（例えば IFN-γ や IL-4，IL-17 など）を少量ながら産生し，免疫反応の型に応じたパターンの B 細胞のクラススイッチングを促進する．また T_{FH} 細胞は，B 細胞の増殖と抗体産生形質細胞への分化を補助するサイトカインである IL-21 を大量に産生する．

9-22　$CD4^+$ T 細胞の各サブセットは，サイトカイン産生を介して互いの分化を制御することができる

エフェクター $CD4^+$ T 細胞の多様なサブセットはそれぞれ非常に異なった機能をもつ．免疫応答によってさまざまな種類の病原体を効率よく抑制するためには，病原体の種類に応じたサブセットのうちの一つが優勢となり，組織化されたエフェクター応答がうまく起こる必要がある．このような応答を起こすための主な手段としては，それぞれのサブセットから産生されるサイトカインの違いが用いられる．重要なことに，いくつかのサイトカインはナイーブ前駆細胞からのエフェクター T 細胞分化を正と負のフィードバックを介して制御しているため，1 種類のエフェクター応答を促進する一方で，その他のエフェクター応答を抑制することもできる．例えば，IFN-γ（T_H1 細胞から産生される）と IL-4（T_H2 細胞から産生される）は両方とも，T_H17 細胞の分化を強力に抑制し，またそれぞれ T_H1 細胞と T_H2 細胞の分化を促進する（図9.34）．同様に，T_H1 細胞と T_H2 細胞も相互に制御し合っている．T_H2 細胞から産生される IL-4 は，T_H1 細胞の分化を強力に阻害する．反対に，T_H1 細胞の産物である IFN-γ は T_H2 細胞の増殖を抑制できる（図9.34）．T_{reg} 細胞から産生される TGF-β は，T_H1 と T_H2 細胞の両方の分化を阻害できる．このようにして，エフェクター T 細胞から産生されたサイトカインは，ナイーブ前駆細胞からのそのエフェクターサブセットへの分化を増強する．

T_H1 細胞は，標的細胞上の抗原を認識すると大量の IFN-γ を産生するので，正のフィードバックループを形成して，さらなる T_H1 分化のシグナルを増強する．この例が示すように，自然免疫系が特定の種類の病原体を認識した場合には，自然免疫応答が適応免疫応答をもたらし，また適応免疫応答が続いて自然免疫応答を増幅するという連鎖反応が起きる．そのため，特定の細菌（例えば好酸菌やリステリア）が細胞内に感染して，樹状細胞やマクロファージからの IL-12 産生が誘導されると，T_H1 細胞が出現しやすくなる．T_H1 細胞は次に，マクロファージをさらに活性化させることで細胞内の病原体の排除に寄与する．

サイトカインによるエフェクター T 細胞反応間の制御が適切に行われなかった際の

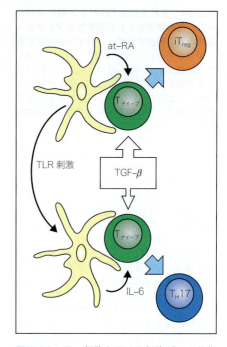

図9.33　iT_{reg} 細胞と T_H17 細胞がその分化に必要な因子として TGF-β を共有していることは，両者は分化過程上で関連性をもっており，腸内細菌叢との相利共生を促進するための相互補完的な役割を果たすことを示唆する

iT_{reg} 細胞と T_H17 細胞が主に分布するのは粘膜組織，とりわけ腸管である．腸管において免疫システムは，驚くほど高密度の微生物からなる細菌叢とうまく付き合っていかなくてはならない．細菌叢は宿主に対して重要な代謝的機能をもつ一方で，潜在的な脅威でもある．なぜなら，細菌叢の中には日和見病原性菌も含まれており，もしこれらが粘膜バリアを突破してしまうと重篤な感染症が引き起こされるからである．腸管では，粘膜バリアが突破されないように宿主の防御的な免疫反応がある程度は維持されている一方で，細菌叢に対する不都合な炎症が起きないように抑制する適応も起きている．細菌叢に対する炎症反応を抑制する iT_{reg} 細胞と，宿主を守るための炎症反応を引き起こす T_H17 細胞のどちらに分化が傾くかというバランスは，粘膜樹状細胞から産生される全トランス型レチノイン酸（at-RA）と炎症性サイトカイン IL-6 のバランスによって決定する．恒常性が維持されている環境では，細菌叢由来の抗原は，常在性樹状細胞という特化したサブセットによって提示される．この樹状細胞からは at-RA は産生されるが，IL-6 はまったく産生されない．しかし，この抗原が TLR 刺激シグナル経路によって認識されてしまうと，at-RA の産生は抑制されて IL-6 優位となるため，T_H17 細胞の分化が誘導されるようになる．

図9.34 それぞれのCD4⁺T細胞サブセットは、他のサブセットの発生やエフェクター活性を負に制御するサイトカインを産生する

恒常性の維持された環境下では、T_{reg}細胞から産生されるTGF-βは、T_{reg}分化を促進するためにT_H1応答とT_H2応答を抑制している。炎症性の環境下ではIL-6が産生されやすくなり、T_{reg}細胞から産生されるTGF-βはT_H17細胞の分化を誘導するために、このときでも同様にT_H1応答とT_H2応答の活性化を阻害している（上段図）。この阻害がなければ、T_H17分化はIFN-γとIL-4によって強力に阻害されてしまう。反対に、T_H1細胞かT_H2細胞を誘導するシグナルが存在していると、これらから産生されたIFN-γやIL-4がIL-6の作用を上回り、T_H17分化を阻害してしまう（下段中央図）。T_H1細胞から産生されるIFN-γはT_H2細胞の増殖を抑制する（下段右図）。その一方で、T_H2細胞から産生されるIL-4は主に、T_H1分化を阻害しT_H2分化を促進する（下段左図）。図示していないが、すべてのT細胞サブセットは慢性的な抗原刺激を受けるとIL-10を産生できるようになる。IL-10は樹状細胞やマクロファージからのIL-12、IL-4、IL-23産生を阻害するので、T_H1、T_H2、T_H17細胞の分化や維持を抑制する。

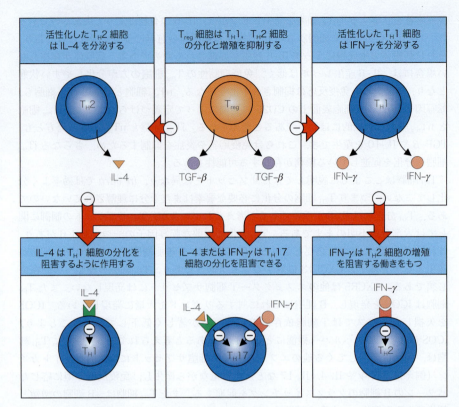

生体への影響は、マウスにおける数々の感染モデルを用いて実証されてきた。それらの実験により、適切なエフェクターCD4⁺T細胞サブセットの誘導が病原体排除に重要であるという認識が高まり、またCD4⁺T細胞応答に微妙な変化が生じるだけでも、感染の予後に重大な影響が及ぼされうることが示された。この一例としては、森林熱帯性リーシュマニア原虫という寄生性原虫によるマウス感染モデルが挙げられる。このモデルでは、寄生虫の排除にT_H1応答とマクロファージの活性化が必要となる。C57BL/6系統のマウスはT_H1細胞を発生させることで、感染したマクロファージを活性化し、リーシュマニア原虫を殺傷することで自身を守る。しかし、BALB/c系統のマウスがリーシュマニア原虫に感染しても、CD4⁺T細胞はT_H1細胞に分化せず、代わりにT_H2細胞へと分化してしまう。T_H2細胞は、リーシュマニア原虫の成長を阻害する機能をもつマクロファージを活性化できない。このような違いが生まれる原因としては、消化管由来の抗原に特異的なメモリーT細胞が、リーシュマニア原虫が発現するLACK（活性型CキナーゼレセプターのC類似物であり、リーシュマニア原虫に発現している）という抗原と交叉反応を起こしてしまうことが考えられる。このメモリーT細胞分画はどちらの系統のマウスにも存在しているが、なぜかBALB/c系統ではIL-4を産生し、C57BL/6系統では産生しないのである。BALB/cマウスがリーシュマニア原虫に感染した際にメモリーT細胞から産生される少量のIL-4は、リーシュマニア原虫特異的なCD4⁺T細胞をT_H1細胞ではなくT_H2細胞へと分化させてしまうため、マウスは病原体を排除できずに死んでしまう。T_H1細胞よりもT_H2細胞が分化しやすくなっているBALB/c系統マウスの体質は、感染初期に抗IL-4抗体を投与してIL-4の作用を阻害することで反転しうる。しかし、この処置は感染後1週間ほどしてから行うと効果がなく、これはナイーブT細胞の発生運命が決まり始める初期に、サイトカインの働きが非常に重要となることを証明している（図9.35）。

9-23 制御性CD4⁺T細胞は適応免疫応答の制御にかかわる

T_{reg}細胞は自己反応性の免疫応答を抑制することに中心的な役割を果たしており、ま

た，その発生過程と機能によって定義される二つの異なる細胞集団で構成されている．nT_{reg}細胞は胸腺中で発生してくる$CD4^+$の細胞であり，CD25や大量のL-セレクチンレセプターCD62LとCTLA-4を発現している．iT_{reg}細胞は末梢組織においてナイーブ$CD4^+$T細胞から分化してくるT_{reg}細胞であり，CD25とCTLA-4を発現しているのは同様である（9-20項）．この2群を合わせると，体内を循環している$CD4^+$T細胞中のT_{reg}細胞の割合は5〜10%となる．nT_{reg}細胞とiT_{reg}細胞に共通する特徴には，転写因子FoxP3の発現がある．FoxP3にはいくつかの作用があり，IL-2プロモーター領域でのAP-1とNFATの相互作用を阻害することによって，IL-2の転写活性化と産生を抑制するのもその一つである．

nT_{reg}細胞の前駆細胞は，通常の$αβ$型TCRを発現していて，胸腺において自己抗原を提示しているMHC分子と高い親和性で結合した潜在的な自己反応性T細胞である．T_{reg}細胞が末梢において活性化されて制御性機能を発揮する際に，胸腺でのセレクション時に用いられた自己抗原か，それ以外の自己抗原や非自己抗原のどちらによって活性化されているのかは現在でもわかっていない．多くの機構を用いることでT_{reg}細胞は他のT細胞の応答を抑えているが，それらの機構の中で最も主要なのは，抗原提示細胞と相互作用して，抗原提示細胞から他のT細胞へと供給される活性化シグナルの量を抑えることである．nT_{reg}細胞の表面に大量に発現しているCTLA-4は，抗原提示細胞上のB7分子と競合的に結合することで，ナイーブT細胞に十分な補助刺激が伝わらないようにすると考えられている．実際には，T_{reg}細胞上のCTLA-4は抗原提示細胞上からB7分子を物理的に取り除くことができて，その結果，補助刺激活性を消失させているという仮説もある．同様にT_{reg}細胞は，IL-2に対する高親和性レセプターであるCD25を発現しているがIL-2の産生は行わないため，十分に活性化されるまではCD25を発現しないという性質をもつナイーブT細胞にIL-2が供給されないようにしている可能性もある．

T_{reg}細胞のその他の機能は免疫抑制性のサイトカイン産生を介する．T_{reg}細胞が産生するTGF-$β$はT細胞の増殖を阻害できる（図9.34）．免疫応答の後期にT_{reg}細胞から産生されるIL-10は，抗原提示細胞からのMHC分子や補助刺激分子の発現を抑制する．またIL-10は，エフェクターT細胞の応答を抑制する手段として，抗原提示細胞からの炎症性サイトカイン産生を阻害することもできる．例えばIL-10は，抗原提示細胞からのIL-12，IL-23産生を阻害するため，それらのサイトカインが促進するT_H1細胞およびT_H17細胞の分化と維持を減弱させる．T_{reg}細胞が免疫抑制に重要な役割を果たしていることは，T_{reg}細胞のもつさまざまな機能の一部を欠損すると自己免疫疾患（第15章参照）が発症するという事実により，強く推定される．

iT_{reg}細胞は胸腺から出た後に二次リンパ組織で分化するが，nT_{reg}細胞と同様にFoxP3を発現しており，また大半の表現型や機能的特徴も共通している．iT_{reg}細胞の主たる機能は常在細菌に対する炎症性免疫応答を防ぐことであり，特に腸管などの粘膜組織に常在している細菌に対するものが重要である．iT_{reg}細胞はIL-10の主な産生源であり，このIL-10が欠損すると，腸内細菌由来の抗原に対する慢性的な応答によって引き起こされる腸管の免疫疾患の一種，炎症性腸疾患が引き起こされる（15-23項参照）．第12章で詳述するが，ビタミンA由来のレチノイン酸を産生する抗原提示細胞が存在していると，腸管内でのiT_{reg}細胞分化が起こりやすくなる．腸管樹状細胞から産生されるレチノイン酸はTGF-$β$とともに作用して，T_{reg}細胞分化を誘導するのと同時にT_H17分化を抑制する（図9.33）．そのため，レチノイン酸とIL-6の相反的なバランスによって，腸管粘膜関連リンパ組織（MALT）中でのiT_{reg}細胞とT_H17細胞の分化が制御されている．

FoxP3を発現していないが，T_{reg}細胞に特徴的な免疫抑制性サイトカインを産生する$CD4^+$T細胞もまた報告されている．そのような細胞群の一つにT_R1細胞と呼ばれるものがあり，IL-10産生とFoxP3を発現しないことによって主に定義されている．しかし現在では，T_H1，T_H2，T_H17細胞やB細胞などを含む多くの細胞群が，常在性抗原に対して慢性的に反応しているような特定の環境下でIL-10を産生しうることが知られている．そのため，T_R1細胞が本当にはっきりと定義できるサブセットなのかは不確

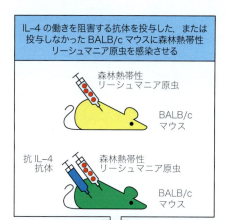

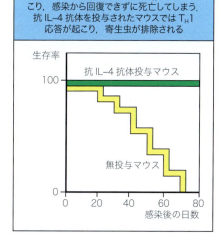

図9.35　感染の初期段階で作用するサイトカインの種類を変えることで，$CD4^+$T細胞サブセットの分化を操作することができる

細胞内寄生性原虫である森林熱帯性リーシュマニア原虫の感染を排除するためには，T_H1応答が必要である．なぜなら，感染防御に働くマクロファージの活性化にはIFN-$γ$が必須となるからである．BALB/c系統マウスは，リーシュマニア原虫に対してT_H2応答を誘導してしまうため，リーシュマニア原虫に易感染性である．これは，感染初期に産生されるIL-4がナイーブT細胞をT_H2系列へと分化させてしまうからである（本文参照）．BALB/cマウスに対して感染初期に抗IL-4中和抗体を投与してIL-4の作用を阻害しておくと，ナイーブT細胞のT_H2系列への分化は抑制される．つまり，この系統のマウスにも，感染防御に働くT_H1応答が誘導される．

かであり，またもし定義できたとしても，サブセット特異的な免疫抑制機能をもっているのかは不明である．

まとめ

適応免疫の非常に重要なステップは，体内を常に循環している抗原特異的ナイーブT細胞が，リンパ組織において抗原提示細胞により活性化されること，つまり感作である．抗原提示細胞の最も明確な特徴は，補助刺激分子をその細胞表面に発現していることで，なかでもB7分子が最も重要である．ナイーブT細胞は，抗原提示細胞がTCRに特異的な抗原と，T細胞上のCD28に結合するB7分子の両方を提示しているときのみ抗原に応答する．このように，同じ抗原提示細胞からTCRへのシグナルと補助刺激の両方が伝達される必要があるため，補助刺激活性をもたない組織細胞上の自己抗原に対するナイーブT細胞の応答は回避される．

ナイーブT細胞は活性化すると，続いて増殖しエフェクターT細胞へと分化する．これは大半の適応免疫応答において不可欠な過程である．抗原に応答して分化してくるエフェクターT細胞の種類は，さまざまなサイトカインの組合せによって決定される．そして，T細胞の活性化初期に存在しているサイトカインは，自然免疫系の影響を受けて決まる．増殖したT細胞のクローンがいったんエフェクター機能を獲得すると，そこから生じた子孫細胞は表面に抗原を提示しているどんな標的細胞に対しても作用できるようになる．エフェクターT細胞はさまざまな機能をもっている．細胞傷害性$CD8^+$T細胞はウイルス感染した細胞を認識して殺す．T_H1エフェクター細胞は，マクロファージを活性化することで細胞内の病原体に対する殺傷能力を上昇させる．T_H2細胞は，寄生虫などの病原体に対する粘膜免疫バリアの形成を促進し，好塩基球やマスト細胞などのエフェクター活性を引き出すことで，これらの病原体を排除している．ある種の細菌や真菌の排除は，T_H17細胞によって特にバリア領域において行われる．そこでT_H17細胞は，感染部位へと好中球を集めたり，上皮細胞からの抗菌ペプチド産生を促したりする．T_{FH}細胞はB細胞と相互作用することに特化しており，B細胞濾胞や胚中心に局在して，そこで抗体産生やクラススイッチの補助を行う．制御性$CD4^+$T細胞サブセットは，抗原提示細胞による自己反応性ナイーブT細胞の活性化を防ぐことで免疫応答を抑制していたり，また他のT細胞サブセットのエフェクター応答を抑えるための抑制性サイトカインを産生したりする．

エフェクターT細胞とそれらが産生するサイトカインの一般的性質

T細胞のエフェクター機能は，特異抗原を提示している標的細胞とエフェクターT細胞との相互作用により発揮される．T細胞が発現するエフェクター蛋白質の作用は，膜結合性のもの（例えばCD40L）と分泌されるもの（例えばサイトカイン）のどちらであっても，抗原認識によって活性化するというエフェクターT細胞の性質上，抗原を提示する標的細胞へと集中する．この機構はすべての種類のエフェクターT細胞で共通しているが，エフェクター作用はエフェクターT細胞の種類によって異なる．

9–24 エフェクターT細胞と標的細胞の相互作用は抗原非特異的な接着分子を介して始まる

リンパ組織で分化を終えたエフェクターT細胞が機能を発揮するためには，その抗原レセプターに特異的なMHC・ペプチド複合体を発現している標的細胞をみつける必要がある．T_{FH}細胞の主な標的はB細胞であるため，リンパ組織を離れることなく標的に出会うことができる．しかし，その他の大半のエフェクターT細胞は，自身が活性化されたリンパ組織を離れて血中へと遊走する．このとき，脾臓で抗原に感作されてい

れば直接血中に入り，リンパ節で感作されていれば輸出リンパ管や胸管を通って血中へ入る．分化過程で細胞表面分子の発現が変化するので，エフェクターT細胞は各組織，特に感染部位に遊走していくことができる．この際エフェクターT細胞は，感染により誘導される局所的な血管内皮細胞上の接着分子の変化や，局所的な遊走因子などによって，感染部位へと誘導される．これについては第11章でより詳しく説明する．

エフェクターT細胞と標的細胞の最初の結合は，ナイーブT細胞と抗原提示細胞の結合と同様に，LFA-1やCD2による抗原非特異的な結合を介して始まる．LFA-1とCD2の発現量は，エフェクターT細胞ではナイーブT細胞に比べて2～4倍に上昇しているので，標的細胞のICAMとCD58の発現量が抗原提示細胞より少ないにもかかわらず，エフェクターT細胞は標的細胞に効率よく結合できるのである．この結合は一過性であり，TCRが標的細胞上の特異抗原を認識して，LFA-1のリガンドに対する親和性が上昇して初めてT細胞は標的細胞に強く結合するようになる．この結合が十分に持続するとT細胞はエフェクター分子を放出できるようになる．エフェクター$CD4^+$T細胞はマクロファージを活性化したり，B細胞からの抗体産生を誘導したりするが，このためには，今まで活性化していなかった新しい遺伝子を活性化させて，エフェクター作用を実行するための新しい蛋白質を合成する必要がある．そのため，エフェクター$CD4^+$T細胞は標的細胞と比較的長時間結合していなければならない．これに対して細胞傷害性T細胞の場合は，顕微鏡下で観察すると，比較的短時間に結合と解離を繰り返しながら標的細胞を殺傷していることがわかる（図9.36）．標的細胞を殺したり，自身に局所的な変化が起きたりすると，エフェクターT細胞は標的細胞から解離して，次の標的へと向かっていく．エフェクター$CD4^+$T細胞がどのようにして特異抗原を提示していない標的細胞から解離するかは不明であるが，CD4がそのような細胞のMHCクラスII分子と結合すると，TCRから解離のシグナルが伝達されることを示唆する実験結果も出ている．

9-25 エフェクターT細胞と標的細胞の間に免疫シナプスが形成されるとシグナルが伝達され，エフェクター分子が放出される

標的細胞上の特異抗原ペプチド・自己MHC複合体や，自己ペプチド・自己MHC複合体にTCRが結合すると，TCRとそれに関連する補助レセプターが細胞間接触部位に集まってきて，**超分子接着複合体** supramolecular adhesion complex（**SMAC**）または**免疫シナプス** immunological synapse と呼ばれる構造が形成される．その他の細胞表面分子もここに凝集する．例えば，TCRの抗原認識によって誘導されたLFA-1とICAM-1の強い結合は，TCRと補助レセプターの周囲を分子的に密封してしまう（図9.37）．このような接触面は，中心部超分子接着複合体（cSMAC）と呼ばれる中心領域と，周辺部超分子接着複合体（pSMAC）と呼ばれる周辺領域の二つの領域に区分けされることもある．cSMACには，T細胞の活性化に重要であることが知られているシグナル蛋白質の大半が含まれている．pSMACは主に，LFA-1と細胞骨格蛋白質であるタリンが存在していることが知られており，タリンはLFA-1とアクチン細胞骨格をつないでいる（3-18項参照）．免疫シナプスは静的な構造ではなく，むしろ非常に動的である（図9.37）．TCRは周辺部からcSMACへと移動していき，そこでE3リガーゼCblによって付加されるユビキチンを介した分解を受けながらエンドサイトーシスされ

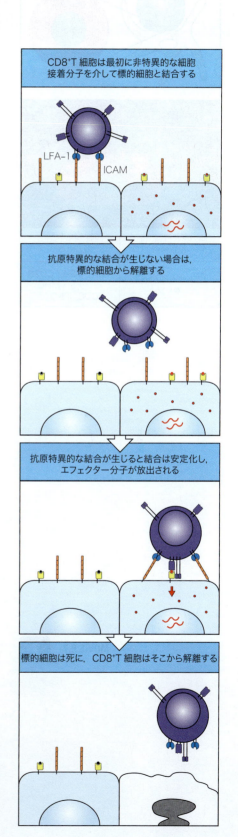

図9.36 T細胞と標的細胞の相互作用は，非特異的な細胞接着分子の結合によって開始する

T細胞とその標的細胞の相互作用は，初めは主にT細胞上のLFA-1と標的細胞上のICAM-1, ICAM-2との間で起こる．図には細胞傷害性$CD8^+$T細胞の例が示してある（第1図）．この接触の間にT細胞は，相手の細胞表面上に特異的な抗原ペプチド・MHC分子複合体が存在するか探索する．もし標的細胞が特異抗原を提示していなければ，T細胞はその細胞から解離し（第2図），特異抗原がみつかるまで他の標的細胞を探し続ける（第3図）．TCRシグナルが伝達されると接着分子の結合が強まり，二つの細胞間の接触が持続するようになって，この間にT細胞はエフェクター分子を放出する．その後，T細胞は標的細胞から解離する（第4図）．

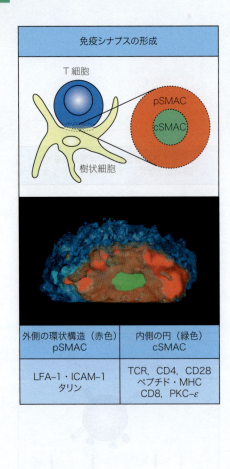

図9.37 エフェクター細胞と他の細胞との接触部位に免疫シナプスが形成される

CD4⁺T細胞と抗原提示細胞（APC）の接着部位を、一方の細胞からみた共焦点顕微鏡像を示す．T細胞とAPCとの間の接触部位に集合した蛋白質が，免疫シナプスと呼ばれる構造を作る．これは，超分子接着複合体（SMAC）とも呼ばれ，二つの異なる領域から構成される．外側にある周辺部超分子接着複合体（pSMAC）は赤色の環で示されており，内側の中心部超分子接着複合体（cSMAC）は緑色で示されている．cSMACはTCR，CD4，CD8，CD28，CD2，PKC-εから構成され，pSMACはインテグリンLFA–1と細胞骨格蛋白質タリンによって形成される．

（写真はA. Kupferの厚意による）

る（7–5項参照）．TCRはcSMACでは分解されてしまうため，そこでのシグナルは接触領域の周辺部に比べると実際は弱くなっており，周辺部で形成されるTCRの微小複合体こそが強く活性化している（7–8項参照）．**MOVIE 9.6**

TCRシグナルの凝集化によって，エフェクター細胞を分極化させるような細胞骨格の再配置が起こり，エフェクター分子の放出が標的細胞との接触面付近に集中するようになる．図9.38は細胞傷害性T細胞を例として，この現象を図示したものである．ウィスコット・アルドリッチ症候群蛋白質（WASp）は，TCRシグナルが細胞骨格に伝達されるための重要な仲介分子である．WASpが欠損すると，T細胞の極性が形成されなくなるなどさまざまな異常をきたし，この名前の由来となった免疫不全症を呈する（7–19項，13–6項参照）．TCRシグナルによるWASpの活性化と集積は，アダプター蛋白質のVavを介して起こる（7–19項参照）．細胞の分極化は，接触部位直下でのアクチン細胞骨格の再構成によって始まり，続いて微小管構成中心 microtubule-organizing center（MTOC）の再配置を引き起こす．MTOCは細胞骨格微小管の産生が行われる中心部である．引き続いて，ほとんどの分泌蛋白質の輸送に必須なゴルジ装置 Golgi apparatus（GA）の再配置が起こる．細胞傷害性CD8⁺T細胞の細胞骨格は，あらかじめ形成された傷害性顆粒が標的細胞との接触部位めがけてエキソサイトーシスされるように再配置される．TCRシグナルに伴って新規に合成されるエフェクター分子の分泌部位も，T細胞の分極化によって方向付けられる．例えば，T_H2細胞の主たるエフェクター分子であるIL–4の分泌は，標的細胞との接触部位に限局され集中している．

以上のように，TCRは三つの方法でエフェクターシグナルの伝達を制御している．第一に，標的細胞との強固な結合を誘導し，標的細胞との間に狭い空間を作ることによってエフェクター分子を濃縮させる．第二に，エフェクター細胞内の蛋白質分泌装置を再配置することで，エフェクター分子の放出を接触部位に集中させる．第三に，エフェクター分子の生合成と分泌を誘導する．これらの調節機構のおかげで，エフェクター分子は特異抗原をもつ標的細胞のみに選択的に作用できる．エフェクター分子そのものには抗原特異性はないが，以上のような機構によりエフェクターT細胞は特異抗原をもつ標的細胞に対してきわめて選択的に作用する．

9–26 T細胞のエフェクター機能はT細胞が産生するエフェクター分子の種類によって決定される

エフェクターT細胞が産生するエフェクター分子は2種類に大別される．一つはサイトトキシンであり，細胞傷害性CD8⁺T細胞の傷害顆粒内に貯蔵され放出される（図9.38）．もう一つは，サイトカインとサイトカイン関連の膜結合蛋白質であり，すべてのエフェクターT細胞が刺激に応じてこれらを新たに生合成する．サイトトキシンは，細胞傷害性T細胞の主要なエフェクター分子であり，これについては9–31項でも説明する．サイトトキシンの分泌は特に厳重に制御される必要がある．なぜなら，サイトトキシンには細胞特異性がなく，あらゆる細胞の脂質二重膜を突破してアポトーシスを誘発してしまうからである．一方，エフェクターCD4⁺T細胞は主にサイトカインと膜結合性蛋白質の産生を介して標的細胞に作用する．その作用は主に，それらのエフェクター蛋白質に対するレセプターとMHCクラスⅡ分子を同時に発現する細胞にのみ向けられる．

MOVIE 9.7

エフェクターT細胞とそれらが産生するサイトカインの一般的性質

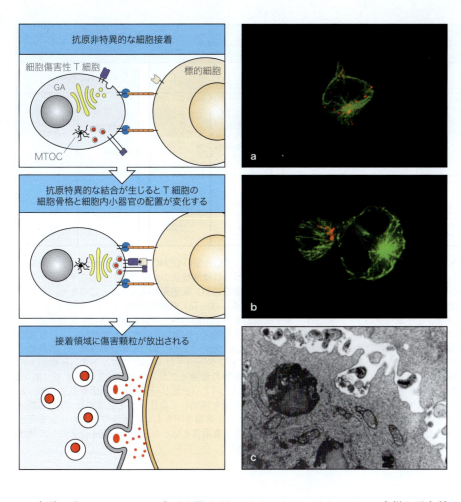

図9.38 T細胞が特異抗原を認識するとT細胞の分極化が起こり、エフェクター分子が標的細胞へと集中するような構造をとる

細胞傷害性CD8⁺T細胞の例を示す。細胞傷害性T細胞は傷害顆粒と呼ばれる特有のライソソームをもち、ここには細胞傷害性蛋白質が貯蔵される（左図では赤色で示す）。接着分子を介した標的細胞との最初の接触は、顆粒の局在に何も影響しない。TCRを介した結合によりT細胞が極性をもつようになると、接触部位の細胞膜直下アクチン細胞骨格が再構成されて、微小管構成中心 (MTOC) が再配置される。これを起点にして、ゴルジ装置 (GA) を含む分泌装置が標的細胞に向かって一直線上に並ぶようになる。この機構により、傷害顆粒に貯蔵されたゴルジ装置由来の蛋白質は、標的細胞の方へと特異的に方向付けられる。顕微鏡写真 (a) では、標的細胞と結合していない単独の細胞傷害性T細胞を示す。微小管細胞骨格が緑色に、傷害顆粒が赤色に染色されている。顆粒がT細胞中に散らばっていることに注意してみてほしい。写真 (b) では、細胞傷害性T細胞が自身よりも大きい標的細胞に結合している。この状態では、傷害顆粒は細胞どうしの接着部位に集まっている。電子顕微鏡写真 (c) は細胞傷害性T細胞からの傷害顆粒の放出を示している。

(写真a, bはG. Griffithsの、写真cはE. Podackの厚意による)

T細胞の主なエフェクター分子を図9.39にまとめた。サイトカインは多様な蛋白質からなっているので、まず簡単にまとめてから、T細胞由来サイトカインやその作用について説明する。分泌性サイトカインと膜結合型分子はしばしば共働して作用する。

9-27　サイトカインには局所的作用と遠隔作用がある

サイトカインは可溶性の低分子量蛋白質であり、細胞から産生されるとその細胞自身（オートクライン作用）あるいは他の細胞（パラクライン作用）の挙動や性質を変化させる。免疫系以外の多くの細胞もサイトカインを分泌することが知られている。サイトカインとそのレセプターのファミリーの中で、自然免疫と適応免疫に重要なものはすでに第3章と第7章で説明した（3-15項、7-1項参照）。本章では、T細胞のエフェクター機能に関与するサイトカインについて主に記述する。T細胞が産生するサイトカインの多くは、インターロイキン (IL) という名と、それに続く数字で命名されている。T細胞により産生されるサイトカインは図9.40に示し、免疫学的に重要なサイトカインのより網羅的なリストは付録Ⅲに記載した。多くのサイトカインは in vitro で試験すると、非常に多様な生物学的活性を示してしまう。しかし、サイトカインおよびサイトカインレセプター遺伝子を特異的に欠失させたマウスを用いた実験により（付録Ⅰ、A-35項参照）、生理的条件下でのそれらの分子の機能が明らかになってきた。

抗原のTCRへの結合は、サイトカインの放出装置を極性化させ、標的細胞との接触部位に向かってサイトカインが集中するように統合制御している（9-25項）。さらに、可溶性サイトカインの大半は、膜結合型エフェクター分子と相乗的に働き、局所に作用している。したがって、これらすべての分子は協調して作用しており、また膜結合型エフェクター分子は相互作用する細胞のレセプターにのみ結合するので、この機構によってもサイトカインが標的細胞にのみ選択的に働く。一部のサイトカインは、標的細胞に

CD8⁺T細胞：ペプチド+MHCクラスⅠ		CD4⁺T細胞：ペプチド+MHCクラスⅡ							
細胞傷害性（キラー）T細胞		T_H1 細胞		T_H2 細胞		T_H17 細胞		T_reg 細胞	
細胞傷害性エフェクター分子	その他	マクロファージ活性化エフェクター分子	その他	免疫バリア活性化エフェクター分子	その他	免疫バリア活性化エフェクター分子，好中球動員	その他	抑制性サイトカイン	その他
パーフォリン グランザイム グラニュリシン Fas リガンド	IFN-γ LT-α TNF-α	IFN-γ GM-CSF TNF-α CD40 リガンド Fas リガンド	IL-3 LT-α CXCL2 (GROβ)	IL-4 IL-5 IL-13 CD40 リガンド	IL-3 GM-CSF IL-10 TGF-β CCL11(エオタキシン) CCL17 (TARC)	IL-17A IL-17F IL-22 CD40 リガンド	IL-3 TNF-α CCL20	IL-10 TGF-β	IL-35

図 9.39　異なるエフェクター T 細胞サブセットは，異なるエフェクター分子を産生する

CD8⁺T 細胞の多くは，ペプチド抗原と MHC クラス I 分子の複合体を認識するキラー T 細胞である．キラー T 細胞はパーフォリン（標的細胞へのグランザイムの運搬を補助する）とグランザイム（プロテアーゼ前駆体であり活性化されると標的細胞内でアポトーシスを誘導する）を分泌し，またしばしば IFN-γ も産生する．キラー T 細胞はさらに，膜結合型のエフェクター分子である Fas リガンド（CD178）を発現する．この分子は，標的細胞の Fas（CD95）に結合すると，その細胞にアポトーシスを誘導する．CD4⁺T 細胞にはさまざまな機能性サブセットがあるが，それらはいずれもペプチド・MHC クラス II 複合体を認識する．T_H1 細胞は，感染あるいは貪食により病原体を細胞内にもつマクロファージを活性化することに特化している．T_H1 細胞は，IFN-γ やその他のエフェクター分子を分泌して感染細胞を活性化する．T_H1 細胞は，膜結合型の CD40 リガンドや Fas リガンドを発現する．CD40 リガンドは標的細胞の活性化を引き起こすが，一方で Fas リガンドは Fas 発現細胞に細胞死を誘導する．このため，これらの分子を発現するか否かは，T_H1 細胞の機能に大きく影響する．T_H2 細胞は，寄生虫に対する免疫応答や，アレルギー反応を促進することに特化している．T_H2 細胞は，B 細胞の活性化を補助し，また B 細胞の増殖因子である IL-4，IL-5，IL-9，IL-13 を分泌する．T_H2 細胞上の主な膜結合型エフェクター分子は CD40 リガンドで，B 細胞上の CD40 と結合し，B 細胞の増殖とクラススイッチを誘導する（第 10 章参照）．T_H17 細胞は IL-17 ファミリー分子と IL-22 を産生して，好中球の感染部位への動員を補助して急性炎症を促進する．T_reg 細胞は IL-10 や TGF-β といった遠隔作用をもつ抑制性サイトカインを産生するが，B7 や IL-2 の発現阻害といった細胞間相互作用を介して機能する抑制性の機能ももつ．

作用を限局させるために合成段階から厳密な制御を受けている．例えば，IL-2，IL-4，IFN-γ の生合成は，T 細胞と標的細胞との相互作用終了後に持続することのないように，mRNA 不安定性によって制御されている（9-16 項）．

一部のサイトカインは遠隔作用も有する．IL-3 と GM-CSF（図 9.39）は T_H1 および T_H2，T_H17 細胞によって分泌され，骨髄細胞に対して作用してマクロファージや顆粒球などのエフェクター細胞を増殖させる刺激を入れる働きをもつ．マクロファージと顆粒球はどちらも，液性免疫および細胞性免疫における非特異的エフェクター細胞として非常に重要である．IL-3 と GM-CSF はまた，骨髄前駆細胞からの樹状細胞の分化，増殖を促進する．T_H17 細胞から産生される IL-17A と IL-17F はまずストローマ細胞に働きかけて，それらを活性化することで G-CSF を産生させる．次に G-CSF は骨髄からの好中球の分化，増殖を促す．T_H2 細胞から産生される IL-5 は，骨髄からの好酸球の分化，増殖を促す．サイトカインが局所作用するか遠隔作用するかは，そのサイトカインの分泌量や，標的細胞に向かってどれほど集中して放出されたか，またそのサイトカインの生体内での安定性などを反映していると考えられる．

9-28　T 細胞は TNF ファミリーサイトカインを三量体蛋白質として，また通常は細胞膜と結合した形で発現している

エフェクター T 細胞のほとんどは，TNF ファミリー蛋白質を細胞膜結合型の蛋白質として発現している．それらの蛋白質には，TNF-α や，リンホトキシン（LT），Fas リガンド（CD178），CD40 リガンドが含まれており，後半の二つは常に細胞膜と結合している．TNF-α は T 細胞によって可溶性または膜結合型として産生されるが，どちらの場合でもホモ三量体として構成される．分泌型の LT-α はホモ三量体となるが，膜結合型の LT-α は，このファミリーの 3 番目の膜結合型蛋白質である LT-β とヘテロ三量

サイトカイン	産生するT細胞	作用の標的となる細胞					遺伝子欠損の効果
		B細胞	T細胞	マクロファージ	造血細胞	その他の組織細胞	
インターロイキン2 (IL-2)	ナイーブ, T_H1, CD8の一部	増殖刺激 J鎖合成促進	増殖と分化	-	NK細胞の増殖刺激	-	T_{reg}細胞の発生や機能の減弱
インターフェロンγ (IFN-γ)	T_H1, T_{FH}, CTL	分化とIgG2a合成（マウス）	T_H2とT_H17分化の阻害	活性化 MHCクラスI クラスII↑	NK細胞の活性化	抗ウイルス MHCクラスI, クラスII↑	ミコバクテリアや一部のウイルスへの易感染性
リンホトキシンα (LT-α, TNF-β)	T_H1, CTLの一部	阻害	殺傷	活性化, NO産生の誘導	好中球活性化	線維芽細胞や腫瘍細胞の殺傷	リンパ節の欠失 脾臓の構造異常
インターロイキン4 (IL-4)	T_H2, T_{FH}	活性化, 増殖 IgG1, IgE MHCクラスIIの誘導↑	増殖と生存	辺縁領域のマクロファージの活性化促進	マスト細胞の増殖↑	-	T_H2欠失
インターロイキン5 (IL-5)	T_H2	マウスでは分化とIgA合成	-	-	好酸球の増殖と分化↑		好酸球血症の減弱
インターロイキン13 (IL-13)	T_H2	IgG1とIgEのクラススイッチ	-	辺縁領域のマクロファージの活性化促進	-	粘液産生↑（杯細胞）	蠕虫などの寄生虫排除能の低下
インターロイキン17 (IL-17)	T_H17	IgG2a, IgG2b, IgG3の促進（マウス）	-	-	間接的な好中球の動員刺激	線維芽細胞や上皮細胞からのケモカイン分泌刺激	細菌感染に対する防御能の低下
インターロイキン22 (IL-22)	T_H17	-	-	-	-	粘膜上皮や皮膚からの抗菌ペプチド産生刺激	細菌感染に対する防御能の低下
形質転換増殖因子β (TGF-β)	T_{reg}	増殖阻害 IgAクラススイッチ因子	T_H17とiT_{reg}の分化, T_H1とT_H2の阻害	活性化阻害	好中球活性化	細胞増殖の阻害または促進	T_{reg}細胞の発生減弱 多臓器性の自己免疫病 10週以内に致死
インターロイキン10 (IL-10)	T_{reg}, T_H1の一部, T_H2, T_H17, CTL	MHCクラスII↑	T_H1の阻害	炎症性サイトカインの放出阻害	マスト細胞増殖の補助刺激	-	IBD
インターロイキン3 (IL-3)	T_H1, T_H2, T_H17, CTLの一部	-	-	-	造血前駆細胞の増殖因子（多種CSF）	-	
腫瘍壊死因子α (TNF-α)	T_H1, T_H17, T_H2の一部, CTLの一部	-	-	活性化, NO産生の誘導	-	毛細血管内皮の活性化	グラム陰性細菌による敗血症感受性
顆粒球マクロファージコロニー刺激因子 (GM-CSF)	T_H1, T_H17, T_H2の一部, CTLの一部	分化	増殖阻害（?）	活性化と樹状細胞への分化	顆粒球とマクロファージの産生↑（骨髄造血） 樹状細胞の産生↑	-	-

図9.40 現時点で明らかになっているT細胞サイトカインの名称と機能

それぞれのサイトカインは，異なる細胞種に対して多様な効果をもつ．そのうちの主要な効果は赤色で強調されている．また，ある細胞種が複数のサイトカインを同時産生する現象は，いわゆるサイトカインネットワークを介して，さまざまな効果を発揮する．図中での↑は増加，↓は減少，CTLは細胞傷害性リンパ球，NK細胞はナチュラルキラー細胞，CSFはコロニー刺激因子，IBDは炎症性腸疾患，NOは一酸化窒素を表している．

体を形成する．この三量体は単純に LT-β と呼ばれる（9-2 項）．TNF-α と LT-α に対するレセプターは，TNFR-I と TNFR-II であり，リガンドと結合する際にはホモ三量体を形成する．このような三量体構造はすべての TNF ファミリー蛋白質に共通した特徴であり，リガンドの結合によって誘導されるレセプターの三量体形成は，シグナル伝達を開始するために重要なステップであると考えられている．

Fas リガンドと CD40 リガンドはそれぞれ，標的細胞の膜貫通蛋白質である Fas (CD95) と CD40 に結合する．Fas はその細胞質部分に細胞死ドメインをもっており，Fas に Fas リガンドが結合すると Fas 発現細胞のアポトーシスが誘導される（図 11.22 参照）．TNFR-I を含むその他の TNFR ファミリー蛋白質もまた，細胞死ドメインと関係したアポトーシスを誘導する．そのため TNF-α と LT-α は，TNFR-I との結合を介してアポトーシスを誘導できる．

CD40 リガンドは特に $CD4^+$ T 細胞のエフェクター機能にとって重要であり，その発現は T_H1，T_H2，T_H17，T_{FH} 細胞で誘導されて，CD40 を介して B 細胞や自然免疫系細胞に活性化シグナルを伝える．CD40 の細胞質部分には細胞死ドメインがない．代わりに，TRAF（TNF レセプター関連因子）と呼ばれる蛋白質のシグナル下流と関係する．CD40 は B 細胞やマクロファージの活性化に関与している．B 細胞の CD40 にリガンドが結合すると，増殖とクラススイッチが誘導される．一方，マクロファージの CD40 にリガンドが結合すると，大量の炎症性サイトカイン（例えば TNF-α など）の分泌が誘導され，はるかに低い濃度の IFN-γ にも応答できるようになる．CD40 リガンドの欠損によって免疫不全が起こるが，これについては第 13 章で学ぶ．

まとめ

エフェクター T 細胞と標的細胞の相互作用は，一過性の非特異性細胞接着によって始まる．T 細胞のエフェクター機能は，TCR が標的細胞表面のペプチド・MHC 複合体を認識したときのみ発揮される．この抗原認識によって，エフェクター T 細胞はその特異抗原を提示する標的細胞とより強固に接着するようになり，標的細胞に向かって直接エフェクター分子を産生して，活性化または細胞死をもたらすのである．エフェクター T 細胞の抗原認識がどのような免疫応答を引き起こすかは，標的細胞に接着したときにエフェクター T 細胞が産生するエフェクター分子の組合せによって大部分が決定される．細胞傷害性 $CD8^+$ T 細胞は，あらかじめ産生されたサイトトキシンを特別な傷害顆粒に貯蔵している．この顆粒の放出は感染した標的細胞との接触部位だけに厳密に限定されているため，細胞傷害性 $CD8^+$ T 細胞は感染標的細胞を殺しながらも，近傍の非感染細胞に対しては殺細胞作用を及ぼさない．サイトカインと TNF ファミリーの膜結合型エフェクター蛋白質は，大半のエフェクター T 細胞において新規に生合成される．膜結合型のエフェクター分子は，対応するレセプターを発現し相互作用している細胞にのみ作用しシグナルを伝える．一方可溶性サイトカインは，サイトカインレセプターを発現している標的細胞に，局所作用あるいは遠隔作用を介して働くことができる．サイトカインの作用と，特異レセプターを介した膜結合型エフェクター分子の作用，$CD8^+$ T 細胞から放出されるサイトトキシンの作用の三つを合わせると，T 細胞のエフェクター機能の大半を説明できる．

T 細胞による細胞傷害

すべてのウイルスと一部の細菌は，感染細胞の細胞質中で増殖する．ウイルスは実に巧妙な寄生生物であり，自分自身では生合成系および代謝系をもたないため，宿主の細胞内でのみ増殖可能となる．細胞に侵入する前には抗体によって除去されうるが，いったん細胞内に侵入してしまえば，それらの病原体には抗体が届かなくなるため，病原体が内部で自己複製している感染細胞の性質を変えるか破壊するかしないと，病原体を除去できなくなる．T_H1 細胞もまた細胞傷害能を獲得しうるが，このような生体防御機構の大部分は細胞傷害性 $CD8^+$ T 細胞によって担われている．細胞傷害性 $CD8^+$ T 細胞を

実験的に欠損させた動物や，CD8⁺T細胞への抗原提示に必要なMHCクラスI分子を欠失したマウスやヒトでは，上記の細胞内感染が起こりやすくなることから，細胞傷害性T細胞の担う役割の重要性は明らかである．健康な組織を破壊することなく感染細胞を排除するためには，CD8⁺T細胞の細胞傷害作用が強力であると同時に，標的細胞に向けて正確に発揮される必要がある．

9–29 細胞傷害性T細胞は，外部と内部の両方からの経路を介して標的細胞のプログラム細胞死を誘導する

細胞内寄生病原体の増殖には宿主となる細胞が必要であるため，細胞傷害性T細胞は感染した細胞を殺すことで病原体の増殖を食い止める．細胞はさまざまな方法で死ぬ．例えば，心臓発作時の心筋細胞における酸素欠乏や，抗体と補体による細胞膜破壊などでみられる物理的あるいは化学的な損傷により，細胞は細胞崩壊つまり**壊死** necrosisにいたる．この形式の細胞死はしばしば，局所的な炎症反応を伴い損傷治癒応答を誘導する．もう一つの細胞死の方法としては，アポトーシスやオートファジーによって引き起こされるプログラム細胞死が知られている．**アポトーシス** apoptosisは制御された細胞応答であり，特定の細胞外シグナルが入ることや生存シグナルが入らないことによって引き起こされる．またアポトーシスは，細胞膜中の小疱形成や，膜脂質の分布変化，染色体DNAの酵素による断片化などを含む，細胞内での一連の反応に続いて起こる．アポトーシスの特徴は，活性化したヌクレアーゼが核DNAをヌクレオソーム間で切断して約200塩基対の断片にしてしまうことである．第6章で記述したように，**オートファジー** autophagyは老化あるいは異常化した蛋白質や細胞内小器官を分解する過程である．オートファジーによる細胞死においては，アポトーシスに特徴的な核の凝縮や分解などが起こる前に，大きな空胞が細胞内小器官を分解する．

細胞傷害性T細胞は，標的細胞にアポトーシスを誘導することでそれらを殺傷する（図9.41）．アポトーシスシグナルには主に二つの経路が関係している．一つは，アポトーシスの**外因性経路** extrinsic pathway of apoptosisと呼ばれており，細胞外リガンドによるいわゆる細胞死レセプターの活性化を介する経路である．リガンドと結合することで，そのレセプターをもつ細胞にアポトーシスが引き起こされる．もう一つは，アポトーシスの**内因性経路**または**ミトコンドリア経路** intrinsic or mitochondrial pathway of apoptosisとして知られており，侵害性刺激（例えば紫外線照射や化学療法薬など）や，生存に必要となる増殖因子の不足などに応答して引き起こされる．両方の経路の共通点としては，アスパラギン酸特異的システインプロテアーゼ，またはカスパーゼと呼ばれる特別なプロテアーゼの活性化が挙げられる．IL-1やIL-18に作用して成熟型にするといったカスパーゼの働きについては第3章で紹介している．

他の大半のプロテアーゼと同様に，カスパーゼも不活性な酵素前駆体であるカスパーゼ前駆体として生合成される．この状態では触媒ドメインが，近接する前駆体ドメインによって阻害されている．カスパーゼ前駆体は，他のカスパーゼによって切断されて抑制性の前駆体ドメインが切り離されることで活性化する．アポトーシス経路には2種類のカスパーゼがかかわっているとされている．一つは**イニシエーターカスパーゼ** initiator caspaseであり，他のカスパーゼを切断し，活性化させることでアポトーシスを促進している．もう一つは**エフェクターカスパーゼ** effector caspaseであり，アポトーシスに関連した細胞内変化を開始させる．外因性のアポトーシス経路では，二つの関連したイニシエーターカスパーゼであるカスパーゼ8とカスパーゼ10が用いられる．一方，内因性経路ではカスパーゼ9が用いられる．またどちらの経路も，エフェクターカスパーゼとしてカスパーゼ3，6，7を用いる．それらのエフェクターカスパーゼは，細胞内の恒常性を保つために重要な種々の蛋白質を切断し，また細胞死を促進する酵素を活性化させる．それらのカスパーゼの働きの例としては，核の構造を正常に保つために必須な核蛋白質の切断・分解や，染色体DNAを断片化するエンドヌクレアーゼの活性化などが挙げられる．

細胞傷害性T細胞は，アポトーシスの外因性経路と内因性経路のどちらを介しても

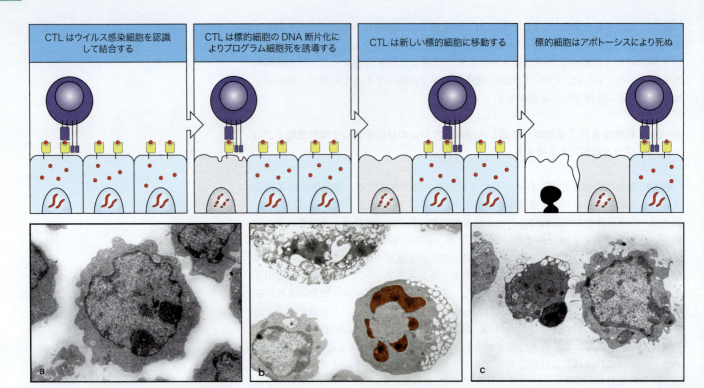

図9.41　細胞傷害性CD8⁺T細胞は標的細胞のアポトーシスを誘導する

　細胞傷害性CD8⁺T細胞（CTL）が標的細胞上の特異的なペプチド・MHC複合体を認識すると，アポトーシスにより標的細胞は死にいたる（上段図）．この反応の後，細胞傷害性T細胞は次の標的細胞と結合して反応するため，次々と標的細胞を殺すことができる．この殺傷作用には，TCRと抗原の結合や，傷害顆粒に貯蔵された細胞傷害蛋白質の標的細胞へ向けた放出などの過程が毎回必要となる．下段の顕微鏡写真はアポトーシスの過程を示している．（a）では正常な状態の核をもつ通常の細胞，（b）ではクロマチンが凝集した（赤色）アポトーシス初期の細胞を示す．（b）では空胞化した細胞膜の脱落が観察されるが，細胞膜はまだ無傷に保たれており，同視野上部にいる壊死細胞とは異なる．（c）ではアポトーシス後期の細胞を示す．この段階では，核は強く凝縮し（写真中央の細胞），ミトコンドリアは観察できない．また細胞質および細胞膜の大部分は空胞化した後の脱落によって失われている．

　　　　　［写真（3,500倍）はR. WindsorとE. Hirstの厚意による］

も標的細胞の細胞死を誘導できる．外因性経路はFasLやTNF-α，LT-αの発現を介しており，これらのリガンドに対するレセプター（FasつまりCD95や，TNFR-I）は，非免疫系細胞と同様に免疫系の他の細胞にも発現している．これらのレセプターの分布にはある程度の制限がかかっているため，細胞傷害性T細胞は，より幅広く抗原特異的な標的細胞に対して細胞死を誘導するための機構を獲得してきた．それは，アポトーシスの内因性経路を活性化させる細胞傷害性顆粒を，標的細胞に向けて放出するという機構である．実験的に細胞傷害性T細胞を標的細胞と混合し，ただちに遠心して両者を接触させると，細胞傷害性T細胞は5分以内に標的細胞を殺すことができる．しかし，細胞死が完全に明らかとなるのは，それから数時間後である．このような短時間でアポトーシスが誘導できるのは，標的細胞へと分泌されるエフェクター分子が細胞傷害性T細胞内ですでに形成されていたからである．アポトーシス機構は宿主細胞を殺すのに加えて，その細胞質中に感染している病原体にも直接的に作用していると考えられている．例えば，アポトーシスの際に活性化され，細胞のDNAを破壊するヌクレアーゼは，ウイルスのDNAも分解できる．これによってウイルス粒子の会合およびウイルスの放出が阻害される．この機構がなければ，近くの細胞が次々とウイルスに感染してしまう．アポトーシスの過程で活性化される他の酵素の中には，非ウイルス性の細胞質内病原体を破壊するものもある．そのため，アポトーシスは感染細胞を殺す方法として壊死よりも望ましい．なぜなら壊死の場合は，死んだ細胞から病原体が無傷のままで放出されて，正常細胞へと感染したり，その病原体を貪食したマクロファージへと寄生したりするからである．

9-30 アポトーシスの内因性経路はミトコンドリアからのシトクロム c 放出を介して起こる

MOVIE 9.8

アポトーシスの内因性経路は，カスパーゼを活性化させるシトクロム c がミトコンドリアから放出されることによって引き起こされる．いったん細胞質中に放出されると，シトクロム c は Apaf-1（アポトーシスプロテアーゼ活性化因子1 apoptotic protease activating factor-1）と呼ばれる蛋白質と結合して，Apaf-1 を多量体化させて**アポトソーム apoptosome** の形成を促進させる．次に，アポトソームはイニシエーターカスパーゼであるカスパーゼ9前駆体を呼び寄せる．集まったカスパーゼ9前駆体が集合体となると，自己切断を行って自身の触媒ドメインを働けるようにして，エフェクターカスパーゼを活性化するようになる（図9.42）．

シトクロム c の放出は，Bcl-2 ファミリー蛋白質間の相互作用によって制御されている．Bcl-2 ファミリー蛋白質は一つ以上の Bcl-2 相同（BH）ドメインをもっていることで定義されており，大まかには二つのグループに分けることができる．アポトーシスを促進するグループと抑制するグループである（図9.43）．アポトーシス促進性 Bcl-2 ファミリー蛋白質である Bax, Bak, Bok など（エグゼキューショナー＝実行役と呼ばれる）は，ミトコンドリア膜と結合して，シトクロム c の放出を直接引き起こすことができる．これがどのようにして行われているかはいまだに不明であるが，エグゼキューショナー蛋白質によってミトコンドリア膜に穴があけられていると考えられている．

抗アポトーシス性の Bcl-2 ファミリー蛋白質の発現は，細胞の生存を促す刺激によって誘導される．最もよく知られている抗アポトーシス性蛋白質は Bcl-2 そのものである．*Bcl2* 遺伝子は最初，B 細胞リンパ腫の発がん遺伝子として同定された．Bcl-2 が過剰発現した腫瘍はアポトーシス刺激に対する耐性が上がるため，浸潤がんへと進行する可能

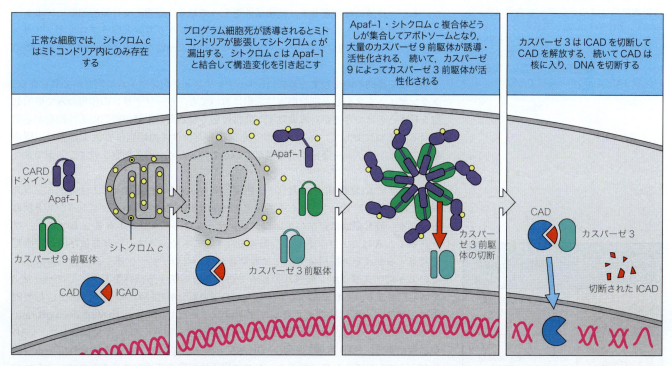

図9.42　内因性経路において，ミトコンドリアから放出されたシトクロム c はアポトソームの形成を誘導し，そのアポトソームはカスパーゼ9前駆体を活性化させることでプログラム細胞死を開始させる

正常細胞においてシトクロム c はミトコンドリア内に閉じ込められている（第1図）．しかし，内因性経路が刺激されると，ミトコンドリアが膨張してシトクロム c が細胞質へと漏出するようになる（第2図）．漏出したシトクロム c は Apaf-1 と結合する．その結果 Apaf-1 の構造変化が起こり，Apaf-1 を含むアポトソームの自己会合を誘導する．次に，アポトソームはカスパーゼ9前駆体を呼び集める（第3図）．アポトソームによって集積したカスパーゼ9前駆体は自身を活性化させて，その下流に存在するカスパーゼ3などを切断できるようになる．この結果として，ICAD などの酵素が活性化されて，DNA が切断される（第4図）．

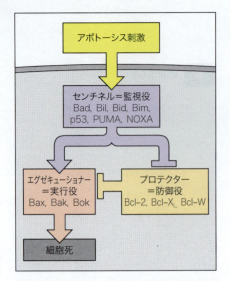

図9.43 Bcl-2ファミリー蛋白質による内因性経路の一般的な制御機構
細胞外からのアポトーシス誘導刺激は，アポトーシス促進性（センチネル＝監視役）の蛋白質群を活性化する．センチネル蛋白質は，生存促進性のプロテクター（＝防御役）蛋白質による生存機構を抑制したり，アポトーシス促進性のエグゼキューショナー蛋白質を直接活性化することができる．哺乳類細胞では，エグゼキューショナー蛋白質であるBax, Bak, Bokを介してアポトーシスが起きている．正常細胞においては，これらの蛋白質の作用はプロテクター蛋白質（Bcl-2, Bcl-X_L, Bcl-W）によって抑制されている．エグゼキューショナー蛋白質がその抑制から解放され活性化すると，シトクロム c の放出とそれに続く細胞死が引き起こされる．これは図9.42に示したとおりである．

性が高くなるのである．抑制性のファミリー蛋白質にはほかに，Bcl-X_L やBcl-Wなどが含まれる．抗アポトーシス性蛋白質は，ミトコンドリア膜に結合してシトクロム c の放出を防ぐことで，その抑制機能を果たしている．詳細な抑制機構は不明であるが，おそらくアポトーシス促進性蛋白質の機能を直接抑制しているのであろうと考えられている．

アポトーシス促進性 Bcl-2 ファミリー蛋白質の中には「センチネル＝監視役」という蛋白質群も存在し，これらはアポトーシス刺激によって活性化される．いったん活性化すると，BadやBid, PUMAなどを含むセンチネル蛋白質は，抗アポトーシス性蛋白質の作用を抑制したり，アポトーシス促進性のエグゼキューショナー蛋白質を直接活性化させたりできる．

9-31 アポトーシスを誘導する細胞傷害性エフェクター蛋白質は，細胞傷害性 CD8$^+$T 細胞の顆粒内に貯蔵されている

細胞傷害性T細胞の主な作用機構は，標的細胞表面上の抗原認識に伴いカルシウム依存性に細胞傷害顆粒を放出することである．傷害顆粒は修飾を受けたライソソームの一種であり，細胞傷害性T細胞に特異的に発現する少なくとも三つの異なる種類の細胞傷害性エフェクター蛋白質を含む．その蛋白質とは，パーフォリン，グランザイム，グラニュリシンの三つである（図9.44）．これらの蛋白質は傷害顆粒内に活性型で貯蔵されているが，細胞外に放出される前の顆粒内では，その作用は抑制されるようになっている．パーフォリンは標的細胞膜に膜孔を形成することによって，標的細胞を直接傷害する作用と，傷害顆粒内の他の内容物が標的細胞の細胞質へと運搬される導管を形成する作用の両方を果たしている．グランザイムはヒトでは5種類，マウスでは10種類存在しており，パーフォリンによって形成された膜孔を通って標的細胞の細胞質へと運搬されると，アポトーシス経路を活性化し始める．グラニュリシンは，ヒトでは発現しているがマウスには存在せず，抗菌活性をもっており，高濃度では標的細胞にアポトーシスを誘導することもできる．また傷害顆粒にはセルグリシンというプロテオグリカンも含まれており，これはパーフォリンとグランザイムからなる複合体が形成される際の足場として作用する．

効率よく標的細胞を殺すためには，パーフォリンとグランザイムの両方が必要となる．グランザイムを欠損した細胞傷害性細胞においても，パーフォリンの作用のみで標的細胞を殺すことはできるが，殺傷効率が非常に悪くなるため大量の細胞傷害性細胞が必要となる．それに対して，パーフォリンを欠損したマウスの細胞傷害性T細胞は，標的細胞にグランザイムを運搬する機構が欠損しているため，他の細胞を殺すことができない．

グランザイムは標的細胞に対して，直接カスパーゼを活性化させる方法と，ミトコンドリア傷害を介してカスパーゼを活性化させる方法の両方を用いてアポトーシスを誘導している．最も豊富に存在しているグランザイムは，グランザイムAとBである．グランザイムAはミトコンドリアの傷害を介することで，カスパーゼ非依存的に細胞死を誘導するが，その機構は完全には理解されていない．グランザイムBは，カスパーゼのようにアスパラギン酸残基の後ろで蛋白質を切断する活性をもち，カスパーゼ3を活性化させる．それによってカスパーゼの蛋白質分解性経路が活性化すると，最終的には，カスパーゼ活性型デオキシリボヌクレアーゼ caspase-activated deoxyribonuclease (CAD) と結合し不活性化している抑制性蛋白質（ICAD）が切断されて，CADが活性化する．CADは標的細胞のDNAを分解する酵素であると考えられている（図9.45）．グランザイムBはアポトーシスの内因性経路を活性化させるために，ミトコンドリアに対しても作用する．グランザイムBは，直接的あるいはカスパーゼ3の活性化を介して間接的に，BID（BH3相互作用ドメインに結合する細胞死誘導蛋白質）を切断し，ミトコンドリア外膜の崩壊と，ミトコンドリア膜間領域からのシトクロム c などのアポトーシス促進性分子の放出を引き起こす．先述したように（9-30項），シトクロム c はアポトーシスの内因性経路を増幅させるために必須である．シトクロム c は，

細胞傷害性T細胞の傷害顆粒内の蛋白質	標的細胞への作用
パーフォリン	顆粒内容を標的細胞の細胞質内に運ぶのを補助する
グランザイム	セリンプロテアーゼであり，標的細胞の細胞質内に入るとアポトーシスを誘導する
グラニュリシン	抗菌作用とアポトーシス誘導能をもつ

図9.44 細胞傷害性T細胞が放出する細胞傷害性エフェクター蛋白質

図 9.45 パーフォリン，グランザイム，セルグリシンは傷害顆粒から放出されると，グランザイムを標的細胞の細胞質に運んでアポトーシスを誘導する

　細胞傷害性 CD8⁺T 細胞がウイルス感染細胞上の抗原を認識すると，T 細胞の細胞傷害顆粒からその内容物が標的細胞へ向けて放出される．パーフォリンとグランザイムは，プロテオグリカンであるセルグリシンと複合体を形成して，標的細胞の細胞膜へと運ばれる（第1図）．機構は不明であるが，パーフォリンは顆粒内容を標的細胞の細胞質へと誘導する．この際，明確な細胞膜孔の形成がみられない場合もある．細胞質内に導入されたグランザイムはその後，BID 蛋白質やカスパーゼ 3 前駆体などの特異的な細胞内標的に作用する（第2図）．グランザイムは直接あるいは間接的に，BID を切断して切断型 BID（tBID）とし，またカスパーゼ 3 前駆体を切断して活性型カスパーゼとする（第3図）．tBID はミトコンドリアに作用してシトクロム c を細胞質中に放出させる．この放出はアポトソームの形成を誘導し，アポトソームがカスパーゼ 9 前駆体を活性化し，続いてカスパーゼ 3 の活性をさらに増幅することでアポトーシスが誘導される．活性化したカスパーゼ 3 は ICAD を分解してカスパーゼ活性化 DNA 分解酵素（CAD）を放出させることで，DNA を断片化させる（第4図）．

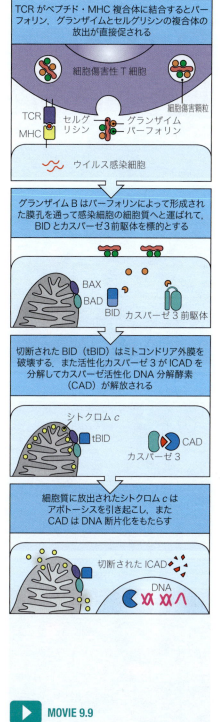

MOVIE 9.9

Apaf-1 とアポトソームの集合を開始させ，続いてアポトソームがイニシエーターカスパーゼ 9 を活性化する．そのため，グランザイム B は，エフェクターカスパーゼ 3 を直接的に活性化する作用と，イニシエーターカスパーゼ 9 を間接的に活性化する作用をもっている．

　プログラム細胞死の過程にある細胞は，その細胞膜に起きた変化を認識した貪食細胞によって速やかに取り込まれる．その細胞膜の変化とは，通常は細胞内膜にのみ存在しているホスファチジルセリンが，細胞外膜の主たるリン脂質であるホスファチジルコリンと入れ替わることである．貪食細胞に取り込まれた細胞は分解されて完全に消化されるが，その際貪食細胞の補助刺激活性を誘導することはない．このため，アポトーシスは通常，免疫学的には「静かな」過程である．つまり，アポトーシス細胞は通常ならば免疫応答促進には働かない．

9-32 細胞傷害性 T 細胞は，特異抗原を発現する標的を選択的に連続で殺傷する

　特異抗原をもつ標的細胞とその他の抗原をもつ標的細胞を等量ずつ混合して，細胞傷害性 T 細胞に加えると，特異抗原をもつ標的細胞のみが殺傷される．「無実の傍観者」である細胞と，細胞傷害性 T 細胞自身は殺傷されない．細胞傷害性 T 細胞が殺傷されないのは，おそらく細胞傷害性エフェクター分子の放出が高い極性をもって行われるからであろう．すでに図 9.38 で示したように，細胞傷害性 T 細胞は自身のゴルジ装置と微小管構成中心の配置を変えることで，エフェクター分子の分泌を標的細胞との接触面に集中させている．顆粒が接触面に向けて移動する様子を図 9.46 に示した．複数の標的細胞と接した細胞傷害性 T 細胞は，その分泌装置を順次標的細胞に向けて配列して一つずつ殺していく．このことから強く示唆されるのは，傷害性顆粒の放出による細胞傷害機構が作用するのは，一時点で一つの接触面に限られるということである．細胞傷害性 CD8⁺T 細胞は，このようにきわめて選択的に作用することで，周囲の組織を大きく破壊せずに感染細胞を一つずつ殺すことができる（図 9.47）．この性質は，細胞の再生が起こらない組織（例えば中枢神経系のニューロン）や，再生が非常に起こりにくい組織（例えば膵臓のランゲルハンス島）などにおいて非常に重要である．

　細胞傷害性 T 細胞は，あらかじめ生合成しておいた細胞傷害性蛋白質を傷害顆粒内に貯蔵しているため，標的細胞を速やかに殺すことができる．この細胞傷害性蛋白質は，傷害顆粒内の環境下では不活性な形態になっている．細胞傷害性蛋白質が合成されて傷害顆粒に充填されるのは，未感作の細胞傷害性 T 細胞前駆細胞が特異抗原と初めて出会った直後である．エフェクター CD8⁺T 細胞の TCR が抗原に結合したときも同様に，パーフォリンとグランザイムの新規生合成が誘導されるので，傷害顆粒は順次供給される．このため，1 個の CD8⁺T 細胞が多くの標的を次から次へと殺すことができるのである．

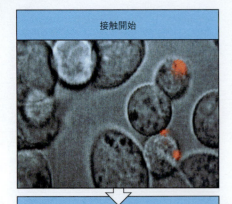
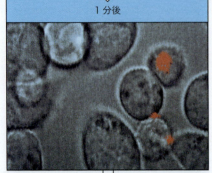
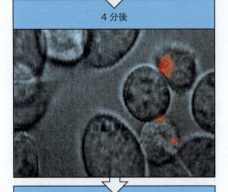
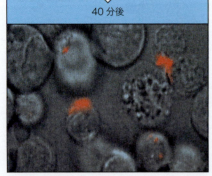

図9.46 エフェクター分子はT細胞の顆粒から高い極性をもって放出される

　細胞傷害性T細胞の顆粒は，蛍光色素で標識して顕微鏡下で観察することができ，またコマ撮り写真によってその動きも追える．図の写真は，細胞傷害性T細胞が標的細胞を認識し，最終的に殺傷するまでの一連の過程を示している．第1図は観察開始時点を示しており，T細胞（右上）が標的細胞（左下）に結合した瞬間を写している．この時点では，赤色の色素で標識されたT細胞の顆粒は，標的細胞との接触面から離れた位置に存在している．1分後（第2図），顆粒は標的細胞に向かって移動し始め，4分後には移動はほぼ完了する（第3図）．40分後では（第4図），顆粒の内容物がT細胞と標的細胞の間隙に放出され，アポトーシスが誘導されている（核の断片化に注目）．この後，T細胞は標的細胞から解離し，すぐに次の標的を認識して殺傷すべく移動することができるようになる．
（写真はG. Griffithsの厚意による）

9-33　細胞傷害性T細胞はサイトカイン分泌を介しても作用する

　標的細胞へのアポトーシスの誘導は，細胞傷害性$CD8^+$T細胞による感染防御の柱となる機構である．しかし，ほとんどの細胞傷害性$CD8^+$T細胞はIFN-γ，TNF-α，LT-αの放出も行っており，これらのサイトカインは異なる機序で感染防御に寄与している．IFN-γはウイルスの複製を直接阻害し，また，感染細胞におけるMHCクラスI分子の発現や，そのMHCにペプチドを積載させるのに重要な蛋白質などの発現を増加させる．これらの分子の発現により，感染細胞は細胞傷害性T細胞の標的として認識されやすい状態となる．またIFN-γはマクロファージを活性化し感染局所への遊走を促して，そこでエフェクター細胞かつ抗原提示細胞としての役割を果たさせる．TNF-αとLT-αはIFN-γと相乗的に，TNFR-IIを介してマクロファージを活性化し，またTNFR-Iとの結合を介してアポトーシスを誘導することで標的細胞を殺傷することもできる（9-28項，9-29項）．以上のように，細胞傷害性エフェクター$CD8^+$T細胞はさまざまな経路を介して，細胞質内に寄生する病原体の拡散を防ぐ役割を果たしている．

まとめ

　エフェクター細胞傷害性$CD8^+$T細胞は，宿主細胞質内に寄生するウイルスなどの病原体に対する感染防御に必須の役割を果たしている．細胞傷害性T細胞は，MHCクラスI分子と結合して感染細胞の表面に運ばれた病原体由来のペプチド抗原を認識することによって，どんな細胞でも殺すことができる．細胞傷害性$CD8^+$T細胞の傷害作用は，あらかじめ産生し貯蔵しておいた3種類の細胞傷害性蛋白質の分泌によって行われる．一つ目はグランザイムであり，さまざまな方法を用いてどんな標的細胞にもアポトーシスを誘導する機能を担う．二つ目はパーフォリンであり，これはグランザイムを標的細胞へと運搬する作用をもつ．三つ目のグラニュリシンは抗菌活性をもっており，またアポトーシス促進性である．これらの性質によって，細胞傷害性T細胞は，細胞内寄生病原体に感染した事実上すべての細胞を攻撃して殺すことができる．膜結合型分子Fasリガンドは，$CD8^+$T細胞および一部の$CD4^+$T細胞に発現しており，一部の標的細胞が発現しているFasと結合することによってその細胞にアポトーシスを誘導すると考えられている．しかし，この経路を介したアポトーシス誘導は，細胞傷害性顆粒を介した誘導と比べると，大半の感染時においてその重要性は低い．細胞傷害性$CD8^+$T細胞はまたIFN-γを産生し，ウイルスの複製を阻害する．またIFN-γは，MHCクラスI分子の発現とマクロファージの活性化に対する重要な誘導物質でもある．細胞傷害性T細胞は，非常に正確に感染細胞を殺すため，近傍の非感染細胞には傷害を与えない．この正確さは，感染細胞を殲滅しながらも，組織に与えるダメージを最小限に抑えるためには重要である．

図 9.47 細胞傷害性 T 細胞は特異抗原をもつ細胞のみを標的として破壊し, 近傍の非感染細胞は傷害しない

組織中のすべての細胞はエフェクター CD8⁺T 細胞の細胞傷害性蛋白質によって破壊されうるが, 実際には感染細胞のみが殺傷される. TCR によって標的細胞が特異的に認識されることと, 標的細胞の方向にのみ傷害顆粒が放出される(図示していない)ことによって, 近傍細胞は攻撃を免れる.

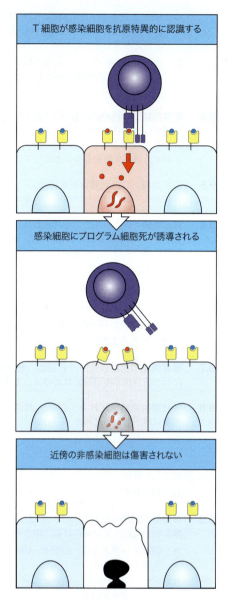

第 9 章のまとめ

適応免疫応答は, 二次リンパ組織中の T 細胞領域内において, ナイーブ T 細胞と抗原提示細胞上の特異抗原が出会ったときに始まる. ほとんどの場合, ナイーブ T 細胞を活性化してクローン増殖を誘導する抗原提示細胞として機能するのは, 補助刺激分子 B7.1 と B7.2 を発現した通常型樹状細胞である. 通常型樹状細胞は常にリンパ組織にいるわけではなく, 病原体と出会うために末梢を探索しに行くこともある. そして感染部位において抗原を取り込むと, 自然免疫認識機構を介して活性化されて, 局所リンパ組織へと移動していく. このような樹状細胞は, ナイーブ T 細胞を強力かつ直接的に活性化できるようになり, また二次リンパ器官に常在している樹状細胞へと抗原を渡してナイーブ CD8⁺T 細胞にクロスプレゼンテーションすることもあるようである. 形質細胞様樹状細胞は, ウイルス感染に素早く対応して I 型インターフェロンを産生する. 活性化した T 細胞は IL-2 を産生し, IL-2 は活性化初期の T 細胞増殖と分化を調節するために重要である. またその他のさまざまなシグナルは, 異なる種類のエフェクター T 細胞への分化を誘導し, それらのエフェクター T 細胞は, 標的細胞に対して直接作用する物質を放出することで主に機能を発揮する. このエフェクター T 細胞の作用は, 補助刺激の有無とは関係なく, ペプチド・MHC 複合体によって引き起こされるため, エフェクター T 細胞はどのような感染細胞に対しても, その細胞を活性化したり破壊することができる. 細胞傷害性 CD8⁺T 細胞は, 細胞質内寄生性の病原体に感染した細胞を殺すことで, 病原体が増殖する病巣を排除する. CD4⁺T 細胞は専門化したエフェクター T 細胞となり, 自然免疫系あるいは適応免疫系の種々の細胞に作用してそのエフェクター機能を高めることで, 異なる標的に対する免疫応答を促進することができる. 例えば, T_H1 細胞はマクロファージ, T_H2 細胞は好酸球と好塩基球, マスト細胞, T_H17 細胞は好中球, T_{FH} 細胞は B 細胞の機能を高める. 以上のようにエフェクター T 細胞は, 自然免疫応答と適応免疫応答において現在知られているエフェクター機構を事実上すべて制御している. さらに, 制御性 CD4⁺T 細胞というサブセットも存在し, これらは T 細胞の活性を抑えることで免疫応答を抑制し制御する機能をもつ.

章末問題

9.1 多肢選択問題：次のうち正しいものはどれか.
- A. 動静脈系の発生はホメオボックス転写因子である Prox1 によって制御されている
- B. リンホトキシンが動脈を通って非造血性の間質 LTi 細胞に運ばれると, リンパ節の発生が誘導される
- C. リンホトキシンα3 シグナルは NFκB を抑制することで, CXCL13 などのケモカインを誘導する
- D. リンホトキシンα3 は TNFR-I と結合して, 頸部リンパ節と腸間膜リンパ節の発生を補助する

9.2 穴埋め問題：T 細胞と B 細胞は血流に乗って各二次リンパ器官へと供給され, その後ケモカインによって誘導されておのおのの領域へと向かう. 例えば, 脾臓にある T 細胞領域中の_____からは CCL21 が分泌され, リンパ節では_____によって CCL21 が提示される. CCR7 を介した_____のシグナルと同様に, CCL21 のシグナルによっても T 細胞はそれぞれの T 細胞領域へと向かっていく. それに対して, _____から分泌される CXCR5 のリガンドである_____は, B 細胞を_____へと誘導する. また, T 細胞の一部は_____を発現しているため, CXCL13 にも反応することができ, これによって B 細胞濾胞へと入り胚中心を形成できるようになる.

9.3 多肢選択問題：ナイーブ T 細胞がリンパ節へと浸潤するために必要な過程を正しく記述したのは, 次のうちどれか.
- A. CCR7 シグナルが $Gα_i$ を誘導して, これによりインテグリン結合の強度が低下する
- B. ナイーブ T 細胞上の S1P レセプター発現量が増加して, リンパ節への遊走が促進される

C. HEV上をナイーブT細胞がローリングすることでCCL21と接触するようになり，これによってLFA-1が活性化して遊走が促進される

D. HEV上に発現しているMAdCAM-1が，T細胞上のCD62Lと相互作用することで，リンパ節への遊走が促進される

9.4 短答問題：末梢組織においてHSVやインフルエンザウイルスに感染した抗原提示細胞が，ナイーブT細胞に対してウイルス抗原を提示できない場合もある．免疫系はこのような病原体に対する適応免疫をどのようにして誘導しているか．

9.5 正誤問題：TLR刺激は樹状細胞にCCR7発現を誘導して，これによって血中からリンパ節への遊走が促進される．

9.6 対応問題：以下の活性化時の特徴はそれぞれ，通常型樹状細胞（cDC）または形質細胞様樹状細胞（pDC）のどちらの病原体応答に伴うものか，分類せよ．

___ 1. CCL18産生
___ 2. 活性化に伴うMHCのリサイクル
___ 3. DC-SIGNの発現
___ 4. CD80とCD86の発現
___ 5. TLR-9刺激に伴うCD40Lの発現

9.7 短答問題：免疫応答時のB細胞，樹状細胞，マクロファージが行う抗原提示の過程にはどのような違いがあるか．

9.8 多肢選択問題：TCRとCCR7に共通しているシグナル下流の現象は以下のうちどれか．

A. インテグリン活性化
B. ポジティブセレクション
C. T_H1分化
D. T_H2分化

9.9 多肢選択問題：CD28シグナルがIL-2の産生を増加させる機構について述べているのは以下のうちどれか．

A. CD28シグナルは，IL-2のmRNAを安定化する蛋白質の発現を誘導する
B. PI3キナーゼがAktを阻害して，細胞周期が停止してIL-2産生が促進される
C. PI3キナーゼがAP-1とNFκBの産生を抑制することによって，IL-2産生が増加する

9.10 正誤問題：ウイルス感染時には多くの場合，CD4$^+$T細胞の補助がCD8$^+$T細胞の活性化に必要とされる．

9.11 対応問題：CD4$^+$T細胞のサブセット特異的に分泌されるサイトカインと，それぞれのエフェクター機能を結び付けよ．

A. IL-17　　　　　i. 細胞内感染の排除
B. IL-4　　　　　ii. 細胞外寄生細菌に対する応答
C. IFN-γ　　　　iii. 細胞外寄生虫の制御
D. IL-10　　　　iv. T細胞応答の抑制

9.12 対応問題：以下のサイトカインはどれも，ヘルパーCD4$^+$T細胞のエフェクターサブセットを誘導する．各サイトカインと，それぞれが誘導するサブセットに特異的な転写因子を結び付けよ．

A. IFN-γ　　　　　i. RORγt
B. IL-4　　　　　　ii. FoxP3
C. IL-6とTGF-β　iii. T-bet
D. TGF-β　　　　iv. GATA3

9.13 多肢選択問題：以下の記述のうちどれが間違いか．

A. TCRシグナルはcSMACにおいて最も強い
B. E3リガーゼであるCblは，cSMAC中のTCRの分解を媒介する
C. 細胞骨格の再構成によって，免疫シナプスにおけるエフェクター分子の放出が方向付けられる
D. LFA-1などのインテグリンはSMACと結合する

9.14 穴埋め問題：以下の文中の空欄に，最適な単語を下のリストから選んであてはめなさい．リストには使用されない単語も含まれている．それぞれの単語は一度までしか使えない．

CD8$^+$T細胞は，感染細胞や悪性細胞の破壊を特異的に誘導できる．この破壊を起こすために，CD8$^+$T細胞は＿＿＿＿細胞死を誘導するが，これは二つの異なる方法で誘導されうる．一つ目として，CD8$^+$T細胞は＿＿＿＿や＿＿＿＿，または＿＿＿＿などのリガンドをもっており，これによって＿＿＿＿アポトーシス経路を誘導できる．それに対して，細胞死は内因性の経路を介してでも誘導されうる．この経路が開始されるためには，細胞内にグランザイムを導入するための＿＿＿＿が放出される必要がある．いったんグランザイムが細胞質内へと入れるようになると，＿＿＿＿を切断して活性化する．これに続いて＿＿＿＿が切断されて，＿＿＿＿によってDNAが断片化されるようになる．またグランザイムBは＿＿＿＿を切断し，その結果としてミトコンドリア膜が崩壊すると，＿＿＿＿の放出や＿＿＿＿の形成が起こる．

CAD	ネクローシス性の	カスパーゼ3
内因性の	LT-α	水素イオンの濃度勾配
アポトーシス性の	カスパーゼ9	
アポトソーム	外因性の	ICAD
FasL	パーフォリン	TNF-α
シトクロム c	低酸素	BID

全般的な参考文献

Coffman, R.L.: **Origins of the T_H1-T_H2 model: a personal perspective.** *Nat. Immunol.* 2006, **7**:539–541.

Griffith, J.W., Sokol, C.L., and Luster, A.D.: **Chemokines and chemokine receptors: positioning cells for host defense and immunity.** *Annu. Rev. Immunol.* 2014, **32**:659–702.

Heath, W.R., and Carbone, F.R.: **Dendritic cell subsets in primary and secondary T cell responses at body surfaces.** *Nat. Immunol.* 2009, **10**:1237–1244.

Jenkins, M.K., Chu, H.H., McLachlan, J.B., and Moon, J.J.: **On the composition of the preimmune repertoire of T cells specific for peptide-major histocompatibility complex ligands.** *Annu. Rev. Immunol.* 2010, **28**:275–294.

Springer, T.A.: **Traffic signals for lymphocyte recirculation and leukocyte emigration: the multistep paradigm.** *Cell* 1994, **76**:301–314.

Zhu, J., Yamane, H., and Paul, W.E.: **Differentiation of effector CD4 T cell populations.** *Annu. Rev. Immunol.* 2010 **28**:445–489.

項ごとの参考文献

9-1 T細胞とB細胞は二次リンパ組織中の異なる箇所に局在している

Liu, Y.J.: **Sites of B lymphocyte selection, activation, and tolerance in** spleen. *J. Exp. Med.* 1997, **186**:625–629.

 Loder, F., Mutschler, B., Ray, R.J., Paige, C.J., Sideras, P., Torres, R., Lamers, M.C., and Carsetti, R.: **B cell development in the spleen takes place in discrete steps and is determined by the quality of B cell receptor-derived signals.** *J. Exp. Med.* 1999, **190**:75–89.

 Mebius, R.E.: **Organogenesis of lymphoid tissues.** *Nat. Rev. Immunol.* 2003, **3**:292–303.

9–2 二次リンパ組織の発生は，リンパ組織誘導細胞と腫瘍壊死因子ファミリーの蛋白質によって制御されている

 Douni, E., Akassoglou, K., Alexopoulou, L., Georgopoulos, S., Haralambous, S., Hill, S., Kassiotis, G., Kontoyiannis, D., Pasparakis, M., Plows, D., *et al*.: **Transgenic and knockout analysis of the role of TNF in immune regulation and disease pathogenesis.** *J. Inflamm.* 1996, **47**:27–38.

 Fu, Y.X., and Chaplin, D.D.: **Development and maturation of secondary lymphoid tissues.** *Annu. Rev. Immunol.* 1999, **17**:399–433.

 Mariathasan, S., Matsumoto, M., Baranyay, F., Nahm, M.H., Kanagawa, O., and Chaplin, D.D.: **Absence of lymph nodes in lymphotoxin-α (LTα)-deficient mice is due to abnormal organ development, not defective lymphocyte migration.** *J. Inflamm.* 1995, **45**:72–78.

 Mebius, R.E., and Kraal, G.: **Structure and function of the spleen.** *Nat. Rev. Immunol.* 2005, **5**: 606–616.

 Mebius, R.E., Rennert, P., and Weissman, I.L.: **Developing lymph nodes collect CD4+CD3– LTβ+ cells that can differentiate to APC, NK cells, and follicular cells but not T or B cells.** *Immunity* 1997, **7**:493–504.

 Roozendaal, R., and Mebius, R.E.: **Stromal-immune cell interactions.** *Annu. Rev. Immunol.* 2011, **29**:23–43.

 Wigle, J.T., and Oliver, G.: **Prox1 function is required for the development of the murine lymphatic system.** *Cell* 1999, **98**:769–778.

9–3 ケモカインの働きによって，T細胞とB細胞は二次リンパ組織内の異なる領域に分配される

 Ansel, K.M., and Cyster, J.G.: **Chemokines in lymphopoiesis and lymphoid organ development.** *Curr. Opin. Immunol.* 2001, **13**:172–179.

 Cyster, J.G.: **Chemokines and cell migration in secondary lymphoid organs.** *Science* 1999, **286**:2098–2102.

 Cyster, J.G.: **Leukocyte migration: scent of the T zone.** *Curr. Biol.* 2000, **10**:R30–R33.

 Cyster, J.G., Ansel, K.M., Reif, K., Ekland, E.H., Hyman, P.L., Tang, H.L., Luther, S.A., and Ngo, V.N.: **Follicular stromal cells and lymphocyte homing to follicles.** *Immunol. Rev.* 2000, **176**:181–193.

9–4 ナイーブT細胞は二次リンパ組織を通って遊走していくことで，樹状細胞上のペプチド・MHC複合体を認識して回る

 Caux, C., Ait-Yahia, S., Chemin, K., de Bouteiller, O., Dieu-Nosjean, M.C., Homey, B., Massacrier, C., Vanbervliet, B., Zlotnik, A., and Vicari, A.: **Dendritic cell biology and regulation of dendritic cell trafficking by chemokines.** *Springer Semin. Immunopathol.* 2000, **22**:345–369.

 Itano, A.A., and Jenkins, M.K.: **Antigen presentation to naïve CD4 T cells in the lymph node.** *Nat. Immunol.* 2003, **4**:733–739.

 Mackay, C.R., Kimpton, W.G., Brandon, M.R., and Cahill, R.N.: **Lymphocyte subsets show marked differences in their distribution between blood and the afferent and efferent lymph of secondary lymph nodes.** *J. Exp. Med.* 1988, **167**:1755–1765.

 Picker, L.J., and Butcher, E.C.: **Physiological and molecular mechanisms of lymphocyte homing.** *Annu. Rev. Immunol.* 1993, **10**:561–591.

 Steptoe, R.J., Li, W., Fu, F., O'Connell, P.J., and Thomson, A.W.: **Trafficking of APC from liver allografts of Flt3L-treated donors: augmentation of potent allostimulatory cells in recipient lymphoid tissue is associated with a switch from tolerance to rejection.** *Transpl. Immunol.* 1999, **7**:51–57.

 Yoshino, M., Yamazaki, H., Nakano, H., Kakiuchi, T., Ryoke, K., Kunisada, T., and Hayashi, S.: **Distinct antigen trafficking from skin in the steady and active states.** *Int. Immunol.* 2003, **15**:773–779.

9–5 リンパ球のリンパ組織への遊走はケモカインと接着分子に依存する

 Hogg, N., Henderson, R., Leitinger, B., McDowall, A., Porter, J., and Stanley, P.: **Mechanisms contributing to the activity of integrins on leukocytes.** *Immunol. Rev.* 2002, **186**:164–171.

 Kunkel, E.J., Campbell, D.J., and Butcher, E.C.: **Chemokines in lymphocyte trafficking and intestinal immunity.** *Microcirculation* 2003, **10**:313–323.

 Madri, J.A., and Graesser, D.: **Cell migration in the immune system: the evolving interrelated roles of adhesion molecules and proteinases.** *Dev. Immunol.* 2000, **7**:103–116.

 Rasmussen, L.K., Johnsen, L.B., Petersen, T.E., and Sørensen, E.S.: **Human GlyCAM-1 mRNA is expressed in the mammary gland as splicing variants and encodes various aberrant truncated proteins.** *Immunol. Lett.* 2002, **83**:73–75.

 Rosen, S.D.: **Ligands for L-selectin: homing, inflammation, and beyond.** *Annu. Rev. Immunol.* 2004, **22**:129–156.

 von Andrian, U.H., and Mempel, T.R.: **Homing and cellular traffic in lymph nodes.** *Nat. Rev. Immunol.* 2003, **3**:867–878.

9–6 ケモカインによるインテグリンの活性化がナイーブT細胞のリンパ節内への移動に必要である

 Cyster, J.G.: **Chemokines, sphingosine-1-phosphate, and cell migration in secondary lymphoid organs.** *Annu. Rev. Immunol.* 2005, **23**:127–159.

 Laudanna, C., Kim, J.Y., Constantin, G., and Butcher, E.: **Rapid leukocyte integrin activation by chemokines.** *Immunol. Rev.* 2002, **186**:37–46.

 Lo, C.G., Lu, T.T., and Cyster, J.G.: **Integrin-dependence of lymphocyte entry into the splenic white pulp.** *J. Exp. Med.* 2003, **197**:353–361.

 Luo, B.H., Carman, C.V., and Springer, T.A.: **Structural basis of integrin regulation and signaling.** *Annu. Rev. Immunol.* 2007, **25**:619–647.

 Rosen, H., and Goetzl, E.J.: **Sphingosine 1-phosphate and its receptors: an autocrine and paracrine network.** *Nat. Rev. Immunol.* 2005, **5**:560–570.

9–7 T細胞のリンパ節からの流出は走化性脂質によって制御されている

 Cyster, J.G., and Schwab, S.R.: **Sphingosine-1-phosphate and lymphocyte egress from lymphoid organs.** *Annu. Rev. Immunol.* 2012, **30**:69-94.

9–8 T細胞応答は二次リンパ器官において活性化樹状細胞によって開始される

 Germain, R.N., Miller, M.J., Dustin, M.L., and Nussenzweig, M.C.: **Dynamic imaging of the immune system: progress, pitfalls and promise.** *Nat. Rev. Immunol.* 2006, **6**:497–507.

 Miller, M.J., Wei, S.H., Cahalan, M.D., and Parker, I.: **Autonomous T cell trafficking examined *in vivo* with intravital two-photon microscopy.** *Proc. Natl Acad. Sci. USA* 2003, **100**:2604–2609.

 Schlienger, K., Craighead, N., Lee, K.P., Levine, B.L., and June, C.H.: **Efficient priming of protein antigen-specific human CD4+ T cells by monocyte-derived dendritic cells.** *Blood* 2000, **96**:3490–3498.

 Thery, C., and Amigorena, S.: **The cell biology of antigen presentation in dendritic cells.** *Curr. Opin. Immunol.* 2001, **13**:45–51.

9–9 樹状細胞は非常に多種類の病原体からの抗原を処理する

 Belz, G.T., Carbone, F.R., and Heath, W.R.: **Cross-presentation of antigens by dendritic cells.** *Crit. Rev. Immunol.* 2002, **22**:439–448.

 Guermonprez, P., Valladeau, J., Zitvogel, L., Thery, C., and Amigorena, S.: **Antigen presentation and T cell stimulation by dendritic cells.** *Annu. Rev. Immunol.* 2002, **20**:621–667.

 Mildner, A., and Jung, S.: **Development and function of dendritic cells.** *Immunity* 2014, **40**:642–656.

 Satpathy, A.T., Wu, X., Albring, J.C., and Murphy, K.M.: **Re(de)fining the dendritic cell lineage.** *Nat. Immunol.* 2012, **13**:1145–1154.

Shortman, K., and Heath, W.R.: **The CD8+ dendritic cell subset.** *Immunol. Rev.* 2010, **234**:18–31.

Shortman, K., and Naik, S.H.: **Steady-state and inflammatory dendritic-cell development.** *Nat. Rev. Immunol.* 2007, **7**:19–30.

9–10 病原体によって誘導されるTLRシグナルは，組織常在性の樹状細胞のリンパ器官への遊走と抗原処理を促進する

Allan, R.S., Waithman, J., Bedoui, S., Jones, C.M., Villadangos, J.A., Zhan, Y., Lew, A.M., Shortman, K., Heath, W.R., and Carbone, F.R.: **Migratory dendritic cells transfer antigen to a lymph node-resident dendritic cell population for efficient CTL priming.** *Immunity* 2006, **25**:153–162.

Bachman, M.F., Kopf, M., and Marsland, B.J.: **Chemokines: more than just road signs.** *Nat. Rev. Immunol.* 2006, **6**:159–164.

Blander, J.M., and Medzhitov, R.: **Toll-dependent selection of microbial antigens for presentation by dendritic cells.** *Nature* 2006, **440**:808–812.

Iwasaki, A., and Medzhitov, R.: **Toll-like receptor control of adaptive immune responses.** *Nat. Immunol.* 2004, **10**:988–995.

Reis e Sousa, C.: **Toll-like receptors and dendritic cells: for whom the bug tolls.** *Semin. Immunol.* 2004, **16**:27–34.

9–11 形質細胞様樹状細胞は大量のI型インターフェロンを産生し，通常型樹状細胞からの抗原提示に対する補助細胞として働いている可能性がある

Asselin-Paturel, C., and Trinchieri, G.: **Production of type I interferons: plasmacytoid dendritic cells and beyond.** *J. Exp. Med.* 2005, **202**:461–465.

Krug, A., Veeraswamy, R., Pekosz, A., Kanagawa, O., Unanue, E.R., Colonna, M., and Cella, M.: **Interferon-producing cells fail to induce proliferation of naïve T cells but can promote expansion and T helper 1 differentiation of antigen-experienced unpolarized T cells.** *J. Exp. Med.* 2003, **197**:899–906.

Kuwajima, S., Sato, T., Ishida, K., Tada, H., Tezuka, H., and Ohteki, T.: **Interleukin 15-dependent crosstalk between conventional and plasmacytoid dendritic cells is essential for CpG-induced immune activation.** *Nat. Immunol.* 2006, **7**:740–746.

Swiecki, M., and Colonna, M.: **Unraveling the functions of plasmacytoid dendritic cells during viral infections, autoimmunity, and tolerance.** *Immunol. Rev.* 2010, **234**:142–162.

9–12 マクロファージはスカベンジャー細胞であり，病原体によって外来抗原をナイーブT細胞へと提示するように誘導される

Barker, R.N., Erwig, L.P., Hill, K.S., Devine, A., Pearce, W.P., and Rees, A.J.: **Antigen presentation by macrophages is enhanced by the uptake of necrotic, but not apoptotic, cells.** *Clin. Exp. Immunol.* 2002, **127**:220–225.

Underhill, D.M., Bassetti, M., Rudensky, A., and Aderem, A.: **Dynamic interactions of macrophages with T cells during antigen presentation.** *J. Exp. Med.* 1999, **190**:1909–1914.

Zhu, F.G., Reich, C.F., and Pisetsky, D.S.: **The role of the macrophage scavenger receptor in immune stimulation by bacterial DNA and synthetic oligonucleotides.** *Immunology* 2001, **103**:226–234.

9–13 B細胞は細胞表面の免疫グロブリンに結合する抗原を効率よくT細胞に提示する

Guermonprez, P., England, P., Bedouelle, H., and Leclerc, C.: **The rate of dissociation between antibody and antigen determines the efficiency of antibody-mediated antigen presentation to T cells.** *J. Immunol.* 1998, **161**:4542–4548.

Shirota, H., Sano, K., Hirasawa, N., Terui, T., Ohuchi, K., Hattori, T., and Tamura, G.: **B cells capturing antigen conjugated with CpG oligodeoxynucleotides induce Th1 cells by elaborating IL-12.** *J. Immunol.* 2002, **169**:787–794.

Zaliauskiene, L., Kang, S., Sparks, K., Zinn, K.R., Schwiebert, L.M., Weaver, C.T., and Collawn, J.F.: **Enhancement of MHC class II-restricted responses by receptor-mediated uptake of peptide antigens.** *J. Immunol.* 2002, **169**:2337–2345.

9–14 ナイーブT細胞と抗原提示細胞の最初の相互作用は細胞接着分子を介する

Dustin, M.L.: **T-cell activation through immunological synapses and kinapses.** *Immunol. Rev.* 2008, **221**:77–89.

Friedl, P., and Brocker, E.B.: **TCR triggering on the move: diversity of T-cell interactions with antigen-presenting cells.** *Immunol. Rev.* 2002, **186**:83–89.

Gunzer, M., Schafer, A., Borgmann, S., Grabbe, S., Zanker, K.S., Brocker, E.B., Kampgen, E., and Friedl, P.: **Antigen presentation in extracellular matrix: interactions of T cells with dendritic cells are dynamic, short lived, and sequential.** *Immunity* 2000, **13**:323–332.

Montoya, M.C., Sancho, D., Vicente-Manzanares, M., and Sanchez-Madrid, F.: **Cell adhesion and polarity during immune interactions.** *Immunol. Rev.* 2002, **186**:68–82.

Wang, J., and Eck, M.J.: **Assembling atomic resolution views of the immunological synapse.** *Curr. Opin. Immunol.* 2003, **15**:286–293.

9–15 抗原提示細胞はナイーブT細胞のクローン増殖と分化のためにいくつものシグナルを伝える

Bour-Jordan, H., and Bluestone, J.A.: **CD28 function: a balance of costimulatory and regulatory signals.** *J. Clin. Immunol.* 2002, **22**:1–7.

Chen, L., and Flies, D.B.: **Molecular mechanisms of T cell co-stimulation and co-inhibition.** *Nat. Rev. Immunol.* 2013, **13**:227–242.

Gonzalo, J.A., Delaney, T., Corcoran, J., Goodearl, A., Gutierrez-Ramos, J.C., and Coyle, A.J.: **Cutting edge: the related molecules CD28 and inducible costimulator deliver both unique and complementary signals required for optimal T-cell activation.** *J. Immunol.* 2001, **166**:1–5.

Greenwald, R.J., Freeman, G.J., and Sharpe, A.H.: **The B7 family revisited.** *Annu. Rev. Immunol.* 2005, **23**:515–548.

Kapsenberg, M.L.: **Dendritic-cell control of pathogen-driven T-cell polarization.** *Nat. Rev. Immunol.* 2003, **3**:984–993.

Wang, S., Zhu, G., Chapoval, A.I., Dong, H., Tamada, K., Ni, J., and Chen, L.: **Costimulation of T cells by B7-H2, a B7-like molecule that binds ICOS.** *Blood* 2000, **96**:2808–2813.

9–16 活性化T細胞へのCD28依存性の補助刺激がT細胞増殖因子IL-2と高親和性IL-2レセプターの発現を誘導する

Acuto, O., and Michel, F.: **CD28-mediated co-stimulation: a quantitative support for TCR signalling.** *Nat. Rev. Immunol.* 2003, **3**:939–951.

Gaffen, S.L.: **Signaling domains of the interleukin 2 receptor.** *Cytokine* 2001, **14**:63–77.

Seko, Y., Cole, S., Kasprzak, W., Shapiro, B.A., and Ragheb, J.A.: **The role of cytokine mRNA stability in the pathogenesis of autoimmune disease.** *Autoimmun. Rev.* 2006, **5**:299–305.

Zhou, X.Y., Yashiro-Ohtani, Y., Nakahira, M., Park, W.R., Abe, R., Hamaoka, T., Naramura, M., Gu, H., and Fujiwara, H.: **Molecular mechanisms underlying differential contribution of CD28 versus non-CD28 costimulatory molecules to IL-2 promoter activation.** *J. Immunol.* 2002, **168**:3847–3854.

9–17 その他の補助刺激経路もT細胞の活性化に関係する

Croft, M.: **The role of TNF superfamily members in T-cell function and diseases.** *Nat. Rev. Immunol.* 2009, **9**:271–285.

Greenwald, R.J., Freeman, G.J., and Sharpe, A.H.: **The B7 family revisited.** *Annu. Rev. Immunol.* 2005, **23**:515–548.

Watts, T.H.: **TNF/TNFR family members in costimulation of T cell responses.** *Annu. Rev. Immunol.* 2005, **23**:23–68.

9–18 増殖しているT細胞は，補助刺激因子を必要としないエフェクターT細胞へと分化する

Gudmundsdottir, H., Wells, A.D., and Turka, L.A.: **Dynamics and requirements of T cell clonal expansion in vivo at the single-cell level: effector function is linked to proliferative capacity.** *J. Immunol.* 1999, **162**:5212–5223.

London, C.A., Lodge, M.P., and Abbas, A.K.: **Functional responses and costimulator dependence of memory CD4+ T cells.** *J. Immunol.* 2000, **164**:265–272.

Schweitzer, A.N., and Sharpe, A.H.: **Studies using antigen-presenting cells lacking expression of both B7-1 (CD80) and B7-2 (CD86) show distinct requirements for B7 molecules during priming versus restimulation of Th2 but not Th1 cytokine production.** *J. Immunol.* 1998, **161**:2762–2771.

9–19 　CD8+T細胞は異なった方向に活性化され細胞傷害性エフェクター細胞となる

Andreasen, S.O., Christensen, J.E., Marker, O., and Thomsen, A.R.: **Role of CD40 ligand and CD28 in induction and maintenance of antiviral CD8+ effector T cell responses.** *J. Immunol.* 2000, **164**:3689–3697.

Blazevic, V., Trubey, C.M., and Shearer, G.M.: **Analysis of the costimulatory requirements for generating human virus-specific *in vitro* T helper and effector responses.** *J. Clin. Immunol.* 2001, **21**:293–302.

Liang, L., and Sha, W.C.: **The right place at the right time: novel B7 family members regulate effector T cell responses.** *Curr. Opin. Immunol.* 2002, **14**:384–390.

Seder, R.A., and Ahmed, R.: **Similarities and differences in CD4+ and CD8+ effector and memory T cell generation.** *Nat. Immunol.* 2003, **4**:835–842.

Weninger, W., Manjunath, N., and von Andrian, U.H.: **Migration and differentiation of CD8+ T cells.** *Immunol. Rev.* 2002, **186**:221–233.

9–20 　CD4+T細胞は機能的に異なったいくつかのサブセットのエフェクターT細胞に分化する

Basu, R., Hatton, R.D., and Weaver, C.T.: **The Th17 family: flexibility follows function.** *Immunol. Rev.* 2013, **252**:89–103.

Bluestone, J.A., and Abbas, A.K.: **Natural versus adaptive regulatory T cells.** *Nat. Rev. Immunol.* 2003, **3**:253–257.

Crotty, S.: **Follicular helper T cells (T_{FH}).** *Annu. Rev. Immunol.* 2011, **29**:621–663.

King, C.: **New insights into the differentiation and function of T follicular helper cells.** *Nat. Rev. Immunol.* 2009, **9**:757–766.

Littman, D.R., and Rudensky, A.Y.: **Th17 and regulatory T cells in mediating and restraining inflammation.** *Cell* 2010, **140**:845–858.

Murphy, K.M., and Reiner, S.L.: **The lineage decisions of helper T cells.** *Nat. Rev. Immunol.* 2002, **2**:933–944.

Nurieva, R.I., and Chung, Y.: **Understanding the development and function of T follicular helper cells.** *Cell Mol. Immunol.* 2010, **7**:190–197.

9–21 　サイトカインはナイーブCD4+T細胞を異なるエフェクター分化経路へと誘導する

Nath, I., Vemuri, N., Reddi, A.L., Jain, S., Brooks, P., Colston, M.J., Misra, R.S., and Ramesh, V.: **The effect of antigen presenting cells on the cytokine profiles of stable and reactional lepromatous leprosy patients.** *Immunol. Lett.* 2000, **75**:69–76.

O'Shea, J.J., and Paul, W.E.: **Mechanisms underlying lineage commitment and plasticity of helper CD4+ T cells.** *Science* 2010, **327**:1098–1102.

Reese, T.A., Liang, H.E., Tager, A.M., Luster, A.D., Van Rooijen, N., Voehringer, D., and Locksley, R.M.: **Chitin induces the accumulation in tissue of innate immune cells associated with allergy.** *Nature* 2007, **447**:92–96.

Szabo, S.J., Sullivan, B.M., Peng, S.L., and Glimcher, L.H.: **Molecular mechanisms regulating Th1 immune responses.** *Annu. Rev. Immunol.* 2003, **21**:713–758.

Weaver, C.T., Harrington, L.E., Mangan, P.R., Gavrieli, M., and Murphy, K.M.: **Th17: an effector CD4 lineage with regulatory T cell ties.** *Immunity* 2006, **24**:677–688.

9–22 　CD4+T細胞の各サブセットは，サイトカイン産生を介して互いの分化を制御することができる

Croft, M., Carter, L., Swain, S.L., and Dutton, R.W.: **Generation of polarized antigen-specific CD8 effector populations: reciprocal action of interleukin-4 and IL-12 in promoting type 2 versus type 1 cytokine profiles.** *J. Exp. Med.* 1994, **180**:1715–1728.

Grakoui, A., Donermeyer, D.L., Kanagawa, O., Murphy, K.M., and Allen, P.M.: **TCR-independent pathways mediate the effects of antigen dose and altered peptide ligands on Th cell polarization.** *J. Immunol.* 1999, **162**:1923–1930.

Harrington, L.E., Hatton, R.D., Mangan, P.R., Turner, H., Murphy, T.L., Murphy, K.M., and Weaver, C.T.: **Interleukin 17-producing CD4+ effector T cells develop via a lineage distinct from the T helper type 1 and 2 lineages.** *Nat. Immunol.* 2005, **6**:1123–1132.

Julia, V., McSorley, S.S., Malherbe, L., Breittmayer, J.P., Girard-Pipau, F., Beck, A., and Glaichenhaus, N.: **Priming by microbial antigens from the intestinal flora determines the ability of CD4+ T cells to rapidly secrete IL-4 in BALB/c mice infected with *Leishmania major*.** *J. Immunol.* 2000, **165**:5637–5645.

Martin-Fontecha, A., Thomsen, L.L., Brett, S., Gerard, C., Lipp, M., Lanzavecchia, A., and Sallusto, F.: **Induced recruitment of NK cells to lymph nodes provides IFN-γ for T_H1 priming.** *Nat. Immunol.* 2004, **5**:1260–1265.

Nakamura, T., Kamogawa, Y., Bottomly, K., and Flavell, R.A.: **Polarization of IL-4- and IFN-γ-producing CD4+ T cells following activation of naïve CD4+ T cells.** *J. Immunol.* 1997, **158**:1085–1094.

Seder, R.A., and Paul, W.E.: **Acquisition of lymphokine producing phenotype by CD4+ T cells.** *Annu. Rev. Immunol.* 1994, **12**:635–673.

9–23 　制御性CD4+T細胞は適応免疫応答の制御にかかわる

Fontenot, J.D., and Rudensky, A.Y.: **A well adapted regulatory contrivance: regulatory T cell development and the forkhead family transcription factor Foxp3.** *Nat. Immunol.* 2005, **6**:331–337.

Roncarolo, M.G., Bacchetta, R., Bordignon, C., Narula, S., and Levings, M.K.: **Type 1 T regulatory cells.** *Immunol. Rev.* 2001, **182**:68–79.

Sakaguchi, S.: **Naturally arising Foxp3-expressing CD25+CD4+ regulatory T cells in immunological tolerance to self and non-self.** *Nat. Immunol.* 2005, **6**:345–352.

Sakaguchi, S., Yamaguchi, T., Nomura, T., and Ono, M.: **Regulatory T cells and immune tolerance.** *Cell* 2008, **133**:775–787.

Saraiva, M., and O'Garra, A.: **The regulation of IL-10 production by immune cells.** *Nat. Rev. Immunol.* 2010, **10**:170–181.

9–24 　エフェクターT細胞と標的細胞の相互作用は抗原非特異的な接着分子を介して始まる

Dustin, M.L.: **T-cell activation through immunological synapses and kinases.** *Immunol. Rev.* 2008, **221**:77–89.

van der Merwe, P.A., and Davis, S.J.: **Molecular interactions mediating T cell antigen recognition.** *Annu. Rev. Immunol.* 2003, **21**:659–684.

9–25 　エフェクターT細胞と標的細胞の間に免疫シナプスが形成されるとシグナルが伝達され，エフェクター分子が放出される

Bossi, G., Trambas, C., Booth, S., Clark, R., Stinchcombe, J., and Griffiths, G.M.: **The secretory synapse: the secrets of a serial killer.** *Immunol. Rev.* 2002, **189**:152–160.

Montoya, M.C., Sancho, D., Vicente-Manzanares, M., and Sanchez-Madrid, F.: **Cell adhesion and polarity during immune interactions.** *Immunol. Rev.* 2002, **186**:68–82.

Trambas, C.M., and Griffiths, G.M.: **Delivering the kiss of death.** *Nat. Immunol.* 2003, **4**:399–403.

9–26 　T細胞のエフェクター機能はT細胞が産生するエフェクター分子の種類によって決定される

&

9–27 　サイトカインには局所的作用と遠隔作用がある

Basler, C.F., and Garcia-Sastre, A.: **Viruses and the type I interferon antiviral system: induction and evasion.** *Int. Rev. Immunol.* 2002, **21**:305–337.

Boulay, J.L., O'Shea, J.J., and Paul, W.E.: **Molecular phylogeny within type I cytokines and their cognate receptors.** *Immunity* 2003, **19**:159–163.

Guidotti, L.G., and Chisari, F.V.: **Cytokine-mediated control of viral infections.** *Virology* 2000, **273**:221–227.

Harty, J.T., Tvinnereim, A.R., and White, D.W.: **CD8+ T cell effector mechanisms in resistance to infection.** *Annu. Rev. Immunol.* 2000, **18**:275–308.

Proudfoot, A.E.: **Chemokine receptors: multifaceted therapeutic targets.** *Nat. Rev. Immunol.* 2002, **2**:106–115.

9-28 T細胞はTNFファミリーサイトカインを三量体蛋白質として，また通常は細胞膜と結合した形で発現している

Bekker, L.G., Freeman, S., Murray, P.J., Ryffel, B., and Kaplan, G.: **TNF-alpha controls intracellular mycobacterial growth by both inducible nitric oxide synthase-dependent and inducible nitric oxide synthase-independent pathways.** *J. Immunol.* 2001, **166**:6728–6734.

Hehlgans, T., and Mannel, D.N.: **The TNF–TNF receptor system.** *Biol. Chem.* 2002, **383**:1581–1585.

Ware, C.F.: **Network communications: lymphotoxins, LIGHT, and TNF.** *Annu. Rev. Immunol.* 2005, **23**:787–819.

9-29 細胞傷害性T細胞は，外部と内部の両方からの経路を介して標的細胞のプログラム細胞死を誘導する

Aggarwal, B.B.: **Signalling pathways of the TNF superfamily: a double-edged sword.** *Nat. Rev. Immunol.* 2003, **3**:745–756.

Ashton-Rickardt, P.G.: **The granule pathway of programmed cell death.** *Crit. Rev. Immunol.* 2005, **25**:161–182.

Bishop, G.A.: **The multifaceted roles of TRAFs in the regulation of B-cell function.** *Nat. Rev. Immunol.* 2004, **4**:775–786.

Green, D.R., Droin, N., and Pinkoski, M.: **Activation-induced cell death in T cells.** *Immunol. Rev.* 2003, **193**:70–81.

Russell, J.H., and Ley, T.J.: **Lymphocyte-mediated cytotoxicity.** *Annu. Rev. Immunol.* 2002, **20**:323–370.

Siegel, R.M.: **Caspases at the crossroads of immune-cell life and death.** *Nat. Rev. Immunol.* 2006, **6**:308–317.

Wallin, R.P., Screpanti, V., Michaelsson, J., Grandien, A., and Ljunggren, H.G.: **Regulation of perforin-independent NK cell-mediated cytotoxicity.** *Eur. J. Immunol.* 2003, **33**:2727–2735.

9-30 アポトーシスの内因性経路はミトコンドリアからのシトクロム c 放出を介して起こる

Borner, C.: **The Bcl-2 protein family: sensors and checkpoints for life-or-death decisions.** *Mol. Immunol.* 2003, **39**:615–647.

Bratton, S.B., and Salvesen, G.S.: **Regulation of the Apaf-1-caspase-9 apoptosome.** *J. Cell Sci.* 2010, **123**:3209–3214.

Chowdhury, D., and Lieberman, J.: **Death by a thousand cuts: granzyme pathways of programmed cell death.** *Annu. Rev. Immunol.* 2008, **26**:389–420.

Hildeman, D.A., Zhu, Y., Mitchell, T.C., Kappler, J., and Marrack, P.: **Molecular mechanisms of activated T cell death in vivo.** *Curr. Opin. Immunol.* 2002, **14**:354–359.

Strasser, A.: **The role of BH3-only proteins in the immune system.** *Nat. Rev. Immunol.* 2005, **5**:189–200.

9-31 アポトーシスを誘導する細胞傷害性エフェクター蛋白質は，細胞傷害性CD8+T細胞の顆粒内に貯蔵されている

Barry, M., Heibein, J.A., Pinkoski, M.J., Lee, S.F., Moyer, R.W., Green, D.R., and Bleackley, R.C.: **Granzyme B short-circuits the need for caspase 8 activity during granule-mediated cytotoxic T-lymphocyte killing by directly cleaving Bid.** *Mol. Cell Biol.* 2000, **20**:3781–3794.

Grossman, W.J., Revell, P.A., Lu, Z.H., Johnson, H., Bredemeyer, A.J., and Ley, T.J.: **The orphan granzymes of humans and mice.** *Curr. Opin. Immunol.* 2003, **15**:544–552.

Lieberman, J.: **The ABCs of granule-mediated cytotoxicity: new weapons in the arsenal.** *Nat. Rev. Immunol.* 2003, **3**:361–370.

Pipkin, M.E., and Lieberman, J.: **Delivering the kiss of death: progress on understanding how perforin works.** *Curr. Opin. Immunol.* 2007, **19**:301–308.

Yasukawa, M., Ohminami, H., Arai, J., Kasahara, Y., Ishida, Y., and Fujita, S.: **Granule exocytosis, and not the Fas/Fas ligand system, is the main pathway of cytotoxicity mediated by alloantigen-specific CD4+ as well as CD8+ cytotoxic T lymphocytes in humans.** *Blood* 2000, **95**:2352–2355.

9-32 細胞傷害性T細胞は，特異抗原を発現する標的を選択的に連続で殺傷する

Stinchcombe, J.C., and Griffiths, G.M.: **Secretory mechanisms in cell-mediated cytotoxicity.** *Annu. Rev. Cell Dev. Biol.* 2007, **23**:495–517.

Veugelers, K., Motyka, B., Frantz, C., Shostak, I., Sawchuk, T., and Bleackley, R.C.: **The granzyme B-serglycin complex from cytotoxic granules requires dynamin for endocytosis.** *Blood* 2004, **103**:3845–3853.

9-33 細胞傷害性T細胞はサイトカイン分泌を介しても作用する

Amel-Kashipaz, M.R., Huggins, M.L., Lanyon, P., Robins, A., Todd, I., and Powell, R.J.: **Quantitative and qualitative analysis of the balance between type 1 and type 2 cytokine-producing CD8− and CD8+ T cells in systemic lupus erythematosus.** *J. Autoimmun.* 2001, **17**:155–163.

Dobrzanski, M.J., Reome, J.B., Hollenbaugh, J.A., and Dutton, R.W.: **Tc1 and Tc2 effector cell therapy elicit long-term tumor immunity by contrasting mechanisms that result in complementary endogenous type 1 antitumor responses.** *J. Immunol.* 2004, **172**:1380–1390.

Prezzi, C., Casciaro, M.A., Francavilla, V., Schiaffella, E., Finocchi, L., Chircu, L.V., Bruno, G., Sette, A., Abrignani, S., and Barnaba, V.: **Virus-specific CD8+ T cells with type 1 or type 2 cytokine profile are related to different disease activity in chronic hepatitis C virus infection.** *Eur. J. Immunol.* 2001, **31**:894–906.

液性免疫応答

10

多くの病原体は生体の細胞外の領域で増殖し，また細胞内寄生病原体であっても，細胞外組織液を介して移動し，感染が蔓延していく．この細胞外領域は**液性免疫応答** humoral immune response により防御されており，B 細胞によって産生された抗体が細胞外微生物やその産物を破壊するように働き，細胞内への感染の蔓延を防止する．1–20 項で紹介したように，抗体は主に三つの方法により免疫に寄与している．すなわち，**中和** neutralization，オプソニン化 opsonization，補体活性化 complement activation である（図 10.1）．第一に抗体は病原体に結合し，これにより病原体が細胞内に侵入し感染することを防止する．この働きを中和という．抗体はまた細菌毒素にも結合し，毒素の作用もしくはこれが細胞内へ侵入することを防止する．第二に抗体は，その定常部（C 領域）を介した Fc レセプターへの結合により貪食細胞による捕食の促進，すなわちオプソニン化を行う．第三に第 2 章で述べたように，病原体に結合した抗体は補体系古典的経路の蛋白質を活性化する．この過程で病原体表面に他の補体蛋白質が配置されることによりオプソニン化が増強され，また感染部位への貪食細胞の動員が助長される．細菌膜を攻撃する作用を有する複合体が活性化され，これはさらにある種の微生物の膜に小孔を穿ち，直接に溶菌作用を及ぼす．上記 3 種のどのエフェクター機構が選択されるかは，産生される抗体のクラスを決定する重鎖アイソタイプにより決定される．

本章の最初の節では，ナイーブ B 細胞と抗原との相互作用，および B 細胞を活性化し抗体産生へと誘導する機構，すなわちヘルパー T 細胞との相互作用について論述する．微生物抗原の中には T 細胞の補助なしでも抗体産生を惹起させるものもあるが，抗原によるナイーブ B 細胞の活性化には通常，濾胞ヘルパー T 細胞 T follicular helper cell（T_{FH} 細胞）の関与が必要である．活性化された B 細胞はその後，抗体を分泌する**形質細胞** plasma cell およびメモリー B 細胞へと分化する．抗体産生応答はほとんどの場合親和性成熟という過程を経る．これは抗体の可変部（V 領域）の体細胞高頻度突然変異により，標的抗原に対しより高い親和性をもつ抗体が産生されるプロセスである．ここでは体細胞高頻度突然変異の分子機構とその免疫学的な帰結，および抗体産生応答の機能的多様性を付与する抗体のさまざまなクラス生成のプロセス，すなわちクラススイッチについても検討する．体細胞高頻度突然変異とクラススイッチの両者は B 細胞のみに起こる事象であり，いずれも T 細胞の補助を必要とする．本章の第 2 節では，種々のクラスの抗体の生体内分布と機能を紹介し，特に粘膜部位に分泌される抗体に着目する．さらに本章の第 3 節では，抗体の Fc 部分が感染を抑制し排除するさまざまなエフェクター機構とどのように関連しているのかについて詳しくみていこう．T 細胞応答と同

本章で学ぶこと

抗原とヘルパー T 細胞による B 細胞の活性化

免疫グロブリン各クラスの分布と機能

Fc レセプターを介した抗体被覆病原体の破壊

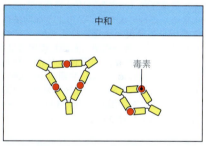

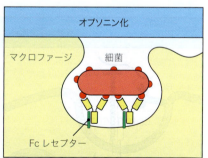

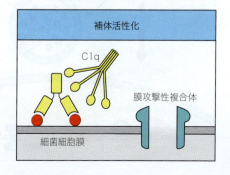

図 10.1 抗体は中和，オプソニン化，および補体活性化を介して液性免疫応答を媒介する

形質細胞により分泌された後，抗体は次の三つの手段により生体を感染から防護する．第一は中和と呼ばれるプロセスであり，抗体は病原体あるいはその産物に結合することにより病原体のもつ毒性効果，感染力を抑制する（上図）．抗体が病原体に結合すると，抗体の Fc 部分はマクロファージや好中球などのアクセサリー細胞表面にある Fc レセプターに結合できるようになり，これによりマクロファージや好中球が病原体を捕食あるいは殺傷することが助長される．このプロセスはオプソニン化と呼ばれる（中央図）．第三の手段は補体活性化である．抗体は補体活性化古典的経路の第一段階である補体第一成分（C1）の活性により，補体系の活性化を誘発する．補体蛋白質の沈着はオプソニン化を促進し，また細菌膜攻撃性蛋白質複合体の活性化によりある種の細菌を直接殺傷することになる．

様に，液性免疫応答は免疫学的記憶を形成するが，これに関しては第11章で述べることとする．

抗原とヘルパーT細胞によるB細胞の活性化

B細胞レセプター B-cell receptor（BCR）として働く膜表面（膜結合型）免疫グロブリンは，病原体との応答の過程で起こるB細胞活性化に際し，二つの役割をもつ．T細胞レセプター T-cell receptor（TCR）と同様に，BCRは微生物に由来する抗原との結合によりシグナル伝達カスケードを誘発させる．これに加え，BCRは結合した抗原を細胞内部に移行させ，抗原プロセシングを行う．この結果抗原に由来するペプチド（抗原ペプチド）はMHCクラスⅡ分子に結合し，この抗原ペプチド・MHCクラスⅡ分子複合体はB細胞表面に戻り，細胞表面に発現する．この抗原ペプチド・MHCクラスⅡ分子複合体は，同一の病原体（抗原）に応答し分化してきた抗原特異的ヘルパーT細胞により認識される．エフェクターT細胞は，B細胞を増殖させ，また抗体産生細胞およびメモリーB細胞への分化を助長する細胞表面機能分子やサイトカインを発現・産生している．抗体産生応答の中間段階で胚中心 germinal centerと呼ばれる構造が形成され（10-6項），その後抗体を産生する長寿命形質細胞やメモリーB細胞が出現してくる．ある種の微生物抗原は，T細胞の補助がなくても直接B細胞を活性化させることができる．これらの抗原に直接応答することのできるB細胞は，多くの重要な病原体に対し素早く応答することが可能となる．しかしながら，抗原に対し親和性を増大させ，またIgM以外の免疫グロブリンクラスへのクラススイッチといった，いわば抗体産生応答における微細でエレガントな調整には，抗原により刺激されたB細胞とヘルパーT細胞および末梢リンパ器官の他の細胞との相互作用が必要である．したがって，微生物抗原のみに応答し産生される抗体は，T細胞の補助のもとに産生される抗体に比して，概して低親和性であり，また機能的多様性に乏しいものである．

10-1 抗原によるB細胞の活性化はB細胞レセプターに由来するシグナルに加え，T_{FH}細胞からのシグナルあるいは微生物抗原からの直接のシグナルが関与している

第8章で学んだように，ナイーブT細胞の活性化にはTCRおよび特化した抗原提示細胞に由来する補助刺激シグナルの両者が必要である．これと同様に，ナイーブB細

図10.2 胸腺依存性あるいは胸腺非依存性抗原のどちらの場合でも，B細胞活性化には第二のシグナルが必要である
　B細胞活性化の第一のシグナル（図中①で表示）は抗原レセプター（BCR）を介するものであり，第7章に述べられているようないくつかのシグナル伝達経路を活性化する．BCRによるシグナルは，オプソニン化された微生物表面のC3bと相互作用する補助レセプター，CD19分子やCD21分子により促進される．胸腺依存性抗原（左図）の場合には，第二のシグナル（図中②で表示）は，B細胞表面上に表出した抗原ペプチド（赤色の小丸）・MHCクラスⅡ分子複合体を認識したヘルパーT細胞（T_{FH}細胞）により伝達される．T_{FH}細胞上のCD40リガンド（CD40L）はB細胞上のCD40分子と結合し，これはNFκB誘導キナーゼ NFκB-inducing kinase（NIK）を通じて非古典的NFκBシグナル伝達経路（非古典的Wnt経路）を活性化する．これによりBcl-2のような向生存性遺伝子の発現が誘導される（7-17項参照）．胸腺非依存性抗原（右図）の場合は，第二のシグナルは，細菌性のリポ多糖 lipopolysaccharide（LPS）や細菌由来DNAのような抗原に付随したTLRリガンド（第3章に叙述）を認識したToll様レセプター（TLR）により伝達される．

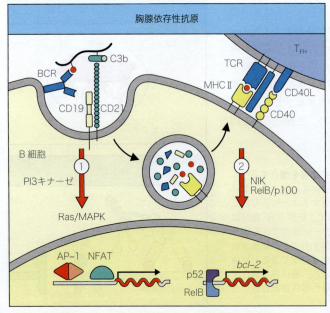
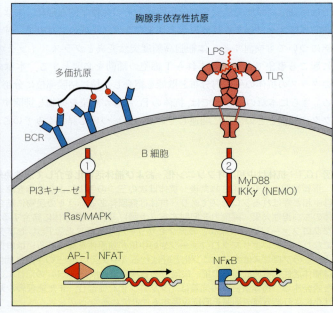

胞に関しても，BCR に由来するシグナルに加え，ヘルパー T 細胞からの補助シグナル，またはある場合には，微生物構成成分から直接由来する補助シグナルが必要である（図 10.2）．

T 細胞を欠損する動物やヒトにおいて，蛋白質抗原単独では抗体産生応答を誘導することはできない．それゆえ，これらの抗原は**胸腺依存性抗原** thymus-dependent antigen（**TD 抗原**）として知られ，抗原特異的 T 細胞の補助が必要である．これに関与する T 細胞は，リンパ組織に存在しいまだ T_H1，T_H2，T_H17 エフェクター細胞に分化していない T_{FH} 細胞である．T 細胞の補助を受けるためには，B 細胞は T 細胞がそれを認識できる形で細胞表面に抗原を提示しなければならない．すなわち，B 細胞の表面免疫グロブリンに結合した抗原が B 細胞内に取り込まれ，分解されて抗原ペプチドとなり，これが MHC クラス II 分子と複合体を形成して B 細胞膜表面に戻り，T 細胞に認識される（図 10.2，左図）．T_{FH} 細胞がこのような抗原ペプチド・MHC クラス II 分子複合体を認識すると，B 細胞に対しその生存と増殖を促進するシグナルを伝達する．これらのシグナルの一例が，T_{FH} 細胞表面に発現している **CD40 リガンド（CD154）** による B 細胞上の **CD40** 分子の活性化や，**IL-21** を含むさまざまなサイトカインの産生である（図 10.3）．CD40 分子に由来するシグナルは，**非古典的 NFκB 経路** non-canonical NFκB pathway（7-23 項参照）を活性化し，Bcl-2 のような抗アポトーシス分子の発現を誘導することで，B 細胞の生存を助長している．また IL-21 に由来するシグナルは STAT3 を活性化し，細胞増殖と形質細胞あるいはメモリー B 細胞への分化を促進する．T_{FH} 細胞により産生されるその他のサイトカインとしては IL-6，TGF-β，IFN-γ，IL-4 などがあり，これらは産生される抗体のタイプを制御している．これについては 10-12 項で述べる．これらのサイトカインは分化したエフェクター細胞サブセットによっても産生されるが（第 9 章参照），T_{FH} 細胞はこれらとは異なる細胞である．T_H2 細胞による IL-4 産生には転写因子 GATA-3 および STAT6 が使われるが，T_{FH} 細胞の IL-4 遺伝子発現にはこれらと異なる調節因子が使われていることも，T_{FH} 細胞が他のエフェクター細胞と異なっている例証といえよう．

蛋白質抗原に対する B 細胞応答は T 細胞からの補助に依存しているが，一方である種の微生物抗原構成成分は，ヘルパー T 細胞がなくとも抗体産生を誘導することができる．このような微生物抗原は，T 細胞を欠損する個体においても抗体産生応答を惹起させることができるため，**胸腺非依存性抗原** thymus-independent antigen（**TI 抗原**）

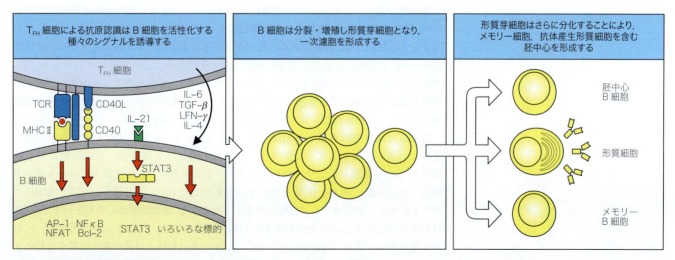

図 10.3 T_{FH} 細胞は B 細胞を活性化し，またその後の分化をコントロールする種々のシグナルを供与する

BCR に抗原が結合した後，B 細胞活性化のための第一シグナルが生起し（図示していない），T_{FH} 細胞が B 細胞表面上に表出した抗原ペプチド・MHC クラス II 分子複合体を認識すると，T_{FH} 細胞は追加の第二シグナルを伝達する（第 1 図）．CD40 リガンドの発現に加え，T_{FH} 細胞はいくつかの重要なサイトカインを分泌する．これらサイトカインの中で，IL-21 は転写因子 STAT3 を活性化し，B 細胞の増殖と生存を促進する．T_{FH} 細胞はさらにアイソタイプスイッチを制御するサイトカインも産生する（10-12 項）．これらのシグナルを受け取った後，活性化された B 細胞は増殖を開始し（第 2 図），胚中心に移行して最終的に形質細胞あるいはメモリー B 細胞になる（第 3 図）．

と呼ばれる．このような抗原は細菌細胞壁の多糖体にみられるような特徴的な分子の繰り返し構造をもち，そのため，B 細胞上の BCR を架橋することができる．またこのような場合，リポ多糖 lipopolysaccharide（LPS）のような微生物に共通した成分を B 細胞が直接認識し，B 細胞の TLR シグナル伝達（図 10.2，右図）を引き起こし，さらに第 3 章で述べた NFκB シグナル伝達経路を活性化する．これが TI 抗原の場合の第二のシグナルとして働く．胸腺非依存性抗体産生応答は細胞外細菌に対して一定の防御を与えるものであり，この問題については後で再び述べることにしよう．

10-2 T 細胞と B 細胞による抗原の認識連関は抗体産生応答を増強・促進する

微生物表面の抗原による B 細胞活性化はこれら病原体上に補体が同時に沈着することにより，B 細胞補助レセプター複合体を介するシグナルが活性化して大幅に増幅される．**B 細胞補助レセプター複合体 B-cell co-receptor complex** は CD19，CD21 および CD81 という三つの細胞表面蛋白質から構成される（図 7.27 参照）．**CD21**（補体レセプター 2，CR2）が微生物表面に沈着している補体成分 C3d と C3dg に結合すると（2-13 項参照），同一表面上の活性化 BCR に近接する．CD21 と CD19 は互いに会合し，CD19 は活性化 BCR によりリン酸化される．これにより PI3 キナーゼが動員され，下流のシグナル伝達経路を刺激し増殖，分化および抗体産生を促進する（図 10.2，矢印①）．このような BCR と補助レセプターによるシグナル増強効果は，次のような実験により例証される．すなわち，3 分子の補体断片 C3dg を卵白リゾチームに結合させた抗原でマウスを免疫した場合，追加アジュバントなしで抗体産生を誘導するのに必要な抗原量は，通常の卵白リゾチームに比べ 1 万分の 1 以下であり，BCR と補助レセプターの共架橋の効果を示している．

T 細胞依存性抗体産生応答において，これに関与する T 細胞は B 細胞によって認識された抗原と同一の抗原により活性化される細胞である．これは**認識連関 linked recognition** と呼ばれる．しかしながら，T_FH 細胞により認識されるペプチドは B 細胞の抗原レセプターにより認識されるエピトープとは異なっている．ウイルスや細菌などの自然抗原は多様な蛋白質をもち，また蛋白質エピトープと糖類エピトープの両者を有している．認識連関が起こるためには，T 細胞により認識されるペプチドは B 細胞抗原レセプターにより認識される抗原と物理的に会合した状態になければならない．そのために，B 細胞は抗原ペプチドを保持し T 細胞にこれを提示している．例えば，ウイルスの外被蛋白質上のエピトープを認識した B 細胞は，ウイルス粒子全体を細胞内に取り込む．この B 細胞は多様なウイルス蛋白質をペプチドに分解し，これらを MHC クラス II 分子に結合させ，B 細胞表面に提示する．このようなウイルス由来ペプチドに特異的な CD4$^+$ T 細胞はおそらく感染の初期段階で樹状細胞により活性化されており，T_FH 細胞へと分化を遂げた細胞も存在している．これら T_FH 細胞がウイルス由来ペプチドを提示している B 細胞により活性化されると，ウイルス外被蛋白質に対する抗体産生を補助するような特異的なシグナルを B 細胞に供与する（図 10.4）．

認識連関は B 細胞表面上の MHC クラス II 分子により適切な濃度のペプチドが提示されているかに依拠している．特定の抗原を結合しうる B 細胞（対応抗原に対する BCR をもつ B 細胞）は，マクロピノサイトーシスのみを介して抗原をプロセスする B 細胞（対応抗原に対する BCR を有しない B 細胞）に比べ，1 万倍もの効率で MHC クラス II 分子上の抗原ペプチドを提示することができる．認識連関はもともとハプテン（それ自体では抗体産生応答を惹起できない低分子化学物質，付録 I，A-1 項参照）に対する抗体産生の研究に端を発している．ハプテンそれ自体では抗体産生応答を惹起できないが，担体蛋白質 carrier protein に結合させることにより免疫原性をもつようになる．これが，ハプテン担体効果として知られているものである．これには二つの理由があり，一つは，多数のハプテンを結合した担体蛋白質により B 細胞レセプターの架橋が起こりやすくなったこと，さらに，担体蛋白質の抗原ペプチドにより活性化された T 細胞が T_FH 細胞に分化し，ハプテンに対する抗体産生応答を増強させたことがもう一つの理

抗原とヘルパーT細胞によるB細胞の活性化

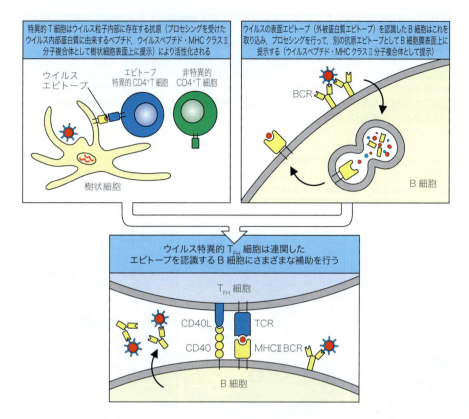

図10.4 T細胞とB細胞が相互作用を行うためには同一分子複合体に存在する抗原を認識しなければならない

本図に示す例では，ウイルス内部蛋白質はMHCクラスII分子上に提示されCD4⁺T細胞により認識される抗原エピトープをもつ（赤色の小丸で示すウイルスエピトープ）．ウイルスはまた，BCRにより認識される外被蛋白質に固有のエピトープをもつ（ウイルス粒子上，青色で示す）．ウイルスが樹状細胞に取り込まれ，抗原ペプチド・MHCクラスII分子複合体として樹状細胞表面上に提示されると，ペプチド特異的CD4⁺T細胞（左上図，青色で示すエピトープ特異的CD4⁺T細胞）はこれを認識し活性化される．一方非特異的CD4⁺T細胞（左上図，緑色で示す非特異的CD4⁺T細胞）は活性化されない．特異的B細胞がBCRを介してウイルス外被蛋白質エピトープを認識すると，ウイルスはB細胞内に取り込まれた後プロセシングされ，ウイルス内部蛋白質に由来するペプチドがMHCクラスII分子に提示される（右上図）．活性化されたT細胞（T_FH細胞）がB細胞上のこのペプチドを認識すると（下図），T細胞（T_FH細胞）は種々の補助シグナルをB細胞に伝達し，B細胞のウイルス外被蛋白質に対する抗体産生を促進する．このプロセスは認識連関として知られる．

由である．ハプテンが蛋白質に偶発的に結合することがアレルギー反応の原因になっていることがある．その例として多くの人にみられる抗生物質ペニシリンに対するアレルギー反応が挙げられ，これはペニシリンが生体蛋白質と反応してハプテン結合体を形成し，抗体産生応答を惹起したものである．これに関しては第14章で学ぶことになる．

認識連関は自己寛容の保持に働いている．自己反応性抗体は，自己反応性T_FH細胞と自己反応性B細胞が同時に存在したときにのみ生成されると考えられるからである．このことは第15章で考究する．ワクチンのデザインには認識連関を利用することができ，b型インフルエンザ菌（Hib）に対し，小児を免疫する際に用いられたワクチンがこのケースにあたり，認識連関を利用してデザインされたものである（16-26項参照）．

10-3 対応する抗原と出会ったB細胞は二次リンパ組織のB細胞領域とT細胞領域の境界に向け移動する

特定の抗原に特異的なナイーブリンパ球の頻度は非常に低い（細胞1万個に1個以下）．したがって，同一の抗原特異性をもつT細胞とB細胞がランダムに遭遇するチャンスは10^8分の1以下（$1/10^4 \times 1/10^4$）となり，B細胞が同一の抗原特異性をもつT_FH細胞と相互作用するのはかなり例外的な事象ということになる．このような理由から，認識連関には，活性化B細胞と活性化T細胞のリンパ組織内特定領域への移行に関して緻密な調整が必要であり，これは種々のリガンドとレセプターセットにより制御される．このような機序がT細胞・B細胞相互作用の機会の増加に寄与している（図10.5）．

ナイーブT細胞とナイーブB細胞はともに**スフィンゴシン1-リン酸レセプター（S1PR1）**を発現しており，両細胞はこれをリンパ組織からの退出に利用している（9-7項参照）．しかしながらT細胞とB細胞はリンパ組織中ではそれぞれ異なる領域に分布している．T細胞は**T細胞領域** T-cell areaに，B細胞は**一次リンパ濾胞** primary lymphoid follicleもしくは**B細胞領域** B-cell area, B-cell zoneに存在する（図1.18～図1.20

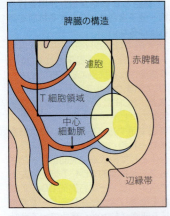

図 10.5　抗原を結合した B 細胞は二次リンパ組織の T 細胞領域と B 細胞濾胞の境界において T 細胞に接触する

抗原が血流中から脾臓に入り，T 細胞領域と濾胞に集積する（第 1 図）．ナイーブ CCR7⁺ T 細胞はケモカイン CCL19 および CCL21 の存在する領域に移行し，また CXCR5⁺ B 細胞は CXCL13 および 7α,25-ヒドロキシコレステロール（7α,25-HC）が産生される領域に移行する（第 2 図）．B 細胞が濾胞樹状細胞（FDC）あるいはマクロファージ上の抗原と接触すると，CCR7 の発現を亢進させ，T 細胞領域との境界に移動する（第 3 図）．抗原提示樹状細胞により活性化された T 細胞には CXCR5 の発現が誘導され，B 細胞と同様に T 細胞領域との境界に移動し，この場所で起こる T 細胞・B 細胞の認識連関により B 細胞のさらなる分裂・増殖が誘導される．2〜3 日後，B 細胞は CCR7 の発現を低下させるが，EBI2 は保持し，7α,25-HC に応答して濾胞外側および濾胞間領域に移動する（第 4 図）．さらに何日かすると，B 細胞の一部は赤脾髄近傍の濾胞間領域で凝集塊を形成し，分裂・増殖し形質芽細胞へと分化する．さらに抗体産生形質細胞へと最終的分化を遂げ一次反応巣を形成する．EBI2 の発現を保持する T 細胞は濾胞内に留まる．これらの T 細胞は Bcl-6 発現を誘導して T_FH 細胞となり，B 細胞とともに胚中心反応に関与する．

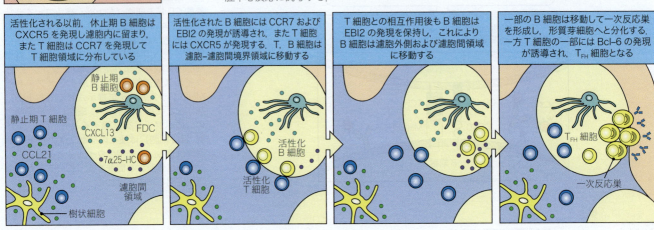

参照）．これらの領域はそれぞれ別個のケモカインレセプター発現とケモカイン産生パターンにより特徴付けられている．ナイーブ T 細胞はケモカインレセプター CCR7 を発現し，そのリガンドである **CCL19** および **CCL21** が高発現（この領域のストローマ細胞および樹状細胞が産生）している領域に局在する（9-3 項参照）．**CXCR5** を発現している循環 B 細胞がリンパ組織に移入すると，ケモカイン CXCL13 が豊富な領域である一次リンパ濾胞に移行する．濾胞内ではストローマ細胞と特殊なタイプの細胞である**濾胞樹状細胞** follicular dendritic cell（**FDC**）が CXCL13 を産生している．FDC は多数の樹状突起をもつ細胞であり，貪食能を欠く非血液系細胞である．FDC の機能は濾胞内において，細胞表面上の補体レセプターにより抗原を捕獲し B 細胞にこれを提示することである．

濾胞内においてナイーブ B 細胞は TNF ファミリーサイトカインである **BAFF**（8-8 項参照）の影響を受ける．BAFF は FDC，ストローマ細胞および樹状細胞により産生

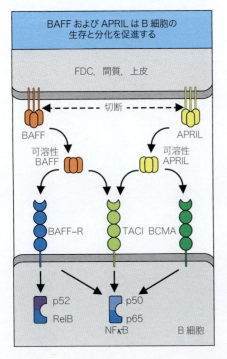

図 10.6　BAFF および APRIL は B 細胞の生存を促進し分化を制御する

BAFF（B 細胞活性化因子 B-cell activating factor または B 細胞刺激因子 B-lymphocyte stimulator, BLyS）および APRIL（増殖誘導リガンド a proliferation-inducing ligand）はともに TNF スーパーファミリーに属するサイトカインである．BAFF および APRIL は種々のタイプの細胞により膜結合型三量体として産生される．BAFF は B 細胞濾胞において濾胞樹状細胞（FDC）およびその他の細胞により産生され B 細胞の生存維持に寄与している．BAFF の主要なレセプターである BAFF-R は CD40 と同様の様式によりシグナル伝達を行い，TRAF3 や NIK を介して，RelB/p52 転写因子にいたる非古典的 NFκB 経路および p50/p65 転写因子へと続く古典的 NFκB 経路の両者を活性化する．BAFF はまた TACI（膜貫通型活性化因子およびカルシウムモジュレーターおよびシクロフィリンリガンド相互作用因子 transmembrane activator and calcium modulator and cyclophilin ligand interactor）や BCMA（B 細胞成熟抗原 B-cell maturation antigen）にも結合する．ただし BAFF の BCMA に対する結合は低親和性である．これらのレセプターは古典的 NFκB 経路を活性化する．

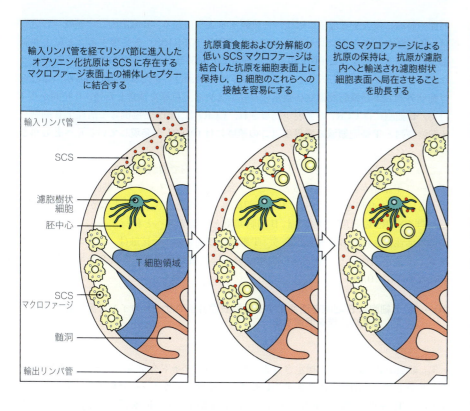

図10.7 オプソニン化された抗原は辺縁洞マクロファージにより捕獲・保持される

リンパ節の辺縁洞 subcapsular sinus (SCS) に分布するマクロファージは補体レセプター1および2 (CR1, CR2) を発現している．SCSマクロファージの貪食能は乏しくまた髄質のマクロファージに比してライソソーム酵素レベルが低下している．輸入リンパ管を経てリンパ節に到達したオプソニン化抗原はSCSマクロファージ表面上のCR1およびCR2に結合する．これらのマクロファージにより抗原は完全に分解されず，一部の抗原は細胞表面に保持されている．SCSマクロファージ表面上のこの抗原は濾胞B細胞に提示され，濾胞B細胞表面へと移行される．これによりB細胞はこの抗原を濾胞へと輸送することができ，抗原は濾胞樹状細胞の表面に捕獲される．

されB細胞の生存を維持する働きをもつ．BAFFは三つのレセプターを通じて作用するが，主要な働きであるB細胞の生存促進はBAFF–Rを介して作動する（図10.6）．BAFF–RのシグナルはTRAF3（3–7項参照）を介して伝達され，CD40シグナルで既述したように（図7.31参照），非古典的NFκB経路を活性化し，CD40シグナル伝達の際と同様Bcl–2の発現を誘導する．BAFFに対する他の二つのレセプターはTACIとBCMAである．ただしBAFFはBCMAに対しては比較的低親和性である．TACIとBCMAはBAFF類似のサイトカインであるAPRILにも結合し，TRAF2，TRAF5およびTRAF6を介してB細胞活性化に関与するシグナル伝達経路を誘導する．

微生物やウイルスに由来する抗原は輸入リンパ管を経てリンパ節に，また血流中から脾臓へと輸送される．C3bあるいはC3dgと結合しオプソニン化された抗原は，膜表面に補体レセプターCR1およびCR2を発現している濾胞樹状細胞（FDC）に捕獲され，B細胞濾胞内に蓄積される．またオプソニン化された粒子状抗原は，リンパ節の**辺縁洞** subcapsular sinus（**SCS**）や脾臓の**辺縁静脈洞** marginal sinusといったB細胞濾胞に近接する部域に分布する特殊なマクロファージによっても捕獲される（図10.7）．これらのマクロファージは抗原を取り込みまた分解するといったことよりも，むしろ抗原を細胞表面上に保持しているようである．これら特殊なマクロファージに保持された抗原は抗原特異的濾胞B細胞により結合・捕獲され運搬される．抗原特異性をもつ個々のB細胞は，これらマクロファージ上の補体レセプターを介して対応する抗原を捕獲し，濾胞内へと輸送する．脾臓においては，辺縁静脈洞のB細胞が濾胞との間を往復し，辺縁静脈洞内の濾胞樹状細胞上に保持された抗原を運搬する．辺縁洞マクロファージはまた感染の拡大を限局するためにも機能している．マウスにみられるように，リンパ節において水疱性口炎ウイルス vesicular stomatitis virus（VSV，狂犬病ウイルスの類縁）の辺縁洞マクロファージへの感染はインターフェロン産生を誘発させ，形質細胞様樹状細胞 plasmacytoid dendritic cell（pDC）の動員を促す．形質細胞様樹状細胞により産生されるI型インターフェロンは，さらなるウイルスの拡散を妨げ，最終的には中枢神経系への移行を抑制する．

ナイーブB細胞が濾胞樹状細胞あるいはマクロファージにより提示されている特異抗原を認識した後，これらB細胞は数時間以内にリンパ組織の濾胞外側（抗原がリン

パ節や脾臓に侵入する部位に近接）に位置するようになる．B細胞のこの領域への分布は，B細胞がケモカインレセプターであるEBI2（GPR183）を発現することにより制御されている．ちなみにEBI2のリガンドは7α, 25-ヒドロキシコレステロールのようなオキシステロールである．これらリガンドの産生源はいまだに不明であるが，これらは濾胞外側および濾胞間領域に豊富に存在している．抗原を捕獲した後，6時間から1日で，B細胞にはCCR7の発現が誘導され，CCR7はEBI2と協働して活性化B細胞をB細胞濾胞とT細胞領域の境界部（この領域にはCCL21が発現している）へと分布させるようになる．

このような免疫応答の間に，T細胞はT細胞領域内で樹状細胞により活性化される．ナイーブT細胞が活性化されると，その一部は増殖しエフェクター細胞へと分化する．またS1PR1の発現を低下させ，リンパ組織外へと移動する．しかしながら，他のT細胞にはCXCR5の発現が誘導されB細胞濾胞との境界部へと移行する．この領域でT細胞は活性化されたB細胞と出会う．T細胞，B細胞のこの接触は，近々にこの領域に移動してきた活性化B細胞により提示される連関抗原を認識する機会を増加させることになる（図10.5）．

10–4　T細胞はB細胞を活性化する細胞表面分子やサイトカインを発現し，さらにT_FH 細胞の出現を促進する

T_{FH}細胞がB細胞により提示される活性化抗原ペプチドを認識すると，T_{FH}細胞はこれに応答して，B細胞を活性化するレセプターやサイトカインを発現する．先に述べたように，T_{FH}細胞上のCD40Lの発現誘導はB細胞上のCD40を活性化し，B細胞の生存を促進するとともにB細胞において補助刺激分子，特にB7ファミリーの発現を誘導する．活性化T細胞は，B細胞上に発現するCD30に結合するCD30リガンド（CD30L）を発現する．CD30を欠損するマウスでは，リンパ濾胞における活性化B細胞の分裂・増殖の低下および二次抗体産生応答が正常マウスに比べ減弱していることが示されている．T_{FH}細胞はまたB細胞の分裂・増殖と抗体産生応答を制御するいくつかのサイトカインを産生している．これらサイトカインの中で最も重要なものがIL-21であり，IL-21は免疫応答初期にT_{FH}細胞により産生され，B細胞の転写因子STAT3を活性化してB細胞の増殖と分化を助長する．さらにIL-21はT_{FH}細胞に対してもオートクライン効果を及ぼす．抗体産生応答後期において，T_{FH}細胞はIL-4やIFN-γといった他のサイトカインを産生するようになり，これらは他のヘルパーT細胞サブセットに特徴的なサイトカインでもある（第9章参照）．IL-4やIFN-γはB細胞の分化，特にクラススイッチにおいて重要であり，このことについては後述する．

T_{FH}細胞が上記の活性化シグナルをうまくB細胞に伝達できるかどうかは細胞間の緊密なコンタクトに依存している．特徴的な接着分子，これにはSLAM signaling lymphocyte activation moleculeファミリーのいくつかのIgスーパーファミリーレセプターを含むが，これらが細胞間接触の長期化と安定化に寄与している．T_{FH}細胞とB細胞はともにSLAM（CD150），CD84およびLy108を発現しており，これらは相同的結合（SLAMとSLAM，CD84とCD84，Ly108とLy108の結合など同一分子間の結合）による細胞間相互作用を介し，細胞接着を助長している（図10.8）．これらSLAMファミリーレセプターの細胞質領域は，すべてアダプター蛋白質であるSAP（SLAM関連蛋白質 SLAM-associated protein）と相互作用している．SAPはT_{FH}細胞に高発現しSLAMファミリーレセプターにより仲介される細胞間接着の長期化に必要な分子である．*SAP*遺伝子は**X連鎖リンパ増殖症候群** X-linked lymphoproliferative syndromeにおいて不活性化されており，これはT細胞リンパ増殖性疾患およびNK細胞リンパ増殖性疾患と関連し，また胚中心におけるT_{FH}細胞とB細胞間相互作用，これについてはこれから述べるが，この相互作用の不全に起因する抗体産生の欠損とも関係している．活性化B細胞とT_{FH}細胞とが末梢リンパ器官内の同一の領域に巧妙に調節されつつ移行することにより，認識連関が起こり，またB細胞分化への適切な補助が伝達さ

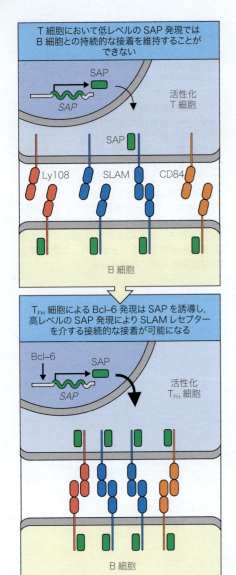

図10.8　T_{FH}細胞におけるSAPの誘導はSLAMファミリーレセプターによるB細胞との持続的な接着に寄与している

SLAMレセプターファミリーの一員であるSLAM（CD150），CD84およびLy108はT細胞とB細胞の両者に発現しており，細胞間接着を誘導する相同的相互作用を仲介している．SLAMはまたTCRによるシグナルを増強し，B細胞を補助するIL-21などのサイトカイン産生を増加させる．SLAMに隣接する分子であるSAPはシグナル伝達アダプター分子であり，SLAM分子どうしの結合の維持・持続に必要である．T細胞において当初はSAPの発現は低レベルに留まっており，これはT細胞－B細胞の持続的な接着には不十分である．一方，完全に分化したT_FH細胞は転写因子Bcl-6を高発現し，これにより高レベルのSAP発現が誘導される．このレベルに発現したSAPは細胞間相互作用の維持に十分であり，CD40LおよびサイトカインシグナルをB細胞に伝達することができる．

れる機会が増加する．同一抗原を認識したT細胞との相互作用にいたらなかった抗原刺激（活性化）B細胞は24時間以内に死滅する．

T細胞とB細胞の最初の相互作用は，B細胞に対する重要な補助を提供するだけでなく，B細胞から供与されたシグナルによるT細胞分化にも影響を及ぼす．活性化B細胞は **ICOSL**（補助刺激分子B7ファミリーの一員であり，ICOSのリガンドである）を発現し，T細胞は **ICOS**（誘導性補助刺激分子 inducible co-stimulator）を発現している．認識連関に基づくT細胞–B細胞相互作用はT細胞におけるICOSシグナル伝達を活性化し，これはT_{FH}細胞分化に重要である．さらにICOSシグナル伝達は転写因子 **Bcl-6** および **c-Maf** を誘導する．これらの転写因子はSAP産生に必要であり，結果的にB細胞とT_{FH}細胞間の接着の維持にこれらの転写因子が必要ということになる．

10-5 活性化されたB細胞は抗体産生形質芽細胞および形質細胞へ分化する

T細胞との最初の接触の後，T細胞からの補助を受け取ったB細胞は濾胞境界から移動し分裂・増殖および分化を続ける．活性化の後2～3日すると，B細胞ではCCR7の発現が減少し始め，一方EBI2の発現が増加する（図10.5）．CCR7の発現低下は，B細胞にT細胞領域との境界からの移動を促す．EBI2はリンパ節においてはB細胞を濾胞内部領域および辺縁洞へと戻し，また脾臓においてはT細胞領域と赤脾髄の境界にあたる脾臓架橋部域 splenic bridging channel へと移行させる．ここでB細胞の一部は分化し **一次反応巣** primary focus と呼ばれる細胞凝集塊を形成する．一次反応巣はリンパ節においては，リンパが流出する部位である髄索に位置しており，また脾臓においては赤脾髄における濾胞外反応巣として認められる．一次反応巣は，感染あるいはこれまでに遭遇したことのない抗原を免疫した後，約5日で出現する．

B細胞は一次反応巣で数日間分裂・増殖する．これは一次抗体産生応答の初期相である．増殖したB細胞の一部は，一次反応巣において抗体を産生する **形質芽細胞** plasma-blast へと分化する．T_{FH}細胞との最初の相互作用により活性化されたすべてのB細胞が一次反応巣に移動するわけではない．一部の活性化B細胞はリンパ濾胞に移行し，以下に述べるように，ここで最終的に抗体産生細胞へと分化する．形質芽細胞は抗体を分泌し始めた細胞ではあるが，いまだに分裂しつつある細胞であり，またT細胞との相互作用が可能な活性化B細胞としての特徴を多く発現している細胞である．さらに2～3日すると，一次反応巣の形質芽細胞は分裂を止め，最終的に死滅する．その後長寿命の形質細胞が分化し，骨髄へと移行して持続的に抗体を産生する．多くの長寿命形質細胞は一次反応巣が消失してからかなり後に生成されてくるため，長寿命形質細胞は一次反応巣の形質芽細胞に直接由来する細胞ではなく，むしろ胚中心応答中のB細胞

図10.9 形質細胞は抗体を大量に分泌するが，抗原には反応できない

静止期ナイーブB細胞は膜結合型免疫グロブリン（通常IgMとIgD）およびMHCクラスⅡ分子を膜表面に発現している．静止期ナイーブB細胞の免疫グロブリン可変部には体細胞高頻度突然変異は認められないが，これらB細胞は抗原を取り込み，ヘルパーT細胞に提示することができる．またこれによりT細胞はB細胞の増殖とクラススイッチ，体細胞高頻度突然変異を誘導する．この段階ではB細胞はほとんど抗体を分泌しない．形質芽細胞は中間の表現形を示し，抗体を分泌するが，十分量の表面免疫グロブリンとMHCクラスⅡ分子を膜表面に保持・発現しており，したがって抗原を取り込みこれをT細胞に提示することができる．免疫応答の初期に存在し，T細胞非依存性抗原により活性化された形質芽細胞は通常，体細胞高頻度突然変異やクラススイッチを起こさず，したがって産生する抗体クラスはIgMである．形質細胞は最終分化した細胞であり，抗体を分泌する．形質細胞は非常に低レベルの表面免疫グロブリンを発現しているが，またMHCクラスⅡ分子も発現しており，分化過程においてT_{FH}細胞活性を抑制する抑制性フィードバック回路に関与している可能性がある．免疫応答の初期において，形質細胞はクラススイッチを経ていない活性化B細胞から分化し，IgMを分泌する．一方免疫応答後期では，形質細胞は胚中心応答に関与する活性化B細胞に由来し，クラススイッチや体細胞高頻度突然変異を経たものである．形質細胞は産生する抗体のクラスを変化させたり，またさらに体細胞高頻度突然変異を起こす能力は失われている．

B系列細胞	内因性性状			抗原刺激により誘導される性状		
	表面Ig分子	表面MHCクラスⅡ分子	大量のIg分子分泌	増殖	体細胞高頻度突然変異	クラススイッチ
静止期B細胞	高	あり	なし	あり	あり	あり
形質芽細胞	高	あり	あり	あり	不明	あり
形質細胞	低	あり	あり	なし	なし	なし

から生じるものと考えられている．

静止期B細胞，形質芽細胞，形質細胞の特徴を図10.9に比較して示した．B細胞の抗体産生細胞への分化は多くの形態的変化を伴い，これは形質細胞が産生する総蛋白質の20%にも及ぶ大量の分泌抗体の産生という事象を強く反映するものである．形質芽細胞と形質細胞は，核周辺の発達したゴルジ装置をもち，また多層性粗面小胞体を有する．粗面小胞体には合成→小胞体内腔への輸送→分泌の過程を経る免疫グロブリンが豊富に含まれている．形質芽細胞は比較的多数のBCRを膜表面上にもつが，一方形質細胞にはごく少数のBCRが発現しているのみである．しかしながら，形質細胞上に表面免疫グロブリンが少数でも発現しているという事象は，生理学的に重要と考えられている．というのも，形質細胞の生存には，抗原を持続的に結合する能力にある程度依存しているからである．形質芽細胞はB7補助刺激分子とMHCクラスⅡ分子を発現しているが，形質細胞ではMHCクラスⅡ分子の発現低下が起こっている．それにもかかわらず，T細胞は形質細胞の分化や生存にとり重要なIL-6やCD40リガンドなどのシグナルを供給している．最近の研究によると，形質細胞上に発現している低レベルのMHCクラスⅡ分子といえども，T_{FH}細胞に連関抗原 cognate antigen を提示する機能をもち，またIL-21産生およびBcl-6発現を抑制する作用をもつ．したがって進行中のB細胞応答を制御するフィードバック回路として働いている．一部の形質細胞は最終分化後数日から数週間しか生存しないものもあるが，きわめて長い寿命をもち持続的な抗体産生に寄与しているものも存在する．

10-6 一次B細胞免疫応答の第二相は活性化B細胞が濾胞へと移動し増殖して胚中心が形成される際に開始される

T_{FH}細胞によって活性化されたB細胞のすべてが濾胞外縁に移動し，最終的に一次反応巣を形成するわけではない．一部の活性化B細胞は認識連関をともにしたT_{FH}細胞とともに一次リンパ濾胞に移動し（図10.10），ここで増殖を続け最終的に**胚中心** germinal center を形成する．胚中心をもつ濾胞は二次リンパ濾胞とも呼ばれる．B細胞のEBI2の発現低下は胚中心形成に寄与すると考えられる．B細胞におけるEBI2発現を欠損するマウスでは，抗原により活性化されたB細胞はT細胞領域との境界近傍に留まり，胚中心形成は可能であるが少数の形質芽細胞を生成するに過ぎない．

胚中心は主に分裂・増殖過程のB細胞から構成されるが，抗原特異的T細胞も胚中心リンパ球の10%程度を占め，B細胞にとり不可欠な補助シグナルを供給している．胚中心は活発な細胞分裂の場であり，一次リンパ濾胞内の静止期B細胞に取り囲まれるような場を形成している．増殖している胚中心B細胞は静止期B細胞を濾胞辺縁に追いやり，**明領域** light zone および **暗領域** dark zone（図10.11，左図）と呼ばれる活性化B細胞の二つ明瞭に区別される領域の周囲に，静止期B細胞からなる**帽状域** mantle zone を形成する．胚中心は免疫応答の進行につれ増大するが，感染が排除されると縮小し最終的に消失する．胚中心は抗原の最初の曝露・認識から3〜4週間存在する．

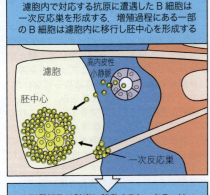
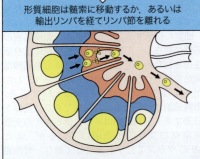
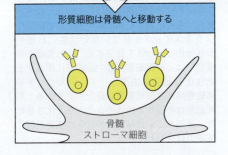

図10.10 活性化B細胞はリンパ濾胞で胚中心を形成する

リンパ節におけるB細胞の活性化をここで示す．第1図：循環ナイーブB細胞は高内皮性小静脈 high endothelial venule を経て血管からリンパ節に進入し，ケモカインにより誘引されて一次リンパ濾胞に入る．濾胞内で対応する抗原に遭遇しない場合B細胞は輸出リンパ管を経てリンパ節を離れる．第2図：抗原を結合したB細胞はT細胞領域との境界に移動し，そこで同一抗原に特異性をもつ活性化T細胞と接触する．これらのT細胞はB細胞と相互作用を行い，B細胞を活性化して分裂・増殖と形質芽細胞への分化を開始させる．T細胞-B細胞境界領域で活性化された一部のB細胞は移動して，脾臓では濾胞間領域，リンパ節では髄索において抗体産生形質芽細胞の一次反応巣を形成する．一方，他のB細胞は濾胞内に戻りそこで分裂を続け胚中心を形成する．胚中心は持続的なB細胞増殖と分化の場である．胚中心が形成される濾胞は二次リンパ濾胞として知られている．胚中心の中でB細胞は抗体産生形質細胞あるいはメモリーB細胞のいずれかへの分化を開始する．第3図，第4図：形質細胞は胚中心を離れ髄索に移動するか，あるいは輸出リンパを経てリンパ節を離れ骨髄へと移動する．

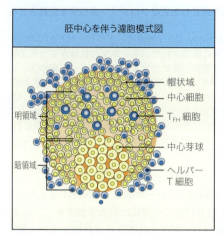 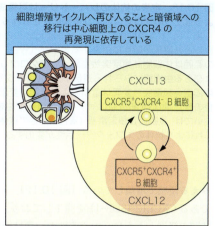

図 10.11　胚中心の構造
　胚中心は，B 細胞の増殖，体細胞高頻度突然変異，また抗原結合の強さによる細胞の選択のすべての事象が起こる特別の微小環境である．密集した中心芽球はケモカインレセプター CXCR4 および CXCR5 を発現し，胚中心の暗領域を形成している．細胞密度の低い明領域には中心細胞が存在し，中心細胞は CXCR5 のみを発現している．暗領域のストローマ細胞は CXCL12 を産生し CXCR4 を発現している中心芽球をこの領域に留めている．B 細胞が再び増殖サイクルへ入ることにより，右図に示すように CXCR4 発現の増加と低減が起こり，暗領域，明領域に発現するケモカインに依存して暗領域から明領域，明領域から暗領域への移動がなされる．

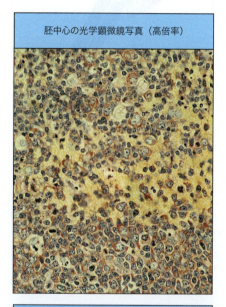

　一次反応巣と胚中心の応答は産生される抗体の質の点で異なっている．形質芽細胞，胚中心 B 細胞および初期メモリー B 細胞は免疫応答開始 4 ～ 5 日で出現し始める．一次反応巣の形質芽細胞は主に IgM クラスの抗体を産生し早期の生体防御に関与している．これに対し，胚中心応答における B 細胞は感染源をより効率的に排除する抗体を産生させるようないくつかの過程を経る．この過程には**体細胞高頻度突然変異** somatic hypermutation が含まれており，これは免疫グロブリン可変部遺伝子を変異させ，これにより**親和性成熟** affinity maturation と呼ばれる事象，すなわち抗原に対しより高い親和性をもつように体細胞高頻度突然変異を起こした B 細胞を選択的に生存させることができるようになる．これに加え，**クラススイッチ**により，選択された B 細胞は種々のエフェクター機能をもつ抗体を産生するようになる．これらの B 細胞は，一次免疫応答の後期において，より親和性が高くクラススイッチした抗体を産生する細胞へ分化するか，あるいは第 11 章で述べるメモリー B 細胞へと分化する．

　胚中心の B 細胞は 6 ～ 8 時間ごとという速さで急速に分裂している．**中心芽球** centroblast と呼ばれるこれらの急速に増殖している B 細胞は，初期の段階ではケモカインレセプター CXCR4 および CXCR5 を発現しているが，表面免疫グロブリン，特に IgD の発現は著明に低下している．中心芽球は胚中心の暗領域，増殖細胞のため密度が高く

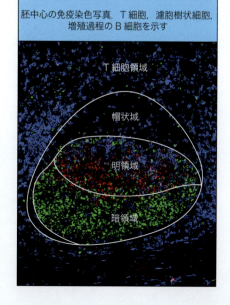

図 10.12　胚中心は細胞増殖と細胞死が顕著に認められる場である
　上図の写真はヒト扁桃胚中心の切片である．この写真の下部にみられるような密に存在する中心芽球は胚中心のいわゆる暗領域を形成する．写真のこの領域の上部が細胞密度の低い明領域である．下図は胚中心の免疫蛍光染色写真である．B 細胞は，暗領域，明領域および帽状域に認められる．増殖中の細胞は Ki67 の存在を示す緑色を発しており，Ki67 は分裂細胞のおのおのに発現する抗原であり暗領域において中心芽球が急速に増殖していることを示している．赤色で染色された濾胞樹状細胞の密なネットワークは明領域のほとんどを占めている．明領域の中心細胞は中心芽球に比べ増殖の程度が低下している．小型循環 B 細胞は B 細胞濾胞の辺縁にある帽状域に多くみられる．青色で染色された CD4+ T 細胞の大集団が T 細胞領域に認められ，これらが濾胞を分画している．胚中心の明領域には多数の T 細胞も存在している．暗領域にみられる CD4 の染色は多くは CD4+ 貪食細胞によるものでありこの部位で死滅した B 細胞を捕食・分解している．
（写真は I. MacLennan の厚意による）

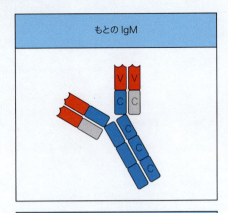
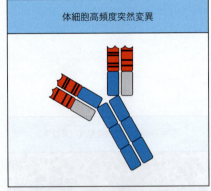
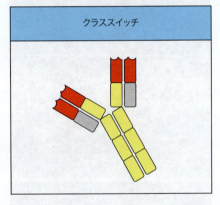

図10.13　本来の抗体のレパートリーは再構成を起こした免疫グロブリン遺伝子を変異させるような三つのプロセスにより多様化させられる
第1図：本来の抗体レパートリーはIgMにみられるV(D)J再編成により作られた可変部（赤色）とμ遺伝子断片に由来する定常部（青色）から構成されている．本来の抗体がもつ反応性の範囲は体細胞高頻度突然変異，免疫グロブリン遺伝子座におけるクラススイッチ組換え，およびある生物種にみられる遺伝子変換（図示していない）によりさらに変化させられる．第2図：体細胞高頻度突然変異は重鎖および軽鎖可変部（赤色）に引き起こされる突然変異であり（黒色の線），対応する抗原に対する抗体の親和性を変化させる．第3図：クラススイッチ組換えにおいては，最初のμ鎖定常部（青色）が他の抗体アイソタイプ（黄色）の重鎖定常部に置換され，これにより抗体のエフェクター活性が変化する．抗原に対する特異性はもとのままで変化しない．

みえる領域で増殖している（図10.12）．暗領域のストローマ細胞はCXCR4のリガンドであるCXCL12（SDF-1）を産生しており，中心芽球をこの領域に留める働きをしている．時間の経過とともに，中心芽球の一部は細胞分裂の程度を低下させ成長期に入り，細胞サイクルのG_2/M期で停止し，またCXCR4の発現を低下させる．これらの細胞は表面免疫グロブリン発現を増加させる．これらのB細胞は**中心細胞** centrocyteと名付けられている．CXCR4の発現低下により中心細胞は細胞密度の低い明領域へと移動する．この領域はCXCR5のリガンドであるケモカインCXCL13（BLC）を産生する濾胞樹状細胞が多く存在する部位であり，中心細胞はCXCL13に誘引されて明領域へ移行する（図10.11，右図）．明領域においてもB細胞は増殖するが，その程度は暗領域に比べ低下している．

10-7　胚中心B細胞は免疫グロブリン可変部の体細胞高頻度突然変異を起こし，変異により抗原との親和性が増強したB細胞が選択される

体細胞高頻度突然変異は免疫グロブリンの1個から数個のアミノ酸を変異させ，抗原への特異性や親和性が微妙に異なる一連のB細胞クローンを生成させる（図10.13）．可変部におけるこれらの突然変異は胚中心B細胞にのみ発現している活性化誘導シチジンデアミナーゼ activation-induced cytidine deaminase（AID）と呼ばれる酵素により始動させられる．AIDにより開始される一連の酵素関連機構に触れる前に，ランダムな突然変異が抗体の親和性を増強させるこのプロセスの概略を述べることとする．

免疫グロブリンの可変部の突然変異は1回の細胞分裂あたり10^3塩基対につき1塩基程度の割合で蓄積する．一方，他の細胞における突然変異の割合はこれよりもはるかに低い，1回の細胞分裂あたり10^{10}塩基対につき1塩基程度である．体細胞突然変異はまた，再編成した可変部両側・隣接領域DNAにもある程度及ぶが，一般に定常部のエキソンにまでは及ばない．免疫グロブリン重鎖・軽鎖おのおのの可変部は約360塩基対でコードされ，4塩基対変異のうち三つ，すなわち4分の3はコードするアミノ酸を変異させるため，突然変異がBCRに起こるのは1回のB細胞分裂につき約50％ということになる．

胚中心において，個々のB細胞の子孫がさらに分裂しB細胞クローンを形成していく過程で点突然変異が蓄積されていく（図10.14）．変異したレセプター（BCR）はB細胞の抗原結合能に影響を及ぼし，その結果胚中心におけるB細胞の運命にも影響が及ぶ．ほとんどの突然変異はBCRの本来の抗原への結合能を減弱させるものである．すなわちこれらの突然変異により，免疫グロブリン分子が正しく折りたたまれ（folding），正しい立体構造をとるのが妨げられたり，また相補性決定領域が変化し抗原への結合能が失われたりする．これら有害な突然変異はフレームワーク部にも変化を及ぼし（図4.7参照），免疫グロブリンの基本的な構造を破壊する．これらの有害な突然変異を起こした細胞は，もはや機能的BCRを作ることができず，もしくは他のB細胞のように抗原を結合することができないため，これら「負の選択過程」におけるアポトーシスにより排除される（図10.15）．胚中心にはこれらアポトーシスを起こしたB細胞が多数存在し，これらはマクロファージにより速やかに捕食される．これらのマクロファー

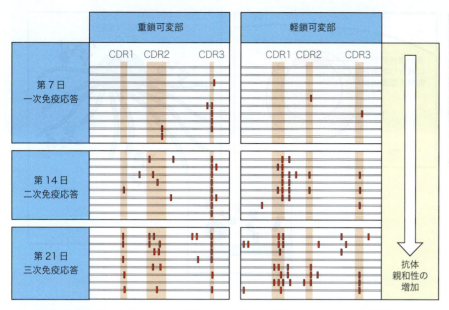

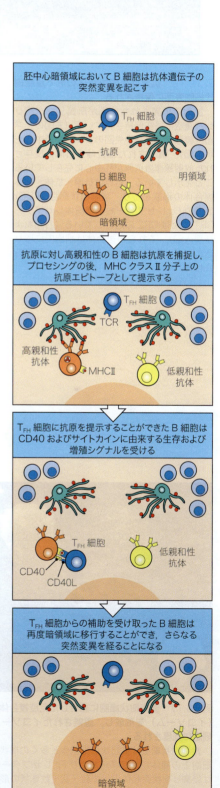

図10.14 体細胞高頻度突然変異は再編成を起こした後の免疫グロブリン可変部に抗原への結合を増強するような突然変異を誘導する

実験的にマウスを抗原で免疫し，その後経時的にハイブリドーマ（抗体産生細胞のクローン，付録Ⅰ，A-7 項参照）を作製し，このハイブリドーマの免疫グロブリン可変部の塩基配列を決めることにより体細胞高頻度突然変異の過程を追跡することができる．このような実験の結果の一例がここに示されている．横線は各 B 細胞の可変部の配列を示しており，また桃色の帯は相補性決定領域，CDR1，CDR2，CDR3 の位置を示している．アミノ酸配列を変化させるような突然変異は赤色の縦棒で表す．免疫後数日以内に，抗原に反応した B 細胞の特定のクローンの可変部では突然変異が導入され始め，次の週にかけより多くの突然変異が蓄積されている（上図）．可変部に有害突然変異が蓄積した B 細胞はもはや抗原を結合することができず，死滅する．抗原に対する BCR の親和性を増強させるような突然変異を蓄積させた B 細胞は抗原結合をより効率的に行うことが可能となり，分裂と増殖しクローンの拡大を引き起こすようなシグナルを受け取ることができるようになる．これらの細胞が産生する抗体もまた親和性が増強している．リンパ節胚中心では，同一抗原の免疫により引き起こされる二次応答や三次応答に応じて突然変異とこれに引き続く選択の過程が連続して起こる（中央図および下図）．このようにして抗体産生応答における抗原結合能は時間とともに増強する．

ジが**核片貪食マクロファージ** tingible body macrophage として特徴付けられる細胞である．核片貪食マクロファージは細胞質に濃く染色される核断片を含む細胞である．「負の選択過程」には，比較的まれではあるがフレームワーク部におけるアミノ酸置換によるものもあり，これは免疫グロブリン可変部の折りたたみ folding に重要な多くの塩基のいずれか一つに突然変異を起こした細胞が排除されることによるものである．このプロセスにより急速に増殖する B 細胞が数を増しリンパ組織を凌駕するようなことにな

図10.15 胚中心における高親和性突然変異の選択過程は T_{FH} 細胞による補助に依存している

濾胞境界領域において活性化 B 細胞が T_{FH} 細胞と相互作用した後，B 細胞は胚中心に移行しここに示す以下の事象が進行する．胚中心の暗領域において体細胞高頻度突然変異は免疫グロブリン可変部を変化させる（第1図）．B 細胞の一部（黄色）は突然変異の結果，抗原低親和性あるいは親和性をもたないような BCR をもつが，別の B 細胞（橙色）はより抗原親和性の高い BCR を有する．暗領域を出た後，高親和性 BCR をもつ B 細胞は濾胞樹状細胞（FDC）により捕獲された抗原（赤色の小丸）を結合し，これを取り込みプロセシングした後，MHC クラスⅡ分子上に提示する（第2図）．低親和性 BCR を発現する B 細胞は抗原を結合し提示することはない．連関抗原エピトープを T_{FH} 細胞に提示した B 細胞は，その生存と増殖を増進させる作用をもつ T_{FH} 細胞由来の CD40 リガンド，IL-21 の補助を受ける．MHC クラスⅡ分子に抗原（連関抗原エピトープ）をもたない B 細胞は T_{FH} 細胞からの補助を受けられず最終的に死滅する（第3図）．増殖過程にある B 細胞の一部は，暗領域への移行，突然変異，選択といったこの過程を繰り返し（第4図），別の B 細胞の子孫はメモリー B 細胞あるいは形質細胞へと分化する（図示していない）．

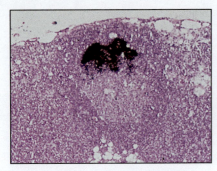
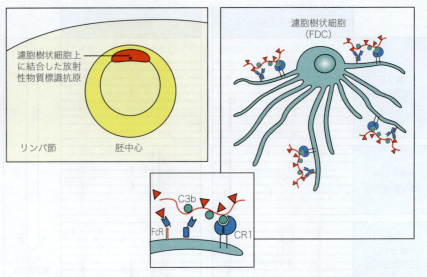

図10.16 抗原は免疫複合体の形で濾胞樹状細胞表面に保持される

放射線標識された抗原が所属リンパ節リンパ濾胞に局在保持されている（左図の光学顕微鏡写真および中央図のリンパ節胚中心を示す図）．濃染された部位は3日前に投与された放射線標識抗原が胚中心に局在していることを示している．抗原は抗原・抗体・補体複合体の形態をとり，濾胞樹状細胞（FDC）表面のFcレセプターおよび補体レセプターCR1またはCR2に結合している（右図および挿入図）．これらの複合体は細胞内に取り込まれず，抗原はこのような形で長期間保持される．

（写真はJ. Tewの厚意による）

らぬよう規制されている．より頻度は低いが，抗原に対するBCRの親和性を増強させるような突然変異が起こることもあり，変異したレセプターを発現するB細胞は低親和性レセプターをもつB細胞に比べ生存頻度が増加するため，これら変異細胞が選択的に増殖することになる（図10.15）．「正の選択過程」の関与は，抗体の特異性と親和性を決定する部位である相補性決定領域における多数のアミノ酸置換の蓄積により明らかである（図10.14）．抗原の結合を増強するような選択とは，アミノ酸配列の変化ひいては蛋白質構造の変化であり，免疫グロブリン可変部に起こりやすい傾向をもつが，一方でアミノ酸配列をそのままに保ちかつ蛋白質構造を変化させない，いわばニュートラルかつ静的な突然変異は可変部全体に散在して起こる事象である．

10-8 胚中心B細胞の「正の選択」にはT_{FH}細胞との接触とCD40由来シグナル伝達が関与している

抗原に対する親和性が増加したB細胞の選択は徐々に起こってくる．この現象は，

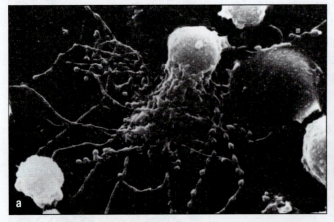
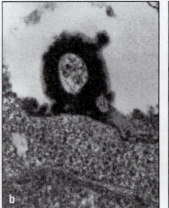
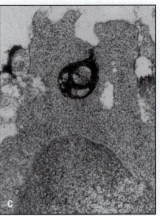

図10.17 濾胞樹状細胞に結合した免疫複合体は免疫複合体被覆小体（イコソーム）を形成し，遊離されたイコソームは胚中心においてB細胞に捕獲される

濾胞樹状細胞は突起状の細胞体と多くの樹状突起をもつ．濾胞樹状細胞上の補体レセプターおよびFcレセプターに結合した免疫複合体は凝集し樹状突起に沿って粒子状・数珠状の形態をとる（a）．上の電子顕微鏡写真は中間段階の濾胞樹状細胞を示し，線維状の樹状突起と粒子状・数珠状になった樹状突起の両者がみてとれる．これらの粒子は免疫複合体被覆小体（イコソーム）として放出され胚中心においてB細胞に結合し（b），細胞内に取り込まれる（c）．図b, cにおいて，イコソームは西洋ワサビペルオキシダーゼ horseradish peroxidaseとの免疫複合体から形成されており，電子密度が高いため透過型電子顕微鏡写真では暗黒色として観察される．

（写真はA.K. Szakalの厚意による）

in vitro でBCRの架橋と細胞表面CD40分子の連結反応が同時に起こることにより静止期B細胞の生存が維持されるということの発見に由来する．生体内においては，これらのシグナルはそれぞれ抗原およびT$_{FH}$細胞によりもたらされる．胚中心における選択過程の詳細は，2光子顕微鏡（付録Ⅰ，A-10項参照）を用いた最近の研究からより明らかになりつつあり，B細胞の「正の選択」は，B細胞が抗原を捕獲する能力およびT$_{FH}$細胞に由来するシグナルを受け取ることに依存することが示されている．体細胞高頻度突然変異は暗領域に存在する中心芽球で起こると考えられている．中心芽球が分裂頻度を低下させ中心細胞になると，細胞表面のBCR数が増加し，濾胞樹状細胞に富む明領域に移行する．抗原は濾胞樹状細胞上に免疫複合体の形で捕獲され長期間保持される（図10.16，図10.17）．中心細胞が抗原の結合する能力は，別の突然変異を経た関連中心細胞クローンとの競合の際に，相対的な抗原の捕獲能により決定される．より強く抗原を結合できるレセプター（BCR）をもつ中心細胞は抗原を捕獲し，これをプロセシングし，より多くの抗原ペプチドをMHCクラスⅡ分子に結合して提示することができる．胚中心のT$_{FH}$細胞はこれらの抗原ペプチドを認識し，前に述べたように，活性化されたT$_{FH}$細胞はB細胞の生存を助長するシグナルを提供する．抗原結合親和性を低下させるような突然変異を起こした中心細胞は抗原を十分に捕獲できず，したがってT$_{FH}$細胞から十分な生存シグナルを受け取ることができない．この過程を成功裡に切り抜けたB細胞はCXCR4を再度発現して暗領域に戻り，ここでさらなる分裂サイクルに入る．すなわち事実上再び中心芽球となる．濾胞樹状細胞から十分抗原を獲得できず，したがってT$_{FH}$細胞と十分な相互作用ができなかった胚中心B細胞はアポトーシスに陥り死滅・排除される．胚中心内におけるB細胞の移動の過程は**周期的回帰モデル** cyclic reentry model として知られている（図10.11，右図）．このような過程により，B細胞の親和性と抗原特異性は胚中心における応答，すなわち親和性成熟を通じて絶えず増加していく．この選択の過程はきわめて厳しいものである．50～100個のB細胞が胚中心に移行するとして，これらのほとんどは子孫の細胞をもたないままであり，胚中心のサイズが極大になった時点で1個もしくは数個のB細胞に由来する細胞により占有されることになる．

　胚中心においてT$_{FH}$細胞とB細胞は相互作用し互いの細胞にとり重要なシグナルを供与し合う（10-4項）．ICOSを欠損するマウスは胚中心のこのような応答がみられず，T$_{FH}$細胞機能不全のためクラススイッチを経た抗体産生応答が極端に低下している．B細胞におけるCD40シグナル伝達はT$_{FH}$細胞上のCD40リガンドにより活性化され，Bcl-2類似の生存促進分子Bcl-X$_L$の発現を増強する．上述のように，これらの相互作用の中にはアダプター分子SAPを介するSLAMファミリーレセプターによるシグナル伝達も含まれている．2光子生体顕微鏡による研究の結果，SLAMレセプターCD84を欠損するマウスは胚中心において抗原特異的T細胞-B細胞間認識連関相互作用を行う細胞の数が低下しており，また抗原に対する抗体産生応答も低下していることが示されている．

10-9 活性化誘導シチジンデアミナーゼはB細胞において転写された遺伝子に突然変異を導入する

　体細胞高頻度突然変異と親和性成熟に関与する細胞プロセスをこれまで論議してきたが，突然変異のプロセス自体を究明していくことにする．活性化誘導シチジンデアミナーゼという酵素は体細胞高頻度突然変異とクラススイッチ組換えの両者にとり重要であり，AIDを欠損するマウスはこの両プロセスを欠いている．この酵素を不活性化するような突然変異をAID遺伝子中にもつヒト，すなわち**活性化誘導シチジンデアミナーゼ欠損症** activation-induced cytidine deaminase deficiency（**AID deficiency**）ではマウスにみられるのと同様に，体細胞高頻度突然変異とクラススイッチがともに認められない．このような状況では産生される抗体のほとんどはIgMとなり，親和性成熟が起こらない．これは**2型高IgM症候群** type 2 hyper IgM syndrome として知られる症

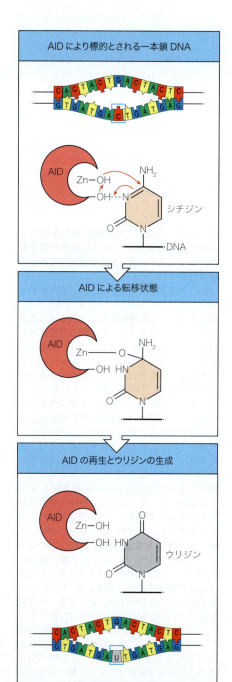

図10.18　活性化誘導シチジンデアミナーゼ（AID）は体細胞高頻度突然変異，遺伝子変換，およびクラススイッチの引き金役である

　B細胞のみに発現するAIDの活性は一本鎖DNA分子（通常は二本鎖DNAにおける水素結合により塞がれている）のシチジン側鎖に接近することにより発揮される（第1図）．AIDは一本鎖となり露出されたシトシン環に向けて求核攻撃を行い（第2図），シチジンの脱アミノ化とウリジンへの変換・生成がなされる（第3図）．

図10.19 AIDはDNA損傷を引き起こしその修復過程において体細胞高頻度突然変異，クラススイッチ，および遺伝子変換が誘導される

AIDが免疫グロブリン遺伝子DNA中のシチジン（C）をウリジン（U）に変換した際，生成する突然変異は最終的にどの修復過程が使われたかに依存する．体細胞高頻度突然変異は，ミスマッチ修復（MSH2/6）機構およびエラーを生じやすいポリメラーゼPolη活性が複合したことにより起こるか，あるいは塩基除去修復（UNG）過程により生ずるかのいずれかである．これらが同時に生じることにより，元のC-G塩基対部位周辺に点突然変異を引き起こすことになる．REV1はそれ自体DNAを合成する修復酵素であり，また損傷したDNAの非塩基部位にDNA合成を行う他の酵素を誘引する働きをもつ．REV1自体は非塩基部位の反対側にCを挿入するが，A，G，およびTを挿入することができる他のポリメラーゼの対応部位への誘引を促進する．最終的にはこれらの過程の結果，ランダムな塩基の挿入がAIDのそもそもの作用ポイントであるC-G塩基対部位に誘導されることになる．クラススイッチ組換えおよび遺伝子変換の両者にはDNA中の一本鎖DNA切断の形成が必要である．一本鎖DNA切断は脱プリン脱ピリミジン部位エンドヌクレアーゼ（APE1）がDNA修復機構の一環としてDNAから損傷塩基を除去する際に生成される（図10.20，下二つの図）．クラススイッチ組換えにおいては，定常部遺伝子上流いわゆるスイッチ領域の2か所に生じた一本鎖DNA切断が二本鎖DNA切断へと変換される．二本鎖DNA切断を修復する細胞機序，これはV(D)J再編成の後期段階と非常によく似ているが，この機序はDNA末端を再結合する．すなわち種々の定常部遺伝子を再編成した可変部へと接近させるという遺伝子組換え事象と類似している．遺伝子変換は，免疫グロブリン遺伝子に隣接した相同配列homologous sequenceをDNA合成修復の鋳型として用いるような損傷DNA鎖に由来し，したがって一部が新たな配列を有する遺伝子として置き換わることになる．

状である（第13章で詳述）．

AIDは，RNAおよびDNA合成のためのヌクレオチド前駆体生成過程において，脱アミノ反応によりシトシンからウラシルへ変換させる酵素群に関連した酵素である．AIDの最も類縁のホモログhomologである**アポリポ蛋白質B mRNA編集酵素触媒ポリペプチド1** apolipoprotein B mRNA editing catalytic polypetide 1（**APOBEC1**）はRNA編集酵素 RNA-editing enzymeであり，RNAにおいてシトシンを脱アミノ化する．しかしながらAIDは免疫グロブリン遺伝子座のDNA中のシトシンに作用することにより，抗体遺伝子の多様性を生成させる活性を示す．AIDが免疫グロブリン可変部のシチジン残基を脱アミノ化すると，体細胞高頻度突然変異が誘発され，スイッチ領域のシチジン残基が脱アミノ化されるとクラススイッチ組換えの開始となる．

AIDは二本鎖DNAではなく，一本鎖DNA中のシチジン残基を脱アミノ化することができる（図10.18）．AIDが作用するためにはAIDの標的遺伝子は一般的に転写状態にあり，したがってDNA二本鎖は一時的に非らせん構造，二本鎖がほどかれた状態となる．AIDは胚中心B細胞にのみ発現しているため，これら胚中心B細胞の免疫グロブリンのみが標的となり，また再編成可変部の転写活性の高い部位にのみ作用する．この部位ではRNAポリメラーゼが一過性に一本鎖領域を生成する．体細胞高頻度突然変異は転写活性が活発でない遺伝子座では起こらない．再編成を終えた重鎖および軽鎖遺伝子であれば，その再編成がたとえ「非機能的 nonproductive」なものであり蛋白質として発現しないようなものであっても，それらが転写状態にある限り突然変異が導入される．免疫グロブリンの転写部位のほかにも，B細胞において転写活性化状態にある一部の遺伝子は体細胞高頻度突然変異過程により影響されるがその頻度は格段に低い．

10-10 ミスマッチ修復および塩基除去修復過程がAIDにより始動させられる体細胞高頻度突然変異に寄与している

AIDにより産生されたウリジンはDNAにおいて二重の意味で損傷となる．すなわちウリジンは正常DNA（正常DNAの四つの塩基はATGCである）にとり異物であるとともに，反対側DNA鎖のグアノシン残基にとってもミスマッチ*となる（*訳注：グアニンとのペアはシトシンである）．DNA中にウリジンが存在することによりいくつかのタイプのDNA修復機構が働き出す．これら修復過程にはミスマッチ修復および塩基除去修復があり，これらはDNA塩基配列をさらに変化させる．種々の修復過程では結果的にさまざまな突然変異が出現する（図10.19）．ミスマッチ修復においてウリジンの存

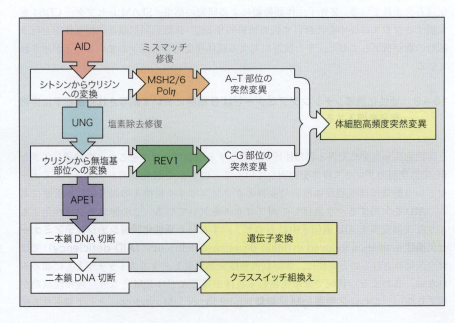

図 10.20　塩基除去修復過程では AID，ウラシル DNA グリコシラーゼ（UNG），および脱プリン脱ピリミジン部位エンドヌクレアーゼ（APE1）による連続的な作用により DNA に一本鎖 DNA 切断が生じる

二本鎖 DNA（第1図）に転写が起こることにより DNA らせん構造が局部的に解け，AID が接近できるようになる（第2図）．活性化 B 細胞に特異的に発現している AID が，シチジン残基をウリジンに変換する（第3図）．次いで，遍在性塩基除去修復酵素 UNG がウリジンからウラシル環を取り除き無塩基部位を形成する（第4図）．修復エンドヌクレアーゼ APE1 が無塩基残基に隣接する糖-リン酸主鎖を切断し（第5図），DNA に一本鎖切断が形成される（第6図）．APE1 は DNA 中に一本鎖切断を形成する際リボースを切断せず，むしろ DNA 糖-リン酸主鎖を切断して 5′-デオキシリボースリン酸末端を生じさせ，これが，例えば DNA ポリメラーゼ b などにより除去される．

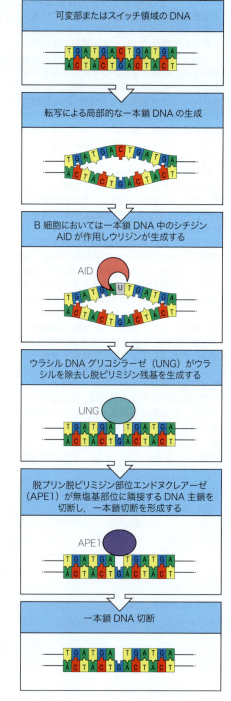

在はミスマッチ修復蛋白質 **MSH2** および **MSH6**（MSH2/6）により検知される．これら修復蛋白質は核酸分解酵素ヌクレアーゼを誘引し，損傷した DNA 鎖からウリジン残基を完全に除き，またその近傍のいくつかの残基をも除去する．これに引き続き DNA ポリメラーゼによる埋め込み・貼り付け修復がなされる．他のすべての細胞における過程とは異なり，B 細胞においてはこの DNA 合成はエラーを起こしやすく近傍の A-T 塩基対に突然変異を起こしがちとなる．

塩基除去修復の初期ステップを図 10.20 に示す．塩基除去修復過程では，**ウラシル DNA グリコシラーゼ** uracil-DNA glycosylase（**UNG**）という酵素がウリジンからウラシル残基を除去し，DNA 中に無塩基部位 abasic site を作り出す．これ以上なんらかの修飾がなされない場合は，引き続き DNA 複製のステップに入り，DNA ポリメラーゼにより無塩基部位の反対側に塩基のランダムな挿入が起こり，これが突然変異を誘導する．しかしながら UNG の作用は別の酵素である**脱プリン脱ピリミジン部位エンドヌクレアーゼ** apurinic/apyrimidinic endonucleae 1 ［**APE1**，プリン環ピリミジン環をもたない（脱プリン脱ピリミジン）ヌクレオチドを分解する酵素］に引き継がれ，この酵素は無塩基部位の残りの塩基を切り出し，DNA 中に最初にあったシチジン部位に一本鎖 DNA 切断（single-strand nick として知られる）を作り出す．一本鎖 DNA 切断は二本鎖切断へと進行するが，一本鎖 DNA 切断の修復は遺伝子変換を引き起こす可能性がある．遺伝子変換はヒトおよびマウスにおける免疫グロブリンの多様性形成に用いられるのみならず，他の一部の哺乳類や鳥類において重要である．

体細胞高頻度突然変異は AID の標的部位であるシチジンおよびその近傍の非シチジン塩基の両者に誘導される．もともとの U-G ミスマッチ（AID による C→U の結果として）が UNG に認識されると，DNA に無塩基部位が形成される（図 10.19）．この部位にこれ以上の修飾がなされない場合，鋳型 DNA 鎖による塩基対生成に依存しない形でこの部位の損傷複製が起こる．これはいわゆる損傷乗り越え複製 translesion synthesis といわれるものであり，**エラーを起こしやすい（エラー率の高い）損傷乗り越え DNA ポリメラーゼ** error-prone 'translesion' DNA polymerase により担われている．このポリメラーゼは，通常紫外線照射により引き起こされた場合にみられるような重大な DNA 損傷の修復にかかわる一群のポリメラーゼである．これらのポリメラーゼは無塩基部位の対側にどのような塩基をも挿入することで新しい DNA 鎖を形成することができ，その後のさらなる DNA 複製により，元来の C-G 塩基対部位に安定的な突然変異を招来することになる．

B 細胞におけるミスマッチ修復過程においては，他の細胞タイプではみられないような形で DNA 損傷が修復される．すなわち損傷を起こしていない鋳型 DNA 鎖から忠実に複製を作出する「正確」なポリメラーゼよりも，エラーを起こしやすい DNA ポリメラーゼを用いることにより損傷修復がなされている．損傷を無視して DNA を複製するポリメラーゼである Polη を欠損する個体では，高頻度突然変異を起こしている免疫グロブリン可変部において，正常個体に比して C-G 塩基対ではなく A-T 塩基対に突然変異の頻度が低いことが明らかにされている．このことは Polη が体細胞高頻度突然変異の過程において関与している修復ポリメラーゼであることを示唆している．これら Polη

図 10.21　クラススイッチには特定のスイッチシグナル間の組換えが関与している

第1図は，クラススイッチ以前の再構成を終えた免疫グロブリン重鎖遺伝子座を図示している．第2図：この図では，マウス重鎖遺伝子座における μ および ε アイソタイプ間のスイッチを示す．スイッチ領域（S）はクラススイッチを誘導する反復性DNA配列であり，δ 遺伝子のほかは，各免疫グロブリン定常部遺伝子の上流に認められる．スイッチ事象は，各スイッチ領域の上流に位置するプロモーター領域からスイッチ領域にかけて（矢印で示す）の RNA ポリメラーゼ（丸，灰白色）による転写開始により始動させられる．スイッチ領域における DNA 反復配列のため，RNA ポリメラーゼはスイッチ領域内に留まることができ，このことにより，これらの領域を AID あるいは以後の UNG および APE1 のいわば基質として提供している．第3図：上記のこれらの酵素は，非鋳型 DNA 鎖および鋳型 DNA 鎖の両者に集中的な一本鎖切断を導入する．両 DNA 鎖に交互に導入された一本鎖切断は，いまだよくわかっていない機序により二本鎖 DNA 切断への転換にいたる．第4図：これらの二本鎖 DNA 切断は，細胞に備わる二本鎖 DNA 切断修復機構，これには DNA–PKcs，Ku 蛋白質および他の修復蛋白質が関与するが，この修復機構により認識される．第5図，第6図：二つのスイッチ領域，この図の場合は S_μ および S_ε が修復蛋白質により呼び集められ，DNA の介在領域（C_μ および C_δ を含む）の切除および S_μ 領域と S_ε 領域の連結によりクラススイッチが完了する．

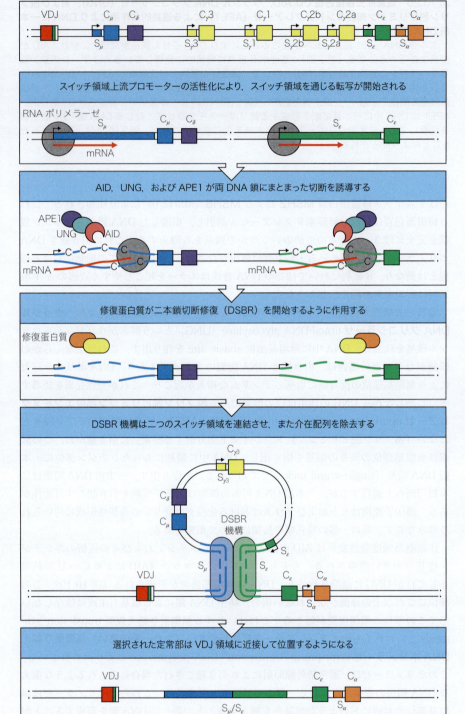

欠損個体では，紫外線照射による DNA 損傷修復過程不全に起因する色素性乾皮症 xeroderma pigmentosum を発症する．

10–11　AID は，免疫応答の過程で同一配列をもつ重鎖可変部エキソンを別々の重鎖定常部遺伝子へ結合させクラススイッチを始動させる

体細胞高頻度突然変異により変異してはいるが，免疫応答において活性化された特定の B 細胞の子孫すべては，骨髄における発生過程で生じた同一の重鎖可変部遺伝子を

図 10.22　スイッチ領域イントロンからプロセスされた RNA は AID と相互作用しその AID 活性を発揮させる

上図：各スイッチ領域上流のプロモーターは，ここに示す C_μ の場合もしくは他のすべての定常部の非翻訳性 noncoding エキソンにみられるように，再編成された重鎖可変部（V_H）遺伝子上流の RNA ポリメラーゼにより転写を開始する．これらすべての場合において，スイッチ領域それ自体は定常部をコードするエキソン上流のイントロン内に位置する．このイントロン性スイッチ領域 RNA は特異的受容部位 acceptor site（3′-スプライス部位）および供与部位 donor site（5′-スプライス部位）における切り出し（スプライシング）により一次 RNA 転写物から除去される．中央図：スプライシングの後，スイッチ領域 RNA はさらにプロセスされそれ自体がもつ反復配列により一過性四重鎖（G4）構造を形成する．この図に示すように，これらの RNA は AID を結合できることが立証されている．下図：RNA の G4 構造は最初に転写された元の DNA 鋳型鎖とハイブリッド結合する能力をもつため，RNA は AID をスイッチ領域へと誘引するガイドとして働く．

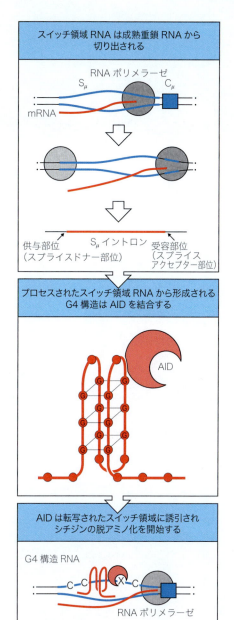

発現している．これに対し B 細胞の子孫は，免疫応答経過中に成熟し，また分裂するに従い，種々異なった定常部を発現するようになる．B 細胞に発現される最初の抗原認識レセプター（BCR）は IgM および IgD であり，免疫応答において最初に産生される抗体は常に IgM である．免疫応答後期においては，同一配列の可変部が IgG，IgA，もしくは IgE に発現されるようになる．この変化はクラススイッチ（もしくはアイソタイプスイッチ）として知られ，IgD 発現の場合以外，不可逆的 DNA 組換えが関与している．免疫応答進行中に T_{FH} 細胞から遊離されるサイトカインなどの外的シグナルにより，このプロセスが推し進められる．

IgM から他の免疫グロブリンクラスへのスイッチは B 細胞が抗原により刺激された後にのみ起こる事象である（MOVIE 10.2）．この現象は**クラススイッチ組換え** class switch recombination を介して達成されるものであり，これは**スイッチ領域** switch region として知られる反復性 DNA 配列により先導される非相同性 DNA 組換えの典型である．スイッチ領域は J_H 遺伝子断片群と C_μ 遺伝子の間のイントロンに位置し，また他の重鎖アイソタイプに関しても個々の遺伝子上流の同様の位置にスイッチ領域が存在する．ただし δ 遺伝子は例外であり，その発現には DNA 再編成は必要としない（図 10.21，第 1 図）．B 細胞が IgM/IgD 共発現から別の免疫グロブリンクラスへスイッチする際には，μ 鎖スイッチ領域（S_μ）と新たな定常部遺伝子の直近上流のスイッチ領域の間で DNA 組換えが起こる．このような組換え事象において，μ 鎖定常部をコードする部位（C_μ）と，再構成進行中のスイッチ領域と C_μ との間のすべての介在 DNA が欠失する．図 10.21 はマウスにおける C_μ から C_ε へのスイッチを図示したものである．スイッチ配列はイントロン中に存在し，それゆえフレームシフト突然変異*を起こすことができないため，すべてのスイッチ組換え事象は機能的蛋白質をコードできるような遺伝子を生成することになる（*訳注：塩基の欠失や挿入により，コドンの読み枠がずれることによる突然変異）．

AID 酵素はクラススイッチ組換えを誘発させ，また転写過程の DNA 領域にのみ作用する．スイッチ領域配列の一つの特性は転写過程にある際に AID の接近を促進することである．おのおののスイッチ領域は非鋳型鎖上に G リッチエレメントの多数反復配列から構成されている．例えば，S_μ では以下の塩基配列（GAGCT）n（GGGCT）が約 150 回反復しており，通常 $n=3$ であるが $n=7$ までとることができる．他のスイッチ領域（S_γ，S_α，S_ε）では，塩基配列に厳密には違いがみられるが，すべてに共通して GAGCT および GGGCT 配列の繰り返しが認められる．これらの反復配列が集中している領域中を RNA ポリメラーゼが移動する際，ときおりその移動が停止することがあり，これは**ポリメラーゼ停止** polymerase stalling と呼ばれる．これは **R ループ構造** R-loop と呼ばれる泡状構造により引き起こされる．すなわち転写された RNA が，DNA 二重らせんの非鋳型鎖（非転写）と置き換わると，非転写鎖が一本鎖である状態になり（図 10.21，第 3 図），また櫛形に配置された多数の G 塩基をもつためループ構造をとる．

ポリメラーゼ停止は転写された特異的スイッチ領域への AID の誘引と緊密に関連付けられる．多数のサブユニットから構成され RNA をプロセシングし分解する複合体で

あるRNAエクソソームRNA exosomeはAIDと会合し，また転写されたスイッチ領域に蓄積する．さらにSpt5蛋白質が移動を停止したポリメラーゼに会合する．RNAエクソソームとSpt5蛋白質の両者はAIDによる二本鎖DNA切断の形成に必要である．最近，上記の機序に加え，別の機構によりAIDが選択的に転写されたスイッチ領域に誘導されるという証拠が示されている．RNAポリメラーゼが1本のRNA鋳型の転写を完了した後，スイッチ領域に存在するイントロンが切り出される．RNAはプロセシングを受けてG4構造 G-quadruplexと呼ばれるRNA高次構造をとり，これはスイッチ領域にみられるGに富む（Gリッチ）反復配列に基づくものである（図10.22）．G4構造は二つの目的に供され，一つはAIDの結合であり，またこの領域のもつ塩基の相補性に基づき，転写されたスイッチ領域を会合させることである．すなわちG4構造はAIDを適切なスイッチ領域に誘導し，またこの部位にはAGCTのような特有のパリンドローム配列（回文配列）が存在するため，AIDがそのシチジンデアミナーゼ活性を両DNA鎖に同時に作用する際のいわばよい基質となっている．合成ガイドRNAはカスパーゼ9（Cas9）エンドヌクレアーゼを特異的ゲノム領域に輸送するが，G4構造はこれにみられるのと同様の作用機作をもつ（付録I，A–35項参照）．

スイッチ領域に二本鎖DNA切断が形成された後，この切断を修復するような一般的な細胞機構がクラススイッチを引き起こすスイッチ領域間の非相同組換えを誘導する（図10.21，第4図および第5図）．結合されるべき末端は，異なるスイッチ領域に共通の反復配列が整列することにより寄り集まり，DNA末端の再結合は，二つのスイッチ領域間にあるすべてのDNAの切除と接合部位におけるキメラ領域の形成を促す．AIDの欠損はクラススイッチを完全に阻害するが，ヒトおよびマウスにおいてUNGの欠乏はクラススイッチの重篤な低下を招く．このことはDNA切断を形成する際，AIDとUNGが連続的に作用していることを示唆している．DNA末端の結合はおそらく古典的な非相同末端結合［V(D)J組換えにみられるような］と同時に，いまだ詳細の明らかでない別の末端結合により担われている．毛細血管拡張性運動失調症 ataxia telangiectasiaという疾患においてはクラススイッチが損なわれていることがあり，この疾患はDNA修復蛋白質として知られるDNA–PKcsファミリーキナーゼATMにおける突然変異に起因している．しかしながらクラススイッチにおけるATMの役割はまだすべてが明らかになっているわけではない．

10–12　T_{FH}細胞により産生されるサイトカインは，胸腺依存性抗原に対する抗体産生応答においてクラススイッチに向けたアイソタイプの選択を制御する

これまでにクラススイッチにおけるDNA再編成を調節する一般的な機構について理解を深めてきた．本節では免疫応答の過程で特定の重鎖がどのように選択されるかについて論考していく．抗体のエフェクター機能を最終的に決定するのが，抗体アイソタイプの選択であり，この選択は主として胚中心反応においてT_{FH}細胞から産生されるサイ

図10.23　特定のサイトカインは特定の抗体クラスへのスイッチを誘導する

個々のサイトカインは特定のタイプの抗体クラスの産生を誘導（紫色で示す）あるいは抑制（赤色で示す）する．抑制効果の多くはおそらく，別のクラスへスイッチしてしまった結果，抑制効果として現れたものと考えられる．クラススイッチにおけるIL–21の作用はIL–4により制御されている．これらのデータはマウス細胞を用いた実験に基づくものである．

抗体クラス発現制御におけるサイトカインの役割								
サイトカイン	IgM	IgG3	IgG1	IgG2b	IgG2a	IgE	IgA
IL–4	抑制	抑制	誘導		抑制	誘導	
IL–5							産生増強
IFN–γ	抑制	誘導	抑制		誘導	抑制	
TGF–β	抑制	抑制		誘導			誘導
IL–21		誘導	誘導				誘導

トカインによりコントロールされている．

上に述べたように胚中心 B 細胞と T_{FH} 細胞との相互作用はクラススイッチが起こるために必須のプロセスである．また必要とされる相互作用の実態は B 細胞上の CD40 分子と活性化ヘルパー T 細胞上の CD40 リガンドとの相互作用により引き起こされる．CD40 リガンドの遺伝的欠損はクラススイッチを大幅に障害し，**高 IgM 症候群** hyper IgM syndrome として知られる症状，すなわち血漿中 IgM の異常な高値を示す症状を引き起こす．この欠損をもつヒトは IgM 以外の抗体クラスを欠き，一般病原性細菌による反復感染として現れる重篤な液性免疫応答不全の症状を呈する．高 IgM 症候群において多くの IgM 抗体は，おそらくこれらの患者に慢性的に感染した病原体上の胸腺非依存性抗原により誘導されたものと考えられる．それにもかかわらず，CD40 リガンドを欠損する個体は胸腺依存性抗原に応答して IgM 抗体を産生することができる．このことは，B 細胞応答において CD40–CD40 リガンド相互作用は，初期 B 細胞活性化よりも，むしろクラススイッチや親和性成熟を含む持続的応答を推し進めるうえで最も重要であることを示している．

クラススイッチ組換えに向けた特定の定常部（C 領域）の選択はランダムな過程ではなく，免疫応答の過程で T_{FH} 細胞およびその他の細胞により産生されるサイトカインにより制御されている．特定のサイトカインはある特定のアイソタイプへのクラススイッチを誘導する（図 10.23）．サイトカインは，各重鎖定常部遺伝子断片 5′側に位置するスイッチ領域を通る RNA 転写物の産生を誘導し，クラススイッチの一部はこのことにより誘導される．例えば，活性化 B 細胞が IL–4 環境下に曝されると，$C_\gamma 1$ および C_ε の各スイッチ領域上流に位置するプロモーターからの転写がスイッチの起こる 1〜2 日前に観察される．このことによりこれら二つの重鎖定常部遺伝子（$C_\gamma 1$ および C_ε）のいずれかへのクラススイッチが可能となるが，特定のどの胚中心 B 細胞においてもクラススイッチ組換えが起こるのは一つのみである．図 10.21 に示すクラススイッチの例において，S_ε 領域を介する転写は S_μ 領域と S_ε 領域の間で組換えを引き起こし IgE アイソタイプ抗体が産生される．IL–4 によるシグナル伝達は転写因子 **STAT6** を活性化し，これが S_ε 領域上流の I_ε プロモーターの転写を開始させることになるため，上記事象が起こることになる．他のサイトカインは他のスイッチ領域上流の別のプロモーターを活性化し，他の抗体クラスの産生を促す．T_{FH} 細胞はまた IL–21 を産生し，これは IgG1 から IgG3 へのスイッチを促進する．形質転換増殖因子 transforming growth factor (TGF)–β は IgG2b（$C_\gamma 2b$）から IgA（C_α）へのスイッチを誘導する．また IL–5 は IgA へのスイッチを促進し，インターフェロン (IFN)–γ は IgG2a および IgG3 へのスイッチを誘導する．

10–13　胚中心における一連の反応過程後に生存した B 細胞は最終的に形質細胞あるいはメモリー細胞へと分化する

親和性成熟とクラススイッチを経た B 細胞の一部は明領域から退出し，大量の抗体を産生する形質細胞へと分化し始める．B 細胞においては，転写因子 Pax5 と Bcl–6 は形質細胞分化に必要な転写因子の発現を阻害しているが，B 細胞が分化し始めると，Pax5 および Bcl–6 の両者の発現が減少する．その後転写因子 IRF4 が，BLIMP–1 の発現を誘導する．**B リンパ球誘導性成熟蛋白質 1** B-lymphocyte-induced maturation protein–1（**BLIMP–1**）は転写抑制因子であり，B 細胞の増殖，クラススイッチ，親和性成熟に必要な遺伝子の発現を止める作用をもつ．BLIMP–1 が誘導された B 細胞は形質細胞となる，これらの B 細胞は増殖を停止し，免疫グロブリンの合成と分泌を亢進させ，また細胞表面の特性が変化する．形質細胞では CXCR5 の発現が減少し，CXCR4 および $\alpha_4\beta_1$ インテグリンの発現が増加する．このため形質細胞は胚中心を離れることができるようになり，末梢組織へと移行する．

リンパ節や脾臓の胚中心に由来する形質細胞の一部は骨髄へと移動しここで長期にわたり生存し続けるが，その他の形質細胞はリンパ節の髄索や脾臓の赤脾髄に移動する．

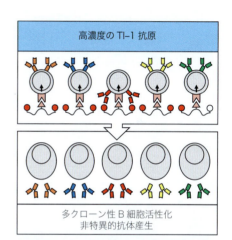

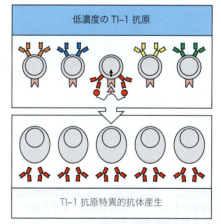

図 10.24 TI–1 抗原高濃度では多クローン性 B 細胞応答を誘導し，低濃度では抗原特異的抗体産生応答を誘導する

抗原が高濃度の場合，B 細胞表面免疫グロブリンに特異抗原が結合しなくとも，TI–1 抗原の B 細胞活性化部位から B 細胞の増殖と抗体の分泌を誘導するのに十分なシグナルが伝達される．すなわち，すべての B 細胞が反応することになる（上図）．抗原が低濃度の場合は，TI–1 抗原に特異的な B 細胞のみが，TI–1 抗原の B 細胞活性化部位を十分に結合することができる．これにより TI–1 抗原上のエピトープに対する特異的抗体産生応答が起こる（下図）．

＊訳注：選択的スプライシングにより変異蛋白質，スプライスバリアントが生成

粘膜組織の胚中心で活性化されたB細胞は，そのほとんどがIgA産生細胞へとクラススイッチしており，これらは粘膜系組織に停留する．**XBP1**（X-box結合蛋白質1 X-box binding protein 1）のスプライスバリアント＊が形質細胞に発現し，抗体分泌能の調節を補助している．骨髄内の形質細胞はストローマ細胞からその生存に必須のシグナルを受け取り，長期間生存することができる．一方，髄索や赤脾髄の形質細胞は長期にわたって生存することはできない．XBP1はまた形質細胞が骨髄にうまく移住するための要因でもある．さらに骨髄の形質細胞は長期間持続する高親和性クラススイッチ抗体の供給源となっている．

他の胚中心B細胞は**メモリーB細胞** memory B cellへと分化する．メモリーB細胞は，かつて抗原刺激を受け胚中心で増殖した細胞のうち長期生存した子孫細胞である．メモリーB細胞はきわめて増殖性が低い細胞である．メモリーB細胞は表面免疫グロブリンを発現しているが抗体を分泌することはなく，もし分泌するとしてもきわめて低レベルである．メモリーB細胞の前駆細胞は胚中心反応を経た細胞であるため，メモリーB細胞は胚中心で起こった遺伝的変化，すなわち体細胞高頻度突然変異およびクラススイッチにいたる遺伝子再編成などを受け継いでいる．B細胞が形質細胞，メモリー細胞のどちらの分化経路をとるかを制御するシグナルはいまだに不明であり研究途上である．メモリーB細胞についてはもう一度第11章で述べることにする．

10–14　ある種の抗原はB細胞応答を誘導するためにT細胞の補助を必要としない

T細胞を欠失したヒトやマウスは胸腺非依存性（TI）抗原に対しては抗体を産生することができ，これに関しては10–1項で紹介した．これらの抗原には，ある種の細菌多糖体，重合蛋白質，およびリポ多糖などがあり，T細胞の補助なしでナイーブB細胞を刺激することができる．これらの非蛋白質性細菌産物は古典的T細胞応答を惹起することはできないが，正常個体では抗体応答を誘導することが可能である．さらに細菌に由来しない胸腺非依存性抗原もある．すなわち植物由来のマイトジェン mitogen（有糸分裂促進因子）やレクチン，ウイルス抗原，スーパー抗原，および寄生虫由来抗原などである．

胸腺非依存性抗原は二つのタイプ，TI–1およびTI–2に分けられ，それぞれが異なっ

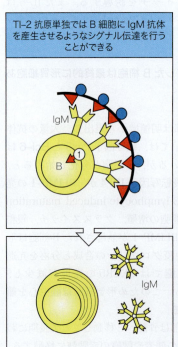

図10.25　TI–2抗原によるB細胞活性化にはサイトカインが必要であり，サイトカインにより大幅に増強される

TI–2抗原によるBCRの多価性の架橋によりIgM産生が誘導されるが（左図），これに加え，サイトカインがこの反応を著しく増強し，またクラススイッチをも誘導するという証拠が示されている（右図）．このようなサイトカインがどこで産生されるのかに関しては不明であるが，一つの可能性として，表面上に自然免疫系のレセプターを発現する樹状細胞が，このレセプターを介して抗原を結合してこれをB細胞に提示し，さらにBAFFと呼ばれる可溶性TNFファミリーサイトカインを分泌することが考えられている．BAFFはB細胞のクラススイッチを活性化することができる．

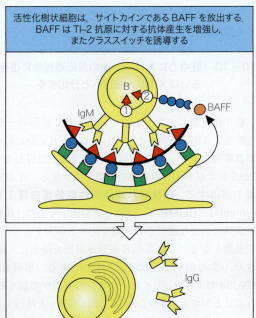

| TI–2抗原単独ではB細胞にIgM抗体を産生させるようなシグナル伝達を行うことができる | 活性化樹状細胞は，サイトカインであるBAFFを放出する．BAFFはTI–2抗原に対する抗体産生を増強し，またクラススイッチを誘導する |

た機序によりB細胞を活性化する．**TI-1抗原** TI-1 antigenはT細胞の補助なしで直接B細胞の分裂を誘導することができる．TI-1抗原は，その抗原特異性と無関係にほとんどのB細胞の増殖と分化を引き起こす機能をもつ内因性分子をもつ．これは**多クローン性活性化** polyclonal activationとして知られる現象である（図10.24，上図）．TI-1抗原はそれゆえ**B細胞マイトジェン**とも呼ばれる．マイトジェンとは細胞に有糸分裂を誘導する物質であり，例えばリポ多糖lipopolysaccharide（LPS）や細菌DNAがTI-1抗原の例であり，これらはB細胞に発現しているToll様レセプター（TLR，3-5項参照）を活性化しマイトジェンとして作用することができる．マウスのナイーブB細胞はほとんどのTLRを恒常的に発現しているが，ヒトナイーブB細胞においては，BCRを介する刺激を受ける前は，逆に大半のTLRに高発現がみられない．それゆえBCRを介して抗原により刺激されるときまでは，いくつかのTLRを発現し，抗原に付随してTLRリガンドによる刺激に応答すると考えられる．したがって，多クローン性活性化に用いられるよりも1,000分の1から10万分の1の濃度のTI-1抗原にB細胞が曝された場合，TI-1抗原を特異的に結合するBCRをもったB細胞のみが活性化されるようになる．このような低濃度では，B細胞活性化に十分なTI-1抗原の量を得るためには，BCRによる特異的結合によりTI-1抗原がB細胞表面に濃縮されることで達成される（図10.24，下図）．感染初期において，TI-1抗原に対するB細胞応答はいくつかの細胞外病原体に対する防御の際に重要と考えられるが，このようなB細胞応答は親和性成熟もしくはメモリーB細胞を誘導せず，これら両者，親和性成熟とメモリーB細胞の誘導はともに抗原特異的T細胞補助が必要である．

胸腺非依存性抗原の第二のタイプ，すなわち**TI-2抗原** TI-2 antigenは，細菌莢膜多糖体にみられるような高度に反復性の構造を有する分子から構成されている．これらのTI-2抗原は内因性B細胞活性化能をもたない．TI-1抗原が未熟B細胞および成熟B細胞のいずれをも活性化しうるのに対し，TI-2抗原は成熟B細胞のみを活性化することができる．8-6項で述べたように未熟B細胞は反復性エピトープとの遭遇により不活性化される．乳幼児あるいは5歳くらいまでの小児は多糖体抗原に対し十分に効果的な抗体産生応答が起こらないが，これはほとんどのB細胞が未熟であるためと思われる．

いくつかのTI-2抗原に対する応答は白脾髄辺縁部に並んで存在する非循環性B細胞サブセットである**辺縁帯B細胞** marginal zone B cell，および**B-1細胞** B-1 cellによって担われている．辺縁帯B細胞は出生時にはほとんどみられず，加齢とともに増加してくる．その辺縁帯B細胞は，加齢に伴い効果的に増強してくるほとんどの生理的TI-2応答に関与していると思われる．TI-2抗原は，おそらく抗原特異的成熟B細胞表面上にあるBCRの必要数を同時に架橋することにより作用を及ぼすと考えられる（図10.25，左図）．樹状細胞とマクロファージはTI-2抗原によるB細胞活性化に対し補助刺激シグナルを供給することができる．補助刺激シグナルの一つがBAFFであり，BAFFは樹状細胞により分泌されB細胞上のレセプターであるTACIと相互作用する（図10.25，右図）．TI-2抗原エピトープの密度は非常に重要である．高密度のエピトープによるBCRの過度の架橋は，未熟B細胞にみられるように，成熟B細胞を不応答状態あるいはアネルギーへと陥れ，一方でエピトープの密度が低すぎる場合は活性化には不十分である．

重要なタイプのTI-2抗原が莢膜細菌による感染過程で生じてくる．多くの一般的な細胞外病原菌は多糖体からなる莢膜で覆われており，貪食細胞による貪食に抵抗することができる．これらの細菌は貪食細胞による直接的な分解から免れるのみならず，マクロファージにより提示される細菌ペプチドに対するT細胞応答活性化を妨げることでもある．ペプチド特異的なT細胞補助に依存せずに莢膜多糖体に対して急速に産生されるIgM抗体は，細菌を被覆し感染初期において貪食細胞による貪食と分解を促進する．

細菌莢膜多糖体に対する抗体のすべてが厳密にこのようなTI-2機構に沿って産生されるわけではない．b型インフルエンザ菌の莢膜多糖体に対する抗体の防御免疫における重要性については以前に言及した．免疫不全症である**ウィスコット・アルドリッチ症**

図10.26 抗体産生応答を誘発する種々の抗原タイプの特性

一部のデータはTI-2抗原に対する抗体産生応答においてT細胞の役割が少ないことを示している．T細胞欠損マウスにおいてTI-2抗原に対する強い応答が観察されている．

	TD抗原	TI-1抗原	TI-2抗原
幼児における抗体産生	あり	あり	なし
先天性胸腺欠失個体における抗体産生	なし	あり	あり
T細胞欠失個体における抗体産生	なし	あり	あり
T細胞活性化	あり	なし	なし
多クローン性B細胞活性化	なし	あり	なし
反復性エピトープの必要性	なし	なし	あり
抗原の例	ジフテリア毒素 ウイルス赤血球凝集素 結核菌精製蛋白質	細菌性リポ多糖 ウシ流産菌	肺炎球菌多糖体 サルモネラ重合鞭毛 デキストラン ハプテン結合フィコール（重合ショ糖）

候群 Wiskott–Aldrich syndrome はB細胞との相互作用を損なうようなT細胞機能不全により引き起こされる（第13章参照）．ウィスコット・アルドリッチ症候群の患者は蛋白質抗原に対しては弱いながら反応するが，予期せぬことに多糖体抗原に対してはIgMおよびIgG抗体を産生することができずインフルエンザ菌のような莢膜保有細菌に対し高い易感染性を示す．IgM抗体産生不全の原因の一部はおそらく脾臓辺縁帯の発達低下によるものと思われ，脾臓辺縁帯は一般的な糖鎖抗原に対する「自然」IgM抗体の多くの産生に寄与しているB細胞が位置する領域である．したがってTI-2抗原により誘導されるIgMおよびIgG抗体は多くの細菌感染における液性免疫応答の重要なパートであると考えられ，少なくともヒトにおいては，TI-2抗原に対しクラススイッチした抗体を産生することは通常はある程度のT細胞補助に依拠すると思われる．

胸腺非依存性応答では，IgM抗体を産生するだけでなく，マウスにおけるIgG3抗体産生にみられるように，他の抗体クラスへのクラススイッチを誘導することができる．これはおそらく樹状細胞による補助の結果であり（図10.25，右図），樹状細胞はBAFFのような分泌型サイトカインおよび膜結合型シグナルを増殖過程の形質芽細胞に提供し，これにより形質芽細胞が胸腺非依存性（TI）抗原に応答したものと考えられる．胸腺依存性抗体産生応答，TI-1抗体産生応答，TI-2抗体産生応答の特性の差異については図10.26に図示する．

まとめ

多くの抗原に対するB細胞活性化には，B細胞表面免疫グロブリンすなわちBCRへの抗原の結合と抗原特異的ヘルパーT細胞との相互作用が必要である．ヘルパーT細胞は抗原に由来するペプチドフラグメントを認識するが，このペプチドフラグメントとは，B細胞により取り込まれた抗原がプロセシングされた後，ペプチド・MHCクラスII分子複合体としてB細胞表面に提示されたものである．濾胞ヘルパーT細胞（T_{FH}細胞）は，胚中心において，T細胞上のCD40リガンドとB細胞上のCD40分子との結合を介した細胞接触，およびIL-21などのサイトカインの放出によりB細胞を活性化する．活性化B細胞はまたICOSリガンドなどの分子を発現し，これによりT細胞を

刺激する．初期の T 細胞−B 細胞間相互作用は二次リンパ組織の T 細胞領域と B 細胞領域の境界部位で起こるが，この場所は抗原で活性化されたヘルパー T 細胞と B 細胞がケモカインに誘引され移動してくる部位である．T 細胞−B 細胞間の相互作用は濾胞に移動し，また胚中心が形成された後もさらに持続する．

　T 細胞は胚中心において B 細胞に爆発的な増殖を誘導し，またクローン増殖した B 細胞を抗体産生形質細胞あるいはメモリー B 細胞のいずれかへの分化を導く．B 細胞内に発現している免疫グロブリン遺伝子は，活性化誘導シチジンデアミナーゼ（AID）により誘発させられる体細胞高頻度突然変異およびクラススイッチにより胚中心反応の過程で多様化していく．V(D)J 再編成とは異なり，これらのプロセスは B 細胞のみに起こる事象である．体細胞高頻度突然変異は点突然変異の誘導を通じて可変部に多様性を付与し，免疫応答進行の過程で，この多様性の中から抗原に対しより強い親和性を与えるような選択が行われる．クラススイッチは可変部に影響を与えないが，最初に発現する免疫グロブリン遺伝子の μ 鎖定常部（C_μ）を，別の定常部，すなわち IgG, IgA, IgE 各抗体を産生する免疫グロブリン定常部（$C_\gamma, C_\alpha, C_\varepsilon$）と置換することにより，免疫グロブリンの機能的多様性を増大させている．つまりクラススイッチは同一の抗原特異性をもちながら異なったエフェクター機能を抗体に付与することになる．種々の抗体アイソタイプへのクラススイッチはヘルパー T 細胞により放出されるサイトカインにより調節されている．一部の非蛋白質性抗原は，ペプチド特異的ヘルパー T 細胞による認識連関に依存せずに B 細胞を活性化する．これらの胸腺非依存性抗原に対する応答においては，ごく限られたアイソタイプのみへのクラススイッチがみられ，メモリー B 細胞も誘導されない．しかしながら，このようなタイプの応答は，ペプチド特異的 T 細胞応答を惹起しえないような表面抗原をもつ病原体に対する宿主生体防御において，非常に重要な役割を果たしている．

免疫グロブリン各クラスの分布と機能

　細胞外寄生病原体は生体内のほとんどの場所に侵入することができるため，抗体がこ

機能的活性	IgM	IgD	IgG1	IgG2	IgG3	IgG4	IgA	IgE
中和	+	−	++	++	++	++	++	−
オプソニン化	+	−	++	*	++	+	+	−
NK 細胞キラー活性への感作	−	−	++	−	++	−	−	−
マスト細胞の感作	−	−	+	−	+	−	−	+++
補体系の活性化	+++	−	++	+	+++	−	+	−

分布	IgM	IgD	IgG1	IgG2	IgG3	IgG4	IgA	IgE
上皮細胞を介する輸送	+	−	−	−	−	−	+++（二量体）	−
胎盤を介する輸送	−	−	+++	+	++	+/−	−	−
血管外組織への拡散	+/−	−	+++	+++	+++	+++	++（単量体）	+
平均血清濃度 (mg/ml)	1.5	0.04	9	3	1	0.5	2.1	3×10^{-5}

図 10.27　ヒト免疫グロブリンの各クラスは特有の機能と特定の分布を示す

　各クラスの主要なエフェクター機能（+++）は濃赤色で，副次的な機能（++）は濃い桃色で，また非常にマイナーな機能（+）は薄い桃色で表示してある．分布についても同様な基準で区分けし，また実際の血清中平均濃度を最下段に示してある．IgA は二つのサブクラス，IgA1 と IgA2 があるため，IgA の列にはその両者が表示されている．*IgG2 は，白人の約 50% に存在する特殊なアロタイプの Fc レセプター存在下でオプソニンとして機能することができる．

れら病原体と闘うためには広く生体内に分布する必要がある．大半のクラスの抗体は，それが産生された部位から拡散により分布するが，肺や腸管など粘膜で覆われた上皮表面をもつ器官では，上皮を越えて内腔側へ抗体を輸送するために特殊な輸送機構が必要とされる．抗体の個々の重鎖アイソタイプは抗体の拡散を規定し，あるいは上皮を越えて抗体を輸送するための特異的輸送装置との相互作用を行わせることを可能にしている．本節では，個々のエフェクター機能を適切に発揮しうる体内の部位へと抗体を分布させる機序について叙述する．ここでは，抗体が病原体と直接結合することのみで成立する防御機能に論点を絞ることとし，本章の次の節で，個々の抗体クラスに依存して，特異的に関与が認められるエフェクター細胞やエフェクター分子について論述することにする．

10–15 種々のクラスの抗体は体内の特定の部位で作用し，また特定の機能を有する

一般に病原体は呼吸器系，消化管，尿路の粘膜上皮を通過して，あるいは皮膚の傷口などから体内に侵入する．またまれに，昆虫，損傷あるいは皮下注射針などにより微生物が直接血中に入ることもある．抗体はすべての粘膜表面，組織および血液をこのような感染から防御している．抗体は病原体を中和し，あるいは深刻な感染にいたる前に病原体の排除を促進している．

種々のクラスの抗体は生体のさまざまな部位で機能しうるように適応しており，各抗体の機能的活性と生態内分布は図 10.27 に示されている．クラススイッチを通じて，抗体の可変部はどの定常部とも組み合わせることができるため，個々のB細胞の子孫は同一の抗原特異性を保持したまま，生体内の各領域で求められる防御機能を果たす抗体を産生することができる．すべてのナイーブB細胞は細胞表面IgMとIgDを発現している．IgMは活性化B細胞から最初に分泌される抗体であるが，血漿中にみられる免疫グロブリンの10％以下である．少量のIgDは常に産生されており，一方，IgEは血中の割合は低いが免疫応答において生物学的に重要な寄与をしている．IgGとIgAは主要な抗体のクラスである．全般的にIgGは抗体の中で血漿中に多くを占めるが，半減期が長いこともその理由の一つとして挙げられる（図5.20参照）．

IgM抗体は液性免疫応答において最初に産生される抗体であり，概して低親和性である．しかしながらIgM抗体分子は1分子のJ鎖により安定化された五量体から構成され，したがって10個の抗原結合部位をもつ．これにより，細菌莢膜多糖体などの多価抗原に結合する際に全体として高い結合性aviditiyをもつことになる．すなわち五量体によるこの高結合性は，IgM単量体内の各抗原結合部位の低親和性を代償している．五量体形成による分子サイズの増大のため，IgMは主に血流中，および血流中よりは少ないがリンパに存在し，組織内の細胞間隙にはあまり認められない．また本章の最後の節で述べるように，IgMはその五量体構造により効果的な補体系活性化能を示す．IgMはまた六量体の形成が可能であり，五量体よりもより効果的に補体を結合する．これはおそらく補体成分C1qもまた六量体であるためと考えられる．しかしながら，生体内での感染防御における六量体IgMの役割はいまだ完全に明確にされていない．

血液感染は，これに対し速やかに対処しないと重篤な事態を招くことになる．したがってIgMの迅速な産生とこれによる効率的な補体系の活性化はこのような感染への対応に重要である．一部のIgMはクラススイッチを経ない通常B細胞 conventional B cellにより産生されるが，大部分のIgMは腹腔や胸腔内に存在するB-1細胞および脾臓の辺縁帯B細胞により産生される．これらの細胞は，細菌がもつような，環境中に常時存在する糖鎖抗原に対し抗体を分泌し，T細胞の補助を必要としない．それゆえ，これらの細胞は生体に侵入してくる病原体を認識できるようなレパートリーをもったIgM抗体をあらかじめ血液中や体液中に供給している（8–9項参照）．

他のクラスの抗体，IgG，IgA，およびIgEはIgMに比して分子量が小さく，血中から容易に組織中へと拡散する．IgAは二量体を形成することができるが（図5.23参照），IgGとIgEは常に単量体で存在する．それゆえ，対応する抗原に対する個々の抗原結合

部位の親和性は，抗体が有効に機能するためにきわめて重要であり，これらのクラスの抗体を発現している B 細胞の大部分は，胚中心において体細胞高頻度突然変異過程の後に，抗原に対しより強い親和性をもつことを基準に選択されてきたものである．IgG4 は IgG の中では最も少ないサブクラスであるが，通常みられないハイブリッド抗体形成能をもつ．すなわち，通常［重鎖＋軽鎖］の同一二量体からなる IgG4 のうち，一つの［重鎖＋軽鎖］がもともとの IgG4 二量体から分離し，別の IgG4［重鎖＋軽鎖］に会合して二量体となり，二つの別々な抗原特異性をもつ 2 価 IgG4 抗体を形成する．

　IgG は血液中および細胞外組織液中の主要な抗体クラスであり，また一方で IgA は分泌液中，特に最も重要な腸管や気道上皮に存在する主要な抗体クラスである．IgG は貪食細胞による病原体の取り込みの際，効果的なオプソニン化作用をもち，また補体系を活性化するが，IgA のオプソニン化活性は低くまた補体活性化能も弱い．IgG はアクセサリー細胞やアクセサリー分子を利用できる組織内で主に作用し，一方，二量体 IgA は，通常補体や貪食細胞が存在しない上皮表面で作用する．それゆえ IgA は主に中和抗体として機能している．単量体 IgA はリンパ節や脾臓でクラススイッチした B 細胞から分化した形質細胞によっても産生され，細胞外間隙や血液中で中和抗体として働いている．この単量体 IgA は主に IgA1 サブクラスである．血液中における IgA1 と IgA2 の比率は 10：1 である．腸管の形質細胞により産生される IgA 抗体は二量体であり，主に IgA2 サブクラスである．腸管における IgA2 と IgA1 の比率は 3：2 である．

　最後に，IgE 抗体は血液中や細胞外組織液中に微量に存在するのみであるが，皮膚直下や粘膜直下および結合織の血管周囲に分布する**マスト細胞** mast cell 上のレセプターに強く結合している．このような細胞結合型 IgE に抗原が結合すると，マスト細胞から強力な化学伝達物質（メディエーター）が放出され，咳，くしゃみ，嘔吐などの反応が誘導される．翻って，このような反応は感染要因を排除するために役立っている．この点は本章の後半で論述する．

10-16　多量体免疫グロブリンレセプターは IgA および IgM の Fc 部分に結合し，上皮の障壁を越えてこれらの抗体を輸送する

　粘膜免疫系においては，IgA を分泌する形質細胞は主に粘膜固有層に存在する．なお粘膜固有層とは，多くの表面上皮基底膜直下に存在する粗性結合組織である．IgA 抗体はここから上皮を越えて外表面（内腔側），例えば腸管内腔や気管支内腔へと輸送される（図 10.28）．粘膜固有層で産生された IgA は 1 分子の J 鎖と会合した二量体分子として分泌される．この二量体（多量体の一つである）IgA は，上皮細胞の底側面に存在

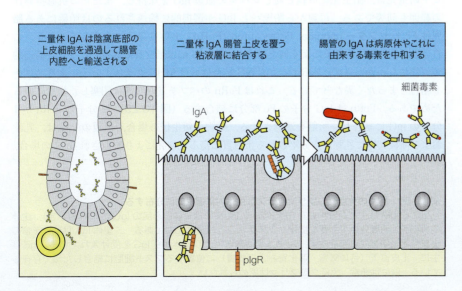

図 10.28　二量体 IgA は腸管内腔に存在する主要な抗体クラスである
　IgA は粘膜固有層に存在する形質細胞により産生され陰窩底部の上皮細胞を通過して腸管内腔へと輸送される．二量体 IgA は腸管上皮を覆う粘液層に結合し，腸管内腔の病原体や毒素に対する抗原特異的障壁として働く．

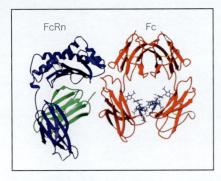

図10.29　胎児性Fcレセプター（FcRn）はIgGのFc部分に結合する

FcRn分子（青色）が，IgG（赤色）のFc部分の一つの鎖の$C_\gamma 2$領域と$C_\gamma 3$領域の境界部に結合した場合の構造模式図である．なお$C_\gamma 2$領域は上側である．FcRnのβ_2ミクログロブリン構成要素は緑色で示す．IgGのFc部分に結合している濃青色で示す構造は糖鎖付加を反映した炭化水素鎖である．FcRnはヒト胎盤およびラットやマウスの腸管を通過してIgGを輸送する．成体ではIgGのレベルを維持する役割も果たしている．この図では1分子のFcRnがFc部分に結合している様子を示しているが，1分子のIgGの捕捉には2分子のFcRnが必要と考えられている．

（写真はP. Björkmanの厚意による）

する**多量体免疫グロブリンレセプター（ポリIgレセプター polymeric immunoglobulin receptor, pIgR）**と呼ばれるレセプターに特異的に結合する．二量体IgA分子がポリIgレセプターに結合すると，この複合体は上皮細胞に取り込まれ，細胞質を経て輸送小胞に運ばれた後，細胞内腔面へと輸送される．この過程はトランスサイトーシスと呼ばれる．IgMもまたポリIgレセプターに結合し同様の機序により腸管内へと分泌される．腸上皮細胞の内腔表面に到達すると，ポリIgレセプター細胞外ドメインが酵素により切断され，これにより腸管を覆う粘膜層内に抗体が遊離する．切断されたポリIgレセプター細胞外ドメインは**分泌成分 secretory component**（**SC**と略されることが多い）として知られ，抗体に会合したまま残る．分泌成分は，Fcαレセプター I の結合部位を含むIgA-Fc部分の一部に結合し，このため分泌型IgAはFcレセプターに結合できなくなる．分泌成分はいくつかの生理的機能をもつことが示されている．分泌成分は粘液中のムチンに結合し，分泌されたIgAが腸管上皮内腔表面上の粘膜層に結合するための「接着剤」として働く．ここで抗体は，腸管の病原体やその毒素に結合し，これらを中和する（図10.28）．分泌成分にはまた，抗体を腸管の酵素による分解から保護する役割をも担っている．

IgAの産生・分泌の主要な部位は腸管，気道上皮，授乳期乳房および唾液腺や涙腺など種々の外分泌腺である．IgG抗体が組織内の細胞外間隙を防御するように，IgA抗体の主な機能的役割は，感染要因から上皮表面を守ることにあると考えられている．IgA抗体が細菌，ウイルス粒子，および毒素に結合することにより，IgA抗体は細菌やウイルスの上皮細胞への接着や毒素の取り込みを阻止することで，多様な病原体に対する防御の第一線を担っている．IgAはまた腸管においてさらなる役割，腸内細菌叢を制御する作用をもつと考えられている（第12章参照）．肺胞上皮が粘膜層で覆われてしまうと効果的なガス交換の妨げとなるため，気道下部にある肺胞腔は上部気道に特徴的な厚い粘膜層をもたない．IgGはこれら肺胞腔内に向け急速に漏出することができ，この部位を防御するための役割をもつ主要な抗体クラスである．

10-17　新生児のFcレセプターは胎盤を通過してIgGを輸送し生体からのIgGの排出を防ぐ

新生児は生後の生育環境中に存在する微生物に曝された経験がないため，特に感染を被りやすい．IgA抗体は乳汁中に分泌され，授乳によりこれが新生児の腸管に運ばれ，乳児が自分で防御抗体を産生できるようになるまで，新たに遭遇した細菌による感染からの防御手段を提供している．母親から児に伝搬される防御抗体はIgAだけではない．母体由来のIgGは胎盤を通過して直接子宮内の胎児血流中に輸送される．したがってヒト新生児は，出生児に母親と同じレベルの血漿IgGを保持し，またその抗原特異性の範囲も同等である．母親から胎児へとIgGが選択的に輸送されるのは胎盤にある**胎児性Fcレセプター neonatal Fc receptor（FcRn）**という分子によるものであり，これはMHCクラスI分子によく似た構造をもつIgG輸送蛋白質である．こうした構造的類似性にもかかわらず，FcRnによるIgG結合様式はMHCクラスI分子によるペプチド結合とまったく異なっている．これはFcRnのペプチド収容溝は閉塞した状態にあるためである．FcRnはIgG分子のFc部分に結合する（図10.29）．2分子のFcRnが1分子のIgGに結合し，胎盤を通過させる．動物の新生仔の場合，母親のIgGは，乳汁および産後初期に乳腺から分泌される蛋白質に富んだ初乳により摂取される．この場合，

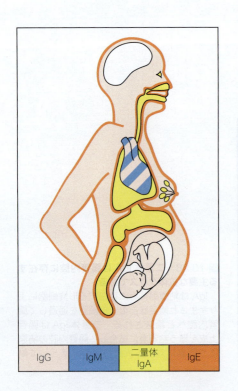

図10.30　種々の免疫グロブリンクラスは生体内に選択的に分布する

IgGとIgMは主に血液中に存在するが（この図では単純に心臓のIgGとIgMで示す），生体内の細胞外組織液中の主要な抗体クラスはIgGと単量体IgAである．二量体IgAは乳汁を含む上皮分泌液中に主に存在する．胎児は胎盤輸送により母体からIgGを受け入れている．IgEは主に，上皮直下（特に気道，消化管および皮膚）に位置するマスト細胞に結合した形で存在している．脳には通常，免疫グロブリンは認められない．

疾患	病原体	毒素	生体内作用
破傷風	破傷風菌	破傷風毒素	抑制性神経活性の遮断による持続的筋収縮
ジフテリア	ジフテリア菌	ジフテリア毒素	蛋白質合成の阻害による上皮細胞傷害および心筋炎
ガス壊疽	ウェルシュ菌	ガス壊疽毒素	ホスホリパーゼ活性による細胞死
コレラ	コレラ菌	コレラ毒素	アデニル酸シクラーゼの活性化と細胞内cAMPの増加による腸上皮細胞の変化，水分と電解質の喪失
炭疽病	炭疽菌	炭疽病毒素複合体	血管透過性の亢進による浮腫，出血，および循環不全
ボツリヌス菌中毒	ボツリヌス菌	ボツリヌス毒素	アセチルコリン放出阻害による麻痺
百日咳	百日咳菌	百日咳毒素	G蛋白質のADPリボシル化によるリンパ球増殖
		気管細胞毒素	線毛抑制と上皮細胞脱落
猩紅熱	化膿レンサ球菌	猩紅熱毒素	血管拡張による猩紅熱斑
		ロイコシジンストレプトリジン	貪食細胞の傷害と細菌の生存
食中毒	黄色ブドウ球菌	ブドウ球菌性腸管毒素	腸内神経への作用による嘔吐の誘導　強力なT細胞マイトジェン（SEスーパー抗原）
トキシックショック症候群	黄色ブドウ球菌	トキシックショック症候群毒素	低血圧と皮膚損傷　強力なT細胞マイトジェン（TSST-1スーパー抗原）

図10.31　よくみられる疾患の多くが細菌毒素により引き起こされる

ここに示す毒素はすべて外毒素，すなわち細菌によって分泌される蛋白質である．高親和性のIgG抗体およびIgA抗体はこれらの毒素から生体を防御している．細菌はまたリポ多糖などの非分泌性内毒素ももっており，これは細菌が死ぬことにより放出され，おそらく疾患の病因となる．自然免疫系は一部の内毒素に対するレセプター，例えばTLR-4をもつため，内毒素に対する宿主の応答はより複雑である（第3章参照）．

FcRnはIgGを新生仔腸管内腔から血中や組織に輸送する．興味深いことにFcRnは，成体では腸管や肝臓および血管内皮細胞上に認められる．成体におけるその機能は血漿中のIgGレベルの維持にあり，FcRnは抗体を結合し，細胞内に取り込ませ，これを再び血中に戻すことにより生体からの排出を防いでいる．

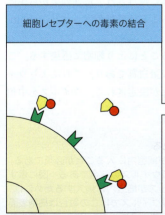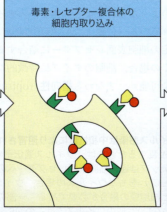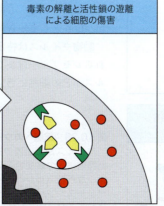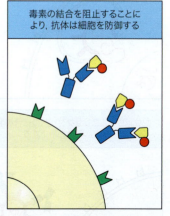

図10.32　IgG抗体による毒素の中和は細胞の傷害を防ぐ

多くの細菌による細胞損傷効果は細胞が産生する毒素によるものである（図10.31）．これらの毒素は通常いくつかの異なったユニットから構成されている．毒素分子の一部は細胞表面レセプターに結合し，これを介して毒素分子が細胞内に取り込まれる．次に毒素分子の別の部位が細胞質に侵入し細胞を傷害する．毒素の結合を阻む抗体はこれらの毒素の作用を阻害し，あるいは中和する．

これらの特別な輸送システムにより，哺乳類は出生時から，その生育環境に普遍的に存在する病原体に対する抗体の供給を受けている．また，哺乳類が成長しすべてのアイソタイプの抗体を自身で産生できるようになるに伴い，これら種々の抗体アイソタイプは生体のさまざまな領域に選択的に分布するようになる（図10.30）．すなわち，クラススイッチが起こり各クラスの抗体が生体全域に分布することにより，細胞外間隙の感染に対する効率的な防御が提供されることになる．

10-18 高親和性のIgGおよびIgA抗体は細菌毒素を中和し，またウイルスや細菌の感染性を阻害する

病原体は毒素を産生することにより，あるいは直接細胞に感染することにより宿主に損傷を引き起こし，また抗体はこれら細菌の作用の両者を阻止することで生体を防御する．多くの細菌は宿主細胞を損傷したり，その機能を障害する毒素を分泌したりすることにより疾患を引き起こす（図10.31）．細胞に影響を及ぼすために，多くの細菌毒素は，毒性を発揮するためのドメインと，細胞内に侵入するための特異的細胞表面レセプターに結合するドメインのそれぞれから構成されている．毒素のレセプター結合部位に対する抗体は，毒素の細胞内侵入を阻害し毒素の攻撃から細胞を防御する（図10.32）．このように毒素を中和する作用をもつ抗体は**中和抗体** neutralizing antibody と呼ばれる．ほとんどの毒素はナノモル（nM）レベルの濃度で活性を示す．一例としてジフテリアトキシンは1分子で1個の細胞を殺傷することができる．それゆえ，毒素を中和するためには，抗体は組織に浸透し速やかにかつ高親和性をもって毒素に結合しなければならない．IgG抗体は容易に細胞外組織液中に拡散し，また親和性成熟の結果，抗原に対する高親和性を有するため，IgGは組織中の毒素を中和する主要な抗体となっている．高親和性IgA抗体は同様に，生体の粘膜表面において毒素を中和する．

ジフテリアと破傷風の毒素は毒性能とレセプター結合能がそれぞれ別の蛋白質鎖に存在する細菌毒素である．したがって，ヒト，通常幼児に毒性鎖を変性させた毒素分子による免疫が可能である．これらの変性毒素は**トキソイド** toxoid と呼ばれ，毒性能は欠損しているがレセプター結合部位はそのまま保持されている．トキソイドによる免疫は中和抗体を誘導し，元の毒素から生体を防御することができる．

ある種の昆虫や動物のもつ毒はきわめて毒性が高く，一度これらの毒に接触することで重篤な組織傷害あるいは死にいたることもある．このため，適応免疫応答は時間がかかりすぎて生体を防御することができない．またこれらの毒に接触する機会はまれであるため，ヒトに用いる防御ワクチンの開発はなされていない．その代わりに，抗毒抗体もしくは**抗毒素** antivenin を得るためにウマなど他の動物を昆虫やヘビの毒で免疫し，中和抗体を作製している．抗毒素は，毒に接触した個体に投与され，毒性効果から生体を防御している．このような方法により抗体を移入することは受動免疫 passive immunization として知られている（付録I，A-30項参照）．

動物ウイルスは特定の細胞表面レセプターに結合することにより細胞に感染する．これらレセプターは多くの場合，細胞のタイプに特徴的な蛋白質であり，これによりウイルスがどの細胞に感染可能か，すなわち**指向性** tropism が決定される．ウイルスを中和

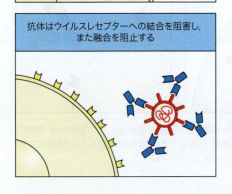

図10.33　細胞へのウイルス感染は中和抗体により阻害される

ウイルスが細胞内で複製するためには，ウイルス遺伝子が細胞内に入ることが必須である．細胞内侵入の最初のステップは通常細胞表面レセプターへのウイルスの結合である．図に示すような外被（エンベロープ）をもつウイルスの場合，ウイルスが細胞内に侵入するためには，ウイルスエンベロープと細胞膜の融合が必要である．一部のウイルスではこの融合は細胞表面で起こるが（図示していない），他のウイルスではこの図に示すように，エンドソーム内のより酸性条件の環境でのみ起こりうる．外被をもたないウイルスも細胞表面上のレセプターに結合しなければならないが，細胞質内へはエンドソームを破って侵入する．ウイルス表面蛋白質に結合する抗体は，最初の細胞への結合，あるいはその後の細胞への侵入を阻害することによりウイルスを中和する．

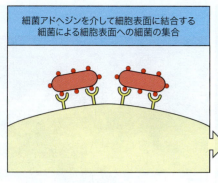
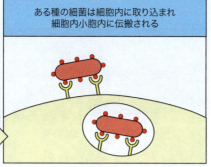
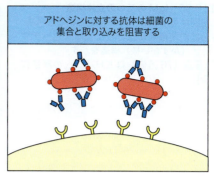

する多くの抗体は，細胞表面レセプターへのウイルス結合を直接阻害することにより働いている（図10.33）．例えば，インフルエンザウイルスの**赤血球凝集素** hemagglutinin は，気道上皮細胞上の糖蛋白質の糖鎖末端のシアル酸残基に結合する．ニワトリの赤血球上の同様のシアル酸残基を認識，結合し，赤血球を凝集させることからこのように呼ばれている．赤血球凝集素に対する抗体は，インフルエンザウイルスによる感染を防御できる．このような抗体は**ウイルス中和抗体** virus-neutralizing antibody と呼ばれ，毒素の中和の場合と同様，高親和性 IgG および IgA が特に重要である．しかしながら，ウイルスは細胞表面レセプターに結合した後融合機序（ウイルスエンベロープと細胞膜との融合）により細胞質内へと侵入するが，抗体はまたこの機序を阻害することでウイルスを中和することができる．

多くの細菌は**アドヘジン** adhesin と呼ばれる細菌表面分子をもち，これにより宿主細胞表面に結合することができる．これらの接着は細菌が疾患を引き起こすうえで必須であり，サルモネラ株のようにその後細胞内に侵入するものもあれば，細胞外寄生病原体のように細胞表面に接着したままの場合もある（図10.34）．性感染症である淋病の原因菌である淋菌はピリン pilin と呼ばれる細菌表面をもち，この分子を介して淋菌は

図10.34 抗体は細菌が細胞表面に接着するのを阻害しうる

細菌感染の多くは細菌と細胞表面レセプターとの相互作用を必要とする．これは粘膜表面への感染に際し，特に重要である．接着のプロセスは細菌アドヘジンと宿主細胞上のレセプター間の非常に特異的な分子相互作用により引き起こされる．細菌アドヘジンに対する抗体はこのような感染を阻止することができる．

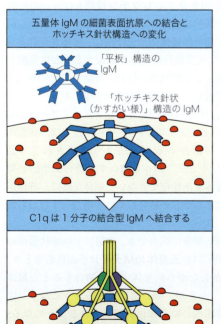
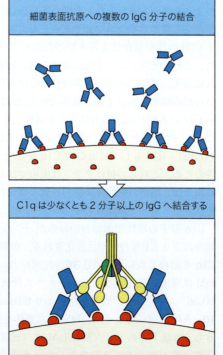

図10.35 補体活性化古典的経路は病原体表面上の抗体への C1q の結合により開始される

IgM 分子が病原体表面の複数のエピトープに結合すると，IgM はホッチキス針状（かすがい様）構造のように折れ曲がり，これにより C1q の球状頭部が IgM の Fc 部分に結合できるようになる（左図）．病原体表面に多数の IgG が結合することにより，2分子以上の IgG Fc 部分に1分子の C1q が結合できるようになる（右図）．いずれの場合も，Fc 部分への C1q の結合は構造変化を誘導し，会合している C1r を活性化し，さらに非活性型 C1s を開裂させ活性型 C1s セリンプロテアーゼを生成し，補体古典的経路連鎖反応を起動させる（第2章参照）．

図 10.36　IgM の二つの立体構造
左図は可溶性 IgM の平面的な構造を示す．右図は細菌鞭毛に結合した IgM のホッチキス針状（かすがい様）構造を示す．
［写真（76 万倍）は K.H. Roux の厚意による］

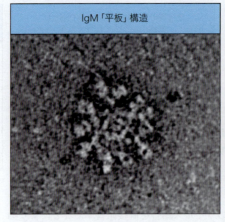
IgM「平板」構造

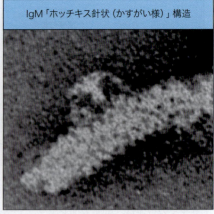
IgM「ホッチキス針状（かすがい様）」構造

尿路および生殖器系の上皮細胞に接着することができ，またこれは感染に際し必須の過程である．ピリンに対する抗体はこの接着反応を阻害し，感染を防御する．

腸管，気道，生殖器系などの粘膜表面に分泌される IgA 抗体は，病原体による粘膜表面の細菌叢形成の阻害と上皮細胞への感染防御においてきわめて重要である．組織内においても，細胞への細菌接着はまた病原性発現に寄与しており，IgA 抗体が粘膜表面を防御する場合とまったく同様に，アドヘジンに対する IgG 抗体が組織損傷を防いでいる．

10–19　抗原抗体複合体に C1q が結合することにより補体古典的経路が活性化される

第 2 章では，自然免疫の非常に重要な要素として補体系を紹介した．抗体が存在しない状態でも補体の活性化は進行し，これはマンノース結合レクチン mannose-binding lectin（MBL）とフィコリン ficolin の作用を介する**レクチン経路** lectin pathway によるものである．しかしながら，補体は古典的経路を介して作用することにより，抗体産生応答の重要なエフェクターともなる．種々の補体活性化経路は，補体フラグメント C3b の共有結合による病原体表面あるいは抗原抗体複合体を被覆することに集約され，これはオプソニンとして働き，貪食細胞による病原体の捕食と排除を促進する．これに加え，補体最終成分が膜侵襲複合体を形成し，ある種の細菌を破壊する．

古典的経路においては，補体活性化は C1，すなわち C1q とセリンプロテアーゼである C1r および C1s の複合体により活性化される（2–7 項参照）．補体活性化は，病原体表面に結合した抗体に C1q を介して C1 が結合することにより開始される（図 10.35）．IgM もしくは IgG は C1q を結合しうるが，C1q を結合する際の構造的必要性のため，これらの抗体クラスは液相では補体を活性化できない．補体反応は，抗体が細胞表面，通常は病原体表面の多数の部位にあらかじめ結合している場合（すなわち固相状態）に限って開始される．

C1q 分子の球状頭部のおのおのが一つの Fc 部分に結合でき，2 個以上の球状頭部の結合により C1 複合体が活性化される．血漿中では，**五量体 IgM 分子**は平面構造をとり，C1q を結合しない（図 10.36，左図）．しかしながら病原体表面に結合すると五量体 IgM は構造変化を起こしてホッチキス針状（かすがい様）構造をとるようになり（図 10.36，右図），この構造変化により C1q 頭部への結合部位が露出されるようになる．10–15 項に述べたように，IgM は六量体を形成することができるが，これは全 IgM のうち 5% 以下である．六量体 IgM は，五量体 IgM に比して 20 倍以上の効率で補体を活性化するが，これはおそらく C1q もまた六量体であることによるものと思われる．感染防御における六量体 IgM の生体内の役割はいまだ完全に確かめられてはおらず，また六量体 IgM は反応性が過度に高いため生体にとり有害であるとも示唆されている．

図 10.37 赤血球上の補体レセプター 1 (CR1) は循環血液中からの免疫複合体の除去を促進する

赤血球上の補体レセプター 1 は循環血液中からの免疫複合体の除去に重要な役割を担っている．赤血球上の補体レセプター 1 に結合した免疫複合体は，肝臓や脾臓に運ばれ，抗体の Fc 部分および免疫複合体に結合した補体成分に対するレセプターを発現しているマクロファージにより排除される．

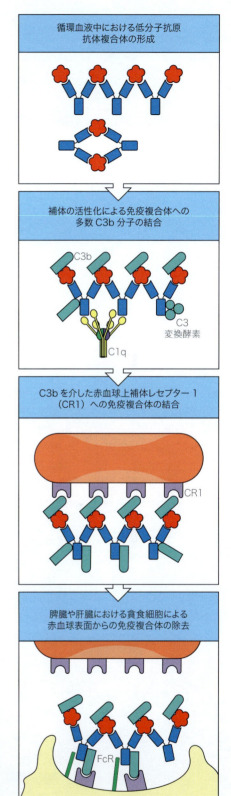

C1q は一部の IgG サブクラスには液相において低親和性で結合するが，C1q 活性化に必要な結合エネルギーは以下の条件下で初めて達成される，すなわち 1 分子の C1q が，抗原への結合により 30〜40 ナノメートル以内に近接した 2 分子以上の IgG に結合するという条件である．このためには，液相中で多くの IgG 分子が 1 個の病原体あるいは 1 個の抗原に結合する必要がある．これが，IgM の方が IgG よりもはるかに効率よく補体を活性化できる理由である．C1q が 1 分子の IgM あるいは 2 分子以上の IgG に結合することにより（図 10.35），C1r のプロテアーゼ活性が活性化され，補体カスケードが誘発される．

10-20 補体レセプターおよび Fc レセプターの両者は循環血液中から免疫複合体を除去するために寄与している

Fc レセプターは，種々の抗体アイソタイプの Fc 部分との相互作用を介して，対応する抗体に特有のエフェクター機能を付与している．このような機能の一つが循環血液中からの抗原抗体複合体（免疫複合体 immune complex）の除去であり，これら免疫複合体には，中和抗体を結合した毒素または死滅した宿主細胞と微生物の残骸などがある．免疫複合体中の抗体の Fc 部分が，組織中の種々の貪食細胞に発現している Fc レセプターに結合することにより，免疫複合体が除去される．免疫複合体の除去は，補体活性化によっても助長されるが（最後の節で記述），これは Fc 部分が C1q を活性化した際に起こる．すなわち，C4b と C3b が免疫複合体上へ沈着し，これを赤血球表面上の補体レセプター 1 (CR1) が結合することで免疫複合体の除去を促進している（補体レセプターの他のタイプに関する記述については 2-13 項を参照）．赤血球は結合した抗原，抗体および補体からなる複合体を肝臓や脾臓に輸送し，ここで補体レセプター 1 および Fc レセプターを発現するマクロファージが，赤血球自体を破壊することなく赤血球表面から複合体を受け取り，複合体を分解する（図 10.37）．細菌，ウイルス，および細胞断片などの粒子状抗原と抗体からなるより大きな凝集塊もまた補体により被覆され，さらに赤血球に捕捉されて脾臓に運ばれ破砕される．

循環血液中から除去されなかった補体被覆免疫複合体は小血管の基底膜，とりわけ血液が濾過され尿を作る場である腎糸球体の基底膜に沈着するようになる．さらに腎糸球体の基底膜を通過した免疫複合体は，基底膜下に存在する腎偽足細胞上の補体レセプター 1 に結合する．腎臓におけるこれらのレセプターの機能的意義は不明である．しかしながらこれらはある種の自己免疫疾患の病因として重要な役割をもつ．自己免疫疾患である**全身性エリテマトーデス** systemic lupus erythematosus (**SLE**) においては（15-16 項参照），循環血液中に過剰に存在する免疫複合体が腎偽足細胞上に多量に沈着し，腎糸球体が損傷される．したがってこの疾患では腎不全が生体にとり主要な危険となる．SLE の遺伝的リスク要因の中で最も強く関連するものは，非常にまれな事象ではあるが，C1q 欠損である．補体レセプター 2，補体レセプター 3 および Fc レセプター FcγRⅢa などにみられる突然変異もまた SLE 発症にいたる疾患感受性の増大に関連しており，このことは補体レセプター経路と Fc レセプター経路の両者が免疫複合体の排除に関与していることを示している．

補体初期成分（C1，C2，および C4）を欠失した患者においても，抗原抗体複合体（免疫複合体）は病態の原因となりうる．これらの欠損は補体古典的経路が適切に活性化されず，また補体と結合しないため免疫複合体を効果的に排除することができない．これらの患者は，免疫複合体の沈着，特に腎臓における沈着の結果，組織障害をきたす．

まとめ

T細胞依存性抗体産生応答はIgM抗体の産生から開始されるが，速やかに他のクラスの抗体産生へと移行していく．各クラスの抗体は生体内分布およびそれぞれが果たしうる機能の両者で特有の性状を示す．IgM抗体は主に血液中に存在する．IgM抗体は五量体構造をとる．IgMは抗原結合により効果的に補体を活性化できるように特化しており，一般にIgMの抗原結合部位が低親和性であることを補っている．IgG抗体は通常，より高い親和性を示し，血液中および細胞外液（組織液）中に存在し，これらの領域で毒素，ウイルス，および細菌を中和する．またファゴサイトーシスを促進するオプソニン化および補体系の活性化などに寄与する．IgA抗体は単量体として生成され，血液中や細胞外液（組織液）中に入るか，あるいはさまざまな粘膜組織の粘膜固有層に存在する形質細胞により二量体分子として分泌される．二量体IgAはここから選択的に上皮細胞を通過して腸管内腔などの部位に輸送され，毒素やウイルスを中和し，また腸上皮を通過して体内に侵入するのを防止する．大半のIgE抗体は，主に体表面直下に分布するマスト細胞表面に結合している．マスト細胞表面に存在するIgEに抗原が結合すると局所的な防御反応が誘発される．抗体は，さまざまな方法により細胞外寄生病原体およびこれに由来する毒性産物から生体を防御することができる．最も単純なものは病原体もしくはその産物との直接相互作用であり，例えば毒素の活性部位に結合してこれを中和したり，あるいは特異的レセプターを介する毒素の宿主細胞への結合能を阻害したりすることである．適切なアイソタイプの抗体が抗原に結合すると，これらは補体古典的経路を活性化し，これは，第2章で述べたさまざまな機序により，病原体の排除を促進する．可溶性抗原抗体複合体（免疫複合体）もまた補体を結合し，これらは赤血球上の補体レセプターを介して循環血液中から除去される．

Fcレセプターを介した抗体被覆病原体の破壊

高親和性抗体による毒素，ウイルスあるいは細菌の中和は感染から生体を防御しうるが，それ自体では，いかにして病原体やその産物を生体から排除するか，という問題の解決にはならない．さらに，多くの病原体は抗体によって中和されず，したがって，他の方法により破壊される必要がある．多くの病原体特異的抗体は病原体表面の中和標的部位に結合せず，生体防御における役割を担うためには他のエフェクター機構と連動することが必要である．抗原に結合した抗体がどのように補体を活性化しうるかについてはこれまでに論述してきた．もう一つの重要な防御機構は，**Fcレセプター**と呼ばれるレセプターをもつさまざまな**アクセサリーエフェクター細胞**の活性化である．ちなみにFcレセプターは抗体のFc部分に特異的に結合するために付けられた名称である．Fcレセプターは，抗体を結合した細胞外寄生病原体のマクロファージ，樹状細胞，および好中球によるファゴサイトーシスを促進する．免疫系における他の非貪食細胞，NK細胞，好酸球，好塩基球およびマスト細胞（図1.8参照）などはこれらの細胞上のFcレセプターが抗体被覆病原体により架橋された際，貯蔵メディエーターの分泌が誘発される．これらの機構により，抗体の結合部位にかかわらず，すべての抗体の効果が最大限に発揮される．

10-21 アクセサリー細胞上のFcレセプターは種々の免疫グロブリンクラスに特異的なシグナル伝達レセプターである

Fcレセプターは免疫グロブリンのFc部分に結合する細胞表面分子ファミリーの一員である．Fcレセプターファミリーの各メンバーは，Fcレセプターα鎖上の認識ドメインを介して，一つあるいは2～3の類似した免疫グロブリン重鎖アイソタイプを認識する．ほとんどのFcレセプターはそれ自体，免疫グロブリンスーパーファミリーのメンバーである．種々のタイプの細胞はそれぞれ個別のFcレセプターのセットをもち，

Fcレセプターを介した抗体被覆病原体の破壊

レセプター	FcγRI (CD64)	FcγRIIA (CD32)	FcγRIIB-2 (CD32)	FcγRIIB-1 (CD32)	FcγRIII (CD16)	FcεRI	FcεRII (CD23)	FcαRI (CD89)	Fcα/μR
構造	α 72 kDa, γ	α 40 kDa, γ様ドメイン	α, ITIM	α, ITIM	α 50-70 kDa, γ or ζ	α 45 kDa, β 33 kDa, γ 9 kDa	レクチンドメイン, 三量体, N	α 55-75 kDa, γ 9 kDa	α 70 kDa
結合親和性の順序	IgG1 10^8 M^{-1} 1) IgG1=IgG3 2) IgG4 3) IgG2	IgG1 2×10^6 M^{-1} 1) IgG1 2) IgG3=IgG2* 3) IgG4	IgG1 2×10^6 M^{-1} 1) IgG1=IgG3 2) IgG4 3) IgG2	IgG1 2×10^6 M^{-1} 1) IgG1=IgG3 2) IgG4 3) IgG2	IgG1 5×10^5 M^{-1} IgG1=IgG3	IgE 10^{10} M^{-1}	IgE $2-7\times10^7$ M^{-1} (三量体) $2-7\times10^6$ M^{-1} (単量体)	IgA1, IgA2 10^7 M^{-1} IgA1=IgA2	IgA, IgM 3×10^9 M^{-1} 1) IgM 2) IgA
細胞のタイプ	マクロファージ 好中球 好酸球	マクロファージ 好中球 好酸球 血小板 ランゲルハンス細胞	マクロファージ 好中球 好酸球	B 細胞 マスト細胞	NK 細胞 好酸球 マクロファージ 好中球 マスト細胞	マスト細胞 好塩基球	好酸球 B 細胞	マクロファージ 好酸球† 好中球	マクロファージ B 細胞
架橋による効果	ファゴサイトーシス刺激 呼吸バースト活性化 傷害活性の誘導	ファゴサイトーシス 顆粒放出 (好酸球)	ファゴサイトーシス 刺激の抑制	ファゴサイトーシスなし 刺激の抑制	キラー活性の誘導 (NK 細胞)	顆粒の分泌	脱顆粒	ファゴサイトーシス 傷害活性の誘導	ファゴサイトーシス

図 10.38 種々の免疫グロブリンクラスの Fc 部分に対応する Fc レセプターはさまざまなアクセサリー細胞上に発現している
種々の Fc レセプターのサブユニット構造と結合特異性および発現細胞タイプがこの図に示されている。FcεRII はレクチン活性をもち、かつ三量体を形成するが、これ以外のすべての Fc レセプターは免疫グロブリンスーパーファミリーに属する。正確なサブユニット構成は細胞により異なっている。例えば、好中球において FcγRIII はグリコシルホスファチジルイノシトール膜アンカーにより細胞膜に結合しγ鎖を伴わないが、一方 NK 細胞ではγ鎖に会合した膜貫通型分子として発現している。FcγRIIB-1 は、その細胞内領域に FcγRIIB-2 にはない付加的なエキソンを有する点で、FcγRIIB-2 と異なっている (図中の黄色三角形で示す)。このエキソン領域があるため、FcγRIIB-1 は架橋されても細胞内に取り込まれない。結合親和性のデータはヒトのレセプターのものである。*FcγRIIA の一部のアロタイプのみが IgG2 に結合する。†好酸球においては CD89α鎖の分子量は 70～100 kDa である。

したがって、抗体のアイソタイプによりある反応においてどのタイプの細胞が関与するかが決定される。Fc レセプターの種類、それらを発現している細胞、および抗体クラスに対する特異性（アイソタイプ特異性）は図 10.38 に示されている。

多くの Fc レセプターは多分子複合体の一部として機能する。抗体による認識に必要なのは Fc レセプターのα鎖のみである。他のペプチド鎖はレセプターの細胞表面への輸送および抗体の Fc 部分が結合した際のシグナル伝達に必要である。一部の Fcγ レセプター、Fcα レセプター I、および IgE に対する高親和性レセプター（FcεRI）はすべてシグナル伝達のためγ鎖を使用する。TCR 複合体のζ鎖（7-7 項参照）に類似したγ鎖は Fc 結合性α鎖と非共有結合的に会合している。ヒト FcγRIIA は一本鎖レセプターであり、α鎖の細胞内ドメインがγ鎖の機能を代替して担っている。FcγRIIB-1 および FcγRIIB-2 もまた一本鎖レセプターであるが、イノシトール 5'-ホスファターゼ SHIP（7-25 項参照）を動員する免疫レセプターチロシン抑制性モチーフ immunoreceptor tyrosine-based inhibitory motif（ITIM）を有しているため抑制性レセプターとして機能する（抑制性シグナルを伝達する）。Fc レセプターの最も顕著な機能はアクセサリー細胞を活性化して病原体を攻撃させることであるが、Fc レセプターはこれ以外にも免疫応答に寄与している。例えば、FcγRIIB-2 レセプターは、免疫複合体が B 細胞、マスト細胞、マクロファージ、および好中球を活性化する閾値を調整することにより、これらの細胞の活性化を抑制的に制御している。樹状細胞に発現される Fc レセプターは、抗原抗体複合体（免疫複合体）を効率的に取り込むことを促進させ、取り込まれた抗原はプロセシングされ抗原ペプチドが T 細胞に提示される。

細胞質に侵入した抗体被覆ウイルス（抗体を結合し、被覆されたウイルス）は、

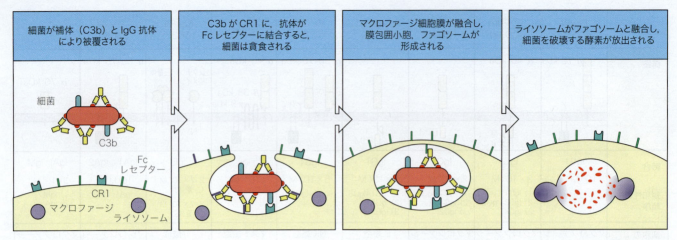

図10.39 貪食細胞上のFcレセプターと補体レセプターは抗体に被覆された細菌の捕食と破壊を誘導する
多くの細菌はマクロファージや好中球のファゴサイトーシスに抵抗性を示す．しかしながら，これらの細菌に抗体が結合すると，細菌表面上に配列されたFcドメインと貪食細胞表面のFcレセプターとの相互作用により，細菌が貪食され分解されるようになる．抗体の被覆はまた補体系の活性化を誘導し，細菌表面への補体成分の結合をもたらす．これらは貪食細胞上の補体レセプター（例えばCR1）と相互作用する．Fcレセプターと補体レセプターは協調してファゴサイトーシスを誘導する．したがって，IgG抗体と補体で被覆された細菌は，IgG抗体のみで被覆された細菌よりも，より速やかに捕食される．Fcレセプターや補体レセプターへの結合により貪食細胞はシグナルを受領し，ファゴサイトーシス効率の増加，ライソソームとファゴソームの融合，および殺菌活性の増強などが起こる．

TRIM21（tripartite motif-containing 21）と呼ばれる新しいクラスのFcレセプターを用いたシステムにより排除される．なおTRIM21は種々のタイプの免疫および非免疫細胞に発現している．TRIM21は細胞質内IgGレセプターであり他のどのFcレセプターよりもIgGに対する親和性が高く，また**E3リガーゼ**活性をもつ．IgGを結合したウイルスが細胞質に侵入すると，TRIM21はウイルス上の抗体に結合し，そのE3リガーゼ活性によりウイルス蛋白質をユビキチン化する．このことにより，ウイルス遺伝子が翻訳される前に，細胞基質においてプロテオソームによる分解を受けるようになる．

10-22　貪食細胞上のFcレセプターは病原体表面に結合した抗体により活性化され，貪食細胞による病原体の捕食と破壊を促進する

液性免疫応答における最も重要なFcレセプター発現細胞は，単球および骨髄細胞系の貪食細胞，とりわけマクロファージと好中球である．多くの細菌は貪食細胞により直接認識され，捕食されて破壊される．つまりこれらの細菌は正常個体においては非病原性ということになる．しかしながら，ある種の病原性細菌は，細菌細胞膜外側に多糖体莢膜polysaccharide capsule構造をもち，このため貪食細胞による直接の取り込みに抵抗性を示す．これらの病原体は，抗体や補体で被覆され，貪食細胞上のFcγレセプターもしくはFcαレセプターおよび補体レセプター1（CR1）が関与する場合に限って，貪食されるようになる（図10.39）．補体で被覆された抗原が補体レセプターに結合し，これにより貪食細胞が活性化されることは，クラススイッチを起こした抗体が産生される前の免疫応答初期段階においてとりわけ重要である．莢膜多糖体は胸腺非依存性抗原のTI-2型に属し，そのため補体系をきわめて効果的に活性化しうる初期のIgM

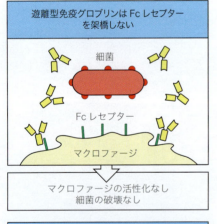

図10.40　結合抗体と遊離免疫グロブリンは凝集状態により識別される
大半のFcレセプターに遊離状態の免疫グロブリンが結合する際，その親和性は非常に低く，Fcレセプターを架橋させることはできない．しかしながら，抗原を結合した免疫グロブリンがFcレセプターに結合する際は高結合力 high avidity となる．これは同一表面上に結合した複数の抗体分子がアクセサリー細胞表面上の多数のFcレセプターに結合するためである．このFcレセプターの架橋により，Fcレセプター発現細胞を活性化するシグナルが伝達される．ITIMをもつFcレセプターの場合は抑制シグナルが伝達される．

抗体産生を誘導することができる．莢膜保有細菌に結合した IgM は，さらに補体によるオプソニン化を進め，補体レセプターを有する貪食細胞による捕食と破壊が促進される．最近，IgA および IgM の両者に結合するレセプターとして Fcα/μR が発見された．Fcα/μR は主に腸管の粘膜固有層や胚中心のマクロファージや B 細胞に発現している．Fcα/μR は，黄色ブドウ球菌などの細菌と免疫複合体を形成した IgM の取り込みに関与すると考えられている．

貪食細胞の活性化は炎症反応を誘発し，炎症反応は組織傷害を招来する．したがって，貪食細胞上の Fc レセプターは病原体上に結合した抗体分子と，それよりはるかに多数の抗原に結合していない遊離状態の抗体分子を区別できなければならない．抗体が多量体抗原に結合したりあるいはウイルスや細菌などの多価粒子状抗原に結合した際に起こる抗体の凝集により，この区別が可能になる．細胞表面上の個々の Fc レセプターは遊離状態の単量体抗体を結合するがこれは低親和性結合である．一方，抗体被覆粒子の形で抗体が提示されると，多数の Fc レセプターが同時に抗体に結合し，高結合活性をもつことになる．このような機構により，結合型抗体と遊離状態の非結合型抗体が区別される（図 10.40）．結果として，細胞は Fc レセプターにより病原体に結合した抗体分子を認識し，これを介して病原体を検知することができる．それゆえ Fc レセプターは，元来特異性をもたない貪食細胞に特異的病原体および細胞外組織液に由来する病原体産物を見分け排除する能力を付与しているということができよう．

ファゴサイトーシス phagocytosis はオプソニン化された微生物を被覆する分子と貪食細胞表面上のレセプターとの相互作用により強く亢進される．例えば，抗体で被覆された病原体が貪食細胞上の Fcγ レセプターに結合すると，引き続き病原体に結合した抗体 Fc 部分に Fcγ レセプターが次々と結合することにより，病原体表面を包み込むように細胞表面が伸展する．これは Fcγ レセプターの刺激により誘発される能動的プロセスである．ファゴサイトーシスにより病原体（あるいは粒子）はファゴソーム phagosome と呼ばれる酸性細胞質内小胞に取り込まれる．ファゴソームは続いて 1 個以上のライソソームと融合してファゴライソソームを形成する．ライソソーム酵素がこの小胞内部に放出され細菌が破壊される（図 10.39）．貪食細胞による細胞内細菌破壊のプロセスは第 3 章により詳しく述べられている．

ある種の粒子，例えば寄生虫などは大きすぎて貪食細胞がこれを取り込むことができない．このような場合は，貪食細胞がその Fcγ レセプター，Fcα レセプター，あるいは Fcε レセプターを介して抗体被覆寄生虫に接着し，貪食細胞の分泌顆粒やライソソームの内容物が細胞外輸送*により遊離される．遊離された内容物は寄生虫表面に直接向けられ，これを傷害する．すなわち Fcγ レセプターや Fcα レセプターの刺激はファゴサイトーシスによる外部粒子の取り込みを誘発し，あるいはエクソサイトーシスによる細胞内小胞内容物の細胞外放出を誘導する．細菌の破壊に関与する主な白血球はマクロファージと好中球であるが，蠕虫のような大型寄生虫は通常好酸球により攻撃される（図 10.41）．好酸球は非貪食細胞系の細胞であり，IgE に対する低親和性 Fcε レセプター（CD23）を含む何種かの異なる Fc レセプターを介し抗体被覆寄生虫に結合することができる（図 10.38）．表面を被覆した抗体によるこれら Fc レセプターの架橋は好酸球を活性化して，寄生虫に対し毒性を示す蛋白質などの顆粒内容物の放出を促す（図 14.10 参照）．前述のように，マスト細胞や好塩基球上の高親和性 FcεI に結合した IgE が抗原により架橋されることで，細胞内顆粒内容物の細胞外輸送（エクソサイトーシス）が引き起こされる．

10-23　Fc レセプターは NK 細胞を活性化し抗体被覆標的を破壊する

通常，ウイルス感染細胞は細胞表面 MHC 分子に結合したウイルス由来ペプチドを認識する T 細胞により破壊される．ある種のウイルスに感染した細胞もまた，ウイルス粒子に対して産生されたもともとの抗体により認識されるようなウイルス外皮蛋白質などを細胞表面に発現することにより，細胞自身が細胞内感染を起こした兆候を示すこと

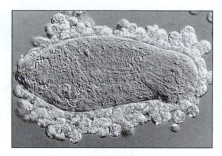

図 10.41　感染患者の血清存在下における住吸血虫幼虫への攻撃

蠕虫などの大型寄生虫は貪食細胞により貪食されない．しかしながら寄生虫が抗体で被覆されている場合は，好酸球は自身のもつ IgG および IgA に対する Fc レセプターへの結合を介してこれを攻撃することができる．大型の標的に対する同様の攻撃も，他の Fc レセプター発現細胞により行われる．これらの細胞は顆粒の毒性内容物を標的表面に直接放出し，このプロセスは細胞外輸送（エクソサイトーシス）として知られている．
（写真は A. Butterworth の厚意による）

*訳注：エクソサイトーシス exocytosis．細胞内小胞膜が細胞膜と融合することにより開口部を形成しこれを通して内容物を放出すること

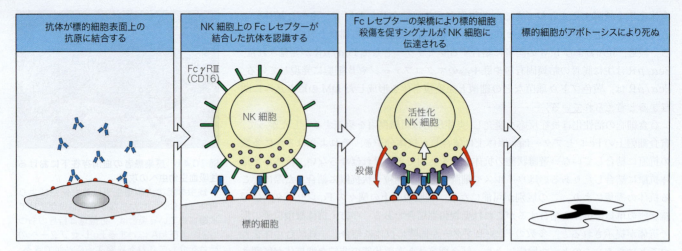

図 10.42　抗体被覆標的細胞は NK 細胞による抗体依存性細胞性細胞傷害（ADCC）によって殺傷される
　NK 細胞（第 3 章参照）は顆粒を有する大型の非 T 非 B リンパ系細胞であり、細胞表面に FcγRⅢ（CD16）を発現している。NK 細胞が IgG 抗体で被覆された細胞に遭遇すると、標的細胞を速やかに殺傷する。ADCC は NK 細胞が生体防御に寄与できる唯一の方法である。

ができる．ウイルス抗原に抗体が結合した宿主細胞はナチュラルキラー細胞 natural killer cell（NK 細胞）と呼ばれる特殊な非 T 非 B リンパ系細胞により殺傷される．この細胞に関しては第 3 章ですでに記述してある．NK 細胞は特徴的な細胞内顆粒を有する大型の細胞であり，末梢血リンパ球中に小集団を形成する．NK 細胞はリンパ系細胞に属するが，限定されたレパートリーをもつインバリアントレセプターを発現している．このインバリアントレセプターは，ウイルスに感染した細胞など異常細胞上に誘導されたある範囲のリガンドを認識するレセプターである．NK 細胞は自然免疫の分野を担う細胞とみなされている（3–25 項参照）．リガンドを認識すると，NK 細胞は抗体の関与を必要とせずに直接標的細胞を殺傷する．当初 NK 細胞はある種のがん細胞を殺傷する能力をもつ細胞として発見されたが，現在ではウイルス感染初期過程の自然免疫において重要な役割を果たしている．

　上記自然免疫系機能と同様に，NK 細胞は抗体で被覆された標的細胞を認識し破壊することができる．このプロセスは**抗体依存性細胞介在性細胞傷害**または**抗体依存性細胞性細胞傷害** antibody-dependent cell-mediated cytotoxicity（**ADCC**）と呼ばれている．これは，細胞表面に結合した抗体が NK 細胞上の Fc レセプターと相互作用した際に誘発される（図 10.42）．NK 細胞は FcγRⅢ（CD16）を発現しており，これは IgG1 および IgG3 サブクラスを認識する．殺傷の機序は細胞傷害性 T 細胞と同様であり，パーフォリンやグランザイムを含む細胞内顆粒の放出によるものである（9–31 項参照）．ADCC はウイルス感染に対処する防御の役割をもつことが示され，また，本来抗原特異性をもたないエフェクター細胞に，抗体が Fc レセプターを介して抗原特異的な攻撃を起こさせるという，もう一つの機序の存在を示している．

10–24　マスト細胞と好塩基球は高親和性 Fcε レセプターを介して IgE 抗体を結合する

　病原体が上皮の障壁を越えて局所感染巣を作った場合，生体防御システムの手段の一つが**マスト細胞** mast cell として知られる細胞の活性化である．マスト細胞は特徴的な細胞質顆粒を有する大型の細胞であり，顆粒内には局所の血管透過性を速やかに亢進させるヒスタミンなど，種々の化学伝達物質が含まれている．マスト細胞はトルイジンブルーという色素により特徴的な染色像を示すため，組織中で容易に同定される（図 1.8 参照）．マスト細胞は腸管や気道の粘膜下組織や皮膚直下の真皮など，血管に富む上皮組織の直下の結合組織に特に密に認められる．

休止期マスト細胞	活性化マスト細胞
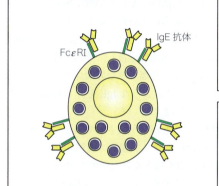	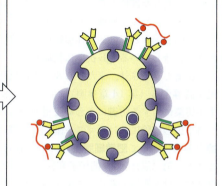
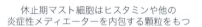	
休止期マスト細胞はヒスタミンや他の炎症性メディエーターを内包する顆粒をもつ	多価抗原により，Fcレセプターに結合しているIgE抗体が架橋されると顆粒内容物が放出される

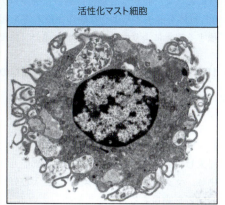

図10.43　マスト細胞表面上のIgE抗体の架橋は炎症性メディエーターの迅速な放出を誘導する

マスト細胞は結合組織に存在する大型の細胞であり，多くの炎症性メディエーターを内包する分泌顆粒をもつことがその特徴である．マスト細胞は非常に親和性の高いFcεRIを介して単量体IgEを安定的に結合している．マスト細胞に結合しているIgE分子が抗原の結合により架橋されると，速やかな脱顆粒が起こり，顆粒内の炎症性メディエーターが周囲組織へと放出される．これらの炎症性メディエーターは局所の炎症を惹起し，生体防御に必要な細胞や蛋白質を感染部位に動員する．マスト細胞上のIgEに抗原が結合して起こるアレルギー反応の過程でも，マスト細胞の脱顆粒が誘導される．

　マスト細胞はIgEやIgGに特異的なFcレセプターをもち（それぞれFcεRI，FcγRIII），これらFcレセプターに抗体が結合することにより活性化され，細胞内顆粒を放出し炎症性脂質メディエーターやサイトカインを分泌する．ほとんどのFcレセプターは抗体が抗原に結合した場合にのみ，抗体のFc部分と安定した結合を形成し，多数のFcレセプターの架橋には強い結合性が必要である．これとは対照的に，FcεRIは単量体IgE抗体とおよそ$10^{10}\,M^{-1}$という非常に高い親和性をもって結合する．したがって，健常人の循環血液中に存在するIgEが低レベルであっても，全IgE中のかなりのものが組織中のマスト細胞上のFcεRIあるいは循環血液中の好塩基球上のFcεRIに結合している．

　マスト細胞は通常IgEを安定的に結合しているが，この状態ではマスト細胞は活性化されず，また単量体抗原がこのIgEに結合しても活性化は起きない．マスト細胞は，FcεRIを介して結合しているIgEが多価の抗原により架橋されて初めて活性化される．このシグナルによりマスト細胞は活性化され，数秒以内に顆粒内容物を放出するとともに（図10.43），プロスタグランジンD_2やロイコトリエンC4などの脂質メディエーターを合成して分泌し，さらにTNF-αなどのサイトカインも分泌する．これにより局所炎症反応が惹起されるわけである．脱顆粒により貯蔵されたヒスタミンが放出され，局所の血流の増加と血管透過性が亢進する．これにより周辺組織における体液や，抗体を含む血液蛋白質の貯留が速やかにもたらされる．その後すぐに，好中球，少し遅れて単球，好酸球およびエフェクターリンパ球などの血液由来細胞の流入が起こる．この細胞流入は数分から数時間にわたることがあり，感染部位に炎症反応をもたらす．このようにマスト細胞は上皮の障壁を越えて生体内に侵入してくる病原体に対する生体防御の第一線の一翼を担う細胞である．マスト細胞はまたIgEを介したアレルギー反応に関与するため，医学的にも重要な細胞である．これに関しては第14章で論述する．アレルギー反

応において，花粉など通常は無害な抗原（アレルゲン）に対し以前にアレルゲン特異的IgE抗体を産生するような感作免疫応答を起こした個体が，再びこれらアレルゲンに接触することによりマスト細胞が上述のプロセスを経て活性化される．

10-25　IgEを介したアクセサリー細胞の活性化は寄生虫感染に対する防御において重要な役割を果たしている

マスト細胞は生体防御において少なくとも三つの重要な機能に携わっていると考えられている．第一に，マスト細胞は体表近くに分布しており，このため，感染要因が最も侵入しやすい生体内環境へ，抗原特異的リンパ球などの病原体特異的エレメントと，好中球，マクロファージ，好塩基球および好酸球などの非特異的エフェクターエレメントの両者を動員することを可能にしている．第二に，マスト細胞が誘発した炎症により，抗原が沈着した部位から，ナイーブリンパ球が最初に活性化される場所である所属リンパ節へのリンパ流を増加させる．第三には，マスト細胞由来産物が筋肉の収縮を引き起こし，肺や腸管からの病原体の物理的な排出に寄与している．マスト細胞は，その細胞表面に結合しているIgE抗体に抗原が結合することで迅速に応答し，その活性化により炎症反応を開始させ，またさらなる炎症反応に寄与する好塩基球や好酸球の動員と活性化を誘導する（第14章参照）．多くの証拠により，このようなIgEを介した応答が寄生虫感染に対する防御にきわめて重要であることが示されている．

寄生虫の排除におけるマスト細胞の役割は以下のことから示唆されている．第一点は，蠕虫感染に伴って**肥満細胞症** mastocytosis と呼ばれるマスト細胞の蓄積が腸にみられること，第二点は *c-kit* 遺伝子変異のためマスト細胞をほとんど欠損する W/W^v 変異マウスにおける観察である．この変異マウスでは旋毛虫や糞線虫などの腸内線虫の排除に障害が認められる．さらに，IL-3の欠損によりマスト細胞に加え好塩基球も欠損する W/W^v 変異マウスでは，旋毛虫排除における障害はより顕著である．したがって，マスト細胞と好塩基球の両者はともに寄生蠕虫に対する防御に寄与していると考えられる．

寄生虫に対する生体防御において，IgE抗体と好酸球の重要性を指摘する他の証拠も挙げられている．ある種の多細胞性寄生虫の感染，特に蠕虫感染においては，IgE抗体産生と血中および組織における異常な好酸球の増多（好酸球増多症 eosinophilia）との強い関連がみられる．さらにマウスにおける実験では，多クローン性な抗好酸球抗体(血清)の投与により好酸球を減少させると，寄生蠕虫であるマンソン住血吸虫による感染症が重篤化することが示されている．好酸球は蠕虫の殺傷に直接関与しているようである．感染した組織では，脱顆粒を起こした好酸球が蠕虫に接着していることが観察され，住血吸虫特異的IgAおよびIgG抗体存在下で，好酸球がマンソン住血吸虫を殺傷できることが，試験管内の実験で示されている（図10.41）．

IgE，マスト細胞，好塩基球および好酸球の役割は，吸血ダニ咬症における抵抗性においてもみられる．ダニに咬まれた皮膚では，脱顆粒したマスト細胞および脱顆粒した好塩基球と好酸球の蓄積が認められ，これは最近これらの細胞が活性化されたことを示している．最初にダニに咬まれた後は，これらダニ咬症への抵抗性ができるため，特異的免疫機構が関与していることが示唆される．マスト細胞を欠損するマウスではこのような適応免疫による抵抗性がみられず，特異的多クローン抗体で好塩基球もしくは好酸球を除去したモルモットではダニ咬症に対する抵抗性が減弱している．最後に，マウスにおける実験では，ダニに対する抵抗性はIgE抗体により媒介されていることが示されている．このように，多くの臨床研究および実験から，上皮を越えて侵入する病原体や皮膚に損傷を与えるダニのような外部寄生虫に対する生体の抵抗性において，高親和性FcεRIに結合したIgEシステムがその役割を担っていることが示されている．

まとめ

抗体で被覆された病原体は，病原体に結合した複数の抗体の定常部（Fc部分）に結

合するFcレセプターを介して，エフェクター細胞により認識される．Fcレセプターを介するこの結合により，細胞は活性化され，ファゴサイトーシスか顆粒放出，あるいはその両者が相まって病原体を破壊する．Fcレセプターは一群の蛋白質からなり，おのおの，特定のアイソタイプの免疫グロブリンを認識する．マクロファージや好中球のFcレセプターは病原体に結合したIgA抗体やIgG抗体の定常部を認識し，このような細菌の取り込みと破壊を引き起こす．Fcレセプターへの結合は貪食細胞の細胞内小胞における殺菌性物質の産生も誘導する．好酸球は大きすぎて食食できない寄生虫の排除に重要である．好酸球はIgE，IgGの定常部に特異的なFcレセプターをもつ．これらのレセプターの凝集により，寄生虫表面へ向けた毒性物質の放出が誘発される．NK細胞，組織マスト細胞および血中好塩基球もまたFcレセプターが架橋・凝集された際にその顆粒内容物を放出する．IgEに対する高親和性レセプターはマスト細胞および好塩基球に恒常的に発現している．このFcレセプターは単量体の遊離型抗体に結合できるという点において他のFcレセプターと異なっており，このため，病原体が最初に侵入した組織局所における迅速な反応が可能となる．マスト細胞表面に結合したIgEにさらに抗原が結合しFcレセプターの架橋・凝集が起こると，ヒスタミンや他の多くのメディエーターの放出が誘発され，感染部位への血流が増加する．これにより抗体やエフェクター細胞が感染部位に動員される．マスト細胞は主に，皮膚の上皮下部および消化管や気道の基底膜直下に存在する．本来無害な物質によるマスト細胞の活性化は，第14章で論述されるような急性アレルギー反応にみられる多くの症状を引き起こす．

第10章のまとめ

　感染に対する液性免疫応答は，B細胞に由来する形質細胞による抗体の産生，産生された抗体の病原体への結合，さらに貪食細胞および液性免疫系の分子による病原体の排除という一連の事象である．抗体の産生は通常，B細胞により認識され，さらにB細胞上に提示される抗原ペプチドに特異的なヘルパーT細胞の作用が必要である．このプロセスあるいは現象が認識連関である．活性化B細胞はまず二次リンパ組織のT領域-B領域の境界に移動し，ここで連関T細胞cognate T cellと出会い分裂を開始する．一部のB細胞は形質芽細胞となり，一方その他のB細胞は胚中心に移動して，体細胞高頻度突然変異とクラススイッチ組換えを起こす．抗原に対し最も高い親和性を有するB細胞が選択され，生存し，さらに分化する．すなわち抗体産生応答の親和性成熟にいたるプロセスである．ヘルパーT細胞により産生されるサイトカインはクラススイッチの方向付けを行い，さまざまなクラスの抗体が産生されて生体内の種々の組織に分布するようになる．
　IgM抗体は感染初期に通常B細胞により産生され，また感染がない状態でも，特定の領域に存在する非特異的B細胞サブセットによっても（自然抗体として）産生される．IgMは主に血流中における感染に対する防御を担うのに対し，IgGのように適応免疫応答後期に産生されるアイソタイプの抗体は組織内へ拡散して作用する．高反復性抗原決定基をもち，またマイトジェンを含む抗原，このような抗原は胸腺非依存性抗原，TI抗原と呼ばれるが，このタイプの抗原はT細胞の補助に依存せずにIgMおよび一部のIgG抗体産生を惹起させることができ，初期の防御免疫応答を担っている．多量体IgAは粘膜固有層で産生され，粘膜上皮を越えて内腔へと輸送される．一方IgEは少量が産生され，好塩基球およびマスト細胞表面上のレセプターに強く結合している．
　毒素，ウイルスおよび細菌の枢要な部位に高い親和性をもって結合する抗体はこれらを中和することができる．しかしながら多くの場合は，病原体やその産物は貪食細胞による捕食と細胞内分解により破壊，除去される．病原体を被覆した抗体は貪食細胞上のFcレセプターに結合し，これにより病原体の取り込みと破壊が誘導される．一部の細胞では，Fcレセプターに抗体の定常部が結合することにより，細胞内に貯留されたメディエーターの細胞外輸送（エクソサイトーシス）が引き起こされる．これは寄生虫感染において特に重要であり，Fcεレセプターを発現しているマスト細胞は，Fcεレセプ

ターに結合している IgE 抗体にさらに抗原が結合することにより刺激・活性化され寄生虫表面に向け直接炎症性メディエーターを放出する．抗体はまた補体系を活性化することにより病原体の破壊を引き起こすことができる．補体成分は病原体をオプソニン化することができ，これにより貪食細胞による取り込みを促進する．また感染部位へと貪食細胞を動員する．補体成分に対するレセプター（補体レセプター）と Fc レセプターはしばしば協働して病原体および免疫複合体の取り込みと破壊を活性化する．このように液性免疫応答は特異抗体の産生を通じて感染した病原体に標的を定める．しかしながら抗体のさまざまなエフェクター作用はその重鎖アイソタイプにより決定される．

章末問題

10.1 多肢選択問題：以下のうち，抗体のエフェクター機能でないものはどれか．
- A．オプソニン化
- B．中和
- C．補体活性化
- D．認識連関
- E．NK 細胞の細胞傷害性
- F．マスト細胞の脱顆粒

10.2 短答問題：b 型インフルエンザ菌（Hib）ワクチンは当初多糖体莢膜成分のみから作られていたが，このワクチンは有効な抗体産生応答を起こすことができなかった．しかしながら Hib 多糖体を直接破傷風トキソイドあるいはジフテリアトキソイドに結合することにより，Hib に対し非常に効果的な抗体産生応答を生じさせ，これが現在のワクチンの定法となっている．では Hib 莢膜由来多糖体をトキソイドに結合させることにより，どのような免疫学的事象が利用されたのか，また効力のある抗体産生応答を惹起するため，この方法はどのように働いたのか．

10.3 対応問題：T 細胞依存性抗体産生応答の過程では，T_{FH} 細胞と活性化 B 細胞間で多くのレセプター/リガンド相互作用およびサイトカインによるシグナル伝達事象が起こる．以下に列挙した細胞表面レセプター/リガンドとサイトカインに関し，これらがどの細胞により産生あるいはどの細胞に発現しているかを示しなさい．T 細胞（T），B 細胞（B），T/B 細胞両者（TB），またはどちらでもない（N）．
- A．IL-21
- B．ICOSL
- C．CD40L
- D．CD30L
- E．ペプチド・MHC II
- F．CCL21
- G．SLAM

10.4 対応問題：ヒト疾患とこれに関連する遺伝子異常の適切な組合せを答えなさい．
- A．X 連鎖リンパ増殖症候群
- B．2 型高 IgM 症候群
- C．色素性乾皮症
- D．毛細血管拡張性運動失調症
- i．損傷乗り越えポリメラーゼ Polη
- ii．ATM（DNA-PKcs ファミリーキナーゼ）
- iii．SLAM 関連蛋白質（SAP）
- iv．活性化誘導シチジンデアミナーゼ（AID）

10.5 対応問題：以下の抗体の特性は IgA, IgD, IgE, IgG, IgM 各抗体のどれにあてはまるか．複数回答あり．
- A．液性免疫応答の過程で最初に産生される
- B．主に単量体
- C．主に二量体
- D．主に五量体
- E．J 鎖をもつ
- F．補体の沈着を引き起こすことができる
- G．粘膜表面および分泌液中に最も多く含まれる
- H．低親和性である
- I．マスト細胞に結合している
- J．多量体免疫グロブリンレセプター（pIgR）に結合する
- K．胎児性 Fc レセプター（FcRn）に結合する

10.6 短答問題：新しいタイプの Fc レセプターである TRIM21 は他の Fc レセプターとどのように異なっているのか．

10.7 多肢選択問題：以下の機能のうち，抗体が Fcγ レセプターに結合することにより惹起されないものはどれか．
- A．NK 細胞を介した抗体依存性細胞性細胞傷害（ADCC）
- B．好中球によるファゴサイトーシス
- C．マスト細胞の脱顆粒
- D．B 細胞活性の抑制的調節
- E．樹状細胞による免疫複合体の取り込み

10.8 多肢選択問題：以下の記述のうち，誤りであるものはどれか．
- A．濾胞におけるナイーブ B 細胞の生存は BAFF に依存しており，BAFF は BAFF レセプター（BAFF-R），TACI，および BCMA を介して Bcl-2 発現誘導シグナルを伝達する
- B．リンパ節の辺縁洞や脾臓の辺縁静脈洞は機能的に同一の領域であり，抗原を保持するがこれを消化分解しない特殊なマクロファージにより満たされている
- C．T 細胞における ICOS シグナル伝達は T_{FH} 細胞分化を全うさせ，また転写因子 Bcl-6 および c-Maf の発現に必須である
- D．形質芽細胞と形質細胞の両者はともに B7 補助刺激分子，MHC クラス II 分子および多数の BCR を発現している
- E．T_{FH} 細胞は T 細胞依存性抗体産生応答において，どのアイソタイプへとクラススイッチするかの選択を決定する

10.9 正誤問題：胚中心には明領域および暗領域が存在する．明領域において，B 細胞は活発に分裂し中心芽球と呼ばれるよう

になる．中心芽球は CXCL12（ケモカイン）-CXCR4（ケモカインレセプター）シグナルによりこの場所に留まり，体細胞高頻度突然変異を経て親和性成熟とクラススイッチが誘導される．暗領域において，B 細胞は分裂を停止し中心細胞と呼ばれるようになる．中心細胞は CXCL13（ケモカイン）-CXCR5（ケモカインレセプター）シグナルにより暗領域に留められ，より多数の BCR を発現し，また T_{FH} 細胞と盛んに相互作用を行う．

10.10 多肢選択問題：正しい記述を選択しなさい．
  A．R ループ構造は体細胞高頻度突然変異の過程で形成される構造であり，免疫グロブリン可変部の AID への接近を促進する
  B．APE1 は脱アミノ基されたシトシンを排除し無塩基部位を作り出し，次の DNA 複製の過程で塩基のランダムな挿入を引き起こす
  C．スイッチ領域はイントロンに存在するためクラススイッチ組換えの過程でフレームシフト突然変異は起こらない
  D．エラーを起こしやすいミスマッチ修復ポリメラーゼ MSH2/6 は DNA 損傷を修復し，また体細胞高頻度突然変異を促進する突然変異を引き起こす

10.11 穴埋め問題：Fc レセプターは各抗体アイソタイプのエフェクター機能を多様化している．ほとんどの Fc レセプターは抗体の Fc 部分と_____親和性をもって結合できる．これに対し FcεRI は_____親和性をもって結合する．多価抗原を結合した IgE はマスト細胞の_____に結合し，これは_____や_____などの脂質メディエーターの放出を引き起こす．マスト細胞はまた，Fc レセプターに結合した IgE の架橋に反応して脱顆粒が起き_____の放出が誘発される．この結果，局所血流量と_____が増加し炎症反応が引き起こされる．

全般的な参考文献

Batista, F.D., and Harwood, N.E.: **The who, how and where of antigen presentation to B cells.** *Nat. Rev. Immunol.* 2009, **9**:15–27.

Nimmerjahn, F., and Ravetch, J.V.: **Fcγ receptors as regulators of immune responses.** *Nat. Rev. Immunol.* 2008, **8**:34–47.

Rajewsky, K.: **Clonal selection and learning in the antibody system.** *Nature* 1996, **381**:751–758.

項ごとの参考文献

10-1 抗原による B 細胞の活性化は B 細胞レセプターに由来するシグナルに加え，T_{FH} 細胞からのシグナルあるいは微生物抗原からの直接のシグナルが関与している

Crotty, S.: **T follicular helper cell differentiation, function, and roles in disease.** *Immunity* 2014, **41**:529–542.

Maglione, P.J., Simchoni, N., Black, S., Radigan, L., Overbey, J.R., Bagiella, E., Bussel, J.B., Bossuyt, X., Casanova, J.L., Meyts, I., et al.: **IRAK-4- and MyD88 deficiencies impair IgM responses against T-independent bacterial antigens.** *Blood* 2014, **124**:3561–3571.

Pasare, C., and Medzhitov, R.: **Control of B-cell responses by Toll-like receptors.** *Nature* 2005, **438**:364–368.

Vijayanand, P., Seumois, G., Simpson, L.J., Abdul-Wajid, S., Baumjohann, D., Panduro, M., Huang, X., Interlandi, J., Djuretic, I.M., Brown, D.R., et al.: **Interleukin-4 production by follicular helper T cells requires the conserved Il4 enhancer hypersensitivity site V.** *Immunity* 2012, **36**:175–187.

10-2 T 細胞と B 細胞による抗原の認識連関は抗体産生応答を増強・促進する

Barrington, R.A., Zhang, M., Zhong, X., Jonsson, H., Holodick, N., Cherukuri, A., Pierce, S.K., Rothstein, T.L., and Carroll, M.C.: **CD21/CD19 coreceptor signaling promotes B cell survival during primary immune responses.** *J. Immunol.* 2005, **175**:2859–2867.

Eskola, J., Peltola, H., Takala, A.K., Kayhty, H., Hakulinen, M., Karanko, V., Kela, E., Rekola, P., Ronnberg, P.R., Samuelson, J.S., et al.: **Efficacy of Haemophilus influenzae type b polysaccharide-diphtheria toxoid conjugate vaccine in infancy.** *N. Engl. J. Med.* 1987, **317**:717–722.

Kalled, S.L.: **Impact of the BAFF/BR3 axis on B cell survival, germinal center maintenance and antibody production.** *Semin. Immunol.* 2006, **18**:290–296.

Mackay, F., and Browning, J.L.: **BAFF: a fundamental survival factor for B cells.** *Nat. Rev. Immunol.* 2002, **2**:465–475.

Mackay, F., and Schneider, P.: **Cracking the BAFF code.** *Nat. Rev. Immunol.* 2009, **9**:491–502.

MacLennan, I.C.M., Gulbranson-Judge, A., Toellner, K.M., Casamayor-Palleja, M., Chan, E., Sze, D.M.Y., Luther, S.A., and Orbea, H.A.: **The changing preference of T and B cells for partners as T-dependent antibody responses develop.** *Immunol. Rev.* 1997, **156**:53–66.

McHeyzer-Williams, L.J., Malherbe, L.P., and McHeyzer-Williams, M.G.: **Helper T cell-regulated B cell immunity.** *Curr. Top. Microbiol. Immunol.* 2006, **311**:59–83.

Nitschke, L.: **The role of CD22 and other inhibitory co-receptors in B-cell activation.** *Curr. Opin. Immunol.* 2005, **17**:290–297.

Rickert, R.C.: **Regulation of B lymphocyte activation by complement C3 and the B cell coreceptor complex.** *Curr. Opin. Immunol.* 2005, **17**:237–243.

Teichmann, L.L., Kashgarian, M., Weaver, C.T., Roers, A., Müller, W., and Shlomchik, M.J.: **B cell-derived IL-10 does not regulate spontaneous systemic autoimmunity in MRL.Fas(lpr) mice.** *J. Immunol.* 2012, **188**:678–685.

10-3 対応する抗原と出会った B 細胞は二次リンパ組織の B 細胞領域と T 細胞領域の境界に向け移動する

Cinamon, G., Zachariah, M.A., Lam, O.M., Foss, F.W., Jr., and Cyster, J.G.: **Follicular shuttling of marginal zone B cells facilitates antigen transport.** *Nat. Immunol.* 2008, **9**:54–62.

Fang, Y., Xu, C., Fu, Y.X., Holers, V.M., and Molina, H.: **Expression of complement receptors 1 and 2 on follicular dendritic cells is necessary for the generation of a strong antigen-specific IgG response.** *J. Immunol.* 1998, **160**:5273–5279.

Okada, T., and Cyster, J.G.: **B cell migration and interactions in the early phase of antibody responses.** *Curr. Opin. Immunol.* 2006, **18**:278–285.

Phan, T.G., Gray, E.E., and Cyster, J.G.: **The microanatomy of B cell activation.** *Curr. Opin. Immunol.* 2009, **21**:258–265.

10-4 T 細胞は B 細胞を活性化する細胞表面分子やサイトカインを発現し，さらに T_{FH} 細胞の出現を促進する

Choi, Y.S., Kageyama, R., Eto, D., Escobar, T.C., Johnston, R.J., Monticelli, L., Lao, C., and Crotty, S.: **ICOS receptor instructs T follicular helper cell versus effector cell differentiation via induction of the transcriptional repressor Bcl6.** *Immunity* 2011, **34**:932–946.

Gaspal, F.M., Kim, M.Y., McConnell, F.M., Raykundalia, C., Bekiaris, V., and Lane, P.J.: **Mice deficient in OX40 and CD30 signals lack memory antibody responses because of deficient CD4 T cell memory.** *J. Immunol.* 2005, **174**:3891–3896.

Iannacone, M., Moseman, E.A., Tonti, E., Bosurgi, L., Junt, T., Henrickson, S.E., Whelan, S.P., Guidotti, L.G., and von Andrian, U.H.: **Subcapsular sinus macrophages prevent CNS invasion on peripheral infection with a neurotropic virus.** *Nature* 2010, **465**:1079–1083.

Yoshinaga, S.K., Whoriskey, J.S., Khare, S.D., Sarmiento, U., Guo, J., Horan, T., Shih, G., Zhang, M., Coccia, M.A., Kohno, T., et al.: **T-cell co-stimulation through**

B7RP-1 and ICOS. *Nature* 1999, **402**:827–832.

10–5 活性化されたB細胞は抗体産生形質芽細胞および形質細胞へ分化する

Moser, K., Tokoyoda, K., Radbruch, A., MacLennan, I., and Manz, R.A.: **Stromal niches, plasma cell differentiation and survival.** *Curr. Opin. Immunol.* 2006, **18**:265–270.

Pelletier, N., McHeyzer-Williams, L.J., Wong, K.A., Urich, E., Fazilleau, N., and McHeyzer-Williams, M.G.: **Plasma cells negatively regulate the follicular helper T cell program.** *Nat. Immunol.* 2010, **11**:1110–1118.

Radbruch, A., Muehlinghaus, G., Luger, E.O., Inamine, A., Smith, K.G., Dorner, T., and Hiepe, F.: **Competence and competition: the challenge of becoming a long-lived plasma cell.** *Nat. Rev. Immunol.* 2006, **6**:741–750.

Sciammas, R., and Davis, M.M.: **Blimp-1; immunoglobulin secretion and the switch to plasma cells.** *Curr. Top. Microbiol. Immunol.* 2005, **290**:201–224.

Shapiro-Shelef., M., and Calame, K.: **Regulation of plasma-cell development.** *Nat. Rev. Immunol.* 2005, **5**:230–242.

10–6 一次B細胞免疫応答の第二相は活性化B細胞が濾胞へと移動し増殖して胚中心が形成される際に開始される

Allen, C.D., Okada, T., and Cyster, J.G.: **Germinal-center organization and cellular dynamics.** *Immunity* 2007, **27**:190–202.

Cozine, C.L., Wolniak, K.L., and Waldschmidt, T.J.: **The primary germinal center response in mice.** *Curr. Opin. Immunol.* 2005, **17**:298–302.

Kunkel, E.J., and Butcher, E.C.: **Plasma-cell homing.** *Nat. Rev. Immunol.* 2003, **3**:822–829.

Victora, G.D., Schwickert, T.A., Fooksman, D.R., Kamphorst, A.O., Meyer-Hermann, M., Dustin, M.L., and Nussenzweig, M.C.: **Germinal center dynamics revealed by multiphoton microscopy with a photoactivatable fluorescent reporter.** *Cell* 2010, **143**:592–605.

10–7 胚中心B細胞は免疫グロブリン可変部の体細胞高頻度突然変異を起こし，変異により抗原との親和性が増強したB細胞が選択される

Anderson, S.M., Khalil, A., Uduman, M., Hershberg, U., Louzoun, Y., Haberman, A.M., Kleinstein, S.H., and Shlomchik, M.J.: **Taking advantage: high-affinity B cells in the germinal center have lower death rates, but similar rates of division, compared to low-affinity cells.** *J. Immunol.* 2009, **183**:7314–7325.

Gitlin, A.D., Shulman, Z., and Nussenzweig, M.C.: **Clonal selection in the germinal centre by regulated proliferation and hypermutation.** *Nature* 2014, **509**:637–640.

Jacob, J., Kelsoe, G., Rajewsky, K., and Weiss, U.: **Intraclonal generation of antibody mutants in germinal centres.** *Nature* 1991, **354**:389–392.

Li, Z., Woo, C.J., Iglesias-Ussel, M.D., Ronai, D., and Scharff, M.D.: **The generation of antibody diversity through somatic hypermutation and class switch recombination.** *Genes Dev.* 2004, **18**:1–11.

Wang, Z., Karras, J.G., Howard, R.G., and Rothstein, T.L.: **Induction of bcl-x by CD40 engagement rescues sIg-induced apoptosis in murine B cells.** *J. Immunol.* 1995, **155**:3722–3725.

10–8 胚中心B細胞の「正の選択」にはT$_{FH}$細胞との接触とCD40由来シグナル伝達が関与している

Bannard, O., Horton, R.M., Allen, C.D., An, J., Nagasawa, T., and Cyster, J.G.: **Germinal center centroblasts transition to a centrocyte phenotype according to a timed program and depend on the dark zone for effective selection.** *Immunity* 2013, **39**:912–924.

Cannons, J.L., Qi, H., Lu, K.T., Dutta, M., Gomez-Rodriguez, J., Cheng, J., Wakeland, E.K., Germain, R.N., and Schwartzberg, P.L.: **Optimal germinal center responses require a multistage T cell:B cell adhesion process involving integrins, SLAM-associated protein, and CD84.** *Immunity* 2010, **32**:253–265.

Hauser, A.E., Junt, T., Mempel, T.R., Sneddon, M.W., Kleinstein, S.H., Henrickson, S.E., von Andrian, U.H., Shlomchik, M.J., and Haberman, A.M.: **Definition of germinal-center B cell migration *in vivo* reveals predominant intrazonal circulation patterns.** *Immunity* 2007, **26**:655–667.

Jumper, M., Splawski, J., Lipsky, P., and Meek, K.: **Ligation of CD40 induces sterile transcripts of multiple Ig H chain isotypes in human B cells.** *J. Immunol.* 1994, **152**:438–445.

Litinskiy, M.B., Nardelli, B., Hilbert, D.M., He, B., Schaffer, A., Casali, P., and Cerutti, A.: **DCs induce CD40-independent immunoglobulin class switching through BLyS and APRIL.** *Nat. Immunol.* 2002, **3**:822–829.

Shulman, Z., Gitlin, A.D., Weinstein, J.S., Lainez, B., Esplugues, E., Flavell, R.A., Craft, J.E., and Nussenzweig, M.C.: **Dynamic signaling by T follicular helper cells during germinal center B cell selection.** *Science* 2014, **345**:1058–1062.

10–9 活性化誘導シチジンデアミナーゼはB細胞において転写された遺伝子に突然変異を導入する

Bransteitter, R., Pham, P., Scharff, M.D., and Goodman, M.F.: **Activation-induced cytidine deaminase deaminates deoxycytidine on single-stranded DNA but requires the action of RNase.** *Proc. Natl Acad. Sci. USA* 2003, **100**:4102–4107.

Muramatsu, M., Kinoshita, K., Fagarasan, S., Yamada, S., Shinkai, Y., and Honjo, T.: **Class switch recombination and hypermutation require activation-induced cytidine deaminase (AID), a potential RNA editing enzyme.** *Cell* 2000, **102**:553–563.

Petersen-Mahrt, S.K., Harris, R.S., and Neuberger, M.S.: **AID mutates *E. coli* suggesting a DNA deamination mechanism for antibody diversification.** *Nature* 2002, **418**:99–103.

Pham, P., Bransteitter, R., Petruska, J., and Goodman, M.F.: **Processive AID-catalyzed cytosine deamination on single-stranded DNA stimulates somatic hypermutation.** *Nature* 2003, **424**:103–107.

Yu, K., Huang, F.T., and Lieber, M.R.: **DNA substrate length and surrounding sequence affect the activation-induced deaminase activity at cytidine.** *J. Biol. Chem.* 2004, **279**:6496–6500.

10–10 ミスマッチ修復および塩基除去修復過程がAIDにより始動させられる体細胞高頻度突然変異に寄与している

Basu, U., Chaudhuri, J., Alpert, C., Dutt, S., Ranganath, S., Li, G., Schrum, J.P., Manis, J.P., and Alt, F.W.: **The AID antibody diversification enzyme is regulated by protein kinase A phosphorylation.** *Nature* 2005, **438**:508–511.

Chaudhuri, J., Khuong, C., and Alt, F.W.: **Replication protein A interacts with AID to promote deamination of somatic hypermutation targets.** *Nature* 2004, **430**:992–998.

Di Noia, J.M., and Neuberger, M.S.: **Molecular mechanisms of antibody somatic hypermutation.** *Annu. Rev. Biochem.* 2007, **76**:1–22.

Odegard, V.H., and Schatz, D.G.: **Targeting of somatic hypermutation.** *Nat. Rev. Immunol.* 2006, **6**:573–583.

Weigert, M.G., Cesari, I.M., Yonkovich, S.J., and Cohn, M.: **Variability in the lambda light chain sequences of mouse antibody.** *Nature* 1970, **228**:1045–1047.

10–11 AIDは，免疫応答の過程で同一配列をもつ重鎖可変部エキソンを別々の重鎖定常部遺伝子へ結合させクラススイッチを始動させる

Basu, U., Meng, F.L., Keim, C., Grinstein, V., Pefanis, E., Eccleston, J., Zhang, T., Myers, D., Wasserman, C.R., Wesemann, D.R., *et al.*: **The RNA exosome targets the AID cytidine deaminase to both strands of transcribed duplex DNA substrates.** *Cell* 2011, **144**:353–363.

Chaudhuri, J., and Alt, F.W.: **Class-switch recombination: interplay of transcription, DNA deamination and DNA repair.** *Nat. Rev. Immunol.* 2004, **4**:541–552.

Pavri, R., Gazumyan, A., Jankovic, M., Di Virgilio, M., Klein, I., Ansarah-Sobrinho, C., Resch, W., Yamane, A., Reina San-Martin, B., Barreto, V., *et al.*: **Activation-induced cytidine deaminase targets DNA at sites of RNA polymerase II stalling by interaction with Spt5.** *Cell* 2010, **143**:122–133.

Revy, P., Muto, T., Levy, Y., Geissmann, F., Plebani, A., Sanal, O., Catalan, N., Forveille, M., Dufourcq-Lagelouse, R., Gennery, A., *et al.*: **Activation-induced cytidine deaminase (AID) deficiency causes the autosomal recessive form of the hyper-IgM syndrome (HIGM2).** *Cell* 2000, **102**:565–575.

Shinkura, R., Tian, M., Smith, M., Chua, K., Fujiwara, Y., and Alt, F.W.: **The influence of transcriptional orientation on endogenous switch region function.** *Nat.*

Immunol. 2003, **4**:435–441.

Yu, K., Chedin, F., Hsieh, C.-L., Wilson, T.E., and Lieber, M.R.: **R-loops at immunoglobulin class switch regions in the chromosomes of stimulated B cells.** *Nat. Immunol.* 2003, **4**:442–451.

10–12 T$_{FH}$細胞により産生されるサイトカインは，胸腺依存性抗原に対する抗体産生応答においてクラススイッチに向けたアイソタイプの選択を制御する

Avery, D.T., Bryant, V.L., Ma, C.S., de Waal Malefyt, R., and Tangye, S.G.: **IL-21-induced isotype switching to IgG and IgA by human naive B cells is differentially regulated by IL-4.** *J. Immunol.* 2008, **181**:1767–1779.

Francke, U., and Ochs, H.D.: **The CD40 ligand, gp39, is defective in activated T cells from patients with X-linked hyper-IgM syndrome.** *Cell* 1993, **72**:291–300.

Park, S.R., Seo, G.Y., Choi, A.J., Stavnezer, J., and Kim, P.H.: **Analysis of transforming growth factor-beta1-induced Ig germ-line gamma2b transcription and its implication for IgA isotype switching.** *Eur. J. Immunol.* 2005, **35**:946–956.

Ray, J.P., Marshall, H.D., Laidlaw, B.J., Staron, M.M., Kaech, S.M., and Craft, J.: **Transcription factor STAT3 and type I interferons are corepressive insulators for differentiation of follicular helper and T helper 1 cells.** *Immunity* 2014, **40**:367–377.

Seo, G.Y., Park, S.R., and Kim, P.H.: **Analyses of TGF-beta1-inducible Ig germline gamma2b promoter activity: involvement of Smads and NF-kappaB.** *Eur. J. Immunol.* 2009, **39**:1157–1166.

Stavnezer, J.: **Immunoglobulin class switching.** *Curr. Opin. Immunol.* 1996, **8**:199–205.

Vijayanand, P., Seumois, G., Simpson, L.J., Abdul-Wajid, S., Baumjohann, D., Panduro, M., Huang, X., Interlandi, J., Djuretic, I.M., Brown, D.R., *et al*.: **Interleukin-4 production by follicular helper T cells requires the conserved Il4 enhancer hypersensitivity site V.** *Immunity* 2012, **36**:175–187.

10–13 胚中心における一連の反応過程後に生存したB細胞は最終的に形質細胞あるいはメモリー細胞へと分化する

Hu, C.C., Dougan, S.K., McGehee, A.M., Love, J.C., and Ploegh, H.L.: **XBP-1 regulates signal transduction, transcription factors and bone marrow colonization in B cells.** *EMBO J.* 2009, **28**:1624–1636.

Nera, K.P., and Lassila, O.: **Pax5—a critical inhibitor of plasma cell fate.** *Scand. J. Immunol.* 2006, **64**:190–199.

Omori, S.A., Cato, M.H., Anzelon-Mills, A., Puri, K.D., Shapiro-Shelef, M., Calame, K., and Rickert, R.C.: **Regulation of class-switch recombination and plasma cell differentiation by phosphatidylinositol 3-kinase signaling.** *Immunity* 2006, **25**:545–557.

Radbruch, A., Muehlinghaus, G., Luger, E.O., Inamine, A., Smith, K.G., Dorner, T., and Hiepe, F.: **Competence and competition: the challenge of becoming a long-lived plasma cell.** *Nat. Rev. Immunol.* 2006, **6**:741–750.

Schebesta, M., Heavey, B., and Busslinger, M.: **Transcriptional control of B-cell development.** *Curr. Opin. Immunol.* 2002, **14**:216–223.

10–14 ある種の抗原はB細胞応答を誘導するためにT細胞の補助を必要としない

Anderson, J., Coutinho, A., Lernhardt, W., and Melchers, F.: **Clonal growth and maturation to immunoglobulin secretion *in vitro* of every growth-inducible B lymphocyte.** *Cell* 1977, **10**:27–34.

Balazs, M., Martin, F., Zhou, T., and Kearney, J.: **Blood dendritic cells interact with splenic marginal zone B cells to initiate T-independent immune responses.** *Immunity* 2002, **17**:341–352.

Bekeredjian-Ding, I., and Jego, G.: **Toll-like receptors—sentries in the B-cell response.** *Immunology* 2009, **128**:311–323.

Craxton, A., Magaletti, D., Ryan, E.J., and Clark, E.A.: **Macrophage- and dendritic cell-dependent regulation of human B-cell proliferation requires the TNF family ligand BAFF.** *Blood* 2003, **101**:4464–4471.

Fagarasan, S., and Honjo, T.: **T-independent immune response: new aspects of B cell biology.** *Science* 2000, **290**:89–92.

Garcia De Vinuesa, C., Gulbranson-Judge, A., Khan, M., O'Leary, P., Cascalho, M., Wabl, M., Klaus, G.G., Owen, M.J., and MacLennan, I.C.: **Dendritic cells associated with plasmablast survival.** *Eur. J. Immunol.* 1999, **29**:3712–3721.

MacLennan, I., and Vinuesa, C.: **Dendritic cells, BAFF, and APRIL: innate players in adaptive antibody responses.** *Immunity* 2002, **17**:341–352.

Mond, J.J., Lees, A., and Snapper, C.M.: **T cell-independent antigens type 2.** *Annu. Rev. Immunol.* 1995, **13**:655–692.

Ruprecht, C.R., and Lanzavecchia, A.: **Toll-like receptor stimulation as a third signal required for activation of human naive B cells.** *Eur. J. Immunol.* 2006, **36**:810–816.

Snapper, C.M., Shen, Y., Khan, A.Q., Colino, J., Zelazowski, P., Mond, J.J., Gause, W.C., and Wu, Z.Q.: **Distinct types of T-cell help for the induction of a humoral immune response to *Streptococcus pneumoniae*.** *Trends Immunol.* 2001, **22**:308–311.

Yanaba, K., Bouaziz, J.D., Matsushita, T., Tsubata, T., and Tedder, T.F.: **The development and function of regulatory B cells expressing IL-10 (B10 cells) requires antigen receptor diversity and TLR signals.** *J. Immunol.* 2009, **182**:7459–7472.

Yoshizaki, A., Miyagaki, T., DiLillo, D.J., Matsushita, T., Horikawa, M., Kountikov, E.I., Spolski, R., Poe, J.C., Leonard, W.J., and Tedder, T.F.: **Regulatory B cells control T-cell autoimmunity through IL-21-dependent cognate interactions.** *Nature* 2012, **491**:264–268.

10–15 種々のクラスの抗体は体内の特定の部位で作用し，また特定の機能を有する

Diebolder, C.A., Beurskens, F.J., de Jong, R.N., Koning, R.I., Strumane, K., Lindorfer, M.A., Voorhorst, M., Ugurlar, D., Rosati, S., Heck, A.J., *et al*.: **Complement is activated by IgG hexamers assembled at the cell surface.** *Science* 2014, **343**:1260–1263.

Hughey, C.T., Brewer, J.W., Colosia, A.D., Rosse, W.F., and Corley, R.B.: **Production of IgM hexamers by normal and autoimmune B cells: implications for the physiologic role of hexameric IgM.** *J. Immunol.* 1998, **161**:4091–4097.

Petrušić, V., Živkovic, I., Stojanovic, M., Stojicevic, I., Marinkovic, E., and Dimitrijevic, L.: **Hexameric immunoglobulin M in humans: desired or unwanted?** *Med. Hypotheses* 2011, **77**:959–961.

Rispens, T., den Bleker, T.H., and Aalberse, R.C.: **Hybrid IgG4/IgG4 Fc antibodies form upon 'Fab-arm' exchange as demonstrated by SDS-PAGE or size-exclusion chromatography.** *Mol. Immunol.* 2010, **47**:1592–1594.

Suzuki, K., Meek, B., Doi, Y., Muramatsu, M., Chiba, T., Honjo, T., and Fagarasan, S.: **Aberrant expansion of segmented filamentous bacteria in IgA-deficient gut.** *Proc. Natl Acad. Sci. USA* 2004, **101**:1981–1986.

Ward, E.S., and Ghetie, V.: **The effector functions of immunoglobulins: implications for therapy.** *Ther. Immunol.* 1995, **2**:77–94.

10–16 多量体免疫グロブリンレセプターはIgAおよびIgMのFc部分に結合し，上皮の障壁を越えてこれらの抗体を輸送する

Ghetie, V., and Ward, E.S.: **Multiple roles for the major histocompatibility complex class I-related receptor FcRn.** *Annu. Rev. Immunol.* 2000, **18**:739–766.

Johansen, F.E., and Kaetzel, C.S.: **Regulation of the polymeric immunoglobulin receptor and IgA transport: new advances in environmental factors that stimulate pIgR expression and its role in mucosal immunity.** *Mucosal Immunol.* 2011, **4**:598–602.

Lamm, M.E.: **Current concepts in mucosal immunity. IV. How epithelial transport of IgA antibodies relates to host defense.** *Am. J. Physiol.* 1998, **274**:G614–G617.

Mostov, K.E.: **Transepithelial transport of immunoglobulins.** *Annu. Rev. Immunol.* 1994, **12**:63–84.

10–17 新生児のFcレセプターは胎盤を通過してIgGを輸送し生体からのIgGの排出を防ぐ

Akilesh, S., Huber, T.B., Wu, H., Wang, G., Hartleben, B., Kopp, J.B., Miner, J.H., Roopenian, D.C., Unanue, E.R., and Shaw, A.S.: **Podocytes use FcRn to clear IgG from the glomerular basement membrane.** *Proc. Natl Acad. Sci. USA* 2008, **105**:967–972.

Burmeister, W.P., Gastinel, L.N., Simister, N.E., Blum, M.L., and Bjorkman, P.J.:

Crystal structure at 2.2 Å resolution of the MHC-related neonatal Fc receptor. *Nature* 1994, **372**:336–343.

Roopenian, D.C., and Akilesh, S.: **FcRn: the neonatal Fc receptor comes of age.** *Nat. Rev. Immunol.* 2007, **7**:715–725.

10-18 高親和性のIgGおよびIgA抗体は細菌毒素を中和し，またウイルスや細菌の感染性を阻害する

Brandtzaeg, P.: **Role of secretory antibodies in the defence against infections.** *Int. J. Med. Microbiol.* 2003, **293**:3–15.

Haghi, F., Peerayeh, S.N., Siadat, S.D., and Zeighami, H.: **Recombinant outer membrane secretin PilQ(406-770) as a vaccine candidate for serogroup B Neisseria meningitidis.** *Vaccine* 2012, **30**:1710–1714.

Kaufmann, B., Chipman, P.R., Holdaway, H.A., Johnson, S., Fremont, D.H., Kuhn, R.J., Diamond, M.S., and Rossmann, M.G.: **Capturing a flavivirus pre-fusion intermediate.** *PLoS Pathog.* 2009, **5**:e1000672.

Nybakken, G.E., Oliphant, T., Johnson, S., Burke, S., Diamond, M.S., and Fremont, D.H.: **Structural basis of West Nile virus neutralization by a therapeutic antibody.** *Nature* 2005, **437**:764–769.

Sougioultzis, S., Kyne, L., Drudy, D., Keates, S., Maroo, S., Pothoulakis, C., Giannasca, P.J., Lee, C.K., Warny, M., Monath, T.P., *et al.*: **Clostridium difficile toxoid vaccine in recurrent *C. difficile*-associated diarrhea.** *Gastroenterology* 2005, **128**:764–770.

10-19 抗原抗体複合体にC1qが結合することにより補体古典的経路が活性化される

Cooper, N.R.: **The classical complement pathway. Activation and regulation of the first complement component.** *Adv. Immunol.* 1985, **37**:151–216.

Perkins, S.J., and Nealis, A.S.: **The quaternary structure in solution of human complement subcomponent C1r2C1s2.** *Biochem. J.* 1989, **263**:463–469.

Sörman, A., Zhang, L., Ding, Z., and Heyman, B.: **How antibodies use complement to regulate antibody responses.** *Mol. Immunol.* 2014, **61**:79–88

10-20 補体レセプターおよびFcレセプターの両者は循環血液中から免疫複合体を除去するために寄与している

Dong, C., Ptacek, T.S., Redden, D.T., Zhang, K., Brown, E.E., Edberg, J.C., McGwin, G., Jr., Alarcón, G.S., Ramsey-Goldman, R., Reveille, J.D., *et al.*: **Fcγ receptor IIIa single-nucleotide polymorphisms and haplotypes affect human IgG binding and are associated with lupus nephritis in African Americans.** *Arthritis Rheumatol.* 2014, **66**:1291–1299.

Leffler, J., Bengtsson, A.A., and Blom, A.M.: **The complement system in systemic lupus erythematosus: an update.** *Ann. Rheum. Dis.* 2014, **73**:1601–1606.

Nash, J.T., Taylor, P.R., Botto, M., Norsworthy, P.J., Davies, K.A., and Walport, M.J.: **Immune complex processing in C1q-deficient mice.** *Clin. Exp. Immunol.* 2001, **123**:196–202.

Walport, M.J., Davies, K.A., and Botto, M.: **C1q and systemic lupus erythematosus.** *Immunobiology* 1998, **199**:265–285.

10-21 アクセサリー細胞上のFcレセプターは種々の免疫グロブリンクラスに特異的なシグナル伝達レセプターである

Kinet, J.P., and Launay, P.: **Fcα/μR: single member or first born in the family?** *Nat. Immunol.* 2000, **1**:371–372.

Mallery, D.L., McEwan, W.A., Bidgood, S.R., Towers, G.J., Johnson, C.M., and James, L.C.: **Antibodies mediate intracellular immunity through tripartite motif-containing 21 (TRIM21).** *Proc. Natl Acad. Sci. USA* 2010, **107**:19985–19990.

Ravetch, J.V., and Bolland, S.: **IgG Fc receptors.** *Annu. Rev. Immunol.* 2001, **19**:275–290.

Ravetch, J.V., and Clynes, R.A.: **Divergent roles for Fc receptors and complement *in vivo*.** *Annu. Rev. Immunol.* 1998, **16**:421–432.

Shibuya, A., Sakamoto, N., Shimizu, Y., Shibuya, K., Osawa, M., Hiroyama, T., Eyre, H.J., Sutherland, G.R., Endo, Y., Fujita, T., *et al.*: **Fcα/μ receptor mediates endocytosis of IgM-coated microbes.** *Nat. Immunol.* 2000, **1**:441–446.

Stefanescu, R.N., Olferiev M., Liu, Y., and Pricop, L.: **Inhibitory Fc gamma receptors: from gene to disease.** *J. Clin. Immunol.* 2004, **24**:315–326.

10-22 貪食細胞上のFcレセプターは病原体表面に結合した抗体により活性化され，貪食細胞による病原体の捕食と破壊を促進する

Dierks, S.E., Bartlett, W.C., Edmeades, R.L., Gould, H.J., Rao, M., and Conrad, D.H.: **The oligomeric nature of the murine Fc epsilon RII/CD23. Implications for function.** *J. Immunol.* 1993, **150**:2372–2382.

Hogan, S.P., Rosenberg, H.F., Moqbel, R., Phipps, S., Foster, P.S., Lacy, P., Kay, A.B., and Rothenberg, M.E.: **Eosinophils: biological properties and role in health and disease.** *Clin. Exp. Allergy* 2008, **38**:709–750.

Karakawa, W.W., Sutton, A., Schneerson, R., Karpas, A., and Vann, W.F.: **Capsular antibodies induce type-specific phagocytosis of capsulated *Staphylococcus aureus* by human polymorphonuclear leukocytes.** *Infect. Immun.* 1986, **56**:1090–1095.

10-23 FcレセプターはNK細胞を活性化し抗体被覆標的を破壊する

Chung, A.W., Rollman, E., Center, R.J., Kent, S.J., and Stratov, I.: **Rapid degranulation of NK cells following activation by HIV-specific antibodies.** *J. Immunol.* 2009, **182**:1202–1210.

Lanier, L.L., and Phillips, J.H.: **Evidence for three types of human cytotoxic lymphocyte.** *Immunol. Today* 1986, **7**:132.

Leibson, P.J.: **Signal transduction during natural killer cell activation: inside the mind of a killer.** *Immunity* 1997, **6**:655–661.

Sulica, A., Morel, P., Metes, D., and Herberman, R.B.: **Ig-binding receptors on human NK cells as effector and regulatory surface molecules.** *Int. Rev. Immunol.* 2001, **20**:371–414.

Takai, T.: **Multiple loss of effector cell functions in FcRγ-deficient mice.** *Int. Rev. Immunol.* 1996, **13**:369–381.

10-24 マスト細胞と好塩基球は高親和性Fcε レセプターを介してIgE抗体を結合する

Beaven, M.A., and Metzger, H.: **Signal transduction by Fc receptors: the FcεRI case.** *Immunol. Today* 1993, **14**:222–226.

Kalesnikoff, J., Huber, M., Lam, V., Damen, J.E., Zhang, J., Siraganian, R.P., and Krystal, G.: **Monomeric IgE stimulates signaling pathways in mast cells that lead to cytokine production and cell survival.** *Immunity* 2001, **14**:801–811.

Sutton, B.J., and Gould, H.J.: **The human IgE network.** *Nature* 1993, **366**:421–428.

10-25 IgEを介したアクセサリー細胞の活性化は寄生虫感染に対する防御において重要な役割を果たしている

Capron, A., Riveau, G., Capron, M., and Trottein, F.: **Schistosomes: the road from host-parasite interactions to vaccines in clinical trials.** *Trends Parasitol.* 2005, **21**:143–149.

Grencis, R.K.: **Th2-mediated host protective immunity to intestinal nematode infections.** *Philos. Trans. R. Soc. Lond. B* 1997, **352**:1377–1384.

Grencis, R.K., Else, K.J., Huntley, J.F., and Nishikawa, S.I.: **The *in vivo* role of stem cell factor (c-kit ligand) on mastocytosis and host protective immunity to the intestinal nematode *Trichinella spiralis* in mice.** *Parasite Immunol.* 1993, **15**:55–59.

Kasugai, T., Tei, H., Okada, M., Hirota, S., Morimoto, M., Yamada, M., Nakama, A., Arizono, N., and Kitamura, Y.: **Infection with *Nippostrongylus brasiliensis* induces invasion of mast cell precursors from peripheral blood to small intestine.** *Blood* 1995, **85**:1334–1340.

Ushio, H., Watanabe, N., Kiso, Y., Higuchi, S., and Matsuda, H.: **Protective immunity and mast cell and eosinophil responses in mice infested with larval *Haemaphysalis longicornis* ticks.** *Parasite Immunol.* 1993, **15**:209–214.

自然免疫と適応免疫の一体的な動態

11

本章で学ぶこと

病原体の種類に特化した，自然免疫と適応免疫の一体的な応答

エフェクターT細胞は自然免疫細胞のエフェクター機能を強化する

免疫記憶

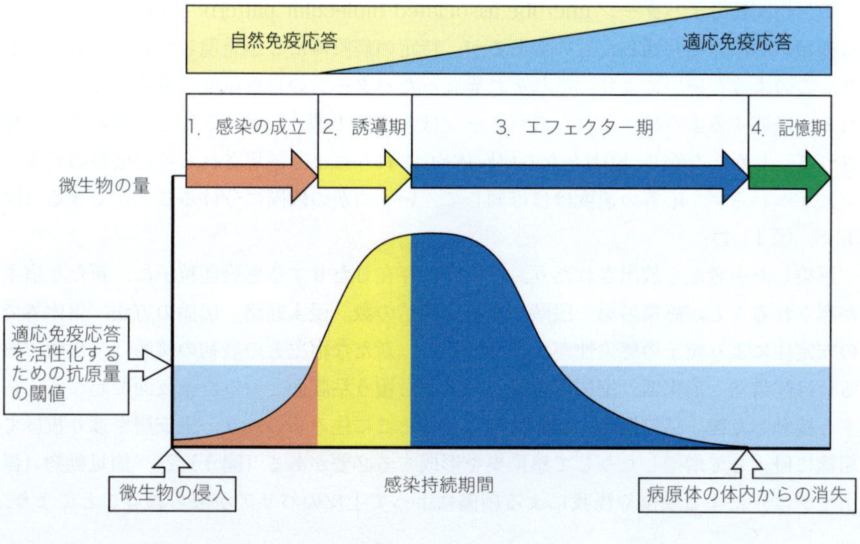

　本書では，侵入する微生物から生体を防御する機構として，ここまで自然免疫応答と適応免疫応答をそれぞれ別々に説明してきた．本章では，異なる種類の感染病原体を除去したり制御したりするにあたり，細胞や免疫系に関連した分子がどのようにして調和のとれた防御システムとして機能しているのか，また，適応免疫系がどのようにして長期間持続する防御免疫を作り出しているのかについて考察していきたい．第2章と第3章で，感染の最も初期の段階でいかにして自然免疫が働き始めるのかということと，環境中で遭遇するほとんどの微生物に対して生体が侵されることを防ぐにあたり自然免疫が十分に機能していることをみてきた．また，感染の初期に病原体の種類に応じて異なる免疫応答をする自然免疫リンパ球 innate lymphoid cell（ILC）についても言及した．ILC は抗原を特異的に認識するレセプターはもたないものの，エフェクター CD4$^+$ T 細胞の各サブセットや細胞傷害性 CD8$^+$ T 細胞と分化の過程や機能的な特性を共有しており，感染早期に働き特殊なタイプの病原体を標的とする特異な免疫応答を形成する．ILC は，ナイーブ T 細胞や B 細胞と違って消化管や呼吸器の粘膜のようなバリアを形成する組織に常在し，病原体の増殖を防いだり除去したりするために備えている．

　しかしながら，ほとんどの病原体は自然免疫による防御を逃れるすべをもっており，感染巣を形成する．このような状況になると，自然免疫応答が，適応免疫応答を誘導するための環境を整える．つまり，自然センサー細胞から発せられたシグナルにより適応免疫応答が編成され，自然エフェクター細胞と協調して病原体を取り除いていくのである．ある病原体と初めて遭遇した際に誘導される**一次免疫応答** primary immune response において，ILC は自然センサー細胞に応答して，病原体が侵入してから数時間から数日の間に速やかに応答を開始する．これと同時に，自然センサー細胞や ILC により，ナイーブリンパ球のクローン増殖とエフェクター T 細胞や抗体産生 B 細胞への分化が促される．しかしながら，適応免疫応答が完全に機能を発揮するには数日から数週間かかる．この主な理由として，抗原特異的な前駆細胞が少ししか存在しないことが

図11.1 急性感染が適応免疫応答によって排除される際にたどる典型的な経過
　1．感染源が生体内に定着して分裂することでその数が増える．病原体を感知した後，ただちに自然免疫応答を開始する．2．病原体の数が増え，抗原の量が適応免疫応答に必要な閾値を超えると，適応免疫応答を開始する．病原体は増え続けるが，自然免疫応答によって増殖は抑えられる．この段階で免疫記憶の誘導も始まる．3．4〜7日後，適応免疫のエフェクター細胞やエフェクター分子が感染を除去し始める．4．感染が取り除かれて抗原量が閾値を下回ると応答が止まるが，多くの場合，抗体，残存しているエフェクター細胞，免疫記憶による防御機構が継続し再感染に備える．

挙げられる．二次リンパ組織における増殖と分化に続いてエフェクター T 細胞が感染局所に遊走し，病原体を特異的に認識する抗体とともに自然免疫細胞のエフェクター機能を増強し，ほとんどの場合，効率よく狙いを定めて病原体を除去する（図 11.1）．

この間，適応免疫細胞により特異的な免疫記憶 immunological memory が形成される．これにより，同じ病原体に遭遇すると，二次免疫応答 secondary immune response の間に抗原に特異的な抗体やエフェクター T 細胞が速やかに誘導され，長期，多くの場合は生涯にわたって，その病原体に対する防御が可能になる．免疫記憶については，本章の最後の節で述べる．記憶応答は一次応答といくつかの点で異なっている．ここでは，なぜこのような違いが生じるのか，また，免疫記憶を維持する機構についてどのようなことが明らかになっているのかについて解説する．

病原体の種類に特化した，自然免疫と適応免疫の一体的な応答

免疫応答は動的なプロセスであり，時間とともにその性質や度合いが変化する．まず，自然免疫による抗原非特異的な応答に始まり，抗原特異的な適応免疫応答が成立していくにつれて，病原体に照準を合わせたより強力なものになっていく．その性質は病原体の種類により異なっている．さまざまな種類の病原体（例えば，細胞内や細胞外寄生細菌，ウイルス，蠕虫，あるいは真菌）に対して，それぞれ異なる免疫応答（例えば，1 型，2 型，3 型）が誘導される．つまり，その病原体を除去するにあたり，最も効果的な免疫応答が誘導されるのである．自然免疫系は T 細胞や B 細胞に先駆けて機能し，T 細胞や B 細胞の応答を開始させるだけでなく，エフェクター細胞として機能し，感染が起こっている間，さまざまな種類の免疫の局面を強化する．応答の初期には，自然センサー細胞が産生したサイトカインにより ILC が活性化される．このような初期の応答により，感染が起こった場所から病原体が侵入して拡散していくことが抑制される一方で，適応免疫応答が形作られる．しかしながら，感染を完全に終結させる，つまり殺菌免疫 sterilizing immunity には，多くの場合，より鋭敏で特異性の高いエフェクター T 細胞や，クラススイッチや親和性成熟を経た抗体が必要である．本章のこの節では，免疫応答のさまざまな局面がどのようにして時空間的に統合されて制御されているのかを概観し，自然センサー細胞から分泌されるさまざまなサイトカインが，それぞれ異なる ILC のサブセットを活性化し，適応免疫が機能するまでの間，病原体の侵入を阻止し病原体特異的に生体を防御するしくみを解説する．

11–1　感染はいくつかの段階からなる

MOVIE 11.1

微生物関連分子パターン microbe-associated molecular pattern（MAMP）には異なる種類の病原体に共通したものもあるが，特定の病原体にしか発現していないものもあり，このような違いにより，それぞれ異なったパターンの自然免疫や適応免疫が誘導される．後述するように，これらのパターンは大きく 1 型，2 型，そして 3 型応答に分類される．しかしながら，原因となる病原体や，これらにより誘導される免疫応答のパターンにかかわらず，応答の速度はほぼ同じで，いくつかの段階に分けることができる（図 3.38，図 11.1）．

感染した患者から放出されたり，環境中に存在したりする感染性粒子に，新たな宿主が曝されることが感染の第一段階となる．粒子の数，侵入経路，伝播の方法，生体外での安定性により粒子の感染性が決まってくる．新たな宿主との最初の接触は，皮膚，あるいは呼吸器，消化器，泌尿器の管腔の内側を覆う粘膜面といった上皮面で起こる．宿主と接触した後，感染源は上皮面に接着してそこに住み着いたり，上皮層を通り抜けて組織に侵入して増殖したりして感染巣を形成する必要がある（図 11.2）．節足動物（昆虫やダニ）による咬傷や怪我による創傷によって上皮のバリアが破られることにより，

病原体の種類に特化した，自然免疫と適応免疫の一体的な応答　447

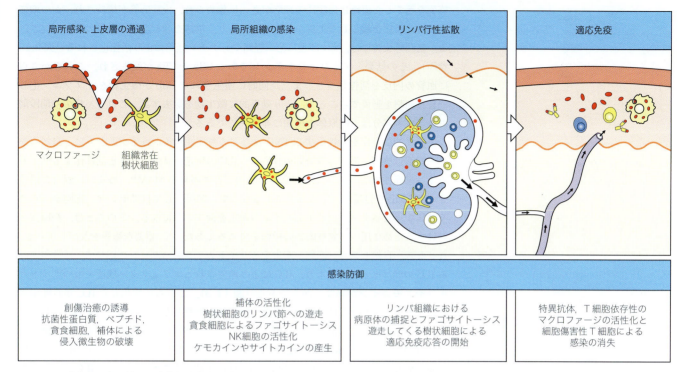

図11.2　感染とそれに対する応答は一連の段階に分けられる

ここでは，病原微生物（赤色）が上皮にできた傷から侵入する様子を示す．微生物はまず上皮細胞に接着した後，上皮層を通り抜けてその下にある組織に侵入する（第1図）．局所での自然免疫応答により感染がくい止められ，抗原と抗原を提示した樹状細胞がリンパ管へと導かれ（第2図），そこから局所リンパ節に移行する（第3図）．これにより，リンパ節で適応免疫が誘導され，B細胞やT細胞が活性化してさらに分化し，最終的には抗体やエフェクターT細胞が産生され，これらの働きで感染が取り除かれる（第4図）．

皮膚を通り抜けて侵入する微生物もいる．

　微生物が宿主内に感染巣を形成することにより初めて病気が発症する（図11.2）．例外はあるものの，最初に形成された感染巣から病原体が拡散したり，放出された毒素が体内で拡散したりしない限り，組織の損傷はほとんど起こらない．細胞外寄生病原体は，リンパ行性あるいは血行性に直接感染を拡大していく．血行性の拡散は，通常，リンパ系が病原体に対応できなくなったときに初めて起こる．偏性細胞内寄生病原体は，隣接した細胞に直接伝播したり，細胞外液に放出されて近傍あるいは離れた細胞に再感染したりすることにより，細胞から細胞へと拡散する．通性細胞内寄生病原体も，同様に細胞外の環境で一定期間生存した後，他の細胞に感染する．対照的に，食中毒の原因となる細菌の中には，組織に拡散することなく病原性を発揮するものもある．これらの細菌は，腸管内腔の上皮面に感染巣を形成し上皮を損傷するか，細菌から放出された毒素が局所で機能したり上皮のバリアを越えて循環系に入ったりすることで病態を引き起こす．

　組織での感染巣の成立や自然免疫系の応答により，周辺の環境が変化する．上皮細胞，組織常在性マスト細胞，マクロファージ，樹状細胞といった自然センサー細胞に発現する生殖系列にコードされたさまざまなパターン認識レセプター（第2章，第3章参照）への刺激を介して引き起こされる自然免疫防御により，多くの微生物はこの段階で撃退されたり，食い止められたりする．病原体により産生されたサイトカインやケモカインは，自然センサー細胞を活性化して局所的な炎症を引き起こすほかにILCを活性化する．これらの応答は，数分もしくは数時間で活性化され，少なくとも数日は持続する．炎症応答は，後毛細管小静脈の活性化により誘導される（図3.31参照）．これにより，血中を循環している自然エフェクター細胞（特に好中球と単球）の動員を促し，貪食細胞の数を増やして，微生物を排除できるようにする．単球が組織に入り活性化されると，

感染を起こした組織に炎症性の細胞がさらに集められ，炎症応答が維持され，かつ増強される．炎症を起こした上皮からの漏出により，補体を含む血清蛋白質の流入が促される．初回感染時には，補体は主に第二経路やレクチン経路により活性化される（図2.15 参照）．その結果，アナフィラトキシンである C3a と C5a が産生され，これらがさらに血管の内皮を活性化する．また，同時に産生された C3b が微生物をオプソニン化して貪食細胞を動員することで，より効果的に微生物を除去する．これら炎症の初期段階の応答の大部分は，病原体の種類に非特異的である．

非特異的に炎症を活性化する TNF-α などの炎症性サイトカインとともに，自然センサー細胞は感染の最初の数時間のうちに，ILC の特定のサブセットを活性化するサイトカインを産生する．これは，病原体の種類ごとに固有の MAMP，あるいは固有の組合せの MAMP を発現していることによるもので，結果として自然センサー細胞からそれぞれ異なったパターンのサイトカインの産生を促すことになる．このことは，病原体と対峙するために用いる免疫応答の種類を決めるにあたって，重要な影響を及ぼしている．なぜなら，自然センサー細胞が産生するサイトカインのパターンに応じて，活性化される ILC のサブセットが異なり，ILC により産生されるエフェクター機能をもつサイトカインやケモカインが異なるからである（図11.3）．これら活性化した ILC から産生されたサイトカインなどは，局所の自然免疫応答を増強したり統合したりする．これにより，特定の病原体に対抗するにあたってより適した応答となるほか，感染局所で動員したり成熟したりする**骨髄単球性** myelomonocytic の自然エフェクター細胞（例えば，顆粒球様好中球，好酸球や好塩基球，あるいは単球）も異なってくる．ILC により産生されたサイトカインは，ナイーブ T 細胞に直接作用したり，ナイーブ T 細胞を活性化するために所属リンパ組織に遊走してきた樹状細胞を調節することで間接的に作用したりすることにより，ナイーブ T 細胞を特定の種類のエフェクター細胞（例えば，T_H1，T_H2，あるいは T_H17 細胞）に分化させることにも関与していると考えられる．

感染が自然免疫応答の機構から免れたり，自然免疫応答で対応できなくなったりして，閾値以上の抗原が生成されたときに，適応免疫が誘導される（図11.1）．適応免疫応答は，所属リンパ組織で，自然免疫応答の過程で活性化された抗原を提示した樹状細胞に応答することにより開始される（図11.2，第2図および第3図）．抗原特異的なエフェ

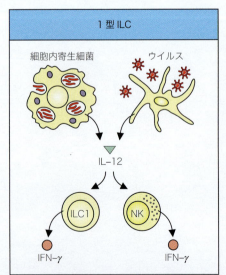
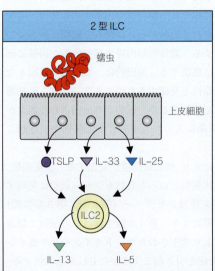
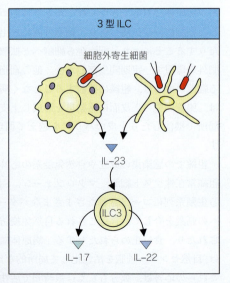

図11.3　自然センサー細胞により産生されるサイトカインが ILC を活性化する
　病原体の種類に応じて異なる微生物関連分子パターン（MAMP）により，自然センサー細胞のサイトカイン応答が変わる．次に，これらの細胞はそれぞれ異なる ILC サブセットを刺激し，サブセットごとに異なるエフェクターサイトカインの分泌を促して自然免疫応答を調整したり増幅したりする．

クターT細胞と抗体産生B細胞は，数日の間にクローン増殖と分化を経て産生される．この間，ILCが司る自然免疫応答が，適応免疫応答ができあがるまでの「時間稼ぎ」をする．感染から数日以内に，抗原特異的なT細胞，次に抗体が血中に放出され，血管から感染局所に移行することができる（図11.2，第4図）．自然エフェクター機構が抗原を狙って特異的に機能するので，適応免疫はより強力なものとなる．例えば，抗体により補体を活性化することができ，補体が直接病原体を殺傷したり，病原体をオプソニン化して貪食細胞を活性化したり，Fcレセプターをもった自然エフェクター細胞に結合して，殺菌性の因子を放出させたり，ナチュラルキラー（NK）細胞の細胞傷害性を動員したりする．このような細胞傷害は，**抗体依存性細胞性細胞傷害** antibody-dependent cell-mediated cytotoxicity（**ADCC**）として知られている．エフェクター$CD8^+$T細胞は，抗原を提示した標的細胞を，同様な細胞傷害活性によって直接殺傷し，エフェクター$CD4^+$T細胞はマクロファージに直接サイトカインを放出し，その殺菌作用を増強する．

数日もしくは数週間にわたる過程を経て，一般的には，病原体すなわち抗原の供給源が完全に除去されることにより感染が終了し，その後，ほとんどのエフェクターリンパ球が死滅する．この段階は，クローン収縮期として知られている（11-16項）．後に残るのは，長寿命抗体産生プラズマ細胞と，少数のメモリーB細胞やメモリーT細胞である．長寿命抗体産生プラズマ細胞により，抗体が数か月あるいは数年にわたって循環し続ける．メモリーB細胞やメモリーT細胞もまた何年もの間生存し，同じ病原体に将来的に遭遇した際に速やかに適応免疫応答を引き起こすために備えている．つまり，感染病原体を排除することに加えて，適応免疫応答が効果的に機能することで再感染を防いでいるのである．この機構により，ある種の感染源に対しては絶対に再感染が起こらなくなるが，病原体によっては症状が軽くなるだけのものもある．

自然免疫応答の非適応機構のみで解消する感染がどれほどあるのかは明らかになっていない．なぜなら，このような感染は早いうちに除去され，症状や病態をほとんど示さないからである．しかしながら，適応免疫は正常であっても，自然免疫で機能するものを欠損したマウスにおける感染の進行をみても，自然免疫は効果的に生体を防御するにあたり，確かに必要であると考えられる（図11.4）．逆に，完全には治癒しないものの，適応免疫が働かなくても多くの感染が軽減する．

多くの感染症では，初回の適応免疫応答が効果的に機能すれば，感染の後に症状が残ることはほとんどない．しかしながら，感染そのもの，あるいは感染応答によって組織が激しく損傷することがある．これらのほかに，サイトメガロウイルスや結核菌などによる感染のように，感染源が除去されず，体内に潜伏して残存するものもある．後天性免疫不全症候群（エイズ AIDS）のように，感染後に適応免疫応答が弱まった場合には，感染症が病原性の強い全身感染症として再発する．第13章では，ある種の病原体が適応免疫から免れたり，それを阻止したりすることで，持続的あるいは慢性的な感染症を引き起こすしくみに焦点をあてる．

11-2 感染防御のために，感染源に応じて動員されるエフェクター機構

ほとんどの感染では，最終的にはT細胞とB細胞の両方による適応免疫が関与し，多くの場合どちらも病原体を取り除いたり，抑制したり，防御免疫を構築したりするのに有効に機能する．しかしながら，さまざまなエフェクター機構のうち相対的にどれが有用か，あるいは，どのクラスの抗体が効果を発揮しているかといったことは病原体により異なる．新しい概念として，免疫応答の様式に応じて特定の**免疫エフェクターモジュール** immune effector moduleが活性化されるという考え方がある（1-19項参照）．つまり，免疫応答の様式ごとに特化した自然免疫系および適応免疫機構が編成され，それぞれ特定の種類の病原体を取り除くために協調的に機能しているというものである．

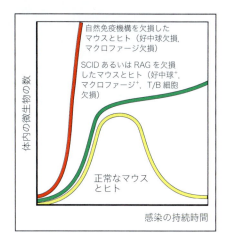

図11.4　正常あるいは免疫不全マウス，ヒトにおける感染の時間的経過
マクロファージや多形核白血球が欠損していて自然免疫が働かない場合の微生物の急速な増殖を赤色の線で示す．自然免疫は正常であるが，T細胞あるいはB細胞をもたず，適応免疫が働かないヒトやマウスにおける感染経過を緑色の線で示す．免疫系が正常なマウスやヒトにおける感染の経過を黄色の線で示す．

それぞれのエフェクターモジュールは，自然センサー細胞，ILC，エフェクターT細胞のサブセットと抗体のアイソタイプにより構成され，殺菌機能を自ら動員し増強する能力がある細胞群，すなわち循環型あるいは組織常在型の骨髄単球性の細胞と協調して機能する（図11.5）．循環型の骨髄単球性の細胞は，感染局所に動員された後，ILC，エフェクターT細胞，抗体によって機能が強化される自然エフェクター細胞として重要である．これらの細胞を血中での個数が多い順に並べると，好中球，単球（感染した組織に侵入し，活性化マクロファージに分化する），好酸球，好塩基球となる．好塩基球と多くの機能を共有する組織常在性マスト細胞も，エフェクターモジュールにより機能を強化される細胞の一つである．

これら3種類の主要なILCとエフェクターCD4$^+$T細胞のサブセット（それぞれILC1，ILC2，ILC3とT$_H$1，T$_H$2，T$_H$17）は，骨髄単球系による複数の異なる攻撃機能を促進したり，調整したり，これらを適応免疫と統合して制御することにより，さまざまな種類の病原体に対して，それぞれを最適な方法で体内から根絶できるように進化してきた．すなわち，単球やマクロファージはT$_H$1細胞によって，マスト細胞はT$_H$2細胞によって，好中球はT$_H$17細胞によって活性化される．これら3種類の主要な免疫応答は，これから述べるようにサイトカインとケモカインのネットワークで制御されている．

1型応答 type 1 responseは，グループ1 ILC（ILC1），T$_H$1細胞，オプソニン化

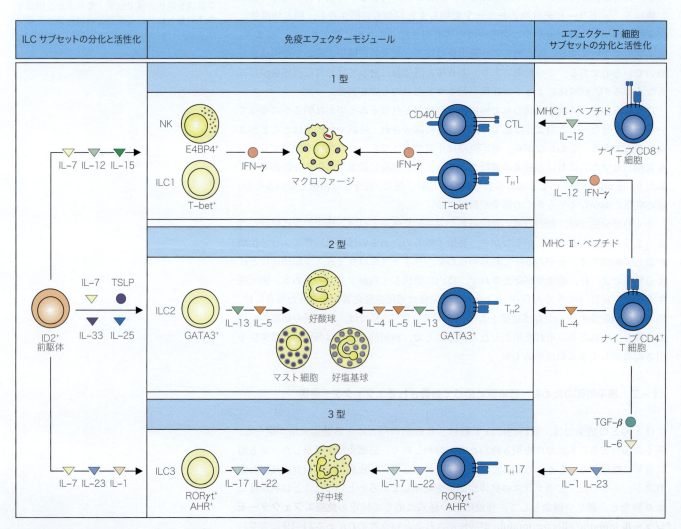

図11.5 ILC，T細胞のサブセット，自然エフェクター細胞が統合されて免疫エフェクターモジュールを形成する

それぞれのエフェクターモジュールにおいて主に誘導されるエフェクターサイトカインと転写因子（例：ID2，T-bet，GATA3，RORγt，AHR）を示す．詳細は本文中を参照のこと．

IgGアイソタイプ（例えばIgG1やIgG2），マクロファージの機能により，細胞内寄生細菌を含む細胞内に寄生する病原体，ウイルス，寄生虫に応答するという特色がある（図11.5）．**2型応答** type 2 response は，グループ2 ILC（ILC2），T_H2細胞，IgE，自然エフェクター細胞（好酸球，好塩基球，組織マスト細胞）により編成されており，好塩基球と組織マスト細胞は，表面のFcεレセプターにIgEを結合することができる．2型応答は多細胞の寄生虫，つまり蠕虫により活性化され，これを標的とする．**3型応答** type 3 response は，グループ3 ILC（ILC3），T_H17細胞，オプソニン化IgGアイソタイプ，好中球が，細胞外寄生細菌や真菌に応答するという特色がある．初期の自然免疫応答において，どのILCのサブセットが活性化されるかによって，1型，2型，あるいは3型のうち，いずれの型で応答するのか決まってくる．機能的な特徴が重なっているエフェクター$CD4^+$T細胞と異なり，ILCはエフェクター機能を獲得するにあたり，抗原による刺激を必要としない．したがって，ILCは速やかに応答し，常在していたり動員されたりした自然エフェクター細胞の活性を増幅する．ここでは，適応免疫応答に先駆けて応答し，これと協調して機能するILCサブセットの活性化や機能についてより詳しくみていきたい．

第3章で述べたように，ILC1や，これに関連したNK細胞は，病原体に活性化された樹状細胞やマクロファージにより産生したIL-12とIL-18に応答してIFN-γを産生することを特徴としている．機能的な面では，ILC1はT_H1細胞に，NK細胞は細胞傷害性リンパ球にそれぞれ最も似ている．ILC1は，NK細胞の特徴である細胞傷害性顆粒をもたず，IFN-γを放出して細胞内寄生病原体に感染したマクロファージを活性化することで，これを除去する働きを促していると考えられる．マクロファージは，IL-12やIL-18の産生を介して速やかにILC1によるIFN-γの産生を誘導し，これが逆にマクロファージに作用することで，T_H1細胞が作られて動員されるより数日早くマクロファージの細胞内寄生病原体に対する殺傷能力を高める．さらに，ICL1によるIFN-γの産生は，T_H1細胞への分化の初期段階を担っていると考えられ，ICL1のエフェクター機能をこれに続くT_H1細胞の応答の誘導につなげている．同様に，標的細胞の発現する表面分子の認識を介したNK細胞の細胞傷害活性の速やかな誘導は（3-23項参照），抗原を介した細胞傷害性$CD8^+$T細胞の分化と動員に先駆けて感染細胞の殺傷を可能にしている．また，ILC1が産生したIFN-γのT_H1細胞に対する効果と同様に，活性化したNK細胞が産生するIFN-γは，細胞傷害性$CD8^+$T細胞の分化を促進していると考えられる．

粘膜組織に存在するILC2は，STAT5を活性化するサイトカインである**胸腺ストローマ由来リンホポエチン** thymic stromal lymphopoietin（**TSLP**）と，いずれも蠕虫に対する応答により産生されるIL-33もしくはIL-25により選択的に活性化される．これらのサイトカインは，キチンのような蠕虫が共通した分子パターンを感知する上皮細胞により主に産生される．キチンは，β-1,4-N-アセチルグルコサミンの多糖性ポリマーであり，蠕虫，昆虫の外骨格，ある種の真菌の構成成分として広く存在している．活性化したILC2は，大量のIL-13とIL-5を産生する．IL-13は，上皮の杯細胞を刺激して粘液の産生を促したり，粘膜平滑筋を刺激してその収縮を促したりして，寄生虫の排出を促進する．IL-5は，寄生虫に対する殺傷能を有する好酸球の産生と活性化を促す．ILC2はT_H2細胞と共通した機能的特徴を有するが，T_H2細胞と違って生体内でほとんど，もしくはまったくIL-4を産生しない．このことから，ILC2がT_H2の分化を直接促進しているわけでないことが示唆される．しかしながら，ILC2が産生したケモカインに動員された好酸球や好塩基球が，ILC2由来のIL-5とIL-13に応答して活性化してIL-4を産生するといったように，ILC2が間接的な機構によりT_H2への分化を制御している可能性がある．さらには，ILC2が産生したIL-13がT_H2への分化を促進する樹状細胞の活性化と局所リンパ組織への遊走を制御しているとみられるが，これらの樹状細胞がIL-4を産生するかどうかは不明である．

ILC3は，バリア組織における細胞外寄生細菌と真菌に対する防御の初動において重要な役割を演じている．T_H17細胞と同様に，ILC3はIL-23とIL-1βに応答し，初期の3型応答を促進するIL-17やIL-22の産生を引き起こす．IL-17は炎症性サイトカインで，ストローマ細胞，上皮細胞，骨髄性細胞などさまざまな細胞に作用して，他の炎症性サイトカイン（例えばIL-6とIL-1β），造血性増殖因子（G-CSFとGM-CSF），そして，好中球や単球を動員するケモカインの産生を誘導する．IL-22は，上皮細胞に作用し，抗菌ペプチドantimicrobial peptide（AMP）の産生を誘導し，バリア機能の強化を誘導する．他のILCと同様に，ILC3が産生するサイトカインは，IL-6とIL-1βのポジティブフィードバックループを介して間接的に作用し，局所的なIL-23とIL-1βの産生を上昇させることにより3型応答を促進する．IL-6，IL-1β，IL-23の上昇を誘導することにより，ILC3はまた，粘膜リンパ組織におけるT_H17細胞の分化を促進していると考えられ，多数のT_H17細胞が粘膜リンパ組織に認められる．

ILCの重要な機能は，エフェクター$CD4^+T$細胞と同様に，他の自然免疫系細胞が微生物を殺傷したり排除したりするための「資格」を与えることであるが，ILC自身に対してこのような資格を与えることはない．その代わり，骨髄単球系の細胞から粘膜上皮の細胞にいたるまでILCやエフェクター$CD4^+T$細胞の制御下で機能する．すなわち，これらの細胞は，ILCやエフェクター$CD4^+T$細胞が産生する炎症性サイトカインやケモカインにより動員されたり活性化されたりする．NK細胞だけは例外で，エフェクター$CD8^+T$細胞のように細胞内寄生病原体を有する標的細胞を直接殺傷する．後述するように，エフェクター$CD4^+T$細胞は，抗原を提示した標的細胞に向けてエフェクターサイトカインを放出したり，B細胞の成熟やクラススイッチした抗体の産生を誘導したりするので，さらに下位に位置する自然エフェクター細胞に対しても，殺傷能力を高めて微生物を一掃するための資格を与えることになる．

まとめ

病原微生物に対して，効率よく生体を防御するために，自然免疫と適応免疫が一体となって応答することが欠かせない．初期段階での自然免疫系による応答は，完全に構築されるまでに時間を要する適応免疫応答の開始を促しながら，病原体を抑制するように作用する．病原体の種類が異なれば，自然センサー細胞によるサイトカインの発現パターンも異なる．サイトカインのパターンにより，活性化が促される自然免疫リンパ球のパターンも異なってくる．ILCは，自然免疫系細胞を感染部位に動員し，同じ系統の$CD4^+T$細胞への分化を促す．それぞれ関連付けられたILCのサブセット，自然エフェクター細胞，エフェクター$CD4^+T$細胞，ならびにクラススイッチした抗体で構成される別々の免疫エフェクターモジュールが連係して誘導されることで，病原体の種類に応じて免疫の様式を変えることができるのである．

エフェクターT細胞は自然免疫細胞のエフェクター機能を強化する

第9章で，抗原を取り込んだ樹状細胞がどのようにして感染した組織から離れ，リンパ管を通って適応免疫応答が開始される場である二次リンパ組織に入るのかを説明した．また，どのようにして$CD8^+T$細胞が刺激を受けて，MHCクラスⅠ分子を発現した感染細胞を標的として殺傷することに特化した細胞傷害性のエフェクターになるのかについても解説した．さらには，どのようにして，特定のサイトカインにより転写因子のネットワークが活性化されて，ナイーブ$CD4^+T$細胞が異なった種類のエフェクター$CD4^+T$細胞，つまりT_H1，T_H2，T_H17に分化するのかをみてきた（図9.31参照）．第10章では，濾胞ヘルパーT細胞 T follicular helper cell（T_{FH}細胞）に特化した役割に

ついて解説した．T_{FH}細胞は，1型，2型，3型応答において，抗原提示したB細胞における抗体のクラススイッチと胚中心での成熟を制御している．ここでは，分化した後に二次リンパ組織を出て，感染部位において自然免疫細胞の機能を取りまとめて制御するエフェクターCD4$^+$T細胞の，サブセットごとに特化した役割に着目していきたい．

前項で論じたように，微生物がどのように自然センサー細胞に作用し，これらの細胞によりどのサブセットのILCが動員されるかに応じて，感染初期の過程で自然免疫応答により産生されるサイトカインのパターンが決められる．これらの相互作用により感染局所の環境がどのようになっているかが，最初に樹状細胞と接触した際のT細胞の分化に大きな影響を与え，どのサブセットのエフェクターT細胞が作られるのかが決まる（第9章参照）．次に，感染局所にエフェクターT細胞が動員され，抗原特異的な認識を必要とするエフェクター機構を介して，ILCの働きで開始された自然エフェクター細胞の応答が増幅され維持される．このT細胞のエフェクター機構には，CD4$^+$T細胞もしくはCD8$^+$T細胞と抗原提示した標的細胞との細胞間接着を要するものもあれば，病原体に特異的な抗体を要するものもある．本章のこの節では，適応免疫応答の過程で産生されたエフェクターCD4$^+$T細胞の分化により，その表面に発現するレセプターを変えることで，二次リンパ組織を離れて感染局所に誘導される機構について論ずる．次いで，どのようにしてT_H1，T_H2，T_H17細胞が感染局所で自然免疫系細胞と相互作用し，これらの細胞の分化と動員を促した特定の病原体の除去を達成するのかについて考察する．最後に，病原体が取り除かれた後に，どのようにして一次エフェクター応答が終結するのかについて論ずる．

11-3 エフェクターT細胞は，接着因子とケモカインレセプターの発現を変えることで，特定の組織や感染部位に誘導される

ナイーブT細胞がエフェクターT細胞に分化するとき，T_{FH}細胞の場合はT細胞領域からB細胞領域に向けて，他のエフェクターT細胞の場合はリンパ組織からそれ以外の組織に向けて，それぞれ行き先を変えるために細胞表面の特定の分子の発現が変化する．ナイーブT細胞がエフェクターT細胞に分化するのに要する3～5日の間に，セレクチンやそのリガンド，インテグリン，ケモカインレセプターといった細胞のトラフィッキングを制御する分子の発現が大きく変化する．これからみていくように，ものによっては包括的に変化し，すべてのCD4$^+$ならびにCD8$^+$T細胞で共通して変化する．一方で，組織特異的に変化して，最初に刺激を受けた組織にT細胞を戻すように機能するものもある．また，ケモカインレセプターの発現パターンがT細胞のサブセット特異的に変化することもある．このような変化は，分化するB細胞を補助するにあたりT_{FH}細胞を胚中心に向けて移動させたり，骨髄単球系の細胞のエフェクター機能を動員したり増強したりする際にT_H1，T_H2，T_H17細胞をこれらの細胞が存在する組織に向けて移動させたりするのに重要な役割を担っている．

抗原により活性化されてT_{FH}細胞になったナイーブCD4$^+$T細胞は，CXCR5を発現するようになる一方で，CCR7の発現や，走化性脂質スフィンゴシン1-リン酸（S1P）のレセプターであるS1PR1の発現を失う（9-7項参照）．濾胞樹状細胞が恒常的に発現するCXCL13の濃度勾配により，分化しつつあるT_{FH}細胞がまずT細胞領域とB細胞濾胞との境界に導かれることで，固有の抗原を提示したB細胞と相互作用が可能になる．T_{FH}細胞は，次にB細胞濾胞に導かれ，そこで胚中心B細胞を補助する．T_{FH}細胞と異なり，他のCD4$^+$やCD8$^+$T細胞は，リンパ組織ではなく感染部位で骨髄単球系の細胞と相互作用するので，分化の場であるリンパ組織を離れなくてはならない．エフェクターT細胞の移出は，CCR7の発現を失うと同時にS1PR1を再発現することにより誘導される．ナイーブT細胞がエフェクターT細胞に分化してクローン増殖する間はリンパ組織に留まるために，通常は抗原の刺激を受けるとCD69の作用でS1PR1の発現を速

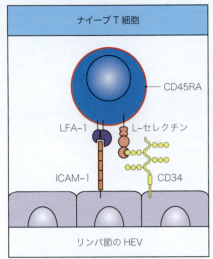
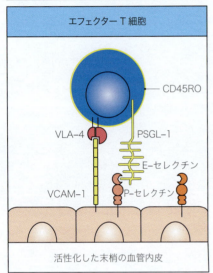

図11.6 エフェクターT細胞は表面分子を変えることにより感染部位に移行することができる

ナイーブT細胞はL–セレクチンと，CD34やGlyCAM–1（図示していない）など高内皮性小静脈（HEV，上図）上に発現するさまざまな蛋白質に付加した硫酸化糖鎖構造との結合を介してリンパ節に移行する．抗原と遭遇すると，分化したエフェクターT細胞はL–セレクチンの発現を失い，4〜5日後にリンパ節を離れ，今度はインテグリンVLA–4を発現してLFA–1の発現量を上げる（図示していない）．これらは，それぞれ感染部位の末梢の血管内皮上に発現するVCAM–1とICAM–1と結合する（下図）．エフェクター細胞に分化すると，T細胞において細胞表面蛋白質CD45をコードするmRNAのスプライシングも変わる．エフェクターT細胞に発現するCD45ROというアイソフォームは，ナイーブT細胞に発現するCD45RAアイソフォームのうち細胞外領域をコードするエキソンを一つもしくは複数欠損したものである．これにより，エフェクターT細胞は特異抗原による刺激に対する感受性を高めている．

やかに低下させる（9-6項参照）．ほとんどのエフェクターT細胞は，リンパ節などの高内皮性小静脈 high endothelial venule（HEV）におけるローリングに関与するL–セレクチンの発現を低下させる代わりに，P–セレクチン糖蛋白質リガンド–1 P-selectin glycoprotein ligand–1（PSGL–1）が機能するようになる（図11.6）．PSGL–1は，シアロ糖蛋白質ホモ二量体で，炎症部位で活性化した内皮細胞に発現するP–セレクチンやE–セレクチン上での接着やローリングするにあたっての主要なリガンドである．セレクチンリガンドの生合成に必要な糖転移酵素群を常に発現する顆粒球や単球と違って，T細胞はエフェクターT細胞に分化した後にこれらの酵素を発現する．エフェクターへの分化により，P–セレクチンとE–セレクチン両方のリガンドの生合成に必要な糖転移酵素である α1,3-フコシルトランスフェラーゼⅦ α1,3-fucosyltransferase Ⅶ（FucT–Ⅶ）の発現が誘導される．PSGL–1はナイーブT細胞でもエフェクターT細胞でも発現しているが，FucT–Ⅶの発現誘導によりエフェクターT細胞でのみセレクチンとの結合に適した糖鎖付加がなされるのである．

エフェクターT細胞を炎症組織に動員するのに重要なインテグリンなど，他の接着因子の発現も上昇する（図11.6）．ナイーブT細胞は主に **LFA–1**（$\alpha_L\beta_2$）を発現しているが，エフェクターT細胞に分化するとLFA–1の発現に加えて $\alpha_4\beta_1$ インテグリン（VLA–4）など他のインテグリンも発現する．VLA–4は，免疫グロブリンスーパーファミリーに属するICAM–1の関連分子である **VCAM–1** に結合する．T細胞がケモカインのシグナルにより活性化されると，ケモカインにより活性化したLFA–1がICAM–1と結合する際と同様に，VLA–4の構造が変化してVCAM–1により強く結合できるようになる（3-18項参照）．このように，ケモカインにより活性化したVLA–4が，炎症部位の近傍にある血管の内皮細胞上に発現するVCAM–1に結合することにより，エフェクターT細胞が血管外に遊走できるようになる．VCAM–1とICAM–1はともに活性化した上皮細胞の表面に発現するが，炎症組織の血管床によっては，二つのうちどちらか一方を優先的に用いることもある．つまり，どちらかというとVLA–4依存的にエフェクターT細胞を動員する組織もあれば，ICAM–1依存的に動員する組織もある．

接着因子によっては，体内の区画ごとに発現が誘導されるものがある．これにより，あるリンパ系の区画内の組織で活性化刺激を受けたエフェクターT細胞は，免疫応答が活性化しているときでも，定常状態にあるときでも，その区画内の組織に戻ることができる．つまり，エフェクターT細胞は，最初に刺激を受けた場所に応じて，特定の組織に移動するように刷り込まれると考えられる．エフェクターT細胞は，組織特異的に発現するアドレッシンに選択的に結合する接着因子を発現することでこういった制御を実現しており，このような接着因子をホーミングレセプター homing receptor と呼ぶことが多い（図11.7）．第12章でみていくように，腸管関連リンパ組織 gut-associated lymphoid tissue（GALT）で樹状細胞により活性化されたT細胞は，$\alpha_4\beta_7$ インテグリンの発現が誘導され，このインテグリンを介して，腸管粘膜にある血管内皮細胞に恒常的に発現しているアドレッシンであるMAdCAM–1と結合する（図11.7,

エフェクターT細胞は自然免疫細胞のエフェクター機能を強化する | 455

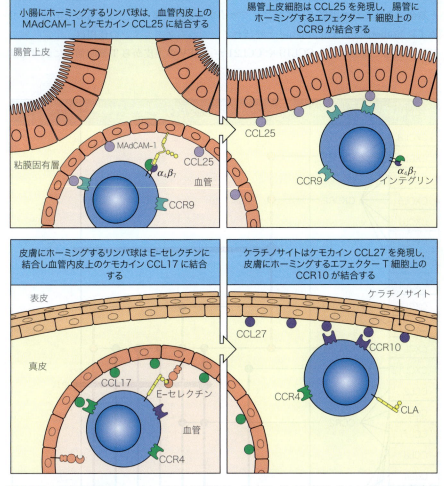

図11.7 皮膚や腸管にホーミングするT細胞は，特定のインテグリンやケモカインの組合せを用いることで標的組織に特異的に遊走する

腸管関連リンパ組織で最初に抗原による刺激を受けて循環しているリンパ球は $\alpha_4\beta_7$ を表面に発現しており，MAdCAM-1 と結合し（左上図），CCR9 の働きにより CCL25 ケモカインの濃度勾配に沿って血管内皮を越えて腸管上皮に遊走する（右上図）．同様に，皮膚に流入するリンパ節で最初に刺激を受けて循環するリンパ球は，皮膚リンパ球抗原（CLA）と内皮細胞に恒常的に発現する E-セレクチンとの相互作用により，皮膚の血管内皮細胞に結合する（左下図）．この結合は，リンパ球のケモカインレセプター CCR4 と内皮の CCL17 ケモカインの相互作用を介して強固なものになる．いったん内皮細胞を通過すると，CCL27 ケモカインにリンパ球上のレセプター CCR10 が結合することで，エフェクター T 細胞は真皮のケラチノサイトに捕捉される（右下図）．

左上図）．

　GALT で最初に抗原の刺激を受けた T 細胞は，腸管上皮が恒常的かつ特異的に産生するケモカインに特異的なケモカインレセプターも発現する．恒常性が保たれた状態では，小腸のリンパ組織で抗原に感作された T 細胞は，CCR9 の働きで CCL25 の濃度勾配に導かれて小腸上皮細胞の下にある粘膜固有層に戻る（図11.7, 右上図）．一方，皮膚の流入領域リンパ節で抗原の感作を受けた T 細胞は皮膚に選択的に戻る．これらの T 細胞では，皮膚リンパ球抗原 cutaneous lymphocyte antigen (CLA) という接着因子の発現が誘導される．CLA は PSGL-1 とは異なる糖鎖修飾のパターンをもつ PSGL-1 アイソフォームで，皮膚の血管内皮上の E-セレクチンと結合する（図11.7, 下図）．CLA を発現する T 細胞は，ケモカインレセプター CCR4 や CCR10 も発現している．皮膚へのホーミングに際して，まず CCR4 が皮膚の血管で高発現する CCL17

(TARC) ケモカインと結合し，続いて CCR10 が表皮で高発現する CCL27（CTACK）と結合する．これら組織ホーミングケモカインは定常状態で産生されるので恒常性ケモカイン homeostatic chemokine と呼ばれる．これらケモカインの作用は，定常状態のリンパ組織で産生される CCL19 や CCL21 が，HEV の上皮から T 細胞領域にかけて濃

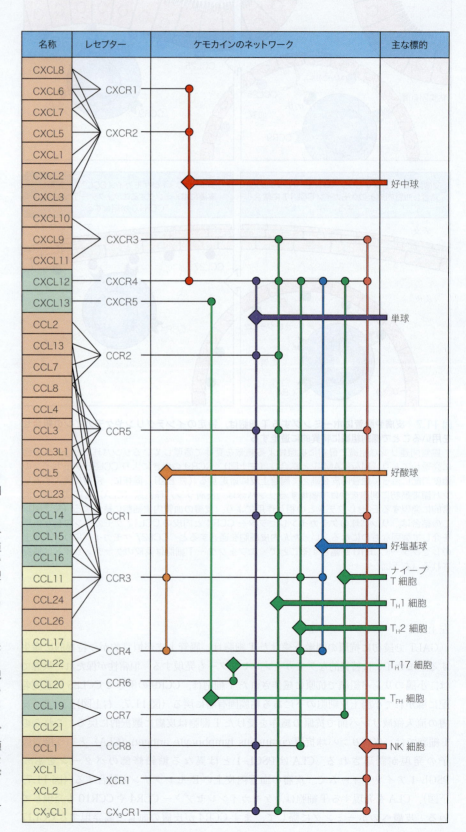

図11.8 ケモカインのネットワークにより自然免疫系細胞と適応免疫系細胞の集団の相互作用が調節される

ケモカインは構造の違いに基づいて，CXCL，CCL，XCL，CXC_3CL の4種類に分類される．ケモカインは炎症性（赤色），恒常性（緑色），混合型（黄色）といった形でも分類できる．ケモカインは，7回膜貫通型G蛋白質共役レセプターのサブファミリーと結合し，これらレセプターは結合するケモカインの種類に基づいて CXCR，CCR，XCR，CX_3CR に分類される．すべてではないが，免疫モジュールを編成するケモカイン-ケモカインレセプターのネットワークの多くがここに示されている．レセプターとそれを発現する細胞の種類の関係が線と分岐点による「回路図」で表現されている．ケモカインとそのレセプターを標的細胞につなげるには，横線をたどり分岐点で縦線に移る．菱形（ダイヤモンド形）の分岐点は縦線と細胞の種類をつないでいる．ほとんどのケモカインレセプターは複数のケモカインと結合することができる．

(Mantovani et al.: *Nat. Rev. Immunol.* 2006, 6:907-918 より改変)

度勾配を形成し，CCR7をもつナイーブT細胞を引き寄せるのに似ている（図11.8）．恒常性ケモカインは，循環する免疫細胞を感染の過程で炎症部位に動員する炎症性ケモカイン inflammatory chemokine とは対照的な関係にある．

エフェクターT細胞への分化の過程で一律あるいは組織特異的に発現するトラフィッキング分子のほかに，CCR7の発現を失うと同時にサブセット特異的に発現するケモカインレセプターがあるので，T_H1，T_H2，T_H17細胞の間でケモカインレセプターの発現パターンが異なる．病原体の種類に応じて自然免疫応答により局所で誘導される炎症性ケモカインのパターンが異なるため，結果として炎症部位に動員されるエフェクター細胞のサブセットが異なる（図11.9）．例えばT_H1細胞は，炎症局所に移行する際に成熟してマクロファージになった単球にも発現しているCCR5を発現する．これにより，T_H1細胞と，これを介して機能が促進される自然エフェクター細胞が，同じケモカインを介して同じ組織に動員される（図11.8）．多くのケモカインレセプターと同様に，CCR5は多数のリガンドを認識する（CCL3, CCL4, CCL5, CCL8）．産生する細胞や1型免疫の標的となる病原体の種類により，どのケモカインが誘導されるかが異なると考えられる．これらのうちいくつかは，活性化したマクロファージ自身が炎症部位に動員された後に産生する．これにより，次の項で論ずるように自然免疫応答が増幅されてT_H1細胞を動員し，今度はT_H1細胞による抗原特異的な「補助」によりマクロファージが活性化されるというフィードフォワード制御が可能になっている．T_H1細胞は，NK細胞と細胞傷害性$CD8^+$T細胞（CTL）がともに発現するCXCR3も発現している．これらの細胞は，CXCL9やCXCL10といったCXCR3のリガンドに応答して同じ炎症部位に動員され，協力して細胞傷害機構を働かせることで，リステリア・モノサイトゲネスや一部のウイルスなどの細胞内寄生病原体に感染した標的細胞を殺傷する．

T_H2細胞とT_H17細胞で発現する炎症性ケモカインのレセプターは異なるが，うち一部はT_H1細胞に発現しているものと同様に骨髄単球系の細胞にも発現しているもので，これらを介してT_H2細胞やT_H17細胞は炎症組織に移動することができる（図11.8，図11.9）．自然エフェクター細胞と適応免疫のエフェクター細胞が共通したケモカインレセプターを発現することは，さまざまな病原体に応答した免疫エフェクターモジュールが時空間的に調整されて一体となって機能するうえで重要なことである（図11.8）．炎症部位での局所的なサイトカインやケモカインの放出は，広範囲に影響を及ぼす．これらの作用により血管壁に誘導された変化により，血流を循環中に特定のケモカインレセプターを常に発現する顆粒球や単球に加えて，新たに産生されたエフェクターT細胞も炎症組織に誘導することができる．いったん組織内に移行すると，動員されたT細胞はヘルパーT細胞のサブセットごとに特異的なサイトカインを産生することにより，自然免疫系細胞による特異的なケモカインの産生をさらに増大させる．このようなフィードフォワード機構が働くことで，エフェクターT細胞や自然エフェクター細胞が組織にさらに遊走してくる．ILCも，エフェクターモジュールごとに特異的なケモカインの局所での産生を促すサイトカインを同様に産生するが，病原体特異的な応答の初期段階での方向性を決めるという意味でILCの重要な役割の一つになっている．

11-4 適応免疫の進行に伴い病原体特異的なエフェクターT細胞が感染部位に集積する

適応免疫応答の初期段階では，感染した組織に移行するエフェクターT細胞のうち病原体に特異的なものはごく少数である．なぜなら，炎症性サイトカインにより局所の血管上皮が活性化してセレクチン，インテグリンのリガンド，あるいはケモカインの発現が誘導され，これらに応答するトラフィッキングレセプターを発現しているエフェクターT細胞やメモリーT細胞が，抗原に対する特異性とは無関係に動員されるからである．しかしながら，病原体特異的なT細胞が増加することと，これらの細胞が感染

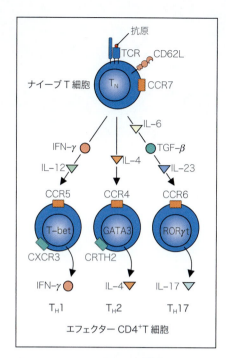

図11.9 エフェクターT細胞の分化とともに接着因子やケモカインレセプターの発現が変わる

一次免疫応答の間，自然免疫機構に由来する特定のサイトカイン（三つに分かれた矢印の横に記載）と固有のマスター転写因子（T-bet, GATA3, RORγt）により，ナイーブ$CD4^+$T細胞はT_H1，T_H2，T_H17エフェクター細胞に分化する．いずれのサブセットのエフェクターT細胞においても，L-セレクチン（CD62L）とCCR7の発現を失い，それぞれに特徴的なケモカインレセプターを発現する．

組織内で抗原を認識してそこに留まることにより，反応の特異性が急速に上昇する．抗原によって活性化されたエフェクターT細胞が感染組織に留まるしくみは完全には明らかになっていないが，エフェクターT細胞に分化するまでの間，抗原に刺激されたナイーブT細胞を二次リンパ組織に留めておくのと同様の機構が働いていると考えられている．他のケモカインのシグナルの関与もあるかもしれないが，この機構にはS1P経路がかかわっている．クローンの増大と分化から数日を経て適応免疫応答が最も活発になるまでに，動員されるT細胞の大部分は感染した病原体に特異的なものとなる．

エフェクターT細胞は，組織に移行してもそこで固有の抗原を認識しなかったものはそのままに留まることはない．これらの細胞は局所でアポトーシスするか，輸入リンパ管から流入領域リンパ節に入り最終的には血流に戻る．このように，組織から輸入リンパ管に入ったT細胞はメモリーT細胞かエフェクターT細胞で，細胞表面分子CD45のアイソフォームCD45ROを発現し，L-セレクチンを発現しないことを特徴としている（図11.6）．後述するように，エフェクターT細胞と一部のメモリーT細胞は同様の体内動態を示し，最初に感染する組織であるバリア組織を通って遊走したり，場合によってはそこに留まったりする（11-22項）．エフェクターT細胞がこのような動きをすることで，すべての部位での感染を除去できるだけでなく，メモリー細胞とともに同じ抗原の再感染から宿主を防御することができる．

11-5　T_H1細胞は古典的活性化マクロファージによる細胞内寄生細菌に対する宿主の応答を制御して増幅する

1型応答（図11.5）は，マクロファージの中で生存して複製する能力を進化の過程で獲得した病原体，例えばウイルス，あるいはマクロファージの細胞内小胞の中で生存することができる細菌や原虫を，生体内から根絶するにあたって重要な役割を担っている．ウイルスの場合，T_H1応答は，ウイルスに感染した細胞を認識して破壊する細胞傷害性$CD8^+$T細胞を補助する働きがある（第9章参照）．1型応答の過程で分化したT_{FH}細胞は，血液や細胞外液のウイルス粒子を中和するIgG抗体の産生を誘導する．結核菌やサルモネラといった細菌，あるいは，リーシュマニア原虫やトキソプラズマといった，いずれもマクロファージ内での抵抗性を獲得した細胞内寄生病原体の感染に対して，T_H1細胞はマクロファージの殺菌機能を高める働きがある（図11.10）．

すべての種類の病原体は細胞外液からマクロファージに取り込まれ，多くの場合マクロファージがそれ以上活性化されなくても破壊される．結核菌により引き起こされるような臨床的に重要な感染の中には，取り込まれた病原体が殺されないだけでなく，マクロファージに慢性的に感染してその機能を低下させるものもある．このような微生物は，ファゴソームとライソソームの融合や，ライソソームのプロテアーゼの活性に必要な酸性化を阻害することにより，ファゴソームという厳しい環境で生きていくことができるので，抗体やCTLから身を隠すことができる．それでも，マクロファージの表面にあるMHCクラスⅡ分子にこういった微生物由来のペプチドを提示することができ，これを抗原特異的なエフェクターT_H1細胞が認識する．T_H1細胞は刺激に応答して膜蛋白質や可溶性のサイトカインを合成してマクロファージの抗菌活性を促進することで，病原体を除去したり増殖や拡散を制御したりする．このような抗菌機構の活性化は「古典的な」マクロファージの活性化と呼ばれ，その結果としていわゆる**古典的活性化（M1）マクロファージ** classically-activated (M1) macrophage が作られる（図11.11）．

古典的なマクロファージの活性化には，主に二つのシグナルが必要で，T_H1細胞はどちらのシグナルも伝達することができる．一つ目のシグナルはサイトカインのIFN-γ（図11.10）で，二つ目はIFN-γに対してマクロファージを反応するようにさせるCD40Lである．T_H1細胞は，CD40Lの代わりにマクロファージを活性化することができるリンホトキシンも分泌することができる．M1マクロファージは強力な抗菌エフェ

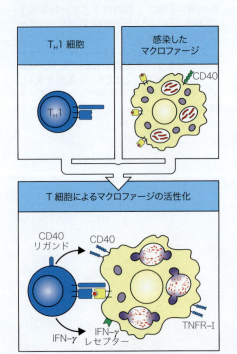

図11.10　T_H1細胞はマクロファージを活性化してその殺菌能を高める

細菌由来のペプチドに特異的なエフェクターT_H1細胞が，その細菌に感染したマクロファージに接触すると，マクロファージ活性化因子であるIFN-γの分泌とCD40リガンドの発現を誘導する．これら新しく生合成されたT_H1因子は相乗的にマクロファージを活性化する．

図11.11 T_H1細胞により活性化されたマクロファージは，抗菌効果を高め免疫応答を増幅させる

活性化したマクロファージはCD40とTNFレセプターの発現を高め，TNF-αの分泌が促される．このような自己分泌刺激とT_H1細胞により分泌されたIFN-γの相乗効果により，一酸化窒素（NO）とスーパーオキシド（O_2^-）の産生を特徴とする古典的活性化（M1）マクロファージが誘導される．マクロファージは，T細胞のCD40リガンドとの相互作用に応答してB7分子の発現を，IFN-γに応答してMHCクラスIIの発現をそれぞれ高めることにより，休止期のCD4⁺T細胞をさらに活性化することができる．

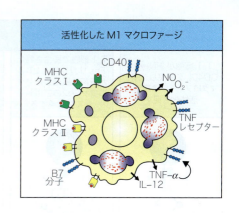

クター細胞である．3-2項で述べたように，ファゴソームがライソソームと融合し，殺菌性の活性酸素種や活性窒素種が産生される．T_H1細胞がこれらの分子を介してマクロファージを刺激すると，M1マクロファージはTNF-αも分泌し，LT-αにより活性化されるものと同じレセプターTNFR-Iを介してマクロファージをさらに活性化する．ここでのTNFレセプターのシグナルはマクロファージの生存性の維持に必要とみられており，TNFR-I（9-28項参照）をもたないマウスでは，通常は病気を引き起こさない日和見病原体のトリ結核菌によりマクロファージが過剰にアポトーシスを起こし，結果としてマクロファージの中で殺される前に病原体が放出され拡散する．CD8⁺T細胞もIFN-γを産生して，細胞質の蛋白質由来の抗原をMHCクラスIに提示したマクロファージを活性化することができる．マクロファージもごく少量の細菌のリポ多糖 lipopolysaccharide（LPS）によりIFN-γに対する感受性を高めることができるが，この経路はCD8⁺T細胞がIFN-γの最初の産生源となっているときに特に重要かもしれない．

細胞内での殺菌力上昇のほかにもT_H1細胞はマクロファージの変化を誘導し，細胞内寄生細菌に対する応答を増幅する．このような変化にはM1マクロファージの細胞表面のMHCクラスII分子，B7分子，CD40，TNFレセプターの数の増加をも含まれ，これによりT細胞に対する抗原提示の効率や，CD40リガンドやTNF-αに対する応答性を高められる（図11.10，図11.11）．さらにM1マクロファージはIL-12を分泌し，ILC1細胞やT_H1細胞のIFN-γの産生量を増加させる．IL-12は，活性化したナイーブCD4⁺T細胞のT_H1エフェクター細胞への分化やCD8⁺T細胞の細胞傷害性エフェクター細胞への分化も促進する（9-18項，9-20項）．

その他のT_H1細胞の重要な機能として，感染部位への貪食細胞のさらなる動員がある．T_H1細胞は二つの機構を介してマクロファージを動員する（図11.12）．一つ目は造血系の増殖因子 IL-3とGM-CSFの産生を介して骨髄での新たな単球の産生を刺激することである．二つ目は，感染部位でT_H1細胞から分泌されたTNF-αとリンホトキシンが，内皮細胞の表面の性質の変化を促して単球がそこに接着できるようにすることである．炎症局所でT_H1細胞から誘導されたCCL2などのケモカインにより，単球が血管内皮を通ってマクロファージへの分化の場である炎症組織に遊走する（3-17項参照）．M1マクロファージ自身から分泌されたサイトカインやケモカインも単球を感染部位に動員する．まとめると，これらのT_H1細胞を介した正のフィードバックループの効果により，病原体を抑制したり除去したりするまで1型応答が増幅されて持続される．

一部の結核菌やリステリアのようなある種の小胞内細菌は，病原体を含む小胞から細胞質に抜け出し，活性化したマクロファージによる殺菌作用の影響を免れるようになる．しかしながら，このような細菌の存在により，細胞傷害性CD8⁺T細胞に認識されるようになる．これらCTLにより殺傷されたマクロファージから放出された病原体は，細胞外の環境で抗体を介した機構により殺されたり，新たに動員されたマクロファージにより貪食されたりする．T_H1細胞がIL-2を供給するなどしてCTLの分化を「助ける」ことは，T_H1細胞とCTLが協調して機能するにあたり重要な役割を担っていると考えられる．

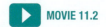
MOVIE 11.2

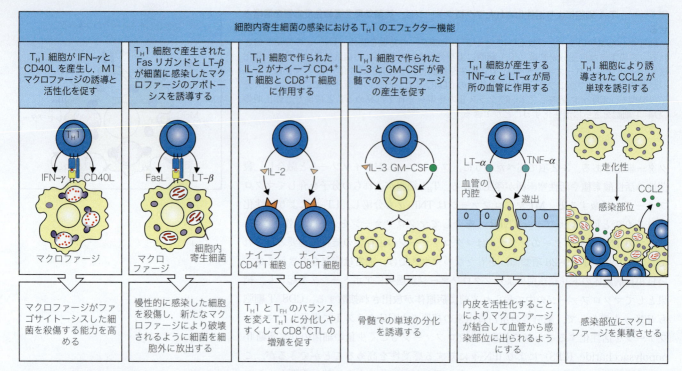

図11.12 細胞内寄生細菌に対する免疫応答は活性化T_H1細胞により制御される

T_H1細胞が感染マクロファージにより活性化されると，M1マクロファージを誘導したり，細胞内寄生細菌に対する応答を制御したりするサイトカインを分泌する．IFN-γとCD40リガンドにより相乗的に活性化されることで，マクロファージは取り込んだ病原体を殺傷することができる．慢性的に感染したマクロファージは細胞内寄生細菌を殺すことができなくなる．このようなマクロファージはT_H1細胞が産生した膜結合型蛋白質のFasリガンドやLT-βにより殺され，取り込んだ細菌を放出する．これらの細菌は，新たなマクロファージに取り込まれて殺傷される．このようにIFN-γとLT-βが相乗的に作用することで，細胞内寄生細菌が取り除かれる．T_H1細胞が産生したIL-2により，エフェクターT細胞の分化や他のサイトカインの放出が促進される．IL-3とGM-CSFは，造血幹細胞に作用して骨髄での新たな単球の産生を促す．新たなマクロファージは，血管内皮で分泌されたTNF-α，LT-αやその他のサイトカインの働きにより血流から離れて組織に移行することで感染部位に動員され，マクロファージに分化する．単球を誘引する活性をもつケモカイン（CCL2）の働きで，単球は感染部位に遊走して集積する．このように，細胞内の感染源を破壊するにあたってきわめて効果的に機能するマクロファージの応答が，T_H1細胞により統合的に制御される．

11-6 組織の損傷を防ぐにあたり，T_H1細胞によるマクロファージの活性化には厳密な制御を要する

第9章で論じたように，エフェクターT細胞の際立った特徴として，補助刺激がなくても抗体によるエフェクター機能を活性化できる，あるいは，多くは抗原提示細胞との免疫シナプスの形成を介して，極性をもってサイトカインを分泌したり細胞表面分子を発現したりすることによりエフェクター分子を効率よく送り届けることができるといったことが挙げられる（9-25項参照）．T_H1細胞がマクロファージに発現する固有の抗原を認識した後，エフェクター分子を放出するまでに数時間かかる．したがって，T_H1細胞は，細胞傷害性$CD8^+$T細胞に比べてずっと長い間標的細胞に接着しなくてはならない．T_H1細胞も，CTLと同様に接着部位に向けた分泌機構をもつようになり，マクロファージとの接着部位に向けて新たに生合成したサイトカインを分泌する（図9.38参照）．CD40リガンドも同様に接着部位に輸送されていると考えられる．マクロファージはすべてIFN-γのレセプターをもっているが，感染細胞がT_H1細胞に抗原を提示することで，周辺にある非感染細胞に比べてはるかに活性化されやすくなる．

感染したマクロファージを狙ってより効果的に活性化シグナルを伝達することに加えて，抗原特異的なマクロファージの活性化は，組織の傷害を抑えるにあたっても重要な働きをしている．MHCとペプチドを認識することで感染したマクロファージのみを標

的とすることで，T_H1 細胞は炎症組織を構成する正常な細胞が「巻き添えにより」傷害されることを最小限に留めている．つまり，活性酸素，一酸化窒素（NO），プロテアーゼは，破壊の対象となっている病原体だけでなく，宿主の細胞に対しても毒性を示すからである．このように，T_H1 細胞による抗原特異的なマクロファージの活性化は，強力な防御機構の効果を最大限に引き出す一方で，局所の組織の傷害を最小限にする手段となっている．この点について ILC1 も IFN-γ を産生するが，抗原レセプターをもたないため，感染したマクロファージを狙ってサイトカインを放出することができないので，T_H1 細胞ほど効率よくマクロファージを活性化できない．ILC1 が他の機構を介してマクロファージに向けて IFN-γ を放出しているのか，あるいは，これらの細胞がマクロファージの活性化にあまり寄与していないのかは，まだわかっていない．しかしながら，ILC1 が産生する IFN-γ は局所の炎症応答を間接的に促進するにあたり重要である．

11-7 T_H1 細胞によるマクロファージの活性化が長期化することで，排除できなかった細胞内寄生病原体を含む肉芽腫が形成される

一部の細胞内寄生病原体，とりわけ結核菌は，活性化したマクロファージにおける抗菌効果に対して十分な耐性をもっているので，1型応答では完全に除去できない．その結果，慢性的かつ低レベルの感染状態となり，病原体の増殖と拡散を防ぐために T_H1 応答を継続する必要がある．このような状況下では，T_H1 細胞とマクロファージが長期間にわたって協調することにより肉芽腫の形成と呼ばれる免疫反応が起こり，微生物が活性化したリンパ球にマクロファージが取り囲まれて閉じ込められる（図 11.13）．肉芽腫の特徴として，数個のマクロファージが融合して多核巨細胞を形成することがある．多核巨細胞は，中心にある活性化マクロファージとそれを囲むリンパ球との境界にみられ，抗菌活性を高めていると考えられる．肉芽腫は耐性をもつ病原体を取り囲む「物理的な壁」として機能している．結核の場合，大きな肉芽腫の中心が隔離され，おそらくは酸素の欠乏と活性化マクロファージの細胞傷害効果により，そこにあった細胞は死滅する．中心の死んだ組織がチーズに似ているので，このプロセスは「乾酪 caseous」壊死と呼ばれている．このように，T_H1 細胞の慢性的な活性化は激しい病態を引き起こす．しかしながら，T_H1 応答が起こらないともっと深刻な結果を引き起こす．つまり現代ではエイズや複合型結核菌感染症の患者にみられるような播種感染により死にいたる．

11-8 1型応答の欠損から，その細胞内寄生細菌の排除における重要性が示される

遺伝子ターゲティング gene targeting により IFN-γ や CD40 リガンドを欠損したマウスでは，古典的なマクロファージの活性化が障害される．その結果，このような動物はミコバクテリア属，サルモネラ属，リステリア属に抵抗できずこれらの微生物が致死量近くまで増えてしまう．古典的活性化（M1）マクロファージはワクシニアウイルスの抑制にあたっても重要である．しかしながら，IFN-γ や CD40L はおそらく T_H1 細胞により合成される最も重要なエフェクター分子ではあるが，マクロファージの小胞内で増殖する病原体に対する免疫応答は複雑で，T_H1 細胞はほかにも重要なサイトカインを分泌しているかもしれない（図 11.12）．

後天性免疫不全症候群（HIV）/エイズにかかった人々において $CD4^+$ T 細胞が欠損することにより，T_H1 応答が十分機能せず，通常ならマクロファージにより除かれるような微生物が拡散してしまう．真菌性の病原体であるニューモシスチス・イロヴェツィイによる日和見感染の例がこれに該当する（第13章参照）．健常人の肺には，肺胞マクロファージによる細胞内傷害や貪食細胞の作用によりニューモシスチス・イロヴェツィイは存在しない．しかしながら，ニューモシスチス・イロヴェツィイによる肺炎が，エイズの人々の死因となることが多い．$CD4^+$ T 細胞をもたないと，肺のマクロファージ

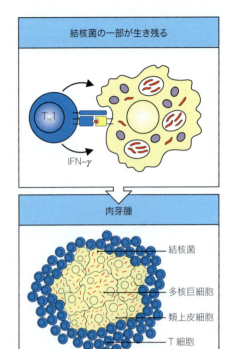

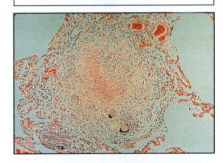

図 11.13 細胞内寄生病原体やその成分が完全に排除されないと，肉芽腫が形成される

結核菌（赤色）が活性化マクロファージの殺菌作用に抵抗性をもつ場合，局所での特徴的な免疫応答としていわゆる肉芽腫が形成される．肉芽腫の中心部分は感染したマクロファージからなり，その一部はマクロファージが融合してできた多核巨細胞であり，周囲を類上皮細胞と呼ばれる大型のマクロファージに取り囲まれている．結核菌による肉芽腫の中心部は，通常，壊死に陥っている．結核菌は肉芽腫の中で生き延びることができる．肉芽腫の中心部は，$CD4^+$ T 細胞を主体とする T 細胞に囲まれている．このような均衡状態がどのように形成され，どのように破綻するのかについての詳しい機序はわかっていない．サルコイドーシスと呼ばれる疾患は，結核菌の潜伏感染により引き起こされるとされており，下図に示したような肉芽腫が肺やその他の組織に形成される．

（写真は J. Orrell の厚意による）

によるニューモシスチス・イロヴェツィイの貪食と細胞内での殺菌作用が障害され，肺の上皮表面に病原体が住み着き肺の組織を侵食する．CD4$^+$T細胞が必要とされる理由の少なくとも一部は，T$_H$1細胞によるIFN-γとTNF-αの産生を介したマクロファージの活性化にあると思われる．

11-9　T$_H$2細胞は2型応答を編成し，腸内の蠕虫を駆除したり，組織の損傷を修復したりする

　2型免疫は，蠕虫，回虫（線虫 nematode），2種類の扁形動物，すなわちサナダムシ（条虫）と吸虫といった寄生虫を標的としている．細菌性の病原体などのいわゆる病原微生物（細菌，ウイルス，真菌，原虫 protozoa）は，急速に増殖して圧倒的な数で生体防御機構を抑え込んでしまうことがあるが，寄生虫の場合はこれらと異なり，哺乳類の宿主中で増殖することがほとんどない．さらに，寄生虫は多細胞の後生動物に属する「大型の病原体」であり，全長が平均で約1ミリメートルから1メートル以上で，宿主の貪食細胞が貪食するにはあまりに大きいため，病原微生物に対するものとはまったく異なる生体防御の方策が必要になってくる．開発途上国では，ほとんどすべての動物やヒトの腸管に蠕虫が寄生しているといっても過言ではない（図11.14）．これらの感染の多くは，2型応答が効果的に発動することで除去されると考えられる．もっとも，宿主の応答により寄生虫による負荷が軽くなることは多いが，完全に寄生虫を取り除くことはできずに慢性的な疾患の原因となることもある．このような状況では，宿主が取り除こうとする働きをするものの，寄生虫が長期間生存して宿主の栄養を奪ったり局所的な炎症を引き起こしたりして疾患が発症する．

　どのような種類のものが，どこから宿主に侵入しようとも，蠕虫に対する宿主の適応免疫はT$_H$2細胞により制御されている（図11.15，図9.30も参照）．T$_H$2応答は，寄生虫により産生された物質が，さまざまな自然免疫系細胞，例えば上皮細胞，ILC2，マスト細胞，樹状細胞を刺激することで誘導される．蠕虫の抗原をナイーブCD4$^+$T細胞に提示するのに必要な樹状細胞は，ILC2が産生するIL-13や上皮由来のTSLPなどの自然免疫サイトカインにより活性化される．TSLPは，T$_H$2細胞への分化を促進する樹状細胞を選択的に活性化し，T$_H$1やT$_H$17を誘導する樹状細胞の分化を抑制する働きがある．T$_H$2細胞への分化に必要なIL-4の産生源は状況によって異なり，iNKT細胞，マスト細胞，好塩基球などさまざまな種類の細胞が産生していると考えられているが，これらのうちでどれか一つが特に不可欠というわけではない．

　流入領域リンパ組織で分化したT$_H$2細胞は，リンパ組織から出て蠕虫が侵入した部位に移動し，好酸球，好塩基球，組織マスト細胞，マクロファージといった血中を循環

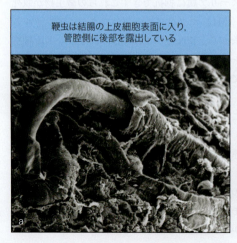
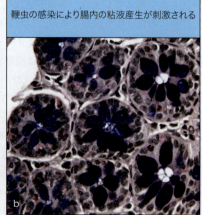

図11.14　腸管蠕虫感染
　(a) 鞭虫は蠕虫に属する寄生虫であり，腸管上皮細胞内に一部埋もれて生息している．ここで示したマウスの大腸の走査電子顕微鏡写真では，寄生虫の頭部が上皮細胞に埋もれており，管腔側に露出している尾部が写されている．(b) 鞭虫に感染したマウスの大腸陰窩の組織切片像．腸管上皮の杯細胞による顕著な粘液産生の増加が示されている．粘液は杯細胞の小胞内の大きな液滴のように観察され，過ヨウ素酸シッフ（PAS染色）で黒青色に染色される（400倍）．

エフェクターT細胞は自然免疫細胞のエフェクター機能を強化する

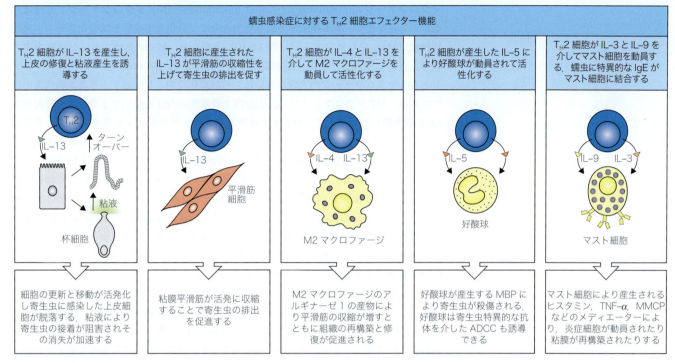

図11.15　腸管の蠕虫に対する防御応答は T_H2 細胞を介したものである

腸管の蠕虫のほとんどは，$CD4^+$ T細胞による防御応答と抗病原体応答の両方を誘導する．T_H2 応答はどちらかというと防御的に機能し，寄生虫にとって好ましくない環境を作り出して寄生虫の排除や寄生虫に対する防御免疫の誘導に働く（詳細は本文中を参照）．

M2マクロファージ：選択的活性化マクロファージ．

している2型自然エフェクター細胞の動員や機能発現を促進する．T_H1 や T_H17 細胞と同様に，T_H2 細胞もこれと相互作用する循環型自然エフェクター細胞に共通したケモカインレセプターを発現しているため，2型応答が進行している部位に選択的に移行する（図11.8，図11.9）．活性化した組織マスト細胞が産生する脂質メディエーターであるプロスタグランジン D_2 をリガンドとする CRTH2 と同様に，CCR3 と CCR4 は T_H2 細胞および好酸球や好塩基球のいずれにも発現している．CCR3 のリガンド（例えば，CCL11，CCL24，CCL26 といったエオタキシン）は，IL-4 や IL-13 のシグナルを介して蠕虫の感染部位の組織に存在するさまざまな自然免疫系細胞により産生される．このようなケモカインネットワークを介して，ILC2，T_H2 細胞，好酸球，好塩基球はいずれも他の2型細胞の動員を促進することができる．

寄生虫によっては，T_H2 エフェクター応答による制御を介した自然エフェクター細胞の機能促進により直接殺傷されるものもあるが，蠕虫に対する応答は，主に寄生虫を排除することと，これらが宿主に侵入する際の組織の損傷を抑制することに向けられており，どちらの機能も2型サイトカインを介している．IL-13は，杯細胞からの粘液の産生を直接促進し，平滑筋を活性化して粘膜組織の運動を活発化させ，そして粘膜上皮細胞の遊走とターンオーバーを促す（図11.15，第1図）．最も寄生虫が侵入しやすい腸管内におけるこれらの活動は，上皮に接着した寄生虫を取り除き，これらが住み着く上皮面の領域を減らすという意味で，宿主の応答において重要な役割を担っている．

蠕虫に対する応答により，T_H2 細胞とともに分化する IL-4 産生 T_{FH} 細胞を介して IgE の産生が亢進される（9-20項参照）．IgE がマスト細胞，好酸球，好塩基球に発現する Fcε レセプターに結合することで，抗原を特異的に認識して活性化するようになる．2型の適応免疫により IgG1 の産生も促進され，これを認識することでマクロファージも2型応答に関与する．T_H2 細胞により産生された IL-4 や IL-13 も，**選択的活性化**

マクロファージ alternatively activated macrophage（**M2マクロファージ**とも呼ばれる）の分化を促す．T_H1細胞との相互作用を介して分化して炎症を活発化させる古典的活性化（M1）マクロファージ（図11.10）と異なり，M2マクロファージは寄生虫の殺傷と排除に関与し，組織の再構築と修復を促進する（図11.15）．M1マクロファージとM2マクロファージの大きな違いは，抗病原体産物としてのアルギニンの代謝の違いにある．M1マクロファージは，細胞内で殺菌性のNOを産生するiNOSを発現する（3-2項参照）のに対して，M2マクロファージは，アルギニンからオルニチンやプロリンを産生するアルギナーゼ-1 arginase-1を発現する．他の因子とともにオルニチンは粘膜平滑筋の収縮性を向上させ，組織の再構築と修復を促進する（図11.15）．機序はわかっていないが，オルニチンは，表面にIgGが結合したある種の蠕虫の幼虫に対して，直接的な毒性を示すことが明らかになっている．組織に侵入した蠕虫はマクロファージが取り込むにはあまりに大きいので，抗体依存性細胞性細胞傷害 antibody-dependent cell-mediated cytotoxicity（ADCC）を介して寄生虫を直接狙って毒性メディエーターを放出することで，好酸球と同様（後述）にマクロファージもこれら大型の細胞外寄生病原体を攻撃することができる．

T_H2細胞により活性化されたマクロファージは，宿主の組織を寄生虫が這い回ることで生じた損傷を修復することに加えて，侵入した寄生虫を物理的に閉じ込める際にも重要な役割を担っていると考えられている．このような，M2マクロファージによる「組織修復」の機能は，コラーゲンの産生を促すなど，組織の再構築に重要な因子を分泌することによるものである．コラーゲンの形成には，アルギナーゼ-1の活性により産生されたプロリンが必要である．さらに，T_H2により活性化されたマクロファージは，肉芽腫を形成して寄生虫の幼生を組織に閉じ込めることもできる．このときにT_H2細胞により抗原特異的にマクロファージを活性化することで，無駄なく2型応答を行うことができる．ILC2や自然エフェクター細胞は，IL-13を介してマクロファージを活性化するが，これらの細胞はこの免疫応答を維持することができない．いくつかの寄生虫感染のモデルにおいて，RAG欠損マウスやT細胞欠損マウスの蠕虫に対する応答がかなり障害されていることからも，T_H2細胞がILC2に取って代わり長期間にわたってマクロファージを活性化していることが示されている．

T_H2細胞やILC2が産生するIL-5により好酸球が動員されて活性化され（図11.15），これら好酸球が分泌顆粒に蓄えていた主要塩基性蛋白質 major basic protein（MBP）のような細胞傷害性の分子を放出して寄生虫を直接傷害する．IgEを介した脱顆粒を担うFcεレセプターのほかに，好酸球はIgGに対するFcレセプターをもっており，IgGが結合した寄生虫に対してADCCを引き起こす（図10.38参照）．好酸球は，Fcαレセプター（CD89）も発現しており，分泌型IgAの刺激に応答して脱顆粒することもある．

粘膜のT_H2細胞が産生するIL-3やIL-9により，**粘膜マスト細胞** mucosal mast cellとして知られる特定のマスト細胞が動員され，増殖し活性化する（図11.15）．自然免疫サイトカインであるIL-25やIL-33も蠕虫に対する応答の初期に粘膜マスト細胞を活性化する．粘膜マスト細胞は，他の組織のマスト細胞と違ってIgEのレセプターを少ししかもたず，ヒスタミンもほとんど産生しない．サイトカインにより活性化されたりレセプターに結合したIgEが寄生虫に結合したりすると，粘膜マスト細胞はあらかじめ作って分泌顆粒に蓄えていたプロスタグランジン，ロイコトリエン，あるいは，粘膜マスト細胞プロテアーゼ mucosal mast cell protease（MMCP-1）などのプロテアーゼといった炎症性メディエーターを大量に放出する．MMCP-1は，上皮の密着結合を分解して浸透性を増加させ，粘膜内腔側への体液の流出を促す．まとめると，マスト細胞由来メディエーターによる血管や上皮の浸透性の上昇，杯細胞による粘液産生を促す刺激，ならびに白血球動員の誘導は，いずれも「洗い流したり，掃き出したり」する応答に寄与しており，宿主から寄生虫を追い出すことに一役買っている．

11-10 T_H17細胞は3型応答を編成し，細胞外寄生細菌や真菌の排除を促進する

　細胞外寄生細菌や真菌による感染に応答して産生されるエフェクターT細胞のサブセットは，T_H17細胞である．定常状態では，T_H17細胞はもっぱら腸管粘膜に配置されており，細胞外寄生細菌とある種の真菌で構成される腸内細菌叢と宿主との共生関係に寄与している．しかしながら，外傷や感染による損傷で上皮のバリア機能が破られた際に宿主に侵入する常在微生物叢に由来する微生物に対するものと同様に，バリアから侵入する病原性の細胞外寄生細菌や真菌に対する防御にも重要な働きをしている．これらの環境におけるT_H17細胞の主な働きは，好中球が主要な自然エフェクター細胞として機能する3型応答を編成することである．

　第9章で述べたように，T_H17細胞はTGF-βと炎症性サイトカインIL-6，IL-1，そしてIL-23の組合せにより誘導される（図9.31参照）．炎症性サイトカインは，TLR-5に認識されるフラジェリンなど細胞外寄生細菌が産生するMAMP，あるいはデクチン-1 Dectin-1 により認識されるβ-グルカン（真菌や酵母が産生するグルコースのポリマー）など真菌が産生するMAMPを認識した$CD103^+CD11b^+$古典的樹状細胞から産生される．また，T_H1やT_H2細胞のように，T_H17細胞もケモカインの発現が変化することにより二次リンパ組織から遊出する．つまり，主にCCR6の発現が誘導されることで，T_H17細胞自身やILC3のほか，活性化した粘膜組織の上皮細胞や皮膚から分泌されるCCL20に応答する（図11.8，図11.9）．

　感染部位で抗原に遭遇すると，T_H17細胞が刺激されてIL-17AとIL-17Fを分泌する（図11.16）．これらのサイトカインの主な働きは好中球の産生促進と動員である．IL-17AやIL-17Fのレセプターは，線維芽細胞，上皮細胞，あるいはケラチノサイトといった細胞に広く発現している．IL-17は，これらの細胞によるT_H17応答を増幅するIL-6や，骨髄における好中球の産生を促進する顆粒球コロニー刺激因子 granulocyte colony-

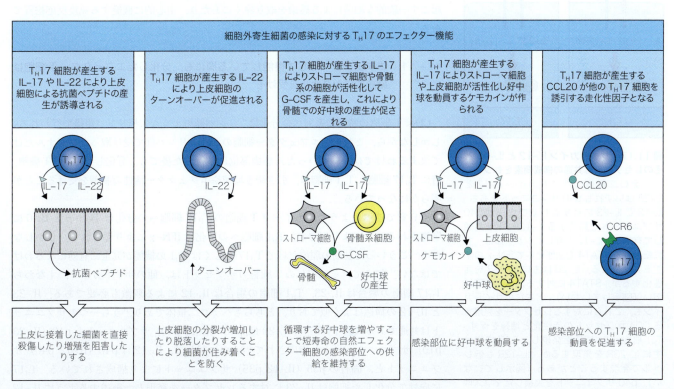

図11.16　細胞外寄生細菌やある種の真菌に対する免疫応答は，活性化したT_H17細胞によって制御される
　バリア組織（例えば，腸管や呼吸器の粘膜や皮膚）において，抗原を提示したマクロファージや樹状細胞により活性化されたT_H17細胞は，局所で上皮細胞やストローマ細胞を活性化し，細胞外寄生細菌やある種の真菌に対する免疫応答を制御する．

stimulating factor（G–CSF）を含むさまざまなサイトカインの分泌を誘導する．IL–17 は CXCL8 や CXCL2 といったケモカインの産生も促すが，これらのレセプター（CXCR1 と CXCR2）は好中球にだけ発現している（図11.8）．このように，感染局所の細胞に対して好中球を引き寄せるサイトカインの分泌を誘導することが，IL–17 の重要な役割の一つである．

T_H17 細胞は，IL–10 ファミリーに属する IL–22 も産生する．このサイトカインは，IL–17 とともに上皮細胞による抗菌ペプチドの発現を誘導する（図11.16）．これらの抗菌ペプチドには，βディフェンシン，C型レクチン RegIIIβ や RegIIIγ が含まれ，いずれも細菌を直接殺傷することができる（2–4項参照）．IL–22 と IL–17 は，上皮細胞による静菌的あるいは静真菌的に働く蛋白質の産生も誘導する．**リポカリン–2** lipocalin-2 は細菌による鉄の利用を制限し，**カルプロテクチン** calprotectin は，抗菌ペプチドである S100A8 と S100A9 のヘテロ二量体により構成される抗菌蛋白質で，微生物叢から亜鉛とマンガンを奪い取る．これら抗生物質の多くは，感染局所に動員された好中球からも産生される．カルプロテクチンは，好中球の細胞質蛋白質の3分の1を占めているといわれている．IL–22 は上皮細胞の増殖と脱落も促し，これにより細菌や真菌が上皮面に住み着く「足場」を失う．バリア組織に存在する ILC3 が病原体に速やかに応答して IL–22 を産生するのに対して，病原体特異的な T_H17 細胞は，感染局所における IL–22 の発現を増幅して持続させることが示されている．

1型ならびに2型応答と同様に，3型応答における自然免疫と適応免疫のエフェクター細胞が一体化して機能するには病原体特異的な抗体の産生によるところが大きく，細胞外寄生細菌や真菌をオプソニン化して好中球，マクロファージ，あるいは補体による殺傷を促す．T_H17 細胞とともに分化した T_{FH} 細胞が，形質細胞による高親和性の IgG や IgA の産生を促進する．形質細胞は，CCR6 を発現することで3型応答が起こっているバリア組織に局在することができるので，好中球やマクロファージをその場で機能させることができる．抗体は，黄色ブドウ球菌や肺炎レンサ球菌といった3型応答を引き起こす一般的な細菌による感染を取り除くにあたり，中心的に機能する免疫反応物質である．

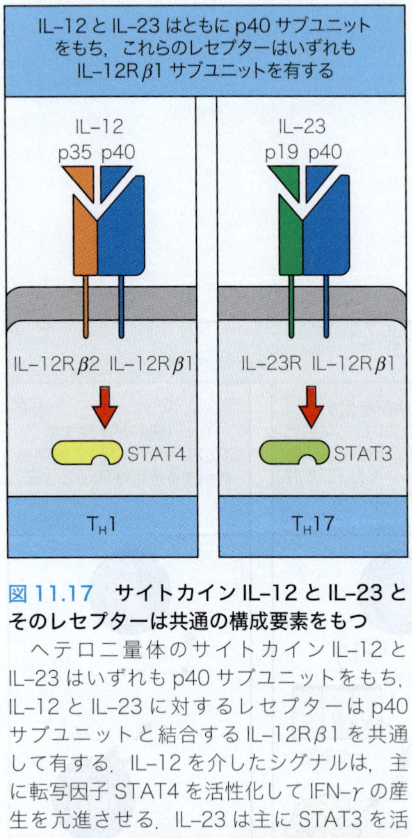

11–11 エフェクターとして機能している間にも，分化したエフェクター T 細胞は継続的にシグナルを受ける

$CD4^+$ T 細胞の特定の系列への分化は，リンパ節のような末梢リンパ組織で行われる．しかしながら，これらのエフェクター細胞の活性はリンパ節で受け取ったシグナルだけで決まるわけではない．いったん感染部位に移行した後でも，分化した $CD4^+$ T 細胞，特に T_H17 細胞と T_H1 細胞は，引き続き増殖やエフェクター活性の制御を受けることが明らかになっている．

第9章で述べたように，ナイーブ T 細胞の T_H17 細胞への分化は TGF–β と IL–6 に曝露されることにより促され，T_H1 細胞への分化は IFN–γ により促される．しかしながら，こういった初期の環境だけで T_H17 もしくは T_H1 の機能が完全に有効になるわけではない．加えて，それぞれの T 細胞のサブセットは，他のサイトカイン，すなわち T_H17 細胞の場合は IL–23，T_H1 細胞の場合は IL–12 による刺激も必要である．IL–23 と IL–12 の構造はよく似ており，どちらもヘテロ二量体であり，うち一つのサブユニットは共通である（図11.17）．IL–23 は，p40（IL–12 p40）サブユニットと p19（IL–23 p19）サブユニットにより構成されているのに対して，IL–12 は p40（IL–12 p40）サブユニットと，固有の p35（IL–12 p35）サブユニットにより構成されている．T_H17 に向けて分化した細胞は IL–23 に対するレセプターを発現し，後述するように IL–12 に対するレセプターを低発現している．T_H1 細胞は IL–12 に対するレセプターを発現している．IL–12 と IL–23 に対するレセプターも互いによく似ている．両者は，IL–12Rβ1

図11.17 サイトカイン IL–12 と IL–23 とそのレセプターは共通の構成要素をもつ

ヘテロ二量体のサイトカイン IL–12 と IL–23 はいずれも p40 サブユニットをもち，IL–12 と IL–23 に対するレセプターは p40 サブユニットと結合する IL–12Rβ1 を共通して有する．IL–12 を介したシグナルは，主に転写因子 STAT4 を活性化して IFN–γ の産生を亢進させる．IL–23 は主に STAT3 を活性化するが，STAT4 に対する活性化作用は弱い（図示していない）．どちらのサイトカインも，これらに対するレセプターを発現する CD4 サブセットの活性化と増殖を促す．T_H1 細胞は IL–12R を発現し，T_H17 細胞は主に IL–23R を発現するが，IL–12R も低レベルで発現することがある（図示していない）．p40 サブユニットを欠損したマウスはどちらのサイトカインも発現することができず，T_H1 と T_H17 の活性がないために免疫不全を生じる．

という共通のサブユニットをもち，これはナイーブT細胞の段階で発現している．分化を誘導するサイトカインのシグナルを受け取ると，p40（IL-12 p40）サブユニットに加えて，T_H17に分化しつつある細胞はIL-23レセプターヘテロ二量体のうち誘導性の構成因子であるIL-23Rを合成し，T_H1細胞は成熟型IL-12レセプターの誘導性構成因子であるIL-12Rβ2を合成する．

IL-23とIL-12は，それぞれT_H1細胞とT_H17細胞の活性を増幅する．これらはいずれも，他のサイトカインと同様に細胞内のJAK-STAT経路を介して機能する（図9.32参照）．IL-23シグナルは，主に細胞内の転写活性化因子のSTAT3を活性化するが，STAT4も活性化する．一方，IL-12はSTAT4を強力に活性化するが，STAT3はほとんど活性化しない．IL-23は，ナイーブ$CD4^+$T細胞のT_H17細胞への分化を開始させることはないが，T_H17細胞の増殖を刺激してこれらを維持する．IL-17を介した生体内での反応の多くは，IL-23が存在しないと減衰する．例えば，IL-23に特異的なサブユニットであるp19を欠損したマウスでは，肺炎桿菌に感染した肺におけるIL-17AとIL-17Fの産生量が減少することが示されている．

IL-12は，感染巣で分化したT_H1細胞のエフェクター活性を調節する．二つの異なる病原体を用いた研究から，T_H1の最初の分化だけでは生体防御に十分ではなく，継続したシグナルが必要であることが明らかになった．IL-12 p40を欠損したマウスは，IL-12が継続的に投与されている限りトキソプラズマ原虫の感染に対して耐性をもつ．IL-12を感染した初めの2週間投与すると，p40欠損マウスは最初の感染時には生き延び，病原体を包含した囊胞形成を特徴とする潜伏性の慢性感染状態となる．しかしながら，IL-12の投与を止めると，潜伏性嚢胞が徐々に活性化し，最終的にこのマウスは脳炎により死亡する．IL-12が存在しないと病原体特異的なT細胞によるIFN-γの産生が低下するが，IL-12の投与によって元に戻すことができる．同様に，リーシュマニア原虫感染から回復したマウスから得られたT_H1細胞をリーシュマニア原虫に感染したRag欠損マウスに養子移入すると，このマウスは耐性を獲得するが，p40を欠損したマウスでは効果が得られない（図11.18）．これらの実験の結果は，T_H1細胞は感染の間ずっとシグナルに対して反応しており，少なくともある種の病原体に対して分化したT_H1細胞が効果を持続させるには，IL-12が継続的に必要であることを示している．

11-12 エフェクターT細胞は抗原認識とは無関係に活性化されてサイトカインを放出する

ここまでみてきたように，ナイーブリンパ球がエフェクター細胞への分化を誘導するにあたり固有のレセプターによる抗原の認識が必要であるということは，適応免疫の根幹をなすパラダイムである．しかしながら，一組のサイトカインのペアにより，T細胞レセプターT-cell receptor（TCR）による抗原認識とは無関係にエフェクターT細胞を活性化することができる．このような，分化したエフェクター細胞の「固有の抗原によらない」機能を介在するサイトカインのペアは，それぞれのT細胞のサブセットと同じ系列にあるILCのサブセットを活性化するものと同じであると考えられる（図11.19）．いずれにおいても，ペアのうち片方はSTATを介したシグナルを伝達するレセプターを，もう片方はNFκBを介したシグナルを伝達するレセプター（典型的なものとしてはIL-1ファミリーレセプター）を，それぞれ活性化する．T_H1細胞とILC1のどちらにおいても，IL-12（STAT4）とIL-18はIFN-γの産生を誘導する．同様に，T_H2細胞とILC2におけるTSLP（STAT5）とIL-33の刺激はIL-5とIL-13の産生を，T_H17細胞とILC3におけるIL-23（STAT3）とIL-1の刺激はIL-17とIL-22の産生をそれぞれ促す．このように，成熟したエフェクター$CD4^+$T細胞は，自然免疫様の機能的特性を獲得し，抗原を認識しなくてもさまざまな種類の免疫応答を増幅することができる．1型と3型応答の細胞に関して，IL-1ファミリー分子（それぞれIL-18

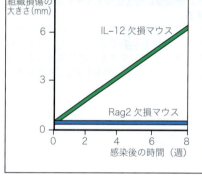

図11.18 T_H1応答を必要とする病原体に抵抗するには持続的なIL-12の発現が必要である

リーシュマニア原虫感染を排除し，この病原体に特異的なT_H1細胞をもつマウス由来のT細胞を，Rag2欠損マウスとIL-12 p40欠損マウスに養子移入した．Rag2欠損マウスはT細胞とB細胞を欠くためリーシュマニア原虫を排除できないがIL-12を産生でき，p40欠損マウスはIL-12を産生できない．移入後のマウスを感作すると，Rag2欠損マウスでは移入したT_H1細胞が機能するため組織損傷は拡大しなかった．しかしながら，すでにT_H1細胞に分化した細胞を移入しているにもかかわらず，IL-12 p40欠損マウスはこれらの細胞を補助するIL-12を作ることができず，病原体に対する耐性が得られなかった．

とIL-1）が骨髄系の細胞におけるインフラマソームの活性化により産生される一方で，2型応答を活性化するIL-33はインフラマソームにより不活性化される．このことは，2型応答と1型ならびに3型応答が互いに逆向きに制御されることを説明する機構として特筆すべきである．サイトカインによって抗原非依存的にエフェクターT細胞が活性化される意義ははっきりとはわかっていないが，記憶応答によって呼び覚まされた際に，組織常在性のメモリーT細胞を速やかに動員する役割を担っていると考えられる（11–22項）．

11–13 エフェクターT細胞は可塑性と協調性を発揮することで，病原体に応答する過程で状況に適応することができる

ここまで，エフェクター$CD4^+$T細胞が基本的に安定であり，分化した後も機能的な表現型が変わらないものとして論じてきた．また，それぞれの種類の免疫は単独で機能する，つまり，任意の病原体に対しては1種類の応答だけが動員されるものと考察されていた．ただし，多くの場合そうであるものの，必ずしもすべてにあてはまるわけではない．病原体が攻撃から逃れるために戦術を変えることができるのと同様に，エフェクターT細胞もこれらの病原体から宿主を守るために状況に応じて変化することができる．このような適応は，個々のT細胞がその性質を柔軟に変えられる，つまりエフェクターT細胞が局所の炎症環境に応じて異なるサイトカインを産生するように変化する，いわゆる**T細胞の可塑性** T-cell plasticityと呼ばれる性質により実現されている．また，異なるT細胞サブセットが協調することでも状況に応じた応答をすることができる．可塑性は同じクローン由来で同一の抗原特異性をもつ細胞に対してあてはまり，一方，協調性は通常は感染の異なる段階において別々の前駆体クローンから分化した，標的とする抗原も異なる細胞に対してあてはまる．

エフェクター$CD4^+$T細胞の主なサブセットのいずれにおいても，ある程度の可塑性を有することが実験的には示されているが，3型応答において最もよくみられるようである．T_H17細胞がT_H1細胞に変化するか，または「リプログラミング」されることが一般的である（図11.20）．この現象は，*IL17f*遺伝子の支配下でレポーター分子を発現することで，IL-17Fを発現するT_H17細胞が同定したり単離したりするように設計されたサイトカインレポーターマウスを用いた実験で最初にみつかった．レポーターにより単離したT_H17細胞をT_H1への分化を誘導するサイトカインであるIL-12存在下で再刺激すると，その細胞が分裂してできた子孫は速やかにIL-17の発現を失うと同時にIFN-γを発現するようになる．さらに，T_H17系列のサイトカインであるIL-23によりT_H17細胞を繰り返し刺激すると，その細胞の子孫はT_H1細胞の性質を示すようになる．どちらの場合も，T_H17細胞からT_H1細胞へのリプログラミングには，T_H1関連の転写因子であるT-betの発現と，T_H17関連の転写因子RORγtの発現の消失を要する．T-betの発現とRORγtの発現消失は，いずれもIL-12レセプターやIL-23レセプターを介したSTAT4の活性化によるものである．したがって，T-betとSTAT4のどちらかを欠損した場合には，T_H17細胞からT_H1細胞への移行，つまり「T_H17細胞の可塑性」はみられなくなる．

エフェクターT細胞の可塑性とサブセット間での協調の重要性を示す例として，サルモネラのような通性細胞内寄生細菌に対する宿主の防御がある．偏性細胞外寄生細菌と異なり，これらの細菌はIFN-γによる活性化を受けていないマクロファージの中で生存できるように進化している．サルモネラは，他の腸内グラム陰性細菌と同様に感染初期に腸管上皮に住み着くことができる．この間T_H17応答が優勢なので，細胞外の細菌を貪食する好中球が大量のIL-17作用で引き寄せられ，腸管内腔における細菌の増殖を抑える抗菌蛋白質の放出がIL-22により誘導される．腸管での感染が起こっている間に，T細胞の多くがTLR-5の活性化因子である細菌のフラジェリン中の抗原エピ

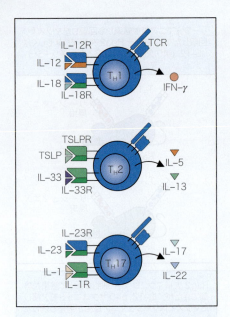

図11.19　エフェクターT細胞は抗原認識とは無関係に活性化してサイトカインを放出する
エフェクターT細胞は，一組のサイトカインの協調的な刺激により，ILCのようにTCRを介したシグナルとは無関係にエフェクターサイトカインを産生することがある．

トープを認識して応答する．TLR-5 の活性化により CD11b 陽性の古典的樹状細胞における IL-23 の発現が促進され，3 型の免疫応答が誘導される．フラジェリンを特異的に認識する T_H1 細胞も腸管における感染初期に出現するが，これらの T_H1 細胞は，T_H17 細胞の可塑性により生じたものと考えられる．これら，「元 T_H17」の T_H1 細胞の作用によって細胞内での細胞傷害性が亢進したマクロファージによる破壊を逃れるために，サルモネラはフラジェリンの発現を低下させると同時に SseI や SseJ といった新たな蛋白質を合成する．これにより，マクロファージにおける細胞内での細胞傷害活性を抑制することができる．こうすることでサルモネラはフラジェリン特異的な T 細胞による認識から逃れ，かつ，細胞外での細胞傷害活性を遮断する安全地帯として宿主のマクロファージを利用することで，一時的ではあっても感染を組織的に拡大することができる．

感染が全身期に入ってからは，T 細胞の応答が，病原体が細胞内で生息するために必要な抗原を狙ったものに移行する．これら新規に発現した抗原は，CD8α 陽性の古典的樹状細胞の細胞質中にあるセンサーを刺激して IL-12 の産生を促し，病原体特異的な T_H1 細胞や 1 型応答を活性化していると考えられる．これにより，T_H1 を介してこれら新規に発現した抗原に対する活性を誘導されたマクロファージにより病原体を除去することができる．この段階になると，病原体に対して 3 型と 1 型の免疫が両方とも機能し，細菌が細胞外と細胞内で生息するために必要なそれぞれ異なる抗原に応答するので，サルモネラは生息する場所を奪われて宿主から排除される．

11-14　さまざまな種類の病原体から生体を防御するにあたって，細胞が介在する免疫と抗体が介在する免疫が一体的に機能することが不可欠である

宿主を防御するにあたり必要なエフェクター T 細胞と抗体の種類は，病原体の感染機序と生態により異なる．第 9 章で学んだように，CTL はウイルスに感染した細胞を破壊するのに重要で，ある種のウイルスによる疾患では一次感染の間に血中に存在するリンパ球の大部分を占める．それでもなお，生体からウイルスを除去したり，さらに感染が成立することを阻止したりするには抗体が必要である．エボラウイルスは出血熱を引き起こす最も致死性の高いウイルスの一つであるが，生き延びた患者が再び感染した場合は症状を示さない．最初の感染と再感染のどちらにおいても，ウイルスに対する強力かつ迅速な IgG 応答が患者の生存には欠かせない．抗体応答によりウイルスは血流から取り除かれ，患者は CTL が活性化するまでの時間を稼ぐことができる．致命的な感染ではこのような抗体応答が起こらず，ウイルスが増殖し続け，T 細胞が活性化したとしても病態は進行する．

リケッチア（チフスの原因菌）やリステリアはファゴソームから逃れることで活性化したマクロファージに殺傷されないが，このような細胞内寄生病原細菌に感染した細胞を破壊するにあたっても CTL が必要である．これに対して，マクロファージの小胞内に寄生するミコバクテリアは主に T_H1 細胞によって監視されており，感染したマクロファージを活性化することで細菌を殺傷する．それでもなお，これらの感染において抗体が誘導され，死んでいく貪食細胞から放出される病原体を殺したり，再感染に対抗したりするにあたって重要な役割を担っている．

多くの場合，最も有効な防御免疫は，病原体が感染を成立させることを阻止する中和抗体によるものである．実際に使用されているワクチンのほとんどが小児期の急性ウイルス感染に対するものであり，主に防御抗体を産生することで機能する．例えば，ポリオウイルスに対して効果的に免疫応答するにはすでに抗体が存在していることが重要で，抗体によりただちに中和して体内に拡散することを防がない限りウイルスがすぐに運動ニューロンに感染してこれを破壊してしまう．ポリオに関しては，粘膜上皮面の特異的 IgA もウイルスが組織に侵入する前にこれを中和する．このように，一次感染における病原体の除去にはかかわらないエフェクター機構（この場合 IgA）も防御免疫に

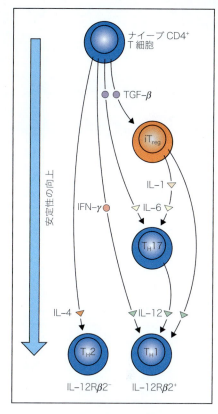

図 11.20　CD4+ T 細胞の可塑性

エフェクターおよび制御性 CD4+ T 細胞の安定性には序列がある．ナイーブ CD4+ T 細胞は多能性があるのに対して，T_H1 細胞や T_H2 細胞は比較的安定，すなわち「基底状態」にあり，エフェクター細胞としての性質が変わることはほとんどない．iT_{reg} 細胞や T_H17 細胞はこれらの細胞ほど安定でなく，周囲のサイトカインの状況によっては他のサブセットに変わることがある．iT_{reg} 細胞は IL-6 と IL-1 の作用によって T_H17 細胞に変わることがあり，IL-12 の作用により T_H1 細胞になることがある．T_H17 細胞は IL-12 の作用により T_H1 細胞になることがある．iT_{reg} 細胞から T_H17 細胞への変換や T_H17 細胞から T_H1 細胞への変換は一方向性，つまり不可逆的である．T_H2 細胞に分化する細胞（左）は，誘導性の IL-12 レセプター（IL-12Rβ）の発現が低下し，IL-12 に対して応答しなくなる．iT_{reg}，T_H17，T_H1 サブセット（右）は IL-12 に対する応答性を保っている．

関与することがある．

11–15 病原体に対するCD8⁺T細胞の最初の応答は，CD4⁺T細胞の補助がなくても起こる

CD8⁺T細胞応答の多くは，CD4⁺T細胞の補助を必要とする（9–19項参照）．この場合，CD4⁺T細胞の補助により樹状細胞が活性化し，CD8⁺T細胞による免疫応答を完全に引き出すような刺激をすることができる．CD4⁺T細胞のこの働きについては抗原提示細胞に対するライセンシングとして説明した（9–10項参照）．この活性には，樹状細胞におけるB7，CD40，4–1BBLといった補助刺激分子の発現誘導が含まれ，これらの分子を介したシグナルによりナイーブCD8⁺T細胞を完全に活性化することができる．ライセンシングの機構があることで，抗原はCD4⁺とCD8⁺T細胞の二つの免疫系から二重に認識されなくてはならないため，これが自己免疫から生体を守るにあたり安全装置として有効に機能している．このような二重の認識システムは，抗体産生におけるT細胞とB細胞の連係においてもみられる（第10章参照）．しかしながら，必ずしもすべてのCD8⁺T細胞応答が，このような補助を必要とするわけではない．

細胞内グラム陽性細菌であるリステリアや，グラム陰性菌である類鼻疽菌などのある種の感染性病原体は，樹状細胞に対するライセンシングを直接行っていると考えられ，CD8⁺T細胞の一時応答を誘導するにあたってCD4⁺T細胞による補助を必要としない（図11.21）．遺伝的にMHCクラスII分子をもたないためCD4⁺T細胞を欠損したマウスを用いて，リステリアに対するCD8⁺T細胞の一次応答を検討した研究がある（11–23

図11.21 ナイーブCD8⁺T細胞は，抗原提示能のある細胞からのTCRを介した刺激もしくはサイトカインの作用により活性化される

（左図）ある種の病原体により作られた炎症性の環境に曝されることで補助刺激分子を高発現する樹状細胞上のペプチド・MHCクラスI複合体を認識したナイーブCD8⁺T細胞（左上）は，活性化して増殖し，最終的に細胞傷害性CD8⁺T細胞に分化する（左下）．（右図）活性化した樹状細胞はIL–12やIL–18も産生し，これら二つのサイトカインの効果によりCD8⁺T細胞は速やかにIFN–γを産生する（右上）．その結果，マクロファージが活性化して細胞内寄生細菌を破壊するとともに，他の細胞の抗ウイルス反応が促進される（右下）．

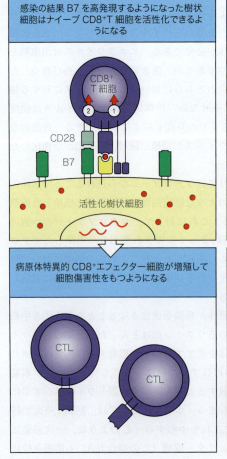

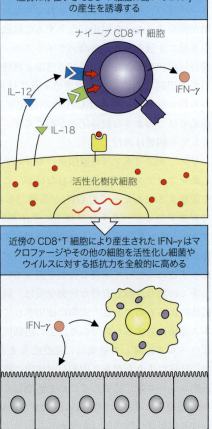

項参照).この研究でリステリアが発現する特定の抗原を特異的に認識するCD8⁺T細胞の細胞数を計数する際に,**四量体ペプチド・MHC 複合体** tetrameric peptide：MHC complex,(**ペプチド・MHC 四量体** peptide：MHC tetramer とも呼ばれる)を用いることで,TCRの抗原特異性をもとにCD4⁺あるいはCD8⁺T細胞を同定している(付録I,A-24 項参照).感染7日目の時点で,CD4⁺T細胞を欠損したマウスでも病原体に特異的なCD8⁺T細胞は野生型マウスと同じくらい増殖し,その細胞傷害活性も変わらなかった.また,野生型マウスと同様にCD4⁺T細胞を欠損したマウスでもリステリアの一次感染は効果的に取り除かれていた.これらの実験から,CD4⁺T細胞による補助がなくても病原体特異的なCD8⁺T細胞による防御応答が起こることが明確に示された.しかしながら,後述するように,CD8⁺T細胞による記憶応答はこれとは異なり,CD4⁺T細胞からの補助がないと減弱する.

　感染のごく初期に,ナイーブCD8⁺T細胞もIL-12やIL-18の「傍観者」による活性化によりIFN-γを産生する(図11.21).マウスがリステリアや類鼻疽菌に感染すると,強力なIFN-γ反応が速やかに惹起される.この反応が起こらないと,マウスは生存することができない.このときのIFN-γ産生源は,おそらくNK細胞とCD8⁺T細胞の両方であり,これらの細胞は感染から数時間以内にIFN-γの分泌を開始する.感染当初には,抗原特異的なCD8⁺T細胞はほとんど存在せず,数時間以内に病原体特異的なCD8⁺T細胞が十分に増殖することはないと考えられる.このような感染初期におけるNK細胞とCD8⁺T細胞によるIFN-γの産生は,IL-12 と IL-18 に対する抗体を用いて実験的に阻害することができることから,これらのサイトカインがIFN-γの産生に関与していることが示唆される.これらの実験から,ナイーブCD8⁺T細胞は初期の感染シグナルに応答し,CD4⁺T細胞を必要としない自然免疫防御のような非特異的な方法で寄与していることが示された.

11-16 感染が終了するとほとんどのエフェクター細胞が死滅しメモリー細胞が産生される

　適応免疫機構により感染が効果的に駆逐されると二つのことが起こる.最初に,エフェクター細胞の作用により,もともとこれらの細胞の分化を引き起こした病原体,つまり抗原が除去される.次に,抗原がなくなるとほとんどのT細胞が「無視による死 death by neglect」を起こして,アポトーシスにより除去される.T細胞の「クローン縮小」は,抗原刺激により産生されるIL-2 などの生存性サイトカインがなくなることと,これらのサイトカインに対するレセプターが失われることにより起こる.IL-2 レセプターの構成因子でリガンドに対して親和性の高い CD25 は抗原により活性化されたT細胞で発現が上昇するが,後に減少するので,抗原による再刺激がなければIL-2 シグナルを止めることができる.11-21 項で論じるように,ほとんどのエフェクターT細胞は,活性化後に速やかにIL-7 レセプターの特異的な構成因子 **IL-7Rα(CD127)** の発現を失う.IL-2 を介したシグナルのように,IL-7 を介したシグナルはSTAT5 を活性化してBcl-2 など抗アポトーシス性の生存因子の発現を促す.IL-2 と IL-7 に対する応答がなくなったエフェクター細胞は,Bcl-2 の発現を失うとともに Bim を発現する.Bim は,内因性(ミトコンドリア)経路 intrinsic (mitochondrial) pathway を介してアポトソームの集合を促してアポトーシスを誘導する因子である(9-29 項,9-30 項参照).

　エフェクターT細胞の多くは,生存シグナルの消失や Bim を介した内因性経路によるアポトーシスで死んでいくが,これらの細胞は,Fas(CD95)を中心とした TNF レセプタースーパーファミリーを介して活性化される外因性経路を介してアポトーシスを起こすこともある(図 11.22).外因性(デスレセプター)経路 extrinsic (death receptor) pathway は,**細胞死誘導性シグナル複合体** death-inducing signaling complex (**DISC**)の形成を促す.Fas を介した DISC 形成の最初の段階は三量体 FasL の結合で,

MOVIE 11.3

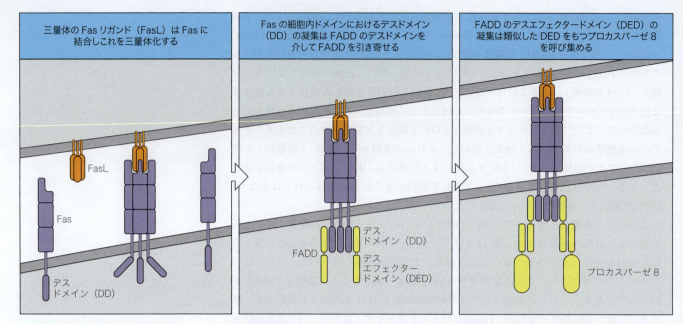

図 11.22　Fas リガンドの Fas への結合により外因性経路のアポトーシスを開始する

細胞表面のレセプターである Fas は，細胞内領域の尾部にデスドメイン（DD）をもつ．Fas リガンド（FasL）が Fas に結合すると，このレセプターの三量体が形成される（左図）．アダプター蛋白質 FADD（MORT–1 とも呼ばれる）もデスドメインをもち，Fas 三量体のデスドメインに結合できる（中央図）．FADD はデスエフェクタードメイン（DED）と呼ばれるドメインを有しており，この DED は同じく DED ドメインをもつプロカスパーゼ 8 もしくはプロカスパーゼ 10（図示していない）を引き寄せることができる（右図）．プロカスパーゼ 8 は凝集することで自身を活性化し，活性化したカスパーゼを細胞質に放出する（図示していない）．

これにより Fas が三量体化する．その結果，Fas のデスドメイン death domain が，3–25 項で説明したアダプター蛋白質 FADD（Fas 結合デスドメイン Fas-associated via death domain）のデスドメインに結合する．FADD はデスドメイン以外にも**デスエフェクタードメイン** death effector domain（**DED**）を有しており，他の蛋白質の DED に会合することができる．FADD が Fas に動員されると，FADD の DED とイニシエーターカスパーゼ initiator caspase であるプロカスパーゼ 8 pro-caspase 8 とプロカスパーゼ 10 pro-caspase 10 の DED が相互作用することで，これらプロカスパーゼが FADD に動員される．活性化したレセプターと相互作用することで，これらのカスパーゼの密度が局所的に高くなると，カスパーゼは自身を切断して活性化型となる．いったん活性化すると，カスパーゼ 8 とカスパーゼ 10 はレセプター複合体から解離し，下流で機能するエフェクターカスパーゼ effector caspase を活性化してアポトーシスを誘導する．Fas が変異して機能が失われると，リンパ球の生存性が上がり**自己免疫性リンパ増殖症候群** autoimmune lymphoproliferative syndrome（**ALPS**）を引き起こす．FasL やカスパーゼ 10 の変異によってもこの疾患が発症する．

エフェクター T 細胞を消し去るにあたって，Bim と Fas のどちらを介したアポトーシスが誘導されやすいかは何による感染かによるが，両者は相補的に機能すると考えられる．事実，Bim か Fas のどちらかが機能しないマウスはいずれも，両方とも機能しないマウスほど T 細胞を消去する能力が障害されていないことが示されている．このように，二つの経路は重複していないと考えられるが，病原体ごとにどちらかの経路が優先的に使われるかのしくみはよくわかっていない．死につつある T 細胞は，どちらの経路で誘導されたものであっても，これらの細胞表面にある膜脂質ホスファチジルセリンを認識した貪食細胞により速やかに取り除かれる．この脂質は通常細胞膜の内側の面にのみ存在するが，アポトーシスを起こした細胞ではこれが急速に外側の面に移動し，他の細胞が発現するホスファチジルセリン特異的なレセプターにより認識される．この

ように，感染の終了時には病原体が除去されるだけでなく，ほとんどの病原体特異的なエフェクター細胞も取り除かれる．しかしながら，病原体特異的なエフェクター細胞の中には一部生き続けるものもあり，次の節で論ずるように，これらがメモリーT細胞やメモリーB細胞による応答を担っている．

まとめ

　CD4$^+$T細胞は，病原体により誘導された自然免疫応答を受けて分化し，その後，これを増幅して維持する．病原体の抗原は，樹状細胞の遊走により局所のリンパ組織に運ばれる．樹状細胞は，血流を介してリンパ組織をめぐり続けている抗原特異的なナイーブT細胞に対して抗原を提示する．リンパ組織において，刺激を受けたT細胞がエフェクターT細胞に分化する．エフェクターT細胞の中には，リンパ組織を離れて感染が起こっている組織で細胞性免疫にかかわるものもあれば，リンパ組織に留まって抗原を認識したB細胞を活性化することで液性免疫にかかわるものもある．病原体の種類に応じて，分化するCD4$^+$T細胞の種類が異なり，これらの分化は応答の初期に自然センサー細胞やILCが産生したサイトカインによる影響を大きく受ける．

　エフェクターCD4$^+$T細胞はILCにより編成された初期の自然免疫応答を増強する．一方，T$_{FH}$細胞は，エフェクターT細胞の各サブセットとともに分化し，高親和性抗体の産生を促すことで自然エフェクター細胞が病原体を除去する能力を高める．T$_H$1応答は古典的なM1マクロファージの分化と活性化を促し，細胞内寄生細菌に対する防御を担う．T$_H$2応答は蠕虫などの寄生虫の感染に対する応答で，選択的M2マクロファージの分化と活性化を促進し，感染部位に好酸球や好塩基球を動員する．T$_H$17応答は，細胞外寄生細菌と真菌を除去するにあたって不可欠で，好中球を継続的に動員し，上皮細胞や腸管，肺，皮膚などのバリア組織による抗菌蛋白質の産生を促す．CD8$^+$T細胞は防御免疫において重要な役割を担っており，特にウイルスやリステリアなど，宿主の細胞に侵入するための特殊な手段をもつ細菌性病原体による細胞内感染からの防御に重要である．CD8$^+$T細胞の病原体に対する一次応答には，通常CD4$^+$T細胞による補助を必要とするが，ある種の病原体に応答することでこのような補助がなくても活性化されることがある．病原体に対する応答パターンは固定されたものではなく，エフェクターT細胞が可塑性を有することで，病原体が免疫系による攻撃を受けてその生存戦略を変えるのに合わせて宿主側の応答パターンを変えていく．適応免疫により感染が取り除かれると同時に，増殖したエフェクターT細胞のクローンが縮小して長寿命のメモリー細胞だけが残ることで，同じ病原体が再感染した際の防御免疫を獲得することが理想的な形である．

免疫記憶

　本章のこの節では，感染を取り除くことに成功した後に，どのようなしくみで長期間にわたる防御免疫が維持されるのかについて論ずる．おそらく，免疫記憶は適応免疫応答の結果として生ずる事柄のうち最も重要なものであろう．なぜなら，これにより，過去に遭遇した病原体に対して免疫機構がより早くかつ効果的に応答することができ，病気になることを防ぐことができるからである．記憶応答は，抗原に曝露された回数に応じて，**二次免疫応答** secondary immune response，**三次免疫応答** tertiary immune response などと呼ばれ，一次応答とは質的にも異なる．このことはB細胞応答においてはっきりと示されており，例えば，二次応答以降に作られた抗体が一次応答で作られたものより抗原に対する親和性が高いといった際立った特徴を有している．メモリーT細胞の応答も，応答する場所，トラフィッキングのパターン，エフェクター機能などにおいて，ナイーブあるいはエフェクターT細胞の応答と質的に異なる．

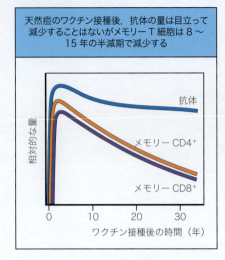

図 11.23 天然痘ワクチン接種後のウイルスに対する免疫は長期間持続する

天然痘は撲滅されており，再感染することがないので，天然痘に対するワクチンを受けた人々におけるこのウイルスに対する応答は，真の免疫記憶を反映しているものと解釈できる．ワクチンを接種すると，抗体の量が早期に最大となった後速やかに減少し，その後は目立って減少することなく長期間維持される．CD4$^+$T細胞とCD8$^+$T細胞の記憶は長期間続くが，8〜15年の半減期で徐々に低下する．

11–17　感染やワクチン接種の後，免疫記憶は長期間持続する

現在，先進国の児童のほとんどは麻疹ウイルスに対するワクチンを受けている．ワクチン接種が一般的に行われる以前には，ほとんどの児童が麻疹ウイルスに自然に感染して急性の不快な麻疹を発症し，ときには死にいたることもあった．このウイルスに一度曝された児童は，それがワクチン接種によるものでも感染によるものでも，ほとんどの場合，一生涯にわたって麻疹に対する防御が持続する．このことは他の多くの急性の感染症にあてはまり，その個体に免疫記憶ができたことによる（第16章参照）．

免疫記憶の機構を実験的に解析するのはこれまで難しかった．この現象については古代ギリシャ人によって最初に記載され，過去200年以上にわたってワクチン接種が行われてきたが，これが適応免疫の過程で作られ，かつ抗原の刺激がなくても長期間生存できる**メモリー細胞** memory cell という少数の特化した細胞の存在によるものであることが，ここ30年でようやく明らかになった．免疫記憶を維持するこのような機構は，過去に特定の感染源に曝された人たちだけが免疫をもつという知見と一致する．免疫記憶が他の感染者との接触により繰り返し感染源に曝露されたことによるものでないことは，離島に住む人々の間で実際にみられたことからも示されている．つまり，麻疹のような感染が島全体で流行してすべての島民がこのときに感染すると，その後何年にもわたって島にウイルスが存在しない状態が続くが，ウイルスが外部から再び島に持ち込まれると，流行以前から島にいる人々は感染しなかったが，それ以降に生まれた人々は発症した．

天然痘に対する免疫を付与するために用いられるワクシニアウイルスの接種を受けた人々の反応を調べることにより，免疫記憶の持続時間を測定した研究がある（図11.23）．天然痘は1978年に撲滅されたので，これらの人々の応答は天然痘ウイルスにときどき刺激されることによるものでなく，真に免疫記憶によるものと考えられる．その結果，最初の免疫付与から75年も経っている場合でもワクシニア特異的なCD4$^+$，CD8$^+$T細胞による強い記憶応答が認められ，このときの応答の強さから記憶応答の半減期はおよそ8〜15年と推定された．半減期とは，反応の強さが当初の50％に減衰するまでにかかる時間のことを指す．T細胞の記憶と異なり，ウイルスに対する抗体の力価は安定で，ほとんど減弱は認められなかった．

これらの結果は，免疫記憶を維持するにあたりウイルスの感染を繰り返し受ける必要はなく，むしろ，最初に病原体に曝露された際に誘導された長寿命の抗原特異的なリンパ球が，二度目に同じ病原体に遭遇するまで生き残ることにより維持されていると考えるのが妥当である．ほとんどのメモリー細胞は休眠状態にあるが，少数のものが常に分裂している．このようなメモリー細胞の更新はIL-7やIL-15など，恒常的に産生されたり，別の非交叉性の抗原に対して産生されたりするサイトカインによって維持されていると考えられる．それぞれの抗原に対するメモリー細胞の数は厳密に制御されており，比較的半減期の長い分裂と細胞死のバランスにより維持されている．

さまざまな方法で実験的に免疫記憶を測定することが可能である．単純な非生物抗原で免疫した動物からリンパ球を採取して養子移入（付録I，A–30項参照）する方法は，抗原の増殖による影響がないので，このような研究でよく用いられてきた．これらの実験では「初回感作 prime」された動物がもつ特異的な応答性のみを，免疫していないレシピエント動物に移植する形になり，移入後に同じ抗原で免疫することによりメモリー細胞の有無が明らかになる．メモリー細胞を移入された動物は，移入されなかった動物や，免疫していないドナー細胞を移入された動物に比べて，投与された抗原に対してより早くて強い応答をする．

このような実験により，動物を蛋白質の抗原で免疫すると，抗原に対する機能的なヘルパーT細胞記憶が突然出現し，初回免疫後5日目ごろに最大に達することが示されてきた．抗原特異的なB細胞記憶は数日遅れて出現し，リンパ組織で増殖し選択される．

免疫後1か月までに，メモリーB細胞 memory B cell が最も高いレベルを示すようになる．このようにしてできたメモリー細胞はほとんど変化することなく，その動物の生涯にわたってそのレベルが維持される．ここで重要なことは，これらの実験で誘導された免疫記憶が機能するにあたり，メモリー細胞そのものだけでなく，その前駆細胞も寄与していることである．これらの前駆細胞は活性化されたT細胞やB細胞であり，これらの子孫の一部が後にメモリー細胞に分化する．つまり，休止期にあるメモリーリンパ球がまだ産生されていなくても，メモリー細胞の前駆細胞は免疫後きわめて短時間で出現することになる．

次項では，抗原による初回免疫後にリンパ球が変化して休止期メモリーリンパ球の分化が誘導されることについて詳細にみていくとともに，このような変化が起こるしくみについて論じていきたい．

11-18　メモリーB細胞はナイーブB細胞と比較して応答が早く，抗原に対する親和性が高い

B細胞の免疫記憶は，免疫したマウスや免疫していないマウスからB細胞を単離し，同じ抗原に特異的なヘルパーT細胞の存在下で抗原刺激することにより，試験管内で測定することができる（図11.24）．免疫したマウス由来のB細胞により惹起される応答は，免疫していないマウス由来のB細胞と比較して質的にも量的にも異なる．抗原に応答できるB細胞の数は，一次応答における最初の刺激後の100倍にもなる．さらには，親和性成熟（第10章参照）により，免疫したマウスのB細胞が産生する抗体は，免疫していないマウス由来のB細胞が産生するものと比べて一般的に親和性が高くなる．免疫したマウスの応答は，一次応答により生じたメモリーB細胞によるものである．メモリーB細胞は一次応答の過程で胚中心から産生され，これらは胚中心においてアイソタイプスイッチと体細胞突然変異を起こしていると考えられる．しかしながら，一

	B細胞の供給源	
	未免疫ドナーの一次応答	免疫ドナーの二次応答
抗原特異的B細胞の頻度	$1:10^4 \sim 1:10^5$	$1:10^2 \sim 1:10^3$
産生される抗体のアイソタイプ	IgM > IgG	IgG, IgA
抗体の親和性	低い	高い
体細胞高頻度突然変異の頻度	低い	高い

図11.24　メモリーB細胞による二次抗体応答の形成は，一次抗体応答と異なる
　免疫したマウスと免疫していないマウスから単離したB細胞を，抗原特異的エフェクターT細胞との共培養下で抗原刺激した際の応答を比較することで，B細胞による記憶応答を検討することができる．一次応答における抗体は，きわめて多様なB細胞前駆体からなる集団から分化した形質細胞により作られる．つまり，これらの細胞が認識する抗原のエピトープは細胞によって異なり，B細胞レセプターの親和性もさまざまである．概してこのときの抗体はほとんど体細胞突然変異を起こしておらず，親和性は比較的低い．二次応答の際には，高親和性のB細胞に限定した集団が大規模なクローン増殖を起こして抗体を産生する．このときのレセプターや抗体には高度の体細胞突然変異がみられ，抗原に対する親和性が高くなっている．通常，初回の抗原感作による前駆B細胞数の増加はせいぜい10〜100倍程度であるものの，二次抗体応答の結果として抗体反応の質がきわめて大きく変化するので，これらの前駆細胞は強力かつ効果的に応答することができる．

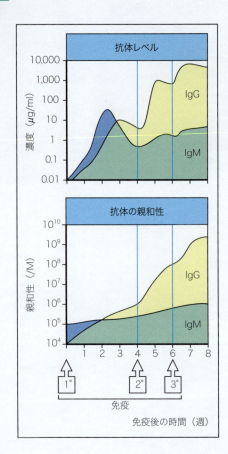

図11.25　繰り返し免疫することで抗体の親和性と量が増加する
（上図）一次（1°）免疫と，それに続く二次（2°），三次（3°）免疫後の抗体レベルの経時的な増加を示す．（下図）抗体の親和性の増加（親和性成熟）を示す．親和性成熟は，主にアイソタイプスイッチと体細胞高頻度突然変異を起こすことにより高親和性抗体を産生できるようになった成熟B細胞に由来するIgG抗体でみられる（IgAやIgEでもみられるが図示していない）．青色の部分はもともとのIgMを，黄色の部分はIgGを，そして緑色の部分はIgGとIgMの両方をそれぞれ示す．一次抗体応答でもある程度の親和性成熟はみられるが，大部分は繰り返し抗原を感作した際の応答時に起こる．なお，最終的に当初の100万倍前後になる抗原特異的IgG抗体の濃度を通常の目盛りでは表記できないので，グラフの縦軸は対数目盛で示している．

次応答の際に作られる短寿命の形質細胞から，胚中心反応とは無関係にメモリーB細胞が産生されることもある．いずれの場合も，メモリーB細胞は血中を循環し，脾臓やリンパ節に定着する．メモリーB細胞はいくつかのマーカー分子を発現しており，ナイーブB細胞や形質B細胞と区別することができる．ナイーブB細胞の表面の免疫グロブリンのアイソタイプがIgMとIgDであるのに対して，メモリーB細胞ではクラススイッチしたものであることも，単純にメモリーB細胞のマーカーの一つとなる．これに対して，形質細胞における細胞表面の免疫グロブリンの発現はきわめて低い．ヒトではCD27がメモリーB細胞のマーカーである．この分子はTNFレセプターファミリーに属し，ナイーブT細胞でも発現していて，樹状細胞に発現するTNFファミリーのリガンドCD70と結合する（9–17項参照）．

一次抗体応答の特徴は，最初に急速にIgMが作られ，クラススイッチに要する時間のため，少し遅れてIgG応答が起こることである（図11.25）．二次抗体応答では，最初の数日間で比較的少量のIgMと大量のIgG抗体に加えて，いくらかのIgEとIgAが作られるという特徴がある．二次応答の初期では，一次応答において作られたメモリーB細胞により抗体が産生される．これらメモリー細胞はすでにIgMから他のアイソタイプにスイッチしており，その表面にIgG, IgA, あるいはIgEを発現している．メモリーB細胞はナイーブB細胞と比較して，MHCクラスII分子と補助刺激リガンドB7.1を若干高発現している．これにより，メモリーB細胞は，ナイーブB細胞よりも効率よく抗原を取り込んでT_{FH}細胞に対して提示したり，B7.1のレセプターであるCD28を介してT_{FH}細胞を活性化して抗体産生に対する補助ができるようにしたりすることで，一次応答に比べて抗原刺激後の抗体産生を早く始めることができる．二次応答は一次応答よりも活発かつ速やかに形質細胞を誘導することができるため，即時に大量のIgGを作り出すことができる（図11.25）．

11–19　メモリーB細胞は二次応答の間に胚中心に再度入ることができ，改めて体細胞高頻度突然変異と親和性成熟を受ける

二度目の感染に曝されている間，一次免疫応答のときから残存している抗体が速やかに病原体に結合することができ，病原体が補体や貪食細胞により分解される．抗体が病原体を完全に中和すると，二次免疫応答が起こらないこともある．そうならないときは，残った抗原がB細胞レセプターに結合し，末梢のリンパ組織で二次応答が開始される．メモリーB細胞はナイーブB細胞と同様に，脾臓の濾胞，リンパ節，腸管粘膜のパイエル板を中心とした二次リンパ組織を循環する．抗原に対して最もアビディティ（結合性）の高いレセプターをもつB細胞が最初に活性化するので，抗原に対するアビディティをもとに事前に選択を受けているメモリーB細胞が，実質的に二次応答において機能することになる．

メモリーB細胞は，速やかに応答するだけでなく，二次応答の間に再び**胚中心** germinal centerに移行して，10–6項から10–8項で説明したような**体細胞高頻度突然変**

異 somatic hypermutation と**親和性成熟** affinity maturation を改めて受ける．一次応答と同様に，B 細胞の二次応答は T 細胞領域と B 細胞領域の境界で始まり，そこで抗原を取り込んだメモリー B 細胞がヘルパー T 細胞に対してペプチド・MHC クラス II 複合体を提示する．この相互作用により，B 細胞と T 細胞がともに増殖を始める．再活性化したもののまだ形質細胞に分化していないメモリー B 細胞は，濾胞に遊走して胚中心 B 細胞となって再び増殖相に入り，体細胞高頻度突然変異を起こした後，抗体を産生する形質細胞に分化する．B 細胞レセプターの親和性が高いほど，より効率よく抗原を取り込んで胚中心の T_{FH} 細胞に対して提示することができるので，二度目，三度目の応答で産生される抗体の親和性は飛躍的に上昇する（図 10.14 参照）．

11–20 MHC 四量体を用いた実験により，残存したメモリー T 細胞はナイーブ T 細胞より頻度が増していることが明らかになった

　比較的最近まで，メモリー T 細胞の解析は，抗原特異的なメモリー T 細胞を直接同定するというより，むしろ T 細胞を機能解析することにより行われてきた．B 細胞やマクロファージに対するヘルパー機能の解析といった T 細胞のエフェクター機能を解析するには数日を要することもある．このような方法では解析期間中にメモリー細胞が再活性化してしまうので，もともと存在したエフェクター細胞とメモリー T 細胞を区別することができない．特に $CD4^+$ T 細胞の解析の際にこのようなことが問題となるが，$CD8^+$ T 細胞ではこのような問題は起こらない．エフェクター $CD8^+$ T 細胞は標的細胞を 5 分以内に殺すことができるのに対し，メモリー $CD8^+$ T 細胞は再活性化されて細胞傷害性をもつまでに時間を要するので，もともと存在するエフェクター細胞よりかなり遅れて活性を発揮するからである．

　メモリー T 細胞の実験は，MHC 四量体（付録 I，A–24 項参照）の開発により，以前に比べて簡単にできるようになった．MHC 四量体が用いられる前は，エフェクター T 細胞やメモリー T 細胞の研究は，特定の TCR をもつトランスジェニックマウス由来のナイーブ T 細胞を用いて行われてきた．このような TCR トランスジェニック T 細胞は，再構成された TCR に特異的な抗体で認識することができるが，通常の個体のように T 細胞レパートリーの一部としての T 細胞を反映しているわけではない．MHC 四量体は生体内における任意の抗原に対して特異性を有するすべてのクローンの頻度を測定することができるが，同じ特異性をもつ異なる T 細胞クローンを区別することはできない．当初，MHC クラス I 分子の MHC 四量体が生成されたが，現在では MHC クラス II 分子のものもあり，通常のマウスやヒトにおいて $CD8^+$ T 細胞と $CD4^+$ T 細胞のどちらも解析することができる．

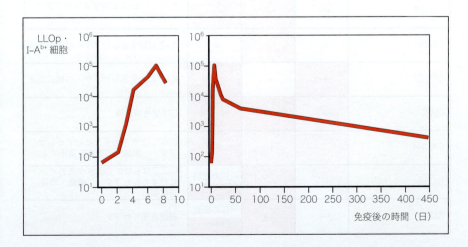

図 11.26　感染後のメモリー T 細胞の産生
弱毒化したリステリアの感染後，リステリオリシン（LLO）毒素に特異的な T 細胞の数が劇的に増加し，その後減少して少数のメモリー T 細胞が維持される．T 細胞応答は，LLO ペプチドを結合した $I\text{-}A^b$ により構成される MHC 四量体で検出することができる．左図は，LLO 特異的な $CD4^+$ T 細胞の一次応答を，右図はその後の減衰と記憶期を示す．約 100 個のナイーブ T 細胞のレパートリーが，7 日目までにおよそ 10 万個に増殖してエフェクター細胞になり，25 日目までにおよそ 7,000 個に減少してメモリー細胞になる．これらのメモリー細胞は徐々に数を減らして，450 日目には 500 個ほどになっている．
（データは Marc Jenkins の厚意による）

MHC四量体を用いることにより，メモリーT細胞の形成を直接解析することができる．図11.26に示した例では，細胞内寄生細菌リステリア感染に対するT細胞応答をリステリオリシンO listeriolysin O（LLO）毒素に特異的なMHCクラスⅡ四量体を用いて解析している．マウスにおけるナイーブT細胞レパートリーにはおよそ100個のLLO特異的なCD4⁺T細胞が存在し，感染6日後の増殖期に特異的CD4⁺T細胞の数は1,000倍に増加する．感染が取り除かれると徐減期に入り，数週間の間にこれらのT細胞の数が100分の1に減少する．その結果，ナイーブT細胞のレパートリーに比べて約10倍多くのメモリーT細胞が残る．これらメモリーT細胞の半減期はおよそ60日である．

分子	ナイーブT細胞	エフェクターT細胞	メモリーT細胞	注釈
CD44	+	+++	+++	細胞接着分子
CD45RO	+	+++	+++	TCRシグナル伝達の調節
CD45RA	+++	+	+++	TCRシグナル伝達の調節
CD62L	+++	−	一部の細胞 +++	リンパ節のホーミングレセプター
CCR7	+++	+/−	一部の細胞 +++	リンパ節へのホーミングに関与するケモカインレセプター
CD69	−	+++	−	初期の活性化抗原
Bcl-2	++	+/−	+++	細胞の生存性の促進
インターフェロンγ	−	+++	+++	エフェクターサイトカイン活性化により既存のmRNAから翻訳される
グランザイムB	−	+++	+/−	キラー活性をもつエフェクター分子
FasL	−	+++	+	キラー活性をもつエフェクター分子
CD122	+/−	++	++	IL-15とIL-2に対するレセプターの構成成分
CD25	−	++	−	IL-2に対するレセプターの構成成分
CD127	++	−	+++	IL-7に対するレセプターの構成成分
Ly6C	+	+++	+++	GPI結合蛋白質
CXCR4	+	+	++	CXCL12ケモカインに対するレセプター．組織への遊走を調節する
CCR5	+/−	++	一部の細胞 +++	CCL3ならびにCCL4ケモカインに対するレセプター．組織への遊走に関与
KLRG1	−	+++	一部の細胞 +++	細胞表面レセプター

図11.27 ナイーブT細胞がメモリーT細胞になると多くの蛋白質の発現が変わる

ナイーブT細胞，エフェクターT細胞，メモリーT細胞で発現が異なる分子を列挙する．これらの中には，抗原提示細胞や内皮細胞との相互作用を制御する接着因子，リンパ組織や炎症部位への遊走にかかわるケモカインレセプター，メモリー細胞の寿命延長にかかわる蛋白質やレセプター，グランザイムBなどエフェクター機能に関与する蛋白質が含まれる．これらの変化の中には，メモリーT細胞の抗原に対する感受性の向上を促すものもある．メモリーT細胞でみられる変化の多くはエフェクター細胞でもみられるが，細胞表面蛋白質CD25やCD69のようにエフェクターT細胞に特異的に発現するものや，生存因子Bcl-2のように長寿命のメモリーT細胞だけで発現するものもある．このリストでは，マウスとヒトのCD4⁺T細胞とCD8⁺T細胞に共通してみられるものを挙げた．わかりやすくするためにそれぞれのサブセット間で異なる挙動を示すものについては省略した．

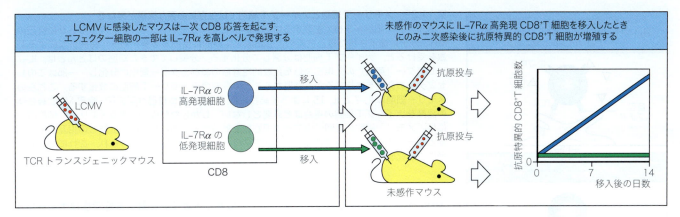

図 11.28　どの CD8⁺T 細胞が強力に記憶応答するかは，IL-7 レセプター（IL-7Rα）の発現量によって決まる
　リンパ球性脈絡髄膜炎ウイルス（LCMV）に特異的な TCR の遺伝子を導入したマウスを LCMV で感染し，11 日目にエフェクター細胞を回収した．IL-7Rα を高発現するエフェクター CD8⁺T 細胞（IL-7Rα^hi，青色）と IL-7Rα の発現が低いエフェクター CD8⁺T 細胞（IL-7Rα^lo，緑色）を分離して，それぞれを別々の未感作のマウスに移入した．移入 3 週間後に，人為的に LCMV の抗原を発現するようにした細菌を注射し，移入した T 細胞のうち反応した細胞の数を，遺伝子導入した TCR の発現を指標にして，時間を追って計数した．IL-7Rα を高発現するエフェクター細胞を移入したマウスにおいてのみ，二次感作後に CD8⁺T 細胞の活発な増殖がみられた．

11-21　メモリー T 細胞は，IL-7 もしくは IL-15 に対する感受性を維持したエフェクター T 細胞から生ずる

　ナイーブ T 細胞とエフェクター T 細胞はさまざまな細胞表面蛋白質の違い，刺激に対する応答の特徴，特定の遺伝子の発現によって区別することができる．メモリー細胞は，貪食細胞糖蛋白質 1 phagocytic glycoprotein-1（**Pgp1，CD44**）など活性化 T 細胞マーカーの多くを発現し続ける一方，CD69 など他の活性化マーカーの発現を失う．メモリー T 細胞では，生存性を上げることにより半減期を長くする働きをもつ Bcl-2 の発現が上昇する．図 11.27 に，ナイーブ，エフェクター，メモリー T 細胞を区別する分子をいくつか列挙する．

　メモリー T 細胞のマーカーの中で重要なものとして **IL-7 レセプター α サブユニット**（**IL-7Rα，CD127**）がある．ナイーブ T 細胞は IL-7Rα を発現しているが，活性化とともに速やかに消失し，ほとんどのエフェクター T 細胞で発現していない．図 11.28 に，リンパ球性脈絡髄膜炎ウイルス lymphocytic choriomeningitis virus（LCMV）に感染したマウスを用いた実験の例について示した．感染から 7 日前後に，CD8 エフェクター T 細胞のうち約 5% のみが高レベルの IL-7Rα を発現する．これら IL-17Rα を高発現する細胞を感染していないマウスに養子移入すると機能的な CD8⁺T 細胞が産生されるが，IL-17Rα を低発現する細胞を移入しても免疫記憶が得られない．この実験から，メモリー T 細胞は IL-7Rα の発現を維持している，もしくは IL-7Rα を再発現したエフェクター T 細胞から生じることが示唆される．おそらくは，IL-7 由来の生存シグナルを受け取ることで生存競争を優位に進められることによると考えられる．

　メモリー T 細胞の生存を制御する恒常性維持機構もナイーブ T 細胞のものとは異なる．メモリー T 細胞はナイーブ T 細胞に比べて頻繁に分裂するし，その増殖は分裂と細胞死のバランスによって調節されている．図 11.29 に図示したように，ナイーブ T 細胞が末梢で長期間生存するにはサイトカインの刺激に加えて自己ペプチドと自己 MHC 複合体の認識を要する（図 9.4 参照）．ナイーブ細胞と同様に，メモリー T 細胞の生存にはサイトカイン IL-7 と IL-15 のレセプターを介したシグナルが必要である．IL-7 はメモリー CD4⁺ およびメモリー CD8⁺T 細胞のどちらの生存にも必須であるが，それに加え，IL-15 はメモリー CD8⁺T 細胞の長期にわたる生存と，定常状態における分裂に必要である．また，メモリー T 細胞はナイーブ T 細胞ほど自己ペプチド・自己

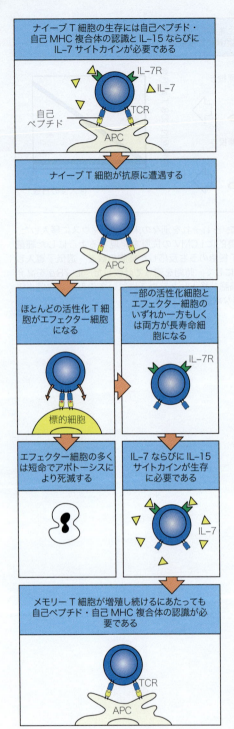

図11.29 メモリーT細胞とナイーブT細胞では生存に必要な機構が異なる

ナイーブT細胞が末梢で生存するには，IL-7とIL-15といったサイトカインならびに自己のMHC分子に提示された自己抗原による刺激を定期的に受ける必要がある．特異抗原による刺激を受けると，ナイーブT細胞は分裂して分化する．分裂してできた細胞のほとんどは，IL-7レセプター（黄色）の発現を欠いた比較的短寿命のエフェクター細胞に分化し，一部はこのレセプターの発現を維持するか再発現することで長寿命のメモリーT細胞に分化する．これらのメモリー細胞はIL-7とIL-15によって維持され，その生存に自己ペプチド・自己MHC複合体の認識をナイーブT細胞の場合ほど必要としない．しかしながら，一部のメモリーT細胞の中には，メモリー細胞の集団の中でその細胞数を維持するにあたり，自己抗原との相互作用を必要とするものもあるようであるが，T細胞クローンによって異なるとみられ，これについては今後の研究成果が待たれる．

MHC複合体の認識を必要としないが，逆にサイトカインに対する感受性はナイーブT細胞より高いとみられている．

メモリーT細胞が病原体と二度目に遭遇して再活性化されるにあたり，ペプチド・MHC複合体の認識がそれでもなお必要であるが，メモリーT細胞はナイーブT細胞に比べて抗原の再刺激に対する感度が高い．さらに，メモリーT細胞は抗原刺激に応答した際に，ナイーブT細胞より迅速かつ活発にIFN-γ，TNF-α，IL-2などのサイトカインを産生する．黄熱病ウイルスのワクチン投与後のヒトにおいても同様のT細胞の変化が認められる．

11-22 メモリーT細胞はセントラルメモリー細胞，エフェクターメモリー細胞，組織常在型メモリー細胞などからなる不均一な細胞集団である

抗原認識後にメモリー$CD4^+$T細胞の表面に発現する蛋白質は著しく変化する（図11.27）．**L-セレクチン** L-selectin（**CD62L**）はT細胞を二次リンパ組織に導くホーミングレセプターで，エフェクター細胞やメモリー$CD4^+$T細胞のほとんどで発現を消失している．CD44は末梢組織に発現するヒアルロン酸などのリガンドに対するレセプターで，エフェクターT細胞やメモリーT細胞で発現が誘導される．メモリーT細胞におけるこれら二つの分子の発現変化により，ナイーブT細胞のように血中からリンパ節に直接遊走せず，末梢組織に遊走するようになる．**CD45**はすべての造血系細胞の表面に発現するチロシンホスファターゼであるが，細胞によってアイソフォームが異なるので，ナイーブ，エフェクター，メモリー細胞を区別するにあたり有用である．**CD45RO**はCD45の細胞外領域をコードするエキソンが選択的スプライシングを起こすことにより変化したアイソフォームで，エフェクターT細胞とメモリーT細胞を同定するのに用いられるが，この変化が機能的にどのような意味をもつかはわかっていない．IL-2レセプターのαサブユニットである**CD25**などのように，活性化エフェクター細胞には発現するが，メモリー細胞には発現しない表面レセプターもある．ただし，これらのレセプターは，メモリー細胞が抗原により再び活性化してエフェクターT細胞になった際には再び発現する．

メモリーT細胞は不均一な集団で，$CD4^+$ならびに$CD8^+$T細胞はどちらも大きく三つのサブセットに分類される．それぞれの種類ごとにケモカインレセプターや接着因子などの発現パターンが異なり，活性化にあたっての性質が異なっている（図11.30）．**セントラルメモリーT細胞** central memory T cell（**T$_{CM}$**）はケモカインレセプターCCR7を発現することにより，ナイーブT細胞と同様に末梢リンパ組織のT細胞領域を通って再循環する．セントラルメモリー細胞はTCRの架橋刺激が起こりやすく，これに応答して速やかにCD40リガンドの発現が誘導される．しかしながら，セントラルメモリー細胞は，他のメモリー細胞のサブセットと比べて，再刺激後すぐにサイトカインを産生するといったエフェクター機能を獲得するまで時間がかかる．セントラルメモリー細胞は主に血中から二次リンパ組織に遊走し，その後リンパ管から血中に戻ると

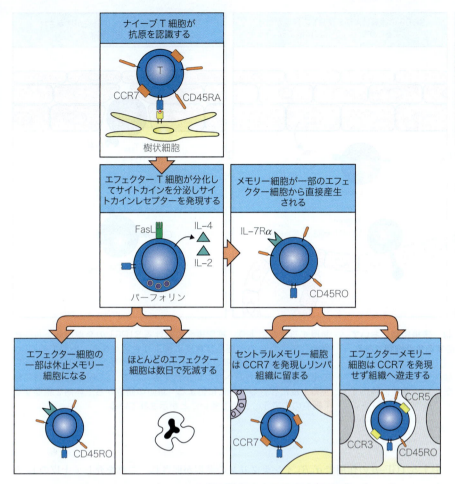

図11.30　T細胞はセントラルメモリー細胞やエフェクターメモリー細胞に分化し，これらのサブセットはケモカインレセプター CCR7 の発現の有無によって区別することができる
　CD45RO をもつ休止期のメモリー細胞は，活性化したエフェクター細胞（図の右半分），もしくは活性化したナイーブT細胞（図の左半分）から生ずる．2種類の休止期のメモリーT細胞，つまりセントラルメモリー細胞とエフェクターメモリー細胞はT細胞の一次応答を介して分化する．セントラルメモリー細胞は CCR7 を発現し，再刺激後に末梢リンパ組織に留まる．もう一方のエフェクターメモリー細胞は，再刺激後に速やかにエフェクターT細胞に分化し，大量のIFN-γ，IL-4，IL-5を分泌する．エフェクターT細胞は CCR7 を発現しないが，CCR3 や CCR5 といった炎症性ケモカインに対するレセプターを発現する．

いう，ナイーブT細胞ときわめてよく似た動態を示す．これに対して**エフェクターメモリーT細胞** effector memory T cell（T_{EM}）はCCR7を発現していないが，β_1およびβ_2インテグリンを高発現しているため，速やかに炎症組織に入ることができるよう特化されている．T_{EM}は炎症性ケモカインのレセプターも発現しており，速やかにエフェクターT細胞に分化して再刺激後すぐに大量のIFN-γ，IL-4，IL-5を分泌する．T_{EM}は血中から主に末梢の非リンパ組織に遊走し，その後リンパ管を通って最終的に二次リンパ組織に移行する．これらの細胞は，そこから再びリンパ管に入って血中に戻ることができる．T_{CM}もしくはT_{EM}とは対照的に，メモリーT細胞の大部分を占める**組織常在型メモリーT細胞** tissue-resident memory T cell（T_{RM}）は，遊走することなくさまざまな部位の上皮に長期間常駐する（図11.31）．T_{EM}と同様にT_{RM}はCCR7を発現しないが，他のケモカインレセプター（例えばCXCR3，CCR9）を発現するので真皮や腸管粘膜固有層などの末梢組織に遊走する．これらの場所でT_{RM}は，S1PR1の発現を抑制する働きのあるCD69の発現を誘導することで組織に留まりやすくなる．特にCD8$^+$ T_{RM}は上皮層に入ってそこに常在するが，T_{RM}が上皮に留まるにあたり，上皮組織が産

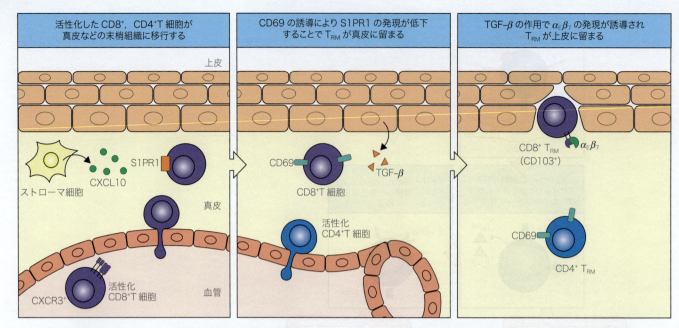

図 11.31　組織常在型メモリー T 細胞（T_{RM}）は，末梢組織において病原体の再感染を監視するにあたり中心的に機能する免疫細胞である
リンパ組織において最初の刺激を受けて活性化した $CD8^+$ T 細胞や $CD4^+$ T 細胞は，血中に移行した後，さまざまなケモカインに応答して組織に移行する．ここでは，CXCR3 の発現を介して真皮に移行する例を示す．抗原や他の未知のシグナルを介して T 細胞が CD69 を再発現することにより，細胞表面における S1PR1 の発現が低下し，結果としてこれらの T 細胞は真皮に留まりやすくなる．一部の細胞は，TGF-β に応答して誘導される $α_Eβ_7$ インテグリン（CD103）を介して上皮細胞の E-カドヘリンに結合することで，$CD8^+T_{RM}$ が多数常駐する上皮に移行してそこに留まる．最近の研究から，体内を循環する T 細胞の中で T_{RM} が最も多いことが示されている．

生する TGF-β の作用で $α_Eβ_7$ インテグリンの発現が促され，これを介して上皮の E-カドヘリン E-cadherin に結合することが必要である．

　ヒトにおいてもマウスにおいても T_{CM}，T_{EM}，T_{RM} を区別することはできるが，それぞれのサブセット内の集団は必ずしも均質な細胞で構成されているわけではない．例えば，CCR7 を発現する T_{CM} の中には，他のマーカー分子，特に他のケモカインレセプターを発現する細胞が混ざっている．CCR7 陽性 T_{CM} の中には T_{FH} のように CXCR5 を発現するサブセットもあるが，これらのメモリー細胞が胚中心で B 細胞の働きを補助するかどうかは明らかになっていない．

　抗原の刺激により T_{CM} は速やかに CCR7 の発現を失って T_{EM} に分化する．T_{EM} もケモカインレセプターの発現パターンに関して不均一な集団であり，T_H1 のように CCR5 を発現するもの，T_H17 のように CCR6 を発現するもの，T_H2 のように CCR4 を発現するものに分類される．セントラルメモリー細胞は特定のエフェクター系列に分化しておらず，エフェクターメモリー細胞も完全には T_H1，T_H17，T_H2 といった系列に分化しているわけでないが，最終的に T_H1，T_H17，T_H2 のいずれの細胞に分化するのかは，発現するケモカインレセプターとある程度関係している．さらに抗原の刺激が入ることにより，エフェクターメモリー細胞は徐々に特定のエフェクター細胞の系列に分化していくとみられている．

11-23　$CD8^+$ T 細胞記憶には CD40 と IL-2 のシグナルを伴う $CD4^+$ T 細胞からの補助が必要である

　$CD8^+$ T 細胞記憶が最適な状態で機能するにあたり，$CD4^+$ T 細胞が重要な役割を演じていることが実験的に示されている．図 11.32 に，野生型マウスと MHC クラス II の発現を欠くことによる $CD4^+$ T 細胞欠損マウスにおける $CD8^+$ T 細胞の一次応答と記

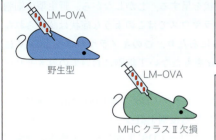
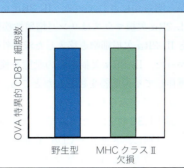
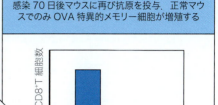
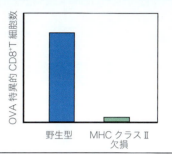

図11.32　正常に機能するCD8⁺T細胞の分化にはCD4⁺T細胞が必要である

MHCクラスII分子を発現しないマウス（MHC II⁻/⁻）はCD4⁺T細胞をもたない．卵白アルブミン（OVA）を発現するリステリア（LM-OVA）を，野生型とMHC II⁻/⁻マウスに感染させた．7日後に，MHC四量体を用いてOVA特異的なCD8⁺T細胞を計数した．このときに用いるMHC四量体にはOVAペプチドが結合しており，この抗原を認識するTCRと結合する．CD4⁺T細胞をもたないマウスと野生型マウスとでは，感染7日後におけるOVA特異的なCD8⁺T細胞の数は変わらなかった．しかしながら，70日後（この間にメモリーT細胞が分化する）にLM-OVAに再感作すると，野生型マウスでは強力なCD8メモリー応答がみられたが，CD4⁺T細胞をもたないマウスではOVA特異的なメモリーCD8⁺T細胞の増殖がみられなかった．

憶応答を比較した実験を示す．この実験では，人為的に操作したリステリア株が発現する卵白アルブミンに対するCD8⁺T細胞の応答を比較した．感染7日後には，どちらのマウスにおいても抗原特異的CD8⁺T細胞が同程度の増殖と活性を示した．しかしながら，CD4⁺T細胞欠損マウスでは，二度目の感作後のメモリーCD8⁺T細胞の増殖が極度に低下しており，二次応答がきわめて貧弱であった．これらの結果は，一次応答におけるCD8⁺T細胞の分化，あるいは，二次応答のどちらかにCD4⁺T細胞が必要なことを示唆している．

CD4⁺T細胞欠損マウスで分化したメモリーCD8⁺T細胞を野生型マウスに移入する実験から，一次応答の際のナイーブCD8⁺T細胞の分化に，CD4⁺T細胞からの補助が必須であることが示された．移入後にレシピエントマウスを再感作したところ，このマウスがMHCクラスIIを発現しているにもかかわらず，CD8⁺T細胞の増殖能が低下していた．この結果から，単に二次応答のときだけでなく，CD8⁺T細胞が最初に刺激される際にもCD4⁺T細胞からの補助が必要であることが明らかになった．抗体を用いてCD4⁺T細胞を除いたマウスやCD4遺伝子を欠損したマウスにおいても，同様にメモリーCD8⁺T細胞の産生にCD4⁺T細胞からの補助が必要なことが示されている．

CD4⁺T細胞の必要性を説明する具体的な機序は完全には解明されていないが，このときにCD8⁺T細胞が2種類のシグナル，つまりCD40を介したシグナルとIL-2を介したシグナルを受け取っていると考えられる．CD40を発現しないCD8⁺T細胞はメモリーT細胞を作ることができない．CD40を刺激するのに必要なCD40リガンドは多くの細胞が発現しうるが，CD4⁺T細胞がこのシグナルの供給源になっていると考えるのが妥当である．

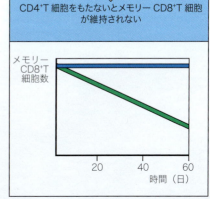

図11.33　CD4⁺T細胞がメモリーCD8⁺T細胞の維持を促進する

メモリーCD8⁺T細胞を，CD4⁺T細胞をもつ（野生型）マウスともたない（MHC II⁻/⁻）マウスに移入した実験から，CD4⁺T細胞の存在の有無によりメモリーCD8⁺T細胞の寿命が変わることが示された．MHCクラスII蛋白質を欠損すると，胸腺でCD4⁺T細胞に分化することができない．LCMV感染35日後のドナーマウスからLCMVに特異的なメモリーCD8⁺T細胞を単離し，これらのマウスに移入したところ，メモリー細胞はCD4⁺T細胞を有するマウスにおいてのみ維持された．このときのCD4⁺T細胞の作用機序はまだよくわかっていないが，CD4⁺T細胞数が減少しているHIV/エイズなどの病態に関係していると考えられる．

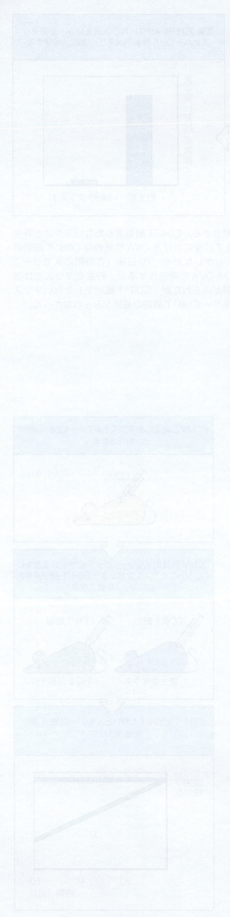

　CD8$^+$T細胞による免疫記憶が形成されるにあたりIL-2シグナルが必要なことは，IL-2Rαサブユニットの遺伝子を欠損していてIL-2に応答しないマウスを用いた実験から明らかにされている．IL-2Rαを介したシグナルはT$_{reg}$細胞の分化に必須なので，IL-2Rα欠損マウスはリンパ増殖性疾患の症状を呈する．しかしながら，野生型の細胞とIL-2Rα欠損細胞を移入した混合骨髄キメラマウスではこのような症状は認められなかった．IL-2Rα欠損細胞の動態を検討するにあたり，このキメラマウスをLCMVに感作してその応答を観察したところ，IL-2Rαをもたない T細胞においてのみメモリーCD8応答がみられなかった．

　図11.33に示した実験で，CD4$^+$T細胞がナイーブCD8$^+$T細胞の分化を制御するのとは別に，メモリーCD8$^+$T細胞の数を維持する役割を担っていることが示されている．この実験では，正常なマウスで分化したメモリーCD8$^+$T細胞を，未感作の野生型もしくはMHCクラスⅡ欠損マウスに移入した．メモリーCD8$^+$T細胞をMHCクラスⅡ欠損マウスに移入したものでは，野生型マウスに移入したものに比べてメモリーCD8$^+$T細胞が早く減少した．これに加えてMHCクラスⅡ欠損マウスに移入したメモリーCD8$^+$T細胞は，そのエフェクター機能が比較的低下していた．これらの実験から，MHCクラスⅡを発現する抗原提示細胞を介して活性化したCD4$^+$T細胞は，最初にCD8$^+$T細胞が活性化する際に必要なかったとしても，CD8$^+$T細胞応答の質と量に非常に大きな影響を与えていることが示唆される．つまり，CD4$^+$T細胞は，ナイーブCD8$^+$T細胞からメモリーT細胞への分化，効果的なエフェクター活性の促進，そしてメモリーT細胞数の維持を補助しているのである．

11-24　免疫された個体における2回目以降の応答は，主にメモリーリンパ球の働きによるものである

　感染が起こると，通常は病原体がある程度増殖すると適応免疫が開始され，生体から病原体を排除するための抗体やエフェクターT細胞の産生が誘導される．免疫応答を引き起こした抗原が除去されて適応免疫応答の維持に必要な量を下回ると，ほとんどのエフェクターT細胞が死滅し，抗体の量が徐々に減少する．これは一種のフィードバック阻害と考えることができる．しかしながら，メモリーT，B細胞が残り，同じ病原体が感染した際に応答できるように，これらの細胞は能力を高めた状態が維持される．

　免疫された個体に残存する抗体やメモリーリンパ球は，再度同じ抗原に遭遇した際のナイーブB，T細胞の活性化を抑制する働きがある．事実，未感作のレシピエントに抗体を移入することで，同じ抗原に対するB細胞応答を抑えることができる．この現象は，Rh$^-$の母親のRh$^+$の胎児に対する免疫反応による**新生児溶血性疾患** hemolytic disease of the newborn（付録Ⅰ，A-6項参照）を予防するにあたり臨床応用されている．Rh$^-$の母親が最初に子どものRh$^+$赤血球に遭遇する前に抗Rh抗体を投与しておくと，母親からの免疫応答が抑制される．この抑制の機構として，母親の体内に入った赤血球が抗体により除去もしくは破壊されて，B細胞やT細胞が免疫応答しないようにしているとみられる．おそらくは，抗原に対して抗Rh抗体が過剰に存在するので，抗原が除去されるだけでなく，Fcレセプターを介してB細胞を活性化させる免疫複合体なども形成されないと考えられる．しかしながら，メモリーB細胞応答は抗体により抑制することができないので，リスクのあるRh$^-$の母親を早期に同定して，最初の免疫応答が起こる前に処置しなくてはならない．メモリーB細胞は抗原に対する親和性が高く，B細胞レセプターを介したシグナルの要求も変わっているので，抗原に対する反応性がナイーブB細胞よりはるかに高く，投与した抗Rh抗体により除ききれなかった少量の抗原にも応答してしまう．残存する抗体があったとしてもメモリーB細胞が活性化されて抗体を産生できるために，すでに免疫された個体であっても二次抗体応答が起こるのである．

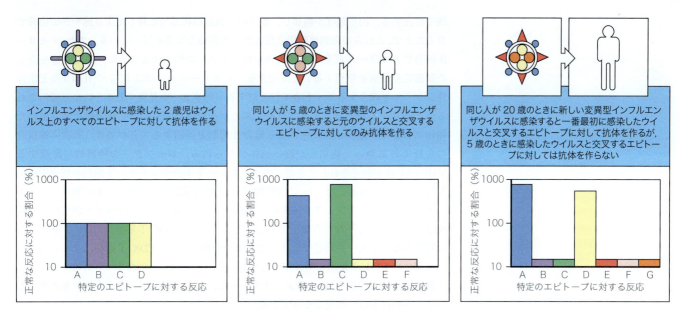

図 11.34 一つのインフルエンザウイルスの変異株に感染した個体が2個目3個目の変異株に感染したときには，最初の変異株に存在したエピトープにだけ抗体を産生する

2歳のときに初めてインフルエンザに感染した子どもは，すべてのエピトープに対して反応する（左図）．同じ子どもが5歳のときにインフルエンザウイルスの別の株に感染したときには，最初のウイルスと共通なエピトープにだけ選択的に反応し，新しいエピトープに対しての反応は通常より弱くなる（中央図）．20歳になっても，最初のウイルスと共通したエピトープにだけ反応して新しいエピトープにはあまり反応しないという性質は変わらない（右図）．この現象は「抗原原罪」と呼ばれる．

このような抑制機構により**抗原原罪** original antigenic sin と呼ばれる現象についても説明できるかもしれない．これは，ヒトがインフルエンザウイルスに感染したときに，最初に遭遇したウイルス変異株に発現するエピトープに対してのみ抗体を作りやすく，それ以降に感染したウイルスの変異株がより抗原性の高い別のエピトープを発現していたとしても反応できなくなっている状態を表すために作られた用語である（図11.34）．最初のウイルスに対する抗体が，新たなエピトープに特異的なナイーブB細胞の応答を妨げやすくなっているのである．この機構は，ウイルスに対して最も早く効果的に応答できるB細胞だけを用いるという意味で，個体のために役立っていると考えられる．最初の感染の際にみられたエピトープをすべて欠損したウイルスに感染しない限り，このような抗体産生のパターンが崩れることはない．この場合はウイルスに結合する既存の抗体がないので，ナイーブB細胞が応答することができるのである．

マウスにおけるLCMV感染やヒトにおけるデングウイルスでも同様の現象がみられ，抗原特異的なメモリーT細胞によってナイーブT細胞応答が抑制される．あるLCMV株で初回感作されたマウスにおいて，最初の株の抗原を特異的に認識する$CD8^+$T細胞が増殖することで，それ以降に感染した別のLCMV株に対して応答する．しかしながら，このような効果は，細菌性の病原体であるリステリアに卵白アルブミンを導入し，これを再感染させて卵白アルブミン上のさまざまなエピトープに対する応答を検討した際には認められなかったので，「抗原原罪」による抑制はすべての免疫応答でみられるわけではないと考えられる．

まとめ

長寿命のメモリーB細胞とメモリーT細胞が作られ，再感染に対する防御免疫が構築されることは，適応免疫により成し遂げられる事柄の中で最も重要な項目の一つである．これら抗原特異的なメモリー細胞は，一次感染の際に急激に増殖したリンパ球の中から生じ，ナイーブT細胞のレパートリー中での抗原特異的細胞の頻度に比べて高頻

度で存在する．出現頻度が増加し，かつ同一抗原の再感染に対してより速やかに応答できることで，これらの細胞は防御免疫において重要な役割を担っている．また，メモリーB細胞やメモリーT細胞を未感作のレシピエントに移入することで，免疫記憶を介した防御免疫機構を移植することができる．メモリーリンパ球はIL-7やIL-15など生存性シグナルを媒介するサイトカインに対するレセプターを発現することにより維持される．メモリーB細胞は，アイソタイプスイッチや体細胞高頻度突然変異により生じた免疫グロブリン遺伝子の変化により他のB細胞と区別することができ，二次応答以降の免疫応答において親和性が高い抗体が作られる．レセプターを特異的に認識するMHC四量体が開発されたことで，エフェクターT細胞やメモリーT細胞の増殖を直接解析することが可能になった．T細胞の免疫記憶は複雑で，メモリーT細胞はセントラルメモリー細胞，エフェクターメモリー細胞，そして組織常在型メモリー細胞により構成されるきわめて不均一な集団であることも学んだ．$CD8^+$T細胞は$CD4^+$T細胞からの補助がなくても一次応答では十分な効果を発揮するが，$CD8^+$T細胞による免疫記憶の制御には$CD4^+$T細胞の働きが不可欠であることも明らかになりつつある．このような機構の解明は，例えばHIV/エイズなどの疾患に対する効果的なワクチンを作出する方法をみつけるのに重要になってくる．

第11章のまとめ

脊椎動物は，いくつかの方法で病原微生物に抵抗する．自然免疫防御は迅速に機能することができ，これだけで感染を退けられるかもしれないが，そうならなかった場合は，一連の初期応答が誘導されて感染を抑制し，同時に適応免疫が形成される．これら免疫応答の最初の二つの相では，自然免疫機構の非クローン性のレセプターにより感染源が認識される．これらは，図11.35にまとめられており，第3章で詳しく述べた．自然免疫と適応免疫の中間産物ともいえるような特殊な免疫細胞のサブセットがいくつか存在し，これらが引き続いて自然免疫リンパ球（ILC）を誘導する．ILCは，自然センサー

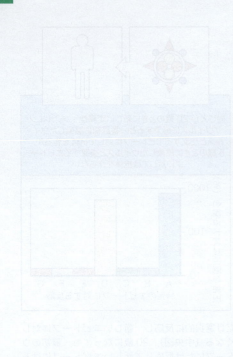

図11.35　さまざまな微生物に対する免疫応答を構成する三つの段階とその構成要素

最初の二つの段階を制御する機構のうち，自然免疫機構については第2章と第3章で，胸腺（T細胞）非依存性のB細胞応答については第10章でそれぞれ解説した．初期の応答はその後の適応免疫の開始に重要であり，免疫応答の後期に出現する抗原特異的なエフェクターT細胞や抗体の機能的性質に影響を及ぼす．それぞれの段階におけるエフェクター機構はよく似ているが，主な違いは抗原を認識する機構である．

	免疫応答の段階		
	即時（0〜4時間）	初期（4〜96時間）	後期（96〜100時間）
	非特異的 もともと備わっている 免疫記憶なし 特異的T細胞の関与なし	非特異的＋特異的 誘導可能 免疫記憶なし 特異的T細胞の関与なし	特異的 誘導可能 免疫記憶あり 特異的T細胞の関与あり
バリア機能	皮膚，上皮層	局所炎症（C5a） 局所TNF-α	粘膜面のIgA抗体 マスト細胞上のIgE抗体 局所の炎症
細胞外寄生病原体への反応	ファゴサイトーシス 補体活性化第二経路とMBL経路 リゾチウム ラクトフェリン ペルオキシダーゼ ディフェンシン	マンノース結合レクチン C反応性蛋白質 胸腺非依存性B細胞抗体 補体	IgG抗体＋Fcレセプター陽性細胞 IgG，IgM抗体＋補体活性化古典的経路
細胞内寄生細菌への反応	マクロファージ	活性化NK細胞依存的なマクロファージ活性化 IL-1，IL-6，TNF-α，IL-12	IFN-γによるT細胞を介したマクロファージの活性化
ウイルス感染細胞への反応	NK細胞	IFN-α，IFN-β，IL-12によって活性化されたNK細胞	細胞傷害性T細胞 IFN-γ

細胞が産生するサイトカインに速やかに反応することで，CD4⁺T細胞の反応がエフェクターT細胞のいずれかのサブセットのものになる．また，リンパ節に動員されたNK細胞がIFN-γを分泌してT_H1応答を促進する．免疫応答における三つ目の相は適応免疫応答である（図11.35）．適応免疫応答は末梢リンパ組織で形成されて感染局所で働くが，T細胞とB細胞がそれぞれ認識する特定の抗原と出会って増殖しエフェクター細胞に分化する必要があるため，その形成には数日を要する．T細胞依存性のB細胞応答は，抗原特異的なT_FHが増殖して分化しなければ開始されない．いったん適応免疫応答が始まると，抗体とエフェクターT細胞が血流に乗って拡散し，感染した組織に動員される．通常は感染が制御され，病原体は抑制されるか，もしくは排除される．最終的にどのようなエフェクター機構で感染が取り除かれるかは，何に感染したかによって変わってくる．ほとんどの場合，免疫による防御の初期段階で用いられたのと同じ機構が使われ，抗原認識機構だけがより選択的なものに変化する（図11.35）．

適応免疫応答が効果的に機能すると，その後予防的な免疫の状態に移行する．この状態は，エフェクター細胞，一次応答で産生された分子，そして免疫記憶によって形作られている．免疫記憶とは，過去に遭遇したがうまく排除できた病原体に対する宿主の感受性が亢進していることを表している．メモリーT，B細胞を未感作状態のレシピエントに移入することで，免疫記憶を受け渡すことができる．免疫記憶は，IL-7やIL-15などのサイトカインや，TCRを介した自己ペプチド・自己MHC複合体の恒常的な認識といった機構により維持されている．ワクチン接種によって免疫記憶を含む防御免疫機構を人工的に誘導できるようにしたことは，免疫学が医学の分野にもたらした最も顕著な貢献である．最近，このような免疫機構がどのようにして獲得されるのかについて次第に明らかになってきた．しかしながら，第13章でみていくように，防御免疫機構を十分に誘導しない病原体も多く，この機構によって病原体を完全に排除できないこともある．したがって，これらの病原体に対して効果的なワクチンを開発するには，何がこの機構の成立を妨げているのかを解明する必要がある．

章末問題

11.1 正誤問題：免疫応答は動的なプロセスであり，抗原非依存的な応答に始まり，抗原に対する特異性をもつようになるにつれてより焦点を絞った強力な応答になっていく．適応免疫機構がいったん確立すると，どのような種類の病原体に対しても1種類の応答しかできなくなる．

11.2 多肢選択問題：正しい記述を選べ．
A. マクロファージや樹状細胞によるIL-12とIL-18の産生により，ILC1からのIFN-γの分泌が誘導され，細胞内寄生病原体に対する傷害性が高くなる
B. ILC3は胸腺ストローマ由来リンホポエチン（TSLP）により活性化され，STAT5を介したIL-17の産生を誘導する
C. 蠕虫に共通する分子パターンによりIL-33とIL-25が産生され，これらにより活性化されたILC2が杯細胞の粘液産生と粘膜平滑筋の収縮を促す
D. ILC3由来のIL-22が上皮細胞に作用し，抗菌ペプチドの産生とバリア機能の強化を誘導する

11.3 対応問題：以下の蛋白質について，それぞれT細胞の遊走に対する効果として適切なものを選べ．

A. CXCR5 _____
B. PSGL-1 _____
C. FucT-VII _____
D. VLA-4 _____

i. 活性化した内皮細胞に発現するP-セレクチンやE-セレクチンと相互作用する．
ii. CXCL13が結合し，T_FH細胞をB細胞濾胞に誘導する．
iii. VCAM-1と相互作用し，エフェクターT細胞の血管外遊走の開始を促す．
iv. P-セレクチンやE-セレクチンのリガンドの産生に必須である．

11.4 穴埋め問題：エフェクターT細胞において接着因子が選択的に発現することで，これらの細胞を体内の区画ごとに配置することができる．例えば，GALTで最初に刺激されたT細胞では_____インテグリンの発現が誘導され，これを介して腸管粘膜の上皮細胞に恒常的に発現する_____に結合する．これらのT細胞はケモカイン受容体_____も発現し，_____の濃度勾配に従って小腸上皮の直下にある粘膜固有層に誘導される．このような区画化されたT細胞の配置は腸管だけでなく皮膚など他の組織でも観察される．例えば，糖鎖が付加されたPSGL-1や_____を発現することにより，皮下の血管内皮の_____に結合する．

11.5 多肢選択問題：T_H1細胞によるマクロファージの活性化についての記述のうち誤ったものを選べ．
A. CD40リガンドがマクロファージのIFN-γに対する感受性を高める
B. LT-αはCD40リガンドに代わってマクロファージを活性化することができる
C. T_H1細胞の活性化によりTNFR-Iの活性が阻害される
D. マクロファージは少量の細菌性LPSによってIFN-γに対して感受性となる

11.6 短答問題：組織の修復を促進するにあたり，どのようにしてM2マクロファージがコラーゲンの産生を刺激するのか述べよ．

11.7 多肢選択問題：以下の3型応答についての記述のうち誤ったものを選べ．
A. 一次自然エフェクター細胞は好中球であり，これらの細胞はCXCL8やCXCL12によって動員され，G-CSFやGM-CSFの働きで産生量が増大する
B. 定常状態では，T_H17細胞はほぼ腸管粘膜にのみ存在する
C. 中心的に機能するサイトカインはIL-17である
D. IL-22が産生されることにより，抗菌ペプチドの産生，上皮細胞の増殖，NK細胞の脱落が誘導される
E. IL-23によりナイーブCD4⁺T細胞がT_H17細胞への分化を開始する

11.8 多肢選択問題：次に挙げる病原体のうち，CD4⁺T細胞による補助とは無関係に強力なCD8⁺T細胞応答を誘導するものを選べ．
A. 肺炎レンサ球菌
B. リンパ球性脈絡髄膜炎ウイルス（LCMV）
C. リステリア・モノサイトゲネス
D. 黄色ブドウ球菌
E. サルモネラ
F. トキソプラズマ

11.9 穴埋め問題：病原体に対する免疫応答の際に，活性化したT細胞は，IL-2レセプターの構成因子のうち高親和性の_____を発現し，IL-7レセプターの構成因子である_____の発現を失う．これらの細胞は，すべての造血系細胞で発現するチロシンホスファターゼ_____の異なるアイソフォームも発現するようになる．エフェクター細胞とセントラルメモリー細胞に分化すると，_____を高発現しているものがエフェクター細胞，_____を高発現しているものがセントラルメモリー細胞ということで区別することができる．メモリーCD4⁺ならびにCD8⁺T細胞の長寿命化にはともに_____が必要であるが，メモリーCD8⁺T細胞の長寿命化にはさらに_____の発現が必要である．

11.10 正誤問題：CD27はメモリーT細胞と同様にナイーブB細胞のマーカーでもある．

11.11 短答問題：インフラマソームが1型と3型応答を促進すると同時に2型応答を抑える機構を述べよ．

11.12 対応問題：左に挙げるサイトカインについて，それぞれ下流で活性化するSTAT分子を選べ．
A. ___IL-4とIL-13   　i. STAT3
B. ___IL-12   　ii. STAT4
C. ___IL-23   　iii. STAT5
D. ___TSLP, IL-2, IL-7　iv. STAT6

項ごとの参考文献

11-1 感染はいくつかの段階からなる

Mandell, G., Bennett, J., and Dolin, R. (eds): **Principles and Practice of Infectious Diseases**, 5th ed. New York, Churchill Livingstone, 2000.

Zhang, S.Y., Jouanguy, E., Sancho-Shimizu, V., von Bernuth, H., Yang, K., Abel, L., Picard, C., Puel, A., and Casanova, J.L.: **Human Toll-like receptor-dependent induction of interferons in protective immunity to viruses**. *Immunol. Rev.* 2007, **220**:225–236.

11-2 感染防御のために，感染源に応じて動員されるエフェクター機構

Bernink, J., Mjösberg, J., and Spits, H.: **Th1- and Th2-like subsets of innate lymphoid cells**. *Immunol. Rev.* 2013, **252**:133–138.

Fearon, D.T., and Locksley, R.M.: **The instructive role of innate immunity in the acquired immune response**. *Science* 1996, **272**:50–53.

Gasteiger, G., and Rudensky, A.Y.: **Interactions between innate and adaptive lymphocytes**. *Nat. Rev. Immunol.* 2014, **14**:631–639.

Janeway, C.A., Jr: **The immune system evolved to discriminate infectious nonself from noninfectious self**. *Immunol. Today* 1992, **13**:11–16.

McKenzie, A.N.J., Spits, H., and Eberl, G.: **Innate lymphoid cells in inflammation and immunity**. *Immunity* 2014, **41**:366–374.

Neill, D.R., Wong, S.H., Bellosi, A., Flynn, R.J., Daly, M., Langford, T.K., Bucks, C., Kane, C.M., Fallon, P.G., Pannell, R., *et al.*: **Nuocytes represent a new innate effector leukocyte that mediates type-2 immunity**. *Nature* 2010, **464**:1367–1370.

Oliphant, C.J., Hwang, Y.Y., Walker, J.A., Salimi, M., Wong, S.H., Brewer, J.M., Englezakis, A., Barlow, J.L., Hams, E., Scanlon, S.T., *et al.*: **MHCII-mediated dialog between group 2 innate lymphoid cells and CD4⁺ T cells potentiates type 2 immunity and promotes parasitic helminth expulsion**. *Immunity* 2014, **41**:283–295.

Walker, J.A., Barlow, J.L., and McKenzie, A.N.J.: **Innate lymphoid cells—how did we miss them?** *Nat. Rev. Immunol.* 2013, **13**:75–87.

11-3 エフェクターT細胞は，接着因子とケモカインレセプターの発現を変えることで，特定の組織や感染部位に誘導される

Griffith, J.W., Sokol, C.L., and Luster, A.D.: **Chemokines and chemokine receptors: positioning cells for host defense and immunity**. *Annu. Rev. Immunol.* 2014, **32**:659–702.

Hidalgo, A., Peired, A.J., Wild, M.K., Vestweber, D., and Frenette, P.S.: **Complete identification of E-selectin ligands on neutrophils reveals distinct functions of PSGL-1, ESL-1, and CD44**. *Immunity* 2007, **26**:477–489.

MacKay, C.R., Marston, W., and Dudler, L.: **Altered patterns of T-cell migration through lymph nodes and skin following antigen challenge**. *Eur. J. Immunol.* 1992, **22**:2205–2210.

Mantovani, A., Bonecchi, R., and Locati, M.: **Tuning inflammation and immunity by chemokine sequestration: decoys and more**. *Nat. Rev. Immunol.* 2006, **6**:907–918.

Mueller, S.N., Gebhardt, T., Carbone, F.R., and Heath, W.R.: **Memory T cell subsets, migration patterns, and tissue residence**. *Annu. Rev. Immunol.* 2013, **31**:137–161.

Sallusto, F., Kremmer, E., Palermo, B., Hoy, A., Ponath, P., Qin, S., Forster, R., Lipp, M., and Lanzavecchia, A.: **Switch in chemokine receptor expression upon TCR stimulation reveals novel homing potential for recently activated T cells**. *Eur. J. Immunol.* 1999, **29**:2037–2045.

11-4 適応免疫の進行に伴い病原体特異的なエフェクターT細胞が感染部位に集積する

Jenkins, M.K., Khoruts, A., Ingulli, E., Mueller, D.L., McSorley, S.J., Reinhardt,

R.L., Itano, A., and Pape, K.A.: **In vivo activation of antigen-specific CD4 T cells.** *Annu. Rev. Immunol.* 2001, **19**:23–45.

11–5 T$_H$1細胞は古典的活性化マクロファージによる細胞内寄生細菌に対する宿主の応答を制御して増幅する

Bekker, L.G., Freeman, S., Murray, P.J., Ryffel, B., and Kaplan, G.: **TNF-α controls intracellular mycobacterial growth by both inducible nitric oxide synthase-dependent and inducible nitric oxide synthase-independent pathways.** *J. Immunol.* 2001, **166**:6728–6734.

Ehlers, S., Kutsch, S., Ehlers, E.M., Benini, J., and Pfeffer, K.: **Lethal granuloma disintegration in mycobacteria-infected TNFRp55-/- mice is dependent on T cells and IL-12.** *J. Immunol.* 2000, **165**:483–492.

Hsieh, C.S., Macatonia, S.E., Tripp, C.S., Wolf, S.F., O'Garra, A., and Murphy, K.M.: **Development of T$_H$1 CD4$^+$ T cells through IL-12 produced by Listeria-induced macrophages.** *Science* 1993, **260**:547–549.

Muñoz-Fernández, M.A., Fernández, M.A., and Fresno, M.: **Synergism between tumor necrosis factor-α and interferon-γ on macrophage activation for the killing of intracellular Trypanosoma cruzi through a nitric oxide-dependent mechanism.** *Eur. J. Immunol.* 1992, **22**:301–307.

Murray, P.J., and Wynn, T.A.: **Protective and pathogenic functions of macrophage subsets.** *Nat. Rev. Immunol.* 2011, **11**:723–737.

Stout, R.D., Suttles, J., Xu, J., Grewal, I.S., and Flavell, R.A.: **Impaired T cell-mediated macrophage activation in CD40 ligand-deficient mice.** *J. Immunol.* 1996, **156**:8–11.

11–6 組織の損傷を防ぐにあたり，T$_H$1細胞によるマクロファージの活性化には厳密な制御を要する

Duffield, J.S.: **The inflammatory macrophage: a story of Jekyll and Hyde.** *Clin. Sci.* 2003, **104**:27–38.

Labow, R.S., Meek, E., and Santerre, J.P.: **Model systems to assess the destructive potential of human neutrophils and monocyte-derived macrophages during the acute and chronic phases of inflammation.** *J. Biomed. Mater. Res.* 2001, **54**:189–197.

Wigginton, J.E., and Kirschner, D.: **A model to predict cell-mediated immune regulatory mechanisms during human infection with Mycobacterium tuberculosis.** *J. Immunol.* 2001, **166**:1951–1967.

11–7 T$_H$1細胞によるマクロファージの活性化が長期化することで，排除できなかった細胞内寄生病原体を含む肉芽腫が形成される

James, D.G.: **A clinicopathological classification of granulomatous disorders.** *Postgrad. Med. J.* 2000, **76**:457–465.

11–8 1型応答の欠損から，その細胞内寄生細菌の排除における重要性が示される

Berberich, C., Ramirez-Pineda, J.R., Hambrecht, C., Alber, G., Skeiky, Y.A., and Moll, H.: **Dendritic cell (DC)-based protection against an intracellular pathogen is dependent upon DC-derived IL-12 and can be induced by molecularly defined antigens.** *J. Immunol.* 2003, **170**:3171–3179.

Biedermann, T., Zimmermann, S., Himmelrich, H., Gumy, A., Egeter, O., Sakrauski, A.K., Seegmuller, I., Voigt, H., Launois, P., Levine, A.D., *et al.*: **IL-4 instructs T$_H$1 responses and resistance to Leishmania major in susceptible BALB/c mice.** *Nat. Immunol.* 2001, **2**:1054–1060.

Neighbors, M., Xu, X., Barrat, F.J., Ruuls, S.R., Churakova, T., Debets, R., Bazan, J.F., Kastelein, R.A., Abrams, J.S., and O'Garra, A.: **A critical role for interleukin 18 in primary and memory effector responses to Listeria monocytogenes that extends beyond its effects on interferon gamma production.** *J. Exp. Med.* 2001, **194**:343–354.

11–9 T$_H$2細胞は2型応答を編成し，腸内の蠕虫を駆除したり，組織の損傷を修復したりする

Artis, D., and Grencis, R.K.: **The intestinal epithelium: sensors to effectors in nematode infection.** *Mucosal Immunol.* 2008, **1**:252–264.

Fallon, P.G., Ballantyne, S.J., Mangan, N.E., Barlow, J.L., Dasvarma, A., Hewett, D.R., McIlgorm, A., Jolin, H.E., and McKenzie, A.N.J.: **Identification of an interleukin (IL)-25-dependent cell population that provides IL-4, IL-5, and IL-13 at the onset of helminth expulsion.** *J. Exp. Med.* 2006, **203**:1105–1116.

Finkelman, F.D., Shea-Donohue, T., Goldhill, J., Sullivan, C.A., Morris, S.C., Madden, K.B., Gauser, W.C., and Urban, J.F., Jr: **Cytokine regulation of host defense against parasitic intestinal nematodes.** *Annu. Rev. Immunol.* 1997, **15**:505–533.

Humphreys, N.E., Xu, D., Hepworth, M.R., Liew, F.Y., and Grencis, R.K.: **IL-33, a potent inducer of adaptive immunity to intestinal nematodes.** *J. Immunol.* 2008, **180**:2443–2449.

Liang, H.-E., Reinhardt, R.L., Bando, J.K., Sullivan, B.M., Ho, I.-C., and Locksley, R.M.: **Divergent expression patterns of IL-4 and IL-13 define unique functions in allergic immunity.** *Nat. Immunol.* 2012, **13**:58–66.

Maizels, R.M., Pearce, E.J., Artis, D., Yazdanbakhsh, M., and Wynn, T.A.: **Regulation of pathogenesis and immunity in helminth infections.** *J. Exp. Med.* 2009, **206**:2059–2066.

Ohnmacht, C., Schwartz, C., Panzer, M., Schiedewitz, I., Naumann, R., and Voehringer, D.: **Basophils orchestrate chronic allergic dermatitis and protective immunity against helminths.** *Immunity* 2010, **33**:364–374.

Saenz, S.A., Noti, M., and Artis, D.: **Innate immune cell populations function as initiators and effectors in Th2 cytokine responses.** *Trends Immunol.* 2010, **31**:407–413.

Sullivan, B.M., and Locksley, R.M.: **Basophils: a nonredundant contributor to host immunity.** *Immunity* 2009, **30**:12–20.

Van Dyken, S.J., and Locksley, R.M.: **Interleukin-4- and interleukin-13-mediated alternatively activated macrophages: roles in homeostasis and disease.** *Annu. Rev. Immunol.* 2013, **31**:317–343.

11–10 T$_H$17細胞は3型応答を編成し，細胞外寄生細菌や真菌の排除を促進する

Aujla, S.J., Chan, Y.R., Zheng, M., Fei, M., Askew, D.J., Pociask, D.A., Reinhart, T.A., Mcallister, F., Edeal, J., Gaus, K., *et al.*: **IL-22 mediates mucosal host defense against Gram-negative bacterial pneumonia.** *Nat. Med.* 2008, **14**:275–281.

Fossiez, F., Djossou, O., Chomarat, P., Flores-Romo, L., Ait-Yahia, S., Maat, C., Pin, J.J., Garrone, P., Garcia, E., Saeland, S., *et al.*: **T cell interleukin-17 induces stromal cells to produce proinflammatory and hematopoietic cytokines.** *J. Exp. Med.* 1996, **183**:2593–2603.

Happel, K.I., Zheng, M., Young, E., Quinton, L.J., Lockhart, E., Ramsay, A.J., Shellito, J.E., Schurr, J.R., Bagby, G.J., Nelson, S., *et al.*: **Cutting edge: roles of Toll-like receptor 4 and IL-23 in IL-17 expression in response to Klebsiella pneumoniae infection.** *J. Immunol.* 2003, **170**:4432–4436.

LeibundGut-Landmann, S., Gross, O., Robinson, M.J., Osorio, F., Slack, E.C., Tsoni, S.V., Schweighoffer, E., Tybulewicz, V., Brown, G.D., Ruland, J., *et al.*: **Syk- and CARD9-dependent coupling of innate immunity to the induction of T helper cells that produce interleukin 17.** *Nat. Immunol.* 2007, **8**:630–638.

Ouyang, W., Kolls, J.K., and Zheng, Y.: **The biological functions of T helper 17 cell effector cytokines in inflammation.** *Immunity* 2008, **28**:454–467.

Romani, L.: **Immunity to fungal infections.** *Nat. Rev. Immunol.* 2011, **11**:275–288.

Sonnenberg, G.F., Monticelli, L.A., Elloso, M.M., Fouser, L.A., and Artis, D.: **CD4$^+$ lymphoid tissue-inducer cells promote innate immunity in the gut.** *Immunity* 2011, **34**:122–134.

Zheng, Y., Valdez, P.A., Danilenko, D.M., Hu, Y., Sa, S.M., Gong, Q., Abbas, A.R., Modrusan, Z., Ghilardi, N., De Sauvage, F.J., *et al.*: **Interleukin-22 mediates early host defense against attaching and effacing bacterial pathogens.** *Nat. Med.* 2008, **14**:282–289.

11–11 エフェクターとして機能している間にも，分化したエフェクターT細胞は継続的にシグナルを受ける

Cua, D.J., Sherlock, J., Chen, Y., Murphy, C.A., Joyce, B., Seymour, B., Lucian, L., To, W., Kwan, S., Churakova, T., *et al.*: **Interleukin-23 rather than interleukin-12** is the critical cytokine for autoimmune inflammation of the brain. *Nature* 2003, **421**:744–748.

Ghilardi, N., Kljavin, N., Chen, Q., Lucas, S., Gurney, A.L., and De Sauvage, F.J.: **Compromised humoral and delayed-type hypersensitivity responses in IL-23-deficient mice.** *J. Immunol.* 2004, **172**:2827–2833.

Park, A.Y., Hondowics, B.D., and Scott, P.: **IL-12 is required to maintain a Th1 response during *Leishmania major* infection.** *J. Immunol.* 2000, **165**:896–902.

Yap, G., Pesin, M., and Sher, A.: **Cutting edge: IL-12 is required for the maintenance of IFN-γ production in T cells mediating chronic resistance to the intracellular pathogen *Toxoplasma gondii*.** *J. Immunol.* 2000, **165**:628–631.

11-12 エフェクターT細胞は抗原認識とは無関係に活性化されてサイトカインを放出する

Guo, L., Junttila, I.S., and Paul, W.E.: **Cytokine-induced cytokine production by conventional and innate lymphoid cells.** *Trends Immunol.* 2012, **33**:598–606.

Kohno, K., Kataoka, J., Ohtsuki, T., Suemoto, Y., Okamoto, I., Usui, M., Ikeda, M., and Kurimoto, M.: **IFN-gamma-inducing factor (IGIF) is a costimulatory factor on the activation of Th1 but not Th2 cells and exerts its effect independently of IL-12.** *J. Immunol.* 1997, **158**:1541–1550.

11-13 エフェクターT細胞は可塑性と協調性を発揮することで，病原体に応答する過程で状況に適応することができる

Basu, R., Hatton, R.D., and Weaver, C.T.: **The Th17 family: flexibility follows function.** *Immunol. Rev.* 2013, **252**:89–103.

Lee, S.-J., McLachlan, J.B., Kurtz, J.R., Fan, D., Winter, S.E., Bäumler, A.J., Jenkins, M.K., and McSorley, S.J.: **Temporal expression of bacterial proteins instructs host CD4 T cell expansion and Th17 development.** *PLoS Pathog.* 2012, **8**:e1002499.

Lee, Y.K., Turner, H., Maynard, C.L., Oliver, J.R., Chen, D., Elson, C.O., and Weaver, C.T.: **Late developmental plasticity in the T helper 17 lineage.** *Immunity* 2009, **30**:92–107.

Murphy, K.M., and Stockinger, B.: **Effector T cell plasticity: flexibility in the face of changing circumstances.** *Nat. Immunol.* 2010, **11**:674–680.

O'Shea, J.J., and Paul, W.E.: **Mechanisms underlying lineage commitment and plasticity of helper CD4⁺ T cells.** *Science* 2010, **327**:1098–1102.

11-14 さまざまな種類の病原体から生体を防御するにあたって，細胞が介在する免疫と抗体が介在する免疫が一体的に機能することが不可欠である

Baize, S., Leroy, E.M., Georges-Courbot, M.C., Capron, M., Lansoud-Soukate, J., Debre, P., Fisher-Hoch, S.P., McCormick, J.B., and Georges, A.J.: **Defective humoral responses and extensive intravascular apoptosis are associated with fatal outcome in Ebola virus-infected patients.** *Nat. Med.* 1999, **5**:423–426.

11-15 病原体に対するCD8⁺T細胞の最初の応答は，CD4⁺T細胞の補助がなくても起こる

Lertmemongkolchai, G., Cai, G., Hunter, C.A., and Bancroft, G.J.: **Bystander activation of CD8 T cells contributes to the rapid production of IFN-γ in response to bacterial pathogens.** *J. Immunol.* 2001, **166**:1097–1105.

Rahemtulla, A., Fung-Leung, W.P., Schilham, M.W., Kundig, T.M., Sambhara, S.R., Narendran, A., Arabian, A., Wakeham, A., Paige, C.J., Zinkernagel, R.M., *et al.*: **Normal development and function of CD8⁺ cells but markedly decreased helper cell activity in mice lacking CD4.** *Nature* 1991, **353**:180–184.

Schoenberger, S.P., Toes, R.E., van der Voort, E.I., Offringa, R., and Melief, C.J.: **T-cell help for cytotoxic T lymphocytes is mediated by CD40–CD40L interactions.** *Nature* 1998, **393**:480–483.

Sun, J.C., and Bevan, M.J.: **Defective CD8 T cell memory following acute infection without CD4 T-cell help.** *Science* 2003, **300**:339–349.

11-16 感染が終了するとほとんどのエフェクター細胞が死滅しメモリー細胞が産生される

Bouillet, P., and O'Reilly, L.A.: **CD95, BIM and T cell homeostasis.** *Nat. Rev. Immunol.* 2009, **9**:514–519.

Chowdhury, D., and Lieberman, J.: **Death by a thousand cuts: granzyme pathways of programmed cell death.** *Annu. Rev. Immunol.* 2008, **26**:389–420.

Siegel, R.M.: **Caspases at the crossroads of immune-cell life and death.** *Nat. Rev. Immunol.* 2006, **6**:308–317.

Strasser, A.: **The role of BH3-only proteins in the immune system.** *Nat. Rev. Immunol.* 2005, **5**:189–200.

11-17 感染やワクチン接種の後，免疫記憶は長期間持続する

Black, F.L., and Rosen, L.: **Patterns of measles antibodies in residents of Tahiti and their stability in the absence of re-exposure.** *J. Immunol.* 1962, **88**:725–731.

Hammarlund E., Lewis, M.W., Hanifin, J.M., Mori, M., Koudelka, C.W., and Slifka, M.K.: **Antiviral immunity following smallpox virus infection: a case-control study.** *J Virol.* 2010, **84**:12754–12760.

Hammarlund, E., Lewis, M.W., Hansen, S.G., Strelow, L.I., Nelson, J.A., Sexton, G.J., Hanifin, J.M., and Slifka, M.K.: **Duration of antiviral immunity after smallpox vaccination.** *Nat. Med.* 2003, **9**:1131–1137.

MacDonald, H.R., Cerottini, J.C., Ryser, J.E., Maryanski, J.L., Taswell, C., Widmer, M.B., and Brunner, K.T.: **Quantitation and cloning of cytolytic T lymphocytes and their precursors.** *Immunol. Rev.* 1980, **51**:93–123.

Murali-Krishna, K., Lau, L.L., Sambhara, S., Lemonnier, F., Altman, J., and Ahmed, R.: **Persistence of memory CD8 T cells in MHC class I-deficient mice.** *Science* 1999, **286**:1377–1381.

Seddon, B., Tomlinson, P., and Zamoyska, R.: **Interleukin 7 and T cell receptor signals regulate homeostasis of CD4 memory cells.** *Nat. Immunol.* 2003, **4**:680–686.

11-18 メモリーB細胞はナイーブB細胞と比較して応答が早く，抗原に対する親和性が高い

Andersson, B.: **Studies on the regulation of avidity at the level of the single antibody-forming cell: The effect of antigen dose and time after immunization.** *J. Exp. Med.* 1970, **132**:77–88.

Berek, C., and Milstein, C.: **Mutation drift and repertoire shift in the maturation of the immune response.** *Immunol. Rev.* 1987, **96**:23–41.

Bergmann, B., Grimsholm, O., Thorarinsdottir, K., Ren, W., Jirholt, P., Gjertsson, I., and Mårtensson, I.L.: **Memory B cells in mouse models.** *Scand. J. Immunol.* 2013, **78**:149–156.

Davie, J.M., and Paul, W.E.: **Receptors on immunocompetent cells. V. Cellular correlates of the "maturation" of the immune response.** *J. Exp. Med.* 1972, **135**:660–674.

Eisen, H.N., and Siskind, G.W.: **Variations in affinities of antibodies during the immune response.** *Biochemistry* 1964, **3**:996–1008.

Good-Jacobson, K.L., and Tarlinton, D.M.: **Multiple routes to B-cell memory.** *Int. Immunol.* 2012, **24**:403–408.

Klein, U., Rajewsky, K., and Küppers, R.: **Human immunoglobulin (Ig)M+IgD+ peripheral blood B cells expressing the CD27 cell surface antigen carry somatically mutated variable region genes: CD27 as a general marker for somatically mutated (memory) B cells.** *J. Exp. Med.* 1998, **188**:1679–1689.

Takemori, T., Kaji, T., Takahashi, Y., Shimoda, M., and Rajewsky, K.: **Generation of memory B cells inside and outside germinal centers.** *Eur. J. Immunol.* 2014, **44**:1258–1264.

11-19 メモリーB細胞は二次応答の間に胚中心に再度入ることができ，改めて体細胞高頻度突然変異と親和性成熟を受ける

Bende, R.J., van Maldegem, F., Triesscheijn, M., Wormhoudt, T.A., Guijt, R., and van Noesel, C.J.: **Germinal centers in human lymph nodes contain reactivated memory B cells.** *J. Exp. Med.* 2007, **204**:2655–2665.

Dal Porto, J.M., Haberman, A.M., Kelsoe, G., and Shlomchik, M.J.: **Very low affinity B cells form germinal centers, become memory B cells, and participate in secondary immune responses when higher affinity competition is reduced.**

J. Exp. Med. 2002, **195**:1215–1221.

Goins, C.L., Chappell, C.P., Shashidharamurthy, R., Selvaraj, P., and Jacob, J.: **Immune complex-mediated enhancement of secondary antibody responses.** *J. Immunol.* 2010, **184**:6293–6298.

Kaji, T., Furukawa, K., Ishige, A., Toyokura, I., Nomura, M., Okada, M., Takahashi, Y., Shimoda, M., and Takemori, T.: **Both mutated and unmutated memory B cells accumulate mutations in the course of the secondary response and develop a new antibody repertoire optimally adapted to the secondary stimulus.** *Int. Immunol.* 2013, **25**:683–695.

11–20 MHC四量体を用いた実験により，残存したメモリーT細胞はナイーブT細胞より頻度が増していることが明らかになった

Hataye, J., Moon, J.J., Khoruts, A., Reilly, C., and Jenkins, M.K.: **Naive and memory CD4+ T cell survival controlled by clonal abundance.** *Science* 2006, **312**:114–116.

Pagán, A.J., Pepper, M., Chu, H.H., Green, J.M., and Jenkins, M.K.: **CD28 promotes CD4+ T cell clonal expansion during infection independently of its YMNM and PYAP motifs.** *J. Immunol.* 2012, **189**:2909–2917.

Pepper, M., Pagán, A.J., Igyártó, B.Z., Taylor, J.J., and Jenkins, M.K.: **Opposing signals from the Bcl6 transcription factor and the interleukin-2 receptor generate T helper 1 central and effector memory cells.** *Immunity* 2011, **35**:583–595.

11–21 メモリーT細胞は，IL-7もしくはIL-15に対する感受性を維持したエフェクターT細胞から生ずる

Akondy, R.S., Monson, N.D., Miller, J.D., Edupuganti, S., Teuwen, D., Wu, H., Quyyumi, F., Garg, S., Altman, J.D., Del Rio, C., et al.: **The yellow fever virus vaccine induces a broad and polyfunctional human memory CD8+ T cell response.** *J. Immunol.* 2009, **183**:7919–7930.

Bradley, L.M., Atkins, G.G., and Swain, S.L.: **Long-term CD4+ memory T cells from the spleen lack MEL-14, the lymph node homing receptor.** *J. Immunol.* 1992, **148**:324–331.

Kaech, S.M., Hemby, S., Kersh, E., and Ahmed, R.: **Molecular and functional profiling of memory CD8 T cell differentiation.** *Cell* 2002, **111**:837–851.

Kassiotis, G., Garcia, S., Simpson, E., and Stockinger, B.: **Impairment of immunological memory in the absence of MHC despite survival of memory T cells.** *Nat. Immunol.* 2002, **3**:244–250.

Ku, C.C., Murakami, M., Sakamoto, A., Kappler, J., and Marrack, P.: **Control of homeostasis of CD8+ memory T cells by opposing cytokines.** *Science* 2000, **288**:675–678.

Rogers, P.R., Dubey, C., and Swain, S.L.: **Qualitative changes accompany memory T cell generation: faster, more effective responses at lower doses of antigen.** *J. Immunol.* 2000, **164**:2338–2346.

Wherry, E.J., Teichgraber, V., Becker, T.C., Masopust, D., Kaech, S.M., Antia, R., von Andrian, U.H., and Ahmed, R.: **Lineage relationship and protective immunity of memory CD8 T cell subsets.** *Nat. Immunol.* 2003, **4**:225–234.

11–22 メモリーT細胞はセントラルメモリー細胞，エフェクターメモリー細胞，組織常在型メモリー細胞などからなる不均一な細胞集団である

Cerottini, J.C., Budd, R.C., and MacDonald, H.R.: **Phenotypic identification of memory cytolytic T lymphocytes in a subset of Lyt-2+ cells.** *Ann. N. Y. Acad. Sci.* 1988, **532**:68–75.

Kaech, S.M., Tan, J.T., Wherry, E.J., Konieczny, B.T., Surh, C.D., and Ahmed, R.: **Selective expression of the interleukin 7 receptor identifies effector CD8 T cells that give rise to long-lived memory cells.** *Nat. Immunol.* 2003, **4**:1191–1198.

Lanzavecchia, A., and Sallusto, F.: **Understanding the generation and function of memory T cell subsets.** *Curr. Opin. Immunol.* 2005, **17**:326–332.

Mueller, S.N., Gebhardt, T., Carbone, F.R., and Heath, W.R.: **Memory T cell subsets, migration patterns, and tissue residence.** *Annu. Rev. Immunol.* 2012, **31**:137–161.

Sallusto, F., Geginat, J., and Lanzavecchia, A.: **Central memory and effector memory T cell subsets: function, generation, and maintenance.** *Annu. Rev. Immunol.* 2004, **22**:745–763.

Sallusto, F., Lenig, D., Forster, R., Lipp, M., and Lanzavecchia, A.: **Two subsets of memory T lymphocytes with distinct homing potentials and effector functions.** *Nature* 1999, **401**:708–712.

Skon, C.N., Lee, J.Y., Anderson, K.G., Masopust, D., Hogquist, K.A., and Jameson, S.C.: **Transcriptional downregulation of S1pr1 is required for the establishment of resident memory CD8+ T cells.** *Nat. Immunol.* 2013, **14**:1285–1293.

11–23 CD8+T細胞記憶にはCD40とIL-2のシグナルを伴うCD4+T細胞からの補助が必要である

Bourgeois, C., and Tanchot, C.: **CD4 T cells are required for CD8 T cell memory generation.** *Eur. J. Immunol.* 2003, **33**:3225–3231.

Bourgeois, C., Rocha, B., and Tanchot, C.: **A role for CD40 expression on CD8 T cells in the generation of CD8 T cell memory.** *Science* 2002, **297**:2060–2063.

Janssen, E.M., Lemmens, E.E., Wolfe, T., Christen, U., von Herrath, M.G., and Schoenberger, S.P.: **CD4 T cells are required for secondary expansion and memory in CD8 T lymphocytes.** *Nature* 2003, **421**:852–856.

Shedlock, D.J., and Shen, H.: **Requirement for CD4 T cell help in generating functional CD8 T cell memory.** *Science* 2003, **300**:337–339.

Sun, J.C., Williams, M.A., and Bevan, M.J.: **CD4 T cells are required for the maintenance, not programming, of memory CD8 T cells after acute infection.** *Nat. Immunol.* 2004, **5**:927–933.

Tanchot, C., and Rocha, B.: **CD8 and B cell memory: same strategy, same signals.** *Nat. Immunol.* 2003, **4**:431–432.

Williams, M.A., Tyznik, A.J., and Bevan, M.J.: **Interleukin-2 signals during priming are required for secondary expansion of CD8 memory T cells.** *Nature* 2006, **441**:890–893.

11–24 免疫された個体における2回目以降の応答は，主にメモリーリンパ球の働きによるものである

Fazekas de St Groth, B., and Webster, R.G.: **Disquisitions on original antigenic sin. I. Evidence in man.** *J. Exp. Med.* 1966, **140**:2893–2898.

Fridman, W.H.: **Regulation of B cell activation and antigen presentation by Fc receptors.** *Curr. Opin. Immunol.* 1993, **5**:355–360.

Klenerman, P., and Zinkernagel, R.M.: **Original antigenic sin impairs cytotoxic T lymphocyte responses to viruses bearing variant epitopes.** *Nature* 1998, **394**:482–485.

Mongkolsapaya, J., Dejnirattisai, W., Xu, X.N., Vasanawathana, S., Tangthawornchaikul, N., Chairunsri, A., Sawasdivorn, S., Duangchinda, T., Dong, T., Rowland-Jones, S., et al.: **Original antigenic sin and apoptosis in the pathogenesis of dengue hemorrhagic fever.** *Nat. Med.* 2003, **9**:921–927.

Pollack, W., Gorman, J.G., Freda, V.J., Ascari, W.Q., Allen, A.E., and Baker, W.J.: **Results of clinical trials of RhoGAm in women.** *Transfusion* 1968, **8**:151–153.

Zehn, D., Turner, M.J., Lefrançois, L., and Bevan, M.J.: **Lack of original antigenic sin in recall CD8+ T cell responses.** *J. Immunol.* 2010, **184**:6320–6326.

粘膜免疫系

12

本章で学ぶこと

粘膜免疫系の性質と構造

感染症に対する粘膜免疫応答とその制御機構

　適応免疫応答は通常，感染組織の所属リンパ節において誘導される．ほとんどの体内組織は微生物の生育とは無縁であるが，それに対して皮膚や呼吸器や腸管などのさまざまな部位の粘膜は外界と直接接しており，外的環境の微生物と絶えず接触している．これらの組織表面は最も多くの病原体が侵入する部位である．本章では，これら粘膜面で特化した機能を有する免疫系，すなわち**粘膜免疫系**の特徴について述べる．

　腸管における粘膜免疫系は脊椎動物が進化の過程で獲得した最初の適応免疫系であり，脊椎動物とともに進化を遂げてきた非常に多くの腸内細菌に応じて発達したと考えられる．脊椎動物の系統的なリンパ組織と免疫グロブリン抗体は原始軟骨魚類において認められ，二つの重要な中枢リンパ器官，すなわち**胸腺**と鳥類の**ファブリキウス嚢**は胎児の腸に由来する．魚類はまた分泌型抗体の原型を保有しており，これは体表を保護し哺乳類の IgA の前身と考えられる．そのため粘膜免疫系は脊椎動物における原始の免疫系であり，脾臓やリンパ節はそれより後に発達したものと考えられてきた．

粘膜免疫系の性質と構造

　病原体や常在細菌が侵入するうえで最初の障壁となるのは粘膜表面を覆う上皮層である．しかしこの障壁は比較的簡単に突破されやすいため，粘膜免疫系の分子・細胞が司る防御機構が必要である．抗菌ペプチドや病原体認識レセプターをもつ免疫細胞などの自然免疫系の機構については第2章と第3章で述べた．本章では主に粘膜免疫系の中でも適応免疫系について述べ，自然免疫系に関しては特に議論に必要な部分についてのみ言及する．粘膜免疫系の解剖学的・免疫学的特徴はその部位や組織ごとに異なっているが，本節においては主に腸管について述べていく．他の粘膜組織に関する詳細については章末の参考文献を参照されたい．

12-1　生体の「内なる外」を防御する粘膜免疫系

　粘膜免疫系は，粘液を分泌する上皮によって保護されている生体内の表面，すなわち消化管，上下気道，泌尿生殖器，中耳の粘膜において働いている．さらに眼球結膜，涙腺，唾液腺，乳腺などの外分泌系も含まれる（図 12.1）．このような粘膜組織は広大な面積を有していることから，広域な生体防御が必須である．例えばヒトの小腸粘膜の表面積は約 400 平方メートルにものぼり，これは皮膚の 200 倍に相当する．

　粘膜免疫系は体内の免疫組織の中で最も多くの割合を占め，全リンパ球の4分の3を擁し，免疫グロブリン産生の大部分を担っている．また粘膜は環境中から侵入する抗原やその他の物質に絶えず曝されている．リンパ節や脾臓（本章では**全身性免疫系** systemic immune system と呼ぶ）と比較してみると，粘膜免疫系は多くのユニークな特

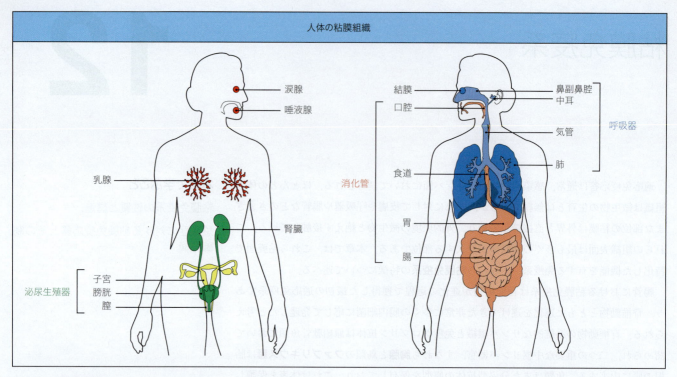

図12.1 粘膜免疫系
粘膜免疫系を司る組織は，消化管，上下気道，泌尿生殖器，口腔，咽頭，中耳および唾液腺，涙腺などの分泌腺に付属するリンパ組織である．また乳腺も粘膜免疫系の一部に含まれる．

徴をもつ（図12.2）．

粘膜面は，ガス交換（肺），食物吸収（腸管），感覚器活動（眼，鼻，口腔，喉頭），生殖（子宮や膣）などの生理的機能を担うため，比較的透過性の高い薄い障壁から成り立っている．これらの組織は生命活動の維持に非常に重要であるため，病原微生物の侵入に対して優れた防御機構を確立する必要がある．同時に，粘膜のもつ脆弱性や高浸透

粘膜免疫系に特異的な所見	
解剖学的特徴	皮膚とリンパ節の密接な相互作用
	パイエル板，孤立リンパ小節，扁桃のような組織化されたリンパ組織とびまん性のリンパ組織が別々に存在する
	特殊な抗原取り込み機構 （例：パイエル板，アデノイド，扁桃のM細胞）
エフェクター機構	非感染時においても活性化，メモリーT細胞が優位に存在する
	非特異的に活性化している「ナチュラル」エフェクター，制御性T細胞が存在する
	分泌型IgA抗体
	さまざまな微生物の存在
環境因子による免疫制御機構	食物や他の無害な抗原に対する免疫応答を積極的に抑制している
	抑制性マクロファージと免疫寛容誘導性樹状細胞が存在する

図12.2 粘膜免疫系に特徴的な所見
粘膜免疫系は全身性免疫系に比べ，多様かつ莫大な数の抗原と頻繁に遭遇している．このため粘膜免疫系では，独自の解剖学的特徴や特有な抗原取り込み機構，さらには食餌性抗原を始めとする無害な抗原に対しては免疫応答が誘導されないような免疫応答制御機構が発達している．

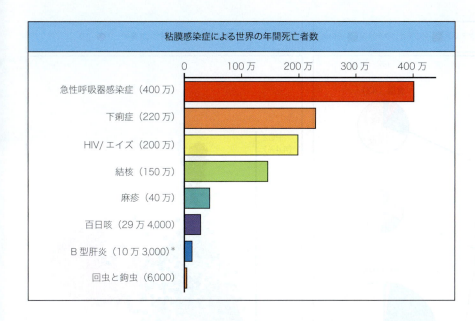

図 12.3 粘膜感染は世界の主な健康被害の一つである

多くの人々を死にいたらしめる病原体のほとんどは粘膜を介して生体内に侵入する．呼吸器感染症は，肺炎を引き起こす肺炎レンサ球菌やインフルエンザ菌，百日咳を引き起こす百日咳菌，またはインフルエンザウイルス，RS ウイルスのようなウイルスが原因で起こる．下痢症は細菌（コレラ菌）やウイルス（ロタウイルス）などが原因となる．後天性免疫不全症候群（エイズ AIDS）を引き起こすヒト免疫不全ウイルス（HIV）は泌尿生殖器系の粘膜から侵入し，次に母乳を介して子へ垂直感染する．肺結核の原因である結核菌も呼吸器粘膜から侵入する．麻疹は全身性の徴候を示すが，もともとは経口・経気道感染が原因である．B 型肝炎ウイルスも性感染ウイルスである．腸管に寄生する蠕虫は慢性消耗性疾患や早期の死を引き起こす．これらの疾患のうち，特に急性呼吸器疾患や下痢症は，開発途上国の 5 歳以下の幼児において高頻度で起こり，いまだに効果的なワクチンが存在していない．

［死亡データの概算（2008 年）は世界保健白書 2004（WHO）参照］

＊慢性的な感染に伴う肝硬変またはそれが原因となる肝臓がんでの死亡数は含まない．

性といった特徴は常に感染を起こしやすいということも重要であり，ほとんどの病原微生物は粘膜を経由して侵入してくる（図 12.3）．粘膜面への病原微生物の侵入から発症する下痢症，急性呼吸器感染症，肺結核症，麻疹，百日咳，蠕虫感染は人類の主な死亡原因であり，とりわけ開発途上国の小児の主な死因である．実際の侵入経路が粘膜面であることは見逃されがちであるが，ヒト免疫不全ウイルス（HIV）や梅毒などの性感染症も上記の死因の一つに加えることができる．

また，粘膜面は病原性をもたない非常に多様な異物の侵入門戸でもある．特に腸管は，1 人あたり年間 30 〜 35 kg という膨大な量の食餌性蛋白質に曝されている．同時に，健常な大腸では少なくとも 1,000 種類の微生物が宿主との共生関係のもとに生育し，これは **常在細菌叢**（共生微生物 commensal microorganism）として知られている．これらは主に細菌であり，少なくとも大腸内容物 1 ミリリットルあたり 10^{12} 個以上の割合で存在し，宿主の総細胞数の 10 倍という生体内で最大の細胞集団を形成している．また健常者の腸管には多くのウイルスや真菌も生育している．通常，常在細菌叢は無害であるが，それだけでなく正常な免疫応答や代謝機構においても必要であり，宿主にとってはむしろ有益な存在である（図 12.4）．

食餌性蛋白質や微生物は適応免疫系に認識されるような外来性抗原を多く含んでいる．しかしながら，このような無害で生体にとって有益な物質に対して防御免疫を発達させることは不適切であり無駄であると考えられる．実際，無害な外来性抗原に対する不適切な免疫応答の誘導は，セリアック病（小麦に含まれているグルテン蛋白質に対する免疫応答，第 14 章で詳述）や，炎症性腸疾患であるクローン病（腸内細菌に対する免疫応答）などに代表される疾患の原因の一つであると考えられている．このため腸管粘膜免疫系は，病原微生物と食餌性抗原，腸内常在細菌叢を識別できる方法を進化させている．これは呼吸器系や女性の生殖器系など他の粘膜組織でも同様である．呼吸器系においても病原体に対する防御免疫は重要であるが，侵入してくる多くの抗原は常在細菌由来のものや，花粉，その他の無害な環境中物質である．女性の生殖器系においては精液が上述の無害な抗原に該当する．また胎児は過剰な免疫応答が制御されるべき抗原の産生源として非常に重要である．

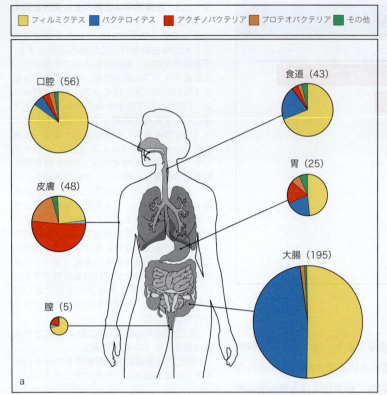
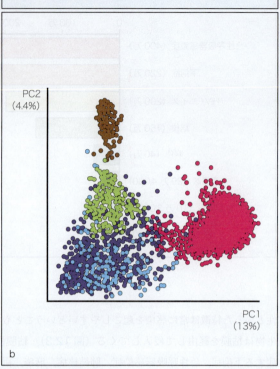

図12.4 健常なヒトの粘膜面における常在細菌の構成
(a) 円グラフの大きさは各組織に存在する細菌の種類数を反映している。大腸には最も多くの種類の細菌が生息している（個別の調査からは1,000種類以上といわれている）。常在細菌を構成する細菌の主な4つの門phylumを色分けしている。ほとんどの個体に存在する細菌種として、ラクトバチルス属やクロストリジウム属（フィルミクテス門）、ビフィドバクテリウム属（アクチノバクテリア門）、バクテロイデス・フラギリス（バクテロイデス門）、大腸菌（プロテオバクテリア門）がある。
(b) ヒトの各組織における細菌叢解析の主要成分二つを抽出し、プロットした。組織により主な構成細菌は異なり、頻度においても幅が認められた。

[(a) Dethlefsen, L., et al.: Nature 2007, 449:811–818 より、(b) Huttenhower, C., et al.: Nature 2012, 486: 207–214 より転載]

*訳注：原書ではほかに扁桃、アデノイドが挙げられているが、現在これらはGALTではないと考えられている

12-2 粘膜免疫系の細胞は形態学的に明確に分けられた局所と粘膜組織全体に散在する部位の両方に存在している

　リンパ球、マクロファージ、樹状細胞といった免疫細胞は、腸管のリンパ節、粘膜面の上皮層、さらに結合組織下部である**粘膜固有層** lamina propria に散在している。腸管で組織化された二次リンパ組織は**腸管関連リンパ組織** gut-associated lymphoid tissue（**GALT**）として、腸間膜リンパ節とともに知られている（図12.5）。GALTと腸間膜リンパ節は末梢リンパ組織にみられる典型的な解剖学的構造を有しており、免疫応答が開始される部位である。また腸管での免疫応答の開始にかかわる上皮細胞層や粘膜固有層には、局所免疫応答を担うエフェクター細胞が散在している。

　GALTが存在するリンパ節としては、小腸にのみ存在するパイエル板、腸管全体に存在する孤立リンパ濾胞 isolated lymphoid follicle（ILF）、虫垂（ヒト）のリンパ組織などが知られている*。口蓋扁桃 palatine tonsil、アデノイド adenoid、舌扁桃 lingual tonsil は、重層扁平上皮に覆われている大きなリンパ組織の集合体であり、これらは気道と腸管の入り口である口腔の最奥部に存在し、ワルダイエル咽頭輪として知られる輪状のリンパ組織を形成している（図12.6）。口蓋扁桃やアデノイドは反復感染により肥大し、しばしば摘出手術がなされてきた。扁桃摘出術やアデノイド切除術を受けた人では、しばしば経口ポリオワクチン接種時のIgA産生量の低下がみられる。

粘膜免疫系の性質と構造

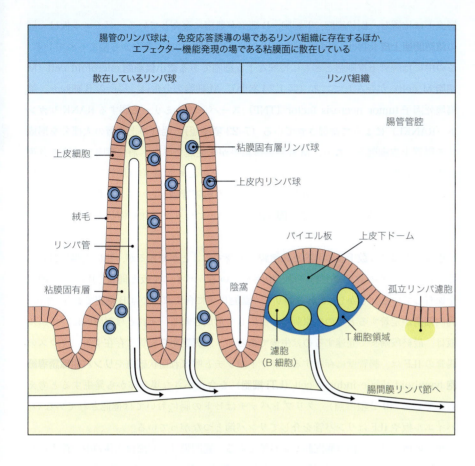

図12.5 腸管関連リンパ組織とリンパ球集団

小腸粘膜は，食物の消化や栄養吸収に重要な上皮細胞（赤色）により覆われている指状突起（絨毛）から成り立っている．この上皮細胞は，陰窩の幹細胞から発生した新しい細胞に継続的に置き換わっている．また，薄い上皮層の下には粘膜固有層があり本図では淡い黄色で示される．腸管のリンパ球はGALTとして知られるパイエル板や孤立リンパ濾胞（ILF）といった，いくつかの離散した場所に存在している．これらのリンパ節は腸管壁にあり，腸管管腔の内容物とは薄い単層上皮を隔てて存在する．腸管の所属リンパ節は腸間膜リンパ節であり，これはパイエル板と腸管粘膜から輸入リンパ管を介してつながっている生体内で最大のリンパ節である．これらのリンパ組織ではT細胞やB細胞への抗原提示が行われており，免疫応答の誘導相を担当する場として重要であると考えられている．パイエル板や腸間膜リンパ節にはT細胞領域（青色）とB細胞領域（黄色）が形成されており，ILFは主としてB細胞により構成されている．腸管に存在しているリンパ球の多くは，組織化されたリンパ節以外の粘膜面に散在しており，主にエフェクターT細胞や抗体産生形質細胞，自然免疫リンパ球（ILC）などのエフェクター細胞である．これらのエフェクター細胞は上皮層と粘膜固有層の両方に存在する．粘膜固有層から腸間膜リンパ節へもリンパ管を介してつながっている．

小腸のパイエル板，虫垂のリンパ組織，孤立リンパ濾胞は腸管壁内に存在する．特にパイエル板は腸管での免疫応答の開始において非常に重要な役割を担う．肉眼でも観察できるように，パイエル板はドーム様のリンパ球の集合体であり，腸管管腔に隆起した特殊な形態をしている（図1.24参照）．ヒトの小腸には100〜200個のパイエル板が存在する．パイエル板には全身の末梢リンパ組織よりもはるかに多くのB細胞が存在し，それぞれのパイエル板の胚中心内には多くのB細胞濾胞が形成されており，小さなT細胞領域が濾胞の下部および周辺に存在している（図12.5）．上皮下ドーム領域は上皮

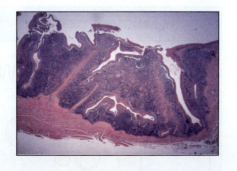

図12.6 ワルダイエル咽頭輪と呼ばれる輪状に並ぶリンパ組織は，消化管および気管への入り口に存在している

アデノイドは鼻咽頭基部の両側に存在する．それに対し口蓋扁桃は口腔の背側面の両側に存在する．舌扁桃は舌根部に位置するリンパ組織である．写真では炎症時のヒト扁桃が示されており，リンパ組織が単層の扁平上皮（写真上部）で覆われている．表面には深い凹部（陰窩）が存在し表面積を増大させているが，容易に感染の場にもなる．ヘマトキシリン・エオジン染色（100倍）．

層直下に位置し，樹状細胞，T細胞，B細胞が豊富に存在している．パイエル板は一層の濾胞関連上皮 follicle-associated epithelium（**FAE**）により管腔から隔てられている．この中には腸管上皮細胞とともに特殊な上皮細胞である微小襞細胞 microfold cell（**M細胞** M cell）が存在している（図1.24参照）．M細胞の分化は，局所のB細胞と，腫瘍壊死因子 tumor necrosis factor（TNF）スーパーファミリーに属するRANKリガンド（RANKL）によって制御されている（7-23項参照）．腸管の上皮の大部分を形成する腸管上皮細胞と異なり，M細胞は微絨毛が未発達であり，消化酵素や粘液を分泌せず，厚い糖衣を欠いている（図1.24参照）．そのためM細胞は腸管管腔内の微生物や粒子に直接曝されており，微生物などの抗原が腸管管腔からパイエル板に侵入するのに都合のよい経路になっている（図12.7）．FAEにはリンパ球や樹状細胞も存在している．

小腸と大腸では数千個のILFを顕微鏡で確認することができるが，特に大腸において多く存在し，その数は微生物の量と相関している．パイエル板と同様，ILFもM細胞を保有している．しかし，これらのリンパ濾胞に主に含まれるのはB細胞であり，生後，腸内細菌が定着するとその抗原刺激に反応して形成される．それとは対照的にパイエル板は，最終段階まで発達するのは生後であるが，胎児期から腸管に存在する．マウスの腸管のILFは，腸管壁に存在するクリプトパッチと呼ばれ樹状細胞や**リンパ組織誘導細胞** lymphoid tissue inducer cell（**LTi細胞**）を含む小さな集合体から発生すると考えられている（9-2項参照）．クリプトパッチはヒトの腸においては確認されていない．パイエル板やILFはリンパ管を介してリンパ節とつながっている．

小腸の所属リンパ節は腸間膜リンパ節である．腸間膜リンパ節は人体の中で最大のリンパ節であり，腸管を腹部後壁につなぐ結合組織内に存在している．腸間膜リンパ節は，腸管内抗原に対する免疫応答の誘導に非常に重要な役割を果たしている．大腸の粘膜面とリンパ組織集合体は，腸間膜リンパ節と大動脈の分岐部付近に存在する仙骨リンパ節に通じている．

胎発期において，腸間膜リンパ節やパイエル板は全身性免疫系とは独立して分化成熟し，全身性免疫系と異なるケモカインやTNFレセプターがかかわっている（9-2項参照）．このように，GALTと全身リンパ組織の違いはその特徴が発生早期から刷り込ま

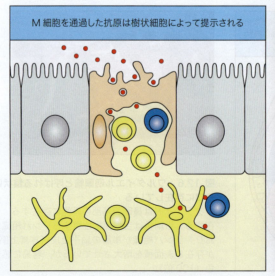
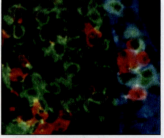
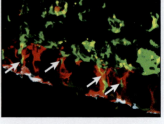

図12.7　M細胞による抗原輸送は抗原提示を容易にする

（左図）パイエル板の濾胞関連上皮（FAE）に存在するM細胞を抗原が通過する様子を示している．M細胞は上皮細胞層の基底膜側に「ポケット構造」を形成し，リンパ球やその他の免疫細胞と抗原の接触効率を高めている．M細胞は腸管管腔の抗原を積極的に取り込み，樹状細胞に提供することで抗原提示を促進している．（右上図）顕微鏡写真は蛍光標識された抗体によって染色されたパイエル板であり，M細胞を含む上皮細胞（サイトケラチン，暗青色），T細胞（CD3，赤色），B細胞（CD20，緑色）がみられる．（右下図）写真で示されているパイエル板の濾胞上皮には，CX3CR1発現骨髄系細胞（緑色）がみられ，この中にはM細胞と相互作用している樹状細胞も含まれている．M細胞はペプチドグリカン認識プロテインS（赤色）の発現と頂端側のUEA-1レクチン（青緑色）によって確認することができる．CX3CR1発現細胞の中にはM細胞に向かって突起を伸ばしているものも認められる（矢印）．

[（右上図）Espen, S., et al.: Immunol. Today 1999, 20：141–151 より．（右下図）Wang et al.: J. Immunol. 2011, 187：5277–5285 より転載］

れプログラムされているのである．

　マウスなどのいくつかの種では，ILF は鼻腔や気管内壁にも認められ，それぞれ**鼻腔関連リンパ組織** nasal-associated lymphoid tissue（**NALT**），**気管関連リンパ組織** bronchus-associated lymphoid tissue（**BALT**）と呼ばれる．ヒトの成人では感染が起こらない限りこのようなリンパ組織は認められないが，こうした粘膜に付属するリンパ組織は**粘膜関連リンパ組織** mucosa-associated lymphoid tissue（**MALT**）と総称されている．

12-3　腸管には消化機能と抗原取り込み機構が共存している

　粘膜面における抗原提示を介した粘膜免疫系の活性化には，まず抗原が上皮細胞層を通過することが必要である．パイエル板と ILF は非常に優れた腸管管腔からの抗原取り込み能力をもつ組織である．パイエル板の FAE に存在している M 細胞は，腸管管腔の抗原をエンドサイトーシスやファゴサイトーシスを介して持続的に取り込んでいる（図12.7）．いくつかの細菌種の取り込みには，M 細胞上に存在する糖蛋白質である GP2 が細菌の FimH 蛋白質を特異的に認識する機構が関与している．取り込まれた抗原は M 細胞内を通過し**トランスサイトーシス** transcytosis というプロセスを経て M 細胞の基底膜側から細胞外へ運搬される．M 細胞は糖衣をもたないため，多くの病原体にとって M 細胞は他の吸収上皮細胞よりも親和性が高い．そのため，たとえそれが適応免疫系の中心部に飛び込む行為であるとしても，M 細胞を標的にして生体内に侵入してくる．こうした細菌の中には，チフス熱の原因菌であるチフス菌，食中毒の主な原因となる上記とは異なる血清型のサルモネラ・エンテリカ，赤痢を引き起こす赤痢菌，伝染病を引き起こすペスト菌が含まれる．レオウイルスであるポリオウイルス，HIV などのレトロウイルス，スクレピーの原因であるプリオンも同様の侵入経路をとる．細菌はM 細胞に侵入した後，M 細胞の細胞骨格を認識する蛋白質を産生し，トランスサイトーシスを促進する．

　M 細胞の基底膜側は襞に富みリンパ球を抱え込むようなポケット様の構造をしており，これにより局所の樹状細胞を含む骨髄系細胞が接触しやすいようになっている（図12.7）．マクロファージと樹状細胞は，M 細胞によって運搬された抗原を取り込み，処理して T リンパ球に提示する．局所の樹状細胞は，腸内の抗原を貪食する絶好の場所に存在しており，上皮細胞から持続的に産生されるケモカインに反応して FAE に遊走する．この樹状細胞の遊走には，樹状細胞に発現している CCR1，CCR6 レセプターと，上皮細胞から恒常的に産生される CCL20（MIP-3α）や CCL9（MIP-1γ）が関与している（付録Ⅳ，ケモカインとそのレセプター参照）．抗原を取り込んだ樹状細胞は，パイエル板ドーム内の T 細胞濾胞に遊走し，ナイーブ T 細胞もしくは抗原特異的 T 細胞に対して抗原提示を行う．同時に，樹状細胞と感作された T 細胞は B 細胞を活性化し，IgA へのクラススイッチを誘導する．すべてのプロセス，すなわち M 細胞による抗原取り込み，樹状細胞の上皮層への遊走，ケモカインの産生，樹状細胞の T 細胞領域への遊走は，病原微生物と免疫細胞や上皮細胞に存在するパターン認識レセプターの連結反応による産物の存在によって促進される（3-5 項参照）．これと類似したプロセスは，腸管の ILF や他の粘膜表面の MALT における免疫反応の誘導においても認められる．

12-4 正常状態においても粘膜免疫系には多くのエフェクターリンパ球が存在している

リンパ組織に加えて，腸管や肺のような粘膜表面には数多くのリンパ球と白血球が散在している．これらのリンパ球は常に抗原により活性化されており，この中には粘膜免疫系を形成するエフェクターT細胞や形質細胞が含まれている．腸管におけるエフェクター細胞は，主として上皮層と粘膜固有層の二つの部位に存在している（図12.5）．

この二つの部位は，薄い基底膜層で隔てられているのみであるにもかかわらず免疫学的な意味でまったく異なっている．上皮層におけるリンパ組織の部分は主にリンパ球で構成されており，小腸におけるそれはすべて$CD8^+$T細胞からなっている．粘膜固有層には多くの免疫細胞が存在しており，それらにはIgA産生形質細胞，エフェクター型とメモリー型の$CD4^+$T細胞と$CD8^+$T細胞，自然免疫リンパ球，樹状細胞，マクロファージ，マスト細胞が含まれる．小腸粘膜固有層のT細胞は**$α_4β_7$インテグリン**およびケモカインレセプター**CCR9**（図12.8）を発現しており，これにより血流から組織へ移行することができる．**上皮内リンパ球** intraepithelial lymphocyte（**IEL**）はほとんど$CD8^+$T細胞であり，この$CD8^+$T細胞は$αβ$型または$αα$のホモ二量体型であり，T細胞の活性化を抑制している可能性がある．これらのIELはCCR9と**$α_Eβ_7$インテグリン（CD103）**を発現しており，後者は上皮細胞のE-カドヘリンに結合する（図12.9）．上皮層とは対照的に粘膜固有層のリンパ球には$CD4^+$T細胞が多く含まれている．

腸管粘膜は健常な状態でも慢性的な生理的炎症状態に類似した特徴を多くもっており，多くのエフェクター細胞とその他の白血球が常時存在している．健常な非リンパ組織にとって非常に多くのエフェクター細胞が存在することは免疫学的に異常な状態であるが，腸管はそのような状態でも感染病理的徴候を必ずしも示さない．むしろ粘膜表面に通常存在する無数の無害な抗原に対して常時起こっている局所反応であり，宿主と微

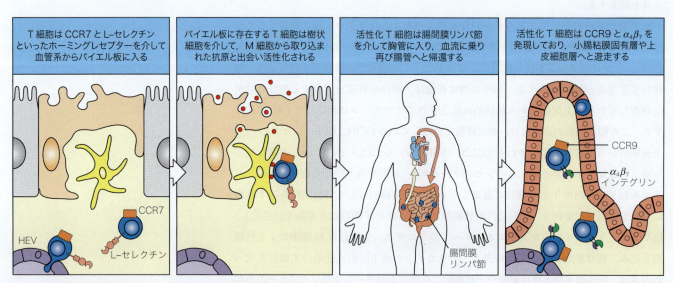

図12.8 腸管粘膜免疫系におけるナイーブT細胞の感作とエフェクターT細胞の組織再分布

ナイーブT細胞はケモカインレセプターのCCR7とL-セレクチンを発現しており，高内皮性小静脈（HEV）を介してパイエル板へと入り込む．T細胞領域では，M細胞を介して運ばれた抗原が腸管局所の樹状細胞により提示される．腸管由来の樹状細胞により活性化刺激を受けたT細胞は，L-セレクチンの発現を低下させ，代わりにCCR9，$α_4β_7$インテグリンを発現する．活性化した後に最終分化するまで，パイエル板から所属リンパ節を介して移動し，腸間膜リンパ節を経た後に胸管へと入り込む．胸管は血管系へと続いており，エフェクターT細胞は小腸へと送り込まれる．CCR9と$α_4β_7$インテグリンを発現しているT細胞は，血流を介して腸管絨毛の粘膜固有層へと遊走する．

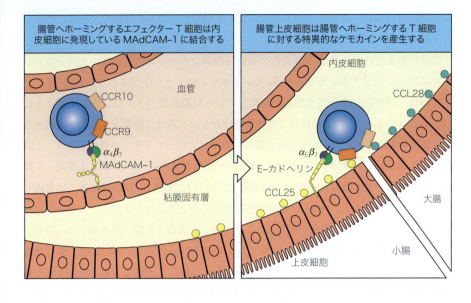

図 12.9　リンパ球の腸管特異的ホーミング分子の発現制御

（左図）パイエル板または腸間膜リンパ節で感作を受けた T 細胞，B 細胞はエフェクター細胞として血流を介して腸管へと到達する（図 12.8）．このようなリンパ球は $\alpha_4\beta_7$ インテグリンを発現しており，粘膜組織の血管内皮細胞が選択的に発現している MAdCAM-1 に特異的に結合する．これにより粘膜固有層への遊走に必要な接着シグナルを受け取る．（右図）リンパ球が小腸内で感作を受けた場合では，CCR9 の発現が誘導され小腸上皮細胞が産生する CCL25（黄色の丸）を介した選択的な動員が増強される．大腸において感作を受けたエフェクター細胞は，CCR9 の代わりに CCR10 を発現する．CCR10 は大腸上皮細胞から産生される CCL28（青色の丸）と結合し，同様の作用をもたらす．上皮細胞層へ遊走するリンパ球では $\alpha_4\beta_7$ インテグリンの発現が抑制され，代わりに $\alpha_E\beta_7$ インテグリンが発現する．このインテグリンに対応するレセプターは上皮細胞が発現する E-カドヘリンである．こうした相互作用は，ひとたび上皮細胞間に入り込んだリンパ球を保持するために重要である．

生物の共生関係を保持するのに不可欠なものである．腸管粘膜のこのような状態は，エフェクター T 細胞と制御性 T 細胞のバランスを保持しつつ，必要時は侵入してくる病原体に対する適応免疫応答を起こすようシフトすることもできる．

12-5　組織特異的な接着分子とケモカインレセプターにより粘膜免疫系のリンパ球遊走機構は制御されている

　エフェクターリンパ球の粘膜への遊走は，活性化時に起こるホーミング分子発現の変化によって起こる．血流を循環している時点ではナイーブリンパ球がどの部位での免疫系に参加するかは未定であり，パイエル板や腸間膜リンパ節には高内皮性小静脈 high endothelial venule (HEV) を介して到達する（図 9.4 参照）．全身性免疫系と同じようにこのプロセスは，リンパ組織から産生されナイーブリンパ球に発現している CCR7 レセプターに結合する CCL21 や CCL19 といったケモカインによって主に制御される．パイエル板では，この機構は HEV の粘膜血管アドレシン **MAdCAM-1** がナイーブ T 細胞に発現している **L-セレクチン** に結合することにより補助される．B 細胞濾胞で産生される **CXCL13** に対応する **CXCR5** はナイーブ B 細胞が腸管のパイエル板や ILF に遊走するのに重要である．他の二次リンパ組織と同様，ナイーブリンパ球がリンパ組織内で抗原と出会わない場合には，輸出リンパ管を介して再び血流へと移動する．また，ナイーブリンパ球が GALT で抗原と出会った場合には，活性化した後に CCR7 や L-セレクチンの発現を低下させる．つまり二次リンパ組織へのホーミング機能を消失するということで，HEV を介して二次リンパ組織に入ることはできなくなる（9-5 項参照）．

　粘膜リンパ組織で活性化したリンパ球は粘膜に移行しエフェクター細胞として集積する．パイエル板で活性化したリンパ球の中には隣接する粘膜固有層に直接移動するものもあるが，ほとんどのリンパ球はリンパ管を介して腸間膜リンパ節を経由し，最終的には胸管へと移行する．さらに，血流を介して全身を循環した後（図 12.8），腸管の粘膜固有層に小静脈を介して選択的に帰巣していく．パイエル板における濾胞領域の抗原特異的なナイーブ B 細胞は IgM から IgA にクラススイッチするが，粘膜固有層に帰巣した B 細胞のみが IgA 産生形質細胞に分化する．このためパイエル板に形質細胞はほと

んど認められない．このことはエフェクターT細胞においても同様で，粘膜に帰巣したT細胞のみが最終段階まで分化する．

抗原刺激を受けたT細胞とB細胞の腸管特異的なホーミング指向性の大部分は，リンパ球表面に発現する接着分子$\alpha_4\beta_7$インテグリンによって決定される．$\alpha_4\beta_7$インテグリンは，腸管壁の血管内皮細胞が発現している粘膜血管アドレシンMAdCAM-1に結合する（図12.9）．最初に腸管で感作を受けたリンパ球は，腸管上皮細胞から産生される組織特異的なケモカインによって腸管に導かれて戻ってくる．小腸の場合は，上皮細胞から持続的に産生されるCCL25（TECK）が腸管にホーミングするT細胞，B細胞に発現しているCCR9レセプターのリガンドである．CCL25は小腸以外では発現しておらず，CCR9はリンパ球の大腸への移行には必要とされないように，腸管の中でも領域特異的なケモカイン産生が観察される．しかし，大腸，乳腺，唾液腺では，腸管で感作を受けたリンパ球が発現するレセプターCCR10のリガンドであるCCL28［粘膜上皮性ケモカイン mucosal epithelial chemokine（MEC）］が産生され，IgA産生B細胞がこれらの組織に導かれる．活性化したリンパ球が他の粘膜表面に移行するのにかかわるアドレシンやケモカインレセプターは知られていないものが多い．

正常な環境下では，腸管関連二次リンパ組織内で初めて抗原と出会ったリンパ球のみが，腸管特異的なホーミング指向性にかかわるレセプターやインテグリンを発現させる．次項でも述べるように，腸管樹状細胞により抗原提示が行われる際，これらの分子は誘導される．一方，非粘膜リンパ組織の樹状細胞はリンパ球に他の接着分子とケモカインレセプターを発現させる．それらは例えばVCAM-1に結合する**$\alpha_4\beta_1$インテグリン** $\alpha_4:\beta_1$ integrin（**VLA-4**）や，E-セレクチンに結合する皮膚リンパ球抗原 cutaneous lymphocyte antigen（CLA），CCR4レセプターであり，これにより皮膚にホーミングする（11-3項参照）．GALT内で感作されることによってリンパ球は組織特異性を獲得するということから，腸管感染症に対する効果的な免疫誘導には粘膜を経由したワクチン接種が重要であることがわかる．なぜなら皮下や筋肉内への免疫では，リンパ球の腸管へのホーミング指向性の獲得に重要な樹状細胞が機能せず，腸管免疫応答が誘導されてこないからである．

12-6 粘膜組織で感作されたリンパ球は，他の粘膜表面でも防御免疫を誘導することができる

すべての粘膜免疫系が同じ組織特異的ケモカインを利用しているわけではなく，粘膜免疫系リンパ球の帰巣の細分化を可能にしている．小腸から流入するリンパ組織（腸間膜リンパ節とパイエル板）で感作されたエフェクターT細胞，B細胞のほとんどは小腸に帰巣し，同様に呼吸器で感作されたリンパ球は呼吸器粘膜に最も多く帰巣する．このホーミング方式は，感染と闘うことや外来蛋白質および常在細菌叢に対する免疫応答を制御することにおいて，最も有益な粘膜組織に抗原特異的エフェクター細胞を帰巣させるという点で非常に有効である．それにもかかわらず，リンパ球の中にはGALTで感作を受けてからエフェクター細胞として，呼吸器，泌尿生殖器，乳腺といった他の粘膜組織へ再循環できるものもある．この粘膜再循環経路のオーバーラップが，他の免疫系とは異なる**共通粘膜免疫系** common mucosal immune system という概念を生み出した．今ではこれは単純化しすぎと理解されている面もあるが，ワクチンの開発に重要な意味をもたらしている．なぜなら，一つの粘膜面を介した免疫処置によって，他の粘

膜組織での感染症も制御できる可能性を示しているからである．これの重要な例として，腸管などの粘膜面での自然感染またはワクチンによって，乳腺でのIgA抗体産生を誘導できることが挙げられる．これは乳腺の血管系がMAdCM-1を発現しているためである．乳児が乳汁中の抗体を摂取することで防御免疫を獲得するきわめて重要な機構である．さらなる例として，経鼻免疫により泌尿生殖器においてHIVに対する免疫反応を起こす能力を獲得する実験動物が挙げられるが，この機序は不明である．

12–7　さまざまなタイプの樹状細胞が粘膜免疫応答を制御する

　樹状細胞は，他の部位と同様に，粘膜組織においても免疫反応を開始し方向付けるのに重要であり，二次リンパ組織と粘膜表面に散在する形の両方で存在している．パイエル板では，樹状細胞は主に二つの領域に認められる．上皮下ドーム領域では，樹状細胞はM細胞から抗原を受け取ることができる（図12.10）．腸管では樹状細胞の主なサブタイプの両方が存在する（6–5項，9–1項参照）．マウスでは，パイエル板で最も多い樹状細胞のサブタイプは **CD11b**（α_Mインテグリン）を発現しており，活性化するとIL-23を産生するようになる．IL-23はT_H17細胞の分化促進とILC3の刺激を行い，これらの細胞は両方ともIL-17とIL-22の産生を行う（3–23項，11–2項参照）．この樹状細胞は，FAE細胞で産生されるCCL20に対するレセプターであるCCR6を発現している．定常状態ではこの樹状細胞は上皮下に存在しており，抗原取り込みによりIL-10を産生し非炎症状態の保持に寄与している．しかしサルモネラのような病原体に感染すると，樹状細胞は細菌の存在により上皮細胞からの産生量が増加したCCL20に反応して，迅速にパイエル板の上皮下層に移行する．細菌由来産物もまた樹状細胞を活性化し補助刺激分子を発現させ，病原体特異的ナイーブT細胞のエフェクター細胞への分化を誘導する．パイエル板のT細胞領域においてもCD11b⁻樹状細胞は少ない．CD11b⁻樹状細胞はIL-12を産生し，その分化はBATF3によって制御される（6–5項，9–9項参照）．CD11b⁺樹状細胞は多くの腸管感染症において防御的役割を果たしている．

　樹状細胞は小腸のパイエル板外においても豊富であり，主に粘膜固有層に存在する．この樹状細胞は腸管管腔や周辺組織の抗原をサンプリングし，比較的短い時間，腸管に留まった後にリンパ管を通って腸間膜リンパ節に移行し，ナイーブT細胞に抗原提示を行う．他の部位と同様，樹状細胞の遊走はケモカインレセプターであるCCR7依存性である（図9.17参照）．パイエル板以外の腸管では，粘膜樹状細胞の5～10%が腸間膜リンパ節に毎日移行しており，抗原を絶えず腸管粘膜表面からT細胞へと運んでいる．感染や炎症がない状態では，移行した樹状細胞と腸間膜リンパ節のT細胞の遭遇により，抗原特異的FoxP3⁺制御性T細胞が作られる．この制御性T細胞 regulatory T cell（T_{reg}細胞）は，先述した腸管ホーミング分子であるCCR9と$\alpha_4\beta_7$インテグリンを発現している（12–4項）．この「感作された」T_{reg}細胞はリンパ節から小腸壁に戻り，食物中の無害な抗原に対する炎症反応の発生を抑制する．

　T_{reg}細胞の発生と腸管ホーミング分子の発現には，樹状細胞が**レチノイン酸** retinoic acidを産生する必要がある．レチノイン酸は，レチナール脱水素酵素によって食物性ビタミンAから生成される代謝産物である．レチノイン酸は腸間膜リンパ節のストローマ細胞からも産生され，移行してきた樹状細胞の働きを高める．レチノイン酸産生樹状細胞はパイエル板にも存在し，パイエル板自体での，あるいは腸間膜リンパ節に移行し

図 12.10　粘膜固有層の単核細胞による腸管管腔からの抗原捕捉

（上段左図）食物抗原などの可溶性抗原は，腸管上皮細胞を通過するか細胞間を通る，あるいはパイエル板外の上皮表層の M 細胞に取り込まれて輸送される．（上段中央図）腸管上皮細胞は抗原抗体複合体を細胞表面の胎児性 Fc レセプター（FcRn）によって捕捉・吸収し，トランスサイトーシスによって細胞を通過させ輸送する．（上段右図）細胞内の病原体に感染した腸管上皮細胞はアポトーシスを起こし樹状細胞に貪食される．（下段左図）単核細胞は細胞突起を上皮細胞間から細胞間接着を損なうことなく伸ばすことができる．このような細胞はマクロファージであると考えられており，抗原を吸収して隣接する樹状細胞に渡し T 細胞への提示が行われる．顕微鏡写真にはマウス小腸絨毛の粘膜固有層における CD11c（緑色）陽性単核細胞が示されている．上皮は黒くみえるが腸管管腔（外側）は白色の線で示されている．細胞突起は二つの細胞間を通って腸管管腔まで伸びている（200 倍）．（下段中央図）粘液産生杯細胞が可溶性抗原を粘膜固有層の樹状細胞へ輸送している．顕微鏡写真には可溶性マーカーであるデキストラン（紫色）が上皮細胞層の杯細胞（白色）を通過して下層に存在する樹状細胞（CD11c, 緑色）まで輸送されている（スケールバー 10 μm）．（下段右図）樹状細胞（紫色）は上皮細胞層に入り細菌を捕捉した後，粘膜固有層に戻る．粘膜固有層に残っている樹状細胞とマクロファージは青色または緑色で示されている（スケールバー 10 μm）．

［（下段左図）写真は Niess, J.H., et al.: *Science* 2005, 307: 254–258 より，（下段中央図）写真は McDole, J.R., et al.: *Nature* 2012, 483: 345–349 より，（下段右図）写真は Farache et al.: *Immunity* 2013, 38: 581–595 より転載］

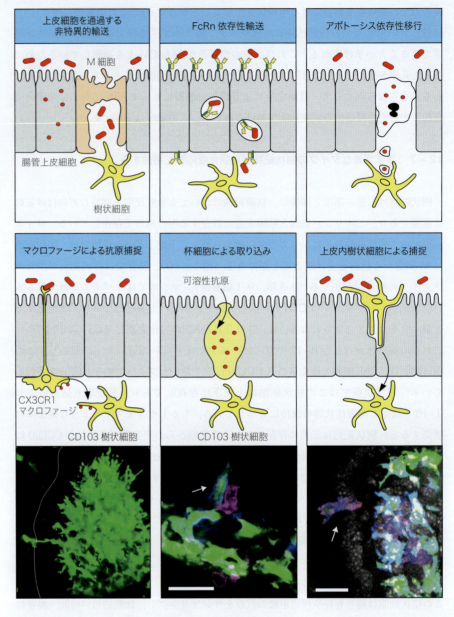

てからの T_{reg} 細胞の発生に重要なのかもしれない．腸管組織における T_{reg} 細胞の誘導は樹状細胞から産生される形質転換増殖因子 β（TGF-β）により補助される．局所の抗原を絶えず捕捉して所属リンパ節に輸送する樹状細胞は，大腸や肺といった他の粘膜表面にもみられる．こうした樹状細胞は常在細菌のように無害な物質に対する免疫寛容を維持するのにかかわっていると信じられているが，レチノイン酸を産生することはできず，どのように T 細胞の分化とホーミングに影響を与えるのかは不明である．

腸管粘膜固有層の樹状細胞には上述したように二つの主なサブセットがある．全体的にみると腸管樹状細胞の性質は，食物や常在細菌叢に対する不必要な攻撃を防ぐ寛容誘導性であると思われる．健常な腸管における粘膜樹状細胞の抗炎症作用は，粘膜環境において絶えず産生される諸因子によって促進される．この因子には胸腺ストローマ由来リンホポエチン thymic stromal lymphopoietin（TSLP），樹状細胞や上皮細胞から産生される TGF-β，ストローマ細胞から産生されるプロスタグランジン E2（PGE$_2$），腸管マクロファージや CD4$^+$ T 細胞から産生される IL-10 が含まれる．肝臓に貯蔵されて

おり胆汁により小腸へ供給されるレチノールはレチノイン酸のもう一つの局所的発生源であり，小腸壁の樹状細胞の状態保持に貢献している．

12-8　マクロファージと樹状細胞は粘膜免疫応答においてさまざまな役割をもつ

健常な腸管の粘膜固有層は，体内で最も多くのマクロファージを有している．樹状細胞と同じように CD11c と MHC クラス II を発現しているが，粘膜固有層の樹状細胞と異なり CD103 を発現しておらず，ヒト肥満細胞 **FcγR I**（CD64，図 10.38 参照），そして CX3CL1（フラクタルカイン）のレセプターである **CX3CR1** を発現している．またマクロファージは腸管の所属リンパ節に移行することができず，抗原をナイーブ T 細胞に提示することもできない．脳や肝臓などのそれに代表される多くの組織常在型マクロファージが胎児性前駆体（3-1 項参照）から分化するのとは異なり，腸管の組織常在型マクロファージは血中の単球から継続的に分化し補充される必要がある．

マクロファージは腸管の恒常性維持に重要である．マクロファージは上皮層の直下に存在し，高い貪食能を有しているため，上皮バリアを破って侵入した微生物を取り込み分解する．またマクロファージは腸管に数多く存在する死んだ上皮細胞をファゴサイトーシスして腸管組織を浄化することができる．しかし他の部位と異なり，腸管マクロファージはファゴサイトーシスや細菌および Toll 様レセプター Toll-like receptor（TLR）リガンドの刺激に反応して多量の炎症性サイトカインや活性酸素，窒素化合物を産生しない．これはマクロファージが多量の IL-10 を絶えず産生して炎症を抑制し，一方でスカベンジャーとして働いているためである．マクロファージ由来 IL-10 は粘膜における抗原特異的免疫寛容の維持にも役立っている．なぜなら，リンパ節の寛容誘導性樹状細胞によって抗原提示を受けて分化し腸管に帰巣した FoxP3$^+$T$_{reg}$ 細胞の生存と増殖には，マクロファージから産生された IL-10 が必要であるからである．マクロファージはこのような特徴を併せ持ち，局所環境に特化した機能を有している．マクロファージと樹状細胞は定常状態の腸管において，互いに異なりつつも相補的な役割を果たしている．遊走する樹状細胞は，二次リンパ組織において T 細胞に抗原提示を行い，反応性を方向付ける．常在型マクロファージは細胞由来の堆積物や微生物を清掃し，粘膜の感作を受けた T 細胞の活性の調整も行っている可能性がある．

12-9　腸管粘膜における抗原提示細胞はさまざまな経路で抗原を捕捉する

腸管粘膜において，パイエル板で M 細胞から腸管免疫系に抗原を提供される割合は限定的であり，絨毛の粘膜固有層自体は通常の上皮層に覆われている．どのように抗原が上皮を通過しマクロファージや樹状細胞に到達するかについては，さまざまな機序が提唱されている（図 12.10）．食物蛋白質のような可溶性抗原は，死んだ細胞が剝脱している場所で細胞を通過するか細胞間隙を通って輸送されるのかもしれない．あるいは，M 細胞がパイエル板以外の粘膜上皮表面にも存在するのかもしれない．腸管病原性大腸菌や腸管出血性大腸菌といったいくつかの腸内細菌は，上皮細胞に付着して侵入する特殊な手段を有し，粘膜固有層に直接到達することができる．腸管管腔の抗原は，抗体が結合した状態で胎児性 Fc レセプター neonatal Fc receptor（FcRn）を発現している上皮細胞に取り込まれることによって，粘膜固有層樹状細胞まで運ばれる．アポトーシスした上皮細胞由来の抗原は，クロスプレゼンテーションを行う樹状細胞に処理され

（6–5 項参照），腸の上皮細胞に感染する特殊な機構を有し下痢症の原因となるロタウイルスのような腸内ウイルスに対する免疫応答が誘導される（図 12.10）．

粘膜固有層のマクロファージは上皮細胞の間から細胞層を貫通する突起を伸ばし，腸管管腔の局所抗原を取り込み，サンプリングを行っている（図 12.10）．粘膜固有層のマクロファージはさらに腸管管腔から可溶性抗原を取り込み樹状細胞に渡し，T 細胞への抗原提示をサポートしていると報告されている．また樹状細胞とマクロファージの中には，粘膜固有層に戻る前に腸管管腔を通過し細菌などの抗原を捕捉していることを示唆する実験結果も報告されている．

12–10 粘膜免疫系では分泌型 IgA が重要である

粘膜免疫系での主な免疫グロブリンのアイソタイプは IgA であり，これは腸管に存在する形質細胞から産生される．IgA の性質は存在部位，すなわち血液と粘膜分泌物で異なっている．血液中の IgA は主に単量体 IgA（mIgA）であり，リンパ節で活性化した B 細胞由来の骨髄形質細胞から産生される．粘膜組織ではほとんどの IgA がポリマー，主に J 鎖で会合した二量体で存在している（5–16 項参照）．

IgA 産生形質細胞の前駆体であるナイーブ B 細胞はパイエル板もしくは腸間膜リンパ節で活性化刺激を受ける．活性化 B 細胞の IgA へのクラススイッチはサイトカイン TGF–β によって誘導制御されている．ヒトの腸管では，クラススイッチは完全に T 細胞依存性であり，リンパ組織でのみ起こる．リンパ組織では濾胞ヘルパー T 細胞 T follicular helper cell（T_{FH}）が，第 10 章で述べたのと同様の機序で B 細胞と相互作用する．IgA クラススイッチした B 細胞の分化・増殖は IL–5, IL–6, IL–10, IL–21 によって推進される．正常なヒトの腸管には 75,000 個以上の IgA 産生形質細胞が存在し，IgA は 1 日 3〜4 グラムが粘膜組織から分泌されており，免疫グロブリンの中で最も多くの割合を占める．この絶え間ない多量の IgA 産生は，病原体の侵入がない状態で起こっており，ほとんど常在細菌叢を認識するものである．

ヒトでは，単量体 IgA と二量体 IgA の両方に二つのアイソタイプ IgA1 と IgA2 がある．IgA1 の IgA2 に対する比率は組織ごとに異なっており，血液中と上気道では約 10：1，小腸では約 3：2，大腸では約 2：3 である．呼吸器粘膜におけるインフルエンザ菌や生殖器粘膜における淋菌のようないくつかの一般的な病原体は，プロテアーゼをもち IgA1 を分解できるが，IgA2 はこれに耐性を有する．大腸において IgA2 を分泌する形質細胞の割合が多いのは，大腸の常在細菌叢によるサイトカイン産生誘導が，クラススイッチに選択圧をかけた結果なのかもしれない．マウスでは IgA のアイソタイプは一つであり，それはヒトの IgA2 に類似している．

B 細胞は IgA 発現形質芽細胞に分化・活性化する際に，粘膜へのホーミングに重要である $\alpha_4\beta_7$ インテグリンとケモカインレセプター CCR9 や CCR10 を発現し，先述の機序によって粘膜組織に集積する．粘膜固有層で B 細胞は最終形態である形質細胞まで分化し，二量体 IgA を腸管上皮細胞下へ産生分泌する（図 12.11）．IgA は**多量体免疫グロブリンレセプター** polymeric immunoglobulin receptor（**ポリ Ig レセプター，pIgR**）によって上皮細胞内を通って輸送され，腸管管腔内のターゲット抗原に到達することは 10–16 項ですでに述べた．pIgR は腸管の陰窩に存在する未分化な上皮細胞の基底膜側表面に常に発現しており，二量体 IgA や五量体 IgM といった J 鎖に会合している多量体免疫グロブリンの Fc 部分に共有結合的に結合し，抗体をトランスサイトー

シスによって腸管管腔側へ輸送し，pIgR の細胞外ドメインでの蛋白質分解切断により腸管管腔へ分泌される．切断された pIgR の一部は IgA に結合しており，これは分泌成分 secretory component（SC）として知られている．これにより抗体は分解から保護され，分泌型 IgA secretory IgA（SIgA）と呼ばれる状態となっている．

動物種の中には，肝胆道経路 hepatobiliary route を介した IgA 抗体の腸管への分泌機構を有するものが存在する．pIgR に結合していない二量体 IgA は粘膜固有層の小静脈に入り，腸管の血流から門脈を経由して肝臓まで運ばれる．肝臓では小静脈に隣接して内皮が並んでおり，抗体はここから pIgR を表面に発現している肝細胞に到達することができる．IgA は肝細胞に取り込まれ，隣接する胆管にトランスサイトーシスによって輸送される．このように，分泌型 IgA は総胆管を介して小腸上部へと直接送り込まれている．この肝胆道経路によって二量体 IgA は粘膜固有層に侵入し，IgA に結合した抗原を除去することができる．ラットおよびその他のげっ歯類では，この経路は非常に効果的であるが，肝細胞上に pIgR を発現しないヒトやその他の霊長類ではあまり重要ではない．

腸管管腔に分泌された IgA は分泌成分の糖鎖を介して，上皮層を覆っている粘液に結合する．SIgA は上皮表面において病原体の侵入を防ぐとともに，宿主と常在細菌叢のバランス維持にも重要な役割を果たしている．IgA は多くの方法でこれを行っている（図 12.12）．まず，微生物の上皮への接着を抑制している．IgA の細菌に対する結合能は，IgA 分子の Fab 部位間の非常に広く柔軟性のある角度によって担保され，特に IgA1 アイソタイプにおいて顕著である（5-12 項参照）．これにより細菌のような大きな抗原に対して非常に効率のよい結合が可能になっている．SIgA はまた微生物由来の毒素や酵素を中和することができる．

IgA は腸管管腔においてのみならず，上皮細胞内エンドソームで遭遇した細菌由来リ

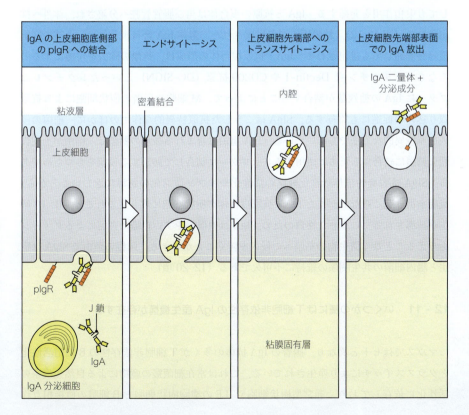

図 12.11 IgA 抗体の上皮細胞を介した細胞内輸送（トランスサイトーシス）はポリ Ig レセプター（pIgR）と呼ばれる特殊な輸送蛋白質により媒介される

大半の IgA は，腸管や気道上皮，涙腺，唾液腺，授乳期乳腺などの上皮細胞の基底部に存在する形質細胞から産生される．J 鎖に結合している IgA 二量体は，上皮細胞の基底膜の近傍へと拡散し，上皮細胞の基底膜に発現している pIgR に結合する．この IgA・ポリ Ig 複合体は輸送小胞により細胞内を移動し，トランスサイトーシスにより細胞先端部へと運搬される．そこで pIgR は切断され，IgA と結合した pIgR の細胞外部分が残り，これがいわゆる分泌成分である．まだ証明されてはいないが，分泌成分の糖鎖は粘液のムチンと結合し，IgA を腸管上皮細胞の表面に留める役割を担うと考えられている．切断されて残った pIgR は機能をもたず分解される．このようにして IgA は上皮細胞を通過し，管腔へと輸送され，外部環境に接する諸組織の内腔へと分泌される．

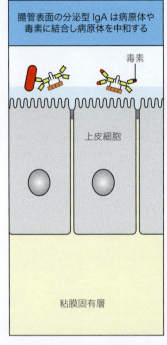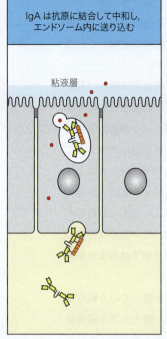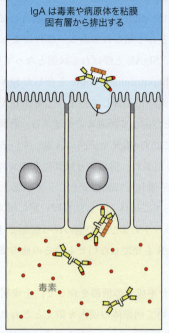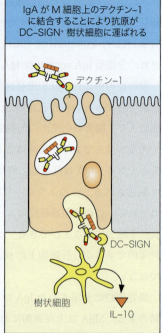

図12.12　上皮細胞表面での粘膜 IgA の役割
第1図：IgA は上皮層を覆う粘液中に存在し，病原体や毒素が組織に到達することのないように阻止することでそれらの機能を抑制する．第2図：上皮細胞に取り込まれた抗原はエンドソーム内の IgA により中和される．第3図：粘膜固有層へと達した病原体や毒素は，粘膜固有層内の病原微生物特異的 IgA に捕えられた後，これらの複合体は上皮細胞を通過して二量体 IgA として腸管管腔へと放出される．第4図：腸管管腔で分泌型 IgA と結合した抗原は IgA 抗体の Fc 部分に存在する糖残基によってパイエル板の M 細胞上のデクチン–1 に結合することができ，下層に存在する樹状細胞へと輸送される．IgA 含有複合体が樹状細胞の DC–SIGN に結合することによって樹状細胞は抗炎症性 IL–10 を産生するようになる．

ポ多糖やウイルス，上皮バリアの下にある粘膜固有層まで侵入した細菌やウイルスに対しても中和作用を発揮する．IgA と抗原の複合体は再び腸管管腔へ分泌され，体外へ排出される（図 12.12）．粘膜固有層で形成された二量体 IgA 含有複合体は，上述の肝胆道経路を通じても排出される．IgA・抗原複合体の形成は，抗原の除去を可能にするのみならず，デクチン–1 Dectin-1 や CD209 抗原（DC–SIGN）といったレクチンレセプターに IgA の糖残基が結合することによって，M 細胞や局所の樹状細胞による抗原取り込みの促進にも寄与する．SIgA はこうした抗原特異的な作用のほかに，細菌の侵入を非特異的な方法でも防いでいる．IgA 重鎖に含まれる多量の糖鎖は，細菌が上皮表面の糖鎖に結合するために使用するレセプターに結合して妨害する役割をもつためである．SIgA は古典的補体活性化経路の活性化やオプソニン化の誘導に乏しいことから，炎症を引き起こさない．また IgA・抗原複合体が樹状細胞に取り込まれると，IL–10 産生が誘導される．こうした性質のため，IgA は損傷しやすい組織に炎症によるダメージを与えることなく微生物の粘膜への侵入を防ぐことができる．同様の理由で SIgA は宿主と腸内細菌の共生関係の維持に不可欠である（12–20 項）．

12–11　いくつかの種には T 細胞非依存性の IgA 産生機構が存在する

マウスではヒトと異なり，腸管の IgA 抗体の多くが T 細胞非依存性の B 細胞活性化とクラススイッチにより産生されている．これは常在細菌叢の産物による自然免疫系の活性化に依存しており，通常型樹状細胞や ILF の濾胞樹状細胞と B 細胞の直接相互作

用によっても起こっている可能性がある．このIgA抗体産生はリンパ球のB-1サブセットが関与しているようにみえる（8-9項参照）．B-1サブセットは腹腔内のB細胞前駆体から分化し，リポ多糖などの微生物由来分子に反応して腸管壁へ移行する．いったん粘膜に移行すると，TGF-β依存性のIgAクラススイッチがIL-6やレチノイン酸，BAFFおよびAPRILといった局所因子の影響を受けて起こる（図10.6参照）．BAFFやAPRILはB細胞上のTACIに結合し，また他の機序でヘルパーCD4$^+$T細胞から受けるシグナルを置換する(10-1項参照)．腸上皮細胞がBAFFやAPRILを産生する一方，局所における好酸球もAPRILやIL-6，TGF-βを産生してクラススイッチに関与しうる．他の骨髄系細胞は一酸化窒素nitric oxide（NO）やTNF-αを産生し，これらはTGF-βを活性化する．

　T細胞非依存性反応によるIgA抗体産生は多様性が少なく一般に低親和性であり，また体細胞高頻度突然変異がほとんどない．それにもかかわらずこの経路は常在菌による自然抗体の重要な産生源である．ヒトにおいてはすべてのIgAが体細胞高頻度突然変異の過程を経由するため，腸管IgAはT細胞依存的であると考えられる．クラススイッチに必要な活性化誘導シチジンデアミナーゼactivation-induced cytidine deaminase（AID）がヒトの腸管粘膜固有層では認められないが，これはクラススイッチが粘膜固有層で起こっていないことを示している（第5章参照）．しかしながら，マウスでの現象を通して粘膜における抗原特異的抗体応答の進化の経緯を垣間見ることができ，また後天性免疫不全症候群（エイズ AIDS）罹患時のようにT細胞依存性IgA産生が損なわれた際に活性化する可能性のある経路である．またIgAクラススイッチが方向付けられたBリンパ芽球の第二の活性化は粘膜固有層で起こり，ここで形質細胞まで分化する．これには骨髄系細胞と上皮細胞によるAPRILやBAFFの産生が関与している．

12-12　ヒトではよく観察されるIgA欠損は分泌型IgMにより補完される

　IgA産生の選択的な欠損はヒトで最もよく観察される原発性免疫不全疾患の一つであり，700分の1から500分の1の割合で白色人種にみられる．しかし他の人種ではほとんどみられない．IgA欠損症で最もよく遺伝子変異がみられるのはBAFFのレセプターであるTACIである．IgA欠損症の高齢者ではわずかに呼吸器感染，アトピー，自己免疫疾患の罹患率が高いことが報告されている．しかしほとんどのIgA欠損者は，IgG2の欠損も同時に存在するにもかかわらず感染にそれほど弱くない．IgAが生存に必須ではないことは，分泌液中で最も多い抗体がIgMに置き換わることがおそらく関係しており，実際にIgA欠損者の腸管粘膜ではIgM産生形質細胞が認められる．IgMはJ鎖を介してポリマーを形成するため，腸管粘膜で産生されたIgMは効率的にpIgRに会合し，分泌型IgMとして上皮細胞を介して腸管管腔に分泌される．この代償機構はIgA欠損マウスで示されている．IgAのみ欠損した動物は正常な表現型を示すが，一方，pIgRも欠損した動物は粘膜感染症を起こしやすくなり，さらに常在菌の組織内への侵入量が多くなり全身免疫応答が発生する．pIgRの遺伝的欠損はヒトでは報告されておらず，この変異が致死的であることを示している．

12–13 腸管粘膜固有層には抗原刺激を受けたT細胞と特殊な自然免疫リンパ球が存在する

健常な粘膜固有層のT細胞のほとんどは樹状細胞によって活性化され，ヒトにおけるCD45ROのようなエフェクターT細胞やメモリーT細胞のマーカー，CCR9や$\alpha_4\beta_7$インテグリンといった腸管ホーミングマーカー，CCL5（RANTES）のような炎症性ケモカインに対するレセプターを発現する．粘膜固有層におけるCD4：CD8比は3：1であり，これは全身性リンパ節と同様の割合である．

粘膜固有層のCD4$^+$T細胞は明らかな炎症がなくともIFN-γやIL-17，IL-22といったサイトカインを大量に産生する．これは常在細菌叢やその他の環境抗原が絶えず認識され免疫応答が起こっていることを示しており，このことの重要性はHIV感染者のようなCD4$^+$T細胞欠損個体では日和見感染が起こりやすいことからもわかる（13–24項参照）．エフェクターT$_H$17細胞は腸管粘膜で多く存在し，その産生物質は局所の免疫防御に重要な因子である．IL-17はpIgRの完全な発現に必要な分子であり，IgAの腸管管腔への分泌に関与している．一方，IL-22は腸管上皮細胞を刺激して抗菌ペプチドの産生を促し，上皮のバリア機能保持に寄与する．エフェクターCD8$^+$T細胞も正常な粘膜固有層に存在しており，病原体に対する免疫応答が必要な際のサイトカイン産生と細胞傷害能を有している．

このように多くのエフェクターT細胞がいかなる状況においても存在することは，病原体の存在をも示唆し炎症を引き起こすような状態に思われる．しかし，実際には健常な粘膜固有層において炎症は起こらない．なぜならT$_H$1細胞，T$_H$17細胞，細胞傷害性T細胞はIL-10産生T$_{reg}$細胞にコントロールされているためである．小腸ではほとんどのIL-10産生T$_{reg}$細胞はFoxP3陰性である．一方，大腸ではFoxP3陽性のT$_{reg}$細胞が多い．多くの誘導性T$_{reg}$細胞は微生物由来の抗原を認識する．

健常な粘膜固有層には自然免疫リンパ球 innate lymphoid cell（ILC）も多く含まれる（1-19項，9-20項参照）．ILCのILC3サブセットはヒトとマウスの両方で腸管組織に多く存在している．成熟ILC3はIL-17やIL-22を産生し，なかにはNK細胞のレセプターであるNKp44とNKp46を発現しているものもある．ILC3の分化成熟は芳香族炭化水素レセプターと転写因子RORγtによって制御される（9-21項参照）．ILC3は腸管の二次リンパ組織にも存在し，リンパ組織の発達に重要である．ILC3は局所の樹状細胞が産生するIL-23に反応してIL-22を産生し，IL-22は上皮細胞を刺激して抗菌ペプチドの産生を促し，これにより細菌や真菌に対する防御能を発揮する．炎症状態では，ILC3はIL-12に反応してIFN-γを産生する能力をもつようになり，IL-17産生と組み合わさり病的な状態になる．ILC2により産生されるIL-5とIL-13は，腸管の寄生虫に対するT細胞非依存性反応に重要であり，また呼吸器においてはアレルギー反応に関与している．

CD1拘束性iNKT細胞 invariant natural killer T cell（6-18項参照）や**MAIT細胞** mucosal associated invariant T cell（6-19項参照）もまた粘膜固有層に存在する細胞であり，これらはヒトの小腸粘膜固有層に存在するT細胞の2〜3％を占めている．MAIT細胞は限られたTCRβ鎖と対になったインバリアントTCRα鎖を発現しており，主にMR1に提示される微生物におけるリボフラビン代謝経路から生じるビタミンB代謝産物を認識する．

12–14 腸管上皮は免疫系の中でもユニークな場所である

　腸管には非常に多くのIELが存在することはすでに述べた．上皮細胞100個に対して10～15個のリンパ球がIELとして存在しており，これは体内のリンパ球で最も多い集団である（図12.13）．小腸IELの90%以上がT細胞であり，その80%がCD8$^+$T細胞である．これは粘膜固有層のリンパ球とは対照的である．大腸にもIELは存在するが，上皮細胞に対するリンパ球の割合が少なく，また小腸に比べてCD4$^+$T細胞の比率が大きいという特徴をもつ．

　粘膜固有層のリンパ球と類似してIELは病原体による感染状態でなくとも活性化状態にあり，またエフェクター細胞傷害性CD8$^+$T細胞と同様にパーフォリンやグランザイムといった細胞内顆粒をもっている．しかし，CD8$^+$IELのT細胞レセプターの大部分はオリゴクローン性oligoclonalityであることが示されている，すなわちV(D)J遺伝子断片が限定的にのみ使用され，このことはCD8$^+$IELが局所で比較的限られた種類の抗原に反応するために分化したリンパ球であることを示唆している．小腸IELはケモカインレセプターCCR9と$\alpha_E\beta_7$インテグリン（CD103）を発現しており，後者は上皮細胞に発現するE-カドヘリンと相互作用して上皮内にIELを保持するのに寄与している（図12.9）．

　上皮内CD8$^+$T細胞には主に2種類のサブセット，すなわちa型（誘導型）とb型（自然型）が存在し，CD8の発現形態によって分類される．両者の比率は年齢，系統（マウス），腸内細菌数によってさまざまである．a型（誘導型）IELは$\alpha\beta$型T細胞レセプ

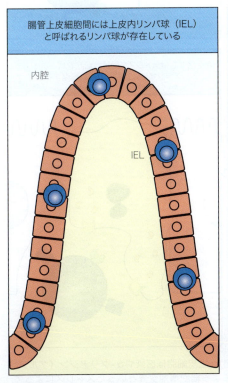

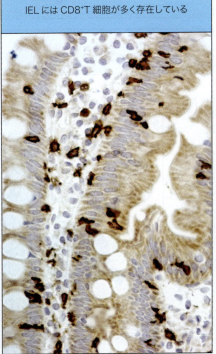

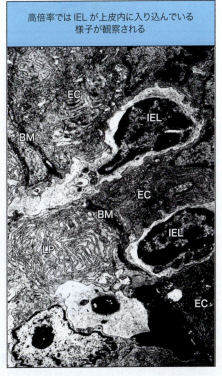

図12.13　上皮内リンパ球
　（左図）小腸の上皮細胞層にはIELが多数存在している．（中央図）写真には，ヒト小腸に存在しているCD8$^+$T細胞が観察される（ペルオキシダーゼ標識抗体を用いて茶色に染色）．上皮細胞層に存在しているリンパ球の大半がCD8$^+$T細胞である（400倍）．（右図）電子顕微鏡写真では，上皮細胞（EC）の基底部（BM）と粘膜固有層（LP）との間に存在するIELが観察される．IELの一つが基底膜を越えて上皮細胞に入り込み，細胞質の後方に陥没した形跡として観察される（8,000倍）．

ターと CD8αβ ヘテロ二量体を発現している．上皮内 CD8⁺T 細胞はパイエル板や腸間膜リンパ節で抗原によって活性化したナイーブ T 細胞由来であり，古典的クラス I MHC 拘束性細胞傷害性 T 細胞として機能し，ウイルスに感染した細胞の駆除などを行う（図 12.14，上段図）．また IFN-γ などのエフェクターサイトカインの産生も行う．

b 型（自然型）CD8⁺IEL は αβ 型または γδ 型 T 細胞レセプター（TCR）を発現しているが，CD8α ホモ二量体の発現によって識別される．腸管における γδ 型 T 細胞は特異的な $V_γ$ 遺伝子と $V_δ$ 遺伝子を発現しており，他の組織の γδ 型 T 細胞と異なっている

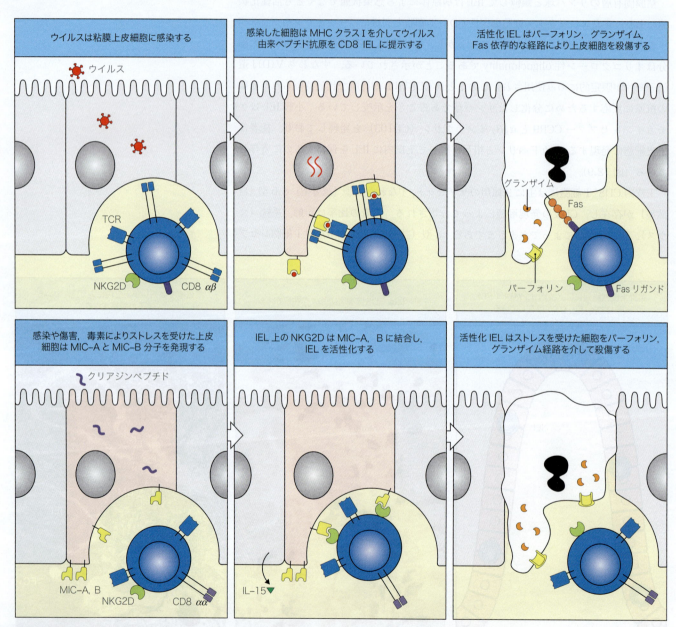

図 12.14　上皮内リンパ球のエフェクター機能
　a 型 IEL は，感染した上皮細胞に発現している古典的 MHC クラス I 分子に結合しているウイルスおよびその他の細胞内寄生病原体由来のペプチドを認識する古典的細胞傷害性 CD8⁺T 細胞である．a 型 IEL は αβ 型 TCR を発現しており，CD8 分子は αβ のヘテロ二量体を有している（上段図）．b 型 IEL は CD8α ホモ二量体を有しており，NKG2D レセプターによって MIC-A と MIC-B を認識し，IL-15 によって活性化する（下段図）．上皮細胞は感染や α-グリアジン（グルテンの構成成分）の毒性による細胞増殖変異といったストレスによって，非古典的 MHC クラス I 分子（MIC-A や MIC-B）の発現を増加させ IL-15 を産生する．いずれのタイプの IEL もパーフォリンやグランザイムの産生によって殺傷能を発揮する．また上皮細胞上の Fas に T 細胞の Fas リガンドが結合することにより上皮細胞のアポトーシスが誘導される．

（図8.23参照）．IELに発現しているαβ型TCRには，MHCクラスIb分子に提示されるような，非古典的リガンドに結合するものもある（6-17項参照）．b型IELはまた活性化C型レクチンNKG2DといったNK細胞のもつ分子を発現する．これはMHC様分子であるMIC-AとMIC-Bに結合する．細胞傷害，ストレスまたはTLRのリガンドによって腸管上皮細胞にMIC-A, Bの発現が誘導される（6-16項参照）．傷害を受けた細胞はIELによって認識され，殺傷される．この過程は傷害を受けた細胞から産生されたIL-15によって増強される．自然免疫系と同様に，b型IELは構成的に高いレベルの細胞傷害分子，NO（一酸化窒素），炎症性サイトカインやケモカインといった炎症に関連した遺伝子を発現している．腸管におけるb型IELの役割は，ストレスや感染の結果，異常な形質を発現した上皮細胞をすばやく認識して排除することにあるのかもしれない（図12.14，下段図）．またb型IELは，炎症で生じた傷害の後の粘膜の修復を手助けする重要な役割をしていると考えられる．b型IELは，抗菌ペプチドの遊離を刺激して炎症惹起物質を取り除き，上皮のバリア機能を促進するケラチノサイト増殖因子や，局所の炎症を阻害し組織修復を促進するIGF-βのようなサイトカインを産生する．

b型IELは，免疫調整性サイトカインであるTGF-βやNK細胞にみられるような抑制性レセプターを含むシグナル抑制因子を共発現することによって制御されている．b型IELの不適切または過剰な活性化は病的状態につながることから，この制御機構は重要である．例えば，小麦に含まれる蛋白質であるグルテンに対する免疫応答異常によって引き起こされる病態であるセリアック病では，γδ型TCR発現IELの増加が認められる（14-17項参照）．グルテンに含まれる成分が上皮細胞からのIL-15産生を誘導してMIC-A発現を増加させることにより，上皮内T細胞のMIC-A依存性細胞傷害性の活性化が起こり病態につながる．上述のとおりこの過程は活性化IELによる上皮細胞の傷害を引き起こす（図12.14，下段図）．

ヒトにおいては，b型IELの起源と分化に関して詳しくわかっていない．a型IELと異なり，αβ型TCRを発現する多くのb型IELは正の選択も負の選択も受けていないようにみえ（第8章参照），自己反応性TCRを発現しているようにみえる．しかしながら，CD8αβヘテロ二量体をもっていないということは，T細胞が通常のMHC・ペプチド複合体に対する親和性は低いことを意味する．なぜなら，CD8β鎖はCD8α鎖よりもより強く古典的MHC分子に結合するからである．それゆえb型αβ型TCR発現IELは自己反応性エフェクター細胞としては働かない．この自己MHC分子に対する低親和性は，おそらく胸腺における負の選択からこれらの細胞が逃れている理由である．むしろb型IELは，いわゆるアゴニスト選択の過程を経て分化しているようにみえる．これは後期ダブルネガティブ/早期ダブルポジティブT細胞が胸腺において未知のリガンドにより正の選択を受け，腸管に送り出される選択である．そして腸管で上皮細胞から産生されるTGF-βの影響を受けてCD8αホモ二量体を発現するように成熟する．腸管上皮に発現する非古典的MHC分子もまたb型IELの成熟に重要である．一例として**胸腺白血病** thymus leukemia (**TL**) 抗原が挙げられ，これはある系統のマウスでみられるペプチドを提示しない非古典的MHCクラスI分子である（図6.26参照）．TL抗原は腸管上皮細胞に発現しており，直接CD8ααに結合し，高親和性である．

γδ型TCRを発現するb型IELもまた胸腺においてアゴニスト選択を受けて分化する（図8.23参照）．IELにおけるγδ型TCR発現は胸腺で特異的リガンドによって誘導され，腸管上皮に移行できるようになる．そして同様のアゴニストリガンドによってさ

らなる調整を受けると考えられる．

　b型IELの局所での分化には，サイトカインIL-15が必要である．IL-15は微生物に反応して産生され，上皮細胞に発現しているIL-15レセプターと複合体を形成した状態でトランス提示される．b型IELの分化成熟は**芳香族炭化水素レセプター** aryl hydrocarbon receptor（**AhR**）依存性である．AhRはアブラナやその他の野菜由来の環境リガンドによって活性化する転写因子である．AhR欠損マウスではILC3とb型IELの減少，そして上皮バリアの修復機能異常をきたしており，腸管独自のリンパ球が腸内の局所抗原に対する自然免疫反応に重要であることを示している．

まとめ

　腸管や呼吸器のような粘膜面は，常時莫大な量の病原微生物や，食物や常在菌などの無害な抗原に曝されている．生体には取り込まれた抗原に対して，粘膜免疫系と呼ばれる人体の中で最大で，ユニークな特性を有する免疫応答機構が備わっている．粘膜免疫系には，抗原の取込みや提示，パイエル板上皮に散在するM細胞による抗原捕捉輸送，レチノイン酸産生樹状細胞によるT細胞やB細胞を腸管にホーミングするよう誘導する機構が備わっている．また正常腸管において樹状細胞はFoxP3$^+$ T$_{reg}$細胞の発生を誘導する．組織常在型マクロファージは，IL-10産生によって炎症を起こすことなく抗原をファゴサイトーシスし，これらの制御機構に貢献する．粘膜関連組織で抗原感作を受けたT細胞は，エフェクター細胞となり特殊なホーミング分子群を発現することで，粘膜面へと再分布する．適応免疫系には，分泌型二量体IgAの産生や，上皮と粘膜固有層で異なるメモリー/エフェクターT細胞が存在する特徴がある．粘膜固有層のCD4$^+$ T細胞は感染がない状態でもIL-17やIFN-γといった炎症性サイトカインを産生するが，これはIL-10産生T$_{reg}$細胞によって調整されている．IELには細胞傷害活性と健常な上皮バリアを保持するその他の機能が備わっている．

感染症に対する粘膜免疫応答とその制御機構

　粘膜免疫応答の主な役割は，ウイルスから多細胞性の寄生虫までを含むあらゆる微生物の感染から生体を防御することにある．そのため，宿主は個々の病原体に合わせた多様な免疫応答を確立する必要がある．当然，微生物側も宿主の免疫応答を混乱させ，それに適応する術を発達させている．病原体に対する十分な免疫応答を保証するために，粘膜免疫系はあらゆる外来抗原を認識し反応する必要があるが，無害な抗原（食物や常在細菌叢）に対して病原体に対するものと同じようなエフェクター応答を起こしてはならない．粘膜免疫系の主な役割は，この相反する需要のバランスをとることにあり，本節では，これをどのようにして行うかについて主に述べる．

12–15　腸管病原体は局所的な炎症と防御免疫を引き起こす

　腸管では自然免疫系が常に配備されており，また常在細菌叢の競合があるにもかかわらず，非常に多くの病原体は好んで腸管から感染する．このような病原体とは，ウイルスやビブリオ，サルモネラ，赤痢菌などの腸管感染性細菌，赤痢アメーバのような原生動物，さらには条虫や蟯虫のような寄生虫が挙げられる．これらの病原体はさまざまな

方法で疾患を引き起こす．そして体内のどこにおいても防御免疫を作動させる鍵は，適切な自然免疫系の活性化である．

　自然免疫系のエフェクター機構は，ほとんどの腸管感染を迅速に除去し，腸管の障壁を突破するような感染を防いでいる．粘膜上皮表面におけるこうした免疫応答の不可欠な部分については2-2項で述べた．本項では特に腸管においてユニークな部分に焦点をあてる．最も重要なのは上皮細胞自身がかかわる機序である（図12.15）．上皮細胞間の密着結合は通常，大きな分子や微生物が侵入できないようなバリアを形成している．また陰窩に存在する幹細胞から新たな上皮細胞が絶えず分化していることによって，細胞の物理的損傷や消失に対して迅速に修復するようなバリアとなっている．それでもなお，病原体はこうしたバリアを突破する方法を獲得している．サルモネラの侵入方法を図12.16に，赤痢菌の侵入方法を図12.17に示す．

　上皮細胞はまた管腔側と基底膜側の両方にTLRを有しており，これにより腸管管腔の細菌と上皮下に侵入した細菌を認識することができる．さらに，上皮細胞はTLRを

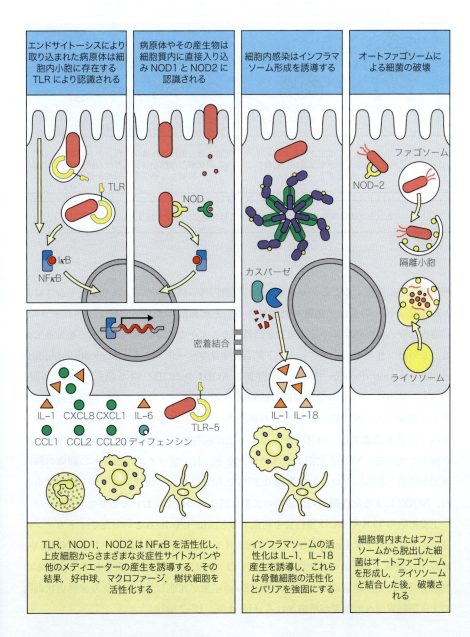

図12.15　上皮細胞は病原体に対する自然免疫系において重要な役割を担う

　TLRは細胞内小胞または上皮細胞の基底外側や先端側に発現しており，侵入してきた細菌のさまざまな成分を認識する．細胞質NOD1とNOD2は細菌の細胞壁由来ペプチドを認識する．TLRとNODはNFκBを活性化し（図3.15参照），上皮細胞からのCXCL8，CXCL1（GROα），CCL1，CCL2の産生を誘導し，これらのケモカインは樹状細胞の遊走を誘導する．また，IL-1やIL-6といったマクロファージを活性化するサイトカインの産生も誘導される．多くのタイプの細胞損傷は，プロカスパーゼ1を活性化しIL-1やIL-18を産生するようなインフラマソームを活性化する．上皮細胞の細胞質に侵入しファゴソームから細胞質ゾルへ移動する細菌はオートファジーを誘導する．ユビキチン化した微生物はファゴソームを引き寄せるアダプター蛋白質を誘導し，オートファゴソームを形成する．そしてライソソームと結合することにより細菌を破壊する．NOD2はまたクローン病関連分子であるATGL16L1を含むアダプター蛋白質に直接結合することによってもオートファゴソームを形成する．

図12.16 食中毒の原因となるネズミチフス菌は三つの方法で腸管上皮細胞を通過する

ネズミチフス菌はまず M 細胞に直接入り込みアポトーシスを誘導し M 細胞を殺す（上段左図）．そしてマクロファージや上皮細胞に感染する．上皮細胞の基底膜側に発現している TLR-5 は，ネズミチフス菌のフラジェリンに結合し NFκB 経路を活性化することができる．粘膜固有層のマクロファージに取り込まれたネズミチフス菌は，カスパーゼ 1 を活性化し IL-1 や IL-8 の産生を促進する．感染したマクロファージは CXCL8 も産生し，上述のメディエーターと共同して好中球の遊走・活性化を誘導する（下段左図）．2 番目の侵入方法として，ネズミチフス菌は線毛（糸状の突起物）を腸管上皮の管腔側に接着させ直接細胞内に入り込むことができる（上段中央図）．単核貪食細胞が上皮細胞間から伸ばしている突起は管腔側のネズミチフス菌が感染して上皮細胞層を突破するのに利用される（上段右図）．粘膜固有層の樹状細胞は感染マクロファージによって感染し，腸間膜リンパ節へ移動し，適応免疫応答を惹起する（下段右図）．リンパ節への移行に失敗するとネズミチフス菌は血流に入り込み全身感染を起こす．

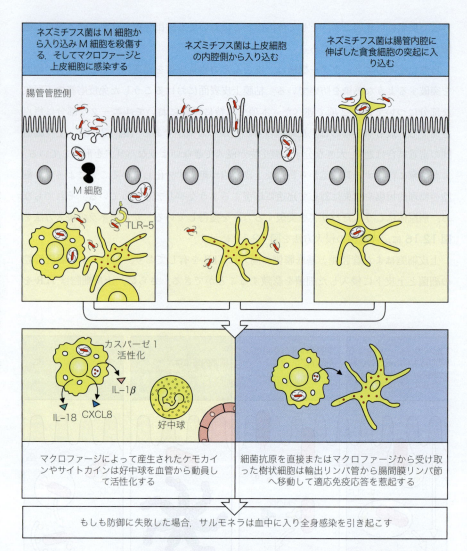

細胞内小胞に運搬することができるため，細胞内外の病原体やエンドサイトーシスにより取り込まれた細菌由来産物を認識できる．上皮細胞はまた第 3 章で述べたように，細胞内に侵入した病原体やその産物を認識することができる細胞内センサーをもっている．このセンサーとは，ヌクレオチド結合性オリゴマー化ドメイン nucleotide-binding oligomerization domein（NOD）蛋白質の NOD1 や NOD2（3-8 項，図 3.17 参照）である．NOD1 はグラム陰性細菌の細胞壁に存在するジアミノピメリン酸を含むペプチドを認識する．NOD2 はほとんどの細菌のペプチドグリカンに含まれるムラミルトリペプチドを認識する．NOD2 を欠損する上皮細胞では，細胞内寄生細菌への抵抗性が減弱している．NOD2 欠損マウスでは上皮下，およびパイエル板外への細菌の移行増加が認められる．クローン病患者の 25% で *NOD2* 遺伝子の機能欠失型変異が認められ，NOD2 による常在細菌の認識能の欠損は同疾患の病態において重要である．

上皮細胞の TLR や NOD 蛋白質を刺激すると，IL-1 や IL-6 といったサイトカインの産生やケモカイン産生が高まる．このケモカインには好中球遊走因子である CXCL8 や，単球，好酸球，T 細胞の遊走因子である CCL2，CCL3，CCL5 が含まれる．病原体の刺激を受けた上皮細胞はケモカイン CCL20 の産生が亢進し，これにより未熟樹状細胞の上皮細胞表面への遊走が増強される（12-4 項，12-7 項）．

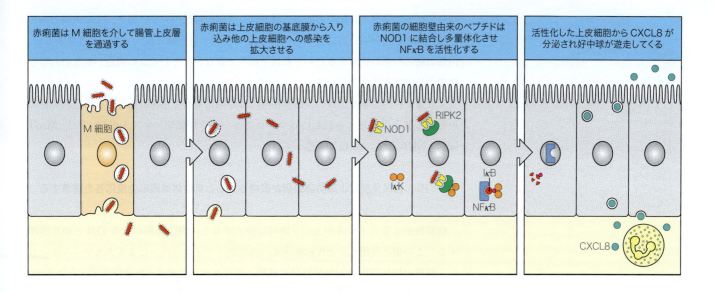

図 12.17 フレクスナー赤痢菌は腸管上皮細胞に感染し細菌性赤痢を引き起こす

フレクスナー赤痢菌は M 細胞に結合、侵入し腸管上皮細胞下に移動する（第 1 図）．そして上皮細胞の基底膜側から感染し細胞質内に入り込む（第 2 図）．赤痢菌の細胞壁に存在するジアミノピメリン酸含有ムラミルトリペプチドが NOD1 蛋白質に結合し多量体化させる．多量体 NOD1 はセリン/チロシンキナーゼ RIPK2 に結合し NFκB 経路を活性化し（図 3.17 参照），ケモカインやサイトカインの遺伝子の転写を誘導する（第 3 図）．活性化した上皮細胞はケモカイン CXCL8 を産生し、これは好中球遊走因子として働く（第 4 図）．IκB：NFκB インヒビター，IκK：IκB キナーゼ．

上皮細胞はまた細胞内 **NOD 様レセプター** NOD-like receptor（**NLR**）である NLRP3，NLRC4，NLRP6 を発現しており，これらはインフラマソームを形成している（図 12.15）．3–9 項で述べたように，インフラマソームの形成によりカスパーゼ 1 が活性化し，これがプロ IL-1 とプロ IL-18 を活性化サイトカインにする（図 3.19 参照）．これらのサイトカインは細菌の侵入に対する上皮バリアを強固にするが，作用が長期にわたると組織損傷を招く．

上皮の感染防御において近年重要性が認知された機序の一つにオートファジー autophagy がある．これは 6–6 項で述べたように抗原処理にかかわっている．オートファジーの過程で，隔離膜 isolation membrane または隔離小胞 phagophore と呼ばれる細胞質内の三日月形で二重膜の断片が，さまざまな細胞質内容物からオートファゴソーム autophagosome を形成し，ライソソームとともに細胞質内容物を分解する（図 12.15）．オートファジーが障害されると，細菌を効率よく分解できなくなり上皮細胞はストレスを受ける．こうして細菌の体内への侵入が増加し NFκB 誘導性炎症につながる．オートファジーは NOD1 や NOD2 といった細胞内細菌センサーによって促進される．NOD2 と同様，オートファジー関連遺伝子である *ATG16L1* や *IRGM1* もクローン病罹患率と関連している．

上皮細胞の中でも一部の集団は，腸管における自然免疫防御に特に重要な役割を果たしている．**パネート細胞** Paneth cell は小腸にのみ存在し，$CD4^+ T_H17$ 細胞や ILC3 が産生した IL-22 によって RegIIIγ などの抗菌ペプチドを産生する．パネート細胞は TLR や NOD を発現しているため直接微生物に応答することもでき，高いオートファジー機能をもつ．パネート細胞の機能不全は細菌に対する防御能低下を招き，ヒトでは炎症性腸疾患を発症しやすくなると考えられている．**杯細胞** goblet cell は ILC2 や $CD4^+ T_H2$ 細胞由来のサイトカインに反応して粘液を産生するのに特化した上皮細胞である．粘液は糖蛋白質（ムチン）を多く含み，粘膜面における免疫防御の不可欠な要素となっている．粘液のもつ密度，電荷，粘稠性は微生物やその他の粒子を捕捉するのに有用であり，非常に優れたバリア機能を提供している．同時に粘液は，腸管管腔に分泌された IgA 抗体や抗菌ペプチドの足場としての役割も果たしている．粘液はまた潤滑性も持ち合わせており，この性質のため捕捉された物質は蠕動運動によって容易に排出されるように

なっている．腸管には粘液の層が二層あり，外側の粘性の少ない層と，主に大腸でみられる内側の粘性の強い層に分けられる．細菌は粘液の外側層に侵入することはできるが，内側の粘性の強い層があるためそれ以上侵入できない．そしてこの構造が損なわれると粘膜の抗菌防御能も失われる．

ここまで述べてきたように，腸管粘膜には感染に対して迅速に応答できる自然免疫系の細胞も豊富である．それらにはマクロファージや好酸球，マスト細胞，ILC，MAIT細胞，NKT細胞，$\gamma\delta$型T細胞がある．

12-16　自然免疫による防御機構が破壊されると病原体は適応免疫応答を誘導する

病原性細菌やウイルスが上皮下間隙に侵入すると，炎症細胞のもつTLRと相互作用する．この相互作用は，上皮細胞由来の炎症性メディエーターによるカスケードとともに，局所の樹状細胞などの抗原提示細胞の働きを変化させる．9-8項で述べたように，活性化した樹状細胞は補助刺激分子とIL-1，IL-6，IL-12，IL-23といったサイトカインを高レベル発現するようになり，エフェクターT細胞の分化成熟を促進する．パイエル板で活性化した樹状細胞はT細胞領域に移行し，粘膜固有層で抗原を認識した樹状細胞はCCR7制御下に腸間膜リンパ節に移行する．こうした活性化したエフェクターT細胞は，レチノイン酸存在下に$\alpha_4\beta_7$インテグリンやCCR9といった腸管ホーミング分子を発現するようになり病原体に遭遇した腸管壁に帰巣する．IgA産生B細胞はパイエル板や腸間膜リンパ節で発生した後，粘膜固有層で形質細胞まで分化成熟する．pIgR発現がTLRリガンドや炎症性サイトカインによって誘導されるため，腸管管腔へのIgA分泌は感染によって促進される．感染症の中には，腸管内の分泌液からIgG抗体が検出されるものもあるが，このIgG抗体は血清由来であり，その誘導には病原体が全身免疫系まで到達する必要がある．

炎症粘膜に認められる活性化ミエロイド細胞もまた，エフェクターT細胞・B細胞が粘膜に移行してからの機能を維持するのに寄与している．単球によって産生されたIL-1やIL-6はT_H17細胞の生存と機能保持に重要である．炎症性骨髄系細胞もまたIL-6やTNF-α，一酸化窒素を産生することによりB細胞のIgAクラススイッチと粘膜での分化増殖に関与している．

12-17　腸管においてエフェクターT細胞の応答は上皮の機能を保護している

腸管のエフェクターT細胞は一度活性化すると他の部位でもそうであるように，サイトカイン産生と病原体に対する適切な細胞溶解活性を発揮する．他の臓器と異なる点は，腸管における防御免疫応答が上皮バリアの機能保持を目的としていることである．この機能は病原体の性質によりさまざまな方法で達成される．ウイルス感染時は，IELの中で細胞傷害性CD8$^+$T細胞が感染上皮細胞を攻撃する（図12.14）ことにより，陰窩で常に分化している感染していない幹細胞に置き換わるのを促進している．それと類似した防御免疫応答の例として，エフェクターCD4$^+$T細胞には直接，上皮細胞の分化を刺激するという機構がある．この機構は感染した上皮細胞が正常な上皮細胞に置換するのを促進するものであり，上皮表面に付着しようとする微生物の標的を流動的にする．こうした機能を有するサイトカインの例として，T_H2細胞（およびILC2）によって寄生虫感染時に産生されるIL-13が挙げられる．T_H17細胞により産生されるIL-22

は，パネート細胞による抗菌ペプチド産生を刺激するだけでなく，バリア機能を保持するために重要な上皮細胞間密着結合の形成を促進することによって，細胞外の細菌および真菌に対する防御能を提供している．粘液は上皮バリアを保護するために非常に重要であり，杯細胞からの粘液産生はCD4$^+$T細胞由来のサイトカインIL-13やIL-22によって促進され，またマスト細胞やその他の自然免疫系エフェクター細胞の産生物によっても促進される．そしてこれらのメディエーターやその他の因子が腸管の蠕動運動を促進し，管腔内の病原体を体外へ排出する方向に働く．こうしたプロセスは病原体に対して生存しにくい環境を与えるために行われており，病原体が上皮バリアを破って侵入するのを防いでいる．

12–18　粘膜免疫系は無害な外来抗原に対する免疫寛容を維持しなければならない

食物や常在細菌に含まれる抗原に対する中枢性免疫寛容は存在しないにもかかわらず，これらに対する炎症性免疫応答は通常起こらない（図12.18）．粘膜免疫系の環境は本質的に寛容誘導性であり，この点は不活性化ワクチンの開発に対する障壁となっている．不活性化ワクチンは局所における寛容誘導制御性機構を乗り越える必要があるためである．食餌性蛋白質は腸管で完全に消化されることなく，相当量の食物は免疫原性を有した形で生体に吸収される．経口投与された蛋白質抗原に対する免疫不応答の状態は，**経口免疫寛容** oral tolerance という現象として知られている．これは**末梢性免疫寛容** peripheral tolerance という状態で，全身性免疫系と粘膜免疫系が同じ抗原にはあまり反応しないようにするものである．この現象は卵白アルブミン（OVA）などの外来蛋白質をマウスに投与することによって実験的に証明されている（図12.19）．経皮投与のような非粘膜経路で抗原を感作された場合でも，あらかじめ抗原を経口摂取した動物では免疫応答の減弱または無応答が観察される．このような粘膜を介した全身免疫応答の抑制は，持続的かつ抗原特異的であり，他の抗原に対しては影響を及ぼさない．このような免疫抑制効果は，経気道的に不活性化した蛋白質を投与した際にも観察される．こうした事実から粘膜面を介した全身性免疫系での不応答状態を反映した**粘膜免疫寛容** mucosal tolerance という概念が提唱されている．ヒトにおける全身性T細胞性応答も抗原蛋白質をあらかじめ経口摂取することで抑制される．

経口免疫寛容は，T細胞依存性エフェクター反応とIgE産生を含むあらゆる末梢性免疫応答に影響を与える．粘膜におけるエフェクターT細胞性応答は経口免疫寛容によって抑制されている．また食餌性蛋白質に対する少量のIgA抗体は健常者にも認められるが，これらの抗体は炎症を引き起こさない．

さまざまな機序によって蛋白質抗原に対する経口免疫寛容誘導制御は説明されうる．それらはアネルギー，抗原特異的T細胞の除去，腸間膜リンパ節におけるT$_{reg}$細胞の誘導である．抗原特異的FoxP3$^+$T$_{reg}$細胞は移行してきた樹状細胞によるレチノイン酸産生とTGF-β産生によって誘導される（12-7項）．これらの機序は全身性免疫応答の抑制に不可欠であるが，粘膜免疫系と末梢性免疫系の連携機構はまだ解明されていない．セリアック病（詳細は14-17項参照）やピーナッツアレルギー（詳細は14-10項，14-12項参照）でみられるように，経口免疫寛容はしばしば誤りうる．

1型糖尿病，関節炎，脳脊髄炎といった疾患の実験動物モデルにおいては粘膜免疫寛容により炎症を軽減することができるが，ヒトにおける臨床試験はまだそれほど成果を挙げておらず，第16章で詳述するような単クローン抗体などの治療がリードしている．

	防御免疫	粘膜免疫寛容
抗原	侵襲性病原体，ウイルス，毒素	食餌性蛋白質腸内細菌
一次抗体産生	腸管IgA血清中でも特異的抗体がみられる	血清中では特異的抗体が存在しない
一次T細胞応答	局所および全身性免疫応答エフェクターT細胞とメモリーT細胞	局所のエフェクターT細胞応答なし
再曝露された抗原への免疫応答	増強（記憶免疫）応答	わずかもしくは起こらない

図12.18　防御免疫と経口免疫寛容は腸管から曝露された抗原に対する異なる反応である

腸管免疫系は，病原体感染時に提示された抗原に対して防御免疫を確立する．IgA抗体が局所で産生され，血清IgG，IgAも同時に産生され，腸管およびその他の部位で適切なエフェクター細胞の活性化が起こる．再び抗原と出会うと，効果的なメモリー免疫が迅速に生体防御に働く．食餌性蛋白質由来の抗原は，局所および全身でほとんどIgA抗体産生を起こすことなく免疫寛容を誘導する．T細胞も活性化せず，一連の反応は抑制される．腸内細菌由来の抗原が提示された場合は，局所でのIgA産生が誘導されるが，全身での抗体産生やエフェクターT細胞の活性化は起こらない．

12-19 正常な腸管には健康維持に必要な膨大な数の腸内細菌が存在している

健常な動物の体表には非常に多くの微生物が定着しており，**細菌叢** microbiota または**マイクロバイオーム** microbiome などと呼ばれ，主に細菌によって構成されるが，古細菌，ウイルス，真菌，原虫も含まれる．すべての粘膜組織にはそれぞれ異なる独自の細菌叢があるが，腸管はこうした細菌叢を最も多く有している．われわれの腸管は1,000種以上にのぼる腸内細菌の住処となっており，特に大腸や回腸下部においてはその数が最大となっている．これらのうち多くの種は培養できないため，腸内細菌叢の正確な数や種類は現在，高性能ゲノムシーケンシングによって解析されている．ヒトの腸内には以下の門 phylum に属する細菌，すなわちフィルミクテス門，バクテロイデス門，プロテオバクテリア門，アクチノバクテリア門と，古細菌が生息する．これらは少なくとも 10^{14} 個以上あり，重さは1 kg 以上に及ぶ．腸内細菌叢は通常，宿主と相互に利益をもたらす共生的な関係のもと存在しており，何千年もかけて共生関係を築きながら脊椎動物とともに進化してきた歴史をもつ．結果として，細菌叢は動物ごとに異なっており，宿主となる動物種それぞれに高度に適応した構成となっている．

細菌叢は健康維持のために必須な存在である．常在細菌はセルロースのような食品成分の代謝を補助し，また毒素を分解しビタミン K_1 のような必須の補因子を産生する．酢酸塩，プロピオン酸塩，酪酸塩といった**短鎖脂肪酸** short-chain fatty acid (**SCFA**) は食餌性炭水化物を常在細菌が嫌気性代謝することによって産生され，これは大腸の腸上皮細胞にとって，トリカルボン酸 (TCA) サイクルに入る基質として必須のエネルギー源である．回腸造瘻術などにより正常に糞便が通過しなくなった大腸は空置大腸炎 diversion colitis と呼ばれる病態を引き起こし，腸管上皮細胞が SCFA 不足により炎症や壊死を起こしてしまう．腸内容物が通過しなくなった空置大腸に SCFA を投与すると病態は解消される．腸内細菌の他の重要な特性としては，病原微生物の生着や腸管への侵入を妨げることである．この働きの一部は，腸内細菌叢が病原体と生息場所や栄養素を競合することによって達成されている．また，より直接的には病原微生物が上皮細胞内に侵入するにあたり利用する上皮細胞の炎症性シグナルを抑制することでなされている．細菌叢内に存在するさまざまな細菌種間のバランスが変動する（ディスバイオシス dysbiosis）とさまざまな疾患に罹患しやすくなることがわかっている（12-21項，12-22項）．

広域な抗菌スペクトルの抗生物質の投与により副作用が起こることがあるが，これも腸内細菌叢による生体への防御機構の点から説明できる．このような抗生物質は大量の腸内細菌叢を殺傷するので，正常状態では腸内細菌叢との競合によりコロニーを形成できない細菌が増殖し，生態学上のニッチを形成してしまうのである．抗生物質を投与されたヒトの腸管内で増える細菌の例として**ディフィシル菌**が挙げられる（図12.20）．この細菌は重度の下痢や粘膜障害を引き起こす毒素を産生するため，広域スペクトルの抗生物質が普及している国々で問題となっている．このディフィシル菌感染の治療に健常人の糞便を移入して正常な細菌叢を復元するという治療が可能である．

健常な状態を維持するためには，常在細菌に対する局所防御機構が重要であることは，一つないし複数の因子を欠損させた実験動物によって示される．例えば，分泌型抗体を除去したマウスでは腸管粘膜下へ侵入する常在細菌が増加し，所属領域リンパ組織への播種も認められる．こうしたマウスでは細菌量の増加と細菌叢の変化が認められるが，細菌種の多様性は減少している．FoxP3$^+$T$_{reg}$ 細胞または好酸球を欠損したマウスでは

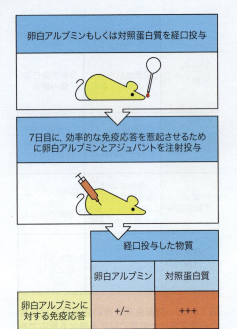

図12.19 抗原に対する免疫寛容は経口投与により実験的に誘導できる
まずマウスに対して25 mg の卵白アルブミン（OVA）または対照蛋白質を2週間経口投与する．投与7日後にマウスを OVA とアジュバントで皮下に免疫し，2週間後に血清中抗体価とT細胞応答などの全身性免疫応答を調べると，OVA を経口投与されたマウスの OVA に対する全身性免疫応答は，対照蛋白質を投与された群のマウスに比べて低い．

感染症に対する粘膜免疫応答とその制御機構

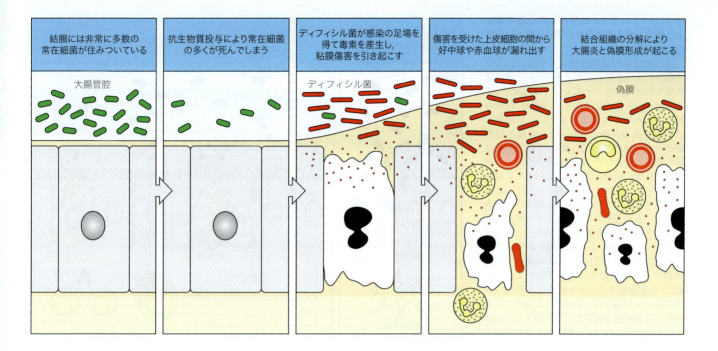

図 12.20 ディフィシル菌の感染
抗生物質投与により大腸に生着している常在細菌の大部分は死滅してしまう．このため，病原微生物が増殖し，通常は無害な常在細菌が占有している生態学的ニッチが病原微生物により占拠される．ディフィシル菌は，そのような病原体の一例で，抗生物質治療を受けた患者において毒素を産生し出血性下痢症の原因となる．

これに類似したディスバイオシスが報告されている．

12-20 自然免疫系と適応免疫系は細菌叢を制御し侵入してくる抗原に対する反応性を損なうことなく炎症を抑制している

常在細菌は宿主に利益をもたらすが，腸管上皮が損傷を受けた際の潜在的脅威でもある．上皮が損傷している状況では，非病原性大腸菌などの通常無害な腸内細菌が粘膜を通過して血流に入り致死的な全身感染症を起こしうる．そのため腸管の免疫系は常在細菌を制御するための反応機構を備える必要がある（図12.21）．不適切な免疫応答は慢性炎症と腸管の損傷を招くため，免疫系は常在細菌に対する反応と炎症により起こる組織損傷のバランスをとる必要がある．宿主−細菌叢間のバランスを局所で維持するような抗原特異的応答を引き出す常在細菌の大部分は，生息範囲を腸管内に限局されている．可溶性食物抗原とは異なり，常在細菌は全身性免疫不応答を誘導しないため，これらの細菌が血流に侵入すると通常の全身性免疫応答が起こってしまう．

微生物に対する適応免疫応答の誘導は，パイエル板に留まる局所樹状細胞に認識されるか，腸間膜リンパ節まで移動する樹状細胞に認識されるかによって決まる（図12.21）．常在細菌は非侵襲的であるため，樹状細胞は完全には活性化せず，宿主にとって適切な応答をする．この応答により腸管内へ分泌され常在細菌を対象とするIgA抗体の産生が起こる．腸管管腔に生息する常在細菌の75%はIgAによってコーティングされており（図12.21），上皮への接着性・侵入性を抑制されている．また分泌型IgAによる細菌のコーティングは遺伝子発現も変化させうる．健常な腸管内の完全に分化したT_H1細胞とT_H17細胞の多くもまた常在細菌をターゲットとしている．これらのT細胞は，マクロファージや上皮細胞による細菌の掃討を補助するメディエーターを産生する一方，炎症反応による組織損傷のリスクももたらす．しかし粘膜に存在するFoxP3$^+$ T_{reg}細胞によって産生されるIL-10の働きにより，こうした不利益な反応は起こらない．腸管のT_H17細胞とFoxP3$^+$ T_{reg}細胞はパイエル板の胚中心に移行することができ，濾

図 12.21　いくつかの局所での免疫応答により宿主と腸内細菌の間の平穏な関係は保障される

腸内細菌はM細胞を通過することにより免疫系に入り込むことができる．抗原は炎症状態を引き起こすことなくパイエル板やILFの樹状細胞に取り込まれる（左図）．粘膜固有層のIgAにクラススイッチしたB細胞にこれらの抗原が提示されるとIgA産生形質細胞へ分化成熟する（右図）．そしてIgAは腸内細菌に結合し遺伝子発現を変化させ，細菌が上皮層に到達しにくくするとともに粘膜面への付着も抑制する．細菌の上皮下への侵入は，抗菌活性を有するムチン糖蛋白質を含有している粘液層の存在によっても防がれている．またパネート細胞上のパターン認識レセプターの刺激によりRegⅢγやディフェンシン（2-4項参照）といった抗菌ペプチドの産生が誘導される．T_H17 $CD4^+$ T細胞やILC3が産生するIL-22もこうした抗菌ペプチド産生を誘導する．IL-22は上皮バリアを強固にする働きも有する．マクロファージは上皮層の直下に存在し，侵入してきた細菌を殺菌する．

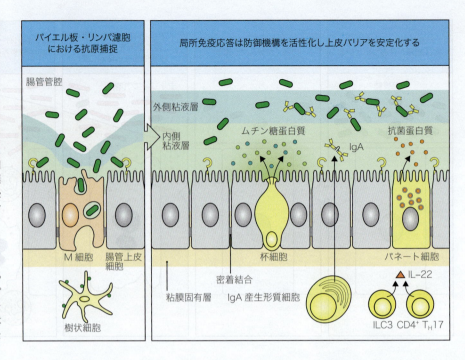

胞ヘルパーT細胞の機能を獲得し，選択的IgAクラススイッチを誘導できるようになる．

常在細菌のもつ内毒素は，アルカリホスファターゼのような腸管酵素による中和に対して非常に感受性が高いように思われ，このことも常在細菌に対する免疫応答を弱めるのに寄与している．もし少数の細菌が上皮層を通過したとしても，毒性因子をもっていないため，貪食細胞による取り込みと殺菌作用に抵抗できず速やかに殺菌される．他の組織とは対照的に，腸管における常在細菌の摂取は炎症を引き起こさない．もしマクロファージがIL-10の抑制性作用に反応しなければ，腸管内炎症が自然に発症する．健常な腸管の好酸球は常在細菌に曝されるとAPRIL, IL-6, TGF-βを産生することによって抗原特異的IgAクラススイッチを補助する（12-11項）．このように常在細菌は粘膜表面に侵入や炎症を起こすことなく存在している．こうした細菌叢との共生関係が，多くの慢性炎症の発症にかかわるような自然免疫系および適応免疫系のエフェクター細胞とかかわり，腸管においては**生理的炎症** physiological inflammation と呼ばれる状態を形成している．

12-21　腸内細菌叢は腸管および全身の免疫機能形成において大きな役割を果たす

腸内細菌とその産生物は免疫系の正常な発達に不可欠な役割を果たす．この働きは，微生物が腸管に定着していない**無菌マウス** germ-free mice または**ノトバイオートマウス** gnotobiotic mice の研究によって示されている．こうした動物ではすべてのリンパ系臓器の大きさが著明に縮小しており，血清中の免疫グロブリンが低下している．成熟T細胞も少なく，特にT_H1細胞とT_H17細胞による免疫応答が低下している．このような特徴をもつマウスでは，IgE抗体産生などのT_H2型免疫応答が起こりやすくなっており，1型糖尿病などの免疫疾患に罹患しやすい．腸管ではパイエル板が正常に発達しておらず，ILFは確認されない．また無菌マウスは粘膜固有層および上皮におけるT細胞とILCの数が著しく減少しており，IgA産生形質細胞はほとんど認められず，抗菌ペプ

図 12.22　疾患や全身免疫系に対する腸内細菌の働き
　腸内細菌の存在とその構成種は，免疫系およびその他の体内組織の機能に対して影響を与えている．粘膜で起こる反応が二次的に他の組織の機能に関与することもあれば，腸内細菌の産生物が全身循環に入って生理作用を発揮する場合もある．ヒトおよび実験動物のさまざまな疾患に対する感受性に腸内細菌が影響していることが知られている．

腸内細菌の遠隔作用
IgE，T_H2 型応答の減少
T_{reg} 細胞の増加
骨リモデリングの増加
炭水化物・脂質代謝
インスリン感受性
骨髄造血
視床下部−下垂体−副腎軸

疾患の制御
関節炎
自己免疫性脳脊髄炎
炎症性腸疾患
アトピー，喘息
代謝性疾患
心血管疾患
1 型糖尿病

チドやレチノイン酸，IL-7，IL-22，IL-25，IL-33，TSLP などの局所における免疫メディエーターも減少している．対照的にインバリアント NKT（iNKT）細胞は無菌マウスでは増加しており，おそらく T_H2 偏向性に寄与していると考えられる．

　腸内細菌叢の効果は腸管外にも及ぶ（図 12.22）．例えば自己免疫疾患のいくつかは無菌動物で起こりやすいことがわかっている．無菌状態では 1 型糖尿病の遺伝モデルにおける重症度が増加する．腸内細菌叢の構成は多くの免疫疾患に対する感受性に影響し，肥満などの代謝性疾患，悪性新生物，心血管疾患，精神疾患がこれに含まれる．このような関連を説明する機序は不明であり，疾患に対する感受性との関連が知られている種はまだほとんどない．しかし上記の疾患に罹患した患者の中には，腸内細菌叢を構成する主な細菌種に変化がみられ，12-9 項で述べたようなディスバイオシスの状態になっている．実験モデルでは，腸内細菌の移入を罹患動物と健常動物の間で行い疾患への感受性を比較することができる．こうした実験により，腸内細菌叢の変化は疾患の存在による結果というよりむしろ原因であるという説が支持されている．こうした観察実験は，プロバイオティクス，すなわち有益と考えられている細菌や酵母の混合物の使用を根拠としている．プロバイオティクスの効果に関してはまだ今後解明すべきことが多いが，腸内細菌叢を病的な状態から健康な状態へシフトさせうると考えられる．

　腸内細菌叢の有効性には多くの異なる機構がおそらく関与している（図 12.23）．上皮細胞や骨髄系細胞の TLR や NLR を介した活性化は，間違いなく局所においてさまざまな効果を発揮する．多くの腸内細菌種のもつフラジェリンは粘膜に存在する $CD11b^+$ 樹状細胞の TLR-5 を刺激し，IL-6 や IL-23 の産生を誘導し，T_H17 型反応と IgA 抗体産生を誘導する．個別の細菌種でも免疫機能に影響を及ぼす例が存在する．マウスの腸管における**セグメント細菌** segmented filamentous bacteria（**SFB**）の定着は IgA 産生，IEL とエフェクター T_H17 細胞の集積を惹起する（図 12.23）．乳酸菌（ラクトバチルス属）による食餌性トリプトファンのキヌレニン代謝物 kynurenine metabolite への変換は，AhR（12-14 項）を活性化し，ILC3 による IL-22 産生を促進する．バクテロイデス・フラジリス由来の多糖体 polysaccharide A（PSA）は TLR-2 依存性に T_{reg} 細胞への分化を促進する．またクロストリジウム（クロストリジウム属）菌のいくつかは，大腸において $FoxP3^+ T_{reg}$ 細胞を誘導し，これはおそらく SCFA の産生による TGF-β 増加によると考えられている．SCFA が直接免疫細胞の機能に働きかける機構はまだわかっていない．**腸管付着性大腸菌** enteroadherent *Escherichia coli*（**EAEC**）と総称される一部の大腸菌種はクローン病の患者の腸内で増加していることが判明しているが，ヒトの腸内毒素症への影響を説明できる菌種はほとんどわかっていない．近年の研究では腸内におけるプレボテラ・コプリの頻度が関節リウマチ患者において増加していることが示されたが，両者の関連性と他の疾患においても類似した事実があるのかを知るためにはさらなる研究が必要である．

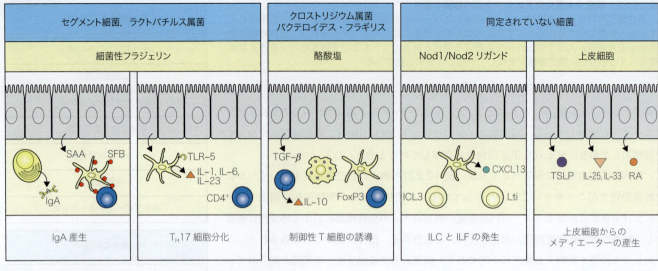

図12.23 腸内細菌は局所と全身の免疫応答を調整している
　腸内細菌は，解明されている種および機序はまだ少ないが，局所と離れた場所に対して免疫機能を発揮する．セグメント細菌（SFB）は樹状細胞に作用する血清アミロイドA（SAA）を上皮細胞から産生させることによってSFB特異的T$_H$17細胞を誘導すると考えられている．細菌由来フラジェリンは粘膜に存在するCD11b$^+$樹状細胞上のTLR-5を刺激することによってT$_H$17細胞の分化とIgA産生を誘導する．腸内細菌はILFおよびILC，特にILC3の存在にとっても不可欠であるが，インバリアントNKT細胞（iNKT細胞）の集積に対しては抑制的に働く．酪酸塩やSCFAは大腸の腸管上皮細胞にエネルギーを提供するだけでなく，分子機序は未解明であるがFoxP3$^+$T$_{reg}$細胞の分化誘導にも関与している．またクロストリジウム属菌は上皮細胞からのTGF-β産生を誘導する．バクテロイデス・フラギリス由来の多糖体抗原（PSA）は，おそらくCD4$^+$T細胞上のTLR-2に結合することによって制御性T細胞への分化誘導を行う．まだ同定されていない腸内細菌もTSLPやIL-25，IL-33，レチノイン酸の産生維持に必要とされている．

12–22　腸内細菌に対する免疫応答により腸疾患が引き起こされる

　1990年代に施行された優れた実験により，腸内細菌に対して過剰な応答をして病気を引き起こすようなT細胞は通常の動物にも存在しているが，能動的な抑制性制御機構により常に抑制されているという考え方が今日では一般的に受け入れられている（図12.24）．もしこれらの制御機構が破綻すると，常在細菌に対する統制のとれていない異常な免疫応答によりクローン病などの**炎症性腸疾患** inflammatory bowel diseaseが引き起こされる．ヒトのクローン病に対する感受性とかかわりをもつ多くの遺伝子は自然免疫系を制御する蛋白質をコードしている．こうした制御機構が傷害されると，全身免疫系が腸内細菌の発現しているフラジェリンのような抗原に対して反応する．T細胞による過剰応答は粘膜でも起こり，腸管において重篤な傷害を引き起こす．IL-23はT$_H$17エフェクター細胞の分化を促進する働きをもち，このような機構において重要である．IL-23はまたIL-12と共同してT$_H$1型炎症反応を誘導し，エフェクターCD4$^+$T細胞の中にはIFN-γとIL-17を両方産生するものもある．これらの実験結果は，ヒトのクローン病ではIL-23レセプターの遺伝子多型が認められるという臨床知見とも合致する．すべての実験モデルにおいて腸管の傷害は腸内細菌依存性であり，抗生物質投与により抑制された無菌マウスでは起こらない．

　クローン病やその関連疾患である潰瘍性大腸炎の患者は，ディスバイオシスを呈し腸内細菌叢も通常とは異なっている．しかしながら，上述したEAECは例外として，腸内細菌の中で腸管への傷害を起こす菌種の存在はまだ証明されていない．またある種の病原性ウイルスやトキソプラズマ原虫などの寄生虫に対する局所的な応答が，第三者として腸内細菌に特異的なエフェクターT細胞を活性化し炎症を引き起こすことが実験で示されている．

移植する細胞	TGF-β 中和	腸内細菌	疾患
精製していない CD4⁺ T 細胞	−	+	−
CD4⁺ CD45RB^{hi} T 細胞	−	+	腸炎
CD4⁺ CD45RB^{low} T 細胞 + (CD25⁺/FoxP3⁺) T$_{reg}$ 細胞	−	+	−
CD4⁺ CD45RB^{hi} T 細胞 + CD4⁺ CD45RB^{low} T$_{reg}$ 細胞	−	+	−
CD4⁺ CD45RB^{hi} T 細胞 + CD4⁺ CD45RB^{low} T$_{reg}$ 細胞	+	+	腸炎
CD4⁺ CD45RB^{hi} T 細胞	−	−	−

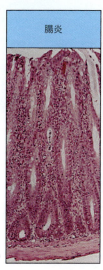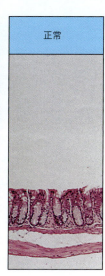

図 12.24　腸内細菌に反応して炎症を起こしうる T 細胞は健常な動物の体内に存在しているが、制御性 T 細胞によってコントロールされている

正常なマウスからすべての CD4⁺T 細胞を rag 欠損マウスなどの免疫不全マウスに移入すると、CD4⁺T 細胞の再構成が起こる。しかし、ナイーブ CD4⁺T 細胞（CD4⁺ CD45RB^{hi}）のみを単離して移入すると、マウスは重度の大腸炎を発症する。ナイーブ T 細胞の集団からは除去されていた CD4⁺ CD25⁺ FoxP3⁺T 細胞を同時に移入することによってこの大腸炎を抑制することができる。こうした制御性 T 細胞の働きは、in vivo では TGF-β を中和することによって抑制され、また IL-10 依存性でもある。ナイーブ CD4⁺細胞によって起こる腸炎には腸内細菌の存在が必要であり、無菌マウスや抗生物質処理マウスでは抑制される。これらの実験結果から、健常な動物における CD4⁺T 細胞は腸内細菌に対して炎症反応を起こしうるが制御性 T 細胞によって抑制されていることが示される。

（写真は Powrie, F., et al.: J. Exp Med. 1996, 183 : 2669-2674 より転載）

まとめ

粘膜面に存在する免疫系は、病原体と無害な抗原を識別せねばならず、病原体に対しては強いエフェクター反応を誘導し、食物や腸内細菌に対しては不応答性である必要がある。食餌性蛋白質は全身免疫系および粘膜免疫系において免疫寛容を誘導する。これは IL-10 や TGF-β を産生する制御性 T 細胞により行われる。腸内細菌もまた免疫系に認識されるが、これは粘膜とその所属リンパ組織に限られる。なぜなら腸内細菌由来の抗原は、腸管から腸間膜リンパ節に遊走し部分的に成熟した樹状細胞によって T 細胞に提示されるからである。この結果として、粘膜免疫寛容と微生物の定着を抑制する腸管 IgA 抗体産生が起こり、それでいて全身免疫系からは免疫学的無視の状態が達成される。腸内細菌の多くは宿主にとって有益な効果をもち、上記のような粘膜における免疫制御機構は免疫系と平和的な共生関係を築くうえで重要である。正常な制御機構が破壊されると、局所の樹状細胞は完全に活性化した状態になり、腸間膜リンパ節においてナイーブ T 細胞からエフェクター T 細胞への分化を誘導してしまう。これは病原体に対する防御免疫を作動させるうえでは重要であるが、不適切な状況下で起こると、クローン病やセリアック病といった炎症性疾患を引き起こしてしまう。腸管が正常に機能し正常な免疫応答を維持するためには、免疫応答と免疫寛容が競合、相互作用し生理的な炎症状態を呈することが重要である。この過程の大部分は、腸内細菌叢の死滅や炎症による腸粘膜の傷害を起こすことなく腸内細菌を制御する必要性によって起こる。この結果、IgA 産生、制御性 T 細胞とエフェクター T 細胞の活性化、自然免疫応答が調和することにより達成される。宿主の免疫応答異常は腸内細菌叢の構成と機能を変化させ、一方で腸内細菌叢もまた多くの腸管外病変の成立に影響を与える。

第 12 章のまとめ

粘膜免疫系は高次複雑系であり、生命維持に必須な器官を生理的に保護する機構としてだけでなく、免疫系全体の動態を調整して疾患から防御する役割も担っている。大部分の免疫学者が研究対象としてきた末梢リンパ組織というのは、粘膜組織で進化した原型的組織がその後特殊化したものである。粘膜面は感染を受けやすい部位であり、自然

免疫系と適応免疫機構が複雑に絡み合っている．粘膜関連リンパ組織における適応免疫系は他の全身系組織の末梢リンパ節と以下の点で異なっている．①粘膜上皮細胞とリンパ節が近接している点，②散在したリンパ組織と組織化されたリンパ組織とリンパ節がともに存在している点，③特殊化した抗原取り込み機能と樹状細胞，マクロファージを保持している点，④非感染時においても活性化・メモリーリンパ球と独自のILCが存在している点，⑤二量体を形成している分泌型IgA抗体が主に産生されている抗体である点，⑥食物抗原や腸内細菌由来抗原に対する免疫応答が抑制的に制御されている点である．通常，食物抗原や腸内細菌由来抗原に対して全身性免疫応答は惹起されない．一方，病原微生物は強力な防御免疫応答を引き起こす．このように免疫寛容を誘導するか，強力な適応免疫応答を誘導するかを決定付ける鍵は，粘膜免疫系に存在する樹状細胞とT細胞との相互作用時の状況と考えられている．非炎症時は，樹状細胞によるT細胞への抗原提示は制御性T細胞への分化を誘導する．それに対し，粘膜を通過し生体内に侵入してきた病原微生物は炎症反応を引き起こし，抗原提示細胞を活性化させ補助刺激分子の発現を高めることにより，強力なT細胞応答を引き起こす．この過程の意思決定の大部分は，特殊化した樹状細胞がナイーブT細胞に抗原を移行する前に環境に反応することでなされる．宿主の免疫応答と局所の微生物の間で形成される共生関係が健常状態の維持と病態形成において中心的役割を果たしている．

章末問題

12.1 多肢選択問題：以下の項目で誤っている記述はどれか．
- A．M細胞は折りたたまれた管腔面を有し，粘液の厚い層をもち，パイエル板へ微生物を取り込ませている
- B．M細胞はGP2により細菌由来蛋白質の何種類かを認識し，処理された物質をトランスサイトーシスというプロセスにより細胞外腔へ放出している
- C．樹状細胞はCCL20やCCL9といったケモカインにより腸管関連リンパ組織（GALT）に移行している
- D．ペスト菌や赤痢菌はM細胞を標的として上皮下へ侵入する

12.2 正誤問題：上皮内リンパ球の大部分はCD4$^+$T細胞であり，粘膜固有層リンパ球の大部分はCD8$^+$T細胞である．

12.3 対応問題：A～Dの各ケモカインまたはケモカインレセプターがリンパ球の移行にかかわる組織をi～ivから選択せよ．
- A．CXCL13
- B．CCL25
- C．CCL28
- D．CCR4
- i．リンパ球の大腸，乳腺，唾液腺への移行
- ii．B細胞とT細胞の小腸への移行
- iii．リンパ球の皮膚への移行
- iv．ナイーブB細胞のパイエル板への移行

12.4 多肢選択問題：以下の項目で正しい記述はどれか．
- A．CD11b$^+$樹状細胞はILC3を刺激し，またパイエル板におけるIL-12の主要生源である
- B．CD11b$^-$樹状細胞は分化成熟にBATF3を必要とする
- C．樹状細胞がT$_{reg}$細胞を誘導するには，ナイーブT細胞によりレチノイン酸産生が必要である
- D．CCL20はパイエル板における樹状細胞の上皮への移行を妨げる

12.5 短答問題：IgA・抗原複合体は病原体を体外へ排出するために腸管管腔へ再輸送される一方，抗原取り込みの促進も行う．抗原取り込みの促進は，どのような利益をもたらすか．

12.6 短答問題：多量のIgAが腸管のB細胞・形質細胞により産生され腸管管腔へ分泌され，微生物を常時モニタリングすることにより病原体の侵入を防いでいるが，IgA欠損症患者はそれほど易感染性ではない．この理由を述べよ．

12.7 多肢選択問題：以下の選択肢で上皮内リンパ球（IEL）について述べたものはどれか．
- A．CCR9と$\alpha_4\beta_7$インテグリンを発現している
- B．CCR9と$\alpha_E\beta_7$インテグリン（CD103）を発現している
- C．CD4$^+$T細胞とCD8$^+$T細胞の比率は3：1である
- D．IFN-γ，IL-17，IL-22を産生するCD4$^+$T細胞が含まれる
- E．90％はT細胞であり，そのうち80％はCD8$^+$T細胞で$\alpha\alpha$ホモ二量体または$\alpha\beta$ヘテロ二量体である
- F．AとC
- G．BとE
- H．AとCとD

12.8 多肢選択問題：以下の細胞の中で芳香族炭化水素レセプター（AhR）依存性に分化成熟するものはどれか．
- A．b型上皮内リンパ球
- B．ILC1
- C．B細胞
- D．マクロファージ

E. ILC2
F. 好中球

12.9 対応問題：A〜Dの病態生理と合致するヒトの疾患をi〜ivから選択せよ．

A. 小麦由来蛋白質のグルテンに対する免疫応答異常により，腸管上皮細胞に対してMIC-A依存性の細胞傷害活性を有するIELを増加する

B. 大腸内で正常な便塊の流れが阻害されることにより，腸内細菌によって産生される短鎖脂肪酸（SCFA）を腸管上皮細胞が吸収できなくなり炎症と壊死を引き起こす

C. 抗生物質治療により腸内細菌の多くが死滅した結果，毒素を産生する特定の菌種が過剰に増加し重症下痢や粘膜傷害を引き起こす

D. 自然免疫系にかかわる遺伝子の欠損によって起こる腸内細菌に対する過剰な免疫応答

i. ディフィシル菌感染

ii. セリアック病

iii. 炎症性腸疾患（クローン病と潰瘍性大腸炎）

iv. 空置大腸炎

12.10 正誤問題：粘膜固有層CD4$^+$T細胞は，病原体刺激や炎症が起こったときのみIFN-γやIL-17，IL-22などのサイトカインを大量に産生する

12.11 正誤問題：小腸T$_{reg}$細胞のほとんどはFoxP3を発現していない．

全般的な参考文献

Hooper, L.V., Littman, D.R., and Macpherson, A.J.: **Interactions between the microbiota and the immune system.** *Science* 2012, **336**:1268–1273.

MacDonald, T.T., Monteleone, I., Fantini, M.C., and Monteleone, G.: **Regulation of homeostasis and inflammation in the intestine.** *Gastroenterology* 2011, **140**: 1768–1775.

Mowat, A.M.: **Anatomical basis of tolerance and immunity to intestinal antigens.** *Nat. Rev. Immunol.* 2003, **3**:331–341.

Society for Mucosal Immunology: *Principles of Mucosal Immunology*, 1st ed. New York, Garland Science, 2013.

項ごとの参考文献

12-1 生体の「内なる外」を防御する粘膜免疫系

Brandtzaeg, P.: **Function of mucosa-associated lymphoid tissue in antibody formation.** *Immunol. Invest.* 2010, **39**:303–355.

Cerutti, A., Chen, K., and Chorny, A.: **Immunoglobulin responses at the mucosal interface.** *Annu. Rev. Immunol.* 2011, **29**:273–293.

Corthesy, B.: **Role of secretory IgA in infection and maintenance of homeostasis.** *Autoimmun. Rev.* 2013, **12**:661–665.

Fagarasan, S., Kawamoto, S., Kanagawa, O., and Suzuki, K.: **Adaptive immune regulation in the gut: T cell-dependent and T cell-independent IgA synthesis.** *Annu. Rev. Immunol.* 2010, **28**:243–273.

Matsunaga, T., and Rahman, A.: **In search of the origin of the thymus: the thymus and GALT may be evolutionarily related.** *Scand. J. Immunol.* 2001, **53**:1–6.

Naz, R.K.: **Female genital tract immunity: distinct immunological challenges for vaccine development.** *J.Reprod. Immunol.* 2012, **93**:1–8.

Randall, T.D.: **Bronchus-associated lymphoid tissue (BALT) structure and function.** *Adv. Immunol.* 2010, **107**:187–241.

Sato, S., and Kiyono, H.: **The mucosal immune system of the respiratory tract.** *Curr. Opin. Virol.* 2012, **2**:225–232.

12-2 粘膜免疫系の細胞は形態学的に明確に分けられた局所と粘膜組織全体に散在する部位の両方に存在している

Baptista, A.P., Olivier, B.J., Goverse, G., Greuter, M., Knippenberg, M., Kusser, K., Domingues, R.G., Veiga-Fernandes, H., Luster, A.D., Lugering, A., *et al*.: **Colonic patch and colonic SILT development are independent and differentially regulated events.** *Mucosal Immunol* 2013, **6**:511–521.

Brandtzaeg, P., Kiyono, H., Pabst, R., and Russell, M.W.: **Terminology: nomenclature of mucosa-associated lymphoid tissue.** *Mucosal. Immunol.* 2008, **1**:31–37.

Eberl, G., and Sawa, S.: **Opening the crypt: current facts and hypotheses on the function of cryptopatches.** *Trends Immunol.* 2010, **31**:50–55.

Lee, J.S., Cella, M., McDonald, K.G., Garlanda, C., Kennedy, G.D., Nukaya, M., Mantovani, A., Kopan, R., Bradfield, C.A., Newberry, R.D., *et al*: **AHR drives the development of gut ILC22 cells and postnatal lymphoid tissues via pathways dependent on and independent of Notch.** *Nat. Immunol.* 2012, **13**:144–151.

Macpherson, A.J., McCoy, K.D., Johansen, F.E., and Brandtzaeg, P.: **The immune geography of IgA induction and function.** *Mucosal. Immunol.* 2008, **1**:11–22.

Pabst, O., Herbrand, H., Worbs, T., Friedrichsen, M., Yan, S., Hoffmann, M.W., Korner, H., Bernhardt, G., Pabst, R., and Forster, R.: **Cryptopatches and isolated lymphoid follicles: dynamic lymphoid tissues dispensable for the generation of intraepithelial lymphocytes.** *Eur. J. Immunol.* 2005, **35**:98–107.

Randall, T.D.: **Bronchus-associated lymphoid tissue (BALT) structure and function.** *Adv. Immunol.* 2010, **107**:187–241.

Randall, T.D., and Mebius, R.E.: **The development and function of mucosal lymphoid tissues: a balancing act with micro-organisms.** *Mucosal Immunol.* 2014, **7**: 455–466.

Suzuki, K., Kawamoto, S., Maruya, M., and Fagarasan, S.: **GALT: organization and dynamics leading to IgA synthesis.** *Adv. Immunol.* 2010, **107**:153–185.

12-3 腸管には消化機能と抗原取り込み機構が共存している

Anosova, N.G., Chabot, S., Shreedhar, V., Borawski, J.A., Dickinson, B.L., and Neutra, M.R.: **Cholera toxin, *E. coli* heat-labile toxin, and non-toxic derivatives induce dendritic cell migration into the follicle-associated epithelium of Peyer's patches.** *Mucosal Immunol.* 2008, **1**:59–67.

Hase, K., Kawano, K., Nochi, T., Pontes, G.S., Fukuda, S., Ebisawa, M., Kadokura, K., Tobe, T., Fujimura, Y., Kawano, S., *et al*.: **Uptake through glycoprotein 2 of FimH$^+$ bacteria by M cells initiates mucosal immune response.** *Nature* 2009, **462**:226–230.

Jang, M.H., Kweon, M.N., Iwatani, K., Yamamoto, M., Terahara, K., Sasakawa, C., Suzuki, T., Nochi, T., Yokota, Y., Rennert, P.D., *et al*.: **Intestinal villous M cells: an antigen entry site in the mucosal epithelium.** *Proc. Natl Acad. Sci. USA* 2004, **101**:6110–6115.

Lelouard, H., Fallet, M., de Bovis, B., Meresse, S., and Gorvel, J.P.: **Peyer's patch dendritic cells sample antigens by extending dendrites through M cell-specific transcellular pores.** *Gastroenterology* 2012, **142**:592–601.

Mabbott, N.A., Donaldson, D.S., Ohno, H., Williams, I.R., and Mahajan, A. **Microfold (M) cells: important immunosurveillance posts in the intestinal epithelium.** *Mucosal Immunol.* 2013, **6**:666–677.

Sato, S., Kaneto, S., Shibata, N., Takahashi, Y., Okura, H., Yuki, Y., Kunisawa, J., and Kiyono, H.: **Transcription factor Spi-B-dependent and -independent pathways for the development of Peyer's patch M cells.** *Mucosal Immunol.* 2013, **6**:838–846.

Salazar-Gonzalez, R.M., Niess, J.H., Zammit, D.J., Ravindran, R., Srinivasan, A., Maxwell, J.R., Stoklasek, T., Yadav, R., Williams, I.R., Gu, X., *et al*.: **CCR6-mediated** dendritic cell activation of pathogen-specific T cells in Peyer's patches. *Immunity* 2006, **24**:623–632.

Zhao, X., Sato, A., Dela Cruz, C.S., Linehan, M., Luegering, A., Kucharzik, T., Shirakawa, A.K., Marquez, G., Farber, J.M., Williams, I., *et al.*: **CCL9 is secreted by the follicle-associated epithelium and recruits dome region Peyer's patch CD11b+ dendritic cells.** *J. Immunol.* 2003, **171**:2797–2803.

12-4 正常状態においても粘膜免疫系には多くのエフェクターリンパ球が存在している

Belkaid, Y., Bouladoux, N., and Hand, T.W.: **Effector and memory T cell responses to commensal bacteria.** *Trends Immunol.* 2013, **34**:299–306.

Brandtzaeg, P.: **Mucosal immunity: induction, dissemination, and effector functions.** *Scand. J. Immunol.* 2009, **70**:505–515.

Cao A.T., Yao S., Gong B., Elson C.O., and Cong Y.: **Th17 cells upregulate polymeric Ig receptor and intestinal IgA and contribute to intestinal homeostasis.** *J. Immunol.* 2012, **189**:4666–4673.

Cheroutre, H., and Lambolez, F.: **Doubting the TCR coreceptor function of CD8$\alpha\alpha$.** *Immunity* 2008, **28**:149–159.

Cauley, L.S., and Lefrancois, L.: **Guarding the perimeter: protection of the mucosa by tissue-resident memory T cells.** *Mucosal. Immunol.* 2013, **6**:14–23.

Maynard, C.L., and Weaver, C.T.: **Intestinal effector T cells in health and disease.** *Immunity* 2009, **31**:389–400.

Sathaliyawala, T., Kubota, M., Yudanin, N., Turner, D., Camp, P., Thome, J.J., Bickham, K.L., Lerner, H., Goldstein, M., Sykes, M., *et al*: **Distribution and compartmentalization of human circulating and tissue-resident memory T cell subsets.** *Immunity* 2013, **38**:187–197.

12-5 組織特異的な接着分子とケモカインレセプターにより粘膜免疫系のリンパ球遊走機構は制御されている

Agace, W.: **Generation of gut-homing T cells and their localization to the small intestinal mucosa.** *Immunol. Lett.* 2010, **128**:21–23.

Hu, S., Yang, K., Yang, J., Li, M., and Xiong, N.: **Critical roles of chemokine receptor CCR10 in regulating memory IgA responses in intestines.** *Proc. Natl Acad. Sci. USA* 2011, **108**: E1035–1044.

Kim, S.V., Xiang, W.V., Kwak, C., Yang, Y., Lin, X.W., Ota, M., Sarpel, U., Rifkin, D.B., Xu, R., and Littman, D.R.: **GPR15-mediated homing controls immune homeostasis in the large intestine mucosa.** *Science* 2013, **340**:1456–1459.

Macpherson, A.J., Geuking, M.B., Slack, E., Hapfelmeier, S., and McCoy, K.D.: **The habitat, double life, citizenship, and forgetfulness of IgA.** *Immunol. Rev.* 2012, **245**:132–146.

Mikhak, Z., Strassner, J.P., and Luster, A.D.: **Lung dendritic cells imprint T cell lung homing and promote lung immunity through the chemokine receptor CCR4.** *J. Exp. Med.* 2013, **210**:1855–1869.

Mora, J.R., and von Andrian, U.H.: **Differentiation and homing of IgA-secreting cells.** *Mucosal Immunol.* 2008, **1**:96–109.

Pabst, O., and Bernhardt, G.: **On the road to tolerance—generation and migration of gut regulatory T cells.** *Eur. J. Immunol.* 2013, **43**:1422–1425.

12-6 粘膜組織で感作されたリンパ球は，他の粘膜表面でも防御免疫を誘導することができる

Agnello, D., Denimal, D., Lavaux, A., Blondeau-Germe, L., Lu, B., Gerard, N.P., Gerard, C., and Pothier, P.: **Intrarectal immunization and IgA antibody-secreting cell homing to the small intestine.** *J. Immunol.* 2013, **190**:4836–4847.

Brandtzaeg, P.: **Induction of secretory immunity and memory at mucosal surfaces.** *Vaccine* 2007, **25**:5467–5484.

Czerkinsky, C., and Holmgren, J.: **Mucosal delivery routes for optimal immunization: targeting immunity to the right tissues.** *Curr. Top. Microbiol. Immunol.* 2012, **354**:1–18.

Ruane, D., Brane, L., Reis, B.S., Cheong, C., Poles, J., Do, Y., Zhu, H., Velinzon, K., Choi, J.H., Studt, N., *et al.*: **Lung dendritic cells induce migration of protective T cells to the gastrointestinal tract.** *J. Exp. Med.* 2013, **210**:1871–1888.

12-7 さまざまなタイプの樹状細胞が粘膜免疫応答を制御する

Cerovic, V., Bain, C.C., Mowat, A.M., and Milling, S.W.F.: **Intestinal macrophages and dendritic cells: what's the difference?** *Trends Immunol.* 2014, **35**:270–277.

Goto, Y., Panea, C., Nakato, G., Cebula, A., Lee, C., Diez, M.G., Laufer, T.M., Ignatowicz, L., and Ivanov, I.I.: **Segmented filamentous bacteria antigens presented by intestinal dendritic cells drive mucosal Th17 cell differentiation.** *Immunity* 2014, **40**:594–607.

Guilliams, M., Lambrecht, B.N., and Hammad, H.: **Division of labor between lung dendritic cells and macrophages in the defense against pulmonary infections.** *Mucosal. Immunol.* 2013, **6**:464–473.

Jaensson-Gyllenback, E., Kotarsky, K., Zapata, F., Persson, E.K., Gundersen, T.E., Blomhoff, R., and Agace, W.W.: **Bile retinoids imprint intestinal CD103+ dendritic cells with the ability to generate gut-tropic T cells.** *Mucosal Immunol.* 2011, **4**:438–447.

Matteoli, G.: **Gut CD103+ dendritic cells express indoleamine 2,3-dioxygenase which influences T regulatory/T effector cell balance and oral tolerance induction.** *Gut* 2010, **59**:595–604.

Schlitzer, A., McGovern, N., Teo, P., Zelante, T., Atarashi, K., Low, D., Ho, A.W., See, P., Shin, A., Wasan, P.S., *et al.*: **IRF4 transcription factor-dependent CD11b+ dendritic cells in human and mouse control mucosal IL-17 cytokine responses.** *Immunity* 2013, **38**:970–983.

Scott, C.L., Bain, C.C., Wright, P.B., Schien, D., Kotarsky, K., Persson, E.K., Luda, K., Guilliams, M., Lambrecht, B.N., Agace, W.W., *et al.*: **CCR2+CD103- intestinal dendritic cells develop from DC-committed precursors and induce interleukin-17 production by T cells.** *Mucosal Immunol.* 2015, **8**:327–339.

Travis, M.A., Reizis, B., Melton, A.C., Masteller, E., Tang, Q., Proctor, J.M., Wang, Y., Bernstein, X., Huang, X., Reichardt, L.F., *et al.*: **Loss of integrin $\alpha_v\beta_8$ on dendritic cells causes autoimmunity and colitis in mice.** *Nature* 2007, **449**:361–365.

Vicente-Suarez, I., Larange, A., Reardon, C., Matho, M., Feau, S., Chodaczek, G., Park, Y., Obata, Y., Gold, R., Wang-Zhu, Y., *et al.*: **Unique lamina propria stromal cells imprint the functional phenotype of mucosal dendritic cells.** *Mucosal Immunol.* 2015, **8**:141–151.

Watchmaker, P.B., Lahl, K., Lee, M., Baumjohann, D., Morton, J., Kim, S.J., Zeng, R., Dent, A., Ansel, K.M., Diamond, B., *et al*: **Comparative transcriptional and functional profiling defines conserved programs of intestinal DC differentiation in humans and mice.** *Nat. Immunol.* 2014, **15**:98–108.

12-8 マクロファージと樹状細胞は粘膜免疫応答においてさまざまな役割をもつ

Bain, C.C., Bravo-Blas, A., Scott, C.L., Geissmann, F., Henri, S., Malissen, B., Osborne, L.C., Artis, D., and Mowat, A.M.: **Constant replenishment from circulating monocytes maintains the macrophage pool in adult intestine.** *Nat. Immunol.* 2014, **15**:929–937.

Guilliams, M., Lambrecht, B.N., and Hammad, H.: **Division of labor between lung dendritic cells and macrophages in the defense against pulmonary infections.** *Mucosal Immunol* 2013, **6**:464–473.

Hadis, U., Wahl, B., Schulz, O., Hardtke-Wolenski, M., Schippers, A., Wagner, N., Muller, W., Sparwasser, T., Forster, R., and Pabst, O.: **Intestinal tolerance requires gut homing and expansion of FoxP3+ regulatory T cells in the lamina propria.** *Immunity* 2011, **34**:237–246.

Mortha, A., Chudnovskiy, A., Hashimoto, D., Bogunovic, M., Spencer, S.P., Belkaid, Y., and Merad, M.: **Microbiota-dependent crosstalk between macrophages and ILC3 promotes intestinal homeostasis.** *Science* 2014, **343**:1249288.

12-9 腸管粘膜における抗原提示細胞はさまざまな経路で抗原を捕捉する

Farache, J., Zigmond, E., Shakhar, G., and Jung, S.: **Contributions of dendritic cells and macrophages to intestinal homeostasis and immune defense.** *Immunol. Cell Biol.* 2013, **91**:232–239.

Jang, M.H., Kweon, M.N., Iwatani, K., Yamamoto, M., Terahara, K., Sasakawa, C., Suzuki, T., Nochi, T., Yokota, Y., Rennert, P.D., *et al.*: **Intestinal villous M cells:**

an antigen entry site in the mucosal epithelium. *Proc. Natl Acad. Sci. USA* 2004, **101**:6110–6115.

Mazzini, E., Massimiliano, L., Penna, G., and Rescigno, M.: **Oral tolerance can be established via gap junction transfer of fed antigens from CX3CR1+ macrophages to CD103+ dendritic cells.** *Immunity* 2014, **40**:248–261.

McDole, J.R., Wheeler, L.W., McDonald, K.G., Wang, B., Konjufca, V., Knoop, K.A., Newberry, R.D., and Miller, M.J.: **Goblet cells deliver luminal antigen to CD103+ dendritic cells in the small intestine.** *Nature* 2012, **483**:345–349.

Schulz, O., and Pabst, O.: **Antigen sampling in the small intestine.** *Trends Immunol.* 2013, **34**:155–161.

Yoshida, M., Claypool, S.M., Wagner, J.S., Mizoguchi, E., Mizoguchi, A., Roopenian, D.C., Lencer, W.I., and Blumberg, R.S.: **Human neonatal Fc receptor mediates transport of IgG into luminal secretions for delivery of antigens to mucosal dendritic cells.** *Immunity* 2004, **20**:769–783.

12-10 粘膜免疫系では分泌型IgAが重要である

Fritz, J.H., Rojas, O.L., Simard, N., McCarthy, D.D., Hapfelmeier, S., Rubino, S., Robertson, S.J., Larijani, M., Gosselin, J., Ivanov, II, et al.: **Acquisition of a multifunctional IgA+ plasma cell phenotype in the gut.** *Nature* 2012, **481**:199–203.

Kawamoto, S., Maruya, M., Kato, L.M., Suda, W., Atarashi, K., Doi, Y., Tsutsui, Y., Qin, H., Honda, K., Okada, T., et al.: **Foxp3 T cells regulate immunoglobulin A selection and facilitate diversification of bacterial species responsible for immune homeostasis.** *Immunity* 2014, **41**:152–165.

Lin, M., Du, L., Brandtzaeg, P., and Pan-Hammarstrom, Q.: **IgA subclass switch recombination in human mucosal and systemic immune compartments.** *Mucosal Immunol.* 2014, **7**:511–520.

Woof, J.M., and Russell, M.W.: **Structure and function relationships in IgA.** *Mucosal Immunol.* 2011, **4**:590–597.

12-11 いくつかの種にはT細胞非依存性のIgA産生機構が存在する

Barone, F., Vossenkamper, A., Boursier, L., Su, W., Watson, A., John, S., Dunn-Walters, D.K., Fields, P., Wijetilleka, S., Edgeworth, J.D., et al.: **IgA-producing plasma cells originate from germinal centers that are induced by B-cell receptor engagement in humans.** *Gastroenterology* 2011, **140**:947–956.

Fagarasan, S., Kawamoto, S., Kanagawa, O., and Suzuki, K.: **Adaptive immune regulation in the gut: T cell-dependent and T cell-independent IgA synthesis.** *Annu. Rev. Immunol.* 2010, **28**:243–273.

Lin, M., Du, L., Brandtzaeg, P., and Pan-Hammarstrom, Q.: **IgA subclass switch recombination in human mucosal and systemic immune compartments.** *Mucosal Immunol.* 2014, **7**:511–520.

Tezuka, H., Abe, Y., Asano, J., Sato, T., Liu, J., Iwata, M., and Ohteki, T.: **Prominent role for plasmacytoid dendritic cells in mucosal T cell-independent IgA induction.** *Immunity* 2011, **34**:247–257.

12-12 ヒトではよく観察されるIgA欠損は分泌型IgMにより補完される

Karlsson, M.R., Johansen, F.E., Kahu, H., Macpherson, A., and Brandtzaeg, P.: **Hypersensitivity and oral tolerance in the absence of a secretory immune system.** *Allergy* 2010, **65**:561–570.

Yel, L.: **Selective IgA deficiency.** *J. Clin. Immunol.* 2010, **30**:10–16.

12-13 腸管粘膜固有層には抗原刺激を受けたT細胞と特殊な自然免疫リンパ球が存在する

Buonocore, S., Ahern, P.P., Uhlig, H.H., Ivanov, I.I., Littman, D.R., Maloy, K.J., and Powrie, F.: **Innate lymphoid cells drive interleukin-23-dependent innate intestinal pathology.** *Nature* 2010, **464**:1371–1375.

Satpathy, A.T., Briseño, C.G., Lee, J.S., Ng, D., Manieri, N.A., Kc, W., Wu, X., Thomas, S.R., Lee, W.L., Turkoz, M., et al.: **Notch2-dependent classical dendritic cells orchestrate intestinal immunity to attaching-and-effacing bacterial pathogens.** *Nat. Immunol.* 2013, **14**:937–948.

Klose, C.S., Kiss, E.A., Schwierzeck, V., Ebert, K., Hoyler, T., d'Hargues, Y., Goppert, N., Croxford, A.L., Waisman, A., Tanriver, Y., et al.: **A T-bet gradient controls the fate and function of CCR6–RORγt+ innate lymphoid cells.** *Nature* 2013, **494**:261–265.

Kruglov, A.A., Grivennikov, S.I., Kuprash, D.V., Winsauer, C., Prepens, S., Seleznik, G.M., Eberl, G., Littman, D.R., Heikenwalder, M., Tumanov, A.V., et al.: **Nonredundant function of soluble LTα3 produced by innate lymphoid cells in intestinal homeostasis.** *Science* 2013, **342**:1243–1246.

Le Bourhis, L., Dusseaux, M., Bohineust, A., Bessoles, S., Martin, E., Premel, V., Core, M., Sleurs, D., Serriari, N.E., and Treiner, E.: **MAIT cells detect and efficiently lyse bacterially-infected epithelial cells.** *PLoS Pathog.* 2013, **9**:e1003681.

Spits, H., and Cupedo, T.: **Innate lymphoid cells: emerging insights in development, lineage relationships, and function.** *Annu. Rev. Immunol.* 2012, **30**:647–675.

12-14 腸管上皮は免疫系の中でもユニークな場所である

Agace, W.W., Roberts, A.I., Wu, L., Greineder, C., Ebert, E.C., and Parker, C.M.: **Human intestinal lamina propria and intraepithelial lymphocytes express receptors specific for chemokines induced by inflammation.** *Eur. J. Immunol.* 2000, **30**:819–826.

Cheroutre, H., Lambolez, F., and Mucida, D.: **The light and dark sides of intestinal intraepithelial lymphocytes.** *Nat. Rev. Immunol.* 2011, **11**:445–456.

Eberl, G., and Sawa, S.: **Opening the crypt: current facts and hypotheses on the function of cryptopatches.** *Trends Immunol.* 2010, **31**:50–55.

Hayday, A., Theodoridis, E., Ramsburg, E., and Shires, J.: **Intraepithelial lymphocytes: exploring the Third Way in immunology.** *Nat. Immunol.* 2001, **2**:997–1003.

Jiang, W., Wang, X., Zeng, B., Liu, L., Tardivel, A., Wei, H., Han, J., MacDonald, H.R., Tschopp, J., Tian, Z., et al.: **Recognition of gut microbiota by NOD2 is essential for the homeostasis of intestinal intraepithelial lymphocytes.** *J. Exp. Med.* 2013, **210**:2465–2476.

Li, Y., Innocentin, S., Withers, D.R., Roberts, N.A., Gallagher, A.R., Grigorieva, E.F., Wilhelm, C., and Veldhoen, M.: **Exogenous stimuli maintain intraepithelial lymphocytes via aryl hydrocarbon receptor activation.** *Cell* 2011, **147**:629–640.

Pobezinsky, L.A., Angelov, G.S., Tai, X., Jeurling, S., Van Laethem, F., Feigenbaum, L., Park, J.H., and Singer, A.: **Clonal deletion and the fate of autoreactive thymocytes that survive negative selection.** *Nat. Immunol.* 2012, **13**:569–578.

12-15 腸管病原体は局所的な炎症と防御免疫を引き起こす

Clevers, H.C., and Bevins, C.L.: **Paneth cells: maestros of the small intestinal crypts.** *Annu. Rev. Physiol.* 2013, **75**:289–311.

Conway, K.L., Kuballa, P., Song, J.H., Patel, K.K., Castoreno, A.B., Yilmaz, O.H., Jijon, H.B., Zhang, M., Aldrich, L.N., Villablanca, E.J., et al.: **Atg16l1 is required for autophagy in intestinal epithelial cells and protection of mice from Salmonella infection.** *Gastroenterology* 2013, **145**:1347–1357.

Geddes, K., Rubino, S.J., Magalhaes, J.G., Streutker, C., Le Bourhis, L., Cho, J.H., Robertson, S.J., Kim, C.J., Kaul, R., Philpott, D.J., et al.: **Identification of an innate T helper type 17 response to intestinal bacterial pathogens.** *Nat. Med.* 2011, **17**:837–844.

Lassen, K.G., Kuballa, P., Conway, K.L., Patel, K.K., Becker, C.E., Peloquin, J.M., Villablanca, E.J., Norman, J.M., Liu, T.C., Heath, R.J., et al.: **Atg16L1 T300A variant decreases selective autophagy resulting in altered cytokine signaling and decreased antibacterial defense.** *Proc. Natl Acad. Sci. USA* 2014, **111**:7741–7746.

Prescott, D., Lee, J., and Philpott, D.J.: **An epithelial armamentarium to sense the microbiota.** *Semin. Immunol.* 2013, **25**:323–333.

Song-Zhao, G.X., Srinivasan, N., Pott, J., Baban, D., Frankel, G., and Maloy, K.J.: **Nlrp3 activation in the intestinal epithelium protects against a mucosal pathogen.** *Mucosal Immunol.* 2014, **7**:763–774.

12-16 自然免疫による防御機構が破壊されると病原体は適応免疫応答を誘導する

Bain, C.C., and Mowat, A.M.: **Macrophages in intestinal homeostasis and inflammation.** *Immunol. Rev.* 2014: **260**:102–117.

Farache, J., Koren, I., Milo, I., Gurevich, I., Kim, K.W., Zigmond, E., Furtado, G.C., Lira, S.A., and Shakhar, G.: **Luminal bacteria recruit CD103+ dendritic cells** into the intestinal epithelium to sample bacterial antigens for presentation. *Immunity* 2013, **38**:581–595.

Persson, E.K., Scott, C.L., Mowat, A.M., and Agace, W.W.: **Dendritic cell subsets in the intestinal lamina propria: Ontogeny and function.** *Eu. J. Immunol.* 2013, **43**:3098–3107.

Salazar-Gonzalez, R.M., Niess, J.H., Zammit, D.J., Ravindran, R., Srinivasan, A., Maxwell, J.R., Stoklasek, T., Yadav, R., Williams, I.R., Gu, X., *et al.*: **CCR6-mediated dendritic cell activation of pathogen-specific T cells in Peyer's patches.** *Immunity* 2006, **24**:623–632.

Uematsu, S., Jang, M.H., Chevrier, N., Guo, Z., Kumagai, Y., Yamamoto, M., Kato, H., Sougawa, N., Matsui, H., Kuwata, H., *et al.*: **Detection of pathogenic intestinal bacteria by Toll-like receptor 5 on intestinal CD11c+ lamina propria cells.** *Nat. Immunol.* 2006, **7**:868–874.

12–17 腸管においてエフェクターT細胞の応答は上皮の機能を保護している

Cliffe, L.J., Humphreys, N.E., Lane, T.E., Potten, C.S., Booth, C., and Grencis, R.K.: **Accelerated intestinal epithelial cell turnover: a new mechanism of parasite expulsion.** *Science* 2005, **308**:1463–1465.

Kinnebrew, M.A., Buffie, C.G., Diehl, G.E., Zenewicz, L.A., Leiner, I., Hohl, T.M., Flavell, R.A., Littman, D.R., and Pamer, E.G.: **Interleukin 23 production by intestinal CD103+CD11b+ dendritic cells in response to bacterial flagellin enhances mucosal innate immune defense.** *Immunity* 2012, **36**:276–287.

Sokol, H., Conway, K.L., Zhang, M., Choi, M., Morin, B., Cao, Z., Villablanca, E.J., Li, C., Wijmenga, C., Yun, S.H., *et al*: **Card9 mediates intestinal epithelial cell restitution, T-helper 17 responses, and control of bacterial infection in mice.** *Gastroenterology* 2013, **145**:591–601.

Sonnenberg, G.F., Fouser, L.A., and Artis, D.: **Functional biology of the IL-22-IL-22R pathway in regulating immunity and inflammation at barrier surfaces.** *Adv. Immunol.* 2010, **107**:1–29.

Turner, J.E., Stockinger, B., and Helmby, H.: **IL-22 mediates goblet cell hyperplasia and worm expulsion in intestinal helminth infection.** *PLoS Patho.* 2013, **9**:e1003698.

12–18 粘膜免疫系は無害な外来抗原に対する免疫寛容を維持しなければならない

Cassani, B., Villablanca, E.J., Quintana, F.J., Love, P.E., Lacy-Hulbert, A., Blaner, W.S., Sparwasser, T., Snapper, S.B., Weiner, H.L., and Mora, J.R.: **Gut-tropic T cells that express integrin α4β7 and CCR9 are required for induction of oral immune tolerance in mice.** *Gastroenterology* 2011, **141**:2109–2118.

Coombes, J.L., Siddiqui, K.R., Arancibia-Carcamo, C.V., Hall, J., Sun, C.M., Belkaid, Y., and Powrie, F.: **A functionally specialized population of mucosal CD103+ DCs induces Foxp3+ regulatory T cells via a TGF-β and retinoic acid-dependent mechanism.** *J. Exp. Med.* 2007, **204**:1757–1764.

Du Toit, G., Roberts, G., Sayre, P.H., Bahnson, H.T., Radulovic, S., Santos, A.F., Brough, H.A., Phippard, D., Basting, M., Feeney, M., *et al.*: **Randomized trial of peanut consumption in infants at risk for peanut allergy.** *N. Engl. J. Med.* 2015, **372**:803–813.

Huang, G., Wang, Y., and Chi, H.: **Control of T cell fates and immune tolerance by p38α signaling in mucosal CD103+ dendritic cells.** *J. Immunol.* 2013, **191**:650–659.

Mowat, A.M., Strobel, S., Drummond, H.E., and Ferguson, A.: **Immunological responses to fed protein antigens in mice. I. Reversal of oral tolerance to ovalbumin by cyclophosphamide.** *Immunology* 1982, **45**:105–113.

12–19 正常な腸管には健康維持に必要な膨大な数の腸内細菌が存在している

&

12–20 自然免疫系と適応免疫系は細菌叢を制御し侵入してくる抗原に対する反応性を損なうことなく炎症を抑制している

Arpaia, N., Campbell, C., Fan, X., Dikiy, S., van der Veeken, J., deRoos, P., Liu, H., Cross, J.R., Pfeffer, K., Coffer, P.J., *et al.*: **Metabolites produced by commensal bacteria promote peripheral regulatory T-cell generation.** *Nature* 2013, **504**:451–455.

Atarashi, K., Tanoue, T., Oshima, K., Suda, W., Nagano, Y., Nishikawa, H., Fukuda, S., Saito, T., Narushima, S., Hase, K., *et al.*: **T$_{reg}$ induction by a rationally selected mixture of Clostridia strains from the human microbiota.** *Nature* 2013, **500**:232–236.

Belkaid, Y., and Hand, T.W.: **Role of the microbiota in immunity and inflammation.** *Cell* 2014, **157**:121–141.

Harig, J.M., Soergel, K.H., Komorowski, R.A., and Wood, C.M.: **Treatment of diversion colitis with short-chain-fatty acid irrigation.** *N. Engl. J. Med.* 1989, **320**:23–28.

Hirota, K., Turner, J.E., Villa, M., Duarte, J.H., Demengeot, J., Steinmetz, O.M., and Stockinger, B.: **Plasticity of Th17 cells in Peyer's patches is responsible for the induction of T cell-dependent IgA responses.** *Nat. Immunol.* 2013, **14**:372–379.

Kato, L.M., Kawamoto, S., Maruya, M., and Fagarasan, S.: **The role of the adaptive immune system in regulation of gut microbiota.** *Immunol. Rev.* 2014, **260**:67–75.

Macia, L., Thorburn, A.N., Binge, L.C., Marino, E., Rogers, K.E., Maslowski, K.M., Vieira, A.T., Kranich, J., and Mackay, C.R.: **Microbial influences on epithelial integrity and immune function as a basis for inflammatory diseases.** *Immunol. Rev.* 2012, **245**:164–176.

Maynard, C.L., Elson, C.O., Hatton, R.D., and Weaver, C.T.: **Reciprocal interactions of the intestinal microbiota and immune system.** *Nature* 2012, **489**:231–241.

Peterson, D.A., McNulty, N.P., Guruge, J.L., and Gordon, J.I.: **IgA response to symbiotic bacteria as a mediator of gut homeostasis.** *Cell Host Microbe* 2007, **2**:328–339.

Round, J.L., and Mazmanian, S.K.: **Inducible Foxp3+ regulatory T-cell development by a commensal bacterium of the intestinal microbiota.** *Proc. Natl Acad. Sci. USA* 2010, **107**:12204–12209.

Scher, J.U., Sczesnak, A., Longman, R.S., Segata, N., Ubeda, C., Bielski, C., Rostron, T., Cerundolo, V., Pamer, E.G., Abramson, S.B., *et al.*: **Expansion of intestinal *Prevotella copri* correlates with enhanced susceptibility to arthritis.** *eLife* 2013, **2**:e01202.

Zigmond, E., Bernshtein, B., Friedlander, G., Walker, C.R., Yona, S., Kim, K.W., Brenner, O., Krauthgamer, R., Varol, C., Müller, W., *et al*: **Macrophage-restricted interleukin-10 receptor deficiency, but not IL-10 deficiency, causes severe spontaneous colitis.** *Immunity* 2014, **40**:720–733.

12–21 腸内細菌叢は腸管および全身の免疫機能形成において大きな役割を果たす

&

12–22 腸内細菌に対する免疫応答により腸疾患が引き起こされる

Adolph, T.E., Tomczak, M.F., Niederreiter, L., Ko, H.J., Bock, J., Martinez-Naves, E., Glickman, J.N., Tschurtschenthaler, M., Hartwig, J., Hosomi, S., *et al.*: **Paneth cells as a site of origin for intestinal inflammation.** *Nature* 2013, **503**:272–276.

Alexander, K.L., Targan, S.R., and Elson, C.O.: **Microbiota activation and regulation of innate and adaptive immunity.** *Immunol. Rev.* 2014, **260**:206–220.

Arenas-Hernández, M.M., Martínez-Laguna, Y., and Torres, A.G.: **Clinical implications of enteroadherent *Escherichia coli*.** *Curr. Gastroenterol. Rep.* 2012, **14**:386–394.

Chung, H., Pamp, S.J., Hill, J.A., Surana, N.K., Edelman, S.M., Troy, E.B., Reading, N.C., Villablanca, E.J., Wang, S., Mora, J.R., *et al.*: **Gut immune maturation depends on colonization with a host-specific microbiota.** *Cell* 2012, **149**:1578–1593.

Coccia, M., Harrison, O.J., Schiering, C., Asquith, M.J., Becher, B., Powrie, F., and Maloy, K.J.: **IL-1β mediates chronic intestinal inflammation by promoting the accumulation of IL-17A secreting innate lymphoid cells and CD4+ Th17 cells.** *J. Exp. Med.* 2012, **209**:1595–1609.

Knights, D., Lassen, K.G., and Xavier, R.J.: **Advances in inflammatory bowel disease pathogenesis: linking host genetics and the microbiome.** *Gut* 2013, **62**:1505–1510.

Kullberg, M.C., Jankovic, D., Feng, C.G., Hue, S., Gorelick, P.L., McKenzie, B.S.,

Cua, D.J., Powrie, F., Cheever, A.W., Maloy, K.J., et al.: **Intestinal epithelial cells: regulators of barrier function and immune homeostasis.** J. Exp. Med. 2006, **203**:2485–2494.

Peterson, L.W., and Artis, D.: **Intestinal epithelial cells: regulators of barrier function and immune homeostasis.** Nat. Rev. Immunol. 2014, **14**:141–153.

Shale, M., Schiering, C., and Powrie, F.: **CD4⁺ T-cell subsets in intestinal inflammation.** Immunol. Rev. 2013, **252**:164–182.

Zelante, T., Iannitti, R.G., Cunha, C., De Luca, A., Giovannini, G., Pieraccini, G., Zecchi, R., D'Angelo, C., Massi-Benedetti, C., Fallarino, F., et al.: **Tryptophan catabolites from microbiota engage aryl hydrocarbon receptor and balance mucosal reactivity via interleukin-22.** Immunity 2013, **39**:372–385.

第V部
健康と疾患における免疫系

13　宿主防御機構の破綻
14　アレルギーとアレルギー疾患
15　自己免疫と移植
16　免疫応答の操作

宿主防御機構の破綻

13

　病原微生物感染の通常の経過では，病原体は最初に自然免疫応答を引き起こす．すると病原体由来の異種抗原は適応免疫応答を誘導するが，その応答は自然免疫系細胞からのシグナルにより増強され，最終的に宿主は感染防御免疫を成立させ病原体は駆逐される．しかし，常にこのような経過をたどるわけではない．本章では，感染防御機構に破綻がみられる以下の三つの状況について考える．最初は，免疫不全症でみられるような異常な宿主で起こる免疫の障害，二つ目は病原体が免疫を回避したり破壊したりして起こる，正常な宿主の免疫の障害についてである．最後は，ヒト免疫不全ウイルス human immunodeficiency virus（HIV）が原因のエイズ，すなわち後天性免疫不全症候群 acquired immunodeficiency syndrome（AIDS）でみられるような，特定の病原体の感染によって宿主の正常免疫が損なわれ，病原体全般に対して易感染性を引き起こすような特殊な場合である．

　本章の第1節では，**原発性免疫不全症** primary immunodeficiency あるいは**遺伝性免疫不全症** inherited immunodeficiency について述べる．これらの疾患では，一つの遺伝子の欠陥によって，一つあるいは複数の免疫系の構成成分が消失または障害されるためにある特定の病原体に対して易感染性となる．T細胞分化障害，B細胞分化障害，貪食細胞機能あるいは補体系成分の欠損が原因とされる免疫不全症が多数報告されている．第2節では，病原体がどのように特定の免疫応答の過程を回避あるいは破壊して免疫による排除を防ぐかという，いわゆる**免疫回避** immune evasion のしくみについて簡潔に考える．本章の最後では，**二次性免疫不全症** secondary immunodeficiency あるいは**後天性免疫不全症** acquired immunodeficiency の例として，HIVの持続感染がどのようにエイズを引き起こすのかを考える．免疫不全症の病態や発症機序に関する研究は，これまで宿主防御機構の理解に大きく貢献してきたが，今後もエイズを含む感染症の制御と防御のための新たな手段を見出す手助けとなることが期待される．

本章で学ぶこと

免疫不全症

免疫防御機構からの回避とその破壊

後天性免疫不全症候群

免疫不全症

　免疫不全症は，単一あるいは複数の免疫系構成成分が欠損すると発症し，原発性（遺伝性）と二次性（後天性）に分類される．**原発性免疫不全症**は，免疫応答に関与するかまたは調節を行う多数の遺伝子のいずれかの変異が原因である．免疫細胞の分化，またはその機能，あるいはその両方が障害されている原発性免疫不全症が150以上報告されている．その臨床症状は乳幼児期の反復感染で，しばしば重篤となるのが共通の特徴であるものの，原因がさまざまであるためとても多様である．対照的に，**二次性免疫不全症**の原因は，他の疾患や飢餓のような二次的な環境要因であったり，治療の副作用であったりする．中には，主に免疫制御システムが障害される免疫不全もある．この種の免疫不全では，アレルギー，リンパ球の異常増殖，自己免疫，あるいはある種のがんの発症がみられる．これらについては他章で述べることにする．ここでは感染にかかりやすくなる免疫不全症について主に焦点をあてることにする．

　原発性免疫不全症は，関与する免疫構成成分によって分類することができる．しかし，免疫はさまざまな様相が絡み合って成立するので，免疫系の一成分の欠損は他の成分の機能にまで影響を与える．それゆえに，自然免疫にもともとの欠損があることで適応免疫まで障害されることもあるし，その逆も起こりうる．とはいっても，欠損する遺伝子によって異なるタイプの感染症や臨床像がみられるので，主要な免疫不全症について考察することは有益である．特定の免疫不全症でどのような感染症が起こりやすいかを調べることで，特定の病原体に対する応答に重要な免疫系の成分を見抜くことができる．また原発性免疫不全症を調べることによって，T，B細胞の免疫応答や発生にどのような細胞間相互作用がかかわっているのかを明らかにすることができる．これらの遺伝性疾患からその欠損遺伝子を解明すれば，免疫過程の分子基盤についての情報が明らかになり，診断や遺伝カウンセリング，そして最終的には遺伝子治療に役立つ重要な情報を得ることができる．

13–1　反復感染の既往歴が免疫不全症の診断につながる

　免疫不全症患者の多くは，同一のもしくは類似の病原体による反復感染の既往歴によって発見される．その感染の種類により免疫機構のどの部分に欠損があるのかがわかる．**化膿性細菌** pyogenic bacteria, pus-forming bacteria の反復感染は抗体や補体あるいは貪食細胞機能の欠損を示唆しており，化膿性細菌感染に対する宿主防御における免疫機構のこれらの成分の役割を反映している．あるいは，皮膚カンジダ症のような持続的な皮膚真菌感染の病歴またはウイルスの反復感染からは，T細胞による宿主防御反応の欠損が強く示唆される．

13–2　原発性免疫不全症は先天的な遺伝子欠損に起因する

　有効な抗生物質の出現以前は，宿主防御機構に先天的な欠損をもつ者のほとんどは，特定の種類の病原体に対して易感染性であるために，乳幼児期に死亡していた．多くの正常な乳児も感染で亡くなっていたので，乳幼児期の感染死の原因を鑑別するのは困難であった．原発性免疫不全症の原因となる遺伝子欠損のほとんどは劣性遺伝であり，その多くがX染色体上の遺伝子変異が原因である．男性は1本のX染色体しかもたないので，遺伝子欠損X染色体を受け継いだ男性のすべてが発症する．対照的に，遺伝子を欠損したX染色体を1本だけもつ女性保因者は，通常健康である．

　マウスの遺伝子ノックアウト技術（付録Ⅰ，A–35項参照）を用いて多くの免疫不全

症の状態を作ることが可能になったことから，正常な免疫機能にかかわる個々の蛋白質に関する知識が急速に増えている．それにもかかわらず，現在でもヒト免疫不全症はヒトの感染症に対する宿主防御の正常な経路を知るうえで最もよい教科書である．例えば，抗体や補体あるいは貪食細胞機能が欠損すると，ある特定の化膿性細菌感染の危険性が高まる．すなわち，このような細菌に対する宿主防御の正常経路は，細菌への抗体の結合とそれに続く補体の結合であり，その結果，オプソニン化された細菌が貪食細胞によって捕食され殺菌される．殺菌にいたるこの一連の事象のどこか一つでも障害されると，似たような免疫不全状態が生じる．

免疫不全症の研究から，われわれは感染症に対する宿主防御機構の冗長性についても知ることができる．偶然にも，一番最初に報告された先天性補体欠損症（C2 欠損）の症例は，健康な免疫学者であった．この事実により，感染に対して複数の免疫防御機構が存在し，たとえそのうちの一つが欠けたとしても，他の機構でそれを補いうることがわかる．したがって，補体欠損症は化膿性感染に対して感受性を示すが，そのすべてが頻回の感染に悩まされるわけではない．

免疫不全症の例を図 13.1 に示す．ほとんどがまれな疾患であるが（IgA 欠損症が最も報告数が多い），なかには極端に少ないものもある．これらの疾患については次項で述べるが，図 13.1 では，特定の欠陥が自然免疫系，適応免疫系のどの部分で起こっているかでグループ分けを行った．

13–3　T 細胞分化の欠損は重症複合免疫不全症を惹起する

ナイーブ T 細胞，B 細胞の分化の過程を図 13.2 に示す．T 細胞分化に異常をもつ患者はあらゆる病原体に対して易感染性を示す．この事実は，あらゆる抗原に対する適応免疫応答における T 細胞分化と成熟の重要性を示している．このような患者では T 細胞依存的抗体応答も細胞性免疫応答も起こらず，それゆえ免疫記憶を成立させることができない．このような疾患を**重症複合免疫不全症** severe combined immunodeficiency（**SCID**）と呼ぶ．

　X 連鎖重症複合免疫不全症 X-linked SCID（**XSCID**）は最も頻度の高い SCID であり，インターロイキン 2 レセプター（IL–2R）共通 γ 鎖（γ_C 鎖）をコードする X 染色体上の *IL2RG* 遺伝子の変異が原因である．IL–2, IL–4, IL–7, IL–9, IL–15 および IL–21 の IL–2 サイトカインファミリーはそのレセプターとして γ_C 鎖を共有しているので，XSCID ではこれらすべてのサイトカインレセプターが欠損することになる．特に IL–7 と IL–15 のレセプターの欠損により T 細胞と NK 細胞が正常に分化できなくなる（図 13.2）．一方，B 細胞の数は正常であるが T 細胞のヘルプが欠如するため，その機能は異常である．XSCID 患者は必ず男性であり，変異を有する女性保因者では，T 細胞と NK 細胞の前駆細胞の段階で，X 染色体不活性化によって野生型 *IL2RG* 対立遺伝子が機能する細胞が正常に分化するので，免疫の成熟レパートリーが正常に構築される．XSCID は，10 年以上を無菌テント bubble 内で生活し骨髄移植の失敗で亡くなった患者にちなんで，「バブル・ボーイ病」bubble boy disease という名でも知られている．γ_C 鎖からのシグナル伝達に必須の蛋白質である Jak3 キナーゼ（8–1 項参照）の不活性型変異によっても，臨床的にも免疫学的にも XSCID とまったく同一の SCID が引き起こされる．Jak3 常染色体劣性変異は，T 細胞と NK 細胞の分化異常を惹起するが，B 細胞分化には影響を与えない．

　マウスの免疫不全症から，T 細胞や NK 細胞の分化における個々のサイトカインやそのレセプターの役割が明らかになった．例えば，β_C 遺伝子（*IL2RB*）欠損マウスの解析から，IL–15 の役割として，T 細胞の成熟と移動におけるサイトカインとしての働き

図13.1 ヒト免疫不全症候群

一般的なあるいはまれなヒト免疫不全症候群について，特異的遺伝子欠損，免疫系への影響，感染しやすい病原体を表に示す．重症複合免疫不全症を起こす症候群は図13.2として別に示す．AID：活性化誘導シチジンデアミナーゼ，ATM：ataxia telangiectasia-mutated protein，HSV：単純ヘルペスウイルス，EBV：エプスタイン・バールウイルス，IKK：IκBキナーゼ，STAT3：signal transducer and activator of transcription 3，TAP：抗原処理関連トランスポーター

症候名	特異的な異常	免疫学的欠損	感染感受性
重症複合免疫不全症	本文と図13.2を参照		全般
ディジョージ症候群	胸腺低形成，欠損	T細胞数の異常	全般
MHCクラスI欠損	TAP1変異，TAP2変異，タパシン変異	CD8$^+$T細胞欠損	慢性的な肺と皮膚の炎症
MHCクラスII欠損	MHCクラスIIの発現不全	CD4$^+$T細胞欠損	全般
ウィスコット・アルドリッチ症候群	X連鎖，WASp遺伝子の異常	多糖体に対する抗体産生不全，T細胞活性化不全，T$_{reg}$細胞機能不全	莢膜保有細胞外寄生細菌，ウイルス感染（HSV，EBV）
X連鎖無γグロブリン血症	BTKチロシンキナーゼの欠損	B細胞欠損	細胞外寄生細菌，エンテロウイルス
高IgM症候群	CD40リガンド欠損 CD40欠損 NEMO（IKK）欠損	アイソタイプスイッチの欠如，体細胞高頻度突然変異の欠如を合併するものもある T細胞異常	細胞外寄生細菌 ニューモシスチス・イロヴェツィイ クリプトスポリジウム・パルブム
高IgM症候群（B細胞内因性）	AID欠損 UNG欠損	アイソタイプスイッチの欠如，体細胞高頻度突然変異は異常（AID）または正常（UNG）	細胞外寄生細菌
高IgE症候群（ヨブ症候群）	STAT3欠損	T$_H$17分化の停止 IgE増加	細胞外寄生細菌と真菌
分類不能型免疫不全症（CVID）	TACI，ICOS，CD19などの変異	IgAとIgGの産生不全	細胞外寄生細菌
選択的IgA欠損症	不明，MHCに連鎖	IgA産生不全	呼吸器感染症
貪食細胞欠損	多様	貪食機能不全	細胞外寄生細菌と真菌
補体欠損	多様	補体構成成分の欠損	細胞外寄生細菌，特にナイセリア属
X連鎖リンパ増殖症候群	SAP，XIAP変異	B細胞増殖の制御不全	EBV感染に誘発されるB細胞腫瘍，致死的単核球症
毛細血管拡張性運動失調症	ATM変異	T細胞減少	呼吸器感染症
ブルーム症候群	DNAヘリカーゼ欠損	T細胞減少 抗体量減少	呼吸器感染症

だけでなく，NK細胞分化の増殖因子としての重要な役割が明らかになった．IL-15あるいはIL-15レセプターα鎖の欠損マウスではNK細胞が欠損するが，T細胞の分化は比較的正常である．しかし，主としてメモリーCD8$^+$T細胞の維持の障害という限定的なT細胞のより特異的な欠陥がみられる．

ヒトのIL-7レセプターα鎖欠損症では，T細胞が欠損するがNK細胞数は正常である．これは，IL-7シグナルがT細胞分化には必須であるがNK細胞分化には関与しないこ

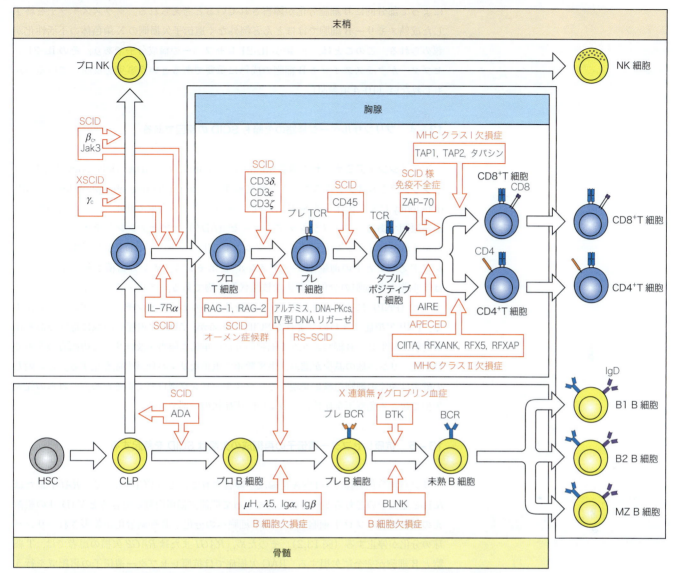

図13.2 免疫不全を引き起こすT細胞とB細胞の分化障害
循環ナイーブT細胞とB細胞が発生する過程を示す．赤色の枠で囲っている蛋白質をコードする遺伝子の変異はヒトで免疫不全症を起こすことが知られている．
BCR：B細胞レセプター，CLP：リンパ球系共通前駆細胞，HSC：造血幹細胞，MZ B細胞：辺縁帯B細胞，SCID：重症複合免疫不全症，RS-SCID：放射線感受性SCID，TCR：T細胞レセプター，XSCID：X連鎖重症複合免疫不全症．
免疫不全症は胸腺発生，さらにT細胞初期分化を妨げることになる胸腺上皮の遺伝子の変異によっても起こる．

とを証明している（図13.2）．興味深いことに，IL-7レセプター欠損マウスではヒトと同様，T細胞の欠損がみられるが，B細胞も欠損し，これはヒトではみられない現象である．このことは，特定の種には特有のサイトカインの働きがあることを意味しており，マウスでの発見がヒトにも通用すると単純に推定することに対しての警告である．抗原刺激後にIL-2を産生できないT細胞をもつヒトやマウスではT細胞の分化そのものはほとんど正常ではあるが，免疫調節異常や自己免疫の原因となる$FoxP3^+T_{reg}$細胞の分化に異常がみられる（第15章参照）．個々のサイトカイン欠損による影響は限定的であり，XSCID患者でみられるT細胞とNK細胞分化の広範な欠損とは対照的である．

他のすべての重症T細胞欠損症と同様に，XSCID患者はほとんどの抗原に対して効果的な抗体を産生できない．しかし，XSCIDのB細胞は正常のようにみえる．XSCID保因女性のナイーブIgM^+B細胞は，すべてではないが，そのほとんどでは遺伝子欠損を有する側のX染色体が不活性化されている（13-3項）．すなわち，γ_c鎖遺伝子欠損

によって部分的にB細胞分化が障害されていると考えられる．クラススイッチを終了した成熟メモリーB細胞ではほとんど例外なく遺伝子欠損側のX染色体の不活性化が認められる．このことは，γ_C鎖がIL-21レセプターの構成分子であり，そのIL-21レセプターがクラススイッチB細胞の成熟に重要であるという事実を反映しているのかもしれない（10-4項参照）．

13-4 プリンサルベージ経路の欠陥もSCIDの原因である

アデノシンデアミナーゼ欠損症 adenosine deaminase (ADA) deficiency（図13.2）と**プリンヌクレオチドホスホリラーゼ欠損症** purine nucleotide phosphorylase (PNP) deficiencyは常染色体劣性SCIDの一群であり，プリン合成のサルベージ経路の酵素欠損が原因である．アデノシンデアミナーゼ（ADA）はアデノシンとデオキシアデノシンをそれぞれイノシンとデオキシイノシンに変換するので，ADAが欠乏するとデオキシアデノシンとその前駆体S-アデノシル-L-ホモシステインの蓄積が起こる．これらはT細胞とB細胞の分化に有害な核酸代謝産物である．プリンヌクレオチドホスホリラーゼ（PNP）はイノシンとグアノシンをそれぞれヒポキサンチンとグアニンに変換する．PNP欠損症はきわめてまれなSCIDであるが，ADA欠損症と同様に毒性のある核酸前駆体が生じ，B細胞よりもT細胞の分化に重篤な障害を及ぼす．この両方の疾患では生後，リンパ球の減少が進み，生後数年で重篤なリンパ球減少症を呈する．この両方の酵素は多くの細胞組織に発現するハウスキーピング蛋白質であるため，これらの先天欠損で起こる免疫不全症状は，多くの臨床症状の一部である．

13-5 抗原レセプター遺伝子の再編成の欠陥はSCIDを惹起する

リンパ球分化過程でのDNA再編成が障害されて起こるSCIDもある．*RAG1*または*RAG2*遺伝子のどちらか一方の変異によって機能欠損蛋白質ができるとV(D)Jの組換えの破綻によりプロT細胞からプレT細胞への分化やB細胞分化が障害され，リンパ球の分化が停止する（図13.2）．そのため，*RAG1*または*RAG2*欠損の患者では，T細胞とB細胞が完全に欠損する．RAG欠損症では抗原レセプター遺伝子の再編成を行うリンパ球にしか影響を及ぼさないので，NK細胞の働きは損なわれない．*RAG1*または*RAG2*遺伝子のどちらか一方に，完全な欠損ではないが遺伝子機能の低下をもたらす**ハイポモルフ変異** hypomorphic mutationをもつ患児もいて，彼らはその変異にもかかわらず，わずかではあるが機能的なRAG蛋白質の産生とV(D)Jの組換えがみられる．彼らは，特徴的で重篤な疾患である**オーメン症候群** Omenn syndromeを発症し，多様な日和見感染への強い易感染性に加えて，発疹，好酸球増多，下痢およびリンパ節肥大などの移植片対宿主病に酷似した臨床症状を呈する（15-36項参照）．これらの子供たちでは活性化T細胞の数が正常かまたは増加している．低いRAG活性によって限定的なT細胞レセプター T-cell receptor (TCR)遺伝子の再編成が起こるためにこのような表現型になったと考えられる．しかし，B細胞は存在しないので，B細胞分化はT細胞よりも厳密にRAG活性に依存することがわかる．遺伝子再編成に成功したTCRの数がとても限られているため，オーメン症候群の患者のTCRレパートリーが非常に制限されており，特異性が限られたT細胞が活性化しクローン増殖している．臨床上の特徴から，これらの末梢T細胞が，自己反応性で移植片対宿主病様症状を起こす原因であることが強く示唆される．生後すぐに発症するオーメン症候群に加えて，RAG活性が完全には消失せず低下することで起こる免疫不全症があり，この疾患では幼少期や思春期になって，しばしば肉芽腫症として発症する．

電離放射線への易感受性を特徴とする常染色体劣性 SCID が存在する．この患者ではリンパ球の分化段階で DNA の再編成が行われないため，成熟 B 細胞と T 細胞がほとんど産生されない．まれに VJ あるいは VDJ 再編成が認められる場合があるが，そのほとんどは異常な再編成である．DNA 二本鎖切断は抗原レセプター遺伝子の再編成時（5–5 項参照）だけでなく電離放射線への曝露でも起こるため，電離放射線感受性のこのタイプの SCID は，あらゆる組織に普遍的に存在する DNA 二本鎖切断修復蛋白質の欠損が原因である．この免疫不全症は，放射線感受性の上昇が原因であることから，リンパ球特異的な異常が原因の SCID とは区別して**放射線感受性 SCID** radiation-sensitive SCID（**RS–SCID**）と呼ばれる．その原因は，アルテミス，DNA 依存性プロテインキナーゼ触媒サブユニット（DNA–PKcs）あるいはIV型 DNA リガーゼの遺伝子異常である（図 13.2）．DNA 切断の修復障害があると細胞分裂中に転座が起こる確率が上昇し，細胞ががん化しやすいため，RS–SCID 患者ではがんも発症しやすくなる．

13–6　T 細胞レセプターシグナル欠損は重篤な免疫不全を引き起こす

さまざまな遺伝子欠損は，TCR からのシグナルを障害し，胸腺での分化過程の早期の段階で，T 細胞活性化を妨げることが知られている．CD3 複合体の CD3δ，CD3ε あるいは CD3ζ に変異がある患者ではプレ TCR のシグナルに欠陥が生じ，胸腺分化の過程でダブルポジティブ段階（図 13.2）に進むことができなくなり SCID を発症する．重症免疫不全症を生じる別のリンパ球シグナル欠損に，チロシンホスファターゼである CD45 の変異がある．CD45 が欠損したヒトとマウスでは，末梢 T 細胞数が激減するとともに B 細胞成熟が異常となる．TCR からのシグナルを伝える細胞質チロシンキナーゼの ZAP70（7–7 項参照）が欠損している患者も報告されている．この患者では，$CD4^+$ T 細胞は胸腺から正常数産生されるが，$CD8^+$ T 細胞は欠損する．しかし，ZAP70 欠損患者の成熟 $CD4^+$ T 細胞は，通常であれば T 細胞を活性化させるような TCR 刺激に対して反応しない．

ウィスコット・アルドリッチ症候群 Wiskott–Aldrich syndrome（**WAS**）は，WAS 蛋白質（WASp）と呼ばれる蛋白質をコードしている X 染色体上の遺伝子の欠損が原因で発症する．WAS の原因遺伝子の発見は，免疫系細胞間のシグナル伝達と免疫シナプス形成に関する分子機構の理解に新たな光をもたらした．この疾患は，血小板機能に異常がみられるので当初は血液凝固疾患として報告されたが，T 細胞数減少，NK 細胞の細胞傷害活性の欠損および抗体応答欠損を特徴とする免疫不全症である（7–19 項参照）．WASp はすべての造血系細胞に発現しており，細胞骨格の再編成を促進するレセプターシグナルに関与することで，リンパ球と血小板の分化と機能を制御する（9–25 項参照）．TCR 下流のシグナル経路のいくつかが WASp を活性化することが知られている（7–19 項参照）．WASp が活性化されると，アクチン重合の開始に必須の Arp2/3 複合体が活性化され，その結果，免疫シナプス形成とエフェクター T 細胞の極性変化に重要なアクチン重合が開始される．WAS 患者や *WAS* 遺伝子欠損マウスでは，TCR 架橋に対する T 細胞の反応が障害される．また，内在性 T_{reg} 細胞の免疫抑制機能に WASp が必要であることが最近示された．これは WAS 患者が自己免疫疾患にかかりやすいということの説明になるかもしれない．

13–7　T 細胞分化を停止させる胸腺機能の先天的欠損は重篤な免疫不全を引き起こす

ヌード nude と呼ばれる SCID と無毛を伴う胸腺欠損マウスが以前より知られている

(8–10項参照)．まれではあるが同様の表現型を呈する患児が報告された．この症候群はマウスでもヒトでも，皮膚と胸腺で選択的に発現する転写因子 FOXN1 の遺伝子変異が原因である．FOXN1 が変異した患者では，胸腺機能の欠損のために T 細胞の分化が障害される．B 細胞分化はほぼ正常であるが，T 細胞欠損により B 細胞応答が起こらないため，ほぼすべての病原体に対する免疫応答が機能しない．

ディジョージ症候群 DiGeorge syndrome も胸腺上皮細胞が正常に発達しない疾患であり，そのために SCID となる．この複雑な胸腺発生障害の原因となる遺伝子異常は第22番染色体のある部位の 1 コピー欠損として認められる．その欠損は，およそ 24 個の遺伝子を含む 1.5 〜 5 Mbp の微小欠失である．この中で疾患発症に関連するのは，転写因子 T–box1 をコードする *TBX1* 遺伝子である．ディジョージ症候群は，この遺伝子 1 コピーのみの欠損で起こるので，この疾患の患者は *TBX1* 遺伝子の**ハプロ不全** haploinsufficient である．適切な胸腺環境なしでは T 細胞は成熟できず，T 細胞依存的抗体産生も細胞性免疫も障害される．この疾患の患者は，免疫グロブリンの量は正常であるが，胸腺と副甲状腺の欠損もしくは発生不全を呈し，さまざまな重症度の T 細胞免疫不全症となる．

MHC 分子の発現不全は，胸腺における T 細胞の正の選択が障害されるために，重篤な免疫不全症を起こす（図 13.2）．**ベアリンパ球症候群** bare lymphocyte syndrome 患者では MHC クラス II 分子の発現が欠損する．この病気は現在では **MHC クラス II 欠損症** MHC class II deficiency と呼ばれる．MHC クラス II 分子が胸腺に存在しないために，$CD4^+$ T 細胞は正の選択を受けられず，ほとんど分化できない．分化できた $CD4^+$ T 細胞がわずかにあったとしても，これらの個体では抗原提示細胞の MHC クラス II 分子も欠損するために，この $CD4^+$ T 細胞は抗原刺激を受けることができない．この患者では MHC クラス I 分子の発現は正常で，$CD8^+$ T 細胞の分化も正常である．本疾患の患者が重篤な免疫不全症状を呈することから，$CD4^+$ T 細胞がほとんどの病原体に対する適応免疫応答においての中心的で重要な役割を担っていることがわかる．

MHC クラス II 欠損症は，*MHC* 遺伝子自身の変異ではなく，MHC クラス II 遺伝子の転写活性化に必要とされる遺伝子調節蛋白質をコードする複数の異なる遺伝子のうちの一つが変異すると起こる．4 種類の相補的遺伝子（A, B, C, D 群として知られる）の欠損が MHC クラス II 欠損患者に認められることから，MHC クラス II 蛋白質の正常な発現には少なくとも 4 種類の異なる遺伝子産物が必要であることがわかる．これらの相補的分子群に対応する個々の遺伝子として，A 群は，MHC クラス II トランスアクチベーター MHC class II transactivator（*CIITA*）であり，B, C, D 群の遺伝子はそれぞれ *RFXANK*, *RFX5*, *RFXAP* と呼ばれている（図 13.2）．B, C, D 群の三つの遺伝子は，遺伝子転写の制御にかかわる RFX と呼ばれる転写複合体の構成成分である三つの蛋白質をコードする．RFX は MHC クラス II 遺伝子のプロモーター領域に存在する X ボックスと呼ばれる配列に結合する．

まれではあるが，慢性の呼吸器細菌感染症や血管炎を伴う皮膚潰瘍を呈する，より限定的な免疫不全症が存在する．この疾患は **MHC クラス I 欠損症** MHC class I deficiency として知られ，細胞表面の MHC クラス I 分子がほぼ完全に欠損している．この患者では，MHC クラス II 欠損症とは対照的に，MHC クラス I 分子をコードする mRNA の量も MHC クラス I 蛋白質の産生も正常であるが，細胞表面に達する MHC クラス I 分子が著しく減少している．この疾患の原因の一つは，ペプチド輸送体の二つのサブユニットをコードする *TAP1* あるいは *TAP2* 遺伝子の変異である．このペプチド輸送体は細胞質で生産されたペプチドを小胞体へと輸送するのに必須であり，小胞体では，できたての MHC クラス I 分子にペプチドがはめ込まれる．また，ペプチド輸送複合体のもう一つの構成分子であるタパシン（6–4 項参照）をコードする *TAPBP* 遺伝

子の変異もMHCクラスI欠損症の原因である．胸腺上皮細胞表面のMHCクラスI分子が欠損するとCD8$^+$T細胞が減少するが（図13.2），MHCクラスI欠損症の患者がウイルス感染にかかりやすいわけではない．MHCクラスI分子による抗原提示と細胞傷害性CD8$^+$T細胞のウイルス感染防御における重要性からすると，大変な驚きである．しかし，MHCクラスI分子によるペプチドの抗原提示にはTAP非依存的な経路を介するものが示されている．*TAP1*や*TAP2*欠損患者の臨床症状は，TAP非依存的経路が，ウイルス感染を制御できるほど十分にCD8$^+$T細胞の分化と機能を補いうることを意味する．

胸腺細胞の欠陥の中には，免疫不全に加えて他の症状を呈するものもある．*AIRE*遺伝子は胸腺上皮細胞に多くの自己蛋白質を発現させ，効果的な負の選択をもたらす転写因子をコードする．AIREの欠損は自己免疫，発達遅滞，免疫不全（8–23項，第15章参照）に特徴付けられる，APECED（カンジダ感染と外胚葉形成異常を伴う自己免疫性多腺性内分泌不全症）と呼ばれる複雑な疾患を引き起こす．

13–8　B細胞の分化が障害されると抗体産生が低下し，細胞外寄生細菌やウイルスを排除できなくなる

RAG–1やRAG–2などのT細胞とB細胞の両方の分化に重要な蛋白質の先天的欠損に加え，B細胞のみの分化を妨げる欠陥も存在する（図13.2）．この疾患の患者は，細胞外寄生細菌やウイルスなど，その排除に特定の抗体が必要とされる病原体に対処できない．ブドウ球菌やレンサ球菌などの化膿性細菌は，マクロファージや好中球にファゴサイトーシスを誘導する細胞レセプターに直接認識されない多糖体莢膜をもっている．これらの細菌は自然免疫応答による排除を回避できるので細胞外寄生病原体としてしばらく存在できるが，適応免疫によって完全に排除される．抗体と補体による細菌のオプソニン化によって貪食細胞はそれらを貪食し破壊できる（10–22項参照）．それゆえ，抗体産生不全の主な障害は，化膿性細菌の感染をコントロールできないことである．また，消化管を介して体内に侵入する感染性ウイルスの中和には抗体が重要なので，抗体産生の欠如によりある種のウイルス，特にエンテロウイルスの感染に対する易感染性が高まる．

最初に報告された免疫不全症は，1952年に**オグデン・C・ブルトン** Ogden C. Brutonが記載した抗体産生不全を示す男児である．この疾患はX染色体に連鎖して遺伝し，血清中の免疫グロブリンが欠損することから，**X連鎖無γグロブリン血症** X-linked agammaglobulinemia（**XLA**）と名付けられた（図13.2）．その後，常染色体劣性型の無γグロブリン血症も報告されている．これらの患児は，肺炎レンサ球菌のような化膿性細菌やエンテロウイルスの反復感染によって通常発見される．これに関しては，正常な乳児では生後3か月から1歳にかけては免疫グロブリン産生に一過性の欠損がみられる．新生児は，経胎盤性に母親のIgGが移行するので，母親と同程度の抗体をもっている（10–17項参照）．しかし，移行IgGは分解されるので抗体濃度は徐々に低下する．乳児は生後約6か月を過ぎてから初めて自分自身のIgGを十分量産生するようになる（図13.3）．したがって，IgG濃度は生後3か月から1歳まではかなり低く，この時期はIgG抗体応答が弱いため易感染性となることがある．これは，母体由来IgG濃度が低く，免疫能獲得までに生後しばらくかかる未熟児では，いっそう顕著である．新生児期には母親の抗体により一時的に防御されるため，XLAは母親の抗体が減少する生後数か月の段階で通常は発見される．

XLAの欠損遺伝子はBTK（ブルトン型チロシンキナーゼ）と呼ばれるチロシンキナーゼをコードする．BTKはTecキナーゼファミリーに属し，プレB細胞レセプター pre-

図13.3 新生児の免疫グロブリンは生後6か月ごろに低レベルになる

新生児は，妊娠中に母体から胎盤を介して能動的に輸送されたIgGを高濃度に有している．生下時よりIgMの産生が始まるが，IgG産生は生後約6か月にならないと開始しない．この期間に母体由来のIgGが分解されるので，全IgG濃度が低下する．したがって，IgG濃度は生後約3か月から1歳まで低くなり，易感染性の原因となる．

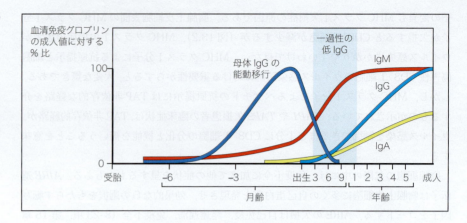

B-cell receptor（プレBCR）からのシグナルを伝達する（7-20項参照）．8-3項で述べたとおり，プレBCRはλ5とVpreBからなるサロゲート軽鎖と，IgαとIgβからなるシグナル伝達サブユニット，および遺伝子再構成に成功したμ重鎖で構成される．BTKはプレBCRから核内へのシグナル伝達に関与し，プレB細胞の増殖や分化を誘導すると考えられる．BTKの機能が損なわれると，B細胞の分化がプレB細胞段階で停止する（図13.2，8-3項参照）．その結果，重度のB細胞欠損と無γグロブリン血症を呈する．B細胞が存在することもあるが，この場合は他のTecキナーゼによってBTKの機能が補われたと考えられる．

胎生期の発生過程で，女性では2本のX染色体のうち1本がランダムに不活性化される．BTKがB細胞の発生に不可欠であるため，正常*BTK*対立遺伝子を有するX染色体が活性化されている細胞のみが成熟B細胞に分化する．したがって，変異*BTK*遺伝子を有する女性保因者のすべてのB細胞では，正常なX染色体が活性化され異常なX染色体が不活性化されている．このためBTK蛋白質の性質が知られる以前からXLAの女性保因者の同定が可能であった．B細胞のみにみられる選択的なX染色体不活性化は，*BTK*遺伝子がB細胞の発生にのみ必須であり，その他の細胞の発生には必須でないことと，B細胞の発生に必要な間質細胞やその他の細胞ではなくB細胞内で機能していることを裏付けている（図13.4）．

プレBCRを構成する別の分子の常染色体劣性型欠損でも，初期分化段階でB細胞の分化が妨げられ，XLAと同様の無γグロブリン血症を発症する．この疾患はXLAよりも頻度が少なく，μ重鎖（*IGHM*）をコードする遺伝子の変異によるものがXLAに次に頻度が高い．λ5（*IGLL1*），Igα（*CD79A*）あるいはIgβ（*CD79B*）の変異も知られている（図13.2）．BCRのシグナル伝達を損なうようなBLNK（B細胞リンカー蛋白質 B-cell linker protein，*BLNK*遺伝子にコードされる）の変異もB細胞の初期発生を停止させ，B細胞を選択的に欠損させる．

B細胞だけを欠損する患者では，化膿性細菌以外は，多くの病原体に対して抵抗性を有する．幸運なことに，化膿性細菌の感染は抗菌薬の投与と献血から精製された免疫グロブリンの毎月の点滴で防ぐことができる．こうした多くの献血から集められた免疫グロブリンには多くの病原体に対する抗体が含まれているので，感染に対してきわめて有効な防御となる．

13-9 B細胞の欠損あるいはT細胞の活性化や機能の欠陥によって異常な抗体応答をきたす免疫不全症が起こる

B細胞とT細胞がそれぞれ骨髄と胸腺で分化した後，効率的な免疫応答を行うため

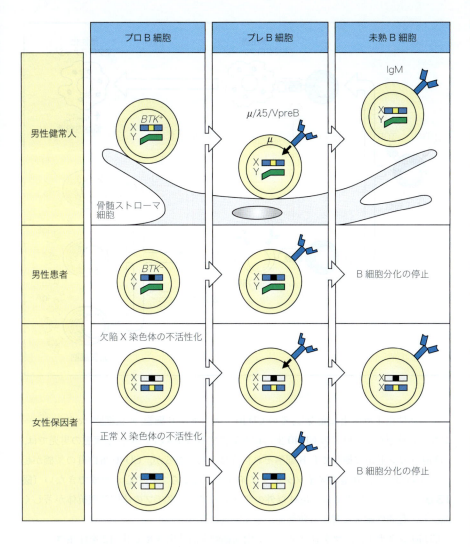

図 13.4 *BTK* 遺伝子産物は B 細胞発生に重要である

X 連鎖無γグロブリン血症（XLA）では，X 染色体上にコードされる BTK と呼ばれる Tec ファミリーに属するチロシンキナーゼの欠損がみられる．健常人では B 細胞は，µ/λ5/VpreB からなるプレ BCR（8–3 項参照）が BTK を介してシグナルを伝達する段階を経ることで，その初期分化が進行する．XLA を発症する男性では，プレ BCR が発現しているにもかかわらず，BTK を介するシグナルが伝達されないために B 細胞の分化がそこで停止する．ヒトを含む哺乳類の雌では，2 本の X 染色体のうち 1 本は個々の細胞において発生初期から一貫して不活性化されている．不活性化される染色体の選択が無作為なので，女性保因者のプレ B 細胞の半数では野生型 *BTK* を有する X 染色体が不活性化されている．すなわち，そのプレ B 細胞では変異 *BTK* 遺伝子のみを発現しており，プレ B 細胞はそれ以上分化することができない．ゆえに，保因者の成熟 B 細胞では常に正常 X 染色体のみが活性化している．B 細胞以外のすべての細胞では半分に正常 X 染色体が発現するのとは大きな違いである．特定の細胞系列において X 染色体不活性化が無作為でないということは，その遺伝子産物がその系列の細胞の発生に必須であるということを明瞭に示すものである．また，X 染色体不活性化が非無作為となる発生段階をみつけることによって，しばしばその遺伝子産物が必要とされる発生段階を同定することができる．この種の解析を利用することによって，変異遺伝子の性質がわからなくても，XLA のような X 連鎖性の特徴をもつ保因者を同定することができる．

には抗原により活性化され，エフェクター細胞に分化する必要がある．T 細胞初期発生の障害と類似して，胸腺での選択後に起こる T 細胞の活性化や分化の障害は細胞性免疫と抗体応答に大きな影響を与える（図 13.5）．B 細胞の活性化とエフェクター細胞への分化が選択的に障害されると，細胞性免疫にはほとんど影響はないが，IgG，IgA および IgE へのクラススイッチが起こらなくなる．このような免疫不全の特徴は，T 細胞や B 細胞の分化のどの段階でこのような分化障害が起こるかによって違ってくる．

B 細胞クラススイッチに障害を生じる最も頻度の高い免疫不全症は**高 IgM 症候群** hyper IgM syndrome である（図 13.5）．高 IgM 症候群の患者では，B 細胞と T 細胞の発生は正常で，血清 IgM 値が正常あるいは高値を呈するが，T 細胞依存性抗原に対する IgM 抗体応答はほとんど起こらない．そのため，IgM と IgD 以外の免疫グロブリンアイソタイプは痕跡程度にしか産生されない．このために患者は細胞外寄生病原体に対して重度の易感染性を示す．高 IgM 症候群は原因により数種類に区別されるが，個々の病態は，B 細胞のアイソタイプスイッチ再編成と体細胞高頻度突然変異に必須のシグナル経路を解明するのに役立つ．この疾患では，B 細胞自身と T 細胞ヘルパー機能の両方に異常がみられる．

高 IgM 症候群で最も頻度が高いのは，X 染色体上の CD40 リガンド（CD154）遺伝子の変異が原因の **X 連鎖高 IgM 症候群** X-linked hyper IgM syndrome すなわち **CD40 リガンド欠損症** CD40 ligand deficiency である（図 13.5）．通常，CD40 リガ

図13.5 T細胞およびB細胞の活性化やエフェクター分化の欠陥は免疫不全症を引き起こす

ナイーブT細胞およびB細胞の活性化とエフェクター分化の過程を示す．ヒト免疫不全症で知られている変異蛋白質を赤色の枠で囲ってある．CVID：分類不能型免疫不全症．ウィスコット・アルドリッチ症候群（WAS）での細胞骨格機能不全はこの図での多くの段階で免疫細胞の機能に影響を与えるが，簡略化のためここでは省略する．

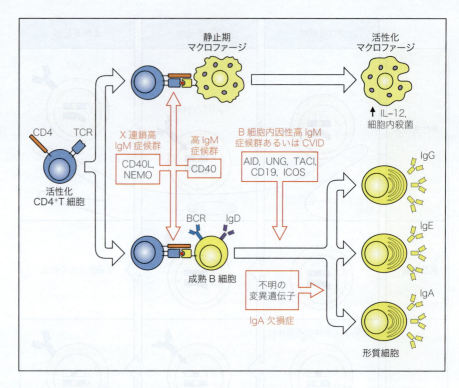

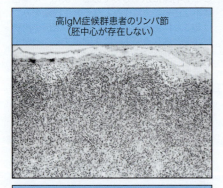

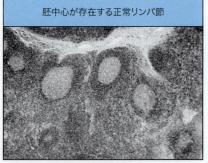

図13.6 X連鎖高IgM症候群の患者はB細胞活性化不全を呈する

CD40リガンド欠損による高IgM症候群患者のリンパ節（上の写真）は正常リンパ節（下の写真）と異なり胚中心が欠損している．T細胞によるB細胞活性化はアイソタイプスイッチやB細胞が活発に増殖する場である胚中心の形成に必須である．
（写真はR. GehaとA. Perez-Ataydeの厚意による）

ンドは活性化T細胞上に発現し，そのCD40リガンドがB細胞，樹状細胞，マクロファージなどの抗原提示細胞上のCD40蛋白質を架橋する（10-4項参照）．本疾患の男児では，CD40リガンドが欠損してもB細胞それ自身は正常であるが，CD40蛋白質の架橋が起こらないので，B細胞のアイソタイプスイッチが起こらず胚中心が形成できない（図13.6）．これらの患者では，IgM以外のすべてのアイソタイプの体内循環抗体が著しく減少し，化膿性細菌に対する防御能が強く障害される．

CD40シグナルは，マクロファージや樹状細胞を活性化させてIL-12を産生させるのに必須であり，産生されるIL-12はT_H1細胞やNK細胞のIFN-γの産生に不可欠であるため，CD40リガンド欠損症の患者はT_H1タイプの免疫応答が障害される．そのため，この疾患は複合型免疫不全症の病態を示す．CD40とCD40リガンドの結合を介したT細胞と樹状細胞の相互作用が不十分であると，樹状細胞上の補助刺激分子の発現上昇が起こらず，ナイーブT細胞を刺激する能力が損なわれる（9-17項参照）．そのため，この患者では，その排除にクラススイッチされた抗体が必要とされる化膿性細菌などの細胞外寄生病原体の感染にかかりやすいだけでなく，抗酸菌などの細胞内寄生病原体の排除も障害される．また，特徴的なのは，健康人では活性化マクロファージで排除されるニューモシスチス・イロヴェツィイによる日和見感染を起こしやすいことである．

別の二つの遺伝子の欠損によっても非常に類似する症候群となることが知られている．想像どおり，一つはCD40をコードする遺伝子の変異であり，常染色体劣性遺伝型の高IgM症候群の患者の一部を占める（図13.5）．もう一つは，**NEMO欠損症** NEMO deficiencyである．NEMO欠損症は，CD40リガンド欠損症とは異なる別のタイプのX連鎖高IgM症候群であり，CD40シグナルの下流で転写因子NFκBの活性化を誘導するシグナル伝達系の必須構成成分であるNEMO蛋白質（別名IKKγ，リン酸化酵素IKKのサブユニットとして知られる）をコードする遺伝子の変異が原因である（図3.15）．このタイプの高IgM症候群の病態から，T細胞上のCD40リガンドとB細胞上のCD40の結合で始動するシグナル経路の構成分子の変異はすべて，類似の免疫不全症候群を引き起こすことがわかる．NFκBシグナル経路が免疫系以外でも多くの役割を

もつことから，NEMO 欠損症では，B 細胞のクラススイッチ（13-15 項）欠損以外の免疫不全症状や，皮膚異常などの免疫系以外の症状もみられる．

　B 細胞のクラススイッチ再編成の内因性の欠陥が原因で起こる別のタイプの高 IgM 症候群が存在する．このような欠陥をもつ患者は重度の細胞外寄生細菌感染症にかかりやすいが，T 細胞の分化と機能が保たれているため，細胞内寄生細菌の感染やニューモシスチス・イロヴェツィイによる日和見感染への防御は正常である．体細胞高頻度突然変異とクラススイッチ（10-7 項参照）に必要な AID（活性化誘導シチジンデアミナーゼ activation-induced cytidine deaminase）の遺伝子変異はクラススイッチの欠損を引き起こす．AID 遺伝子（AICDA）に常染色体劣性型欠損をもつ患者では抗体のアイソタイプスイッチができず，体細胞高頻度突然変異が著しく低下する（図 13.5）．異常な胚中心に未熟 B 細胞が蓄積するため，リンパ節と脾臓の肥大が起こる．最近，B 細胞に内因性の欠陥をもつ別のタイプの高 IgM 症候群が同定された．きわめて少数ではあるが，DNA 修復酵素であるウラシル DNA グリコシラーゼ（UNG，10-10 項参照）に常染色体劣性型の欠損をもつ症例である．この患者では AID の機能と体細胞突然変異は正常であるが，クラススイッチが欠損している．

　抗体欠損を主症状とする免疫不全症の一つに**分類不能型免疫不全症** common variable immunodeficiency（**CVID**）があり，原発性免疫不全症の中で最も頻度が高い．CVID は臨床的にも遺伝学的にも不均一な免疫不全疾患からなる症候群であり，免疫不全の程度が比較的穏やかであるため，ほとんどは成人期になってから診断される．他の免疫グロブリンの欠損症とは異なり，CVID は，一つまたは複数のアイソタイプに限定された免疫グロブリンの欠損症である（図 13.5）．**IgA 欠損症** IgA deficiency は，最も頻度が高い原発性免疫不全症であり，孤発性と家族性の両方があり，また，常染色体劣性型と常染色体優性型の両者がみられる．ほとんどの IgA 欠損患者の原因はいまだわかっておらず，無症候性である．反復感染を呈する IgA 欠損症の患者では，IgG のサブクラスの一つが同時に欠損していることが多い．

　CVID 患者の一部に，まれではあるが，TNFRSF13B 遺伝子にコードされる膜貫通型蛋白質 TACI（TNF-like receptor transmembrane activator and CAML interactor）に変異がみられることがある．TACI は，T 細胞，樹状細胞，マクロファージから分泌されるサイトカイン BAFF と APRIL のレセプターで，活性化・生存とクラススイッチに必要な補助刺激シグナルを B 細胞に与える（10-3 項参照）．別の選択的 IgG サブクラス欠損症も報告されている．この疾患では B 細胞の数は概して正常であるが，特定の免疫グロブリンのアイソタイプの血清レベルが低下している．IgA 欠損症と同様に，患者の中には細菌感染を再発する者もいるが，その多くは無症候性である．免疫グロブリンのクラススイッチを障害する別の欠陥をもつ CVID 患者も確認されている．この患者では B 細胞の補助刺激レセプターの一つである CD19 が先天的に欠損する（図 13.5）．CVID 患者の少数でみられる別の遺伝的欠損は補助刺激性分子 ICOS の欠損である．9-17 項に述べたとおり，ICOS は T 細胞が活性化すると誘導性に T 細胞上に発現する補助刺激分子である．ICOS 欠損でみられる病態から，クラススイッチやメモリー B 細胞の産生などの B 細胞の後期分化段階において T 細胞のヘルプが重要であることが裏付けられた．

　本項で取り上げる最後の免疫不全症は**高 IgE 症候群** hyper IgE syndrome（**HIES**），別名**ヨブ症候群** Job's syndrome である．この疾患の特徴は，皮膚と肺の化膿性細菌による反復感染と慢性皮膚粘膜カンジダ症（皮膚や粘膜への真菌浸潤はない），血中 IgE 濃度の著しい上昇，慢性湿疹性皮膚炎および皮疹である．HIES の遺伝形式は常染色体劣性あるいは常染色体優性であり，常染色体優性型では骨と歯の異常がみられ，これらの異常は常染色体劣性型ではみられない．常染色体優性型 HIES は転写因子 STAT3 の

先天的な異常が原因であり，STAT3 は T_H17 細胞の分化と ILC3 の活性化に重要な IL-6, IL-22 および IL-23 などの複数のサイトカインレセプターの下流で活性化される．IL-6 や IL-22 により活性化される STAT3 シグナルは，皮膚上皮細胞の抗菌耐性や粘膜防御能の増強に重要である．常染色体優性型の HIES では，T_H17 細胞の分化が障害されるために通常 T_H17 の反応で誘導されるはずの好中球の集積が起こらず，また，上皮細胞から抗微生物ペプチドを産生させるのに重要な IL-22 の産生も障害されている．そのため，皮膚や粘膜などの防御層での細胞外寄生細菌や真菌に対する防御能が低下している．IgE が上昇する原因はわかっていないが，T_H17 細胞欠損の結果として皮膚や粘膜での T_H2 反応が異常に亢進されることが原因かもしれない．常染色体劣性型 HIES の一部の患者で，DOCK8 (dedicator of cytokinesis 8) をコードする遺伝子の変異が認められる．免疫細胞における DOCK8 蛋白質の機能はよくわかっていない．しかし，DOCK8 は T 細胞や NK 細胞の機能など免疫系に広範に関与すると考えられており，常染色体劣性型 HIES では日和見感染や単純ヘルペスウイルスなどの再発性皮膚感染症，アレルギーや自己免疫症状など常染色体優性型 HIES にはない臨床症状がみられる点で，STAT3 欠損の病態とは区別される．

13-10　1型/T_H1 と 3型/T_H17 によるサイトカイン経路の遺伝子欠損によって，特定の感染因子に対する防御機構が同定される

異なるエフェクター T 細胞の機能やエフェクター化にかかわるサイトカインの先天的な欠損の意味が，そのレセプター欠損やシグナル伝達欠損の意味とともに理解されつつある．ここまで述べてきた T 細胞免疫不全とは対照的に，本項では，抗体の産生がそれほど障害されないタイプの T 細胞免疫不全症について考えよう．1 型免疫により通常は抑えられる細胞内寄生病原体，特に抗酸菌やサルモネラ，リステリアの感染によって，最終的には死にいたる持続感染症を発病する患者が出現する家系が少数ながらみつかっている．これらの微生物はマクロファージ内に生息することが特徴で，その排除には，NK 細胞や ILC1 細胞あるいは T_H1 細胞などの 1 型免疫細胞（11-2 項参照）が産生する IFN-γ によって誘導される強い殺菌作用が必要である．したがって，これらの病原体に対する易感染性は，1 型免疫細胞の機能や分化に必須のサイトカインである IL-12 あるいは IFN-γ の機能を損ない破壊するような遺伝的な変異によって生じる（図 13.7）．IL-12 の p40 サブユニット，IL-12 レセプター $β_1$ 鎖および IFN-γ レセプターの二つのサブユニット（R1 と R2）をコードする遺伝子に変異のある患者が確認されている．これらの患者はヒト結核菌に対して易感染性を呈するが，ヒト結核菌ではなくトリ結核菌のような非結核性抗酸菌感染への罹患がしばしば問題となる．それは，非結核性抗酸菌の大きな流行が一般環境ではしばしば起こっているからであろう．この疾患では，ヒト結核菌に対する生ワクチンとして用いられるウシ結核菌の弱毒ウシ結核菌 BCG（カルメット・ゲラン菌 bacillus Calmette–Guérin）の接種後に，BCG が全身に播種してしまう．p40 サブユニットは IL-12 と IL-23 とに共有されるため，p40 欠損症では 1 型と 3 型（T_H17）の両方の機能が欠損し，より広範な病原体への感染リスクが上昇する（図 13.7）．同様に，IL-12 と IL-23 の両方に共有される IL-12 レセプター $β_1$ 鎖の欠損も IFN-γ や IFN-γ レセプターの欠損よりも多くの病原体に易感受性となる．

常染色体劣性型の STAT1 機能喪失変異は IFN-γ レセプターシグナルを損ない，抗酸菌や細胞内寄生細菌に易感受性となる（図 13.7）．STAT1 は，IFN-α と IFN-β（I 型インターフェロン）刺激に対する IFN-α レセプターからのシグナル伝達に共通に使用されるため，STAT1 欠損患者はウイルス感染にもかかりやすい．興味深いことに，STAT1 機能の部分欠損の患者は抗酸菌には感染しやすいがウイルスには易感染性を示

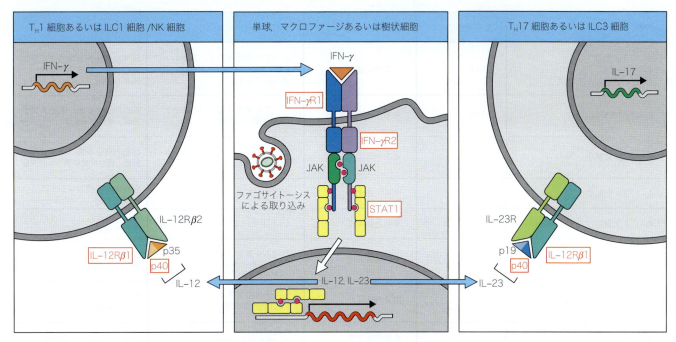

図 13.7　1型/T_H1 および3型/T_H17 免疫応答を障害するエフェクターサイトカイン経路の遺伝的欠陥

遺伝的欠陥が明らかにされた IL-12, IL-23, IFN-γ シグナル経路を示す．IL-12p40 (p40) と IL-12Rβ1 の欠損は ILC1 細胞/NK 細胞/T_H1 細胞と ILC3 細胞/T_H17 細胞の両者の機能を損なう．それは，p40 が IL-12 と IL-23 に共通のサブユニットであり，一方，IL-12Rβ1 が IL-12 と IL-23 のレセプターに共通のサブユニットであるからである．また，STAT1 がⅡ型インターフェロン（IFN-γ）とⅠ型インターフェロン（IFN-α と IFN-β，図示していない）のレセプターにより活性化されるため，STAT1 の欠損は抗細菌防御と抗ウイルス免疫防御に障害をきたす．一方，IFN-γ レセプターサブユニット（IFN-γR1 および IFN-γR2）のいずれかの欠陥では，主として抗細菌免疫防御が障害される．

さない．この事実は，抗酸菌感染の防御に STAT1 が必須であることを示唆する．

STAT3 欠損 HIES（13-9 項）で述べた T_H17 関連免疫不全に加え，高 IgE を伴わずに，T_H17 関連経路にかかわるサイトカイン機能が欠損する免疫不全症が同定された（図 13.8）．細胞内寄生細菌への易感染性が1型免疫を損なう免疫不全に共通の特徴であるが，一方，カンジダ真菌や化膿性細菌，特にカンジダ・アルビカンスや黄色ブドウ球菌に対する易感受性は3型免疫が障害された免疫不全症の特徴である．この事実は真菌や細胞外寄生細菌に対する防御に特化された T_H17 細胞と ILC3 細胞の機能を反映している．IL-17F と IL-17A はそれぞれホモ二量体を形成してリガンドとして機能するほか，IL-17F と IL-17A とのヘテロ二量体もリガンドとして機能し，これらのリガンドは IL-17RA を共通のレセプターとして使用する．したがって，IL-17F あるいは IL-17RA の先天的欠損では，いずれも真菌と細胞内寄生細菌に対する防御反応を喪失する．その事実によってこれらの病原体防御における IL-17 の重要性が確認される．慢性皮膚粘膜カンジダ症や化膿性細菌に対する同様の易感染性が，常染色体優性遺伝形式を示す STAT1 機能獲得変異の患者で報告された．T_H17 細胞の分化は，いくつかのサイトカインレセプター（Ⅰ型およびⅡ型 IFN のレセプターなど）の下流で活性化される STAT1 シグナルによって阻害されるので，STAT1 機能獲得変異を有する患者では3型免疫防御反応が障害される．1型応答の障害によって細胞内寄生細菌感染に感受性となる STAT1 の機能喪失変異の患者とは対照的に，3型応答が障害されることに注意が必要である．

エフェクターサイトカイン遺伝子の先天的欠損に加え，これらのサイトカインに対する中和自己抗体を産生してしまう免疫不全症も存在する．この場合は，先天性サイトカイン欠損と同様の感染に対するリスクを生じる．APECED（*AIRE* 遺伝子の欠陥が原因

疾患	変異遺伝子	遺伝形式	免疫表現型	関連感染症
STAT3 欠損症 高 IgE 症候群 （ヨブ症候群）	STAT3	常染色体優性	IL-17 を産生する T_H17 細胞と ILC3 細胞の欠損 高 IgE 症候群	慢性皮膚粘膜カンジダ症，黄色ブドウ球菌，アスペルギルス
IL-12p40 欠損症	IL12B	常染色体劣性	IL-17 を産生する T_H17 細胞と ILC3 細胞の欠損*	細胞内寄生細菌，細胞外寄生細菌，慢性皮膚粘膜カンジダ症
IL-12Rβ 欠損症	IL12RB1	常染色体劣性	IL-17 を産生する T_H17 細胞と ILC3 細胞の欠損*	細胞内寄生細菌，細胞外寄生細菌，慢性皮膚粘膜カンジダ症
IL-17RA 欠損症	IL17RA	常染色体劣性	IL-17 反応の欠損	慢性皮膚粘膜カンジダ症，化膿性細菌
IL-17F 欠損症（部分）	IL17F	常染色体劣性	IL-17F と IL-17A/F の機能障害	慢性皮膚粘膜カンジダ症，化膿性細菌
CARD9 欠損症	CARD9	常染色体劣性	IL-17 を産生する T_H17 細胞と ILC3 細胞の欠損	慢性皮膚粘膜カンジダ症，重症カンジダ皮膚糸状感染症
STAT1 機能獲得変異	STAT1	常染色体優性	IL-17 を産生する T_H17 細胞と ILC3 細胞の欠損**	慢性皮膚粘膜カンジダ症，化膿性細菌
APECED	AIRE	常染色体劣性	中和抗体 IL-17A と IL-17F +/- IL-22	慢性皮膚粘膜カンジダ症

図 13.8　T_H17/ILC3 機能の欠陥による免疫不全症
ほぼすべての T_H17/ILC3 免疫不全では，慢性皮膚粘膜カンジダ症が起こり，細胞外寄生細菌に対する防御反応が損なわれる．*IL-12p40 と IL-12Rβ1 の欠損は T_H1/ILC1/NK 細胞の障害を引き起こす．**STAT1 の機能獲得変異は T_H17 細胞数の減少を引き起こすが，ILC3 の欠陥も引き起こすかどうかは現在のところわかっていない．

である．13-7 項）の患者の多くは，IL-17A，IL-17F および，あるいは IL-22 に対する自己抗体を産生するために慢性皮膚粘膜カンジダ症を発症する．また，IFN-γ に対する中和自己抗体をもつ患者において，非結核性抗酸菌に対する防御能が低下したことが報告されたが，この原因は不明である．

13-11　リンパ球の細胞傷害経路にかかわる分子の遺伝的欠損は，リンパ球増殖とウイルス感染に対する炎症反応を制御不能にする

細胞傷害性顆粒は後期エンドソームの一部とライソソームで構成される．細胞傷害性顆粒が形成された後に，細胞傷害性細胞がその顆粒をエクソサイトーシスで分泌して標的細胞に送り込むが，そこまでに複数のステップが存在する．細胞傷害性顆粒の生成とエクソサイトーシスのいずれかのステップを損なう遺伝性疾患によって，免疫制御における細胞傷害経路の重要さが明らかになった（図 13.9）．これらの原発性免疫不全症は，**血球貪食性リンパ組織球症** hemophagocytic lymphohistiocytic syndrome（**HLH**）として知られ，重篤でしばしば死の転帰を迎える．HLH では，制御不能の活性化と異常細胞増殖を示す $CD8^+$ T 細胞とマクロファージが，さまざまな臓器に浸潤し組織壊死と多臓器不全を引き起こす．異常に活性化したこの免疫応答は，特にエプスタイン・バール（EB）ウイルスなどのヘルペスウイルスによる初感染がきっかけで起こり，細胞傷害性細胞がウイルス感染細胞を破壊できないことや，さらに，ひょっとすると細胞傷害性細胞自身を破壊できなくなっている状態を反映していると考えられている．この点については，細胞傷害性顆粒の放出が損なわれているにもかかわらず CTL や NK 細胞による IFN-γ の放出が抑えられないことに注目すべきであろう．すなわち，標的細胞を十分に傷害できない環境で放出され続ける IFN-γ が TNF，IL-6，マクロファージコロニー刺激因子 macrophage colony-stimulating factor（M-CSF）などの炎症性サイト

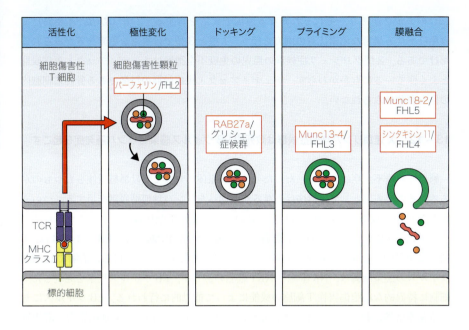

図13.9 細胞傷害性顆粒のエクソサイトーシスにかかわる分子の欠陥は家族性血球貪食性リンパ組織球症（FHL）の原因である
CTLが抗原を認識すると，パーフォリンを含んだ細胞傷害性顆粒が免疫シナプス形成部位の標的細胞に向けて集積し，細胞極性に変化が生じる．細胞傷害性顆粒は微小管に沿って細胞膜へ移動し，RAB27aとの結合を介して細胞膜とドッキングする．ドッキングした小胞は，シンタキシン11の構造的変化を誘導するMunc13-4によりプライミングされる．シンタキシン11は，その小胞と細胞膜とを結び付けている巨大なSNARE（soluble *N*–ethylmaleimide-sensitive factor accessory protein receptor）複合体の構成分子である．Munc18-2によるプライミングを経て，シンタキシン11を含んだSNARE複合体によって膜融合が始まり，細胞傷害性顆粒の内容物がシナプス形成部位の細胞間隙に放出され，パーフォリン依存的に標的細胞の細胞膜に小孔が形成される．その遺伝的欠損によってエクソサイトーシス過程が障害される蛋白質を赤色の枠で囲ってある．家族性血球貪食性リンパ組織球症を発症する．

カインの産生を促し，それによってマクロファージ活性が亢進し炎症反応が惹起されるのである．この機序で活性化されたマクロファージは赤血球や白血球などの血球細胞を貪食するが，この所見が本疾患名の由来となっている．

　HLHには複数の常染色体劣性型遺伝をとる病型が存在し，これらは**家族性血球貪食性リンパ組織球症** familial hemophagocytic lymphohistiocytosis（**FHL**）と呼ばれる．FHLは，細胞傷害経路にかかわる分子の欠損が原因であるが，欠損する分子によっていくつかに分類される（図13.9）．例えば，標的細胞に穴をあけるのに必須のパーフォリンは細胞傷害性顆粒蛋白質の一つであるが，パーフォリンの先天的欠損はFHL2に分類される．同様に，プライミング蛋白質であるMunc13-4の欠損はFHL3に，膜融合を成立させるSNAREファミリー蛋白質の一つであるシンタキシン11の欠損はFHL4に，SNARE蛋白質の再編成に関与し膜融合過程を活性化させる蛋白質Munc18-2の欠損はFHL5に分類される．細胞傷害性顆粒の生合成とエクソサイトーシスに関与する分子群はライソソームなどの他の分泌小胞と共通なので，これらの分子の欠損患者では，さらなる免疫不全症状や免疫系とは異なる症状もみられる．特に，細胞傷害性顆粒の機能が障害される免疫不全症では皮膚の色素形成の一部も同時に障害される．メラノサイトのメラノソームは皮膚色素であるメラニンを蓄える細胞内小器官であるが，このタイプの免疫不全症は，メラノソームの形成とエクソサイトーシスに必要な小胞輸送蛋白質の欠陥が原因で引き起こされる．その例として**チェディアック・東症候群** Chédiak–Higashi syndromeと**グリシェリ症候群** Griscelli syndromeが挙げられる．チェディアック・東症候群はライソソーム小胞輸送を調節する蛋白質CHS1の変異が原因であり，グリシェリ症候群は，細胞傷害性顆粒のような小胞を細胞骨格構造につなぎとめることで細胞内小胞輸送を司る低分子量GTPase，RAB27aの変異が原因である（図13.9）．

　チェディアック・東症候群では，T細胞，骨髄系細胞，血小板，メラニン細胞に異常な巨大ライソソームが蓄積する．患者のほとんどは白髪となり，網膜色素細胞の異常により視覚障害を呈し，血小板機能不全のために易出血性となる．これらの患者ではファゴサイトーシスに欠陥があるため，CTLやNK細胞による細胞傷害機能の欠損に加え，細胞内外の細菌の殺傷機能にも欠陥をもつ．よって，患児はさまざまな細菌や真菌による重篤な反復感染を幼少期から起こす．そして，通常はEBウイルスのようなウイルス感染をきっかけとしてHLHを発症し，さらに病期が進行する．グリシェリ症候群には

三つのタイプがあり，それぞれ異なる遺伝子異常を有する．2型（*RAB27A* 変異）では免疫不全と異常な色素沈着の両方を伴う．1型と3型では異常な色素沈着がみられるだけである．2型グリシェリ症候群の患児の免疫不全徴候はチェディアック・東症候群とよく似ているにもかかわらず，チェディアック・東症候群の特徴である骨髄系細胞内の巨大顆粒はみられない．

13–12　X連鎖リンパ増殖症候群は致死的EBウイルス感染とリンパ腫発症を起こす

原発性免疫不全症において，たった一つの病原体に対してだけ易感受性をもつものがある．その代表例として，機序は異なるが似通ったリンパ球増殖異常を呈する二つのまれなX連鎖免疫不全症が挙げられる．この二つの免疫不全症は，ヘルペスウイルスの一つであるEBウイルスに対する防御反応の欠陥が原因で起こる．EBウイルスは，B細胞に特異的に感染し，通常，健常人に限定的な感染症を起こし自然に治癒する．EBウイルスの感染制御は，NK細胞とNKT細胞の働きや，EBウイルス抗原を発現したB細胞に特異的な細胞傷害性T細胞の機能によって能動的に行われる．EBウイルスに対する免疫応答が起こるとウイルスは完全には排除されないが，感染B細胞内に潜伏感染となりそれが維持される（13–24項）．しかし，ある種の免疫不全ではこの制御機構が破綻し，重篤なEBウイルス感染症（重症型伝染性単核球症）を呈する．この疾患では，EBウイルス感染B細胞と細胞傷害性T細胞が無制限に増殖し，低γグロブリン血症（血中免疫グロブリンの低下）を呈し，ときには致死的な非ホジキンB細胞リンパ腫を発症することもある．これらの病態は稀有な免疫不全症である**X連鎖リンパ増殖症候群** X-linked lymphoproliferative syndrome（**XLP**）でみられる．XLPの原因として知られる二つの遺伝子はいずれもX連鎖遺伝子であり，一つはSAP [SLAM関連蛋白質 signaling lymphocyte activation molecule (SLAM) -associated protein] をコードする *SH2D1A*（SH2 domain-containing gene 1A）遺伝子であり，もう一つは *XIAP*（X-linked inhibitor of apoptosis）遺伝子である．

SAP欠損が原因のXLPはXLPタイプ1と呼ばれXLPの約80%を占める．SAPが欠損すると，T細胞，NKT細胞およびNK細胞において，免疫細胞レセプターであるSLAMファミリー分子がSrcファミリーチロシンキナーゼであるFynに会合できなくなる（図13.10）．SLAMファミリー分子は，同一分子どうしの結合あるいはSLAMファミリー内の異なる分子どうしの結合を介して，T細胞と抗原提示細胞あるいはNK細胞とその標的細胞の細胞相互作用を調節する．SAPが欠損すると，NKT細胞が欠損し，

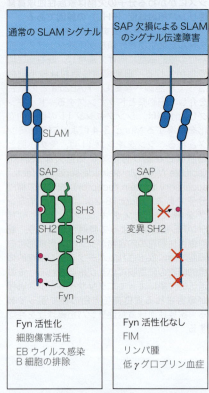

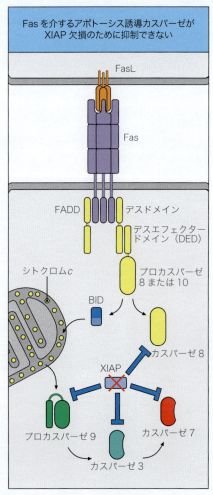

図13.10　X連鎖リンパ増殖症候群（XLP）はSAPやXIAPの遺伝的欠損によって引き起こされ，それぞれSLAMとTNFファミリーレセプターの異常なシグナルを引き起こす

SLAMは免疫レセプターファミリーの一つで，T細胞，B細胞，NK細胞，樹状細胞およびマクロファージで発現する．そのシグナル伝達はファミリー分子の中で，同一分子どうしの結合または異なる分子どうしの結合によって始まる．SLAMシグナルはSH2ドメインをもつSAPという分子を動員する．SAPは，SLAMの細胞内ドメインのチロシン残基からなるモチーフを認識し，SrcファミリーチロシンキナーゼであるFyn（左上図）を活性化する．そして，Fynはさらなるシグナル伝達分子を動員することでSLAMのチロシン残基をさらにリン酸化する．XLPタイプ1患者のSAP変異（右上図）はFynおよびSLAMの活性化を妨げる．それゆえT細胞およびNK細胞の細胞傷害性を損ない，重症EBウイルス感染症やリンパ腫を引き起こす．SLAMシグナル欠損はT_{FH}細胞のICOSの発現上昇も阻害し抗体応答を障害する．Fasに代表されるTNFレセプターファミリー分子を介するアポトーシス誘導カスパーゼの活性化は，通常，XIAPによって阻害される（下図）．XIAPはイニシエーターカスパーゼ（8と9）とエフェクターカスパーゼ（3と7）の両方と相互作用し，そのBIRドメインを介してカスパーゼ機能を阻害する．XLPタイプ2患者でのXIAPの欠損はカスパーゼ活性化の制御異常を引き起こし，その結果，リンパ球増殖やEBウイルス感染の制御が損なわれるなどの複雑な臨床症状につながる．

EBウイルス特異的な細胞傷害性T細胞の反応やNK細胞応答が不十分となる．これらの事実は，SAPがNKT細胞の分化とEBウイルスの感染制御に必須であることを示唆している．また，EBウイルスに反応した細胞傷害性T細胞とNK細胞が制御不能な増殖を起こし，その結果，全身性のマクロファージ活性化と炎症，さらに細胞傷害経路の障害が原因の免疫不全症に類似した血球貪食症候群様病態が起こる（13-11項）．さらに，T_{FH}細胞とB細胞の細胞相互作用におけるSLAMシグナルの欠損により，T細胞依存的な抗体応答が障害され低γグロブリン血症が起こる．

XIAP蛋白質は通常，TRAF-1（TNF-receptor-associated factor-1）とTRAF-2に結合しアポトーシス誘導カスパーゼ（7-23項参照）の活性化を抑制する．この蛋白質の欠損はXLPタイプ2（図13.10）と呼ばれるXLPを引き起こす．XIAPが欠損すると活性化T細胞とNK細胞のアポトーシスと細胞回転率が亢進する．それにもかかわらず，XLPタイプ1と類似したリンパ増殖の病態も呈するが，その機序はよくわかっていない．XLPタイプ1と同様にNKT細胞を欠損するので，SAPと同様にXIAPもNKT細胞の維持に不可欠であることがわかる．また，EBウイルスに対する免疫防御も同様に障害されているが，XLPタイプ1ほどは顕著ではない．XLPタイプ1やXLPタイプ2において，EBウイルス潜伏感染の制御が障害される確かな理由はいまだ不明である．

13-13　樹状細胞分化の先天的欠損により免疫不全症が起こる

ある転写因子の遺伝子を欠損させたマウスでは，樹状細胞の特定のサブセットが欠損し，その結果として特定の病原体に対する防御反応が欠損することが知られていた．この研究成果から樹状細胞の多様さと重要な機能が明らかになってきた．ヒトの場合，樹状細胞の分化や機能に関する研究が困難であるが，マウスでは既知であった転写因子GATA2およびIRF8の遺伝子が欠損する原発性免疫不全症が同定されたことで，ヒトにおける樹状細胞の重要な役割がわかり始めた．

遺伝的に樹状細胞を欠損する患者では常染色体優性型のGATA2変異が最も頻度が高い．患者ではすべてのサブセット（古典的と形質細胞様）の樹状細胞と単球が進行性に消失する．それと同時にB細胞とNK細胞の減少，すなわちDCML欠損症と呼ばれる状態となる．この患者ではT細胞数は正常であるが，樹状細胞が失われるにつれてT細胞機能が障害される．いくつかの造血系列の細胞の産生は減少するがすべての系列が減少するわけではなく，この事実は，障害されていない細胞系列ではGATA2の機能がなんらかの機序で補完されている可能性を示唆する．障害された系列の細胞減少が進行性に起こる理由はわかっていないが，これらの細胞集団を産生する幹細胞前駆細胞を維持するためのGATA2の役割を反映していると考えられている．すべての樹状細胞と単球が消失した場合においても，病原体への感受性がそうであるように，患者一人ひとりの免疫不全の状態はそれぞれ異なる．また，この疾患では造血系悪性腫瘍のリスクもかなり高い．

IRF8（interferon regulatory factor 8）の2種類の遺伝的欠損によって，樹状細胞分化だけが特異的に障害される免疫不全症が起こることが初めて報告された．変異はともに転写因子のDNA結合ドメインに存在する．常染色体劣性型の変異では，単球とすべての種類の血中樹状細胞，すなわち古典的樹状細胞と形質細胞様樹状細胞の消失が認められる．樹状細胞はナイーブT細胞にとって最初に抗原を提示する細胞なので，樹状細胞の欠損はエフェクターT細胞の分化障害を招き，樹状細胞欠損を抱える患者は人生の早い段階で，細胞内寄生細菌やウイルス，真菌によって引き起こされるさまざまな重症の日和見感染にかかりやすくなる．樹状細胞の欠乏は血中の未熟顆粒球の顕著な増加も生じる．このことは，骨髄系前駆細胞の単球-樹状細胞系列への分化経路が遮断さ

れたために，分化が顆粒球系列へと迂回すると考えられる．対照的に，*IRF8* のドミナント・ネガティブ変異をもつ常染色体優性型の患者は症状がやや軽症である．その表現型の特徴として樹状細胞の CD1c 陽性サブセット（マウス樹状細胞の CD11b 陽性サブセットに相当すると考えられる）の選択的な欠損が認められる．そのため，細胞内寄生細菌，特に非結核性抗酸菌に対する感受性は高まるが，常染色体劣性型患者にみられる骨髄増殖性症候群はみられない．

13-14　補体成分や補体調節蛋白質の欠損は液性免疫機能不全や組織の損傷の原因となる

これまでに議論してきた疾患は，主に適応免疫系の障害によるものである．次のいくつかの項では，自然免疫系の細胞および分子が障害される免疫不全疾患について検討するが，最初は補体系から始めよう．補体系は，三つの経路のいずれによっても活性化されるが，いずれの経路も最終的に補体成分 C3 の切断と活性化を惹起する．切断し活性化された C3 は病原体表面に共有結合し，そこでオプソニンとして機能する（第 2 章で論じた）．当然であるが，補体欠損症における感染スペクトルは，抗体産生不全患者とほとんど一致する．特に，貪食細胞の効率的な病原体排除に抗体および/または補体によるオプソニン作用が必要とされるため，細胞外寄生細菌に対する感受性が上昇する（図 13.11）．C3 自身の欠損と同様に，三つの経路のいずれかによる C3 活性化不全は肺炎レンサ球菌などの化膿性細菌全般に対して易感受性となることから，莢膜を有する細菌のファゴサイトーシスや排除を促進する中心的エフェクターとしての C3 の重要性がわかる．

対照的に，C3 活性化下流の膜侵襲複合体（C5–C9）の欠損による症状はかなり限定的で，ナイセリア属細菌のみに易感染性となる．第二経路の構成成分である D 因子およびプロペルジンの欠損患者でもナイセリア属細菌に対する同様の易感受性がみられる．この事実により，細胞内でも生存できるこれらの細菌に対する宿主防御の大部分が，

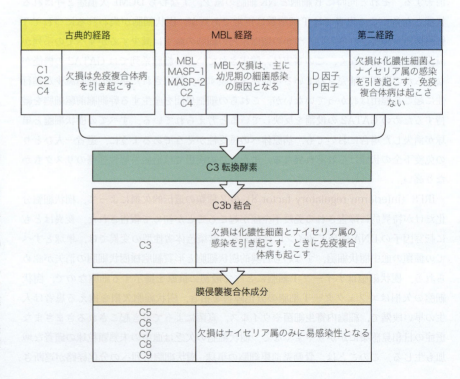

図 13.11　補体成分の欠損は特定の感染に対して易感染性となり，また免疫複合体の蓄積を引き起こす

第二経路の初期成分の欠損と C3 の欠損は，細胞外寄生病原体，特に化膿性細菌に対する易感染性を引き起こす．また古典的経路の初期成分の欠損は免疫複合体の処理やアポトーシス細胞の除去に影響を及ぼし（10-20 項参照），免疫複合体病を引き起こす．マンノース結合レクチン（MBL）経路の認識分子である MBL の欠損は，主に幼児期の細菌感染の原因となる．膜侵襲成分の欠損は髄膜炎や淋病の原因であるナイセリア属に対してのみ易感染性となる．すなわち，この作用経路がこれらの微生物に対する防御に非常に重要であることを意味する．

膜侵襲複合体による抗体非依存的な細胞外溶解によって担われていることがわかる．髄膜炎菌による流行がまれである日本において行われた大規模集団研究により，この病原体による正常人での感染罹患数が1年あたり約200万人に1人であることがわかった．この数字を，補体膜侵襲複合体蛋白質の一つを先天的に欠損する患者集団の200人に1人という数字と比較すると，患者では健常者に比べ1万倍のリスクがある．

補体の古典的経路の早期成分は，免疫複合体（10–20項参照）やアポトーシスを起こした細胞の排除に特に重要であるが，両者は全身性エリテマトーデスのような自己免疫疾患の病態形成に強く関与する．このような先天性補体欠損症の病態については第15章で述べる．抗体非依存性に補体活性化を始動するマンノース結合レクチン mannose-binding lectin（MBL）（2–6項参照）の欠損症は，それほど珍しいものではない（人口の5％）．MBL欠損では，細胞感染の発生増加を伴う軽症の免疫不全症を幼少期に起こすことがある．MBL会合セリンプロテアーゼ2（MASP–2）をコードする遺伝子の欠損でも同様の表現型が認められる．

補体制御蛋白質の欠損では異なるタイプの疾患となる（図13.12）．補体作用から患者自身の細胞の保護を担う崩壊促進因子（DAF）やプロテクチン protectin（CD59）の欠損は，赤血球破壊につながり，2–16項で述べたように，**発作性夜間ヘモグロビン尿症** paroxysmal nocturnal hemoglobinuria を引き起こす．I因子およびH因子などの可溶性補体制御蛋白質の欠損はさまざまな症状を引き起こす．ホモ接合性**I因子欠損症** factor I deficiency は，第二経路のC3転換酵素の制御が不能となるまれな疾患であり，事実上のC3欠損（2–16項参照）をもたらす．MCP，I因子あるいはH因子のいずれの欠損によっても赤血球の溶解（溶血）と腎機能障害（尿毒症）が起こるので，いわゆる**非定型溶血性尿毒症症候群** atypical hemolytic-uremic syndrome が起こることがある．

補体制御蛋白質欠損症の顕著な例はC1インヒビター欠損C1-inhibitor defectであり，**遺伝性血管性浮腫** hereditary angioedema（**HAE**）（2–16項参照）として知られる症候群の原因となる．C1インヒビターが欠損すると血餅形成と補体活性化が同時に制御不能となるので，血管作用性メディエーターが過剰に産生され，組織に体液が貯留（浮腫）したり窒息の原因となる喉頭蓋の局所浮腫が起きたりする．

補体蛋白質	欠損の結果
C1，C2，C4	免疫複合体病
C3	莢膜保有細菌に対する易感受性
C5–C9	ナイセリア属細菌に対する易感受性
D因子，プロペルジン（P因子）	莢膜保有細菌やナイセリア属細菌に対する易感受性．しかし免疫複合体病はなし
I因子	C3欠損と類似の症状
MCP，I因子またはH因子	非定型溶血性尿毒症候群
H因子の多型	加齢黄斑変性
DAF，CD59	発作性夜間ヘモグロビン尿症を含む自己免疫様症状
C1INH	遺伝性血管性浮腫（HAE）

図13.12　補体制御蛋白質の欠損は一連の疾患の原因となる

13–15　貪食細胞の欠損は広範な細菌感染を引き起こす

貪食細胞の欠損またはその機能障害は，重篤な免疫不全症を起こしうる．事実，好中球が欠損すると通常の環境では生存できない．貪食細胞免疫不全症は4種類のタイプに分けることができる．それぞれ貪食細胞産生，貪食細胞接着，貪食細胞活性化，貪食細胞殺菌能の4種類の欠損症である（図13.13）．それでは順番に考えていこう．

先天性の**好中球減少症** neutropenia は，**重症先天性好中球減少症** severe congenital neutropenia（**SCN**）あるいは**周期性好中球減少症** cyclic neutropenia の2種類に分類される．SCNは，常染色体優性または劣性遺伝形式で，末梢好中球数は慢性的に$0.5 \times 10^3/\mu l$以下である（正常は$3 \times 10^3/\mu l \sim 5.5 \times 10^3/\mu l$）．周期性好中球減少症は，およそ21日の周期で好中球数が正常から極端な低値まで変化するのが特徴で，周期的な感染リスクをもたらす．SCNの最も多い原因は，貪食された微生物の分解に関与するアズール顆粒の成分である好中球エラスターゼ（*ELA2*）をコードする遺伝子の孤発性または常染色体優性型の変異である．エラスターゼ2に欠陥が生じ顆粒中に運び込まれないと，好中球の分化が前骨髄球–骨髄球段階で停止し，分化途上の骨髄系細胞がアポトーシスを起こす．*ELA2*遺伝子の変異の中には周期性好中球減少症を起こすものもあるが，変異エラスターゼが好中球減少の21日周期性をどのようにして生み出すのかはまだ謎である．*ELA2*遺伝子活性化を抑制する転写抑制因子であるがん遺伝子*GFI1*遺

図 13.13　貪食細胞の欠損は細菌持続感染を引き起こす

　インテグリン共通 β_2 サブユニット（CD18）を含む白血球接着分子やセレクチンリガンドであるシアリル・ルイス^{X}の欠損は，貪食細胞の感染巣への接着と移動を障害する（白血球接着不全症 leukocyte adhesion deficiency）．慢性肉芽腫症，グルコース-6-リン酸脱水素酵素（G6PD）欠損症やミエロペルオキシダーゼ欠損症では，呼吸バースト（活性酸素の産生）が欠損している．慢性肉芽腫症ではマクロファージの活性が欠損しているために感染が持続し，CD4$^+$T 細胞の慢性的刺激を生じ，そのために肉芽腫ができる．チェディアック・東症候群では貪食細胞での小胞の融合が欠損している．これらの疾患は病原性細菌を殺して排除するのに貪食細胞がいかに重要かを例証している．

欠損の型 / 症候名	合併感染症やその他の症状
先天性好中球減少症（例：エラスターゼ 2 欠損症）	広範な化膿性細菌感染症
白血球接着不全症	広範な化膿性細菌感染症
TLR シグナル伝達欠損（例：MyD88 または IRAK4）	化膿性細菌に対する重度の冷膿瘍
慢性肉芽腫症	細胞内寄生細菌と細胞外寄生細菌の感染，肉芽腫
G6PD 欠損症	呼吸バーストの欠如，慢性細菌感染
ミエロペルオキシダーゼ欠損症	細胞内殺菌不全，慢性感染
チェディアック・東症候群	細胞内寄生細菌と細胞外寄生細菌の感染，肉芽腫

伝子の変異が原因で，まれに常染色体優性型の SCN が起こることがある．これは，Gfi1 欠損マウスで Ela2 遺伝子の過剰発現のために好中球減少症が起こったという予想外の知見が得られたことから発見された．

　常染色体劣性遺伝型の SCN も同定されている．ミトコンドリア蛋白質 HAX1 の欠損は，分化過程の骨髄系細胞にアポトーシスの増加をもたらし，**コストマン症候群** Kostmann's disease と呼ばれる重度の好中球減少症をもたらす．グルコース代謝の遺伝的欠損が原因で起こる SCN によって，分化過程の好中球のアポトーシスへの感受性亢進が明らかになった．グルコース-6-ホスファターゼ触媒サブユニット 3 glucose-6-phosphatase catalytic subunit 3（G6PC3）あるいはグルコース-6-リン酸転移酵素 1 glucose-6-phosphate translocase 1（SLC37A4）をコードする遺伝子に常染色体劣性型変異を有する患者もまた，顆粒球のアポトーシスが分化の過程で亢進し，好中球減少症を発症する．化学療法，悪性腫瘍または再生不良性貧血が原因で起こる後天性好中球減少症も，他と同様の細菌感染スペクトルを示し重篤な化膿性細菌感染症を起こす．好中球減少症は，CD40 リガンド欠損症，CVID，XLA，ウィスコット・アルドリッチ症候群および GATA2 欠損症などの他の原発性免疫不全症でもみられることがある．好中球の破壊を促進する自己抗体を産生する患者も知られている．

　貪食細胞が血管外の感染部位へ遊走できないと重篤な免疫不全症が起こることがある．白血球は厳密に制御された過程を経て血管から感染部位に移動する（図 3.31）．この過程の各段階に関与する分子の欠損により，好中球とマクロファージの感染組織への侵入が阻害されることがあり**白血球接着不全症** leukocyte adhesion deficienciy（**LAD**）と呼ばれる．LFA-1，MAC-1 および p150/95 の共通サブユニットである白血球 β_2 インテグリン（CD18）の欠損により，白血球の血管内皮への強固な接着が障害され，その結果，白血球が感染部位へ移動できなくなる．最初に同定されたのがこのタイプの LAD であったことから現在では 1 型 LAD，すなわち LAD-1 と呼ばれ，最も頻度の高い LAD である．シアリル・ルイス^{X}や他のフコシル化セレクチンリガンドの生合成に関与する GDP-フコース特異的トランスポーターを欠損する患者が，まれではあるが報告されており，同患者ではシアリル・ルイス^{X}抗原が欠損するので血管内皮上の白血球ローリングが障害される．これは 2 型の LAD すなわち LAD-2 と呼ばれる．LAD-3 は，β インテグリンの高親和性結合状態を誘導する蛋白質である Kindlin-3 の欠損に起因する．β インテグリンの高親和性結合状態の誘導は白血球が強固に接着するために必須である．それぞれの変異型の LAD は，常染色体劣性遺伝様式を示し，創傷治癒不全およ

び化膿性細菌感染時の膿形成不全を特徴とし，細菌または真菌による生命を脅かす重症感染症を幼少期に起こす．これらの患者に生じる感染症は抗生物質治療に耐性である．LAD-3 では出血傾向を引き起こす血小板凝集不全を合併することがある．

　貧食細胞を含む自然免疫系細胞の活性化の重要なステップは，Toll 様レセプター（TLR，3-5 項参照）を介した微生物関連分子パターン（MAMP）の認識である．TLR の細胞内シグナルの構成分子の欠損が原因で起こる原発性免疫不全症が同定されている．TLR-3 を除くすべての TLR のシグナル伝達にはアダプター蛋白質である MyD88 が必要であるが，MyD88 は，NFκB および MAP キナーゼ経路の活性化に必須のキナーゼである IRAK4 および IRAK1 を TLR に動員し活性化する働きをもつ（3-7 項参照）．MyD88 および IRAK4 の常染色体劣性変異は類似した症状を示す．その症状とは，化膿性細菌による重症感染症で，末梢性で侵襲性でありながら感染局所では炎症がほとんど惹起されないような感染，いわゆる冷膿瘍を反復することである．MyD88 および IRAK4 分子のシグナル伝達機能の多くが IL-1 ファミリーレセプターでも共有されることに留意されたい．それゆえ，これらの分子の遺伝的変異を有する患者の免疫不全の少なくとも一部は，IL-1 ファミリーのシグナル伝達障害に起因する可能性がある．また，B 細胞のクラススイッチを損なう NEMO 欠損症（13-9 項）でも，NFκB の活性化が障害されるために TLR と IL-1 レセプターファミリーのシグナル伝達が障害されることに注意したい．したがって，NEMO 欠損による免疫不全症では，適応免疫と自然免疫の両方の機能が障害される．興味深いことに，TLR-3 を除く核酸認識 TLR（TLR-7, TLR-8 および TLR-9）のシグナル伝達では MyD88 が重要であるとされるが，MyD88 変異を有する患者は一般的にウイルスには易感染性を示さない．これは，これらの TLR の下流でインターフェロン応答を誘導する IRF の活性化が，MyD88 の欠損にもかかわらず正常に起こることを意味する．

　注目すべきことに，ヒトで発見されている 10 個の TLR のうち，唯一 TLR-3 の欠損は免疫不全症を起こす．他の TLR の欠損（例えば TLR-5）も同定されているが，明らかな免疫不全は起こさないことから TLR 間で機能を十分に補完し合えていると考えられる．一方，二本鎖 RNA を認識する TLR-3 をコードする遺伝子のヘミ接合性（優性）およびホモ接合性（劣性）変異を有する患者の多くは，神経系細胞が I 型インターフェロンを産生できないために，中枢神経系に単純ヘルペスウイルス 1 型（HSV-1）の反復感染症（ヘルペス脳炎）を起こす．TLR-3 シグナル伝達に関与する分子（例えば TRIF, TRAF3 あるいは TBK1）の遺伝的欠損を有する患者は，TLR 輸送蛋白質 UNC93B1 の変異を有する患者と同様に，HSV-1 脳炎に対して感受性である．UNC93B1 は小胞体からエンドリソソームへの TLR-3 の輸送に必要な蛋白質である．興味深いことに，これらの患者の白血球は TLR-3 リガンドまたは HSV-1 に対する応答に欠陥はない，すなわち白血球では TLR-3 機能に冗長性が存在するが，中枢神経系細胞においては TLR-3 機能に冗長性が認められない．同様に，これらの患者は他のウイルス感染にほとんど易感染性を示さないことから，他のほとんどのウイルス感染症に対して TLR-3 非依存性の防御機構が存在することを意味する．

　TLR 以外のパターン認識レセプター pattern recognition receptor（PRR）のシグナル伝達を障害する遺伝的欠損について述べる．CARD9 は，骨髄系細胞上に発現した C 型レクチンレセプターの下流のシグナル伝達に関与するアダプター分子である．デクチン-1, デクチン-2 およびマクロファージ誘導性 C 型レクチン macrophage-inducible C-type lectin（MINCLE）はいずれも真菌関連分子パターンを認識し，CARD9 を介して細胞内にシグナルを伝達することで IL-6 および IL-23 を含む炎症性サイトカインの分泌を誘導する（3-1 項参照）．常染色体劣性 CARD9 欠損は，真菌に対する T_H17 細胞応答の障害をもたらし，その結果，患者は IL-17 免疫応答の先天性欠損（IL-17RA

欠損およびIL-17F欠損，13-10項）と同様の慢性皮膚粘膜カンジダ症に罹患する．しかし，それだけでなく，この疾患では主に皮膚や爪に感染を起こす白癬菌による感染症，すなわち足白癬（水虫）に罹患しやすくなる．

その他の貪食細胞機能不全として，微生物の取り込みや取り込み後の殺菌が障害される疾患が知られている（図13.13）．**慢性肉芽腫症** chronic granulomatous disease （**CGD**）では，細菌や真菌に対して高い易感染性を示し，貪食した菌体を殺菌できないために肉芽を形成する（図11.13参照）．この疾患では，スーパーオキシドアニオン（3-2項参照）などの活性酸素種 reactive oxygen species（ROS）の産生が欠如する．ROSの産生障害というこの疾患の病態が解明されたことから，当初はROSが直接に殺菌を担うと考えられたが，その後，標的微生物の殺菌にはROSだけでは不十分であることが判明しその解釈が変わった．ROSの役割は，ファゴソーム内へK^+イオンを流入させ，殺菌に必須の抗菌ペプチドや蛋白質が活性化するのに最適なpHを作り出すことであると現在では考えられている．

好中球と単球に発現するNADPHオキシダーゼの構成分子（3-2項参照）のいずれかに遺伝子欠損が起こると慢性肉芽腫症となる．この疾患の患者は慢性細菌感染症を発症し，肉芽腫を形成する場合もある．グルコース-6-リン酸脱水素酵素（G6PD）やミエロペルオキシダーゼの欠損でも細胞内殺菌能が障害され，慢性肉芽腫症ほど重症ではないが類似した症状を呈する．

13-16　炎症制御分子の変異は制御不能な炎症反応を起こして自己炎症性疾患の原因となる

まれではあるが，炎症細胞の生死や活性化にかかわる分子の遺伝子変異が原因で起こる重症の炎症性疾患が存在する．この疾患では免疫不全は起こらないが，自然免疫の重要な側面である炎症反応に影響を及ぼす遺伝子の単一欠損が原因なので，本章に含めた．このような疾患では炎症の抑制機構が破綻しており，**自己炎症性疾患** autoinflammatory disease と呼ばれる．自己炎症性疾患では感染が存在しないときでも炎症が起こる

図13.14　自己炎症性疾患

疾患名（通常の略語）	臨床症状	遺伝形式	変異遺伝子	原因蛋白質（別名）
家族性地中海熱（FMF）	周期性発熱，漿膜炎（胸膜炎，腹膜炎），関節炎，急性相反応	常染色体劣性	MEFV	ピリン
TNF受容体関連周期性症候群（TRAPS）（または家族性アイルランド熱）	周期性発熱，筋痛，発疹，急性相反応	常染色体優性	TNFRSF1A	TNF-α p55 レセプター（TNFR-1）
PAPA 症候群	周期性発熱，筋痛，発疹，急性相反応	常染色体優性	PSTPIP1	CD2結合蛋白質1
マックル・ウェルズ症候群	周期性発熱，蕁麻疹，関節痛，結膜炎，進行性難聴	常染色体優性	NLRP3	クリオピリン
家族性寒冷自己炎症性症候群（FCAS）（家族性寒冷蕁麻疹）	寒冷刺激による周期性発熱，蕁麻疹，関節痛，結膜炎	常染色体優性	NLRP3	クリオピリン
CINCA症候群（慢性乳児神経皮膚関節症候群）	新生児からの反復性発熱，蕁麻疹，慢性関節炎，顔面異形，神経異常	常染色体優性	NLRP3	クリオピリン
高IgD症候群（HIDS）	周期性発熱，IgD高値，リンパ節腫脹	常染色体劣性	MVK	メバロン酸シンターゼ
ブラウ症候群	皮膚，眼，関節の肉芽腫性病変	常染色体優性	NOD2	NOD2

ことがある（図 13.14）．**家族性地中海熱** familial Mediterranean fever（**FMF**）の特徴は身体中のさまざまな部位に重篤な炎症を周期的に繰り返すことであり，発熱や急性相反応（3–18 項参照）や重度の倦怠感を呈する．FMF の病態は長らく謎であったが，MEFV 遺伝子の変異が原因であることが発見された．MEFV は，発熱に関連するピリン pyrin という分子をコードする遺伝子である．ピリンやピリンドメイン含有蛋白質は，炎症細胞のアポトーシスを促進する経路と IL–1β などの炎症性サイトカインの分泌を阻害する経路に関与する．機能性ピリンが欠損すると，サイトカイン活性が制御不能になることと炎症細胞のアポトーシスが欠如することにより，炎症を抑制できなくなると考えられる．マウスでは，ピリンが欠損するとリポ多糖（LPS）に対する感受性が増し，マクロファージのアポトーシスが欠如する．**TNF 受容体関連周期性症候群** TNF-receptor associated periodic syndrome（**TRAPS**）として知られる類似の臨床症状を有する疾患は，TNF–α レセプター（TNFR–I）をコードする遺伝子の変異によって引き起こされる．TNF–α は TNFR–I に結合することでその血中の量が調節されるが，TRAPS 患者では TNFR–I の発現が低下するために調節が起こらず血中の炎症性 TNF–α 量が増加する．可溶型 TNF レセプターであるエタネルセプトはもともと関節リウマチ患者の治療薬として開発されたが（16–8 項参照），TRAPS はエタネルセプトなどの抗 TNF 製剤による治療に反応する．ピリン結合蛋白質である PSTPIP1 の遺伝子変異は，TRAPS とは別の自己炎症性疾患である**化膿性無菌性関節炎・壊疽性膿皮症・アクネ（PAPA）症候群** pyogenic arthritis, pyoderma gangrenosum, and acne を起こす．PAPA 症候群は常染色体優性型の遺伝形式を示す．本疾患でみられる PSTPIP1 遺伝子変異はピリンの PSTPIP1 への結合を亢進するので，それによりピリンが束縛されるために正常な炎症制御機構が破綻すると考えられている．

周期性発熱を伴う自己炎症性疾患である**マックル・ウェルズ症候群** Muckle–Wells syndrome と**家族性寒冷自己炎症性症候群** familial cold autoinflammatory syndrome（**FCAS**）は異常な炎症刺激と関係している．なぜなら，これらの疾患は，感染で惹起される細胞傷害や細胞ストレスを感知するインフラマソームの構成分子である NLRP3（3–9 項参照）の変異が原因で起こるからである．その変異により，細胞傷害/ストレスなどの刺激と関係なしに NLRP3 が活性化してしまい，炎症性サイトカインの産生が制御できなくなる．これらの疾患は常染色体優性遺伝であり，蕁麻疹様皮疹や関節痛，結膜炎とともに周期性の発熱を呈する．FCAS の場合は，寒さに曝露することがきっかけで周期性発熱が起こる．**慢性乳児神経皮膚関節症候群** chronic infantile neurologic cutaneous and articular syndrome（**CINCA 症候群**）の原因も NLRP3 遺伝子の変異である．CINCA 症候群では，主に関節症状や神経学的および皮膚科的な症状がみられるが，短期間の周期性発熱を繰り返すこともしばしばである．ピリンと NLRP3 の発現は，両者ともに，病原体から生体を直接防御する間質上皮細胞や白血球に主に認められる．ピリンやその関連分子の機能を変化させる刺激には，炎症性サイトカイン刺激や細胞内ストレス性変化による刺激などがある．実際に，マックル・ウェルズ症候群は，IL–1 レセプターアンタゴニストであるアナキンラに劇的に反応する．

13–17　遺伝的欠損の治療には造血幹細胞移植や遺伝子治療が有効である

SCID などの免疫不全を引き起こすリンパ球分化障害は，造血幹細胞 hematopoietic stem cell（HSC）移植（15–36 項参照）によって欠陥のある細胞を入れ替えることにより，ほとんどの場合は治療可能である．この治療の主な問題点はヒト白血球抗原 human leukocyte antigen（HLA）の多型である．治療が有効であるためには骨髄ドナーとレシピエントの間で，いくつかの HLA が一致しなければならない．8–21 項で学ん

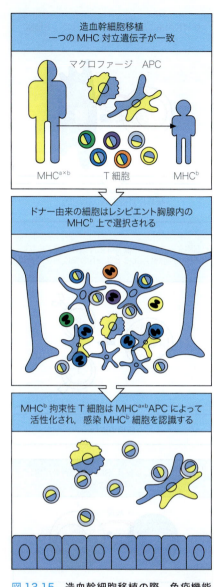

図 13.15 造血幹細胞移植の際，免疫機能を修復するためにドナーとレシピエントは少なくともいくつかの MHC 型が一致しなくてはならない

遺伝的に異なるドナーからの造血幹細胞移植ではドナーとレシピエントでいくつかの MHC が一致している．一致する MHC の型を b として，図では青色で示す．また一致しないドナー造血幹細胞の MHC の型を a として，図では黄色で示す．ドナー骨髄由来のリンパ球は胸腺上皮細胞の MHC^b によって正の選択を受け，レシピエントの胸腺上皮細胞や，皮質−髄質境界でのドナー骨髄由来樹状細胞と残存するレシピエントの樹状細胞との両者との遭遇により負の選択を受ける．負の選択を受けた細胞はアポトーシス細胞としてみられる．末梢のドナー由来抗原提示細胞は MHC^b 分子を認識する T 細胞を活性化する．活性化した T 細胞は MHC^b 分子をもつレシピエントの感染細胞を認識する．

だように，胸腺上皮に発現するHLAがT細胞の正の選択を決定する．正常な胸腺ストローマ組織をもつ個体に免疫機能を回復させるために造血幹細胞が利用されるときには，T細胞と抗原提示細胞の両方が移植された造血幹細胞由来となる．したがって，造血幹細胞ドナーとレシピエントの間でいくつかのHLA遺伝子が一致しなければ，ドナー由来の抗原提示細胞はレシピエント胸腺上皮によって選択されたT細胞を活性化することができない（図13.15）．また，ドナーの末梢血や骨髄から得られた造血幹細胞に混在している成熟T細胞が，レシピエント細胞を外来抗原と認識して攻撃する危険性が存在する．この機序で起こるのが**移植片対宿主病** graft-versus-host disease（**GVHD**）である（図13.16，上図）．これはドナーの移植片から成熟T細胞を除去することによって克服できる．T細胞やNK細胞が存在しないSCIDは別であるが，それ以外の免疫不全疾患の場合，通常，移植の前に骨髄破壊的処置（典型的には細胞毒性薬物を使用する骨髄の破壊）を行う．この処置により，移植された造血幹細胞が生着するためのスペースが生み出され，かつ**宿主対移植片病** host-versus-graft disease（**HVGD**）の発症リスクを大幅に減らすことができる（図13.16，下図）．骨髄破壊前処置の程度は免疫不全の性質によって異なる．移植後に患者細胞が残存しても問題が起こらない疾患の場合には，ドナー造血幹細胞の一部だけが生着すれば治療は十分であり，通常の骨髄破壊前処置で治療可能である．しかし，患者の血液細胞の完全な排除とドナー細胞の完全な生着を必要とするXLPのような疾患では，強力な骨髄破壊的化学療法が必要な場合がある．

原発性免疫不全症の原因となる欠損遺伝子が多く同定されているので，別の治療アプローチとして**体細胞遺伝子治療** somatic gene therapyが存在する．この方法は，患者の骨髄または末梢血から造血幹細胞を単離し，ウイルスベクターで該当遺伝子の正常コピーを導入し，遺伝子を導入した幹細胞を患者へ移植するというものである．当初，レトロウイルスベクターが遺伝子治療臨床試験に使用されたが，一部の患者で重篤な合併症を発症したために中止された．この治療によってXSCID，CGDおよびWASで十分な治療効果が得られたが，一部の患者において，がん遺伝子内にレトロウイルスが挿入されたことにより白血病が発症した．レトロウイルスで細胞に運び込む遺伝子が挿入されるゲノム部位をコントロールできないので，それゆえ，隣接する遺伝子をトランス活性化するかもしれない強力なプロモーターをもつウイルスベクターの使用は問題を抱えている．最近では，この合併症を回避する手段として，自己不活性型レトロウイルスベクターおよびレンチウイルスベクターの使用が期待されている．また，患者自身の体細胞から**人工多能性幹細胞** induced pluripotent stem cell（**iPS細胞**）を生成する技術が開発された．一連の転写因子を強制発現させることにより，体細胞を再プログラムして，造血幹細胞も生み出すことができる多能性前駆細胞にすることができる．このアプローチにより，欠損遺伝子部分のみを標的として患者由来の幹細胞の遺伝子を体外で「修復」し，患者に移植できる見通しであるが，まだその手法は確立されていない．自己複製幹細胞への補正遺伝子の導入のためのよりよい手法が特定されるまで，同種異系造血幹細胞移植は，多くの原発性免疫不全症の治療の主流のままであろう．

13–18 非遺伝的，二次的な免疫不全は感染症と感染症死の大きな原因である

原発性免疫不全症によって，免疫系における個々の蛋白質の生物学的役割の多くを学んだが，幸い，このような疾患はまれである．対照的に，二次的な免疫不全は比較的ありふれている．栄養失調は世界中の多くの人々の命を奪うが，その主な特徴は二次性免疫不全症である．栄養失調は特に細胞性免疫を障害するので，飢餓状態ではしばしば感染症によって死亡する．麻疹はそれ自身で免疫抑制を引き起こすので，栄養失調の子供たちでは，無視できない死亡原因の一つである．先進国でも麻疹は歓迎されざる疾患で

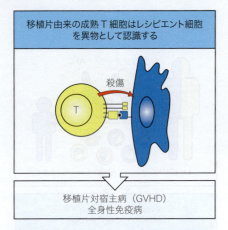
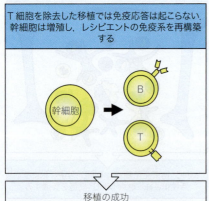
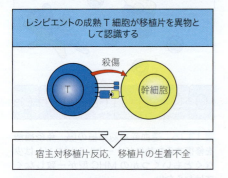

図13.16 骨髄移植はリンパ球分化不全を原因とする免疫不全症の治療に用いられるが，二つの問題点を抱えている

第一は，もし移植骨髄に成熟T細胞が混在すると，それらの細胞はMHC抗原を認識することによってレシピエント細胞を攻撃し，移植片対宿主病（上図）を惹起する．これはドナー骨髄中のT細胞を除去することによって防ぐことができる（中央図）．第二は，もしレシピエントが免疫能を有するT細胞をもっていると，それらの細胞は骨髄幹細胞を拒絶することがあり，生着不全の原因となる（下図）（第15章参照）．

あるが，大きな合併症はまれである．対照的に，栄養失調状態では麻疹は高い致死率を示す．結核も栄養失調状態では重大な感染症である．マウスでは，蛋白質欠乏が抗原提示細胞機能を障害することによって免疫不全を惹起するが，ヒトでは栄養失調がいかにして免疫応答を特異的に障害するのかは明らかではない．内分泌系と免疫系との密接な関連性は，その質問に対する解答の一部を与えるかもしれない．脂肪細胞はレプチンというホルモンを産生するが，その産生レベルは体内脂肪量と直接相関し，飢餓状態ではレプチン量が著減する．レプチン遺伝子が欠損するマウスとヒトではT細胞免疫応答が抑制され，マウスでは胸腺萎縮もみられる．飢餓マウスやレプチン欠損マウスのこのような免疫異常はレプチン投与によって回復させることができる．

　二次的な免疫不全状態は，白血病やリンパ腫のような造血系腫瘍でも引き起こされる．白血病などの骨髄増殖性疾患では，好中球が極端に減少したり，成熟好中球がもつ機能をもたない未熟な好中球が異常に増加したりするが，いずれの場合も細菌感染や真菌感染に対して易感受性となる．リンパ腫細胞や転移性がん細胞の末梢リンパ組織への浸潤と破壊により日和見感染が起こりやすくなることがある．

　先天性無脾症候群（まれな先天的な脾臓の欠損症）や脾臓の外科的摘出あるいはある種の疾患による脾臓機能の破壊は，一生を通じて重篤な肺炎レンサ球菌感染症に罹患しやすくなる．この事実は，脾臓中の単核貪食細胞が肺炎レンサ球菌を血液から排除するのに重要な役割をもつことを意味する．脾臓機能を失った患者は，肺炎レンサ球菌感染症に対して予防接種を受けるべきであり，一生涯の抗菌薬予防投与が推奨されることが多い．

　二次性免疫不全症はなんらかの治療の合併症としても起こりうる．がん治療で使用される細胞傷害性薬剤の主な合併症は免疫抑制であり，それにより易感染性が増大する．これらの薬剤の多くは骨髄系やリンパ球系の通常の細胞を含めて，すべての分裂細胞を死滅させる．それゆえ，感染症が細胞毒性薬剤の重大な副作用の一つとなる．腎臓移植または心臓移植などで拒絶反応予防のために行う免疫抑制治療もまた，感染および悪性腫瘍のリスクを増加させる．自己免疫疾患の治療薬として，最近，生物学的製剤が導入されているが，その免疫抑制効果のために感染のリスクが増大している．例えば，関節リウマチなどの自己免疫疾患患者へのTNF-α阻害薬の投与は，それほど頻度は高くないが感染合併症を増加させる．

まとめ

　遺伝子の異常は，免疫応答系にかかわるほぼすべての分子について生じる可能性がある．これらの異常は特徴的な疾患を引き起こす．疾患そのものはまれではあるが，ヒト免疫系の正常発生や正常機能に関する多くの情報を提供してくれる．先天的な免疫不全症によって，液性免疫におけるB細胞と細胞性免疫におけるT細胞の別個の役割や液性免疫および自然免疫における貪食細胞と補体の重要性が理解され，適応免疫における細胞表面分子やシグナル伝達分子の特異的な機能が次々と判明するなど，たくさんの知見がもたらされた．これらの疾患にはまだ原因がわからないものがたくさんある．今後も，これらの疾患を研究することによって，正常な免疫応答やその調節機構に関してさらに多くのことが学べることは間違いない．後天的な免疫不全，すなわち二次性免疫不全症は原発性免疫不全症よりもはるかに頻度が高い．次節では，侵入に成功した病原体が免疫系を回避または破壊する一般的な機序を簡単に考察し，その後，ヒト免疫不全ウイルス（HIV）という一つの病原体による免疫系の極端な破壊によって，HIV感染者で発症するエイズ（AIDS）と呼ばれる全世界的な流行感染症がどのようにして生み出されるのかを考えよう．

免疫防御機構からの回避とその破壊

　前節では，免疫経路の特異的欠陥が存在することで，健全な免疫系によって通常駆逐されるはずの微生物によってどのように感染症が起こるのかを学んだ．「日和見感染」の原因となる微生物は環境中に遍在して豊富であるため，原発性免疫不全症の臨床症状のほとんどは罹患する日和見感染によって決まる．免疫が正常である健常人に感染し真に病原性を生じる微生物はそれほど多くはない．病原体とは，感染した宿主内で複製し新しい宿主に伝播するのに十分な時間を稼げる程度に，自然免疫系や適応免疫系による排除を回避できる微生物のことである．それらの微生物の中には，急性感染を成立し，迅速に複製し，免疫応答が成功する前に新しい宿主をみつける病原体が存在する一方で，慢性感染を引き起こし，免疫防御による排除を避けながら宿主に長期間留まる病原体が存在する．感染した病原体は，これらの目的を達成するためにさまざまな戦略を使用しており，何百万年もの宿主との共進化により，免疫系による発見と破壊を避けるための多様な戦略を発達させてきた．病原体の用いる抗免疫戦略は，免疫系自体と同様，高度に洗練されている．その病原体の戦略は，宿主防御を確実にするために進化した脊椎動物の多様な戦略を打ち破るものでなければならない．

　ウイルス，細菌，原生動物（単細胞）および後生動物（多細胞）の寄生生物は，すべて病原体になりうる．真菌と蠕虫（後生動物の寄生生物）は，それぞれ，一般的な皮膚感染症と腸内感染症を起こすが，健常人に生命を脅かす感染症を引き起こすことはほとんどなく，この場ではこれ以上は述べない．対照的に，限られた数ではあるが，ウイルス，細菌および原虫は感染症と死亡を起こすことがある．HIV，結核菌および熱帯熱マラリア原虫によってそれぞれ引き起こされるエイズ，結核およびマラリアは，人類の脅威となる三大感染症である．これらの病原体に世界中で1億人以上が感染し毎年100〜200万人が死亡する．宿主内での生存と増殖のための戦略は病原体によって異なるが，病原体を妨害するために用いられる自然免疫および適応免疫機構の多くは同一である．ここでは，さまざまな種類の病原体の生存の仕方や，病原体によって惹起される主要な免疫応答，および免疫系を回避・破壊するための病原体の戦略について検討する．

13-19　細胞外寄生細菌は，パターン認識レセプターによる発見を逃れ，抗体，補体および抗菌ペプチドによる破壊を回避するためにさまざまな戦略を進化させた

　細胞外寄生細菌は，その細菌が定着する防御組織（バリア上皮）の表面（例えば，消化管や呼吸器官）であろうと，バリア上皮を横切って侵入した組織空間や血液であろうと，宿主細胞の外側で複製を行う．グラム陰性細菌および陽性細菌の両者ともに病原性があり，11-10項で述べたように，これらの細菌は一般的に3型応答を惹起する．3型免疫は，バリア上皮細胞およびこれらの微生物をバリア上皮から除去し侵襲を阻止する免疫細胞の働きによって，好中球応答，オプソニン化抗体や補体結合抗体の産生および抗微生物ペプチドの産生などが組織的に結集された免疫応答である．グラム陰性および陽性細菌が発現するMAMPは，同一ではないが，免疫細胞を活性化する類似した特性を共有している．グラム陰性細菌は外膜にTLR-4の強力な活性化因子であるLPSを含有し，一方，グラム陽性細菌の細胞壁にはTLR-2およびNOD1，NOD2を活性化するペプチドグリカンが含まれる．これらの病原体の免疫回避の戦略の一つは，表面MAMPを遮蔽することによって，免疫細胞上のパターン認識レセプターによる発見を回避することである（図13.17）．グラム陰性細菌の中には，LPSのコアであるリピドAがTLR-4へ結合できないようにリピドAを糖鎖などで修飾するものもある．実際に，

細菌の中には，TLR-4のアゴニストではなくアンタゴニストとして作用するリピドAの変異体を産生するものも存在する．また，グラム陽性細菌の中には，NODによるペプチドグリカン認識を変調したり，ペプチドグリカンを分解する加水分解酵素を産生する機構を進化させたものもある．

細菌の戦略	特異的な機構	結果	細菌例
細胞外寄生細菌			
MAMPの遮蔽または阻害	莢膜多糖体	リポ多糖の検出阻害	肺炎レンサ球菌
	リピドAの低アシル化	TLR-4の拮抗作用	ポルフィロモナス・ジンジバリス
	自己蛋白質（フィブリンなど）による細菌の被覆	ペプチドグリカンの検出阻害	黄色ブドウ球菌
抗原変異	発現した線毛の変異	細菌付着を阻止する抗体の無効化	淋菌，大腸菌
オプソニン化の抑制	補体分解因子の分泌	補体成分の切断	髄膜炎菌，緑膿菌，黄色ブドウ球菌
	莢膜多糖体	補体の定着阻害	肺炎レンサ球菌，インフルエンザ菌，肺炎桿菌
	Fc結合表面分子の発現（プロテインAなど）	貪食細胞のFcレセプターへの抗体の結合の阻害	黄色ブドウ球菌
活性酸素種（ROS）の阻害	カタラーゼおよび活性酸素分解酵素の分泌	NADPHやミエロペルオキシダーゼ（MPO）によって産生されるROSの中和	黄色ブドウ球菌，ウシ流産菌
抗微生物ペプチド（AMP）への抵抗性	AMP分解ペプチダーゼの分泌	AMPの切断	大腸菌
	細胞膜リン脂質の変質	細胞膜に対するAMPの結合や機能的挿入の阻止	黄色ブドウ球菌
細胞内寄生細菌			
抗原変異	発現した線毛の変異	細菌付着を阻止する抗体の無効化	サルモネラ属菌
MAMPの認識やシグナルの抑制	ペプチドグリカン加水分解酵素の生産	ペプチドグリカンのNODによる検出阻害	リステリア・モノサイトゲネス
	細胞内の毒素分泌	NFκBやMAPキナーゼのシグナル経路の阻害	ペスト菌
抗微生物ペプチドに対する耐性	AMP分解ペプチダーゼの分泌	AMPの切断	ペスト菌
	細胞膜リン脂質の変質	細胞膜に対するAMPの結合や機能的挿入の阻止	サルモネラ属菌
ファゴソームとライソソームとの融合の阻害	細菌細胞壁成分の放出	ファゴライソソーム融合の阻害	結核菌，らい菌，レジオネラ
ファゴライソソーム内での生存	ミコール酸などの脂肪を含む疎水性の細胞壁	ライソソーム酵素への抵抗性	結核菌，らい菌
ファゴソームからの逃避	溶血素の産生（例えばリステリオリシンD）	ファゴソームの溶解：細胞質への逃避	リステリア・モノサイトゲネス，赤痢菌属

図13.17　細菌による宿主免疫系の破壊機構

さまざまな細胞外寄生細菌と細胞内寄生細菌が用いる免疫の回避と破壊の例を示す．それぞれの機構を用いる細菌種の例は一番右に記してある（例：肺炎レンサ球菌，ポルフィロモナス・ジンジバリス，緑膿菌，ウシ流産菌，ペスト菌）．

限られてはいるが，グラム陽性細菌の中にはその細胞壁を厚い糖鎖莢膜で覆い隠しているものもある．莢膜は，ペプチドグリカンの認識と補体第二経路の活性化を妨害するだけでなく，細菌表面への抗体と補体の結合を阻害するので，細菌は補体カスケードの膜侵襲複合体による直接的損傷から逃れることができる．また，莢膜は貪食細胞による病原体の排除も阻害する（図 13.17）．細菌性肺炎の主な原因である肺炎レンサ球菌の場合，糖鎖莢膜は，抗体に認識される表面抗原エピトープの発現を変化させるための**抗原変異** antigen variation の足場としても機能する．90 種以上の肺炎レンサ球菌は，多糖体莢膜の構造の違いによって区別される．異なる抗原型は，血清学的検査によって区別されることから通常，**血清型** serotype として知られている．一つの血清型の肺炎レンサ球菌が感染すると，その型に特異的に免疫応答が起こり，同じ型の再感染は防御される．このように，適応免疫からみると，それぞれの血清型の肺炎レンサ球菌はそれぞれ異なった生物である．結果として，本質的には同じ病原体が同一個体に何回も疾患を起こすことになる（図 13.18）．同様に，細菌の中で DNA 再編成による抗原変異を生じるものもあり，この機構は腸管病原性大腸菌や淋病や髄膜炎を起こすナイセリア菌の感染成立を説明するのに役立つ．線毛は，細菌表面上に発現され宿主細胞表面への付着に使用されるが，抗体が細菌の付着と定着を防ぐための主要な抗原標的である．ナイセリアの線毛をコードする遺伝子座（*pilE*）は，「サイレント」遺伝子座（*pilS*）に保存された *pilin* 遺伝子と部分的に再編成し，絶えず線毛を変化させ細菌表面上に発現する．このように線毛を絶えず変化させることによって，細菌は抗体による免疫排除を回避する．

細胞外寄生細菌が用いる他の抗免疫戦略の中には，補体カスケードの C3 転換酵素を不活性化する機序がある．例えば，抗体の結合を機能的に阻害する Fc 結合蛋白質（例えばプロテイン A）の発現や宿主側の補体阻害因子（例えば H 因子）による細菌表面の修飾などがある．細胞外寄生細菌の中には，抗微生物ペプチド（AMP，例えばディフェンシンやカテリシジン）を破壊する機構をもつものもある．これらの陽イオン性で両親

図 13.18　肺炎レンサ球菌に対する宿主防御は抗原型特異的である

肺炎レンサ球菌の異なった株は，抗原型の異なった莢膜多糖体を有する．細菌が特異的な抗体や補体によってオプソニン化され，貪食細胞で破壊されるまで，莢膜は効果的なファゴサイトーシスを防ぐ働きがある．一つの抗原型に対する抗体は他の抗原型に交叉反応を示さないので，一つの型に対して免疫を有する個体でも他の型の肺炎レンサ球菌感染に対しては感受性を示す．したがって，感染防御のためには，型の異なった肺炎レンサ球菌に感染するたびにそれぞれに対して新たな免疫応答を起こさなければならない．

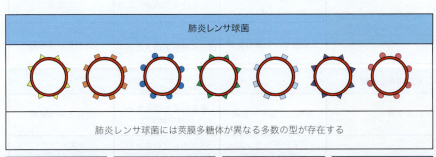

肺炎レンサ球菌

肺炎レンサ球菌には莢膜多糖体が異なる多数の型が存在する

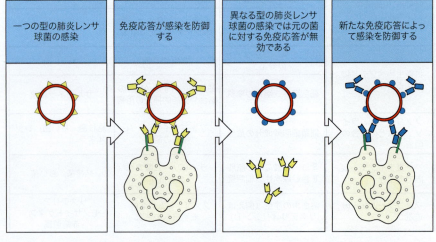

| 一つの型の肺炎レンサ球菌の感染 | 免疫応答が感染を防御する | 異なる型の肺炎レンサ球菌の感染では元の菌に対する免疫応答が無効である | 新たな免疫応答によって感染を防御する |

媒性の小ペプチドは，負に荷電した細胞膜に突き刺さり細菌を溶解する細孔を形成することによって強い抗菌活性を有する．病原体の中には，抗微生物ペプチドの結合を最小限に抑えるように膜組成を変えたり，抗微生物ペプチドを分解するプロテアーゼを産生するものもある．

グラム陰性細菌には細胞外および細胞内寄生細菌の両者が存在するが，そのグラム陰性細菌がもつ特性の一つに，Ⅲ型およびⅣ型分泌システム（それぞれ T3SS および T4SS）と呼ばれる特殊な構造を用いて，免疫を変調する細菌性蛋白質を宿主細胞に直接注入する能力がある（図 13.19）．これらの針状構造体すなわちインジェクティソーム injectisome は細菌表面上に集合しており，細菌蛋白質が標的細胞の細胞質内に直接分泌される導管となる．NFκB や MAP キナーゼといった炎症反応の中心的なシグナル伝達カスケードをブロックする細菌因子は宿主の免疫応答を妨害するのに役立つが，この一連の細菌由来因子はインジェクティソームによって細胞内に注入される．これらの中でも最も注目すべきものは，ペスト菌が産生する Yop (*Yersinia* outer protein) であり，腺ペストの原因因子である．これらの因子（例えば YopH，YopE，YopO および YopT）が貪食細胞に注入されると，ファゴサイトーシスに必須であるアクチン細胞骨格が破壊される．グラム陰性細菌の免疫回避における T3SS や T4SS の重要な役割は，これらの成分を欠くと，変異細菌が病原性を失うことからもわかる．

13-20 細胞内寄生細菌は貪食細胞内で避難場所を探し，免疫系から逃れる

補体や抗体などの主要な細胞外寄生細菌に対するエフェクター分子を避けるために，マクロファージ内で生存できる特別な機序を進化させた細菌もおり，宿主で播種するための乗り物として貪食細胞を最初の宿主細胞とする．このトロイの木馬戦術には，ファゴソームとライソソームの融合阻害，ファゴソームから細胞質への逃避，ファゴライソソームでの殺菌機序に対抗する機序の三つの方法がある．例えば，結核菌はマクロファージに捕食されるが，ファゴソームとライソソームとの融合を阻害し，ライソソーム成分による殺菌作用から自分自身を守る．また別の微生物，例えばリステリア・モノサイトゲネスはマクロファージの中でファゴソームから細胞質へ逃れ，そこで増殖し，さらに組織の中で細胞外環境に曝されることなく隣接細胞へと伝播する．これは宿主の細胞骨格蛋白質であるアクチンを乗っ取り，アクチンを集めて細菌後部にフィラメントを形成させることによる．このアクチンフィラメントが細菌を空胞の突起へと押し出し，隣接細胞へ移動させる．そして，その空胞はリステリアによって破壊され，菌体を隣接細胞の細胞質へ放出する．さらに，リステリア自身が細菌を含む空胞を感染細胞表面に突出させることが報告されている．これらの泡状の突起は外膜小葉上のホスファチジルセリンをむき出しにする．ホスファチジルセリンは通常は内膜小葉に限局されており，外膜小葉上に曝露されるとアポトーシスした処理すべき細胞として貪食細胞に認識され取り込まれる．このようにして，リステリアは貪食細胞に貪食されることで直接に貪食細胞内へ入り込み，それにより抗体の攻撃を避けている．

サルモネラは細胞に取り込まれた後に，サルモネラを含む小胞の組成を変化させるためにⅢ型分泌システム（図 13.9）を利用し *SifA* などの作用因子を宿主の細胞質や細胞膜に分泌し，駆除されるのを避ける．驚くことに，サルモネラは宿主マクロファージのアポトーシスを遅らせる因子を注入することもあり，その結果，細菌を含む小胞が新しい宿主細胞に伝達されるまで貪食細胞の寿命が延長される．細胞内寄生細菌の他の免疫回避作用として，活性酸素種を阻害する機構や貪食細胞によりファゴライソソームへ運び込まれる抗微生物ペプチドを阻害する機構が存在する．

細胞内で生息することの交換条件として，細胞内寄生細菌はこれらの病原体を標的と

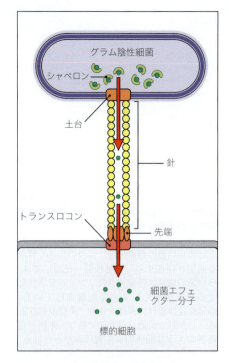

図 13.19 病原性細菌は，宿主細胞にエフェクター分子を注入するための特殊な分泌システムを使用する

多くの病原性グラム陰性細菌は宿主の防御を侵害し感染を確立するために毒性蛋白質を標的細胞に注入するが，その際に複雑な針状の蛋白質集合体（Ⅲ型またはⅣ型分泌システム，すなわちインジェクティソーム）を用いる．これらの「微細注射器」は 20 以上の蛋白質の集合からなり，2 層の細胞膜に広がる土台と土台に固定されている針から構成され，反復する α ヘリックスサブユニットの重合によって形成される．先端の複合体は，主細胞膜を突き破り細菌エフェクター蛋白質を宿主細胞へ注入するための装置，トランスロコンのためのドッキング構造として働く．

した免疫エフェクターすなわち NK 細胞と T 細胞を活性化してしまうリスクを生じる．11-5 項で述べたように，1 型応答の主な機能は NK 細胞と T_H1 細胞の活性化で，IFN-γ の分泌と CD40L の発現による細胞内殺菌の強化のための貪食細胞の活性化である．また，リステリアのようにファゴソームからの逃避機構を進化させてきた細胞内病原体は細胞質ペプチドを生成して，MHC クラス I 抗原提示経路を活性化させ，宿主細胞を破壊標的とした細胞傷害性 T 細胞応答を誘導してしまう．ハンセン病では，らい菌の皮膚や末梢神経への感染により病気が起こり，効果的な宿主防御には NK 細胞や T_H1

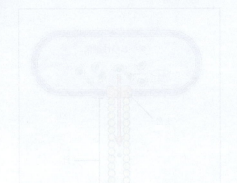

図 13.20　らい菌に対する T 細胞とマクロファージの免疫応答は，ハンセン病の二大病型において著しく異なる

写真で暗赤色の小さな点として染色されているらい菌の感染には，二つの大きく異なる病型が存在する．類結核型（左図）では，らい菌の増殖は感染マクロファージを活性化する T_H1 様細胞によって制御されている．類結核型病変は肉芽腫を含み，炎症反応がある．しかし，炎症は局所的であり，末梢神経傷害のような局所的な影響のみがみられる．らい腫型（右図）では感染が広範に播種し，らい菌はマクロファージの中で制御されずに増殖する．疾患後期には末梢神経系や結合組織に大きな傷害がみられる．これら二大病型の間にはいくつかの中間病型が存在する（図示していない）．写真下に示すように，らい腫型と類結核型のそれぞれ 4 名の患者の病巣から得られた RNA のノーザンブロット解析から，これら二大病型間のサイトカイン発現様式に著しい違いがあることがわかる．T_H2 サイトカイン（IL-4，IL-5，IL-10）はらい腫型で優勢であるが，T_H1 サイトカイン[IL-2，IFN-γ，TNF-β（リンホトキシン）]は類結核型で優勢である．ゆえに，T_H1 様細胞は類結核型において，また T_H2 様細胞はらい腫型においてより多く存在すると考えられる．IFN-γ はマクロファージを活性化し，らい菌に対する殺菌作用を促進するが，他方，IL-4 はマクロファージの活性化を抑制すると考えられている．

（写真は G. Kaplan の，サイトカイン発現型は R.L. Modlin の厚意による）

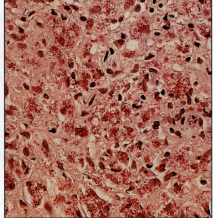

らい菌の感染はハンセン病の異なる臨床像を生む	
両極の病型，類結核型とらい腫型が存在するが，いくつかの中間病型も存在する	
類結核型ハンセン病	らい腫型ハンセン病
低レベルあるいは非検出レベルのらい菌の存在	マクロファージ内で活発に増殖するらい菌の存在
低感染性	高感染性
肉芽腫と限局性炎症，末梢神経傷害	播種性感染，骨と軟骨の傷害とびまん性の神経組織傷害
血清免疫グロブリン濃度正常	高 γ グロブリン血症
正常 T 細胞応答性，らい菌抗原に対する特異的応答	低あるいは無 T 細胞応答性，らい菌抗原に対する無応答

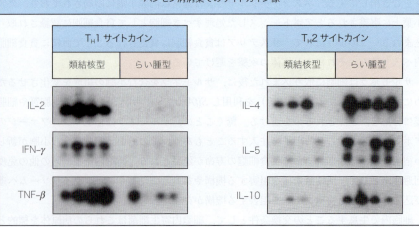

ハンセン病病巣でのサイトカイン像

細胞によるマクロファージの活性化が必要である（図13.20）．

結核菌と同様に，らい菌はマクロファージ小胞で生存，増殖する．通常は，1型応答によって抑制されるが排除までにはいたらない．1型応答を起こした患者では，生菌がほとんど検出できなくなり，抗体の産生もほとんどない．マクロファージの活性化による炎症反応で皮膚や末梢神経がダメージを受けるが，病気の進行は緩やかで患者が亡くなることはない．結核との共通点から，このタイプの病型は類結核型と呼ばれる．対照的に，らい菌に対する1型応答が不十分で，代わりに効果的でない2型応答が起こるタイプは，らい腫型と呼ばれる．らい腫型では，無治療の場合，マクロファージ内での細菌の盛んな増殖と最終的に致命的になる全般的組織破壊が起こる．らい腫型の患者では，高い細菌負荷によって，高いレベルでの抗細菌抗体が産生されているが，抗体は細胞内の細菌にまで届かないため感染制御には無効である．

13-21　原虫による免疫回避も生じる

最も一般的な寄生原虫であるマラリア原虫やトリパノソーマなどは複雑な生活環をもつ．その一部はヒトの中で，一部は媒介節足動物（例えば蚊，ハエ，ダニ）などの中間宿主の中で起こる．これらの生物の中間宿主による感染経路は，噛まれたり，吸血されたりすることで直接血液に原虫が送り込まれ，通常の感染バリアが回避される珍しい経路である．そのため，バリア機能と関係する多くの自然免疫防御が，完全に回避されてしまう．最も成功している原虫は，複雑で多様な免疫回避戦略を発達させており，抗体および細胞性の適応免疫応答が惹起されるにもかかわらず「かくれんぼ」慢性感染症を成立させる．この疾患では，周期的な症状発現が特徴的である．

前述したいくつかの細菌性病原体と同様に（13-19項），トリパノソーマ症や睡眠病の原因であるトリパノソーマ・ブルセイは，感染したヒトで惹起される抗体反応を回避するために，抗原変異能力を著しく進化させている．トリパノソーマは変異型特異的糖蛋白質 variant-specific glycoprotein（VSG）という単一の糖蛋白質の外被を有しており，VSGはこの原虫のほとんどを素早く駆逐する有効な抗体免疫応答を惹起する．しかし，トリパノソーマのゲノムは約1,000個のVSG遺伝子を含み，それぞれが異なる抗原特異性をもつ蛋白質をコードしている．VSG遺伝子は，寄生虫ゲノムの活性発現部位に配置されることで発現する．VSG遺伝子は一度に一つしか発現しないが，遺伝子再編成により新しいVSG遺伝子を発現部位に配置することができる（図13.21）．したがって，効果的な宿主抗体反応の選択的圧力下では，異なったVSGを発現している少数のトリパノソーマが排除を免れ，増殖して再発をもたらす（図13.21，下図）．そうすると，新しいVSGに対する抗体が作られ，この繰り返し，すなわち活動期と静止期の循環が起こる．抗原排除の慢性的なサイクルは免疫複合体による組織損傷や炎症をもたらし，次第に神経学的損傷，最終的には睡眠病の名のとおり，昏睡に陥る．免疫回避のサイクルはトリパノソーマ感染を免疫系が排除することをとても難しくしており，アフリカで

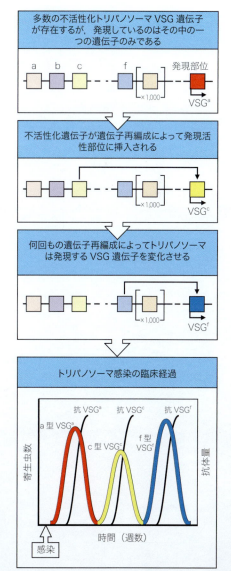

図13.21　トリパノソーマは抗原変異によって免疫監視機構から逃れる
トリパノソーマ表面は変異型特異的糖蛋白質（VSG）で覆われている．個々のトリパノソーマは約1,000種類の異なったVSG遺伝子を有しているが，染色体の一方の端にあるテロメア内の特異的な発現部位の遺伝子のみが活性化される．発現するVSG遺伝子を変換させるいくつかの機序が知られているが，通常の機序は遺伝子再編成である．テロメアに存在しない不活性VSG遺伝子が複製され，それがテロメアの発現部位に変換し，そこで活性化される．初感染時には，トリパノソーマが最初に発現するVSGに対して抗体が産生される．しかし，少数のトリパノソーマでは自然にVSG遺伝子が新しい型に切り換わる．最初のトリパノソーマは宿主の抗体によって排除されるが，新型トリパノソーマは排除されない．新型トリパノソーマが増殖すると，また同様の事象が繰り返される．

はトリパノソーマ症は大きな健康問題となっている．

マラリア原虫によるマラリアも深刻な疾患で，世界中に蔓延している．トリパノソーマ・ブルセイのように，マラリア原虫は免疫システムによる排除を回避するために，抗原を変化させる．加えて，マラリア原虫はヒトの中で，生活環の時期ごとに異なった宿主細胞で過ごす．初感染は，感染した蚊の咬傷による伝播で，肝細胞を標的としたスポロゾイト形態によるものである．ここで，マラリア原虫は急速に複製しメロゾイトとなり，感染した肝細胞を破裂させることで肝細胞から抜け出し血液中の赤血球へと伝播する．このように，免疫系がこの原虫を肝臓から排除しようとすると，寄生虫は変化し第二の宿主細胞である赤血球に逃げる．赤血球はMHCクラスI分子を欠く唯一の細胞であり，感染赤血球内のメロゾイトによって産生された抗原は$CD8^+$T細胞による検出を免れ，感染細胞の細胞傷害性破壊を防ぐ．これは，細胞性免疫を回避する最もエレガントな適応の一つである．

寄生原虫もまた免疫破壊を行う．リーシュマニア原虫は，サシチョウバエの咬傷によってヒトの真皮組織に伝達され，組織マクロファージ内で複製する偏性細胞内寄生虫である．ファゴソーム内に存在する他の細胞内寄生病原体にあてはまるように，リーシュマニアの根絶は1型応答に依存する．リーシュマニアは，機序は不明であるが，宿主マクロファージのIL-12の産生を特異的に阻害し，それによってNK細胞のIFN-γの産生を阻害し，T_H1細胞の分化および機能を障害する．さらに，リーシュマニアは，感染排除を抑制するIL-10産生性のT_{reg}細胞を積極的に誘導することが示されている．

13-22　RNAウイルスは適応免疫系に一歩先んじた抗原変異機序をもつ

ウイルスは最も単純かつ多様性のある病原体である．ウイルスは生きた細胞の中でのみ複製でき，宿主の細胞機構に依存して複製，増殖できる．偏性細胞内寄生病原体として，ウイルス固有の物質を感知する細胞内PRRを活性化し，自然免疫系のNK細胞と適応免疫系の$CD8^+$T細胞による細胞溶解性免疫応答を引き起こす．ウイルスはまた，I型インターフェロン応答を誘導し，その応答は感染細胞および非感染細胞の両方においてウイルス複製を抑制する細胞内機構を活性化する．多くの細胞がI型インターフェロンを産生するが，形質細胞様樹状細胞は，ウイルス感染の初期において高レベルのI型インターフェロンを産生することに特化された自然免疫系のウイルス感知細胞であり，適応免疫が成熟する前の初期のウイルス宿主防御においてNK細胞とともに中心的役割を果たす．そして，ウイルスからの宿主防御にはすべての適応免疫応答が関与する．すなわち，T_H1細胞が産生され，そのT_H1細胞は，オプソニン化や補体結合に関与するウイルス特異的抗体の産生を促し，抗体は非感染細胞へのウイルス侵入を防ぎエンベロープをもつウイルスを破壊する補体の活性化を誘導する．また，細胞傷害性$CD8^+$T細胞が産生され，ウイルス感染細胞の破壊とIFN-γの産生が起こる．

ウイルスが免疫防御を打ち破るために用いる戦術は，病原体自体の多様性と同じくらい多様である．しかし，ウイルスゲノムの型に関連する一般的な戦術もある．RNAウイルスは，DNAポリメラーゼのような校正能力をもっていないRNAポリメラーゼを用いてゲノム複製をしなければならない．したがって，RNAウイルスは，DNAウイルスよりもはるかに変異が起こりやすく，そのために，大きなゲノムはサポートできない．しかし，免疫回避機序として，適応免疫に標的とされる抗原エピトープを急速に変化させるチャンスも与えられる．さらに，RNAウイルスには，分節に分割されたゲノムをもつものがあり，分節ゲノムはウイルス複製時の遺伝子再集合に用いられる．これらの機序はどちらもインフルエンザウイルスなど，急性感染やいくつかの主要な大流行の原因となる季節性ウイルス病原体にみられる．インフルエンザの世界的流行が起こったと

きは，ほとんどの場合，単一のウイルス型が原因である．この型のウイルスに対し徐々に免疫が獲得されるが，その免疫とは，インフルエンザウイルスの主要表面蛋白質である赤血球凝集素に対する中和抗体の産生である．ウイルスは免疫を獲得した個体から急速に排除されるため，もしもどちらの変異機序も使えず，抗原型を変えることができなければ，感染できる宿主がいなくなるであろう（図 13.22）．

RNA ポリメラーゼの性質を利用するタイプの最初に述べた戦術は，**抗原ドリフト** antigenic drift と呼ばれ，赤血球凝集素とノイラミニダーゼという主要なウイルス表面糖蛋白質をコードする二つの遺伝子に点突然変異が起こることによる．人々がもつ既存の抗体による中和を逃れることができる変異ウイルスが 2〜3 年ごとに現れる．変異には，T 細胞，特に細胞傷害性 CD8$^+$T 細胞に認識される抗原エピトープを変化させるものもあり，その結果，変異ウイルス感染細胞は破壊を免れる．それゆえ，過去のウイルスへの免疫をもつ個体でも新しい変異型に感染する．しかし，そのウイルス蛋白質の変化が比較的軽微なので，いままでの型への抗体やメモリー T 細胞が交叉反応を示すことがあり，多くの個体がある程度のレベルで免疫をもつ．したがって，抗原ドリフトによる流行は一般に穏やかである．

分節 RNA ゲノムの遺伝子再集合によるインフルエンザウイルスの抗原変異は**抗原シフト** antigenic shift として知られ，ウイルスが発現する赤血球凝集素に大きな変異をもたらす．抗原シフトによる変異は，従来の型への抗体や T 細胞にほとんど，ときにはまったく認識されないために，しばしば高い死亡率を伴う重症感染症の世界的な大流行を引き起こす．抗原シフトは同一の動物宿主内でヒトウイルスと動物ウイルスの RNA 遺伝子分節が交換されることで起こり，その結果，動物ウイルスの赤血球凝集素遺伝子がヒ

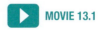

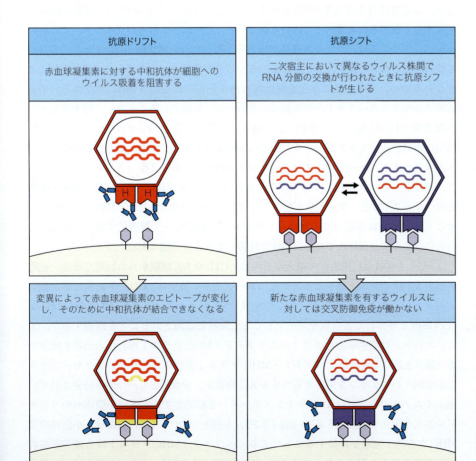

図 13.22　2 種類の変異様式によって A 型インフルエンザウイルスの反復感染が起こる

防御免疫を司る中和抗体は，ウイルスの細胞への吸着と侵入にかかわるウイルス表面の赤血球凝集素蛋白質（H）に作用する．抗原ドリフト（左図）は，赤血球凝集素上の防御抗体結合部位に変化を与えるような点突然変異に起因する．新たなウイルスは変異前のウイルス株に対して免疫を有する宿主においても増殖することができる．しかし，T 細胞や抗体の中には変異しなかった他のエピトープを認識するものがあるので，新たな変異株の感染はウイルス感染既往者では軽症に留まる．抗原シフト（右図）は，おそらくトリやブタを宿主として，2 種類の異なるインフルエンザウイルスの間でウイルス RNA 分節の交換によって生じるまれな変異である．抗原シフトによって生じたウイルスは赤血球凝集素が大きく変化しているので，変異前に作られた T 細胞や抗体では防御できない．このような抗原シフト変異株は広く流行する重症感染症を惹起し，10〜50 年ごとにみられるインフルエンザ大流行の原因になる．個々のウイルス遺伝子は 8 本の RNA 分子からなるが，単純化のために 3 本のみを示す．

トウイルス中の赤血球凝集素遺伝子と入れ替わることになる．(図13.22)．

RNAウイルスであるC型肝炎ウイルス（HCV）は，肝臓での急性感染と慢性感染の両方を引き起こす．血液感染が原因の慢性感染症としてはアメリカで最も頻度が高く，肝硬変の原因となる．インフルエンザウイルスと同様に，HCVは免疫エピトープの高い変異能をもち，免疫による排除を回避できる．HCV表面のE2糖蛋白質は肝細胞上のCD81と結合することで，ウイルスの肝細胞への結合に重要であるが，インフルエンザウイルスと違うのはE2糖蛋白質に対する有効な中和抗体の産生が困難なことである．その理由は，E2のCD81との結合部位が高度に糖鎖修飾を受け抗原性が低いことと，E2遺伝子自身が高い頻度で変異するためである．T細胞エピトープの高い変異頻度により，細胞傷害性T細胞応答を回避する変異型が生き残る．また，HCVが樹状細胞機能を破壊する因子も発現しており，それによりT細胞免疫の誘導が妨害されることが示されている．

13-23　DNAウイルスはNK細胞およびCTL反応を打ち破るための多様な機序を有する

すべての病原体の中で，慢性感染を起こすDNAウイルスは免疫防御を破壊したり回避したりするための機序を最も多様に進化させてきた．RNAウイルスとは違い，DNAウイルスでは相対的に変異頻度は低く，それゆえに免疫防御の回避に抗原多様性を用いていない．しかし，この低い変異頻度のおかげで大量のゲノムをサポートでき，ほぼすべての面で抗ウイルス防御を打ち破ることができる膨大な量の蛋白質をコードした遺伝子をもつことができる．ポックスウイルスやアデノウイルス，特にヘルペスウイルスなどの，ここで注目する大型DNAウイルスでは，そのゲノムの50％以上が免疫回避に関連すると推定される遺伝子で占められている．さらに，これらのウイルス，とりわけヘルペスウイルスは，ウイルス複製がほとんど行われない**潜伏期** latencyとして知られる状態を作るための機序を進化させている．この潜伏期では，ウイルスは病気を起こさせないものの，ウイルスの存在を細胞傷害性T細胞へ伝達するMHCクラスI分子を誘導するウイルスペプチドが作られていないので，排除されることなく，終生感染を引き起こす．13-24項で述べるが，潜伏感染は再活性化されることがあり，その結果，病気が再発する．ヒトに感染する八つのヘルペスウイルスの中で，最も一般的な五つのヘルペスウイルス——単純ヘルペスウイルス（HSV）1型と2型（どちらも口唇ヘルペス，生殖器ヘルペスを起こす），EBウイルス（伝染性単核球症を起こす），水痘・帯状疱疹ウイルス（水痘，帯状疱疹を起こす），サイトメガロウイルス（CMV）——のうち，少なくとも一つに9割のヒトが感染しており，一般的に一生涯潜伏する．ここで，これらのウイルスが成功するための機序に注目してみよう（図13.23）．

DNAウイルスの長期生存の鍵となるのは，CTLやNK細胞からの回避である．細胞表面のMHCクラスI分子によるウイルスペプチドの提示は，$CD8^+$ T細胞に感染細胞を殺せというシグナルを送る．多くの大型DNAウイルスは，**イムノエバシン** immunoevasinと呼ばれる蛋白質を産生することで免疫に認識されることを回避するが，イムノエバシンは感染細胞でのウイルスペプチド・MHCクラスI複合体の出現を阻害する（図13.24）．実際に，ペプチド・MHCクラスI複合体のプロセシングやペプチド提示の個々のステップを阻害するウイルス性物質が，少なくとも一つずつ特定されている．イムノエバシンにはTAPトランスポーターを標的とすることで小胞体へのペプチドの進入を阻止するものもある（図13.25，左図）．ウイルス蛋白質には，小胞体内にMHCクラスI分子を保持することにより，ペプチド・MHCクラスI複合体が細胞表面に到達するのを阻止するものもある（図13.25，中央図）．また，あるウイルス蛋白

図13.23 ヘルペス科やポックス科ウイルスによる宿主免疫系の破壊機構

ウイルスの戦略	特異的な機構	結果	ウイルス例
液性免疫の抑制	ウイルスがコードするFcレセプター	感染細胞に結合した抗体のエフェクター機能を阻害する	単純ヘルペスウイルス サイトメガロウイルス
	ウイルスがコードする補体レセプター	補体によるエフェクター経路を阻害する	単純ヘルペスウイルス
	ウイルスがコードする補体制御蛋白質	感染細胞の補体活性化を阻害する	ワクシニアウイルス
炎症反応の抑制	ウイルスがコードするケモカインレセプターホモログ，例えばβケモカインレセプター	感染細胞をβケモカイン作用で感作する：ウイルスにとっての利益は不明	サイトメガロウイルス
	ウイルスがコードする可溶性サイトカインレセプター，例えばIL-1レセプターホモログ，TNFレセプターホモログ，IFN-γレセプターホモログ	宿主細胞上のレセプターとの結合阻害によるサイトカイン作用の阻止	ワクシニアウイルス ウサギ粘液腫ウイルス
	ウイルスによる接着分子発現阻害，例えばLFA-3，ICAM-1	リンパ球の感染細胞への接着を阻止	EBウイルス
	TLR類似の短鎖によるNFκB活性化を防御	IL-1または病原細菌により起こる炎症反応を阻害	ワクシニアウイルス
抗原のプロセシングと提示の阻害	MHCクラスⅠ分子の発現の阻害	細胞傷害性T細胞による感染細胞の認識を阻害	単純ヘルペスウイルス サイトメガロウイルス
	TAPによるペプチド輸送の阻害	MHCクラスⅠ分子とペプチドの会合を阻止	単純ヘルペスウイルス
宿主免疫の抑制	ウイルスがコードするIL-10ホモログ	T_H1細胞を制御し，IFN-γ産生を低下	EBウイルス

質は，**転位** dislocation と呼ばれる，ミスフォールドされた小胞体蛋白質を細胞質へ戻し分解する機構を利用して，新しく合成されたMHCクラスⅠ分子を分解してしまうものもある（図13.25，右図）．これらのウイルス蛋白質は，安定に組み立てられたり折りたたまれたりしているペプチド・MHCクラスⅠ複合体の形成を阻止することで，ペプチド・MHCクラスⅠ複合体をER関連分解（ERAD）経路へ転位して処分しようとする．このような多彩な機序を通じて，ウイルス因子はウイルスペプチドのCTLへの提示を減弱，もしくは完全に阻止する．ウイルス性阻害物質の作用はMHCクラスⅠ経路に限ったものではなく，MHCクラスⅡプロセシング経路への作用も知られている．この経路に作用する阻害物質の最終的な標的はCD4$^+$T細胞である．多くのウイルスは樹状細胞以外の細胞を標的とするので，ウイルス抗原は最終的にクロスプレゼンテーションによってCD8$^+$T細胞によって認識される．ウイルスが樹状細胞中に存続する必要がないので，CTLエフェクターが産生された後であっても，感染細胞の認識，破壊を阻止できることが知られているが，ウイルスがクロスプレゼンテーション経路に干渉する機序はまだよくわかっていない．

ウイルス感染に対する急性の自然免疫応答での役割に加えて，NK細胞の主要な機能は，CTLによる検出を逃れようとする病原体の排除，すなわちMHCクラスⅠ分子の発現低下を起こした細胞を認識して破壊することである．ゆえに，MHCクラスⅠ経路

図 13.24　ウイルスにより産生されるイムノエバシンは MHC クラス I 分子と結合する抗原のプロセシングを妨害する

ウイルス	蛋白質	結果	機序
単純ヘルペスウイルス 1 型	ICP47	ペプチドの小胞体への進入を妨害	ペプチドの TAP との結合を妨害
ヒトサイトメガロウイルス（HCMV）	US6		TAP ATPase の活性を抑制，小胞体へのペプチド放出を阻害
ウシヘルペスウイルス	UL49.5		TAP のペプチド輸送を抑制
アデノウイルス	E19	MHC クラス I 分子を小胞体に拘束	タパシンの競合阻害
HCMV	US3		タパシンの機能阻害
マウスサイトメガロウイルス（CMV）	m152		宿主 MHC クラス I 分子の発現低下
HCMV	US2	MHC クラス I 分子の分解（転位）	細胞質への新しく合成された MHC クラス I 分子の輸送
マウス γ ヘルペスウイルス 68	mK3		E3 ユビキチンリガーゼの活性
マウス CMV	m4	細胞表面での MHC クラス I 分子との結合	細胞傷害性リンパ球の認識を阻害，機序は不明

MOVIE 13.3

を標的とするウイルスは，NK 細胞の細胞傷害作用を抑制する機序も進化させてきた．その戦略として，キラー抑制性レセプター killer inhibitory receptor（KIR）や白血球抑制性レセプター leukocyte inhibitory receptor（LIR）を架橋する MHC クラス I ホ

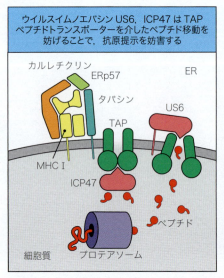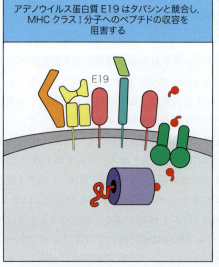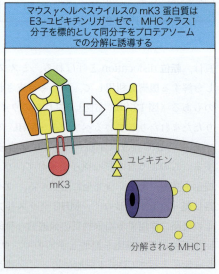

図 13.25　小胞体内のペプチド輸送複合体はウイルスイムノエバシンの標的となる

左図は小胞体（ER）へのペプチドの搬入が妨害される様子を示す．単純ヘルペスウイルス 1 型（HSV–1）由来の細胞質蛋白質 ICP47 は，細胞質でペプチドが TAP に結合するのを阻害する．一方，ヒトサイトメガロウイルスの US6 は TAP を介する ATP 依存的なペプチド輸送を阻害する．中央図はアデノウイルスの E19 蛋白質によって，MHC クラス I 分子が ER 内に拘束される様子を示す．E19 は ER で，小胞体保留モチーフ ER-retention motif を介して MHC 分子と結合するが，同時に，タパシンが TAP と結合するのを競合的に阻害し，MHC へのペプチドの収容を妨害する．右図は，マウスヘルペスウイルス由来の E3–ユビキチンリガーゼ mK3 が，新しく生成された MHC クラス I 分子をどのようにして標的とするかを示す．mK3 はタパシン・TAP 複合体に結合し，MHC クラス I 分子の細胞内末端に K48 結合型ユビキチンを付加する（7–5 項参照）．MHC 細胞内末端のポリユビキチン化により，プロテアソーム経路による MHC 分子の分解が開始する．

モログをウイルスが発現することなどが挙げられる．例えば，ヒト CMV は NK 細胞上の LIR-1 に結合し，NK 細胞による細胞溶解を阻止する抑制シグナルをもたらす UL18 という HLA クラス I のホモログを産生する．また，NK 細胞上の活性化レセプターに拮抗し，NK 細胞エフェクター経路を阻害するウイルス産物も明らかになっている．

DNA ウイルスは，免疫系のさらに別の機能を破壊する機序を進化させてきた．その機序として，サイトカインまたはケモカインやそれらのレセプターのウイルス性ホモログを発現したり，あるいはサイトカインもしくはそのレセプターに結合してそれらの作用を阻害するウイルス蛋白質を発現したりする．I 型および II 型インターフェロンは，ウイルス防御の主要なエフェクターサイトカインなので，このファミリーのサイトカインを標的としたさまざまなウイルスの戦略が存在する．例えば，おとりレセプターや阻害性結合蛋白質の産生や，IFN レセプターからの JAK/STAT シグナルの阻害，サイトカインの転写阻害，IFN で誘導される転写因子の阻害などである．DNA ウイルスの中には，炎症性サイトカイン，とりわけ IL-1，IL-18 および TNF-α のアンタゴニストを産生するものもある．免疫抑制性サイトカインのウイルス性ホモログの産生もみられる．サイトカイン IL-10 は IFN-γ，IL-12，IL-1 および TNF-α などの炎症性サイトカインの免疫細胞からの産生を抑制するが，CMV は，cmvIL-10 と呼ばれる IL-10 のホモログを産生することで，抗ウイルス応答を弱め，ウイルス抗原に対する免疫寛容応答を増強する．

また，あるウイルスはケモカインのおとりレセプターを産生したり，内在性リガンドからのレセプターシグナル伝達を妨害するケモカインホモログを産生したりすることでケモカイン応答を阻害する．ヘルペスウイルスとポックスウイルスは，7 回膜貫通型の G 蛋白質共役ケモカインレセプター G-protein-coupled chemokine receptor スーパーファミリーに属するレセプターのウイルスホモログ（vGPCR）を産生するが，合計するとその数は 40 を超える．CMV は，抗ウイルス $CD8^+$ T 細胞の「疲弊」を引き起こす慢性感染を促進することが示されている．この状況で誘導される $CD8^+$ T 細胞は，CD28 スーパーファミリーの抑制性レセプターである programmed death-1（PD-1）を発現することが特徴であり，PD-1 はリガンドである PD-L1 により活性化されると $CD8^+$ T 細胞のエフェクター機能を抑制する（7-24 項参照）．PD-L1・PD-1 相互作用の遮断は，抗ウイルス CD8 エフェクター機能を回復し，ウイルス量を減少させることから，PD-1 経路の活性化がウイルスの排除の障害に関与することが示唆される．C 型肝炎ウイルス（HCV）のような慢性感染が成立する RNA ウイルスにも同様の機序が関与している．ウイルスが免疫の排除機構を破壊するために進化させてきた一連の戦略は注目すべきものであり，このような機序の発見は，宿主-病原体の相互作用についてのわれわれの理解に今後も大きなインパクトを与え続けることであろう．

13-24 潜伏性ウイルスの中には，免疫が弱まるまで複製を止めることで生体内に持続感染するものがある

前項で述べたように，エンベロープをもつ大型 DNA ウイルスであるヘルペスウイルスは，ヒトに潜伏感染を起こす主要なウイルスの一つであり，その特徴は生涯にわたって感染を成立する能力をもつことである．ここまで，免疫を破壊する多くのウイルス戦略について考察してきたが，一方，複製することなしに感染細胞の核内にウイルスゲノムを無期限に維持する機序も進化してきた．ウイルス生活環において，複製したりその宿主細胞を溶解したりする活動期である**溶解期** lytic phase や**生産期** productive phase とは対照的に，ヘルペスウイルスはゲノムの小さな領域にある LAT と呼ばれる遺伝子を発現することにより，潜伏期または**溶原性期** lysogenic phase に入ることができる．

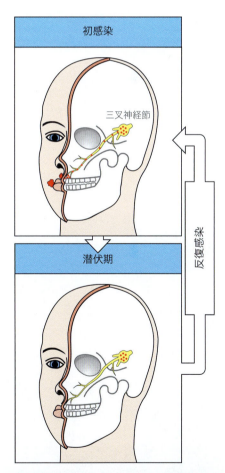

図 13.26 単純ヘルペスウイルス感染の持続と再活性化
皮膚での最初の感染は効果的な免疫応答によって排除されるが，残ったウイルスは口唇へ軸索を伸ばしている三叉神経節などの知覚神経細胞に持続感染する．通常，ストレスや免疫状態の変化によってウイルスが再活性化されると，神経支配を受けている領域の皮膚は神経節に潜伏していたウイルスの再感染を受け，新たな顔面ヘルペスが生じる．この経過が何回も繰り返される．

LATは，他のウイルスゲノムの転写を抑制するだけでなく宿主細胞のアポトーシスを妨げる因子を産生し，感染細胞を排除する免疫機構を妨害しつつ，ウイルスゲノムの隠れ蓑となる細胞の寿命を延長する．その一例が単純ヘルペスウイルス（HSV）であり，上皮細胞に感染し，感染領域を支配する感覚ニューロンに広がる単純疱疹という疾患の原因ウイルスである．効果的な免疫応答が上皮感染を制御するが，ウイルスは知覚ニューロンに潜伏状態で持続感染する．日光，細菌感染，ホルモンの変化などの要因でウイルスは再活性化し，知覚ニューロンの軸索を下って上皮組織に再感染する（図13.26）．この時点で，免疫応答は再び活性化し，上皮細胞を死滅させることによって局所感染を制御し，新しい疱疹を生じる．このサイクルは何度も繰り返しうる．

知覚神経細胞が感染状態で存在しうるのには，二つの理由がある．第一の理由は，ウイルスが休止状態にあり，ウイルス蛋白質がほとんど産生されず，そのためにウイルスペプチドがMHCクラスI分子上に提示されることがほとんどないためである．第二の理由は，神経細胞でのMHCクラスI分子の発現量がきわめて少ないために，CD8$^+$T細胞が感染細胞を認識し，傷害することが難しいことである．このMHCクラスIの低発現は，再生できないか，あるいは非常にゆっくりと再生する神経細胞がCD8$^+$T細胞によって不当に攻撃される危険性を減らすという点では好都合である．しかし，持続感染において，神経細胞はウイルス貯蔵細胞として魅力的なものとなる．ヘルペスウイルスはしばしば潜伏状態にある．水痘の原因である水痘・帯状疱疹ウイルスは，水痘の急性症状が終わった後で，1個ないしは数個の神経節後根に潜伏し，ストレスや免疫抑制状態によって再活性化される．そのとき，神経を下行し，皮膚に再感染し**帯状疱疹 shingles**を起こす．この再感染はウイルスの潜伏した神経節後根に支配された皮膚領域での水痘疹の再発というかたちで現れる．再発が頻繁にみられる単純ヘルペスとは異なり，帯状疱疹は通常，免疫能が正常な宿主では生涯で1回だけ再発する．

さらに，別のヘルペスウイルスであるEBウイルスは，ほとんどの個体に持続感染する．EBウイルスは初感染では診断されないままB細胞に潜伏することが多い．感染者のごく一部の者では，B細胞の重篤な急性感染症である**伝染性単核球症 infectious mononucleosis** あるいは腺熱として知られる疾患を発症する．EBウイルスはB細胞上の補助レセプター複合体の構成分子であるCR2（CD21）とMHCクラスIIに結合することによってB細胞に感染する．初感染ではほとんどの感染細胞が増殖し，ウイルスを産生する．そのために，ウイルス抗原特異的なT細胞が増殖し，血中に過剰な単核白血球が出現するが，これが病名の由来である．ウイルスはB細胞を破壊しながらB細胞から放出され，唾液中に出現する．増殖している感染B細胞はウイルス特異的細胞傷害性CD8$^+$T細胞によって殺され，最終的には，これらCD8$^+$T細胞によって感染が抑制される．しかし，一部のメモリーB細胞の中にウイルスが潜伏感染し，その細胞中でウイルスは休眠状態となる．

初感染と潜伏感染では，ウイルス遺伝子の発現様式が大きく異なる．EBウイルスは大きなDNAゲノムを保持しており，70以上もの蛋白質をコードしている．この蛋白質の多くはウイルス複製に必須であり，複製中のウイルスに発現するが，一方で感染細胞が免疫に認識されるウイルスペプチド抗原となる．対照的に，潜伏感染ではウイルスは複製されずに宿主B細胞内で生存しており，非常に限られたウイルス蛋白質を発現している．その一つはEBウイルス核抗原 Epstein–Barr nuclear antigen 1（EBNA-1）であり，ウイルスゲノムの維持に必要とされる．EBNA-1はプロテアソーム（6-2項参照）に結合し，EBNA-1自体がペプチドにまで分解されることを妨げている．そうしないと，分解されたペプチドがT細胞応答を誘導してしまう可能性があるからである．

EBウイルス感染が治った個体由来のB細胞を培養すると，潜伏感染状態のB細胞が同定される．EBウイルスのゲノムを有するこれらの潜伏感染細胞は，T細胞非存在下

で形質転換し，試験管内で腫瘍化に相当する，いわゆる不死化細胞株となる．ときに，感染B細胞は生体内で悪性形質転換し，バーキットリンパ腫 Burkitt's lymphoma と呼ばれるB細胞リンパ腫を起こすことがある．このリンパ腫ではペプチド輸送体である TAP-1 と TAP-2 の発現が抑制されるため（6-3項参照），細胞は内在性抗原を HLA クラスI分子（ヒト MHC クラスI）上に提示することができない．この抗原提示障害から，腫瘍が細胞傷害性 $CD8^+$ T細胞による攻撃をどのように回避するかがわかる．後天的あるいは先天的T細胞機能不全の患者では，免疫監視機構が破綻しているために，EBウイルス関連リンパ腫の発症リスクが高くなる．

B型肝炎ウイルス（HBV，DNA ウイルス）およびC型肝炎ウイルス（HCV，RNA ウイルス）は肝臓に感染し，急性および慢性肝炎や肝硬変を，場合によっては肝細胞がんを引き起こす．免疫応答はおそらく両タイプの肝炎ウイルス感染の排除において重要な役割をもつが，多くの場合 HBV および HCV は慢性感染症を引き起こす．HCV は主に初感染の初期段階で肝臓に感染するが，ウイルスは樹状細胞の活性化および成熟を妨害することによって適応免疫応答を阻害する．その結果，$CD4^+$ T細胞の活性化が不十分となり，T_H1 細胞の分化が起こらない．そのためにウイルス感染が慢性化すると考えられるが，これはおそらくナイーブ $CD8^+$ 細胞傷害性T細胞を活性化するための $CD4^+$ T細胞のヘルプが欠如するためであろう．抗ウイルス治療後にみられるウイルス抗原レベルの低下によって，$CD4^+$ T細胞のヘルパー機能が改善され，細胞傷害性 $CD8^+$ T細胞機能およびメモリー $CD8^+$ T細胞機能が回復しうることが示されている．HCV には，樹状細胞の成熟を遅延させる機構と相乗的に働く，別の免疫応答回避機構が存在する．それは，HCV がゲノムを複製するために用いる RNA ポリメラーゼに校正能がなく，ウイルス突然変異率が高いことによるもので，抗原性の変化が起こりやすいことで適応免疫を回避することができる．

まとめ

感染性微生物は，自己複製を促進するために正常な宿主防御機構を回避することによって，またはそれらを破壊することによって，再発性または持続性疾患を起こすことがある．免疫応答を回避したり妨害したりするたくさんの機構が存在する．抗原の変異，潜伏期，免疫エフェクター機構に対する耐性および免疫応答の抑制はすべて，医学的に重要な持続感染を成立させる原因である．場合によっては，免疫応答自体が問題となることもある．病原体の中には感染を広げるために免疫活性化を利用するものもあり，その感染では，免疫応答なしでは病気を起こすことはない．これらそれぞれの機序は，免疫応答の特徴やその弱点をわれわれに教えており，それぞれの感染を予防または治療するためにはそれぞれ異なる医療的アプローチが必要となる．

後天性免疫不全症候群

病原体による免疫破壊の最も極端な例は，**ヒト免疫不全ウイルス** human immunodeficiency virus（**HIV**）によって引き起こされる**後天性免疫不全症候群** acquired immunodeficiency syndrome すなわち**エイズ**（**AIDS**）である．この疾患は $CD4^+$ T細胞の進行性喪失を特徴とし，$CD4^+$ T細胞が枯渇してしまった場合，日和見感染や特定の悪性腫瘍に対する感受性が高くなる．現在までヒトで最も古い HIV 感染として知られるのは，1959 年に保管されていたキンシャサ（コンゴ民主共和国）の血清サンプルである．しかし，1981 年になって初めてエイズの症例が公式に報告された．この病気は体液との接触によって広がっているようであったため，新しいウイルスが原因であるこ

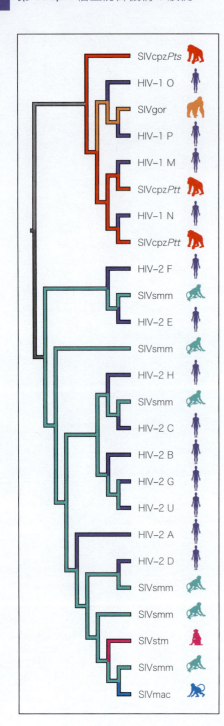

図 13.27　HIV-1 と HIV-2 の系統学発生起源
HIV-1 は顕著な遺伝的変異を示し，ゲノム配列に基づいて主要な四つのグループに分類される．グループ M (main)，グループ O (outlier)，グループ N（非 M，非 O）およびグループ P（非 M，非 N，非 O）の四つであり，これらはさらに A〜K の文字で示されるサブタイプまたはクレードに分けられる．世界の地域によって優勢なサブタイプが異なる．チンパンジーサル免疫不全ウイルス (SIVcpz)，ゴリラ SIV (SIVgor)，および HIV-1 配列の系統学的分析は，HIV-1 (M, N, O, P) の四つのグループが，四つの独立した種間伝播イベントで起こったことを示している．中央チンパンジー（亜種 *Pan troglodytes troglodytes, Ptt*）からの SIVcpz*Ptt* の 2 回の移入は HIV-1 グループ M および N を生じた．一方で，西ローランドゴリラ（亜種 *Gorilla gorilla gorilla*）からの SIVgor の 2 回の移入は HIV-1 グループ O および P をもたらした．同様に，スーティマンガベイからヒトへの SIVsmm の人獣共通感染症は，HIV-2 の少なくとも九つの異なる系統（グループ A〜H および新たに報告された系統であるグループ U）の起源である．SIVstm および SIVmac は，それぞれ SIVsmm を有するオナシアカゲザルおよびアカゲザルの実験的感染から生じた．cpz*Pts*：東チンパンジー，cpz*Ptt*：中央チンパンジー，mac：アカゲザル，SIV：サル免疫不全ウイルス，smm：スーティマンガベイ，stm：オナシアカゲザル．
（図は Beatrice Hahn と Gerald Learn の厚意による）

とが疑われ，1983 年に原因病原体である HIV が分離，同定された．

HIV にはきわめて近縁の HIV-1 と HIV-2 の少なくとも二つのタイプのウイルスが存在する．HIV-1 は，性的接触と血液を介した曝露（例えば輸血や注射針の共有）により伝播されるが，HIV-1 は，血液中ウイルス量が高レベルに達するまで複製するため，より容易に伝染する．そのため HIV-1 は，母親から子供への感染率が高いが，HIV-2 ではそれほど高くはない．HIV-1 と HIV-2 で起こるエイズは見分けがつかないが，HIV-1 の方が HIV-2 よりも早くエイズに進行し，発病率が高い．ゆえに，現在のところ，世界中で流行しているエイズのほとんどは HIV-1 が原因である．西アフリカでは HIV-1 と HIV-2 の両方が流行しているが，西アフリカ以外では HIV-2 はまれである．

両方のウイルスはもともとアフリカの他の霊長類からヒトに広がったようである．ウイルスゲノム配列の解析から，HIV-1 の霊長類前駆ウイルスであるサル免疫不全ウイルス simian immunodeficiency virus (SIV) は，チンパンジーまたは西ローランドゴリラから，少なくとも四つの独立した機会にヒトに渡り，一方，HIV-2 はスーティマンガベイから伝播したことが示唆されている（図 13.27）．最も確からしい推測は，HIV-1 の四つの主要なグループの中で最も一般的なグループ M（全世界の HIV-1 感染の約 99％ を占める）が，20 世紀前半にチンパンジーからヒトに伝染したことである．グループ O の感染も 20 世紀初頭であり，他の二つの HIV-1 グループ（グループ N および P）はより最近に感染したようである．他の人獣共通感染症でみられるように，HIV のヒトに対する病原性は，病原体および宿主が病原性を減弱させる平衡にいたるほど十分な時間が経っていないので，SIV の霊長類に対する病原性よりも高い．したがって，HIV-1 感染者では，治療を受けないとエイズの発症はほぼ確実であり，一方，SIV 感染霊長類におけるエイズの発症率はそれほど高くなく，いくつかの霊長類ではまったく発症しない．

HIV 感染がすぐにエイズを引き起こすわけではない．治療をしなければ，成人の感染ではエイズの発症までに平均で数年かかる．感染と免疫不全発症までに長い遅延時間が存在するのは，ウイルスに対する免疫応答の独特な性質と，ウイルスの $CD4^+$ T 細胞に対する特殊な指向性が原因である．HIV は現在でも世界中で流行している．病気の発症と疫学の理解が深まったことで治療と予防において大きな進歩があったにもかかわらず，2012 年の世界でのエイズ関連死が 160 万人，HIV 感染者は推定 3,530 万人で，今後も多くの死者が出ることが予想される（図 13.28）．全世界の発症者の 3 分の 2 以上を占めるサハラ以南のアフリカでは，成人の 20 人に 1 人が感染している．実際，HIV/エイズは，新しいヒト病原体として同定されてからほんのわずかな期間で，最も

後天性免疫不全症候群

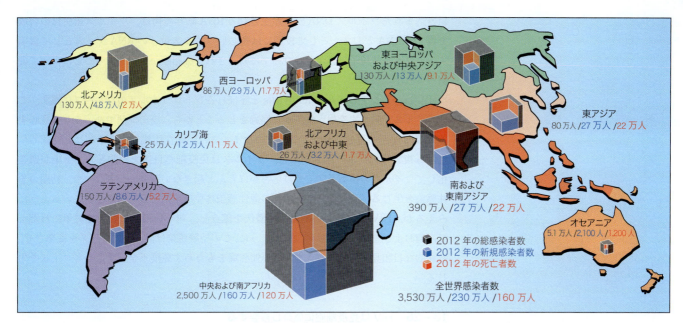

図 13.28　世界の多くの地域において，新しい HIV 感染者の増加は緩やかになったが，エイズは依然として重大な疾病である

HIV/エイズに罹患している人の数は多く，また増加し続けているが，2012 年の新たな感染者数は流行のピーク時から 3 分の 1 に減少した．2012 年の世界の HIV 感染者数は約 3,530 万人と推定され，そのうち約 230 万人は新たな感染者である．2012 年のエイズでの死者は約 160 万人で，2005 年のピーク以来 30% 減少している．小児の新規感染は 2001 年以降，約 50% 減少しており，2012 年の新規感染者数は 26 万人であった．

致命的な単一の感染性病原体として浮上してきた．それにもかかわらず，楽観視される理由がある．世界の新たな HIV 感染者は，1997 年にそのピークを迎えて以来，年々減少しており，HIV/エイズによる死亡者数も 2000 年代半ばにピークを迎えてからは着実に減少している．新しい感染者の発生率が急速に低下している地域の中にはサハラ以南のアフリカがあるが，一方で発生率が上昇している地域（例えば，東ヨーロッパと中央アジア）がある．

13-25　レトロウイルスである HIV は，緩やかにエイズに進行する慢性感染を引き起こす

HIV はエンベロープを有する RNA ウイルスであり，図 13.29 にその構造を示す．個々のウイルス粒子すなわちビリオンは，標的細胞の感染に使用される二つのウイルスエンベロープ蛋白質で装飾されており，ビリオンの中には 2 コピーの RNA ゲノムと細胞宿主で感染を確立するために必要なウイルス酵素が多数含まれている．HIV はレトロウイルス retrovirus の一種であり，レトロウイルスという名前は，**逆転写酵素** reverse transcriptase によって，ウイルスゲノムが通常の転写方向を逆転（レトロ）した RNA から DNA へと転写されなければならないことにちなんだものである．逆転写酵素は，ウイルス複製を可能にするために宿主細胞染色体に組み込む DNA 中間体を生成する．

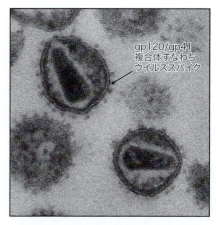

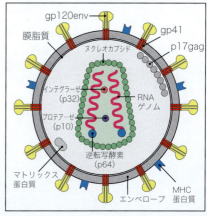

図 13.29　ヒト免疫不全ウイルス（HIV）の粒子

図に示すウイルスは，エイズの主要原因である HIV-1 である．ビリオンは，ほぼ球状でその直径は 120 ナノメートルであり感染する T 細胞よりも約 60 倍小さい．逆転写酵素，インテグラーゼおよびプロテアーゼの 3 種のウイルス酵素はウイルス粒子にパッケージングされ，図ではウイルスカプシド内に 1 個ずつ模式的に示している．実際には，これらの酵素はたくさんの分子として個々のウイルス粒子に含まれている．

（写真は H. Gelderblom の厚意による）

組み込まれたウイルスDNAから産生されるRNA転写産物は，ウイルス蛋白質の合成を導くmRNAとして，そして後期には新しいウイルス粒子のRNAゲノムとして機能する．ウイルス粒子は膜エンベロープに封入され，細胞膜から出芽することによって細胞から放出される．

HIVは，**レンチウイルス** lentivirusと呼ばれるレトロウイルスのグループに属す．このウイルスが起こす疾患が緩やかな経過をとることから，ラテン語でゆっくりを意味する*lentus*から名付けられた．これらのウイルスは，顕性症状を起こす前に，持続的に何年も複製を続ける．HIVの場合，ウイルスは免疫細胞自体を標的とし，感染が顕在化してウイルスの複製を防ぐ免疫応答がほとんど起きない程度に制御しつつ，初期の急性感染を生じる．したがって，最初の急性感染は免疫系によって制御されているようにみえるが，HIVは免疫系の細胞内で潜伏を確立し，新しい細胞において長年にわたって複製および感染を続ける．後述のように，この持続感染は最終的に免疫系を疲弊させ，致死的な日和見感染および／または悪性腫瘍をもたらす免疫不全症すなわちエイズを生じる．

13–26　HIVは免疫細胞に感染し複製する

HIVの特徴的な性質の一つは，免疫系の活性化細胞内に感染して複製できることである．HIVは，主にCD4$^+$T細胞，マクロファージおよび樹状細胞の三つの免疫細胞に感染するが，ウイルス複製のほとんどはCD4$^+$T細胞で行われる．特定の細胞種に侵入するHIVの能力すなわち**細胞指向性** tropismは，細胞の表面上のウイルス特異的レセプターの発現によって決定される．HIVは，ウイルス糖蛋白質gp120とgp41が非共有結合してできたgp120/gp41複合体を介して細胞に侵入する．gp120/gp41複合体は，ウイルスエンベロープ中に個々の複合体が非共有結合で会合した三量体を形成している．gp120/gp41複合三量体のgp120サブユニットは高親和性にCD4に結合するが，CD4はCD4$^+$T細胞上に発現するほか，樹状細胞の一部とマクロファージにも少ないながら発現している．ウイルスが融合し侵入する前に，gp120は，宿主細胞上の補助レセプターに結合しなければならない．主な補助レセプターは，ケモカインレセプターであるCCR5およびCXCR4である．CCR5は主にエフェクターメモリーCD4$^+$T細胞，樹状細胞やマクロファージで発現し，CXCR4は主にナイーブおよび中枢のメモリーCD4$^+$T細胞に発現する．後述のように，個体間でのHIVの伝播および感染者の体内での伝播において，特定のウイルス粒子が結合する特定のケモカイン補助レセプターは重要である．CD4に結合すると，gp120はその構造が変化して，補助レセプターに高親和性で結合する部位が露出する．これによりgp41が展開され，その構造の一部（融合ペプチド）が標的細胞の細胞膜に挿入され，細胞膜とのウイルスエンベロープの融合が起こる．これにより，ウイルスゲノムと関連ウイルス蛋白質から構成されるウイルスヌクレオカプシドが宿主細胞の細胞質に入ることが可能となる（図13.30）．

ウイルスが細胞に入ると，他のレトロウイルスと同様に複製する．逆転写酵素は，ウイルスRNAを相補的DNA (cDNA) に転写する．次いで，九つの遺伝子をコードするウイルスcDNA（図13.31）をウイルスインテグラーゼによって宿主細胞ゲノムに組み込む．ウイルスインテグラーゼはウイルスゲノムの両端に存在するLTR (long terminal repeat) と呼ばれる反復DNA配列を認識し部分的に切断する．LTRは宿主遺伝子へのプロウイルスの組込みに必要であり，またウイルス遺伝子発現を調節する制御蛋白質の結合部位を有している．組み込まれたcDNAコピーが**プロウイルス** provirusである．

他のレトロウイルスと同様に，HIVは，三つの主要遺伝子*gag, pol, env*からなる小

後天性免疫不全症候群 577

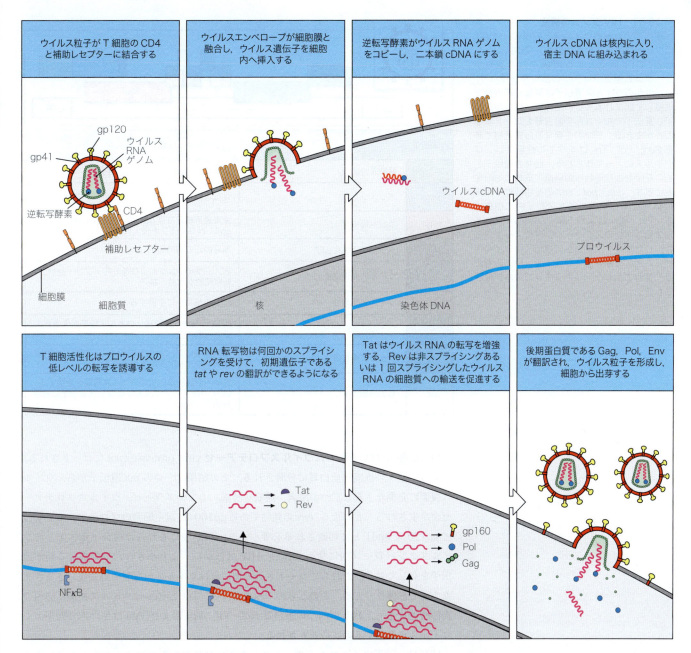

図13.30　HIVのライフサイクル

（上段図）ウイルスがgp120によってCD4に結合すると，その結合によってgp120が変化し，ウイルスの細胞内侵入の補助レセプターとして働くケモカインレセプターにgp120が結合するようになる．この結合によりgp41が解放され，そのgp41によってウイルスエンベロープと細胞膜が融合し，ウイルスコアが細胞質内へ放出される．いったん細胞質へ入るとウイルスコアはRNAゲノムを放出し，それが逆転写酵素によって二本鎖cDNAへと逆転写される．この二本鎖cDNAはウイルスインテグラーゼやVpr蛋白質と結合した状態で核に運ばれ，そこで宿主細胞ゲノム中に組み込まれ，プロウイルスとなる．（下段図）CD4+T細胞が活性化すると転写因子NFκBとNFATの発現が誘導され，それらがプロウイルスのLTRに結合し，HIVゲノムの転写が開始される．最初のウイルス転写産物は広範囲に切断され，TatやRevなどの制御蛋白質をコードするスプライシングされた個々のmRNAとなる．Tatはプロウイルスからの転写を促進し，同時にRNA転写産物に結合することにより，RNAが翻訳されうる状態に安定化する．RevはRNA転写産物に結合し，それを細胞質へ輸送する．Rev量が増加するにつれて，あまりスプライシングされないかまったくスプライシングされないウイルス転写産物が核から運び出されるようになる．1回だけスプライシングされたか，あるいはまったくスプライシングされない転写産物はウイルスの構造蛋白質をコードし，またスプライシングされない転写物は新しいウイルスのゲノムになると同時に，構造蛋白質とともにウイルス粒子に取り込まれ，たくさんの新しいウイルスを形成する．

さなゲノムをもつ．*gag*遺伝子は構造蛋白質であるウイルスコアをコードし，*pol*遺伝子はウイルスの複製と組込みに必須な酵素をコードし，*env*遺伝子はウイルスエンベロープ糖蛋白質をコードする．*gag*と*pol*のmRNAは長いポリペプチド鎖であるポリ

図 13.31　HIV ゲノムの構造

すべてのレトロウイルスと同様に，HIV-1 はウイルス遺伝子の組込みや発現調節にかかわる LTR を両端とする RNA ゲノムを有する．ゲノム遺伝子は三つの読み枠からなり，いくつかのウイルス遺伝子は異なる読み枠で重複して読まれる．このために，ウイルスは同じ遺伝子でたくさんの蛋白質をコードすることができる．三つの主要な蛋白質産物である Gag, Pol, Env はすべての感染性レトロウイルスによって作られる．個々の遺伝子とその産物およびそれらの機能で既知のものを表に示す．*gag*, *pol*, *env* の産物はウイルス RNA とともに成熟ウイルス粒子内に存在する．Tat, Rev および Nef の mRNA はウイルス転写産物のスプライシングによって作られ，したがって，それらの遺伝子はウイルスゲノム上に分断されて存在する．Nef の場合は，黄色で示した一つのエキソンのみが翻訳される．

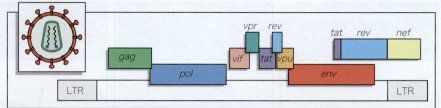

遺伝子		遺伝子産物 / 機能
gag	群特異的抗原	コア蛋白質とマトリックス蛋白質
pol	ポリメラーゼ	逆転写酵素，プロテアーゼ，インテグラーゼ
env	エンベロープ	膜貫通型糖蛋白質 gp120 は CD4 に結合し，gp41 はウイルスの侵入に必須である
tat	トランス活性化因子	転写の正の調節因子
rev	ウイルス発現調節因子	非スプライシングおよび部分的スプライシング転写産物を核外へ輸送
vif	ウイルス感染性	粒子の感染性に影響する
vpr	ウイルス蛋白質 R	DNA の核内への輸送，ウイルス粒子産生増強，細胞周期停止
vpu	ウイルス蛋白質 U	CD4 の細胞内での分解を促進し，同時に細胞膜からのウイルス放出を促進する
nef	負の調節因子	生体内や試験管内でのウイルス増殖を増強する．CD4, MHC クラス I およびクラス II 分子の発現を低下させる

蛋白質に翻訳され，それらは**ウイルスプロテアーゼ** viral protease（*pol* にコードされる）によって個々の機能的蛋白質に分断される．その結果，一つの *pol* 遺伝子から，ウイルス複製に必要な主要な三つの酵素，逆転写酵素，インテグラーゼ，ウイルスプロテアーゼが産生されることになる．*env* の産物である gp160 は，宿主細胞のプロテアーゼによって gp120 と gp41 とに切断される必要があり，切断後にそれらは複合三量体としてウイルスエンベロープ内に集められる．HIV はほかに，より小さな六つの異なる調節遺伝子を有しており，これらにコードされる蛋白質はウイルスの複製や感染性にさまざまな方法で影響を与える．このうちの二つの蛋白質，Tat と Rev はウイルス複製に必須の調節機能をもち，残りの四つの蛋白質 Nef, Vif, Vpr および Vpu は生体内で効率よくウイルスを産生するのに必要とされる．

HIV は，子孫ウイルスを産生したり，あるいは他のレトロウイルスやヘルペスウイルスのようにプロウイルスの状態で潜伏感染を成立させたりする形で，宿主細胞内で複製サイクルを完結させることができる．感染がどのようにして潜伏状態となるか，あるいはウイルス産生状態になるかは不明であるが，感染細胞の活性化の状態と関係すると考えられている．次項で述べるが，染色体に挿入されたプロウイルスの転写は，感染した免疫細胞の活性化によって誘導される転写因子によって開始される．したがって，感染後早期に感染細胞が休眠状態になることはウイルスが潜伏状態になるのに好都合であり，感染細胞の活性化はウイルスの複製に有利である．この事実は，特に $CD4^+$ T 細胞において重要な意味をもつ．マクロファージや樹状細胞と異なり，$CD4^+$ T 細胞は長寿命であり，潜伏 HIV プロウイルスの貯蔵細胞となりうる．そして，初感染から数年経っていようと，T 細胞が再活性化するときにプロウイルスも活性化できるのである．一方，組織のマクロファージや樹状細胞は細胞分裂せずに短寿命であるため，これらの宿主細胞での潜伏は短期間であろう．したがって，長期間にわたる HIV の潜伏は，主に CD4 指向性ウイルスによるものである．HIV の病原性とエイズの原因となる進行性の $CD4^+$

T細胞消失という特徴的な症状は，CD4$^+$T細胞指向性と細胞活性化依存的なプロウイルスの転写という二つのウイルス特性の組合せによって生じるのである．

13-27　HIVは主に活性化CD4$^+$T細胞で複製される

　HIVプロウイルスが複製サイクルを完結し他の細胞へ伝播する感染性ウイルスを産生するためには，宿主細胞の活性化が必要である．これは，宿主細胞の転写因子がプロウイルス遺伝子の転写をトランス活性化する必要があるからである．NFκBとNFATの二つの宿主細胞転写因子がウイルスゲノムの転写を開始する．この二つの転写因子が，核に移動しDNAに結合し，遺伝子の転写を誘導するためには，細胞の活性化が必要である（7-14項，7-16項参照）．NFκBはHIVが感染するすべての細胞に発現するが，NFATは主にCD4$^+$T細胞で活性化され，両者は宿主細胞内でプロウイルスをトランス活性化する．CD4$^+$T細胞が長寿命であることと免疫組織に豊富に存在することに加えて，上述の理由で，CD4$^+$T細胞がHIV複製の主要な細胞となる．ここで，HIVプロウイルスの転写がどのような機構でCD4$^+$T細胞内で制御されるかを考えてみよう．

　7-14項および7-16項で述べたとおり，抗原によるT細胞の活性化はNFATとNFκBの活性化と核移行を誘導する．また，サイトカインによるエフェクターメモリーT細胞の活性化は，抗原がなくてもNFκBを活性化する（11-12項参照）．このように，NFATとNFκBを介する抗原依存的なHIVプロウイルスの活性化に加えて，メモリーT細胞においては，TCR刺激とは無関係にNFκB単独でプロウイルスの活性化が起こるかもしれない．また，この機序は感染したマクロファージや樹状細胞でも起こりうる．プロウイルスLTRのプロモーターへのNFATとNFκBの結合は，ウイルスRNAの転写を開始させる．ウイルス転写産物は種々の方法でスプライシングされ，mRNAとなりウイルス蛋白質に翻訳される（図13.26）．

　TatとRevの少なくとも二つのウイルス蛋白質は，ウイルスゲノムの産生増強に役立つ（図13.30）．Tatは5′ LTRの転写活性化領域（TAR）に結合する．Tatは，宿主細胞のサイクリンT1とそのパートナーであるCDK9を動員し複合体を形成する．その複合体がRNAポリメラーゼをリン酸化することでウイルスゲノム全長の産生が増強される．このようにして，Tatはウイルス複製を増幅するポジティブフィードバック回路を生み出す．Revは，Rev応答性エレメントRev response element（RRE）と呼ばれる特異的なウイルスRNA配列に結合することで，スプライシングされていない状態でウイルスRNAを核から細胞質に輸送するのに重要な役割をもつ．真核細胞は，スプライシングが不完全なmRNAを核から外に出させないようにする機構をもっている．しかし，この機構はレトロウイルスには支障となる．レトロウイルスにとって，ウイルスゲノムが全長のまま核の外に輸送されることはもちろん，すべてのウイルス蛋白質を個々にコードするスプライシングされていないmRNAがそのまま核の外に輸送される必要がある．感染初期には，宿主細胞の正常なmRNA輸送機構を使用して，TatやRevをコードする完全にスプライシングされたRNAが核から運び出されるが，感染後期には，Revが宿主細胞のmRNA輸送機構を妨害することにより，スプライシングされていないウイルス転写産物が核から運び出される．

　ウイルス複製の成功には，Nef, Vif, VprおよびVpu蛋白質も必要である．これらのウイルス産物は，レトロウイルスの複製を細胞自立性に阻害する宿主細胞蛋白質である抗ウイルス**制限因子** restriction factorなどのウイルス排除の免疫機構を打ち破るために進化したものと考えられる．Nef（negative regulation factor）はウイルスの生活環において多岐にわたって重要な機能を果たす．ウイルス生活環の初期には，部分的にTCRシグナルの域値を下げ，T細胞の抑制性レセプターであるCTLA4の発現を抑制す

ることでT細胞の活性化を維持し，HIVの持続感染を可能にする．また，これらの作用によってT細胞の活性化がより増強されるのでウイルスの複製が促進される．Nefは感染細胞の免疫回避にも役立っており，感染細胞のMHCクラスIとクラスII分子の発現を低下させることで，細胞傷害性T細胞による感染細胞排除などの抗ウイルス免疫応答を妨害する．CD4はウイルス出芽時に，ビリオンに結合することで細胞表面からのビリオンの放出を阻害するが，Nefは細胞表面のCD4の発現を消失させる作用ももつ．APOBECと呼ばれるシチジンデアミナーゼは，逆転写されたウイルスcDNA内のデオキシシチジンをデオキシウリジンに転換することでウイルス蛋白質をコードする遺伝子を破壊するが，Vif (viral infectivity factor) は，APOBECの作用を妨害する．Vpu (viral protein U) はHIV-1と特定のSIV株にしか存在しない蛋白質であるが，テザリンtetherinと呼ばれる分子の作用を妨害し，ウイルス粒子の放出に役立つ．テザリンは細胞膜とウイルスエンベロープの両者に突き刺さり成熟ウイルス粒子の細胞からの放出を阻害する細胞因子であるが，Vifはその機能を妨害する．Vpr (viral protein R) の機能はよくわかっていないが，制限因子であるSAMHD1を標的にしているようである．SMAHD1は，逆転写酵素がウイルスcDNAを合成する際のデオキシヌクレオチド (dNTP) の利用を制限することで，骨髄細胞と静止期$CD4^+$T細胞へのHIV-1感染を防ぐ．

13-28　HIVはさまざまな経路で伝播し，感染が成立する

HIVの感染は，感染者の体液が非感染者に移入されることで起こる．性交によるHIV感染が最も多く，麻薬静脈注射用の汚染された注射針の共用，感染血液や血液製剤を用いた治療によっても伝播する．しかしながら，後者の伝播経路は，血液製剤が恒常的にHIVスクリーニングにかけられている国では大方断ち切られた．ウイルス伝播の主要な経路は，感染母体から子供への，子宮内，出産時あるいは母乳を介するものである．未治療の母体からの母子感染率は15〜45%とさまざまであり，母体にどのくらいウイルスがあるのか，また授乳が感染リスクを高めるので母乳栄養するかどうかによって感染リスクは変動する．抗レトロウイルス薬の妊娠中投与により母体内のウイルス量を抑えることで，母子感染率を有意に減少させることができる（13-35項）．

ウイルスは遊離感染粒子としても感染するが，このウイルスは特定の細胞にのみ感染する指向性（例えば$CD4^+$T細胞やマクロファージなどに対して）があるので，感染細胞を介する経路でも感染しうる．感染細胞や遊離ウイルス粒子は血中に検出されるが，精液や膣液，母乳内にも存在する．次項で述べるように，個々のHIV粒子は，CCR5とCXCR4のどちらか片方にしか結合できないgp120変異体だけを発現しており，これにより感染する細胞の種類が限定される．性行為による初感染の主な部位である性器粘膜や胃腸粘膜の中で，HIV粒子は，まずエフェクターメモリー$CD4^+$T細胞や樹状細胞，マクロファージといったCCR5を発現する少数の粘膜免疫細胞で感染を成立させる．ウイルスはこれらの細胞内で局所的に複製され，その後T細胞あるいは樹状細胞を介して粘膜の所属リンパ節に移動する（粘膜内のマクロファージは移動しない）．粘膜組織内のリンパ球成分はCCR5を発現するT_H1細胞やT_H17細胞に富んでおり（ナイーブT細胞やT_H2細胞はCCR5を発現しない），ウイルスが最初に複製される場としてこれらの$CD4^+$T細胞サブセットは最適である．$CD4^+$T細胞が高濃度に存在する所属リンパ節での増殖の後，ウイルスは血流を介して広範囲にばらまかれ，$CD4^+$T細胞が最も多く存在する腸管関連リンパ組織 gut-associated lymphoid tissue (GALT) に広く侵入する．

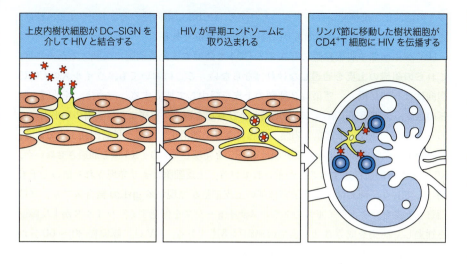

図 13.32　樹状細胞は粘膜表面からリンパ組織までHIVを輸送することによって感染を開始する

HIVはウイルスgp120とDC-SIGNの結合によって上皮内の樹状細胞表面に付着する（左図）．粘膜傷害部位ではHIVが樹状細胞に接触しやすくなるし，外界の抗原を取り込むために上皮細胞からはみ出した樹状細胞があったりするとHIVが接触しやすくなるかもしれない．また，HIVは数種の上皮細胞に直接付着し，上皮細胞を介して，上皮下の樹状細胞に感染する場合もある（図示していない）．樹状細胞はHIVを弱酸性の初期エンドソームに取り込み，リンパ組織へと輸送する（中央図）．樹状細胞内のHIVは細胞表面へと運び戻され，樹状細胞が二次リンパ組織でCD4$^+$T細胞と遭遇するとHIVはT細胞に感染する（右図）．

13-29　補助レセプターへの指向性が異なるHIV変異株は，感染伝播や疾患の進行において異なる役割を果たす

　新たな宿主において感染を成立させるため，HIVはCD4を発現する免疫細胞に接触する必要がある．標的細胞の種類は，ケモカイン補助レセプターであるCCR5あるいはCXCR4に対するウイルスgp120の結合親和性により決定される．そして，二つの主要な指向性をもつHIV株はそれぞれR5およびX4と呼ばれている．CCR5の発現は，ウイルス伝播の主要な部位に存在するCD4を発現する免疫細胞で顕著である．その部位とは，性感染においては女性および男性の生殖器または直腸の粘膜組織であり，母子感染においては上部消化管であり，このような部位は常在細菌に常に曝されているため，

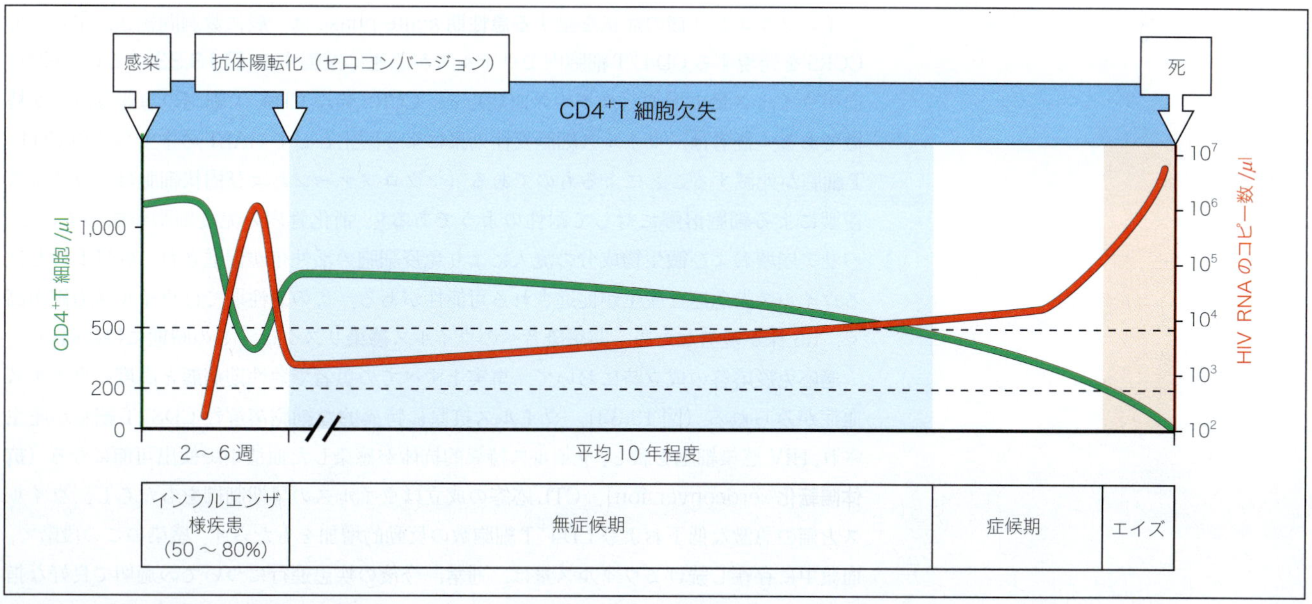

図 13.33　未治療のHIV感染の一般経過

　最初の数週間はインフルエンザ様の急性ウイルス感染症の特徴を示し，ときに，セロコンバージョン病 seroconversion disease と呼ばれる高ウイルス血症となる．その後，適切な免疫応答が起こると，急性症状が抑制されCD4$^+$T細胞レベルはほとんど回復するが，ウイルスを排除することはできない．この無症候期は未治療の場合で5～10年続く．日和見感染などの免疫不全症状は，末梢血におけるCD4$^+$T細胞数が500/μlを下回ってくると頻繁にみられるようになる．エイズとは患者のCD4$^+$T細胞数が200/μlを下回った病態である．臨床におけるCD4$^+$T細胞数は，本書の他項で用いられる1mlあたりの細胞数（細胞数/ml）ではなく，1μlあたりの細胞数（細胞数/μl）で表記される．

多くの活性化免疫細胞が存在する．それゆえ，CCR5に指向性のあるR5ウイルス株は，通常，ウイルス伝播に必須であり，感染初期に優位である．

HIVが生殖器や腸管粘膜に存在するCD4を発現する免疫細胞に接触するためには，これらの組織の上皮を通過しなければならない．ここにおいても，ウイルスのCCR5指向性は有利に働く．感染は2種類の上皮を経由して成立する．一つは，膣粘膜，陰茎の包皮，子宮頸部，直腸，口腔咽頭および食道を覆う，重層または多層の扁平上皮であり，もう一つは，子宮頸管内膜，直腸および上部消化管を覆う単層円柱上皮である．直腸や子宮頸管内膜の単層上皮細胞はCCR5を発現しており，X4株を通過させないが，R5株を選択的に移送することが示されている．上皮細胞により発現される他の分子も関与しており，例えば，膣や子宮頸部の上皮細胞が発現するgp120結合スフィンゴ糖脂質も上皮を介するウイルスのトランスサイトーシスを促進する．ウイルスが上皮障壁を通過し，感染を成立させるまでの過程は迅速である．SIVは，曝露後30〜60分以内に子宮頸部上皮に浸透することが示されている．

上皮細胞を通過する直接のトランスサイトーシスに加え，上皮細胞間に突起を伸ばしている樹状細胞と上皮細胞との相互作用に基づくプロセスは，HIVが上皮を通過する手段となる．樹状細胞が取り込んだHIVは，複雑なウイルス輸送機序によってリンパ組織中のCD4$^+$T細胞に移送されているようである．HIVは，ランゲリン（CD207），マンノースレセプター（CD206）およびDC-SIGNなどのC型レクチンレセプターにウイルスgp120を結合させることで，樹状細胞に結合することができる．結合したウイルスの一部は急速に細胞内小胞に取り込まれ，感染状態になるまで数日間そこに留まる．このようにしてウイルスは保護され，粘膜局所の環境にあっても，所属リンパ組織に運ばれてからも，感受性の高いCD4$^+$T細胞に遭遇するまで安定した状態を保つ（図13.32）．また，粘膜部位によっては，上皮内にCCR5発現CD4$^+$T細胞（上皮内T細胞）が存在し，その細胞内で初期のウイルス複製が起こる場合があることが示されている．以上のように，HIVはCD4$^+$T細胞に直接的にまたはCD4$^+$T細胞と相互作用する樹状細胞を介して感染する．

インフルエンザ様の症状を呈する**急性期** acute phaseは一般に数週間続き，主としてCCR5を発現するCD4$^+$T細胞内でウイルスが急速に複製する（図13.33）．この期間は，血中ウイルス量の増加（ウイルス血症）と，CCR5発現CD4$^+$T細胞の急速な減少が特徴である．後者は，ウイルス細胞変性効果により，主としてGALTの中で多くのCD4$^+$T細胞が死滅することによるものである（マクロファージおよび樹状細胞は，ウイルス複製による細胞溶解に対して耐性のようである）．消化管内の免疫細胞が枯渇すると，バリア崩壊および微生物成分の流入により免疫細胞の活性化が促進され，GALTにおけるウイルスの急速な産生が促進される可能性がある．この急性期ではウイルス力価が高く，R5株が優勢なため，非感染者へのウイルス感染リスクは，この時期に特に高い．

適応免疫応答の成立時において，事実上すべての患者で急性期病態と高度のウイルス血症がみられる（図13.33）．ウイルス抗原に特異的な細胞溶解性CD8$^+$T細胞が産生され，HIV感染細胞を殺し，ウイルス特異的抗体が感染した血清中で検出可能になる（**抗体陽転化** seroconversion）．CTL応答の成立はウイルスの早期制御をもたらし，ウイルス力価の急激な低下およびCD4$^+$T細胞数の反動的増加をもたらす．感染のこの段階で，血漿中に存在し続けるウイルス量は，通常，今後の疾患進行についての適切で良好な指標となる．この段階は，**ウイルスセットポイント** viral set pointと呼ばれる．このセットポイントで疾患は，臨床的な潜伏期となり，すなわち，数年にわたって低いウイルス量が維持されCD4$^+$T細胞数の緩徐な低下が継続する**無症候期** asymptomatic phaseに移行する．この間，ウイルスは活発に複製を続けるが，主にHIV特異的なCD8$^+$T細胞と抗体によって監視されている．

抗ウイルス免疫応答による強い選択圧のもとで，適応免疫細胞が検出することのできないHIV **エスケープ変異体** escape mutantが選択される．これにより，1人の患者の中で多くのウイルス変異株が生じ，感染者集団全体ではさらに広範な変異が生じる．感染の後期では，約50％の症例において，R5型であった優性ウイルス型が，CXCR4補助レセプターを介してT細胞に感染するX4型に切り替わる．これに続いて，$CD4^+$ T細胞数が急速に減少し，エイズへと進行する．このウイルス指向性のシフトが$CD4^+$ T細胞の喪失を加速させる正確な機序は，いまだ解明されていない．結果的には，R5株は，感染個体から非感染個体へのウイルスの伝播にとって重要であると思われる．一方，抗ウイルス免疫応答下に現れるX4株は，感染個体内の疾患の進行に寄与する．

13-30 補助レセプターCCR5に遺伝子欠損があるとHIV感染に抵抗性となる

HIV感染伝播におけるCCR5の重要性は，HIV-1曝露にハイリスクでありながらウイルスが陰性であり続ける人々の研究から証明された．これらの人々のリンパ球やマクロファージは，HIVを加え培養すると，HIV感染に対して抵抗性を示す．これらのまれな人々が，Δ32というCCR5の非機能的変異株のホモ接合体であることがわかったことにより，彼らのHIV感染抵抗性が説明できるようになった．Δ32では蛋白質コード領域の32塩基対が欠損するためにフレームシフト変異が起こり，部分欠損蛋白質が産生される．白人におけるこの変異対立遺伝子頻度は0.09とかなり高い（白人の約10％がヘテロ接合体で，約1％がホモ接合体である）．この変異は，日本人や西アフリカおよび中央アフリカの黒人にはみつかっていない．CCR5のヘテロ欠損がHIV感染に対して抵抗性を示すかどうかは議論の余地があるが，若干であるものの，疾患の進行抑制に寄与しているようにみえる．コード領域の多型に加え，CCR5遺伝子のプロモーター領域の多型によっても疾患進行の程度が異なる．HIVの流行に先立ち，白人において*CCR5Δ32*が多く存在するのは，過去の感染症流行によりこの変異が選択されたことを示唆している．天然痘と腺ペストはともに，この選択の要因となった可能性があるが証明はされていない．

13-31 免疫応答はHIVを抑制するが排除はしない

HIV感染は，ウイルスを抑える適応免疫応答を誘導するが，ウイルスを排除することはなく，たとえ排除するにしてもきわめてまれである．成人におけるHIVに対するさまざまな適応免疫応答の時間経過を，血漿中の感染ウイルス量とともに図13.34に

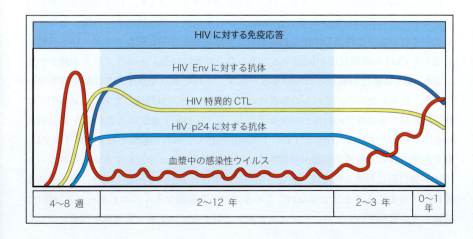

図13.34 HIVに対する免疫応答
長期にわたる無症候期間中において，末梢血中に存在する感染性ウイルスは比較的少ないが，ウイルスはリンパ組織内で持続的に複製される．この期間において，ウイルスに作用する抗体や細胞傷害性$CD8^+$ T細胞は高いレベルを維持しているが，$CD4^+$ T細胞数は徐々に減少する（図13.33）．図に異なる二つの抗体の応答を示す．一つはHIVのエンベロープ蛋白質（Env）に対するもので，もう一つはp24コア蛋白質に対するものである．最終的に，抗体量とHIV特異的な細胞傷害性T細胞（CTL）数は低下し，末梢血中の感染性HIVは徐々に増加する．

示す．前述したように，急性期において，ウイルスの細胞変性効果により，とりわけ粘膜組織のCD4$^+$T細胞が減少する．免疫応答が始まるとウイルスの複製が抑制されるため，T細胞数は急激に回復し，無症候期に移行する（図13.33）．しかしながら，ウイルスの複製は持続しており，数か月から20年経過後，CD4$^+$T細胞は免疫機能を保つことができないほどまでに減少し，エイズを発症する（末梢CD4$^+$T細胞数が200個/μl以下の状態と定義される）．免疫機能を維持できないほどにCD4$^+$T細胞を徐々に減少させるのはいくつかの要因があり，その要因とは，細胞傷害性リンパ球によるHIV感染細胞の破壊，潜伏ウイルスの活性化をもたらす免疫機構の活性化（直接的かつ間接的），ウイルス細胞変性効果の進行，胸腺からのT細胞の供給不足などである．本項では，初期においては感染を抑制しながら最終的には感染を阻止できなくなるHIV免疫応答での免疫細胞・因子の役割について，細胞傷害性CD8$^+$T細胞，CD4$^+$T細胞，抗体そして可溶性因子の順に考えよう．

感染個体の末梢血の解析により，ウイルスペプチド特異的な細胞傷害性T細胞が試験管内で感染細胞を殺せることが明らかになった．生体内で，細胞傷害性T細胞はHIVの複製細胞に作用し，ウイルス放出前にウイルスを産生する多くの感染細胞を殺すことができると考えられ，それゆえ，無症候期と呼ばれる外見上の安定期において，ウイルス量を抑制する．細胞傷害性CD8$^+$T細胞によるHIV感染細胞の制御が臨床的に重要であるとする論拠は，CD8$^+$T細胞の数および活性とウイルス量とを関係付ける研究によりもたらされた．また，サル免疫不全ウイルス（SIV）に感染したアカゲザルを用いた実験で，細胞傷害性CD8$^+$T細胞がレトロウイルス感染細胞を制御するという直接の証拠が示された．感染動物のCD8$^+$T細胞を抗CD8単クローン抗体投与により除去すると，すぐにウイルス量は大幅に増大した．

ウイルス感染細胞を認識し直接細胞を傷害することに加え，CD4，CD8およびNK細胞から産生されるさまざまな因子が，抗ウイルス免疫に重要である．CCL5，CCL3やCCL4といった，CCR5に結合するケモカインが，感染部位でCD8$^+$T細胞から放出され，CCR5補助レセプターに結合するR5型HIV-1株と競合することによって，ウイルス伝播を抑制する．しかしながら，CXCR4への結合と競合するR4型株由来の因子はいまだ知られていない．IFN-αやIFN-γなどのサイトカインもまた，ウイルス拡散抑制に関係している可能性がある．

CD4$^+$T細胞が，HIV感染の主要標的であることに加え，HIV感染細胞に対する宿主免疫応答においても重要である証拠が示されている．HIV抗原に対するCD4$^+$T細胞の増殖反応の強さとウイルス量とは逆相関にある．加えて，ウイルスに対するエフェクターCD4$^+$T細胞応答の型が重要であることがわかってきた．INF-γやグランザイムBの産生を含め，CD4$^+$T細胞が強いT$_H$1活性を示す患者では急性期の感染制御が良好であり，その感染制御の程度とウイルス量には，負の相関がある．さらに，HIV感染後長期にわたってエイズに進行しない患者の中には，CD4$^+$T細胞が強い抗ウイルス性の増殖反応を示す者がいる．急性感染個体に抗レトロウイルス薬を早期に投与すると，HIV抗原に反応するCD4の増殖反応が回復する．その患者の中には抗レトロウイルス治療を中止してもCD4応答性が維持されている者がおり，それによってウイルス血症が抑制されていた．しかしながら，これらの患者においてもHIV感染は持続しており，最終的には感染症に対する免疫学的制御ができなくなる．もしCD4$^+$T細胞の応答がHIV感染制御に必須であるとすれば，HIVがCD4$^+$T細胞指向性でこれらの細胞を殺すという事実は，宿主免疫応答による感染制御が長期的には不可能となることを説明するかもしれない．

HIV蛋白質に対する抗体は，感染の初期に産生されるが，T細胞と同様，ウイルスを最終的に除去することはできない．この事実は，T細胞ウイルスエピトープと同様に，抗体応答の選択圧のもとで，ウイルスが抗体に対するエスケープ変異体を高率に作り出

すことを意味する．抗体応答は二つの点で重要である．(1) エンベロープ抗原 gp120 および gp41 に対する中和抗体で，CD4$^+$標的細胞へのウイルスの吸着あるいは侵入を阻害する抗体を産生すること，(2) 感染細胞を標的として抗体依存性細胞性細胞傷害 antibody-dependent cellular cytotoxicity (ADCC) を惹起する非中和抗体を産生することである．最終的には，ほとんどすべての HIV 感染者において中和抗体が生成されるが，CD4 とケモカイン補助レセプターに結合するウイルスエピトープの抗原性が比較的弱いため，(1) のような抗体は感染後長期間（一般的には数か月）産生されない．そのため，ウイルスは，中和抗体が産生される前にエスケープ変異体を作り出す時間的余裕を得る．実際に，高いウイルス力価を有する患者において多種のウイルス株の感染を阻止できる，いわゆる**広域中和抗体** broadly neutralizing antibody の産生が認められるが，それゆえ，これらの抗体が一度成立したエイズを有意に改善することは不可能であるという事実が強調される．HIV に対する効果的な中和抗体の解析から，これらの抗体では，感染後 1 年以上経ってから初めて誘導されるような広範な体細胞高頻度変異が起こっていることがわかった．一方で，HIV に対する抗体の中には，実験動物ではその受動免疫で HIV の粘膜感染を防御できるものがあり，その事実から，新たな感染を予防する有効なワクチンが開発されることが期待されている．

　ウイルス複製の抑制に一定の役割を果たすと思われる中和抗体は感染後期に産生されるが，それとは対照的に，NK 細胞，マクロファージおよび好中球に ADCC を誘導する非中和抗体は，感染の早期から産生され，細胞傷害性 CD8$^+$ T 細胞と協調してウイルス複製を抑制することで感染防御に重要な役割を果たすことがわかってきている．しかし，ウイルスは高率に変異し続けるため，ウイルスが一歩先んじ存在し続ける．HIV の複製の際に生じる突然変異は，結果として生じるウイルス変異株が CTL または抗体による認識を免れることを可能にし，免疫系が感染成立を長期的には抑制できない大きな原因となる．それぞれの免疫応答は，特定のエピトープ（**免疫優性** immunodominant エピトープ）にそれぞれ特異的な T 細胞や B 細胞によって惹起される．しかし，中和抗体や非中和抗体の標的となるエピトープに突然変異が起こるのと同様に，MHC クラス I 分子に提示される免疫優性 HIV ペプチドが変異を起こすことがわかっている．変異ペプチドは，野生株のエピトープに応答する T 細胞を阻害することが判明しており，変異株と野生株の両方が生存することを可能にしている．

　HIV に対する免疫応答は最終的には成功しないが，疾患の進行抑制に重要なのは明らかである．このことは，周産期に HIV に感染した子供において，成人と比較し疾患が劇的に進行するという悲劇的な事実によって最もよく知られている．これは，新生児免疫系が未熟であるため，感染の急性期においてウイルスに対し十分な免疫応答が発揮されないことや，子供が生来有する免疫と同等の免疫をすでに回避したウイルス株に感染することを反映している．基本的には，不十分な免疫応答は，潜伏期の欠如をもたらし，すぐにエイズを発症させる．

13-32　リンパ組織は HIV の主要な感染貯蔵部位である

　HIV 感染に対する免疫応答がしっかり起こっていることやウイルスの複製を効果的に抑える抗レトロウイルス薬が出現してきたことを考えると（13-35 項），ウイルスの感染貯蔵部位を同定することは重要である．ウイルスの量やターンオーバーは，通常，血中のウイルス RNA の検出により測定されるが，HIV の主要な感染貯蔵部位はリンパ組織である．そこではウイルスが感染した CD4$^+$ T 細胞，単球，マクロファージおよび樹状細胞が認められ，さらに，HIV は免疫複合体の形で胚中心の濾胞樹状細胞の表面に捕捉される．この細胞それ自体にウイルスは感染しないが，感染能のあるウイルス粒

第13章：宿主防御機構の破綻

子の貯蔵部位としてふるまい，数か月かそれ以上ウイルスが潜伏する．組織中のマクロファージや樹状細胞は，HIV感染では死なないため複製中の遺伝子の貯留場所になりうるが，これらの細胞の寿命は短いので潜伏感染の主要部位であるとは考えにくい．しかしながら，これらの細胞は脳などの他の組織にウイルスを伝播するのには不可欠で，中枢神経系において感染した細胞はウイルスの長期生存に寄与する．

抗レトロウイルス治療を受けている患者の解析から，血漿中に検出されるウイルスの95%以上がウイルス産生性の感染CD4$^+$T細胞由来であると考えられており，その感染CD4$^+$T細胞の生体内半減期は約2日と非常に短い．ウイルス産生性の感染CD4$^+$T細胞はリンパ組織のT細胞領域にみられ，免疫応答において活性化される過程で感染を受けると考えられている．抗原で再活性化される潜伏感染メモリーCD4$^+$T細胞もま

図 13.35　エイズへの進行に影響を与える遺伝子
E：エイズ進行初期にみられる効果，L：エイズ進行後期にみられる効果，?：立証されていない想定上の作用機序．
(O'Brien, S.J., Nelson, G.W.: *Nat. Genet.* 2004, 36: 565-574, Macmillan Publishers Ltd.© より許可を得て転載)

エイズへの進行に影響を与える遺伝子				
遺伝子	対立遺伝子	遺伝形式	効果	作用機序
HIV 侵入				
CCR5	Δ32	劣性	感染防御	CCR発現の欠損
CCR5	Δ32	優性	リンパ腫発症抑制（L）	CCR5発現の低下
CCR5	Δ32	優性	エイズ発症遅延	CCR5発現の低下
CCR5	P1	劣性	エイズ発症促進（E）	CCR5発現の増強
CCR2	I64	優性	エイズ発症遅延	CXCR4に結合し，CXCR4を減少させる
CCL5	In1.1c	優性	エイズ発症促進	CCL5発現の低下
CXCL12	3' A	劣性	エイズ発症遅延（L）	R5からX4への移行を阻害（?）
CXCR6	E3K	優性	ニューモシスチス肺炎（旧名カリニ肺炎）発症促進	T細胞活性化を変化（?）
CCL2-CCL7-CCL11	H7	優性	感染の促進	免疫応答を刺激（?）
抗HIVサイトカイン				
IL-10	5' A	優性	感染を限定	IL-10発現が低下
IL-10	5' A	優性	エイズ発症促進	IL-10発現が低下
IFNG	-179T	優性	エイズ発症促進（E）	
適応免疫，細胞性免疫				
HLA	A, B, C	ホモ接合体	エイズ発症促進	HLAクラスIエピトープ認識幅の減少
HLA	B*27	共優性	エイズ発症遅延	HIV免疫回避の遅延
HLA	B*57	共優性	エイズ発症遅延	HIV免疫回避の遅延
HLA	B*35-Px	共優性	エイズ発症促進	CD8$^+$T細胞によるHIV排除の欠損
適応免疫，自然免疫				
KIR3DS1	3DS1	HLA-Bw4に対するエピスタシス	エイズ発症遅延	HIV感染HLA陰性細胞の除去（?）

た，他の活性化T細胞に感染を広げるウイルスを産生する．ウイルス産生性の感染細胞や潜伏感染細胞に加え，さらに多くの細胞は欠陥プロウイルスに感染するが，このような感染細胞は感染性ウイルスを産生できない．不幸にも，潜伏感染メモリー$CD4^+T$細胞は約44か月という非常に長い平均半減期をもつので，ウイルスの複製を阻害する薬物によりウイルスを完全に除去するためには，70年以上服用する必要があるかもしれない．それゆえ，現実的には患者の感染を排除することはできず，生涯にわたって治療を続ける必要がある．

13-33　宿主の遺伝子変異が疾患の進行速度を変えることがある

　HIV/エイズの大流行が起こった早いころから，エイズの経過がきわめて多様であることがわかっていた．実際，ほとんどの未治療HIV感染者がエイズを発症し，最終的には日和見感染症やがんで死にいたるが，そうはならない感染者も存在する．HIV抗体が陽転化した感染者の中に，わずかではあるが，エイズに進行しないようにみえる者がいる．このような感染者では，$CD4^+T$細胞数やその他の免疫能の指標が，抗レトロウイルス治療を施されなくても数十年維持される．これらの**長期非進行者** long-term nonprogressor の一つのサブグループとして，**エリートコントローラー** elite controller と呼ばれる人々が感染者の300人に1人程度存在し，彼らは血中における循環ウイルス量を低く維持している（ウイルス複製が低レベルで持続しているが通常の臨床検査では検知できない）．彼らが感染を制御する機序を解明するための，精力的な研究が開始されつつある．もう一つのサブグループは，幾度もウイルスに曝露されているハイリスク集団であるにもかかわらず，感染せずエイズも発症していない人々である．この集団では，過去のHIV感染の既往が報告されているが，本当に感染性ウイルスに感染したのか，あるいは感染を成立させることが不可能なほど高度に弱毒化された機能欠失ウイルスに曝露したかのは不明である．いずれにしても，これらの人々の研究により，宿主免疫応答が効率的にウイルスを制御する機序を理解し，どのような遺伝的要因が宿主防御応答の素因となるのかを明らかにすることができるであろう．また，この研究により，有効なワクチン開発に直結する機序が解明されるかもしれない．

　ウイルスそのものの遺伝子変異は感染の結果に影響する可能性があるが，一方，HIV感染がエイズに進行する速度に影響を及ぼす宿主遺伝子変異が同定されつつある．全ゲノム関連解析 genome-wide association study（GWAS）や，最近では個人の遺伝的変異を決定するためのより優れたハイスループット解析（例えば，エキソーム解析および全ゲノム配列決定）によって，高感受性個体と耐性個体を区別する遺伝的変異の発見が加速している（図13.35）．13-30項で述べたように，HIV感染に影響を及ぼす宿主遺伝的変異の最も有名なケースの一つは，ホモ接合体がHIV-1感染を効果的に阻止し，ヘテロ接合体がエイズの進行を遅らせる可能性のある *CCR5*，*CCR5Δ32* の変異対立遺伝子である．HLAクラスI遺伝子座，特に *HLA-B* および *HLA-C* 対立遺伝子における遺伝的多型も，疾患の進行を決定する主要な因子であり，現在，HIV制御の最も強力

図13.36　さまざまな日和見病原体やがんが原因でエイズ患者は死亡する
　感染症はエイズの主要な死因であり，なかでもニューモシスチス・イロヴェツィイや抗酸菌による呼吸器感染症が最も有名である．これらほとんどの病原体に対する宿主防御には，$CD4^+T$細胞や細胞傷害性T細胞による効果的なマクロファージの活性化が必要とされる．日和見病原体は正常な環境においても存在するが，主にエイズやがん患者のような免疫不全宿主において重篤な疾患の原因になる．また，エイズ患者はカポジ肉腫[ヒトヘルペスウイルス8型（HHV8）が原因]や種々のリンパ腫のようなまれながんにかかりやすい．腫瘍の原因となるヘルペスウイルスに対するT細胞の正常な免疫監視下では，そのような腫瘍の発生が阻止されていることがわかる（第16章参照）．

感染	
寄生虫	トキソプラズマ属 クリプトスポリジウム リーシュマニア原虫 微胞子虫
細菌	結核菌 トリ結核菌 サルモネラ属
真菌	ニューモシスチス・イロヴェツィイ クリプトコッカス・ネオフォルマンス カンジダ ヒストプラズマ・カプスラーツム コクシジオイデス・イミチス
ウイルス	単純ヘルペスウイルス サイトメガロウイルス 水痘・帯状疱疹ウイルス

悪性腫瘍
カポジ肉腫（HHV8） EBウイルス陽性バーキットリンパ腫を含む非ホジキンリンパ腫 脳の原発性リンパ腫

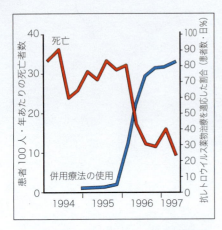

図 13.37 抗レトロウイルス薬併用療法の導入によりアメリカの HIV 進行感染患者の死亡率と罹病率が減少した

グラフは四半期ごとの患者 100 人・年あたりの死者数を示す.
（図は F. Plella のデータをもとに作成）

な予測因子である．GWAS により，疾患の進行を決定付ける重要な決定因子として，HLA クラス I 分子のペプチド収容溝の多型が発見された．非コード領域における多型と同様，ペプチド収容溝の外にある多型もまた，疾患進行の制御素因である．とりわけ，HLA クラス I 対立遺伝子 *HLA-B57*, *HLA-B27* および *HLA-B13* をもつと予後は良好であるが，*HLA-B35* および *HLA-B07* をもつ場合はエイズへの進行が促進される．HLA クラス I 対立遺伝子（*HLA-A*, *HLA-B* および *HLA-C*）のホモ接合性もまた，おそらく感染に対する T 細胞応答の多様性が低いため，より急速なエイズへの進行をもたらす．注目すべきことに，ウイルス制御に最も強力に関連しているものの一つは，*HLA-C* 遺伝子座の 35 kb 上流の一塩基多型（SNP）である．この多型があると HLA-C の発現レベルの上昇と相関した強力な免疫制御が起こる．この強力な免疫制御はおそらく $CD8^+$ T 細胞に対するウイルスペプチドの提示が増強されるためである．NK 細胞（3-26 項参照）上のキラー細胞免疫グロブリン様レセプター（KIR）の特定の多型が存在する場合，特にレセプター KIR3DS1 と特定の *HLA-B* 遺伝子が同時に存在する場合もエイズへの進行が遅くなる．IFN-γ および IL-10 などのサイトカインの産生に影響を及ぼす変異もまた，HIV の進行の抑制に関係している．

13-34 HIV 感染による免疫機能の破綻は，日和見感染に対する易感染性を増悪し，最終的に死を招く

$CD4^+$ T 細胞数が危機的レベルを下回ると細胞性免疫は失われ，種々の微生物による日和見感染がみられるようになる（図 13.36）．典型的には，口腔内カンジダや結核菌に対する抵抗力が早期に低下するため，それぞれ鵞口瘡（口腔カンジダ症）や結核が発症する．その後，患者は潜伏感染していた水痘・帯状疱疹ウイルスの活性化による帯状疱疹，アグレッシブ EB ウイルス関連リンパ腫，カポジ肉腫（内皮細胞の腫瘍で，おそらく，KSHV や HHV-8 といったカポジ肉腫関連ヘルペスウイルスに対する反応とその感染部位に産生されるサイトカイン応答との結果生じる）などによって苦しむことになる．エイズの発症に気付く最初の主要な疾患としてニューモシスチス・イロヴェツィイ（旧名カリニ原虫）という真菌による肺炎があり，有効な抗真菌療法が登場する前はし

図 13.38 薬物治療による血中 HIV 減少の時間経過

プロテアーゼ阻害薬と逆転写酵素阻害薬の併用投与により，新しい HIV 粒子の産生を長期にわたり停止させることができる．この治療を開始すると，感染細胞が殺され，新たな感染も起こらないのでウイルス産生が減少する．ウイルスの減少は 3 段階で起きている．第 1 段階のウイルス半減期は約 2 日で，ウイルス産生性の感染 $CD4^+$ T 細胞の半減期を反映している．この状態が約 2 週間続くが，この間，治療開始時にはウイルスを産生していた感染リンパ球が死ぬので，ウイルス産生量が減少する．放出されたウイルスは速やかに血液から排除される．血液中に放出されたウイルスの半減期が 6 時間であるため，この第 1 期の間に血漿ウイルス量は 95% 以上も減少する．第 2 期は 6 か月続き半減期は約 2 週間である．この間，感染したマクロファージからウイルスが産生され，また，ウイルスが潜伏感染した休止期 $CD4^+$ T 細胞が細胞分裂するように刺激されるとウイルスが放出され，ウイルス産生性の感染へと移行する．この後に持続時間が不明の第 3 期が存在すると考えられ，メモリー T 細胞やその他の長期間生存する感染貯蔵細胞に組み込まれたプロウイルスの再活性化が起こる．このような潜伏感染している貯蔵細胞は長年にわたり残存する．また，第 3 期では血漿中ウイルス量が検出限界（破線）以下なので，ウイルス減少レベルの評価はこの時点では不可能である．
（データは G.M. Shaw の厚意による）

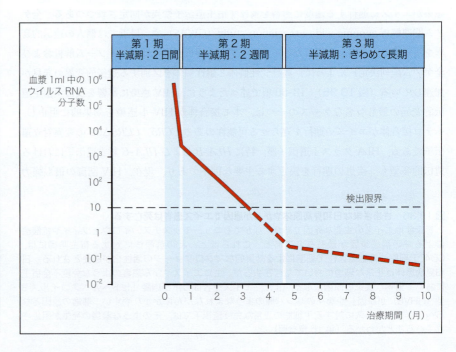

ばしば致命的であった．C型肝炎ウイルスの合併感染もまれではなく，肝炎が急速に進行する．エイズの末期にはサイトメガロウイルスや一種のトリ結核菌の感染がより顕著となる．しかし，エイズ患者全員がこれらすべての感染症や腫瘍を発症するわけではないことや，他の腫瘍や目立たないが重要な感染症も発症することに留意が必要である．図 13.36 は一般的な日和見感染や腫瘍のリストである．これらのほとんどは，正常時には $CD4^+T$ 細胞の活発な免疫応答によって制御されており，$CD4^+T$ 細胞数が低下するにつれてこの免疫応答は衰退する．

13-35　HIV 複製を阻害する薬物は感染ウイルス価を速やかに低下させ $CD4^+T$ 細胞を増加させる

HIV 複製サイクルを阻害できる薬物を用いた研究により，無症候期も含めすべての感染期を通してウイルスが急速に複製していることが示されている．特に，三つのウイルス蛋白質がウイルス複製阻止を目的とする薬剤の標的にされている．その三つとは，プロウイルス合成に必要な逆転写酵素，宿主の遺伝子にウイルスの遺伝物質を挿入する際に必要なウイルスインテグラーゼ，ウイルスのポリ蛋白質を切断してウイルス粒子蛋白質とウイルス酵素を生成させるプロテアーゼである．アメリカで初めて承認された抗 HIV 薬ジドブジン zidovudine（AZT）のような核酸アナログは逆転写酵素を阻害する．逆転写酵素やインテグラーゼ，プロテアーゼを阻害することによって未感染細胞へのさらなる感染を防ぐことができる．しかし，すでに感染が成立した細胞は成熟ウイルス粒子を産生し続けることができる．なぜなら，プロウイルスが一度形成されると，新しいウイルス粒子の産生に逆転写酵素とインテグラーゼを必要としないからである．一方，プロテアーゼはウイルス成熟の最終段階で働くが，プロテアーゼを阻害してもウイルスの放出は阻止されない．しかし，どの場合においても，放出されるウイルス粒子による新たな感染は阻止され，さらなる複製も防止される．

ウイルスプロテアーゼ阻害薬と核酸アナログの併用療法は **HAART***（highly active antiretroviral therapy）として知られ，1995〜1997 年に HIV 進行感染患者の死亡数と罹病率を劇的に減少させた（図 13.37）．HAART を受けた多くの患者では，ウイル

*訳注：必ず 3〜4 剤を使用するため最近では ART と呼ばれることが多い

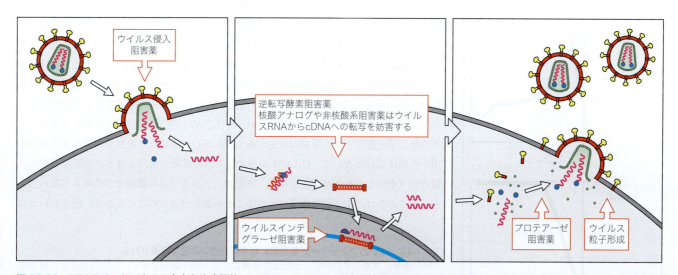

図 13.39　HIV ライフサイクルの有力な治療標的
　原則的に，治療薬は HIV ライフサイクルのさまざまな段階を攻撃することが可能である．その段階には以下のものがある：ウイルス侵入，ウイルス RNA の逆転写，インテグラーゼによるウイルス cDNA の宿主細胞 DNA への組込み，プロテアーゼによるウイルスポリ蛋白質の切断，ウイルス粒子の形成と感染性ウイルス粒子の出芽．現在まで，逆転写酵素とプロテアーゼの阻害薬だけが開発されている．単剤投与よりも異なる種類の薬剤を併用する方が効果的である．

ス血症が迅速かつ劇的に改善され，最終的には，HIV RNA量が長期にわたって検出限界レベル（血漿中50コピー/ml）に維持される（図13.38）．HAART開始後に，ウイルス粒子がどのように末梢循環から急速に除去されるかはいまだ不明である．おそらく，ウイルス粒子は抗体と補体にオプソニン化され，単核貪食細胞系のファゴサイトーシスによって排除されると考えられる．オプソニン化されたHIV粒子もまた，リンパ濾胞内で濾胞樹状細胞の表面上に捕捉されるかもしれない．

他の多くの免疫系要素は改善されないままであるが，HAARTは，$CD4^+T$細胞をゆっくりではあるが安定的に増加させる．$CD4^+T$細胞の回復機構について三つの相補的な機序が立証されている．第一に，治療を始めてから数週間でウイルス複製が抑制されるので，メモリー$CD4^+T$細胞がリンパ組織から末梢循環へ再分配されることである．第二は，HIV感染が制御されるので感染に対する免疫の異常な活性化が抑えられ，細胞傷害性T細胞に殺される感染$CD4^+T$細胞が減少することであり，第三は，かなり緩徐ではあるが，胸腺からの新たなナイーブT細胞が出現することである．このことは，新たに出現したこれらのT細胞内に，TCR切除サークル T-cell receptor excision circle（TREC）が存在することから証明されている（5–9項参照）．

HAARTはHIV複製を抑制し，それによってエイズへの進行を防ぎ，感染者による感染伝播を大幅に減少させるが，体内のウイルスをすべて排除することはできない．したがって，HAARTをやめるとウイルスの複製が反動的に増幅するので，患者は治療を一生続ける必要がある．このことは，HAARTの副作用や治療が高価であることと相まって，ウイルス複製を阻止する他の標的の探索を促し，感染を永久に根絶するためにウイルス貯蔵部位を排除する方法の研究を促進した（図13.39）．新たなタイプの抗HIV薬には，gp120のCCR5への結合を阻止するか，またはgp41を阻害することによってウイルス融合をブロックする**ウイルス侵入阻害薬** viral entry inhibitor および，逆転写されたウイルスゲノムの宿主DNAへの挿入をブロックする**ウイルスインテグラーゼ阻害薬** viral integrase inhibitor などがある．APOBEC（13–27項）やTRIM 5αなどのHIV制御因子の活性を高める新たなアプローチが開発中である．APOBECは新たに形成されたHIV cDNAに広範な突然変異を引き起こし，その配列および複製能力を破壊する．TRIM 5αはウイルスヌクレオカプシドを標的とし，ウイルスRNAの細胞への侵入後の脱核と放出を阻害することによってHIV-1感染を抑制する．

活発なウイルス複製を阻止するHAARTの成功を考えると，既存の治療法が，潜伏感染の貯蔵細胞を排除できないことが治癒の最大の障壁となっている．これを克服するために，ウイルスおよび感染細胞の免疫系による除去を高める手段と組み合わせて，潜伏感染細胞でのウイルス複製を誘導する戦略が検討されている．潜伏ウイルスを活性化する方法の例には，ウイルス転写や複製を活性化するサイトカインの投与（例えば，IL-2，IL-6およびTNF-α），あるいは潜伏プロウイルスを活性化することができるヒストンデアセチラーゼ histone deacetylase（HDAC）阻害薬などの，エピジェネティック修飾因子を標的とする薬剤の使用がある．しかし，潜伏ウイルスを標的とする薬剤を用いた臨床試験において，HAART単独で得られた結果を上回るほどの有意なウイルス量の低下を示したものは存在しない．実際に，どの潜伏感染細胞でウイルス複製の活性化が起こるかは，本来確率的事象であることが最近発見されたことから，既定のいかな

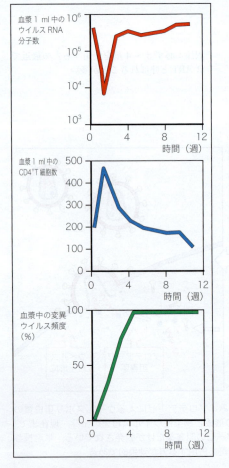

図13.40　HIVのプロテアーゼ阻害薬に対する耐性は急速に獲得される
HIV患者に対するプロテアーゼ阻害薬単剤による治療を開始すると，血漿のウイルス量は急激に減少し，その半減期は約2日である（上段）．これは早期における末梢血中の$CD4^+T$細胞の数の増加を引き起こす（中段）．薬剤投与開始から数日以内に，薬剤耐性の変異株が血漿中（下段）および末梢血リンパ球に出現する．治療開始してからわずか4週間後には，ウイルスRNA量や$CD4^+T$細胞数が元のレベルに戻り，血漿中のすべてのHIVが薬剤耐性となる．

る細胞活性化サイクルにおいても潜伏プロウイルスを有するすべての細胞でウイルス複製を活性化することはできないだろう．潜伏感染細胞の排除から免れるためのこのHIVの適応は，このウイルスの一掃を目指す戦略に対する大きな障壁となるかもしれない．

　他の治療戦略として，ベルリンにおいて白血病の治療のために造血幹細胞移植 hematopoietic stem cell transplantation (HSCT) を受けた1人のHIV患者（**ベルリン患者 Berlin patient** と呼ばれる）が注目を集めている．$CCR5\Delta32$ 補助レセプター変異のホモ接合体であった幹細胞ドナーを使用したことにより，患者にウイルス増殖に耐性のある免疫細胞が再構築された．その患者では $CD4^+$ T細胞数が回復し，移植後に抗レトロウイルス療法を中止してもHIV感染（または白血病）の兆候が存在しないことが判明した．彼は5年以上健康であり，感染症が治癒したことを意味している．しかし世界中に莫大な数の患者がいることやHSCTの合併症のリスク，HLA適合のCCR5欠損ドナーの稀少性を考慮すると，これは決して一般的な治療法にはなりえない．さらに，CXCR4指向性ウイルス変異株による移植後の再感染や疾患進行のリスクがある．しかし，ベルリン患者での成功は，たとえそれが遺伝的または治療的介入によるものであろうと，ウイルス複製阻害治療と潜伏ウイルス貯蔵部位の根絶（この場合，白血病の化学放射線療法前処置による）を組み合わせることによって完全な治癒が達成されたことを立証している．

13-36　HIVは感染経過中に多くの突然変異を蓄積する結果，薬剤耐性変異株が発生する

　HIVの迅速な複製により，ウイルス粒子は毎日 $10^9 \sim 10^{10}$ 個産生され，1回の複製周期で1塩基あたり約 3×10^{-5} の置換という割合で突然変異が起こる．したがって，1日で1人の感染患者の体内に多くのHIV変異株が生み出される．この高い突然変異率は，レトロウイルス遺伝子の複製が誤りを起こしやすいことから生じており，免疫系に対する大きな障害となる．逆転写酵素には細胞DNAポリメラーゼのような校正機構が存在しないため，レトロウイルスのRNA遺伝子からDNAへの転写はそれほど正確ではない．したがって，初感染は一般に単一の創始者ウイルスによって確立されるが，**準種 quasi-species** と呼ばれる莫大な数のHIV変異株が1感染個体内で急速に発生する．この現象は最初にHIVにおいて認められ，その後，すべてのレンチウイルスに共通していることが証明されている．

　HIVは，T細胞の監視を逃れるエスケープ変異体を生み出すのと同様に（13-31項），その高い変異性により，抗ウイルス薬に対して素早く耐性を獲得する．抗ウイルス薬が投与されると耐性をもたらす突然変異をもつウイルス変異株が出現し，血漿中のウイルス量が元の値に回復するまで増殖する．複数のウイルスプロテアーゼ阻害薬に対する耐性が一つの突然変異で出現し，それはわずか数日で獲得される（図13.40）．いくつかの逆転写酵素阻害薬への耐性もほぼ同様の短い期間で生じる．しかし，エイズ治療の第一選択薬として広く使われている核酸アナログであるジドブジン（AZT）への耐性獲得には，数か月を要する．これはウイルスの逆転写酵素に3～4個の遺伝子変異が必要であるためである．抗HIV薬への耐性が比較的早く現れるため，有効な治療には通常，併用療法が必要となる．複数のHIV蛋白質において薬剤耐性をもたらす突然変異が同時に起こる可能性は，事実上ゼロに等しい．一方，より新しい世代の抗レトロウイルス薬による単独療法は，治療開始時のウイルス量が低い患者において有効であることが判明している．

13-37 HIVに対するワクチン接種は魅力ある解決法ではあるが，多くの困難を抱えている

　HIV複製の抑制におけるHAARTの有効性は，HIV感染の自然経過および感染率を大きく変えたが，HIV感染およびエイズの予防のための安全かつ有効なワクチンの開発が最終目標である．標的細胞へのウイルス侵入を阻止する広域中和抗体（すなわち，抗gp120抗体）と有効な細胞傷害性T細胞応答を同時に誘発するワクチンが望ましく，前者はHIV感染を予防し，後者は感染を制御する．しかし，そのようなワクチンはまだ開発されておらず，その達成には他の疾患に対するワクチンの開発では直面しない困難を伴う．

　主な問題点は，HIV感染それ自体の性質，すなわち，適応免疫の中心的要素であるCD4$^+$T細胞を直接的に弱体化させ，強力な細胞傷害性T細胞や抗体反応に直面しても，ウイルスが急速に増殖し突然変異を起こし，感染を持続することである．初感染を防御する予防ワクチンと同様に，患者の免疫応答を向上させることによってエイズ発症を予防できるような既感染患者用のワクチン開発が検討されているが，感染患者の治療のためのワクチン開発はきわめて困難であろう．以前の項で述べたように，HIVは細胞傷害性T細胞や抗体の監視を回避する変異株だけを選択的に増殖させることにより，それぞれの患者の中で進化する．ウイルスは転写を停止したプロウイルスという潜伏した形態で免疫系の認識を逃れた状態を保つことができるので，感染が一度成立すると，ワクチンを免疫された者であっても感染を排除できないかもしれない．

　新しい感染を防御する予防ワクチンの開発は，治療ワクチンの開発よりも期待できる．しかし，HIVが正常な免疫応答を障害することや，HIV株における莫大な塩基配列の多様性（現在，数千ものHIV株への感染がみつかっている）は，依然として大きな課題である．ある一つの株に感染した患者がそれに類似した株に対して耐性を獲得することはなく，二つの株が同時に同じ細胞に感染する重感染の例も報告されている．これは，HIVエンベロープの糖蛋白質に対して広域中和抗体を産生することが困難であることに起因する（13–31項）．さらに，HIVに対する防御免疫にはどのような形態があるのかについては不確実性が残っており，どのエピトープが最良の標的になるのか，また，どのような方法でそれらが誘導可能なのかがわからないまま，防御免疫に有効な抗体およびT細胞の誘導が必要とされている．HIVワクチン臨床試験はその構想から実施まで数年かかり，遅々として進まず，現在まで実施された大規模臨床試験は一つも終了せず頓挫した．

　しかし，この悲観的な状況にもかかわらず進歩はみられ，有効なワクチンの開発には希望が残されている．組換えHIV蛋白質の接種，HIV遺伝子をもとにしたプラスミドDNAワクチン接種（16–30項参照），ウイルスベクターによるHIV遺伝子の導入，そしてこれらの組合せなどさまざまな戦略が試みられている．他のウイルス疾患に対して成功した多くのワクチンの中には弱毒化された生ウイルスがある．このような弱毒生ウイルスは免疫応答を増強するが疾患を起こさない（16–23項参照）．HIVに対する弱毒生ウイルスの開発には大きな問題があり，特にワクチン株と野生株間で，病原性を復活させるような遺伝子組換えが起こる懸念がある．別のアプローチとして，HIV抗原に対するB細胞応答およびT細胞応答を誘発するために，HIV遺伝子を導入し発現させたワクシニアウイルスやアデノウイルスのような他のウイルスを使用することも検討されている．これらのウイルスベクターは，他のヒトのワクチン接種試験においてすでに安全性が実証されているため，最初の臨床試験の有力な候補である．最近，この方法に組換えgp120の追加免疫を組み合わせることで，その効果は限定的ではあったが，有望な成功例が生まれた．カナリア痘ウイルスベクターによるHIVの*gag*, *pol*, および*env*遺伝子の移入に引き続き，HIV gp120で追加免疫すると，接種を受けたハイリス

ク集団において，少しではあるが感染リスクが有意に低下することが示された．HIVワクチンの大規模臨床試験で有効性が示されたものは初めてであり，この結果により，HIVに対する免疫の形態についての知見，すなわちADCCを誘発する非中和抗体（IgG3アイソタイプなど）の誘導がHIVに対する防御において有効であるという知見がもたらされた．HIVに対する中和抗体を誘導することは非常に困難であることが判明しているので，それが必須でないということは大きな希望となる．さらに，サイトメガロウイルス（CMV）ベクターを用いてアカゲザルにSIV遺伝子を導入した研究では，強力なCTL応答が誘導された．これらのCTL応答は病原性SIV株による感染を防御しなかったが，感染が全身に広がった後でワクチン接種されたサルの約半数においてウイルスが排除された．この前例のない結果は，HIV遺伝子の導入に使用されるウイルスベクター（この場合，ワクチン接種後の長期間にわたってHIV抗原を産生するベクター）が，惹起される抗ウイルスCD8$^+$T細胞応答の種類と大きさの決定に重要な役割を果たし，効果的なT細胞応答のみがHIVに対する防御を発揮することを示唆している．適切な非中和抗体および強力なCD8$^+$T細胞応答を誘導する混合ワクチンが，中和抗体の非存在下であっても有用性を発揮しうるのかどうか，さらなる研究が必要とされている．

有効なHIVワクチンを開発するには生物学的な困難に加えて，倫理上の問題もある．ワクチンを投与する患者のウイルスへの曝露を最小限に留めるよう努めながらワクチン治療を行わなければ，倫理に反することとなる．しかしワクチンの効果判定は，感染を防げるかどうかが判定できる集団，すなわち高頻度にウイルス曝露を受けている集団において初めて可能である．したがって，最初のワクチン治療は感染率が非常に高く，公衆衛生対策がいまだ途上にある国で行うことになるであろう．

13-38　HIVとエイズの伝播を制御するためには，予防と教育が重要である

すでに感染している者や，感染していないが曝露の危険がある者が予防措置をとると，HIVの感染を防ぐことができる．HAARTの出現は，体液中のウイルス力価を著しく低下させるため，感染した人々からのHIV感染拡大を阻止することが可能となった．しかし，HAARTの治療費は高価であり，生涯にわたり続ける必要があるため，HIVに感染したほとんどの人はHAARTを受けることができないし，感染者の多くはウイルスを保持していることに気付いていない．HAARTが使用できない場合でも，危険にさらされている人が定期的に検査を受けることは，感染の自覚のために重要である．これには厳格な機密性と相互の信頼が求められる．HIVの制御に対する障壁は，とりわけHIV検査が陽性であることに偏見の目が向けられやすいために，人々が感染検査を受けることを躊躇することである．教育は，偏見を排除し，ウイルスの伝播を防止するための知識を広めるための予防戦略において重要な役割を果たす．

感染していない者が行うことができる予防策は，感染者の精液，血液，血液製剤あるいは母乳などの体液との接触を避けることであり，これらは比較的安価に実行できる．エイズ患者の治療に長期間従事しているにもかかわらず，抗体陽転化や感染の兆候がない医療従事者の例でわかるように，体液との接触を避けることが十分な感染予防となることが繰り返し証明されている．コンドームの日常的な使用や，新生児の感染母乳による育児を制限することは，HIV感染の危険性を大幅に減少させる．包皮は男性においてウイルス侵入の主要な部位であるため，包皮を切り取ることもまた感染率を低下させる．考慮されている別の方策として殺菌ゲルや殺菌坐剤の使用があり，その改良品が最近の治験で有望な結果を示した．これらの薬剤の中には，HIV伝染のリスクを高める他の性感染症（性器ヘルペスなど）の伝播を抑制するものも含まれている．現在，HIVに罹患するリスクが高い個体に局所的または経口的に投与される抗レトロウイルス薬の

予防的使用（曝露前予防 pre-exposure prophylaxis, PrEP と呼ばれる）が注目されている．二つの逆転写酵素阻害薬の有効性が示されており，経口で服用する二つの薬物の併用で HIV 感染のリスクが 90％以上低下した．また，偶発的な針刺しによって汚染された血液に曝露された病院労働者などにおいて，曝露直後に抗レトロウイルス薬を使用すると，HIV への感染リスクを大幅に減少させることが可能である．このアプローチの懸案事項の一つは，特に投与計画を遵守することが困難な個体において，曝露前予防中に HIV に罹患し，HIV が薬物に対し耐性を獲得する可能性があることである．これが本当に起こりうるかどうかは立証されていないが，課題の一つである．それにもかかわらず，抗レトロウイルス薬の追加による新たな曝露前予防戦略を試すことや，投与計画を遵守しないリスクを低減できる長期作用型製剤を試すことは，かなり有望である．

まとめ

ヒト免疫不全ウイルス（HIV）感染は後天性免疫不全症候群（エイズ）の原因である．HIV 拡大はかなり制御されるようにはなってきたが，とりわけ開発途上国における異性間性交渉を介して，HIV の世界的な流行は続いている．HIV は，免疫系の細胞の中で増殖するエンベロープをもったレトロウイルスである．ウイルスの細胞への侵入には CD4 と特定のケモカインレセプターの存在が必要であり，ウイルスの複製サイクルは活性化 T 細胞に存在する転写因子に依存している．HIV の感染は，$CD4^+$ T 細胞の喪失と，急性ウイルス血症を引き起こすが，このウイルス血症は細胞傷害性 T 細胞応答が成立するにつれて急速に抑制される．しかし，この免疫応答によって感染が排除されることはない．HIV は持続感染状態を作り出し，その状態で新たに感染した細胞内でウイルスは増殖し続ける．最近の治療法は抗ウイルス薬の併用であり，この併用治療によりウイルスの複製が阻害され，ウイルス量が急激に低下し，$CD4^+$ T 細胞数は緩やかに増加する．HIV 感染の主な効果は $CD4^+$ T 細胞の破壊であり，これは，HIV 感染の直接的な細胞変性効果と細胞傷害性 $CD8^+$ T 細胞による破壊の両者によって起こる．$CD4^+$ T 細胞数が低下するので，生体は日和見感染に対して次第に感受性が強くなる．最終的には，ほとんどの未治療の HIV 感染者がエイズを発症し，死にいたる．しかし，長期非進行者と呼ばれるごく少数の感染者は，何年間も感染による明らかな症状がないまま健康を保っている．われわれはこれらの人々から，HIV をうまく制御する方策を学ぶことができるのではないかと期待している．このような人々や感染に対し自然に免疫を獲得したと思われる人々の存在が，有効な HIV ワクチンの開発が可能であるという希望をもたらす．

第 13 章のまとめ

ほとんどの感染症は防御免疫を惹起するが，巧妙な病原体は免疫応答に対し部分的にではあっても抵抗するなんらかの手段を進化させてきた．これらの病原体は重篤で，ときとして持続的な疾病を起こすことがある．免疫系のさまざまな構成要素に遺伝的欠陥を有する個体の中には，特定の種類の病原微生物に対して強い感受性を示す者がいる．持続感染と原発性免疫不全症は，有効な宿主生体防御における自然免疫と適応免疫の重要性を示し，免疫学における研究課題を提起し続けている．後天性免疫不全症候群（エイズ）を引き起こすヒト免疫不全ウイルス（HIV）は持続感染病原体という特徴と，ヒト宿主に免疫不全を惹起する能力を併せ持つため，感染者に徐々に死をもたらす．HIV のような新しい病原体を克服する鍵は，免疫系の基本的特性と感染防御における役割に関するわれわれの知見を深めることにある．

章末問題

13.1 対応問題：以下の遺伝子欠損と関連する原発性免疫不全症を正しく組合せなさい．

A. 共通γ鎖の変異
B. *RAG1* または *RAG2* の機能低下変異
C. DNA–PKcs またはアルテミスの欠損
D. *FOXN1* の変異
E. *TAP1* または *TAP2* の変異
F. *AIRE* の欠損

i. オーメン症候群
ii. 胸腺発生異常を伴う SCID
iii. X 連鎖重症複合免疫不全症
iv. カンジダ感染と外胚葉形成異常を伴う自己免疫性多腺性内分泌不全症
v. MHC クラス I 欠損症
vi. 放射線感受性 SCID

13.2 正誤問題：IL–12 の p40 サブユニット遺伝子に変異を有するヒトは，T_H1 応答を必要とする結核菌などの病原体に易感染性なだけでなく，3 型応答（T_H17）も障害される．

13.3 短答問題：$CD4^+$ T 細胞が存在し $CD8^+$ T 細胞が欠失する遺伝的欠損を二つ，および $CD8^+$ T 細胞が存在し $CD4^+$ T 細胞が欠失する遺伝子欠損を一つ挙げよ．

13.4 短答問題：CD40 リガンド欠損症および AID 欠損症はいずれも高 IgM 症候群を引き起こすが，T 細胞機能は CD40 リガンド欠損症において重度に障害され，AID 欠損症においては保存される．それはなぜか．

13.5 正誤問題：分類不能型免疫不全症（CVID）は，T 細胞応答および抗体応答の両方を著しく損なう．

13.6 多肢選択問題：次の原発性免疫不全症のうち，自己免疫疾患あるいは自己炎症性の表現型をもたないのはどれか．

A. AIRE 欠損に起因するカンジダ感染と外胚葉形成異常を伴う自己免疫性多腺性内分泌不全症（APECED）
B. ピリン変異に起因する家族性地中海熱（FMF）
C. *RAG1* または *RAG2* の機能低下変異によって引き起こされるオーメン症候群
D. WASp 欠損によって引き起こされるウィスコット・アルドリッチ症候群（WAS）
E. STAT3 または DOCK8 の変異によって引き起こされる高 IgE 症候群（ヨブ症候群）
F. 貪食細胞中の活性酸素種の産生欠如により引き起こされる慢性肉芽腫症（CGD）

13.7 多肢選択問題：化膿性細菌は多糖体莢膜により，マクロファージおよび好中球上のレセプターによる認識から逃れる．これらの細菌を貪食し破壊するために貪食細胞が利用する機構の一つが抗体依存性のオプソニン化である．免疫系がこれらの病原体による感染を制御する機序に直接影響を及ぼす疾患または欠損を選べ．

A. IL–12 p40 欠損
B. AIRE 欠損
C. WASp 欠損
D. C3 欠損

13.8 多肢選択問題：以下の遺伝子のうち，好中球エラスターゼをコードする遺伝子である *ELA2* の欠損に類似した表現型をもつ欠損はあるか．

A. *GFI1*
B. *CD55*（DAF をコードする）
C. *CD59*
D. *XIAP*

13.9 対応問題：各蛋白質を関連する貪食細胞機能と一致させよ．

A. Kindlin–3   i. 産生
B. 好中球エラスターゼ ii. 接着
C. ミエロペルオキシダーゼ iii. 活性化
D. MyD88   iv. 微生物の殺傷

13.10 多肢選択問題：以下の病原体のうち，主に抗原変異によって免疫系を回避するのはどれか．

A. インフルエンザ A ウイルス
B. 単純ヘルペスウイルス 1 型
C. サイトメガロウイルス
D. トリパノソーマ・ブルセイ
E. 熱帯熱マラリア原虫
F. B 型肝炎ウイルス

13.11 多肢選択問題：ヒト免疫不全ウイルス（HIV）は，さまざまなイムノエバシンを産生する．これらのうちで Nef は，例外的に多機能性であり，$CD8^+$ T 細胞応答の主要な標的である．次のうち Nef の機能ではないものはどれか．

A. 制限因子 SAMHD1 の阻害
B. MHC クラス I の発現低下
C. CD4 の発現低下
D. MHC クラス II の発現低下
E. T 細胞活性化の維持

13.12 穴埋め問題：ヒト免疫不全ウイルス（HIV）は，_____ 酵素をもつためにレトロウイルスに分類される．_____ レセプターおよび，_____ あるいは_____ 補助レセプターへのエンベロープの結合を介して宿主細胞に感染する．個体が感染すると，抗 HIV 抗体の産生を引き起こす免疫応答が起こる．これは_____ と呼ばれるプロセスである．$CD8^+$ T 細胞応答も惹起されるが，HIV はこれらの CTL による認識を回避することを可能にする_____ を獲得することが可能である．

13.13 多肢選択問題：HIV への感染性を低下させず，エイズへの進行も遅らせない遺伝子多型はどれか．

A. CCR5 の変異
B. CXCR4 の変異
C. 特定の HLA クラス I
D. KIR3DS1 と特定の HLA–B をもつ

全般的な参考文献

Alcami, A., and Koszinowski, U.H.: **Viral mechanisms of immune evasion.** *Immunol. Today* 2000, **21**:447–455.

De Cock, K.M., Mbori-Ngacha, D., and Marum, E.: **Shadow on the continent: public health and HIV/AIDS in Africa in the 21st century.** *Lancet* 2002, **360**:67–72.

Finlay, B.B., and McFadden, G.: **Anti-immunology: evasion of the host immune system by bacterial and viral pathogens.** *Cell* 2006, **124**:767–782.

Hill, A.V.: **The immunogenetics of human infectious diseases.** *Annu. Rev. Immunol.* 1998, **16**:593–617.

Lederberg, J.: **Infectious history.** *Science* 2000, **288**:287–293.

Notarangelo, L.D.: **Primary immunodeficiencies.** *J. Allergy Clin. Immunol.* 2010, **125**:S182–S194.

Xu, X.N., Screaton, G.R., and McMichael, A.J.: **Virus infections: escape, resistance, and counterattack.** *Immunity* 2001, **15**:867–870.

項ごとの参考文献

13-1 反復感染の既往歴が免疫不全症の診断につながる

Carneiro-Sampaio, M., and Coutinho, A.: **Immunity to microbes: lessons from primary immunodeficiencies.** *Infect. Immun.* 2007, **75**:1545–1555.

Cunningham-Rundles, C., and Ponda, P.P.: **Molecular defects in T- and B-cell primary immunodeficiency diseases.** *Nat. Rev. Immunol.* 2005, **5**:880–892.

13-2 原発性免疫不全症は先天的な遺伝子欠損に起因する

Bolze, A., Mahlaoui, N., Byun, M., Turner, B., Trede, N., Ellis, S.R., Abhyankar, A., Itan, Y., Patin, E., Brebner, S., et al.: **Ribosomal protein SA haploinsufficiency in humans with isolated congenital asplenia.** *Science* 2013, **340**:976–978.

Cunningham-Rundles, C., and Ponda, P.P.: **Molecular defects in T- and B-cell primary immunodeficiency diseases.** *Nat. Rev. Immunol.* 2005, **5**:880–892.

Kokron, C.M., Bonilla, F.A., Oettgen, H.C., Ramesh, N., Geha, R.S., and Pandolfi, F.: **Searching for genes involved in the pathogenesis of primary immunodeficiency diseases: lessons from mouse knockouts.** *J. Clin. Immunol.* 1997, **17**:109–126.

Koss, M., Bolze, A., Brendolan, A., Saggese, M., Capellini, T.D., Bojilova, E., Boisson, B., Prall, O.W.J., Elliott, D.A., Solloway, M., et al.: **Congenital asplenia in mice and humans with mutations in a Pbx/Nkx2-5/p15 module.** *Dev. Cell* 2012, **22**:913–926.

Marodi, L., and Notarangelo, L.D.: **Immunological and genetic bases of new primary immunodeficiencies.** *Nat. Rev. Immunol.* 2007, **7**:851–861.

13-3 T細胞分化の欠損は重症複合免疫不全症を惹起する

Buckley, R.H., Schiff, R.I., Schiff, S.E., Markert, M.L., Williams, L.W., Harville, T.O., Roberts, J.L., and Puck, J.M.: **Human severe combined immunodeficiency: genetic, phenotypic, and functional diversity in one hundred eight infants.** *J. Pediatr.* 1997, **130**:378–387.

Leonard, W.J.: **The molecular basis of X linked severe combined immunodeficiency.** *Annu. Rev. Med.* 1996, **47**:229–239.

Leonard, W.J.: **Cytokines and immunodeficiency diseases.** *Nat. Rev. Immunol.* 2001, **1**:200–208.

Stephan, J.L., Vlekova, V., Le Deist, F., Blanche, S., Donadieu, J., De Saint-Basile, G., Durandy, A., Griscelli, C., and Fischer, A.: **Severe combined immunodeficiency: a retrospective single-center study of clinical presentation and outcome in 117 patients.** *J. Pediatr.* 1993, **123**:564–572.

13-4 プリンサルベージ経路の欠陥もSCIDの原因である

Hirschhorn, R.: **Adenosine deaminase deficiency: molecular basis and recent developments.** *Clin. Immunol. Immunopathol.* 1995, **76**:S219–S227.

13-5 抗原レセプター遺伝子の再編成の欠陥はSCIDを惹起する

Bosma, M.J., and Carroll, A.M.: **The SCID mouse mutant: definition, characterization, and potential uses.** *Annu. Rev. Immunol.* 1991, **9**:323–350.

Fugmann, S.D.: **DNA repair: breaking the seal.** *Nature* 2002, **416**:691–694.

Gennery, A.R., Cant, A.J., and Jeggo, P.A.: **Immunodeficiency associated with DNA repair defects.** *Clin. Exp. Immunol.* 2000, **121**:1–7.

Moshous, D., Callebaut, I., de Chasseval, R., Corneo, B., Cavazzana-Calvo, M., Le Deist, F., Tezcan, I., Sanal, O., Bertrand, Y., Philippe, N., et al.: **Artemis, a novel DNA double-strand break repair/V(D)J recombination protein, is mutated in human severe combined immune deficiency.** *Cell* 2001, **105**:177–186.

13-6 T細胞レセプターシグナル欠損は重篤な免疫不全を引き起こす

Castigli, E., Pahwa, R., Good, R.A., Geha, R.S., and Chatila, T.A.: **Molecular basis of a multiple lymphokine deficiency in a patient with severe combined immunodeficiency.** *Proc. Natl Acad. Sci. USA* 1993, **90**:4728–4732.

Kung, C., Pingel, J.T., Heikinheimo, M., Klemola, T., Varkila, K., Yoo, L.I., Vuopala, K., Poyhonen, M., Uhari, M., Rogers, M., et al.: **Mutations in the tyrosine phosphatase CD45 gene in a child with severe combined immunodeficiency disease.** *Nat. Med.* 2000, **6**:343–345.

Roifman, C.M., Zhang, J., Chitayat, D., and Sharfe, N.: **A partial deficiency of interleukin-7R α is sufficient to abrogate T-cell development and cause severe combined immunodeficiency.** *Blood* 2000, **96**:2803–2807.

13-7 T細胞分化を停止させる胸腺機能の先天的欠損は重篤な免疫不全症を引き起こす

Coffer, P.J., and Burgering, B.M.: **Forkhead-box transcription factors and their role in the immune system.** *Nat. Rev. Immunol.* 2004, **4**:889–899.

DiSanto, J.P., Keever, C.A., Small, T.N., Nicols, G.L., O'Reilly, R.J., and Flomenberg, N.: **Absence of interleukin 2 production in a severe combined immunodeficiency disease syndrome with T cells.** *J. Exp. Med.* 1990, **171**:1697–1704.

DiSanto, J.P., Rieux Laucat, F., Dautry Varsat, A., Fischer, A., and de Saint Basile, G.: **Defective human interleukin 2 receptor γ chain in an atypical X chromosome-linked severe combined immunodeficiency with peripheral T cells.** *Proc. Natl Acad. Sci. USA* 1994, **91**:9466–9470.

Gadola, S.D., Moins-Teisserenc, H.T., Trowsdale, J., Gross, W.L., and Cerundolo, V.: **TAP deficiency syndrome.** *Clin. Exp. Immunol.* 2000, **121**:173–178.

Gilmour, K.C., Fujii, H., Cranston, T., Davies, E.G., Kinnon, C., and Gaspar, H.B.: **Defective expression of the interleukin-2/interleukin-15 receptor β subunit leads to a natural killer cell-deficient form of severe combined immunodeficiency.** *Blood* 2001, **98**:877–879.

Grusby, M.J., and Glimcher, L.H.: **Immune responses in MHC class II-deficient mice.** *Annu. Rev. Immunol.* 1995, **13**:417–435.

Pignata, C., Gaetaniello, L., Masci, A.M., Frank, J., Christiano, A., Matrecano, E., and Racioppi, L.: **Human equivalent of the mouse Nude/SCID phenotype: long-term evaluation of immunologic reconstitution after bone marrow transplantation.** *Blood* 2001, **97**:880–885.

Steimle, V., Reith, W., and Mach, B.: **Major histocompatibility complex class II deficiency: a disease of gene regulation.** *Adv. Immunol.* 1996, **61**:327–340.

13-8 B細胞の分化が障害されると抗体産生が低下し、細胞外寄生細菌やウイルスを排除できなくなる

Bruton, O.C.: **Agammaglobulinemia.** *Pediatrics* 1952, **9**:722–728.

Conley, M.E.: **Genetics of hypogammaglobulinemia: what do we really know?** *Curr. Opin. Immunol.* 2009, **21**:466–471.

Lee, M.L., Gale, R.P., and Yap, P.L.: **Use of intravenous immunoglobulin to prevent or treat infections in persons with immune deficiency.** *Annu. Rev. Med.* 1997, **48**:93–102.

Notarangelo, L.D.: **Immunodeficiencies caused by genetic defects in protein kinases.** *Curr. Opin. Immunol.* 1996, **8**:448–453.

Preud'homme, J.L., and Hanson, L.A.: **IgG subclass deficiency.** *Immunodefic. Rev.* 1990, **2**:129–149.

13-9　B細胞の欠損あるいはT細胞の活性化や機能の欠陥によって異常な抗体応答をきたす免疫不全症が起こる

Burrows, P.D., and Cooper, M.D.: **IgA deficiency.** *Adv. Immunol.* 1997, **65**:245–276.

Doffinger, R., Smahi, A., Bessia, C., Geissmann, F., Feinberg, J., Durandy, A., Bodemer, C., Kenwrick, S., Dupuis-Girod, S., Blanche, S., et al.: **X-linked anhidrotic ectodermal dysplasia with immunodeficiency is caused by impaired NF-κB signaling.** *Nat. Genet.* 2001, **27**:277–285.

Durandy, A., and Honjo, T.: **Human genetic defects in class-switch recombination (hyper-IgM syndromes).** *Curr. Opin. Immunol.* 2001, **13**:543–548.

Ferrari, S., Giliani, S., Insalaco, A., Al Ghonaium, A., Soresina, A.R., Loubser, M., Avanzini, M.A., Marconi, M., Badolato, R., Ugazio, A.G., et al.: **Mutations of CD40 gene cause an autosomal recessive form of immunodeficiency with hyper IgM.** *Proc. Natl Acad. Sci. USA* 2001, **98**:12614–12619.

Harris, R.S., Sheehy, A.M., Craig, H.M., Malim, M.H., and Neuberger, M.S.: **DNA deamination: not just a trigger for antibody diversification but also a mechanism for defense against retroviruses.** *Nat. Immunol.* 2003, **4**:641–643.

Minegishi, Y.: **Hyper-IgE syndrome.** *Curr. Opin. Immunol.* 2009, **21**:487–492.

Park, M.A., Li, J.T., Hagan, J.B., Maddox, D.E., and Abraham, R.S.: **Common variable immunodeficiency: a new look at an old disease.** *Lancet* 2008, **372**:489–503.

Thrasher, A.J., and Burns, S.O.: **WASP: a key immunological multitasker.** *Nat. Rev. Immunol.* 2010, **10**:182–192.

Yel, L.: **Selective IgA deficiency.** *J. Clin. Immunol.* 2010, **30**:10–16.

Yong, P.F., Salzer, U., and Grimbacher, B.: **The role of costimulation in antibody deficiencies: ICOS and common variable immunodeficiency.** *Immunol. Rev.* 2009, **229**:101–113.

13-10　1型/T_H1と3型/T_H17によるサイトカイン経路の遺伝子欠損によって，特定の感染因子に対する防御機構が同定される

Browne, S.K.: **Anticytokine autoantibody-associated immunodeficiency.** *Annu. Rev. Immunol.* 2014, **32**:635–657.

Casanova, J.L., and Abel, L.: **Genetic dissection of immunity to mycobacteria: the human model.** *Annu. Rev. Immunol.* 2002, **20**:581–620.

Dupuis, S., Dargemont, C., Fieschi, C., Thomassin, N., Rosenzweig, S., Harris, J., Holland, S.M., Schreiber, R.D., and Casanova, J.L.: **Impairment of mycobacterial but not viral immunity by a germline human STAT1 mutation.** *Science* 2001, **293**:300–303.

Lammas, D.A., Casanova, J.L., and Kumararatne, D.S.: **Clinical consequences of defects in the IL-12-dependent interferon-γ (IFN-γ) pathway.** *Clin. Exp. Immunol.* 2000, **121**:417–425.

Lanternier, F., Cypowyj, S., Picard, C., Bustamante, J., Lortholary, O., Casanova, J.-L., and Puel, A.: **Primary immunodeficiencies underlying fungal infections.** *Curr. Opin. Pediatr.* 2013, **25**:736–747.

Lanternier, F., Pathan, S., Vincent, Q.B., Liu, L., Cypowyj, S., Prando, C., Migaud, M., Taibi, L., Ammar-Khodja, A., Boudghene Stambouli, O., et al.: **Deep dermatophytosis and inherited CARD9 deficiency.** *N. Engl. J. Med.* 2013, **369**:1704–1714.

Newport, M.J., Huxley, C.M., Huston, S., Hawrylowicz, C.M., Oostra, B.A., Williamson, R., and Levin, M.: **A mutation in the interferon-γ-receptor gene and susceptibility to mycobacterial infection.** *N. Engl. J. Med.* 1996, **335**:1941–1949.

Puel, A., Döffinger, R., Natividad, A., Chrabieh, M., Barcenas-Morales, G., Picard, C., Cobat, A., Ouachée-Chardin, M., Toulon, A., Bustamante, J., et al.: **Autoantibodies against IL-17A, IL-17F, and IL-22 in patients with chronic mucocutaneous candidiasis and autoimmune polyendocrine syndrome type I.** *J. Exp. Med.* 2010, **207**:291–297.

Van de Vosse, E., Hoeve, M.A., and Ottenhoff, T.H.: **Human genetics of intracellular infectious diseases: molecular and cellular immunity against mycobacteria and salmonellae.** *Lancet Infect. Dis.* 2004, **4**:739–749.

13-11　リンパ球の細胞傷害経路にかかわる分子の遺伝的欠損は，リンパ球増殖とウイルス感染に対する炎症反応を制御不能にする

de Saint Basile, G., Ménasché, G., and Fischer, A.: **Molecular mechanisms of biogenesis and exocytosis of cytotoxic granules.** *Nat. Rev. Immunol.* 2010, **10**:568–579.

de Saint Basille, G., and Fischer, A.: **The role of cytotoxicity in lymphocyte homeostasis.** *Curr. Opin. Immunol.* 2001, **13**:549–554.

13-12　X連鎖リンパ増殖症候群は致死的EBウイルス感染とリンパ腫発症を起こす

Latour, S., Gish, G., Helgason, C.D., Humphries, R.K., Pawson, T., and Veillette, A.: **Regulation of SLAM-mediated signal transduction by SAP, the X-linked lymphoproliferative gene product.** *Nat. Immunol.* 2001, **2**:681–690.

Morra, M., Howie, D., Grande, M.S., Sayos, J., Wang, N., Wu, C., Engel, P., and Terhorst, C.: **X-linked lymphoproliferative disease: a progressive immunodeficiency.** *Annu. Rev. Immunol.* 2001, **19**:657–682.

Rigaud, S., Fondaneche, M.C., Lambert, N., Pasquier, B., Mateo, V., Soulas, P., Galicier, L., Le Deist, F., Rieux-Laucat, F., Revy, P., et al.: **XIAP deficiency in humans causes an X-linked lymphoproliferative syndrome.** *Nature* 2006, **444**:110–114.

13-13　樹状細胞分化の先天的欠損により免疫不全症が起こる

Collin, M., Bigley, V., Haniffa, M., and Hambleton, S.: **Human dendritic cell deficiency: the missing ID?** *Nat. Rev. Immunol.* 2011, **11**:575–583.

Hambleton, S., Salem, S., Bustamante, J., Bigley, V., Boisson-Dupuis, S., Azevedo, J., Fortin, A., Haniffa, M., Ceron-Gutierrez, L., Bacon, C.M., et al.: **IRF8 mutations and human dendritic-cell immunodeficiency.** *N. Engl. J. Med.* 2011, **365**:127–138.

13-14　補体成分や補体調節蛋白質の欠損は液性免疫機能不全や組織の損傷の原因となる

Colten, H.R., and Rosen, F.S.: **Complement deficiencies.** *Annu. Rev. Immunol.* 1992, **10**:809–834.

Dahl, M., Tybjaerg-Hansen, A., Schnohr, P., and Nordestgaard, B.G.: **A population-based study of morbidity and mortality in mannose-binding lectin deficiency.** *J. Exp. Med.* 2004, **199**:1391–1399.

Walport, M.J.: **Complement. First of two parts.** *N. Engl. J. Med.* 2001, **344**:1058–1066.

Walport, M.J.: **Complement. Second of two parts.** *N. Engl. J. Med.* 2001, **344**:1140–1144.

13-15　貪食細胞の欠損は広範な細菌感染を引き起こす

Andrews, T., and Sullivan, K.E.: **Infections in patients with inherited defects in phagocytic function.** *Clin. Microbiol. Rev.* 2003, **16**:597–621.

Etzioni, A.: **Genetic etiologies of leukocyte adhesion defects.** *Curr. Opin. Immunol.* 2009, **21**:481–486.

Fischer, A., Lisowska Grospierre, B., Anderson, D.C., and Springer, T.A.: **Leukocyte adhesion deficiency: molecular basis and functional consequences.** *Immunodefic. Rev.* 1988, **1**:39–54.

Goldblatt, D., and Thrasher, A.J.: **Chronic granulomatous disease.** *Clin. Exp. Immunol.* 2000, **122**:1–9.

Klein, C., and Welte, K.: **Genetic insights into congenital neutropenia.** *Clin. Rev. Allergy Immunol.* 2010, **38**:68–74.

Netea, M.G., Wijmenga, C., and O'Neill, L.A.J.: **Genetic variation in Toll-like receptors and disease susceptibility.** *Nat. Immunol.* 2012, **13**:535–542.

Spritz, R.A.: **Genetic defects in Chediak–Higashi syndrome and the beige mouse.** *J. Clin. Immunol.* 1998, **18**:97–105.

Suhir, H., and Etzioni, A.: **The role of Toll-like receptor signaling in human immunodeficiencies.** *Clin. Rev. Allergy Immunol.* 2010, **38**:11–19.

13-16　炎症制御分子の変異は制御不能な炎症反応を起こして自己炎症性疾患の原因となる

Delpech, M., and Grateau, G.: **Genetically determined recurrent fevers.** *Curr. Opin. Immunol.* 2001, **13**:539–542.

Dinarello, C.A.: **Immunological and inflammatory functions of the interleukin-1 family.** *Annu. Rev. Immunol.* 2009, **27**:519–550.

Drenth, J.P., and van der Meer, J.W.: **Hereditary periodic fever.** *N. Engl. J. Med.* 2001, **345**:1748–1757.

Kastner, D.L., and O'Shea, J.J.: **A fever gene comes in from the cold.** *Nat. Genet.* 2001, **29**:241–242.

Stehlik, C., and Reed, J.C.: **The PYRIN connection: novel players in innate immunity and inflammation.** *J. Exp. Med.* 2004, **200**:551–558.

13-17 遺伝的の欠損の治療には造血幹細胞移植や遺伝子治療が有効である

Fischer, A., Hacein-Bey, S., and Cavazzana-Calvo, M.: **Gene therapy of severe combined immunodeficiencies.** *Nat. Rev. Immunol.* 2002, **2**:615–621.

Fischer, A., Le Deist, F., Hacein-Bey-Abina, S., Andre-Schmutz, I., de Saint, B.G., de Villartay, J.P., and Cavazzana-Calvo, M.: **Severe combined immunodeficiency. A model disease for molecular immunology and therapy.** *Immunol. Rev.* 2005, **203**:98–109.

Hacein-Bey-Abina, S., Le Deist, F., Carlier, F., Bouneaud, C., Hue, C., De Villartay, J.P., Thrasher, A.J., Wulffraat, N., Sorensen, R., Dupuis-Girod, S., et al.: **Sustained correction of X-linked severe combined immunodeficiency by ex vivo gene therapy.** *N. Engl. J. Med.* 2002, **346**:1185–1193.

Hacein-Bey-Abina, S., Von Kalle, C., Schmidt, M., McCormack, M.P., Wulffraat, N., Leboulch, P., Lim, A., Osborne, C.S., Pawliuk, R., Morillon, E., et al.: **LMO2-associated clonal T cell proliferation in two patients after gene therapy for SCID-X1.** *Science* 2003, **302**:415–419.

Rosen, F.S.: **Successful gene therapy for severe combined immunodeficiency.** *N. Engl. J. Med.* 2002, **346**:1241–1243.

13-18 非遺伝的，二次的な免疫不全は感染症と感染症死の大きな原因である

Chandra, R.K.: **Nutrition, immunity and infection: from basic knowledge of dietary manipulation of immune responses to practical application of ameliorating suffering and improving survival.** *Proc. Natl Acad. Sci. USA* 1996, **93**:14304–14307.

Lord, G.M., Matarese, G., Howard, J.K., Baker, R.J., Bloom, S.R., and Lechler, R.I.: **Leptin modulates the T-cell immune response and reverses starvation-induced immunosuppression.** *Nature* 1998, **394**:897–901.

13-19 細胞外寄生細菌は，パターン認識レセプターによる発見を逃れ，抗体，補体および抗菌ペプチドによる破壊を回避するためにさまざまな戦略を進化させた

Bhavsar, A.P., Guttman, J.A., and Finlay, B.B.: **Manipulation of host-cell pathways by bacterial pathogens.** *Nature* 2007, **449**:827–834.

Blander, J.M., and Sander, L.E.: **Beyond pattern recognition: five immune checkpoints for scaling the microbial threat.** *Nat. Rev. Immunol.* 2012, **12**:215–225.

Hajishengallis, G., and Lambris, J.D.: **Microbial manipulation of receptor crosstalk in innate immunity.** *Nat. Rev. Immunol.* 2011, **11**:187–200.

Hornef, M.W., Wick, M.J., Rhen, M., and Normark, S.: **Bacterial strategies for overcoming host innate and adaptive immune responses.** *Nat. Immunol.* 2002, **3**:1033–1040.

Lambris, J.D., Ricklin, D., and Geisbrecht, B.V.: **Complement evasion by human pathogens.** *Nat. Rev. Microbiol.* 2008, **6**:132–142.

Phillips, R.E.: **Immunology taught by Darwin.** *Nat. Immunol.* 2002, **3**:987–989.

Raymond, B., Young, J.C., Pallett, M., Endres, R.G., Clements, A., and Frankel, G.: **Subversion of trafficking, apoptosis, and innate immunity by type III secretion system effectors.** *Trends Microbiol.* 2013, **21**:430–441.

Vance, R.E., Isberg, R.R., and Portnoy, D.A.: **Patterns of pathogenesis: discrimination of pathogenic and nonpathogenic microbes by the innate immune system.** *Cell Host Microbe* 2009, **6**:10–21.

Yeaman, M.R., and Yount, N.Y.: **Mechanisms of antimicrobial peptide action and resistance.** *Pharmacol. Rev.* 2003, **55**:27–55.

13-20 細胞内寄生細菌は貪食細胞内で避難場所を探し，免疫系から逃れる

Cambier, C.J., Takaki, K.K., Larson, R.P., Hernandez, R.E., Tobin, D.M., Urdahl, K.B., Cosma, C.L., and Ramakrishnan, L.: **Mycobacteria manipulate macrophage recruitment through coordinated use of membrane lipids.** *Nature* 2014, **505**:218–222.

Clegg, S., Hancox, L.S., and Yeh, K.S.: ***Salmonella typhimurium* fimbrial phase variation and FimA expression.** *J. Bacteriol.* 1996, **178**:542–545.

Cossart, P.: **Host/pathogen interactions. Subversion of the mammalian cell cytoskeleton by invasive bacteria.** *J. Clin. Invest.* 1997, **99**:2307–2311.

Young, D., Hussell, T., and Dougan, G.: **Chronic bacterial infections: living with unwanted guests.** *Nat. Immunol.* 2002, **3**:1026–1032.

13-21 原虫による免疫回避も生じる

Donelson, J.E., Hill, K.L., and El-Sayed, N.M.: **Multiple mechanisms of immune evasion by African trypanosomes.** *Mol. Biochem. Parasitol.* 1998, **91**:51–66.

Sacks, D., and Sher, A.: **Evasion of innate immunity by parasitic protozoa.** *Nat. Immunol.* 2002, **3**:1041–1047.

13-22 RNAウイルスは適応免疫系に一歩先んじた抗原変異機序をもつ

Bowie, A.G., and Unterholzner, L.: **Viral evasion and subversion of pattern-recognition receptor signalling.** *Nat. Rev. Immunol.* 2008, **8**:911–922.

Brander, C., and Walker, B.D.: **Modulation of host immune responses by clinically relevant human DNA and RNA viruses.** *Curr. Opin. Microbiol.* 2000, **3**:379–386.

Gibbs, M.J., Armstrong, J.S., and Gibbs, A.J.: **Recombination in the hemagglutinin gene of the 1918 'Spanish flu.'** *Science* 2001, **293**:1842–1845.

Hatta, M., Gao, P., Halfmann, P., and Kawaoka, Y.: **Molecular basis for high virulence of Hong Kong H5N1 influenza A viruses.** *Science* 2001, **293**:1840–1842.

Hilleman, M.R.: **Strategies and mechanisms for host and pathogen survival in acute and persistent viral infections.** *Proc. Natl Acad. Sci. USA* 2004, **101**:14560–14566.

Laver, G., and Garman, E.: Virology. **The origin and control of pandemic influenza.** *Science* 2001, **293**:1776–1777.

13-23 DNAウイルスはNK細胞およびCTL反応を打ち破るための多様な機序を有する

Alcami, A.: **Viral mimicry of cytokines, chemokines and their receptors.** *Nat. Rev. Immunol.* 2003, **3**:36–50.

Hansen, T.H., and Bouvier, M.: **MHC class I antigen presentation: learning from viral evasion strategies.** *Nat. Rev. Immunol.* 2009, **9**:503–513.

McFadden, G., and Murphy, P.M.: **Host-related immunomodulators encoded by poxviruses and herpesviruses.** *Curr. Opin. Microbiol.* 2000, **3**:371–378.

Paludan, S.R., Bowie, A.G., Horan, K.A., and Fitzgerald, K.A.: **Recognition of herpesviruses by the innate immune system.** *Nat. Rev. Immunol.* 2011, **11**:143–154.

Yewdell, J.W., and Hill, A.B.: **Viral interference with antigen presentation.** *Nat. Immunol.* 2002, **2**:1019–1025.

13-24 潜伏性ウイルスの中には，免疫が弱まるまで複製を止めることで生体内に持続感染するものがある

Cohen, J.I.: **Epstein–Barr virus infection.** *N. Engl. J. Med.* 2000, **343**:481–492.

Hahn, G., Jores, R., and Mocarski, E.S.: **Cytomegalovirus remains latent in a common precursor of dendritic and myeloid cells.** *Proc. Natl Acad. Sci. USA* 1998, **95**:3937–3942.

Ho, D.Y.: **Herpes simplex virus latency: molecular aspects.** *Prog. Med. Virol.* 1992, **39**:76–115.

Kuppers, R.: **B cells under the influence: transformation of B cells by Epstein–Barr virus.** *Nat. Rev. Immunol.* 2003, **3**:801–812.

Lauer, G.M., and Walker, B.D.: **Hepatitis C virus infection.** *N. Engl. J. Med.* 2001, **345**:41–52.

Macsween, K.F., and Crawford, D.H.: **Epstein–Barr virus—recent advances.** *Lancet Infect. Dis.* 2003, **3**:131–140.

Nash, A.A.: **T cells and the regulation of herpes simplex virus latency and reactivation.** *J. Exp. Med.* 2000, **191**:1455–1458.

13-25　レトロウイルスであるHIVは，緩やかにエイズに進行する慢性感染を引き起こす

Baltimore, D.: **The enigma of HIV infection.** *Cell* 1995, **82**:175–176.
Barre-Sinoussi, F.: **HIV as the cause of AIDS.** *Lancet* 1996, **348**:31–35.
Campbell-Yesufu, O.T., and Gandhi, R.T.: **Update on human immunodeficiency virus (HIV)-2 infection.** *Clin. Infect .Dis.* 2011, **52**:780–787.
Heeney, J.L., Dalgleish, A.G., and Weiss, R.A.: **Origins of HIV and the evolution of resistance to AIDS.** *Science* 2006, **313**:462–466.
Sharp, P.M., and Hahn, B.H.: **Origins of HIV and the AIDS pandemic.** *Cold Spring Harb. Perspect. Med.* 2011, **1**: a006841.

13-26　HIVは免疫細胞に感染し複製する

Grouard, G., and Clark, E.A.: **Role of dendritic and follicular dendritic cells in HIV infection and pathogenesis.** *Curr. Opin. Immunol.* 1997, **9**:563–567.
Moore, J.P., Trkola, A., and Dragic, T.: **Co-receptors for HIV-1 entry.** *Curr. Opin. Immunol.* 1997, **9**:551–562.
Pohlmann, S., Baribaud, F., and Doms, R.W.: **DC-SIGN and DC-SIGNR: helping hands for HIV.** *Trends Immunol.* 2001, **22**:643–646.
Root, M.J., Kay, M.S., and Kim, P.S.: **Protein design of an HIV-1 entry inhibitor.** *Science* 2001, **291**:884–888.
Sol-Foulon, N., Moris, A., Nobile, C., Boccaccio, C., Engering, A., Abastado, J.P., Heard, J.M., van Kooyk, Y., and Schwartz, O.: **HIV-1 Nef-induced upregulation of DC-SIGN in dendritic cells promotes lymphocyte clustering and viral spread.** *Immunity* 2002, **16**:145–155.
Unutmaz, D., and Littman, D.R.: **Expression pattern of HIV-1 coreceptors on T cells: implications for viral transmission and lymphocyte homing.** *Proc. Natl Acad. Sci. USA* 1997, **94**:1615–1618.
Wyatt, R., and Sodroski, J.: **The HIV-1 envelope glycoproteins: fusogens, antigens, and immunogens.** *Science* 1998, **280**:1884–1888.

13-27　HIVは主に活性化CD4⁺T細胞で複製される

Chiu, Y.L., Soros, V.B., Kreisberg, J.F., Stopak, K., Yonemoto, W., and Greene, W.C.: **Cellular APOBEC3G restricts HIV-1 infection in resting CD4+ T cells.** *Nature* 2005, **435**:108–114.
Cullen, B.R.: **HIV-1 auxiliary proteins: making connections in a dying cell.** *Cell* 1998, **93**:685–692.
Cullen, B.R.: **Connections between the processing and nuclear export of mRNA: evidence for an export license?** *Proc. Natl Acad. Sci. USA* 2000, **97**:4–6.
Emerman, M., and Malim, M.H.: **HIV-1 regulatory/accessory genes: keys to unraveling viral and host cell biology.** *Science* 1998, **280**:1880–1884.
Ho, Y.-C., Shan, L., Hosmane, N.N., Wang, J., Laskey, S.B., Rosenbloom, D.I.S., Lai, J., Blankson, J.N., Siliciano, J.D., and Siliciano, R.F.: **Replication-competent noninduced proviruses in the latent reservoir increase barrier to HIV-1 cure.** *Cell* 2013, **155**:540–551.
Kinoshita, S., Su, L., Amano, M., Timmerman, L.A., Kaneshima, H., and Nolan, G.P.: **The T-cell activation factor NF-ATc positively regulates HIV-1 replication and gene expression in T cells.** *Immunity* 1997, **6**:235–244.
Malim, M.H., and Bieniasz, P.D.: **HIV restriction factors and mechanisms of evasion.** *Cold Spring Harb Perspect Med* 2012, **2**:a006940.
Trono, D.: **HIV accessory proteins: leading roles for the supporting cast.** *Cell* 1995, **82**:189–192.

13-28　HIVはさまざまな経路で伝播し，感染が成立する

Bomsel, M., and David, V.: **Mucosal gatekeepers: selecting HIV viruses for early infection.** *Nat. Med.* 2002, **8**:114–116.
Kwon, D.S., Gregorio, G., Bitton, N., Hendrickson, W.A., and Littman, D.R.: **DC-SIGN-mediated internalization of HIV is required for trans-enhancement of T cell infection.** *Immunity* 2002, **16**:135–144.

Pantaleo, G., Menzo, S., Vaccarezza, M., Graziosi, C., Cohen, O.J., Demarest, J.F., Montefiori, D., Orenstein, Peckham, C., and Gibb, D.: **Mother-to-child transmission of the human immunodeficiency virus.** *N. Engl. J. Med.* 1995, **333**:298–302.
Royce, R.A., Sena, A., Cates, W., Jr, and Cohen, M.S.: **Sexual transmission of HIV.** *N. Engl. J. Med.* 1997, **336**:1072–1078.

13-29　補助レセプターへの指向性が異なるHIV変異株は，感染伝播や疾患の進行において異なる役割を果たす

Berger, E.A., Murphy, P.M., and Farber, J.M.: **Chemokine receptors as HIV-1 coreceptors: roles in viral entry, tropism, and disease.** *Annu. Rev. Immunol.* 1999, **17**:657–700.
Connor, R.I., Sheridan, K.E., Ceradini, D., Choe, S., and Landau, N.R.: **Change in coreceptor use correlates with disease progression in HIV-1—infected individuals.** *J. Exp. Med.* 1997, **185**:621–628.
Littman, D.R.: **Chemokine receptors: keys to AIDS pathogenesis?** *Cell* 1998, **93**:677–680.

13-30　補助レセプターCCR5に遺伝子欠損があるとHIV感染に抵抗性となる

Gonzalez, E., Kulkarni, H., Bolivar, H., Mangano, A., Sanchez, R., Catano, G., Nibbs, R.J., Freedman, B.I., Quinones, M.P., Bamshad, M.J., et al.: **The influence of CCL3L1 gene-containing segmental duplications on HIV-1/AIDS susceptibility.** *Science* 2005, **307**:1434–1440.
Liu, R., Paxton, W.A., Choe, S., Ceradini, D., Martin, S.R., Horuk, R., Macdonald, M.E., Stuhlmann, H., Koup, R.A., and Landau, N.R.: **Homozygous defect in HIV-1 coreceptor accounts for resistance of some multiply exposed individuals to HIV 1 infection.** *Cell* 1996, **86**:367–377.
Samson, M., Libert, F., Doranz, B.J., Rucker, J., Liesnard, C., Farber, C.M., Saragosti, S., Lapoumeroulie, C., Cognaux, J., Forceille, C., et al.: **Resistance to HIV-1 infection in Caucasian individuals bearing mutant alleles of the CCR 5 chemokine receptor gene.** *Nature* 1996, **382**:722–725.

13-31　免疫応答はHIVを抑制するが排除はしない

Baltimore, D.: **Lessons from people with nonprogressive HIV infection.** *N. Engl. J. Med.* 1995, **332**:259–260.
Barouch, D.H., and Letvin, N.L.: **CD8⁺ cytotoxic T lymphocyte responses to lentiviruses and herpesviruses.** *Curr. Opin. Immunol.* 2001, **13**:479–482.
Haase, A.T.: **Targeting early infection to prevent HIV-1 mucosal transmission.** *Nature* 2010, **464**:217–223.
Ho, D.D., Neumann, A.U., Perelson, A.S., Chen, W., Leonard, J.M., and Markowitz, M.: **Rapid turnover of plasma virions and CD4 lymphocytes in HIV-1 infection.** *Nature* 1995, **373**:123–126.
Liao, H.-X., Lynch, R., Zhou, T., Gao, F., Alam, S.M., Boyd, S.D., Fire, A.Z., Roskin, K.M., Schramm, C.A., Zhang, Z., et al.: **Co-evolution of a broadly neutralizing HIV-1 antibody and founder virus.** *Nature* 2013, **496**:469–476.
Johnson, W.E., and Desrosiers, R.C.: **Viral persistence: HIV's strategies of immune system evasion.** *Annu. Rev. Med.* 2002, **53**:499–518.
McMichael, A.J., Borrow, P., Tomaras, G.D., Goonetilleke, N., and Haynes, B.F.: **The immune response during acute HIV-1 infection: clues for vaccine development.** *Nat. Rev. Immunol.* 2010, **10**:11–23.
Price, D.A., Goulder, P.J., Klenerman, P., Sewell, A.K., Easterbrook, P.J., Troop, M., Bangham, C.R., and Phillips, R.E.: **Positive selection of HIV-1 cytotoxic T lymphocyte escape variants during primary infection.** *Proc. Natl Acad. Sci. USA* 1997, **94**:1890–1895.
Schmitz, J.E., Kuroda, M.J., Santra, S., Sasseville, V.G., Simon, M.A., Lifton, M.A., Racz, P., Tenner-Racz, K., Dalesandro, M., Scallon, B.J., et al.: **Control of viremia in simian immunodeficiency virus infection by CD8⁺ lymphocytes.** *Science* 1999, **283**:857–860.
Siliciano, R.F., and Greene, W.C.: **HIV latency.** *Cold Spring Harb. Perspect. Med.* 2011, **1**:a007096.
Pantaleo, G., Menzo, S., Vaccarezza, M., Graziosi, C., Cohen, O.J., Demarest, JF, Montefiori, D, Orenstein, J.M., Fox, C., Schrager, L.K., et al.: **Studies in subjects**

with long-term nonprogressive human immunodeficiency virus infection. *N. Engl. J. Med.* 1995, **332**:209–216.

13-32　リンパ組織はHIVの主要な感染貯蔵部位である

Burton, G.F., Masuda, A., Heath, S.L., Smith, B.A., Tew, J.G., and Szakal, A.K.: **Follicular dendritic cells (FDC) in retroviral infection: host/pathogen perspectives.** *Immunol. Rev.* 1997, **156**:185–197.

Chun, T.W., Carruth, L., Finzi, D., Shen, X., DiGiuseppe, J.A., Taylor, H., Hermankova, M., Chadwick, K., Margolick, J., Quinn, T.C., *et al*.: **Quantification of latent tissue reservoirs and total body viral load in HIV-1 infection.** *Nature* 1997, **387**:183–188.

Haase, A.T.: **Population biology of HIV-1 infection: viral and CD4+ T cell demographics and dynamics in lymphatic tissues.** *Annu. Rev. Immunol.* 1999, **17**:625–656.

Pierson, T., McArthur, J., and Siliciano, R.F.: **Reservoirs for HIV-1: mechanisms for viral persistence in the presence of antiviral immune responses and antiretroviral therapy.** *Annu. Rev. Immunol.* 2000, **18**:665–708.

13-33　宿主の遺伝子変異が疾患の進行速度を変えることがある

Bream, J.H., Ping, A., Zhang, X., Winkler, C., and Young, H.A.: **A single nucleotide polymorphism in the proximal IFN-gamma promoter alters control of gene transcription.** *Genes Immun.* 2002, **3**:165–169.

Martin, M.P., Gao, X., Lee, J.H., Nelson, G.W., Detels, R., Goedert, J.J., Buchbinder, S., Hoots, K., Vlahov, D., Trowsdale, J., *et al*.: **Epistatic interaction between KIR3DS1 and HLA-B delays the progression to AIDS.** *Nat. Genet.* 2002, **31**:429–434.

Shin, H.D., Winkler, C., Stephens, J.C., Bream, J., Young, H., Goedert, J.J., O'Brien, T.R., Vlahov, D., Buchbinder, S., Giorgi, J., *et al*.: **Genetic restriction of HIV-1 pathogenesis to AIDS by promoter alleles of IL10.** *Proc. Natl Acad. Sci. USA* 2000, **97**:14467–14472.

Walker, B.D., and Yu, X.G.: **Unravelling the mechanisms of durable control of HIV-1.** *Nat. Rev. Immunol.* 2013, **13**:487–498.

13-34　HIV感染による免疫機能の破綻は、日和見感染に対する易感染性を増悪し、最終的に死を招く

Kedes, D.H., Operskalski, E., Busch, M., Kohn, R., Flood, J., and Ganem, D.R.: **The seroepidemiology of human herpesvirus 8 (Kaposi's sarcoma associated herpesvirus): distribution of infection in KS risk groups and evidence for sexual transmission.** *Nat. Med.* 1996, **2**:918–924.

Miller, R.: **HIV-associated respiratory diseases.** *Lancet* 1996, **348**:307–312.

Zhong, W.D., Wang, H., Herndier, B., and Ganem, D.R.: **Restricted expression of Kaposi sarcoma associated herpesvirus (human herpesvirus 8) genes in Kaposi sarcoma.** *Proc. Natl Acad. Sci. USA* 1996, **93**:6641–6646.

13-35　HIV複製を阻害する薬物は感染ウイルス価を速やかに低下させCD4+T細胞を増加させる

Allers, K., Hütter, G., Hofmann, J., Loddenkemper, C., Rieger, K., Thiel, E., and Schneider, T.: **Evidence for the cure of HIV infection by CCR5Δ32/Δ32 stem cell transplantation.** *Blood* 2011, **117**:2791–2799.

Barouch, D.H., and Deeks, S.G.: **Immunologic strategies for HIV-1 remission and eradication.** *Science* 2014, **345**:169–174.

Boyd, M., and Reiss, P.: **The long-term consequences of antiretroviral therapy: a review.** *J. HIV Ther.* 2006, **11**:26–35.

Cammack, N.: **The potential for HIV fusion inhibition.** *Curr. Opin. Infect. Dis.* 2001, **14**:13–16.

Carcelain, G., Debre, P., and Autran, B.: **Reconstitution of CD4+ T lymphocytes in HIV-infected individuals following antiretroviral therapy.** *Curr. Opin. Immunol.* 2001, **13**:483–488.

Farber, J.M., and Berger, E.A.: **HIV's response to a CCR5 inhibitor: I'd rather tighten than switch!** *Proc. Natl Acad. Sci. USA* 2002, **99**:1749–1751.

Ho, D.D.: **Perspectives series: host/pathogen interactions. Dynamics of HIV-1 replication *in vivo*.** *J. Clin. Invest.* 1997, **99**:2565–2567.

Kordelas, L., Verheyen, J., and Esser, S.: **Shift of HIV tropism in stem-cell transplantation with CCR5 Delta32 mutation.** *N. Engl. J. Med.* 2014, **371**:880–882.

Lundgren, J.D., and Mocroft, A.: **The impact of antiretroviral therapy on AIDS and survival.** *J. HIV Ther.* 2006, **11**:36–38.

Perelson, A.S., Essunger, P., Cao, Y.Z., Vesanen, M., Hurley, A., Saksela, K., Markowitz, M., and Ho, D.D.: **Decay characteristics of HIV-1-infected compartments during combination therapy.** *Nature* 1997, **387**:188–191.

Wei, X., Ghosh, S.K., Taylor, M.E., Johnson, V.A., Emini, E.A., Deutsch, P., Lifson, J.D., Bonhoeffer, S., Nowak, M.A., Hahn, B.H., *et al*.: **Viral dynamics in human immunodeficiency virus type 1 infection.** *Nature* 1995, **373**:117–122.

13-36　HIVは感染経過中に多くの突然変異を蓄積する結果、薬剤耐性変異株が発生する

Condra, J.H., Schleif, W.A., Blahy, O.M., Gabryelski, L.J., Graham, D.J., Quintero, J.C., Rhodes, A., Robbins, H.L., Roth, E., Shivaprakash, M., *et al*.: ***In vivo* emergence of HIV-1 variants resistant to multiple protease inhibitors.** *Nature* 1995, **374**:569–571.

Finzi, D., and Siliciano, R.F.: **Viral dynamics in HIV-1 infection.** *Cell* 1998, **93**:665–671.

Katzenstein, D.: **Combination therapies for HIV infection and genomic drug resistance.** *Lancet* 1997, **350**:970–971.

Moutouh, L., Corbeil, J., and Richman, D.D.: **Recombination leads to the rapid emergence of HIV 1 dually resistant mutants under selective drug pressure.** *Proc. Natl Acad. Sci. USA* 1996, **93**:6106–6111.

13-37　HIVに対するワクチン接種は魅力ある解決法ではあるが、多くの困難を抱えている

Baba, T.W., Liska, V., Hofmann-Lehmann, R., Vlasak, J., Xu, W., Ayehunie, S., Cavacini, L.A., Posner, M.R., Katinger, H., Stiegler, G., *et al*.: **Human neutralizing monoclonal antibodies of the IgG1 subtype protect against mucosal simian–human immunodeficiency virus infection.** *Nat. Med.* 2000, **6**:200–206.

Barouch, D.H.: **The quest for an HIV-1 vaccine—moving forward.** *N. Engl. J. Med.* 2013, **369**:2073–2076.

Barouch, D.H., Kunstman, J., Kuroda, M.J., Schmitz, J.E., Santra, S., Peyerl, F.W., Krivulka, G.R., Beaudry, K., Lifton, M.A., Gorgone, D.A., *et al*.: **Eventual AIDS vaccine failure in a rhesus monkey by viral escape from cytotoxic T lymphocytes.** *Nature* 2002, **415**:335–339.

Isitman, G., Stratov, I., and Kent, S.J.: **Antibody-dependent cellular cytotoxicity and Nk cell-driven immune escape in HIV Infection: Implications for HIV vaccine development.** *Adv. Virol.* 2012, **212**:637208.

Letvin, N.L.: **Progress and obstacles in the development of an AIDS vaccine.** *Nat. Rev. Immunol.* 2006, **6**:930–939.

McMichael, A.J., and Koff, W.C.: **Vaccines that stimulate T cell immunity to HIV-1: the next step.** *Nat. Immunol.* 2014, **15**:319–322.

13-38　HIVとエイズの伝播を制御するためには、予防と教育が重要である

Coates, T.J., Aggleton, P., Gutzwiller, F., Des-Jarlais, D., Kihara, M., Kippax, S., Schechter, M., and van-den-Hoek, J.A.: **HIV prevention in developed countries.** *Lancet* 1996, **348**:1143–1148.

Decosas, J., Kane, F., Anarfi, J.K., Sodji, K.D., and Wagner, H.U.: **Migration and AIDS.** *Lancet* 1995, **346**:826–828.

Dowsett, G.W.: **Sustaining safe sex: sexual practices, HIV and social context.** *AIDS* 1993, **7** Suppl. 1:S257–S262.

Kirby, M.: **Human rights and the HIV paradox.** *Lancet* 1996, **348**:1217–1218.

Nelson, K.E., Celentano, D.D., Eiumtrakol, S., Hoover, D.R., Beyrer, C., Suprasert, S., Kuntolbutra, S., and Khamboonruang, C.: **Changes in sexual behavior and a decline in HIV infection among young men in Thailand.** *N. Engl. J. Med.* 1996, **335**:297–303.

Weniger, B.G., and Brown, T.: **The march of AIDS through Asia.** *N. Engl. J. Med.* 1996, **335**:343–345.

アレルギーとアレルギー疾患

14

本章で学ぶこと

IgEとIgE依存性アレルギー疾患

IgE依存性アレルギー反応のエフェクター機構

IgE非介在性アレルギー疾患

　適応免疫応答は感染に対する生体防御のきわめて重要な要素であり健康維持に必要不可欠であるが，ときに非感染性の物質により誘発され，これが疾患を引き起こす．こうした応答が起こる状況の一つは，一般に**アレルギー反応** allergic reaction として知られる免疫介在性の有害な過敏反応が，花粉，食品，薬物など本質的に無害である「環境性」抗原に対する反応として起きた場合である．

　歴史的に免疫応答による過敏反応はゲル Gell とクームス Coombs により四つの型に分類されてきた．この分類によるⅠ型過敏反応は IgE 抗体が介在する即時型アレルギー反応であり，マスト細胞活性化が最終的な主要エフェクター機構である．Ⅱ型およびⅢ型過敏反応は，抗原特異的 IgG 抗体により惹起される過敏反応であり，最終的なエフェクター機構は，Ⅱ型では補体，Ⅲ型では Fc レセプターを発現する細胞性エフェクターである．一方，Ⅳ型過敏反応は，リンパ球や多様な骨髄系細胞を含む，細胞性エフェクターにより惹起される．ゲル-クームス分類法はいくつかの典型的な免疫応答の根底にある機構を理解するための有効な枠組みを提供したが，近年，ほとんどの正常および病的免疫応答は，液性免疫と細胞性免疫の両面を含むことが明らかとなり，さらに第11章で示された1型，2型，3型の免疫応答の定義によって，アレルギー反応を含む疾病の病態を理解するためのより完全な機構的背景が明らかとなった（図11.5参照）．食品，花粉，ハウスダスト等に対するアレルギーなど多くのアレルギー反応では，個体が無害な抗原である**アレルゲン** allergen に対する IgE 抗体を作り**感作** sensitization されたために反応が起こる．これは一般に，アレルゲンに対して不必要な2型応答を形成した結果である．感作後，アレルゲンに曝露するとIgEが結合した細胞，主としてマスト細胞および好塩基球が曝露組織において活性化され，このタイプのアレルギー反応に特有な一連の応答を引き起こす．例えば，枯草熱（アレルギー性鼻炎・結膜炎）では花粉から溶出したアレルギー誘発性蛋白質が鼻や眼の粘膜に接触することで症状が出現する．これに対して，アレルギー性接触皮膚炎，血清病，セリアック病などの過敏性疾患はIgE抗体非依存性であり，IgG抗体と細胞性免疫応答のいずれか，あるいは両者によって惹起される不必要な免疫応答である．

　われわれは皆，一部の人にアレルギー反応を起こす可能性のあるありふれた環境物質の曝露を常時受けている．一般集団の大部分は，潜在的アレルゲン物質の大多数に対して臨床的に意味のあるアレルギー反応を起こしていないが，一方である調査によると，集団の半数以上が環境物質のうち少なくとも一つに対してアレルギー反応を示すという．複数のありふれた抗原に対しアレルギー反応を示す患者も少なくない．環境アレルゲンに反応しIgE感作を起こしやすい素因を**アトピー** atopy と呼び，本章では，この素因に寄与している可能性がある遺伝的および環境的な種々の要因について述べる．遺伝的素因が，個体がIgE依存性アレルギー疾患を発症しやすくすることに重要な役割を果たしていることは明らかである．両親ともにアトピー性疾患である場合，その子どもがIgE依存性アレルギー疾患を発症する確率は40〜60%であるのに対して，両親ともにアトピー性疾患でない場合は，約10%とはるかに低リスクである．

図 14.1　外来性アレルゲンに対する IgE 依存性反応

すべての IgE 依存性反応にはマスト細胞の脱顆粒が関与するが，患者の症状はアレルゲンが血液中に直接注入されるのか，経口摂取されるのか，あるいは眼や気道の粘膜に接触するのかによって大きく異なる．

IgE 依存性アレルギー反応			
反応または疾患	共通する刺激	アレルゲンの侵入経路	アレルギー反応
全身性アナフィラキシー	薬剤 毒 ピーナッツなどの食物 血清	静脈内 （直接，あるいは経口摂取後に血液中に吸収）	浮腫 血管透過性亢進 喉頭浮腫 循環虚脱 死
急性蕁麻疹（膨疹・発赤）	ウイルス感染後 動物の毛 蜂刺症 アレルギーテスト	経皮的 全身性	局所的血流および血管透過性亢進 浮腫
季節性鼻炎・結膜炎（枯草熱）	花粉（ブタクサ，樹木，雑草） チリダニの糞	眼結膜や鼻粘膜との接触	結膜および鼻粘膜浮腫 くしゃみ
アレルギー性喘息	フケ（ネコ） 花粉 チリダニの糞	吸入による下気道粘膜内壁への接触	気管支収縮 粘液産生増加 気道炎症 気道過敏性
食物アレルギー	ピーナッツ ナッツ類 甲殻類 魚介類 牛乳 卵 大豆 小麦	経口	嘔吐 下痢 掻痒 蕁麻疹 アナフィラキシー（まれ）

IgE は細胞外寄生生物，特に蠕虫や原虫に対する防御に重要な役割を果たす（11-9 項参照）．これらの寄生生物は開発途上国では蔓延しているが，先進国における血清 IgE のほとんどは無害な抗原に対するものであり，ときにアレルギー症状を引き起こす（図 14.1）．北米とヨーロッパでは，ほぼ半数の人が 1 種類以上のありふれた環境抗原に感作されており，生命を脅かされることはまれであるが，特異的アレルゲンとの接触により発症するアレルギー疾患は苦痛であり，学業や就労の時間が失われる．西欧諸国におけるアレルギー疾患の有病率は過去 20 年で 2 倍以上に上昇しており，疾病負担は甚大である．このことから IgE に向けられる多くの臨床的，科学的関心は，その防御機能よりも，むしろアレルギー疾患における病理学的役割に寄せられている．10 年前まで，アフリカや中東などの開発途上国で報告されるアレルギー疾患の有病率は比較的低かったが，このような状況は，おそらくこうした国々の西欧的近代化により急速に変化している．

本章では，まず個体のアレルゲン感作を促進し，抗原特異的 IgE 産生にいたる機構について考察する．さらに，IgE 依存性アレルギー反応，すなわちマスト細胞および好塩基球の高親和性 Fcε レセプターに結合した IgE とアレルゲンとの相互作用の病理学的帰結について説明する．最後に，他のタイプの免疫学的過敏反応の原因と結果について考察する．

IgE と IgE 依存性アレルギー疾患

即時型過敏反応 immediate hypersensitivity reaction は，マスト細胞と好塩基球の細胞表面に結合した IgE が多価抗原で架橋され，これらの細胞が活性化されることにより起こるアレルギー反応である．IgE は他の抗体アイソタイプとは異なり，マスト細胞

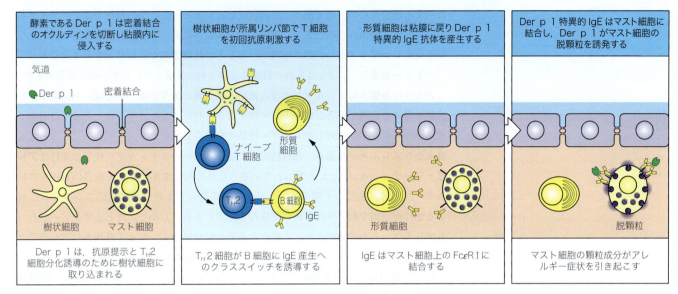

図 14.2　吸入アレルゲンに対する感作

ダニアレルゲン（Der p 1）は一般的な吸入アレルゲンで，チリダニの糞塊中に存在する．アトピーの個体がDer p 1に初めて遭遇すると，上皮下の樹状細胞がDer p 1を取り込み，所属リンパ節に輸送する．そして所属リンパ節でDer p 1特異的T_H2細胞が誘導される（第1，2図）．Der p 1特異的T_H2細胞とDer p 1特異的B細胞の相互作用により，粘膜組織においてDer p 1特異的IgEを産生するクラススイッチした形質細胞の産生が誘導され（第3図），このIgEが粘膜下に常在するマスト細胞上のFcレセプターに結合する．その後に起こるDer p 1との遭遇により，アレルゲンがマスト細胞と結合したIgEに結合し，アレルギー症状の原因となるマスト細胞の活性化と顆粒成分の放出を誘発する（第4図）．Der p 1は，上皮細胞間の密着結合の維持を補助する蛋白質オクルジンoccludinを切断するプロテアーゼである．Der p 1の酵素活性は，上皮を通り抜けるのに役立つと考えられている．

を始めとする数種の細胞の表面に発現する高親和性IgEレセプター**FcεRI**（10–24項参照）に強固に結合し，主に組織内に局在する．抗原とIgEの結合により高親和性IgEレセプターが架橋され，その結果，マスト細胞から化学伝達物質が放出され，アレルギー疾患を引き起こす（図14.2）．アトピー患者において，環境抗原に対する初期抗体反応が，どうしてIgE産生優位に傾くのかはまだ解明されていない．本節ではこうした過程に寄与する因子について，現時点で判明していることを説明する．

14–1　感作にはアレルゲン初回接触時におけるIgE産生へのクラススイッチが関与する

抗原に対するアレルギー反応が起きるためには，個体がIgE抗体を産生するような状況下でアレルゲンに曝露されなければならない．こうして感作された個体が再度同一の抗原に曝露されるとアレルギー症状が起こる．アレルゲン曝露は，最も影響を受ける組織により特徴付けられる多様な一連の症状を惹起する．先進国におけるアレルギー反応として最も一般的なのは大気中のアレルゲンに対するものであり，鼻腔（アレルギー性鼻炎），眼（アレルギー性結膜炎），あるいは下気道および肺（喘息）などが最も影響を受け，症状を引き起こす．経口摂取されたアレルゲンは食物アレルギーを惹起し，消化管のみに影響することもあるが（例：好酸球性食道炎），抗原侵入部位から離れた部位にその影響が及ぶこともまれではない．感作抗原の侵入部位から離れたところで起こる応答は全身性反応とみなされ，血液循環により抗原が全身に拡散されるために起こると考えられている．全身性反応は，皮膚が標的になると蕁麻疹，肺が標的になると喘鳴または気管支痙攣，血管系が標的になると致命的な血圧低下など，単一の遠隔臓器に限られることもある．重症な全身性反応はアナフィラキシーと呼ばれる．特定のアレルゲン

に対する過敏反応が，ある個体では局所反応に留まる一方，別の個体ではアナフィラキシーにいたる理由は不明である．実際，同一の個体においても，通常はほんのわずかな局所反応しか起こさない抗原の曝露が，あるときには重篤な全身症状を引き起こす．

アトピー患者は，しばしば多種の抗原に感作され，多様なアレルギー症状を呈するが，このような多様性はアレルゲンの侵入経路と抗原量に依存する．例えば，小児期に食物抗原に対する過敏反応としてアトピー性皮膚炎を発症すると，その後，かなりの確率で大気中のアレルゲンに対しアレルギー性鼻炎や喘息を発症する．小児期のアトピー性皮膚炎からアレルギー性鼻炎，最終的には，喘息へといたるアレルギー疾患の進行は**アトピーマーチ** atopic march と呼ばれている．これに対して非アトピー患者におけるアレルギー反応は，主にハチ毒やペニシリン等の薬物など1種類の特異的アレルゲンに対する感作が原因で起こり，年齢に関係なく発症しうる．しかし，たとえアトピー患者でもアレルゲンとの接触により必ず感作されるわけではなく，たとえ感作されても必ずアレルギー症状を呈するわけでもないということは記憶に留めておくべきである．

特定の抗原に反応して IgE 産生を誘導する免疫応答は，いずれも 2 型応答に特徴的な二つの主要シグナル経路により誘導される．一つは，ナイーブ T 細胞から T_H2 細胞への分化を促進するシグナルで構成され，もう一つは，B 細胞を刺激し IgE 産生を誘導する T_H2 サイトカインと補助刺激シグナルを含むシグナルで構成される．9-21 項で説明したように，樹状細胞によって提示される抗原ペプチドに応答するナイーブ $CD4^+$ T 細胞の運命は，この応答前および応答の間に曝露されるサイトカインと，抗原本来の特性，抗原量，抗原提示経路により決定される．IL-4，IL-5，IL-9，IL-13 への曝露は T_H2 細胞分化を促進し，一方 IFN-γ と IL-12（および IL-12 と関連する IL-27）への曝露は T_H1 細胞分化を促進する．

多細胞性寄生虫に対する免疫防御は，主に寄生虫の侵入部位である皮下，気道および消化管の粘膜組織において認められる．これらの部位における自然免疫系および適応免疫系の細胞は，寄生虫感染に対する 2 型応答を促進するサイトカインを分泌する．寄生虫が組織に侵入すると，侵入された組織内で抗原を取り込んだ樹状細胞が所属リンパ節へ遊走し，そこで抗原特異的ナイーブ $CD4^+$ T 細胞からエフェクター T_H2 細胞への分化を促進する．T_H2 細胞自体が IL-4，IL-5，IL-9，IL-13 を分泌し，その結果，さらなる T_H2 細胞分化を促進する環境を維持する．IL-33 は，活性化したマスト細胞や，破壊されたあるいは損傷した上皮細胞により放出され，T_H2 細胞応答の増幅に寄与する．IL-33 は，T_H2 細胞に発現する IL-33 レセプターを介し直接 T_H2 細胞に作用する．微生物感染などに誘発される危険シグナルの非存在下において抗原に接触した粘膜樹状細胞は一般にナイーブ $CD4^+$ T 細胞を抗原特異的制御性 T 細胞（T_{reg} 細胞）に分化誘導するため，ありふれた環境抗原に対するアレルギー反応は通常は回避される．T_{reg} 細胞は，アレルギー反応を助長しうるエフェクター細胞やヘルパー細胞の産生を許容せず，T 細胞応答を抑制することにより，抗原に対する免疫寛容状態に寄与している（12-8 項参照）．

T_H2 細胞より産生されるサイトカインとケモカインは，T_H2 細胞応答を促進するとともに，活性化 B 細胞の IgE 産生細胞へのクラススイッチを誘導する．第 10 章で示したとおり，IL-4 と IL-13 は B 細胞が IgE 産生へスイッチするための最初のシグナルを供給する．IL-4 と IL-13 は T 細胞および B 細胞に作用し，JAK ファミリーである Jak1 および Jak3 を活性化し（7-20 項参照），最終的には転写制御因子である STAT6 のリン酸化とそれによる活性化を誘導する．IL-4，IL-13 あるいは STAT6 の機能を欠損したマウスは T_H2 細胞応答および IgE 産生へのクラススイッチが低下することから，IgE 応答におけるこれらのサイトカインおよびそのシグナル経路の重要性が明らかとなっ

た．IgE産生を誘導する第二のシグナルはT細胞表面のCD40リガンドとB細胞表面のCD40の相互作用であり，これはすべての抗体のクラススイッチに必須である．遺伝的にCD40リガンドの発現を欠く患者はIgG，IgA，IgEを産生せず，高IgM症候群の表現型を呈する（13-9項参照）．

マウスでは，マスト細胞と好塩基球もB細胞によるIgE産生を促進するシグナルを産生する．マスト細胞と好塩基球はFcεRIを発現し，FcεRIと結合したIgEが抗原により架橋され活性化されると細胞表面にCD40リガンドを発現し，さらにIL-4を分泌する．炎症性刺激を受けたヒト好塩基球においても類似のデータが存在する（図14.3）．T_H2細胞同様，好塩基球もB細胞におけるクラススイッチとIgE産生を誘導する．一般的に，IgEへのクラススイッチは，抗原侵入部位の所属リンパ節（二次リンパ組織），あるいは持続的な炎症が存在する粘膜や他の組織に形成される誘導性リンパ濾胞（別名，三次リンパ組織）で起こる．IgE産生にスイッチしたB細胞を含む胚中心を伴った三次リンパ濾胞が粘膜組織で形成されることは，マスト細胞または好塩基球がアレルギー反応の場においてB細胞応答を増幅できることを意味している．アレルギー治療の一つの目標は，この増幅過程を遮断し，アレルギー反応が自立性となることを阻止することである．

ヒトにおいては，IgE反応が一度惹起されると，樹状細胞上に発現するFcεレセプターがIgEを捕捉することで増幅される．表皮ランゲルハンス細胞などの一部のヒト未熟樹状細胞は，炎症環境下で細胞表面にFcεRIを発現し，抗アレルゲンIgE抗体が一度産生されると，それらはFcεRIに結合する．この結合したIgEはアレルゲンに対する効率的なトラップを形成し，その後，アレルゲンはナイーブT細胞に抗原提示するために樹状細胞によって効率的に処理され，アレルゲンに対するT_H2応答が維持・強化される．好酸球もIgEレセプターを発現することが報告されているが，この点については議論の余地がある．好酸球は，MHCクラスIIおよび補助刺激分子の発現上昇の後，標準的な方法でT細胞に対する抗原提示細胞として作用する可能性があるが，おそらくこれはナイーブT細胞が樹状細胞により初回抗原刺激を受けるリンパ節ではなく，活性化T細胞が遊走した組織内で起こる．

14-2　多様な抗原がアレルギー感作の原因となるが，プロテアーゼは一般的な感作物質である

大気中のアレルゲンの多くは，比較的小さな高可溶性蛋白質であり，花粉やダニの糞などの乾燥した粒子に乗って運搬される（図14.4）．こうした粒子が眼，鼻，気道などの粘液で覆われた上皮に接触すると，可溶性アレルゲンが溶出した後に粘膜下に拡散し，そこで樹状細胞に取り込まれ感作を引き起こす（図14.2）．粘膜表面ではアレルゲンは典型的には低濃度で免疫系に提示される．一般的なブタクサ（アンブロシア属）花粉アレルゲンに対するヒトの最大曝露量は年間1 µgを超えることはないと推測されている．低用量感作は強いT_H2応答の形成を促進すると考えられている．結果として，こうした微量のアレルゲン曝露は，アトピー患者に，煩わしいうえに生命の脅威にすらなるようなT_H2誘導性IgE抗体反応を惹起する．

アレルギー反応を誘導する抗原曝露は，特に他の組織では，常にこうした低用量抗原によるものばかりではない．例えば，ハチ毒はしばしばアレルギー感作の原因となるが，ハチ刺傷により皮内に20〜75 µgのハチ毒が注入される．これは気道に吸入されるブタクサの総抗原量より1〜2桁多い．食物アレルギーの場合は，長期間にわたり多量のアレルギー誘発性食品を経口摂取し消化管に取り込んでいても感作が成立する．注入

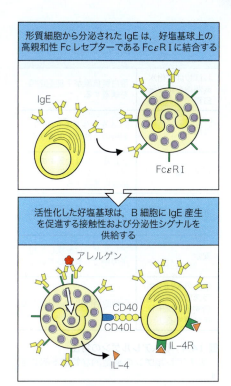

図14.3　好塩基球上あるいはマスト細胞上のIgEへの抗原結合はIgE産生を増幅する
（上図）形質細胞から分泌されたIgEは，好塩基球（図中に示す），およびマスト細胞の高親和性IgEレセプターに結合する．（下図）細胞表面に結合したIgEが抗原に架橋されると，これらの細胞はCD40リガンド（CD40L）を発現するとともにIL-4を分泌し，IL-4は活性化したB細胞上のIL-4レセプター（IL-4R）に結合する．B細胞上のCD40と好塩基球上のCD40Lの結合とともにIL-4刺激が入ることにより，B細胞のクラススイッチとさらなるIgE産生を促進する．こうした相互作用は生体内では傍気管支リンパ組織などのアレルゲン誘発性炎症の局所などで起こる．

IgE応答を惹起するTH2細胞の誘導を促進する大気中アレルゲンの特徴	
しばしば炭化水素側鎖を伴う蛋白質	蛋白質抗原がT細胞応答を誘導する
低用量	IL-4を産生するCD4⁺T細胞の活性化を促進する
低分子量	アレルゲンは大気中のアレルゲン含有粒子から粘膜に拡散する
高い可溶性	アレルゲンは含有粒子から容易に溶出する
安定	アレルゲンは乾燥した粒子の中でも安定している
宿主のMHCクラスII分子に結合するペプチドを含有する	T細胞活性化に必須である

図14.4　吸入アレルゲンの特性
吸入アレルゲンの典型的な特徴を表に示す。

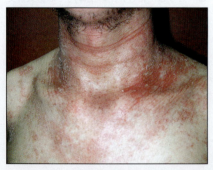

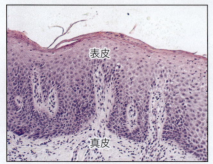

抗原では量にかかわらず感作が起こる。例えば、遺伝子組換えヒトインスリンの導入以前、糖尿病患者は1回あたり1〜2mgの投与でブタインスリンに対するアレルギーを発症した。一方、ペニシリン系抗生物質（セファロスポリンや他のβラクタム系抗生物質を含む）が筋肉内または血管内に注射投与された場合に感作にいたる投与量は、通常1回あたり1〜2gである。

すべてのアレルゲンに共通する物理的、化学的、機能的特徴を特定するために多大な努力が払われているが、共通する性質は見出されていない。したがって感受性のある個体では、本質的にどのような抗原分子にもアレルギー反応を惹起しうると考えられる。

いかなるタイプの分子もアレルギー反応を惹起する可能性がある一方、アレルギー物質に共通する特徴の探索により、臨床的重要度の高いアレルゲンのいくつかはプロテアーゼであることが明らかとなった。いたる所に存在するプロテアーゼアレルゲンの一つはシステインプロテアーゼDer p 1であり、これはイエダニであるヤケヒョウダニ（*Dermatophagoides pteronyssinus*）の糞便中に存在し、北米においては人口の約20％にアレルギー反応を惹起する。Der p 1は気道粘膜の細胞間密着結合の構成成分であるオクルディンoccludinを切断することが示されており、特定の酵素がアレルゲン性を誘導する機構の一端が明らかになった。Der p 1は上皮細胞間の密着結合を破壊することにより、上皮下に存在する抗原提示細胞に異常に接する可能性がある（図14.2）。プロテアーゼがIgE産生を誘導する傾向は、IgE高値と多様なアレルギー疾患の合併を特徴とするネザートン症候群Netherton's syndrome患者において顕著である（図14.5）。この疾患はセリンプロテアーゼインヒビターであるLEKTI（lynphoepithelial Kazal type-related inhibitor）をコードする*SPINK5*（serine protease inhibitor Kazal type 5）の遺伝子変異により発症する。LEKTIは、表皮角質層の直下にある最も分化した生細胞層（顆粒細胞層）に発現する。ネザートン症候群でLEKTIが欠損すると、デスモソームを切断できる表皮性カリクレインが過剰に活性化し、ケラチノサイトの脱落と皮膚防御機能の阻害を引き起こす。カリクレイン5の過剰活性化は、皮膚において腫瘍壊死因子（TNF）-α、ICAM-1、IL-8、および胸腺ストローマ由来リンホポエチン（TSLP）の過剰発現を誘導する。TSLPは皮膚アレルギー症状の主要な作用物質であり、ネザートン症候群でみられる湿疹様皮膚病変および食物アレルギーを含むアレルギー症状の両者の発症に必須である。さらに、LEKTIは黄色ブドウ球菌などの細菌から放出されるプロテアーゼを阻害すると考えられている。慢性湿疹患者の多くにおいて黄色ブドウ球菌の持続的なコロニー形成が認められること、さらに黄色ブドウ球菌の除去により皮疹の改善が促進されることより、このLEKTIによるプロテアーゼ阻害が、炎症反応の抑制に加え、湿疹性皮膚病変の発症過程に特に重要である可能性がある。

ネザートン症候群においてプロテアーゼインヒビターの機能損失型突然変異体が多様なアレルギーの発症を誘導するという知見は、プロテアーゼインヒビターが一部のアレルギー疾患に対する新規の治療標的となる可能性をさらに高めている。また、システインプロテアーゼであるパパインは、パパイヤの実から抽出され肉料理に使用されるが、

図14.5　ネザートン症候群は、プロテアーゼとIgE高値およびアレルギー発症との関連性を例示する

プロテアーゼ阻害因子SPINK5の欠損が原因で発症するネザートン症候群の26歳男性患者。持続する紅皮症（皮膚の発赤）、皮膚や他の組織の繰り返す感染、血清IgE高値を伴う多様な食物アレルギーを呈する。上段は、体幹上部まで広がる鱗屑で覆われた大きな紅斑とびらんの写真を示す。下段は同患者の皮膚の組織像を示す。表皮の乾癬様形成が注目され、好中球は表皮にも存在している。真皮では血管周囲の細胞浸潤が明らかである。この画像の倍率では確認できないが、この浸潤細胞には単核球と好中球が含まれる。

（Sprecher, E., *et al.: Clin. Exp. Dermatol.* 2004, 29:513–517 より転載）

この酵素を取り扱う労働者にアレルギー反応を誘発することがある．職場に存在する環境アレルゲンにより起こるアレルギーは**職業性アレルギー** occupational allergy と呼ばれる．Der p 1 とパパインは強力なアレルゲンであるが，アレルゲンのすべてが酵素であるわけではない．事実，フィラリア虫から同定された二つのアレルゲンは酵素インヒビターであり，多くのアレルギー誘発性花粉由来蛋白質は酵素活性を有さないと考えられている．

アレルゲン蛋白質の同一性に関する知見は公衆衛生上重要であるとともに，以下の教訓が示すとおり，経済的重要性をもつ可能性もある．数年前，メチオニンとシステインが豊富なブラジルナッツの 2S アルブミン遺伝子が，遺伝子工学的手法で家畜の餌用大豆に組み込まれた．これは含硫アミノ酸が内在的に少ない大豆の栄養価を高めるために行われたものであるが，この試みにより 2S アルブミンがブラジルナッツの主要アレルゲンであることが判明した．この遺伝子組換え大豆の抽出物をブラジルナッツアレルギー患者の皮内に投与したところアレルギー反応が誘発されたのである．この遺伝子組換え大豆が大量生産された場合，ヒトの食物連鎖から隔離される保証がないため，この遺伝子組換え食品の開発は中止された．

14-3 遺伝的要因は IgE 依存性アレルギー疾患に関与する

アレルギー疾患発症に対する感受性は，遺伝的と環境的の両方の構成要素をもつ．西欧の先進工業国で行われた研究では，被験者集団の最大 40％もの人が多種多様な環境アレルゲンに対して IgE 応答を呈することが示された．アトピー患者は，アレルギー性鼻炎・結膜炎，アレルギー性喘息，アトピー性皮膚炎などのアレルギー疾患を 2 疾患以上発症することが多い．これら 3 疾患のすべてを発症している患者はアトピー三徴候 atopic triad と表される．

ゲノムワイド関連解析（GWAS）により，皮膚のアレルギー疾患であるアトピー性皮膚炎とアレルギー性喘息（図 14.6）における疾患感受性遺伝子が 40 以上発見されている．こうした疾患感受性遺伝子の中にはアトピー性皮膚炎とアレルギー性喘息に共通するものがあり，アトピー素因（すなわちアトピー体質）の一部は，アレルギー反応の標的臓器に関係なく類似の遺伝的要因によって支配されていると考えられる．例えば，IL-33 レセプターと IL-13 の遺伝子座は，アレルギー性喘息とアトピー性皮膚炎の両方に強く関連している．これらの疾患におけるリスク遺伝子の共有は，二つの疾患がともにアトピー家系で一般的にみられるものの，同一家系内でこれらの疾患を両方とも発症する人がいる一方で，アトピー性皮膚炎かアレルギー性喘息のどちらか一方のみ発症する人，あるいはそのどちらも発症しない人がいるという知見と一致する．しかし，アレルギー性喘息あるいはアレルギー性鼻炎・結膜炎のリスクを増大させることなく，アトピー性皮膚炎の発症と連鎖する遺伝子（特に皮膚の防御機構を制御する遺伝子）が多く存在することから，アレルギー反応性の表現型には別の遺伝的要因が大きく寄与することを示唆している．加えて，特定のアレルギー疾患の疾患感受性遺伝子には民族間で多くの違いがある．また，アレルギーや喘息に関与する染色体領域のいくつかは炎症性疾患である乾癬や自己免疫疾患とも関連しており，こうした遺伝子座は炎症の悪化に関与する遺伝子を含んでいることが示唆される．

アレルギー性喘息とアトピー性皮膚炎の両者の疾患感受性遺伝子候補の一つは高親和性 IgE レセプター FcεRI の β サブユニットであり，染色体 11q12-13 に存在する．アレルギー疾患に関連する他のゲノム領域である 5q31-33 は，少なくとも四つの疾患感受性を高める可能性をもつ候補遺伝子を含んでいる．その一つは密に連鎖したサイトカ

喘息感受性遺伝子座
気道上皮細胞に発現する遺伝子
ケモカイン：CCL5, CCL11, CCL24, CCL26
抗菌ペプチド：DEFB1
セクレトグロビンファミリー：SCGB1A1
上皮防御蛋白質：FLG
CD4⁺T 細胞と ILC2 の分化および機能を制御する遺伝子
転写因子：GATA3, TBX21, RORA, STAT3, PHF11, IKZF4
サイトカイン：IL4, IL5, IL10, IL13, IL25, IL33, TGFβ1
サイトカインレセプター：IL2RB, IL4RA, IL5RA, IL6R, IL18R, IL1RL1, FCER1B
パターン認識レセプター：CD14, TLR2, TLR4, TLR6, TLR10, NOD1, NOD2
抗原提示：HLA-DRB1, HLA-DRB3, HLA-DQA, HLA-DQB, HLA-DPA, HLA-DPB, HLA-G
プロスタグランジンレセプター：PDFER2, PTGDR
他の機能をもつ遺伝子
プロテアーゼあるいはプロテアーゼインヒビター：ADAM33, USP38, SPINK5
シグナル蛋白質：IRAKM, SMAD3, PYHIN1, NOTCH4, GAB1, TNIP1
レセプター：ADRB2, P2X7
その他：DPP10, GPRA, COL29A1, ORMDL3, GSDMB, WDR36, DENND1B, RAD50, PBX2, LRRC32, AGER, CDK2

図 14.6 喘息の感受性遺伝子座
GWAS あるいは標的遺伝子解析により，喘息と関連することが示された遺伝子座を表に示す．気道上皮細胞に発現する遺伝子，CD4⁺T 細胞および ILC2 の分化・機能を制御する遺伝子，およびそれ以外の種々の遺伝子，あるいは機能が未知の遺伝子に分類した．

イン遺伝子群で，IgE クラススイッチ，好酸球生存，マスト細胞増殖を促進することにより，IgE 依存性アレルギー反応の発症と維持を強化する．このクラスターには IL-3，IL-4，IL-5，IL-9，IL-13，顆粒球マクロファージコロニー刺激因子（GM-CSF）が含まれる．特に IL-4 のプロモーター領域の遺伝子変異がアトピー患者の IgE 値上昇と関連している．この変異はプロモーター活性を上げることが実験的に示されており，生体内においても IL-4 産生を亢進させると考えられる．アトピー体質は IL-4 シグナルの増強を伴う IL-4 レセプター α サブユニットの機能獲得型突然変異とも関連している．

第 5 番染色体領域の二つ目の遺伝子セットは，TIM（T cell immunoglobulin domain, mucin domain）ファミリーであり，三つの T 細胞表面蛋白質（Tim-1, Tim-2, Tim-3）と，主として抗原提示細胞に発現する Tim-4 がコードされている．マウスでは Tim-3 蛋白質は T_H1 細胞に特異的に発現し，T_H1 応答を負に制御する．一方，Tim-2 と，やや弱いが Tim-1 は T_H2 細胞に選択的に発現し T_H2 応答を負に制御する．*Tim* 遺伝子に異なる変異をもつマウスの系統間では，気道アレルギー性炎症に対する感受性や T 細胞による IL-4 と IL-13 の産生が異なる．ヒトでは，マウス Tim-2 の相同遺伝子は発見されていないが，三つのヒト *TIM* 遺伝子の遺伝的変異が**気道過敏性** airway hyperreactivity，すなわち**反応性亢進** hyperresponsiveness と相関している．*TIM* 遺伝子に変異を有するヒトでは，アレルゲンのみならず非特異的刺激物との接触により，喘息でみられるような喘鳴や息切れを伴う気道狭窄が起こる．この領域における 3 番目の感受性候補遺伝子は，IL-12 と IL-23 で共有される p40 をコードする（IL-12 は p40 と p35，IL-23 は p40 と p19 のヘテロ二量体である）．IL-12 と IL-23 は T_H1 応答と T_H17 応答をそれぞれ促進するが，IL-12 と IL-23 の産生低下をきたす p40 の遺伝子変異が重症喘息と関連していることが見出された．この領域における 4 番目の感受性候補遺伝子は，β アドレナリンレセプター遺伝子である．このレセプターの変異は内在性リガンドおよび薬理学的リガンドに対する平滑筋の反応性に関与している可能性がある．

複数の有望な感受性遺伝子の検出は，複雑な疾患特性の遺伝的基盤を同定するうえで共通する課題を描出している．疾患感受性変化にかかわる遺伝子の存在が同定された比較的小さなゲノムの領域には，既知の生理活性から判断して，数多くの有望な候補遺伝子が存在している可能性がある．アレルギー疾患の発症を真に誘発する遺伝子，あるいは遺伝子群の同定には，患者群と対照群について大規模な複数の研究が必要である．例えば染色体 5q31-33 において，それぞれの多型がアトピーの複雑な遺伝学においてどのような重要性をもつのかをまだ判断できる段階ではない．

IgE 応答における二つ目の遺伝的変異は，HLA クラス II 領域（ヒト MHC クラス II 領域）に関連し，一般的なアトピー感受性よりも，むしろ特定の抗原に対する反応性に影響している．特定のアレルゲンに対する IgE 産生は特定の HLA クラス II 対立遺伝子が関与することから，特定のペプチドと MHC との組合せが強い T_H2 応答を促進することが示唆される．例えば，数種のブタクサアレルゲンに対する IgE 応答は HLA クラス II の *DRB1*1501* をもつハプロタイプに関連している．そのため多くの人が T_H2 応答を起こしやすく，特にいくつかのアレルゲンにはとりわけ反応しやすい．ペニシリンなどの薬物に対するアレルギー反応は，元来 HLA クラス II や，アトピー素因の有無には関連しないと考えられていた．しかし近年の研究により，一部の薬物は HLA 分子の抗原結合溝に結合したペプチド抗原の構造を変化させることで特定の HLA 対立遺伝子と相互作用し，この変化したペプチドが自己免疫型の応答を引き起こすことが実証された．その一例は，抗てんかん薬カルバマゼピンと HLA-B*1502，およびこの HLA-B アリルに結合したペプチドとの結合である．このカルバマゼピン，ペプチド，HLA-B 複合体

に対する免疫応答により中毒性表皮壊死症 toxic epidermal necrolysis（TEN）が誘発される．TEN は，重症な免疫介在性皮膚反応であり，広範囲に壊死による皮膚の損失が起こり，熱傷様皮膚となる．

アレルギー疾患の特定の側面にのみ作用することが推定される遺伝子も存在する．例えば喘息では，さまざまな遺伝子が少なくとも三つの側面，すなわち IgE 産生，炎症反応，特定の治療に対する臨床的反応性に影響することが証明されている．第 20 番染色体においては，気管支平滑筋細胞および肺線維芽細胞に発現するメタロプロテアーゼである ADAM33 をコードする遺伝子の多型が，喘息と気道過敏性に関与している．これは，肺の炎症反応と気道で起こる病理解剖学的変化（気道リモデリング）に関連する遺伝子多型の一例である．皮膚では，フィラグリンが角質化したケラチノサイトの脂質エンベロープにケラチン分子を結合することにより健常な皮膚のバリア機能に大きく寄与しているが，フィラグリン遺伝子の機能喪失型突然変異は皮膚炎を誘発する．フィラグリンの突然変異は未知の機構により喘息の発症にも関与している．米国における重度の皮膚炎患者のおよそ半数が変異したフィラグリン対立遺伝子を少なくとも一つはもっている．白人の 7〜10 % がフィラグリンの機能喪失型突然変異を有しており，喘息患者がこの変異を有する頻度は健常人より明らかに高い．

14-4　環境因子は遺伝的感受性と相互作用しアレルギー疾患を誘発する

疾患感受性に関する研究は，環境因子と遺伝子多型はそれぞれアトピー発症リスクの約 50 % を占めていることを示唆した．アトピー性疾患，特にアレルギー性喘息の有病率は世界の経済先進国で増加しており，これはアトピー素因となる遺伝的背景をもつ個体に影響する特定の環境因子の変化が原因であると考えられる．興味深いことに，アフリカの経済後進国における喘息発症率は低いが，アフリカ系アメリカ人では，非アフリカ系アメリカ人に比して喘息発症率と重症度が高いことがわかっている．これにより遺伝的影響の表現度に対する環境因子の明確な影響が示された．

この 50〜60 年，アトピー性疾患，特にアレルギー性喘息の先進国における有病率は，着実に増加している．この着実な増加は，農村地区から都市部への人口移動が増加し，幼児期の感染性疾患に対する曝露状況が変化したことによるという仮説がある．この変化は，人生の早い時期における家畜由来の微生物や土壌中の微生物への曝露の低下を意味する．この曝露状況の変化は，免疫調節機能に重要な役割を果たす腸内細菌叢（第 12 章で既述）によるものと考えられる．アトピー性疾患患者増加の原因として遍在する微生物に対する曝露状況の変化が 1989 年に初めて示唆され，最終的に**衛生仮説** hygiene hypothesis（図 14.7）にいたった．最初の提案は，比較的衛生的でない環境，とりわけ開発の遅れた農村地域において遭遇するような環境は，幼児期に感染症に罹患しやすくさせ，これがアトピーやアレルギー性喘息の発症防御に役立つというものであった．当初，この防御作用は，免疫応答を T_H2 細胞産生および IgE 産生を促進する T_H2 サイトカインの産生から，T_H1 細胞の産生へと偏向させる機構によると提唱された．この機構が IgE 産生を促進する反応を阻害し，IgE へのクラススイッチを抑制する反応を促進すると考えられた．

しかし，蠕虫感染（鉤虫や住血吸虫など）とアレルギー疾患発症の強い負の相関から，この説は過度に単純化された解釈であることが示された．ベネズエラのある研究では，長期にわたり抗寄生虫薬による治療を受けた子どもは，治療を受けず重度の寄生虫感染状態にある子どもに比べアトピーの有病率が高いことが示された．寄生蠕虫は強い T_H2 細胞依存性 IgE 応答を惹起することから，この現象は衛生仮説と矛盾していると考えら

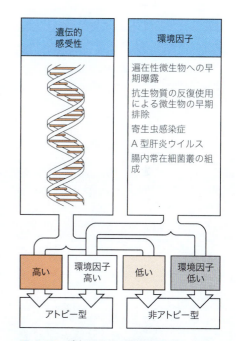

図 14.7　遺伝子および環境因子とアトピー性アレルギー疾患

遺伝的および環境的要因は，ともにアレルギー疾患の発症しやすさを決定する重要な因子である．多数の遺伝子が喘息の発症に影響することが知られている（図 14.6）．「衛生仮説」の基盤となる仮定は，乳幼児期における感染症や一般的な環境微生物への曝露が，免疫系を非アトピー型に誘導するというものである．対照的に，アトピーの遺伝的感受性をもち，感染性疾患や環境微生物への曝露が低い地域に在住している小児，あるいは乳幼児期に抗生物質の投与を複数回受けた小児は，十分に免疫制御機構が発達せず，アトピー性アレルギー疾患を発症しやすくなると考えられている．

れる．

　この明らかな矛盾に対する一つの考えうる説明は，すべての感染症はアトピー発症を防御するというものである．なぜなら感染症により誘導される宿主応答は，おそらく感染症を制御し続けるための恒常性反応の一部としてIL-10やTGF-βなどのサイトカイン産生を含むためである．IL-10とTGF-βはT_H1応答とT_H2応答の両方を抑制し，またIL-10はT_H17応答を抑制する（9-21項，9-23項参照）．アレルギー反応の大部分は，呼吸器や腸管上皮の粘膜表面を通り抜けて侵入するアレルゲンによって惹起される．第12章で説明したように，ヒト粘膜免疫システムは，IL-10/TGF-β産生T_{reg}細胞の産生を含む，常在細菌叢や環境抗原（食物アレルゲンなど）に対する応答制御機構を進化させている．現在の衛生仮説の基本的な考えは，日常的な病原微生物や常在細菌叢に対する幼少時の曝露の減少によりT_{reg}細胞の産生低下をきたし，その結果，ありふれた環境抗原に対するアレルギー反応の発生リスクが増大するというものである．

　喘息感受性における阻害された免疫制御経路の役割は，特定のタイプの小児感染症への曝露は，以下に考察するいくつかの呼吸器感染症を除いて，アレルギー疾患の発症を防ぐことを促進するという証拠により支持される．3人以上の兄姉がいる小児や，感染症への曝露頻度が高くなる保育施設で他の小児と接触のある6か月未満の乳児は，アトピーやアレルギー性喘息の発症が部分的に抑制される．さらに，幼少時に農場曝露経験をもつ小児や，イヌを飼っている家庭の小児もアトピーやアレルギー性喘息の発症がやや抑制されるが，おそらくこれは農場由来，あるいはイヌ由来の微生物への曝露によるものと考えられる．乳酸菌やビフィズス菌などの常在細菌叢の腸管への早期定着や，トキソプラズマ原虫やヘリコバクター・ピロリなどの腸管病原体の感染は，アレルギー疾患の有病率低下に関与している．幼少時期の抗生物質の反復曝露が逆に喘息発症リスクを増大させるというエビデンスが存在する．

　A型肝炎ウイルス感染の既往もアトピーと負の相関がある．この相関について考えうる説明は，マウスTim-1蛋白質（14-3項）に相当するヒトの蛋白質がA型肝炎ウイルスの細胞レセプター（HAVCR1と表記される）であるということである．A型肝炎ウイルスがT細胞に感染することで，T細胞分化やサイトカイン産生に直接作用し，IgE産生応答を阻害する可能性がある．

　このような小児期の感染症とアトピーやアレルギー性喘息発症の負の相関とは対照的に，RSウイルスrespiratory syncytial virus（RSV）感染による細気管支炎の既往をもつ小児は，後に喘息を発症しやすくなることが示されている．RSV感染症で入院した小児は，IFN-γ産生優位からIL-4産生優位に傾いたサイトカイン産生パターンを示し，T_H2細胞応答の発現とIgE産生亢進の可能性が高まる．RSVのこのような作用は，初感染時の年齢に依存する．RSVの実験感染において，新生児マウスでは4週齢あるいは8週齢のマウスに比べ，IFN-γ産生の増加が弱く，さらにこれらのマウスに12週齢時にRSVを再感染させると，新生児期に初感染したマウスでは4週齢あるいは8週齢で初感染したマウスに比べ，肺の炎症が重症であったことが示された．

　アトピー性疾患の発症増加に寄与する可能性がある他の環境因子は，食事の変化，アレルゲン曝露，大気汚染，タバコの煙などである．大気汚染は，慢性気管支炎など非アレルギー性の心肺疾患の有病率上昇の原因とされてきたが，アレルギー疾患との関連性を示すのは困難であった．しかし，とりわけ遺伝的感受性のある個体では，アレルゲンと大気汚染物質の相互作用を示すエビデンスが増えつつある．この点についてディーゼル排出粒子は最もよく研究されている汚染物質であり，アレルゲンと同時に投与すると，T_H2サイトカイン産生へのシフトに伴いIgE産生が20～50倍増大する．オゾンなどの活性酸素はこのような大気汚染により発生し，この影響に対応しきれない個体はアレ

ルギー疾患の発症リスクが上昇する可能性がある．

　このような感受性を左右する可能性がある遺伝子は，酸化ストレスの防御に重要な役割を果たすことが知られているグルタチオン-S-トランスフェラーゼスーパーファミリーに属する *GSTP1* および *GSTM1* である．ブタクサ花粉にアレルギーがあり，これらの遺伝子に特定の変異をもつ個体は，アレルゲンのみが投与された場合に比べてアレルゲン・ディーゼル排出粒子混合物が投与された場合に気道過敏性が亢進することが判明した．メキシコシティで行われたアレルギー性喘息を伴うアトピー患児に対する大気中のオゾン濃度レベルが及ぼす影響について調査した研究では，一定のオゾン濃度レベルに曝露した場合，*GSTM1* 遺伝子の欠失アレルを有する患児は気道過敏性亢進に対する感受性が高いことがわかった．オゾンやスーパーオキシドなどの活性酸素種が喘息の増悪に寄与する可能性を裏付けたのは，高レベルのスーパーオキシドを産生する気道の骨髄系細胞が抗原誘発による気道過敏性を増悪させることを示したマウスの研究である．スーパーオキシドの産生に必要であるNADPH酸化酵素の阻害薬は，感作および抗原曝露された個体の抗原誘発性気道過敏症の亢進を抑制したのに対し，スーパーオキシド産生性骨髄系細胞の養子移入は抗原誘発性気道過敏症を強く増悪させた．

14-5　制御性T細胞はアレルギー反応を制御する

　アトピー患者の末梢血単核細胞（リンパ球と単球を主成分とする）を抗CD3抗体と抗CD28抗体を用いて刺激すると，相当量のT_H2サイトカインの産生が誘導されるが，非アトピー個体の末梢血単核細胞を同様に刺激してもT_H2サイトカインの産生は認められないことから，アトピー患者の末梢血白血球はすでに2型応答を促進するような刺激を受けていることが示唆される．多くの研究により，通常では過剰な2型応答の抑制に働く制御機構がアトピー患者では障害されていることも示唆されている．アトピー患者の末梢血中の$CD4^+CD25^+$ T_{reg}細胞は，多クローン性に活性化された$CD4^+$ T細胞と共培養した際に，非アトピー個体のT_{reg}細胞に比してT_H2サイトカイン産生に対する抑制作用が弱く，またこの機能低下は花粉の季節により顕著となる．アトピー発症におけるT_{reg}細胞の役割についてのさらなるエビデンスは，自然発生（胸腺由来）T_{reg}細胞とあるタイプの誘導性T_{reg}細胞産生の主要転写因子であるFoxP3の遺伝子欠損マウスを用いた研究によりもたらされた．このマウスは，自然発生の気道炎症に加え，末梢血中の好酸球増多や血清IgE値上昇などいくつかのアトピー徴候を呈する．T_{reg}細胞経路を操作することにより，マウスにおける実験的喘息性炎症を改善することが可能である．IFN-γあるいは非メチルCpG DNAの投与による抗炎症性酵素インドールアミン2,3-ジオキシゲナーゼ（IDO）の発現増加が，T_{reg}細胞の産生あるいは活性化を誘導する．CpG DNA刺激による肺常在樹状細胞のIDO活性の誘導がT_{reg}細胞の活性を高め，マウスの実験的喘息を改善させる．これらの知見は，T_{reg}細胞の機能を高める治療が喘息や他のアトピー性疾患に有益であることを示唆している．このほかに喘息治療の免疫療法薬として機能しうる免疫制御分子には，IL-10と同様にT_H2応答を阻害するIL-35やIL-27などのサイトカインがある．IL-31はT_H2誘導性炎症を促進することから，IL-31の遮断も治療法として有効であることが期待される．

まとめ

　アレルゲンは一般に無害な抗原であるが，感受性を有する個体ではIgE抗体応答を誘発する．このような抗原は粘膜表面から拡散することによりごく少量が体内に侵入し，

2型応答を誘発する．アレルゲン特異的ナイーブT細胞のT_H2細胞への分化はIL-4やIL-13などのサイトカインにより促進される．IL-4とIL-13を産生するアレルゲン特異的T_H2細胞は，アレルゲン特異的B細胞にIgE産生を誘導する．アレルゲンに応答して産生された特異的IgEは，マスト細胞と好塩基球上に発現する高親和性IgEレセプターに結合する．これらの細胞は活性化されるとIL-4を産生し，さらにCD40リガンドを発現するため，IgE産生はこれらの細胞により増幅される．IgE過剰産生の起こりやすさは遺伝的要因，環境的要因の両方の影響を受ける．ひとたびアレルゲンに応答してIgEが産生されると，アレルゲンの再曝露によりアレルギー反応が惹起される．次節では，アレルギー反応の機構と病態について説明する．

IgE依存性アレルギー反応のエフェクター機構

アレルギー反応は，マスト細胞上で高親和性レセプターFcεRIに結合したIgEをアレルゲンが架橋することによって誘発される．マスト細胞は外表面粘膜に配置され，免疫系に対して局所感染の存在を警告する役割を果たす．マスト細胞がひとたび活性化すると，あらかじめ産生され顆粒に貯蔵されている**ヒスタミン** histamineなどの薬理学的メディエーターの分泌，プロスタグランジン，ロイコトリエン，および血小板活性化因子の合成により炎症反応を誘発する．マスト細胞は活性化により多彩なサイトカインとケモカインを放出する．アレルギー反応の場合には，排除するべき病原体の侵入を伴わない無害な抗原に対して不快な反応を惹起する．IgE依存性のマスト細胞活性化が身体に及ぼす影響は抗原量とその侵入経路によって異なり，眼結膜または鼻腔粘膜上皮が花粉と接触することにより起こる眼部腫脹や鼻炎から，アナフィラキシー（図14.8）でみられる循環虚脱のように生命を脅かすものまで幅広い．マスト細胞の脱顆粒による即時型反応に続き，疾患により程度の差はあるが，白血球，特にT_H2細胞，好酸球，好塩基球など，他のエフェクター細胞の動員により長期にわたる持続的な炎症が起こる．

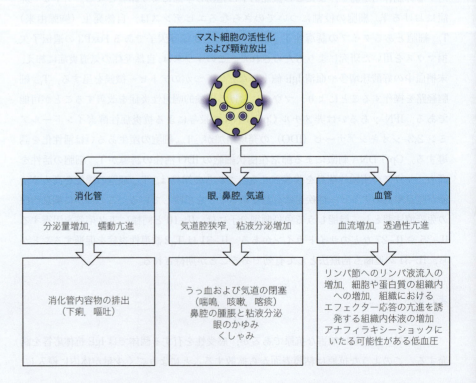

図14.8　マスト細胞活性化は組織により異なる作用をもつ

14–6 ほとんどのIgEは細胞に結合し，他の抗体アイソタイプとは異なる経路で免疫系のエフェクター機構に関与する

　抗体は，そのFc定常部により特異的なレセプターに結合することでマスト細胞のようなエフェクター細胞に結合する．ほとんどの抗体は抗原結合部位が特定の抗原に結合し，抗原と抗体の免疫複合体を形成して初めてFcレセプターに作用するが，IgEはこの例外であり，抗原に結合していない状態でFcεRIに捕捉されている．これは，主に体液中に存在する他の抗体と異なり，IgEのほとんどがこのレセプターをもつ組織内のマスト細胞上や，循環血液中あるいは炎症部位の好塩基球上に結合していることを意味する．特定の多価抗原による細胞結合性IgE抗体の架橋は，抗原の組織侵入部位でこれらの細胞の活性化を誘発する．IgE誘発性反応の発生部位で，活性化マスト細胞から炎症性の脂質メディエーター，サイトカイン，ケモカインなどが放出され，好酸球と好塩基球を動員しアレルギー反応を増強する．同様にT_H2細胞も動員し，その結果，T_H2細胞が炎症部位で2型応答を引き起こす．

　IgEと結合するFcレセプターは2種類存在する．一つはマスト細胞上と好塩基球上に発現するFcεRIであり，免疫グロブリンスーパーファミリー（10–24項参照）に属する高親和性レセプターである．このレセプターと結合したIgEが特異的抗原により架橋されると，会合するLynチロシンキナーゼにより細胞内ドメインに存在する免疫レセプターチロシン活性化モチーフ（ITAM）がリン酸化を受け，活性化シグナルが伝達される．これによりチロシンキナーゼSykの動員と活性化が起こり，それが広範な下流エフェクター経路をリン酸化し活性化する．アレルギー疾患や寄生虫感染症の患者にみられるような血中IgE値が高い状態では，マスト細胞表面FcεRIの顕著な発現上昇，低濃度の特異的抗原に対するマスト細胞の活性化感受性の亢進，IgE依存性の化学伝達物質やサイトカインの放出量の増加が起こる．

　もう一つのIgEレセプターであるFcεRIIは，一般に**CD23**として知られるC型レクチンであり，構造的にFcεRIとは異なり，IgEと低親和性に結合する．CD23はB細胞，活性化T細胞，単球，好酸球，血小板，濾胞樹状細胞，一部の胸腺上皮細胞など多くの細胞に発現する．FcεRIIはIgEレベルの制御に重要と考えられていたが，CD23欠損マウスにおいても，ほぼ正常に近い多クローン性IgE応答が起こることが示された．しかし特定の状況下ではCD23がIgE抗体値の上昇に関与していると推測される．特異的抗原に対する応答はIgE–抗原複合体の存在により増強されることが知られているが，CD23欠損マウスではこうした応答増強が起こらない．これは抗原提示細胞上のCD23が，IgEと複合体を形成した抗原の捕捉に役割を果たしていることを示唆していると解釈されている．

14–7 マスト細胞は組織内に存在しアレルギー反応を統合する

　パウル・エールリッヒ Paul Ehrlichがウサギの腸間膜で発見したマスト細胞について記述する際，これを*Mastzellen*（肥満細胞）と命名した．マスト細胞は好塩基球と同様に，塩基性色素を取り込む酸性プロテオグリカンを豊富に含む顆粒をもち，造血幹細胞由来でありながら局所で成熟し，粘膜組織や結合組織の血管周囲など，病原体あるいはアレルゲンに曝されやすい体表周辺に存在する．粘膜型マスト細胞は，いくつかの点で粘膜下あるいは結合組織型マスト細胞とは異なる特性をもつが，どちらもアレルギー反応に関与する．

　マスト細胞の増殖と成長を促進する主要な因子には幹細胞因子（レセプター型チロシ

ンキナーゼKitリガンド），IL-3，およびIL-4やIL-9などのT_H2細胞関連サイトカインなどが含まれる．Kitを欠くマウスでは分化したマスト細胞が欠損しており，IgEは産生するが，IgE依存性炎症反応は惹起されない．このことから，IgE依存性炎症反応はほぼ例外なくマスト細胞依存的に生じることが推測される．マスト細胞の活性化はKitによるホスファチジルイノシトール3キナーゼ（PI3キナーゼ）の活性化に依存しており，PI3キナーゼのp110δアイソフォームの薬理学的不活性化によりマウスのアレルギー反応を抑制できることが示されている．またチロシンキナーゼSykの阻害薬もIgE依存性のマスト細胞応答を遮断する効果が望めることが示されている．

マスト細胞の表面には恒常的にFcεRIが発現しており，このレセプターに結合するIgEが抗原により架橋されるとマスト細胞が活性化する（図10.43参照）．比較的少量のアレルゲンでも脱顆粒を誘発するには十分である．組織内には多くのマスト細胞の前駆細胞が存在しており，前駆細胞はアレルギー性炎症下において迅速に成熟マスト細胞に分化し，アレルギー反応の持続を助長する．マスト細胞の脱顆粒は，抗原の結合後数秒以内に開始され，あらかじめ貯蔵されていた，あるいは新たに産生された一連の炎症性メディエーターを放出する（図14.9）．顆粒成分には短時間作用型血管作動性アミンであるヒスタミン，セリンエステラーゼ，キマーゼやトリプターゼなどのプロテアーゼが含まれる．

ヒスタミンには，H_1レセプターからH_4レセプターまで四つのレセプターがあり，そのすべてがG蛋白質共役型レセプターである．ヒスタミンはH_1レセプターを介して局所血管に作用し，局所血流と血管透過性を急激に上昇させ，浮腫と炎症を引き起こす．ヒスタミンは，神経細胞上のレセプターを活性化することにより，かゆみとくしゃみを誘発する主要な刺激因子でもある．ヒスタミンは，樹状細胞上のH_1レセプターに作用することにより抗原提示能とT_H1細胞分化誘導能を増強するとともに，T細胞上に発現するH_1レセプターに直接作用し，T_H1細胞の増殖とIFN-γ産生を強める．また，各種血球系細胞と組織構築細胞上に発現するH_2，H_3，H_4レセプターを介してヒスタミ

図14.9 活性化マスト細胞から放出される分子
マスト細胞は多種多様な生理活性蛋白質と化学メディエーターを放出する．表の上2列に挙げた酵素や毒性のあるメディエーターは，あらかじめ形成された顆粒より放出される．サイトカイン，ケモカイン，脂質メディエーターは活性化後に合成されることが多い．

産物の分類	例	生物学的作用
酵素	トリプターゼ，キマーゼ，カテプシンG，カルボキシペプチダーゼ	結合組織マトリックスのリモデリング
毒性のあるメディエーター	ヒスタミン，ヘパリン	寄生虫に対する毒性，血管透過性亢進　平滑筋収縮の誘発，抗凝固作用
サイトカイン	IL-4，IL-13，IL-33	T_H2細胞応答の刺激と増幅
サイトカイン	IL-3，IL-5，GM-CSF	好酸球の産生と活性化の促進
サイトカイン	TNF-α（一部はあらかじめ顆粒に蓄積されている）	炎症促進，多くの細胞種によるサイトカイン産生促進，血管内皮細胞の活性化
ケモカイン	CCL3	単球，マクロファージ，好中球の動員
脂質メディエーター	プロスタグランジンD_2，E_2　ロイコトリエンC4，D4，E4	平滑筋収縮　好酸球，好塩基球，T_H2細胞の走化性　血管透過性亢進，粘液分泌亢進，気管支収縮
脂質メディエーター	血小板活性化因子	白血球の動員，脂質メディエーターの産生増加　好中球，好酸球，血小板の活性化

はアトピー性皮膚炎，慢性蕁麻疹，およびいくつかの自己免疫疾患の病態に関与する．

ヒトマスト細胞は含有するプロテアーゼと存在組織をもとに二つのサブタイプに分類される．粘膜上皮内に存在し，主なセリンプロテアーゼとしてトリプターゼを発現するマスト細胞は粘膜型マスト細胞 MC_M と呼ばれる．粘膜下層や他の結合組織に存在するマスト細胞はキマーゼ，トリプターゼ，カルボキシペプチダーゼ A，カテプシン G を主に発現し，結合組織型マスト細胞 MC_{CT} と呼ばれる．マスト細胞から放出されたプロテアーゼはマトリックスメタロプロテアーゼを活性化し，これにより細胞外基質蛋白質が分解され，組織の分解と損傷が起こる．これらのプロテアーゼはヘビ毒やハチ毒を分解するなど有益な作用も有し，このような毒に対するアレルギー反応の抑制にも役立つ．

FcεRI を介したマスト細胞の活性化に続き，あらかじめ産生され細胞内顆粒に蓄積されたヒスタミンやセリンプロテアーゼなどのメディエーターが放出されるとともに，マスト細胞は，ケモカイン，サイトカイン，脂質メディエーターであるプロスタグランジン，ロイコトリエン，トロンボキサン（これらはエイコサノイドと総称される），血小板活性化因子を新規に合成し，放出する．例えば MC_M と MC_{CT} は，2 型応答を持続させる IL-4 を産生する．これらの放出されたメディエーターが急性炎症および慢性炎症の双方に寄与するが，特に脂質メディエーターは平滑筋収縮，血管透過性亢進，粘液分泌に即時的かつ持続的に作用するとともに，白血球の組織への動員や活性化を誘導し，アレルギー性炎症に寄与する．

エイコサノイドは，主に細胞膜結合性脂肪酸であるアラキドン酸に由来する．アラキドン酸は，細胞活性化により細胞膜で活性化されたホスホリパーゼ A_2 によって細胞膜のリン脂質から遊離し，シクロオキシゲナーゼ経路あるいはリポキシゲナーゼ経路のどちらかで脂質メディエーター産生のために修飾される．シクロオキシゲナーゼ経路で修飾されるとプロスタグランジンとトロンボキサンが産生され，リポキシゲナーゼ経路で修飾されるとロイコトリエンが産生される．プロスタグランジン D_2 はマスト細胞で産生される主要なプロスタグランジンであり，T_H2 細胞，好酸球，好塩基球を動員するが，これらの細胞のすべてがプロスタグランジン D_2 レセプター（PTGDR）を発現している．プロスタグランジン D_2 はアレルギー性喘息などのアレルギー疾患の発症に重要であり，PTGDR の遺伝子多型は喘息発症リスクの増大に関連している．ロイコトリエン，特にロイコトリエン C4，ロイコトリエン D4，ロイコトリエン E4 もまた組織における炎症反応の持続に重要な役割を果たす．アスピリンやイブプロフェンなどの非ステロイド抗炎症薬は，プロスタグランジン産生を抑制することにより作用する．非ステロイド抗炎症薬は，アラキドン酸に作用しプロスタグランジンが有する環状構造の形成に寄与するシクロオキシゲナーゼを阻害する．

TNF-α もマスト細胞活性化後に多量に放出される．その一部は顆粒中に貯蔵されていたものであるが，活性化したマスト細胞により新規にも合成される．TNF-α は血管内皮細胞を活性化し，接着分子の発現を誘導することにより，炎症促進性の白血球とリンパ球の炎症組織への流入を促進する（第 3 章参照）．マスト細胞由来の TNF-α は，末梢組織の微生物感染に応答して起こる白血球の所属リンパ節への流入にも大きく寄与する．

IgE 依存性のマスト細胞活性化は，これらすべてのメディエーターの作用を介して，好酸球，好塩基球，T_H2 細胞，B 細胞など多彩な白血球の動員により増幅される広範な炎症カスケードを巧みに統合する．健常な宿主免疫におけるこの免疫応答の生物学的役割は寄生虫感染に対する防御である（10-25 項参照）．その一方でアレルギー反応においては，環境因子に対するアレルギー反応と関連する疾患でみられるように，マスト細胞の活性化により惹起された急性および慢性炎症反応が重大な病態生理的な結果をもた

第14章：アレルギーとアレルギー疾患

らす．しかしマスト細胞の役割は IgE 誘導性炎症誘発反応に限定されず，免疫制御にも及ぶと考えられている．マスト細胞はサブスタンス P などの神経ペプチドや TLR リガンドなどの刺激により，T 細胞応答を抑制する免疫抑制性サイトカインである IL-10 を分泌する．一方で，マスト細胞と T_{reg} 細胞の相互作用によりマスト細胞の脱顆粒を防ぐことが可能である．

14-8　好酸球と好塩基球がアレルギー反応における炎症と組織損傷を引き起こす

　好酸球は骨髄由来の顆粒球性白血球であり，アルギニンが豊富な塩基性蛋白質を含む顆粒が酸性エオジン染色により鮮やかなオレンジ色に染まるため好酸球と呼ばれる．健常人では末梢血白血球の6%未満であるが，好酸球の多くは組織内，特に呼吸器，消化管，泌尿生殖器の上皮直下の結合組織に存在していることから，こうした部位に侵入する微生物に対する防御機構に役割を果たしていると考えられる．好酸球はサイトカインレセプター（IL-5 レセプターなど），Fcγ および Fcα レセプター，補体レセプター CR1 と CR3 を含む数多くの細胞表面レセプターを発現し，これらを介して活性化され，脱顆粒する．例として，IgG，C3b，あるいは IgA で覆われた寄生虫が好酸球の脱顆粒を引き起こす．また，アレルギー反応においては，高濃度に存在する IL-5，IL-3 および GM-CSF が好酸球の脱顆粒に寄与すると考えられている．

　活性化すると好酸球は2種類のエフェクター機能を発揮する．第一の機能は，強い毒性をもつ顆粒蛋白質とフリーラジカルの放出であり，微生物や寄生虫を殺傷可能であるが，一方でアレルギー反応においては宿主の組織に重度の損傷を与える可能性がある（図14.10）．第二の機能は，プロスタグランジン，ロイコトリエン，サイトカインな

図14.10　好酸球は広範な高毒性顆粒蛋白質と炎症性メディエーターを放出する
　マスト細胞同様（図14.9），好酸球から放出される酵素と毒性のあるメディエーターの多くはあらかじめ合成され顆粒に貯蔵されている．一方，サイトカイン，ケモカイン，脂質メディエーターの大部分は，好酸球活性後に合成される．

産物の分類	例	生物学的作用
酵素	好酸球ペルオキシダーゼ	ハロゲン化の触媒による標的への毒性発現 マスト細胞からのヒスタミン放出誘発
	好酸球コラゲナーゼ	結合組織マトリックスのリモデリング
	マトリックスメタロプロテアーゼ-9	基質蛋白質の分解
毒性蛋白質	主要塩基性蛋白質	寄生虫と哺乳細胞への毒性 マスト細胞からのヒスタミン放出誘発
	好酸球陽イオン蛋白質	リボヌクレアーゼ 寄生虫への毒性 神経毒性
	好酸球由来ニューロトキシン	神経毒性
サイトカイン	IL-3, IL-5, GM-CSF	骨髄における好酸球産生の増加，好酸球活性化
	TGF-α, TGF-β	上皮細胞増殖，筋線維芽細胞の形成
ケモカイン	CXCL8（IL-8）	白血球流入の促進
脂質メディエーター	ロイコトリエン C4, D4, E4	平滑筋収縮，血管透過性亢進，粘液分泌亢進，気管支収縮
	血小板活性化因子	白血球の動員，脂質メディエーターの産生増加 好中球，好酸球，血小板の活性化

どを含むケミカルメディエーターの合成である．こうしたメディエーターは上皮細胞の活性化，および好酸球や他の白血球のさらなる動員と活性化によって炎症反応を増幅させる．慢性炎症反応下においては，好酸球は気道組織のリモデリングにも寄与している可能性がある．

後に好酸球と定義される細胞は，19世紀の致死的喘息（治療に不応で，窒息や死につながる重症な喘息発作）の最初の病理学的記述にみられるが，アレルギー疾患全般における好酸球の正確な役割はいまだ明確になっていない．例えば，慢性喘息にいたるアレルギー性の組織反応において，マスト細胞の脱顆粒やT_H2細胞の活性化は，好酸球の組織集積や活性化を引き起こす．特に好酸球は，T_H2型サイトカインを分泌するとともに，in vitroにおいてはIDOの発現とその結果産生されるキヌレニンによってT_H1細胞のアポトーシスを促進する．好酸球による顕著なT_H2細胞増殖促進の一部はT_H1細胞数の相対的減少による可能性がある．好酸球の持続的存在は慢性アレルギー性炎症の特徴であり，好酸球が組織損傷に大きく寄与すると考えられている．しかし，細胞のターンオーバーが活発で局所の幹細胞活性が高い部位に好酸球が蓄積するという知見は，好酸球が感染やその他の組織損傷後の組織恒常性の復元に重要な役割を果たしているという考えを支持している．

好酸球の不適切な活性化は宿主に有害なため，好酸球の活性化や脱顆粒は厳密に制御されている．第一段階の制御は骨髄における好酸球産生に対して作用する．感染や他の免疫刺激がなければ好酸球はほとんど産生されないが，T_H2細胞が活性化すると，T_H2細胞が産生するIL-5やGM-CSFなどのサイトカインが骨髄において好酸球の産生と末梢への放出を促進する．しかし，IL-5を過剰産生するトランスジェニックマウスでは，末梢血中の好酸球数は増加する（**好酸球増多症** eosinophilia）が組織中の好酸球数は増加しないことから，血管内から組織中への移行は別の機構により制御されていることが示唆される．この制御の鍵分子は，その好酸球特異性により**エオタキシン** eotaxinと呼ばれるCCケモカインであり，CCL11（エオタキシン1），CCL24（エオタキシン2），CCL26（エオタキシン3）が含まれる．

好酸球上のエオタキシンレセプターであるCCR3はきわめて特異性が低く，CCL5，CCL7，CCL13など他のCCケモカインとも結合し，好酸球の走化性や活性化を誘発する．エオタキシンが好塩基球に作用し脱顆粒を誘発するように，同一あるいは類似のケモカインはマスト細胞や好塩基球にも作用する．T_H2細胞もCCR3を発現しエオタキシンに遊走する．

好塩基球も炎症部位に存在し，その増殖因子はIL-3，IL-5，GM-CSFなどであり，好酸球の増殖因子と非常に類似している．一方，造血幹細胞の好塩基球あるいは好酸球への成熟は相互に制御されていることが証明されている．例えば，IL-3存在下においてTGF-βは好酸球の分化を抑制し，好塩基球の分化を促進する．通常，好塩基球は末梢血中にごくわずかしか存在せず，病原体に対する防御機能は好酸球と類似すると考えられている．好酸球同様，好塩基球もIgE依存性アレルギー反応の場に動員される．好塩基球は高親和性FcεRIを細胞表面に発現し，IgEと結合する．抗原のIgEへの結合やサイトカインにより活性化され，顆粒からヒスタミンを放出するとともに，IL-4とIL-13を産生する．

好酸球，マスト細胞，好塩基球は互いに相互作用する．好酸球の脱顆粒は**主要塩基性蛋白質** major basic proteinを放出し（図14.10），これによりマスト細胞と好塩基球の脱顆粒を誘発する．この作用は，好酸球や好塩基球の増殖，分化および活性化を誘導するIL-3，IL-5，GM-CSFなどのサイトカインにより増強される．

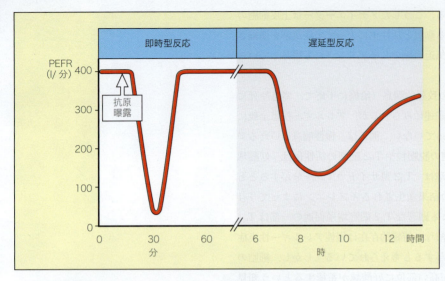
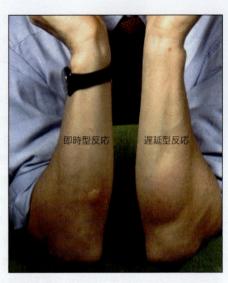

図14.11 抗原に対するアレルギー反応は，即時型反応と遅延型反応に分けられる．

（左図）吸入抗原投与に対する反応は，即時型反応と遅延型反応に分けられる．気管支平滑筋の収縮および浮腫による気道狭窄を伴う喘息反応は，最大呼気速度（PEFR）の低下により計測される．即時型反応は，抗原の吸入後数分でピークを迎え，その後PEFRは基準値近くまで戻る．抗原曝露の6〜8時間後に遅延型反応が起こり，PEFRが再び低下する．即時型反応は，マスト細胞が放出するヒスタミンや脂質メディエーターなどの急速に合成されたメディエーターの血管，神経，平滑筋に対する直接作用により起こる．遅延型反応は，こうしたメディエーターの持続的な産生，血管を拡張させる血管作用性物質の産生や，これらとともに浮腫の発生をきたすリンパ球と骨髄系細胞の動員によって起こる．（右図）膨疹・発赤アレルギー反応は，抗原の皮内投与後1〜2分で起こり，30〜60分間続く．遅延型反応の特徴であるより広範な浮腫性反応は，抗原投与後6時間程度で起こり，2〜3日持続する．写真は，抗原の皮下投与15分後にみられた膨疹・発赤反応（即時型反応，左側），および抗原曝露6時間後に起こった遅延型反応（右側）を示している．用いたアレルゲンは花粉抽出物である．

（写真はS.R. Durhamの厚意による）

14-9 IgE依存性アレルギー反応は即時型発症であるが慢性反応も引き起こす

抗原感作された個体における試験的抗原の皮内投与，あるいは吸入投与に対する臨床的反応は，即時型反応と遅延型反応に分けられる（図14.11）．即時型反応はIgE依存性のマスト細胞活性化によるものであり，アレルゲン曝露後数秒以内に始動する．これはヒスタミン，プロスタグランジン，あるいはマスト細胞があらかじめ産生したか，あるいは迅速に合成した他のメディエーターの作用による．これらのメディエーターは血管透過性を急激に亢進させ，目にみえる浮腫や皮膚の発赤（皮膚反応の場合）や，浮腫や平滑筋の収縮の結果生じる気道狭窄（気道反応の場合）が誘発される．皮膚においては，ヒスタミンは局所血管のH_1レセプターに作用して急速な血管透過性の亢進を誘発し，体液の血管外溢出と浮腫を引き起こす．ヒスタミンは局所の神経末端に存在するH_1レセプターにも作用し，皮膚血管の反射性血管拡張と皮膚の局所発赤を引き起こす．こうした皮膚症状は**膨疹・発赤反応** wheal-and-flare reactionと呼ばれる（図14.11，右図）．

遅延型反応 late-phase reactionが起こるか否かは，アレルゲン摂取量と，定量化が困難な細胞性免疫活性に左右される．例えば，アレルギー性喘息患者に対し，皮内テストとして使用するのに安全とみなされる量のアレルゲンが投与された場合，即時型反応を呈した患者の50％に遅延型反応が起こる（図14.11，右図）．遅延型反応は抗原投与後3〜9時間の間でピークとなり，皮膚反応では明らかに浮腫が悪化し範囲も広がり（図14.11，右図），24時間あるいはそれ以上持続する．遅延型反応はマスト細胞による持続的な炎症性メディエーター，特に血管作動性メディエーターであるカルシトニン遺伝子関連ペプチド（CGRP）や血管内皮細胞増殖因子（VEGF）の合成および放出により起こり，これらのメディエーターが浮腫や好酸球，好塩基球，単球，リンパ球などの動

員にいたる血管拡張や血管漏出を誘発する．このような細胞流入の重要性は，糖質コルチコイド系薬が細胞の動員を抑制することで遅延型反応を抑制する作用を有するが，即時型反応は抑制しないことにより示されている．遅延型反応はアレルゲンの吸入曝露後にも起こり，持続的な浮腫と気管支周囲への細胞浸潤を伴う気道狭窄の第2相がその特徴である（図 14.11，左図）．

アレルギー疾患の病歴がある患者において，アレルギー専門医はアレルゲン感作を評価・確認し，原因となるアレルゲンを特定するために即時型反応を利用する．皮膚プリックテストではごく微量の潜在的なアレルゲンを1種類ずつ別々の部位に反応させ，その中のいずれかに感作されていれば，アレルゲン反応部位に数分以内に膨疹・発赤反応が起こる（図 14.11，右図）．このような微量のアレルゲンの投与による反応は通常きわめて限局的であるが，アナフィラキシーを起こすリスクもわずかながらある．他の標準的なアレルギーテストは，特定のアレルゲンに対する血中 IgE 抗体濃度のサンドイッチ ELISA による測定である（付録 I，A–4 項参照）．

前述した遅延型反応は，管理された条件下における比較的高用量のアレルゲンの単回投与によるものであり，長期にわたる自然曝露による作用のすべてを反映しているわけではない．IgE 依存性アレルギー疾患では，長期間のアレルゲン曝露の結果が慢性アレルギー性炎症である可能性があるが，それは T_H2 細胞，好塩基球，好酸球，マクロファージにより惹起される持続性2型応答から成り立っている．こうした慢性的な反応が，慢性喘息などの重篤で長期間持続する疾患に大きく関与する．その例として，長期にわたる喘息では，T_H2 細胞から放出されるサイトカインと CGRP や VEGF などの血管作動性メディエーターにより持続性の浮腫が起こり，持続性の気道狭窄をきたす．それらは同時に**気道組織リモデリング** airway tissue remodeling の誘導にも関与し，それは気管支平滑筋の肥大（筋細胞のサイズの肥大）や過形成（筋細胞数の増加），上皮下のコラーゲン沈着，杯細胞過形成などにより気管支組織に構造的変化をもたらす．T_H2 サイトカインはこのような慢性期のアレルギー性喘息で優位であるが，T_H1 サイトカイン（IFN–γ など）と T_H17 サイトカイン（IL–17, IL–21, IL–22）も関与している．

自然状況下では，IgE 依存性アレルギー反応により起こる臨床症状はいくつかの不定の要素に決定的に依存している．その要素としては，存在するアレルゲン特異的 IgE 量，アレルゲンが侵入する経路，アレルゲン曝露量，そして影響を受ける特定の組織や臓器のバリア機構におけるなんらかの根本的欠陥が挙げられる．アレルゲン量と侵入経路の種々の組合せにより生じる結果を図 14.12 にまとめた．感受性をもつ個体においてアレルゲン曝露がアレルギー反応を引き起こした場合，即時的および慢性的作用はともにマスト細胞の脱顆粒が起こる部位に集中し，エフェクター経路の多くの可溶性および細胞性成分の動員が関与する．

14–10 血流に入ったアレルゲンはアナフィラキシーの原因となる

ミツバチやスズメバチに刺されてアレルゲンが直接血流に入った場合や，あるいは感作された個体においてアレルゲンが消化管から吸収され急速に血流に入った場合，全身の血管周囲に存在する結合組織型マスト細胞（MC_{CT}）が即時に活性化される．その結果，ヒスタミンや他のメディエーターが広範に放出され，**アナフィラキシー** anaphylaxis と呼ばれる全身性の反応を引き起こす．アナフィラキシーの症状は，軽度の**蕁麻疹** urticaria から致死性の**アナフィラキシーショック** anaphylactic shock（図 14.12，第1図，第4図）まで重症度はさまざまである．急性蕁麻疹は血液循環を通じて全身の皮膚に運ばれた外因性アレルゲンが原因で起こる反応である．皮膚のマスト細胞はアレルゲン

第14章：アレルギーとアレルギー疾患

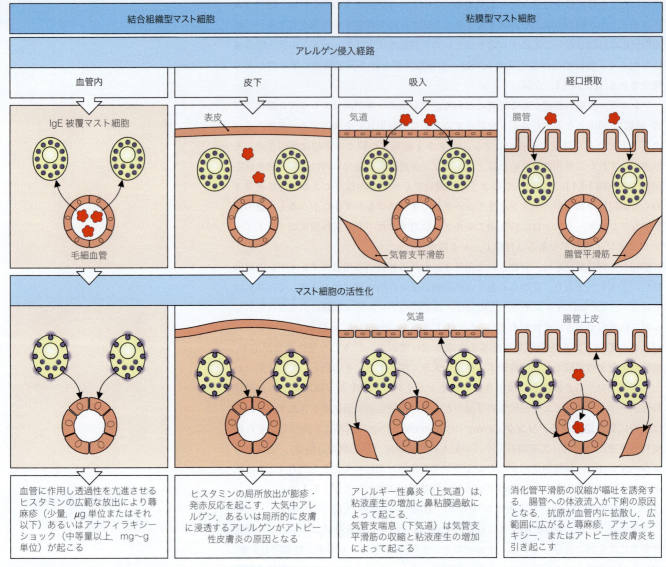

図14.12　アレルゲンの投与経路が IgE 依存性アレルギー反応のタイプを決定する

マスト細胞の主な解剖学的分布は二つあり，一つは血流のある結合組織に関連した結合組織型マスト細胞（MC_{CT}）と呼ばれるものであり，もう一つは腸管や呼吸器の粘膜下層でみられる粘膜型マスト細胞（MC_M）と呼ばれるものである．アレルギー疾患患者では，これらのマスト細胞のすべてがその表面上に存在する Fcεレセプターを介して特異的抗原に対する IgE 抗体で覆われている．アレルゲンに対する応答は，そのときいずれのマスト細胞が活性化するかに依存する．血流中のアレルゲン（静脈内アレルゲン）は全身の結合組織型マスト細胞を活性化し，ヒスタミンやその他のメディエーターの全身性の放出を引き起こす．皮膚を通して侵入するアレルゲンは局所の結合組織型マスト細胞を活性化し，局所炎症反応を誘発する．アレルゲンによる皮膚テスト，あるいは感作された個体の虫刺により，膨疹・発赤反応が出現する．アトピー患者では大気中のアレルゲン，または局所で接触したアレルゲンの皮膚浸透により，アトピー性皮膚炎が起こる．呼吸器粘膜上皮を通過した吸入アレルゲンは主に粘膜型マスト細胞を活性化し，気道粘膜上皮の粘液分泌の増加と鼻粘膜の刺激によりアレルギー性鼻炎を誘発するか，もし下気道平滑筋の収縮が起これば，アレルギー性喘息を誘発する．経口摂取したアレルゲンが腸管上皮を通過すると，消化管平滑筋の収縮による嘔吐，あるいは腸管上皮からの体液の漏出により下痢が起こる．食物アレルゲンは血流により拡散し，アレルゲンが皮膚に到達すると広範な蕁麻疹や，ときにアトピー性皮膚炎を誘発する．

により活性化されるとヒスタミンを放出し，汎発性の膨疹・発赤反応である全身の搔痒，発赤腫脹を引き起こす．急性蕁麻疹は一般にアレルゲンに対する IgE 依存性反応により起こるが，蕁麻疹様皮疹が持続したり，長期間にわたり繰り返し出現する慢性蕁麻疹の原因は完全には明らかになっていない．慢性蕁麻疹症例の一部は FcεRIα 鎖，あるいは IgE 自体のいずれかに対する自己抗体により起こることから，一種の自己免疫反応と考えられている．自己抗体とレセプターの相互作用がマスト細胞脱顆粒の引き金となり，

結果として蕁麻疹を発症する．慢性蕁麻疹においてIgE産生を誘発する抗原を同定することはしばしば困難であるが，一部の患者では，オマリズマブ（抗IgE単クローン抗体）による治療で皮疹が寛解することから，IgEの関与が証明されている．

アナフィラキシーショックでは，ヒスタミンやロイコトリエンなどのマスト細胞や好塩基球由来のメディエーターが多量に放出される結果，広範にわたる血管透過性の亢進や平滑筋の収縮が起こる．これにより急激な血圧低下から低血圧性ショック（低血圧のために主要臓器に十分な血液が供給されず，ときに死にいたる状態）や気道収縮にいたり，最終的には呼吸不全に陥る．アナフィラキシーの最も一般的な原因はスズメバチやミツバチの刺傷，内服または注射した薬物に対するアレルギー反応，あるいはアレルゲン感作された個体の食物に対するアレルギー反応である．例えば，ピーナッツアレルギーをもつ個体のアナフィラキシーは比較的高頻度に認められる．重症のアナフィラキシーショックは，治療しなければ急速に致命的な状態に陥るが，通常はエピネフリンをすぐに注射すれば治療が可能である．エピネフリンによるβアドレナリンレセプター刺激は気道平滑筋を弛緩させ，αアドレナリンレセプター刺激は生命の脅威となる心臓血管への影響を回復させる．

全身性アレルギー反応は，さまざまな種類の薬剤の反復治療によっても起こりうる．IgE依存性アレルギー反応の比較的一般的な誘導因子は，ペニシリンおよびそれと構造や免疫反応性の面で類似点をもつ薬物である．ペニシリンに対するIgE抗体をもつ患者では，ペニシリンの注射によりアナフィラキシーを起こす可能性があり死にいたることもある．ペニシリンアレルギー患者にペニシリンを経口投与した場合もアナフィラキシーを発症することがあるが，経口摂取後の症状は通常は比較的軽度であり，死にいたることはまれである．ペニシリンが特にアレルギー反応を誘発しやすい理由の一つは，ペニシリンがハプテンとして作用するからである（付録I，A-1項参照）．ペニシリンは，抗菌作用に必須な高反応性のβラクタム環をもつ小分子であるが，βラクタム環は宿主蛋白質のアミノ基と共有結合し複合体を形成する．内服または注射により，ペニシリンは自己蛋白質と結合し，ペニシリンで修飾された自己ペプチドは外来性因子として認識され宿主の免疫応答を惹起する．ペニシリンの静脈投与による治療を受けたことのある患者の多くはこの薬剤に対するIgG抗体を産生するが，通常，アレルギー症状は呈さない．しかし一部の個体では，ペニシリンと結合した自己蛋白質がT_H2応答を誘発し，ペニシリンと結合したB細胞を活性化し，ハプテンであるペニシリンに対するIgE抗体産生を誘導する．すなわちペニシリンは，B細胞抗原としても，また自己ペプチドの修飾によりT細胞抗原としても作用する．ペニシリンアレルギーをもつ個体にペニシリンが静脈内投与されると，ペニシリンで修飾された蛋白質が組織マスト細胞や末梢血好塩基球上のIgE分子を架橋し，アナフィラキシーを引き起こす．薬物アレルギーの既往をもつ患者に，アレルゲンである薬物や構造上類似の薬物を投与しないように十分配慮しなくてはならない．

吸入アレルゲンに過敏性をもつ個体と同様に，ペニシリンあるいは他のβラクタム系抗生物質に対するアナフィラキシー反応の既往をもつ患者を皮膚プリックテストで評価することが可能である．テスト部位の膨疹・発赤反応の形成で明らかになる皮膚テストの陽性所見は，この薬物を治療用量で使用する際のアナフィラキシー発症の実際のリスクと関連する．

14-11　アレルゲンの吸入は鼻炎や喘息の発症と関連する

気道はアレルゲン侵入の主要な経路である（図14.12，第3図）．多くのアトピー患

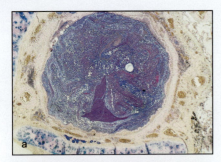

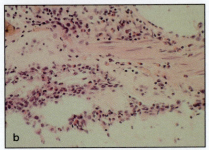

図 14.13 喘息患者の慢性気道炎症の組織学的所見
（a）喘息で死亡した患者の気管支組織切片である．粘液栓によって気道がほぼ完全に閉塞されている．（b）気管支壁の拡大図で，高度の炎症細胞浸潤を伴う気管支上皮内壁の損傷が認められる．この倍率では識別不可能であるが，この細胞浸潤には好酸球，好中球，リンパ球が含まれている．

（写真は T. Krausz の厚意による）

者が大気中のアレルゲンに対して**アレルギー性鼻炎** allergic rhinitis として知られている IgE 依存性アレルギー反応を発症する．この反応は花粉などのアレルゲンによる鼻の上皮細胞下に存在する粘膜型マスト細胞の活性化によるものである．花粉が粘膜上皮に接触した際に，その可溶性蛋白質内容物を放出し，それが鼻腔粘膜下へと拡散することにより起こる．アレルギー性鼻炎は，激しいかゆみとくしゃみ，鼻腔閉塞にいたる局所の浮腫，好酸球に富んだ鼻汁，ヒスタミン放出の結果生じる鼻粘膜の過敏性で特徴付けられる．眼の粘膜に付着した大気中のアレルゲンに対する類似の反応は**アレルギー性結膜炎** allergic conjunctivitis と呼ばれる．アレルギー性鼻炎と結膜炎は，一般に，1年のうち特定の季節だけに現れる環境アレルゲンにより起こる．例えば，枯草熱（臨床的に**季節性アレルギー性鼻結膜炎** seasonal allergic rhinoconjunctivitis として知られる）は，特定の草や木の花粉を含むさまざまなアレルゲンにより誘発される．夏の終わりから秋にかけて起こる症状は，ブタクサなどの雑草やアルテルナリアなどの真菌の胞子が原因であることが多い．ネコの鱗屑に含まれる Fel d 1，チリダニの糞に含まれる Der p 1，およびゴキブリアレルゲンである Bra g 1 などの遍在性に存在するアレルゲンは，通年性アレルギー性鼻炎・結膜炎の原因となる．

より重症の IgE 依存性の呼吸器疾患は**アレルギー性喘息** allergic asthma であり，下気道における粘膜下マスト細胞のアレルゲン誘発性の活性化により引き起こされる．これはアレルゲン曝露後，数秒内に気道狭窄や分泌液と粘液の分泌増加をきたし，吸気の肺内停滞により呼吸を困難にする．アレルギー性喘息患者は通常，治療が必要であり，重度の喘息発作は生命の脅威となりうる．アレルギー性鼻炎・結膜炎の原因となるアレルゲンが，喘息発作の原因になることも多い．例えば，夏や秋の重度の喘息発作による呼吸停止は，アルテルナリア属の胞子の吸入によって起こる．

慢性的なアレルゲン曝露は喘息の重要な特性である慢性気道炎症を誘発するが，それは病原性リンパ球，好酸球，好中球，好塩基球，および他の白血球の持続的増加を特徴とする（図 14.13）．このような細胞の協調的作用が気道過敏症と，平滑筋層の過形成や肥大による気道壁の肥厚と，最終的には線維化を伴う気道リモデリングを引き起こす．線維化を伴うリモデリングは，永続性の気道狭窄を引き起こし，慢性アレルギー性喘息の多くの臨床症状の原因となる．慢性喘息では，香水や揮発性刺激物質などの非免疫原性刺激に対する非特異的な気道過敏性亢進がしばしば発症する．

近年，喘息の表現型にはいくつかのサブタイプが存在することが明らかとなった．喘息患者では，治療に対する反応性，気道に存在する炎症細胞の性質，気道から採取される炎症性メディエーターの特徴が多岐にわたることより，こうしたサブタイプが認識されつつある．多くの研究者はこのようなサブタイプを気管支喘息の"エンドタイプ"と呼んでいる．エンドタイプで患者の喘息を分類することにより，疾患の基本的な病態生理の相違点を解明するとともに，症状の発現にいたる基盤となる分子病態に適した治療が可能となり，治療成績を改善させることが期待される．最も一般的なサブタイプとしては，アレルギー性喘息，運動誘発性喘息，好中球優位型喘息（好酸球優位型とは対照的），ステロイド抵抗性重症喘息が含まれる．アレルギー性喘息におけるアレルギー反応の根本的な促進要因は，病的に活性化した T_H2 細胞と考えられており，また肺に浸潤する炎症細胞としては好酸球と好塩基球が特徴的である．重症のステロイド抵抗性喘息では，T_H17 細胞が大きな役割を果たしていると考えられており，浸潤する炎症細胞としては好中球が特徴的である．また T_H17 細胞は喘息関連疾患であるアレルギー性気管支肺アスペルギルス症（ABPA）の主要な誘導細胞と考えられている．他のエンドタイプは他の白血球サブセットや異なるエフェクター細胞群の関与により特徴付けられる．個々の患者の喘息のエンドタイプは各患者がアレルゲンに感作された特定の条件と，

各患者が受け継ぐ特定の遺伝的素因，および環境により決定されるエピジェネティックな要因の結果であると考えられている．

次に続く喘息のメカニズムに関する考察では，最も多いエンドタイプである一般的なアレルギー性喘息に焦点をあてる．アレルギー性喘息の患者では，アレルゲン曝露により抗原特異的，IgE 依存性にマスト細胞の活性化が起こり，マスト細胞メディエーターの放出にいたる．アレルゲンは Toll 様レセプターや他のレセプターを介して気道上皮細胞を直接刺激して，IL-25 と IL-33 を放出させる．これらのサイトカインは気道粘膜下のグループ2自然免疫リンパ球（ILC2）を活性化し，IL-4，IL-5，IL-9，IL-13 の放出を誘導する．同時に気道上皮細胞は，T_H2 細胞，マクロファージ，好酸球，好塩基球が発現するケモカインレセプター CCR3 に結合するケモカインリガンド，CCL5 と CCL11 などを産生する．これらのケモカインは，活性化 ILC2 の産生するサイトカインとともに，より多くの T_H2 細胞と好酸球を損傷した肺に動員することで2型応答を増強する．ILC2 や T_H2 細胞に由来するサイトカインやケモカインが気道平滑筋細胞および線維芽細胞に及ぼす直接効果は，気道上皮細胞のアポトーシスと気道リモデリングを引き起こす．気道リモデリングは，アポトーシスの誘導から増殖刺激まで，気道上皮細胞に対して非常に多くの作用をもつ TGF-β の産生により部分的に誘発される．T_H2 細胞性サイトカインである IL-9 と IL-13 が気道上皮細胞に及ぼす直接作用は，慢性アレルギー性喘息のもう一つの大きな特性である，気道上皮細胞から杯細胞への分化亢進により生じる杯細胞化生の誘導と，その結果生じる粘液産生の増加において，主要な役割を果たすと考えられる．CD1d 拘束性インバリアント NKT 細胞（iNKT，自然免疫リンパ球様細胞の一つ．3-27 項，6-18 項，8-26 項参照）もまた，アレルゲン誘発性，非特異性にかかわらず気道過敏性の発症に大きな役割を果たしており，その機能は

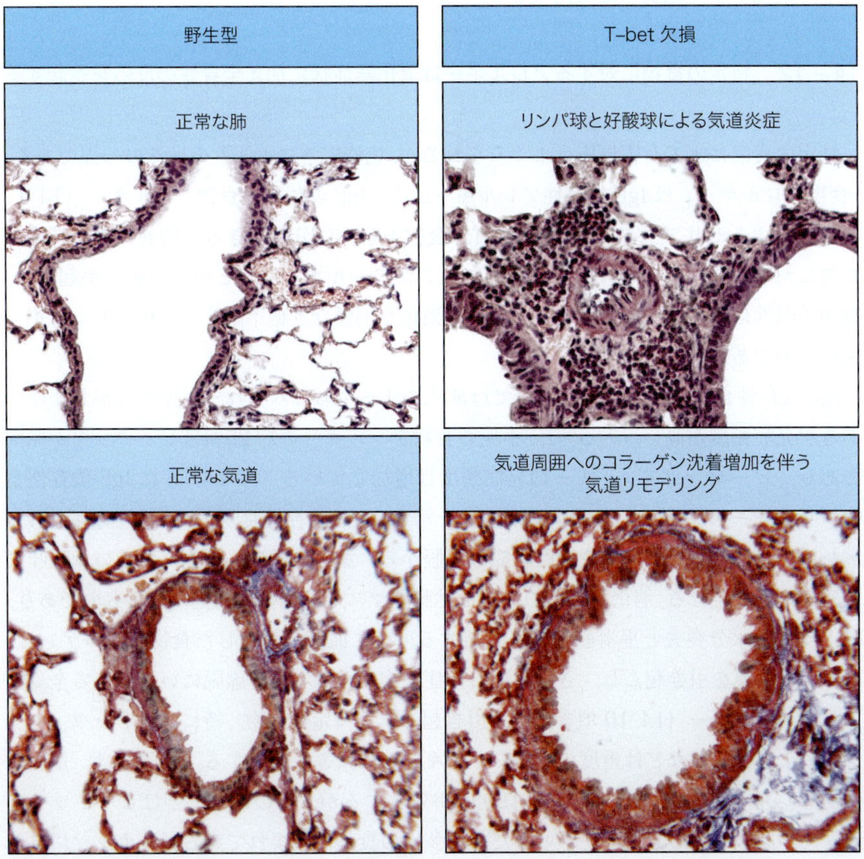

図 14.14 転写因子 T-bet の欠損マウスは，アレルギー性気道炎症と T_H2 側に偏向した T 細胞応答を発症する

T-bet は IL-2 遺伝子のプロモーターに結合する．T-bet は T_H1 細胞に発現し，T_H2 細胞では発現を欠く．T-bet 欠損マウスは T_H1 細胞応答の障害と，T_H2 細胞の自発的分化，および喘息様病態の自然発症を示す．
（左図）野生型マウスの気道と肺を示す．
（右図）T-bet 欠損マウスでは，気道および血管周囲にリンパ球と好酸球の浸潤を伴う炎症（上段），気道周囲のコラーゲン沈着を伴う気道リモデリング（下段）がみられる．
（写真は L. Glimcher の厚意による）

ILC2との協調により増強される．アレルギー性喘息の動物モデルの解析により，iNKT細胞の存在により気道過敏性が増悪することが示されている．さらにマウスモデルにおいては，スーパーオキシド産生骨髄細胞系制御性細胞も気道過敏性の成立に病原的役割を果しているようである．

通常のマウスが自然に喘息を発症することはないが，T_H1細胞分化に必須な転写因子T-bet（9-21項参照）の欠損マウスではヒトの喘息に類似の疾患を発症する．T-betが欠損するとT細胞応答がT_H2型に偏り，その結果，T-bet欠損マウスではIL-4，IL-5，IL-13などのT_H2サイトカインレベルが上昇し，リンパ球や好酸球がかかわる気道炎症を発症する（図14.14）．T-bet欠損マウスは，ヒトの喘息でみられるような，非免疫原性刺激に対する非特異的気道過敏性も亢進する．こうした変化は外因性炎症刺激がない状態でも起こり，極端な状況下では，T_H2応答への遺伝的偏向がアレルギー疾患を発症させることを示している．多数の遺伝子欠損マウスが利用可能となったことにより，多くの炎症性エフェクター細胞やサイトカインのマウス喘息モデルにおける役割を解析することが可能となり，複数の仮説がヒトの喘息で現在検証されつつある．

アレルギー性喘息は，特異的アレルゲンに対する反応として最初に誘発されるにもかかわらず，これに続く慢性炎症は，継続的なアレルゲン曝露が明らかに存在しない場合でも長期にわたり持続するようである．気道は特徴的に反応性が亢進し，抗原以外の要素が喘息発作の引き金となりうる．喘息患者は特徴的に，タバコの煙や二酸化硫黄などの環境化学刺激物質に対して過敏反応を示す．ライノウイルスを始めとするウイルス感染や，ウイルスほどではないが細菌性呼吸器感染も喘息を増悪させる．刺激物質と感染性病原体は，ともに気道上皮細胞からIL-25とIL-33の放出を誘導し，ILC2の活性化と慢性の喘息性炎症の増悪をもたらす．ライノウイルス感染が喘息患者の入院の主要原因の一つであり，また喘息死の多数と関連しているという事実から，喘息応答におけるウイルス性増悪の重要性は明白である．

14-12 特定の食物に対するアレルギーは消化器症状に加え全身性の反応を惹起する

特定の食品による有害反応はよくみられるが，免疫応答によるものはその一部である．「食物アレルギー」はIgE依存性アレルギー反応，IgE非依存性食物アレルギー（14-17項で説明するセリアック病），特異体質，食物不耐性に分類できる．特異体質は特定の食物に対する異常反応で，原因は不明であるがアレルギー反応と類似の症状が起こる．食物不耐性は非免疫性有害反応で，乳糖の消化が困難な乳糖不耐症など代謝的な欠損が主な原因である．

IgE依存性食物アレルギーは欧米では成人の1～4％にみられ，小児の方がわずかであるが発症頻度が高い（約5％）．小児の食物アレルギーの約25％はピーナッツが原因であり，ピーナッツアレルギーの発症頻度は増加している．図14.15にIgE依存性食物アレルギーの発症リスク因子のリストを示す．IgE依存性食物アレルギーの症状は，アレルゲンと接触した口唇や口腔組織の腫脹から，激しい腹痛，下痢，あるいは嘔吐まで多様な形で現れる．消化管局所の症状は粘膜型マスト細胞の活性化によるものであり，経上皮性の水分喪失と平滑筋収縮を誘発する．後に血流に到達した食物アレルゲンは，蕁麻疹，喘息を引き起こし，さらに最も重症な症例では心血管虚脱にいたりうる全身性アナフィラキシー（14-10項参照）を引き起こす．特定の食物，特にピーナッツ，ナッツ，および甲殻類などは重度のアナフィラキシーに大きく関与する．米国では，重症の食物アレルギー反応により年間約150例が死亡するが，そのほとんどはピーナッツとナッツが原因である．特に，子どもたちが多くの食品に含まれているピーナッツに気が

食物アレルギー発症のリスク因子
未熟な粘膜免疫系
固形食の早期開始
遺伝的な粘膜透過性亢進
IgA欠損，あるいはIgA産生の遅延
常在細菌叢による腸管免疫系の不適切な定着
帝王切開による誕生
T_H2優位に向かう遺伝的な偏向
T_H2サイトカインあるいはIgEレセプターの遺伝子多型
腸管神経系の障害
免疫的変化（例：TGF-βの低値）
消化管感染症

図14.15 食物アレルギー発症のリスク因子

つかないうちに曝露する可能性がある学校では，ピーナッツアレルギーは重大な公衆衛生上の問題である．しかし最近の研究により，重症食物アレルギーの発症率低減を期待させる成果が得られている．ある研究では，重度の湿疹がありピーナッツアレルギーの発症リスクが高い乳幼児を，生後4〜11か月の間に定期的にピーナッツの摂取を開始する群と，5歳までピーナッツ除去食を与える群に無作為に割り付した．その結果，ピーナッツを幼少時から定期的に摂取した小児ではピーナッツアレルギーの頻度が5歳の時点で3分の1以下に減少し，ピーナッツ特異的IgE産生の低下も認められた．このことは，食物アレルギーの発症リスクがある小児に対し，適切な時期にアレルゲンの計画的な摂取を開始することにより食物アレルギーの発症を抑制できる可能性を示唆している．

食物アレルゲンの特徴の一つとして興味深いのは，胃液中のペプシンによる消化作用に対する強い抵抗性である．この抵抗性により，食物アレルゲンが消化分解されずに小腸の粘膜表面に到達することが可能となる．潰瘍や逆流性食道炎のために制酸薬あるいはプロトンポンプ阻害薬を内服しているアレルゲン感作歴のない成人に発症したIgE依存性食物アレルギーの一部は，こうした薬により酸性度が低下した胃内におけるアレルゲンになりうる物質の不十分な消化が原因として提唱されている．

図14.16 アレルギー疾患への治療アプローチ
アレルギー反応に対して現在臨床で行われている治療の例を表の上半分に記載し，研究中のアプローチを下半分に記載した．

アレルギー疾患の治療		
標的	治療の機序	具体的なアプローチ
実臨床段階		
メディエーター作用	特定のレセプターに対するメディエーターの作用を抑制　特定のメディエーターの合成を抑制	抗ヒスタミン薬，β刺激薬，ロイコトリエンレセプター阻害薬，リポキシゲナーゼ阻害薬
慢性炎症反応	広範な抗炎症作用	副腎皮質ステロイド薬
T_H2応答	T_{reg}細胞の誘導	特異的抗原の注射による減感作療法
マスト細胞へのIgE結合	IgEのFc部分に結合し，IgEのマスト細胞上Fcレセプターへの結合を防止	抗IgE抗体（オマリズマブ）
提案中，あるいは研究段階		
T_H2活性化	T_{reg}細胞の誘導	特異的抗原ペプチドの注射　サイトカインの投与　例：IFN-γ, IL-10, IL-12, TGF-β　T_H1応答を促進するCpGオリゴデオキシヌクレオチドなどのアジュバントの使用
IgEを産生するB細胞活性化	共刺激の遮断　T_H2サイトカインの抑制	CD40L阻害　IL-4あるいはIL-13阻害
マスト細胞活性化	マスト細胞に対するIgE結合効果の抑制	IgEレセプター阻害
好酸球依存性炎症	好酸球の動員と活性化を介在するサイトカインとケモカインレセプターの阻害	IL-5阻害　CCR3阻害

14–13　IgE 依存性アレルギー疾患は，症状の発症にいたるエフェクター経路の阻害，あるいはアレルゲンに対する免疫寛容の再構築を目指した減感作療法により治療される

現在，アレルギー疾患の治療に使用されている薬のほとんどは，抗ヒスタミン薬や β 刺激薬などの症状を改善させる薬，あるいは副腎皮質ステロイドなどの非特異的な抗炎症・免疫抑制薬のいずれかである（図 14.16）．治療は，ほとんどが根治的ではなく対症的な治療であり，一般に生涯を通じて薬を服薬する必要がある．アナフィラキシー反応はエピネフリンで治療するが，これは血管内皮細胞の密着結合の再形成を刺激し，収縮した気道平滑筋の弛緩を促進し，心臓を刺激する．H_1 レセプターを標的とする抗ヒスタミン薬は，アレルギー性鼻炎・結膜炎や IgE 依存性蕁麻疹においてマスト細胞からのヒスタミン放出による症状を軽減する．例えば IgE 依存性蕁麻疹では，皮膚の血管や無髄神経線維上などの H_1 レセプターが抗ヒスタミン薬の標的となる．抗コリン薬は狭窄した気道を拡張し，気道分泌物を減らす．抗ロイコトリエン薬は，平滑筋，内皮細胞，粘液腺細胞に存在するロイコトリエンレセプターの拮抗薬として作用し，アレルギー性鼻炎・結膜炎や喘息の症状を緩和するために用いられる．吸入気管支拡張薬は β アドレナリンレセプターに作用し，収縮した平滑筋を弛緩させ喘息発作を緩和する．慢性アレルギー性疾患においては，慢性炎症による組織の損傷を治療，および防止することがきわめて重要であり，今日では吸入副腎皮質ステロイド薬の定期使用が持続型喘息における炎症を抑制するために推奨されている．外用副腎皮質ステロイドは，湿疹にみられる慢性炎症性変化を抑制するために使用される．

広く普及し始めている新しいタイプのアレルギー抑制治療は，オマリズマブを代表とする抗 IgE 単クローン抗体を用いた IgE 機能の遮断である．オマリズマブは，IgE が好塩基球やマスト細胞上の FcεRI に結合するのと同じ領域の Fc 部分で IgE に結合することにより，IgE の FcεRI への結合を阻害する．好塩基球やマスト細胞以外の多様な白血球に発現する低親和性 IgE レセプター（FcεRII）に結合する IgE の Fc 部分は，高親和性 FcεRI と結合する領域と異なるが，オマリズマブは IgE と FcεRI との結合のみならず立体障害により FcεRII との結合も遮断する．オマリズマブは，好塩基球上の IgE レセプターと IgE との結合を防ぐことにより好塩基球上の IgE レセプターの発現を低下させ，アレルゲン曝露に際し活性化されにくくする．オマリズマブは樹状細胞による IgE 依存性の抗原捕捉と提示を減らし，新規のアレルゲン特異的 T_H2 細胞の活性化を阻止することにより慢性アレルギー性喘息にも効果を示す．これらの作用が総じてアレルゲン曝露に対する遅延型反応の抑制が達成される（14–19 項）．オマリズマブは 2 週か 4 週ごとに皮下投与される．この治療法は，慢性蕁麻疹患者に非常に高い効果を示し，また重症慢性アレルギー性喘息患者にも効果がある．4 年間のオマリズマブ治療を受けた中等症から重症のアレルギー性喘息患児についての研究において，患児のほとんどが喘息治療を終了しても無症状のままであることは特に興味深く，このことは抗 IgE 療法が疾患の自然歴を修飾したことを示唆している．

永続的にアレルギー反応を阻止することを目的として，より一般的に用いられているもう一つのアプローチは**アレルゲン減感作療法** allergen desensitization である．この免疫療法は，アレルゲン曝露に耐える患者の能力を回復させることを目的にしている．アレルゲンで感作された患者に，極微量からアレルゲンの投与を開始し，漸増することにより減感作を行う．減感作が起こるメカニズムは完全には解明されていないが，減感作に成功した患者のほとんどで，減感作は IgE 主体の抗体反応から IgG サブクラスが主体の抗体反応への変化を引き起こした．減感作の成功は IgE 産生を抑制する TGF–β

とIL-10を産生するT_reg細胞の誘導に依存すると考えられる（14-4項）．例えば，繰り返しハチ毒に曝露された養蜂業者は，治療的減感作と同様にIL-10を産生するT細胞が関与するメカニズムを介して，アナフィラキシーなどの重症なアレルギー反応から自然に保護されている．同様に，昆虫毒や大気中アレルゲンの過敏症に対する特異的アレルゲン免疫療法は，IL-10および一部の症例ではTGF-βの産生増加とIgGアイソタイプ，特にIL-10によって選択的に促進されるIgG4を誘導する．最近の研究により，減感作はアレルギー反応局所の炎症細胞数の減少にも関連していることが示されている．減感作療法で想定される合併症は，ときに気管支攣縮にいたるIgE依存性アレルギー反応であり，治療がごく少量のアレルゲン量で開始されるにもかかわらず一部の患者では起こりうる．そのため，重症のアレルギー性喘息患者に対するアレルゲン免疫療法は禁忌であると多くの臨床医は思っている．アレルゲン免疫療法中にアレルギー症状が消失した患者は，毎週，あるいは隔週のアレルゲン皮下投与を3年間継続し，その後治療を終了する．このような方法で治療を受けた患者のおよそ半数は，皮下投与を終了した後も症状は再発していない．こうした患者は症状のないままアレルゲンを許容する継続的な能力を獲得している．最近の研究では，アレルゲンの舌下投与による免疫療法も皮下投与と同等，あるいはそれ以上に有効であることが示されており，比較的安価で，おそらくはより効果的な免疫療法としての可能性を示唆している．

　抗生物質，インスリン，化学療法薬など疾患の治療に必要不可欠な薬剤に対して患者がアレルギーの場合，一時的な**急速減感作** acute desensitizationの状態を達成させることはしばしば可能である．一時的な急速減感作は，アレルギー症状を起こさないようなきわめて少ない量から薬剤の投与を開始し，治療用量にいたるまで30分ごとに投与量を連続的に増やすことにより達成される．薬物減感作療法を受けている患者が，治療のいずれかの時点で掻痒，蕁麻疹，軽度喘鳴など，軽度から中等度のアレルギー反応が起こることはまれではない．そのような場合は，医師は直前の耐性用量まで薬剤投与量を減らし，その後再度投与量を増加させる．この方法は，薬剤に対するIgEで感作されたマスト細胞と好塩基球に重度のアレルギー症状を起こさない程度に少しずつ細胞内メディエーターを放出させ，無症候性の活性化を誘発すると考えられており，最終的には細胞に結合したすべてのIgEが治療過程で使い果たされ，これ以降に治療用量の薬剤が投与されてもアレルギー反応を起こすには不十分な量のIgEしか残されていない状態を作る．減感作された状態を維持するためには，患者は治療用量の薬剤を毎日服薬する必要がある．治療を中断した場合は，新たに作られたマスト細胞と好塩基球が，新たに分泌された薬剤特異的IgEにより負荷され，新たにアナフィラキシー反応を起こすのに十分なレベルまで回復する．

　いまだ研究段階ではあるが，免疫療法のもう一つのアプローチは，非メチル化CpGが豊富なオリゴデオキシヌクレオチドと結合させたアレルゲンを用いるワクチン戦略である．このオリゴヌクレオチドは細菌DNAのCpGモチーフを模倣しT_H1細胞応答を強く促進し，T_H2細胞応答を抑制する．これは抗原特異的アレルギー反応に対する長期間にわたる治療では有用であるが，急速減感作療法には効果的ではないと考えられている．

　アレルギー疾患治療のさらなるアプローチとして，アレルギー性炎症が起きている部位への好酸球の動員を遮断する戦略が考えられる．この場合，エオタキシンレセプターCCR3は有望な標的となる．実験動物では骨髄での好酸球産生と末梢循環への流出は，IL-5の作用を遮断することによって減少する．抗IL-5抗体（メポリズマブ）は，慢性的な好酸球の過剰産生が重篤な臓器損傷をきたす**好酸球増多症** hypereosinophilic syndrome患者の治療に有効である．しかし，喘息に対する抗IL-5抗体治療の臨床試験に

より，その有用性はプレドニゾン依存性の好酸球性喘息患者の一部に限定されることが示された．このような患者では，IL-5遮断により，副腎皮質ステロイドの服用量を減量する際の喘息発作の回数を減少させることができる．

まとめ

無害な抗原に対するアレルギー反応は，寄生虫から身を守ることを生理的役割とする防御的免疫応答の病態生理学的な側面を反映している．これは，マスト細胞と好塩基球上の高親和性IgEレセプターFcεRIに結合したIgE抗体に抗原が結合することによって引き起こされる．マスト細胞は，身体の粘膜表面の直下と結合組織に戦略的に配置されている．マスト細胞における抗原によるIgE架橋は，マスト細胞に多量の炎症性メディエーターを放出させる．引き起こされる炎症はヒスタミンなどの半減期の短いメディエーターにより特徴付けられる早期の反応と，好酸球，好塩基球，および他の白血球を動員，活性化するロイコトリエン，サイトカイン，ケモカインなどが関与する後期の反応に分けられる．この反応はエフェクターT細胞と好酸球の存在で特徴付けられ，慢性アレルギー性喘息で最も顕著に認められる慢性炎症に進展する．

IgE 非介在性アレルギー疾患

ここでは，IgG抗体が関与する免疫学的過敏反応と，抗原特異的T_H1細胞，T_H17細胞，あるいは$CD8^+$T細胞が関与する1型または3型応答に焦点をあてる．この免疫応答のエフェクター機構は，ときに非感染性抗原に反応し，急性あるいは慢性のアレルギー反応を引き起こす．多様な形態の過敏症を惹起する機構はそれぞれ異なるが，病態のほとんどは同じ免疫学的エフェクター機構による．

14–14 感受性をもつ個体におけるIgE非依存性薬剤誘発性過敏反応は，血球表面への薬物の結合によって起こる

抗体依存性の赤血球破壊（溶血性貧血）あるいは血小板破壊（血小板減少症）は，βラクタム系抗生物質であるペニシリンやセファロスポリンなど，一部の薬物が原因となって起こる．この反応において，薬剤は細胞表面に共有結合により結合し，細胞破壊の原因となる抗薬物IgG抗体の標的となる．抗薬物抗体はごく一部の人において作られるが，なぜこのような抗体が作られるのかは明らかになっていない．細胞と結合したIgG抗体は，主にFcγレセプターを発現する脾臓の組織マクロファージによりなされる，この細胞の循環血液中からの排除を誘発する．

14–15 免疫複合体形成による全身性疾患は不十分に異化された抗原の多量投与後に起こる

過敏反応は，動物の抗血清などの可溶性抗原を用いた治療の後に起こることがある．この病態は特定の組織や局所における抗原・抗体凝集物，すなわち**免疫複合体** immune complexの沈着によって起こる．免疫複合体はすべての抗体反応で産生されるが，その病原性は，その大きさと応答している抗体の量，親和性，アイソタイプによってある程度決まっている．比較的大きい複合体は補体を結合し，単核貪食細胞系によって速やかに循環から取り除かれる．しかし抗原過剰の際に形成される小さな免疫複合体は血管

IgE非介在性アレルギー疾患

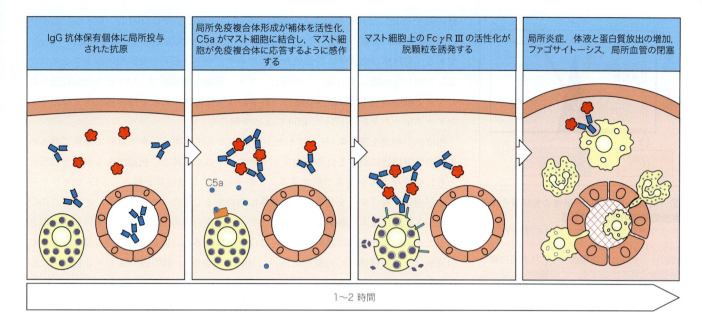

図14.17　組織における免疫複合体の沈着はアルサス反応として知られる局所炎症性反応を誘発する
　ある抗原に対しすでにIgG抗体を保有している個体では，その抗原の皮下投与は毛細血管から拡散したIgG抗体とともに免疫複合体を形成する．抗原投与量が少量なため免疫複合体は投与部位の近傍にのみ形成され，そこでFcγレセプター（FcγRⅢ）を発現するマスト細胞を活性化する．免疫複合体は補体も活性化し，補体成分C5aがマスト細胞が免疫複合体に反応するための感作に寄与する．マスト細胞活性化の結果，炎症細胞が炎症部位に侵入し，血管透過性と血流が亢進する．炎症部位の血管内に血小板も蓄積し，最終的には血管閉塞にいたる．この反応が重度の場合は，こうした変化によって組織壊死が起こる．

壁に沈着する傾向があり，そこで白血球上のFcレセプターと結合することにより，白血球の活性化と組織傷害を誘発する．

　局所的な過敏反応は**アルサス反応** Arthus reactionと呼ばれ（図14.17），感作抗原に対するIgG抗体を保有する感作された個体の皮膚に起こる．抗原が皮下投与されると，循環血液中から皮下に拡散したIgG抗体が局所で免疫複合体を形成する．免疫複合体はマスト細胞上や他の白血球上のFcγRⅢなどのFcレセプターに結合し，それにより局所炎症反応と血管透過性亢進を引き起こす．そして，体液や細胞，特に多核白血球が局所血管から炎症部位に流入する．免疫複合体は補体も活性化し，補体断片C5aの産生を促進する．C5aは白血球上のC5aレセプターと相互作用し，これらの細胞を活性化させて炎症部位へ誘導するため（2-5項参照），炎症反応の重要な因子である．肺胞壁のマクロファージによって誘導される肺におけるアルサス反応の実験的誘導には，C5aとFcγRⅢの両方が不可欠であることが示されている．C5aとFcγRⅢは，皮膚や関節滑膜内層のマスト細胞により誘導される同様の反応にも，おそらく不可欠である．C5aレセプターを発現する白血球の動員と活性化は組織傷害をきたし，ときに明らかな壊死を引き起こす．

　血清病 serum sicknessとして知られる全身性の過敏反応は，不十分に異化された外来性抗原の多量投与により起こる．この病名は，この疾患が治療目的でウマ抗血清を投与した後に高頻度に起こるためにつけられた．抗生物質のない時代には，ウマを肺炎レンサ球菌で免疫することにより作られた抗血清が肺炎レンサ球菌感染症の治療にしばしば用いられ，ウマ血清中の肺炎レンサ球菌特異的抗体が患者の感染治癒に役立った．ほぼ同様の方法で，現在でも，**抗ヘビ毒血清** antivenin（ヘビ毒で免疫されたウマの血清）は，毒ヘビに噛まれた患者を治療する中和抗体の原料として使用されている．

　血清病は，ウマ血清投与7～10日後に発症するが，この期間は外来性のウマ血清抗

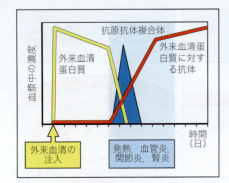

図14.18 血清病は一過性の免疫複合体誘発性症候群の典型例である
ウマ抗毒素のような外来性の蛋白質の単回投与は抗ウマ血清抗体応答を引き起こす．これらの抗体は，循環血液中の外来蛋白質と免疫複合体を形成する．この複合体は微小血管に沈着して補体やマクロファージを活性化し，発熱および皮膚や結合組織の血管（血管炎），腎臓（腎炎），関節（関節炎）に炎症病変を引き起こす．こうした作用のすべては一過性であり，外来性蛋白質が取り除かれると症状は改善する．

原に対するIgGにスイッチした一次免疫応答の開始に必要な時間に一致する．血清病の臨床症状は，悪寒，発熱，発疹，関節炎と，ときに糸球体腎炎（腎臓の糸球体の炎症）である．蕁麻疹は血清病に特徴的な発疹であり，マスト細胞の脱顆粒に由来するヒスタミンの関与を示唆している．この場合，マスト細胞の脱顆粒は，IgGを含む免疫複合体のマスト細胞表面FcγRIIIへの結合，あるいは免疫複合体による補体活性化で放出されたアナフィラトキシンC3aとC5aによって起こる．

　血清病の経過を図14.18に示した．血清病の発症時期は，異種血清に多量に含まれる可溶性蛋白質に対する抗体の産生と一致する．この抗体が，抗原である異種蛋白質とともに免疫複合体を全身で形成する．この免疫複合体は補体を結合し，Fcレセプターおよび補体レセプターを発現する白血球に結合することにより活性化し，その後この白血球が広範囲に及ぶ組織損傷を引き起こす．免疫複合体の形成により外来抗原が処理されることから，血清病は通常自己限定的な疾患である．二度目の抗原投与後に発症する血清病は，二次抗体反応の動態に従い（10–14項参照），典型的には1～2日以内に症状が出現する．

　ヒト化単クローン抗体（関節リウマチ治療に使われる抗TNF-α抗体など）の臨床的使用の増加に伴い血清病症例が観察される．単クローン抗体をヒト化する試みが成功しなかった場合に，一部の患者では免疫グロブリンアロタイプ抗体を産生するために発生するのであるが，幸い発生頻度は低い．このような患者では多くの場合，血清病症状は軽度であるが，抗単クローン抗体反応の最も顕著な特徴の一つである血中単クローン抗体のより早い排除により，治療効果が減弱する．

　免疫複合体の病的沈着は，抗原が持続的に存在する際にも認められる．その一つは獲得した抗体反応が感染性病原体を排除できない場合であり，亜急性心内膜炎や慢性ウイルス性肝炎の際に起こる．このような状況では，持続する抗体反応の存在下において増殖する病原体が新たな抗原を産生し続ける結果，多量の免疫複合体の形成にいたる．この免疫複合体は微小血管に沈着し，その結果，皮膚，腎臓，神経など多くの組織や臓器を損傷する．

　免疫複合体病は，吸入アレルゲンがIgE抗体反応よりもIgG抗体反応を誘発した際にも発症するが，それはおそらくこのようなアレルゲンが大気中に比較的多量に存在するためである．このようなアレルゲンに高用量で再曝露した場合，肺胞壁内に免疫複合体が形成されるため，体液，蛋白質，細胞などが蓄積し，酸素と二酸化炭素の血液ガス交換の低下を招き，肺機能が障害される．こうした反応は農夫などの職業に起こりやすく，干し草のほこりやカビの胞子などに繰り返し曝露される結果，**農夫肺** farmer's lungとして知られる疾患を発症する．抗原曝露が続けば，肺の内壁が非可逆的に損傷される．

14–16　過敏反応はT_H1細胞と細胞傷害性$CD8^+$T細胞により介在される

　抗体依存性に起こる即時型過敏反応と異なり，**遅延型過敏反応** delayed-type hypersensitivityなどの**細胞性過敏反応** cellular hypersensitivity reactionは，抗原特異的エフェクターT細胞により引き起こされる．すでに，IgE誘発型アレルギーの慢性反応におけるエフェクターT_H2細胞とそれが産生するサイトカインの関与に関しては説明したが，ここではT_H1細胞と細胞傷害性$CD8^+$T細胞による過敏性疾患について説明する（図14.19）．過敏反応におけるこうした細胞の機能は，本質的に病原体に対する反応と同様であり（第9章で既述），こうした反応は純化したT細胞あるいはT細胞クローンを用いて実験動物間で移植することが可能である．先に述べたアレルギー疾患の一部

IgE非介在性アレルギー疾患

細胞性過敏反応は，抗原特異的エフェクターT細胞により誘導される		
症候群	抗原	症状
遅延型過敏反応	蛋白質： 　虫毒 　ミコバクテリア蛋白質 　（ツベルクリン，レプロミン）	局所の皮膚腫脹： 　紅斑 　硬結 　細胞浸潤 　皮膚炎
接触過敏症	ハプテン： 　ペンタデカカテコール（ツタウルシ） 　DNFB 小さな金属イオン： 　ニッケル 　クロム酸塩	局所皮膚炎反応： 　紅斑 　細胞浸潤 　小水疱 　表皮内膿瘍
グルテン過敏性腸症 （セリアック病）	グリアジン	小腸の絨毛萎縮 吸収障害

図 14.19　**細胞性過敏反応**

　これらの反応はT細胞によるため，発症までに3～5日以上かかる．これらは，抗原侵入経路により三つの症候群にグループ化することができる．抗原は，遅延型過敏反応では皮膚内に注入され，接触過敏症では皮膚表面で吸収され，グルテン過敏性腸症では腸で吸収される．接触過敏症では一般に小水疱が形成される．その代表的なものは，表皮と真皮の間の基底膜レベルにおける小胞様の病変への体液の集積である．このような局所における小水疱形成は，おそらく抗原が表皮を浸透し，基底膜に蓄積し，浮腫液を伴う局所の炎症反応を誘発した結果と考えられる．ジニトロフルオロベンゼン dinitrofluorobenzene（DNFB）は，接触過敏症を誘発する感作物質である．

にみられる慢性炎症の多くは，T_H2細胞と共同して作用する抗原特異的T_H1細胞依存性の細胞性過敏反応による．

　遅延型過敏反応のプロトタイプは**マントー試験** Mantoux test（過去にヒト結核菌に感染したか否かを判断する際に用いられる標準的なツベルクリン反応）である．マントー試験では，少量のツベルクリン液（ヒト結核菌由来のペプチドと糖質の複合抽出物）が皮内投与される．結核菌感染あるいはBCGワクチン（弱毒化結核菌）の予防接種によりこの細菌の曝露を受けた人では，T細胞依存性の局所炎症反応が24～72時間にわたり出現する．この反応は，T_H1細胞が抗原となるツベルクリンの投与部位に浸潤し，抗原提示細胞上のMHCクラスⅡ・ペプチド複合体を認識し，IFN-γ，TNF-α，リンホトキシンなどの炎症性サイトカインを放出することにより誘発される．これらが血管内皮細胞上の接着分子の発現を促進し，局所の血管透過性を亢進させることで，血漿と補助細胞の局所への侵入が起こり，明らかな腫脹を引き起こす（図14.20）．これらの段階のそれぞれに数時間を要するため，抗原投与後24～48時間経過して初めて最大

MOVIE 14.1

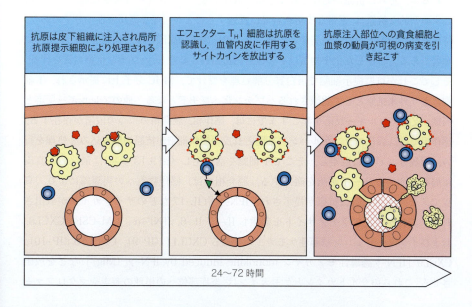

図 14.20　**遅延型過敏反応の各段階**

　第1段階には局所抗原提示細胞による抗原の取り込み，処理，提示がかかわる．第2段階では，過去の抗原曝露により抗原感作されたT_H1細胞が抗原注入部位に遊走し，活性化される．抗原特異的細胞はまれであり，また細胞を誘引する炎症がその部位にほとんどないことから，抗原特異的なT細胞が抗原侵入部位に到達するのに数時間かかる．T細胞は局所の血管内皮細胞を活性化するメディエーターを放出し，それによりマクロファージを中心とする炎症細胞の浸潤と体液，血清蛋白質，多くの白血球の集積を引き起こし，これにより肉眼的な病変を作る．

図 14.21 遅延型過敏反応は抗原刺激を受けた T_H1 細胞が放出するケモカイン，サイトカインによって誘導される

局所組織の抗原は，抗原提示細胞によって取り込まれ，処理されて MHC クラスⅡ分子上に提示される．抗原注入部位局所で抗原・MHC 複合体を認識する抗原特異的 T_H1 細胞が，マクロファージなどの白血球を炎症部位に動員するケモカインとサイトカインを放出する．新たに動員されたマクロファージによる抗原提示が過敏反応を増幅する．T 細胞もまた，TNF-α やリンホトキシン（LT）の放出により炎症局所の血管に作用し，IL-3 や GM-CSF の放出によりマクロファージの産生を刺激する．T_H1 細胞は IFN-γ や TNF-α の放出によりマクロファージを活性化し，Fas リガンドを細胞表面に発現することで，マクロファージや他の感受性細胞を死滅させる．

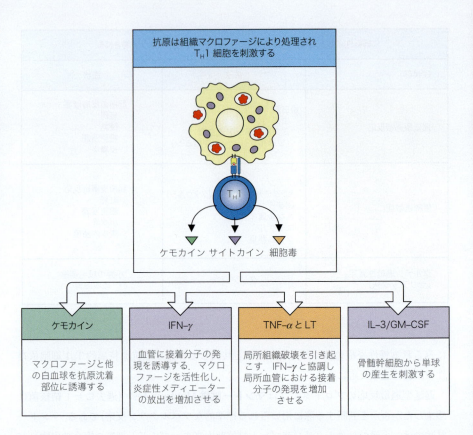

の反応が出現する．活性化 T_H1 細胞により産生されるサイトカインとその作用を図 14.21 に示す．

非常によく似た反応が**アレルギー性接触皮膚炎** allergic contact dermatitis（接触性過敏症とも呼ばれる）でもみられるが，これは特定の抗原の皮膚への直接の接触によって生じる免疫依存性局所炎症反応である．ここで重要なのは，すべての接触皮膚炎が免疫介在性のアレルギーというわけではなく，刺激物質や有毒な薬品による直接的な皮膚の損傷によることもあるということである．

アレルギー性接触皮膚炎は，$CD4^+$ T 細胞あるいは $CD8^+$ T 細胞の活性化により誘発されるが，それは抗原が処理される経路に依存する．アレルギー性接触皮膚炎を引き起こす典型的な抗原は，正常な皮膚を容易に貫通することが可能な高反応性小分子であり，特にそれが掻痒とそれに続発する皮膚バリア機能障害の原因となる掻爬をきたす場合に顕著である．こうした化学物質はその後自己蛋白質に結合し，ハプテン化蛋白質を作る．そしてこれが抗原提示細胞で蛋白質分解処理を受けて，MHC 分子上に提示され，T 細胞により外来抗原として認識されるハプテン化ペプチドとなる．他のアレルギー反応と同様，皮膚アレルギー反応を起こすまでには，感作相，誘発相の二つの段階が存在する．感作相では，表皮のランゲルハンス細胞と真皮の樹状細胞が抗原の取り込みと処理を行い，所属リンパ節に遊走し，そこで T 細胞を活性化し（図 9.13 参照），最終的に真皮に局在するメモリー T 細胞を産生する．誘発相では，感作物質への再曝露により，真皮でメモリー T 細胞に抗原が提示され，IFN-γ や IL-17 などのサイトカインが放出される．これが表皮ケラチノサイトを刺激し IL-1，IL-6，TNF-α，GM-CSF，CXCL8，およびインターフェロン誘導性ケモカインである CXCL11（IP-9），CXCL10（IP-10），CXCL9［IFN-γ 誘導性モノカイン monokine induced by IFN-γ（Mig）］などを放出させる．これらのサイトカインとケモカインは，炎症部位への単球の遊走やマクロファー

IgE非介在性アレルギー疾患

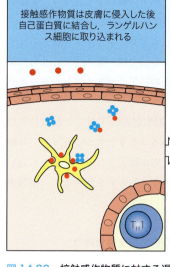
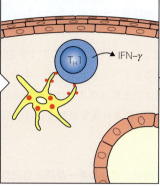
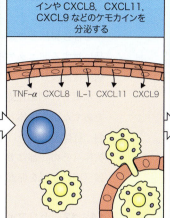
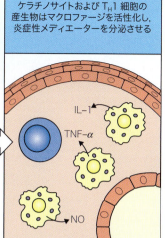

| 接触感作物質は皮膚に侵入した後自己蛋白質に結合し, ランゲルハンス細胞に取り込まれる | ランゲルハンス細胞は, 接触感作物質によりハプテン化された自己ペプチドを T_H1 細胞に提示し, そして T_H1 細胞が IFN-γ や他のサイトカインを分泌する | 活性化されたケラチノサイトは, IL-1 や TNF-α などのサイトカインや CXCL8, CXCL11, CXCL9 などのケモカインを分泌する | ケラチノサイトおよび T_H1 細胞の産生物はマクロファージを活性化し, 炎症性メディエーターを分泌させる |

図 14.22　接触感作物質に対する遅延型過敏反応の誘導

接触感作物質は, 正常の皮膚に侵入することが可能な高反応性小分子である. この分子はハプテンとして内在性蛋白質に共有結合し, その構造を変化させるため抗原性を獲得する. こうして修飾された蛋白質がランゲルハンス細胞 (皮膚の主要な抗原提示細胞) によって取り込まれ, 処理されてエフェクター T_H1 細胞 (以前の抗原曝露により, リンパ節で抗原刺激を受けている細胞) に提示される. 活性化された T_H1 細胞は, IFN-γ などのサイトカインを分泌してケラチノサイトを刺激し, さらにサイトカインとケモカインを分泌させる. さらにそれらのサイトカインやケモカインが単球を動員し, 活性化組織マクロファージへの成熟を誘導してツタウルシが原因となって起こるような炎症性病変に寄与する (図 14.23). NO: 一酸化窒素

ジへの分化, さらに多くの T 細胞の動員を誘導することにより, 炎症反応を増強する (図 14.22).

ツタウルシとの接触により起こるかぶれ (図 14.23) は, 米国におけるアレルギー性接触皮膚炎の例として一般的であり, 植物油のウルシオール (ペンタデカカテコール混合物) に対する $CD8^+$ T 細胞応答の結果である. ウルシオールは脂溶性なため, 細胞膜を容易に通過し, 細胞内蛋白質に接触できる. この接触により修飾された蛋白質が免疫プロテアソームにより認識され切断された後, 小胞体に移行し, MHC クラス I 分子に結合して細胞表面に輸送される. こうしたペプチドを認識した $CD8^+$ T 細胞は, その細胞を殺すか, あるいは IFN-γ などのサイトカインを産生することにより細胞傷害を引き起こす.

接触過敏反応を引き起こす $CD4^+$ T 細胞の能力は, 強力な感作物質である塩化ピクリルの実験的曝露により証明された. 塩化ピクリルは細胞外の自己蛋白質をハプテン化することにより修飾する. このハプテン化蛋白質はその後, 抗原提示細胞により蛋白質分解され, 自己の MHC クラス II 分子に結合し, T_H1 細胞に認識されるハプテン化ペプチドを産生する. 感作された T_H1 細胞がこの複合体を認識すると, マクロファージの活性化により広範な炎症を引き起こす (図 14.22). アレルギー性接触皮膚炎の一般的な臨床所見は病変部皮膚の紅斑であり, 単球, マクロファージ, リンパ球と少数の好中球, マスト細胞からなる表皮内および真皮内の細胞浸潤, 表皮内膿瘍の形成, および小水疱 (表皮層と真皮層の間の浮腫性体液の水疱様蓄積) が認められる.

昆虫蛋白質の一部も遅延型過敏反応を惹起する. 皮膚に起こるこの反応の一例は, 蚊の刺傷に対する重度の皮膚反応である. 通常起こる掻痒を伴う皮膚の局所腫脹の代わりに, 蚊の唾液に含まれる蛋白質に対するアレルギーがあるヒトは蕁麻疹や腫脹, あるいは非常にまれではあるがアナフィラキシーショック (14-10 項) などの即時型過敏反応を起こすことがある. なかには, その後手足全体に及ぶほどの重度の腫脹をきたす遅発性の反応 (遅延反応からなる) を発症する患者も存在する.

ニッケルなどの二価陽イオンに対する接触過敏反応がみられることもある. このよう

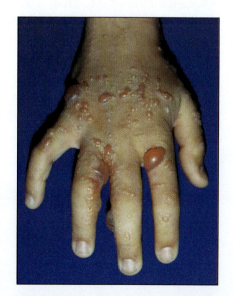

図 14.23　ツタウルシによるアレルギー性接触皮膚炎患者の手にみられた水疱性皮膚病変
(写真は R. Geha の厚意による)

な二価陽イオンはMHCクラスII分子の高次構造やペプチドの結合を変化させ，T細胞応答を惹起する．ヒトでは，ニッケルはTLR-4レセプターに結合し，炎症誘発性シグナルを引き起こす．ニッケルに対する感作は，貴金属，ボタン，ファスナーなどニッケルを含む製品との長時間接触の結果として広まったが，今日では一部の国でこうした製品に対する非ニッケル被膜加工が標準となっており，その結果ニッケルアレルギーの有病率は低減している．

本項では細胞性過敏反応の誘発におけるT_H1細胞と細胞傷害性T細胞の役割に焦点をあてたが，抗体と補体もこうした反応に関与するというエビデンスが存在する．B細胞，抗体，あるいは補体の欠損マウスでは，接触過敏反応が障害される．なかでもIgM抗体（その一部はB1細胞により産生される）は，補体カスケードを活性化し，接触過敏反応の惹起を促進する．

14-17　セリアック病は，アレルギー反応と自己免疫の特徴を併せ持つ

セリアック病 celiac disease は小麦粉，オーツ麦，大麦に存在する蛋白質複合体であるグルテンに対する免疫応答により引き起こされる小腸上部の慢性疾患である．食事からのグルテン除去により消化管機能を正常な状態に回復させることはできるが，今のところグルテンに対する減感作法は開発されていないため，セリアック病患者はグルテン摂取を生涯避けなければならない．セリアック病の病変は，小腸上皮により形成される細長い指状の絨毛の損失（絨毛萎縮と呼ばれる状態）が特徴であり，小腸上皮細胞が新生される部位の増大（陰窩過形成）を伴う（図14.24）．このような病理学的変化により，通常であれば絨毛を覆い食物を消化吸収する成熟上皮細胞が消失し，粘膜固有層におけるT細胞，マクロファージ，形質細胞の増加と上皮層のリンパ球の増加を含む小腸壁

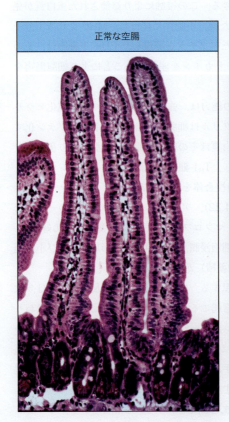 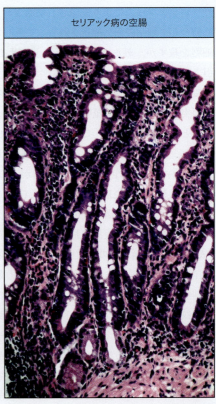

図14.24　**セリアック病の組織学的所見**
（左図）正常な小腸表面は，指状の絨毛に折りたたまれ，栄養成分を吸収するための広大な表面積を作り出している．（右図）小麦，オーツ麦，大麦のグルテンの主要成分である食物蛋白質α-グリアジンに対する局所免疫応答が，粘膜固有層（腸絨毛深部の内側部）における$CD4^+$T細胞，形質細胞，マクロファージの激しい浸潤と少数ではあるが他の白血球の浸潤を誘発し，最終的には腸絨毛の破壊にいたる．同時に，腸陰窩の延長と腸陰窩における細胞分裂の亢進が認められ，そこで新たな腸上皮細胞が作られる．腸絨毛には食物成分を消化吸収するすべての成熟した腸上皮細胞が含まれるため，腸絨毛の損失によって生命を脅かす吸収障害や下痢が起こる．（写真はAllan Mowatの厚意による）

正常な空腸

セリアック病の空腸

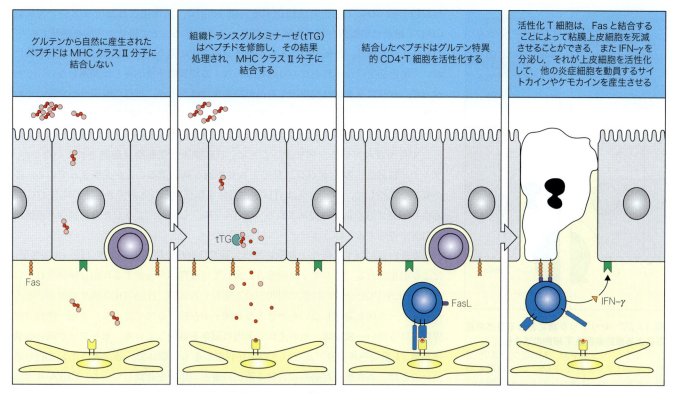

図 14.25 セリアック病においてグルテンを免疫認識する分子的基盤
腸の消化酵素によるグルテンの消化後，トランスグルタミナーゼによる抗原エピトープの脱アミド化がグルテンを局所抗原提示細胞によって処理されやすくし，最終的には HLA-DQ 分子へ結合し，免疫系を始動させる．

の重度の炎症を併発する．グルテンは，このような形で小腸の炎症を誘発する唯一の食物成分であると考えられており，それは遺伝的に感受性のある個体において自然免疫応答と適応免疫応答の両者を刺激するグルテンの能力を反映している．セリアック病の有病率は過去 60 年間で 4 倍に増加しており，これは発酵時間を短縮し食感を向上させるために多量のグルテンをパン生地に添加するようになった，パンの製造方法の変化と相関している．

セリアック病はきわめて強い遺伝的素因を示しており，患者の 95% 以上が HLA-DQ2 を発現している．一卵性双生児で，どちらか 1 人がセリアック病を発症した場合，もう 1 人が発症する確率は 80% であるが，二卵性双生児の場合は 10% である．しかしながら，西洋式の食事にはグルテンが広く含まれているにもかかわらず，HLA-DQ2 を保有する個体のほとんどはセリアック病を発症しない．このことから，HLA-DQ2 以外にも遺伝的，あるいは環境的因子がグルテン感受性に大きく関与していることが強く示唆される．

ほとんどのエビデンスは，セリアック病では，α–グリアジン（グルテンの主要蛋白質の一つ）由来抗原ペプチドによる IFN-γ を産生する CD4⁺T 細胞の異常なプライミングが必須であることを示している．また，限られた数のペプチドだけが，セリアック病の原因となるような免疫応答を誘発すると考えられる．そしてこれは，おそらく HLA-DQ2 分子のペプチド収容溝の独特な構造による．α–グリアジンの免疫学的認識の重要な段階は，特定のグルタミン残基を負電荷を帯びるグルタミン酸に変換する酵素，組織トランスグルタミナーゼ（tTG）によるグリアジン由来ペプチドの脱アミド化である．特定の位置に負電荷を帯びた残基を有するペプチドのみが HLA-DQ2 に強く結合するため，アミノ基転位反応はペプチド・HLA-DQ2 複合体の形成を促進し，その結果，

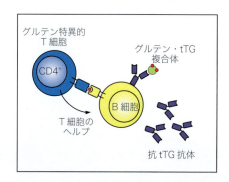

図 14.26 セリアック病患者において組織トランスグルタミナーゼ (tTG) 特異的 T 細胞の非存在下で tTG 特異的抗体が産生されることを説明する仮説
tTG 反応性 B 細胞がグルテン tTG 複合体を取り込み，グルテン特異的 T 細胞にグルテンペプチドを提示する．刺激を受けた T 細胞がこの B 細胞をヘルプすることでこの B 細胞が tTG に対する自己免疫を産生する．

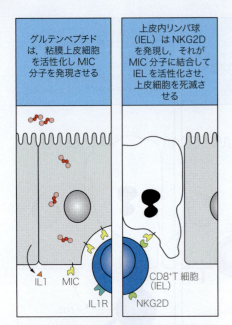

図 14.27 セリアック病における自然免疫系による細胞傷害性 T 細胞の活性化

グルテンペプチドは，MHC クラス Ib 分子である MIC–A および MIC–B の発現を腸管上皮細胞上に誘導し，これらの細胞から IL–1 の合成と放出を誘導する．上皮内リンパ球（IEL）の多くは細胞傷害性 $CD8^+$ T 細胞であり，そのレセプター NKG2D を介して MIC 蛋白質を認識する．MIC 蛋白質の認識は補助刺激因子 IL–1 とともに IEL を活性化し，MIC を発現する細胞を死滅させることで，腸上皮の破壊にいたる．

抗原特異的 $CD4^+$ T 細胞を活性化する（図 14.25）．活性化されたグリアジン特異的 $CD4^+$ T 細胞は粘膜固有層に集積し，IFN–γ を産生することで腸管の炎症を誘発する．

セリアック病は，外来抗原であるグルテンの存在に完全に依存しており，免疫応答において傷害を受けた小腸上皮の自己抗原に対する特異的免疫応答とは関連しない．したがって，セリアック病は古典的な自己免疫疾患ではないが，自己免疫疾患のいくつかの特徴も併せ持つ．tTG に対する自己抗体はすべてのセリアック病患者で検出され，事実，この酵素に対する血清中 IgA 抗体の存在は，この疾患に対する鋭敏で特異的な検査法として利用されている．興味深いことに，tTG 特異的 T 細胞は確認されていないが，グルテン特異的 T 細胞が tTG に反応する B 細胞を補助することが提唱されている．この仮説を支持して，グルテンは tTG と複合体を形成することができ，それゆえ tTG 反応性 B 細胞に取り込まれ提示される（図 14.26）．しかし，こうした自己抗体が直接組織損傷に寄与するというエビデンスは存在しない．

食物蛋白質に対する慢性 T 細胞応答は，通常は経口免疫寛容の発達（12–18 項参照）により阻止される．セリアック病患者において免疫寛容が破綻する理由は解明されていない．HLA–DQ2 分子の特性で説明がつく部分もあるが，HLA–DQ2 陽性の個体の多くはセリアック病を発症しないためさらなる因子が存在するはずであり，また一卵性双生児における高い一致率は，他の遺伝的要因の関与を示唆している．セリアック病の有病率が第 21 番染色体トリソミー（ダウン症候群）をもつ個体で，健常人に比して約 6 倍高いことは，本疾患の有病率における遺伝的要因の影響を強調している．CLTA–4 遺伝子あるいは他の免疫調節遺伝子の遺伝子多型が感受性に関連することも示唆されている．また，腸管におけるグリアジンの消化方法も個々で異なることから，脱アミド化され T 細胞へ提示されるペプチドの量が異なる可能性もある．

グルテン蛋白質にも発病に寄与するいくつかの特性があると考えられる．グルテン蛋白質が比較的消化に対して抵抗性をもつという点に加え，グリアジン由来ペプチドの一部は，小腸上皮細胞による IL–15 放出の誘発により自然免疫系を刺激することが明らかになりつつある．この過程は抗原非特異的であり，HLA–DQ2 分子に結合せず，$CD4^+$ T 細胞により認識されないペプチドが関与している．上皮細胞による MIC–A 発現の亢進と同様，IL–15 放出も粘膜固有層の樹状細胞の活性化を引き起こす．粘膜上皮内の $CD8^+$ T 細胞は MIC–A を認識する NKG2D レセプターを介して活性化され，同じ NKG2D レセプターを介して MIC–A を発現する上皮細胞を死滅させる（図 14.27）．α–グリアジンによるこうした自然免疫応答の誘発が小腸の障害を引き起こし，α–グリアジン分子の他の部分に対する抗原特異的 $CD4^+$ T 細胞応答の誘発に必要ないくつかの補助刺激イベントを誘導する可能性がある．グルテンの自然免疫と適応免疫の両者を刺激する能力が，セリアック病を惹起するグルテン固有の作用を説明するのかもしれない．

まとめ

IgE 非依存性の免疫学的過敏症は，無害な抗原，あるいは炎症性刺激に対して不適切に仕向けられた正常な免疫機構を反映している．それは即時型反応と遅延型反応の両方を含む．即時型反応は，薬剤誘発性溶血性貧血でみられるように，特異的 IgG 抗体のアレルゲン修飾された細胞表面への結合，あるいは血清病で起こるような不十分に異化された抗原に結合した抗体の免疫複合体形成が原因で起こる．T_H1 細胞や細胞傷害性 T 細胞に介在される細胞性過敏反応は，即時型反応より緩徐に発症する．ヒト結核菌により誘発される皮膚の T_H1 細胞依存性過敏反応は，結核菌に対する過去の曝露を診断す

るために用いられる．ツタウルシに対するアレルギー反応は，植物分子に修飾された皮膚細胞の細胞傷害性T細胞による認識と破壊，および細胞傷害性T細胞サイトカインによって起こる．こうしたT細胞依存性反応は，エフェクター分子の合成誘導が必要であり，1〜10日かけて進行する．

第14章のまとめ

　感受性をもつ個体において，無害な抗原に対する免疫応答は，同じ抗原に再曝露した際にアレルギー反応を惹起する．アレルギー反応の多くは，日常に存在する環境アレルゲンに対するIgE抗体産生が関与する．一部の人では，多くのアレルゲンに対して内在的にIgE抗体を産生しやすく，そのような人はアトピーと呼ばれる．IgE産生は抗原特異的T_H2細胞により誘導されるが，この反応は，抗原侵入部位の粘膜下組織においてILC2を活性化するシグナルを含む，特徴的なシグナル経路にかかわる一連のケモカインとサイトカインによりT_H2細胞優位に歪められる．産生されたIgEはマスト細胞や好塩基球上に発現する高親和性IgEレセプターFcεRIに結合する．特異的エフェクターT細胞，マスト細胞，好酸球が，T_H1サイトカイン，T_H2サイトカイン，およびケモカインとともに，慢性アレルギー性炎症を誘導し，これが喘息における慢性病態の主な原因となる．こうした応答の制御の失敗は，T_{reg}細胞の障害を含む免疫系のさまざまなレベルで起こる．アレルギー反応を抑制したり，感作抗原に対する耐性能を再構築する有効な方法が開発されつつあり，アレルギー疾患の有病率の低下に期待が高まっている．特定のアイソタイプの抗体や多様な抗原特異的エフェクターT細胞は，他の抗原に対するアレルギー性過敏症に関与する．

章末問題

14.1 正誤問題：T_H2細胞のみがB細胞にIgEへのクラススイッチを誘導するのに必要な一連のシグナルを始動できる．

14.2 多肢選択問題：アレルギー性喘息とアトピー性皮膚炎の両方の遺伝的感受性に関連していないのは以下のうちどれか．

　　A．FcεRIのβサブユニット
　　B．GM-CSF
　　C．IL-3
　　D．IL-4
　　E．IFN-γ

14.3 多肢選択問題：さまざまな要因がアレルギー疾患に対する感受性に影響する．以下の文章のうち誤りはどれか．

　　A．環境因子はアレルギー疾患の発症に寄与することはほとんどない
　　B．アトピー疾患の有病率は先進国において着実に増加している
　　C．GSTP1とGSTM1の変異対立遺伝子をもつ個体は気道過敏性亢進により強い感受性をもっている
　　D．6か月未満で，保育施設などで他の子どもと接している乳児は，アレルギー性喘息の発症から部分的に保護されている

14.4 正誤問題：他の抗体と同様にIgEは主に体液中でみつかる．

14.5 対応問題：以下のAからEにあてはまる説明を組み合わせよ．

　　A．プロスタグランジンとトロンボキサン　　i．リポキシゲナーゼ経路により産生される
　　B．ロイコトリエン　　ii．アラキドン酸に対するシクロオキシゲナーゼ活性を阻害する
　　C．TNF-α　　iii．シクロオキシゲナーゼ経路により産生される
　　D．ヒスタミン　　iv．活性化マスト細胞により多量に産生される
　　E．非ステロイド抗炎症薬　　v．H_1レセプターに結合した際に，樹状細胞の抗原提示能を高める

14.6 多肢選択問題：以下の文章で正しいのはどれか．

　　A．結合組織型マスト細胞はアナフィラキシー反応の開始に関与しない
　　B．アナフィラキシーショック患者に対するエピネフリン投与は，患者の状態を悪化させる可能性があるため禁忌である

C. アナフィラキシーショックの状態では，血管透過性が低下し，血圧の上昇が死亡の原因となる

D. ペニシリンは，自己蛋白質を修飾することにより，再曝露した際にアナフィラキシーにいたる IgE 産生を伴う免疫応答を一部の人に誘導する

14.7 多肢選択問題：過敏反応は免疫複合体の沈着により病態を惹起する．以下のうち，免疫複合体が病態に関与する機構はどれか（複数回答の可能性あり）．

A. 免疫複合体が血管壁に沈着する

B. マスト細胞と好塩基球の表面上で IgE が架橋され，活性化される

C. Fc レセプターの結合が白血球活性化と組織傷害を引き起こす

D. 補体系が活性化され，アナフィラトキシン C5a の産生を引き起こす

E. $CD8^+$ T 細胞が刺激され IL-4 を分泌する

14.8 穴埋め問題：皮膚アレルギー反応には＿＿＿＿および＿＿＿の二つの相がある．第1相は，＿＿＿＿と呼ばれる皮膚に存在する抗原提示細胞による T 細胞の活性化が特徴であり，第2相では，抗原再曝露の際に＿＿＿＿によるケモカインとサイトカインの放出を引き起こす．

14.9 対応問題：それぞれのアレルギー反応と対応する免疫過程を結べ．

A. アルサス反応 ／ i. 感作された個体における IgG 抗体と抗原からなる局所免疫複合体の形成

B. ツタウルシによる湿疹 ／ ii. 基本的に IgG 依存性の，多量の外来抗原投与による全身性反応

C. 血清病 ／ iii. 基本的に $CD8^+$ T 細胞誘導性の，細胞内蛋白質を変性させる脂溶性化学物質が原因で起こるアレルギー性接触皮膚炎の型

D. ニッケルアレルギー ／ iv. 基本的に T 細胞誘導性の細胞性過敏反応で，TLR-4 と結合することによる炎症反応にも関与する

14.10 多肢選択問題：以下の文章で誤りはどれか．

A. ツベルクリン反応は遅延型過敏反応のプロトタイプである

B. T_H1 細胞は遅延型過敏反応に直接関与しない

C. アレルギー性接触皮膚炎は $CD4^+$ T 細胞，あるいは $CD8^+$ T 細胞により誘導される

D. B 細胞，あるいは補体欠損マウスでは，接触性過敏反応が障害される

14.11 短答問題：喘息の分子病態に基づく病型分類に関して，理解した必要性を述べよ．

14.12 正誤問題：アレルギー性喘息は，元来の特異抗原以外の要素が引き金となる可能性がある．

全般的な参考文献

Fahy, J.V.: **Type 2 inflammation in asthma – present in most, absent in many.** *Nat. Rev. Immunol.* 2015, **15**:57–65.

Holgate, S.T.: **Innate and adaptive immune responses in asthma.** *Nat. Med.* 2012, **18**:673–683.

Johansson, S.G., Bieber, T., Dahl, R., Friedmann, P.S., Lanier, B.Q., Lockey, R.F., Motala, C., Ortega Martell, J.A., Platts-Mills, T.A., Ring, J., et al.: **Revised nomenclature for allergy for global use: report of the Nomenclature Review Committee of the World Allergy Organization, October 2003.** *J. Allergy Clin. Immunol.* 2004, **113**:832–836.

Kay, A.B.: **Allergy and allergic diseases. First of two parts.** *N. Engl. J. Med.* 2001, **344**:30–37.

Kay, A.B.: **Allergy and allergic diseases. Second of two parts.** *N. Engl. J. Med.* 2001, **344**:109–113.

Valenta, R., Hochwallner, H., Linhart, B., and Pahr, S.: **Food Allergies: the basics.** *Gastroenterology* 2015, **148**:1120-1131.

項ごとの参考文献

14–1 感作にはアレルゲン初回接触時におけるIgE産生へのクラススイッチが関与する

Akuthota, P., Wang, H., and Weller, P.F.: **Eosinophils as antigen-presenting cells in allergic upper airway disease.** *Curr. Opin. Allergy Clin. Immunol.* 2010, **10**:14–19.

Berkowska, M.A., Heeringa, J.J., Hajdarbegovic, E., van der Burg, M., Thio, H.B., van Gahen, P.M., Boon, L., Orfao, A., van Dongen, J.J.M, and van Zelm, M.C.: **Human IgE+B cells are derived from T cell-dependent and T cell-independent pathways.** *J. Allergy Clin. Immunol.* 2014, **134**:688–697.

Bieber T: **The pro- and anti-inflammatory properties of human antigen-presenting cells expressing the high affinity receptor for IgE (FcεRI).** *Immunobiology* 2007, **212**:499–503.

Gold, M.J., Antignano, F., Halim, T.Y.F., Hirota, J.A., Blanchet, M.-R., Zaph, C., Takei, F., and McNagny, K.M.: **Group 2 innate lymphoid cells facilitate sensitization to local, but not systemic, T_H2-inducing allergen exposures.** *J. Allergy Clin. Immunol.* 2014, **133**:1142–1148.

He, J.S., Narayanan, S., Subramaniam, S., Ho, W.Q., Lafaille, J.J., and Curotto de Lafaille, M.A.: **Biology of IgE production: IgE cell differentiation and the memory of IgE responses.** *Curr. Opin. Microbiol. Immunol.* 2015, **388**:1–19.

Kumar, V.: **Innate lymphoid cells: new paradigm in immunology of inflammation.** *Immunol. Lett.* 2014, **157**:23–37.

Mikhak, Z., and Luster, A.D.: **The emergence of basophils as antigen-presenting cells in Th2 inflammatory responses.** *J. Mol. Cell Biol.* 2009, **1**:69–71.

Mirchandani, A.S., Salmond, R.J., and Liew, F.Y.: **Interleukin-33 and the function of innate lymphoid cells.** *Trends Immunol.* 2012, **33**:389–396.

Platzer, B., Baker, K., Vera, M.P., Singer, K., Panduro, M., Lexmond, W.S., Turner, D., Vargas, S. O., Kinet, J.-P., Maurer, D., et al.: **Dendritic cell-bound IgE functions to restrain allergic inflammation at mucosal sites.** *Mucosal Immunol.* 2015, **8**:516–532.

Spencer, L.A., and Weller, P.F.: **Eosinophils and Th2 immunity: contemporary insights.** *Immunol. Cell Biol.* 2010, **88**:250–256.

Wu, L.C., and Zarrin, A.A.: **The production and regulation of IgE by the immune system.** *Nat. Rev. Immunol.* 2014, **14**:247-259.

14–2 多様な抗原がアレルギー感作の原因となるが，プロテアーゼは一般的な感作物質である

Alvarez, D., Arkinson, J.L., Sun, J., Fattouh, R., Walker, T., and Jordana, M.: **T_H2

differentiation in distinct lymph nodes influences the site of mucosal T$_H$2 immune-inflammatory responses. *J. Immunol.* 2007, **179**:3287–3296.

Brown, S.J., and McLean, W.H.I.: **One remarkable molecule: Filaggrin.** *J. Invest. Dermatol.* 2012, **132**:751–762.

Grunstein, M.M., Veler, H., Shan, X., Larson, J., Grunstein, J.S., and Chuang, S.: **Proasthmatic effects and mechanisms of action of the dust mite allergen, Der p 1, in airway smooth muscle.** *J. Allergy Clin. Immunol.* 2005, **116**:94–101.

Lambrecht, B.N., and Hammad, H.: **Allergens and the airway epithelium response: gateway to allergic sensitization.** *J. Allergy Clin. Immunol.* 2014, **134**:499–507.

Nordlee, J.A., Taylor, S.L., Townsend, J.A., Thomas, L.A., and Bush, R.K.: **Identification of a Brazil-nut allergen in transgenic soybeans.** *N. Engl. J. Med.* 1996, **334**:688–692.

Papzian, D., Wagtmann, V.R., Hansen, S., and Wurtzen, P.A.: **Direct contact between dendritic cells and bronchial epithelial cells inhibits T cell recall responses towards mite and pollen allergen extracts** *in vitro*. *Clin. Exp. Immunol.* 2015, **181**:207–218.

Sehgal, N., Custovic, A., and Woodcock, A.: **Potential roles in rhinitis for protease and other enzymatic activities of allergens.** *Curr. Allergy Asthma Rep.* 2005, **5**:221–226.

Sprecher, E., Tesfaye-Kedjela, A., Ratajczak, P., Bergman, R., and Richard, G.: **Deleterious mutations in SPINK5 in a patient with congenital ichthyosiform erythroderma: molecular testing as a helpful diagnostic tool for Netherton syndrome.** *Clin. Exp. Dermatol.* 2004, **29**:513–517.

Wan, H., Winton, H.L., Soeller, C., Tovey, E.R., Gruenert, D.C., Thompson, P.J., Stewart, G.A., Taylor, G.W., Garrod, D.R., Cannell, M.B., *et al*: **Der p 1 facilitates transepithelial allergen delivery by disruption of tight junctions.** *J. Clin. Invest.* 1999, **104**:123–133.

14 – 3　遺伝的要因はIgE依存性アレルギー疾患に関与する

Cookson, W.: **The immunogenetics of asthma and eczema: a new focus on the epithelium.** *Nat. Rev. Immunol.* 2004, **4**:978–988.

Illing, P.R., Vivian, J.P., Purcell, A.W., Rossjohn, J., and McCluskey J.: **Human leukocyte antigen-associated drug hypersensitivity.** *Curr. Opin. Immunol.* 2013, **25**:81–89.

Li, Z., Hawkins, G.A., Ampleford, E.J., Moore, W.C., Li, H., Hastie, A.T., Howard, T.D., Boushey H.A., Busse, W.W., Calhoun, W.J., *et al*: **Genome-wide association study identifies T$_H$1 pathway genes associated with lung function in asthmatic patients.** *J. Allergy Clin. Immunol.* 2013, **132**:313–320.

Peiser, M.: **Role of T$_H$17 cells in skin inflammation of allergic contact dermatitis.** *Clin. Dev. Immunol.* 2013, doi:10.1155/2013/261037.

Thyssen, J.P., Carlsen, B.C., Menné, T., Linneberg, A., Nielsen, N.H., Meldgaard, M., Szecsi, P.B., Stender, S., and Johansen, J.D.: **Filaggrin null-mutations increase the risk and persistence of hand eczema in subjects with atopic dermatitis: results from a general population study.** *Br. J. Dermatol.* 2010, **163**:115–120.

Van den Oord, R.A.H.M., and Sheikh, A.: **Filaggrin gene defects and risk of developing allergic sensitisation and allergic disorders: systematic review and meta-analysis.** *BMJ* 2009, **339**:b2433.

Van Eerdewegh, P., Little, R.D., Dupuis, J., Del Mastro, R.G., Falls, K., Simon, J., Torrey, D., Pandit, S., McKenny, J., Braunschweiger, K., *et al*: **Association of the *ADAM33* gene with asthma and bronchial hyperresponsiveness.** *Nature* 2002, **418**:426–430.

Weiss, S.T., Raby, B.A., and Rogers, A.: **Asthma genetics and genomics.** *Curr. Opin. Genet. Dev.* 2009, **19**:279–282.

14 – 4　環境因子は遺伝的感受性と相互作用しアレルギー疾患を誘発する

Culley, F.J., Pollott, J., and Openshaw, P.J.: **Age at first viral infection determines the pattern of T cell-mediated disease during reinfection in adulthood.** *J. Exp. Med.* 2002, **196**:1381–1386.

Deshane, J., Zmijewski, J.W., Luther, R., Gaggar, A., Deshane, R., Lai, J.F., Xu, X., Spell, M., Estell, K., Weaver, C.T., *et al*: **Free radical-producing myeloid-derived regulatory cells: potent activators and suppressors of lung inflammation and airway hyperresponsiveness.** *Mucosal Immunol.* 2011, **4**:503–518.

Fuchs, C., and von Mutius, E.: **Prenatal and childhood infections: implications for the development and treatment of childhood asthma.** *Lancet Respir. Med.* 2013, **1**:743–754.

Harb, H., and Renz, H.: **Update on epigenetics in allergic disease.** *J. Allergy Clin. Immunol.* 2015, **135**:15–24.

Huang, L., Baban, B., Johnson, B.A. 3rd, and Mellor, A.L.: **Dendritic cells, indoleamine 2,3 dioxygenase and acquired immune privilege.** *Int. Rev. Immunol.* 2010, **29**:133–155.

Meyers, D.A., Bleecker, E.R., Holloway, J.W., and Holgate, S.T.: **Asthma genetics and personalized medicine.** *Lancet Respir. Med.* 2014, **2**:405–415.

Minelli, C., Granell, R., Newson, R., Rose-Zerilli, M.-J., Torrent, M., Ring, S.M., Holloway, J.W., Shaheen, S.O., and Henderson, J.A.: **Glutathione-S-transferase genes and asthma phenotypes: a Human Genome Epidemiology (HuGE) systematic review and meta-analysis including unpublished data.** *Int. J. Epidemiol.* 2010, **39**:539–562.

Morahan, G., Huang, D., Wu, M., Holt, B.J., White, G.P., Kendall, G.E., Sly, P.D., and Holt, P.G.: **Association of IL12B promoter polymorphism with severity of atopic and non-atopic asthma in children.** *Lancet* 2002, **360**:455–459.

Romieu, I., Ramirez-Aguilar, M., Sienra-Monge, J.J., Moreno-Macías, H., del Rio-Navarro, B.E., David, G., Marzec, J., Hernández-Avila, M., and London, S.: **GSTM1 and GSTP1 and respiratory health in asthmatic children exposed to ozone.** *Eur. Respir. J.* 2006, **28**:953–959.

Saxon, A., and Diaz-Sanchez, D.: **Air pollution and allergy: you are what you breathe.** *Nat. Immunol.* 2005, **6**:223–226.

von Mutius, E.: **Allergies, infections and the hygiene hypothesis -- the epidemiologic evidence.** *Immunobiology* 2007, **212**:433-439.

14 – 5　制御性T細胞はアレルギー反応を制御する

Bohm, L., Meyer-Martin, H., Reuter, S., Finotto, S., Klein, M., Schild, H., Schmitt, E., Bopp, T., and Taube, C.: **IL-10 and regulatory T cells cooperate in allergen-specific immunotherapy to ameliorate allergic asthma.** *J. Immunol.* 2015, **194**:887–897.

Duan, W., and Croft, M.: **Control of regulatory T cells and airway tolerance by lung macrophages and dendritic cells.** *Ann. Am. Thorac. Soc.* 2014, **11** Suppl 5:S305–S313.

Hawrylowicz, C.M.: **Regulatory T cells and IL-10 in allergic inflammation.** *J. Exp. Med.* 2005, **202**:1459–1463.

Lin, W., Truong, N., Grossman, W.J., Haribhai, D., Williams, C.B., Wang, J., Martin, M.G., and Chatila, T.A.: **Allergic dysregulation and hyperimmunoglobulinemia E in Foxp3 mutant mice.** *J. Allergy Clin. Immunol.* 2005, **116**:1106–1115.

Mellor, A.L., and Munn, D.H.: **IDO expression by dendritic cells: tolerance and tryptophan catabolism.** *Nat. Rev. Immunol.* 2004, **4**:762–774.

14 – 6　ほとんどのIgEは細胞に結合し，他の抗体アイソタイプとは異なる経路で免疫系のエフェクター機構に関与する

Conner, E.R., and Saini, S.S.: **The immunoglobulin E receptor: expression and regulation.** *Curr. Allergy Asthma Rep.* 2005, **5**:191–196.

Gilfillan, A.M., and Tkaczyk, C.: **Integrated signalling pathways for mast-cell activation.** *Nat. Rev. Immunol.* 2006, **6**:218–230.

Mcglashan, D.W., Jr.: **IgE-dependent signalling as a therapeutic target for allergies.** *Trends Pharmacol. Sci.* 2012, **33**:502–509.

Suzuki, R., Scheffel, J., and Rivera, J.: **New insights on the signalling and function of the high-affinity receptor for IgE.** *Curr. Top. Microbiol.Immunol.* 2015, **388**:63–90.

14 – 7　マスト細胞は組織内に存在しアレルギー反応を統合する

Eckman, J.A., Sterba, P.M., Kelly, D., Alexander, V., Liu, M.C., Bochner, B.S., MacGlashan, D.W., and Saini, S.S.: **Effects of omalizumab on basophil and mast cell responses using an intranasal cat allergen challenge.** *J. Allergy Clin. Immunol.* 2010, **125**:889–895.

Galli, S.J., Nakae, S., and Tsai, M.: **Mast cells in the development of adaptive immune responses.** *Nat. Immunol.* 2005, **6**:135–142.

Gonzalez-Espinosa, C., Odom, S., Olivera, A., Hobson, J.P., Martinez, M.E., Oliveira-Dos-Santos, A., Barra, L., Spiegel, S., Penninger, J.M., and Rivera, J.: **Preferential signaling and induction of allergy-promoting lymphokines upon weak stimulation of the high affinity IgE receptor on mast cells.** *J. Exp. Med.* 2003, **197**:1453–1465.

Islam, S.A., and Luster, A.D.: **T cell homing to epithelial barriers in allergic disease.** *Nat. Med.* 2012, **18**:705-715.

Kitamura, Y., Oboki, K., and Ito, A.: **Development of mast cells.** *Proc. Jpn Acad, Ser. B* 2007, **83**:164–174.

Kulka, M., Sheen, C.H., Tancowny, B.P., Grammer, L.C., and Schleimer, R.P.: **Neuropeptides activate human mast cell degranulation and chemokine production.** *Immunology* 2007, **123**:398–410.

Metcalfe, D.: **Mast cells and mastocytosis.** *Blood* 2007, **112**:946–956.

Schwartz, L.B.: **Diagnostic value of tryptase in anaphylaxis and mastocytosis.** *Immunol. Allergy Clin. N. Am.* 2006, **26**:451–463.

Smuda, C., and Bryce, P.J.: **New development in the use of histamine and histamine receptors.** *Curr. Allergy Asthma Rep.* 2011, **11**:94–100.

Taube, C., Miyahara, N., Ott, V., Swanson, B., Takeda, K., Loader, J., Shultz, L.D., Tager, A.M., Luster, A.D., Dakhama, A., et al.: **The leukotriene B4 receptor (BLT1) is required for effector CD8+ T cell-mediated, mast cell-dependent airway hyperresponsiveness.** *J. Immunol.* 2006, **176**:3157–3164.

Thurmond, R.L.: **The histamine H4 receptor: from orphan to the clinic.** *Front. Pharmacol.* 2015, **6**:65.

14-8　好酸球と好塩基球がアレルギー反応における炎症と組織損傷を引き起こす

Blanchard, C., and Rothenberg, M.E.: **Biology of the eosinophil.** *Adv. Immunol.* 2009, **101**:81–121.

Hogan, S.P., Rosenberg, H.F., Moqbel, R., Phipps, S., Foster, P.S., Lacy, P., Kay, A.B., and Rothenberg, M.E.: **Eosinophils: biological properties and role in health and disease.** *Clin. Exp. Allergy* 2008, **38**:709–750.

Lee, J.J., Jacobsen, E.A., McGarry, M.P., Schleimer, R.P., and Lee, N.A.: **Eosinophils in health and disease: the LIAR hypothesis.** *Clin. Exp. Allergy* 2010, **40**:563–575.

MacGlashan, D., Jr, Gauvreau, G., and Schroeder, J.T.: **Basophils in airway disease.** *Curr. Allergy Asthma Rep.* 2002, **2**:126–132.

Ohnmacht, C., Schwartz, C., Panzer, M., Schiedewitz, I., Naumann, R., and Voehringer, D.: **Basophils orchestrate chronic allergic dermatitis and protective immunity against helminths.** *Immunity* 2010, **33**:364–374.

Schwartz, C., Eberle, J.U., and Voehringer, D.: **Basophils in inflammation.** *Eur. J. Pharmacol.* 2015, doi:10.1016/j.ejphar.2015.04.049.

Tomankova, T., Kriegova, E., and Liu, M.: **Chemokine receptors and their therapeutic opportunities in diseased lung: far beyond leukocyte trafficking.** *Am. J. Physiol. Lung Cell. Mol. Physiol.* 2015, **308**:L603-L618.

14-9　IgE依存性アレルギー反応は即時型発症であるが慢性反応も引き起こす

deShazo, R.D., and Kemp, S.F.: **Allergic reactions to drugs and biologic agents.** *JAMA* 1997, **278**:1895–1906.

Nabe, T., Ikedo A., Hosokawa, F., Kishima, M., Fujii, M., Mizutani, N., Yoshino, S., Ishihara, K., Akiba, S., and Chaplin, D.D.: **Regulatory role of antigen-induced interleukin-10, produced by CD4(+) T cells, in airway neutrophilia in a murine model for asthma.** *Eur. J. Pharmacol.* 2012, **677**:154–162.

Pawankar, R., Hayashi, M., Yamanishi, S., and Igarashi, T.: **The paradigm of cytokine networks in allergic airway inflammation.** *Curr. Opin. Allergy Clin. Immunol.* 2015, **15**:27–32.

Taube, C., Duez, C., Cui, Z.H., Takeda, K., Rha, Y.H., Park, J.W., Balhorn, A., Donaldson, D.D., Dakhama, A., and Gelfand, E.W.: **The role of IL-13 in established allergic airway disease.** *J. Immunol.* 2002, **169**:6482–6489.

14-10　血流に入ったアレルゲンはアナフィラキシーの原因となる

Fernandez, M., Warbrick, E.V., Blanca, M., and Coleman, J.W.: **Activation and hapten inhibition of mast cells sensitized with monoclonal IgE anti-penicillin antibodies: evidence for two-site recognition of the penicillin derived determinant.** *Eur. J. Immunol.* 1995, **25**:2486–2491.

Finkelman, F.D., Rothenberg, M.E., Brandt, E.B., Morris, S.C., and Strait, R.T.: **Molecular mechanisms of anaphylaxis: lessons from studies with murine models.** *J. Allergy Clin. Immunol.* 2005, **115**:449–457.

Golden, D.B.: **Anaphylaxis to insect stings.** *Immunol. Allergy Clin. North Am.* 2015, **35**:287–302.

Kemp, S.F., Lockey, R.F., Wolf, B.L., and Lieberman, P.: **Anaphylaxis. A review of 266 cases.** *Arch. Intern. Med.* 1995, **155**:1749–1754.

Sicherer, S.H., and Leung, D.Y.: **Advances in allergic skin disease, anaphylaxis, and hypersensitivity reactions to foods, drugs, and insects in 2014.** *J. Allergy Clin. Immunol.* 2015, **35**:357–367.

Weltzien, H.U., and Padovan, E.: **Molecular features of penicillin allergy.** *J. Invest. Dermatol.* 1998, **110**:203–206.

14-11　アレルゲンの吸入は鼻炎や喘息の発症と関連する

Bousquet, J., Jeffery, P.K., Busse, W.W., Johnson, M., and Vignola, A.M.: **Asthma. From bronchoconstriction to airways inflammation and remodeling.** *Am. J. Respir. Crit. Care Med.* 2000, **161**:1720–1745.

Boxall, C., Holgate, S.T., and Davies, D.E.: **The contribution of transforming growth factor-β and epidermal growth factor signalling to airway remodelling in chronic asthma.** *Eur. Respir. J.* 2006, **27**:208–229.

Dakhama, A., Park, J.W., Taube, C., Joetham, A., Balhorn, A., Miyahara, N., Takeda, K., and Gelfand, E.W.: **The enhancement or prevention of airway hyperresponsiveness during reinfection with respiratory syncytial virus is critically dependent on the age at first infection and IL-13 production.** *J. Immunol.* 2005, **175**:1876–1883.

Finotto, S., Neurath, M.F., Glickman, J.N., Qin, S., Lehr, H.A., Green, F.H., Ackerman, K., Haley, K., Galle, P.R., Szabo, S.J., et al.: **Development of spontaneous airway changes consistent with human asthma in mice lacking T-bet.** *Science* 2002, **295**:336–338.

George, B.J., Reif, D.M., Gallagher, J.E., Williams-DeVane, C.R., Heidenfelder, B.L., Hudgens, E.E., Jones, W., Neas, L., Cohen Hubal, E.A., and Edwards, S.W.: **Data-driven asthma endotypes defined from blood biomarker and gene expression data.** *PLoS ONE* 2015, **10**:e0117445.

Gour, N., and Wills-Karp, M.: **IL-4 and IL-13 signaling in allergic airway disease.** *Cytokine* 2015, **75**:68-78.

Haselden, B.M., Kay, A.B., and Larche, M.: **Immunoglobulin E-independent major histocompatibility complex-restricted T cell peptide epitope-induced late asthmatic reactions.** *J. Exp. Med.* 1999, **189**:1885–1894.

Kuperman, D.A., Huang, X., Koth, L.L., Chang, G.H., Dolganov, G.M., Zhu, Z., Elias, J.A., Sheppard, D., and Erle, D.J.: **Direct effects of interleukin-13 on epithelial cells cause airway hyperreactivity and mucus overproduction in asthma.** *Nat. Med.* 2002, **8**:885–889.

Lambrecht, B.N., and Hammad, H.: **The role of dendritic and epithelial cells as master regulators of allergic airway inflammation.** *Lancet* 2010, **376**:835–843.

Lloyd, C.M., and Hawrylowicz, C.M.: **Regulatory T cells in asthma.** *Immunity* 2009, **31**:438–449.

Lotvall, J., Akdis, C.A., Bacharier, L.B., Bjermer, L., Casale, T.B., Custovic, A., Lemanske, R.F., Jr, Wardlaw, A.J., Wenzel, S.E., and Greenberger, P.A.: **Asthma endotypes: a new approach to classification of disease entities within the asthma syndrome.** *J. Allergy Clin. Immunol.* 2011, **127**:355–360.

Meyer, E.H., DeKruyff, R.H., and Umetsu, D.T.: **T cells and NKT cells in the pathogenesis of asthma.** *Annu. Rev. Med.* 2008, **59**:281–292.

Newcomb, D.C., and Peebles, R.S., Jr.: **Th17-mediated inflammation in asthma.** *Curr. Opin. Immunol.* 2013, **25**:755-760.

Peebles, R.S. Jr.: **The emergence of group 2 innate lymphoid cells in human disease.** *J. Leukoc. Biol.* 2015, **97**:469–475.

Robinson, D.S.: **Regulatory T cells and asthma.** *Clin. Exp. Allergy* 2009, **39**:1314–1323.

Yan, X., Chu, J.-H., Gomez, J., Koenigs, M., Holm, C., He, X., Perez, M.F., Zhao, H., Mane, S., Martinez, F.D., et al.: **Non-invasive analysis of the sputum** transcriptome discriminates clinical phenotypes of asthma. *Am. J. Respir. Crit. Care Med.* 2015, **191**:1116–1125.

14-12 特定の食物に対するアレルギーは消化器症状に加え全身性の反応を惹起する

Du Toit, G., Robert, G., Sayre, P.H., Bahnson, H.T., Radulovic, S., Santos, A.D., Brough, H.A., Phippard, D., Basting, M., Feeney, M., *et al*.: **Randomized trial of peanut consumption in infants at risk for peanut allergy**. *N. Engl. J. Med.* 2015, **372**:803–813.

Lee, L.A., and Burks, A.W.: **Food allergies: prevalence, molecular characterization, and treatment/prevention strategies**. *Annu. Rev. Nutr.* 2006, **26**:539–565.

14-13 IgE依存性アレルギー疾患は，症状の発症にいたるエフェクター経路の阻害，あるいはアレルゲンに対する免疫寛容の再構築を目指した減感作療法により治療される

Akdis, C.A., and Akdis, M.: **Mechanisms of allergen-specific immunotherapy and immune tolerance to allergens**. *World Allergy Organ. J.* 2015, **8**:17.

Bryan, S.A., O'Connor, B.J., Matti, S., Leckie, M.J., Kanabar, V., Khan, J., Warrington, S.J., Renzetti, L., Rames, A., Bock, J.A., *et al*.: **Effects of recombinant human interleukin-12 on eosinophils, airway hyper-responsiveness, and the late asthmatic response**. *Lancet* 2000, **356**:2149–2153.

Dunn, R.M., and Wechsler, M.E.: **Anti-interleukin therapy in asthma**. *Clin. Pharmacol. Ther.* 2015, **97**:55–65.

Haldar, P., Brightling, C.E., Hargadon, B., Gupta, S., Monteiro, W., Sousa, A., Marshall, R.P., Bradding, P., Green, R.H., Wardlaw A.J., *et al*.: **Mepolizumab and exacerbations of refractory eosinophilic asthma**. *N. Engl. J. Med.* 2009, **360**:973–984.

Lai, T., Wang, S., Xu, Z., Zhang, C., Zhao, Y., Hu, Y., Cao, C., Ying, S., Chen, Z., Li, W., *et al*: **Long-term efficacy and safety of omalizumab in patients with persistent uncontrolled allergic asthma: a systematic review and meta-analysis**. *Sci. Rep.* 2015, **5**:8191.

Larche, M.: **Mechanisms of peptide immunotherapy in allergic airways disease**. *Ann. Am. Thorac. Soc.* 2014, **11**:S292-S296.

Nair, P., Pizzichini, M.M.M., Kjarsgaard, M., Inman, M.D., Efthimiadis, A., Pizzichini, E., Hargreave, F.E., and O'Byrne, P.M.: **Mepolizumab for prednisone-dependent asthma with sputum eosinophilia**. *N. Engl. J. Med.* 2009, **360**:985–993.

Peters-Golden, M., and Henderson, W.R., Jr: **The role of leukotrienes in allergic rhinitis**. *Ann. Allergy Asthma Immunol.* 2005, **94**:609–618.

Roberts, G., Hurley, C., Turcanu, V., and Lack, G.: **Grass pollen immunotherapy as an effective therapy for childhood seasonal allergic asthma**. *J. Allergy Clin. Immunol.* 2006, **117**:263–268.

Shamji, M.H., and Durham, S.R.: **Mechanisms of immunotherapy to aeroallergens**. *Clin. Exp.. Allergy* 2011, **41**:1235–1246.

Zhu, D., Kepley, C.L., Zhang, K., Terada, T., Yamada, T., and Saxon, A.: **A chimeric human–cat fusion protein blocks cat-induced allergy**. *Nat. Med.* 2005, **11**:446–449.

14-14 感受性をもつ個体におけるIgE非依存性薬剤誘発性過敏反応は，血球表面への薬物の結合によって起こる

Arndt, P.A.: **Drug-induced immune hemolytic anemia: the last 30 years of changes**. *Immunohematology* 2014, **30**:44–54.

Greinacher, A., Potzsch, B., Amiral, J., Dummel, V., Eichner, A., and Mueller Eckhardt, C.: **Heparin-associated thrombocytopenia: isolation of the antibody and characterization of a multimolecular PF4–heparin complex as the major antigen**. *Thromb. Haemost.* 1994, **71**:247–251.

Semple, J.W., and Freedman, J.: **Autoimmune pathogenesis and autoimmune hemolytic anemia**. *Semin. Hematol.* 2005, **42**:122–130.

14-15 免疫複合体形成による全身性疾患は不十分に異化された抗原の多量投与後に起こる

Bielory, L., Gascon, P., Lawley, T.J., Young, N.S., and Frank, M.M.: **Human serum sickness: a prospective analysis of 35 patients treated with equine anti-thymocyte globulin for bone marrow failure**. *Medicine (Baltimore)* 1988, **67**:40–57.

Davies, K.A., Mathieson, P., Winearls, C.G., Rees, A.J., and Walport, M.J.: **Serum sickness and acute renal failure after streptokinase therapy for myocardial infarction**. *Clin. Exp. Immunol.* 1990, **80**:83–88.

Hansel, T.T., Kropshofer, H., Singer, T., Mitchell, J.A., and George, A.J.: **The safety and side effects of monoclonal antibodies**. *Nat. Rev. Drug Discov.* 2010, **9**:325–338.

Schifferli, J.A., Ng, Y.C., and Peters, D.K.: **The role of complement and its receptor in the elimination of immune complexes**. *N. Engl. J. Med.* 1986, **315**:488–495.

Schmidt, R.E., and Gessner, J.E.: **Fc receptors and their interaction with complement in autoimmunity**. *Immunol. Lett.* 2005, **100**:56–67.

Skokowa, J., Ali, S.R., Felda, O., Kumar, V., Konrad, S., Shushakova, N., Schmidt, R.E., Piekorz, R.P., Nurnberg, B., Spicher, K., *et al*.: **Macrophages induce the inflammatory response in the pulmonary Arthus reaction through Gα_{i2} activation that controls C5aR and Fc receptor cooperation**. *J. Immunol.* 2005, **174**:3041–3050.

14-16 過敏反応はT$_H$1細胞と細胞傷害性CD8$^+$T細胞により介在される

Fyhrquist, N., Lehto, E., and Lauerma, A.: **New findings in allergic contact dermatitis**. *Curr. Opin. Allergy Clin. Immunol.* 2014, **14**:430–435.

Kalish, R.S., Wood, J.A., and LaPorte, A.: **Processing of urushiol (poison ivy) hapten by both endogenous and exogenous pathways for presentation to T cells *in vitro***. *J. Clin. Invest.* 1994, **93**:2039–2047.

Mark, B.J., and Slavin, R.G.: **Allergic contact dermatitis**. *Med. Clin. North Am.* 2006, **90**:169–185.

Muller, G., Saloga, J., Germann, T., Schuler, G., Knop, J., and Enk, A.H.: **IL-12 as mediator and adjuvant for the induction of contact sensitivity *in vivo***. *J. Immunol.* 1995, **155**:4661–4668.

Schmidt, M., Raghavan, B., Müller, V., Vogl, T., Fejer, G., Tchaptchet, S., Keck, S., Kalis, C., Nielsen, P.J., Galanos, C., *et al*.: **Crucial role for human Toll-like receptor 4 in the development of contact allergy to nickel**. *Nat. Immunol.* 2010, **11**:814–819.

Vollmer, J., Weltzien, H.U., and Moulon, C.: **TCR reactivity in human nickel allergy indicates contacts with complementarity-determining region 3 but excludes superantigen-like recognition**. *J. Immunol.* 1999, **163**:2723–2731.

14-17 セリアック病は，アレルギー反応と自己免疫の特徴を併せ持つ

Ciccocioppo, R., Di Sabatino, A., and Corazza, G.R.: **The immune recognition of gluten in celiac disease**. *Clin. Exp. Immunol.* 2005, **140**:408–416.

Green, P.H.R., Lebwohl, B., and Greywoode, R.: **Celiac disease**. *J. Allergy Clin. Immunol.* 2015, **135**:1099–1106.

Koning, F.: **Celiac disease: caught between a rock and a hard place**. *Gastroenterology* 2005, **129**:1294–1301.

Shan, L., Molberg, O., Parrot, I., Hausch, F., Filiz, F., Gray, G.M., Sollid, L.M., and Khosla, C.: **Structural basis for gluten intolerance in celiac sprue**. *Science* 2002, **297**:2275–2279.

van Bergen, J., Mulder, C.J., Mearin, M.L., and Koning, F.: **Local communication among mucosal immune cells in patients with celiac disease**. *Gastroenterology* 2015, **148**:1187–1194.

自己免疫と移植

15

本章で学ぶこと

自己寛容の成立と破綻
自己免疫疾患とその発症機序
自己免疫の遺伝的および環境的基礎
アロ抗原に対する反応と移植片拒絶

　われわれは，環境抗原によって不適切な適応免疫応答がどのように惹起され，そしてどのようにアレルギーやアトピーという深刻な疾患を引き起こすのかを第14章で学んだ．本章では，医学的に重要なカテゴリーに分類される他の抗原，すなわちわれわれ自身の細胞や組織，常在細菌叢 commensal microbiota あるいは移植臓器由来の抗原に対する免疫応答について考察する．組織損傷と疾患を引き起こす，自己抗原あるいは常在細菌叢由来抗原に対する反応は，広い意味では**自己免疫** autoimmunity と呼ばれる．厳密には，常在細菌叢由来の抗原はヒトゲノムにはコードされていない外来抗原であるため，それらに対する病的な免疫応答は**異種免疫** xenoimmunity に分類されるが，常在細菌叢は宿主と一体で「超個体」を形成しているとも捉えることができるので，ここでは常在細菌叢に向けられた免疫疾患も広義の**自己免疫疾患** autoimmune disease の一部として議論する．移植臓器上の非自己抗原に対する反応は**同種移植片拒絶** allograft rejection と呼ばれる．

　中枢リンパ組織でのリンパ球成熟過程で起こる遺伝子再編成はランダムであるため，自己抗原に親和性をもつリンパ球の生成は避けられない．そのようなリンパ球は通常はレパートリーから排除されるか，あるいはさまざまな機序によって制御されている．このような過程が，免疫系が体内の正常な組織を攻撃しないという**自己寛容** self-tolerance の状態を作るのである．自己免疫とは自己寛容機構の破綻，不全を意味する．まず本章では，自己寛容なリンパ球レパートリーが維持される機序をもう一度考察し，そしてその機序がどのように破綻するのかをみる．そして，いくつかの自己免疫疾患を取り上げ，自己免疫が身体を傷害して病気を引き起こすさまざまな機序について考える．さらに，遺伝的要因および環境因子がどのように自己免疫疾患を起こりやすくし，また誘発するかについて議論する．本章の最後では，移植片拒絶を引き起こす非自己組織抗原に対する適応免疫について論ずる．

自己寛容の成立と破綻

　第8章で述べたように，免疫系は自己と非自己の識別の指標となる代替マーカーを利用することで潜在的に自己と反応するリンパ球を同定し除去することができる．それにもかかわらず，一部の自己反応性リンパ球はこの排除機構を逃れ，その後活性化され自己免疫疾患を惹起することがある．加えて，ある程度の自己反応性をもつ多くのリンパ球は外来抗原に対しても反応しうるため，弱い自己反応性を示すリンパ球がすべて排除されてしまうと，免疫機能が障害されてしまうであろう．

15-1　免疫系の重要な機能は自己・非自己の識別である

　免疫系はさまざまな病原体を排除できるように，非常に強力なエフェクター機構を有している．もし免疫系が宿主に対して作用すれば深刻な組織損傷が引き起こされるであ

ろう。このことは免疫研究の初期から認識されていた。この自己免疫の概念は，20世紀初頭に**パウル・エールリッヒ** Paul Ehrlich によって初めて提唱され，彼はこれを「自己中毒忌避」horror autotoxicus と表現した。自己免疫応答は抗原——この場合は自己組織の抗原，すなわち**自己抗原** autoantigen——によって活性化され，自己反応性エフェクター細胞と自己抗原に対する抗体，すなわち**自己抗体** autoantibody が産生されるという点で，病原体に対する通常の免疫反応と似ている。自己抗原に対する反応制御の破綻は自己免疫疾患と呼ばれるさまざまな慢性症候群を引き起こす。自己免疫疾患は，重症度，傷害される組織の分布，そして組織障害に必要なエフェクター機構が非常に多岐にわたっている（図 15.1）。

欧米の人口の約5%がなんらかの自己免疫疾患に罹患しており，その頻度は今も増加している。しかしながら，自己免疫疾患が比較的まれであるということは，免疫系が自己組織の損傷を阻止する多数の機序を進化させてきたことを示している。この防御機構の最も根底にある基本原理は自己・非自己の識別であるが，この識別を達成することは容易ではない。B細胞は，エピトープの三次元構造を認識するが，それが病原体由来であるのかヒト由来であるのかを区別できない。同様に，病原体抗原のプロセシング過程で生成されるペプチド断片は，自己抗原由来ペプチドと同一の場合もある。では，自己に特異的な分子マーカーというものは存在しないのであるならば，リンパ球はどのようにして「自己」とは何かを知りうるのであろうか？

最初に提唱された自己・非自己の識別の機序は，未熟なリンパ球による抗原認識がリンパ球の死や不活性化を引き起こす負のシグナルを誘導するという考えである。つまり「自己」とは，抗原レセプターを発現してすぐの未熟リンパ球によって認識される分子から構成されると考えられた。実際，これは胸腺や骨髄で成熟するリンパ球に自己寛容を誘導する重要な機序である。この段階で誘導される寛容は**中枢性免疫寛容** central

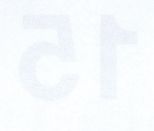

図 15.1　一般的な自己免疫疾患
ここに挙げられた疾患は最も一般的な自己免疫疾患であり，本章で例として取り上げられているものもある。有病率の高い順に並べてある。

疾患	疾患の機序	結果	有病率
乾癬	皮膚抗原に対する自己反応性 T 細胞	鱗状斑や隆起の形成を伴った皮膚炎	50 人に 1 人
関節リウマチ	関節滑膜に対する自己反応性 T 細胞と自己抗体	関節の炎症と破壊による関節炎	100 人に 1 人
グレーブス病	甲状腺刺激ホルモンレセプターに対する自己抗体	甲状腺機能亢進（甲状腺ホルモンの過剰産生）	100 人に 1 人
橋本甲状腺炎	甲状腺抗原に対する自己抗体と自己反応性 T 細胞	甲状腺組織の破壊による甲状腺機能低下（甲状腺ホルモンの分泌低下）	200 人に 1 人
全身性エリテマトーデス	DNA，クロマチン蛋白質，リボ核蛋白質抗原に対する自己抗体および自己反応性 T 細胞	糸球体腎炎，血管炎，発疹	200 人に 1 人
シェーグレン症候群	リボ核蛋白質に対する自己抗体および自己反応性 T 細胞	外分泌腺のリンパ球浸潤による眼や口腔の乾燥，他の臓器に病変が出現すれば全身疾患	300 人に 1 人
クローン病	腸内細菌抗原に対する自己反応性 T 細胞	腸炎と瘢痕	500 人に 1 人
多発性硬化症	中枢神経抗原に対する自己反応性 T 細胞	神経軸索周囲のミエリン鞘破壊を伴う脳の硬化性プラークとそのために起こる筋脱力，不随意運動とその他の症状	700 人に 1 人
1 型糖尿病（インスリン依存型糖尿病，IDDM）	ランゲルハンス島抗原に対する自己反応性 T 細胞	ランゲルハンス島 β 細胞の破壊とインスリン分泌低下	800 人に 1 人

toleranceと呼ばれる（第8章参照）．新しく発生したリンパ球は抗原レセプターを介した強いシグナルによって特に不活性化されやすい一方，同じシグナルでも末梢では成熟リンパ球を活性化させる．

　リンパ球が中枢リンパ器官（一次リンパ器官）を出てから認識した抗原に対して誘導される寛容は**末梢性免疫寛容** peripheral toleranceという．組織損傷や感染に反応して自然免疫系から産生される「危険」シグナルが存在しない状況での抗原認識は，末梢において自己と関連した抗原の特性である．身体中のほとんどすべての細胞は老化して死に，多くの細胞（例えば造血細胞や腸管と皮膚の上皮細胞）は恒常的に新しく入れ替わっている．一般的には，このターンオーバーはプログラムされた細胞死（アポトーシス）を介して起こっている．傷害関連分子パターン（DAMP）を産生する物理的損傷あるいは微生物関連分子パターン（MAMP）を産生する微生物感染が原因となり引き起こされる細胞死とは異なり，アポトーシスによる老化細胞の死は一般的に貪食細胞に抗炎症反応を促進し，T細胞を活性化させるような抗原提示を抑制する．すなわち，生理的な状況で正常な細胞が入れ替わっていく中で認識される自己抗原は，炎症性サイトカイン（例えばIL-6やIL-12）の産生や補助刺激分子（例えばB7.1）の発現を誘導することができず，このためナイーブT細胞はエフェクターT細胞へ分化することができない．この状況下では，ナイーブリンパ球が自己抗原と遭遇しても，シグナルがまったく入らないか，あるいは制御性リンパ球を誘導することで有害なエフェクター反応が抑制されることになる．したがって，貪食細胞によるアポトーシス細胞の除去は，組織恒常性を維持し，抗原提示細胞を介して免疫寛容を促進するプログラムを活性化させるために重要である．腸管内常在細菌抗原に対する寛容もこれと似た機構で誘導されているようで，一般的に組織損傷を伴わない限り腸管では細菌抗原の認識により炎症は誘導されない．

　以上のように，自己リガンドと非自己リガンドの識別にはいくつかの手がかりがある．リンパ球の未熟状態での抗原認識，恒常的な細胞のターンオーバーに付随する寛容誘導シグナルを受けた抗原提示細胞によって提示された抗原の認識，そして炎症性サイトカインや補助刺激シグナルが存在しない状態でのリガンドとの結合である．しかし，いずれの機構も，分子レベルで自己リガンドと非自己リガンドを区別するわけではないので，エラーが生じる可能性がある．したがって，自己免疫応答が起きるような場合，免疫系にはさらにいくつかの自己免疫応答制御機構が働く．

15-2　多数の寛容機構が自己免疫を阻止している

　自己免疫を通常抑制する機構は，一連のチェックポイントから構成されている．それぞれのチェックポイントは自己抗原に対する応答を部分的に抑制しており，それらが協働することで病原体への効果的な免疫応答は抑制することなく自己免疫を防いでいる．中枢性免疫寛容は，新しく発生した強い自己反応性を示すリンパ球を排除する．他方，中枢リンパ組織で自己を強くは認識しなかった成熟自己反応性リンパ球（例えば対応する自己抗原が中枢リンパ組織では発現していないなどの理由により）は，末梢で細胞死を起こすか不活性化されるかもしれない．主要な末梢性免疫寛容機構はアネルギー（機能的無反応性），制御性T細胞 regulatory T cell（T_{reg}細胞）による抑制，エフェクターT細胞ではなくT_{reg}細胞の発生誘導（機能的偏向），そして活性化誘導性細胞死によるレパートリーからの除去である．加えて，ある種の抗原は通常免疫系がアクセスできない組織に隔離されていることもある（図15.2）．

　それぞれのチェックポイントは自己免疫を抑制するが免疫能は損なわないようにバランスをとっており，全体として自己免疫疾患の発症を効率よく防いでいる．これらチェックポイントの一つあるいはそれ以上の破綻は，健常人であっても比較的容易に起こりう

図15.2 自己寛容は, 異なる場所と発生段階で働く複数の機序が協調することで成り立つ

免疫系が自己反応性リンパ球の活性化とそれによる組織傷害を抑制する方法と, それぞれの機構がどこで主に働くかをまとめた.

自己寛容の段階		
寛容の種類	機序	作用部位
中枢性免疫寛容	除去 編集	胸腺（T細胞） 骨髄（B細胞）
抗原の隔離	自己抗原とリンパ系の物理的な障壁	末梢臓器 （例：甲状腺, 膵臓）
末梢性アネルギー	補助刺激が存在しないとき, 弱いシグナルによって起こる細胞の不活性化	二次リンパ組織
T_{reg}細胞	サイトカインおよび細胞間シグナルによる抑制	二次リンパ組織と炎症部位 （定常時の多臓器）
機能的偏向	炎症性サイトカイン分泌を制限するT_{reg}細胞への分化	二次リンパ組織と炎症部位
活性化誘導細胞死	アポトーシス	二次リンパ組織と炎症部位

る. したがって, 自己反応性リンパ球が活性化することが必ずしも自己免疫疾患になるということではない. 実際, 低レベルの自己免疫応答は生理的であり, 正常の免疫機能にとっても重要である. 自己抗原は成熟リンパ球のレパートリー形成を助けるし, 末梢でのナイーブT細胞とB細胞の生存には持続的な自己抗原との相互作用が必要である（第8章参照）. 自己免疫疾患は, これらの防御手段が凌駕され, 組織損傷を起こすエフェクター細胞とエフェクター分子が産生されるほどの持続的な自己に対する反応が引き起こされて初めて成立する. これらの一連の事象が起こる機序は完全に解明されているわけではないが, 自己免疫は遺伝的感受性, 自然寛容機構の破綻, 感染など環境因子による誘発が組み合わさった結果と考えられる（図15.3）.

15-3 新しく発生したリンパ球の中枢での除去あるいは不活性化は自己寛容の最初のチェックポイントである

強い自己反応性をもったリンパ球を取り除く中枢性免疫寛容機構は, 自己寛容を維持するための最初のそして最も重要なチェックポイントである（第8章参照）. この機構がなければ免疫系は強い自己反応性を示し, 生後間もなく致死的な自己免疫状態となるであろう. 最初の発生段階で中枢性免疫寛容機構により自己反応性リンパ球を排除できないと, 末梢性免疫寛容機構ではそれを代償することはできないようである. 実際これらの機構の完全な機能不全によって発症する自己免疫疾患は知られていないが, いくつかの自己免疫疾患は中枢性免疫寛容の部分的機能不全を伴っていることが知られている.

長い間, 多くの自己抗原は胸腺や骨髄には発現していないために, 末梢性免疫寛容機構がそうした抗原に寛容を誘導する唯一の方法に違いないと考えられていた. しかし現在では, インスリンなど多くの（すべてではないが）組織特異的抗原が胸腺の胸腺髄質上皮細胞あるいはCD8α^+樹状細胞サブセットに発現しており, こうした抗原に対する自己寛容は, 中枢で獲得可能であることが明らかとなっている. これら「末梢性」遺伝子がどのようにして胸腺に異所性に発現するのかはまだ完全に解明されていないが, 重要な糸口が発見されている. AIRE（自己免疫制御 autoimmune regulator）という単一の転写因子が, 多数の末梢性遺伝子の胸腺内発現を担っていると考えられている（8-23

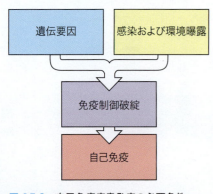

図15.3 自己免疫疾患発症の必要条件

遺伝的素因をもった個体では, 内因性寛容機構の破綻および感染などの環境因子のいずれか一方またはその両方が引き金となり, 自己免疫疾患が発症する.

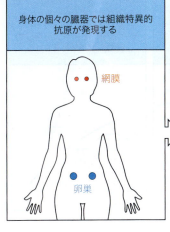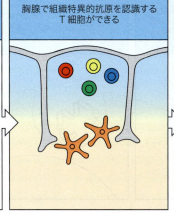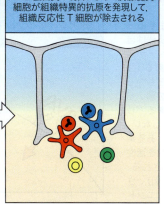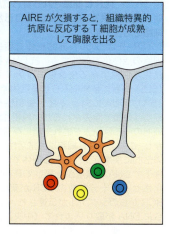

図 15.4 「自己免疫制御」遺伝子である AIRE は，胸腺髄質の細胞で組織特異的抗原を発現させ，それらの抗原に反応する未熟胸腺細胞の除去を起こす

胸腺ではすべての細胞に共通する多くの遺伝子（すなわち自己蛋白質）が発現しているが，網膜や卵巣などの組織特異的抗原（第1図）がどのように胸腺に到達して未熟な自己反応性胸腺細胞の負の選択が成立するのかは自明ではない．現在では，AIRE と呼ばれる遺伝子が多くの組織特異的蛋白質を胸腺髄質細胞に発現させることがわかっている．成熟段階にある胸腺細胞のいくつかはこれらの組織特異的抗原を認識するであろう（第2図）．これらの蛋白質由来のペプチドが発生途中の胸腺細胞に提示され，胸腺での負の選択を受け（第3図），その胸腺細胞は除去される．AIRE 遺伝子が欠損すると，自己反応性胸腺細胞は消去されずに成熟して末梢へ移動し（第4図），自己免疫疾患を引き起こす．実際，AIRE 遺伝子の発現を欠くヒトやマウスでは，APECED と呼ばれる自己免疫疾患を発症する．

項参照）．この AIRE 遺伝子は，**カンジダ感染と外肺葉形成異常を伴う自己免疫性多腺性内分泌不全症** autoimmune polyendocrinopathy–candidiasis–ectodermal dystrophy〔**APECED**，多腺性自己免疫症候群I型（APS–I）としても知られている〕というまれな遺伝性自己免疫疾患の患者で欠損している．本症ではインスリンを産生する膵島など複数の内分泌組織の破壊と真菌感染症，特にカンジダ症が起こる．AIRE 遺伝子を欠失させた遺伝子改変マウスは，胸腺で多くの末梢性遺伝子を発現することができず，類似の病気を発症する．この事実から，AIRE が末梢性遺伝子とそれらがコードしている抗原の発現に関与しており，これら抗原の胸腺内での発現障害が自己免疫疾患の発症を招くと考えられる（図15.4）．AIRE 欠損を伴う自己免疫は発症までに時間がかかるうえに，標的となる可能性がある臓器すべてに影響を与えるわけではない．この事実は，中枢性免疫寛容の重要性とともに，別の寛容制御機構も重要な役割を果たしていることを示している．

15–4 自己抗原に比較的低親和性で結合するリンパ球は通常その抗原を無視するが，ある状況では活性化する

多くの循環リンパ球は自己抗原に対して低親和性を示すが，その抗原に対してエフェクター反応を示さないことから自己を「無視」していると考えられる（8–6 項参照）．このような無視状態にあるが潜在的に自己反応性をもつリンパ球は，補助刺激分子により活性化の閾値を超えた場合には，自己免疫応答に動員されうる．こうした刺激の一つが感染症である．遍在する自己抗原に対して低親和性を示すナイーブ T 細胞は，その抗原を提示すると同時に感染により補助刺激シグナルや炎症性サイトカインを高発現している活性化樹状細胞に遭遇すると活性化されうる．

無視リンパ球が活性化される状況として，無視している自己抗原が Toll 様レセプター（TLR）のリガンドでもある場合がある．通常これらのレセプターは微生物関連分子パターン（3–5 項参照）に特異的なレセプターであると考えられているが，このパターンは病原体のみに存在するのではなく，自己分子にもみられる場合がある．一例として，TLR–9 によって認識される DNA 中の非メチル化 CpG 配列がある．非メチル化 CpG は通常，哺乳類よりも細菌の DNA で高頻度にみられるが，哺乳類細胞でもアポトーシス細胞に増加する．過剰な細胞死が起こり，アポトーシスした細胞フラグメントの処理が不十分な場合には，染色体成分に特異的な B 細胞は，B 細胞レセプター B-cell receptor（BCR）を介して CpG 配列を取り込む．これらの配列は細胞内で TLR–9 によっ

図15.5 TLRに認識される自己抗原は，補助刺激を提供することにより自己反応性B細胞を活性化する

TLR-9はDNA特異的抗体を産生するB細胞の活性化を促進する．抗DNA抗体は自己免疫疾患である全身性エリテマトーデス（SLE）患者に頻繁にみられる抗体である（図15.1）．DNAに対して強い親和性をもつB細胞は骨髄で除去されるが，親和性の弱いB細胞の一部は除去を逃れ末梢に存在する．しかし，このようなB細胞は通常活性化しない．遺伝的に疾患感受性のある個体では，ある条件下でDNAの濃度が上昇してB細胞を活性化させるに十分な数のBCRが架橋される．BCRからのシグナルが伝達され（左図），さらにDNAが取り込まれて（中央図）エンドソームに運ばれる（右図）．ここでDNAは非メチル化CpG配列に富むDNAを認識するTLR-9に接触できる．このようなCpG配列は真核細胞よりも微生物に圧倒的に多く，TLR-9はそれを利用して自己と病原体とを識別できる．しかし，アポトーシスに陥った哺乳類細胞は非メチル化CpGに富んでいて，DNAに特異的なB細胞はエンドソーム内に自己DNAを濃縮することになる．このため，TLR-9を活性化するに十分なリガンドがエンドソームに存在することになり，DNAに特異的なB細胞が活性化されて，最終的にDNAに対する自己抗体が産生される．

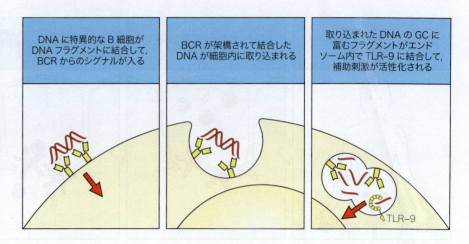

て認識され，補助刺激シグナルを生成し，それまでは無視状態にあった抗クロマチンB細胞を活性化してしまう（図15.5）．こうして活性化されたB細胞は抗クロマチン自己抗体を産生するのみならず，自己反応性T細胞に対する抗原提示細胞としても働く．ウリジンに富むRNAを含んだリボ核蛋白質複合体は，同様な機序でRNAがTLR-7またはTLR-8に結合することでナイーブB細胞を活性化することが示されている．DNA，クロマチン，リボ核蛋白質に対する自己抗体は，自己免疫疾患である**全身性エリテマトーデス** systemic lupus erythematosus（**SLE**）で産生されており，上述の経路は自己反応性B細胞が刺激されて自己抗体を産生する機序の一つであるようである．

無視リンパ球が働き始める別の機構として，自己抗原の局在または形態が変化することが挙げられる．一部の抗原は通常では細胞内に局在し，リンパ球に遭遇することはないが，広範な組織損傷や炎症によってそれらが細胞外に放出されることがある．このような状態になると，これらの抗原は無視T，B細胞を活性化して自己免疫状態を招いてしまう．この状態は心筋梗塞後に起こる場合があり，心筋抗原の放出後数日で自己免疫応答が検出される．このような応答は通常は一過性で，自己抗原が除去されると消失する．しかし，除去機構が不適切であると，反応が持続してしまい臨床的な自己免疫疾患を発症させる．

また，一部の自己抗原は大量に存在するが，通常は免疫原とならないような形態をしている．血中と細胞外液中に多量に存在するIgGはその好例である．IgGは単量体でBCRを架橋することができないので，IgGの定常部に特異的なB細胞は通常活性化されることはない．しかしながら，感染や免疫感作により免疫複合体が形成されると，多価状態のIgGが多量に産生される結果，それがなければ無視状態にあったB細胞が応答してしまう．これらのB細胞が産生する抗IgG自己抗体は，関節リウマチにしばしば出現することから，**リウマチ因子** rheumatoid factor と呼ばれている．しかし，この反応もまた通常短命であり，免疫複合体が速やかに除去されれば終息する．

特異な状況として，活性化B細胞が胚中心で体細胞高頻度突然変異を起こす場合がある（10-7項参照）．すなわち，すでに活性化した一部のB細胞で自己抗原に対する親和性が増強したり，新たに自己反応性を獲得したりすることが起こりうる（図15.6）．しかし，自己に対して親和性を獲得した胚中心B細胞を制御する機構が存在するようである．この場合，胚中心において体細胞高頻度突然変異を起こした自己反応性B細胞のレセプターが強く架橋されると，さらに増殖することなくアポトーシスを起こす．

15-5 免疫特権部位の抗原は免疫応答による攻撃を誘導しないが，標的になる可能性はある

身体のいくつかの部位では外来組織片を移植されても免疫応答が惹起されない．例えば，移植片を脳や眼の前房に植えても拒絶反応は誘導されない．このような部位を**免疫特権部位** immunologically privileged site という（図15.7）．当初，免疫特権はその部位から抗原が出られないために免疫応答を惹起することができないことによると考えられていたが，その後の研究から抗原は免疫特権部位から出ていき T 細胞と相互作用することが示された．しかし，これらの抗原はエフェクター免疫応答を惹起するのではなく，組織を破壊しない寛容応答を誘導するのである．

免疫特権部位は三つの点で特殊であるようである．1点目は，特権部位と身体のコミュニケーションが特殊であることである．すなわち，特権部位に置かれた蛋白質はそこから離れて免疫学的作用を及ぼすことができるが，特権部位の細胞外液は通常とは異なってリンパ管を通らないのである．例えば，脳が血液脳関門によって隔離されているように，一般的に特権部位は組織の障壁に囲まれているためにナイーブリンパ球に接触できない．2点目は，免疫応答の方向性に影響を与えるような液性因子が特権部位で産生されることである．この点で特に抗炎症性サイトカインである TGF-β が重要であるようである．例えば，恒常性が維持されている状態では，TGF-β 存在下で認識された抗原は，IL-6 と TGF-β の存在下で誘導される炎症型の T_H17 応答ではなく，T_{reg} 応答を誘導すると考えられる（9-21項参照）．3点目は，免疫特権部位の組織に発現する Fas リガンドである．この Fas リガンドは，特権部位に入ってきた Fas を発現したエフェクターリンパ球にアポトーシスを引き起こし，免疫応答からのさらなる防御機構となっている．

逆説的な現象であるが，免疫特権部位に隔離されている抗原はしばしば自己免疫の標的となる．例えば，中枢神経系の慢性炎症性脱髄疾患である**多発性硬化症** multiple sclerosis という自己免疫疾患は，ミエリン塩基性蛋白質といった脳および脊髄の自己抗原に対する反応のために起こる（図15.1）．つまり，これらの抗原に対する寛容は自己反応性 T 細胞のクローン消失によって起こっているわけではない．多発性硬化症のマウスモデルである**実験的自己免疫性脳脊髄炎** experimental autoimmune encephalomyelitis（**EAE**）において，マウスはミエリン抗原とアジュバントで免疫されたときに初めて疾患が発症し，抗原特異的 T_H17 細胞と T_H1 細胞が中枢神経系に浸潤し，局所炎症を誘導して神経組織を傷害する．

このように，免疫特権部位に発現した一部の抗原は通常の環境下では免疫寛容も活性化も起こさないが，もし他の部位で自己反応性リンパ球が活性化されれば自己免疫の標的になる可能性がある．おそらく，免疫特権部位に存在する抗原に特異的な T 細胞は，免疫学的無視の状態にあると考えられる．このことは，**交感性眼炎** sympathetic ophthalmia という眼の疾患においても示されている（図15.8）．片眼が打撲またはなんらかの外傷によって破裂した場合，まれではあるが眼の蛋白質に対する自己免疫応答が起こりうる．この反応が起きてしまうと，多くの場合両眼が攻撃の標的となってしまう．免疫抑制療法や，まれではあるが，抗原の供給源となる損傷を受けた眼の摘出が他方の眼の視力を守るために必要になる．

免疫特権部位が感染を受けた場合にエフェクター T 細胞がそこに侵入しうることは，驚くべきことではない．エフェクター T 細胞は活性化されるとほとんどの組織に侵入できるが（第11章参照），その場所で抗原が認識され，組織のバリア機能を変化させるサイトカインの産生が引き起こされて初めて，細胞の集積が起こる．

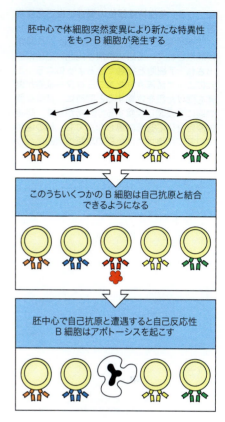

図 15.6　胚中心での自己反応性 B 細胞の除去

胚中心での体細胞高頻度突然変異の過程で（上図），自己反応性 BCR を発現する B 細胞も発生しうる．可溶性自己抗原によりこれらレセプターが架橋されると（中央図），これら自己反応性 B 細胞はヘルパー T 細胞によるヘルプがなければ BCR を介したシグナルを介してアポトーシスを起こす（下図）．

免疫特権部位
脳
眼
精巣
子宮（胎児）

図 15.7　身体のいくつかの部分は免疫特権をもっている

これらの部位へ移植された組織はしばしば拒絶されずに永久に生着し，これらの部位へ置かれた抗原は破壊的な免疫応答を起こさない．

図 15.8　免疫特権部位の傷害は自己免疫応答を誘発する可能性がある

交感性眼炎では，片眼の外傷により通常は隔離されている眼の抗原が周囲の組織に放出され，T細胞と接触できるようになる．これによって誘導されたエフェクター細胞が傷害を受けた眼を攻撃すると同時に，健常な側の眼にも浸潤し攻撃する．したがって，隔離抗原自身は応答を誘導しなくても，他の場所で応答が誘導されれば免疫の攻撃の標的になりうることになる．

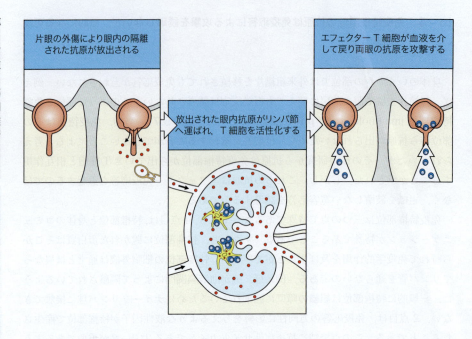

15-6　ある種のサイトカインを産生する自己反応性T細胞は，非病原性であるか，あるいは病原性リンパ球を抑制する

第9章で述べたように，$CD4^+$T細胞はさまざまなタイプのエフェクター細胞，すなわちT_H1，T_H2，T_H17細胞へと分化する．これらのエフェクターサブセットは抗原提示細胞，B細胞そしてマクロファージ，好酸球，好中球などの自然免疫系細胞に異なった影響を与えることで（9-11項参照），さまざまな種類の感染を制御し，多様な免疫応答を統御できるように進化したのである．同様のパラダイムが自己免疫にもあてはまる．すなわち，ある種のT細胞依存性の自己免疫疾患，例えば **1型糖尿病** type 1 diabetes mellitus（図15.1）はT_H1細胞依存的に引き起こされる疾患であるが，一方で他の自己免疫疾患である乾癬（皮膚の自己免疫疾患）はT_H17細胞依存的である．

糖尿病のマウスモデルについて，T細胞分化に影響するようなサイトカインを投与するか，T_H2細胞へ分化する傾向をもつノックアウトマウスを用いることで，糖尿病の発症が抑制されることが示された．さらに，T_H1ではなくT_H2サイトカインを発現する膵島細胞成分に特異的な病原性T細胞が，同じ抗原特異性をもつT_H1細胞によって引き起こされる糖尿病の発症を抑制した．しかしながら，ヒトの自己免疫疾患の治療のために，別のエフェクター細胞（例えばT_H1からT_H2）へスイッチさせる**免疫調節** immune modulationと呼ばれる方法は，これまでのところ成功していない．もう一つの重要な$CD4^+$T細胞であるT_{reg}細胞が自己免疫疾患の抑制により重要な役割を担っている可能性があり，エフェクター反応をT_{reg}細胞応答に傾ける研究が自己免疫疾患の新たな治療法として進められている．

15-7　自己免疫応答はさまざまな段階でT_{reg}細胞によってコントロールされている

前述したような免疫寛容機構を逃れた自己反応性細胞であっても，疾患を起こさないように制御されうる．この制御には2通りある．一つは活性化T細胞や抗原提示細胞に作用するT_{reg}細胞を介した外因性制御であり，もう一つは免疫応答の大きさや継続時間を制限するようにリンパ球自身にプログラムされている内因性制御である．ここでは，まず第9章で紹介したT_{reg}細胞について述べる．

制御性リンパ球による寛容が他の自己寛容と異なる点は，T_{reg}細胞自身が認識する抗原とは異なる抗原を認識する自己反応性T細胞を抑制できることである（図15.9）．この種の寛容は**制御性寛容** regulatory tolerance と呼ばれる．制御性寛容の重要な特徴は，抗原が同じ組織に存在するか同じ抗原提示細胞に提示される限り，T_{reg}細胞がさまざまな異なる自己抗原を認識する自己反応性リンパ球の活性を抑制できることにある．第9章で論じたように，2種類のT_{reg}細胞の存在が実験的に定義されている．一つ目は胸腺で自己抗原に反応して転写因子FoxP3を発現するようにプログラムされた「内在性」T_{reg}（nT_{reg}）細胞である．nT_{reg}細胞は，末梢組織で同じ抗原により活性化されると，組織中で自己抗原を認識する自己反応性T細胞がエフェクターT細胞へ分化するのを阻害し，またエフェクター機能を抑制する．もう一つは「誘導性」T_{reg}（iT_{reg}）細胞と呼ばれるT_{reg}細胞で，FoxP3を発現するが末梢免疫組織において炎症性サイトカイン非存在下でTGF-βと抗原に反応して分化する．大量の自己抗原を動物に経口摂取させることでいわゆる**経口免疫寛容**（12-18項参照）を誘導すると，他の経路で抗原を投与しても無反応になり，自己免疫を抑制しうる．経口免疫寛容は食物などの抗原に対して日常的に誘導され，腸間膜リンパ節におけるiT_{reg}細胞の産生を伴う．これらのiT_{reg}細胞が腸管内で同一抗原に対して免疫抑制作用を示すことはわかっているが，どのようにして他の末梢免疫系における反応を抑制しているのかは不明である．多くの研究者は，iT_{reg}細胞を単離あるいは分化誘導して患者に投与することで自己免疫疾患を効果的に治療できるのではないかと考えている．

FoxP3をコードする遺伝子に変異をもったヒトとマウスが重篤な全身性自己免疫疾患を急速に発症するという事実（15-21項で議論する）から，T_{reg}細胞の分化と機能を制御するFoxP3が免疫寛容維持において非常に重要であるということは明白である．FoxP3発現T_{reg}細胞が自己免疫疾患に対して防御的に働くことは，糖尿病，EAE，SLEそして大腸炎（腸炎）など，いくつかのモデルマウスにおいても示されている．これらの疾患モデルマウスを用いた実験では，$FoxP3^+$ T_{reg}細胞を除去すると多臓器性自己免疫疾患を発症することから，この細胞が正常な免疫系において能動的に病気を抑制していることが明らかになった．T_{reg}細胞はまた，移植片対宿主病や移植片拒絶など他の免疫病理的な症候群の発症を防ぎ症状を改善することもわかっている．これについては本章で後述する．

T_{reg}細胞の重要性は，いくつかのヒトの自己免疫疾患でも示されている．例えば，多発性硬化症や多腺性自己免疫症候群II型（まれな内分泌疾患で，二つ以上の自己免疫性内分泌疾患が同時に起こる）では，$FoxP3^+$ T_{reg}細胞の数は正常でも抑制能が障害されている．つまり，T_{reg}細胞は自己免疫疾患を抑制するうえで重要であり，この細胞のさまざまな機能障害により自己免疫が起こりうると考えられる．

FoxP3発現T_{reg}細胞のみが制御性リンパ球ではない．例えば，腸管組織でIL-10を高産生する$FoxP3^-$のT_{reg}細胞が同定されており，IL-10依存的に炎症性腸疾患（IBD）を抑制していると考えられている．これらの細胞の発生起源は今のところはわかっていない．

ほとんどあらゆるタイプのリンパ球は，ある条件下で制御機能をもつ．B細胞でさえコラーゲン誘導性関節炎（CIA）やEAEを含むマウスの実験的自己免疫疾患を抑制することができる．この制御機序はおそらく$CD4^+$ T_{reg}細胞のそれと似ていて，エフェクターT細胞の増殖や分化を抑制するサイトカインを分泌することによると考えられる．

制御性細胞による自己反応性T細胞やB細胞の外因性制御に加えて，リンパ球はそれ自身で増殖や生存を制限する内因性制御機構をもっている．この内因性制御によって，正常の免疫応答と同様に自己免疫応答が抑制されている（11-16項参照）．このことは，Bcl-2やFasなどのアポトーシスを制御している経路（7-23項参照）に異常があると

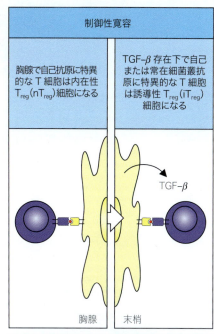

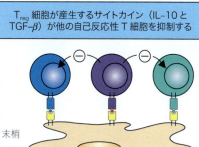

図15.9 T_{reg}細胞による寛容は，同じ組織の抗原を認識する複数の自己反応性T細胞をすべて抑制する

内在性T_{reg}（nT_{reg}）細胞という特殊化した自己反応性T細胞は，胸腺において，除去されるほど強くはないが単なる正の選択を受けるために必要なレベルよりは強く自己抗原に反応することにより分化する（左上図）．また，末梢で自己反応性ナイーブT細胞が自己抗原を認識し，サイトカインTGF-β存在下で活性化した場合には，ナイーブT細胞からT_{reg}細胞が誘導されることもある（右上図）．内在性，誘導性にかかわらずT_{reg}細胞が自己反応性T細胞の活性を抑制する機序を下図に示す．T_{reg}細胞が抗原提示細胞上の自己抗原を認識すると，IL-10やTGF-βなどの抑制サイトカインを分泌し，周囲にある自己反応性T細胞のすべてを抗原特異性にかかわらず抑制する．

きに，自己免疫疾患が自然発症することからわかる．このような自己免疫の存在は，通常自己反応性細胞は産生されるもののアポトーシスによって排除されていることを証明している．この機構は T 細胞および B 細胞の両方の寛容に重要であると思われる．

まとめ

自己・非自己の識別は不完全である．これは，特に自己免疫の抑制と免疫能の間で適切な釣り合いをとらなければならないからである．自己反応性リンパ球は常に正常な免疫レパートリー中に存在するが，通常は活性化されていない．しかしながら，自己免疫疾患では自己反応性リンパ球は自己抗原によって活性化される．もし活性化が持続すれば，自己反応性エフェクターリンパ球が産生されて病気を引き起こす．免疫系には，自己免疫が起こらないようにするために協働して働く驚くべき一揃いの機構が存在する（図 15.2）．したがって，その一つ一つの機構が完璧に働く必要もなければあらゆる自己反応性細胞に作用する必要もない．自己寛容はリンパ球の発生過程に始まり，自己反応性 T 細胞は胸腺で，自己反応性 B 細胞は骨髄で除去される．あるいは $CD4^+$ T 細胞の場合は，自己反応性 $FoxP3^+$「内在性」（「胸腺由来」）T_{reg} 細胞集団が産生されて，胸腺から移出された後に自己免疫応答を抑制する．アネルギー，クローン除去あるいは胸腺外での「誘導性」（「末梢由来」）T_{reg} 細胞の産生といった末梢性免疫寛容機構は，胸腺や骨髄では発現しないような自己抗原に対して中枢性免疫寛容機構を補っている．弱く自己に反応するリンパ球は，一次リンパ組織（胸腺と骨髄）では消去されない．もし弱く自己に反応する細胞が消去されてしまったならば，免疫レパートリーの多様性が小さくなりすぎて，病原体に対する免疫応答が失われてしまうことになる．その代わり，弱く自己に反応する細胞は末梢で活性化したときだけ抑制される．その抑制機序としては，それ自身自己反応性細胞ではあるが病原性はない T_{reg} 細胞を介した抑制機構がある．T_{reg} 細胞が認識する自己抗原と自己反応性リンパ球が反応する自己抗原が近傍に存在する場合には，T_{reg} 細胞は自己反応性リンパ球を抑制することができる．このことにより，制御性細胞は自己免疫による炎症部位へ遊走して炎症を抑制することができる．自己免疫を制御する最後の機構は，免疫応答が自己制御型であるという性質である．活性化リンパ球に内在するプログラムが細胞をアポトーシスへと誘導する．また活性化リンパ球は Fas のような外因性アポトーシス誘導シグナルへの感受性を獲得する．

自己免疫疾患とその発症機序

ここでは，いくつかの一般的な臨床的自己免疫疾患について述べ，自己寛容の喪失が自己反応性リンパ球を活性化して組織損傷を引き起こす機序について述べる．自己免疫疾患における組織傷害機構は病原体に対する排除機構と多くの点で類似している．補体と Fc レセプターを介した自己抗体による組織傷害は SLE などいくつかの自己免疫疾患において重要な役割を担っている．同様に，細胞傷害性 T 細胞が自己組織に向けられると，ウイルス感染細胞を破壊すると同様にその自己組織を破壊してしまう．この機構により 1 型糖尿病において膵臓 β 細胞が破壊される．しかしながら，病原体と違って自己蛋白質は基本的には除去されることがないので，膵臓 β 細胞のような例外はあるものの，自己免疫応答は慢性的に持続することになる．また，細胞表面レセプターに対する自己抗体が細胞の機能に影響する重症筋無力症のように，自己免疫特有の機構も存在する．ここでは，いくつかの主要な自己免疫疾患の発症機序について述べる．

15-8　自己抗原に対する特異的適応免疫応答が自己免疫疾患を引き起こす

　遺伝的に感受性のある実験動物を用いて，遺伝的背景が同一の動物から採取した自己組織と強力なアジュバント（付録Ⅰ，A-1項参照）を混合して注射すると自己免疫疾患を誘導できる．このことは，自己免疫が自己抗原特異的な適応免疫応答によって引き起こされることを直接的に示している．また，このような実験系は，アジュバントに含まれる細菌成分によって免疫系の他の要素（主に樹状細胞）が活性化されることの重要性を示唆している．しかしながら，自己免疫の研究にそのような実験動物を使用することには欠点もある．ヒトや遺伝的に自己免疫に罹患しやすい動物では，通常自己免疫は自然発症する．すなわち，何が引き金となって自己に対する免疫応答が起こり，自己免疫疾患を発症するのか，われわれは理解していない．自己抗体と傷害を受ける組織のパターンを研究することによって，自己免疫疾患の標的になっているいくつかの自己抗原を同定することはできるが，その抗原に対する反応が免疫応答を開始させる引き金なのかは証明されていない．

　ある種の自己免疫は，感染性微生物によって引き金が引かれるが，これはその病原体が組織に存在する自己抗原と似たエピトープを発現するために，患者がその組織に対して感作されるためである．一方で，ある種の自己免疫疾患は，明らかな感染性微生物の関与なしに，免疫系の内的な破綻によって引き起こされるという証拠が自己免疫の動物モデルから得られている．

15-9　自己免疫は臓器特異的疾患と全身性疾患に分類される

　疾患を科学的に分類することは，特にその原因となる機構が正しく理解されていない場合には，かなり不確かである．このことは，自己免疫疾患を分類することが困難なことからも明らかである．臨床的観点からは，自己免疫疾患を，特定の臓器に限局した「臓器特異的」自己免疫疾患と，全身の多くの臓器が傷害される「全身性」自己免疫疾患の2種類に分類することはしばしば有用である．どちらの場合も，自己免疫疾患は，数少ない例外（例えば1型糖尿病）はあるものの，自己抗原が身体からなくなることがめったにないため，慢性的になることが多い．自己免疫疾患によっては，特定の免疫エフェクター経路（自己抗体によるものであるか，あるいはエフェクターT細胞によるものであるか）が支配的になる場合がある．しかしながら，多くの場合はその両者が自己免疫疾患の発症に寄与していると考えられる．

　臓器特異的自己免疫疾患では，一つもしくは少数の臓器由来の自己抗原が標的となり，病気はその標的臓器に限定される．そのような例として，主に甲状腺を標的とする**橋本甲状腺炎** Hashimoto's thyroiditis と**グレーブス病** Graves' disease，あるいはインスリン分泌膵臓β細胞が免疫の標的となる1型糖尿病などが挙げられる．全身性自己免疫疾患の例としては，SLEや**シェーグレン症候群** Sjögren's syndrome があり，皮膚，腎臓，脳などさまざまな組織が同時に傷害される（図15.10）．

　この二つのカテゴリーに属する疾患で認識される自己抗原は，それ自体も臓器特異的抗原と全身性抗原に分類される．グレーブス病は甲状腺刺激ホルモン（TSH）レセプターに対する自己抗体，橋本病は甲状腺ペルオキシダーゼに対する自己抗体，1型糖尿病はインスリンに対する自己抗体を特徴としている．一方，SLEは，細胞内のクロマチンに対する抗体や，mRNAスプライシングに関与する蛋白質であるスプライソーム複合体に対する抗体に代表されるように，全身のどの細胞にも普遍的に大量に存在する抗原に対する抗体の存在が特徴である．

　しかしながら，すべての自己免疫疾患がこのように分類されるわけではないので，臓

臓器特異的自己免疫疾患
1型糖尿病
グッドパスチャー症候群
多発性硬化症 クローン病 乾癬
グレーブス病 橋本甲状腺炎 自己免疫性溶血性貧血 自己免疫性アジソン病 白斑 重症筋無力症

全身性自己免疫疾患
関節リウマチ
強皮症
全身性エリテマトーデス シェーグレン症候群 多発性筋炎

図15.10　「臓器特異的」または「全身性」の病態によって分類される一般的な自己免疫疾患

　疾患群として発症する傾向にある病態を一つの枠内に囲んだ．疾患群とは，二つ以上の疾患が1人の患者あるいは家族内の異なるメンバーに発症する場合と定義した．すべての自己免疫疾患にこの図式があてはまるわけではなく，例えば，自己免疫性溶血性貧血は単独でも起こるし全身性エリテマトーデスに伴って起こることもある．

器特異的自己免疫疾患と全身性自己免疫疾患とを厳密に区別することがうまくいくとは限らない．例えば，赤血球が破壊される自己免疫性溶血性貧血は，単独で起これば臓器特異的自己免疫疾患であるが，SLE の一症状として起これば全身性自己免疫疾患の一部ということになる．

慢性炎症性疾患のよく知られた一例として，**炎症性腸疾患** inflammatory bowel disease（**IBD**）が挙げられる．IBD は主要な臨床的病態から**クローン病** Crohn's disease（本章で後述する）と**潰瘍性大腸炎** ulcerative colitis の 2 種類に分けられる．IBD は自己組織抗原を標的とはしないものの，自己免疫疾患の多くの特徴を有しているため，本章で論ずることにする．IBD においては，自己組織抗原ではなく腸管に定住する常在細菌叢由来の抗原を標的とした異常な免疫応答が惹起される．すなわち，IBD は「自己」抗原というよりむしろ「自己」細菌叢の抗原に対する免疫応答によって惹起されることから，厳密には自己免疫疾患の境界例とも捉えることができる．しかしながら，IBD においても免疫寛容の破綻がみられ，さらに臓器特異的自己免疫疾患と同様に，異常な免疫応答による組織破壊は主に単一の臓器，腸管に限定される．

15–10 自己免疫疾患では免疫系の多数の構成要素が動員される

免疫学者たちは，さまざまな自己免疫疾患において免疫系のどの部分が重要なのかについて長い間関心を払ってきた．なぜなら，その解明が疾患の原因を理解し，有効な治療法を開発するのに有用だからである．例えば重症筋無力症では，アセチルコリンレセプターに対する自己抗体が神経筋接合部のレセプター機能を阻害し，筋脱力の原因となる．他の自己免疫疾患では，免疫複合体を形成した抗体が組織に沈着し，補体活性化と炎症性細胞上の Fc レセプターとの結合により炎症を惹起し，その結果組織傷害が起こる．

エフェクター T 細胞が疾患の主な原因と考えられる一般的な自己免疫疾患は 1 型糖尿病，乾癬，IBD，多発性硬化症である．これらの疾患では，自己 MHC 分子と複合体を形成した自己ペプチドあるいは常在細菌叢由来ペプチドを T 細胞が認識し，それらに特異的な T 細胞が集積し，自然免疫系に属する骨髄系細胞を活性化するかあるいは組織の細胞を直接傷害することで，局所に炎症を惹起する．

発症した個体から採取した自己抗体と自己反応性 T 細胞のいずれか一方またはその両方を正常の個体に移入して疾患が発症すれば，その疾患が自己免疫性で，これらの要素が発症過程に関与していることを証明できる．重症筋無力症では，患者血清を動物レシピエントへ移入すると，その疾患と類似した症状が起こるので，抗アセチルコリン自己抗体の病原性を証明できる（図 15.11）．同様に，EAE の動物モデルでは，発症した動物の T 細胞を正常マウスに移入することで疾患を移すことができる（図 15.12）．

疾患の発症における抗体の役割を妊婦において証明することができる．IgG 抗体は胎盤を通過するが，T 細胞は通過しない（10–15 項参照）．自己免疫疾患の中には（図

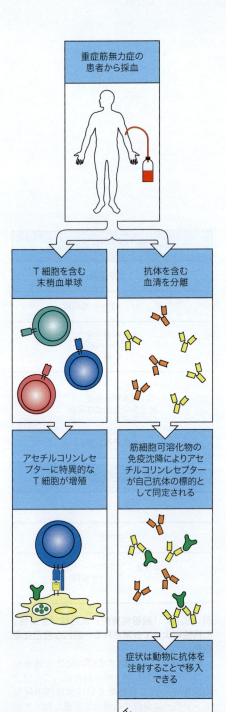

図 15.11　重症筋無力症を他個体に移入できる自己抗体を同定する

重症筋無力症患者の血清に含まれる自己抗体と横紋筋溶解物の免疫沈降反応により，アセチルコリンレセプターが自己抗体の標的として同定された（右図）．これら自己抗体はマウス，ヒト両方のアセチルコリンレセプターに結合するので，それらをマウスに移入すれば疾患が発症する（右下図）．この実験から，抗体に病原性があることがわかる．しかし，抗体を産生するには，その患者はアセチルコリンレセプター由来のペプチドに反応する CD4$^+$T 細胞をもっている必要がある．このことを調べるために，重症筋無力症患者の T 細胞を分離して，アセチルコリンレセプターと適切な MHC 型をもつ抗原提示細胞とともに培養する（左図）．アセチルコリンレセプターのエピトープに特異的に反応する T 細胞は刺激されて増殖するので，それにより同定できる．

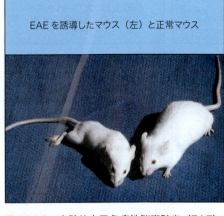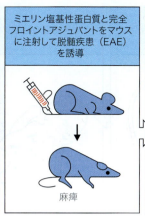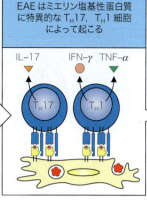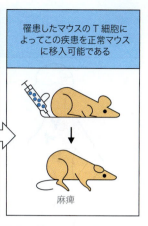

図15.12 実験的自己免疫性脳脊髄炎（EAE）では，ミエリン塩基性蛋白質に特異的なT細胞を介して脳に炎症が起こる

　この疾患は，単離した脊髄組織を完全フロイントアジュバントとともに実験動物に注射することで誘導できる．EAEでは，脳の炎症反応によって尾と後肢から始まる進行性麻痺が発症する（写真左がEAE発症マウス，右は正常マウス）．その後麻痺は前肢に進行し，最終的に個体は死亡する．脊髄抽出液中から同定された自己抗原の一つは，ミエリン塩基性蛋白質（MBP）である．MBPを完全フロイントアジュバントに混ぜて免疫しただけでもこの疾患を起こせる．脳の炎症と麻痺はMBP特異的なT_H1細胞とT_H17細胞によって起こる．MBPに特異的なT_H1クローンによって，EAEの症状を適切なMHC対立遺伝子をもつナイーブレシピエントに移入できる．したがって，疾患を移入するT_H1細胞クローンに認識されるペプチド・MHC複合体をこの実験系で同定できる．他のミエリン鞘構成成分でもEAEの症状を誘導することができるので，この疾患の自己抗原は一つ以上存在する．

（写真はWraith, D., et al.: Cell 1989, 59: 247–255より，Elsevier社の許諾を得て転載）

15.13），胎盤を介して胎児や新生児に自己抗体が伝搬されることにより疾患を起こすものがある（図15.14）．このことから，自己抗体が自己免疫疾患のいくつかの症状を起こすことがヒトにおいて証明される．この新生児に起こる症状は，通常は母親由来の抗体が代謝されると速やかに消えるが，その前に自己抗体が臓器傷害を起こす場合がある．SLEやシェーグレン症候群の母親から生まれた新生児に起こる房室ブロックがその

胎盤を介して胎児や新生児に移入される自己免疫疾患		
疾患	自己抗体	症状
重症筋無力症	抗アセチルコリンレセプター抗体	筋脱力
グレーブス病	抗甲状腺刺激ホルモン（TSH）レセプター抗体	甲状腺機能亢進症
血小板減少性紫斑病	抗血小板抗体	紫斑，出血
新生児ループス発疹および/もしくは先天性心ブロック	抗Ro抗体 抗La抗体	光過敏性発疹および/もしくは徐脈
尋常性天疱瘡	抗デスモグレイン-3抗体	水疱

図15.13 病原性IgG自己抗体が胎盤を通過することによって胎児に移入される自己免疫疾患の例

　これらの疾患は，主に細胞表面あるいは組織マトリックス分子に対する自己抗体によって起こる．このことから，胎盤を通過した自己抗体が胎児や新生児に疾患を起こすか否かを決めるうえで，抗原が自己抗体と接触できるか否かが重要であることがわかる．自己免疫性先天性心ブロックは，Ro抗原を多量に発現する心臓伝導組織の形成過程における線維化が原因である．Ro蛋白質は細胞内の細胞質小リボ核蛋白質の構成成分であるが，Ro抗原が心臓伝導組織の細胞表面に発現して，自己抗体の標的になっているかどうかはまだわかっていない．いずれにしても，自己抗体の結合が組織傷害の原因になっていて，それによって心拍数が下がる（徐脈）．

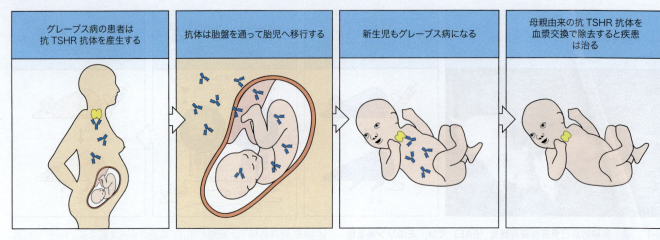

図15.14 母親が抗体依存的な自己免疫疾患に罹患していると，胎盤を通した自己抗体の移行により新生児に症状が現れる

妊婦では，出産前にIgG抗体が胎盤を通して胎児に移行して蓄積する（図10.30参照）．したがって，IgG自己抗体に起因した自己免疫疾患に罹患した母親の新生児は，しばしば生後数週間母親と同じ症状を示す．幸いにも，母親由来の抗体の消失に伴って症状は改善し，傷害はほとんど続かない．グレーブス病の場合，甲状腺刺激ホルモンレセプター（TSHR）に対する抗体によりこの現象が起こる．甲状腺刺激抗体をもつ母親の子供は，生まれたときには甲状腺亢進状態を示すが，血漿交換により母親由来の抗体を取り除くと正常化する．

例である．抗体除去のために新生児の血液または血漿交換が行われるが，すでに非可逆性の傷害が起こってしまうと，これは有効ではない．

図15.15に，代表的な自己免疫疾患について免疫応答のどの部分が病原性に寄与するのか示した．これまで述べてきた疾患はある特定のエフェクター機能が病気を進行させるという非常にはっきりとした例であるが，多くの自己免疫疾患は単一のエフェクター機構で発症するわけではない．自己免疫応答は，病原体に対する免疫応答と同様に，だいたいはT細胞，B細胞，自然免疫系細胞がかかわる免疫システム全体の働きと考えた方がその理解のために有効である．実際，自己免疫研究は昔から抗原特異性の同定，あるいは自己反応性T細胞，B細胞のエフェクターサブクラスを同定することに焦点をあててきたが，自然免疫系の細胞（特にファゴサイトーシス活性を有する骨髄系細胞）

自己免疫疾患では免疫応答のすべての機構が関与する			
疾患	T細胞	B細胞	抗体
全身性エリテマトーデス	病原性を示す 抗体産生をヘルプ	T細胞への抗原提示	病原性を示す
1型糖尿病	病原性を示す	T細胞への抗原提示	存在するが 病的意義不明
重症筋無力症	抗体産生をヘルプ	抗体産生	病原性を示す
多発性硬化症	病原性を示す	T細胞への抗原提示	存在するが 病的意義不明

図15.15 自己免疫疾患には免疫応答のあらゆる要素が関与する

いくつかの自己免疫疾患では伝統的にB細胞もしくはT細胞によって媒介されると考えられてきたが，一般的には免疫系のすべての要素が関与すると考える方が有益である．四つの重要な自己免疫疾患を挙げ，T細胞，B細胞，抗体の役割をまとめた．全身性エリテマトーデスのような疾患では，T細胞はB細胞の自己抗体産生のヘルプ，直接的な組織傷害の促進など複数の役割をもつ．B細胞も，T細胞への抗原提示による刺激と病原性自己抗体の分泌という二つの役割をもつ．

が多くの自己免疫疾患において組織損傷の大きな原因となっていることが実験的に証明されている．自然免疫リンパ球（ILC）も，特にバリア組織の表面など，自己免疫疾患の病変部位でみつかっている．しかしながら，自己免疫疾患における自然免疫リンパ球の詳細な役割，また有用な治療標的になりうるかどうかは，今のところ不明である．

15–11　慢性自己免疫疾患は，炎症のポジティブフィードバック，自己抗原の除去不全，そして自己免疫応答の拡大により進行する

病原体を破壊するための免疫応答が正常に誘導されると，通常外来侵入体が除去され，その後免疫応答は終息し，大部分のエフェクター細胞は死滅して一部少数のメモリー細胞だけが残る（第11章参照）．しかしながら，自己免疫においては自己抗原は簡単には除去されない，なぜならそれらは大量に，あるいは（例えば，クロマチンのように）全身に広く存在するからである．すなわち，免疫応答を終息させる非常に重要な機構が，多くの自己免疫疾患には適用されない．

一般に，自己免疫疾患は少数の自己抗原だけが関与する初期の活性化段階を経た後に慢性期に移行する．自己抗原が持続的に存在するために，慢性炎症が誘導される．そして，組織損傷の結果としてさらに自己抗原が放出され，自己免疫の重要な「隔離」という障壁，すなわち多くの自己抗原が通常は免疫系に曝露されないという障壁が破られる．さらに，傷害された組織から放出されるサイトカインやケモカインに応答して，マクロファージや好中球などの非特異的なエフェクター細胞が誘引される（図15.16）．その結果，持続性・進行性の自己破壊が起こる．

自己免疫応答が進行すると，最初の標的となった自己抗原のみならず，新しい自己抗原上の新しいエピトープに対して反応する新しいリンパ球クローンが動員されるようになる．この現象は**エピトープ拡大** epitope spreading と呼ばれ，疾患の持続と増幅に重要である．第10章でみたように，活性化B細胞は，抗原レセプターを介したエンドサイトーシスによって特異的抗原を細胞内に取り込み，処理し，T細胞へ抗原提示を行う．エピトープ拡大はいくつかの方法で起こる．抗体に結合した抗原は効率よく提示される

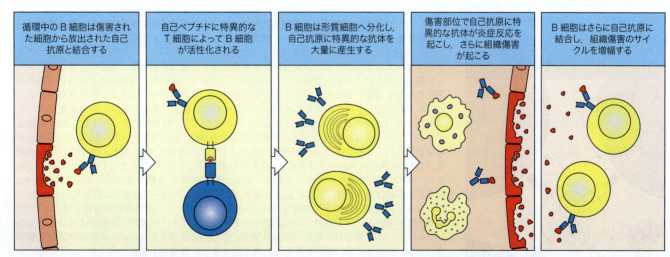

図15.16　自己抗体による炎症は損傷を受けた組織由来の自己抗原の放出を促進し，それがさらに自己反応性B細胞を活性化する
自己抗原，特にSLEで標的となる細胞内自己抗原は，死細胞から放出されて初めてB細胞を刺激する（第1図）．それによって自己反応性T細胞とB細胞が活性化されて，自己抗体の産生を促進する（第2図，第3図）．産生された自己抗体はさまざまなエフェクター機能を介して組織傷害を起こし（第10章参照），さらなる細胞死が起こる（第4図）．これらの新たに放出された自己抗原がさらに自己反応性B細胞を動員して活性化するというポジティブフィードバックループが回り（第5図），最初の図に示した新たなサイクルへと入っていく．

ので，通常は少量しか存在しないためナイーブ細胞を活性化することができない自己抗原も，B 細胞内に取り込まれて処理されることで，これまで隠れていた新たなペプチドエピトープが**潜在性エピトープ** cryptic epitope として T 細胞に提示されるようになる．このような「新しい」エピトープに応答する自己反応性 T 細胞は，これらのペプチドを提示する B 細胞に対するヘルパーとして働き，さらなる自己反応性 B 細胞クローンを動員してより多彩な自己抗体を産生させる．さらに，B 細胞が BCR を介して特異的抗原を結合して取り込む際に，その抗原と結合した他の分子も細胞内に取り込む．このようにして，自己免疫応答を始動したもともとの自己抗原とは異なる抗原のペプチドを提示する抗原提示細胞として B 細胞は機能しうる．

SLE では，自己抗体反応がこれらエピトープ拡大の機構を始動する．この疾患では，クロマチンの蛋白質と DNA 成分の両方に対する自己抗体が存在する．図 15.17 は，DNA に特異的な自己反応性 B 細胞が，どのようにしてクロマチンのもう一つの成分であるヒストン蛋白質に特異的な自己反応性 T 細胞を動員して，自己免疫応答を起こさせるのかを示している．この T 細胞は，今度はもともとの DNA に特異的な B 細胞だけでなく，ヒストンに特異的な B 細胞をもヘルプし，抗 DNA 抗体と抗ヒストン抗体の両方を産生させる．

エピトープ拡大が疾患の進展にかかわる自己免疫疾患のもう一つの例として，皮膚や粘膜における重篤な水疱形成を特徴とする**尋常性天疱瘡** pemphigus vulgaris がある．この疾患は，細胞接合部（デスモソーム）に存在して表皮の細胞を保持する一種のカドヘリンであるデスモグレインに対する自己抗体産生によって起こる（図 15.18）．これら接着分子の細胞外ドメインに対して自己抗体が結合すると，接合部が分離し，組織が解離する．尋常性天疱瘡は，口腔や生殖粘膜部位で始まり，後期になって初めて皮膚が傷害される．粘膜期にはデスモグレインの特定のエピトープ Dsg-3 に対する自己抗体だけがみられるが，この抗体は皮膚に水疱を形成させることはできないと考えられている．皮膚病変への進展は，Dsg-3 分子内のエピトープ拡大（これにより皮膚深部に水疱をもたらす新たな自己抗体が産生される）と，表皮に豊富に存在する別のデスモグレインである Dsg-1 に対する分子間のエピトープ拡大の両方を伴っている．Dsg-1 は軽

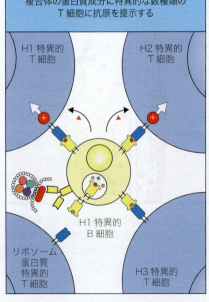

図 15.17　エピトープ拡大は，複雑な抗原のさまざまな構成成分に特異性をもつ B 細胞が単一の特異性をもつ自己反応性ヘルパー T 細胞に刺激されることにより起こる

SLE 患者では，細胞が死んで崩壊するときに放出されるヒストンと DNA から構成されるヌクレオソームのような核蛋白質抗原に対する免疫応答が拡大し続ける．上図は，ヌクレオソームの構成成分に対する単一の自己反応性 CD4⁺ T 細胞クローンが，複数の異なる自己反応性 B 細胞を刺激する様子を示している．中央の T 細胞は，ヌクレオソーム表面に存在するリンカーヒストン H1 由来の一つの特定のペプチド（赤色）に特異的である．上の二つの B 細胞は，それぞれヌクレオソーム表面上の H1 と DNA のエピトープに特異的である．これらの B 細胞はヌクレオソーム全体に結合してそれを取り込んで分解し，H1 ペプチドをヘルパー T 細胞に提示する．これによりこれらの B 細胞も活性化されて抗体を分泌する（DNA 特異的 B 細胞の場合は DNA 特異的抗体が分泌される）．右下の B 細胞はヒストン H2 のエピトープに特異的であるが，H2 はヌクレオソームの中に隠れているため，BCR に接触できない．そのためこの H2 特異的 B 細胞はヌクレオソームに結合できず，H1 特異的ヘルパー T 細胞により活性化されない．別のタイプの核蛋白質粒子であるリボソーム（RNA とリボソーム特異的蛋白質で構成される）特異的な B 細胞も，ヌクレオソームに結合できず（左下），H1 特異的 T 細胞による活性化も受けない．一つの T 細胞は一度に一つの B 細胞としか相互作用できないが，実際には同じ T 細胞クローンに由来する別の細胞が異なった特異性をもった B 細胞と相互作用できる．下図は，ヌクレオソームに対する T 細胞応答の拡大を示している．中央の H1 特異的 B 細胞はヌクレオソーム全体を取り込んで提示するが，ヌクレオソーム由来のさまざまなペプチド抗原を MHC クラス II 分子上に提示する．この B 細胞は，H1 特異的 T 細胞はもちろん，内部のヒストン H2, H3 や H4 など，あらゆるヌクレオソーム由来ペプチド抗原に特異的な T 細胞を活性化できる．しかしながら，リボソームはヒストンに含まれないので，H1 特異的 B 細胞はリボソーム抗原特異的な T 細胞を活性化しない．

度の類似疾患である落葉状天疱瘡における自己抗原でもある．この疾患では，Dsg-1に対して最初に産生される自己抗体は傷害を起こさず，Dsg-1の表皮細胞の接着にかかわる部分のエピトープに対して自己抗体が産生されて初めて発症する．

15-12 抗体とエフェクターT細胞両者が自己免疫疾患における組織損傷を引き起こしうる

　自己免疫疾患の諸症状は，体内の自己組織に向けられた免疫系のエフェクター機構によって引き起こされている．すでに述べたように，その反応は新たな自己抗原が継続的に供給されることによって増幅，持続される．この原則の例外が1型糖尿病であり，1型糖尿病では自己免疫応答が標的細胞をほぼ完全に壊してしまう．これにより，糖代謝維持に必要なインスリン産生が不可能となり，糖尿病の諸症状を引き起こすのである．

　歴史的には，自己免疫における組織傷害機構は，免疫機構のより現代的な理解が得られる以前の1960年代初期に定義された「過敏反応」と同じ考え方に従って分類されてきた（図15.19，第14章イントロダクション参照）．今日では，さまざまなタイプの病原体を排除するために用いられている免疫応答の主要な型と同じものが，自己免疫において破綻していることがわかっている．そして，疾患によってどの型が優位かという違いはあるにせよ（例えば自己抗体による細胞傷害），自然免疫系のエフェクター細胞はもちろんB，T細胞両者が組織傷害に寄与している．自己免疫の標的である抗原または抗原群と，その抗原を発現している組織が傷害される機序の両者によって，疾患の病理と臨床病態が決まる．

　アレルギー性またはアトピー性炎症疾患（第14章参照）の原因となるIgEを介した2型応答（以前はI型過敏症と呼ばれていた反応）は，自己免疫疾患ではそれほど重要ではない．一方で，細胞表面や細胞外マトリックスの自己抗原へのIgGやIgMの結合による組織傷害（II型過敏症），可溶性自己抗原と自己抗体との免疫複合体による組織傷害（III型過敏症）の場合であっても，自己抗体が組織傷害を起こす自己免疫は，しばしば3型（T_H17）または1型（T_H1）免疫，もしくはT細胞非依存的IgM産生B細胞の生成を特徴とする．自己抗体による組織傷害は，自己免疫性甲状腺炎のように特定の細胞や組織を標的とする場合もあれば，関節リウマチのように免疫複合体が特異的な血管床に沈着することによる場合もあるので，疾患は臓器特異的な場合もあるし全身性の場合もある．SLEなどのようなある種の自己免疫では，自己抗体はこれら両方の機序により組織傷害を起こす．最後に，いくつかの臓器特異的自己免疫疾患では，T_H1細胞と細胞傷害性T細胞のどちらかあるいはその両者による1型応答が組織傷害を引き起こす（IV型過敏症，例えば1型糖尿病）．もしくは，例えば乾癬やクローン病のように，T_H17細胞がバリア組織において炎症を誘導する3型応答に起因する自己免疫疾患もある．

　しかしながら，ほとんどの自己免疫疾患では複数の機構が働いていると考えられる．つまり，ヘルパーT細胞は病原性自己抗体の産生にほとんどの場合必要であるし，逆にB細胞は，組織傷害を起こすか自己抗体産生をヘルプするT細胞が最大限に活性化されるために重要な役割を担っている．例えば1型糖尿病と関節リウマチでは，T細胞と抗体の両者によって組織傷害が起こる．SLEは，かつては抗体と免疫複合体だけで起こる疾患と考えられていたが，T細胞依存的な病的機序も知られるようになっている．さらに，実質的にすべての自己免疫疾患において，自然免疫系細胞が炎症反応および抗体とT細胞による組織傷害に寄与している．以下では，自己抗体がどのように組織傷害を起こすのか検討し，その後，自己反応性T細胞とその自己免疫疾患における役割を考察していく．

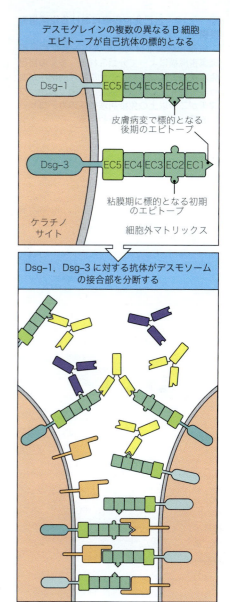

図15.18 尋常性天疱瘡はデスモグレイン特異的な自己抗体が原因となって皮膚に水疱を形成させる疾患である

　ケラチノサイトを保持する細胞間結合接着分子であるデスモグリンは五つの細胞外ドメイン（EC1～EC5）からなる細胞表面蛋白質である（上図）．自己免疫応答の初期では，細胞膜から切り離されたデスモグレイン-3（Dsg-3）のEC5ドメインに対する抗体が作られるが，疾患は起こらない．しかしながら，やがては分子内そして分子間エピトープ拡大が起こり，Dsg-3とDsg-1のEC-1，EC-2ドメインに対するIgG抗体が産生される．これらの自己抗体はデスモグレインが接合部において接着するのを阻害し（下図），皮膚組織の一体性を保つのに必要なデスモグレインの生理的な接着性相互作用が妨害される．その結果，この自己抗体により皮膚の外層が解離して水疱が形成される．

図 15.19　自己免疫疾患における組織傷害機構
　自己免疫疾患は免疫応答の主要な型と組織傷害機構によって分類される．多くの自己免疫疾患ではいくつかの免疫病理的機序が並行して働く．このことは，この図で関節リウマチが二つ以上の免疫病理機序のカテゴリーに分類されることからもわかる．

いくつかの一般的な自己免疫疾患は免疫学的機序により分類される		
症候群	自己抗原	症状
細胞表面や間質抗原に対する抗体		
自己免疫性溶血性貧血	Rh血液型，I抗原	補体やFcR⁺貪食細胞による赤血球の破壊，貧血
自己免疫血小板減少性紫斑症	血小板インテグリン GpIIb/IIIa	出血
グッドパスチャー症候群	基底膜IV型コラーゲンの非コラーゲンドメイン	糸球体腎炎，肺出血
尋常性天疱瘡	上皮カドヘリン	水疱
急性リウマチ熱	レンサ球菌細胞壁抗原　抗体は心筋と交叉反応	関節炎　心筋炎　弁膜症
免疫複合体疾患		
本態性混合型クリオグロブリン血症	リウマトイド因子IgG複合体（±C型肝炎抗原）	全身性血管炎
関節リウマチ	リウマトイド因子IgG複合体	関節炎
T細胞を介した疾患		
1型糖尿病	膵臓β細胞抗原	β細胞の破壊
関節リウマチ	未知の滑膜抗原	関節の炎症と破壊
多発性硬化症	ミエリン塩基性蛋白質　プロテオリピド蛋白質　ミエリンオリゴデンドロサイト糖蛋白質	CD4⁺T細胞の脳および脊髄への浸潤　筋力低下　他の神経症状
クローン病	腸内細菌抗原	腸管局所の炎症と瘢痕化
乾癬	未知の皮膚抗原	プラーク形成を伴った皮膚の炎症

15–13　血球に対する自己抗体はその破壊を促進する

　IgGやIgMが血球細胞表面の自己抗原に対して反応すると，その細胞は急速に破壊される．例えば，**自己免疫性溶血性貧血** autoimmune hemolytic anemia は，赤血球上の自己抗原に対する抗体により赤血球が破壊されて貧血となる．この赤血球破壊には二つの機序がある（図 15.20）．IgGあるいはIgM抗体と結合した赤血球は，それぞれFcレセプターあるいは補体レセプターを介して，単核貪食細胞により循環血液中から速やかに除去される．この反応は脾臓でよく起こる．もう一つの機序は，補体の膜侵襲複合体形成による自己抗体感受性赤血球の溶血である．**自己免疫性血小板減少性紫斑病** autoimmune thrombocytopenic purpura では，GpIIb/IIIaフィブリノーゲンレセプター

あるいは別の血小板特異的表面抗原に対する自己抗体が血小板減少を起こすため，出血の危険がある．

有核細胞は，補体制御蛋白質によって防御されているため，このような補体による破壊が起こりにくい．補体制御蛋白質は，補体成分の活性化を阻害することで，免疫系の攻撃から細胞を保護する働きがある（2-15項参照）．しかしながら，自己抗体の標的になった有核細胞は，単核貪食細胞系あるいはNK細胞の抗体依存性細胞性細胞傷害（ADCC）によって破壊される．例えば，好中球に対する自己抗体は好中球減少症を起こし，化膿菌による感染症の危険を増加させる．これらの場合，自己抗体感受性の血液細胞の除去が亢進することにより，血球減少が起こる．このタイプの自己免疫疾患の治療法の一つは，赤血球，血小板や白血球などの血液細胞の主な処理の場である脾臓を摘出することである．別の方法は，大量の非特異的IgGを投与する方法で（IVIG，免疫グロブリン静注療法），Fcレセプターを介した抗体結合細胞の取り込みを阻害し，また抑制性Fcレセプターを活性化させることで骨髄系細胞からの炎症物質の産生を抑制する．

15–14 細胞溶解を引き起こすにいたらない量の補体が組織中の細胞に沈着すると，強い炎症反応が惹起される

組織中の細胞に対してIgGやIgM自己抗体が結合すると，さまざまな機構によって炎症性傷害が誘導される．その一つは，補体の沈着である．有核細胞は補体による溶解に相対的に抵抗性を示すが，細胞表面での細胞傷害閾値以下の量の膜侵襲複合体形成は強力な活性化刺激となる．細胞の種類によっては，膜侵襲複合体の結合はサイトカインの放出や呼吸性バーストを引き起こし，あるいは膜脂質代謝活性を変化させて脂質炎症メディエーターとして知られるプロスタグランジンやロイコトリエンの前駆体であるアラキドン酸の産生を誘導する．

多くの細胞は組織中に場所が固定されており，走化性分子によって自然免疫系細胞，適応免疫系細胞がそこに動員される．その中の一つとして，自己抗体の結合によって活性化された補体から放出される補体フラグメントC5aがある．ロイコトリエンB4のような別の走化性分子は，自己抗体に攻撃された細胞から放出される．炎症性白血球は，自己抗体が細胞にFc部分を介して結合したり補体C3フラグメントを結合したりすることによってさらに活性化される．活性化白血球の産物やNK細胞を介した抗体依存性細胞性細胞傷害により組織傷害が起こる（10-23項参照）．

このタイプの自己免疫疾患の例としておそらく橋本病があり，この疾患では組織特異的抗原に対する自己抗体が長期にわたってきわめて高い値で持続する．この疾患では，後述するようなT細胞を介した直接的な細胞傷害も重要な役割を果たしている．

15–15 レセプターに対する自己抗体はその機能を刺激または遮断して疾患を引き起こす

自己免疫疾患の中には，自己抗体が細胞表面のレセプターに結合したときに起こるものもある．レセプターに結合した抗体は，直接レセプターを刺激する場合と，本来のリガンドによる刺激を阻害する場合がある．グレーブス病では，甲状腺細胞上の甲状腺刺激ホルモン（TSH）レセプターに対する自己抗体がこれを刺激して過剰の甲状腺ホルモンを産生させる．甲状腺ホルモンは通常はフィードバック機構により制御されており，甲状腺ホルモンが高値になると，下垂体からのTSH遊離が抑制される．しかし，グレーブス病では，自己抗体がTSH非存在下でもTSHレセプターを常に刺激し続けてしまうので，このフィードバック機構が破綻し，患者は慢性的に過剰の甲状腺ホルモンが産生

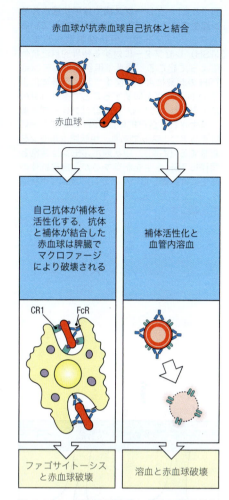

図 15.20　**細胞表面抗原に対する特異的な抗体は細胞を破壊しうる**

自己免疫性溶血性貧血では，細胞表面抗原に対するIgG自己抗体に覆われた赤血球（上図）は，主に脾臓に局在するFcレセプターをもつマクロファージに取り込まれて迅速に排除される（左下図）．IgM自己抗体に覆われた赤血球はC3を固定し，CR1を発現するマクロファージにより排除される．きわめて効率的に補体を固定できるある種のまれな自己抗体は，赤血球上に膜侵襲複合体を形成し，血管内溶血を引き起こす（右下図）．

図 15.21 グレーブス病では甲状腺ホルモン産生のフィードバック機構が破綻している

グレーブス病は，甲状腺刺激ホルモン（TSH）レセプターに対する特異的自己抗体によって起こる．通常，甲状腺ホルモンはTSHの刺激によって産生され，下垂体によるTSHの産生を抑制することでそれ自身の産生を制御している（左図）．グレーブス病で産生される自己抗体はTSHレセプターに対するアゴニストであり，甲状腺ホルモンを刺激する（右図）．甲状腺ホルモンは通常と同様にTSH産生を制御するが，自己抗体の産生には影響しない．こうして過剰な甲状腺ホルモン産生が起こり，甲状腺機能亢進症を引き起こす．

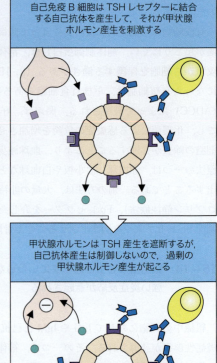

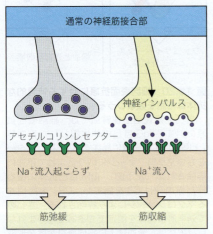

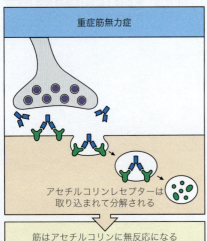

される甲状腺機能亢進症となる（図15.21）．

重症筋無力症では，骨格筋の神経筋接合部にみられるニコチン酸アセチルコリンレセプターのα鎖に対する自己抗体が筋収縮刺激を遮断する．自己抗体が結合することでレセプターが細胞内に取り込まれて分解されると考えられている（図15.22）．重症筋無力症の患者は，この疾患のためにときに致死的な進行性の筋力低下をきたすことがある．細胞表面レセプターに対する自己抗体がアゴニストあるいはアンタゴニストとして作用して起こる疾患を図15.23にまとめた．

15-16 細胞外抗原に対する自己抗体は炎症性傷害を引き起こす

細胞外マトリックス分子に対する抗体反応はまれであるが，激しい傷害を起こしうる．**グッドパスチャー症候群** Goodpasture's syndrome では，基底膜コラーゲン（IV型コラーゲン）α_3鎖に対する自己抗体が産生される．これらの自己抗体は腎糸球体の基底膜（図

図 15.22 重症筋無力症では自己抗体がレセプター機能を抑制する

通常の状態では，神経筋接合部の運動神経末端から放出されたアセチルコリンは，骨格筋細胞のアセチルコリンレセプターに結合して筋収縮を起こす（上図）．重症筋無力症は，アセチルコリンレセプターのαサブユニットに対する自己抗体によって起こる．この抗体はレセプターに結合するが活性化はせず，レセプターの細胞内への取り込みと分解を引き起こす（下図）．筋のレセプター数が減るので，筋はアセチルコリンに低反応となる．

細胞表面レセプターに対する抗体によって起こる疾患				
症候群	抗原	抗体	症状	標的細胞
グレーブス病	甲状腺刺激ホルモンレセプター	アゴニスト	甲状腺機能亢進症	甲状腺上皮細胞
重症筋無力症	アセチルコリンレセプター	アンタゴニスト	進行性筋力低下	筋肉
インスリン抵抗性糖尿病	インスリンレセプター	アンタゴニスト	高血糖，ケトアシドーシス	全細胞
低血糖	インスリンレセプター	アゴニスト	低血糖	全細胞
慢性蕁麻疹	レセプターに結合したIgEまたはIgEレセプター	アゴニスト	持続性の搔疹	マスト細胞

図15.23　細胞表面レセプターに対する自己抗体によって起こる自己免疫疾患
　これらの抗体は，アゴニスト（レセプターを刺激する）として作用するかアンタゴニスト（レセプターを抑制する）として作用するかで異なる影響を及ぼす．インスリンレセプターに対しては，自己抗体によってシグナルを刺激するものと抑制するものがあることに注意．

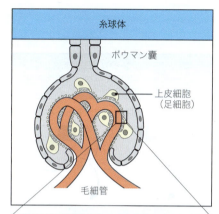

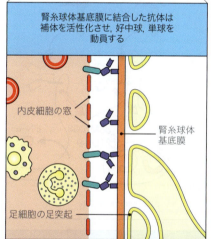

15.24）またときには肺胞基底膜に結合し，適切な治療がなされなければ，急速に死にいたることがある．基底膜に結合した自己抗体は，Fcγレセプターを介して単球や好中球などの自然免疫系エフェクター細胞に結合し，それらを活性化する．その結果，ケモカインの放出が起こり，単球や好中球がさらに糸球体に動員されて，激しい糸球体傷害を起こす．また，この抗体は局所で補体を活性化して組織傷害をさらに増幅する．

　免疫複合体は，可溶性抗原に対して抗体が反応すると産生される．通常，免疫複合体はほとんど組織傷害を起こさない．なぜなら，免疫複合体は補体レセプターをもつ赤血球や補体レセプターとFcレセプター両方をもつ単核貪食系細胞によって効率よく除去されるからである．しかしながら，免疫複合体が過剰に産生されて通常の処理能力を超えてしまった場合や，正常な除去機構に欠陥が生じた場合には，この排除システムが破綻してしまうことがある．前者の例として血清病があり（14-15項参照），これは血清蛋白質が大量に注射されたときや，あるいは血清蛋白質と結合してハプテンとして作用する低分子薬剤によって引き起こされる疾患である．しかしながら，血清病は免疫複合体が消えるまでの一過性の疾患である．同様に，心臓弁に定着した細菌抗原に対する免疫応答が病原体を完全に排除できないとき，細菌性心内膜炎のような慢性感染症が起こるが，その場合には正常な免疫複合体の排除システムが凌駕されてしまう．細菌性心内膜炎では，感染した弁から細菌抗原が持続的に放出され，強力な抗細菌抗体との免疫複合体が形成され，免疫複合体が腎や皮膚などの小血管に広範に傷害を起こす．C型肝炎

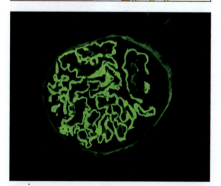

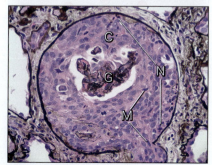

図15.24　糸球体基底膜に反応する自己抗体はグッドパスチャー症候群として知られる炎症性糸球体腎疾患を起こす
　（上二つの図）抗体による腎糸球体損傷の模式図．自己抗体は糸球体毛細血管の基底膜内のIV型コラーゲンに結合することで，補体を活性化し，好中球と単球を動員，活性化させる．（第3図）グッドパスチャー症候群患者から得られた腎糸球体の組織切片像．糸球体におけるIgG沈着を免疫蛍光法で調べた．抗糸球体基底膜抗体（緑色に染色）が基底膜に線状に沈着している．（下図）腎臓糸球体切片の銀染色像．増殖性上皮細胞と流入した好中球（N），単球（M）からなる半月体（C）が形成され，糸球体毛細血管（G）周囲のボウマン囊（尿腔）を満たすことにより糸球体毛細血管が圧迫される．

ウイルス感染のような別の慢性感染症の場合には，クリオグロブリンが産生され，免疫複合体が関節や組織に沈着する**本態性混合型クリオグロブリン血症** mixed essential cryoglobulinemia が誘発されることがある．もしくは，免疫複合体の正常な排除機構が遺伝的に障害されている場合にも，組織傷害が起こることがある．例えば，一部の SLE 患者でみられる，補体や補体レセプターあるいは Fc レセプターの発現低下や機能不全である．

実際，SLE は免疫複合体の過剰産生あるいはその排除不全のどちらか一方あるいは両者がさまざまな段階で起こることにより引き起こされる（図 15.25）．SLE では，有核細胞に普遍的に存在する自己抗原に対して IgG 抗体が持続的に産生され，細胞の共通成分に対する多様な自己抗体が作られるようになる．細胞内核蛋白質成分であるクロマチン構成因子ヌクレオソーム，スプライソソーム，細胞質低分子リボ核蛋白質複合体の三つが主な細胞内抗原である．細胞質低分子リボ核蛋白質複合体には Ro 抗原と La 抗原として知られる二つの抗原を含んでいる（これらの抗原に対する自己抗体が最初にみつかった患者の名前の頭文字をとってこう呼ばれる）．これらの核内自己抗原が免疫複合体形成に関与するためには，抗原が細胞外に表出される必要がある．SLE の自己抗原は，傷害組織由来の死細胞あるいは死につつある細胞から放出される．

SLE では，抗原は体内に大量に存在しており，小さい免疫複合体が持続的に大量に形成されて，腎糸球体基底膜，関節，その他の臓器の小血管に沈着する（図 15.26）．その結果，Fc レセプターを介して貪食細胞が活性化する．いくつかの補体蛋白質，とりわけ C1q，C2 そして C4 の遺伝的欠損はヒトで SLE の発症に強く関連している．C1q，C2，C4 は古典的補体経路の初期に活性化する成分であり，抗体を介したアポトーシス細胞や免疫複合体の除去に重要な役割を果たしている（第 2 章参照）．アポトーシス細胞や免疫複合体が排除されない場合には，それらが末梢で低親和性の自己反応性リンパ球を活性化してしまう可能性が増加する．そして組織が傷害され，その結果としてさらに核蛋白質複合体の放出が起こり，それがいっそう免疫複合体の形成を促進する．この過程で，その特異性は不明であるが，自己反応性 T 細胞も活性化される．SLE のモデル動物では，T 細胞のヘルプなしでは SLE は発症せず，T 細胞は皮膚や腎臓の間質に浸潤して直接局所で病原性を示す．次項で述べるように，T 細胞は二つの経路で自己免疫に関与する．一つは，通常の T 細胞依存性の抗体応答と同じように B 細胞をヘルプして抗体を産生させることであり，もう一つは標的組織に浸潤した T 細胞の直接的なエフェクター機能による組織破壊である．

15–17 自己抗原特異的 T 細胞は直接的な組織傷害と自己抗体応答の持続に関与する

自己抗体と比べて自己反応性 T 細胞の存在を証明することは，昔から多くの理由のため困難である．第一に，T 細胞認識は MHC に拘束されているので，自己反応性ヒト T 細胞によって疾患を実験動物に移入できないことにある．第二に，自己抗体は組織を

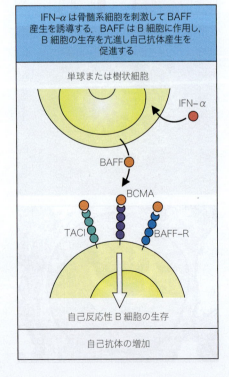

図 15.25 核酸を含む免疫複合体の排除不全は B 細胞活性化因子（BAFF）と I 型インターフェロンの過剰産生を引き起こし，SLE を引き起こす

SLE では，死細胞由来の ssRNA や dsDNA などから構成される核酸-抗体の免疫複合体が，形質細胞様樹状細胞の FcγRIIa（緑色の棒）に結合する．Fc レセプターに結合した ssRNA や dsDNA がエンドソーム内に取り込まれ，そこでそれぞれ TLR-7，TLR-9 を活性化して IFN-α 産生を誘導する（上図）．IFN-α は単球や樹状細胞に作用し，BAFF 産生を促進する．過剰に産生された BAFF は B 細胞上のレセプターに作用し，自己反応性 B 細胞の生存を促進して自己抗体産生を増大させる（下図）．

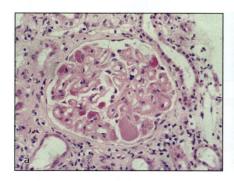 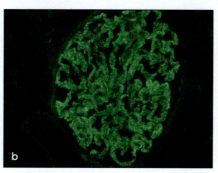 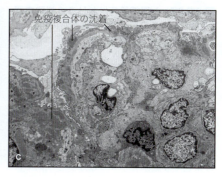

図 15.26 全身性エリテマトーデス（SLE）では，免疫複合体の腎糸球体への沈着が腎機能障害の原因である
(a) SLE 患者の腎糸球体切片像．免疫複合体の腎糸球体への沈着のため，糸球体基底膜の肥厚が起こり，糸球体内に「運河」が走っているようにみえる．(b) 同切片の蛍光抗体染色像．基底膜への免疫グロブリンの沈着が認められる．(c) 電子顕微鏡下で，免疫複合体が糸球体基底膜と腎上皮細胞との間の密な蛋白質沈着としてみられる．また，沈着した免疫複合体に誘引された好中球様の多核白血球も存在している．
(写真はH.T. Cook と M. Kashgarian の厚意による)

免疫染色すれば自己抗原の分布がわかるのに対して，T細胞にはその手法が使えない．しかしながら，蛍光標識ペプチド・MHC四量体（付録Ⅰ，A-24項参照）を利用することで，抗原特異的T細胞をフローサイトメーターで検出可能となり，自己免疫疾患において自己反応性T細胞を in vivo で同定，追跡することができるようになった．さらに，多くの自己免疫疾患で自己反応性T細胞の関与の強力な証拠が得られている．例えば1型糖尿病は，膵島のインスリン産生β細胞が選択的に細胞傷害性T細胞により破壊される疾患である．このことは，1型糖尿病患者が一卵性双生児から膵移植を受けるというまれな場合に，移植組織のβ細胞が速やかに選択的にレシピエントのT細胞によって破壊されるという事実からも裏付けられている．この疾患の再発はT細胞活性化を抑制する免疫抑制薬であるシクロスポリンAで予防可能である（第16章参照）．

CD4$^+$T細胞によって認識される自己抗原は，自己抗原を発現する細胞や組織を血液単核球の培養に加え，自己免疫患者由来のCD4$^+$細胞がそれを認識するかどうかを調べることで同定されうる．もし自己抗原が存在すれば，それは自己反応性CD4$^+$T細胞に効率よく認識される．一方，CD8$^+$T細胞に依存する自己免疫疾患の抗原ペプチドは，そのような培養を行っても効率よく提示されないので，この方法では同定困難である．なぜならば，MHCクラスⅠ分子に提示されるペプチドは通常は標的細胞自身により産生されたものでなければならないからである（第6章参照）．したがって，細胞傷害を起こす自己反応性CD8$^+$T細胞の研究には患者由来の標的組織の細胞そのものを使用しなければならない．逆に，疾患の発症機序自体がCD8$^+$T細胞を介する疾患の抗原同定の手がかりとなることがある．例えば，1型糖尿病では，インスリン産生β細胞が特異的にCD8$^+$T細胞に認識され，破壊されていると考えられる（図15.27）．このことから，病原性CD8$^+$T細胞に認識されるペプチドはβ細胞特異的に発現している蛋白質由来であると推定される．1型糖尿病のモデルマウスであるNODマウスの研究で，インスリン自体に由来するペプチドが病原性CD8$^+$T細胞に認識されることが示され，インスリンがこの糖尿病モデルにおける主要な自己抗原の一つであることが確認された．

多発性硬化症 multiple sclerosis は，ミエリン塩基性蛋白質（MBP），プロテオリピド蛋白質（PLP），ミエリンオリゴデンドロサイト糖蛋白質（MOG）などの中枢神経系ミエリン抗原に対する破壊的な免疫応答によって起こるT細胞依存的な神経疾患である（図15.28）．多発性硬化症の名前は，中枢神経の白質に形成される硬い（硬化性の）病変（プラーク）に由来する．この病変では，通常は神経軸索を被覆しているミエリン鞘が消滅し，特にその周囲の血管にリンパ球やマクロファージの炎症性浸潤が認められる．多発性硬化症の患者は，筋力低下，不随意運動，視力障害，四肢麻痺などさまざまな神経症状を発症する．通常，リンパ球は血液脳関門を越えることはないが，血液脳関門が破綻すると，$\alpha_4\beta_1$ インテグリンを発現するミエリン抗原特異的な活性化CD4$^+$T細胞が，活性化した血管内皮の血管内皮細胞接着因子（VCAM）に結合し（11-3項参

図 15.27　1型糖尿病におけるβ細胞の選択的破壊は，その自己抗原がβ細胞に発現し，それが細胞表面で認識されていることを示している

1型糖尿病では，膵臓のランゲルハンス島のインスリン産生β細胞が選択的に破壊されるが，他のランゲルハンス島細胞（αおよびδ細胞）は傷害されない．上図にその模式図を示す．下図は正常マウス（左）と糖尿病マウス（右）の膵島をインスリンで染めたもので，茶色がβ細胞を示し，黒色がグルカゴンの染色でα細胞を示す．糖尿病マウスでは（右），膵島へのリンパ球浸潤とβ細胞（茶色）の選択的な消失がみられるのに対し，α細胞（黒色）は保たれていることに注目されたい．また，β細胞の消失によってランゲルハンス島の特徴的な構造も損なわれている．
（写真は I. Visintin の厚意による）

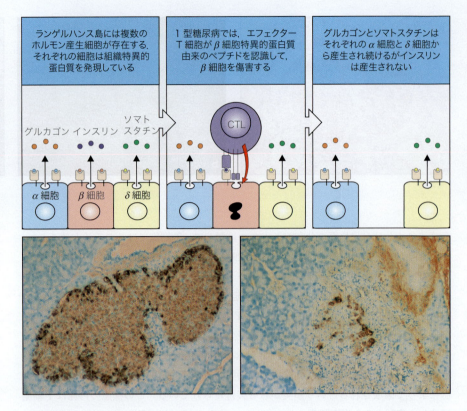

照），血管外へ遊走する．そこで，浸潤してきたマクロファージあるいは中枢神経系に局在するマクロファージ様貪食細胞であるミクログリア細胞上の MHC クラス II 分子に提示された特異的自己抗原に再び遭遇する．炎症により血管透過性が亢進し，炎症局所には IL-17, IFN-γ, GM-CSF などのサイトカインを産生する T_H17 および T_H1 エフェクター T 細胞が多数浸潤する．これらのエフェクター T 細胞によって産生されるサイトカインやケモカインによって骨髄系細胞が炎症局所に動員，活性化され，炎症反応がさらに促進し，その結果 T 細胞，B 細胞，自然免疫系細胞がさらに局所へと動員される．自己反応性 B 細胞は T 細胞のヘルプを得てミエリン抗原に対する自己抗体を産生する．一連の反応の結果，脱髄が起こって神経機能が障害される．

多発性硬化症の臨床経過は，他の自己免疫疾患にみられる経過を反映しており，疾患の組織特異性が疾患の進行にどのように影響を与えているかを示している．ほとんどの多発性硬化症の患者は急性発作（再発）と数か月あるいは数年続く症状の軽減（緩解）を特徴とする疾患経過を経験する．この再発と緩解という経過は，患者の症状と標的臓器への免疫細胞の浸潤の両方の点で，多発性硬化症のみならずクローン病や関節リウマチなど他の自己免疫疾患にもみられる特徴である．何が再発の引き金となっているのか，さらに自己抗原がまだ組織に存在している状況下でも，どのようにして自発的に緩解に向かうのか，その機構は明らかにされていない．また，多発性硬化症のように再発と緩解を特徴とする疾患に対しては臨床試験が非常に難しい．なぜならば，治療が再発と傷害を効果的に防いでいることを確証するためには比較的長い期間が必要になるからである．

最終的には，ほとんどの多発性硬化症患者は再発と緩解を繰り返す疾患から数十年をかけて「二次進行型」多発性硬化症に進む．この段階では，患者は緩解ステージをみることなく，継続した神経機能の低下が起こり始め，再発・緩解段階では有効であった適応免疫系を標的とした治療の効果がみられなくなる．この原因は明らかではないが，再

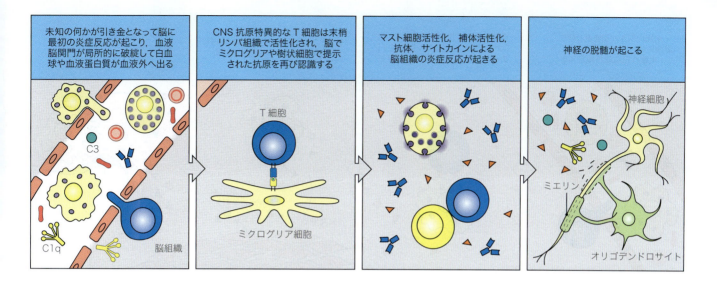

図15.28　多発性硬化症の発症機序

炎症局所では，脳抗原に自己反応性を示す活性化T細胞が血液脳関門を越えて脳組織に入る．そこでミクログリア細胞によって提示される自己抗原に再び出会い，IFN-γなどのサイトカインを分泌する．T細胞およびマクロファージ由来のサイトカインは，炎症を悪化させ，さらに血液細胞（マクロファージ，樹状細胞，B細胞など）や血液蛋白質（補体など）を炎症局所に動員する．マスト細胞も活性化される．しかし，これらの構成要素がどのように脱髄や神経機能障害に関与しているのか，その個々の役割についてはいまだによくわかっていない．CNS:中枢神経系．

発と緩解を長期間繰り返すことで，最終的に中枢神経系の再生能力がなくなり，慢性神経変性にいたるのではないかと示唆されている．また，疾患が長期間続くことで，免疫細胞と活性化ミクログリアが血液脳関門の内側に留まり，末梢から多くの炎症性細胞が動員されなくても，神経損傷を与え続けているのかもしれない．

関節リウマチ rheumatoid arthritis は，滑膜（関節を構成する薄い膜）の炎症を特徴とする慢性疾患である．疾患が進行すると，炎症を起こした滑膜が軟骨を侵食し，骨びらん性変化へと進展し（図15.29），慢性の痛み，関節機能の低下と障害につながる．当初関節リウマチはB細胞の産生する抗IgG自己抗体，すなわちリウマチ因子によって起こる自己免疫疾患と考えられていた（15-4項）．しかしながら，健常人でもリウマチ因子がみつかること，関節リウマチ患者でもリウマチ因子が陰性である患者がいることなどから，その発症機構はもっと複雑なものであると考えられるようになった．関節リウマチがある特別なMHCクラスIIのHLA-DR遺伝子と関連していることから，この疾患の病態にT細胞が関与することが推定された．ヒトと実験マウスモデルのデータから，多発性硬化症と同じように関節リウマチでも，少なくとも初期段階では自己反応性T_H17細胞が活性化する．自己反応性T細胞はB細胞をヘルプし，関節傷害性をもつ抗体を産生させる．また，活性化したT_H17細胞はサイトカインを産生し，好中球，単球，マクロファージを動員する．それらの細胞が内皮細胞や滑膜線維芽細胞とともに活性化し，より多くのTNF-αやIL-1などの炎症性サイトカイン，ケモカイン（CXCL8，CCL2），そして最後に組織破壊の原因と考えられているマトリックスメタロプロテアーゼを産生するようになる．関節リウマチ患者の滑膜と滑液で高濃度にみられるIL-17Aは，破骨前駆細胞から骨吸収を行う成熟破骨細胞への分化を促進するNFκB活性化レセプターリガンド（RANKL）の発現を誘導する．関節リウマチがどのように発症するのかはまだわかっていないが，モデルマウスの研究からT細胞とB細胞の両方が必要なことが示されている．興味深いことに，サイトカイン（TNF-α），B細胞，T細胞の活性化を抑制する抗体療法などにより，この複雑な疾患発症経路を多段階で阻害することで，この疾患の症状の治療に成功している（16-8項参照）．

関節リウマチの自己抗体の研究から，この疾患がどのように発症するのかについての洞察が得られ，そして他の自己免疫疾患においても自己蛋白質が異物としてどのように認識されうるのかについてのより一般的な一つの機序が同定された．それによると，炎症に伴い，アルギニン残基がシトルリン残基に変換される反応が起こり，これにより自己蛋白質の構造が変化して免疫系がそれを非自己として認識してしまうのである（図

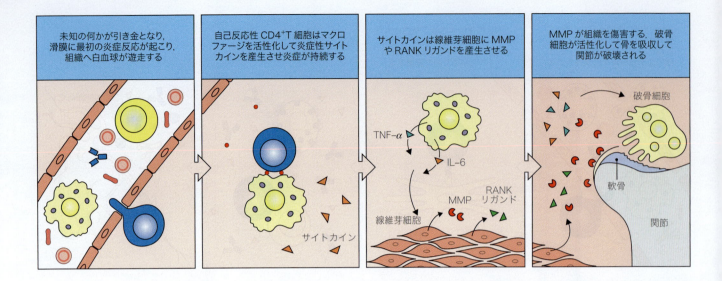

図15.29　関節リウマチの発症機序
なんらかの原因で発生した滑膜の炎症によって，自己反応性リンパ球やマクロファージが炎症局所へ動員される．自己反応性エフェクターCD4⁺T細胞は，マクロファージを活性化し，炎症性サイトカインであるIL-1，IL-6，IL-17，TNF-αなどが産生される．サイトカインによって活性化された線維芽細胞は，組織傷害に寄与するマトリックスメタロプロテアーゼ（MMP）を産生する．TNFファミリーサイトカインであるRANKリガンドは炎症関節局所のT細胞や線維芽細胞に発現し，骨を破壊する破骨細胞を活性化する主要な因子である．いくつかの関節蛋白質に対する自己抗体も産生されるが（図示していない），その病態形成における役割についてはわかっていない．

15.30）．実験動物モデルの研究から，これらの変化した蛋白質に対する抗体が病原性を示すことが明らかにされたことから，抗シトルリン化蛋白質抗体（ACPA）を検出することで関節リウマチを特異的に診断できる．興味深いことに，関節リウマチ発症の最も重要な環境由来の危険因子として長年考えられている喫煙が，HLAリスク対立遺伝子をもった患者においてACPAと関連していることがわかった．すなわち，この寛容破綻機構は自己免疫につながる遺伝因子-環境因子相互作用における重要な結節点であると考えられる．最後に，他の自己免疫疾患においても，末梢で自己蛋白質が翻訳後修飾（酸化，糖鎖付加）を受けることで，T細胞，B細胞応答が活性化されることがわかった．

まとめ

自己免疫疾患は，特定の臓器のみが侵されるものと，全身の組織に広く傷害が起こるものとに大別される．臓器特異的自己免疫疾患には，1型糖尿病，多発性硬化症，グレーブス病，クローン病などがある．それぞれの疾患で，エフェクター機能は特定の臓器に限定した自己抗原を標的としている．すなわち，膵臓インスリン産生β細胞（1型糖尿病），中枢神経の軸索ミエリン鞘（多発性硬化症），甲状腺刺激ホルモンレセプター（グレーブス病），あるいはクローン病の場合は腸内常在細菌叢などである．それに対して，全身性エリテマトーデスのような全身性疾患では，クロマチンやリボ核蛋白質など全身の細胞に存在する自己抗原が標的となっているため，多臓器に炎症が起こる．いくつかの臓器特異的自己免疫疾患では，免疫系が標的組織および組織特異的な自己抗原を破壊してしまうことで自己免疫応答が終息するが，全身性疾患では自己抗原を体内から除去することができないので，治療しなければ慢性の炎症が持続する．もう一つの自己免疫疾患の分類法は，どのエフェクター機能が病態形成に重要かによって分類することである．しかし，当初は一つのエフェクター機能が起こしていると考えられていた疾患も，実際には多くの機構が関与していることが次第にわかってきた．その意味では，自己免疫疾患も病原体に対する免疫応答も，適応免疫と自然免疫を含む多数のエフェクター反応が惹起されるという点で共通である．

疾患が自己免疫性であることを示すには，組織傷害が自己抗原に対する適応免疫応答によって起こることを証明する必要がある．炎症性腸疾患のように，腸内常在細菌叢に対する自己炎症反応は標的抗原が厳密には「自己」ではない特殊な事例であるが，腸内

細菌叢は「拡張された自己」とも考えられ，実際，炎症性腸疾患は他の自己免疫疾患と共通した免疫病理的特徴を示す．免疫応答が自己免疫であることを証明する最も確実な方法は，免疫応答の活性をもった構成成分を適切なレシピエントに移入して疾患を再現させることである．自己免疫疾患は，自己反応性リンパ球とそれらが産生する炎症や組織傷害を引き起こす液性因子，炎症性サイトカインおよび自己抗体を介して成立する．いくつかの自己免疫疾患は，抗体が細胞表面のレセプターに結合し，その機能を促進したり抑制したりすることによって起こる．母体のIgG型の自己抗体が胎盤を通過し，胎児や新生児に疾患を起こすものもある．T細胞は直接炎症や細胞の破壊に関与するが，同時に自己抗体応答の惹起と維持に重要な役割を担っている．同様に，B細胞は抗原提示細胞として働くことで自己抗原特異的T細胞の反応を持続させ，エピトープ拡大を引き起こすために重要である．組織傷害機構の理解が進み，それを考慮した治療法が開発されても，自己免疫応答がどのように誘導されるのかという問題は未解明のままである．

自己免疫の遺伝的および環境的基礎

　自己免疫を阻止するための複雑な機序を考えれば，自己免疫疾患が多数の遺伝的および環境的要因により発症することは驚くべきことではない．ここではまず自己免疫の遺伝的基礎を考察し，遺伝的な障害がどのようにしてさまざまな免疫寛容機構を撹乱するのか理解してみたい．その一方で，自己免疫疾患は遺伝的障害のみによって惹起されるわけではない．さまざまな環境要因もまた重要であるが，これらがどのような因子であるのかはよくわかっていない．これからみていくように，遺伝的要因と環境要因がともに免疫寛容機構を破綻させて疾患を引き起こすのである．

15–18　自己免疫疾患には遺伝的要因が強く作用する

　一部の人々は自己免疫疾患を発症する遺伝的素因をもっていることが徐々に明らかになってきた．このことをおそらく最も明確に示しているのは，さまざまなタイプの自己免疫疾患を発症する純系マウス系統の存在である．NODマウスと呼ばれる系統は，糖尿病を発症する強い傾向を示し，雌マウスの方が雄マウスよりも速く糖尿病を発症する（図15.31）．いまだにその理由は不明であるが，多くの自己免疫疾患の発症頻度は雄よりも雌の方が高い（図15.37）．特に，いくつかの疾患（全身性エリテマトーデスおよび多発性硬化症）においては大きな性差がみられる．ヒトにおける自己免疫疾患においても遺伝的な要因が関係する．1型糖尿病などのいくつかの自己免疫疾患は家族内に発症することから，遺伝的感受性の役割が示唆されている．最も説得力のある知見は，遺伝的に同一な（一卵性）双生児のうち片方が発症するときに他方もまた発症する確率が高いのに対し，非同一な（二卵性）双生児の場合に両者が発症する確率はそれよりもずっと低いという知見である．

　環境からの影響もまた明らかに関係している．例えば，NODマウスのコロニーのほとんどの個体は糖尿病を発症するが，いつ発症するかは個体によって異なる．さらに，NODマウスは遺伝的に均一であるにもかかわらず，発症のタイミングはコロニーによっても異なる．したがって，遺伝的感受性をもった個体において環境の差が糖尿病発症の速度を部分的には決めているはずである．特に印象的な知見は，遺伝的に炎症性腸疾患を発症する素因をもったマウス系統において，腸炎の発症には腸内常在細菌叢が重要な役割を果たすという知見である．多種の腸内細菌叢の構成菌を減少または排除する広域スペクトルをもつ抗生物質を投与することによって，腸炎の発症を遅らせたり阻止したりすることができるし，これら感受性マウスを無菌化して常在細菌叢を除くことで腸炎

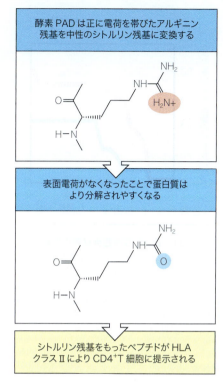

図15.30　ペプチジルアルギニンデイミナーゼという酵素が組織蛋白質のアルギニン残基をシトルリンに変換する
　損傷や感染によるストレスを受けた組織では，ペプチジルアルギニンデイミナーゼ（PAD）活性が誘導される．PADはアルギニン残基をシトルリンに変換することにより蛋白質を不安定化させ，より分解されやすくする．PADによってアルギニン残基がシトルリンに変換されることで組織の蛋白質に新しいB細胞およびT細胞エピトープができ，自己免疫応答を刺激する．

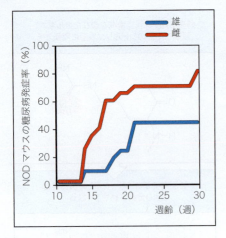

図 15.31　自己免疫疾患発症率の性差
多くの自己免疫疾患は男性よりも女性に多い．ここに示した図は NOD マウスにおける糖尿病の累積発症率である．雌（赤色の線）は雄に比べてずっと早期に糖尿病を発症し，その発症率が高いことがわかる．
（データは S. Wong の厚意による）

の発症を阻止することができる．逆に，いくつかのマウスコロニーに存在しているある種の腸内細菌（例えば，セグメント細菌 segmented filamentous bacteria, SFB）は，腸炎との関連性が言われている T_H17 反応を促進する．ヒトにおいては類似の微生物は明確には同定されていないが，常在細菌叢の構成菌が遺伝的感受性をもった個体において自己免疫疾患発症の素因となる可能性がヒトの研究によって示唆されている．例えば，一卵性双生児におけるクローン病の発症頻度は二卵性双生児におけるそれよりもずっと高いけれども，その一致率は 100％ ではない．その原因は，腸内常在細菌叢の違い，エピゲノムの違い，あるいは未知の因子の違いにあるのではないかと考えられている．

15-19　ゲノミクスに基づいたアプローチにより，自己免疫の免疫遺伝学的基礎に新しい洞察が与えられている

マウスにおける遺伝子ノックアウト技術（付録 I，A-35 項参照）の出現により，免疫系を構成する蛋白質をコードする多くの遺伝子が実験的に破壊されてきた．これまでに作製されたいくつかのマウス系統は，自己抗体の産生や T 細胞の組織への浸潤といった自己免疫の兆候を示す．これらマウスの研究は，自己免疫へいたる道筋の理解を広げてきたし，それら人為的に誘導された遺伝子変異は自然に発生する遺伝子変異の候補になるかもしれない．これらの変異は，サイトカイン，補助レセプター，抗原レセプターシグナル伝達にかかわる分子，補助刺激分子，アポトーシス関連蛋白質，抗原または抗原抗体複合体の除去にかかわる蛋白質の遺伝子に影響を与える可能性が高い．自己免疫疾患に関与すると考えられている多くのサイトカインおよびそのシグナル伝達蛋白質を図 15.32 に挙げる．図 15.33 には自己免疫の表現型を示すその他のノックアウトマウスまたは自然変異マウス，そしてわかっている場合にはそれらに対応するヒトの疾患とその原因遺伝子をまとめた．

ヒトにおける自己免疫疾患感受性遺伝子は，**ゲノムワイド関連解析** genome-wide

自己免疫を引き起こすサイトカイン産生やシグナルの異常		
異常	サイトカイン，レセプター，細胞内シグナル	結果
過剰発現	TNF-α	炎症性腸疾患，関節炎，血管炎
	IL-2, IL-7, IL-2R	炎症性腸疾患
	IL-3	脱髄疾患
	IFN-γ	皮膚での過剰発現により SLE 発症
	IL-23R	炎症性腸疾患，乾癬
	STAT4	炎症性腸疾患
発現低下	TNF-α	SLE
	IL-1 レセプターアゴニスト	関節炎
	IL-10, IL-10R, STAT3	炎症性腸疾患
	TGF-β	全身的な発現低下による炎症性腸疾患，T 細胞特異的発現低下による SLE

図 15.32　サイトカイン産生やシグナル伝達の異常が自己免疫を引き起こしうる
自己免疫に関与するシグナル経路は，主に動物モデルを用いた遺伝学的解析によって同定された．関与するいくつかのサイトカインや細胞内シグナル分子の過剰発現または発現低下が与える影響を表に示した（詳細は本文を参照）．

想定される機構	マウスモデル	疾患の表現型	関連するヒト遺伝子	疾患の表現型
抗原処理と提示	C1q ノックアウト	ループス様	*C1QA*	ループス様
	C4 ノックアウト		C2, C4	
			マンノース接合レクチン	
	AIRE ノックアウト	APECED 様の多臓器自己免疫	*AIRE*	APECED
	Mer ノックアウト	ループス様		
シグナル	SHP-1 ノックアウト	ループス様		
	Lyn ノックアウト			
	CD22 ノックアウト			
	CD45 E613R 点突然変異			
	B 細胞の Src ファミリーキナーゼ完全欠損（トリプルノックアウト）			
	FcγRⅡB ノックアウト（抑制性シグナル分子）		*FCGR2A*	ループス
補助刺激分子	CTLA-4 ノックアウト（抑制シグナルをブロック）	臓器へのリンパ球浸潤		
	PD-1 ノックアウト（抑制シグナルをブロック）	ループス様		
	BAFF 過剰発現（トランスジェニックマウス）			
アポトーシス	Fas ノックアウト（*lpr*）	リンパ球浸潤を伴うループス様	*FAS* あるいは *FASL* 変異（ALPS）	リンパ球浸潤を伴うループス様
	FasL ノックアウト（*gld*）			
	Bcl-2 過剰発現（トランスジェニックマウス）	ループス様		
	Pten ヘテロ欠損			
T_reg 発生/機能	*Scurfy* マウス	多臓器自己免疫	*FOXP3*	IPEX
	foxp3 ノックアウト			

図 15.33 自己免疫症候群を引き起こす遺伝子異常のカテゴリー

ヒトおよび動物モデルにおいてその変異が自己免疫の素因となる多くの遺伝子が同定されてきた．これらの遺伝子の役割は，その異常によって影響される過程ごとに分類することで最もよく理解できる．それらの遺伝子（あるいは関連する蛋白質産物）を過程ごとに分類したリストをここに挙げる（詳細は本文参照）．ヒトとマウスで同じ遺伝子が関与する場合や，遺伝子が異なっても同じ機構に異常が起こる場合がある．これまでに同定されたヒトの遺伝子がマウスよりも少ないのは，多様な遺伝的背景をもつヒト集団において疾患の原因遺伝子を同定することが困難であることを反映している．

association study（**GWAS**）と呼ばれる大規模な手法により研究されている．この手法は疾患頻度と遺伝的変異（一般的には**一塩基多型** single-nucleotide polymorphism, **SNP**）との間の関連を調べるものである．そのような研究によって，ある特定の自己

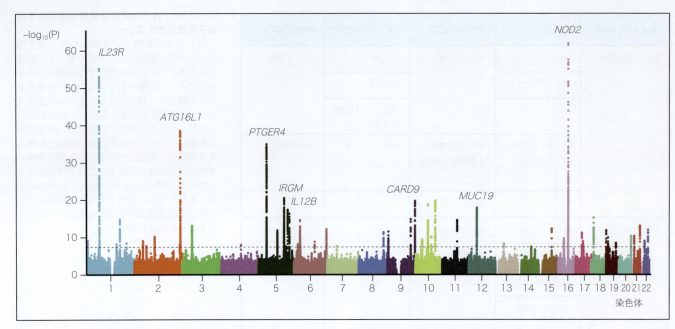

図15.34 クローン病のゲノムワイド関連解析（GWAS）から明らかになったリスク対立遺伝子を示すマンハッタンプロット
　一塩基多型（SNP）解析により，健常対照者と比較してクローン病患者で疾患と非常に高い関連性を示す遺伝子座として同定されたものを抜粋してプロットしている（15–23項）．ピークの高さは疾患との関連の統計学的有意水準を反映している．点線は有意な疾患関連性の閾値（5×10^{-8}）を示す．
　（図はJohn RiouxとBen Weaverの厚意による）

　免疫疾患に罹患していると診断を受けた数千の患者と健常個体を比較し，統計的に有意な関連を示す遺伝的変異を同定する．その一例として，GWASによって同定されたクローン病と関連する候補遺伝子を表す「マンハッタンプロット」を図15.34に示す．これらのプロットは，マンハッタンの超高層ビル群の側面像のようにみえることからそのように呼ばれている．X軸にはゲノム座標が，Y軸にはその遺伝子と疾患の関連を示すP値の対数の負の値が示されており，個々の点はそれぞれ解析された個々のSNPを表している．したがって，このプロットでは最も疾患との関連が高い遺伝的変異が「最も高い超高層ビル」に対応している．このアプローチを用いて，多数の自己免疫疾患について疾患と関連する数百に及ぶ有意な遺伝的変異が同定されてきた．このことは，ヒトにおける自己免疫疾患への遺伝的感受性は多数の遺伝子座における疾患感受性対立遺伝子の組合せによって決まっていることを意味する．

　多数の自己免疫疾患のGWAS解析から，特定の免疫経路，特にT細胞の活性化と機能に関与した経路が多数の異なった様式の自己免疫に共通していることが明らかにされた．例えば，1型糖尿病，グレーブス病，橋本甲状腺炎，関節リウマチ，多発性硬化症は第2番染色体上にある *CTLA4* 遺伝子座の遺伝子多型と関連している．CTLA-4は活性化T細胞により産生されB7補助刺激分子に対する抑制性レセプターである（9–17項参照）．同様に，多くの一般的な自己免疫疾患は，T_H17およびT_H1細胞の分化と機能に関与する重要因子に関連している（図15.35）．

　これらの研究は，実験免疫学から得られた知見の多くを確認する一方で，ヒトで疾患感受性の素因となる遺伝子調節機序についてわれわれがいかに無知であるかも明らかにしてきた．例えば，これまでに同定されたリスク対立遺伝子のほとんど（80%以上）はエキソン（蛋白質をコードする遺伝子領域）以外にみつかっており，多くの遺伝的変異は免疫学的機能をもった遺伝子から何キロベースも離れた場所にみつかっている．これらのゲノム上の非コード領域における遺伝的変異がどのように疾患に寄与するかを理

自己免疫の遺伝的および環境的基礎

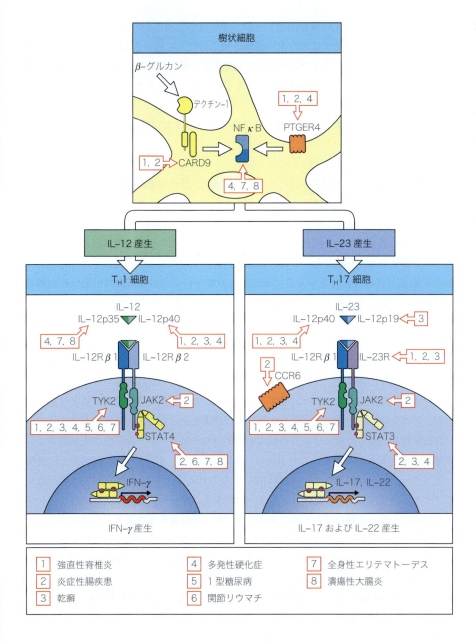

図 15.35 IL-12R と IL-23R を介したシグナル伝達経路と自己免疫疾患の関連
インターロイキン（IL）12 レセプター（IL-12R）と IL-23 レセプター（IL-23R）を介したシグナル伝達にかかわる多数の分子が，多様な免疫関連疾患とゲノムワイドな関連を示す．すなわち，ゲノムワイド関連解析から，これらの分子がそれぞれの疾患と有意に関連するゲノム領域にマップされることが示されている．この図では，IL-12R と IL-23R シグナルにかかわる分子を T_H1 および T_H17 細胞という従来の文脈に則して示しているが，現在ではこれらの分子は自然免疫リンパ球においても広く発現しており，影響を受ける細胞種は表現型ごとに異なることがわかっている．
(Macmillan Publishers Ltd. の許諾により Parkes M. et al.: Nat. Rev. Genetics 2013, 14: 661 より転載)

解すべく現在盛んに研究されている．コンピュータアルゴリズムと免疫細胞群の転写およびエピゲノムプロファイルを用いた最近の研究から，疾患の原因となる多くの遺伝的変異は，免疫細胞における重要な遺伝子発現制御領域（例えばエンハンサー）に位置していることが示唆されている．これら多くの遺伝子発現制御領域はエフェクターまたは T_{reg} 細胞が活性化する際に使われていることから，T 細胞活性化が自己免疫疾患の病因において鍵となる出来事であることがここでも確認できる．究極的には，これら変異がどのように疾患に寄与するのかをより深く理解するためには，実験的にリスク対立遺伝子を単独または組み合わせて模倣し操作する新しい技術が必要であり，それによってこれら変異が疾患にかかわる免疫細胞群の生物学にどのように影響するのかを完全に理解することができるようになるであろう．

われわれは，最も一般的な遺伝的変異についてさえ，それらがどのようにして自己免疫疾患の素因となるのか（あるいは疾患を防ぐのか）理解できていないが，いくつかの別のアプローチにより疾患の遺伝的機序に新たな光が当てられ始めている．すなわち，

免疫寛容もしくは自然免疫系を調節する分子の明らかな変化を引き起こす変異の研究，免疫寛容障害を引き起こすまれな単一遺伝子疾患の研究，特定の HLA 対立遺伝子が特定の自己抗原を提示することでどのようにして疾患に罹りやすくするのかについての研究などである．次に，これらの研究について手短に探ってみよう．

15-20　自己免疫の素因となる遺伝子の多くは一つまたは複数の寛容機序に影響を与える

自己免疫の素因として同定された多くの遺伝子は，自己抗原の局在と除去，アポトーシス，シグナルの閾値，サイトカインの発現またはシグナル，補助刺激分子もしくはそのレセプター，T_{reg} 細胞に影響を与えうる（図 15.32，図 15.33）．

自己抗原の局在と除去を制御する遺伝子は胸腺における中枢性免疫寛容と末梢性免疫寛容に重要である．胸腺においては，自己蛋白質の発現を制御する遺伝子は分化途上にある T 細胞の寛容に影響を与える．末梢においてはいくつかの蛋白質の遺伝的欠損は自己免疫の素因となる．例えば，補体系活性化初期に働く因子の欠損は SLE の発症に関連している（15-16 項）．アポトーシスを制御する *FAS* などの遺伝子は免疫応答の持続時間と強さの調節に重要である．免疫応答を適切に制御できなければ自己組織が過剰に破壊され，自己抗原が放出される．加えて，クローン除去とアネルギーは完全ではないため，免疫応答は自己反応性リンパ球を含みうる．自己反応性リンパ球の数がアポトーシスにより限られていれば，必ずしもそれらが自己免疫疾患を惹起するとは限らないが，アポトーシスが適切に調節されなければ問題を引き起こす可能性がある．

自己免疫に関連した遺伝子変異の最大のカテゴリーは，リンパ球活性化を制御するシグナルに関するものである．これらには，補助刺激分子，抑制性 Fc レセプター，免疫レセプターチロシン抑制モチーフ（ITIM）をもつ PD-1 や CTLA-4 といった抑制性レセプターが含まれる（15-19 項）．もう一つのカテゴリーは抗原レセプター自体のシグナル伝達にかかわる蛋白質の変異である．シグナル強度を変化させる（強める場合と弱める場合の両方ある）変異は自己免疫を引き起こしうる．例えば胸腺におけるシグナル感受性の低下は負の選択不全を引き起こし，末梢における自己反応性をもたらしうる．一方，末梢におけるシグナル感受性の増加により活性化がより強くより長く続くようになり，過剰な免疫応答とその副作用として自己免疫をもたらす可能性がある．加えて，サイトカインと補助刺激分子の発現もしくはシグナルに影響を与える変異も自己免疫に関係する．最後のカテゴリーは，FoxP3 変異など，T_{reg} 細胞の発生・分化や機能に影響を与える変異である（15-21 項）．

15-21　単一遺伝子性免疫寛容障害

ほとんどの一般的な自己免疫疾患は多数の遺伝子の複合的な効果によって引き起こされるが，いくつかの単一遺伝子性自己免疫疾患も存在する（図 15.36）．このような疾患では，変異型対立遺伝子はそれをもつ個体に非常に高い疾患リスクを賦与するが，これら変異体はまれであるために集団への影響は小さい．単一遺伝子性自己免疫疾患の存在は，自己免疫疾患が単一遺伝子の障害に起因するような遺伝様式を示す遺伝子改変マウスにおいて最初に見出された．そのような対立遺伝子は通常劣性または X 連鎖性である．例えば，APECED と呼ばれる疾患は *AIRE* 遺伝子の異常によって引き起こされる劣性の自己免疫疾患である（15-3 項）．

T_{reg} 細胞の異常が関係している単一遺伝子性自己免疫疾患としては二つ知られている．X 連鎖性の劣性自己免疫疾患 **IPEX**（多腺性内分泌不全症，腸疾患を伴う伴性劣性

自己免疫と関連する単一遺伝子変異			
遺伝子	ヒトの疾患	変異またはノックアウトマウス	自己免疫の機序
AIRE	APECED（APS-I）	ノックアウト	胸腺での自己抗原の発現低下による自己反応性T細胞の負の選択の障害
CTLA4	グレーブス病や1型糖尿病，その他と関連	ノックアウト	T細胞アネルギーの欠損と自己反応性T細胞活性化の閾値低下
FOXP3	IPEX	ノックアウトと自然変異（scurfy）	CD4$^+$ CD25$^+$ T$_{reg}$細胞の機能低下
FAS	ALPS	lpr/lpr; gld/gld 変異体	自己反応性B細胞およびT細胞のアポトーシス不全
C1q	SLE	ノックアウト	免疫複合体およびアポトーシス細胞の処理不全
ATG16L1	IBD	部分的機能異常変異	オートファジー障害／腸管の自然免疫系細胞による細菌排除の障害
IL10RA, IL10RB	IBD	ノックアウト	IL-10シグナルの障害，抗炎症反応の低下
INS	1型糖尿病	なし	胸腺でのインスリン発現低下，負の選択の欠陥

図15.36　自己免疫と関連した単一遺伝子異常
リストはヒトで自己免疫の原因となる単一遺伝子異常の例．相同遺伝子の欠損（ノックアウト）マウスあるいは自然変異マウス（lpr/lpr など）は，類似の症状を示すため，これらの疾患動物モデルとして研究に有用である．APECED：カンジダ感染と外胚葉形成異常を伴う自己免疫性多腺性内分泌症，APS-I：多腺性自己免疫症候群I型，IPEX：多腺性内分泌不全症，腸疾患を伴う伴性劣性免疫調節異常症候群，ALPS：自己免疫性リンパ増殖症候群．lpr 変異は Fas 遺伝子に影響するが，gld 変異は FasL に影響する．
（Macmillan Publishers Ltd. の許諾により J.D. Rioux, A.K. Abbas: Nature 435: 584–589 より転載）

免疫調節異常症候群 immune dysregulation, polyendocrinopathy, enteropathy, X-linked）は，あるタイプの T$_{reg}$ 細胞の分化と機能に重要である転写因子 FoxP3 をコードする遺伝子の変異（概してミスセンス変異）によって引き起こされる（9-21項参照）．この疾患は重篤なアレルギー性炎症，多腺性内分泌障害，分泌性下痢，溶血性貧血と血小板減少を特徴とし，通常早期の死亡をもたらす．Foxp3 遺伝子の変異にもかかわらず患者血中の FoxP3$^+$T$_{reg}$ 細胞の数は健常人における数と同程度に存在する．しかしながら，その抑制機能が障害されている．マウス Foxp3 遺伝子にフレームシフト変異を起こして FoxP3 の DNA 結合ドメインを欠損させる自然変異（scurfy 変異と呼ばれる）または Foxp3 遺伝子の完全なノックアウト変異により，IPEX と類似した全身性の自己免疫疾患が発症するが，この場合 FoxP3$^+$T$_{reg}$ 細胞が欠損する．

T$_{reg}$ 細胞の発生および生存の障害を原因とする自己免疫としては，T$_{reg}$ 細胞に構成的に発現して IL-2 レセプター複合体の高親和性サブユニットである CD25 遺伝子変異により引き起こされる疾患がある（9-16項参照）．CD25 欠損は自己免疫に加えてエフェクター T 細胞の発生と機能にも影響を与えるため，この変異をもつ患者は多数の免疫異常と易感染性を示す．これらの知見は，T$_{reg}$ 細胞の免疫制御における重要性をさらに確認するものである．

単一遺伝子性自己免疫疾患の興味深い一例が**自己免疫性リンパ増殖症候群（ALPS）**と呼ばれる，Fas をコードする遺伝子の変異によって引き起こされる全身性の自己免疫疾患である．Fas は通常活性化 T，B 細胞の表面に発現し，Fas リガンドが結合すると，その Fas 発現細胞がアポトーシスを起こすようにシグナルを伝達する（11-16項参照）．このようにして，Fas は免疫応答の程度を制限している．Fas を除去または不活性化するような変異は，リンパ球，特に T 細胞の大規模な蓄積を引き起こし，マウスにおい

図15.37　HLAおよび性別が自己免疫疾患感受性と関連する

特定のHLA対立遺伝子を有することの自己免疫疾患発症の「相対的危険度」は，そのHLA対立遺伝子を有する患者の観測数と，一般集団におけるそのHLA対立遺伝子頻度から期待される人数を比較することで計算される．1型インスリン依存型糖尿病では，DR遺伝子と密に連鎖しているが，実際は血清型検査では検出できないHLA-DQ遺伝子と関連している．いくつかの疾患では性比に有意な偏りが認められ，このことは性ホルモンが発症機序に関与していることを示唆する．この点については，性ホルモンのレベルが最も高い期間である初潮と閉経の間に，これらの疾患の性差が最大となることと矛盾がない．

疾患	HLA対立遺伝子	相対危険度	性比（♀:♂）
強直性脊椎炎	B27	87.4	0.3
1型糖尿病	DQ2とDQ8	～25	～1
グッドパスチャー症候群	DR2	15.9	～1
尋常性天疱瘡	DR4	14.4	～1
自己免疫性ブドウ膜炎	B27	10	<0.5
尋常性乾癬	CW6	7	～1
全身性エリテマトーデス	DR3	5.8	10～20
アジソン病	DR3	5	～13
多発性硬化症	DR2	4.8	10
関節リウマチ	DR4	4.2	3
グレーブス病	DR3	3.7	4～5
橋本甲状腺炎	DR5	3.2	4～5
重症筋無力症	DR3	2.5	～1
1型糖尿病	DQ6	0.02	～1

HLA，性ホルモンと自己免疫疾患発症リスクとの相関

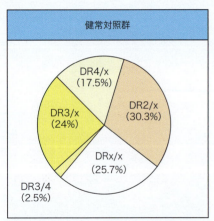

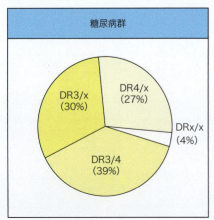

ては大量の病原性自己抗体の産生を誘導してSLEに似た疾患を惹起する．この自己免疫症候群を引き起こす変異はMRLと呼ばれるマウス系統においてみつかり，リンパ増殖lymphoproliferationにちなんで*lpr*と名付けられた．その後，この変異は*Fas*変異であることが明らかになった．MRL/*lpr*マウスに似たまれなヒトの自己免疫性リンパ増殖症候群の研究から，ほとんどの場合*Fas*遺伝子変異がこの疾患の原因であることが明らかになった（図15.36）．

単一遺伝子性自己免疫疾患はまれではあるが，これら疾患を引き起こす遺伝子変異を同定することにより通常自己免疫応答を阻止する重要な経路を明らかにできるため，非常に興味深い．

15-22　MHC遺伝子は自己免疫疾患への感受性を制御するうえで重要な役割を担う

自己免疫に寄与する遺伝子座の中で，これまでのところ疾患感受性と最も一貫した関連が示されてきたものはMHCの遺伝子型である（図15.37）．特にMHCクラスⅡ対立遺伝子が関連していることから，CD4$^+$T細胞が病因にかかわっていると考えられて

図15.38　集団研究により1型糖尿病疾患感受性と*HLA*遺伝子型の関連性が示された

血清学的に決められた1型糖尿病患者（下図）の*HLA*遺伝子型の分布は，一般集団（上図）のそれとは異なっている．ほとんどすべての糖尿病患者はHLA-DR3とHLA-DR4のいずれか一方または両者を発現しており，とりわけHLA-DR3/DR4のヘテロ接合体の頻度は対照群に比べて圧倒的に大きい．これらの型は1型糖尿病への感受性を賦与する*HLA-DQ*対立遺伝子と強く連鎖している．一方，HLA-DR2は1型糖尿病の発症を防ぎ，糖尿病患者にはほとんどみられない．xはDR2，DR3，DR4以外の対立遺伝子を示す．

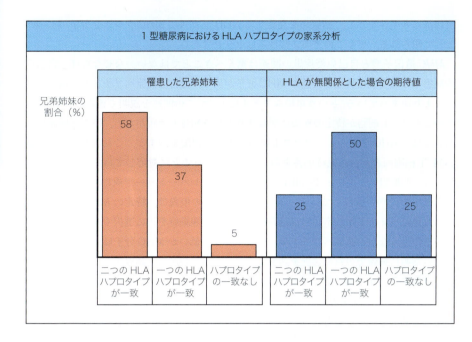

図 15.39 家系分析により，1 型糖尿病感受性と HLA 遺伝子型の強い関連が示された
2 人以上の兄弟に 1 型糖尿病が存在する家系では，罹患兄弟姉妹の HLA 遺伝子型を比較することができる．罹患兄弟姉妹間で二つの HLA ハプロタイプが共有される頻度は，二つの HLA ハプロタイプが疾患感受性に影響しないと仮定した場合に期待される値より大きい．

いる．特異的なヒト HLA 抗原を発現するトランスジェニックマウスに実験的糖尿病または関節炎が発症することから，特定の MHC 対立遺伝子が疾患感受性を賦与していることが示唆される．

ゲノムワイド関連解析（GWAS）で行われたように，MHC と疾患の関連は患者集団における MHC 対立遺伝子の頻度と健常個体集団におけるそれとを比較することによって明らかにされた．このアプローチにより，1 型糖尿病と HLA-DR3 および DR4 対立遺伝子（血清型検査によって調べられる）との関連が明らかになった（図 15.38）．一方，クラス II 対立遺伝子である HLA-DR2 が疾患を優性に阻止する効果があることもわかった．すなわち，HLA-DR2 を有する個体は，上記の疾患感受性対立遺伝子を有していたとしてもほとんど糖尿病を発症しない．また，同じ自己免疫疾患を発症している兄弟姉妹が同じ MHC ハプロタイプを有する確率は期待されるよりも高いことも示された（図 15.39）．DNA シークエンシングにより HLA 遺伝子型の判定がより正確になるに従って，従来血清型の判定により研究されてきた疾患との関連性をより精密に決定できるようになってきた．例えば，1 型糖尿病と HLA-DR3 および DR4 対立遺伝子の間の関連は，これらの対立遺伝子が疾患感受性を賦与する DQβ 対立遺伝子と遺伝的に密接に連鎖していることよっていることが現在ではわかっている．実際，疾患感受性は DQβ 鎖の特定のアミノ酸多型と最も密接に関連しており，この多型は MHC クラス II のペプチド収容溝に影響を与える（図 15.40）．マウスクラス II 分子でも相同のアミノ

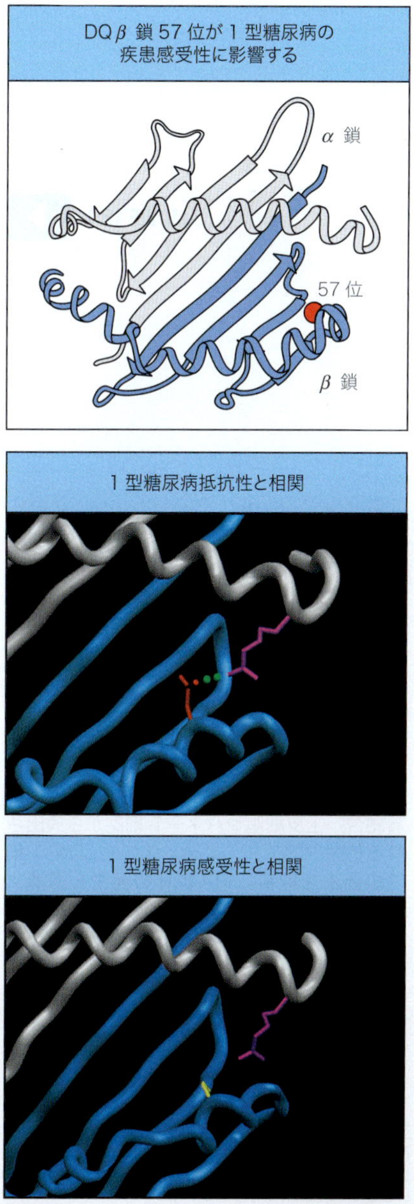

図 15.40 MHC クラス II 蛋白質配列中のアミノ酸の変化は，糖尿病の疾患感受性および疾患抵抗性と相関する
大部分のヒトでは，HLA-DQβ₁ 鎖のアミノ酸配列の 57 位はアスパラギン酸（Asp）であるが，白色人種の 1 型糖尿病患者では，ほかにも違いはあるものの，この残基がバリン，セリンあるいはアラニンである頻度が高い．上図の DQβ 鎖の基本構造中の赤色で示される Asp57 は，隣接した α 鎖（灰色）にあるアルギニン残基（桃色）と塩橋を作る（中央図，緑色）．非電荷アミノ酸残基（例えば下図に黄色で示したアラニン）への変化により塩橋はなくなり，DQ 分子の安定性が変化する．糖尿病を自然発症する NOD マウスは，相同の I-Aβ 鎖の 57 位のアスパラギン酸がセリンに置換されており，Asp57 をもった β 鎖遺伝子を導入遺伝子としてもつ NOD マウスでは，糖尿病の発症が著しく抑制される．
（C. Thorpe の厚意による）

酸残基は多型性を示し，糖尿病を発症する NOD マウスの MHC クラス II 分子（I-A^{g7} として知られる）でもこのアミノ酸残基はセリンである．

　MHC 遺伝子型と自己免疫疾患の関連は驚くべきことではない．なぜならば，自己免疫疾患への感受性は異なった型の MHC 分子が異なった自己抗原ペプチドを提示する能力により決まっている，という単純なモデルによってこの関連を説明できるからである．このことは，T 細胞が特定の疾患に関与するという知見と矛盾がない．例えば糖尿病においては，MHC クラス I とクラス II 両方が遺伝的相関を示すが，これは CD8$^+$ および CD4$^+$ T 細胞両者が自己免疫応答を担っているということに対応している．もう一つの仮説は，T 細胞レセプター T-cell receptor (TCR) レパートリー形成における MHC 対立遺伝子の役割を重視している（第 8 章参照）．この仮説は，特定の MHC 分子に提示された自己ペプチドが特定の自己抗原に特異的な胸腺細胞を正に選択すると提唱している．そのような自己抗原ペプチドは，発現レベルが低いか MHC 分子に弱くしか結合できないために胸腺での負の選択を誘導できないが，正の選択を誘導するには十分なレベルで発現するか十分強く結合できるのかもしれない．NOD マウスの MHC クラス II 分子 I-A^{g7} は，多くのペプチドを弱くしか結合できない．そのため胸腺での負の選択を効率的に誘導できないと考えられており，この知見からも後者の仮説が支持されている．

15-23 自然免疫応答を障害する遺伝的変異は T 細胞依存的な慢性炎症性疾患の素因となりうる

　本章で述べたように，クローン病は二つの主要な炎症性腸疾患のうちの一つである．クローン病は自己抗原というよりもむしろ腸内常在細菌叢由来の抗原に対する CD4$^+$ T 細胞の異常な過剰反応に起因し，T$_H$17 および T$_H$1 細胞の制御異常が病気を引き起こしていると考えられている．この疾患は，粘膜自然免疫機構の障害により管腔内細菌を適応免疫系から隔離できないため，あるいは T 細胞内因的な障害によりエフェクター反応が亢進してしまうため，あるいは常在細菌叢に反応する T$_H$17 および T$_H$1 細胞の T$_{reg}$ 細胞による抑制が傷害されるために発症しうる（図 15.41）．クローン病患者では，回

MOVIE 15.1

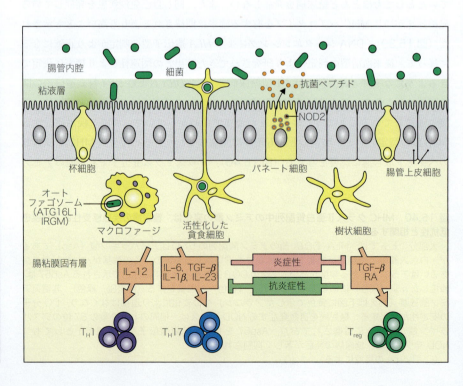

図 15.41　クローン病は腸内常在細菌叢に対する炎症反応を制御する恒常性維持機構の破綻により起こる疾患である
　自然免疫系と適応免疫系は，通常協調して複数の機構を組み合わせて腸内細菌に対する炎症反応を制限している．例えば，杯細胞から産生させる粘液層，腸管上皮細胞間の密着結合，上皮細胞やパネート細胞から放出される抗菌ペプチド，エフェクター CD4$^+$ T 細胞の発生を抑制し IgA 抗体の産生を誘導する T$_{reg}$ の誘導などである．IgA 抗体は腸管内腔に分泌され，腸内細菌の侵入を防いでいる（図示していない）．恒常性維持機構が破綻した個体では，腸内細菌に対する過剰な T$_H$1，T$_H$17 応答が惹起され，慢性炎症が引き起こされる．クローン病の疾患感受性に影響を与える自然免疫関連遺伝子としては *NOD2*，*ATG16L1* や *IRGM* などのオートファジー関連遺伝子がある．適応免疫系細胞に影響を及ぼす主要な疾患感受性遺伝子は T$_H$17 細胞に発現する *IL23R* である（図 15.34）．

腸末端部を傷害する激しい炎症が全例で起こるため限局性回腸炎とも呼ばれるが，大腸など消化管のあらゆる部分が影響されうる．この病気は腸管の粘膜と粘膜下層における慢性炎症と肉芽腫性の病変によって特徴付けられる．クローン病患者とその家族の遺伝的解析により同定された疾患感受性遺伝子の数は増え続けている（図15.34）．最初に同定された遺伝子の一つは *NOD2*（*CARD15* としても知られる）であり，この遺伝子は主に単球，樹状細胞，小腸のパネート細胞に発現し，自然免疫応答の一部として微生物由来抗原の認識にかかわっている（3-8項参照）．NOD2 の変異およびまれな遺伝子多型はクローン病に強く関連している．同じ遺伝子の変異は，主に皮膚，眼，関節に肉芽腫ができる**ブラウ症候群** Blau syndrome と呼ばれる優性遺伝性の肉芽腫性疾患の原因となることも知られている．クローン病が NOD2 の機能欠失変異により発症するのに対し，ブラウ症候群は機能獲得型変異により発症すると考えられている．

NOD2 は細菌のペプチドグリカン由来のムラミルジペプチドを認識する細胞内レセプターであり，刺激を受けると転写因子 NFκB を活性化して炎症性サイトカインとケモカイン遺伝子の発現を誘導する（3-8項，図12.15参照）．小腸陰窩の底に位置する特殊な上皮細胞であるパネート細胞においては，NOD2 の活性化は抗菌ペプチドを含む顆粒の分泌を促し，この抗菌ペプチドにより常在細菌が管腔内に隔離され，適応免疫系が活性化するのを防いでいる．この機能を失った NOD2 変異体はこの自然抗菌応答を十分誘導できないため，常在細菌に対するエフェクター $CD4^+$ T 細胞応答が増強されて慢性腸炎が発症しやすくなる（12-22項参照）．

クローン病患者では，NOD2 に加え他の自然免疫の異常もみつかっている．例えば，CXCL8 産生と好中球の蓄積の異常は，NOD2 の異常と相乗的に働いて腸炎を促進する．したがって，自然免疫と炎症制御の複合的な異常が相乗的にクローン病における免疫病理を促進しているのであろう．GWAS 解析により，自然免疫の障害に関係すると思われるその他のクローン病の疾患感受性遺伝子が同定されてきた（図15.34）．*ATG16L1* および *IRGM* というオートファジーにかかわる二つの遺伝子の異常がクローン病に関連することから，常在細菌の除去障害といった他の機序も慢性腸炎に寄与する可能性が示唆されている．オートファジーとは細胞自身のライソソームによる細胞質の消化機構のことで，ダメージを受けたオルガネラや蛋白質のターンオーバーに重要である．また，オートファジーは抗原のプロセシングと提示においても役割を担っており（6-9項参照），貪食されたある種の細菌の除去にも寄与している．

自然免疫系の重要な経路の異常がクローン病に寄与する一方で，適応免疫応答を制御する遺伝子もまた疾患感受性に関連している．特に，IL-23 レセプター（*IL23R*）遺伝子の変異が疾患の素因となり，このことは病気の組織における T_H17 反応の亢進を説明している．まとめると，多くの疾患感受性遺伝子が同定されたことにより，腸内細菌叢に対する自然免疫と適応免疫の恒常性維持障害がクローン病の共通因子であることが明らかになってきた．

15-24 自己免疫は外的要因により始動されうる

自己免疫疾患は，大陸，国，民族の間で不均一に分布していることが明らかにされてきた．例えば，北半球における疾患の発症頻度は南に行くほど減少する傾向がある．この勾配はヨーロッパにおける多発性硬化症や1型糖尿病において特に顕著であり，地中海地域に比べて北欧諸国の方で発症頻度が高い．この傾向はビタミン D のレベルと特に関係していることが多くの疫学的および遺伝的関連解析から示唆されている．活性型ビタミン D は皮膚において日光（緯度が高くなるにつれてより弱くなる）

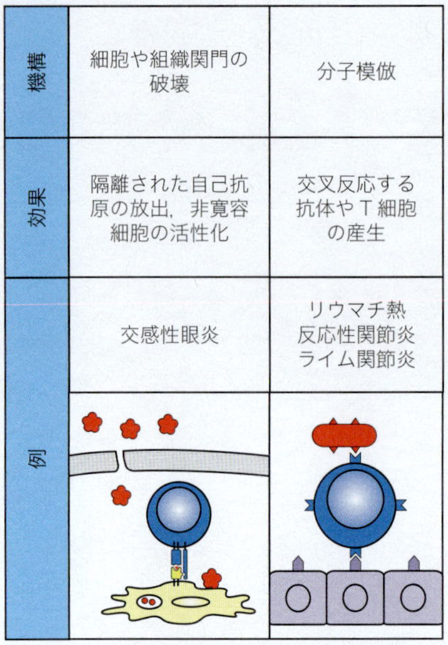

機構	細胞や組織関門の破壊	分子模倣
効果	隔離された自己抗原の放出，非寛容細胞の活性化	交叉反応する抗体やT細胞の産生
例	交感性眼炎	リウマチ熱 反応性関節炎 ライム関節炎

図15.42 感染性病原体はいくつかの機序で自己寛容を破綻させる
（左図）いくつかの抗原は組織関門の中や細胞内に存在するため循環系から隔離されているが，感染により細胞やその関門が破壊されるとそれらの隠れた抗原が曝露されるかもしれない．（右図）分子模倣により，病原体が自己抗原と交叉反応するT細胞またはB細胞のいずれかを活性化するかもしれない．

に反応することで産生され，T_H17細胞の発生を抑制するなど，自然免疫および適応免疫系の細胞に影響を与える多様な免疫制御機能をもつ．また，自己免疫は先進国においてより高頻度で発症することが知られているが，その根拠は不明である．

ビタミンDレベルに加え，社会経済学的状況や食餌など，これらの地理的な変化に寄与するその他多くの非遺伝的な要因がある．遺伝的に同一なマウスが自己免疫を異なった進行度，異なった重症度で発症するということは，疾患への非遺伝学的要因の役割を示すよい例となる．常在細菌叢の多様性が自己免疫疾患（腸管以外のものも含む）に寄与するということが認識されてきており，常在細菌叢と自然免疫系・適応免疫系との相互作用が全身の免疫応答において重要な役割を果たすことが明らかにされてきた．最後に，感染や環境由来の毒素への曝露が自己免疫の引き金になるかもしれない．その一方で，過去1世紀にわたる疫学的および臨床的研究により，アレルギーと自己免疫疾患の発症は若齢期におけるある種の感染と負に相関することも明らかになった．この「衛生仮説」は，幼少期における感染の欠如がその後の免疫系の制御に影響し，それによりアレルギーおよび自己免疫応答が起こりやすくなると提唱している．

15–25 感染はリンパ球活性化を促進する環境を用意することで自己免疫疾患を引き起こしうる

病原体はどのようにして自己免疫に寄与するのであろうか？ 感染の際に活性化抗原提示細胞とリンパ球によって産生される炎症性メディエーターと発現増強した補助刺激分子は，いわゆる傍観リンパ球――それ自身は感染性病原体の抗原に特異的でないリンパ球――に影響を与えうる．このような状況において，特に感染による組織破壊のため自己抗原が放出されるような場合に，自己反応性リンパ球が活性化される可能性がある（図15.42，左図）．さらに，IL–1やIL–6といった炎症性サイトカインは，T_{reg}細胞の抑制活性を障害することによって自己反応性ナイーブT細胞を活性化させて自己免疫応答を始動するエフェクターT細胞に分化させる．

ウイルスまたは細菌感染によって自己免疫疾患が永続化または悪化することが動物実験モデルを用いて示されている．例えば，NODマウスでは，コクサッキーウイルスB4型の感染により炎症，組織傷害，通常は隔離されている膵島抗原の放出，そして自己反応性T細胞の生成が起こり，1型糖尿病が悪化する．

われわれはすでに自己リガンド，例えば非メチル化CpG DNAとRNAがTLRを介して自己反応性B細胞を直接活性化し，自己免疫寛容を破綻させることをみた（15–4項，図15.25）．微生物由来のTLRリガンドは樹状細胞とマクロファージを活性化して局所的な炎症を引き起こすことによって自己免疫を促進し，すでに活性化した自己反応性T，B細胞をさらに刺激するであろう．この機序によって，抗好中球細胞質抗体関連自己免疫性血管炎の患者における感染後の炎症の再発を説明できるかもしれない．

TLRリガンドがどのようにして局所炎症を誘導するのかの例として，一つのマウス関節炎モデルがある．このモデルでは，TLR–9により認識される細菌のCpG DNAをマウスの関節に投与することで，マクロファージの浸潤を伴う関節炎が誘導される．これらのマクロファージは表面にケモカインレセプターを発現し，多量のCCケモカインを産生することによって投与局所への白血球の動員を促進する．

15–26 病原体上の外来性分子と自己分子の交叉反応により自己免疫応答と自己免疫疾患が引き起こされうる

ある種の病原体による感染は自己免疫後遺症と関連している．いくつかの病原体は宿

自己免疫の遺伝的および環境的基礎

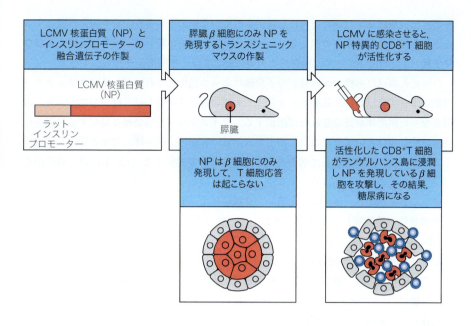

図 15.43 ウイルス感染は，膵臓β細胞にトランスジーンとして発現するウイルス蛋白質に対する免疫寛容を破綻させうる

リンパ球性脈絡髄膜炎ウイルス（LCMV）由来の核蛋白質をラットインスリンプロモーター制御下に発現させたトランスジェニックマウスは，膵臓β細胞にこの核蛋白質を発現するが，この蛋白質には反応せず糖尿病は発症しない．しかしながら，このトランスジェニックマウスが LCMV に感染すると，ウイルスに対する強力な細胞傷害性T細胞の反応が惹起され，β細胞が傷害されて糖尿病になる．病原体が自己ペプチドと交叉反応するとT細胞を刺激することがある．感染性微生物はときに自己ペプチドに交叉反応を示すT細胞応答を惹起し（この過程は分子模倣として知られている），この図に示したものと同様の過程により，自己免疫疾患を引き起こしうる．

主分子に類似した抗原を発現しており，この現象は**分子模倣** molecular mimicry と呼ばれている．このような場合には，病原体のエピトープに対して産生された抗体が自己分子に交叉反応しうる（図 15.42，右図）．そのような構造は必ずしも同一である必要はなく，同じ抗体によって認識されるだけの類似性があれば十分である．病原体由来のペプチドが宿主由来のペプチドに似ていれば，分子模倣により自己反応性T細胞もまた活性化されて自己組織への攻撃が始まる．分子模倣のモデル系として，ウイルス抗原を膵臓に発現するトランスジェニックマウスが作製された．通常，マウスはこのウイルス由来の「自己」抗原に反応しないが，その抗原を発現するウイルスに感染すると，ウイルスが「自己の」ウイルス抗原に交叉反応するT細胞を活性化するためにマウスは糖尿病を発症する（図 15.43）．

これらの自己反応性リンパ球はなぜ自己免疫寛容の機序によって除去されたり不活性化されたりしないのであろうか．一つの理由は，自己抗原に対して低親和性の B, T 細胞は効率的に除去されないため，ナイーブリンパ球レパートリーの中に無視リンパ球として存在するということである（15-4項）．病原体は，感染局所においてこれらのリンパ球に特異的な抗原を高い濃度で免疫原性をもったかたちで提供するのに対し，通常

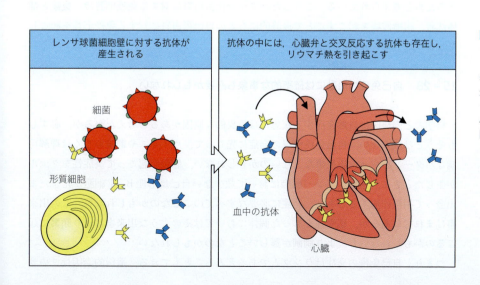

図 15.44 レンサ球菌細胞壁抗原に対する自己抗体は心臓組織抗原と交叉反応する

この細菌への免疫応答では，細菌細胞壁表面上の多様なエピトープに対する抗体が産生される．心臓弁と交叉反応する抗体(黄色)もあれば，そうでない抗体(青色)もある．心臓組織中のエピトープ(橙色)はまったく同一ではないものの，細菌エピトープ(赤色)と構造的に類似している．

その自己抗原はリンパ球にそれほど提供されていないのであろう．分子模倣が関与するとされる自己免疫症候群の例としては，レンサ球菌感染に続いてしばしば発症する**リウマチ熱** rheumatic fever や，腸管感染の後に起こる反応性関節炎が知られている．

いったん自己反応性リンパ球が分子模倣によって活性化されれば，そのエフェクター機能によって自己組織が破壊されうる．この種の自己免疫はしばしば一過的であり，誘因となった病原体が排除されれば緩和する．マイコプラズマ感染後に発症する自己免疫性溶血性貧血はそのような場合に相当する．この貧血は，病原体に対する抗体が赤血球上の抗原に交叉反応を示して溶血を引き起こすことで発症する（15-13項）．感染から回復すればその自己抗体は消失するが，自己免疫はしばしば最初の感染が消失した後も持続することがある．例えば，化膿レンサ球菌によって咽頭痛，猩紅熱もしくは局所的な皮膚感染（膿痂疹）が引き起こされ，その後リウマチ熱が持続する場合である（図15.44）．レンサ球菌上のエピトープと自己エピトープの類似性により，抗体そしておそらくT細胞を介した傷害が心臓の弁や腎臓といったさまざまな組織に引き起こされる．この組織傷害は一般的に（特に抗生物質で治療すれば）一過性であるが慢性化しうる．同様に，ライム病ボレリアというスピロヘータの感染によって起こるライム病では，遅発性の自己免疫（ライム関節炎）が発症しうる．その機序は完全に明らかになっていないが，病原体と宿主因子の間の交叉反応が自己免疫を引き起こすと考えられている．

15-27 薬物と毒素が自己免疫症候群の原因となりうる

おそらくヒト自己免疫の外因性因子の存在を示す最も明確な証拠は，ある種の薬物がごく一部の患者に自己免疫応答を惹起するという知見であろう．プロカインアミドという抗不整脈薬は，SLEにみられるものと似た自己抗体の産生を引き起こす（もっともこれらが病原性を示すことはほとんどないが）ことで有名である．赤血球表面の抗原に対する自己抗体により細胞が破壊される自己免疫性溶血性貧血（15-13項）の発症には，いくつかの薬剤が関連している．環境中の毒素もまた自己免疫を引き起こしうる．遺伝的に感受性をもった系統のマウスに金や水銀といった重金属を投与すると，自己抗体の産生を伴った自己免疫症候群が発症する．ヒトにおいて重金属がどの程度自己免疫を促進するのかについては議論の余地があるが，これらの動物モデルは毒素のような環境因子がある種の症候群においてなんらかの役割をもちうることを示している．

これらの薬物と毒物が自己免疫の原因となる機序は不明である．一部の薬物については，自己蛋白質と化学的に反応する結果，免疫系から異物として認識される誘導体ができるためと考えられている．こうしたハプテン化蛋白質に対する免疫応答は，炎症と補体沈着，組織破壊を起こすことで最終的にもとの自己蛋白質に対する免疫応答を起こしてしまう．

15-28 自己免疫の始動には確率的な事象も必要かもしれない

科学者と内科医は自然発症する疾患には特異的な原因があると考えたがるが，必ずしもそうとは限らない．自己免疫疾患の発症に先立って，ウイルスや細菌もしくは理解可能なパターンをもった出来事などないのかもしれない．感染が起こって炎症性シグナルが生じたときに，末梢のリンパ組織において数少ない自己反応性B，T細胞がたまたま出会って相互作用することが，発症に必要なすべてのことなのかもしれない．この出来事はまれではあるが，感受性をもった個体においてはそのような出来事はより頻繁に起こるのかもしれないし，より制御が難しいことなのかもしれない．

つまり，自己免疫の発症はランダムであるとみることもできる．遺伝的素因はこのラ

ンダムな事象の確率を上げることであると部分的に意味している．したがって，このような見方をとれば，なぜ多くの自己免疫疾患が，頻度の低い出来事が起こるために十分な時間が経過した成人期の初期またはその後に起こるのかを説明できるだろうし，なぜある種の積極的治療を受けた患者が，長い小康状態の後に最終的には病気を再発するのか，ということも説明するであろう．

まとめ

ほとんどの自己免疫疾患の特異的な原因はわかっていない．特定のMHCクラスII分子の対立遺伝子やその他の遺伝子の多型や変異といった遺伝的リスク因子がこれまでに同定されてきたが，特定の自己免疫疾患の素因となる遺伝的変異をもつ個体の多くはその疾患を発症しない．遺伝的に同一な動物集団の疫学的な研究から，自己免疫の始動における環境因子の役割が明らかにされてきた．しかし，環境因子については，疾患に強く影響するけれども，よくわかっていないことが多い．いくつかの毒素と薬物が自己免疫の原因となることが知られているが，一般的な自己免疫疾患におけるそれらの役割は不明である．同様に，いくつかの自己免疫症候群はウイルスもしくは細菌感染に引き続いて発症する．病原体は，非特異的な炎症と組織傷害を引き起こすことにより自己免疫を促進し，自己抗原に似た分子を発現するときしばしば自己蛋白質に対する反応を引き起こす．これは，分子模倣という現象として知られる．環境因子の自己免疫疾患への特異的な寄与を明らかにするためにはさらなる研究が必要である．それにより，ほとんどの疾患においては，単一ではなく複数の環境由来の誘因の組合せが，あるいは確率的，偶発的な事象でさえもが疾患を引き起こすのに重要であると明らかになるかもしれない．

アロ抗原に対する反応と移植片拒絶

臓器移植は病んだ臓器を置き換える重要な治療法として生まれてきたが，移植組織に対する適応免疫応答はその主要な障害の一つである．拒絶反応は，移植片上の同種異系（アロ）抗原に対する免疫応答によって引き起こされる．アロ抗原とは，同種の異なる個体間で構造が異なる蛋白質であり，このためレシピエントによって異物とみなされる．有核細胞をもつ組織が移植されると，高度な多型性を示すMHC分子に対するT細胞応答によりほとんど常に移植臓器に対する反応が惹起される．ドナーとレシピエントのMHCの型を合わせることで移植の成功率が上がるけれども，完全な一致はドナーとレシピエントが親族関係にあるときのみ可能であり，完全に一致させたとしても，それ以外の遺伝子座の違いにより拒絶反応が（より緩慢ではあるが）惹起される．それでも，免疫抑制と移植医療の進歩により，移植のために厳密にMHCをマッチさせることは移植片の生存のための主要な因子ではなくなっている．最初に行われ，最もよく行われている移植である輸血においては，赤血球と血小板はMHCクラスIを少量しか発現しておらずMHCクラスIIをまったく発現していないためT細胞の標的にはならず，MHCのマッチングは通常必要ではない．しかしながら，血小板を繰り返し投与する必要があるとき，血小板のMHCクラスIに対して産生される抗体は問題になりうる．レシピエントの抗体による赤血球の迅速な破壊を避けるためには，ABOおよびRh血液型を合わせる必要がある（付録I，A-5項，A-7項参照）．しかしながら，主要なABO型は四つ，Rh型は二つしかないため，これらの型をマッチさせることは比較的容易である．

ここでは組織移植片に対する免疫応答について考察し，なぜそのような反応が，日常的に寛容が働く外来性組織である哺乳類の胎児を拒絶しないのか考えよう．

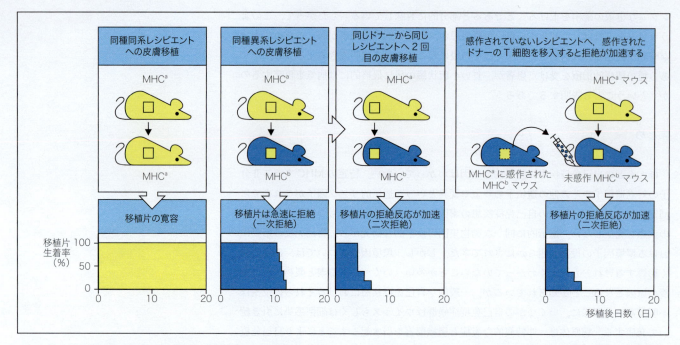

図 15.45 皮膚移植片の拒絶は T 細胞を介した抗移植片応答によって起こる

同系の移植片は永続的に受容されるが（第1図），MHC の異なる移植片は移植後10〜13日で拒絶される（一次拒絶，第2図）．同じドナーから2回目に移植された皮膚はより早く拒絶される（第3図）．これは二次拒絶と呼ばれ，この加速した反応は MHC 特異的である．すなわち，2回目のドナーの MHC が1回目のドナーの MHC と同じなら急速に拒絶され，MHC が異なれば一次拒絶の経過をたどる（図示していない）．感作されたドナーから T 細胞を移入された未感作マウスは，すでに一度移植を受けていたかのように急速な応答を示す（第4図）．

15–29 移植片拒絶はもっぱら T 細胞によって媒介される免疫応答である

臓器移植の基本法則は最初に純系マウス系統間の皮膚移植によって明らかにされた．同一個体の異なった場所の間で行われる皮膚移植（**自家移植** autogragft）または遺伝的に同一の異なった個体間で行われる皮膚移植（**同種同系移植** syngeneic graft）は100％成功する．しかしながら，遺伝的に関係のない**同種異系（アロ）**allogeneic の関係にある個体間で行った皮膚移植（**同種異系移植** allograft）の場合，最初に移植片は生存するが約10〜13日後には拒絶される（図 15.45）．この反応は**急性拒絶** acute rejection と呼ばれている．この反応は T 細胞のないヌードマウスでは起こらないことから，T 細胞依存的な反応である．ヌードマウスに正常な T 細胞を移入することで皮膚を拒絶する能力が回復する．

以前移植片を拒絶したことがあるレシピエントに同じドナーから皮膚を移植した場合，この2番目の移植片はより急速に（6〜8日で）拒絶される（**急速拒絶** accelerated rejection）（図 15.45）．一方，このレシピエントに第三者のドナーからの皮膚を移植した場合は，この加速した反応はみられず，最初に移植したときと同じ時間経過をたどって拒絶される．この加速した2回目の拒絶は，別の新しいレシピエントに最初のレシピエントの T 細胞を移入することで再現される．したがって，この急速拒絶が，ドナーの皮膚に特異的でクローン増幅して刺激を受けた T 細胞によるメモリー型の応答（第11章参照）によることがわかる．

免疫応答は組織移植の主要な障壁であり，その外来性蛋白質に対する適応免疫応答により移植組織を破壊する．これらの反応は $CD8^+$ または $CD4^+$ T 細胞もしくは両者を介している．抗体もまた移植組織の2回目の拒絶に寄与する．

15–30 移植片拒絶はもっぱら非自己MHC分子に対する強力な免疫応答によって引き起こされる

同じ種の異なった個体間で異なる抗原は**アロ抗原** alloantigen として知られ，そのような抗原に対する免疫応答は**アロ反応** alloreactive response として知られる．ドナーとレシピエントのMHCが異なるとき，アロ免疫応答は移植片上の非自己のアロMHC分子に対して向けられる．ほとんどの組織において，これらはMHCクラスI抗原である．いったんレシピエントがある特定の型のMHCをもつ移植片を拒絶したならば，同じ型の非自己MHCをもついかなる移植片も二次応答において急速に拒絶される．非自己MHC分子に特異的なT細胞の頻度は比較的高いため，MHC遺伝子座の違いが最初の移植片拒絶の最も強力な引き金となる（6–13項参照）．実際，MHCは移植拒絶における中心的な役割ゆえにそのように名付けられた．

いったん非自己MHC分子の認識が移植片拒絶の主要な決定因子であることが明らかにされると，レシピエントとドナーのMHCを一致させることに大きな努力が注がれた．今日では，免疫抑制の進歩により，MHCを一致させることはほとんどのアロ移植片にとってそれほど重要ではなくなったが，骨髄移植においては15–36項で述べる理由により現在でも重要である．*MHC*遺伝子座（ヒトにおいては*HLA*遺伝子座として知られる）が完全に一致していたとしても，拒絶を防ぐことはできない．HLAが一致した兄弟姉妹の間の移植は（一卵性双生児である場合を除き），一致していない場合より緩慢ではあるが，必ず拒絶反応を引き起こす．この反応はMHC以外の個体間で異なる蛋白質抗原の違いに起因している．

つまり，ドナーとレシピエントが一卵性双生児でない限り，移植を受けたすべてのレシピエントは拒絶を抑えるために免疫抑制薬を慢性的に与えられなければならない．実際，現代における臨床的な臓器移植の成功は組織のマッチングの結果というよりも免疫抑制療法の進歩（第16章参照）によるところが大きい．献体臓器が限られていること，そしてドナー臓器が利用可能になったときにただちにレシピエントをみつける必要があることを考えれば，正確に組織型を一致させることは，型が一致した兄弟姉妹間での腎移植という顕著な例外を除けば，ごくまれにしか達成できないのである．

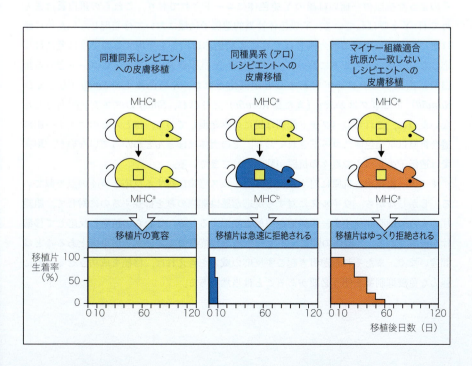

図 15.46 MHCが完全に一致しても移植片が生着するとは限らない
同種同系移植片は拒絶されないが（左図），MHCが一致していても他の遺伝子（マイナー組織適合抗原遺伝子）が異なれば移植片は拒絶される（右図）．ただし，この反応はMHCが異なる場合の拒絶（中央図）に比べれば緩慢に起こる．

図15.47 マイナー組織適合抗原は多型を有する細胞蛋白質由来のペプチドであり，MHCクラスI分子と結合している

自己蛋白質は通常細胞質のプロテアソームで分解され，そのペプチドは小胞体へ運ばれてMHCクラスI分子と結合し，細胞表面に運ばれる．多型性を有する蛋白質がドナー（左図に赤色で示している）とレシピエント（右図に青色で示している）で異なっていれば，レシピエントのT細胞が非自己と認識する抗原ペプチド（ドナー細胞の赤色）が生成されて免疫応答が起こる．そのような抗原がマイナー組織適合抗原である．

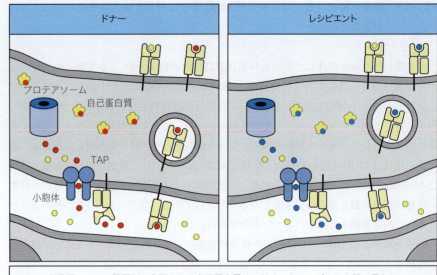

個体間でアミノ酸配列に多型のある自己蛋白質は，ドナーとレシピエント間で異なるマイナー組織適合抗原として働く

15–31 MHCが一致している場合の移植では，移植片のMHCに結合した他のアロ抗原由来ペプチドによって拒絶が引き起こされる

ドナーとレシピエントのMHCが同一で他の遺伝子座が異なる場合，拒絶はMHCが異なる場合ほどは急速には起こらないが，適切な治療がなければ移植片を破壊する（図15.46）．これが，免疫抑制なしにはHLAが同一の兄弟姉妹間の移植片が拒絶される理由である．MHCクラスIおよびクラスII分子は細胞において作られる自己蛋白質に由来する多種類のペプチドを提示し，もしこれらの蛋白質が多型性を示すならば，同じ種の異なった個体間では異なったペプチドが作られることになる．そのような蛋白質は**マイナー組織適合抗原** minor histocompatibility antigen（図15.47）と呼ばれている．そのような抗原の一揃いは雄のY染色体にコードされており，これらの蛋白質はまとめてH–Yと呼ばれている．Y染色体特異的遺伝子は雌においては発現しないために雌は雄に対して反応するが，両者はともにX染色体遺伝子を発現するので雄は雌には反応しない．マウスとヒトにおいて，一つのH–Y抗原が*Smcy*遺伝子にコードされる蛋白質に由来するペプチドであることが同定された．X染色体上の*Smcy*（もしくは*Kdm5d*）ホモログは*Smcx*（または*Kdm5c*）と呼ばれ，*Smcy*のペプチド配列をもたないために，これらのペプチド配列は雄にのみ発現している．ほとんどのマイナー組織適合抗原は常染色体にコードされており，その実体はほとんどわかっていないが，現在では遺伝子のレベルで数々の抗原が同定されてきている．

マイナー組織適合抗原に対する反応はウイルス感染に対する反応と多くの点で似ている．しかしながら，ウイルスに対する反応が感染細胞のみを排除するのに対して，組織片の大方の細胞がマイナー組織適合抗原を発現するため，これらの抗原に反応して移植片が破壊される．2個体の間にマイナー組織適合抗原のミスマッチが事実上あることは間違いなく，またそれらが引き起こす反応の威力を考えれば，移植を成功させるために強力な免疫抑制薬を使う必要があることは当然である．

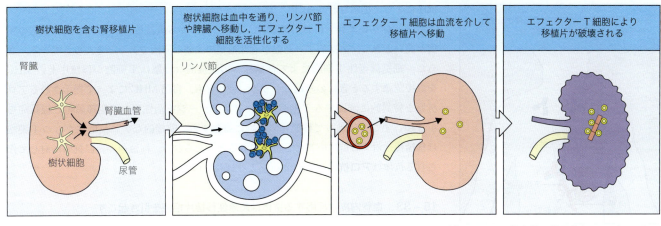

図15.48 直接的アロ認識を介した腎移植片の急性拒絶
移植片（この場合は腎臓）に含まれるドナー樹状細胞は細胞表面にドナー由来のHLA分子とペプチドの複合体を発現する．この樹状細胞は血中から二次リンパ組織（ここではリンパ節が例示されている）へ移動し，T細胞領域に入る．ここで，それら樹状細胞はアロHLA（クラスI，クラスIIの両方）・ペプチド複合体に特異的なレシピエントのT細胞を活性化する．活性化後，エフェクターT細胞は血流を通って移植片へ移動し，そのT細胞に特異的なペプチド・HLA分子複合体を発現した移植片を破壊する．

15-32 移植臓器のアロ抗原をレシピエントのT細胞に提示する方法には2通りある

ナイーブアロ反応性T細胞が拒絶を引き起こすエフェクターT細胞に分化するためには，それらがアロMHCと補助刺激分子の両方を発現する抗原提示細胞によって活性化されなければならない．移植臓器にはしばしばパッセンジャー白血球と呼ばれるドナー由来の抗原提示細胞が存在しており，これらがアロ反応性にとって重要な刺激となる．ドナーの抗原提示細胞が移植片を離れて脾臓とリンパ節を含むレシピエントの二次リンパ組織へ移動し，そこでドナー抗原に反応するレシピエントT細胞を活性化するという経路を経て，レシピエントが移植片に対して感作される．アロ移植臓器のリンパ液排出経路は移植によって絶たれてしまうので，ドナー抗原提示細胞はリンパ管ではなく血管を介して移動する．活性化されたアロ反応性T細胞は次に移植片に循環していき，直接攻撃する（図15.48）．この認識経路は**直接的アロ認識** direct allorecognition と呼ばれている（図15.49，上図）．実際，移植組織中の抗原提示細胞を抗体や長期培養によって除いてしまうと，拒絶にはずっと長い時間がかかる．

移植片拒絶にいたるアロ認識の第二の機序は，レシピエント自身の抗原提示細胞がアロ蛋白質を取り込み，自己MHCによってそれをT細胞に提示するというものである．この機序は**間接的アロ認識** indirect allorecognition と呼ばれている（図15.49，下図）．ドナーのMHC分子自体およびマイナー組織適合抗原の両方に由来するペプチドがこの

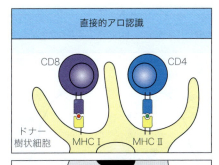

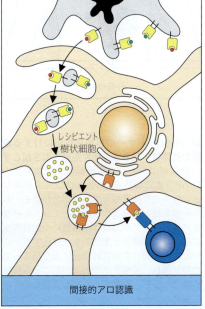

図15.49 直接的および間接的アロ認識経路両者が移植片拒絶に寄与する
臓器移植片由来の樹状細胞は移植片から二次リンパ組織に移動する際，直接的アロ認識経路と間接的アロ認識経路の両者を活性化する．上図は，ドナー樹状細胞に発現したアロHLAクラスIとクラスII分子が，レシピエントのCD4⁺T細胞とCD8⁺T細胞に発現する特異的なTCRと直接相互作用する様子を示している（直接的アロ認識）．下図は，移植片由来の抗原提示細胞の細胞死によって，アロHLAクラスIとクラスII分子を含んだ膜小胞が放出され，それがレシピエント樹状細胞にエンドサイトーシスにより取り込まれる様子を示す．ドナー由来のHLA分子（黄色）のペプチド断片がレシピエントHLA分子（橙色）によって抗原特異的T細胞に提示される（間接的アロ認識）．ここでは，HLAクラスII分子によるCD4⁺T細胞への提示を示す．ドナーHLA分子由来ペプチドはレシピエントHLAクラスI分子によってCD8⁺T細胞にも提示される（図示していない）．

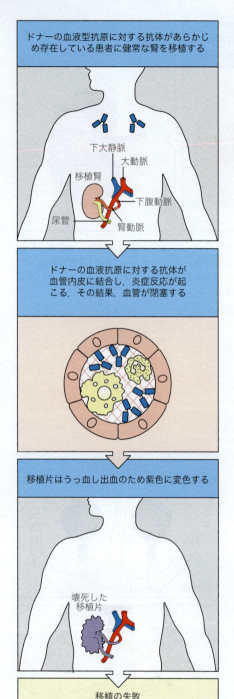

図 15.50　ドナーの移植片抗原に対する既存の抗体は，超急性移植片拒絶を引き起こす
　レシピエントは，移植前にすでにドナーのABO血液型抗原やHLAクラスⅠ抗原などに対する抗体をもっている場合がある．ドナーの組織がそのようなレシピエントに移植されると，これらの抗体が移植片の血管内皮に結合して補体系と凝固系を活性化する．このため，移植片の血管は血栓により詰まって血液が漏れ，移植片への出血が起こる．移植片はうっ血し，脱酸素化した血液のため紫色に変色し，死ぬ．

機序によって提示されうる．

　特に，レシピエントにおいてMHCの不一致による直接的なアロ反応性T細胞の頻度が高いときに，直接的アロ認識が急性拒絶の主要な原因であると考えられている．さらに，細胞傷害性T細胞による移植片への直接的な攻撃はT細胞が移植片上のMHCを直接認識するときにのみ起こりうる．けれども，自己MHCによって提示されるアロ抗原を特異的に認識するT細胞は，マクロファージを活性化して組織障害と線維症を引き起こすことによって移植片の拒絶に寄与する．間接的なアロ反応性をもつT細胞は移植片に対する抗体応答にも重要であると考えられる．同種の非自己抗原に対して作られる抗体は**アロ抗体** alloantibody と呼ばれている．

15-33　血管内皮に反応する抗体は超急性移植片拒絶を引き起こす

　抗体応答は拒絶反応の重要な潜在的な一因である．血液型抗原および多型性のあるMHC抗原に対してすでに抗体をもっている場合，そのアロ抗体により移植後数分以内に補体依存的な急激な拒絶が引き起こされる．このタイプの反応は**超急性移植片拒絶** hyperacute graft rejection と呼ばれている．ほとんどの日常的に臨床医学の現場で行われている移植においては，移植片の血管はレシピエントの循環系に直接吻合される．ときどき，レシピエントはドナーの抗原に対してすでに抗体をもっている場合がある．ABO血液型に対する抗体は赤血球のみならずすべての組織に結合する．加えて，以前に移植や輸血を受けていた場合には，その他の抗原に対しても抗体が作られる．そのような既存の抗体は，血管吻合された移植片の血管内皮細胞に反応して一連の補体反応と血液凝固反応を引き起こすために，急激な拒絶を引き起こす．移植片の血管は血栓によって詰まり，急速に破壊される．移植片は充血して出血により紫色に変色し，酸欠状態に陥る（図 15.50）．この問題はABO型を一致させることとドナーとレシピエントの**交叉適合性試験** cross-matching を行うことによって回避できる．交叉適合性試験とは，レシピエントがドナーの白血球に反応する抗体をもっているかどうかを調べるテストのことである．この種の抗体がみつかったときには，治療なしには超急性移植片拒絶がほとんど確実に起こるために，ほとんどの臓器の移植は禁忌となる．

　原因はよくわかっていないが，いくつかの臓器，特に肝臓はこの種の傷害に対する感受性が低く，またABO型が合っていなくても移植可能である．加えて，ドナーMHC特異的アロ抗体が存在し交叉反応性試験で陽性であっても，移植は深刻な禁忌とはみなされない．これは，ドナー組織に対する抗体をもつ一部の患者では免疫グロブリン静脈内投与が有効であるからである．

　同様の問題が動物臓器の移植（**異種移植** xenograft）を妨げている．もし異種移植が可能ならば，ドナー臓器の不足という臓器置換療法の問題を回避できる．ブタを異種移植のドナーとして用いることが考えられてきたが，ほとんどのヒトはブタを含む他の哺乳類が有している細胞表面の糖鎖抗原（α-Gal）に反応する抗体をもっている．ブタ組織をヒトに移植すると，これらの抗体が移植片の血管内皮細胞に結合して補体および凝固系を活性化することによって超急性移植片拒絶の引き金を引く．異種移植における超急性移植片拒絶の問題は，CD59, DAF（CD55），MCP（CD46）などの補体制御蛋白質（2-16項参照）が種の壁を越えて働きにくいため，より大きな問題になる．ヒトのDAFを発現するトランスジェニックブタやα-Galを欠損するブタの開発という，異種移植への取り組みが最近始まっている．これらのアプローチにより，異種移植における超急性移植片拒絶を軽減あるいは除去できるようになる日がくるかもしれない．

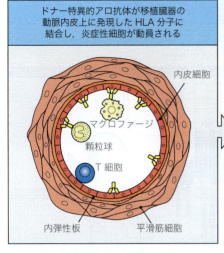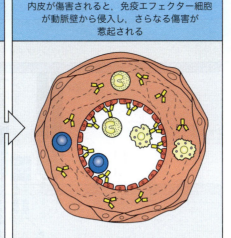

図15.51 移植腎の血管における慢性拒絶
（左図）慢性拒絶反応は，抗HLAクラスIアロ抗体と移植臓器の血管との相互作用によって始まる．内皮細胞に結合した抗体はFcレセプターを発現した単球と好中球を動員する．（右図）損傷が蓄積すると，内弾性板が肥厚し，平滑筋細胞，マクロファージ，顆粒球，アロ反応性T細胞，抗体が血管内膜に浸潤する．この一連の反応により，血管内腔が狭窄し，慢性炎症が引き起こされて組織リモデリングが激化する．最終的には血管が閉塞して虚血し，線維化する．

15-34 移植臓器の後期の機能不全は移植片に対する慢性的な傷害による

　免疫抑制の成功により，90％の死体腎移植において1年後も移植腎が機能するまでになっている．しかしながら，長期の移植片の生存率にはほとんど進歩がなく，移植腎が機能を維持する半減期は約8年のまま変わらない．移植臓器の後期の機能不全は伝統的に**慢性拒絶** chronic rejection と呼ばれてきたが，慢性的な移植片傷害の原因が特異的なアロ免疫応答であるのか，非免疫的な傷害であるのか，あるいは両方であるのかを決定することは概して困難である．

　移植臓器に対する慢性傷害の様式は一定しておらず，組織に依存して異なる．移植臓器の後期の機能不全における一つの主要な要素は，**慢性移植血管障害** chronic allograft vasculopathy と呼ばれる慢性反応であり，心移植および腎移植における傷害の主な一因である．この反応は移植片中の血管の同心円状動脈硬化症によって特徴付けられ，血流低下，そして最終的には移植片の線維症と萎縮症を引き起こす（図15.51）．おそらく多数の機序がこの種類の血管傷害に寄与するが，主要な原因は再発性の無症候性の急性拒絶反応とされ，この反応は移植片の血管内皮に反応するアロ特異的抗体（いわゆるドナー特異的抗体），アロ反応性T細胞，もしくは両者により引き起こされると考えられている．いくつかの種類の免疫抑制薬（例えばシクロスポリンのようなカルシニューリン阻害薬）もまた血管傷害を引き起こす．この血管傷害は，概して微細な動脈により限局しており，血管内腔を狭窄する蛋白質性の沈着物によって特徴付けられる細動脈ヒアリンと呼ばれる傷害様式を示す．移植肝においては，慢性拒絶は胆管の消失，いわゆる「胆管消失症候群」を伴う．一方，移植肺での後期の臓器不全の主な原因は，閉塞性細気管支炎と呼ばれる細気管支における瘢痕組織の蓄積である．アロ移植片に対する反応は移植後数か月から数年後に起こる場合があり，移植臓器の緩やかな機能低下を伴うが，それを臨床的に検出することは困難である．

　他の慢性的な移植片の機能不全の原因としては，以下が含まれる．虚血再灌流傷害（移植臓器に血流が再開することにより無菌性炎症シグナルが生じる），免疫抑制の結果起こるウイルス感染，そしてもともとの臓器を破壊した疾患のアロ移植片における再発である．病因によらず，慢性的なアロ移植片傷害は概して不可逆的かつ進行性であり，最終的にはアロ移植片の完全な機能不全をもたらす．

図 15.52 免疫抑制薬はさまざまなステージでアロ反応性 T 細胞の活性化を抑制する

抗サイモグロブリン抗体と抗 CD52 単クローン抗体（アレムツズマブ）は，T 細胞およびその他白血球を除去するために移植前に使用される．抗 CD3 単クローン抗体は TCR 複合体を介したシグナルを阻害するのに対し，シクロスポリンとタクロリムスはカルシニューリンを阻害することで活性化 T 細胞核内因子（NFAT）の核内移行を抑制する．CTLA-4-Fc 融合蛋白質であるベラタセプトは B7 に結合することで CD28 を介した補助刺激シグナルを抑制する．抗 CD25 抗体であるバシリキシマブは，活性化 T 細胞表面上に発現した IL-2 レセプターの高親和性サブユニットに結合し，IL-2 シグナルを阻害する．シロリムスは，エフェクター T 細胞分化に必要な mTOR シグナル活性を抑制する．アザチオプリンとミコフェノール酸は，活性化 T 細胞の複製と増殖を阻害する．

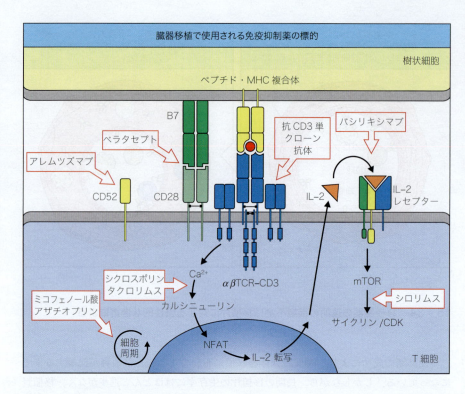

15-35 臨床医学の現場ではさまざまな臓器の移植が日常的に行われている

三つの主要な進歩により，臓器移植が臨床の現場において日常的に可能になった．第一は，外科手術法の進歩により，ほとんどの主要な医療センターにおいて移植のような外科手術を日常的に行えるようになったことである．第二は，移植センターがネットワーク化され，献体からの健常な臓器の提供が可能になったことである．第三は，強力な免疫抑制薬の利用により移植片の生存率が著しく増大したことである．このような薬剤は T 細胞活性化を抑制してアロ移植片に対するエフェクター T 細胞の発生と抗体の産生を止める（図 15.52）．移植が頻繁に行われるさまざまな臓器もしくは組織とアロ移植片の生存率を図 15.53 にまとめた．最も頻繁に移植される実質臓器は腎臓である（1950 年代に一卵性双生児の間で最初に移植が成功した臓器である）．角膜移植はより頻繁に行われている．この組織には血管がなく，通常血縁関係にないヒトの間でも免疫抑制なしに移植が可能であることから，これは特別なケースである．

臓器移植には移植片拒絶以外にも多くの問題がかかわっている．第一は，ドナー臓器を得ることが困難であることである．第二は，自己免疫性糖尿病において膵島 β 細胞が破壊されるように，レシピエントのもともとの臓器を破壊した病気のために，移植された臓器も破壊される恐れがあることである．第三は，移植片拒絶を阻止するために用い

移植組織	アメリカで行われた移植数 (2014)*	5 年生着率
腎臓	17,815	81.4%[#]
肝臓	6,729	68.3%
心臓	2,679	74.0%
膵臓	954	53.4%[†]
肺	1,949	50.6%
腸	139	～48.4%
角膜	～45,000	～70%
HSC	～20,000**	>80%[‡]

図 15.53 臨床の現場で日常的に行われている臓器移植

2014 年にアメリカで施行された臓器移植および組織移植の数を示した．HSC：造血幹細胞（骨髄，末梢血造血幹細胞，臍帯血移植を含む）．*多臓器移植を含む数（例えば，腎臓と膵臓あるいは心臓と肺など）．実質臓器の 5 年生着率は 2002 年と 2007 年の間に施行した移植から算出されている．データは United Network for Organ Sharing の提供による．[#] ここに挙げた腎臓生着率（81.4%）は生体ドナーからの移植の場合で，死体腎移植の場合の 5 年生着率は 69.1% である．[†] ここに挙げた膵臓生着率（53.4%）は単独移植の場合であり，腎臓との同時移植では 76.3% になる．**自家移植とアロ移植を含む．[‡] 造血幹細胞移植の成功は移植後数年ではなく数週間以内に評価している．ほぼすべての実質臓器移植（腎臓や心臓など）において，長期間の免疫抑制薬投与が必要となる．

る免疫抑制薬が，がんと感染の危険性を高めることである．科学的に解決できる可能性が最も高い課題は，免疫を全体的に抑制してしまわないようなより効果的な免疫抑制法を開発すること，移植片特異的な免疫寛容を誘導すること，そして移植臓器を得るための実際的な解決策として異種移植を開発することである．

15-36　移植片拒絶の逆が移植片対宿主病である

末梢血，骨髄，もしくは胎児臍帯血からの造血幹細胞移植は，ある種の白血病やリンパ腫などのいくつかの造血細胞由来のがんの有効な治療法として用いられている．また，遺伝的欠損のある幹細胞を正常なドナーの幹細胞によって置換する造血幹細胞移植により，いくつかの原発性免疫不全症（第13章参照）や，地中海性貧血（サラセミア）などの遺伝性の血液細胞異常を治療することができる．白血病の治療では，白血病の源であるレシピエントの骨髄を放射線治療と積極的な細胞傷害性化学療法を組み合わせることでまず破壊しなければならない．

アロ造血幹細胞移植において最も主要な合併症は**移植片対宿主病** graft-versus-host disease（**GVHD**）である．この病気では，造血幹細胞を調製する際に混在してくるドナーの成熟型T細胞がレシピエントの組織を異物と認識し，多数の臓器，特に皮膚，腸管，肝臓に，それぞれ発疹，下痢，肝機能不全を特徴とする重篤な炎症性疾患を引き起こす（図15.54）．GVHDはMHCクラスⅠもしくはクラスⅡ抗原にミスマッチがあるときにとりわけ激しく起こるために，ドナーとレシピエントのHLA型を合わせることが実質臓器移植におけるよりも重要である．したがって，ほとんどの造血幹細胞移植はHLAの型がマッチした兄弟姉妹間，もしくはよりまれではあるがHLAの型が合った親族以外のドナーとレシピエントの間で行われる．そのため，ほとんどの場合GVHDはマイナー組織適合抗原の不一致のために起こり，すべての移植患者で免疫抑制が必要になる．

アロ反応性ドナーT細胞の存在は，ドナーのリンパ球と放射線照射したレシピエントのリンパ球とを混ぜて培養する**混合リンパ球反応** mixed lymphocyte reaction（**MLR**）を用いて実験的に示すことができる．もしドナーのリンパ球にレシピエントの

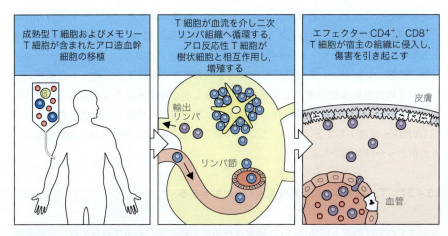

図15.54　移植片対宿主病は，移植片中のドナーT細胞がレシピエントの組織を攻撃するために起こる

レシピエントのHLAアロタイプに特異的な成熟ドナーCD4$^+$，CD8$^+$T細胞が移植骨髄細胞中に存在していると，骨髄移植後二次リンパ組織で活性化する．エフェクターCD4$^+$，CD8$^+$T細胞は循環血に入り，レシピエントの組織，特に移植前に化学療法や放射線処置により損傷を受けている皮膚，腸管の上皮細胞あるいは肝臓などに選択的に侵入し，組織を攻撃する．

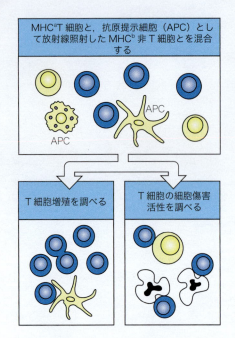

図15.55 混合リンパ球反応（MLR）は組織不適合性を調べるために行われる
検査対象の2人のヒトの末梢血からリンパ球と単球を含む単核細胞を分離する．刺激原として用いる一方のヒトの細胞（黄色）を放射線照射し，増殖が起こらない状態にしておく．この状態で，レスポンダー（反応する側の細胞）として用いるもう一方のヒトの細胞（青色）と混合し，5日間培養する（上図）．この培養では，レスポンダーは刺激原として用いた単球や単球から分化した樹状細胞上に発現したアロHLAクラスⅠ，クラスⅡ分子によって活性化される．刺激を受けたリンパ球は増殖し，エフェクター細胞へと分化する．混合培養5日後に，HLAクラスⅡ分子の違いを認識する$CD4^+$T細胞の増殖（左下）を，またはHLAクラスⅠ分子の違いを認識する$CD8^+$T細胞の細胞傷害活性（右下）を調べる．混合リンパ球反応はMHCクラスⅡとMHCクラスⅠを識別する手段として用いられる．

リンパ球上のアロ抗原を認識するナイーブT細胞が含まれていれば，それらは増殖するかレシピエントの標的細胞を殺すであろう（図15.55）．しかしながら，造血幹細胞移植のドナーを選ぶためには，アロ反応性T細胞を正確に定量できないMLRには限界がある．より正確なテスト法としては，アロ反応性T細胞の頻度を精確に測定する限界希釈アッセイ（付録Ⅰ，A-21項参照）がある．

GVHDは，造血幹細胞移植を受けたレシピエントには有害であるが，治療の成功に必要な有益な効果ももちうる．白血病に対する造血幹細胞移植の治療効果の多くの部分は移植片対白血病効果 graft-versus-leukemia effect，すなわちアロの造血幹細胞を調製する際に混在してくるドナーT細胞が，白血病細胞に発現するマイナー組織適合抗原を認識して白血病細胞を殺すことによっている．GVHDを抑制する治療オプションの一つは，ドナー造血幹細胞を調製する際にアロ反応性T細胞を含む成熟型T細胞を試験管内で移植前に除去することである．移植後にレシピエントの体内で骨髄系細胞から発生するT細胞はレシピエントの抗原に対して寛容になる．GVHDの排除は患者にとって利点もあるが，白血病の再発の危険が増加するという問題もある．このことは，移植片対白血病効果が治療にとって重要であることの強力な証拠となっている．

免疫不全はドナーT細胞除去のもう一つの合併症である．ほとんどのレシピエントのT細胞は化学療法と放射線治療の組合せによって移植前に破壊されてしまうため，ドナー由来のT細胞が移植後初期に成熟Tレパートリーを再編成する主要な供給源となる．このことは，胸腺の残存機能がほとんどないためにT細胞前駆細胞からT細胞レパートリーを再編成する能力が低下してしまっている成人において特にあてはまる．したがって，多くのT細胞をドナー細胞から除してしまえば，レシピエントは日和見感染症を発症し，そのために死んでしまう危険性が高まる．ドナーT細胞のもつ有益な側面（移植片対白血病効果と免疫能）と不利益な側面（GVHD）の間のバランスをとることが必要であり，このために多くの研究がなされてきた．一つの特に有望なアプローチは，レシピエントの抗原提示細胞を除去することによりドナーT細胞がレシピエントの抗原に移植直後に出会って反応することを防ぐというものである．これによって，ドナーT細胞は移植に伴って起こる初期の炎症反応時に活性化されず，その後GVHDを促進することはない．しかしながら，この場合に移植片対白血病効果があるのかどうかは不明である．

15-37　T_{reg}細胞はアロ反応性免疫応答に関与する

すべての免疫応答と同様に，T_{reg}細胞は移植片拒絶にかかわるアロ反応性免疫応答においても重要な免疫調節的役割を担っていると考えられている．マウスを用いたアロ造血幹細胞移植実験によって，この問題に光が投げかけられた．すなわち，レシピエントまたはドナーから$CD25^+ T_{reg}$細胞を移植前に除去することにより，GVHDとその後の個体死が加速されたのである．それに対して，ドナー細胞とともに個体から採取された

ばかりのT_{reg}細胞もしくは体外で増やしたT_{reg}細胞を移入すれば，GVHDによる個体死を遅らせ，また阻止さえできる．同様の結果は初期のヒトを用いた実験によっても得られた．また，T_{reg}細胞を選択的に増やすと考えられている低容量のIL-2投与により，GVHDを阻止する効果が得られることが示された．同様に，臓器移植の実験マウスモデルにおいても，自然発生型もしくは誘導型のT_{reg}細胞を移入することでアロ移植片の拒絶が有意に遅れることが示された．これらの実験は，ドナー造血幹細胞を調製する際にT_{reg}細胞を濃縮したり生成したりすることが将来的にGVHDの治療につながる可能性を示唆している．

もう一つのクラスのT_{reg}細胞である$CD8^+CD28^-$T細胞はアネルギー状態にあり，抗原提示細胞が$CD4^+$T細胞を活性化する能力を抑制することで間接的にT細胞寛容を維持していると考えられている．これらの細胞は移植を受けた患者から単離されるが，ドナー細胞に対して細胞傷害活性を示さず抑制性キラーレセプターCD94（3-25項参照）を高レベルに発現することから，アロ反応性$CD8^+$T細胞とは異なっている．このことは，$CD8^+CD28^-$T細胞は抗原提示細胞の活性化を干渉することで移植免疫寛容の維持に役割を担う可能性を示唆している．

15-38　胎児は繰り返し寛容化されるアロ移植片である

これまでに議論してきた移植はすべて近代医学の進歩の結果行われてきたものである．しかしながら，繰り返し移植され寛容化される一つの「外来性」組織は哺乳類における胎児である．胎児は母親のものとは異なる父親由来のMHCとマイナー組織適合抗原をもつ（図15.56）が，それにもかかわらず母親は父親由来の非自己蛋白質を発現する子をたくさん産むことができる．胎児拒絶の欠如という神秘的な現象はこれまでに免疫学者を悩ませてきたが，これまでのところ包括的な説明はなされていない．一つの問題は，胎児アロ移植片の受容という現象はあまりにも普通の状態であるために，その拒絶を阻止する機序を研究することが難しいことにある．もし胎児を拒絶する機序がめったに活性化されないならば，どうやってそれを制御する機序を研究することができようか？

「母子免疫寛容」に寄与する機序は，多くの因子が関係し，かつ冗長性があるものであろう．単に胎児は外来性のものであると認識されることはない，という考えが提唱されてきたが，子供を産んだ女性はしばしば父親のMHCと赤血球の抗原に対する抗体を作ることが知られている．しかしながら，胎児由来の組織である胎盤は母親のT細胞から胎児を隔離しているらしい．胎児と母親の組織の境界面である胎盤の外側の層が栄養芽細胞である．この細胞はMHCクラスⅡ分子を発現せず，クラスⅠ分子の一部の限られたサブセットを低レベルにしか発現しないため，母親のT細胞による直接的アロ認識を免れている．一方，MHCクラスⅠを発現しない組織はNK細胞による攻撃に曝される（3-25項参照）が，栄養芽細胞はHLA-G（多型性がほとんどない非古典的HLAクラスⅠ分子で，NK細胞による細胞傷害を抑制することが示されている）を発現することによってその攻撃を免れているのかもしれない．

胎盤は栄養素の枯渇という能動的な機序によっても母親のT細胞を抑制しているのかもしれない．インドールアミン2,3-ジオキシゲナーゼ（IDO）という酵素は母親・胎児の境界にある細胞において高レベルに発現している．この酵素は必須アミノ酸であるトリプトファンをそこで枯渇させ，トリプトファンを欠乏したT細胞は反応性が低下する．妊娠マウスにおいて1-メチルトリプトファンという阻害薬によりIDOを不活性化することにより，同系の胎児は影響されないが，アロの胎児のみが急速に拒絶されるようになる．

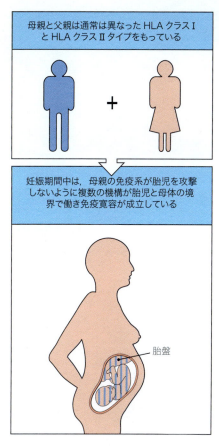

図15.56　胎児は拒絶されないアロ移植片である

ごくまれな例外を除き，父親と母親は異なったHLAタイプをもっている（上図）．母親は妊娠すると，母親由来（桃色）と父親由来（青色）のHLAハプロタイプをそれぞれ一つずつもった胎児を9か月間身ごもることになる（下図）．胎児に発現した父親由来のHLAクラスⅠ，クラスⅡ分子は母親の免疫系にとってアロ抗原であり，それらに反応する可能性があるが，胎児は妊娠期間中にそのような反応を引き起こすことなく，すでに存在しているアロ反応性抗体またはT細胞から守られている．母親が同じ父親の子供を何人か妊娠していても，免疫学的な拒絶の徴候はみられない．

母親・胎児境界におけるサイトカイン環境もまた胎児寛容に寄与する．子宮上皮細胞および栄養芽細胞はともに TGF-β と IL-10 を産生する．このサイトカインの組合せはエフェクター T 細胞の発生を抑制して iT$_{reg}$ 細胞の分化を促進する（9-23 項参照）．妊娠中には胎盤における iT$_{reg}$ 細胞を含む T$_{reg}$ 細胞が増加する．これらの細胞はマウスにおいて胎児に対する反応を抑制するうえで重要である．なぜならば，iT$_{reg}$ 細胞の欠損は，T$_H$1 サイトカイン（例えば IFN-γ と IL-12）の誘導と同様に，胎児吸収（ヒトにおける自然発生的な流産に相当する）を促進するからである．興味深いことに，iT$_{reg}$ 細胞において FoxP3 発現を制御する遺伝子発現制御領域（nT$_{reg}$ 細胞における FoxP3 発現には必要ない）は有胎盤類にのみみつかっている．このことは，iT$_{reg}$ 細胞は母親・胎児免疫寛容を成り立たせるために進化してきたという可能性を示唆している．最後に，直接胎盤と接する特殊な母親の子宮組織（脱落膜と呼ばれる）のストローマ細胞は，T 細胞を誘引する重要なケモカインの局所における産生を抑制するようである．まとめると，母親と胎児両者の因子が免疫特権部位の形成に寄与しており，この部位は，組織移植片の長期的な生着を可能にする局所的な免疫抑制が成立している点で眼など他の免疫特権部位に類似しているのである（15-5 項）．

まとめ

臨床における移植は今日では日々の現実であり，その成功は MHC 型のマッチング，免疫抑制薬，そして外科的手技の進歩の上に築かれている．しかしながら，MHC を正確に合わせたとしても，移植片拒絶を阻止することはできない．レシピエントとドナーの間の他の遺伝的な違いによりアロ蛋白質のペプチドが移植片上の MHC 分子に提示され，これらに対する反応によって拒絶が引き起こされるのである．われわれは宿主防御機能を障害することなく移植片に対する応答を特異的に抑制する能力をもっていないために，ほとんどの移植には全体的な免疫抑制が必要であり，このためにレシピエントではがんと感染のリスクが高まる．胎児は自然に起こるアロ移植片であり，種の存続のためには絶対に受容されなければならない．胎児に対する免疫寛容をよりよく理解することにより，究極的には移植においてアロ移植片特異的な免疫寛容を誘導するための洞察が得られるであろう．

第 15 章のまとめ

理想的には，免疫系のエフェクター機能は外来性の病原体にのみ向けられるべきであり，決して自己組織が標的になるべきではない．実際には，外来性蛋白質と自己蛋白質は化学的に類似しており，自己と非自己の厳密な識別は不可能である．それにもかかわらず，免疫系は自己に対する免疫寛容を維持している．自己寛容は多層にわたる機序によって制御されており，すべての制御機序は免疫応答を適切に方向付けるために自己と非自己を区別する代替マーカーを用いている．これらの機序が破綻したときに自己免疫疾患が発症する．単一の制御機構のマイナーな破綻はおそらく毎日起こっているであろうが，他の制御機構が安全装置となっている．したがって，免疫寛容は免疫系全体のレベルで働いている．疾患が発症するためには，これら寛容機構が多層にわたって破綻し，その効果が慢性化しなければならない．これらの諸層は骨髄と胸腺における中枢性免疫寛容に始まり，アネルギー，サイトカイン偏向，T$_{reg}$ 細胞といった末梢性免疫寛容機序を含んでいる．免疫隔離にみられるように，ときにはただ単に抗原が利用できないことが原因で免疫応答が起こらない．

おそらく病原体に効果的な免疫応答を起こすという選択圧によって，自己寛容を促進

するために免疫応答を衰えさせることは制限されており，失敗しがちである．どの個体が自己免疫疾患を発症するのかを決めるうえで遺伝的な素因が重要な役割を果たしている．一卵性双生児でさえも両者が同じ自己免疫疾患を発症するとは限らないことから，環境要因もまた重要な役割を果たす．環境からの影響としては，感染，毒素，そして偶然的な出来事がある．

自己寛容が破綻して自己免疫疾患が発症するときに用いられるエフェクター機構は，病原体に対して用いられるそれときわめて類似している．詳細は疾患によって異なるが，抗体とT細胞の両方が関与しうる．組織抗原に対する免疫応答についての多くのことが，非自己の移植臓器・組織に対する反応を調べることにより明らかにされてきた．移植片拒絶反応の研究から明らかにされたことは自己免疫にもあてはまるし，逆も真である．移植は，拒絶という自己免疫疾患に多くの面で似ている病的現象をもたらすが，その標的はMHCもしくはマイナー組織適合抗原である．移植片拒絶と移植片対宿主病においてはT細胞が主要なエフェクターであるが，抗体もまた寄与しうる．

問題はどのようにして感染に対する防御免疫を損なうことなく，ここで議論したそれぞれの望ましくない反応を制御するかということである．その答えは，おそらく免疫応答制御のより完全な理解，特に寛容において重要である抑制的な機序の理解にあるであろう．免疫応答の人為的な制御については第16章でさらに述べる．

章末問題

15.1 正誤問題：炎症性腸疾患（クローン病と潰瘍性大腸炎）は適応免疫系が自己抗原に応答して組織傷害を引き起こす疾患である．

15.2 対応問題：次の単一遺伝子性自己免疫疾患と関連する欠損遺伝子を選びなさい．

A. カンジダ感染と外胚葉形成異常を伴う 自己免疫性多発性内分泌不全症　　i. Fas
B. 多腺性内分泌不全症，腸疾患を伴う 伴性劣性免疫調節異常　　ii. FoxP3
C. 自己免疫性リンパ増殖症候群　　iii. AIRE

15.3 多肢選択問題：次の説明の中で間違っているものはどれか．

A. プロカインアミド（不整脈を治療するために広く使われている薬剤）によって誘導される自己抗体は，全身性エリテマトーデスに特徴的な自己抗体に類似している
B. 感染過程で放出される炎症性メディエーターは，自己反応性リンパ球を活性化させ，自己免疫応答を誘導しうる
C. クローン病とブラウ症候群は，いくつかある原因の中でも，NOD2の機能欠失変異と強い相関がある
D. ATG16L1とIRGMは通常オートファジーに寄与するが，それらの欠陥はクローン病と関連している

15.4 多肢選択問題：次の中で移植について正しい記述はどれか．

A. 若齢マウスからの同種同系皮膚移植片は成体マウスに拒絶される
B. 雄マウスからの同種異系皮膚移植片は雌マウスには拒絶されない
C. 雄マウスからの同種同系皮膚移植片は雌マウスに拒絶される
D. 自家皮膚移植片は移植後3週間以内に拒絶される

15.5 短答問題：移植片対宿主病（GVHD）は，白血病患者にとってどのような利点があるか．

15.6 多肢選択問題：次の中で胎児拒絶を防止する機構として正しくないものはどれか．

A. T細胞にトリプトファン枯渇を誘導する2,3-ジオキシゲナーゼ（IDO）の高発現
B. 栄養芽細胞でのMHCクラスⅡの発現欠如とMHCクラスⅠの発現低下
C. 栄養芽細胞によるHLA-Gの発現低下
D. 子宮上皮と栄養芽細胞からのTGF-βとIL-10の分泌

15.7 多肢選択問題：次のうち，免疫特権部位が寛容を維持する機構として正しくないものはどれか．

A. 感染過程でのエフェクターT細胞の排除
B. ナイーブリンパ球を隔離する組織障壁（例えば血液脳関門）
C. 抗炎症性サイトカインの産生（例えばTGF-β）
D. Fasを発現したエフェクターリンパ球にアポトーシスを誘導するFasリガンドの発現
E. 通常みられるリンパ管を介したコミュニケーションの低下

15.8 多肢選択問題：次のうち末梢性免疫寛容機序ではないのはどれか．

A. アネルギー
B. 負の選択
C. T_{reg}誘導
D. 除去
E. T_{reg}による抑制

15.9 短答問題：全身性エリテマトーデス（SLE）では，抗DNA自己抗体が存在し，そこから抗ヒストン自己抗体の産生に進行するエピトープ拡大と呼ばれる現象が起こる．これがどのような機構で起こるのか述べよ．

15.10 短答問題：カンジダ感染と外胚葉形成異常を伴う自己免疫性多腺性内分泌不全症（APECED）では，転写因子AIREの欠損が原因となり，末梢組織遺伝子の発現低下に伴う負の選択（中枢性免疫寛容）異常が起こる．APECED患者は複数の内分泌組織の破壊を患い，抗真菌免疫障害を示す．しかしながら，これらの自己免疫現象は発症するのに時間がかかり，また，標的となりうるすべての臓器がすべての患者で破壊されるわけではない．これがなぜか述べよ．

15.11 穴埋め問題：ある種の自己免疫疾患において産生される自己抗体は，機能を阻害するかあるいは刺激するかによって，アンタゴニストあるいはアゴニストのいずれかとして作用する場合がある．＿＿＿＿＿＿では，＿＿＿＿＿＿レセプターに対する自己抗体が，神経筋接合部の機能を障害し，筋力低下を引き起こす．あるいは，＿＿＿＿＿＿の例では，＿＿＿＿＿＿レセプターに対する自己抗体が，過剰な甲状腺ホルモン産生を誘導する．

15.12 対応問題：次の各自己免疫疾患と病態生理が一致するものを選べ．

A．	関節リウマチ	i．	関節と組織に沈着する免疫複合体産生を誘導する慢性C型肝炎ウイルス感染
B．	1型糖尿病	ii．	脱髄性の神経学的病変を引き起こす，中枢神経系ミエリン抗原に対するT細胞介在性の自己免疫応答
C．	多発性硬化症	iii．	IgGに対する自己抗体
D．	橋本甲状腺炎	iv．	血小板のGpIIb/IIIaフィブリノーゲンレセプターに対する自己抗体
E．	自己免疫性溶血性貧血	v．	赤血球に対する自己抗体
F．	自己免疫性血小板減少性紫斑病	vi．	膵臓β細胞破壊を伴うT_H1依存性の自己免疫
G．	グッドパスチャー症候群	vii．	基底膜コラーゲン$α_3$鎖（IV型コラーゲン）に対する自己抗体
H．	混合本態性クリオグロブリン血症	viii．	甲状腺機能低下を引き起こす，甲状腺に対する細胞性および自己抗体媒介性の自己免疫応答

項ごとの参考文献

15-1 免疫系の重要な機能は自己・非自己の識別である

Ehrlich, P., and Morgenroth, J.: **On haemolysins**, in Himmelweit, F. (ed): *The Collected Papers of Paul Ehrlich.* London, Pergamon, 1957, 246–255.

Janeway, C.A., Jr: **The immune system evolved to discriminate infectious nonself from noninfectious self.** *Immunol. Today* 1992, **13**:11–16.

Matzinger, P.: **The danger model: a renewed sense of self.** *Science* 2002, **296**:301–305.

15-2 多数の寛容機構が自己免疫を阻止している

Goodnow, C.C., Sprent, J., Fazekas de St Groth, B., and Vinuesa, C.G.: **Cellular and genetic mechanisms of self tolerance and autoimmunity.** *Nature* 2005, **435**:590–597.

Shlomchik, M.J.: **Sites and stages of autoreactive B cell activation and regulation.** *Immunity* 2008, **28**:18–28.

15-3 新しく発生したリンパ球の中枢での除去あるいは不活性化は自己寛容の最初のチェックポイントである

Hogquist, K.A., Baldwin, T.A., and Jameson, S.C.: **Central tolerance: learning self-control in the thymus.** *Nat. Rev. Immunol.* 2005, **5**:772–782.

Kappler, J.W., Roehm, N., and Marrack, P.: **T cell tolerance by clonal elimination in the thymus.** *Cell* 1987, **49**:273–280.

Kyewski, B., and Klein, L.: **A central role for central tolerance.** *Annu. Rev. Immunol.* 2006, **24**:571–606.

Nemazee, D.A., and Burki, K.: **Clonal deletion of B lymphocytes in a transgenic mouse bearing anti-MHC class-I antibody genes.** *Nature* 1989, **337**:562–566.

Steinman, R.M., Hawiger, D., and Nussenzweig, M.C.: **Tolerogenic dendritic cells.** *Annu. Rev. Immunol.* 2003, **21**:685–711.

15-4 自己抗原に比較的低親和性で結合するリンパ球は通常その抗原を無視するが，ある状況では活性化する

Billingham, R.E., Brent, L., and Medawar, P.B.: **Actively acquired tolerance of foreign cells.** *Nature* 1953, **172**:603–606.

Hannum, L.G., Ni, D., Haberman, A.M., Weigert, M.G., and Shlomchik, M.J.: **A disease-related RF autoantibody is not tolerized in a normal mouse: implications for the origins of autoantibodies in autoimmune disease.** *J. Exp. Med.* 1996, **184**:1269–1278.

Kurts, C., Sutherland, R.M., Davey, G., Li, M., Lew, A.M., Blanas, E., Carbone, F.R., Miller, J.F., and Heath, W.R.: **CD8 T cell ignorance or tolerance to islet antigens depends on antigen dose.** *Proc. Natl Acad. Sci. USA* 1999, **96**:12703–12707.

Marshak-Rothstein, A.: **Toll-like receptors in systemic autoimmune disease.** *Nat. Rev. Immunol.* 2006, **6**:823–835.

15-5 免疫特権部位の抗原は免疫応答による攻撃を誘導しないが，標的になる可能性はある

Forrester, J.V., Xu, H., Lambe, T., and Cornall, R.: **Immune privilege or privileged immunity?** *Mucosal Immunol.* 2008, **1**:372–381.

Mellor, A.L., and Munn, D.H.: **Creating immune privilege: active local suppression that benefits friends, but protects foes.** *Nat. Rev. Immunol.* 2008, **8**:74–80.

Simpson, E.: **A historical perspective on immunological privilege.** *Immunol. Rev.* 2006, **213**:12–22.

15-6 ある種のサイトカインを産生する自己反応性T細胞は，非病原性であるか，あるいは病原性リンパ球を抑制する

von Herrath, M.G., and Harrison, L.C.: **Antigen-induced regulatory T cells in autoimmunity.** *Nat. Rev. Immunol.* 2003, **3**:223–232.

15-7 自己免疫応答はさまざまな段階でT_{reg}細胞によってコントロールされている

Asano, M., Toda, M., Sakaguchi, N., and Sakaguchi, S.: **Autoimmune disease as a consequence of developmental abnormality of a T cell subpopulation.** *J. Exp. Med.* 1996, **184**:387–396.

Fillatreau, S., Sweenie, C.H., McGeachy, M.J., Gray, D., and Anderton, S.M.: **B cells regulate autoimmunity by provision of IL-10.** *Nat. Immunol.* 2002, **3**:944–950.

Fontenot, J.D., and Rudensky, A.Y.: **A well adapted regulatory contrivance: regulatory T cell development and the forkhead family transcription factor**

Foxp3. *Nat. Immunol.* 2005, **6**:331–337.

Izcue, A., Coombes, J.L., and Powrie, F.: **Regulatory lymphocytes and intestinal inflammation.** *Annu. Rev. Immunol.* 2009, **27**:313–338.

Mayer, L., and Shao, L.: **Therapeutic potential of oral tolerance.** *Nat. Rev. Immunol.* 2004, **4**:407–419.

Maynard, C.L., and Weaver, C.T.: **Diversity in the contribution of interleukin-10 to T-cell-mediated immune regulation.** *Immunol. Rev.* 2008, **226**:219–233.

Sakaguchi, S.: **Naturally arising CD4+ regulatory T cells for immunologic self-tolerance and negative control of immune responses.** *Annu. Rev. Immunol.* 2004, **22**:531–562.

Wildin, R.S., Ramsdell, F., Peake, J., Faravelli, F., Casanova, J.L., Buist, N., Levy-Lahad, E., Mazzella, M., Goulet, O., Perroni, L., *et al*.: **X-linked neonatal diabetes mellitus, enteropathy and endocrinopathy syndrome is the human equivalent of mouse scurfy.** *Nat. Genet.* 2001, **27**:18–20.

Yamanouchi, J., Rainbow, D., Serra, P., Howlett, S., Hunter, K., Garner, V.E.S., Gonzalez-Munoz, A., Clark, J., Veijola, R., Cubbon, R., *et al*.: **Interleukin-2 gene variation impairs regulatory T cell function and causes autoimmunity.** *Nat. Genet.* 2007, **39**:329–337.

15–8 自己抗原に対する特異的適応免疫応答が自己免疫疾患を引き起こす

Lotz, P.H.: **The autoantibody repertoire: searching for order.** *Nat. Rev. Immunol.* 2003, **3**:73–78.

Santamaria, P.: **The long and winding road to understanding and conquering type 1 diabetes.** *Immunity* 2010, **32**:437–445.

Steinman, L.: **Multiple sclerosis: a coordinated immunological attack against myelin in the central nervous system.** *Cell* 1996, **85**:299–302.

15–9 自己免疫は臓器特異的疾患と全身性疾患に分類される

Davidson, A., and Diamond, B.: **Autoimmune diseases.** *N. Engl. J. Med.* 2001, **345**:340–350.

D'Cruz, D.P., Khamashta, M.A., and Hughes, G.R.V.: **Systemic lupus erythematosus.** *Lancet* 2007, **369**:587–596.

Marrack, P., Kappler, J., and Kotzin, B.L.: **Autoimmune disease: why and where it occurs.** *Nat. Med.* 2001, **7**:899–905.

15–10 自己免疫疾患では免疫系の多数の構成要素が動員される

Drachman, D.B.: **Myasthenia gravis.** *N. Engl. J. Med.* 1994, **330**:1797–1810.

Firestein, G.S.: **Evolving concepts of rheumatoid arthritis.** *Nature* 2003, **423**:356–361.

Lehuen, A., Diana, J., Zaccone, P., and Cooke, A.: **Immune cell crosstalk in type 1 diabetes.** *Nat. Rev. Immunol.* 2010, **10**:501–513.

Shlomchik, M.J., and Madaio, M.P.: **The role of antibodies and B cells in the pathogenesis of lupus nephritis.** *Springer Semin. Immunopathol.* 2003, **24**:363–375.

15–11 慢性自己免疫疾患は，炎症のポジティブフィードバック，自己抗原の除去不全，そして自己免疫応答の拡大により進行する

Marshak-Rothstein, A.: **Toll-like receptors in systemic autoimmune disease.** *Nat. Rev. Immunol.* 2006, **6**:823–835.

Nagata, S., Hanayama, R., and Kawane, K.: **Autoimmunity and the clearance of dead cells.** *Cell* 2010, **140**:619–630.

Salato, V.K., Hacker-Foegen, M.K., Lazarova, Z., Fairley, J.A., and Lin, M.S.: **Role of intramolecular epitope spreading in pemphigus vulgaris.** *Clin. Immunol.* 2005, **116**:54–64.

Steinman, L.: **A few autoreactive cells in an autoimmune infiltrate control a vast population of nonspecific cells: a tale of smart bombs and the infantry.** *Proc. Natl Acad. Sci. USA* 1996, **93**:2253–2256.

Vanderlugt, C.L., and Miller, S.D.: **Epitope spreading in immune-mediated diseases: implications for immunotherapy.** *Nat. Rev. Immunol.* 2002, **2**:85–95.

15–12 抗体とエフェクターT細胞両者が自己免疫疾患における組織損傷を引き起こしうる

Naparstek, Y., and Plotz, P.H.: **The role of autoantibodies in autoimmune disease.** *Annu. Rev. Immunol.* 1993, **11**:79–104.

Vlahakos, D., Foster, M.H., Ucci, A.A., Barrett, K.J., Datta, S.K., and Madaio, M.P.: **Murine monoclonal anti-DNA antibodies penetrate cells, bind to nuclei, and induce glomerular proliferation and proteinuria** *in vivo*. *J. Am. Soc. Nephrol.* 1992, **2**:1345–1354.

15–13 血球に対する自己抗体はその破壊を促進する

Beardsley, D.S., and Ertem, M.: **Platelet autoantibodies in immune thrombocytopenic purpura.** *Transfus. Sci.* 1998, **19**:237–244.

Clynes, R., and Ravetch, J.V.: **Cytotoxic antibodies trigger inflammation through Fc receptors.** *Immunity* 1995, **3**:21–26.

Domen, R.E.: **An overview of immune hemolytic anemias.** *Cleveland Clin. J. Med.* 1998, **65**:89–99.

15–14 細胞溶解を引き起こすにいたらない量の補体が組織中の細胞に沈着すると，強い炎症反応が惹起される

Brandt, J., Pippin, J., Schulze, M., Hansch, G.M., Alpers, C.E., Johnson, R.J., Gordon, K., and Couser, W.G.: **Role of the complement membrane attack complex (C5b-9) in mediating experimental mesangioproliferative glomerulonephritis.** *Kidney Int.* 1996, **49**:335–343.

Hansch, G.M.: **The complement attack phase: control of lysis and non-lethal effects of C5b-9.** *Immunopharmacology* 1992, **24**:107–117.

15–15 レセプターに対する自己抗体はその機能を刺激または遮断して疾患を引き起こす

Bahn, R.S., and Heufelder, A.E.: **Pathogenesis of Graves' ophthalmopathy.** *N. Engl. J. Med.* 1993, **329**:1468–1475.

Drachman, D.B.: **Myasthenia gravis.** *N. Engl. J. Med.* 1994, **330**:1797–1810.

Vincent, A., Lily, O., and Palace, J.: **Pathogenic autoantibodies to neuronal proteins in neurological disorders.** *J. Neuroimmunol.* 1999, **100**:169–180.

15–16 細胞外抗原に対する自己抗体は炎症性傷害を引き起こす

Casciola-Rosen, L.A., Anhalt, G., and Rosen, A.: **Autoantigens targeted in systemic lupus erythematosus are clustered in two populations of surface structures on apoptotic keratinocytes.** *J. Exp. Med.* 1994, **179**:1317–1330.

Clynes, R., Dumitru, C., and Ravetch, J.V.: **Uncoupling of immune complex formation and kidney damage in autoimmune glomerulonephritis.** *Science* 1998, **279**:1052–1054.

Kotzin, B.L.: **Systemic lupus erythematosus.** *Cell* 1996, **85**:303–306.

Lee, R.W., and D'Cruz, D.P.: **Pulmonary renal vasculitis syndromes.** *Autoimmun. Rev.* 2010, **9**:657–660.

Mackay, M., Stanevsky, A., Wang, T., Aranow, C., Li, M., Koenig, S., Ravetch, J.V., and Diamond, B.: **Selective dysregulation of the FcgIIB receptor on memory B cells in SLE.** *J. Exp. Med.* 2006, **203**:2157–2164.

Xiang, Z., Cutler, A.J., Brownlie, R.J., Fairfax, K., Lawlor, K.E., Severinson, E., Walker, E.U., Manz, R.A., Tarlinton, D.M., and Smith, K.G.: **FcgRIIb controls bone marrow plasma cell persistence and apoptosis.** *Nat. Immunol.* 2007, **8**:419–429.

15–17 自己抗原特異的T細胞は直接的な組織傷害と自己抗体応答の持続に関与する

Feldmann, M., and Steinman, L.: **Design of effective immunotherapy for human autoimmunity.** *Nature* 2005, **435**:612–619.

Firestein, G.S.: **Evolving concepts of rheumatoid arthritis.** *Nature* 2003, **423**:356–361.

Frohman, E.M., Racke, M.K., and Raine, C.S.: **Multiple sclerosis—the plaque and its pathogenesis.** *N. Engl. J. Med.* 2006, **354**:942–955.

Klareskog, L., Stolt, P., Lundberg, K. et al.: **A new model for an etiology of rheumatoid arthritis: Smoking may trigger HLA-DR (shared epitope)-restricted immune reactions to autoantigens modified by citrullination.** Arthritis Rheum. 2005, **54**:38–46.

Lassmann, H., van Horssen, J., and Mahad, D.: **Progressive multiple sclerosis: pathology and pathogenesis.** Nat. Rev. Neurol. 2012, **8**:647–656.

Ransohoff, R.M., and Engelhardt, B.: **The anatomical and cellular basis of immune surveillance in the central nervous system.** Nat. Rev. Immunol. 2012, **12**:623–635.

Zamvil, S., Nelson, P., Trotter, J., Mitchell, D., Knobler, R., Fritz, R., and Steinman, L.: **T-cell clones specific for myelin basic protein induce chronic relapsing paralysis and demyelination.** Nature 1985, **317**:355–358.

15-18 自己免疫疾患には遺伝的要因が強く作用する

Fernando, M.M.A., Stevens, C.R., Walsh, E.C., De Jager, P.L., Goyette, P., Plenge, R.M., Vyse, T.J., and Rioux, J.D.: **Defining the role of the MHC in autoimmunity: a review and pooled analysis.** PLoS Genet. 2008, **4**:e1000024.

Parkes, M., Cortes, A., Van Heel, D.A., and Brown, M.A.: **Genetic insights into common pathways and complex relationships among immune-mediated diseases.** Nat. Rev. Genet. 2013, **14**:661–673.

Rioux, J.D., and Abbas, A.K.: **Paths to understanding the genetic basis of autoimmune disease.** Nature 2005, **435**:584–589.

Wakeland, E.K., Liu, K., Graham, R.R., and Behrens, T.W.: **Delineating the genetic basis of systemic lupus erythematosus.** Immunity 2001, **15**:397–408.

15-19 ゲノミクスに基づいたアプローチにより，自己免疫の免疫遺伝学的基礎に新しい洞察が与えられている

Botto, M., Kirschfink, M., Macor, P., Pickering, M.C., Wurzner, R., and Tedesco, F.: **Complement in human diseases: lessons from complement deficiencies.** Mol. Immunol. 2009, **46**:2774–2783.

Cotsapas, C., and Hafler, D.A.: **Immune-mediated disease genetics: the shared basis of pathogenesis.** Trends Immunol. 2013, **34**:22–26.

Duerr, R.H., Taylor, K.D., Brant, S.R., Rioux, J.D., Silverberg, M.S., Daly, M.J., Steinhart, A.H., Abraham, C., Regueiro, M., Griffiths, A., et al.: **A genome-wide association study identifies IL23R as an inflammatory bowel disease gene.** Science 2006, **314**:1461–1463.

Farh, K.K.-H., Marson, A., Zhu, J., Kleinewietfeld, M., Housley, W.J., Beik, S., Shoresh, N., Whitton, H., Ryan, R.J.H., Shishkin, A.A. et al.: **Genetic and epigenetic fine mapping of causal autoimmune disease variants.** Nature 2014, **518**:337–343.

Gregersen, P.K.: **Pathways to gene identification in rheumatoid arthritis: PTPN22 and beyond.** Immunol. Rev. 2005, **204**:74–86.

Xavier, R.J., and Rioux, J.D.: **Genome-wide association studies: a new window into immune-mediated diseases.** Nat. Rev. Immunol. 2008, **8**:631–643.

15-20 自己免疫の素因となる遺伝子の多くは一つまたは複数の寛容機序に影響を与える

Goodnow, C.C.: **Polygenic autoimmune traits: Lyn, CD22, and SHP-1 are limiting elements of a biochemical pathway regulating BCR signaling and selection.** Immunity 1998, **8**:497–508.

Tivol, E.A., Borriello, F., Schweitzer, A.N., Lynch, W.P., Bluestone, J.A., and Sharpe, A.H.: **Loss of CTLA-4 leads to massive lymphoproliferation and fatal multiorgan tissue destruction, revealing a critical negative regulatory role of CTLA-4.** Immunity 1995, **3**:541–547.

Wakeland, E.K., Liu, K., Graham, R.R., and Behrens, T.W.: **Delineating the genetic basis of systemic lupus erythematosus.** Immunity 2001, **15**:397–408.

Walport, M.J.: **Lupus, DNase and defective disposal of cellular debris.** Nat. Genet. 2000, **25**:135–136.

15-21 単一遺伝子性免疫寛容障害

Anderson, M.S., Venanzi, E.S., Chen, Z., Berzins, S.P., Benoist, C., and Mathis, D.: **The cellular mechanism of Aire control of T cell tolerance.** Immunity 2005, **23**:227–239.

Bacchetta, R., Passerini, L., Gambineri, E., Dai, M., Allan, S.E., Perroni, L., Dagna-Bricarelli, F., Sartirana, C., Matthes-Martin, S., Lawitschka, A., et al.: **Defective regulatory and effector T cell functions in patients with FOXP3 mutations.** J. Clin. Invest. 2006, **116**:1713–1722.

Ueda, H., Howson, J.M., Esposito, L., Heward, J., Snook, H., Chamberlain, G., Rainbow, D.B., Hunter, K.M., Smith, A.N., DiGenova, G., et al.: **Association of the T-cell regulatory gene CTLA4 with susceptibility to autoimmune disease.** Nature 2003, **423**:506–511.

Wildin, R.S., Ramsdell, F., Peake, J., Faravelli, F., Casanova, J.L., Buist, N., Levy-Lahad, E., Mazzella, M., Goulet, O., Perroni, L., et al.: **X-linked neonatal diabetes mellitus, enteropathy and endocrinopathy syndrome is the human equivalent of mouse scurfy.** Nat. Genet. 2001, **27**:18–20.

15-22 MHC遺伝子は自己免疫疾患への感受性を制御するうえで重要な役割を担う

Fernando, M.M.A., Stevens, C.R., Walsh, E.C., De Jager, P.L., Goyette, P., Plenge, R.M., Vyse, T.J., and Rioux, J.D.: **Defining the role of the MHC in autoimmunity: a review and pooled analysis.** PLoS Genet. 2008, **4**:e1000024.

McDevitt, H.O.: **Discovering the role of the major histocompatibility complex in the immune response.** Annu. Rev. Immunol. 2000, **18**:1–17.

15-23 自然免疫応答を障害する遺伝的変異はT細胞依存的な慢性炎症性疾患の素因となりうる

Cadwell, K., Liu, J.Y., Brown, S.L., Miyoshi, H., Loh, J., Lennerz, J.K., Kishi, C., Kc, W., Carrero, J.A., Hunt, S., et al.: **A key role for autophagy and the autophagy gene Atg16l1 in mouse and human intestinal Paneth cells.** Nature 2008, **456**:259–263.

Eckmann, L., and Karin, M.: **NOD2 and Crohn's disease: loss or gain of function?** Immunity 2005, **22**:661–667.

Xavier, R.J., and Podolsky, D.K.: **Unravelling the pathogenesis of inflammatory bowel disease.** Nature 2007, **448**:427–434.

15-24 自己免疫は外的要因により始動されうる

Klareskog, L., Padyukov, L., Ronnelid, J., and Alfredsson, L.: **Genes, environment and immunity in the development of rheumatoid arthritis.** Curr. Opin. Immunol. 2006 **18**:650–655.

Munger, K.L., Levin, L.I., Hollis, B.W., Howard, N.S., and Ascherio, A.: **Serum 25-hydroxyvitamin D levels and risk of multiple sclerosis.** J. Am. Med. Assoc. 2006, **296**:2832–2838.

15-25 感染はリンパ球活性化を促進する環境を用意することで自己免疫疾患を引き起こしうる

Bach, J.F.: **Infections and autoimmune diseases.** J. Autoimmunity 2005, **25**:74–80.

Moens, U., Seternes, O.M., Hey, A.W., Silsand, Y., Traavik, T., Johansen, B., and Hober, D., and Sauter, P.: **Pathogenesis of type 1 diabetes mellitus: interplay between enterovirus and host.** Nat. Rev. Endocrinol. 2010, **6**:279–289.

Sfriso, P., Ghirardello, A., Botsios, C., Tonon, M., Zen, M., Bassi, N., Bassetto, F., and Doria, A.: **Infections and autoimmunity: the multifaceted relationship.** J. Leukocyte Biol. 2010, **87**:385–395.

Takeuchi, O., and Akira, S.: **Pattern recognition receptors and inflammation.** Cell 2010, **140**:805–820.

15-26 病原体上の外来性分子と自己分子の交叉反応により自己免疫応答と自己免疫疾患が引き起こされうる

Barnaba, V., and Sinigaglia, F.: **Molecular mimicry and T cell-mediated autoimmune disease.** J. Exp. Med. 1997, **185**:1529–1531.

Rose, N.R.: **Infection, mimics, and autoimmune disease.** J. Clin. Invest. 2001, **107**:943–944.

Rose, N.R., Herskowitz, A., Neumann, D.A., and Neu, N.: **Autoimmune myocarditis: a paradigm of post-infection autoimmune disease.** *Immunol. Today* 1988, **9**:117–120.

15 – 27　薬物と毒素が自己免疫症候群の原因となりうる

&

15 – 28　自己免疫の始動には確率的な事象も必要かもしれない

Eisenberg, R.A., Craven, S.Y., Warren, R.W., and Cohen, P.L.: **Stochastic control of anti-Sm autoantibodies in MRL/Mp-lpr/lpr mice.** *J. Clin. Invest.* 1987, **80**:691–697.

Yoshida, S., and Gershwin, M.E.: **Autoimmunity and selected environmental factors of disease induction.** *Semin. Arthritis Rheum.* 1993, **22**:399–419.

15 – 29　移植片拒絶はもっぱらT細胞によって媒介される免疫応答である

Cornell, L.D., Smith, R.N., and Colvin, R.B.: **Kidney transplantation: mechanisms of rejection and acceptance.** *Annu. Rev. Pathol.* 2008, **3**:189–220.

Wood, K.J., and Goto, R.: **Mechanisms of rejection: current perspectives.** *Transplantation.* 2012, **93**:1–10.

15 – 30　移植片拒絶はもっぱら非自己MHC分子に対する強力な免疫応答によって引き起こされる

Macdonald, W.A., Chen, Z., Gras, S., Archbold, J.K., Tynan, F.E., Clements, C.S., Bharadwaj, M., Kjer-Nielsen, L., Saunders, P.M., Wilce, M.C.J., *et al.*: **T cell allorecognition via molecular mimicry.** *Immunity* 2009, **31**:897–908.

Macedo, C., Orkis, E.A., Popescu, I., Elinoff, B.D., Zeevi, A., Shapiro, R., Lakkis, F.G., and Metes, D.: **Contribution of naive and memory T-cell populations to the human alloimmune response.** *Am. J. Transplant.* 2009, **9**:2057–2066.

Opelz, G., and Wujciak, T.: **The influence of HLA compatibility on graft survival after heart transplantation. The Collaborative Transplant Study.** *N. Engl. J. Med.* 1994, **330**:816–819.

15 – 31　MHCが一致している場合の移植では，移植片のMHCに結合した他のアロ抗原由来ペプチドによって拒絶が引き起こされる

Dierselhuis, M., and Goulmy, E.: **The relevance of minor histocompatibility antigens in solid organ transplantation.** *Curr Opin Organ Transplant.* 2009, **14**:419–425.

den Haan, J.M., Meadows, L.M., Wang, W., Pool, J., Blokland, E., Bishop, T.L., Reinhardus, C., Shabanowitz, J., Offringa, R., Hunt, D.F., *et al.*: **The minor histocompatibility antigen HA-1: a diallelic gene with a single amino acid polymorphism.** *Science* 1998, **279**:1054–1057.

Mutis, T., Gillespie, G., Schrama, E., Falkenburg, J.H., Moss, P., and Goulmy, E.: **Tetrameric HLA class I-minor histocompatibility antigen peptide complexes demonstrate minor histocompatibility antigen-specific cytotoxic T lymphocytes in patients with graft-versus-host disease.** *Nat. Med.* 1999, **5**:839–842.

15 – 32　移植臓器のアロ抗原をレシピエントのT細胞に提示する方法には2通りある

Jiang, S., Herrera, O., and Lechler, R.I.: **New spectrum of allorecognition pathways: implications for graft rejection and transplantation tolerance.** *Curr. Opin. Immunol.* 2004, **16**:550–557.

Safinia, N., Afzali, B., Atalar, K., Lombardi, G., and Lechler, R.I.: **T-cell alloimmunity and chronic allograft dysfunction.** *Kidney Int.* 2010, **78**(Suppl 119):S2–S12.

Lakkis, F.G., Arakelov, A., Konieczny, B.T., and Inoue, Y.: **Immunologic ignorance of vascularized organ transplants in the absence of secondary lymphoid tissue.** *Nat. Med.* 2000, **6**:686–688.

15 – 33　血管内皮に反応する抗体は超急性移植片拒絶を引き起こす

Griesemer, A., Yamada, K., and Sykes, M.: **Xenotransplantation: immunological hurdles and progress toward tolerance.** *Immunol. Rev.* 2014, **258**:241–258.

Montgomery, R.A., Cozzi, E., West, L.J., and Warren, D.S.: **Humoral immunity and antibody-mediated rejection in solid organ transplantation.** *Semin. Immunol.* 2011, **23**:224–234.

Williams, G.M., Hume, D.M., Hudson, R.P., Jr Morris, P.J., Kano, K., and Milgrom, F.: **'Hyperacute' renal-homograft rejection in man.** *N. Engl. J. Med.* 1968, **279**:611–618.

15 – 34　移植臓器の後期の機能不全は移植片に対する慢性的な傷害による

Smith, R.N., and Colvin, R.B.: **Chronic alloantibody mediated rejection.** *Semin. Immunol.* 2012, **24**:115–121.

Libby, P., and Pober, J.S.: **Chronic rejection.** *Immunity* 2001, **14**:387–397.

15 – 35　臨床医学の現場ではさまざまな臓器の移植が日常的に行われている

Ekser, B., Ezzelarab, M., Hara, H., van der Windt, D.J., Wijkstrom, M., Bottino, R., Trucco, M., and Cooper, D.K.C.: **Clinical xenotransplantation: the next medical revolution?** *Lancet* 2012, **379**:672–683.

Lechler, R.I., Sykes, M., Thomson, A.W., and Turka, L.A.: **Organ transplantation—how much of the promise has been realized?** *Nat. Med.* 2005, **11**:605–613.

Ricordi, C., and Strom, T.B.: **Clinical islet transplantation: advances and immunological challenges.** *Nat. Rev. Immunol.* 2004, **4**:259–268.

15 – 36　移植片拒絶の逆が移植片対宿主病である

Blazar, B.R., Murphy, W.J., and Abedi, M.: **Advances in graft-versus-host disease biology and therapy.** *Nat. Rev. Immunol.* 2012, **12**:443–458.

Shlomchik, W.D.: **Graft-versus-host disease.** *Nat. Rev. Immunol.* 2007, **7**:340–352.

15 – 37　T_{reg}細胞はアロ反応性免疫応答に関与する

Ferrer, I.R., Hester, J., Bushell, A., and Wood, K.J.: **Induction of transplantation tolerance through regulatory cells: from mice to men.** *Immunol. Rev.* 2014, **258**:102–116.

Qin, S., Cobbold, S.P., Pope, H., Elliott, J., Kioussis, D., Davies, J., and Waldmann, H.: **"Infectious" transplantation tolerance.** *Science* 1993, **259**:974–977.

Tang, Q., and Bluestone, J.A.: **Regulatory T-cell therapy in transplantation: moving to the clinic.** *Cold Spring Harb. Perspect. Med.* 2013, **3**:1–15.

15 – 38　胎児は繰り返し寛容化されるアロ移植片である

Erlebacher, A.: **Mechanisms of T cell tolerance towards the allogeneic fetus.** *Nat. Rev. Immunol.* 2013, **13**:23–33.

Samstein, R.M., Josefowicz, S.Z., Arvey, A., Treuting, P.M., and Rudensky A.Y.: **Extrathymic generation of regulatory T cells in placental mammals mitigates maternal-fetal conflict.** *Cell* 2012, **150**:29–38.

免疫応答の操作

16

本章では，自己免疫疾患やアレルギー，組織移植などの際に，望ましくない免疫応答を抑制したり，あるいは防御免疫を高めたりする方法について考える．意図的に免疫応答を操る技術の開発は，500年以上も前に行われた天然痘を防ぐ手段としての種痘にさかのぼることができる．さまざまな病原体に対する免疫法や抗血清の開発は，19世紀の後半に大きく進んだ．一方，望ましくない免疫応答を抑える方法は，現在常套的となっている薬剤が導入されるようになって始まった．これら薬剤は比較的特異性が低く，効果も限られるが，今も免疫抑制療法の重要な一端を担っている．近年，これら標準的な治療に，いわゆる生物学的製剤あるいは生物製剤と呼ばれる天然物を人工的に製造したものが加わった．ホルモンやサイトカイン，単クローン抗体，あるいは融合蛋白質に代表されるような，遺伝子工学を使って作り出されたそれらの改変体である．これら生物学的製剤は，驚くべき特異性をもつ．1型糖尿病患者に対するホルモン製剤であるインスリンのように何十年も使われてきたものもいくつかあるが，近年の細胞生物学や細胞工学のめざましい発展は，さまざまな種類の新規生物学的製剤の導入を可能にし，それらによってきわめて正確に免疫系を操作できるようになった．そして，腫瘍に対して適応免疫の力を呼び起こそうと，これまでに積み重ねられてきた努力が，ついに大きな進展をみせた．免疫を負に制御する分子群を標的とした生物学的製剤が，腫瘍から生体を守る反応を刺激し，臨床医学の現場に大きなインパクトを与えたのである．図16.1に，免疫応答を操るさまざまなカテゴリーの薬を挙げた．本章では，実際に臨床の場で使われている薬剤から始めて，これらのアプローチについて紹介する．まず前半では，望ましくない免疫応答を和らげる工夫と，がんに対する免疫療法の進展について解説する．そして後半では，現在行われている感染症に対するワクチン療法の戦略を紹介し，より理にかなったワクチンのデザインや開発をすることが，いかにワクチンの有効性を高め，その有用性や適応範囲を広げるかについて考えたい．

望ましくない免疫応答に対する治療法

望ましくない免疫応答は，さまざまな状況下で起こる．例えば，自己免疫疾患，移植臓器の拒絶，アレルギーなど，それぞれに異なる治療法が必要となる課題である．これらすべての状況において，治療の目的は，組織傷害を避け，組織の機能が損なわれないようにすることである．これらの中には，他人の臓器に対する拒絶反応のように，予測ができ，あらかじめ組織傷害を予防する対策を講じることができるものもある．一方，自己免疫疾患やアレルギーのように，病気が起こって初めて気が付くものもある．いったん起こってしまった病気を治すことが病気の発症を防ぐことより難しいことは，自己免疫疾患の動物モデルでも経験されることであり，病気の発症を抑えられる治療法であっても，一般にはいったん発症してしまった病気を抑えることはできない．

標準的な免疫抑制薬——小分子の天然物あるいは合成薬——は，いくつかの異なるカテゴリーに分類することができる（図16.2）．強力な抗炎症薬として，プレドニゾンprednisone（日本ではプレドニゾロン）に代表される副腎皮質ステロイド，免疫細胞を殺すアザチオプリンazathioprineやシクロホスファミドcyclophosphamide，そして免疫細胞を殺しはしないがT細胞の細胞内シグナル伝達経路を阻害する，カビや細菌

本章で学ぶこと

望ましくない免疫応答に対する治療法
免疫応答を腫瘍の攻撃に用いる
ワクチンで感染症と戦う

免疫を操作するのに使われる薬剤	
タイプ	例
放射線	
小分子	
薬剤	シロリムス（ラパマイシン）
アジュバント	アラム
高分子	
ホルモン	コルチゾール
サイトカイン	インターフェロンα
抗体	リツキシマブ（抗CD20抗体）
融合蛋白質	アバタセプト（CTLA-4-Ig）
DNAワクチン	（研究的）
サブユニットワクチン	B型肝炎ワクチン
複合ワクチン	Hib（b型インフルエンザ菌）ワクチン
細胞および微生物	
不活性化ワクチン	IPV（不活性化ポリオワクチン）
弱毒化生ワクチン	MMR（麻疹，流行性耳下腺炎，風疹）ワクチン
養子細胞移入	CAR（キメラ抗原レセプター）T細胞
他人からの骨髄移植	

図16.1 免疫作用薬の分類

図 16.2 臨床で使われている標準的な免疫抑制薬

臨床で使われている標準的な免疫抑制薬	
免疫抑制薬	作用機序
副腎皮質ステロイド	抗炎症，マクロファージによるサイトカイン産生を含む多くの標的の阻害
アザチオプリン シクロホスファミド ミコフェノール酸	DNA 合成を阻害することにより，リンパ球の増殖阻害
シクロスポリン A タクロリムス（FK506）	カルシニューリン依存性の NFAT の活性化阻害，T 細胞の IL-2 産生および T 細胞の増殖阻害
ラパマイシン（シロリムス）	Rictor 依存性の mTOR の活性化による，エフェクター T 細胞の増殖阻害
フィンゴリモド（FTY270）	スフィンゴシン 1-リン酸レセプターによるシグナル伝達を妨げることによる，リンパ球のリンパ組織からの遊出阻止

由来の誘導体であるシクロスポリン A cyclosporin A やタクロリムス tacrolimus（FK506 あるいはフジマイシン fujimycin），ラパマイシン rapamycin（シロリムス sirolimus）がある．また，最近導入された薬剤であるフィンゴリモド fingolimod は，スフィンゴシン 1-リン酸レセプター sphingosine 1-phosphate receptor からのシグナル受容を抑制し，B 細胞や T 細胞がリンパ組織から出るのを阻害し，それらが末梢組織に到達するのを妨げる．これらの薬剤のほとんどは，免疫系を広く抑えてしまい，有害な反応だけでなく有益な反応まで抑えてしまう．したがって，日和見感染が免疫抑制薬を使った治療法に共通する副作用となる．

より新しい治療法には，全体的に免疫応答を抑えてしまうのではなく，組織傷害を起こす免疫応答の一部，例えばサイトカインの作用点を選択的に抑える工夫がなされているが，それでも感染症に対する抵抗性に大きく影響する．最も手っ取り早く特定の免疫応答を抑える方法は，通常，免疫細胞が発現する，あるいは分泌する特定の蛋白質に対して特異的な抗体を使う方法である．このタイプのアプローチは，本書の以前までの版では実験的な方法として紹介されているが，今や確立された方法として医療の一端を担っている．関節リウマチの治療に使われるインフリキシマブ infliximab（抗 TNF-α 抗体）のようなサイトカインに対する単クローン抗体製剤は，局所で過剰なサイトカインやケモカインの作用を中和したり，あるいは，自然に備わった免疫細胞を制御するしくみに作用して，望ましくない免疫応答を抑えたりする．抗体のほかにも，免疫応答の制御に働く蛋白質製剤がある．一例として，CTLA-4 の細胞外ドメインに免疫グロブリンの Fc 部分を融合させた，アバタセプト abatacept が挙げられる．アバタセプトは B7 分子に結合して，補助刺激分子である CD28 が B7 に会合するのを妨げることにより T 細胞の活性化を抑え，現在，抗 TNF-α 療法に抵抗性の症例に対し使われる．

16-1 副腎皮質ステロイドは多くの遺伝子の転写を変える強力な抗炎症薬である

副腎皮質ステロイドは，自己免疫疾患やアレルギーを抑えるために広く使われている強力な抗炎症薬であり，また移植臓器に対する拒絶反応を抑える免疫抑制薬である（第 14 章，第 15 章参照）．**副腎皮質ステロイド** corticosteroid は，生体維持に重要な働きをもつ糖質コルチコイドファミリーのステロイドホルモンの誘導体であり，最も広く使われている薬剤として，生体ホルモンであるコルチゾール cortisol を化学合成した**プレドニゾン** prednisone が挙げられる．副腎皮質ステロイドは細胞膜を透過し，核レセプターファミリーに属する細胞内レセプターに結合する．活性化したグルココルチコイドレセプターは核内へ移行し，DNA に直接結合して他の転写因子と相互作用をして，白血球で発現される遺伝子の 20% にも及ぶ遺伝子群の転写を調節する．ステロイド療法

に対する反応は，白血球やその他の組織でそれが調節する遺伝子群の多さをみてもわかるように，単純ではない．免疫抑制に関しても，副腎皮質ステロイドは図16.3に簡単にまとめたように，いくつもの抗炎症効果を発揮する．

副腎皮質ステロイドは単球やマクロファージの向炎症機能に作用し，CD4⁺T細胞の数を減らす．また，AnxaIのようないくつかの抗炎症性遺伝子の発現を誘導する．AnxaIは，ホスホリパーゼA_2 phospholipase A_2のインヒビターであり，この酵素による向炎症性のプロスタグランジン prostaglandinやロイコトリエン leukotrieneの産生を抑える（3-3項，14-7項参照）．逆に，副腎皮質ステロイドは，サイトカインであるIL-1βやTNF-αなどをコードする炎症性遺伝子の発現を抑えることもする．

副腎皮質ステロイド製剤の治療効果は，それらが自然な糖質コルチコイドホルモンの濃度よりはるかに高い濃度で発揮されるため，有効性ばかりか副作用も強く出てしまう．副作用として，水分の貯留，体重の増加，糖尿病，骨密度の減少，皮膚の浅薄化などがあるため，有効性と副作用のバランスを注意深く保つことが重要である．また，有効性がやがて減弱することもある．これらの欠点もあるが，副腎皮質ステロイドの吸入療法は，慢性気管支喘息の治療にはきわめて有用である（14-13項参照）．高用量の副腎皮質ステロイドの服用が必要な自己免疫疾患や臓器移植の治療では，しばしば他の免疫抑制薬と組み合わせて投与することにより，副腎皮質ステロイドの量と副作用を最小限に抑える工夫がなされている．そのような免疫抑制薬には，さかんに分裂するリンパ球を殺すことで免疫抑制薬として働く細胞毒性薬や，より特異的にリンパ球のシグナル伝達経路を標的とする薬剤が含まれる．

16-2　分裂中の細胞を殺す細胞毒性薬は免疫を抑制するが，深刻な副作用もある

免疫抑制薬として使われる代表的な細胞毒性薬として，**アザチオプリン** azathioprine，**シクロホスファミド** cyclophosphamide，**ミコフェノール酸** mycophenolateの三つが挙げられる．これらの薬剤はDNA合成を妨げ，主として細胞が持続的に分裂している組織に効く．これらは，もとは抗がん薬として開発されたが，分裂中のリンパ球を殺すことがみつかり，免疫抑制薬として使われるようになった．アザチオプリンには，CD28を介した補助刺激を妨げ，T細胞にアポトーシス apoptosisを誘導する作用もある（7-24項参照）．しかし，これらの薬剤は分裂中の細胞が存在する皮膚，腸管上皮，骨髄などのすべての組織に対して毒性を有するため，その使用には限界がある．副作用には，免疫機能の低下，貧血，白血球減少，血小板減少，腸管上皮の傷害，脱毛，胎児に対する傷害や胎児死亡が含まれる．このような毒性があるため，これら薬剤の大量投与は，リンパ腫や白血病の治療など，分裂中のリンパ球をすべて取り除きたい場合に限られる．そのため，これらの治療を受けた患者には，追って骨髄移植による造血機能の再建が必要となる．自己免疫など望ましくない免疫応答を抑えたい場合には，これらの薬剤は低用量で，また副腎皮質ステロイドなどの他の薬剤と組み合わせて使われる．

アザチオプリンは生体内でプリンのアナログである 6-チオグアニン 6-thioguanine (6-TG) に変換され，さらに 6-チオイノシン酸 6-tioinnosinic acid になる．これがイノシン一リン酸と競合して，アデノシン一リン酸やグアノシン一リン酸の新規合成を妨げ，その結果，DNA合成が阻害される．6-TG はまた，グアニンの代わりに DNA に組み込まれ，それが溜まると，太陽光中の紫外線による DNA の突然変異に対する感受性が高まる．したがって，アザチオプリンの治療を受けた患者では，長期にわたり皮膚がんのリスクが高まる．アザチオプリンは 6-チオグアニン三リン酸 6-thioguanine triphosphate (6-thio-GTP) にもなり，それがT細胞中の低分子量GTPaseであるRac1にGTPの代わりに結合して，その活性を抑制する．CD28分子からの補助刺激はRac1を必要とするため，T細胞は補助刺激からのアポトーシスを防ぐシグナルを獲得できず，アポトーシスしやすくなる．ミコフェノール酸の 2-モルフォリノエチルエステル 2-morpholinoethyl ester である**ミコフェノール酸モフェチル** mycophenolate

副腎皮質ステロイド療法	
作用点	生理効果
↓IL-1，TNF-α，GM-CSF ↓IL-3，IL-4，IL-5，CXCL8	↓サイトカインによる炎症
↓NOS	↓NO
↓ホスホリパーゼA_2 ↓シクロオキシゲナーゼ2 ↑アネキシン-1	↓プロスタグランジン ↓ロイコトリエン
↓接着分子	血管内からの白血球の遊出低下
↑エンドヌクレアーゼ	リンパ球や好酸球に細胞死の誘導

図 16.3　副腎皮質ステロイド治療の抗炎症効果

副腎皮質ステロイドは多くの遺伝子の発現を制御し，総じて抗炎症効果をもつ．まず，サイトカインやプロスタグランジン，窒素酸化物 (NO) を含む，炎症性メディエーターの産生を低下させる．二つ目に，接着分子の発現を抑制することにより，炎症性細胞の炎症部位への遊走を阻害する．三つ目に，副腎皮質ステロイドは，白血球のアポトーシスによる細胞死を促進する．これらの幾重にも仕込まれた複雑さは，右欄に示した副腎皮質ステロイドのすべての効果に関与することが明らかにされているアネキシン-1（最初，副腎皮質ステロイドにより誘導される因子として，リポコルチンと名付けられた）の活性をみるとわかる．NOS: NO合成酵素．

mofetil は，細胞傷害性免疫抑制薬に最近加わった薬剤である．これは，アザチオプリンと同様に働き，ミコフェノール酸に代謝された後，イノシン一リン酸脱水素酵素を阻害し，グアノシン一リン酸の新規合成を妨げる．

アザチオプリンやミコフェノール酸は，ホスホラミドマスタードに分解されて DNA をアルキル化するシクロホスファミドよりも毒性が少ない．シクロホスファミドは，ナイトロジェンマスタードファミリーの化合物で，もとは化学兵器として開発された．さまざまな臓器に強い毒性をもち，出血性膀胱炎として知られる膀胱の炎症や出血を引き起こしたり，膀胱がんを誘発したりする．

16-3　シクロスポリン A，タクロリムス，ラパマイシンおよび JAK 阻害薬は，T 細胞のさまざまなシグナル伝達経路を妨げる有効な免疫抑制薬である

細胞傷害性の免疫抑制薬に代わる薬剤として，三つの薬剤があり，臓器移植のレシピエントに広く使われている．これらは，**シクロスポリン A** cyclosporin A，**タクロリムス** tacrolimus（以前は **FK506** として知られていた），**ラパマイシン** rapamycin（**シロリムス** sirolimus とも呼ばれる）である．シクロスポリン A は，ノルウェーで発見された土壌真菌の一つであるトリポクラジウム・インフラーツムから発見された 10 アミノ酸からなる環状ペプチドである．タクロリムスは，日本で発見された放線菌であるストレプトマイセス・ツカバエンシスに由来するマクロライド系化合物（多員環 lactone に，一つまたは複数のデオキシ糖が付いたもの）である．もう一つのマクロライド系化合物であるラパマイシンは，イースター島（ポリネシア語で Rapa Nui と呼ばれることから薬剤名が付けられた）で発見されたストレプトマイセス・ハイグロスコピカスから精製された．これら三つの薬剤はみな，**イムノフィリン** immunophilin と呼ばれる細胞内蛋白質ファミリー分子群のどれかに結合し，リンパ球のクローン増殖に必要なシグナル伝達経路を妨げる．

MOVIE 16.1

7-14 項で説明したように，シクロスポリン A およびタクロリムスは，転写因子である NFAT の活性化に必要な，Ca^{2+} 依存性の脱リン酸化酵素である**カルシニューリン** calcineurin の酵素活性を阻害する．いずれの薬剤も，本来なら T 細胞の活性化に伴い発現される，T 細胞にとって重要な増殖因子である**インターロイキン 2** interleukin (IL)-2（9-16 項参照）を始めとする，いくつかのサイトカイン遺伝子の発現を低下させる（図 16.4）．シクロスポリン A とタクロリムスは，特異抗原あるいはアロ抗原に対する T 細胞の増殖を抑えることから，移植臓器の拒絶を防ぐため，広く医療に使われている．これら薬剤の免疫抑制効果は主に T 細胞の増殖抑制によるものと考えられるが，その他の細胞にも作用し，さまざまな免疫学的効果を発揮する（図 16.4）．

これら二つの薬剤は，まずイムノフィリン分子 immunophilin molecule ［シクロスポリン A は**シクロフィリン** cyclophilin に，タクロリムスは **FK 結合蛋白質** FK-binding protein (**FKBP**)］に結合し，カルシニューリンの活性を抑制する．イムノフィリンはみな，ペプチジルプロリルシストランスイソメラーゼ peptidyl-prolyl *cis-trans* isomerase であるが，イムノフィリンに結合する薬剤がもつ免疫抑制作用は，その酵素活性を抑えるためではない．むしろ，これら薬剤がイムノフィリンに結合した複合体が，Ca^{2+} 依存性のセリン/スレオニン脱リン酸化酵素であるカルシニューリンに結合し阻害することによる．正常な免疫応答では，T 細胞レセプター T-cell receptor (TCR) からシグナルが入ると細胞内のカルシウム濃度が上がり，カルシウム結合蛋白質である**カルモジュリン** calmodulin が活性化され，そのカルモジュリンがカルシニューリンを活性化する（図 7.18 参照）．薬剤とイムノフィリンの複合体がカルシニューリンに結合するとカルシニューリンの活性化が起こらず，本来ならカルモジュリンが結合して起こるカルシニューリンの活性化が起こらないため，活性化カルシニューリンが行う，NFAT を脱リン酸化して活性化する反応が起こらない（図 16.5）．カルシニューリンは T 細胞以外の組織にも発現されるが，その発現量はずっと少ないため，これら薬剤の抑制効果は

シクロスポリン A とタクロリムスの免疫学的効果	
細胞種	効果
T 細胞	IL-2, IL-3, IL-4, GM-CSF, TNF-α の発現低下 IL-2 の産生減少に続く, 細胞増殖の低下 顆粒会合性セリンエステラーゼの, Ca^{2+} 依存性脱顆粒の減少 抗原誘発性アポトーシスの抑制
B 細胞	T 細胞から産生されるサイトカインの減少に伴う, 細胞増殖の低下 表面免疫グロブリンの架橋に続く, 細胞増殖の低下 B 細胞の活性化に続く, アポトーシス誘導
顆粒球	顆粒会合性セリンエステラーゼの, Ca^{2+} 依存性脱顆粒の減少

図 16.4　シクロスポリン A とタクロリムスは, リンパ球と顆粒球の反応の一部を阻害する

T 細胞において顕著に表れる.

　シクロスポリン A とタクロリムスは効果的な免疫抑制薬であるが, 問題がないわけではない. 細胞毒性薬同様, これらの薬剤も, すべての免疫応答に無差別に影響を及ぼす. この影響は, 経過をみながら注意深く投与量を調節することにより対処が可能である. 例えば臓器移植の場合, 移植当初には高用量が必要であるが, いったん臓器が定着すれば投与量を下げて, 生体防御のための免疫応答は維持しながら, 移植臓器に対する拒絶反応は抑えることが可能である. このバランスを取ることは容易ではないので, 患者を注意深く診ていくことが重要である. これらの薬剤は多くの異なる組織にも作用し, 尿細管上皮の障害などさまざまな副作用も起こしうる. 最後に, これらの薬剤を用いた治療は比較的高価である. というのは, これらは天然物に由来する複雑な化合物であり, また, 長期にわたって使う必要があるからである. それでも現時点においては, これら薬剤は移植医療の場で最も選択される免疫抑制薬であり, また, さまざまな自己免疫疾患, 特に臓器移植同様, T 細胞によって起こる疾患の治療薬としても試されている.

　ラパマイシンは, シクロスポリン A やタクロリムスとは異なる作用機序をもっている. タクロリムス同様, ラパマイシンも FKBP ファミリーのイムノフィリンに結合するが, これらの複合体はカルシニューリンの活性は阻害しない. 代わりに, **mTOR**（哺乳類ラパマイシン標的蛋白質 mammalian target of rapamycin）として知られる, 細胞増殖をコントロールするセリン/スレオニンリン酸化酵素を抑制する（7–17 項参照）. mTOR 経路は, その上流にある Ras/MAPK 経路や PI3 キナーゼ経路などのいくつかのシグナル伝達経路により活性化されうる. これらの経路は **AKT** を活性化し, それが **TSC** と呼ばれる抑制性分子複合体をリン酸化して不活性化する. TSC は, 低分子量 GTPase である **Rheb** のインヒビターとして働くが, TSC がリン酸化されると Rheb が遊離し, mTOR を活性化する（図 7.22 参照）. その結果, **mTORC1**, **mTORC2** という二つの mTOR 複合体が形成されうる. これらはそれぞれ, **Raptor** および **Rictor** と呼ばれる二つの制御性蛋白質によりコントロールされ, 下流で異なる細胞反応経路を活

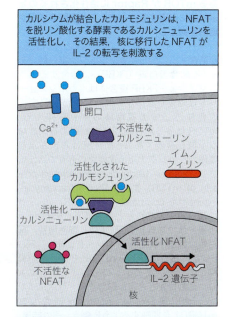

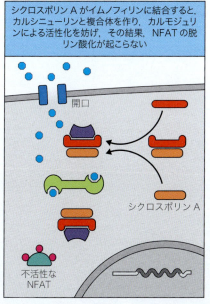

図 16.5　シクロスポリン A とタクロリムスは, セリン/スレオニン脱リン酸化酵素であるカルシニューリンの機能を妨げることにより, T 細胞の活性化を抑える

　上図に示すように, TCR に会合したチロシンキナーゼを介したシグナルは, 細胞膜のカルシウム放出依存性カルシウムチャネル（CRAC）を開口させる. その結果, 細胞質の Ca^{2+} 濃度が上昇すると, 制御性蛋白質であるカルモジュリンへカルシウムが結合する（図 7.18 参照）. カルモジュリンは Ca^{2+} が結合することにより活性化し, 脱リン酸化酵素であるカルシニューリンを始めとする, 下流のいくつもの標的蛋白質に作用する. カルモジュリンが結合することによりカルシニューリンが活性化され, 転写因子である NFAT の脱リン酸化が起こると, NFAT は核に移行して T 細胞の活性化が進むのに必要な遺伝子の転写を行う. 下図に示すように, シクロスポリン A またはタクロリムス, あるいはこれらの両方があると, それぞれシクロフィリンおよび FK 結合蛋白質と結合する. これらの複合体はカルシニューリンに結合し, それがカルモジュリンによって活性化されるのを妨げ, ひいては NFAT の脱リン酸化を抑制する.

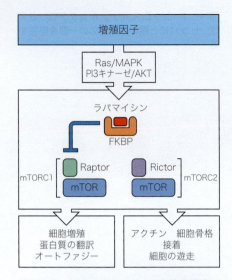

図 16.6 ラパマイシンは，リン酸化酵素であるmTORがRaptorに活性化されるのを選択的に阻害することにより，細胞の成長や増殖を抑える

ラパマイシンはタクロリムス（FK506）が結合する，同じイムノフィリン蛋白質であるFK結合蛋白質（FKBP）に結合する．ラパマイシン・FKBP複合体は，カルシニューリンは阻害しないが，代わりにmTORを活性化する二つの複合体の一つを抑える．mTORは多くの代謝経路を制御する大きなリン酸化酵素である．mTORはさまざまな増殖因子のシグナル伝達経路の下流で活性化され，Raptor（regulatory associated protein of mTOR）およびRictor（rapamycin-insensitive companion of mTOR）の二つの蛋白質のどちらかと会合する．Raptorとの複合体であるmTORC1は，細胞増殖，蛋白質の翻訳，オートファジーを促進し，Rictorとの複合体であるmTORC2は，細胞骨格のアクチンをコントロールすることにより，細胞接着と遊走に影響する．ラパマイシン・FKBP複合体は，Raptorが結合したmTORC1を抑制するように働き，その結果，選択的に細胞の成長や増殖を抑える．

性化する（図16.6）．ラパマイシンは，FKBPと結合した後，Raptorに依存する経路のみを選択的に抑制するため，mTORC1のみを抑制するようにみえる（図16.6）．この経路を遮断すると，細胞は細胞周期のG_1期に留められ，やがてアポトーシスが誘導されて，T細胞の増殖が劇的に落ちる．ラパマイシンは，IL-2，IL-4，IL-6といった細胞増殖因子によるリンパ球の増殖を選択的に抑え，制御性T細胞 regulatory T cell（T_{reg}細胞）の数を増加させる．これはおそらく，T_{reg}細胞がエフェクターT細胞とは異なるシグナル伝達経路を使うせいであろう．ラパマイシンはまた，エフェクターT細胞が増えすぎるのを抑える一方で，メモリーT細胞の生成は促進するようにみえるという，選択的な働き方をする．このため，ラパマイシンを用いて，ワクチンによりメモリーT細胞が誘導されるのを促進しようとする試みも考えられている．

最近導入された薬剤には，移植組織や自己免疫疾患の標的臓器に免疫系のエフェクター細胞が遊走するのを防ぐことにより，免疫応答を操作するものがある．9-7項では，リンパ組織からのリンパ球の遊出は，G蛋白質共役レセプターであるS1PR1が，脂質分子スフィンゴシン1-リン酸 sphingosine 1-phosphate（S1P）を認識して起こることを紹介した．**フィンゴリモド** fingolimod（FTY720）はS1Pのアナログであるが，比較的新しい薬剤の一つであり，エフェクターリンパ球をリンパ組織内に留めることによりそれらが標的組織へ侵入するのを防ぎ，エフェクター機能が働かないようにする．フィンゴリモドは自己免疫疾患の一つである多発性硬化症の治療薬として2010年に認可されたが，移植腎の拒絶や喘息に対する治療薬としても有望である．

サイトカインは免疫応答のさまざまな局面を活性化する．サイトカインレセプターの多くは，**ヤーヌスキナーゼ** Janus kinase（**JAK**）をシグナル伝達に使う（3-16項参照）．JAKファミリーの四つのメンバーであるJAK1，JAK2，JAK3，およびTYK2は，サイトカインレセプターの細胞内ドメインに結合してリン酸化し，異なるSTAT転写因子の活性化を引き起こす．過去10年の間に，いくつかの選択的**JAK阻害薬**が開発されたが，それらは一つあるいは複数のJAKファミリーメンバーの酵素活性を阻害する．異なるJAKのメンバーは異なるサイトカインレセプターに結合するため，JAK阻害薬，つまり**ジャッキニブ** Jakinibは，T細胞の分化に関して質的に異なる効果を発揮しうる．現在，二つのジャッキニブが承認薬となり，炎症性疾患の治療に使われており，がんに対する応用も研究されている．例えば，JAK3阻害薬である**トファシチニブ** tofacitinibは，IL-2とIL-4のシグナル伝達を妨げるが，IL-6のシグナルを伝えるJAK1に対する阻害効果はそれより若干弱い．トファシチニブは関節リウマチの治療薬として承認された．**ルキソリチニブ** ruxolitinibは，JAK1とJAK2を阻害し，骨髄前駆細胞の異常増殖により線維化が起こる骨髄線維症に対する治療薬として承認されている．

16-4 細胞膜分子に対する抗体には，リンパ球のサブセットを排除するため，あるいはリンパ球の機能を抑えるために使えるものがある

ここまでに説明してきた薬剤はみな，免疫応答を全体的に抑えてしまうため，強い副作用が出る場合もある．しかし，抗体はより選択的に働き，直接的な毒性が低い可能性がある．抗体製剤の開発は，19世紀後半にジフテリアや破傷風に対する治療薬としてウマ血清が開発されたのが最初である．今日でも，多くのドナーのヒトから集められた多クローン性抗体製剤の経静脈投与 intravenous immunoglobulin（IVIG）が，さまざまな原発性あるいは後天性免疫不全患者の治療に広く使われている．それらは急性感染症にも使われ，おそらく，その中に含まれる特定の病原体やその毒素に対する中和抗体が働くと考えられる．最後に，IVIGは自己免疫性血小板減少症や川崎病のような，特定の自己免疫疾患や炎症性疾患に対しても使われることがある．これらの疾患においては，IVIGに含まれる抗体が免疫細胞の活性化を阻害する抑制性Fcレセプターに結合することにより，免疫制御効果を発揮すると考えられている．

抗体製剤は病原体を標的としていたが，比較的最近，治療用抗体として用途が広がっ

てきた使い方としては，免疫系自体の構成要素に対して使い，特定の機能を制御することを狙ったものがある．例えば，その有用性は望ましくないリンパ球を除くための**抗リンパ球グロブリン** anti-lymphocyte globulin 製剤の効果をみても明らかである．これは，ウサギ（以前はウマ）をヒトのリンパ球で免疫して得られた多クローン性免疫グロブリンであり，長年，移植臓器の急性拒絶の治療に使われてきた．しかし，抗リンパ球抗体は，望ましくない反応を起こしているリンパ球と有益なリンパ球を区別することができないため，全体的な免疫抑制が起こってしまう．また，異種の免疫グロブリンはヒトにとって抗原性が高く，抗体が産生されるため，大量の抗リンパ球抗体製剤を使った後，**血清病** serum sickness と呼ばれる症状がしばしば起こってしまう．これは，動物由来の免疫グロブリンと，それに対して産生されたヒト抗体が免疫複合体を形成することによる病態である（14–15 項参照）．

それでも抗リンパ球抗体は，移植臓器の急性拒絶の治療に使われており，より選択的な効果を期待できる単クローン抗体製剤の開発が進められてきた（付録 I，A–7 項参照）．その一例が**アレムツズマブ** alemtuzumab（商品名マブキャンパスなど）で，これはほとんどのリンパ球の細胞表面に発現する膜蛋白質である CD52 に結合する．これは，抗リンパ球抗体と同様の効果を発揮し，長期にわたりリンパ球減少が起こる．一方，慢性リンパ性白血病において，腫瘍細胞を除くためにも使われる．

免疫抑制効果をもつ単クローン抗体製剤は，二つの一般的な作用機序のどちらかにより，その効果を発揮する．例えば，アレムツズマブは生体内でリンパ球の破壊を引き起こすため，**除去抗体** depleting antibody と呼ばれる．一方，**非除去抗体** nondepleting antibody は，標的蛋白質の機能を阻害することにより働き，標的蛋白質をもつ細胞自体は殺さない．除去単クローン IgG 抗体は，リンパ球に結合することで，それらが Fc レセプターをもつマクロファージや NK 細胞により，それぞれ貪食あるいは抗体依存性細胞性細胞傷害 antibody-dependent cell-mediated cytotoxicity（ADCC）により殺されるようにする．補体による細胞の溶解も，リンパ球破壊の一端を担うかもしれない．

16–5　抗体は改変操作をして，ヒト体内での免疫原性を低くすることが可能である

ヒトを対象とした単クローン抗体療法の最も大きな問題点は，これらの抗体が，望ましい特異性をもつ抗体を産生させるため，多くはマウスのようなヒト以外の動物に免疫をして得られたものであることである（付録 I，A–7 項参照）．これら異種抗体が凝集したものは免疫原性を有し，ヒト体内で異種抗体に対する抗体が産生される可能性がある．そうなると，抗体製剤の薬理作用が妨げられるばかりでなく，アレルギー反応が起こる可能性もあり，治療を続けると**アナフィラキシー** anaphylaxis を起こす可能性さえある（14–10 項参照）．そのため，一度患者に抗体産生が始まれば，その抗体製剤はもはや使えなくなる．この問題は，原理的には，治療用抗体をヒトの免疫系に異物として認識されない形にする，**ヒト化** humanization と呼ばれるプロセスを経ることで避けることができる．

抗体のヒト化については，いろいろなやり方が試されてきた．遺伝子操作により，マウス抗体の抗原決定基をコードする可変部をヒト IgG の Fc 部分につなぐことが可能である．このタイプの抗体は，キメラ抗体と呼ばれる．しかし，この方法では可変部にマウスの配列が残り，それに対して免疫応答が起こる可能性がある（図 16.7）．遺伝子を改変して，マウスの免疫グロブリン遺伝子座にヒトの免疫グロブリン遺伝子を挿入したマウスを作り，そのマウスを免疫することによりヒト抗体を得るのは一つの方法である．全体がヒト型である単クローン抗体をヒトの細胞で直接産生する新しい方法には，ヒトから採取した B 細胞株あるいは抗体を産生している形質芽球にウイルスを感染させて腫瘍化する方法や，ヒト B 細胞のハイブリドーマを作製する方法などがある．

単クローン抗体は**生物学的製剤** biologics と呼ばれる新たなクラスの治療薬に属し，これらには，抗リンパ球抗体やサイトカイン，蛋白質のフラグメントなどの自然な蛋白

図 16.7　ヒトの病気の治療に使われる単クローン抗体は，抗原特異性はそのままで，免疫原性を低めるように操作することが可能である

-omab という接尾語で終わる，分子全体がマウス由来のものは，ヒトでは免疫原性がある．つまり，患者にはマウス抗体に対する抗体が産生されるため，時間とともにその有用性が低下する．この免疫原性は，マウス由来の V 領域（可変部）をヒト抗体の定常部につなげたキメラ分子を作ることにより，減少させることが可能である．そのような抗体は，-ximab という接尾語を付けて命名される．ヒト化抗体はマウス抗体から超可変部（相補性決定領域）のみを残し，さらに免疫原性を減らしている．ヒト化抗体は，-zumab という接尾語を付けて命名される．新たな技術により，今は全分子がヒト由来（-umab）の単クローン抗体を作ることが可能になり，それらは現在ヒトの治療に使われている抗体の中で，最も免疫原性が低い．

*訳注：ムロモマブは日本では製造販売が中止されている．

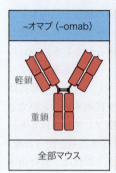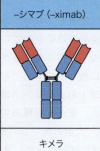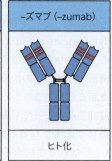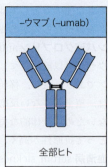

質のほか，T 細胞を養子移入するがんの免疫療法のように，細胞を丸ごと使うものさえ含まれる．数多くの単クローン抗体が米国食品医薬品局 US Food and Drug Administration (FDA) の承認を受けて臨床で使えるようになり，審査中のものもある（図16.8）．これらの抗体にはタイプを特定できる系統だった名前が付けられる．マウス由来の単クローン抗体は，もとは OKT3 と呼ばれていた抗 CD3 抗体であるムロモマブ muromomab* のように，最後に -omab と接尾辞が付く．可変部（V 領域）全部がマウス由来で，ヒト抗体の定常部（Fc 部分）につながったキメラ抗体は，移植組織の拒絶に対する治療薬として認可された抗 CD25 抗体であるバシリキシマブ basiliximab のように，-ximab と付く．ヒト化抗体のうち，超可変部のみがマウス由来でその他がヒト抗体であるものは，アレムツズマブ alemtuzumab やナタリズマブ natalizumab（タイサブリ Tysabri）のように，-zumab と付く．ナタリズマブはインテグリンの α_4 鎖に対する抗体で，多発性硬化症やクローン病の治療に使われる．すべてヒト抗体であるものは，-umab と付く．ファージディスプレイで同定され，いくつかの自己免疫疾患の治療に使われる抗 TNF-α 抗体であるアダリムマブ adalimumab が例である．

16–6　単クローン抗体は，アロ移植片の拒絶を防ぐのに使える

移植臓器に対して起こる有害な炎症反応や細胞傷害を抑えて拒絶を防ぐため，いろいろな生理的標的に対して特異的な抗体が使われており，さらに研究が進められている．一例として，16–4 項で述べたアレムツズマブは，ある種の白血病の治療薬として承認されたが，固形臓器や骨髄の移植にも使われている．固形臓器の移植においては，移植時に成熟 T 細胞を循環血液から除去するためにアレムツズマブを投与してもよい．骨髄移植の場合は，骨髄中の成熟 T 細胞を除くためにアレムツズマブを輸注の前に in vitro で使うこともできるし，レシピエントに輸注した後に，in vivo で使うこともできる．ドナーの骨髄から成熟 T 細胞を除くのは，**移植片対宿主病** graft-versus-host disease（15–36 項参照）の頻度を下げるのにきわめて有効である．この病気では，ドナー骨髄にある T 細胞がレシピエントを異物とみなして傷害反応を惹起する結果，紅斑，下痢，肝炎などを起こし，場合によっては致命的である．骨髄移植では，ドナー T 細胞が，いわゆる移植片対白血病効果を発揮して白血病細胞を異物と認識して破壊するため，移植は白血病の治療目的にも使われる．そのため，当初は除去抗体でドナーの成熟 T 細胞を除くと，移植片対白血病効果がなくなりかえって不利になるかもしれないと思われたが，アレムツズマブが使われてみると，これは不要な懸念であった．

T 細胞特異的な抗体は，移植後に起こる臓器拒絶の治療に使われてきた．マウス抗体である**ムロモマブ**（OKT3）は CD3 複合体に結合し，TCR のシグナル受容を阻害して T 細胞の免疫抑制を起こす．このため固形臓器の移植に使われてきたが，しばしば危険な副作用として，炎症性サイトカインの放出を刺激するため，徐々に使われなくなってきている．このサイトカイン放出はムロモマブの Fc 部分が Fc レセプターを架橋して活性化し，それらのレセプターをもつ細胞を活性化することによる．テプリズマブ

免疫療法のために開発された単クローン抗体製剤			
一般名	特異性	作用機序	適応疾患
リツキシマブ	抗CD20	B細胞の除去	非ホジキンリンパ腫
アレムツズマブ (Campath-1H)	抗CD52	リンパ球の除去	慢性骨髄性白血病
ムロモマブ (OKT3)	抗CD3	T細胞活性化の阻害	腎移植
ダクリズマブ	抗IL-2レセプター	T細胞活性化の抑制	
バシリキシマブ	抗IL-2レセプター	T細胞活性化の抑制	
インフリキシマブ	抗TNF-α	TNF-αによる炎症の抑制	クローン病
セルトリズマブ	抗TNF-α		関節リウマチ
アダリムマブ	抗TNF-α		
ゴリムマブ	抗TNF-α		
トシリズマブ	抗IL-6レセプター	IL-6シグナルによる炎症の阻止	
カナキヌマブ	抗IL-1β	IL-1による炎症の阻止	マックル・ウェルズ症候群
デノスマブ	抗RANK-L	RANK-Lによる破骨細胞の活性化を阻害	骨破壊
ウステキヌマブ	抗IL-12/23	IL-12およびIL-23による炎症の抑制	乾癬
エファリズマブ	抗CD11α (α_Lインテグリン)	リンパ球の遊走を阻止	乾癬（欧米では使用中止）
ナタリズマブ	抗α_4インテグリン		多発性硬化症
オマリズマブ	抗IgE	IgE抗体の除去	慢性喘息
ベリムマブ	抗BLyS	B細胞応答の抑制	SLE（全身性エリテマトーデス）
イピリムマブ	抗CTLA-4	CD4$^+$T細胞の反応性増強	転移性悪性黒色腫
ラキシバクマブ	抗炭疽菌防御抗原（炭疽菌毒素の細胞結合サブユニット）	炭疽菌毒素の作用を阻止	炭疽菌感染（承認待ち）

図 16.8　免疫療法のために開発された単クローン抗体製剤
現在，開発中の薬剤のかなりの割合が抗体であり，現時点でのこのリストに，開発中あるいは臨床試験中の抗体が加わる．

teplizumab あるいは OKT3γ1（**Ala-Ala**）と呼ばれる抗体では，ヒト IgG1 の Fc 部分の 234 番目と 235 番目のアミノ酸がアラニンに置換されており，サイトカイン放出を起こさなくなっている．

　移植腎への拒絶反応に対する治療薬として承認された**ダクリズマブ** daclizumab と**バシリキシマブ** basiliximab は，二つとも CD25（IL-2 レセプターのサブユニット）に対する抗体で，おそらく IL-2 による増殖シグナルを阻害して T 細胞の活性化を抑える．
　霊長類を使った腎移植拒絶の動物モデルでは，T 細胞に発現される **CD40 リガンド**

CD40 ligand（9-17項参照）に対するヒト化単クローン抗体で，有望な効果が観察されている．この抑制効果は，おそらくドナー抗原を認識するヘルパーT細胞が樹状細胞を活性化する反応を，抗体が抑えるためであろう．ただし，抗CD40リガンド抗体を用いたヒトを対象とする研究は，予備的にしか行われていない．一つの抗体は，副作用として血栓塞栓が起こり，開発が中止された．もう一つの抗CD40リガンド抗体は，自己免疫疾患である**全身性エリテマトーデス** systemic lupus erythematosus (SLE) の患者に投与され，特記すべき副作用はなかったが，有効性もほとんど認められなかった．

実験動物モデルでは，移植片の拒絶を抑えるその他の分子を標的とする単クローン抗体として，例えば，リンパ球上のCD4補助レセプターあるいは補助刺激分子のレセプターであるCD28に対する非除去抗体がいくらか有効であった．同様に，関節リウマチの治療薬として承認されたアバタセプトは，遺伝子改変による可溶性のCTLA-4-Ig融合蛋白質であり，抗原提示細胞上の補助刺激分子であるB7分子に結合し，それがT細胞のCD28に会合するのを妨げる．

16-7　自己反応性リンパ球を除去することで，自己免疫疾患を治療できる

移植臓器の拒絶を抑える目的に加え，単クローン抗体は自己免疫疾患の治療にも使える．ここからの数項は，それらの標的となる，異なる免疫機構について述べる．まず，リンパ球を非特異的に除去する除去抗体と非除去抗体から始めよう．抗CD20単クローン抗体である**リツキシマブ** rituximab は，もとはB細胞リンパ腫の治療のために開発されたが，特定の自己免疫疾患の治療にも使われる．リツキシマブ（商品名リツキサン）によりCD20を架橋すると，B細胞にアポトーシスを誘導するシグナルが送られ，B細胞が数か月にわたって枯渇する．いくつかの自己免疫疾患は，自己抗体により起こると考えられている．例えば，臨床所見の一つとして自己抗体がみられる自己免疫性溶血性貧血やSLE，関節リウマチ，II型混合型クリオグロブリン血症の患者のいくらかに，リツキシマブが有効であることが示されている．形質細胞はCD20を発現しないため，抗CD20抗体は長寿命の形質細胞には影響しないが，その前駆細胞であるB細胞に結合し，短寿命の形質細胞の数をかなり減らす．

白血病や移植臓器の拒絶に対する治療に使われている前述のアレムツズマブは，少数患者のデータではあるが，多発性硬化症にいくらか有効であった．ところが，ほとんどの多発性硬化症患者は投与した直後に，幸いそれは一時的なものであったが，恐ろしいほどの原疾患の悪化が起こり，このことは抗体療法のもう一つの副作用を象徴するできごととなった．目的どおり，アレムツズマブは補体やFcレセプターを介して標的細胞の殺傷を引き起こした．しかし，同時にTNF-α，インターフェロン（IFN）-γ，IL-6といったサイトカインの分泌も刺激し，それまでに脱髄による影響を受けていた神経線維に，一時的な神経伝達の遮断が起こった．その結果，一時的ではあったが劇的な原疾患の悪化を招いた．もっとも，こういうことがあるにしても，病気の初期の炎症反応が最大となる時期にはアレムツズマブを役立つように使えるかもしれない．それは今後の研究に委ねられる．

関節リウマチあるいは多発性硬化症の患者を抗CD4抗体で治療することも試みられたが，期待外れに終わった．適切に行われた研究で，抗体により臨床効果は少しみられたものの，一方で末梢血からT細胞が消えてしまい，それは6年以上にもわたって続いた．おそらく，投与された抗体は，すでに抗原に感作され炎症性サイトカインを分泌しているCD4$^+$T細胞を除去することはできなかった．つまり，標的を逸したのが失敗の原因かもしれない．この研究は，大量のリンパ球を除くことができても，病気を起こしている細胞を駆逐することはできなかったという，注意を喚起するエピソードとなった．

16–8 TNF-α，IL-1，あるいは IL-6 の機能を遮断する生物学的製剤は，自己免疫疾患を軽減する可能性がある

抗炎症療法には，免疫抑制薬や除去抗体のように，自己免疫応答を総体的に除く方法のほか，免疫応答の結果起こる組織傷害を最小限に留めようとするものがある．後者は**免疫抑制療法** immunomodulatory therapy と呼ばれ，抗炎症薬であるアスピリンや非ステロイド抗炎症薬，あるいは低用量の副腎皮質ステロイドを用いた従来の抗炎症療法が挙げられる．生物学的製剤を用いた新規の免疫抑制療法には，強力な向炎症作用を有するサイトカインである TNF-α，IL-1，IL-6 などの活性をブロックする，FDA 承認を受けた抗体製剤を使うものがある．

抗 TNF 療法は，臨床に導入された初めての特異的な生物学的製剤である．抗 TNF 療法は，関節リウマチに劇的な寛解をもたらし（図 16.9），炎症性腸疾患の一つである**クローン病** Crohn's disease では炎症が軽減した（15–23 項参照）．臨床の場に定着した，TNF-α に対抗するために使う生物学的製剤には二つのタイプがある．一つは，インフリキシマブ infliximab やアダリムマブ adalimumab のように TNF-α に結合し，その活性を阻害する抗体である．二つ目は遺伝子組換えにより作られた，TNF レセプター（TNFR）の p75 サブユニットと Fc の融合蛋白質である**エタネルセプト** etanercept であり，これも TNF-α に結合し，その活性を中和する．これらはきわめて強い抗炎症作用をもち，臨床試験の進行に応じて適応疾患の種類も増えている．関節リウマチに加え，リウマチ性疾患である**強直性脊椎炎** ankylosing spondylitis，**乾癬性関節症** psoriatic arthropathy，**若年性特発性関節炎** juvenile idiopathic arthritis（全身型を除く）は TNF-α 阻害療法がよく効き，多くの症例で標準治療となっている．

ただし，TNF-α 阻害療法を受けている患者では，結核など重篤な感染症の発生率が少しではあるが高まることをみると，感染抵抗性における TNF-α の重要性は明らかである（3–20 項参照）．抗 TNF-α 療法は，どの病気にも効くわけではない．TNF-α 阻害は，多発性硬化症のマウスモデルである**実験的自己免疫性脳脊髄炎** experimental autoimmune encephalomyelitis（**EAE**）の治療においては，疾患の軽症化をもたらした．しかし，ヒトの多発性硬化症の症例では，抗 TNF-α 療法の結果，再発の頻度が高まった．これは，おそらく T 細胞が活性化しやすくなったせいかもしれない．

炎症性サイトカインである IL-1 に対する抗体や遺伝子組換え蛋白質は，動物の関節炎モデルでは TNF-α 阻害療法と同程度に有効であったが，ヒトの関節リウマチには TNF-α 阻害ほど効果がなかった．IL-1 に対する抗体は，遺伝性の自己炎症性疾患であ

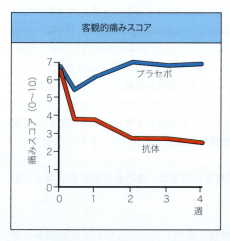
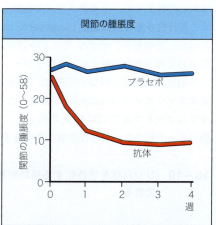
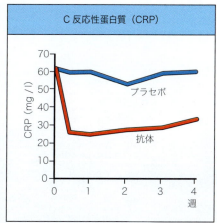

図 16.9　関節リウマチにおける抗 TNF-α 療法による抗炎症効果
TNF-α に対する抗体を 10 mg/kg の用量で，あるいはプラセボで治療をした 24 症例の臨床経過を 4 週間にわたり追跡した．抗体治療により，客観的および主観的な疾患活動性（それぞれ，痛みスコアおよび関節の腫脹度として測定）のいずれも低下がみられ，また，CRP 濃度の低下に反映される，全身的な急性期炎症反応の低下がみられた．（データは R.N. Maini の厚意による）

るマックル・ウェルズ症候群 Muckle–Wells syndrome（13-9項参照）の治療薬として認可され，IL-1βレセプターを阻害する遺伝子組換え蛋白質である**アナキンラ** anakinra (Kineret) も，中等度から重症の大人の関節リウマチの治療薬として有用性が示された．

その他のサイトカイン拮抗薬として，IL-6レセプターに対するヒト化抗体であり，炎症性サイトカインである IL-6 の効果を阻害する**トシリズマブ** tocilizumab がある．これは，関節リウマチの患者に対して抗 TNF-α 療法と同等に有効であり，また小児の自己炎症性疾患である全身性若年性特発性関節炎の治療薬として有望である．

IFN-β (Avonex) は，その免疫賦活能からウイルス感染症に使われるが，多発性硬化症においても再発の頻度や重症度を低下させる効果がある．これまで，なぜ IFN-β が免疫を活性化する代わりに抑制するのかはわかっていなかった．3-9項では，NLRファミリーに属する自然免疫系の異物センサーがカスパーゼ1 caspase 1 を活性化して IL-1 のプロ（前駆体）蛋白質を切断し，活性化型のサイトカインにするインフラマソームについて述べた（図3.19参照）．今や，IFN-β が2段階で IL-1 の産生低下に働くことがわかっている．NALP3 (NLRP3) および NLRP1 インフラマソームの活性を阻害することと，IL-1 プロ蛋白質の発現を下げてカスパーゼ1の基質を少なくすることである．つまり，IFN-β が強力な炎症性サイトカインの一つの産生を制限するために，多発性硬化症の症状が和らぐのかもしれない．

16-9　生物学的製剤には，炎症の場に細胞が移動するのを阻止して免疫応答を抑えるものがある

$α_4β_1$ **インテグリン** integrin $α_4β_1$（**VLA-4**）を発現するエフェクターリンパ球は，中枢神経系の血管内皮細胞上の **VCAM-1** に結合し，$α_4β_7$ **インテグリン** integrin $α_4β_7$ (lamina propria-associated molecule 1) を発現するものは，腸の血管内皮細胞上の **MAdCAM-1** に結合する．$α_4$ インテグリンサブユニットに結合するヒト化抗体**ナタリズマブ** natalizumab は，VLA-4 と $α_4β_7$ のいずれにも結合し，それぞれのリガンドとの会合を阻害する（図 16.10）．この抗体は，クローン病あるいは多発性硬化症の患者の治療に関して，プラセボ対照の臨床試験で有用性が示された．この治療が奏効するかもしれない兆しがみえたということは，循環血から多発性硬化症においては脳へ，クローン病においては腸壁へと，リンパ球，単球，マクロファージが持続的に遊走することが，病気の存続に必要であることを示している．ただし，$α_4β_1$ インテグリンを阻害することは特異的ではなく，抗 TNF 療法同様，感染抵抗性を減弱させることにもなりかねない．まれにではあるが，ナタリズマブで治療した患者に JC ウイルスによる日和見感染症である**進行性多巣性白質脳症** progressive multifocal leukoencephalopathy（**PML**）が起こった．その結果，ナタリズマブは2005年にいったん市場から姿を消したが，2006年6月に再び多発性硬化症およびクローン病に処方することが可能になった．

多巣性白質脳症と同様の問題は，2009年に欧米の市場から抗インテグリン抗体である**エファリズマブ** efalizumab が撤退したときにも起こった．この薬は $α_L$ インテグリンサブユニットである CD11a を標的とし，主として炎症性サイトカインを産生する T 細胞によって起こる，炎症性皮膚疾患である**乾癬**の治療薬として有望とされていた．

16-10　リンパ球を活性化する補助刺激経路の阻害は，自己免疫疾患の治療に利用できる

移植臓器の拒絶を防ぐために補助刺激経路を遮断することについては前述したが（16-6項），それらは自己免疫疾患にも応用できる．例えば，CTLA-4-Ig（アバタセプト）は，抗原提示細胞に発現する B7 と T 細胞に発現する CD28 が会合するのを妨げる．この薬は関節リウマチの治療薬として認可されたが，乾癬の治療にも有用である．

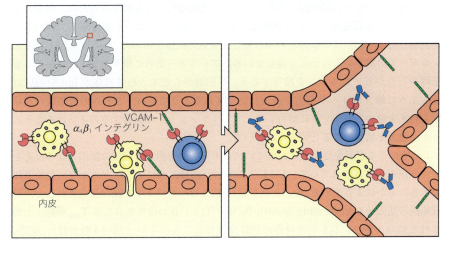
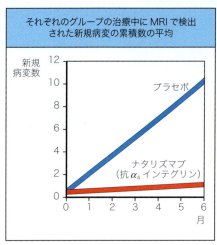

図 16.10 α₄ インテグリンに対するヒト化抗体による治療は，多発性硬化症の再燃を減らす

（左図）リンパ球やマクロファージ上の $\alpha_4\beta_1$ インテグリン（VLA-4）と血管内皮細胞が発現する VCAM-1 が会合することにより，これらの細胞が脳の血管内皮に接着する．それが，これらの細胞の多発性硬化症の炎症斑への遊走を促す．（中央図）単クローン抗体ナタリズマブ（青色）は，インテグリンの α_4 鎖に結合し，リンパ球や単球と血管内皮細胞の VCAM-1 の接着性相互作用を阻害することにより，これらの細胞が組織に侵入し炎症を激化するのを防ぐ．副作用として，まれに感染が起こるため（本文参照），この治療法が将来も使われるかどうかはわからない．（右図）脳の MRI 画像により検出された新規病変数は，プラセボに比べ，ナタリズマブで治療された患者では顕著に減少した．

（データは Miller, D.H., et al.: N. Engl. J. Med. 2003, 348:15-23 より転載）

CTLA-4-Ig を乾癬患者に投与すると，皮疹の改善がみられ，また罹患部位の皮膚組織ではケラチノサイト，T 細胞および樹状細胞の活性化がみられなくなった．

乾癬において標的とされたもう一つの補助刺激経路は，T 細胞上の接着分子である CD2 と抗原提示細胞上の CD58（LFA-3）の会合である．遺伝子組換えによる CD58-IgG1 融合蛋白質は**アレファセプト** alefacept と呼ばれ，CD2 と CD58 の会合を阻害するが，現在では乾癬の標準的で効果的な治療薬である．メモリー T 細胞はこの治療の標的となるが，破傷風などのワクチンに対する反応性は正常に保たれる．

16-11　一般的に使われる薬のいくつかは，免疫抑制作用をもつ

特定の既存の医薬品，例えばスタチン statin やアンギオテンシン変換酵素 angiotensin-converting enzyme（ACE）の阻害薬は心血管系の病気の治療や予防に広く使われているが，これらは実験動物において免疫応答に影響を与える．**スタチン**は広く処方される薬で，**3-ヒドロキシ-3-メチルグルタリルコエンザイム A（HMG-CoA）レダクターゼ** 3-hydroxy-3-methylglutaryl-co-enzyme A reductase を阻害することによりコレステロールの量を低下させる．スタチンはまた，いくつかの自己免疫疾患で発現が高まった MHC クラス II 分子の発現を低下させる．これらの効果は，細胞膜のコレステロール含量の変化がリンパ球のシグナリングに影響するせいかもしれない．動物モデルでは，これらの薬剤は，発症を促進する T_H1 の反応から病気の鎮静化にかかわる T_H2 の反応へと転換を誘導する．ただし，ヒトで同様のことが起こるかどうかはわかっていない．

骨やミネラルの代謝に必須のホルモンであるビタミン D_3 は，免疫抑制能も有する．ビタミン D_3 は樹状細胞の IL-12 産生を抑え，その結果，$CD4^+$ T 細胞からの IL-2 や IFN-γ の産生を減少させ，EAE（15-5 項参照）や糖尿病などのさまざまなマウスの自己免疫疾患モデルや臓器移植においても，生体を守る働きがあることが示されている．残念ながら，ビタミン D_3 の欠点は，その免疫抑制効果がヒトでは高カルシウム血症や骨吸収といった副作用が出始める濃度でしかみられないことである．現在，免疫抑制効果はあるが，高カルシウム血症を起こさないビタミン D_3 誘導体の探索が大々的に進められている．

16-12　抗原を制御下に投与することにより，抗原特異的な応答の性質を操作することが可能である

いくつかの疾患では，望ましくない免疫応答の標的抗原を同定することが可能である．そうなると，薬剤や抗体でなく，抗原そのものを用いて治療をすることが可能になるか

もしれない．いかに抗原が提示されるかによって免疫応答は変わりうるため，病気の原因となる有害な反応を抑えたり排除したりする可能性が出てくるのである．14–13項で説明したように，この原理を利用してごく少量の抗原を用いた，IgEが原因となるアレルギーの治療がいくらか効を奏している．アレルギー患者に繰り返し，徐々に投与量を増やしながらアレルゲンを投与すると，B細胞から産生される抗体がIgAやIgGになるように働きかけるT細胞が優位に誘導されるようである．これらの抗体は，通常出くわす少量のアレルゲンに結合して，アレルゲンがIgEに結合するのを妨げることにより，患者を減感作すると考えられている．

T細胞による自己免疫疾患において，ペプチド抗原を用いて病気の原因となる反応を抑える試みが注目されている．$CD4^+$T細胞の反応は，ペプチドがどのように免疫系に提示されるかにより変わる（9–18項参照）．例えば，ペプチドが経口摂取されると，形質転換増殖因子 transforming growth factor（TGF）–β の産生を介してT_{reg}細胞が誘導される傾向があり，T_H1や全身性の抗体産生は起こりにくい（12–14項参照）．実際，動物実験では，抗原の経口摂取により自己免疫疾患の誘導が抑えられる．マウスにそれぞれミエリン塩基性蛋白質 myelin basic protein（MBP）あるいはII型コラーゲンを完全フロイントアジュバントに懸濁して注射することにより，多発性硬化症や関節リウマチに似た病気を起こすことが可能である（16–29項）．MBPやII型コラーゲンを経口摂取させることにより，動物実験では病気の発症を抑えることができたが，これらの蛋白質を多発性硬化症や関節リウマチの患者に経口摂取させても治療効果はほとんどなかった．同様に，1型糖尿病になりやすいハイリスクグループのヒトに低用量のインスリンを経口摂取させて発症を遅らせることができるか，大規模な臨床研究が行われたが，予防効果はみられなかった．

異なるアプローチとして，ヒトでは，抗原を用いて自己免疫性T細胞応答をより傷害性の低いT_H2応答へとシフトさせようとする試みがより有効であった．ペプチド薬であるグラチラマー酢酸塩（Copaxone）は，多発性硬化症の治療薬として認可されており，再発率を30％まで低下させるかもしれない．これは，グルタミン酸，アラニン，チロシン，リジンの四つのアミノ酸からなるポリマーで，それらアミノ酸の含量をMBPに似せたものであるが，病気を抑えるT_H2型の応答を誘導する．より洗練された戦略としては，**変更ペプチドリガンド** altered peptide ligand（APL）を用いるものがあり，それらは，抗原ペプチドのTCRに接触する位置に特異的なアミノ酸置換がなされたものである．APLは，部分的アゴニストあるいはアンタゴニストとして働くようデザインすることが可能であり，またT_{reg}細胞を誘導することもできる．しかし，マウスのEAEの治療モデルでは奏効したが，多発性硬化症の患者を対象とした臨床試験においては，いくらかの患者でかえって病気が悪化したり，激しいT_H2応答が起こってアレルギー反応が出たりしたため，治療薬としての評価は今後に委ねられる．

まとめ

移植臓器の拒絶や自己免疫，あるいはアレルギーなど，望ましくない免疫応答に対する治療として，従来の抗炎症薬や細胞毒性薬，免疫抑制薬のほか，生物学的製剤として単クローン抗体や免疫抑制性蛋白質製剤がある．抗炎症薬には，最も強力なものとして副腎皮質ステロイドがあるが，それらは広くさまざまな作用を有し，有害な副作用もいろいろある．したがって，使用量は慎重に調節するべきであり，通常は細胞毒性薬あるいは免疫抑制薬との併用が行われる．細胞毒性薬は細胞分裂中の細胞を殺傷するため，リンパ球の増殖を抑える．しかし，その作用は免疫応答に限らず，分裂をしている他のタイプの細胞も無差別に殺してしまう．シクロスポリンAやラパマイシンのような免疫抑制薬は，特定のシグナル伝達経路を抑えるため一般的には毒性が低いが，より高価であり，また免疫応答をいくらか無差別に抑えてしまう．

いくつかの生物学的製剤が臨床の場に定着し，臓器移植や自己免疫疾患の治療に使わ

れている（図16-11）．多くの単クローン抗体製剤がヒトを対象とした治療薬として認可されているが，これらには，一部のリンパ球を全般的あるいは選択的に除くのに使われるもの，レセプターからのシグナルを遮断してリンパ球の活性化を阻害するもの，あるいはリンパ球の局所組織への移動を妨げるものがある．また，免疫抑制に働く薬剤には，TNF-αの炎症作用を抑える単クローン抗体や融合蛋白質があり，これらは大成功を収めた免疫療法の例である．

免疫応答を腫瘍の攻撃に用いる

がんは感染症および心血管疾患とともに，先進国における三大死因の一つである．感染症の治療や心血管疾患の予防は改善が続いており，平均寿命が延びるのに伴い，がんがこれらの国において一番の死因となる可能性が高い．がんは，遺伝子変異細胞の末裔が無制限な増殖をすることによって起こる．がん治療の最も大きな課題は，**転移** metastasis，つまり腫瘍細胞が局所から遠隔地へと広がるのを制御することである．がんを完治させるためには，患者を殺すことなく，すべての腫瘍細胞を取り除く，あるいは

ヒト自己免疫疾患の治療に使われる治療薬

標的	治療薬	病気	病気の結果	難点
インテグリン	$\alpha_4\beta_1$ インテグリン特異的単クローン抗体（mAb）	再燃/寛解性多発性硬化症（MS）関節リウマチ（RA）炎症性腸疾患	再燃率の低下 病気の進行の遅れ	感染の危険性増加 進行性多巣性白質脳症
B細胞	CD20特異的mAb	RA 全身性エリテマトーデス（SLE）MS	関節炎の改善，おそらくSLEでも	感染の危険性増加
HMG-CoAレダクターゼ	スタチン	MS	病気の活動度低下	肝毒性 横紋筋融解症
T細胞	CD3特異的mAb	1型糖尿病	インスリン使用の減少	感染の危険性増加
	CTLA4-免疫グロブリン融合蛋白質	RA 乾癬 MS	関節炎の改善	
サイトカイン	TNF特異的mAbと可溶性TNFR融合蛋白質	RA クローン病 乾癬性関節症 強直性脊椎炎	障害の改善 関節炎における関節修復	結核その他の感染症の危険性 リンパ腫の危険性のわずかな増加
	IL-1レセプターアンタゴニスト	RA	障害を改善	効果弱い
	IL-15特異的mAb	RA	障害を改善するかもしれない	日和見感染の危険性増加
	IL-6レセプター特異的mAb	RA	病気の活動度低下	日和見感染の危険性増加
	I型インターフェロン	再燃/寛解性MS	再燃率の低下	肝毒性 しばしばインフルエンザ様症候

図 16.11 ヒトの自己免疫疾患に対する新しい治療薬
図16.2，図16.8に挙げた免疫抑制薬は，三つの一般的な機序の一つにより働く．一つ目（赤色）は，炎症の場から細胞を除去したり，全身的に特定の細胞種を枯渇させたり，インテグリンを介した相互作用を阻止してリンパ球の遊走を抑えるものである．二つ目（青色）は，特定の細胞間相互作用を阻止したり，さまざまな補助刺激経路を抑制するものである．三つ目（緑色）は，最終的なエフェクター機構を標的とするもので，いろいろな炎症性サイトカインを中和するものがある．

破壊しなければならない．それを達成する魅力的な方法の一つに，ウイルスあるいは細菌に対するワクチンが特異的な免疫応答を誘導し，それらの病原体に限定した防御能をもたらすのと同様に，腫瘍に対して，腫瘍細胞を正常の細胞から見分ける免疫応答を誘導する方法が考えられる．腫瘍の治療に関する免疫学的アプローチは100年以上前から試されているが，現実的な可能性がみえてきたのはこの10年である．この間に概念的に進歩した点として，従来の手術や化学療法といった腫瘍量を大幅に減らす療法と免疫療法を組み合わせることが挙げられる．

16-13　マウスに移植可能な腫瘍の開発が，腫瘍に対する防御免疫応答の発見をもたらした

発がん物質や放射線照射により，マウスに腫瘍を作ることができるということの発見と，純系マウスの開発があいまって，腫瘍に対する免疫応答の発見につながる鍵となった実験が可能になった．これらの腫瘍はマウスからマウスへと植え継ぐことが可能であり，腫瘍拒絶実験は，一般にこれらの腫瘍を用いて行われる．もし，それらの腫瘍が植えたマウスとは異なるMHC分子を発現する場合，腫瘍細胞は容易に認識され，免疫系により破壊される．それを利用して，最初のMHCコンジェニックマウスが作られた経緯がある．このため，腫瘍に対する特異免疫は純系の動物を用い，宿主と腫瘍のMHC型を揃えて研究しなければならない．

マウスでは，移植可能な腫瘍は，遺伝背景が同一のレシピエントに植えても，それぞれ異なる増殖のパターンを示す．多くの腫瘍は進行性に増殖し，やがてマウスを死にいたらせる．しかし，放射線を当てて増殖しないようにした腫瘍細胞をマウスに注射すると，その次に同じ生きた腫瘍細胞を致死量注射しても，しばしば死を免れる（図16.12）．移植可能な腫瘍の間にも免疫原性には程度の違いがあるようで，放射線で不活性化した腫瘍を注射しても，次に離れた場所に注射する生きた腫瘍細胞に対して働く防御免疫の程度には違いがある．これらの防御効果は，T細胞のないマウスではみられないが，免疫したマウスのT細胞を養子移入することにより伝えられることから，これらの効果を発揮するためには，T細胞が必要であることがわかる．

以上の観察から，腫瘍が抗原を発現し腫瘍を拒絶したマウスでは，それらが腫瘍特異的T細胞応答の標的となった可能性が示唆される．これら**腫瘍拒絶抗原** tumor rejection antigen は，実験的に誘導したマウスの腫瘍に発現され（それらは，しばしば腫瘍特異的移植抗原と呼ばれる），通常はその腫瘍に特有である．したがって，放射線照射で不活性化した腫瘍細胞を免疫すると，通常，同系のマウスに同一の生きた腫瘍細胞を植えた場合には防御免疫が働くが，同系のマウス由来でも別の腫瘍であれば働かない（図16.12）．

16-14　腫瘍は進化の過程で免疫系に「編集され」，さまざまな方法で拒絶を免れうる

ポール・エールリッヒ Paul Ehrlich は，1908年に免疫学における功績によりノーベル賞を受賞したが，おそらく彼が，樹立された腫瘍の治療に免疫系が使えるかもしれないと提唱した最初の人物である．彼は，後に抗体と呼ばれるようになった分子を，毒素をがん細胞に届けるのに使えるかもしれないことを示した．1960年にノーベル賞を受賞した**フランク・マクファーレン・バーネット** Frank MacFarlane Burnet と**ルイス・トーマス** Lewis Thomas は，1950年代に免疫系の細胞が腫瘍細胞をみつけて殺す「**免疫監視** immune surveillance」仮説の概念を作った．それ以来，免疫系とがんの関係は思っていたより複雑であることがわかり，免疫監視の仮説は修正され，腫瘍の成長に関し，三つの相に分けて考えられるようになった．最初は「**排除相** elimination phase」で，免疫系が腫瘍細胞である可能性のある細胞をみつけて破壊する反応であり，以前に免疫

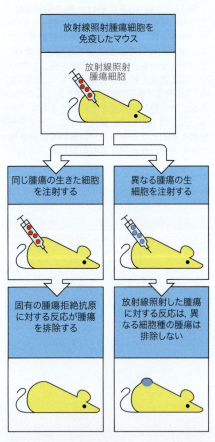

図16.12　腫瘍拒絶抗原は，個々の腫瘍に特異的である

放射線照射した腫瘍細胞で免疫したマウスに，それと同じ腫瘍の生きた細胞を植えると，致死量の腫瘍でも拒絶する場合がある（左図）．これは，腫瘍拒絶抗原に対する免疫応答の結果である．もし，免疫マウスに異なる腫瘍の生細胞を植えると，防御されずマウスは死ぬ（右図）．

監視と呼ばれていた現象である（図16.13）．もし排除が完全には成功しなければ，次に続くのは，「**平衡相 equilibrium phase**」である．この相では，腫瘍細胞は変化あるいは遺伝子変異を起こし，それらが免疫系による選択の圧力を受け，生存に有利な変異細胞が選択される．平衡相では，**がん免疫編集 cancer immunoediting** と呼ばれるプロセスにより，生存に有利な腫瘍細胞の性質が持続的に形成される．最後の「**逃避相 escape phase**」においては，腫瘍細胞は免疫系の注意を逃れる能力を獲得し，臨床的に発見されるまで妨げられることなく増殖する．

遺伝子ターゲティングによる破壊，あるいは抗体処理により，自然免疫あるいは適応免疫の特定の要素を欠くマウスを用いた実験から，ある種の腫瘍の発達に免疫監視が影響する絶好の証拠がみつかった．例えば，NK細胞や細胞傷害性$CD8^+$T細胞がもつ殺傷機構の一端を担うパーフォリン（9–31項参照）を欠損するマウスでは，リンパ系の腫瘍であるリンパ腫の発生頻度が高まる．RAGやSTAT1を欠損する結果，適応免疫およびいくつかの自然免疫機構の両方が欠損したマウスの系統では，腸管上皮や乳腺の腫瘍を発症する．γδ型TCRを発現するT細胞が欠損したマウスでは，発がん物質を塗布することにより誘発される皮膚腫瘍の発生率が著明に上昇する．このことから，異常な上皮細胞をみつけて殺す機能における上皮内γδ型T細胞（6–20項参照）の役割が明らかとなった．IFN-γおよびIFN-α/βは両方とも，直接的あるいは間接的に他の細胞に働きかけ，腫瘍細胞の排除に重要である．免疫系のさまざまなエフェクター細胞に関する研究の結果，IFN-γを産生する主たる細胞はγδ型T細胞であることがわかった．そのことが，がん細胞の排除に関するγδ型T細胞の重要性を物語るものかもしれない．

免疫編集仮説によると，平衡相を生き抜いた腫瘍細胞は，さらなる遺伝子変異あるいは平衡相における選択の結果，免疫系に排除されにくくなるような変化を獲得している．正常な免疫系を有するヒトでは，平衡相では免疫応答が腫瘍細胞を排除し続けるため，腫瘍の成長は遅れる．もし免疫不全があれば，腫瘍細胞が除かれることはまったくないので，平衡相は急速に逃避相へと移る．平衡相の存在を支持する証拠として，臓器移植のレシピエントに起こるがんが，臨床でみられる絶好の例である．ある報告によると，悪性黒色腫であったが，亡くなるまで16年間治療が奏効していた患者がドナーとなり，2人のレシピエントに腎臓移植が行われた結果，1〜2年後にレシピエント2人に悪性黒色腫が発生した．おそらく，通常なら容易に他臓器に広がりやすい悪性黒色腫の細胞が移植の時点でドナー腎に存在していたが，ドナーの体内では免疫系と平衡相にあったと考えられる．もしそうであれば，悪性黒色腫の細胞は，免疫系が働いているドナーの体内では完全には殺されておらず，その代わり，監視下にあって単純に増殖が抑えられ

図16.13 悪性腫瘍細胞は免疫監視により制御されうる

いくらかのタイプの腫瘍細胞は，免疫系のいろいろな細胞に認識され，排除される（左図）．もし腫瘍細胞が根絶されずに残ると，変異株が発生し，それらが最後に免疫系を逃れ，増殖して腫瘍を形成する．

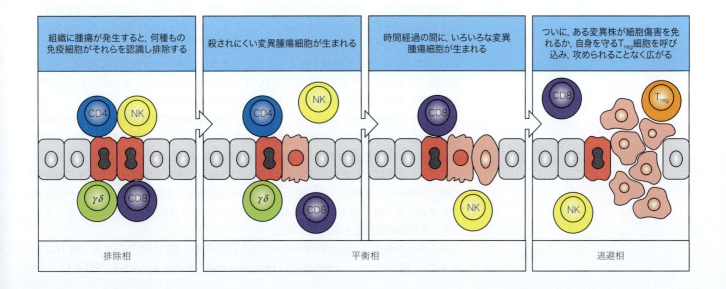

ていたに過ぎない．ところが，レシピエントの免疫系は移植臓器の拒絶を防ぐ目的で抑制されていたため，悪性黒色腫細胞は平衡相から放たれ，急速に分裂を始めて体内に広がったと考えられる．

免疫を抑制すると腫瘍が成長するもう一つの例として，例えば，固形臓器の移植後で免疫抑制状態にある患者に起こりうる，**移植後のリンパ球増殖性疾患**が挙げられる．これは通常，エプスタイン・バール（EB）ウイルス感染が原因となってB細胞の増殖が起こるもので，その過程でB細胞に遺伝子変異が起こり，腫瘍化しうる．この場合は，ウイルスに対する免疫が，がんに対する免疫監視の役割を果たしており，正常に免疫が働く状態ではB細胞の腫瘍化が起こる前にEBウイルス感染細胞が排除される．

腫瘍は，図16.14にまとめたさまざまな機序を駆使して，免疫応答を惹起しないよう，あるいは免疫応答が起きてしまった場合でも，それから逃れられるようになっている．自然に発生した腫瘍は，当初はT細胞応答を誘導するような新規の腫瘍特異抗原をもっていないかもしれない（図16.14，第1図）．たとえ腫瘍特異抗原を発現するようになった場合でも，それが抗原提示細胞（APC）に取り込まれ提示される際に補助刺激シグナルがなければ，抗原提示細胞は抗原にさらされていないナイーブな抗原特異的T細胞に対しては，活性化するより免疫寛容を誘導する傾向がある（図16.14，第2図）．どれくらいの期間，このような腫瘍が「自己」とみなされているかはわからない．最近の腫瘍の全ゲノム解析の結果，突然変異によって生まれる，T細胞に「異物」として認識されうるユニークな抗原ペプチドが，10〜15種類程度はある可能性が明らかになった．さらに，腫瘍化に伴い，しばしばMHCクラスIb蛋白質（MIC–AやMIC–Bなど）の発現誘導が起こるが，これらはNKG2Dのリガンドであるため，NK細胞が腫瘍を認識できるようになる（6–17項参照）．しかし，腫瘍細胞は遺伝的に不安定であるため，免疫応答に認識されないクローンが生まれれば，それらは排除を免れる可能性がある．

大腸がんや子宮頸がんのように，特定のMHCクラスⅠ分子が発現しなくなる腫瘍もいくつかあるが，おそらく，そのMHCクラスⅠ分子に提示されるペプチドを特異的に認識するT細胞に選択された結果であろう（図16.14，第3図）．実験的には，腫瘍がすべてのMHCクラスⅠ分子の発現をしなくなる（図16.15）と，もはや細胞傷害性T細胞に認識されなくなる．もっとも，NK細胞に認識されるようになることはある（図16.16）．一つのMHCクラスⅠ分子のみを発現しなくなった腫瘍は，細胞傷害性CD8$^+$T細胞による認識を免れる一方，NK細胞に対しても抵抗性を保っており，生体内での選択に有利に働くかもしれない．

腫瘍はまた，一般的に免疫抑制的な微小環境を作り出し，免疫による攻撃を逃れる可能性も示唆されている（図16.14，第4図）．多くの腫瘍は免疫抑制性サイトカインを産生する．TGF–βは，最初に腫瘍の培養上清中にみつかったためこのような名前が付いたのであるが，これまでにみてきたように，腫瘍の成長を抑える細胞性免疫や炎症性のT細胞応答を抑制する傾向がある．TGF–βは，さまざまながん組織にみつかり，腫瘍抗原に反応して特異的に増える可能性のある，誘導可能なT$_{reg}$細胞（誘導性T$_{reg}$細胞，9–21項参照）の分化を誘導することを思い出そう．マウスモデルにおいては，T$_{reg}$細胞を除くとがんに対する抵抗性が増すが，T$_{reg}$細胞をもたないレシピエントにT$_{reg}$細胞を養子移入すると，がん細胞がいちだんと増殖するようになる．

いくつかの腫瘍の微小環境には，骨髄由来の**骨髄由来免疫抑制細胞** myeloid-derived suppressor cell（MDSC）と総称される細胞種があり，それらが腫瘍内でT細胞の活性化を抑えている可能性がある．MDSCは，単球や多核白血球を含む均一でない細胞種からなり，現在のところまだ完全にはわかっていない．異なる組織を起源とする悪性黒色腫，卵巣がん，B細胞リンパ腫などいくつかの腫瘍は，免疫抑制活性のあるサイトカインであるIL–10を産生することが示されており，それは樹状細胞の活性を低下させたり，T細胞の活性化を妨げたりする．

いくつかの腫瘍は，細胞表面に免疫応答を直接抑える蛋白質を発現する（図16.14，第4図）．例えば，いくつかの腫瘍は **programmed death ligand–1（PD–L1）** と呼

腫瘍が免疫系の認識を逃れるしくみ				
低い免疫原性	腫瘍は自己抗原とみなされる	抗原発現量の低下	腫瘍に誘発される免疫抑制	腫瘍が作る特権部位
ペプチド・MHC リガンドがない 接着分子がない 補助刺激分子がない	腫瘍抗原が取り込まれ，補助刺激なしに APC に提示されると，T 細胞に免疫寛容が誘導される	免疫原性のある抗原を発現する腫瘍は T 細胞に排除されるかもしれないが，発現が落ちた腫瘍は生き延びる	腫瘍抗原から分泌される因子（例：TGF-β, IL-10, IDO）は，T 細胞を直接抑制する．腫瘍による PD-L1 の発現	腫瘍から分泌される因子が免疫系に対する物理的バリアを形成する

図 16.14　**腫瘍はいくつもの方法で，免疫の認識を逃れる**
（第 1 図）腫瘍は免疫原性に乏しい可能性がある．腫瘍には T 細胞が認識する抗原がなかったり，一つまたはそれ以上の MHC 分子が失われていたり，T 細胞の機能を抑制する PD-1 のような抑制性の分子が発現されたりするかもしれない．（第 2 図）腫瘍特異抗原は樹状細胞（DC）にクロスプレゼンテーションされるかもしれないが，補助刺激シグナルがなく，T 細胞を免疫寛容状態に誘導するかもしれない．（第 3 図）腫瘍は，最初は免疫系が反応する抗原を発現するかもしれない．そういう腫瘍は排除されてもおかしくない．腫瘍における遺伝子の不安定性が抗原の変化をもたらし，平衡相に入る．この時期に，免疫原性のある抗原をもたない腫瘍細胞が増える．（第 4 図）腫瘍はしばしば TGF-β，IL-10，IDO あるいは PD-1 などの分子を産生して，直接免疫応答を抑えるか，あるいは免疫抑制性のサイトカインを分泌しうる T_{reg} 細胞を呼び寄せる．（第 5 図）腫瘍はコラーゲンのような分子を分泌して，腫瘍の周りに物理的なバリアを形成し，リンパ球が近づくのを妨げるかもしれない．

ばれる分子を発現する（7-24 項参照）．PD-L1 は B7 ファミリーの一つであり，活性化 T 細胞に発現される **PD-1** レセプターのリガンドである．また，腫瘍は局所における免疫応答を抑える酵素を産生しうる．酵素である**インドールアミン 2,3-ジオキシゲナーゼ** indoleamine 2,3-dioxygenase（IDO）は，免疫抑制作用をもつ代謝産物であるキヌレニン kynurenine を作るために，必須アミノ酸の一つであるトリプトファンを分解する．IDO は，感染症において免疫応答と寛容のバランスを維持するために働いていると思われるが，腫瘍発育の平衡相でも誘導されうる．最後のしくみとして，腫瘍細胞はコラーゲンなどの物質を産生し，免疫細胞と接触することを妨げる物理的バリアを形成する（図 16.14，第 5 図）．

16-15　腫瘍拒絶抗原は T 細胞に認識される可能性があり，それが免疫療法の基礎となる

免疫系が腫瘍拒絶抗原として認識するのは，MHC 分子によって T 細胞に提示される腫瘍細胞の蛋白質由来のペプチドである．これらのペプチドは，正常細胞表面にも提示されるにもかかわらず，腫瘍特異的 T 細胞応答の標的となる．例えば，悪性黒色腫の患者に適した抗原に対する免疫を誘導する戦略を立てると，自己免疫応答により，健康な皮膚に存在する色素細胞の破壊による白斑症が起こりうる．腫瘍拒絶抗原は，いくつかのカテゴリーに分けられる（図 16.17）．一つ目は厳密な意味での**腫瘍特異抗原** tumor-specific antigen であり，腫瘍化の過程で起こり特定の遺伝子産物に影響を与える点突然変異あるいは遺伝子組換えの結果生まれたものである．特定の蛋白質に起こった点突然変異により，MHC クラス I 分子に結合するペプチドの特定のアミノ酸残基が変化して，T 細胞が認識するエピトープを変化させる場合がある．また，点突然変異によ

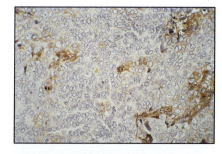

図 16.15　**前立腺がんにおける MHC クラス I 発現の消失**
いくつかの腫瘍は，MHC クラス I 分子の発現を失うことにより，CD8⁺ T 細胞による認識を免れ，免疫監視を逃れうる．前立腺がんの切片を，酵素標識した HLA クラス I に対する抗体で染めたものを示す．茶色に染まっている HLA クラス I 陽性細胞は，浸潤したリンパ球と間質細胞である．大半を占める腫瘍細胞は陰性である．
（写真は G. Stamp の厚意による）

第16章：免疫応答の操作

図 16.16 免疫監視から逃れる機序の一つとして MHC クラス I 分子の発現をすべて失った腫瘍は、NK 細胞に殺されやすくなる

移植した腫瘍が縮小するのは、主に細胞表面の MHC クラス I 抗原に結合した新規ペプチドを認識する、細胞傷害性 T 細胞（CTL）の活性による（左図）。NK 細胞は MHC クラス I 分子に結合する抑制性レセプターをもつため、MHC クラス I 分子の発現が低下した変異腫瘍は細胞傷害性 CD8$^+$T 細胞には殺されにくくなるが、NK 細胞には殺されやすくなる（中央図）。ヌードマウスは T 細胞を欠くが、NK 細胞は正常のマウスより多く、NK 細胞に殺されやすい腫瘍は、ヌードマウスに植えると正常マウスより育ちにくい。そのような腫瘍細胞に MHC クラス I 遺伝子を導入すると、NK 細胞に対する抵抗性と、細胞傷害性 CD8$^+$T 細胞に対する感受性がいずれも回復する（右図）。下図はいずれも、白血病細胞を攻撃している NK 細胞の走査電子顕微鏡像である。NK 細胞はいずれの写真でも、左方にある小さい細胞である。（左下図）標的細胞に結合すると、NK 細胞はすぐに無数の微絨毛の突起を伸ばし、白血病細胞と広汎な接触面を形成する。（右下図）細胞を混ぜて 60 分後には、長い微絨毛の突起が NK 細胞（下左）から白血病細胞に向けて伸びているのがみえ、白血病細胞は細胞膜が翻転し、断片化して激しく損傷している。

（写真は Herberman, R., Callewaert, D.: *Mechanism of Cytotoxicity by Natural Killer Cells*, 1985 より、Elsevier 社の許諾を得て転載）

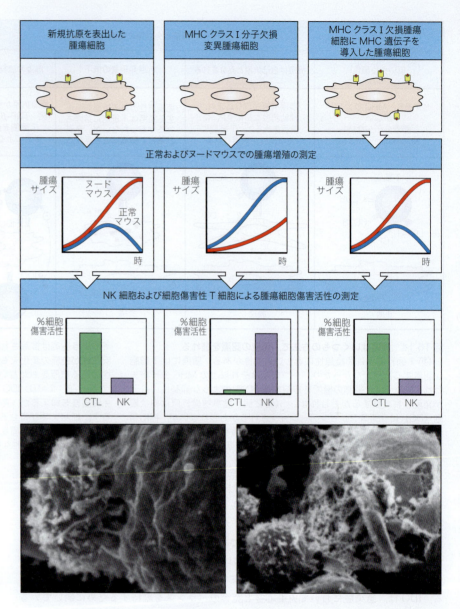

りそれまで MHC クラス I 分子に結合する活性をもたなかったペプチドが新たに結合するようになる場合もある。これらのペプチドは、正常の蛋白質が新たに抗原性を獲得する変異体であることから、しばしば、**ネオエピトープ** neoepitope と呼ばれる。いずれの変化も腫瘍に対する新たな T 細胞応答を惹起しうる。B 細胞および T 細胞の腫瘍はいずれも単一のクローンから発生するが、腫瘍特異抗原の特殊なケースとして、そのクローンだけがもつユニークな再編成抗原レセプター自身が抗原となりうる。しかし、アミノ酸変異をもつペプチドがみな適切にプロセスされ、あるいは MHC 分子に会合できるとは限らず、また、そうなったとしても、それらが有効な免疫応答を刺激する保証はない。

二つ目のカテゴリーの腫瘍拒絶抗原は、**腫瘍精巣抗原** cancer-testis antigen である。それらは、正常では精巣の生殖細胞のみに発現される蛋白質である。男性の生殖細胞は MHC 分子を発現しないので、それに由来するペプチドは通常は T 細胞に提示されることはない。腫瘍細胞には、**黒色腫関連抗原** melanoma-associated antigen (**MAGE**) のような腫瘍精巣抗原をコードする遺伝子の活性化を含む、広範囲にわたる遺伝子発現の異常がみられる（図 16.17）。腫瘍細胞に発現すると、生殖細胞蛋白質由来のペプチドは、MHC クラス I により T 細胞に提示されるようになる。つまり、これらの蛋白質は抗原

腫瘍拒絶抗原の由来は多様である			
抗原の分類	抗原	抗原の性質	腫瘍の型
腫瘍特異的な変異がん遺伝子あるいはがん抑制遺伝子	サイクリン依存性キナーゼ4	細胞周期の制御	悪性黒色腫
	β-カテニン	シグナル伝達経路の連携	悪性黒色腫
	カスパーゼ-8	アポトーシスの制御	扁平上皮がん
	表面免疫グロブリン/イディオタイプ	B細胞クローンの遺伝子再編成後の特定の抗体	リンパ腫
腫瘍精巣抗原	MAGE-1 MAGE-3 NY-ESO-1	精巣の正常蛋白質	悪性黒色腫 乳がん グリオーマ
分化	チロシナーゼ	メラニン合成経路の酵素	悪性黒色腫
異常発現遺伝子	HER-2/neu	レセプター型チロシンキナーゼ	乳がん 卵巣がん
	ウィルムス腫瘍	転写因子	白血病
異常な翻訳後の修飾	MUC-1	糖鎖修飾の少ないムチン	乳がん 膵臓がん
異常な転写後の修飾	NA17	mRNAへのイントロンの保持	悪性黒色腫
腫瘍ウイルス蛋白質	HPV16型, E6およびE7蛋白質	ウイルスの形質転換遺伝子産物	子宮頸がん

図16.17 ヒトの腫瘍に選択的に発現される蛋白質は，腫瘍拒絶抗原の候補となる
ここに挙げた分子はすべて，それぞれの腫瘍種の患者から樹立した細胞傷害性T細胞に認識されることが明らかになっている．

として効果的に腫瘍特異的な発現をする．おそらく，免疫学的に最も調べられた腫瘍精巣抗原は，抗原性が高く，悪性黒色腫を含むさまざまなヒトの腫瘍に発現される**NY-ESO-1**（New York esophageal squamous cell carcinoma-1）であろう．

三つ目のカテゴリーは，「**分化抗原** differentiation antigen」で，特定のタイプの組織でのみ発現される遺伝子にコードされる．これらの例として，色素細胞（メラノサイト）および悪性黒色腫細胞に発現される分化抗原で，黒い色素メラニン melanin を作るのに必要ないくつかの蛋白質や，B細胞で発現されるCD19抗原が挙げられる．四つ目のカテゴリーは，正常の細胞に比べて腫瘍細胞で大幅に高発現される抗原である．例として，表皮増殖因子レセプターのホモログで，レセプター型チロシンキナーゼの**HER-2/neu**（c-Erb-2としても知られる）が挙げられる．HER-2/neuは乳がんや卵巣がんなどの多くの腺がんで過剰発現され，その発現があると臨床的には予後不良である．HER-2/neuを過剰発現する固形腫瘍にCD8⁺T細胞が浸潤しているのはみつかっているが，CD8⁺T細胞は生体内でそれらの腫瘍を破壊できていない．五つ目のカテゴリーの腫瘍拒絶抗原は，異常な翻訳後修飾を受けた分子からなる．一例として，乳がんや膵臓がんを含むいくつかの腫瘍に発現される，糖鎖修飾が十分に起こっていないムチンである**MUC-1**がある．六つ目のカテゴリーは，悪性黒色腫で起こる，遺伝子から転写されたmRNAのイントロンが，一つまたは複数スプライシングされずに残ったものにコードされる新規蛋白質である．七つ目のカテゴリーの腫瘍拒絶抗原は，ウイルスのがん遺伝子にコードされる蛋白質である．これらの腫瘍ウイルス抗原はがん化の過程に重要な役割を果たす可能性があり，それらは外来の異物であるため，T細胞応答を惹起しうる．子宮頸がんで発現される16型ヒトパピローマウイルスのE6およびE7蛋白質は，そ

の例である（16-18項）．

　悪性黒色腫では，腫瘍特異抗原は，放射線照射した腫瘍細胞と本人のリンパ球を共培養する，混合リンパ球腫瘍細胞培養として知られる手法によりみつけられた．それらの培養から悪性黒色腫由来のペプチドに対する反応性をもち，それら腫瘍特異抗原を発現する腫瘍細胞を殺すであろう細胞傷害性T細胞が同定された．そのような研究から，悪性黒色腫は細胞傷害性T細胞が認識できる少なくとも五つの異なる抗原をもつことがわかった．悪性黒色腫抗原に反応する細胞傷害性T細胞は生体内では効果がないようであるが，それはおそらく，感作が起こらずエフェクター機能が十分でなかったせいか，あるいはその下流で働く免疫抵抗機構のせいであろう．しかし，悪性黒色腫特異的T細胞を末梢血やリンパ節から，あるいは直接腫瘍に浸潤したリンパ球から単離し，それらを in vitro で増やすことが可能である．これらのT細胞はがん遺伝子が変異したものや，あるいはがん抑制遺伝子の産物を認識するのではなく，その代わり，他の変異遺伝子産物由来の抗原や，正常でも発現される蛋白質由来の抗原であるが，腫瘍細胞上で初めてT細胞が認識できる程度の量，提示されるようになったものを認識する．上記で述べた悪性黒色腫の MAGE 抗原のような腫瘍精巣抗原は，おそらく発生の初期に発現した抗原が，発がんの過程で再度発現されるようになった例であろう．ただし，ごく少数の悪性黒色腫の患者しか MAGE 抗原に反応するT細胞をもっていない．このことは，これらの抗原が多くの症例では発現されていないか，あるいは免疫原性をもたないということを示している．

　最も共通にみられる悪性黒色腫抗原は，酵素である**チロシナーゼ** tyrosinase，あるいは gp100, MART1, gp75 の三つの蛋白質由来のペプチドである．これらは，メラノサイトの系統に特異的な分化抗原である．これらの抗原が腫瘍細胞で過剰発現されると，正常ではみられない高密度で特異的なペプチド・MHC 複合体が発現され，免疫原性が高まるのであろう．腫瘍拒絶抗原は通常は MHC クラスⅠ分子に結合したペプチドとして提示されるが，酵素であるチロシナーゼは，一部の患者では $CD4^+$ T細胞の応答を誘導することも示されている．おそらく，チロシナーゼが MHC クラスⅡ分子を発現する細胞に取り込まれ，提示されるのであろう．腫瘍を免疫で制御するには，$CD4^+$ T細胞と $CD8^+$ T細胞の両方が重要である可能性が高い．$CD8^+$ T細胞は腫瘍細胞を直接殺すことができ，$CD4^+$ T細胞は細胞傷害性 $CD8^+$ T細胞を活性化し，免疫記憶の樹立に一役を担う．$CD4^+$ T細胞はまた，TNF-α のようなサイトカインを分泌して腫瘍細胞を殺すかもしれない．

　その他の腫瘍拒絶抗原の候補としては，Ras, p53 などのがん遺伝子あるいはがん抑制遺伝子の変異によりできる蛋白質のほか，慢性骨髄性白血病（CML）でみつかる (t9;22) 染色体転座の結果できる **Bcr-Abl 融合チロシンキナーゼ** Bcr-Abl tyrosine kinase のような融合蛋白質もある．もし，CML 細胞上に HLA クラスⅠ分子である HLA-A*0301 が発現されていれば，Bcr と Abl の融合部のペプチドが提示されうる．このペプチドは「逆免疫遺伝学」として知られる強力な方法により検出されたもので，MHC に結合した内因性ペプチドを抽出し，そのアミノ酸配列をきわめて感度が高い質量分析で決定することにより同定された．この方法で，MART1 や gp100 のような悪性黒色腫抗原を始めとする腫瘍抗原のほか，感染症に対するワクチンとして使えそうな候補ペプチドのアミノ酸配列も，HLA 結合ペプチドから同定された．

　Bcr-Abl 融合部のペプチドに特異的なT細胞は，HLA-A*0301 分子にそのペプチドが特異的リガンドとして結合したものの四量体 tetramer を使い，CML 患者の末梢血中に同定することが可能である（7-24項参照）．この抗原やその他の腫瘍抗原を認識する細胞傷害性T細胞は，これら腫瘍原性蛋白質の変異あるいは融合部を含むペプチドを用いて in vitro で選択することが可能である．それら細胞傷害性T細胞は腫瘍細胞を認識し，殺すことができる．

　CML の治療のために骨髄移植をすると，骨髄ドナーから移入される成熟T細胞が，残存する腫瘍を除くのを助ける．この方法は，**ドナーリンパ球輸注** donor lymphocyte infusion（**DLI**）として知られている．今のところ，ドナーリンパ球が白血病細胞に発現される一般的なアロ抗原に反応して起こる移植片対宿主効果（15-36項参照）が，どの程度働いて臨床効果を生んでいるのか，あるいは白血病細胞に対する特異的な免疫応答が重要であるのかはわかっていない．*in vitro* で，移植片対宿主効果を担うT細胞と移植片対白血病効果を担うT細胞を分離することが可能であったという事実は心強い．ドナー細胞を白血病特異的なペプチドに対して感作することができたということは，将来，白血病に対する効果を高める一方，移植片対宿主病のリスクを最小限に抑えられる可能性がある．

16-16　キメラ抗原レセプターを発現するT細胞は，いくつかの白血病に対しては効果的な治療法である

　T細胞の養子移入療法は，腫瘍特異的T細胞を体外で大量に増やし，それらT細胞を患者に注入する方法である．細胞は，IL-2や抗CD3抗体で処理するなど，さまざまな方法を用いて *in vitro* で増やす一方，アロの抗原提示細胞を加えて補助刺激シグナルを提供する．T細胞の養子移入療法は，患者を事前に免疫抑制状態にしておき，それからIL-2を全身投与するとより効果的である．もう一つの注目されるアプローチは，腫瘍特異的TCRの遺伝子を，レトロウイルスベクターを使って患者のT細胞に導入し，その患者に戻す方法である．この方法なら，T細胞がメモリー細胞になりうるため，長期的な効果を期待できるかもしれず，また患者から取られた細胞であるため，組織適合性を気にする必要もない．

　もう一つの養子免疫療法もレトロウイルスを使って患者T細胞に遺伝子を導入する点は同じであるが，入れるのは**キメラ抗原レセプター** chimeric antigen receptor（**CAR**）として知られる新しいタイプの抗原レセプターである．CARは，抗原特異的な細胞外ドメインを，活性化シグナルと補助刺激を同時に供給する細胞内ドメインにつないだ融合蛋白質である．これらのレセプターは，レトロウイルスベクターを介してT細胞に導入され，その結果いわゆるCAR T細胞ができる．このアプローチは従来のT細胞を養子移入する療法と異なり，T細胞の抗原特異性をペプチド・MHC複合体に限定しないで，抗体により認識されるどんな分子に対しても広げることができる．最近，このアプローチは，腫瘍化したB細胞が急激に増殖する急性リンパ性白血病（ALL）の治療において，CD19を腫瘍拒絶抗原として標的にするのに使われた（図16.18）．このケースで使われたCARは，ヒトCD19を認識する抗体の細胞外ドメインをもつ．細胞内ドメインは，TCRのCD3複合体（第7章参照）のζ鎖に由来する三つのITAMに，TNFレセプタースーパーファミリーのメンバーである4-1BBの補助刺激ドメインをつないだものである．これらCART-19導入T細胞は *in vitro* で数を増やし，患者に注入された．この症例や他のケースも合わせ，ALLの多くの患者で，CART-19（図16.18）を発現するCD8$^+$T細胞は臨床的完全寛解を達成するのに有効であった．このアプローチは副作用がないわけではなく，患者体内から正常のB細胞も除いてしまうため，IVIGを使った治療が必要となる．

16-17　腫瘍抗原に対する単クローン抗体は，単独で，あるいは毒素を結合したものが腫瘍の成長を抑えうる

　単クローン抗体を使って腫瘍を破壊しようとすると，まず，腫瘍特異抗原が腫瘍細胞の表面に発現されていなければならない．そうなっていれば，抗体により，細胞傷害活性をもつ細胞や毒素，あるいは放射性核種さえ，活性の矛先を特異的に腫瘍に向けることができる（図16.19）．臨床試験に供されたいくつかの標的細胞表面分子を，図16.20に示す．これらのいくつかは現在承認されている．レセプターであるHER-2/neuに対する単クローン抗体である**トラスツズマブ** trastuzumab（商品名ハーセプチン）

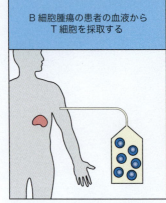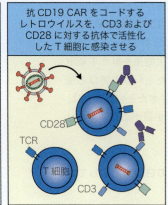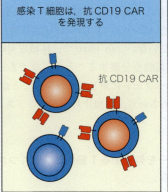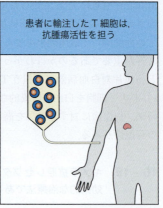

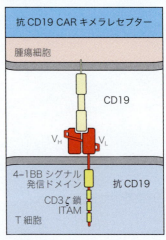

図16.18 T細胞に発現されたキメラ抗原レセプター（CAR）は，患者リンパ球に特異的抗腫瘍活性を付与する

（下図）キメラ抗原レセプターの一つであるCART-19は，CD19に結合する単鎖抗体の細胞外ドメインに，4-1BBおよびCD3ζの細胞内シグナル発信ドメインをつないだものである．（上図）レトロウイルスの一種であるレンチウイルスが，ALLと診断された患者から取られたT細胞にCART-19遺伝子を発現するのに使われる．細胞外で刺激培養をして増やした後，遺伝子導入したCART-19細胞は患者に輸注され，CD19を発現する腫瘍細胞および正常のB細胞に対して細胞傷害活性を発揮する．

で治療された乳がん患者では，めざましい生存率の改善がみられている．このレセプターは，乳がん患者の約4分の1で過剰発現されており，予後の悪さと関連する．ハーセプチンは，このレセプターに自然のリガンド（まだ同定されていない）が結合するのを阻害し，また，レセプターの発現レベルを低下させることにより働くと考えられている．この抗体の効果は，標準的な化学療法と併用するとさらに高まる．トラスツズマブの抗腫瘍効果は腫瘍細胞の増殖シグナルを阻害するのに留まらず，マウスの実験によると，その抗腫瘍活性には自然免疫や適応免疫の反応を介したものもあり，ADCCを引き起こしたり，腫瘍に対するT細胞応答を誘導したりすることが示唆されている．非ホジキンリンパ腫の治療に劇的な結果をもたらした単クローン抗体は抗CD20抗体である

図16.19 腫瘍特異抗原を認識する単クローン抗体は，腫瘍の排除を助けるために使われてきた

適切なアイソタイプの腫瘍特異的抗体は，NK細胞のようなエフェクター細胞を動員し，Fcレセプターを介してそれらを活性化することにより，腫瘍細胞を溶かしうる（左図）．もう一つの手段は，強力な毒素を抗体に連結させることである（中央図）．抗体が腫瘍細胞に結合し，エンドサイトーシスにより取り込まれると，抗体から毒素が遊離して腫瘍細胞を殺すことができる．抗体に放射性同位元素を連結させた場合（右図）には，腫瘍細胞に抗体が結合すると，腫瘍細胞を殺すのに十分な放射線量が届く．さらに，抗体が結合していない近傍の腫瘍細胞にも，致死量の放射線量が届く．毒素や放射性同位元素を連結させるのは，抗体全分子から抗体フラグメントに取って代わられつつある．

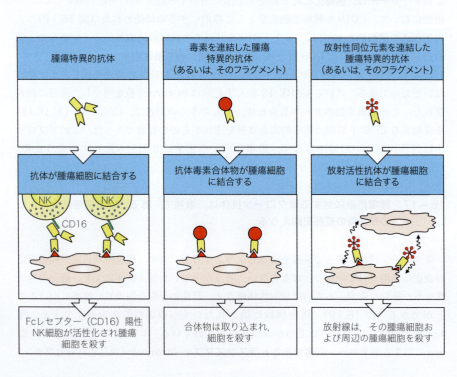

腫瘍組織の起源	抗原の型	抗原	腫瘍のタイプ
リンパ腫／白血病	分化抗原	CD5 イディオタイプ CD52（Campath-1H）	T細胞リンパ腫 B細胞リンパ腫 T，B細胞リンパ腫／白血病
	B細胞シグナルレセプター	CD20	非ホジキンB細胞リンパ腫
固形腫瘍	細胞表面抗原 糖蛋白質 糖鎖	CEA，ムチン-1 ルイス^y CA-125	上皮系腫瘍 （乳，大腸，肺） 上皮系腫瘍 卵巣がん
	増殖因子のレセプター	上皮増殖因子レセプター HER-2/neu IL-2レセプター 血管内皮増殖因子	乳，乳腺，頭頸部腫瘍 乳腺，卵巣腫瘍 TおよびB細胞腫瘍 大腸がん 肺，前立腺，乳腺
	ストローマ細胞が分泌する細胞外抗原	FAP-α テナシン メタロプロテイナーゼ	上皮系腫瘍 神経膠芽腫 上皮系腫瘍

図 16.20　治療薬として，単クローン抗体の臨床試験が行われている腫瘍抗原の例
CEA：腫瘍胎児抗原

リツキシマブ rituximab で，それは B 細胞の表面の CD20 に結合すると，B 細胞のアポトーシスを引き起こす（16-7 項）．その他の機序として，ADCC も働くかもしれない．というのは，リツキシマブの臨床効果が活性化 Fc レセプターの遺伝子多型に関連するからである．

　単クローン抗体を治療薬として使う場合の技術的な問題として，標的細胞に抗体が結合しても殺傷効率が十分でない，固形腫瘍の内部まで抗体が浸透しにくい（この問題は，小さな抗体のフラグメントを使えば改善できる），可溶性の標的分子が抗体を吸収してしまい，細胞にまで届かないといった問題が挙げられる．殺傷効率は，抗体に毒素を結合させた**免疫毒素** immunotoxin（図 16.19）と呼ばれる試薬を作ることで増強させることが可能である．よく使われる毒素としては，リシン A と緑膿菌毒素がある．抗体は細胞に取り込まれた後，エンドソーム内で毒素が切り離され，遊離した毒素が細胞に浸透して殺すようになっていなければならない．もとのままの抗体分子に毒素を結合させるのは，がん治療においては，限られた場合にしか成功していない．しかし，一本鎖 Fv 分子のような抗体のフラグメントには，いくらか期待がもてる（4-3 項参照）．成功した免疫毒素の例として，遺伝子改変により，抗 CD22 抗体の Fv 部分に緑膿菌毒素の一部を融合したものが挙げられる．これは，B 細胞白血病の一型で，ヘアリー細胞白血病として知られる標準化学療法に抵抗性の疾患において，患者の 3 分の 2 に完全寛解を誘導した．

　単クローン抗体に，化学療法薬や放射性アイソトープを結合させることも可能である．薬剤を結合させた抗体の場合，細胞表面抗原に抗体が結合することで，腫瘍部位に薬剤を濃縮できる．取り込まれた後，薬剤はエンドソームで遊離され，細胞に対する鎮静作用あるいは傷害活性を発揮する．例えば，抗体製剤であるトラスツズマブには，微小管の重合を阻害する細胞毒性薬であるメルタンシン mertansine を連結した **T–DM1** と呼ばれる複合薬がある．HER-2 はがん細胞にのみ発現されるため，T–DM1 は毒素を特異的に腫瘍細胞に届ける．その他の薬剤と抗体の複合薬には，抗 CD30 抗体に別の微小管重合阻害薬が連結されたブレンツキシマブベドチン brentuximab vedotin があり，ある種の再発リンパ腫の治療薬として承認されている．

　これらのアプローチのバリエーションとして，抗体と酵素を連結し，酵素が無害の前駆薬を代謝することにより細胞傷害活性のある薬になる，**抗体依存性酵素プロドラッグ療法** antibody-directed enzyme/pro-drug therapy（**ADEPT**）として知られる技術があ

る．この方法では，抗体により腫瘍部に導かれた少量の酵素が，腫瘍細胞の近傍でもっと多くの活性型細胞傷害薬を産生する．放射性アイソトープが単クローン抗体に連結されたものとして，抗CD20抗体にイットリウム90が結合したもの（イブリツモマブチウキセタン ibritumomab tiuxetan）は，再発B細胞リンパ腫の治療に使われ，奏効している（図16.19）．これらのアプローチは，遊離した薬剤あるいは放射線放射が，抗体が結合した細胞の周辺の腫瘍細胞も殺すため有利である．γ線を放出するアイソトープが結合された単クローン抗体は，腫瘍の進展をモニターする目的，あるいは診断目的でイメージングに成功裏に使われている．

16-18 ワクチンにより腫瘍に対する免疫応答を高めることは，がんの予防や治療に有望である

CAR T細胞や単クローン抗体を用いた治療に加え，がん免疫療法にはほかに二つの主要なアプローチがある．一つ目としてがんワクチンは，腫瘍は本質的に免疫原性が乏しいため，ワクチンで免疫原性を高めようというアイデアに基づくものである．二つ目のアプローチであるチェックポイント阻害と呼ばれる方法については次項で議論するが，免疫系は感作されているが免疫寛容のしくみにより抑え込まれている，というアイデアに基づく．それに治療目的で介入し，解除することが可能である．

多くのがんはウイルス感染に関連している．これらウイルス感染を防ぐワクチンは，がんのリスクも低下させる．がん治療において，2005年に大きなブレークスルーがあった．ヒトパピローマウイルス（HPV）に対するワクチンを試した12,167人の女性の臨床試験が完遂されたのである．その結果，HPVに対する遺伝子組換えワクチンは，子宮頸がんの70％にかかわるHPV-16とHPV-18の主要な二つの株によって起こる子宮頸がんの予防に100％有効であった．このワクチンは，おそらくHPVに対する抗体産生を誘導することでHPVが子宮頸部の上皮細胞に感染するのを防いだと考えられる（図16.21）．この試験は，がんの予防ワクチンとしての有用性は示したものの，すでに発症している腫瘍を治療する目的では，有効性が限られていた．HPVの場合，抗原性を増すことによりT細胞応答を誘導するいくつかのタイプのワクチンは，すでに発症しているウイルスによる上皮内腫瘍の治療に有効であることが明らかになりつつある．同様に，大半の肝臓がんは，いくつかのウイルスによって起こる慢性肝炎と関連がある．B型肝炎に対するワクチンは，このウイルスが原因で起こる原発性肝臓がんの発生を減らしうる．もっとも，C型肝炎のように他のウイルス感染によるがんに対する予防効果はないであろう．

腫瘍抗原に基づくワクチンは，原理的にはT細胞によるがんの免疫療法に理想的であるが，開発が困難である．HPVについては標的とすべき抗原はわかっている．しかし，多くの自然発症の腫瘍においては，同じ腫瘍であっても患者によって腫瘍拒絶に働くペプチドは同じであるとは限らず，また，特定のMHC対立遺伝子（アリル）分子にのみ提示されるかもしれない．このことは，腫瘍に対して有効なワクチンであるためには，いくつかの腫瘍抗原を含む必要があるということを示している．また，治療目的のがんワクチンは，適切な手術や化学療法の後で腫瘍量が少ないときにのみ使うべきであることが明らかである．

細胞を使ったワクチンに使う抗原の出どころは，手術で摘出したそれぞれの患者の腫瘍である．これらのワクチンは，放射線を照射した腫瘍細胞か腫瘍からの抽出物を，腫瘍抗原の免疫原性を高める免疫賦活剤として働くカルメット・ゲラン菌（BCG）やコリネバクテリウム・パルブムなどの死菌と混ぜて作る（付録Ⅰ，A-41項参照）．BCGをアジュバントとして使うワクチンは，過去には効果が一定しなかったが，Toll様レセプター（TLR）と会合することが評価され，最近再び注目されるようになった．BCGやその他のリガンドによってTLR-4を刺激することが，悪性黒色腫やその他の固形腫瘍で試されてきた．TLR-9に結合するCpG DNAも，がんワクチンの免疫原性を高め

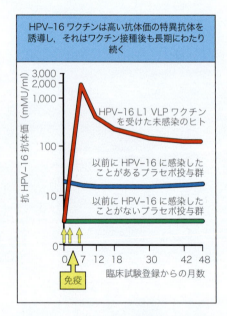

図16.21 ヒトパピローマウイルス（HPV）に対するワクチンは，HPV感染を防ぐ抗体産生を誘導する
HPVの血清型16（HPV-16）は，子宮頸がんの発生と強い関連がある．臨床試験では，755人の健常な未感染の女性が免疫を受けた．このワクチンは，高度に精製されたHPVのカプシド蛋白質であるL1からなる非感染性の「ウイルス様粒子」（VLP）を，アジュバントであるアラム（この場合は，アルミニウムの水酸化リン酸塩および硫酸塩）と混ぜたものである．プラセボを投与した未感染の女性（緑色の線），あるいはプラセボを投与したHPVに既感染の女性（青色の線）でみられた非常に低い抗体価に比べ，VLPワクチンを投与された女性（赤色の線）は，L1カプシドに対する高い抗体価が得られるようになっていた．これら免疫を受けた女性の誰も，その後HPV-16の感染を受けなかった．ガーダシルとして商品化されたHPVワクチンが現在入手可能であり，少女や若い女性への使用がHPVの血清型6，11，16，18により起こる子宮頸がんの予防を目的として推奨されている．mMU：milli-Merck ユニット．

るために使われてきた．悪性黒色腫のように，いったん標的とする腫瘍拒絶抗原の候補が定まれば，実験的な免疫誘導の戦略には，その蛋白質全体を使う方法，細胞傷害性T細胞やヘルパーT細胞が認識するペプチドのアミノ酸配列を同定し，ワクチンとして使う方法（ペプチドのみを投与する方法，あるいは患者自身の樹状細胞に提示させる方法）および，これらのペプチドエピトープを発現する遺伝子改変ウイルスを使う方法がある．

樹状細胞はT細胞応答を活性化する能力に長けていることから，さらにもう一つの抗腫瘍ワクチンの戦略が生まれる．樹状細胞に抗原を負荷させたものを使って，治療目的で腫瘍に対する細胞傷害性T細胞の応答を刺激する方法は，現在がん患者を対象として臨床試験が行われている．このようなワクチンの一つである**シプリューセル–T** sipuleucel–T（**Provenge**）が最近，転移のある前立腺がんの治療薬として承認された．この治療法では，患者の単球を末梢血から分離し，抗原である**前立腺性酸性ホスファターゼ** prostatic acid phosphatase（**PAP**）を含む融合蛋白質とともに，単球を単球由来の樹状細胞へと分化させるサイトカインである顆粒球マクロファージコロニー刺激因子 granulocyte-macrophage colony-stimulating factor（GM–CSF）を加えて培養する．PAPは，ほとんどの前立腺がんで発現される．培養後，これらの細胞を患者に輸注して戻し，PAP抗原に特異的な免疫応答を誘導する．この治療により，プラセボ対照群に比べて死亡率が22％低下し，平均生存期間が約4か月延長した．臨床試験で試されている他の方法には，腫瘍抗原をコードするDNAか，腫瘍細胞から抽出したmRNAを体外で樹状細胞に導入する方法や，アポトーシスした，あるいは壊死した腫瘍細胞を抗原として使う方法がある．

16–19 チェックポイント阻害は既存の腫瘍に対する免疫応答を高める

腫瘍に対する免疫療法のその他のアプローチとして，腫瘍に対して自然に起こる免疫応答を強化しようという，二つのアプローチがある．一つ目は，腫瘍自体の免疫原性を高める方法で，もう一つは，それらの反応を通常抑えている抑制機構を解除する方法である．最初の方法はまず，腫瘍細胞上にB7のような補助刺激分子を発現させ，その細胞を使って，まだ抗原にさらされていないナイーブな腫瘍特異的T細胞を活性化しようというものである．同様に，腫瘍細胞にGM–CSF遺伝子を導入するのでもよい．その場合，腫瘍の周辺にいる単球が単球由来の樹状細胞へと分化誘導される．いったん，これら樹状細胞が分化し，腫瘍から抗原を取り込めば，所属リンパ節に移動して腫瘍特異的T細胞を活性化してもおかしくない．これらの治療法には，まだ認可されたものはない．マウスでは，B7の遺伝子を導入した細胞は，GM–CSFで誘導された単球由来の樹状細胞に比べて抗腫瘍応答を誘導する力が弱い．これは，B7のほかにもナイーブT細胞の感作に必要な分子があり，それらはクロスプレゼンテーション能をもつ特殊なタイプの樹状細胞にのみ発現されているせいかもしれない．

もう一つのがん免疫療法のアプローチは，**チェックポイント阻害** checkpoint blockadeと呼ばれ，通常ではリンパ球を制御している抑制性のシグナルを阻止しようという試みである．免疫応答は，いくつかのポジティブおよびネガティブなチェックポイントによりコントロールされている．T細胞にとってポジティブなチェックポイントの一つは，先に述べたように，樹状細胞のような専門の抗原提示細胞に発現されるB7補助刺激レセプターによりコントロールされている．ネガティブな免疫チェックポイントは，CTLA–4やPD–1といった抑制性のレセプターによりもたらされる．CTLA–4は樹状細胞上のB7分子に結合し，自己攻撃を起こしかねない自己反応性T細胞に対し，決定的なチェックポイントの役割を果たす．T細胞が活性化されるためには，それに勝る他のシグナルがなければならない．したがって，CTLA–4を抗体でブロックすると，T細胞活性化の閾値が下がるかもしれない．また，抗CTLA–4抗体が，その表面にCTLA–4を発現するT_{reg}細胞を排除することにより，免疫応答を高める可能性を示唆する証拠も

いくつかある．機序はどうであれ，CTLA-4欠損マウスにみられるように，このチェックポイントがないと，通常ならチェックを受けて踏み留まる自己反応性T細胞が活性化され，多臓器にわたる自己免疫応答を起こしてしまう．

　チェックポイント阻害が有効かどうかは，患者自身の免疫系が腫瘍に対して活性化されるかどうかにかかっているため，その効果はすぐにはわからない．そのことが，それらの治療法による臨床効果を評価するうえで問題となっている．臨床効果を評価するためのガイドラインは，速やかに効果が出る化学療法や放射線療法のために作られたものが基盤となっている．一方，チェックポイント阻害は，免疫抑制を覆して腫瘍特異的T細胞が増え，それから腫瘍内でそれらがエフェクター効果を発揮するのにもっと時間がかかる．そういう点が考慮されれば，従来の抗腫瘍療法との組合せで使われる場合の，チェックポイント阻害の効果を調べるのに適した臨床試験をデザインすることが可能になるだろう．

　抗CTLA-4抗体である**イピリムマブ** ipilimumab によるチェックポイント阻害は，現在，転移のある悪性黒色腫の治療に有効であることが示され，最近，この適応でFDAの承認が下りた．イピリムマブで治療をした転移がある悪性黒色腫の患者では，悪性黒色腫で発現される腫瘍精巣抗原であるNY-ESO-1を認識するT細胞の数と活性が高まっていることが示された．全体では約15％の患者しかイピリムマブに反応を示さなかったが，反応がみられた患者では，長期にわたる寛解を誘導するように見受けられた．イピリムマブの一つの副作用として，これらの患者には自己免疫現象が出現するリスクが高まる．このことは，自己反応性T細胞の免疫寛容を維持するというCTLA-4の役割と，よく一致している．

　もう一つのチェックポイントは，抑制性レセプターであるPD-1および，そのリガンドであるPD-L1およびPD-L2にかかわるものである．PD-L1は，広くさまざまなヒトの腫瘍に発現され，腎細胞がんではPD-L1の発現があると予後が悪い．マウスでは，PD-L1遺伝子を腫瘍細胞に導入すると，それらの生体内での成長が促進され，細胞傷害性T細胞による細胞傷害を受けにくくなった．これらの効果は，PD-L1に対する抗体を投与すると阻止された．ヒトでは，抗PD-1抗体である**ペムブロリズマブ** pembrolizumab が，既治療の悪性黒色腫患者に有効であることが示され，30％近くの奏効率であった．ペムブロリズマブは，イピリムマブの治療後，あるいはB-raf阻害薬とイピリムマブで治療したBRAF変異のある患者を対象に，FDAから承認された．もう一つの抗PD-1抗体である**ニボルマブ** nivolumab[*]も，転移のある悪性黒色腫の治療薬として認可され，さらにホジキンリンパ腫 Hodgkin's lymphoma の治療薬としても検討が進められている．PD-L1およびPD-L2に対する抗体を使ったチェックポイント阻害薬を評価する臨床試験も進行中である．

まとめ

　一部の腫瘍では，特異的な免疫応答が起こり，腫瘍の成長が抑制されたり変わったりする．腫瘍は，免疫学的編集として知られるさまざまな段階をくぐり抜け，いくつものやり方で免疫応答から逃れたり，これらの反応を抑えたりする．免疫系がいかにして腫瘍の成長を助けたり抑えたりするのかを理解することにより，新しい治療法が生まれ，現在いくつかは臨床で使われている．例えば，発がんウイルスであるヒトパピローマウイルスの特定の株に対する効果的なワクチンの開発が，子宮頸がんを駆逐できるかもしれないという可能性を現実に近づけた．B細胞リンパ腫に対して使われる抗CD20抗体のように，いくつかの腫瘍に対する免疫療法に使える単クローン抗体も開発され，成功を収めた．効果的に細胞傷害性T細胞とヘルパーT細胞を誘導するようにデザインされたペプチドを含むワクチンを開発する試みも進められている．B細胞に発現するCD19を認識するように作られたCAR T細胞は，急性白血病の治療に効果的かもしれない．CTLA-4やPD-1のチェックポイントをブロックする方法が，悪性黒色腫に対し

---

[*]訳注：ニボルマブは2018年現在非小細胞肺がん，腎細胞がん，ホジキンリンパ腫，頭頸部がん，胃がん，悪性中皮腫に対して認可されており，PD-1分子の発見に対して2018年ノーベル生理学・医学賞が本庶佑に授与された．

て認可され，さらに同様の戦略が，腫瘍に対する免疫応答を刺激したり，それらの反応を抑える抑制機構をブロックしたりするために，他の生物学的標的を対象として開発されつつある．腫瘍抗原を提示する樹状細胞を使ったワクチンが一つ，前立腺がんの治療のために認可された．がん治療の最近の動向は，免疫療法を従来の標準的がん治療に組み入れ，免疫系がもつ特異性と機能の威力を活かすようになっている．

ワクチンで感染症と戦う

　過去100年の公衆衛生に最も重要な貢献をした二つのできごとは，衛生とワクチンであり，これらは感染症による死亡を大幅に減少させた．しかし，感染症は今も世界の主な死亡原因の一つである．近代の免疫学は，**エドワード・ジェンナー** Edward Jenner と**ルイ・パスツール** Louis Pasteur が開発した，それぞれ天然痘およびニワトリコレラに対するワクチンの成功から始まる．その成功の最たるものとして，1979年に世界保健機関から発表された世界的な天然痘の撲滅宣言がある．ポリオを世界から撲滅しようというキャンペーンは現在，順調に進んでいる．過去10年の驚くべき基礎免疫学の進歩，特に自然免疫の理解のおかげで，マラリア，結核，そしてヒト免疫不全ウイルス（HIV）を含む，その他の主要な感染症に対するワクチンが，手の届くところまできているという期待が高まっている．現代のワクチン科学者の目は，近代ドラッグデザインのレベルにまでワクチン開発の技術を高め，これまでの経験的な進め方から，真の「免疫系の薬学」へと向けられている．

　ワクチンの目標は，持続的な予防免疫を誘導することである．本書を通じて，感染症に直面した際に，いかに自然免疫系と適応免疫系が協力して病原体を排除し，免疫記憶のある防御免疫を生み出すかについて説明してきた．実際，一度の感染でしばしば（必ずしもそうとは限らないが），病原体に対する防御免疫を獲得できる．この重要な関係は，2000年前のペロポネソス戦争のころにすでに認識されていたことが，当時の記録にうかがわれる．戦争中に，2回続いてペストの大流行がアテネを襲った．ギリシャの歴史家であるトゥキディデスは，1回目の流行で生き残った人たちは2回目の流行では感染しないことに気付いていた．

　このような関係を認識していたことが，おそらく，天然痘に対する**種痘** variolation の実践を急がせることになったのであろう．それは，天然痘の膿から採取して乾燥したものを少量接種して軽度の感染を引き起こすもので，その後長期にわたって再感染から守られるようになった．天然痘自体は，医学の文献の中で1,000年以上も前から認識されていた．種痘は，西洋に導入される（15〜16世紀のある時期）何百年も前に，インドや中国で行われていたらしい．そして，ジェンナーはそのことをよく知っていた．しかし，種痘後の感染は必ずしも軽度ではなく，約3％のケースで致死的な天然痘が起こっていた．これは，近代の薬剤の安全性基準では容認しがたい値である．どうも当時，天然痘に似たウシ痘瘡 cowpox ウイルスに曝されている乳絞りの女性たちは，天然痘にかかりにくいことがいくらか認識されており，ジェンナーの前にウシ痘瘡を接種する試みがなされたことを示唆する歴史的記述も一つある．しかし，ジェンナーが達成したことは，単にウシ痘瘡に感染させると深刻な病気を起こす恐れもなく，ヒトの天然痘に対する防御免疫が授かるということを実際にやってみせたことではなく，それを実験的に証明したことである．彼はあらかじめウシ痘瘡を接種しておいた人々に，意図的にヒト痘瘡を接種したのである．彼はこの処置を**ワクチン接種**（ラテン語でウシを意味する *vacca* より） vaccination と名付けた．そして，パスツールは彼に敬意を表して，この用語を他の感染症に対する防御機能を刺激することにも広げた．ヒトはウシ痘瘡の自然な宿主ではないため，感染は短期間で，皮下感染に留まる．しかし，ウシ痘瘡ウイルスはヒトの天然痘抗原に交叉性に反応する免疫応答を刺激する抗原をもっているため，ヒトの病気に対しても予防効果を発揮する．20世紀の初頭から天然痘に対するワクチンに使われてきたウイルスはワクシニアウイルスであるが，その起源ははっきりせず，ウ

シ痘瘡と天然痘ウイルスの両方に似ている．

これから紹介するように，現在使われている多くのワクチンは，中和抗体を産生させることにより予防効果を発揮する．しかし，それは暗に，現在のワクチンが有効である病原体は，抗体で制御が可能である病原体であるということにほかならない．いくつかの主要な病原体であるマラリア，結核，HIVなどに対しては，強い抗体産生が起こったとしても防御は十分でない．これらの病原体を排除するためには，さらなるエフェクター活性，例えば強力で長続きする細胞性免疫が起こる必要があるが，それは現在のワクチンの技術では効率よく誘導されない．これらが，近代のワクチン研究者が直面している問題である．

16-20 ワクチンには，弱毒化ワクチンと死んだ病原体から得た物質をもとにしたものがある

20世紀前半のワクチン開発は，二つの経験的なアプローチによるものである．一つは，予防免疫は刺激するが病気を引き起こすことはない，病原性が低い，**弱毒化した** attenuated 病原体を探すことである．このアプローチは現在も続けられており，現在では狙った遺伝子変異を組換えDNA技術を使って導入することで，弱毒化した病原体をデザインする．このアイデアは，現在はワクチンがないマラリアのような重要な病原体にも応用されつつあり，将来はインフルエンザやHIVに対するワクチンをデザインするのにも重要になるかもしれない．

二つ目のアプローチは死んだ病原体，さらには病原体から精製された成分で，生きた病原体と同程度に有効なものをもとにしたワクチンの開発である．死菌ワクチンが望ましいのは，ワクシニアもそうであるが，生きたワクチンだと免疫抑制状態のヒトに致命的な全身感染を起こしかねないからである．このアプローチから進化したワクチンに，インフルエンザ菌（16-27項）について述べたように，精製した抗原を合わせたものがある．このアプローチにはさらに，T細胞に対するペプチド抗原の候補を同定するために「逆免疫遺伝学」（16-15項）が加わり，また，TLRや他の自然免疫センサーのリガンドをアジュバントとして使って，単純な抗原に対する反応を増強する戦略が加わり進められている．

このようなアプローチによる免疫方法は，今やきわめて安全でかつ重要であると認められ，米国のほとんどの州では，いくつかの致命的になりかねない病気に対してすべての小児に免疫が義務付けられている．これらには，生きた弱毒化ワクチンが使われる麻疹，流行性耳下腺炎，ポリオといったウイルス感染症のほか，破傷風（破傷風菌によって起こる），ジフテリア（ジフテリア菌によって起こる），百日咳（百日咳菌によって起こる）といった，それぞれの細菌から調製された不活性化毒素あるいはトキソイドからなるワクチンが使われるものがある．最近では，髄膜炎の主な原因菌の一つであるb型インフルエンザ菌（Hib）に対するワクチンや，小児に下痢を起こすロタウイルスに対する二つのワクチンおよび，16-18項に述べた，子宮頸がんを予防するためのHPVの感染を防ぐワクチンも使えるようになった．ほとんどのワクチンは，生後1年までの乳児に投与される．麻疹と流行性耳下腺炎および風疹に対するワクチン（MMR），水痘 varicella ワクチン，推奨されたときに行うインフルエンザに対するワクチンは，通常1〜2歳の間に投与される．

これらのワクチンがめざましい効果を発揮する一方で，効果的なワクチンがまだない疾患もたくさんある（図16.22）．多くの病原体は，自然に感染しても十分な予防免疫が誘導されないようで，慢性化したり，再燃したりする．マラリア，結核，HIVなど，このタイプの多くの感染症には，抗体は再感染を防ぎ病原体を排除するには十分でなく，その代わり細胞性免疫が病原体を制御するのにより重要であると考えられるが，それも単独では完全な免疫を授けるには十分でない．問題は，病原体に対する免疫応答が起こらないことではなく，それが病原体を駆逐できず，病気の原因を取り除けないこと，あ

有効なワクチンがまだ開発されていない感染症	
疾患	推定年間死亡数
マラリア	618,248
住血吸虫症	21,797
腸管寄生虫	3,304
結核	934,879
感染性下痢	1,497,724
呼吸器感染症	3,060,837
HIV/AIDS	1,533,760
麻疹*	130,461

図 16.22 有効なワクチンが必要とされている疾患
*現在の麻疹ワクチンは有効であるが，冷凍または冷蔵保存が必要で，熱帯地域の国では使用が困難である．熱安定性は改善されてきてはいる．死亡数は，得られた最新の推定数（2014年）である．
(Global Health Estimates 2000-2012, WHO, June 2014 より)

るいは再感染を防げないことにある．

　もう一つの困難な点は，例えば先進国では効果的に使えている麻疹ワクチンのようなものであっても，技術的あるいは経済的理由から発展途上国では広く使えておらず，いまだにそれらの病気による死亡率が高いことである．例えば，貧しい国では，単に保管や調達にかかる費用だけでも，ワクチンがあっても使うことに対するかなりの障害となりうる．そのため，ワクチンの開発は依然，免疫学の重要な目標として残されており，20世紀の後半には微生物の病原性についての分子レベルにおける詳細な理解や，宿主の病原体に対する防御反応の解析および，T，B細胞の応答を効率よく起こすための免疫系の調節機構の理解に基づき，より理にかなったアプローチをしようとする方向への転換があった．

16–21　ほとんどの有効なワクチンは，毒素による傷害を防ぐ，あるいは病原体を中和し感染を断つ抗体を産生させるものである

　防御免疫を誘導するのに必要な要件は，感染する病原体の性質によって異なるが，現在有効なワクチンの多くは，病原体に対する抗体産生を誘導することにより働く．細胞外寄生体やウイルスを含む多くの病原体に対し，抗体は防御免疫をもたらす．しかし残念ながら，これはすべての病原体にあてはまるものではない．それらのいくつかには，$CD8^+$ T細胞がかかわるような細胞性免疫がさらに必要かもしれない．

　いくつかの微生物に対して効果的に防御免疫が働くためには，感染時にいくらか抗体が存在している必要がある．それらは，病原体による傷害を防ぐため，あるいは再感染を防ぐためにも必要である．最初の例は破傷風とジフテリアに対するワクチンで，それらはいずれも，臨床症状が非常に強力な外毒素によってもたらされる（図10.31参照）．これらの病気に対抗するためには，あらかじめ外毒素に対する抗体があることが必要である．実際，破傷風の外毒素はきわめて強力であり，病気を起こすのには十分な量であっても，防御免疫を誘導するには十分でない場合がある．したがって，一度破傷風にかかり生き延びた者であっても，次回以降の攻撃に備えるためには，積極的な免疫が必要である．

　抗体は，二つ目の働き方として，ある種のウイルス感染症でみられるように，同じ病原体による2回目の感染を防ぐことにより予防効果を発揮する．$CD8^+$ T細胞がすでにウイルスに感染されてしまった細胞を殺すことができるのに対し，抗体はウイルスが最初に細胞に感染するのを防ぐ．この働きは，**中和** neutralization と呼ばれる．抗体が病原体を中和するかどうかには，抗体の結合親和性，アイソタイプやサブクラス，補体，貪食細胞の活性が影響するかもしれない．例えば，ポリオウイルスに対しては抗体があることが予防に必要であるが，このウイルスは体内に侵入した後，比較的短時間できわめて大事な宿主細胞に感染するため，一度細胞内感染が起こってしまうと，T細胞によってコントロールすることは容易ではない．季節性インフルエンザに対するワクチンも同様な機序により感染を予防し，同じ株のウイルスにより2回目の感染が起こる確率を低下させる．多くのウイルスに対し，感染あるいは免疫によって産生された抗体はウイルスを中和し，感染の拡大を防ぐのに働くが，必ずしもそうとは限らない．HIV感染では，ウイルスの表面エピトープに対する抗体が産生されるにもかかわらず，これらの抗体のほとんどはウイルスを中和することができない．加えて，HIVにはきわめて多くの株やクレード（分岐群）があり，HIV蛋白質をもとにしたワクチンのほとんどは，すべてのクレードを中和する抗体の産生を誘導するわけではないので，効果的なワクチンをデザインすることが懸案となっている．しかし，最近の臨床試験の結果によると，以前に免疫をした患者に5～7年後に追加免疫をすると，交叉性に働く抗体がいくらか産生されることもある．

　感染性微生物に対する免疫応答では通常，いくつものエピトープに対する抗体が産生されるが，このうち防御に働くものは，あるとしてもその中のごく一部である．T細胞

に認識される特定のエピトープによっても，免疫応答の性質が変わる可能性がある．10-2項で**認識連関** linked recognitionについて説明したが，抗原特異的なB細胞とT細胞が互いを活性化するシグナルを送り，中和活性に必要な親和性成熟やアイソタイプスイッチが起こる．この反応は，T細胞に認識される適当なペプチドエピトープがB細胞に提示される必要があり，典型的な例では，B細胞が認識する蛋白質抗原エピトープの部分にT細胞エピトープが含まれる場合がある．こうした事実も新しいワクチンのデザインに生かされなければならない．実際，RSウイルスで免疫すると，T細胞に認識される主要なエピトープは激しい炎症反応を誘導するが，中和抗体を産生することはない．その結果，予防効果はみられず病的変化が起こる．

16-22 効果的なワクチンは，長期にわたる予防効果を誘導する一方，安全かつ安価でなければならない

ワクチンの開発が成功するためには，防御的な免疫応答を惹起する能力に加えて，いくつかの要件を備えていなければならない（図16.23）．まず，安全でなければならない．ワクチンは大勢の者に投与されなければならないため，ワクチン投与により死亡したり，ときにはその病気を発症したりすることがないようにしなければならない．このことは，わずかな毒性も許されないということを意味する．二つ目に，ワクチンを受ける大半の者に防御免疫が誘導されなければならない．三つ目に，特に貧困な国においては，分散した地方の住民に対しても追加免疫を定期的に行うことは，実践が難しいため，免疫により長期にわたる免疫記憶が誘導されなければならない．これは，ワクチンがT細胞とB細胞の両方を感作する必要があるということを意味する．四つ目に，ワクチンが大勢の者に投与される場合，非常に安価でなければならない．ワクチンはヘルスケアに関して，最もコストパフォーマンスがいい手段の一つであるが，1回の投与にかかる費用が上がればその有利性が減る．

効果的なワクチンプログラムのもう一つの有利性は，集団全体に及ぼす「**集団免疫** herd immunity」である．免疫により，集団の中に感受性のある者の数を減らすと，その集団の中にいる感染患者の自然なリザーバーが減り，感染が伝わる確率が低下する．その結果，免疫をしていない人々も病原体に遭遇する機会が減り，感染が防がれる．もっとも，集団免疫は集団の中のかなり高い割合の者が免疫を受けなければ目にみえる効果として現れず，流行性耳下腺炎の場合，およそ80％の免疫率が必要とされる．このレベル以下であると，散発的な流行が起こりうる．これは英国で2004〜2005年に若い大人たちの間で流行性耳下腺炎が著明に増加したことが顕著に物語っている．これは，1990年代の中ごろに3種混合のMMRワクチンが足りなくなり，麻疹/風疹のワクチンが変則的に使われた結果であった．

16-23 生きた弱毒化ワクチンは通常，死菌ワクチンより強力で，また遺伝子組換え技術を使って，より安全なものを作ることができる

現在使われているほとんどの抗ウイルスワクチンは，生きた弱毒化ウイルスか，あるいは不活性化ウイルスからなる．不活性化すなわち「死滅させた」ウイルスワクチンは複製ができなくなるよう処置したウイルスからなる．不活性化ウイルスは，感染細胞の細胞質で蛋白質を合成することはできない．そのため，ウイルス抗原由来のペプチドはMHCクラスI分子に提示されない．そのため，$CD8^+$T細胞は効率よく作られず，不活性化ワクチンの場合，それは必要ともされない．生きた弱毒化ワクチンは，一般にはるかに強力である．それらは$CD4^+$T細胞，細胞傷害性$CD8^+$T細胞の活性化を含む，より多くのエフェクター機構を誘導する．$CD4^+$T細胞は，ワクチンの防御効果に重大な影響を与える抗体産生を促進する．細胞傷害性$CD8^+$T細胞は，ウイルスの感染が起こってしまった場合に防御に働き，もしうまく維持されれば，防御に働く免疫記憶の一

有効なワクチンの特徴	
安全性	ワクチン自身が病気や死を招いてはならない
防御能	ワクチンは，生きた病原体に曝露されても病気を起こさぬよう，防御できなければならない
防御効果の持続	病気に対する防御能が，数年は続かなければならない
中和抗体の産生	いくつかの病原体（例えば，ポリオウイルス）は，再生不能な細胞（例：神経細胞）に感染する．それらの細胞の感染を防ぐためには，中和抗体がなくてはならない
防御に働くT細胞の誘導	いくつかの特に細胞内寄生型の病原体は，細胞性免疫応答によって，より効果的に処理される
実用化に向けて考慮がいる点	接種あたりの費用が低いこと 生物学的に安定であること 接種が容易であること 副作用がほとんどないこと

図16.23 有効なワクチンにはいくつかの条件がある

端を担うかもしれない．弱毒化ウイルスワクチンには，小児に対する標準的ワクチンであるポリオ，麻疹，流行性耳下腺炎，風疹，水痘がある．その他，特殊な状況下で，あるいはハイリスクの集団に対して用いられる生きた弱毒化ワクチンには，インフルエンザ，天然痘ウイルス（ワクシニア），黄熱病ウイルスがある．

　伝統的な弱毒化の方法では，ウイルスを培養細胞で育てる．ウイルスは通常，ヒト以外の細胞中でよりよく成長するものが選択される．そして，その過程でヒトの細胞で育ちにくくなる（図16.24）．これらの弱毒株はヒトの宿主中では複製しにくいため，免疫は惹起するが病気は起こさない．弱毒化ウイルスはいくつかの蛋白質の遺伝子にいくつもの突然変異をもつが，場合によってはウイルス株がさらなる変異を蓄積して，病原性のあるウイルスが再び現れることがある．例えば，ポリオのSabin 3型ワクチンは，野生型ウイルスがもつ7,429塩基のゲノム中，たった10塩基の変異しかもたない．ごくまれなことではあるが，ワクチン株の復帰突然変異により，神経障害を起こす病原性ウイルスができ，ワクチンを受けた中の運の悪い宿主に神経麻痺にいたる病気を起こすことがある．

　弱毒化ウイルスワクチンは，免疫不全の宿主に特に危険であり，しばしば日和見感染による病気を起こす．免疫不全の乳児は，免疫グロブリンを作れない遺伝子欠損があることが診断される前に，生きた弱毒化ポリオウイルスで免疫されると危険である．というのは，免疫不全の乳児は腸管からウイルスを排除することができないため，腸管でウイルスが無制限に複製されるうちにウイルスの復帰突然変異が起きて，致命的な麻痺を発症する確率が高まるからである．

　経験的な弱毒化の方法は今でも使われてはいるが，二つの新しいDNA組換え技術を使う方法に取って代わられるかもしれない．一つ目は，特定のウイルス遺伝子を取り出し，in vitroで突然変異を起こさせる方法である．変異遺伝子ができたら，ウイルスゲノム中の野生型遺伝子と入れ替える．このように，意図的に弱毒化したウイルスをワクチンとして使うことが可能である（図16.25）．この方法の有利な点は，復帰突然変異が実際上，不可能になるように操作できる点である．

　このようなアプローチは，インフルエンザの生ワクチンの開発に使えるかもしれない．第13章で説明したように，インフルエンザウイルスには抗原性の変化が起こり，もとあった免疫応答を優先的に逃れるため，同じ宿主に何回も感染しうる．大人では，以前に異なるサブタイプのインフルエンザに感染していると，弱い防御能が授かるが，子供では防御されない．そのため，**異型免疫** heterosubtypic immunity と呼ばれる．現在

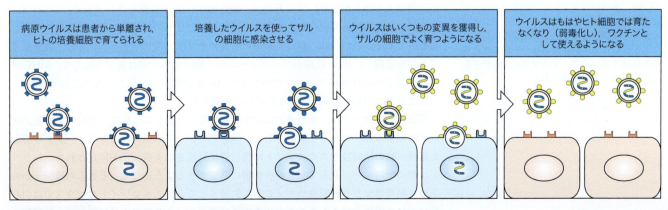

図16.24　ウイルスは，伝統的にはヒト以外の細胞で育つものを選ぶことにより弱毒化された

　弱毒化ウイルスを作るためには，ウイルスはまずヒトの培養細胞で育てることにより単離されなければならない．ヒトの培養細胞で育つように適応させることで，それ自体，いくらか弱毒化する場合がある．例えば，風疹ワクチンはこの方法で作られた．しかし一般的には，ウイルスはさらに異なる種の細胞で育て，もはやヒトの細胞では育ちにくくなるまで適応させる．適応は突然変異の結果であり，通常，いくつかの点突然変異の組合せによる．ふつうは，弱毒化ウイルス株のゲノムの中で，どの変異が弱毒化に重要かはわかりにくい．弱毒化ウイルスはヒト宿主の体内ではよく育たず，そのため免疫は誘導するが病気は起こさない．

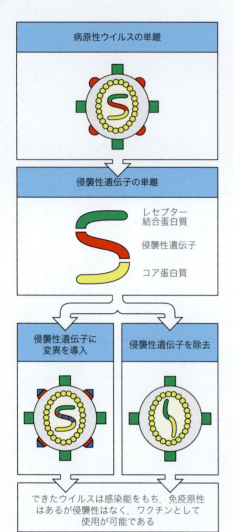

図16.25 DNA組換え技術を使って，より早く，より確実に弱毒化を達成できうる

もしウイルス中で，病原性に必要であるがウイルスの複製や免疫原性には影響しない遺伝子が同定できれば，組換えDNA技術を使ってその遺伝子に複数の変異を入れたり（下左），あるいはゲノムから除く（下右）ことが可能である．この操作により，ワクチンに使える侵襲性のない（病原性のない）ウイルスが作られる．病原性遺伝子に起こす変異の数は通常多いので，突然変異による野生型への復帰は非常に困難である．

のインフルエンザに対するワクチンは不活性化ウイルスを使うが，それは流行しているウイルス株に合わせて年ごとに内容を変えている．ワクチンは中程度に有効で，高齢者の致死率を低下させたり，健康な大人の病気を軽くしたりする．理想的なワクチンは，生きた弱毒化ウイルスで，流行っているウイルス株に対応したものであろう．これはまず，ウイルスのポリメラーゼ蛋白質PB2をコードする遺伝子に，弱毒化をもたらすいくつかの変異を導入することにより作り出すことができる．次に，弱毒化ウイルスから変異の入った遺伝子セグメントを，現在流行している季節性流行ウイルスあるいは世界的大流行を起こすウイルスの赤血球凝集素（ヘマグルチニン）hemagglutinin およびノイラミニダーゼ neuraminidase に対応する変異を入れたウイルスの野生型のPB2遺伝子と入れ替えることが可能である．別のアプローチとしては，異なるウイルス株のヘマグルチニンのレセプター結合ドメインを広くブロックする中和抗体をヒトに作らせ，ユニバーサルワクチンとして使うことが可能である．社会の関心は，鳥インフルエンザのH5N1株 H5N1 avian flu により引き起こされるインフルエンザの世界的流行に向けられている．この株は，トリとヒトの間でウイルスの受け渡しが起こりえて，死亡率が高い．しかし，世界的流行は，ヒトからヒトへウイルスの伝搬が可能になって初めて起こりうる．生きた弱毒化ウイルスは，世界的流行が起こったときにのみ使われる予定である．なぜならあらかじめ新たなインフルエンザウイルスの遺伝子がヒトに投与されていると，現今のインフルエンザウイルスの株と交雑する可能性があるからである．

16-24 生きた弱毒化ワクチンは，病原性がないか機能不全に陥らせた細菌を選択することにより，あるいは遺伝子を改変して弱毒化した寄生体を作り出すことにより，開発が可能である

同様のアプローチは，細菌に対するワクチンの開発においても使われてきた．最も重要な弱毒化の例はBCGである．BCGは小児において，結核菌による重篤な全身感染を防ぐのに有効であるが，大人の肺結核には有効でない．現在のBCGは，いまだに世界で最も広く使われているワクチンであるが，病原性株であるウシ結核菌から取られ，20世紀の初頭に実験室で植え継がれた株である．それ以来，遺伝学的に異なるBCGの株が進化してきた．BCGワクチンにより授かる疾患防御率にはきわめて大きな違いがあり，いくつかの国，例えばマラウイでは無効であったが，英国においては50〜80%有効であった．

結核が世界で多くの人命を奪っていることを考えると，新たなワクチンが早急に必要である．これまでに結核に曝されたことがない者への感染を予防するための，二つの遺伝子組換えBCG（rBCG）ワクチンが，最近第I相臨床試験をクリアした．一つ目は，結核菌の主要抗原を過剰発現するように操作して，ヒトの病原菌に対する特異性を高めたものである．二つ目は，膜に穴をあけるリステリア・モノサイトゲネスのリステリオリシンを発現し，BCG抗原がファゴソームから細胞質へと漏れるようにして，MHCクラスI分子へのクロスプレゼンテーション（6-5項参照）が起こるようにしたもので，これだとBCG特異的細胞傷害性T細胞を刺激する．

同様のアプローチは，マラリアに対する新たなワクチンについても使われている．マラリアによる死亡の主たる原因である，熱帯熱マラリア原虫の異なるステージを解析した結果，蚊の唾液腺でスポロゾイトに選択的に発現される遺伝子が同定された．マラリアは蚊の唾液腺で，初めてヒトの肝細胞に感染できるようになる．それらの遺伝子から二つを熱帯熱マラリア原虫のゲノムから欠損させると，スポロゾイトはマウスでは血液期における感染ができなくなるが免疫応答は誘導し，その後マウスは野生型の熱帯熱マラリア原虫による感染を免れる．この防御はCD8$^+$T細胞によるもので，いくらかはIFN-γにも依存しており，この寄生体については，細胞性免疫が防御に重要であることが示唆された（図16.26）．このことは，強い細胞性免疫を誘導できるワクチンを作ることができるかどうかが重要であることを，あらためて強調するものである．

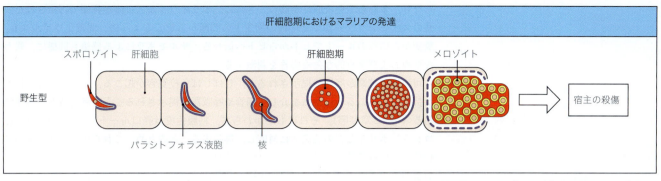

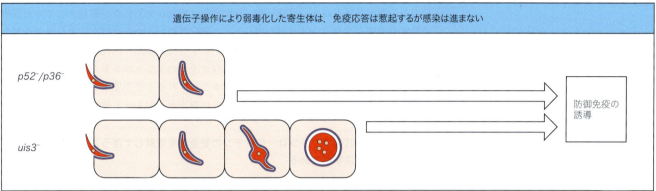

図 16.26 遺伝子操作により弱毒化した寄生体は，生ワクチンとして防御免疫を付与するよう操作することが可能である
（上図）感染した蚊に刺されることにより侵入した野生型マラリアのスポロゾイトは，血流に乗り肝臓へと運ばれる．次のステージとして，それぞれのスポロゾイトは肝臓で増え，感染肝細胞を殺して数千のメロゾイトを遊離する．（下図）マウスを，肝心な遺伝子を狙って破壊［例えば，$p52$ と $p36$（$p52^-/p36^-$），あるいは $uis3$（$uis3^-$）］したスポロゾイトで免疫すると，スポロゾイトは血液を循環し，初期感染に似るが，肝臓にマラリア原虫が産生されるような感染を樹立することはできない．しかし，このマウスはスポロゾイトに対する免疫応答を起こし，その後，野生型の原虫を感染させても防御される．

16-25　ワクチンを投与するルートは，成否を握る重要な要素である

　理想的なワクチンは，感染源が侵入する場所で防御反応を誘導する．粘膜免疫を刺激することは，粘膜から侵入する多くの病原体に対するワクチンの重要な目標である．現在でも，ほとんどのワクチンは注射により投与される．この投与経路にはいくつか不利な点がある．注射は痛く，人気がないため，接種率が減少する．針や注射筒，注射に熟練した者が必要であるため，高価でもある．大勢を免疫するのには手間がかかる．免疫学的な欠点もある．ワクチンの対象となる大半の病原体が侵入するルートを真似たものではないので，適当な免疫応答を刺激するのに最も効果的な方法ではないかもしれないのである．

　多くの重要な病原体は，粘膜表面に感染するか，そこから体内に侵入する．その例として，百日咳菌，ライノウイルス rhinovirus，インフルエンザウイルス，腸管微生物であるコレラ菌，チフス菌，病原性大腸菌や赤痢菌が挙げられる．インフルエンザウイルスに対する生きた弱毒化ワクチンを鼻腔内投与すると，粘膜での抗体産生が誘導され，それらは上気道感染の制御においては，全身循環の抗体より効果的である．しかし，ワクチン注射によって産生された全身循環の抗体は，インフルエンザによる重篤な病態や死亡の原因となる下気道の感染制御に有効である．このため，世界的流行が予想されるインフルエンザに対するワクチンは，下気道感染を制御する現実的なデザインとなっていて，それはより軽症の上気道感染を予防するものではないことを理解しておかなければならない．

　粘膜からのアプローチの威力は，生きたポリオの弱毒化ワクチンの効果をみると一目瞭然である．経口投与のセイビン Sabin ワクチンは，三つの弱毒化ポリオウイルスか

らなり，きわめて免疫原性が高い．さらに，ポリオウイルス自体が糞便で汚染された公共のスイミングプールやその他の衛生上の問題から起こるように，弱毒化ウイルスも，糞便から口へのルートでヒトからヒトへ伝わる．サルモネラによる感染も同様に，強力な粘膜および全身的な免疫応答を刺激する．

可溶性の抗原が経口で提示されると，しばしば免疫寛容が起こる．このことは，膨大な抗原が食物あるいは空気を介して腸管や呼吸器に提示されることを考えると，重要である（第12章参照）．それにもかかわらず，粘膜免疫は経口ルートで侵入する百日咳，コレラ，ポリオなどの感染症に対応し，排除する．そのため，これらの微生物由来の蛋白質で，免疫応答を刺激するものは特に注目されている．粘膜面で非常に免疫原性が高い蛋白質のグループとして，真核生物の細胞に結合し，プロテアーゼに抵抗性のある細菌毒の一群が挙げられる．最近わかった実用化に重要かもしれない知見として，大腸菌の熱感受性蛋白質や百日咳毒素を始めとする蛋白質のいくつかには，親蛋白質から毒素活性を除く操作をしても，なお残るアジュバント（免疫賦活）活性があることが挙げられる．これらの分子は，経口あるいは経鼻ワクチンのアジュバントとして使える可能性がある．マウスでは，鼻からこれら変異毒素のいずれかと破傷風トキソイドをともに噴霧吸引させると防御能が高まり，致死量の破傷風毒素を試しても抵抗性となる．

16-26　百日咳菌ワクチンは，ワクチンの安全性を理解して使うことが重要であることを示す例である

百日咳を起こす細菌である百日咳菌に対するワクチンの歴史は，有効なワクチンを開発し行き渡らせることの難しさと，生きた弱毒化菌に比べて無細胞複合ワクチンが有利であることを，社会にアピールしたものである．20世紀の初頭には，5歳以下のアメリカの子供の0.5%が百日咳によって命を落としていた．1930年代の初めには，ファロー島で死菌そのものをワクチンとする試験が行われ，防御効果を示す結果が得られた．アメリカでは，1940年代に組織的に行われた，百日咳全菌体ワクチンをジフテリアおよび破傷風のトキソイドとともに投与するDTPワクチンにより，それまで10万人あたり年間200例あった感染者数が2例未満にまで低下した．最初のDTPワクチンの投与は，一般的には生後3か月に行われる．

全菌体ワクチンは，典型的には投与部位に発赤，疼痛，腫脹などの副作用を起こす．ときに，高熱が出て泣き止まないこともある．ごくまれには，ひきつけや短時間の嗜眠傾向，あるいはぼんやりして反応が悪い状態になることも起こる．1970年代には，百日咳ワクチンの後で，きわめてまれにではあるが脳炎が起こり，不可逆的な脳障害が残った事例が何件か観察されたため，憂慮が広がった．日本では，1972年には85%の小児が百日咳ワクチンの投与を受けており，百日咳の発生は300件未満に留まり，死亡例もなかった．ところが，1975年にワクチン投与後に2例の死亡が起こったため，DTPワクチンの使用は一時的に中止された．そして，最初のワクチン投与を生後3か月から2歳に変えて再開された．1979年には，13,000人が百日咳に罹患し，41人が死亡した．百日咳ワクチンが，ごくまれにであっても重篤な脳障害を起こす可能性については徹底的に調べられた．その結果，専門家からは，百日咳ワクチンは脳障害の直接的な原因ではないという見解が得られた．ワクチンより，病気による罹患率の方が高いことに疑問の余地はない．

全菌体ワクチンが安全ではないかもしれない，という社会的および医学的認識から，より安全な百日咳ワクチンを開発する機運が高まった．百日咳菌に対して自然に起こる免疫応答の研究から，感染が起こると，四つの菌体成分である百日咳毒素，線状赤血球凝集素，パータクチン，線毛抗原に対する抗体が産生されることがわかった．精製したこれらの抗原でマウスを免疫すると，百日咳菌を感染させても防御された．それにより，**無細胞ワクチン** acellular pertussis vaccine の開発が進むようになった．それらはいずれも，精製した百日咳のトキソイド，すなわち毒素蛋白質を，例えば過酸化水素水やホ

ルムアルデヒドで化学修飾して不活性化するか，あるいは最近では，遺伝子操作により毒素活性をなくしたものを含む．無細胞ワクチンのいくつかは，さらに線状赤血球凝集素，パータクチン，および/あるいは線毛抗原を，単独であるいは3種のいずれかの組合せで含む．今までの知見によると，これら無細胞ワクチンは，全菌体ワクチンとおそらく同程度に有効である一方，全菌体ワクチンで共通にみられた軽度の副作用はない．ただし，無細胞ワクチンはより高価であるため，豊かでない国では使用が広がっていない．

百日咳ワクチンの歴史が示すことは，まず第一に，ワクチンはきわめて安全で副作用がないものでなくてはならないこと，次に，社会や医療の専門家がワクチンを安全と認識していなければならないこと，三つ目には，防御免疫の本質を慎重に研究した結果，全菌体ワクチンより安全であるが，それと同程度に有効である無細胞ワクチンの開発につながったということである．今でも，社会がワクチンに向ける目は厳しい．生きた弱毒化MMR複合ワクチンと自閉症との間に関連があるかもしれないという根拠のない恐れのため，英国で1995～1996年のピーク時には92％の小児に対してあった接種率が，2001～2002年には84％へと低下した．2002年以降，ロンドンで麻疹や流行性耳下腺炎の小規模な散発的流行が起こっていることは，ワクチンの接種率を高く保つことが，集団免疫を維持するのに重要であることを示している．

16-27 複合ワクチンは，T細胞とB細胞の間で認識連関が起こるため開発された

髄膜炎菌（meningococcus），肺炎レンサ球菌（pneumococcus）やインフルエンザ菌を始めとする多くの細菌は，菌体の外層に多糖体からなる莢膜をもち，それらは特定の菌株の種や菌株に特異的な構造をしている．これらの細菌に対する最も効果的な防御の仕方は，抗体により多糖外被をオプソニン化することである．そこで，これらの病原微生物に対するワクチンの目的は，菌がもつ莢膜に対する抗体産生を誘導することである．しかし，菌体から精製された単一の成分では，効果的な無細胞ワクチンを作ることはできなかった．有効な抗体産生を起こすためには，いくつかのタイプの免疫細胞が必要であることから，**複合ワクチン** conjugate vaccine の開発が進められることとなった（図16.27）．

莢膜多糖体 capsular polysaccharide は細菌を培養した培地から取り出すことができ，それらはT細胞非依存性抗原（10–1項参照）であるため，単独でワクチンになりうる．しかし，2歳以下の小児では，T細胞非依存性抗原に対して十分抗体を産生できないため，多糖体ワクチン（PS）は効果的でない．この問題を効率よく克服するため，蛋白質のキャリアに細菌の多糖体を化学的に結合させる方法がある（図16.27）．このキャリア蛋白質は，抗原特異的T細胞に認識されるペプチドを供給するため，T細胞非依存性の反応を，T細胞依存性に抗多糖体抗体を産生する免疫応答へと転換させる．このアプローチを用いて，さまざまな複合ワクチンが開発された．小児の重篤な肺炎や髄膜炎の原因菌として重要なb型インフルエンザ菌や髄膜炎の主な原因菌であるC群髄膜炎菌がその例であり，これらは現在，広く使われている．後者に対する複合ワクチンの英国における成功は，図16.28に明らかである．C群

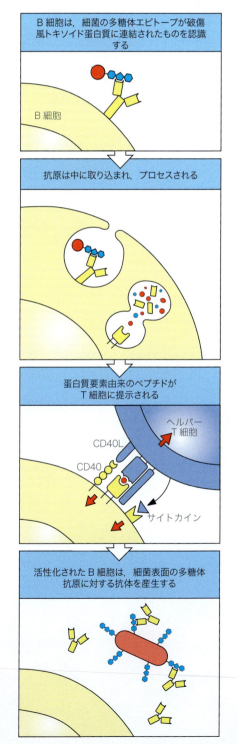

図16.27 複合ワクチンは，多糖体抗原に対するB細胞応答を高めるため，認識連関を利用したものである
b型インフルエンザ菌に対するHibワクチンは，細菌の多糖体と破傷風トキソイド蛋白質を合体させたものである．B細胞は多糖体を認識して結合し，取り込んで複合抗原全体を分解し，トキソイド由来のペプチドを細胞表面のMHCクラスⅡ分子に提示する．先にトキソイドを免疫され，それに対して誘導されたヘルパーT細胞は，B細胞表面のMHCクラスⅡとペプチドの複合体を認識し，B細胞を活性化して多糖体に対する抗体を産生させる．この抗体がやがて，b型インフルエンザ菌に対する防御能を発揮する．

図 16.28 イングランドおよびウェールズにおいて，C群髄膜炎菌（meningococcus）に対する免疫が，B群およびC群による髄膜炎の発症に及ぼす影響

英国では年間10万人に約5人が髄膜炎菌に感染し，B群とC群がほぼ全例の原因菌である．C群髄膜炎ワクチンが導入される前には，C群による病気は髄膜炎菌感染症のほぼ40％を占め，2番目に多い原因菌であった．現在は，C群による病気は10％に満たない症例にみられ，B群によるものが80％以上を占める．ワクチンの導入後，すべての年齢グループにおいて，検査をして確定されたC群による感染症が大幅に減少した．そのインパクトは免疫群に最も顕著で，90％以上もの減少をみた．インパクトは免疫をしていない年齢群にもみられ，約70％の減少をみた．このことは，このワクチンに集団免疫の効果があったことを示唆している．

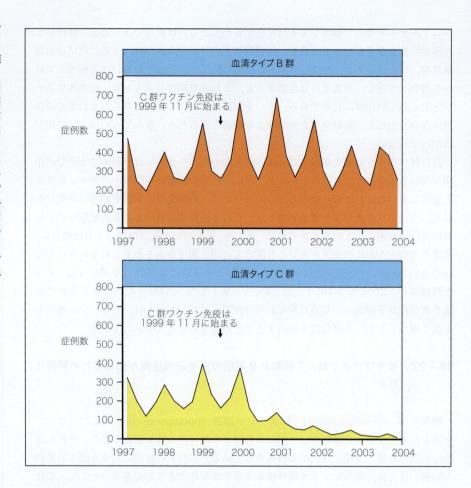

髄膜炎菌による髄膜炎の発生率が劇的に減少しているのがわかる．一方，現在ワクチンがないB群髄膜炎菌による髄膜炎に対しては，影響がない．地域的な流行を起こすB群髄膜炎は，B型血清群に属する異なる菌株により起こるため，B群に共通する莢膜多糖体を標的としたワクチンがあれば理想的である．しかし，B群の多糖体は，ヒト細胞がもつシアル酸を多く含むいくつかの多糖体と同一の構造をもつため，これら自己抗原に対する免疫寛容の結果，免疫原性に乏しい．複合ワクチンとして使うために，B群多糖体を化学修飾する戦略も考えられた．しかし代わりに，B群髄膜炎菌に対するワクチン開発の主たる戦略は，この地域流行の感染症に共通して有効であることが期待される，莢膜以外の抗原に免疫の矛先を向けさせる方向へと転換した．

16-28 ペプチドワクチンは防御免疫を誘導できるが，有効であるためにはアジュバントを必要とし，適切な細胞を経て適切な細胞内コンパートメントに届けられなければならない

その他のワクチン戦略として，不活性化あるいは弱毒化にかかわらず，病原体自体を必要としない方法として，防御免疫を刺激するT細胞エピトープペプチドを同定する方法がある．候補ペプチドを同定する方法には二つあり，一つは，抗原性のある蛋白質の配列の一部がオーバーラップするペプチドを系統的に合成し，それらが防御免疫を刺激するかどうかをテストする．あるいは，逆免疫遺伝学のアプローチ（16-15項）を使って，ゲノム配列からペプチドエピトープの候補を予測することも可能である．この方法は，熱帯熱マラリア原虫の全ゲノムを使って，マラリアに応用された．出発点は，ヒトMHCクラスI分子であるHLA-B53と脳マラリアに対する抵抗性の関連であった．脳マラリアは，比較的まれな熱帯熱マラリア原虫感染の合併症であるが，通常致死的であ

る．HLA-B53 は，ナイーブな細胞傷害性 T 細胞をよく活性化するペプチドを提示するために，脳マラリアを防ぐのかもしれないと考えられた．HLA-B53 から抽出されたペプチドは，9 アミノ酸長の 2 番目にしばしばプロリンをもつ．この情報をもとに，逆遺伝学の方法を用いて熱帯熱マラリアが肝細胞に感染して初期に発現される四つの蛋白質から，候補となる感染防御ペプチドが同定された．肝細胞期は，効果的な免疫応答の標的となる重要な感染相である．候補ペプチドの一つである肝細胞期抗原-1 liver stage antigen-1 由来のペプチドが HLA-B53 に結合すると，細胞傷害性 T 細胞が認識することが示されており，ワクチン候補として有用なペプチドであるかもしれない．

　ペプチドワクチンは有望ではあるが，欠点もある．まず，特定のペプチドは，対象集団のヒトがもつすべての MHC 分子には結合しないかもしれない．ヒトの MHC 領域には顕著な遺伝子多型があるため，ほとんどの者をカバーするためには，防御に働くいくつもの異なるペプチドが必要となるであろう．二つ目には，生理的な抗原のプロセシングを経ず，短いペプチドが MHC 分子上でいくらか直接，交換反応を起こす可能性がある．もし，必要な抗原ペプチドが樹状細胞以外の細胞の MHC 分子に直接乗ると，免疫を刺激する代わりに T 細胞に寛容を誘導するかもしれない．三つ目は，外来抗原や合成ワクチンにより届けられるペプチドは，効率よくプロセスされ MHC クラス II 分子に抗原提示されるが，MHC クラス I 分子に提示されるためには，特殊なタイプの樹状細胞の中でクロスプレゼンテーションを受ける必要がある（6-5 項参照）．ペプチドワクチンをそのような細胞に届けると，ワクチンの有効性が高まるかもしれない．

　最近のペプチドワクチンは，臨床試験ですでに有望な兆しをみせている．HPV によって起こる外陰部がんの初期段階である外陰部上皮内がんが樹立された患者に，HPV-16 ウイルスの二つの腫瘍原性蛋白質である E6 と E7 の全長をカバーする長鎖ペプチドからなるワクチンを，アジュバントとして水中油エマルジョンに懸濁して投与した．100 アミノ酸長程度の非常に長いペプチドを使うことにより，いくつもの候補ペプチドエピトープを届けることができ，それらはまた，異なる対立遺伝子型の MHC にも提示されるかもしれない．これらのペプチドは細胞表面のペプチドと直接交換反応を起こすには長すぎ，MHC クラス I 分子に提示されるためには，樹状細胞にプロセスされる必要がある．このワクチンは，4 分の 1 の患者に完全寛解をもたらし，約半数の患者には有意な抗腫瘍効果を示した．そして，それらは細胞性免疫の高まりを示す in vitro のデータと対応していた．

16-29　アジュバントはワクチンの免疫原性を高めるのに重要であるが，ごくわずかの種類しかヒトでの使用が許されていない

　本物の感染が免疫を活性化するのを真似るためには，ペプチドあるいは精製蛋白質を使ったワクチンに，さらなる要素を加える必要がある．ワクチンのそのような要素は**アジュバント** adjuvant として知られ，それは，抗原の免疫原性を高める物質と定義される（付録 I，A-41 項参照）．例えば，破傷風のトキソイドはアジュバントがなければ免疫原性に乏しい．そのため，破傷風トキソイドワクチンは無機質のアルミニウム塩（**アラム** alum）を含んでいるが，その非結晶性ゲルはイオン結合でトキソイドに多価結合する．百日咳毒素はそれ自身，アジュバント活性をもつが，破傷風やジフテリアのトキソイドと混ぜてトキソイドにして投与すると，百日咳に対して防御されるのみでなく，他の二つのトキソイドのアジュバントとしても働く．この混合物が DTP 3 種混合ワクチンであり，1 歳未満の乳児に投与される．

　ワクチンを構成する抗原とアジュバントは，それぞれ単独での使用は許されていない．特定のワクチンのために至適化された，それらの組成物として使用が承認されている．現在，米国の FDA が承認した，ヒト向けに市販されているワクチンに使われるアジュバントとしては，アラムが唯一のものである．もっとも，その他いくつかのアジュバントとワクチンの組合せが，臨床試験中である．アラムは，ある種の無機アルミニウム塩

の総称であり，水酸化アルミニウムとリン酸アルミニウムが最も頻繁にアジュバントとして使われている．ヨーロッパでは，アラムに加えて，水中油（スクアレン）の懸濁液である **MF-59** がインフルエンザワクチンに使われており，臨床試験による評価がなされているところである．3-9 項で述べたように，アラムは自然免疫系がもつ細菌に対するセンサー機構である，NLRP3 を刺激することにより免疫賦活作用を発揮するようで，効果的な適応免疫が起こるための前提となるインフラマソームや炎症反応を活性化する．

その他いくつかのアジュバントも，動物には実験で広く使われているが，ヒトでの使用は許されていない．これらの多くは，無菌的に調製した細菌の成分，特に細胞壁の成分である．**完全フロイントアジュバント** Freund's complete adjuvant は，水中油の懸濁液で，抗酸菌の死菌を含んでいる．ペプチドグリカンのムラミルジペプチドや抗酸菌の細胞壁にみつかった糖脂質であるトレハロースジミコール酸 trehalose dimycolate (TDM) が，死菌がもつアジュバント活性の大半を担っている．その他の細菌アジュバントには，百日咳菌の死菌や，細菌の多糖体，細菌の熱ショック蛋白質，細菌の DNA などがある．これらのアジュバントの多くは顕著な炎症を起こすため，ヒトのワクチンには適していない．

多くのアジュバントは，APC 内でウイルスや細菌を感知する自然免疫系のセンサー経路を刺激することにより働くと考えられており，TLR や，NLRP3（第 3 章参照）のような NOD 様レセプターファミリーの蛋白質を介して，それらの経路を活性化し，適応免疫応答を始動させる．TLR-4 のアゴニストである **リポ多糖** lipopolysaccharide (LPS) はアジュバント効果をもつが，毒性のために利用が限られている．少量であっても LPS を注射すると，グラム陰性細菌の敗血症でみられるようなショックや全身性の炎症を引き起こす可能性があり，そのアジュバント活性を毒性から分けることができるかどうかが問われてきた．LPS の誘導体であり，TLR-4 のリガンドであるモノホスホリルリピド A monophosphoryl lipid A はこの課題を一部解決するものであり，LPS のアジュバント活性を残す一方，毒性は大幅に低下している．TLR-9 を活性化する **非メチル化 CpG DNA** unmethylated CpG DNA と小分子医薬品で TLR-7 アゴニストである **イミキモド** imiquimod は，いずれも実験的にはアジュバント活性を示すが，ヒトのワクチンとしては認可されていない．

16-30 予防免疫は DNA ワクチンによって誘導できる

驚いたことに，遺伝子治療のために，生体内で蛋白質を発現する細菌のプラスミド plasmid を使ったところ，それらのいくつかは免疫応答を刺激することがわかった．後に，ウイルス抗原をコードする DNA をマウスに筋肉内注射すると，抗体産生と細胞傷害性 T 細胞が誘導され，その後，生きたウイルスの感染を受けても守られることがわかった．この反応は筋肉を傷害することはなく，安全で効果的であった．また，微生物の一つの遺伝子あるいは 1 セットのいくつかの抗原ペプチドをコードする DNA フラグメントを使うのみであるので，感染が起こる恐れもない．この免疫法は，**DNA ワクチン** DNA vaccination と呼ばれ，いろいろな使い方が可能である．一つには，微小な金属粒子の上に DNA をコートしたものを，遺伝子銃で投与できるものがある．遺伝子銃では，微粒子が皮膚と，おそらくその下の筋肉もいくらか貫く可能性があり，その他の方法として，エレクトロポレーション（電気穿孔法）も可能である．DNA は安定であるため，DNA ワクチンは大衆を対象とした免疫に向いている．ただし，比較的アジュバント活性が弱いことが，DNA ワクチンの一つの問題点である．IL-12, IL-23 あるいは GM-CSF などのサイトカインをコードするプラスミドを，防御抗原遺伝子をコードするプラスミドと混ぜておくことにより，免疫誘導がもっと効率よく起こる．DNA ワクチンでは，抗原は皮膚や筋肉などの遺伝子が直接導入された細胞で産生されるが，$CD8^+$ T 細胞が活性化されるためには，抗原が樹状細胞にクロスプレゼンテーションされる

必要がある．現在，DNAをいかにしてこれら樹状細胞の細胞種にうまく導入できるか，方法を探るアプローチがなされている．DNAワクチンは，マラリア，インフルエンザ，HIVおよび乳がんについてヒトを対象とした臨床試験で試されている．

16–31 慢性感染を制御するために，ワクチンや免疫チェックポイント阻害が使えるかもしれない

免疫系が病原体を排除できないために感染が続く慢性感染症がたくさんある．それらの感染症は二つに分けることができる．一つは，明らかに免疫応答が起きていながら病原体を排除することができないもの，もう一つは，あたかも免疫系にみえていないかのごとく，免疫応答がほとんど起きないものである．

最初のカテゴリーの感染症では，免疫応答がしばしば病態形成にいくらか関与している．寄生虫であるマンソン裂頭条虫の感染は，強力なT_H2型の免疫応答を惹起し，高IgE抗体，末梢血や組織における好酸球の増多，および肝臓で条虫卵の周りに線維化が特徴的に起こり，その結果，生体にとって有害な肝臓の線維化を起こす．その他，一般的な寄生虫であるマラリア原虫やリーシュマニア原虫も，免疫応答により効率よく排除されないため，多くの患者にダメージを与える．結核やらい菌などの抗酸菌は遷延する細胞内感染を起こす．それらに対しては，T_H1応答が感染の制御に働くが，それらは一方で肉芽腫を形成したり，組織の壊死を起こしたりする（図11.13参照）．

ウイルスの中では，B型肝炎，C型肝炎の感染後，一般的にウイルスが残存して肝障害が起こり，肝炎あるいは肝細胞がんにより死亡にいたる．HIV感染では，第13章で述べたように，免疫応答が起きているにもかかわらずウイルスが残存する．HIV感染患者を対象とした予備的な臨床試験では，患者の骨髄から誘導した樹状細胞に，化学的に不活性化したHIVを与える．これらの抗原を取り込ませた樹状細胞で免疫することにより，IL-2やIFN-γの産生を伴う，根強いHIVに対するT細胞応答がいくらかの患者には観察された（図16.29）．これらの患者ではウイルス量が80％減少し，そのうちの半数近い患者では1年以上もウイルス血症が抑えられた．それでもなお，これらの反応はHIV感染を駆逐するのには十分でなかった．

二つ目のカテゴリーの慢性感染症は，ほぼウイルスによるものであるが，免疫系に病

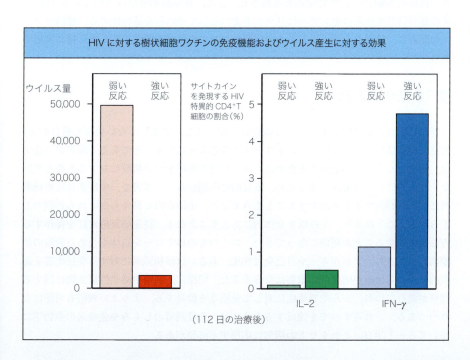

図16.29 HIVを取り込ませた樹状細胞で免疫すると，ウイルス量がかなり減少し，T細胞免疫が誘導される

（左図）治療に対して弱く一時的な反応を示した症例におけるウイルス量を示す（桃色の棒）．赤色の棒は，強く持続する反応を起こした患者のデータを示す．（右図）弱くあるいは強く反応した症例における，IL-2およびIFN-γを産生する$CD4^+$T細胞の割合．T細胞の活性化を示すこれらいずれのサイトカイン産生も，治療に対する反応と相関する．

原体がみえていないために，免疫応答が感染を駆逐できない．性感染症である単純ヘルペス2型がその好例であり，神経に潜伏感染し，しばしば再発する陰部ヘルペスを起こす．ウイルスがみえなくなるのは，ウイルス蛋白質であるICP-47のためである．ICP-47はTAP複合体（6-3項参照）に結合し，感染細胞内でペプチドが小胞体内へ送られるのを阻害する．したがって，ウイルスペプチドはMHCクラスⅠ分子により免疫系に提示されない．このカテゴリーの慢性感染の同様の例は，ある種のパピローマウイルスによって起こる陰部のいぼ（疣贅）があり，それに対してはほとんど免疫応答，特に細胞性免疫応答が起こらない．前述のように，HPV-16に対する長鎖ペプチドワクチンは，ウイルス抗原に対する細胞性免疫を増強し，HPV感染による前がん病変を縮小あるいは消滅させることが，最近の臨床試験の結果明らかとなった（16-28項）．これらの結果は，その他の病原体に対して細胞性免疫を高めるワクチンも，同様に有効かもしれないということを積極的に示唆するものである．

まとめ

ワクチンがヒトのいくつかの疾患を根絶あるいは実質的に排除したことは，免疫学の最も偉大な成果であることは疑いがない．それは，免疫系が自ら備えもつ特異性と誘導性を活かしたものであり，これまでの免疫系を応用した技術の中で，他の追随を許さぬ卓越したものである．しかし，有効なワクチンがないままの，重要なヒトの感染症もある．最も効果的なワクチンは，弱毒化した生きた微生物を使うものであるが，そういうワクチンにはいくらかリスクがあり，免疫抑制状態のヒトや免疫不全のヒトには致命的でさえありうる．新たな技術として，遺伝子改変により弱毒化した病原体をワクチンとして使う技術が，特にマラリアや結核に対して開発されつつある．現今のほとんどのウイルスワクチンは弱毒化生ワクチンであるが，一方，細菌に対するワクチンは，微生物が産生する毒素を含む微生物の構成成分を免疫に用いるものである．多糖体抗原に対しては，乳幼児では長続きする防御免疫応答は惹起しにくいが，糖を蛋白質に結合させることにより，防御免疫を強めることが可能である．ペプチドワクチン，特に長鎖ペプチドは，ようやく実験段階からヒトへの応用が始まりつつある．ワクチンの免疫原性はしばしばアジュバントに依存するが，アジュバントは免疫応答を最初に立ち上げるために必要な，抗原提示細胞の活性化を直接的あるいは間接的に助ける．アジュバントは，これら抗原提示細胞に自然免疫系を連携させ，また，抗原提示細胞の表面にあるTLRやその他の自然免疫系のセンサーにリガンドを供給してそれらを活性化する．経口ワクチンの開発は，粘膜から侵入する多くの病原体に対する免疫を刺激するために特に重要である．

第16章のまとめ

将来に向けた免疫学の最も大きな課題は，免疫系を，望ましくない免疫応答は抑え，有益な反応は起こすように，コントロールできるようにすることである．現在の方法では，望ましくない反応を抑えるために，多くが適応免疫をどの抗原に対するものも区別なく全体的に抑える薬剤を使うため，本質的に問題がある．本書で，免疫系は抗原特異的に反応を抑制することができることをみてきた．生体が内に備えもつこれら抑制のしくみを学ぶことにより，免疫能を全体的に落とすことなく，特定の反応だけを操作する方法を工夫することが可能になってきた．いくつもの単クローン抗体を含めた新規の治療法が導入され，アレルギーや自己免疫疾患，あるいは移植臓器に対する免疫応答を選択的に抑える治療が臨床的に重要になってきた．同様に，腫瘍や感染性微生物に関する理解が進むにつれ，がんや感染症に対して免疫系を動員する，よりよい戦略も可能になりつつある．これらすべてを達成するためには，免疫誘導のしくみや免疫系の生物学についてもっと学び，それをヒトの病気に応用する必要がある．

章末問題

16.1 多肢選択問題：以下の免疫作用薬のうち，アザチオプリンと同様の機序をもつものはどれか．
 A．ミコフェノール酸
 B．シクロホスファミド
 C．アバタセプト
 D．ラパマイシン

16.2 対応問題：以下の免疫に作用する抗体製剤について，それぞれの作用機序はどれか．正しい組合せを選べ．
 A．ナタリズマブ
 B．リツキシマブ
 C．ムロモマブ
 D．トシリズマブ

 ｉ．CD3 複合体に結合して，TCR のシグナルを阻害することにより，アロ移植片の拒絶を防ぐ
 ii．抗 IL-6 レセプター抗体
 iii．VLA-4 を阻害して，細胞浸潤を抑える
 iv．CD19 を標的として B 細胞を除去する

16.3 正誤問題：キメラ抗原レセプター（CAR）T 細胞は，白血病の治療のために，腫瘍特異的 TCR をレトロウイルスを使って導入した細胞である．

16.4 多肢選択問題：以下の記述のうち，誤っているのはどれか．
 A．ワクチン Provenge は，治療目的の抗腫瘍活性を誘導するため，患者自身の樹状細胞に抗原を乗せたものを使って調製される．
 B．HPV-16 と HPV-18（子宮頸がんの 70％に関連がある）に対するワクチンの臨床試験では，これらのウイルスによる子宮頸がんの 100％に予防効果がみられた．
 C．細胞免疫を誘導するがんワクチンでは，患者の腫瘍を抗原として使うことができる．それらの免疫原性を高めるため，TLR-7 のリガンドである CpG などのアジュバントと混ぜることが可能である．

16.5 多肢選択問題：次に挙げるがん治療のうち，チェックポイント阻害療法はどれか．（複数でもよい）
 A．イピリムマブ（抗 CTLA-4 抗体）
 B．トラスツズマブ（抗 HER-2/neu 抗体）
 C．リツキシマブ（抗 CD20 抗体）
 D．ペムブロリズマブ（抗 PD-1 抗体）
 E．シプリューセル-T［患者の樹状細胞を，前立腺性酸性ホスファターゼ（PAP）腫瘍抗原および GM-CSF とともに培養し，患者に戻す］

16.6 正誤問題：キメラ抗原レセプター（CAR）は，ペプチド・MHC 複合体のほかにも，標的分子を認識することができる．

16.7 対応問題：現在使われている，次に挙げる病原体に対するワクチンを，生きた弱毒化ワクチン（A），毒素を基盤としたもの（T），死菌（K），複合多糖体（P）のいずれかに分類せよ．
 A．ジフテリア菌
 B．b 型インフルエンザ菌
 C．麻疹/流行性耳下腺炎/風疹（MMR）
 D．BCG
 E．インフルエンザ A ウイルス
 F．セイビンポリオワクチン

16.8 穴埋め問題：ワクチンはいくつもの有益で利用可能な現象をもたらす．例えば，細菌の多糖体に対する抗体反応が望ましければ，多糖体を蛋白質に結合させ，_____ の現象を利用することができる．つまり，T 細胞依存性の抗体応答を起こさせることができる．さらにワクチンは，インフルエンザにみられるように，異なるサブタイプのウイルスに対する予防効果を発揮するかもしれない．_____ 免疫と呼ばれる現象である．もし，集団の中の大半の人が免疫を受けると，_____ 免疫が成立し，免疫を受けていない人まで，間接的に感染から守られるようになる．

16.9 短答問題：ペプチドワクチンの主な短所を三つ挙げ，説明せよ．

16.10 正誤問題：どの経路から免疫をしても，うまくいくと実質的に同じ免疫応答が起こる．

16.11 対応問題：アジュバントと，それが刺激する免疫レセプターの組合せを選べ．
 A．アラム
 B．完全フロイントアジュバント
 C．リポ多糖
 D．DNA
 E．イミキモド

 ｉ．TLR-9
 ii．TLR-4
 iii．NLRP3
 iv．NOD2
 v．TLR-7/8

全般的な参考文献

Maus, M.V., Fraietta, J.A., Levine, B.L., Kalos, M., Zhao, Y., and June, C.H.: **Adoptive immunotherapy for cancer or viruses.** Annu Rev Immunol. 2014, **32**:189–225.

Feldmann, M.: **Translating molecular insights in autoimmunity into effective therapy.** Annu. Rev. Immunol. 2009, **27**:1–27.

Kappe, S.H., Vaughan, A.M., Boddey, J.A., and Cowman, A.F.: **That was then but this is now: malaria research in the time of an eradication agenda.** Science 2010, **328**:862–866.

Kaufmann, S.H.: **Future vaccination strategies against tuberculosis: thinking outside the box.** Immunity 2010, **33**:567–577.

Korman, A.J., Peggs, K.S., and Allison, J.P.: **Checkpoint blockade in cancer immunotherapy.** Adv. Immunol. 2006, **90**:297–339.

項ごとの参考文献

16-1 副腎皮質ステロイドは多くの遺伝子の転写を変える強力な抗炎症薬である

Kampa, M., and Castanas, E.: **Membrane steroid receptor signaling in normal and neoplastic cells.** Mol. Cell. Endocrinol. 2006, **246**:76–82.

Löwenberg, M., Verhaar, A.P., van den Brink, G.R., and Hommes, D.W.: **Glucocorticoid signaling: a nongenomic mechanism for T-cell immunosuppression.** Trends Mol. Med. 2007, **13**:158–163.

Rhen, T., and Cidlowski, J.A.: **Antiinflammatory action of glucocorticoids—new mechanisms for old drugs.** N. Engl. J. Med. 2005, **353**:1711–1723.

Barnes, P.J.: **Glucocorticosteroids: current and future directions.** Br. J. Pharmacol. 2011, **163**:29–43.

16-2 分裂中の細胞を殺す細胞毒性薬は免疫を抑制するが，深刻な副作用もある

Aarbakke, J., Janka-Schaub, G., and Elion, G.B.: **Thiopurine biology and pharmacology.** *Trends Pharmacol. Sci.* 1997, **18**:3–7.

Allison, A.C., and Eugui, E.M.: **Mechanisms of action of mycophenolate mofetil in preventing acute and chronic allograft rejection.** *Transplantation* 2005, **802** Suppl.: S181–S190.

O'Donovan, P., Perrett, C.M., Zhang, X., Montaner, B., Xu, Y.Z., Harwood, C.A., McGregor, J.M., Walker, S.L., Hanaoka, F., and Karran, P.: **Azathioprine and UVA light generate mutagenic oxidative DNA damage.** *Science* 2005, **309**:1871–1874.

Taylor, A.L., Watson, C.J., and Bradley, J.A.: **Immunosuppressive agents in solid organ transplantation: mechanisms of action and therapeutic efficacy.** *Crit. Rev. Oncol. Hematol.* 2005, **56**:23–46.

Zhu, L.P., Cupps, T.R., Whalen, G., and Fauci, A.S.: **Selective effects of cyclophosphamide therapy on activation, proliferation, and differentiation of human B cells.** *J. Clin. Invest.* 1987, **79**:1082–1090.

16-3 シクロスポリンA，タクロリムス，ラパマイシンおよびJAK阻害薬は，T細胞のさまざまなシグナル伝達経路を妨げる有効な免疫抑制薬である

Araki, K., Turner, A.P., Shaffer, V.O., Gangappa, S., Keller, S.A., Bachmann, M.F., Larsen, C.P., and Ahmed, R.: **mTOR regulates memory CD8 T-cell differentiation.** *Nature* 2009, **460**:108–112.

Battaglia, M., Stabilini, A., and Roncarolo, M.G.: **Rapamycin selectively expands CD4+CD25+FoxP3+ regulatory T cells.** *Blood* 2005, **105**:4743–4748.

Bierer, B.E., Mattila, P.S., Standaert, R.F., Herzenberg, L.A., Burakoff, S.J., Crabtree, G., and Schreiber, S.L.: **Two distinct signal transmission pathways in T lymphocytes are inhibited by complexes formed between an immunophilin and either FK506 or rapamycin.** *Proc. Natl Acad. Sci. USA* 1990, **87**:9231–9235.

Crabtree, G.R.: **Generic signals and specific outcomes: signaling through Ca²⁺, calcineurin, and NF-AT.** *Cell* 1999, **96**:611–614.

Crespo, J.L., and Hall, M.N.: **Elucidating TOR signaling and rapamycin action: lessons from Saccharomyces cerevisiae.** *Microbiol. Mol. Biol. Rev.* 2002, **66**:579–591.

Fleischmann, R, Kremer, J., Cush, J., Schulze-Koops, H., Connell, C.A., Bradley, J.D., Gruben, D., Wallenstein, G.V., Zwillich, S.H., Kanik, K.S. *et al.*: **Placebo-controlled trial of tofacitinib monotherapy in rheumatoid arthritis.** *N. Engl. J. Med.* 2012, **367**:495–507.

Pesu, M., Laurence, A., Kishore, N, Zwillich, S.H., Chan, G, and O'Shea, J.J.: **Therapeutic targeting of Janus kinases.** *Immunol. Rev.* 2008, **223**:132–142.

16-4 細胞膜分子に対する抗体には，リンパ球のサブセットを排除するため，あるいはリンパ球の機能を抑えるために使えるものがある

Graca, L., Le Moine, A., Cobbold, S.P., and Waldmann, H.: **Antibody-induced transplantation tolerance: the role of dominant regulation.** *Immunol. Res.* 2003, **28**:181–191.

Nagelkerke, S.Q, and Kuijpers, T.W.: **Immunomodulation by IVIg and the role of Fc-gamma receptors: classic mechanisms of action after all?** *Front. Immunol.* 2015, **5**:674.

Nagelkerke, S.Q., Dekkers, G., Kustiawan, I., van de Bovenkamp, F.S., Geissler, J., Plomp, R., Wuhrer, M., Vidarsson, G., Rispens, T., van den Berg, T.K. *et al*: **Inhibition of FcγR-mediated phagocytosis by IVIg is independent of IgG-Fc sialylation and FcγRIIb in human macrophages.** *Blood* 2014, **124**:3709–3718.

Waldmann, H., and Hale, G.: **CAMPATH: from concept to clinic.** *Phil. Trans. R. Soc. Lond. B* 2005, **360**:1707–1711.

16-5 抗体は改変操作をして，ヒト体内での免疫原性を低くすることが可能である

Kim, S.J., Park, Y., and Hong, H.J.: **Antibody engineering for the development of therapeutic antibodies.** *Mol. Cell* 2005, **20**:17–29.

Liu, X.Y., Pop, L.M., and Vitetta, E.S.: **Engineering therapeutic monoclonal antibodies.** *Immunol. Rev.* 2008, **222**:9–27.

Smith, K., Garman, L., Wrammert, J., Zheng, N.Y., Capra, J.D., Ahmed, R., and Wilson, P.C.: **Rapid generation of fully human monoclonal antibodies specific to a vaccinating antigen.** *Nat. Protocols* 2009, **4**:372–384.

Traggiai, E., Becker, S., Subbarao, K., Kolesnikova, L., Uematsu, Y., Gismondo, M.R., Murphy, B.R., Rappuoli, R., and Lanzavecchia, A.: **An efficient method to make human monoclonal antibodies from memory B cells: potent neutralization of SARS coronavirus.** *Nat. Med.* 2004, **10**:871–875.

Winter, G., Griffiths, A.D., Hawkins, R.E., and Hoogenboom, H.R.: **Making antibodies by phage display technology.** *Annu. Rev. Immunol.* 1994, **12**:433–455.

16-6 単クローン抗体は，アロ移植片の拒絶を防ぐのに使える

Kirk, A.D., Burkly, L.C., Batty, D.S., Baumgartner, R.E., Berning, J.D., Buchanan, K., Fechner, J.H., Jr Germond, R.L., Kampen, R.L., Patterson, N.B., *et al*: **Treatment with humanized monoclonal antibody against CD154 prevents acute renal allograft rejection in nonhuman primates.** *Nat. Med.* 1999, **5**:686–693.

Li, X.C., Strom, T.B., Turka, L.A., and Wells, A.D.: **T-cell death and transplantation tolerance.** *Immunity* 2001, **14**:407–416.

Londrigan, S.L., Sutherland, R.M., Brady, J.L., Carrington, E.M., Cowan, P.J., d'Apice, A.J., O'Connell, P.J., Zhan, Y., and Lew, A.M.: **In situ protection against islet allograft rejection by CTLA4Ig transduction.** *Transplantation* 2010, **90**:951–957.

Masharani, U.B., and Becker, J.: **Teplizumab therapy for type 1 diabetes.** *Expert Opin. Biol. Ther.* 2010, **10**:459–465.

Pham, P.T., Lipshutz, G.S., Pham, P.T., Kawahji, J., Singer, J.S., and Pham, P.C.: **The evolving role of alemtuzumab (Campath-1H) in renal transplantation.** *Drug Des. Dev. Ther.* 2009, **3**:41–49.

Sageshima, J., Ciancio, G., Chen, L., and Burke, G.W.: **Anti-interleukin-2 receptor antibodies—basiliximab and daclizumab—for the prevention of acute rejection in renal transplantation.** *Biologics* 2009, **3**:319–336.

16-7 自己反応性リンパ球を除去することで，自己免疫疾患を治療できる

Coiffier, B., Lepage, E., Briere, J., Herbrecht, R., Tilly, H., Bouabdallah, R., Morel, P., Van Den Neste, E., Salles, G., Gaulard, P., *et al*: **CHOP chemotherapy plus rituximab compared with CHOP alone in elderly patients with diffuse large-B-cell lymphoma.** *N. Engl. J. Med.* 2002, **346**:235–242.

Coles, A., Deans, J., and Compston, A.: **Campath-1H treatment of multiple sclerosis: lessons from the bedside for the bench.** *Clin. Neurol. Neurosurg.* 2004, **106**:270–274.

Edwards, J.C., Leandro, M.J., and Cambridge, G.: **B lymphocyte depletion in rheumatoid arthritis: targeting of CD20.** *Curr. Dir. Autoimmun.* 2005, **8**:175–192.

Yazawa, N., Hamaguchi, Y., Poe, J.C., and Tedder, T.F.: **Immunotherapy using unconjugated CD19 monoclonal antibodies in animal models for B lymphocyte malignancies and autoimmune disease.** *Proc. Natl Acad. Sci. USA* 2005, **102**:15178–15783.

Zaja, F., De Vita, S., Mazzaro, C., Sacco, S., Damiani, D., De Marchi, G., Michelutti, A., Baccarani, M., Fanin, R., and Ferraccioli, G.: **Efficacy and safety of rituximab in type II mixed cryoglobulinemia.** *Blood* 2003, **101**:3827–3834.

16-8 TNF-α，IL-1，あるいはIL-6の機能を遮断する生物学的製剤は，自己免疫疾患を軽減する可能性がある

Guarda, G., Braun, M., Staehli, F., Tardivel, A., Mattmann, C., Förster, I., Farlik, M., Decker, T., Du Pasquier, R.A., Romero, P., *et al*: **Type I interferon inhibits interleukin-1 production and inflammasome activation.** *Immunity* 2011, **34**:213–223.

Feldmann, M., and Maini, R.N.: **Lasker Clinical Medical Research Award. TNF defined as a therapeutic target for rheumatoid arthritis and other autoimmune diseases.** *Nat. Med.* 2003, **9**:1245–1250.

Hallegua, D.S., and Weisman, M.H.: **Potential therapeutic uses of interleukin 1 receptor antagonists in human diseases.** *Ann. Rheum. Dis.* 2002, **61**:960–967.

Karanikolas, G., Charalambopoulos, D., Vaiopoulos, G., Andrianakos, A., Rapti, A., Karras, D., Kaskani, E., and Sfikakis, P.P.: **Adjunctive anakinra in patients with active rheumatoid arthritis despite methotrexate, or leflunomide, or cyclosporin-A monotherapy: a 48-week, comparative, prospective study.** *Rheumatology* 2008, **47**:1384–1388.

Mackay, C.R.: **New avenues for anti-inflammatory therapy.** *Nat. Med.* 2002, **8**:117–118.

16–9 生物学的製剤には，炎症の場に細胞が移動するのを阻止して免疫応答を抑えるものがある

Boster, A.L., Nicholas, J.A., Topalli, I., Kisanuki, Y.Y., Pei, W., Morgan-Followell, B., Kirsch, C.F., Racke, M.K., and Pitt, D.: **Lessons learned from fatal progressive multifocal leukoencephalopathy in a patient with multiple sclerosis treated with natalizumab.** *JAMA Neurol.* 2013, **70**:398–402.

Clifford, D.B., De Luca, A., Simpson, D.M., Arendt, G., Giovannoni, G., and Nath, A.: **Natalizumab-associated progressive multifocal leukoencephalopathy in patients with multiple sclerosis: lessons from 28 cases.** *Lancet Neurol.* 2010, **9**:438–446.

Cyster, J.G.: **Chemokines, sphingosine-1-phosphate, and cell migration in secondary lymphoid organs.** *Annu. Rev. Immunol.* 2005, **23**:127–159.

Idzko, M., Hammad, H., van Nimwegen, M., Kool, M., Muller, T., Soullie, T., Willart, M.A., Hijdra, D., Hoogsteden, H.C., and Lambrecht, B.N.: **Local application of FTY720 to the lung abrogates experimental asthma by altering dendritic cell function.** *J. Clin. Invest.* 2006, **116**:2935–2944.

Kappos, L., Radue, E.W., O'Connor, P., Polman, C., Hohlfeld, R., Calabresi, P., Selmaj, K., Agoropoulou, C., Leyk, M., Zhang-Auberson, L., et al.: **A placebo-controlled trial of oral fingolimod in relapsing multiple sclerosis.** *N. Engl. J. Med.* 2010, **362**:387–401.

Podolsky, D.K.: **Selective adhesion-molecule therapy and inflammatory bowel disease—a tale of Janus?** *N. Engl. J. Med.* 2005, **353**:1965–1968.

16–10 リンパ球を活性化する補助刺激経路の阻害は，自己免疫疾患の治療に利用できる

Fife, B.T., and Bluestone, J.A.: **Control of peripheral T-cell tolerance and autoimmunity via the CTLA-4 and PD-1 pathways.** *Immunol. Rev.* 2008, **224**:166–182.

Ellis, C.N., and Krueger, G.G.: **Treatment of chronic plaque psoriasis by selective targeting of memory effector T lymphocytes.** *N. Engl. J. Med.* 2001, **345**:248–255.

Menter, A.: **The status of biologic therapies in the treatment of moderate to severe psoriasis.** *Cutis* 2009, **84**:14–24.

Kraan, M.C., van Kuijk, A.W., Dinant, H.J., Goedkoop, A.Y., Smeets, T.J., de Rie, M.A., Dijkmans, B.A., Vaishnaw, A.K., Bos, J.D., and Tak, P.P.: **Alefacept treatment in psoriatic arthritis: reduction of the effector T cell population in peripheral blood and synovial tissue is associated with improvement of clinical signs of arthritis.** *Arthritis Rheum.* 2002, **46**:2776–2784.

Lowes, M.A., Chamian, F., Abello, M.V., Fuentes-Duculan, J., Lin, S.L., Nussbaum, R., Novitskaya, I., Carbonaro, H., Cardinale, I., Kikuchi, T., et al.: **Increase in TNF-α and inducible nitric oxide synthase-expressing dendritic cells in psoriasis and reduction with efalizumab (anti-CD11a).** *Proc. Natl Acad. Sci. USA* 2005, **102**:19057–19062.

16–11 一般的に使われる薬のいくつかは，免疫抑制作用をもつ

Baeke, F., Takiishi, T., Korf, H., Gysemans, C., and Mathieu, C.: **Vitamin D: modulator of the immune system.** *Curr. Opin. Pharmacol.* 2010, **10**:482–496.

Okwan-Duodu, D., Datta, V., Shen, X.Z., Goodridge, H.S., Bernstein, E.A., Fuchs, S., Liu, G.Y., and Bernstein, K.E.: **Angiotensin-converting enzyme overexpression in mouse myelomonocytic cells augments resistance to Listeria and methicillin-resistant Staphylococcus aureus.** *J. Biol. Chem.* 2010, **285**:39051–39060.

Ridker, P.M., Cannon, C.P., Morrow, D., Rifai, N., Rose, L.M., McCabe, C.H., Pfeffer, M.A., Braunwald, E: **Pravastatin or Atorvastatin Evaluation and Infection Therapy-Thrombolysis in Myocardial Infarction 22 (PROVE IT-TIMI 22) Investigators: C-reactive protein levels and outcomes after statin therapy.** *N. Engl. J. Med.* 2005, **352**:20–28.

Youssef, S., Stuve, O., Patarroyo, J.C., Ruiz, P.J., Radosevich, J.L., Hur, E.M., Bravo, M., Mitchell, D.J., Sobel, R.A., Steinman, L., et al.: **The HMG-CoA reductase inhibitor, atorvastatin, promotes a Th2 bias and reverses paralysis in central nervous system autoimmune disease.** *Nature* 2002, **420**:78–84.

16–12 抗原を制御下に投与することにより，抗原特異的な応答の性質を操作することが可能である

Diabetes Prevention Trial: Type 1 Diabetes Study Group: **Effects of insulin in relatives of patients with type 1 diabetes mellitus.** *N. Engl. J. Med.* 2002, **346**:1685–1691.

Haselden, B.M., Kay, A.B., and Larché, M.: **Peptide-mediated immune responses in specific immunotherapy.** *Int. Arch. Allergy. Immunol.* 2000, **122**:229–237.

Mowat, A.M., Parker, L.A., Beacock-Sharp, H., Millington, O.R., and Chirdo, F.: **Oral tolerance: overview and historical perspectives.** *Ann. N.Y. Acad. Sci.* 2004, **1029**:1–8.

Steinman, L., Utz, P.J., and Robinson, W.H.: **Suppression of autoimmunity via microbial mimics of altered peptide ligands.** *Curr. Top. Microbiol. Immunol.* 2005, **296**:55–63.

Weiner, H.L., da Cunha, A.P., Quintana, F., and Wu, H.: **Oral tolerance.** *Immunol. Rev.* 2011, **241**:241–259.

16–13 マウスに移植可能な腫瘍の開発が，腫瘍に対する防御免疫応答の発見をもたらした

Jaffee, E.M., and Pardoll, D.M.: **Murine tumor antigens: is it worth the search?** *Curr. Opin. Immunol.* 1996, **8**:622–627.

Klein, G.: **The strange road to the tumor-specific transplantation antigens (TSTAs).** *Cancer Immun.* 2001, **1**:6.

16–14 腫瘍は進化の過程で免疫系に「編集され」，さまざまな方法で拒絶を免れうる

Dunn, G.P., Old, L.J., and Schreiber, R.D.: **The immunobiology of cancer immunosurveillance and immunoediting.** *Immunity* 2004, **21**:137–148.

Gajewski, T.F., Meng, Y., Blank, C., Brown, I., Kacha, A., Kline, J., and Harlin, H.: **Immune resistance orchestrated by the tumor microenvironment.** *Immunol. Rev.* 2006, **213**:131–145.

Girardi, M., Oppenheim, D.E., Steele, C.R., Lewis, J.M., Glusac, E., Filler, R., Hobby, P., Sutton, B., Tigelaar, R.E., and Hayday, A.C.: **Regulation of cutaneous malignancy by γδ T cells.** *Science* 2001, **294**:605–609.

Kloor, M., Becker, C., Benner, A., Woerner, S.M., Gebert, J., Ferrone, S., and von Knebel Doeberitz, M: **Immunoselective pressure and human leukocyte antigen class I antigen machinery defects in microsatellite unstable colorectal cancers.** *Cancer Res.* 2005, **65**:6418–6424.

Koblish, H.K., Hansbury, M.J., Bowman, K.J., Yang, G., Neilan, C.L., Haley, P.J., Burn, T.C., Waeltz, P., Sparks, R.B., Yue, E.W., et al.: **Hydroxyamidine inhibitors of indoleamine-2,3-dioxygenase potently suppress systemic tryptophan catabolism and the growth of IDO-expressing tumors.** *Mol. Cancer. Ther.* 2010, **9**:489–498.

Koebel, C.M., Vermi, W., Swann, J.B., Zerafa, N., Rodig, S.J., Old, L.J., Smyth, M.J., and Schreiber, R.D.: **Adaptive immunity maintains occult cancer in an equilibrium state.** *Nature* 2007, **450**:903–907.

Koopman, L.A., Corver, W.E., van der Slik, A.R., Giphart, M.J., and Fleuren, G.J.: **Multiple genetic alterations cause frequent and heterogeneous human histocompatibility leukocyte antigen class I loss in cervical cancer.** *J. Exp. Med.* 2000, **191**:961–976.

Munn, D.H., and Mellor, A.L.: **Indoleamine 2,3-dioxygenase and tumor-induced tolerance.** *J. Clin. Invest.* 2007, **117**:1147–1154.

Ochsenbein, A.F., Sierro, S., Odermatt, B., Pericin, M., Karrer, U., Hermans, J., Hemmi, S., Hengartner, H., and Zinkernagel, R.M.: **Roles of tumour localization, second signals and cross priming in cytotoxic T-cell induction.** *Nature* 2001, **411**:1058–1064.

Peggs, K.S., Quezada, S.A., and Allison, J.P.: **Cell intrinsic mechanisms of T-cell inhibition and application to cancer therapy.** *Immunol. Rev.* 2008, **224**:141–165.

Peranzoni, E., Zilio, S., Marigo, I., Dolcetti, L., Zanovello, P., Mandruzzato, S., and Bronte, V.: **Myeloid-derived suppressor cell heterogeneity and subset definition.**

Curr. Opin. Immunol. 2010, **22**:238–244.

Schreiber, R.D., Old. L.J., and Smyth, M.J.: **Cancer immunoediting: integrating immunity's roles in cancer suppression and promotion.** Science 2011, **331**:1565–1570.

Shroff, R., and Rees, L.: **The post-transplant lymphoproliferative disorder—a literature review.** Pediatr. Nephrol. 2004, **19**:369–377.

Wang, H.Y., Lee, D.A., Peng, G., Guo, Z., Li, Y., Kiniwa, Y., Shevach, E.M., and Wang, R.F.: **Tumor-specific human CD4+ regulatory T cells and their ligands: implications for immunotherapy.** Immunity 2004, **20**:107–118.

16–15　腫瘍拒絶抗原はT細胞に認識される可能性があり，それが免疫療法の基礎となる

Clark, R.E., Dodi, I.A., Hill, S.C., Lill, J.R., Aubert, G., Macintyre, A.R., Rojas, J., Bourdon, A., Bonner, P.L., Wang, L., et al.: **Direct evidence that leukemic cells present HLA-associated immunogenic peptides derived from the BCR-ABL b3a2 fusion protein.** Blood 2001, **98**:2887–2893.

Comoli, P., Pedrazzoli, P., Maccario, R., Basso, S., Carminati, O., Labirio, M., Schiavo, R., Secondino, S., Frasson, C., Perotti, C., et al.: **Cell therapy of Stage IV nasopharyngeal carcinoma with autologous Epstein–Barr virus-targeted cytotoxic T lymphocytes.** J. Clin. Oncol. 2005, **23**:8942–8949.

Disis, M.L., Knutson, K.L., McNeel, D.G., Davis, D., and Schiffman, K.: **Clinical translation of peptide-based vaccine trials: the HER-2/neu model.** Crit. Rev. Immunol. 2001, **21**:263–273.

Dudley, M.E., Wunderlich, J.R., Yang, J.C., Sherry, R.M., Topalian, S.L., Restifo, N.P., Royal, R.E., Kammula, U., White, D.E., Mavroukakis, S.A., et al.: **Adoptive cell transfer therapy following non-myeloablative but lymphodepleting chemotherapy for the treatment of patients with refractory metastatic melanoma.** J. Clin. Oncol. 2005, **23**:2346–2357.

Matsushita, H., Vesely, M.D., Koboldt, D.C., Rickert, C.G., Uppaluri, R., Magrini, V.J., Arthur, C.D., White, J.M., Chen, Y.S., Shea, L.K., et al.: **Cancer exome analysis reveals a T-cell-dependent mechanism of cancer immunoediting.** Nature 2012, **482**:400–404.

Michalek, J., Collins, R.H., Durrani, H.P., Vaclavkova, P., Ruff, L.E., Douek, D.C., and Vitetta, E.S.: **Definitive separation of graft-versus-leukemia- and graft-versus-host-specific CD4+ T cells by virtue of their receptor β loci sequences.** Proc. Natl Acad. Sci. USA 2003, **100**:1180–1184.

Morris, E.C., Tsallios, A., Bendle, G.M., Xue, S.A., and Stauss, H.J.: **A critical role of T cell antigen receptor-transduced MHC class I-restricted helper T cells in tumor protection.** Proc. Natl Acad. Sci. USA 2005, **102**:7934–7939.

Schultz, E.S., Schuler-Thurner, B., Stroobant, V., Jenne, L., Berger, T.G., Thielemanns, K., van der Bruggen, P., and Schuler, G.: **Functional analysis of tumor-specific Th cell responses detected in melanoma patients after dendritic cell-based immunotherapy.** J. Immunol. 2004, **172**:1304–1310.

16–16　キメラ抗原レセプターを発現するT細胞は，いくつかの白血病に対しては効果的な治療法である

Grupp, S.A., Kalos, M., Barrett, D., Aplenc, R., Porter, D.L., Rheingold, S.R., Teachey, D.T., Chew, A., Hauck, B., Wright, J.F., et al: **Chimeric antigen receptor-modified T cells for acute lymphoid leukemia.** N. Engl. J. Med. 2013, **368**:1509–1518.

Stromnes, I.M., Schmitt, T.M., Chapuis, A.G., Hingorani, S.R., and Greenberg, P.D.: **Re-adapting T cells for cancer therapy: from mouse models to clinical trials.** Immunol. Rev. 2014, **257**:145–164.

16–17　腫瘍抗原に対する単クローン抗体は，単独で，あるいは毒素を結合したものが腫瘍の成長を抑えうる

Bradley, A.M., Devine, M., and DeRemer, D.: **Brentuximab vedotin: an anti-CD30 antibody-drug conjugate.** Am. J. Health Syst. Pharm. 2013, **70**:589–597.

Hortobagyi, G.N.: **Trastuzumab in the treatment of breast cancer.** N. Engl. J. Med. 2005, **353**:1734–1736.

Kreitman, R.J., Wilson, W.H., Bergeron, K., Raggio, M., Stetler-Stevenson, M., FitzGerald, D.J., and Pastan, I.: **Efficacy of the anti-CD22 recombinant immunotoxin BL22 in chemotherapy-resistant hairy-cell leukemia.** N. Engl. J. Med. 2001, **345**:241–247.

Park, S., Jiang, Z., Mortenson, E.D., Deng, L., Radkevich-Brown, O., Yang, X., Sattar, H., Wang, Y., Brown, N.K., Greene, M., et al.: **The therapeutic effect of anti-HER2/neu antibody depends on both innate and adaptive immunity.** Cancer Cell 2010, **18**:160–170.

Tol, J., and Punt, C.J.: **Monoclonal antibodies in the treatment of metastatic colorectal cancer: a review.** Clin. Ther. 2010, **32**:437–453.

Veeramani, S., Wang, S.Y., Dahle, C., Blackwell, S., Jacobus, L., Knutson, T., Button, A., Link, B.K., and Weiner, G.J.: **Rituximab infusion induces NK activation in lymphoma patients with the high-affinity CD16 polymorphism.** Blood 2011, **118**:3347–3349.

Verma, S., Miles, D., Gianni, L., Krop, I.E., Welslau, M., Baselga, J., Pegram, M., Oh, D.Y., Diéras, V., Guardino, E., et al.: **Trastuzumab emtansine for HER2-positive advanced breast cancer.** N. Engl. J. Med. 2012, **367**:1783–1791.

Weiner, L.M., Dhodapkar MV, and Ferrone S.: **Monoclonal antibodies for cancer immunotherapy.** Lancet 2009, **373**:1033–1040.

Weng, W.K., and Levy, R.: **Genetic polymorphism of the inhibitory IgG Fc receptor FcgammaRIIb is not associated with clinical outcome in patients with follicular lymphoma treated with rituximab.** Leuk. Lymphoma 2009, **50**:723–727.

16–18　ワクチンにより腫瘍に対する免疫応答を高めることは，がんの予防や治療に有望である

Kantoff, P.W., Higano, C.S., Shore, N.D., Berger, E.R., Small, E.J., Penson, D.F., Redfern, C.H., Ferrari, A.C., Dreicer, R., Sims, R.B., et al.: **Sipuleucel-T immunotherapy for castration-resistant prostate cancer.** N. Engl. J. Med. 2010, **363**:411–422.

Kenter, G.G., Welters, M.J., Valentijn, A.R., Lowik, M.J., Berends-van der Meer, D.M., Vloon, A.P., Essahsah, F., Fathers, L.M., Offringa, R., Drijfhout, J.W., et al.: **Vaccination against HPV-16 oncoproteins for vulvar intraepithelial neoplasia.** N. Engl. J. Med. 2009, **361**:1838–1847.

Mao, C., Koutsky, L.A., Ault, K.A., Wheeler, C.M., Brown, D.R., Wiley, D.J., Alvarez, F.B., Bautista, O.M., Jansen, K.U., and Barr, E.: **Efficacy of human papillomavirus-16 vaccine to prevent cervical intraepithelial neoplasia: a randomized controlled trial.** Obstet. Gynecol. 2006, **107**:18–27.

Palucka, K., Ueno, H., Fay, J., and Banchereau, J.: **Dendritic cells and immunity against cancer.** J. Intern. Med. 2011, **269**:64–73.

Vambutas, A., DeVoti, J., Nouri, M., Drijfhout, J.W., Lipford, G.B., Bonagura, V.R., van der Burg, S.H., and Melief, C.J.: **Therapeutic vaccination with papillomavirus E6 and E7 long peptides results in the control of both established virus-induced lesions and latently infected sites in a pre-clinical cottontail rabbit papillomavirus model.** Vaccine 2005, **23**:5271–5280.

16–19　チェックポイント阻害は既存の腫瘍に対する免疫応答を高める

Ansell, S.M., Lesokhin, A.M., Borrello, I., Halwani, A., Scott, E.C., Gutierrez, M., Schuster, S.J., Millenson, M.M., Cattry, D., Freeman, G.J., et al.: **PD-1 blockade with nivolumab in relapsed or refractory Hodgkin's lymphoma.** N. Engl. J. Med. 2015, **372**:311–319.

Bendandi, M., Gocke, C.D., Kobrin, C.B., Benko, F.A., Sternas, L.A., Pennington, R., Watson, T.M., Reynolds, C.W., Gause, B.L., Duffey, P.L., et al.: **Complete molecular remissions induced by patient-specific vaccination plus granulocyte-monocyte colony-stimulating factor against lymphoma.** Nat. Med. 1999, **5**:1171–1177.

Egen, J.G., Kuhns, M.S., and Allison, J.P.: **CTLA-4: new insights into its biological function and use in tumor immunotherapy.** Nat. Immunol. 2002, **3**:611–618.

Hamid, O., Robert, C., Daud, A., Hodi, F.S., Hwu, W.J., Kefford, R., Wolchok, J.D., Hersey, P., Joseph, R.W., Weber, J.S., et al.: **Safety and tumor responses with lambrolizumab (anti-PD-1) in melanoma.** N. Engl. J. Med. 2013, **369**:134–144.

Hodi, F.S., O'Day, S.J., McDermott, D.F., Weber, R.W., Sosman, J.A., Haanen, J.B., Gonzalez, R., Robert, C., Schadendorf, D., Hassel, J.C. et al.: **Improved survival with ipilimumab in patients with metastatic melanoma.** N. Engl. J Med 2010; **363**:711–723

Li, Y., Hellstrom, K.E., Newby, S.A., and Chen, L.: **Costimulation by CD48 and B7-1 induces immunity against poorly immunogenic tumors.** J. Exp. Med.

1996, **183**:639–644.

Phan, G.Q., Yang, J.C., Sherry, R.M., Hwu, P., Topalian, S.L., Schwartzentruber, D.J., Restifo, N.P., Haworth, L.R., Seipp, C.A., Freezer, L.J., et al.: **Cancer regression and autoimmunity induced by cytotoxic T lymphocyte-associated antigen 4 blockade in patients with metastatic melanoma.** Proc. Natl Acad. Sci. USA 2003, **100**:8372–8377.

Yuan, J., Gnjatic, S., Li, H., Powel, S., Gallardo, H.F., Ritter, E., Ku, G.Y., Jungbluth, A.A., Segal, N.H., Rasalan, T.S., et al.: **CTLA-4 blockade enhances polyfunctional NY-ESO-1 specific T cell responses in metastatic melanoma patients with clinical benefit.** Proc. Natl Acad. Sci. USA 2008, **105**:20410–20415.

16–20 ワクチンには，弱毒化ワクチンと死んだ病原体から得た物質をもとにしたものがある

Anderson, R.M., Donnelly, C.A., and Gupta, S.: **Vaccine design, evaluation, and community-based use for antigenically variable infectious agents.** Lancet 1997, **350**:1466–1470.

Dermer, P., Lee, C., Eggert, J., and Few, B.: **A history of neonatal group B streptococcus with its related morbidity and mortality rates in the United States.** J. Pediatr. Nurs. 2004, **19**:357–363.

Rabinovich, N.R., McInnes, P., Klein, D.L., and Hall, B.F.: **Vaccine technologies: view to the future.** Science 1994, **265**:1401–1404.

16–21 ほとんどの有効なワクチンは，毒素による傷害を防ぐ，あるいは病原体を中和し感染を断つ抗体を産生させるものである

Levine, M.M., and Levine, O.S.: **Influence of disease burden, public perception, and other factors on new vaccine development, implementation, and continued use.** Lancet 1997, **350**:1386–1392.

Mouque, H., Scheid, J.F., Zoller, M.J., Krogsgaard, M., Ott, R.G., Shukair, S., Artyomov, M.N., Pietzsch, J., Connors, M., Pereyra, F., et al.: **Polyreactivity increases the apparent affinity of anti-HIV antibodies by heteroligation.** Nature 2010, **467**:591–595.

Nichol, K.L., Lind, A., Margolis, K.L., Murdoch, M., McFadden, R., Hauge, M., Palese, P., and Garcia-Sastre, A.: **Influenza vaccines: present and future.** J. Clin. Invest. 2002, **110**:9–13.

16–22 効果的なワクチンは，長期にわたる予防効果を誘導する一方，安全かつ安価でなければならない

Gupta, R.K., Best, J., and MacMahon, E.: **Mumps and the UK epidemic 2005.** BMJ 2005, **330**:1132–1135.

Hviid, A., Rubin, S., and Mühlemann, K.: **Mumps.** Lancet 2008, **371**:932–944.

Magnan, S., and Drake, M.: **The effectiveness of vaccination against influenza in healthy, working adults.** N. Engl. J. Med. 1995, **333**:889–893.

16–23 生きた弱毒化ワクチンは通常，死菌ワクチンより強力で，また遺伝子組換え技術を使って，より安全なものを作ることができる

Mueller, S.N., Langley, W.A., Carnero, E., García-Sastre, A., and Ahmed, R.: **Immunization with live attenuated influenza viruses that express altered NS1 proteins results in potent and protective memory CD8+ T-cell responses.** J. Virol. 2010, **84**:1847–1855.

Murphy, B.R., and Collins, P.L.: **Live-attenuated virus vaccines for respiratory syncytial and parainfluenza viruses: applications of reverse genetics.** J. Clin. Invest. 2002, **110**:21–27.

Pena, L., Vincent, A.L., Ye, J., Ciacci-Zanella, J.R., Angel, M., Lorusso, A., Gauger, P.C., Janke, B.H., Loving, C.L., and Perez, D.R.: **Modifications in the polymerase genes of a swine-like triple-reassortant influenza virus to generate live attenuated vaccines against 2009 pandemic H1N1 viruses.** J. Virol. 2011, **85**:456–469.

Subbarao, K., Murphy, B.R., and Fauci, A.S.: **Development of effective vaccines against pandemic influenza.** Immunity 2006, **24**:5–9.

Whittle, J.R., Wheatley, A.K., Wu, L., Lingwood, D., Kanekiyo, M., Ma, S.S., Narpala, S.R., Yassine, H.M., Frank, G.M., Yewdell, J.W., et al.: **Flow cytometry reveals that H5N1 vaccination elicits cross-reactive stem-directed antibodies from multiple Ig heavy-chain lineages.** J. Virol. 2014, **88**:4047–4057.

16–24 生きた弱毒化ワクチンは，病原性がないか機能不全に陥らせた細菌を選択することにより，あるいは遺伝子を改変して弱毒化した寄生体を作り出すことにより，開発が可能である

Grode, L., Seiler, P., Baumann, S., Hess, J., Brinkmann, V., Nasser Eddine, A., Mann, P., Goosmann, C., Bandermann, S., Smith, D., et al.: **Increased vaccine efficacy against tuberculosis of recombinant *Mycobacterium bovis* bacille Calmette–Guérin mutants that secrete listeriolysin.** J. Clin. Invest. 2005, **115**:2472–2479.

Guleria, I., Teitelbaum, R., McAdam, R.A., Kalpana, G., Jacobs, W.R., Jr, and Bloom, B.R.: **Auxotrophic vaccines for tuberculosis.** Nat. Med. 1996, **2**:334–337.

Labaied, M., Harupa, A., Dumpit, R.F., Coppens, I., Mikolajczak, S.A., and Kappe, S.H.: ***Plasmodium yoelii* sporozoites with simultaneous deletion of P52 and P36 are completely attenuated and confer sterile immunity against infection.** Infect. Immun. 2007, **75**:3758–3768.

Martin, C.: **The dream of a vaccine against tuberculosis; new vaccines improving or replacing BCG?** Eur. Respir. J. 2005, **26**:162–167.

Thaiss, C.A., and Kaufmann, S.H.: **Toward novel vaccines against tuberculosis: current hopes and obstacles.** Yale J. Biol. Med. 2010, **83**:209–215.

Vaughan, A.M., Wang, R., and Kappe, S.H.: **Genetically engineered, attenuated whole-cell vaccine approaches for malaria.** Hum. Vaccines 2010, **6**:1–8.

16–25 ワクチンを投与するルートは，成否を握る重要な要素である

Amorij, J.P., Hinrichs, W.Lj., Frijlink, H.W., Wilschut, J.C., and Huckriede, A.: **Needle-free influenza vaccination.** Lancet Infect. Dis. 2010, **10**:699–711.

Belyakov, I.M., and Ahlers, J.D.: **What role does the route of immunization play in the generation of protective immunity against mucosal pathogens?** J. Immunol. 2009, **183**:6883–6892.

Douce, G., Fontana, M., Pizza, M., Rappuoli, R., and Dougan, G.: **Intranasal immunogenicity and adjuvanticity of site-directed mutant derivatives of cholera toxin.** Infect. Immun. 1997, **65**:2821–2828.

Dougan, G., Ghaem-Maghami, M., Pickard, D., Frankel, G., Douce, G., Clare, S., Dunstan, S., and Simmons, C.: **The immune responses to bacterial antigens encountered *in vivo* at mucosal surfaces.** Phil. Trans. R. Soc. Lond. B 2000, **355**:705–712.

Eriksson, K., and Holmgren, J.: **Recent advances in mucosal vaccines and adjuvants.** Curr. Opin. Immunol. 2002, **14**:666–672.

16–26 百日咳菌ワクチンは，ワクチンの安全性を理解して使うことが重要であることを示す例である

Decker, M.D., and Edwards, K.M.: **Acellular pertussis vaccines.** Pediatr. Clin. North Am. 2000, **47**:309–335.

Madsen, K.M., Hviid, A., Vestergaard, M., Schendel, D., Wohlfahrt, J., Thorsen, P., Olsen, J., and Melbye, M.: **A population-based study of measles, mumps, and rubella vaccination and autism.** N. Engl. J. Med. 2002, **347**:1477–1482.

Mortimer, E.A.: **Pertussis vaccines**, in Plotkin, S.A., and Mortimer, E.A. (eds): *Vaccines*, 2nd ed. Philadelphia, W.B. Saunders Co., 1994.

Poland, G.A.: **Acellular pertussis vaccines: new vaccines for an old disease.** Lancet 1996, **347**:209–210.

16–27 複合ワクチンは，T細胞とB細胞の間で認識連関が起こるため開発された

Berry, D.S., Lynn, F., Lee, C.H., Frasch, C.E., and Bash, M.C.: **Effect of O acetylation of Neisseria meningitidis serogroup A capsular polysaccharide on development of functional immune responses.** Infect. Immun. 2002, **70**:3707–3713.

Bröker, M., Dull, P.M., Rappuoli, R., and Costantino, P.: **Chemistry of a new investigational quadrivalent meningococcal conjugate vaccine that is immunogenic at all ages.** Vaccine 2009, **27**:5574–5580.

Levine, O.S., Knoll, M.D., Jones, A., Walker, D.G., Risko, N., and Gilani, Z.: **Global status of *Haemophilus influenzae* type b and pneumococcal conjugate vaccines: evidence, policies, and introductions.** Curr. Opin. Infect. Dis. 2010, **23**:236–241.

Peltola, H., Kilpi, T., and Anttila, M.: **Rapid disappearance of *Haemophilus*** influenzae type b meningitis after routine childhood immunisation with conjugate vaccines. *Lancet* 1992, **340**:592–594.

Rappuoli, R.: **Conjugates and reverse vaccinology to eliminate bacterial meningitis.** *Vaccine* 2001, **19**:2319–2322.

16–28 ペプチドワクチンは防御免疫を誘導できるが，有効であるためにはアジュバントを必要とし，適切な細胞を経て適切な細胞内コンパートメントに届けられなければならない

Alonso, P.L., Sacarlal, J., Aponte, J.J., Leach, A., Macete, E., Aide, P., Sigauque, B., Milman, J., Mandomando, I., Bassat, Q., *et al.*: **Duration of protection with RTS, S/AS02A malaria vaccine in prevention of *Plasmodium falciparum* disease in Mozambican children: single-blind extended follow-up of a randomised controlled trial.** *Lancet* 2005, **366**:2012–2018.

Berzofsky, J.A.: **Epitope selection and design of synthetic vaccines. Molecular approaches to enhancing immunogenicity and cross-reactivity of engineered vaccines.** *Ann. N.Y. Acad. Sci.* 1993, **690**:256–264.

Davenport, M.P., and Hill, A.V.: **Reverse immunogenetics: from HLA-disease associations to vaccine candidates.** *Mol. Med. Today* 1996, **2**:38–45.

Hill, A.V.: **Pre-erythrocytic malaria vaccines: towards greater efficacy.** *Nat. Rev. Immunol.* 2006, **6**:21–32.

Hoffman, S.L., Rogers, W.O., Carucci, D.J., and Venter, J.C.: **From genomics to vaccines: malaria as a model system.** *Nat. Med.* 1998, **4**:1351–1353.

Ottenhoff, T.H., Doherty, T.M., Dissel, J.T., Bang, P., Lingnau, K., Kromann, I., and Andersen, P.: **First in humans: a new molecularly defined vaccine shows excellent safety and strong induction of long-lived *Mycobacterium tuberculosis*-specific Th1-cell like responses.** *Hum. Vaccin.* 2010, **6**:1007–1015.

Zwaveling, S., Ferreira Mota, S.C., Nouta, J., Johnson, M., Lipford, G.B., Offringa, R., van der Burg, S.H., and Melief, C.J.: **Established human papillomavirus type 16-expressing tumors are effectively eradicated following vaccination with long peptides.** *J. Immunol.* 2002, **169**:350–358.

16–29 アジュバントはワクチンの免疫原性を高めるのに重要であるが，ごくわずかの種類しかヒトでの使用が許されていない

Coffman, R.L., Sher, A., and Seder, R.A.: **Vaccine adjuvants: putting innate immunity to work.** *Immunity* 2010, **33**:492–503.

Hartmann, G., Weiner, G.J., and Krieg, A.M.: **CpG DNA: a potent signal for growth, activation, and maturation of human dendritic cells.** *Proc. Natl Acad. Sci. USA* 1999, **96**:9305–9310.

Palucka, K., Banchereau, J., and Mellman, I.: **Designing vaccines based on biology of human dendritic cell subsets.** *Immunity* 2010, **33**:464–478.

Persing, D.H., Coler, R.N., Lacy, M.J., Johnson, D.A., Baldridge, J.R., Hershberg, R.M., and Reed, S.G.: **Taking toll: lipid A mimetics as adjuvants and immunomodulators.** *Trends Microbiol.* 2002, **10**:S32–S37.

Pulendran, B.: **Modulating vaccine responses with dendritic cells and Toll-like receptors.** *Immunol. Rev.* 2004, **199**:227–250.

Takeda, K., Kaisho, T., and Akira, S.: **Toll-like receptors.** *Annu. Rev. Immunol.* 2003, **21**:335–376.

16–30 予防免疫はDNAワクチンによって誘導できる

Donnelly, J.J., Ulmer, J.B., Shiver, J.W., and Liu, M.A.: **DNA vaccines.** *Annu. Rev. Immunol.* 1997, **15**:617–648.

Gurunathan, S., Klinman, D.M., and Seder, R.A.: **DNA vaccines: immunology, application, and optimization.** *Annu. Rev. Immunol.* 2000, **18**:927–974.

Li, L., Kim, S., Herndon, J.M., Goedegebuure, P., Belt, B.A., Satpathy, A.T., Fleming, T.P., Hansen, T.H., Murphy, K.M., and Gillanders, W.E.: **Cross-dressed CD8α+/CD103+ dendritic cells prime CD8+ T cells following vaccination.** *Proc. Natl Acad. Sci. USA* 2012, **109**:12716–12721.

Nchinda, G., Kuroiwa, J., Oks, M., Trumpfheller, C., Park, C.G., Huang, Y., Hannaman, D., Schlesinger, S.J., Mizenina, O., Nussenzweig, M.C., *et al.*: **The efficacy of DNA vaccination is enhanced in mice by targeting the encoded protein to dendritic cells.** *J. Clin. Invest.* 2008, **118**:1427–1436.

Wolff, J.A., and Budker, V.: **The mechanism of naked DNA uptake and expression.** *Adv. Genet.* 2005, **54**:3–20.

16–31 慢性感染を制御するために，ワクチンや免疫チェックポイント阻害が使えるかもしれない

Burke, R.L.: **Contemporary approaches to vaccination against herpes simplex virus.** *Curr. Top. Microbiol. Immunol.* 1992, **179**:137–158.

Grange, J.M., and Stanford, J.L.: **Therapeutic vaccines.** *J. Med. Microbiol.* 1996, **45**:81–83.

Hill, A., Jugovic, P., York, I., Russ, G., Bennink, J., Yewdell, J., Ploegh, H., and Johnson, D.: **Herpes simplex virus turns off the TAP to evade host immunity.** *Nature* 1995, **375**:411–415.

Lu, W., Arraes, L.C., Ferreira, W.T., and Andrieu, J.M.: **Therapeutic dendritic-cell vaccine for chronic HIV-1 infection.** *Nat. Med.* 2004, **10**:1359–1365.

Modlin, R.L.: **Th1–Th2 paradigm: insights from leprosy.** *J. Invest. Dermatol.* 1994, **102**:828–832.

Plebanski, M., Proudfoot, O., Pouniotis, D., Coppel, R.L., Apostolopoulos, V., and Flannery, G.: **Immunogenetics and the design of *Plasmodium falciparum* vaccines for use in malaria-endemic populations.** *J. Clin. Invest.* 2002, **110**:295–301.

Reiner, S.L., and Locksley, R.M.: **The regulation of immunity to *Leishmania major*.** *Annu. Rev. Immunol.* 1995, **13**:151–177.

Stanford, J.L.: **The history and future of vaccination and immunotherapy for leprosy.** *Trop. Geogr. Med.* 1994, **46**:93–107.

付　録

I　免疫学研究者のための道具箱
II　CD抗原
III　サイトカインとそのレセプター
IV　ケモカインとそのレセプター

免疫学研究者のための道具箱 I

A-1　免疫処置

　自然界では適応免疫応答は通常，病原微生物によって放出される抗原に対して引き起こされる．しかし，免疫応答は単純な非生物性抗原に対しても引き起こすことが可能である．免疫応答に対する理解を深めるために，免疫学者たちはこれらの単純な抗原に対する実験学的応答に焦点をあてて解析してきた．免疫応答を計画的に誘導することを**免疫処置** immunization という．実験学的免疫処置を行う際には通常，試験抗原を動物あるいはヒトの身体に投与する．試験抗原をどのような経路でどれだけの量をどのような形態で投与するかによって，十分な免疫応答が引き起こされるかどうか，あるいは引き起こされる反応の種類がどのようになるかといった点が大きく左右される．ヒトにおいては通常，細菌性病原体に対する防御免疫応答を引き起こすためにワクチン接種 vaccination を行う．しかし，ワクチン接種という言葉は元来，ヒト天然痘ウイルス smallpox virus と交叉反応を示す牛痘ウイルス cowpox virus であるワクシニアを用いて免疫処置をする際に適用されてきた．

　免疫応答が起こっているかどうかを調べ，反応経路を追跡するとき，特異的抗原に対して出現するさまざまな免疫応答産物をモニターする．ほとんどの抗原に対して引き起こされる免疫応答では，サイトカインや抗原特異的な抗体といった可溶性因子の産生と細胞応答を司る特異的エフェクターT細胞の出現がみられる．サイトカインや抗体の反応をモニターするときは，**抗血清** antiserum（複数形：**antisera**）と呼ばれる血清粗成分を用いて解析することが多い．**血清** serum は凝固血液中の液性成分で，免疫処置した個体から採取した場合は，一般の可溶性蛋白質に加え，感作抗原に対する特異的抗体を含むので抗血清 antiserum と呼ばれる．T細胞を介した免疫応答を研究するためには，血液中や脾臓などのリンパ組織中のリンパ球を調べる．T細胞応答はヒトより実験動物において深く研究されている．

　最も単純化された抗原を用いて免疫した場合に得られる抗血清であっても，免疫原に

対して何通りかの異なった認識形態をとる抗体分子が同時に産生される．加えて，免疫処置を施す前から個体中に存在していた抗体もあるため，抗血清には抗原とまったく反応しない抗体も含まれている．このような非特異的抗体は，抗血清を用いて特異抗原を検出しようとする際に技術的な困難さをもたらす．この問題を回避するため，固定化した抗原を用いたアフィニティクロマトグラフィー affinity chromatography により免疫原と結合する抗体を精製することができる（A–3 項）．あるいは，単クローン抗体を作製することによっても，これらの問題を解決することができる（A–7 項）．

　免疫応答を誘導できる物質は**免疫原性がある** immunogenic といわれ，そのもの自体は**免疫原** immunogen と呼ばれる．免疫原と抗原の間には作用上で明確な違いがある．免疫原は適応免疫応答を引き起こす物質であり，抗原 antigen は特異抗体に結合できる物質を指す．したがって，すべての抗原は特異的抗体を誘導できる潜在能をもってはいるが，すべての抗原が免疫原性をもつとは限らない．この区別が如実になる例が，蛋白質抗原である．蛋白質に対する抗体は実験生物学的試薬や医薬品として非常に有用であるにもかかわらず，精製蛋白質は一般に免疫原性をもたない．これは，精製蛋白質が微生物関連分子パターン microbe-associated molecular pattern（MAMP）を欠いており，そのため自然免疫応答を引き出せないことに起因している．このような場合は，精製蛋白質をアジュバントとともに投与する必要がある（以下参照）．

　ニワトリの卵白やリゾチームのような自然界にある単純蛋白質および合成ペプチド抗原に対する抗体の研究により，適応免疫をうまく誘導する蛋白質の特徴が解明されてきた．フェニルアルソネート phenyl arsonate やニトロフェニル nitrophenyl などのような単純な構造の低分子有機化合物は，それ自身には抗体産生を誘導する能力はない．しかし，これら低分子有機化合物を単純な化学反応の共有結合によって担体蛋白質 carrier protein に結合させて用いると，それらに対する抗体を産生させることが可能となる．このような低分子化合物に関する研究は，1900 年初期に免疫学者である**カール・ラントシュタイナー** Karl Landsteiner によって初めてなされ，**ハプテン** hapten（*haptein* ギリシャ語の「固定」の意）と名付けられた．彼は，ハプテン・担体蛋白質複合体を用いて動物を免疫すると，3 種類の異なった抗体が産生されることを見出した（図 A.1）．一つはハプテン特異的抗体で，いかなる担体蛋白質と結合しているハプテンでも，担体と結合していないハプテンと同様に反応する．第二の抗体は，担体蛋白質に特異的であり，ハプテンで修飾された担体蛋白質と修飾されていない担体蛋白質のいずれにも結合する．第三の抗体は，免疫に用いたハプテン・担体蛋白質複合体にのみ特異的である．ラントシュタイナーは，主としてハプテンに対して反応する抗体を研究してきた．その理由は，これら小分子の構造類似体を多数合成できるからである．特定のハプテンに対して産生された抗体は，そのハプテンに結合する．しかし，一般にその抗体は化学的に非常に近い構造であっても別の分子には結合しない．この抗ハプテン抗体とハプテンの結合は，抗体分子による抗原結合が精巧であることを示している．抗ハプテン抗体は医学的にも重要である．なぜなら，ペニシリンやその他の物質が自己蛋白質に付着すると

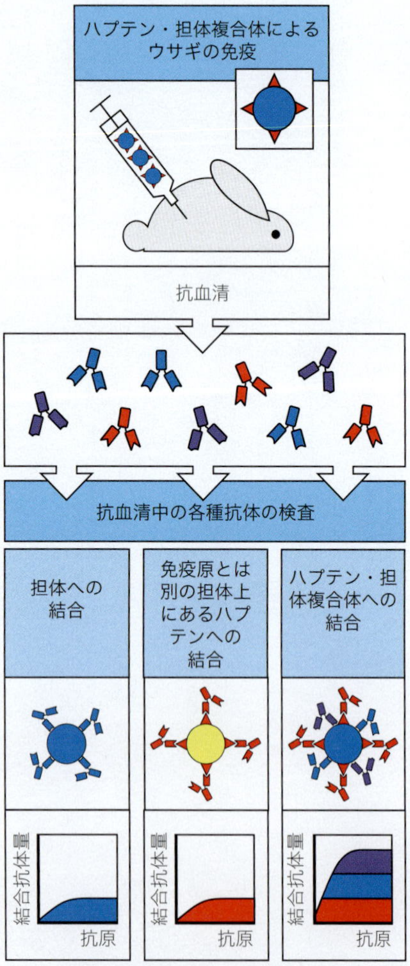

図 A.1　ハプテンと呼ばれる小さな化学物質は，免疫原性のある担体蛋白質に結合している場合のみ抗体を誘導できる

　ハプテン・担体複合体で免疫した場合，3 種類の抗体が産生される．一つ目の抗体（青色）は担体蛋白質とのみ結合し担体特異的と呼ばれる．二つ目（赤色）は担体上のハプテンあるいは溶液中の遊離ハプテンと結合する．この抗体はハプテン特異的と呼ばれる．三つ目（紫色）は，免疫原に使用したハプテン・担体複合体にのみ結合する抗体である．ハプテンと担体の接合部に特異的に結合するので，複合体特異的抗体と呼ばれる．血清中に存在する各種抗体量は，再下段にグラフの模式図として示してある．複合体特異的抗体の存在により，免疫に用いた抗原は，抗ハプテン抗体と抗担体抗体の総計より多くの抗体と結合する．

き，抗ハプテン抗体によりアレルギー反応が誘導されるからである（14-10項参照）．

どのような経路で抗原が投与されるかによって，得られる反応の強さと形式が大きく変わる．抗原を実験的に，あるいはワクチンとして身体に投与する際に最も一般的に用いられる経路として，以下のようなものがある．まず，表皮と真皮層の間への**皮下注射** subcutaneous（**s.c.**）injection，または**真皮内注射** intradermal（**i.d.**）injection および**筋肉内注射** intramuscular（**i.m.**）injection が挙げられる．また，**静脈内注射** intravenous（**i.v.**）injection や輸液 transfusion による血流中への直接注入，あるいは**経口投与** oral administration による消化管への導入や，**鼻腔内投与** intranasal（**i.n.**）administration や経口吸入 inhalarion による呼吸器系への導入経路にも利用される．

抗原を皮下に投与すると，一般には最も強い反応が得られる．これはおそらく，投与された抗原が皮膚に局在する常在樹状細胞 resident dendritic cell により取り込まれ，局所リンパ節内に効率よく提示されるからであろうと推測される．それゆえ，実験の目的が抗原特異的抗体や抗原特異的T細胞の産生である場合にはこの方法が最も頻用される．抗原が血流中に直接投与された際に，その抗原が宿主細胞に結合していなかったり，抗原提示細胞に取り込まれやすい凝集体を形成していなかったりといった場合には，免疫的な無反応や免疫寛容が誘導されやすい．

消化管を経由した抗原投与は主にアレルギー研究において用いられる．抗原が消化管に投与されると二つの対照的な効果が現れる．つまり，腸管の粘膜固有層では高頻度に局所的抗体応答が誘導されるが，引き続いて他の部位に同一抗原を投与すると全身的には低い反応しか得られない寛容を示す傾向にある（第12章参照）．この「分離寛容」は，食物内の抗原に対するアレルギーを防止するのに役立っているようである．なぜなら，局所反応により生体内部へ食物抗原が入っていくのが阻止される一方，全身性の免疫応答が阻害されるためにアレルギーの原因となるIgE抗体の産生が起こらないからである（第14章参照）．

免疫応答の強さは免疫原として投与した抗原量にも依存する．ある閾値以下では，多くの蛋白質は免疫応答を誘導しない．閾値以上の量を投与すると，抗原量の増加とともに反応の強さも漸進的に増加するが，やがてプラトーに達し，非常に高用量の抗原ではまた反応は低下する（図A.2）．一般に，2回目あるいはそれ以降の免疫応答は低い抗原量で起こり，しかも高いプラトーに達する．これは免疫記憶に基づいている．

ほとんどの蛋白質は，それだけを投与したのでは免疫原性が弱いか，まったくない．蛋白質に対する強い適応免疫応答を得るためには，抗原は**アジュバント** adjuvant という混合物とともに投与するのがよい．アジュバントとは，一緒に混合した物質の免疫原性を上げる物質を指す．よく使われるアジュバントを図A.3に掲げた．

アジュバントは免疫原性を強化するために二つの性状をもっている．まず，アジュバントは可溶性蛋白質抗原を粒子状に変え，マクロファージや樹状細胞のような貪食型の抗原提示細胞によって取り込まれやすい状態にする．例えば，アラム alum（水酸化アルミニウム）などのようなアジュバントの粒子に抗原を吸着させたり，ミネラルオイル中に乳化させて微粒子化したり，あるいは免疫刺激性複合体 immne stimulatory complex（ISCOM）などのコロイド粒子中に抗原を封入したりすることができる．もう一つのもっと重要な性状は，アジュバントに強く自然免疫応答を誘導する病原体関連分子パターン（PAMP）が含まれていることである．アジュバント中のPAMPが貪食細胞に取り込まれると，炎症性サイトカイン産生を促し抗原提示細胞の活性化を誘導する．抗原提示細胞は活性化されるとT細胞の活性化に重要な補助刺激分子を相当量発現上昇させ，またMHCクラスⅠ分子やMHCクラスⅡ分子，および効率的に抗原を分解して提示するための多くの蛋白質の発現も増加させる（3-12項参照）．PAMPを含むアジュ

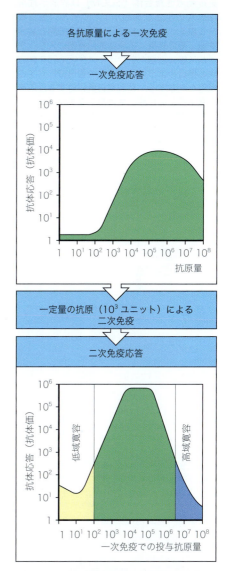

図A.2 初回免疫に使用された抗原の量は一次および二次抗体応答に影響する

ここに示した典型的な抗原の用量反応曲線から，初回免疫に用いる抗原量により一次抗体応答（図中で便宜的に示した抗体価で示される抗体量）レベルが変化することがわかる．また 10^3 単位（便宜的に示した量）の抗原量で誘発される二次抗体応答も初回免疫の抗原量によって変化することがわかる．ごく少量の抗原では免疫応答がまったく誘発できない（低域寛容）．それよりもやや多い量の抗原では特異抗体の産生は抑制される．それ以上の量では，抗原量に応じて反応は強まり，一定の頂値に達する．非常に多量の抗原では逆に二次抗体応答は抑制される（高域寛容）．

図 A.3 一般的なアジュバントとその使用法

アジュバントを抗原と混合すると通常は粒子状となる。その結果、生体内に抗原が留まり、マクロファージの取り込みを促進する。ほとんどのアジュバントは細菌や細菌成分を含んでいて、そのためマクロファージや樹状細胞を刺激して免疫応答の誘導を補助する。免疫刺激性複合体（ISCOM）は界面活性剤 Quil A の小さなミセルで、ウイルス蛋白質をこのミセルに入れると抗原提示細胞と融合する。その結果、抗原は細胞質内に入り、ウイルス感染細胞が抗ウイルス免疫応答を刺激する場合のように強く、この蛋白質に対する反応を刺激する。精製蛋白質に対する反応を誘発するために設計されたワクチンは、一般に Toll 様レセプター（TLR）や NOD 様レセプター（NLR）、C 型レクチンといったパターン認識レセプターを活性化する成分を含んでいる。

免疫応答を高めるアジュバント		
アジュバント名	組成	作用機構
不完全フロイントアジュバント	油中水型乳剤	緩やかな抗原の放出 マクロファージによる抗原取り込みの亢進
完全フロイントアジュバント	C 型レクチンレセプターを活性化する結核死菌を含む油中水型乳剤	緩やかな抗原の放出 マクロファージによる抗原取り込みの亢進．マクロファージの補助刺激誘導
フロイントアジュバント＋MDP	ムラミルジペプチド（MDP）を含む油中水型乳剤 NLR を刺激する結核菌成分	完全フロイントアジュバントと同様
アラム（水酸化アルミニウム）	水酸化アルミニウムゲル	緩やかな抗原の放出 マクロファージによる抗原取り込みの亢進
アラム＋百日咳菌	百日咳菌死菌体を含む水酸化アルミニウムゲル	緩やかな抗原の放出 マクロファージによる抗原取り込みの亢進．補助刺激の誘導
免疫刺激性複合体（ISCOM）	ウイルス蛋白質を含む Quil A マトリックス	抗原の細胞質輸送 細胞傷害性 T 細胞の誘導
TLR アゴニスト	リポ多糖、フラジェリン、リポペプチド、二本鎖 RNA、非メチル化 DNA	炎症性サイトカイン産生、補助刺激の誘導、T 細胞への抗原提示亢進
NLR アゴニスト	ムラミルジペプチド（細菌細胞壁構成成分）	炎症性サイトカイン産生、補助刺激の誘導、T 細胞への抗原提示亢進
C 型レクチンレセプターアゴニスト	結核菌細胞壁構成成分 トレハロース-6,6′-ミコール酸	炎症性サイトカイン産生

バントは局所的に強い炎症反応を誘導するため、通常ほとんどのアジュバントは実験動物に用いられ、ヒトには使用することはできない。

とはいえ、実際にヒトに投与するワクチンの中には、有効なアジュバント成分として微生物抗原が含まれている。例えば、百日咳の原因菌である百日咳菌の精製画分は、三種混合ワクチン（ジフテリア、百日咳、破傷風）における抗原兼アジュバントとして使われている。さらに、Toll 様レセプター（TLR）リガンドの修飾物であるモノホスホリルリピド A、リポ多糖（LPS）誘導体、ポリ（I）・ポリ（C12U）、ポリ（I, C）誘導体などは現在ヒトのワクチン成分である。

A-2 抗体応答

B 細胞は抗体を産生することにより適応免疫に貢献する。投与した免疫原に対する B 細胞の反応は、通常、**液性免疫応答** humoral immune response で産生された特異的抗体を解析することによって測定される。血液の液性成分あるいは**血漿** plasma 中に蓄積した抗体を検査するのが、通常最も行われる方法である。そのような抗体は循環抗体として知られる。循環抗体は、採取した血液を凝固させて血餅を分離することによって得られる血清を用いて測定する。この抗血清に含まれる抗体の量や特徴は以下に述べる方法で解析する。抗体の検査方法はもともと、免疫した個体から得られた抗血清を用いて行われていたので、一般には**血清学的検査法** serological assay と呼ばれ、抗体を用い

た実験そのものはしばしば**血清学** serology と呼ばれる．

　抗体応答の最も重要な特徴として，抗体の特異性，量，アイソタイプ isotype またはクラス，および親和性が挙げられる．**特異性** specificity は，免疫原以外の抗原から免疫原を識別する抗体の能力を決める．抗体の量は種々の方法で測定される．例えば，反応している B 細胞数，B 細胞が抗体を合成する速度，および産生後にどれくらい抗体が維持されるかなどによって規定される．各アイソタイプは生体内では決まった半減期をもっているので，血漿中や組織間隙に抗体が留まっている期間は，産生される抗体のアイソタイプやクラス class によって決まる（5-12 項，10-14 項参照）．抗体応答時どのアイソタイプが産生されたかにより，抗体の生物学的機能が決定される．また，どこの部位で産生されたかがわかる．最後に，当該抗原に対する抗体の結合能について触れる．一価の抗原に対する結合能を**アフィニティ（親和性）** affinity と呼び，多数の結合部位が存在する抗原の場合の結合力の総和を**アビディティ（結合性）** avidity と呼ぶ．結合能は次の点で重要である．すなわち，親和性の高い抗体ほど抗原の濃度が低くても結合できるため，抗原を除去するのに少ない抗体量で十分である．液性免疫応答におけるこれらパラメータはすべて，感染から宿主を守る能力を決定するのに役立つ．

A-3　アフィニティクロマトグラフィー

　抗原-抗体の結合特異性は，混合物から特異抗原を精製すること，あるいはさまざまな抗体を含む抗血清から特異抗体を精製することに利用できる．この技術を**アフィニティクロマトグラフィー** affinity chromatography と呼ぶ（図 A.4）．抗原の精製の場合，特異的抗体は化学反応性小ビーズに共有結合された形でカラムに詰められていて，抗原を含む混合液はこのビーズの間を通り抜ける．この間に特異的抗原はビーズに結合し，混合液中の他の物質は洗い流される．ビーズに結合した抗原は pH 2.5 以下あるいは 11 以上で処理することによって抗原-抗体の結合が解かれ，精製されてビーズから分離される．このことは，抗体は塩濃度，温度および pH が生理的条件下にあれば安定して結合しているが，この結合は非共有結合であるので可逆的であることを示している．アフィニティクロマトグラフィーはまた，抗血清の中から抗体を精製するのにも使用される．この場合，抗原がビーズに付着している．この手法がアフィニティクロマトグラフィーと呼ばれるのは，分子間の相互親和性に基づいて目的の分子を分離するからである．

A-4　ラジオイムノアッセイ（RIA），酵素免疫測定法（ELISA）および競合的阻害アッセイ

　ラジオイムノアッセイ radioimmunoassay（RIA）および酵素免疫測定法 enzyme-linked immunosorbent assay（ELISA）はいずれも，抗体もしくは抗原への直接結合を測定する目的で使われる手法であり，原理は同じであるが特異的結合を測定する手段が異なる．RIA は通常，血液や組織液中のホルモンを検出する際に使われる．一方，ELISA はエイズ（AIDS）の原因であるヒト免疫不全ウイルス（HIV）の感染の有無を調べるといったウイルス性疾患の検出に頻用される．これらの方法を施行するには，検出結果を定量的に評価するために既知の抗原と抗体のいずれか，または両方がよく精製されている必要がある．ここでは，試料中の特異抗原量，例えば患者血清中の HIV p24 蛋白質量を調べる際に用いられる測定法について解説する．まず，抗原に対する特異抗体が精製されている必要がある．血清のような混合物に含まれる特異的抗体の量を測定する際にも RIA や ELISA を利用できるが，この場合，最初に精製抗原が用意され

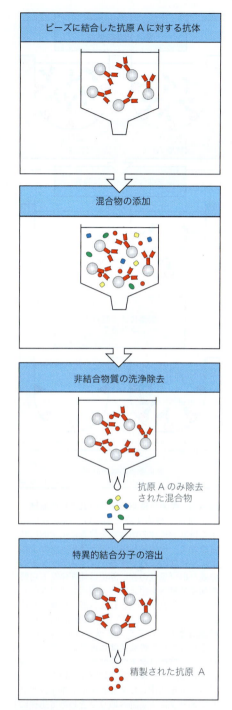

図 A.4　アフィニティクロマトグラフィーは抗原抗体反応を利用して抗原または抗体を精製するのに用いられる

　分子混合物から特異的抗原を精製するためには，単クローン抗体をクロマトグラフィービーズのような不溶性の基体に付着させ，そこに混合物を入れて通過させる．特異的抗体が目的分子を結合し，それ以外の分子は洗い流される．次に pH を変化させて抗原抗体結合を解離させて特異抗原を溶出させる．同様の方法で，抗原をビーズに連結させると抗体が精製できる（図示していない）．

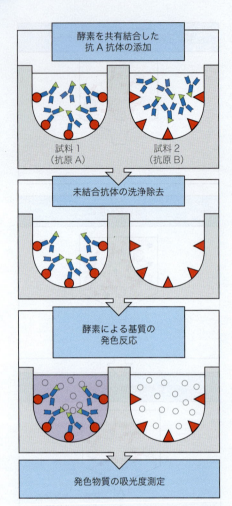

図 A.5　酵素免疫測定法（ELISA）の原理
　抗原 A を検出するためには，抗原 A に対する特異的抗体の精製物を酵素に化学的に結合させる．検体試料は，プラスチックウェル上に非特異的に結合する．プラスチック表面の残りの付着性の強い部位は無関係な蛋白質を加えて結合を阻止する（図示していない）．非特異的な結合を阻止した状態で標識した抗体を加えると，抗原 A に特異的に結合した標識抗体のみがプラスチックの表面に残る．結合しなかった標識抗体は洗浄により除去され，結合抗体は酵素依存性発色反応により検出される．この検査方法はマイクロタイタープレートを利用したマルチチャンネルスペクトロメータによる読み取りできわめて迅速に処理できる．図 A.6，図 A.25 に示すように，この基本となる方法を改変して未知の試料中の抗原や抗体を測定することができる．

ていることが必要である．

　抗原濃度を測定する RIA では，精製された特異的抗体が放射性同位元素（通常 ^{125}I が使われる）で標識されている．ELISA では，酵素が抗体に化学的に結合されている．標識されていない状態の成分（この場合は未知量の抗原を含む溶液）は，マルチウェルプラスチックプレートにある孔 well のように一定量の蛋白質を吸着する固相支持体に付着させる．続いて非特異的吸着が阻止された状態で孔に標識抗体を添加して抗原に吸着させ，結合しなかったものは洗浄して除く．RIA では残った放射活性により，ELISA では無色の基質が有色の反応産物に変換されることにより，抗体の結合を測定する（図 A.5）．色の変化は測定器で読み取られるためデータは容易に得られ，反応産物濃度の定量値が取得できる．また，ELISA は被曝の危険がない．これらの理由から ELISA は多くの直接結合測定法として好んで使われる．この手法のバリエーションとして，標識された抗免疫グロブリン抗体を用いてプレートに接着させた非標識抗原に非標識抗体が結合するのを検出することもできる．この場合，標識された抗免疫グロブリン抗体はいわゆる二次反応に用いられる．このような二次反応を行う場合には検出感度が増強される．なぜならば，少なくとも 2 分子以上の標識された抗免疫グロブリン抗体が個々の非標識抗体に結合することができるからである．RIA および ELISA では非標識抗体をプレートに結合させ，そこへ標識抗原を加えることでも抗体量を測定することができる．

　サイトカインのような分泌蛋白質を検出する際には，ELISA を改良した**捕獲 ELISA** capture ELISA あるいは**サンドイッチ ELISA** sandwich ELISA（より一般的には**抗原捕捉アッセイ** antigen-capture assay と呼ぶ）が使われる．これらの検出法では，抗原ではなく抗原特異的抗体を先にプレートに結合させる．この場合，高い親和性が期待できるため，たとえ試料中にごく少量の抗原しか存在していなくても高感度に検出が可能である．特異的に捕獲された抗原を検出するには，当該抗原の他のエピトープを認識する抗体を標識して用いればよい．

　抗原捕捉アッセイの一種である**マルチプレックスアッセイ** multiplex assay では，一つの試料に含まれる多種類の抗原を定量することができる．この技術は，臨床の血清試料や実験動物の血清中の多数のサイトカイン量の測定に利用でき，対象のサイトカインが確定していないような場合に役立つ．この種のアッセイでは，微小粒子を異なる波長で識別できる蛍光色素で標識し，この微小粒子を 1 種類の抗原（例えば特定のサイトカイン）に特異的な抗体と結合させる．個々を識別できる最大 100 種類もの微小粒子を試料に添加して抗原を捕捉し，当該抗原の別の部位を認識する二次抗体を用いて結合した抗原を検出する．この二次抗体には別な蛍光色素が付いており，その蛍光強度で結合している抗原を定量する．マルチプレックス解析装置，ルミネックス®社製検出装置を用いて個別に標識された微小粒子由来の蛍光量を測定する．

　これらの検出法は次の 2 点において厳密に行われなければならない．第一に，検出する試料の少なくとも一つはよく精製され検出可能な形になっていないと量的情報は得られない．第二に，結合した標識物質と結合していない標識物質がきちんと分離できる手段が必要で，そうすれば特異的結合の割合が算出できる．分離するためには，標識していない相手の物質をプラスチック固相に付着させることが多い．結合しなかった標識分子を洗浄して取り除けば，結果として結合した標識分子のみがプレート上に残る．図 A.5 にあるように，標識していない抗原はプラスチック孔に付着し，標識した抗体は抗原に結合して孔に残る．非結合物から結合物を分離するこの方法は，抗体を用いた検査法の基本的手段である．

　RIA および ELISA では，成分が未知の試料における抗原または抗体の量を直接測定はできない．両者は精製した標識抗体や抗原の結合に依存するからである．しかし，こ

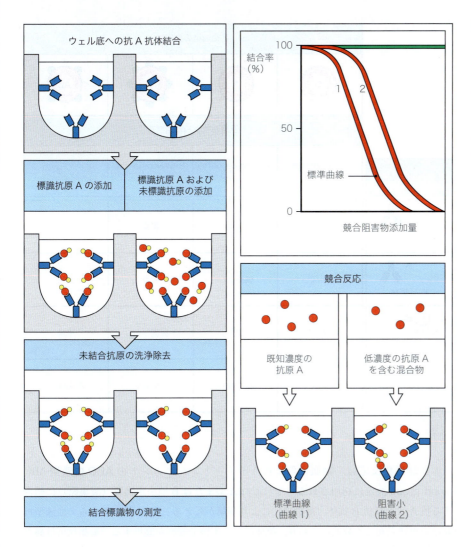

図 A.6 競合的阻害アッセイによる未知試料中の抗原定量
　一定量の未標識抗体をプラスチックウェルに付着させ、標準標識抗原を結合させる。未標識の標準試料または測定する試料の量を変えて加えて標識抗原の置換量を測定すると、阻害曲線が描ける。標準曲線は既知量の非標識抗原を使用して得られる。この曲線との比較によって、未知の試料中の抗原量が算出できる。グラフに示した緑色の線は抗A抗体と反応する物質が存在しない場合を示す。

の問題は解決できないわけではない。その一つが、図A.6に示したような**競合的阻害アッセイ** competitive inhibition assay である。この方法では、未知の試料中のある抗原の存在や量は、プラスチック孔に付着している抗体に既知の標識標準抗原が結合するのを阻止する度合いによって決定される。既知の標識していない標準抗原の加える量を変えて作製した標準曲線と比較して、未知試料中の抗原量を知るのである。競合的結合アッセイ competitive binding assay も未知の試料中の抗体を測定するのに使われる。その際、プラスチック孔に抗原を付着させ、そこに標識した特異抗体が結合するのを試料が阻止する割合によって測定を行う。

A-5　赤血球凝集反応および血液型鑑定

　多くの定量的血清学的検出法では、抗原への抗体結合を利用して直接測定する。しかし、もう一つの重要な方法は、抗体が結合する抗原の物理的状態を変化させることを利用する。この二次相互反応はさまざまな方法で検出される。例えば、細菌のような大きな粒子の表面に抗原がある場合、対応抗体を加えることによって**凝集** agglutination が起こる。同じ原理で血液型が決定される。ここでは、目的とする抗原が赤血球の表面にあり、この凝集反応は**赤血球凝集反応** hemagglutination（ギリシャ語の「*haima* 血液」から）と呼ばれる。

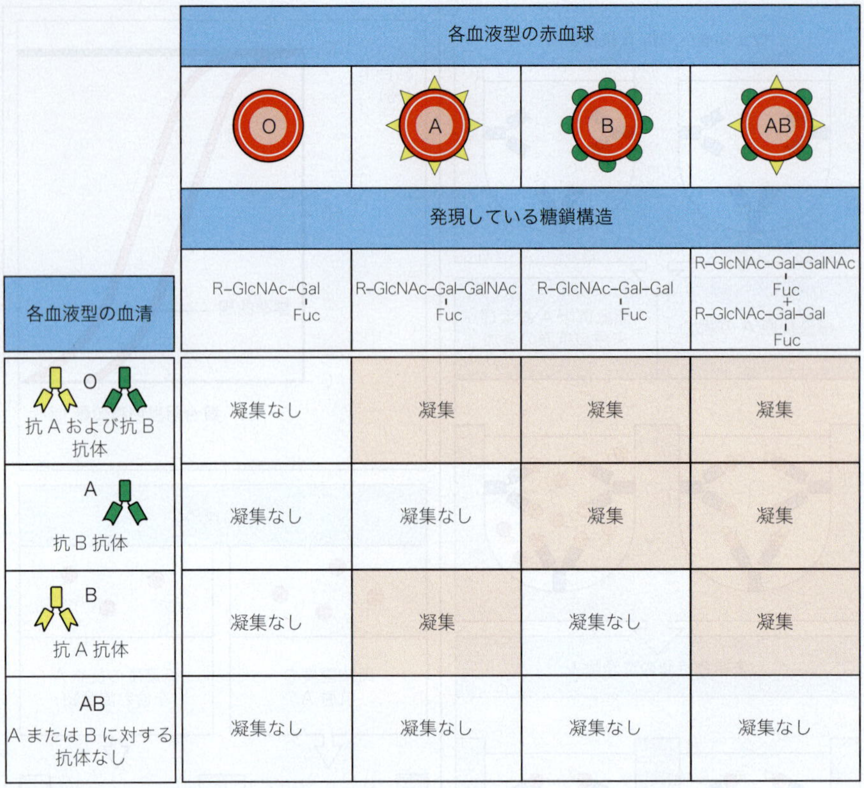

図 A.7 赤血球凝集反応は血液型の決定および輸血の際のドナーとレシピエントの適合性判定に使われる

腸内細菌は血液型抗原と同一か類似の抗原をもつので，対応する赤血球抗原をもたないヒトにはそれらに対する抗体ができる（左列）．O 型の個体は抗原 A も B ももたないので，両者に対する抗体を二つとももっている．一方，AB 型の個体は両抗体とも欠如する．輸血の際，抗 A あるいは抗 B 抗体をもつドナーとレシピエントの血球凝集パターンは個々の ABO 型を決定する．輸血の前に，レシピエントの血清がドナーの赤血球を凝集する抗体をもっているか否かもテストする．その逆もテストする．この方法は交叉適合性試験と呼ばれ，ABO 以外の血液に対する有害な抗体も検出しうる．

各血液型の血清	各血液型の赤血球			
	O	A	B	AB
	発現している糖鎖構造			
	R–GlcNAc–Gal Fuc	R–GlcNAc–Gal–GalNAc Fuc	R–GlcNAc–Gal–Gal Fuc	R–GlcNAc–Gal–GalNAc Fuc + R–GlcNAc–Gal–Gal Fuc
O 抗 A および抗 B 抗体	凝集なし	凝集	凝集	凝集
A 抗 B 抗体	凝集なし	凝集なし	凝集	凝集
B 抗 A 抗体	凝集なし	凝集	凝集なし	凝集
AB A または B に対する抗体なし	凝集なし	凝集なし	凝集なし	凝集なし

赤血球凝集反応は，輸血の際に行うドナーとレシピエントの **ABO 血液型** ABO blood group 決定に利用される．それぞれ A 型または B 型決定物質（凝集原）に結合する抗 A または抗 B 抗体（凝集素）により凝集が起きる（図 A.7）．これらの血液型抗原は赤血球表面に多数並んでおり，抗体による架橋で細胞が凝集する．凝集反応は異なる細胞上にある同一の抗原に同時に抗体が結合することで起きるので，各抗体分子には少なくとも二つの抗原結合部位があることがわかる．

A–6　クームス試験および Rh 型不適合

クームス試験は，抗免疫グロブリン抗体を用いて**新生児溶血性疾患** hemolytic disease of the newborn や**胎児赤芽球症** erythroblastosis fetalis の原因となる抗体を検出するために行う．抗免疫グロブリン抗体は**ロビン・クームス** Robin Coombs によって開発され，現在でもこの疾患のための検査はクームス試験 Coombs test と呼ばれる．新生児の溶血疾患は，胎児の赤血球上に発現した**リーザス** rhesus あるいは **Rh 血液型抗原** Rh blood group antigen に特異的な IgG タイプの抗体が母親内で産生されたときに起こる．Rh^- の母親は父親由来の Rh 抗原を発現する Rh^+ の胎児赤血球に曝されると，Rh に対する抗体を作る．一般に母親の IgG 抗体は胎盤を通過して胎児内に入り，新生児として生まれた子供を感染から防御する有益な働きをする．しかし，入った IgG タイプの抗体が抗 Rh 抗体の場合，胎児の赤血球と結合し，それらは肝臓内で貪食細胞によって破壊される．その結果，胎児期および新生児期の子供は溶血性貧血となる．

Rh 抗原は赤血球表面で粗に分布しているので，IgG タイプの抗 Rh 抗体は補体を固定できず，そのため試験管内で赤血球を溶血できない．さらに，理由はわからないが，抗 Rh 抗体は ABO 型のときと違って赤血球を凝集しないので，検査は易しくない．し

かし，母親の IgG 抗体が胎児赤血球に結合しているかどうかは，胎児の細胞成分から血清中の非結合免疫グロブリンを除去して，そこに抗ヒト免疫グロブリンを加えて測定できる．この抗ヒト免疫グロブリン抗体は，母親の抗体が結合した胎児赤血球を凝集する．この方法は**直接クームス試験** direct Coombs test と呼ばれ（図 A.8），胎児赤血球の表面に結合した抗体を直接検出するのに用いられる．**間接クームス試験** indirect Coombs test もあり，血清中の非凝集性抗 Rh 抗体を検出するのに使われる．すなわち，血清をまず Rh^+ の赤血球と培養して赤血球に抗 Rh 抗体が結合した後に洗浄し，非結合性の免疫グロブリンを除いてから抗免疫グロブリン抗体を加えると，反応して凝集が起こる（図 A.8）．間接クームス試験を用いることにより，新生児に溶血性貧血を起こす Rh 不適合を検出し，その疾患を防止する一助となる（15-10 項参照）．クームス試験はまた，赤血球に結合し溶血性貧血を引き起こす薬剤に結合する抗体を検出する際にも応用される．

A-7 単クローン抗体

自然発生的にまたは実験的に免疫した結果産生された抗体は，特異性や親和性の異なる分子の集合である．免疫した抗原上に異なった複数のエピトープがあり，それぞれに対応して結合する抗体が産生されれば抗体は不均一となる．しかし，単一エピトープをもつハプテンに対する抗体でさえ不均一となることがある．これは，**等電点電気泳動** isoelectric focusing によって調べられる．この方法では，蛋白質は等電点に応じて分離される（等電点とは，正と負の電荷が等しく，その和すなわち全体の電荷がゼロになる pH を指す）．十分に長い pH 勾配の中で蛋白質を電気泳動すると，各分子は pH 勾配に沿って移動し，等電点となる pH に達したところで中性となり，その位置に集約され濃縮される．この方法で抗ハプテン抗体を処理してニトロセルロース紙のような支持体に移すと，抗体は標識したハプテンへの結合能により検出される．種々の等電点にハプテン結合性の抗体が検出されることから，同じエピトープに結合する抗体であっても均一でないことがわかる．

抗血清は生物学の多くの分野で有用視されている．しかし，抗血清中にある抗体が均一でないために不便なことがある．第一に，同じ抗原を用いて同じ免疫処置を行った場合でも，各動物から得られる抗血清はおのおの異なる．第二に，得られる抗血清量に限度があるので，複雑で繰り返し行う実験あるいは臨床テストでは，血清学的に同一実験とならない．さらに，アフィニティクロマトグラフィー（A-3 項）によって精製しても交叉反応する抗体の混入があるので，それを用いた実験では混乱が生じるおそれがある．これらの問題点を解決し，抗体の利用価値を最大限に高めるために，構造が均一で特異性が明らかな抗体分子を制限なく供給できることが望まれていた．現在では，抗体産生細胞の融合により，また，ごく最近では遺伝子工学的手法により単クローン抗体を作製することができるようになった．

詳細な化学分析が可能である均一な抗体試料を求めていた生化学者たちが 1950 年代当初着目したのは，多発性骨髄腫の患者で産生される蛋白質であった．多発性骨髄腫は形質細胞の腫瘍である．通常，抗体は形質細胞によって産生される．この患者の血清中には多量の均一な**骨髄腫蛋白質** myeloma protein と呼ばれるγグロブリンが存在したので，骨髄腫蛋白質は抗体分子のよいモデルとなった．したがって，抗体構造に関する初期の知見の多くは骨髄腫蛋白質の研究によってもたらされた．こうした研究から，不死化した形質細胞から単クローン抗体が得られることがわかった．しかし，ほとんどの骨髄腫蛋白質では抗原特異性が不明であり，研究対象および免疫学的研究の手段として

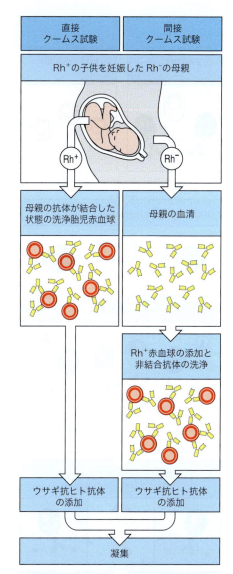

図 A.8 赤血球抗原に対する抗体検出のための直接および間接クームス試験

Rh^+ 胎児をもつ Rh^- の母親は，胎児赤血球が出産時に末梢血に入って感作されることがある．2 回目の妊娠で Rh^+ 胎児を妊娠すると，IgG タイプの抗 Rh 抗体が胎盤を通過して胎児赤血球を破壊する．抗 ABO 抗体は抗 Rh 抗体とは違って IgM アイソタイプであり，胎盤通過性がないため問題はない．抗 Rh 抗体は赤血球を凝集させないが，結合していない免疫グロブリンを洗浄した後，抗ヒト免疫グロブリン抗体を添加すると抗体が結合している血球が凝集するため，胎児赤血球に結合した抗体の存在を証明できる．間接クームス試験を行えば，母親血清中の抗 Rh 抗体を証明することができる．この検査では，血清を Rh^+ 赤血球と混合させ抗体を赤血球と結合させることにより，赤血球検体を直接クームス試験と同様に取り扱うことができる．

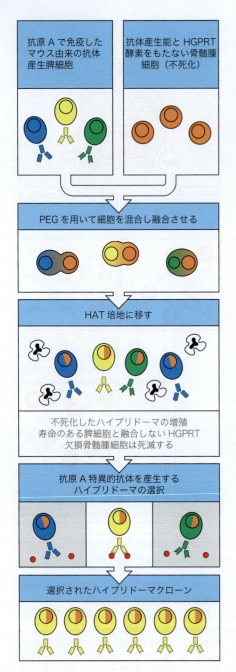

図 A.9　単クローン抗体の産生

特異抗体を分泌する脾細胞集団を多数得るために，抗原 A で免疫したマウスに，屠殺 3 日前に経静脈的に追加免疫を行うと，脾細胞は培養数日で死滅する．培養系で抗体を持続的に得るために，ポリエチレングリコール（PEG）を用いて脾細胞と不死化している骨髄腫細胞とを融合する．この細胞融合株はハイブリドーマと呼ばれる．使用する骨髄腫細胞自身は抗体を産生せず，またヒポキサンチン−グアニンホスホリボシルトランスフェラーゼ（HGPRT）をもたないことが条件である．この HGPRT 酵素をもたないと，融合細胞の選択に用いられるヒポキサンチン−アミノプテリン−チミジン（HAT）培地に感受性となる．脾細胞中の HGPRT 遺伝子は融合細胞が HAT 培地中で生存するのを補助するので，融合した細胞のみが培養中で持続的に増殖する．その結果，融合しない骨髄腫細胞や寿命が限られている脾細胞は HAT 培地中で死滅する．それらは，図中で不整形の黒い核をもった細胞として描かれている．こうして各ハイブリドーマは抗体産生のためにスクリーニングされ，目的とする特異抗体を作る細胞は一度単一細胞ごとに単離してから増殖させる．これらを大量培養すれば多数の抗体が得られる．各ハイブリドーマは単一細胞から発生しているので，ハイブリドーマ細胞はすべて同一抗体分子を産生する．この抗体を単クローン抗体と呼ぶ．

は限界があった．

　この問題はジョルジュ・ケーラー Georges Köhler とセザール・ミルシュタイン César Milstein によって解決された．彼らは抗原特異性が判明している均一な抗体を作り出す技術を開発したのである．彼らは免疫したマウスの脾細胞とマウス骨髄腫細胞を融合させた．この融合細胞は，無限の増殖能と免疫に使用した抗原に特異的な抗体の産生能の両方を持ち合わせていた．一般に，脾細胞は特異抗体を作ることができ，骨髄腫細胞は増殖しながら分泌型免疫グロブリンを連続産生することができる．抗体を産生しない骨髄腫細胞を融合のパートナーに選ぶと，融合細胞から産生する抗体は免疫した脾細胞由来のものだけとなる．融合を行った後，融合細胞を選択的に採取するために骨髄腫細胞のみを死滅させる試薬を用い，融合しなかった骨髄腫細胞を除く．また，融合しなかった脾細胞はその寿命により培養中まもなく死滅する．こうして融合した骨髄腫細胞株（**ハイブリドーマ** hybridoma）が生き残る．このハイブリドーマをクローン化して再度増殖をさせ，目的とする特異性をもって抗体産生をするハイブリドーマ細胞を単離する（図 A.9）．各ハイブリドーマは単一 B 細胞に由来する**クローン** clone であるので，その細胞が産生する抗体分子の抗原結合部位やアイソタイプの構造は同一である．このような抗体は**単クローン抗体** monoclonal antibody と呼ばれる．この手法は，既知の単一の特異性と均一の構造をもつ抗体を無限に供給できるという点で革命的であった．現在，単クローン抗体は診断薬として血清学的検査に広く用いられているとともに，治療薬として使用されている．しかし，これまでにマウス由来の単クローン抗体は比較的容易に作製されているが，ヒト由来の単クローン抗体については成功例が限られている．「完全ヒト型」治療用単クローン抗体は現在，ファージディスプレイ技術（A–8 項に記載）や，ヒト形質細胞から抗体遺伝子を単離し発現させるための遺伝子組換え技術（A–9 項），ヒト抗体遺伝子をもつトランスジェニックマウス（A–34 項）への免疫処置によって作製されている．

A–8　抗体の可変部産生のためのファージディスプレイライブラリー

　ここに紹介するのは抗体様分子を産生するための技術である．抗原を結合する抗体の可変部領域をコードする遺伝子断片を，バクテリオファージの外被蛋白質をコードする遺伝子と融合させる．そのような融合した遺伝子を含むバクテリオファージを細菌に感染させると，ファージ粒子は抗体様融合蛋白質を含む外被蛋白質をバクテリオファージの外側に発現する．それぞれ異なった抗原結合ドメインをその表面にもつ一揃いの組換

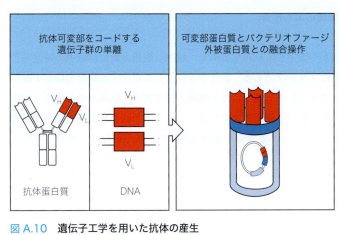
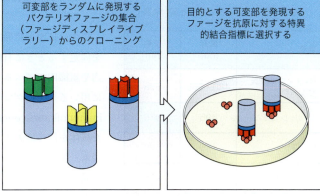

図 A.10　遺伝子工学を用いた抗体の産生
　免疫グロブリン遺伝子の軽鎖および重鎖の可変部（V 領域）の共通配列に対するプライマーを使って，軽鎖および重鎖の可変部の cDNA ライブラリーを PCR 法で作製する．この場合 mRNA は脾臓細胞から得る．これら二つの鎖の可変部遺伝子をバクテリオファージにランダムに入れると，各ファージは免疫グロブリンの特徴をもつ融合表面蛋白質として両鎖の可変部遺伝子を発現する．こうしてできたファージディスプレイライブラリーは細菌内で増殖し，ファージは抗原をコートしたプラスチック表面に結合する．結合しないファージは洗浄して除き，結合したファージは回収され再び抗原に結合される．数回繰り返した後，特異性があって親和性が高い抗原結合ファージが残る．これらは抗体分子のように使用できる．また，その可変部遺伝子は回収され，抗体遺伝子に導入されて遺伝子工学的操作により抗体分子が作製される（図示していない）．この技術はヒト由来の cDNA にも利用できるという利点があるので，単クローン抗体作製のハイブリドーマ技術に取って代わるかもしれない．

えファージ群は，**ファージディスプレイライブラリー** phage display library として知られている．複雑な混合物中からアフィニティクロマトグラフィーによって特定抗原に特異的な抗体を分離したのと同じ方法で（A–3 項），特定抗原に特異的に結合するドメインをもつファージは上記ライブラリーから選択されて分離される．結合するファージ粒子は回収され，新しい細菌の感染に使われる．おのおののファージはこの方法で分離され，単クローン抗体に相当する機能をもつ単クローン抗原結合粒子を産生する（図 A.10）．おのおののファージに特異的な抗原結合部位をコードする遺伝子はファージ DNA から回収されて，定常部をコードする免疫グロブリン遺伝子断片に結合されることにより，完全な抗体分子の遺伝子ができあがる．再構築された抗体遺伝子は適当な細胞株に導入される．このときの細胞株は，ハイブリドーマのために使った抗体産生能のない骨髄腫細胞がよい．このようにして遺伝子導入された形質転換細胞は，ハイブリドーマから産生される単クローン抗体が望むすべての性状をもつ抗体を産生することができる．

A–9　免疫した個体からのヒト単クローン抗体の生成

　免疫した個体から形質細胞を単離し，再構築した抗体の重鎖遺伝子と軽鎖遺伝子を形質細胞からクローン化することによってヒト単クローン抗体を得る場合もある．免疫してからおよそ 1 週間後の個体末梢血から，CD27 や CD38 といった細胞表面分子の発現を指標にヒト形質細胞を分離することができる．個々の形質細胞をプラスチックプレートの孔に分け入れ，おのおのの細胞からポリメラーゼ連鎖反応 polymerase chain reaction（PCR）法を用いて重鎖遺伝子と軽鎖遺伝子の可変部位の配列をクローン化する．これらの配列を組み込んで重鎖と軽鎖の遺伝子全長を再構築し，重鎖と軽鎖のベクターを不死化したヒト細胞株に一緒に導入する．このヒト細胞の中から，免疫抗原と結合する抗体蛋白質を産生している細胞を選び出す．このような不死化細胞は，特異的なヒト抗体蛋白質の恒久的な産生源となる．

A–10　免疫蛍光顕微鏡による検査

抗体は抗原と特異的かつ安定して結合するので，細胞，組織または体液中の特定分子を同定するときに有用なプローブである．抗体分子によって対応する抗原の局在を細胞内や組織内で調べるときは，いろいろな抗体の標識方法を使う．抗体そのものや，検出に用いる抗免疫グロブリン抗体を蛍光色素で標識して用いる手法を**免疫蛍光顕微鏡検査** immunofluorescence microscopy と呼ぶ．他の血清学的手法と同様に，結合しなかった抗体を洗浄除去することにより，抗原に対して特異的に結合した標識抗体を識別する．通常，抗体は元のままの折りたたまれた形の抗原蛋白質を認識するので，被認識蛋白質は元の形態を保ったまま提示される必要があると考えられる．そのために，非常に緩やかな化学的固定を行ったり，あるいは凍結切片を用いて抗体応答を終えた後に固定したりといった工夫が必要である．しかし，抗体の中には，被認識蛋白質がもともとの高次構造を保っていなくとも結合する場合もある．そのような抗体はまた，すでに固定済みの組織切片中に存在する当該抗原をも特異的に認識することができる．

蛍光色素を特異抗体に直接結合させることもできるが，もっと一般的なのは，結合した抗体を蛍光色素で標識した抗免疫グロブリン抗体で検出する方法で，**間接免疫蛍光法** indirect immunofluorescence として知られている．これに使われる色素はある光波長，通常は青色あるいは緑色によって励起され，可視光領域に異なった波長の反射光を生ずる．最も頻用される蛍光色素としては，緑色光を発するフルオレセイン，赤色光を発するテキサスレッドやペリジニンクロロフィル蛋白質（PerCP），また赤橙色を発するローダミンやフィコエリスリン（PE）などがある（図A.11）．フィルターを選択的に用いれば，測定したい波長の反射光のみを蛍光顕微鏡にて検出することが可能である（図A.12）．アルバート・クーンズ Albert Coons がこの技術を開発し，抗体の産生場所として形質細胞を同定したが，この技術は各種蛋白質の分布を検出するのにも利用できる．各種抗体にいろいろな色素を結合すれば，2種類以上の分子の分布を同一細胞や組織内で決定することができる（図A.12）．

一般的な蛍光色素の励起波長と反射波長		
色素	励起 (nm)	反射 (nm)
R-フィコエリスリン（PE）	480・565	578
フルオレセイン	495	519
PerCP	490	675
テキサスレッド	589	615
ローダミン	550	573

図A.11　一般的な蛍光色素の励起波長と反射波長

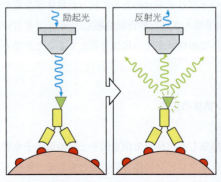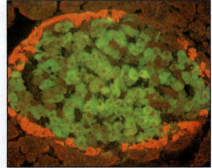

図A.12　免疫蛍光顕微鏡検査
抗体をフルオレセインのような蛍光色素（緑色の三角）で標識すると，細胞や組織内のこれに対応する抗原の局在を可視化できる．染色した細胞は，蛍光色素を励起する青色または緑色光下で鏡検する．励起した色素は特定の波長の光を発色するので，選択性のあるフィルターを通して観察できる．生物学分野でのこの技術の応用範囲は広く，組織や細胞内の分子局在の決定に役立っている．また異なる色素を結合させた抗体を用いれば，組織切片中の別の抗原を検出することもできる．ここでは，緑色色素を結合したグルタミン酸脱炭酸酵素（GAD）蛋白質に対する抗体で膵臓内のランゲルハンス島β細胞が染色されているのに対し，橙色色素を結合させたグルカゴンに対する抗体で染色されるα細胞にはGAD蛋白質が存在しないことが示されている．ランゲルハンス島のインスリン産生β細胞が破壊される自己免疫疾患である糖尿病において，GADは重要な自己抗原である（第15章参照）．
（写真は M. Solimena と P. De Camilli の厚意による）

共焦点蛍光顕微鏡 confocal fluorescent microscope は，コンピュータを応用した技術により調製した細胞や組織の超薄切片を利用するものであり，この発展により煩雑な試料調製を必要とせず，かつ非常に高感度の蛍光観察が可能となった．励起光源（レーザー）は標本の特定の平面上に焦点を当て，放射光は目指す平面からの光のみが検出器に届くように「ピンホール（針孔）」を通過させるので，上部や下部からの焦点外の放射を除くことができる．そのため，通常の蛍光顕微鏡より鮮明な画像を得られ，「垂直」軸に沿った連続切片像を組み合わせて三次元画像を構築することもできる．蛍光顕微鏡は，固定化した細胞を蛍光色素で標識した抗体で染色した場合や，蛍光蛋白質と融合した目的蛋白質を発現する生細胞を観察する場合に用いることができる．広く利用されるようになった最初の蛍光蛋白質は，クラゲの一種であるオワンクラゲ *Aequorea victoria* から得られた緑色蛍光蛋白質 green fluorescent protein (GFP) である．今日では赤色，青色，青緑色，あるいは黄色などの蛍光を発するさまざまな類似蛍光蛋白質が知られている．それらの蛍光蛋白質との融合蛋白質として細胞内に発現させることにより，T細胞レセプター T-cell receptor (TCR)，補助レセプター，接着分子，あるいは T 細胞が標的細胞を捕らえたときに発現がみられる CD45 などの情報伝達分子の観察を行うことが可能となった（図9.37参照）．

　しかし，共焦点顕微鏡は組織内80マイクロメーター程度までしか届かず，励起によく使われる波長は蛍光ラベルをすぐに失活させて組織を傷めてしまう．このことは，例えば組織中の細胞の移動のように，生きた状態の標本を十分な時間をかけて観察するには適していないことを意味する．これらの問題点のいくつかは，ごく最近開発された**2光子蛍光顕微鏡** two-photon scanning fluorescence microscopy によって克服された．この技術では，はるかに長波長のレーザー光（すなわち低エネルギーの光子）を励起光としてきわめて短い時間パルスし，これらの低エネルギー光子のうち2光子が近接した位置に同時に到達して初めて蛍光物質が励起される．そのため，顕微鏡の焦点のごく小さい領域でのみ励起が起こり，そこでは光のビームが強く，蛍光放射は焦点の平面に限定され，鮮明でコントラストのはっきりした画像が得られることになる．長波長の光（主として近赤外光）はまた，生きている組織へのダメージが共焦点顕微鏡でよく使われる青や紫外波長より少なく，そのため長時間にわたって解析することができる．共焦点顕微鏡よりも放射光を多く集めることができ，組織中に散在している1光子は背景をぼんやりさせてしまう蛍光を発することもないため，数百マイクロメーターという深部まで観察可能になる．2光子顕微鏡は共焦点顕微鏡と同様に，三次元画像も構築できる．

　分子や細胞の動きを時間をかけて追跡する際には，共焦点や2光子顕微鏡を高感度デジタルカメラを用いた**経時露出撮影画像化装置** time-lapse video imaging と組み合わせる．免疫学分野では，経時露出2光子蛍光イメージングはリンパ組織を傷つけることなく蛍光蛋白質を発現する T 細胞や B 細胞の組織内での動きを追跡し，細胞どうしが相互作用している様子を観察するのに特に有用である（第10章参照）．

A-11　免疫電子顕微鏡

　構造蛋白質や，ある特定の蛋白質の細胞内局在を電子顕微鏡によって高感度に検出する際にも抗体を利用することができ，これを**免疫電子顕微鏡法** immunoelectron microscopy と呼ぶ．目的抗原に対する抗体を金粒子で標識し，超薄切片に供し，これを伝導電子顕微鏡にて観察する．粒径を変えた金粒子で標識した抗体を使用すると，2種類以上の蛋白質を同時に調べることができる（図6.12参照）．この方法の難点は，おのおのの切片に存在する抗原が少ないので，超薄切片を染色しにくい点である．

A–12　免疫組織化学

組織切片の蛋白質を調べるもう一つの方法は（A–10項）**免疫組織化学** immunohistochemistry である．この方法では特異抗体が化学的処理により酵素に結合されていて，この抗体が存在する位置で無色の基質が有色の反応産物に変わるように工夫されている．この抗体応答による色素産物は通常光学顕微鏡下で直接観察できる．抗体は抗原に対して安定に結合するので，十分な洗浄によって未反応の抗体を除去することが可能である．この手法は A–4 項で述べた ELISA に似ていて同じ酵素が用いられるが，免疫組織化学においては，色素産物は不溶性であり，それが生成した組織内部位において沈殿するという点が大きく異なる．西洋ワサビペルオキシダーゼとアルカリホスファターゼが最も頻用される酵素原である．西洋ワサビペルオキシダーゼは基質であるジアミノベンチジンを酸化し，茶褐色の沈殿物を生じ，一方，アルカリホスファターゼは基質特異的に赤色または青色の反応物を生じる．一般的な基質として 5–ブロモ–4–クロロ–3–インドリルホスフェート（BCIP）とニトロブルーテトラゾリウム（NBT）の組合せが用いられるが，この場合は，濃い青色または紫色を呈する．免疫蛍光染色のときと同様に，抗体によって抗原が認識されるためにはその抗原が本来の抗原性を保っている必要がある．このため，最も緩やかな方法で組織標本を化学固定するか，あるいは凍結切片を用いる必要があるが，この場合は抗体応答を終えた後に標本を固定することになる．

A–13　免疫沈降および免疫共沈降

膜蛋白質に対する抗体や，精製が困難な細胞内構造に対する抗体を得るために，マウスを細胞まるごとあるいは細胞抽出物の粗成分で免疫することが多い．そして，個々の分子に対する抗体を得るためには，ハイブリドーマを作製し，これを用いて免疫に使用した細胞に結合する単クローン抗体（A–7項）を作製する．これら抗体によって固定される分子の特徴を調べるために，同じタイプの細胞を放射性同位元素で標識し，非イオン性界面活性剤で細胞膜を溶かす．この際，抗原抗体反応を阻害しない活性剤を使用しないと，標識された蛋白質は抗体に結合できない．この方法により，標識蛋白質は**免疫沈降** immunoprecipitation と呼ばれる反応によって検出される．抗体は通常，アフィニティクロマトグラフィーで用いたビーズ（A–3項）や黄色ブドウ球菌細胞壁由来のプロテイン A（IgG 抗体の Fc 部分と強く結合する性質をもつ）のような固相支持体に付着させる．免疫沈降法のための細胞の標識方法は二つある．一つは，放射活性をもつアミノ酸を含む培地の中で細胞を増殖させると，それらを細胞内蛋白質に取り込む生合成の過程で細胞内のすべての蛋白質が標識されるというものである（図 A.13）．もう一つの方法では，放射性ヨウ素同位元素で細胞表面の蛋白質のみを標識することができる．この場合，ヨウ素化合物が細胞内蛋白質を標識したり，細胞膜を越えたりしないような条件を作って行う．または，蛋白質と共有結合を形成するビオチンという低分子で膜蛋白質のみを標識し，標識したアビジンとの反応で検出することもできる．アビジンは卵白成分に含まれる蛋白質であり，ビオチンに対して非常に高い親和性をもつことが知られている．

　標識した蛋白質が抗体で分離された後，蛋白質の特徴を解析する方法はいくつか挙げられる．最も広く用いられているのは，ポリアクリルアミドゲル電気泳動法（PAGE）で，強イオン性界面活性剤であるドデシル硫酸ナトリウム（SDS）内で抗体から解離させた蛋白質を電気泳動する．この方法は SDS–PAGE と略されている．SDS は比較的均等に蛋白質に結合し，ゲル内を蛋白質が移動できるように荷電させる．移動度は主として蛋

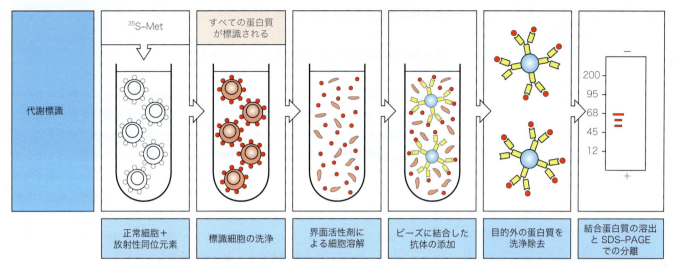

図 A.13　抗体と反応する細胞の蛋白質は，標識した細胞分解産物の免疫沈降で解析される

　活発に生合成されている細胞の蛋白質は，細胞を放射活性のあるアミノ酸（ここではメチオニン ^{35}S-Met）とともに培養することで代謝標識できる．また細胞表面蛋白質の場合は，細胞膜を通過しない分子形をもつ放射性ヨードまたはビオチンとの反応で標識できる（図示していない）．後者の場合は，標識したアビジンとの反応で検出する．次に細胞を界面活性剤で溶解し，標識した細胞蛋白質をビーズを付着させた単クローン抗体で沈降させる．洗浄して未結合の蛋白質を除去し，結合蛋白質のみとする．次いで，界面活性剤 SDS で結合蛋白質を処理し抗体から解離させると同時に蛋白質を負に荷電させる．こうして得られた蛋白質は，ポリアクリルアミドゲル電気泳動（PAGE）により大きさに応じて分離される．標識した蛋白質の位置はX線フィルムを用いてオートラジオグラフィーにより識別される．この方法は，蛋白質の分子量と構成分子を決定するのに利用される．代謝標識による蛋白質バンドのパターンは，通常ヨード標識によるパターンよりも複雑である．これは蛋白質の前駆体が存在するためである（右端図）．細胞表面の成熟型蛋白質は，ヨード標識またはビオチン化により検出されるバンドと同一の分子量を示す（図示していない）．

白質の大きさにより決まる（図 A.13）．電荷が違う蛋白質は A-7 項で説明した等電点電気泳動法で分離する．この手法は，SDS-PAGE と組み合わせ，**二次元ゲル電気泳動法** two-dimensional gel electrophoresis として知られる．本法では，免疫沈降した蛋白質は非イオン性の可溶化剤である尿素中で溶解し，次いでポリアクリルアミドの細いチューブ内に充填した等電点電気泳動ゲル内を移動させる．この一次元の等電点電気泳動ゲルを SDS-PAGE スラブゲルの上端に横に寝かせて置くと，蛋白質は分子量依存的に垂直方向に移動する（図 A.14）．この有力な手法は，複雑な混合物中の多数の蛋白質を個別に識別するのに使われる．

　免疫沈降や，関連手技であるイムノブロット（A-14 項）は，目的蛋白質の分子量や等電点，量，局在などを調べるのに有効であり，例えば，細胞内におけるプロセシングの結果として分子量や等電点が変化しているかといった情報を提供する．

　免疫共沈降 co-immunoprecipitation は免疫沈降の発展系であり，目的の蛋白質が別な蛋白質と物理的に相互作用しているかどうかを調べるのに利用される．まず，予想される相互作用複合体が含まれる細胞抽出物を，一方の蛋白質に対する抗体で免疫沈降する．こうして分離されたものにもう一方の蛋白質が含まれているかどうかを，特異的抗

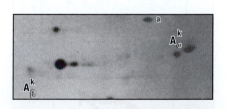
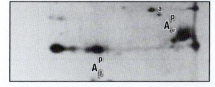

図 A.14　MHC クラスⅡ分子の二次元ゲル電気泳動法

　代謝標識したマウス脾細胞の蛋白質（図 A.13）をマウス MHC クラスⅡ分子である H-2A に対する単クローン抗体で沈降させ，等電点電気泳動を行い，それと直角方向に SDS-PAGE を行う．このため二次元ゲル電気泳動と呼ばれる．この方法により同一分子量の蛋白質をさらに電荷で区別できる．分離した蛋白質はオートラジオグラフィーで検出する．MHC クラスⅡ分子は α と β の二本鎖から構成され，MHC クラスⅡ分子が異なると等電点も異なる（上下の写真を比較のこと）．マウスの MHC 遺伝子座は図中に記してある（k, p）．通常みられる夾雑物であるアクチンは図中に a で示してある．

　（写真は J.F. Babich の厚意による）

体を用いて解析するのである．

A–14　イムノブロット（ウェスタンブロット）

免疫沈降（A–13項）と同様に，イムノブロット immunoblotting は細胞溶液中に存在するある特定の蛋白質の存在を検出する方法であるが，大量の細胞をラジオアイソトープで標識する必要がないという点で優れている．未標識細胞は界面活性剤を用いて溶解され，溶解液は SDS–PAGE によって分離される（A–13項）．分子量に応じて分離された蛋白質はニトロセルロース膜のような安定した支持体に転写され，この膜を特異的抗体の存在下に置くと，抗体（この場合，変性した状態のアミノ酸配列と結合する抗体）は SDS で可溶化した状態の蛋白質と結合し，その位置は酵素で標識した抗免疫グロブリン抗体で検出される．この方法はウェスタンブロット Western blotting と呼ばれる．これは，特異的 DNA 配列を検出する技術を開発したエドウィン・サザン Edwin Southern にちなんで名付けられたサザンブロット，さらには RNA における同様な技術として命名されたノーザンブロットに対応する蛋白質検出技術ということでこのように呼ばれている．ウェスタンブロットは基礎の研究や臨床の診断に広く応用されている．例えば，ヒト免疫不全ウイルスである HIV の異なる構成成分に対する抗体の検出で知られるように，特異的蛋白質に対する血清中抗体の有無を判定するのに用いられる（図A.15）．

A–15　質量分析法による蛋白質複合体の単離ならびに同定における抗体の利用

免疫細胞内で働く蛋白質の多くは複合体を形成している．これには，情報伝達や遺伝子発現，細胞死などにかかわる細胞内分子だけでなく，TCR や B 細胞レセプター B-cell receptor（BCR），ほとんどのサイトカインレセプターといった細胞表面レセプターもあてはまる．そういった複合体を構成する一因子に対する抗体を用い，免疫共沈降とウェスタンブロットや**質量分析法** mass spectrometry を組み合わせることによって複合体中の他の因子も同定できる．

質量分析法では，標品中に含まれる成分（分子）の質量をきわめて精密に測定することができる．免疫共沈降などによって得られた試料中に含まれる未知の蛋白質を同定する場合，一般にはまず試料を一次元の SDS–PAGE か二次元ゲル電気泳動（A–13項）に供して複合体に含まれる蛋白質を分離する．ゲルから切片を切り出し，トリプシンなどのプロテアーゼで処理して蛋白質をペプチドに分解することによって，ペプチドがゲルから溶出しやすくなる．このペプチド混合物を質量分析装置にかけると，ペプチドはイオン化された後，気相に移行して高度の真空状態下で磁場により分離される．分離は各イオンの質量/電荷（m/z）比に基づいており，検出器が各イオンのシグナル強度情報を集積してデータをヒストグラムとして表示する（図A.16）．このヒストグラムは一般にスペクトルと呼ばれ，プロテアーゼを用いた場合には，すべての既知蛋白質に関

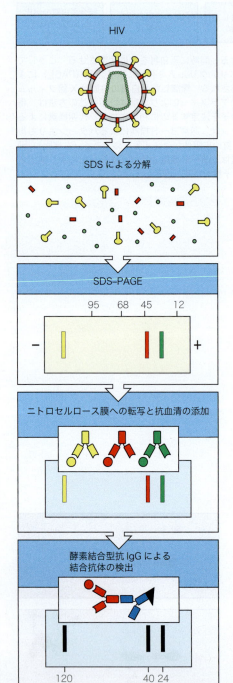

図 A.15　ウェスタンブロットは HIV 感染患者の血清中の抗 HIV 抗体を同定するのに使われる
界面活性剤 SDS の処理により得られたウイルス蛋白質を SDS–PAGE で分離し，ニトロセルロース膜に転写した後，テスト血清と反応させる．血清中の抗 HIV 抗体は HIV の個々の蛋白質と結合し，酵素結合した抗ヒト免疫グロブリンを用いると，無色の基質が有色となって現れることにより検出される．この方法は一般に，抗体と抗原のさまざまな組合せを検査するのに広く利用される．SDS には蛋白質の変性作用があるので，変性した抗原でも認識する抗体を用いれば，この方法は非常に信頼性が高いといえる．

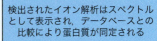

| 多蛋白質複合体の免疫沈降 | ゲル電気泳動による個々の蛋白質を分離し，個別の蛋白質は単離後プロテアーゼにより分解される | ペプチド断片は質量分析装置に注入され対電荷質量（m/z）比に基づいて分離される | 検出されたイオン解析はスペクトルとして表示され，データベースとの比較により蛋白質が同定される |

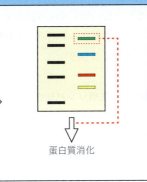 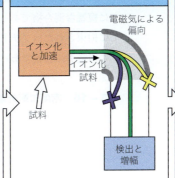 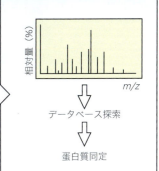

図 A.16　質量分析法による蛋白質複合体の特定

　複合体を構成する一因子に対して特異的な抗体を用い，この蛋白質複合体を免疫沈降した後，ゲル電気泳動により個々の蛋白質が分離される．各バンドは1種類の蛋白質を表しており，これを切り出してトリプシンなどの酵素で消化する．消化された蛋白質試料は質量分析器に供されると，ペプチドはイオン化され，気相に移行した後，高度の真空状態下で磁場に供されることにより電荷に対する質量比（m/z）の違いに応じて分離される．検出器は各ペプチドのシグナル強度情報を収集しヒストグラムとして表示する．このヒストグラムは一般にスペクトルと呼ばれ，あらゆる既知蛋白質配列に関するデータベースと照合できる．このデータベースには，プロテアーゼが切断可能な部位の情報も含まれており，試料中の蛋白質が同定（ID）できる．

するデータベースと照合することができる．このデータベースには，蛋白質の配列上に予想される切断部位の情報が含まれている．この測定が精密であり，もととなる蛋白質から得られた多種類のペプチド情報があるため，少なからずデータベースから一つの蛋白質が明確に特定されることになる．

　最新の多次元質量分析装置（MS/MS）では，ペプチドイオンは質量によって解析されるだけでなく配列も決定できる．これらの装置では，一つ目のセクターで分離されたペプチドイオンが二つ目のセクターで他の分子（一般には窒素などの不活性ガス）と衝突することで断片化され，三番目のセクションでこれらの断片が分離される（図 A.17）．基本的に断片化はペプチド骨格で起こるので，断片が混在した状態の質量スペクトルか

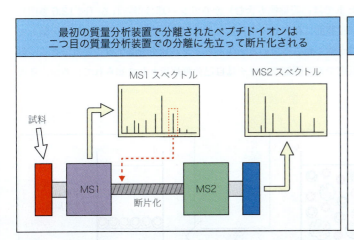

図 A.17　多次元質量分析装置（MS/MS）を用いたペプチドのアミノ酸配列決定

　多次元質量分析装置（MS/MS）は二つの質量分析装置が連結しており，その間にイオンを断片化する中間セクターがある．一つ目のセクターでは図 A.16 に示すように1台目の質量分析装置がペプチドイオンを分離する．この最初の分離で得られたペプチドイオンは中間セクターの装置内で他の分子（一般には窒素 N_2 などの不活性ガス）と衝突することで断片化される．基本的に断片化はペプチド骨格で起こるので，1アミノ酸ずつ長さの異なる断片の混合物が得られる．こうして生じたペプチド断片は最終セクターである2台目の質量分析装置で分離される．ペプチド配列はこの2回目のスペクトルから直接読み取られる．おのおののイオンがきわめて精密に測定されるうえ，予想される各アミノ酸残基の正確な質量情報があるため，ペプチドのアミノ酸残基の順番は導き出されることになる．

ら直接ペプチド配列が読み取れる．質量分析器の場合，ゲル電気泳動の代わりに液相クロマトグラフィー（LC）を前段階に用いることができる（LC–MS/MSと呼ぶ）．LC–MS/MSでは質量分離に加えてペプチド分離ができるため，膨大なペプチドを含む非常に複雑な混合物であっても一度の測定で配列決定できる．抗原提示細胞上のMHC分子に拘束されたペプチドのレパートリーを同定した初期の研究で，大きな貢献をしたのがこの後者の技術であった（第6章参照）．

A – 16　密度勾配分離による末梢リンパ球の分離

リンパ球研究の第一段階は，リンパ球を分離しその性状を試験管内で解析することである．ヒトリンパ球は，末梢血から糖質ポリマー フィコール–ハイパック™と含ヨード化合物メトリザミドなどで濃度勾配を作り遠心して得られる．段階的濃度勾配の準備として，まず厳密に特定の密度に設定したフィコール–ハイパック™溶液（ヒト細胞の場合1.077 g/l）を遠沈管の底に充填する．血液凝固を防ぐためヘパリン添加した末梢血を生理食塩水で希釈し，フィコール–ハイパック™溶液の上に界面を乱さないよう注意深く乗せる．30分ほど遠心を行うと，血液中の成分は密度に応じて分離される．上層には血漿や血小板が含まれ，フィコール–ハイパック™より密度の大きい赤血球や顆粒球はチューブの底に集まる．血液層とフィコール–ハイパック™層の境界面には**末梢血単核細胞** peripheral blood mononuclear cell（PBMC）と呼ばれる，主にリンパ球と単球よりなる細胞分画が得られる（図A.18）．この細胞群は簡単に得られるが，血清中の循環リンパ球が分離されたのであって，必ずしもリンパ系細胞全体を代表しているわけではない．

血液中に含まれる各白血球の細胞数と，各クラスの抗体濃度について，"標準的な"範囲を図A.19に示す．

A – 17　血液以外の組織からのリンパ球単離

実験動物やときにはヒトで，リンパ組織（脾臓，胸腺，骨髄，リンパ節あるいは粘膜関連リンパ組織，ヒトでは口蓋扁桃も含む）からリンパ球は得られる（図12.6参照）．特別なリンパ球群が粘膜面に存在し，これらは基底膜から剝離された上皮層を分離して単離する．免疫応答が強く起こっている局所からリンパ球を分離することもできる．例えば，関節の炎症反応である関節リウマチは自己免疫疾患として知られているが，その

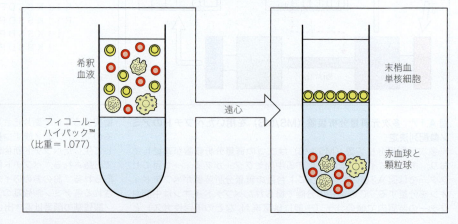

図A.18　末梢血単核細胞はフィコール–ハイパック™液で血液中から遠心分離できる
希釈した血液（左図）をフィコール–ハイパック™液の上に重層して遠心する．赤血球と多核白血球や顆粒球は比重が高いので，フィコール–ハイパック™の下に遠沈される．一方，リンパ球や単球などの単核細胞はその上に留まるので境界層から回収できる（右図）．

	ヒト免疫系を構成する細胞		
	B 細胞	T 細胞	貪食細胞
正常数 (×10⁹/ 血液 1l 中)	およそ 0.3	全体 1.0〜2.5 CD4 0.5〜1.6 CD8 0.3〜0.9	単球 0.15〜0.6 多形核白血球: 好中球 3.00〜5.5 好酸球 0.05〜0.25 好塩基球 0.02
生体反応での 機能を測定	血清中免疫グロブリン量 特異的抗体量	皮膚試験	—
試験管内反応 での機能測定	アメリカヤマゴボウ マイトジェン刺激に よる抗体産生誘導	フィトヘマグルチニン または破傷風毒素刺激に よる T 細胞増殖	ファゴサイトーシス，ニトロ ブルーテトラゾリウムの取り 込み，細菌の細胞内殺傷

	ヒト免疫系の体液成分				
	免疫グロブリン				補体
成分	IgG	IgM	IgA	IgE	
正常値	600〜 1,400 mg/dl	40〜 345 mg/dl	60〜 380 mg/dl	0〜 200 IU/ml	CH_{50} of 125〜300 IU/ml

図 A.19　ヒト血液に含まれる主な細胞と体液成分

ヒト血液には B 細胞，T 細胞，骨髄系細胞，そして高濃度の抗体や補体蛋白質が含まれる．

研究のためには炎症の起こっている関節腔から吸引された関節液のリンパ球を集めて解析する．

レーザーキャプチャーマイクロダイセクション laser-capture microdissection は，特定の細胞集団を顕微鏡下で組織試料や組織学的標本から分離するための技術である．対象の細胞を「捕獲」するには，スライド上の試料の上にポリマーを乗せ，分離した位置にある試料に赤外線を照射してポリマーを溶かす．完了したら，ポリマーと細胞の混合物を引き上げ，切り出した細胞から DNA や RNA，蛋白質を分離することができる（図 A.20）．この方法のバリエーションとして赤外線ではなく，紫外線（UV）を用いるものがある．この場合，紫外線レーザーは分子を切り出す道具となり，欲しい領域を傷つけることなく組織の不要な部分を切り取ったり切除したりすることができる．

A–18　フローサイトメトリーと FACS 解析

フローサイトメーター flow cytometer はレーザー光線を通過する細胞を検出して算出する装置で，リンパ球を同定したり算定したりするきわめて強力な武器である．それに同定細胞の分離装置を付けたものは，**フローセルソーター（蛍光標示式細胞分取器）** fluorescence-activated cell sorter (**FACS**) と呼ばれる．これら装置は細胞の表面や内部の蛋白質に単クローン抗体を反応させ，各細胞画分の特性を解析するのに使われる．細胞の混合群に含まれる特定の細胞を，まず特異的単クローン抗体と反応させて標識す

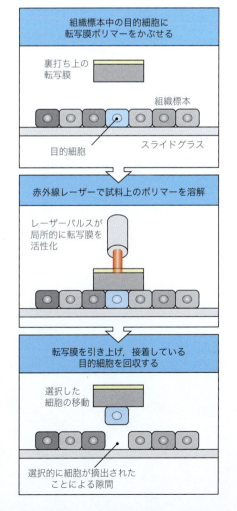

図 A.20　レーザーキャプチャーマイクロダイセクション

光学顕微鏡で細胞を可視化して，組織試料や組織学的標本から特定の細胞集団を分離することができる．転写膜と呼ばれるポリマーをスライドグラス上にある試料の上にかぶせ，赤外線を使って試料上にあるポリマーを溶かす．ポリマーと細胞の混合体を引き上げ，対象の細胞を分離し，切り出した細胞から DNA や RNA，蛋白質が単離される．

る，この単クローン抗体は直接蛍光色素を付加したり，この抗体に対する抗免疫グロブリン抗体を標識して組み合わせたりして用いる．抗体で処理した細胞群は，大量の生理食塩水に懸濁され，小さな水滴となってノズルを通過する．各水滴は1個の細胞を含んでいる．レーザー光線に当たると，各水滴中の細胞がレーザー光線を散乱し，細胞が色素分子と結合しているときは励起されて蛍光を発する．散乱光線と，惹起されて発光した蛍光とを光電子増倍管で検出し，前者は細胞のサイズと細胞の顆粒性を，後者は各細胞に結合した標識単クローン抗体，すなわち細胞表面や細胞内に発現する蛋白質についての情報をもたらす（図A.21）．

　細胞分取器では，ノズルを通過する1個の細胞を含む水滴はコンピュータによるシグナルで荷電される．この水滴はそれぞれ正と負に帯電した2枚の荷電板を通過するとき，正に荷電した水滴は負の荷電板の方向に，負に荷電した水滴は正の方向に引き寄せられて，直進方向から偏向し，チューブの中に回収される．このようにして，標識抗体との結合性の違いから，ある特定の細胞集団を混合試料中から単離することができる．あるいは逆に，除去すべき細胞膜表面に発現している分子に対する抗体を同様の色素で標識することでも，目的集団を得ることができる．この場合は，標識細胞を廃棄し，非標識細胞集団を回収することになる．

　細胞が一つの蛍光標識抗体で染色されるとき，データは細胞数に対する蛍光強度のヒストグラムで示される．2種類以上の抗体が異なる蛍光色素に結合されて使用された場合は，通常，二次元散乱図あるいは等高線図の形で表され，第一色素で標識された細胞は，第二の標識抗体で染色されることによりさらに亜分類されることになる（図A.21）．多数の細胞を検査することで，B細胞上の表面免疫グロブリンやT細胞上のCD3，さらに補助レセプターであるCD4$^+$やCD8$^+$のような異なった分子をもつ細胞が何％あるかを，FACSにより定量的に示すことができる．同様にFACSによる解析は，BおよびT細胞の初期分化の段階を決定するのに役立ってきた．また，FACSはCD4を発現するT細胞が選択的に減少するエイズの初期診断に重要な役割を果たしている（第13

図A.21　フローサイトメーターでは細胞表面抗原により個々の細胞を同定し，分取することができる

　フローサイトメトリーにより解析される細胞はまず初めにフルオレセイン色素で標識される（上図）．直接標識法では，細胞表面抗原に特異的な抗体に直接色素を結合させて検出する（図示している）のに対し，間接標識法では，細胞に結合した非標識の抗体に色素を結合させた免疫グロブリンを用いる．単一の細胞を含む小水滴の流れとしてノズルを通し，レーザー光を当てる（中央図）．光電子増幅管（PMT）は細胞の大きさと顆粒性を示す散乱光と異なる蛍光色素からの励起光を検出する．この情報をコンピュータ（CPU）で解析する．こうして多数の細胞を処理し，特定の特徴をもつ細胞の数を算定し，細胞表面分子の発現の程度を測定する．下図はマウス脾臓から得られたB細胞を用いて，細胞表面に発現される二つの免疫グロブリンであるIgMとIgDの発現をどのように解析するのかを示した例である．両免疫グロブリンは二つの異なる色素で標識してある．IgMまたはIgDのどちらか一方の発現のみを標記させたい場合は，ヒストグラムを用いて左下図のように表す．ヒストグラムは一つのパラメータ，例えばサイズ，顆粒性，色素強度などの情報についての分布を表す．右下図に示すように，2種類以上のパラメータを用いて（ここではIgMとIgD）細胞を染色した場合は，さまざまな様式の2色表記法が用いられる．ここに示す四つの図はすべて同一の結果に基づいて作成されたものである．横軸はIgMの蛍光強度を，縦軸はIgDの蛍光強度を表す．2色表記法はヒストグラムよりも多くの情報を与える．例えば，両方の色素によく染まるとか，片方のみよく染まるとか，あるいはいずれも染まらないなどの情報が含まれる．それぞれの図において，最も左下部に位置する細胞集団はいずれの抗免疫グロブリン抗体にも反応しておらず，主にT細胞である．左上の標準点表示図はおのおのの点が1個の細胞に対応する．この表記法においては細胞密度の低い領域では個々の細胞を識別できるが，逆に密度の高い領域ではそれは不可能である．左下のカラー点表示法では，細胞密度の高い領域を異なるカラーで示すことができる．右上の等高線表示法は5％の確率で標記したものであるが，単一のカラーでも密度の高低差を識別しやすい．右下は5％の確率で表した等高線表記に点描写を組み合わせた表記法である．

章参照).FACS による技術の進歩に伴って,複数の色素で標識された異種抗体を同時に使うことが可能となった.現在では 18 色の色素抗体を同時に扱うことが可能となっている.ただし,FACS は抗体に結合させる蛍光色素のスペクトルの特性に縛られるものであり,この技術は限界に達しつつあるのかもしれない.

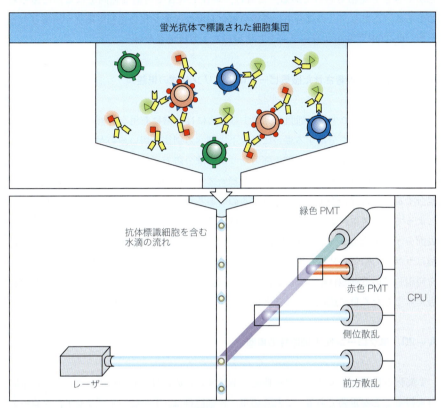

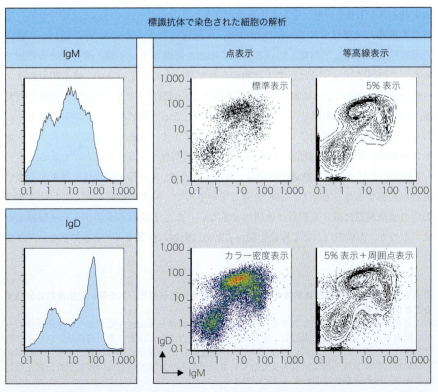

FACSに代わるものとして，抗体に重金属原子を結合させてこれを検出する技術がある．重金属を付けた抗体で細胞集団を標識し，CyTOF™と呼ばれる装置で解析するのである．CyTOF™は，流体工学と質量分析法が組み合わさってできた技術である．解析により，おのおのの細胞に結合している各重金属が定量される．そのため膨大な数の標的を測定することができ，この技術では全体として100種類の重金属を測定することができると見積もられている．これは，現在FACSで可能な範囲をはるかに凌ぐものである．ただし，この場合では質量分析に必要なイオン化の過程で細胞が破壊されるため，CyTOF™をセルソーターとして用いることはできない．

A–19　抗体を吸着させた磁気ビーズによるリンパ球の単離

FACSは高純度で少数の細胞を分離するためには非常に有用な解析装置であるが，短時間に多くの細胞を分離する場合には以下に述べる別法を用いるのが好ましい．つまり，常磁性ビーズを利用した，正確で強力なリンパ球分離方法である．試験管内で表面分子を識別できる単クローン抗体が付着したビーズと，目的の画分を含むリンパ球集団とを混合する．この混合物をカラムに供するのであるが，カラムを強力な磁気内に置くことによってビーズに付着しているリンパ球はカラム内に残り，単クローン抗体と反応する表面分子をもたないリンパ球は洗い流されることになる（図A.22）．残留している細胞はカラムを磁気外に取り出すことによって回収できる．つまり，特定の細胞表面分子を発現している細胞は結合細胞として正に選択され，その特定分子をもたない細胞は結合することなく負に選択されることになる．

A–20　単クローン性T細胞株の単離

T細胞の特異性やエフェクター機能を解析するためには，T細胞の単クローン性細胞群を得ることが重要である．これらの単一性細胞群は，T細胞ハイブリッド，クローン化T細胞株，Tリンパ腫，そして限界希釈法という四つの方法で得ることができる．第一の **T細胞ハイブリッド** T-cell hybrid は，B細胞ハイブリドーマ（A–7項）と同様に特異的抗原に反応して増殖している正常T細胞を悪性Tリンパ腫と融合させる方法である．このハイブリッドは正常T細胞のレセプターをもっているが，融合相手のリンパ腫のがんの特性によって無限に増殖するので，T細胞ハイブリッドとして単離された後，増殖し，すべてが同じTCRをもつ細胞集団となる．特異抗原で刺激されると，これら細胞はT細胞増殖因子であるIL-2などのサイトカインを産生する．このサイトカイン産生能を指標に，T細胞ハイブリッドの抗原特異性を検証することができる．

T細胞ハイブリッドは遊離細胞培養で増殖するので，T細胞の特異性を解析するのに優れた武器である．しかし，常に分裂しているので，特異的抗原に対して反応するT細胞の増殖調節に関する解析には使用できない．またT細胞ハイブリッドは腫瘍を形成するので，生体内における機能を調べるために動物に移植することもできない．さら

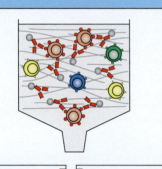
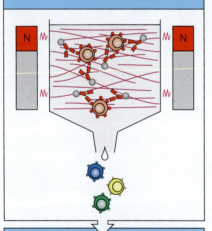
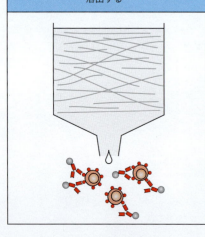

図A.22 リンパ球亜集団は抗体を結合させた常磁性体粒子やビーズを用いて物理的に分画することができる

ある特定の細胞表面分子に対するマウス単クローン抗体を常磁性体粒子または常磁性体ビーズに結合する．リンパ球と混合し，金属綿を充填したカラムに重層する．磁石を近づけると抗体と結合した細胞はカラム内に残り，非結合の細胞群は洗浄操作によって流出する．これら非結合の細胞群は目的の膜蛋白質を発現していない．結合した細胞は目的の膜表面蛋白質を発現しており，磁石を離せば回収することができる．

に，融合相手のもつ悪性機能が影響するので，T細胞ハイブリッドで機能解析を行うと混乱を招く．したがって，T細胞増殖の制御やT細胞機能の研究には**T細胞クローン** T-cell cloneを用いる．これは**T細胞株** T-cell lineと呼ばれるT細胞集団から得られる単一集団であり，単一の抗原特異性を有するT細胞群である．これら単一性T細胞群を維持するには，それが認識する特異抗原で定期的に再刺激を加えたり，T細胞増殖因子を加えたりする必要がある（図A.23）．このような細胞は増殖に時間がかかるが，その増殖は特異抗原認識に依存性があるので，T細胞ハイブリッドではときに失われる抗原特異性がしっかり維持されている．また，この細胞は生体内でも試験管内でもその機能を研究するのに使うことができる．さらに，そのクローンは抗原認識に依存して増殖するので，クローン選択というT細胞の重要な機能はこれによって初めて解析可能となる．以上の理由で，この二つのタイプの均一T細胞株は実験的研究に非常に有用である．

ヒトT細胞ではT細胞ハイブリッドを作るための適当な融合相手がないので，ヒトのT細胞研究はT細胞クローンに大きく依存して行われてきた．しかし，Jurkatと呼ばれるヒトTリンパ腫株は，抗レセプター抗体で抗原レセプターを架橋するとIL-2を分泌するので，その性状解析が精力的になされてきた．この単純な系によって，T細胞シグナル伝達に関する多数の情報が得られている．Jurkat細胞株はTCRを架橋するとその増殖を阻止するという特徴をもち，これはT細胞ハイブリッドにもみられるが，非常に興味深いものの一つである．この性格を利用して抗レセプター抗体存在下で細胞を培養すると，レセプターの発現を欠いた変異株やシグナル伝達系に欠陥をもつ変異株が，TCR架橋後も増殖し続ける細胞として選別できる．こうして，T細胞性腫瘍やT細胞ハイブリッド，T細胞クローンは実験免疫学に応用されている．

最後に紹介するのは限界希釈法である．単一な抗原特異的T細胞クローンを得るには，どこから調製してきたプライマリーT細胞であっても，T細胞群を樹立した後で単一クローンにするよりはむしろプライマリーT細胞を限界希釈する手段（A-21項）がとられている．なぜなら，T細胞群を維持し続けると，ある特定のT細胞クローンが選択的に増殖し，もとのT細胞群の性格が失われてしまう可能性があるからである．初期の段階でクローン化しておけば，このような問題は避けられる．

A-21　限界希釈培養

各個体がある抗原に対して示す反応性や，どの程度の免疫記憶が獲得されているのかを調べるためには，当該抗原特異的なリンパ球の出現頻度を知ることが重要である．方法はいくつもあるが，例えば，その抗原レセプターの種類を同定することで直接目的の細胞群を検出したり，サイトカイン産生や細胞傷害活性などを指標にした目的細胞の機能を調べたりする方法が代表的である．

リンパ球集団の反応を調べるときは実験に用いたリンパ球全体の反応の総和で測定するが，特定の抗原に反応するリンパ球の頻度を調べるときは，限界希釈法 limiting-dilution cultureを用いる．この検査法はポアソン分布に従って，目的とするものがどのくらい分布しているかを統計学的に処理して表示する．例えば，異なる数のT細胞が培養ウェルに散布されるとき，ウェルによっては非特異的T細胞や特異的T細胞あるいはその両方が入る．これらT細胞は抗原提示細胞や増殖因子で活性化すると，数日後には増殖あるいは分化する．その際，おのおののウェルに存在する細胞が抗原に反応するかどうかを，サイトカイン産生や特異的標的細胞の傷害を指標に解析する（図A.24）．この解析は段階的に希釈した異なる数のT細胞を用いて行う．このとき，反

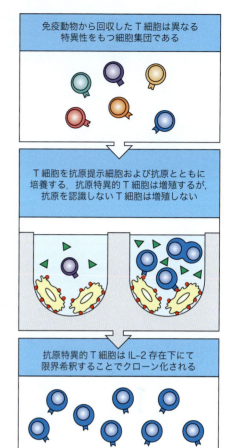

図A.23　T細胞株の樹立

免疫した個体から得たT細胞は特異性の異なる細胞の集合体であるが，これを抗原と抗原提示細胞とともに培養する．反応している単一T細胞はIL-2の存在下で限界希釈法（A-21項）にて培養される．IL-2は抗原反応性のT細胞を選択的に刺激して増殖させることができるT細胞増殖因子である．これら細胞から抗原特異的なクローン化株を単離し，さらに抗原提示細胞，抗原およびIL-2とともに培養して増やす．

応を示さないウェルの割合の対数を最初に入れた細胞数に対してプロットする．抗原特異的T細胞に代表される一つのタイプの細胞が反応する唯一の細胞であれば，直線が得られる．ポアソン分布から反応を示さないウェルの割合が37%のときは，1ウェルあたりの抗原特異的細胞は平均一つであると推定されることが知られている．すなわち，ウェルの37%が陰性のとき，抗原特異的細胞の頻度はウェルに加えた細胞の逆数になる．初回免疫により特異的リンパ球の頻度は増加し，リンパ球の抗原特異的増殖が起きていることがわかる．同じ検査法は抗原特異的抗体を産生するB細胞の頻度を計算するのにも使われる．

A-22　ELISPOTアッセイ

ELISAによる抗原捕捉アッセイ（A-4項）を改良して，ELISPOTアッセイが開発されたが，これはT細胞反応性を測定する非常に強力な武器である．調べたい抗原でT細胞を刺激し，検出したいサイトカインに対する抗体を吸着させたプラスチックプレートに播く（図A.25）．この際に，活性化されたT細胞が目的のサイトカインを分泌すると，これはプレート上の抗体によって捕獲される．その後，細胞液を除去し，同じサイトカインに対する第二の抗体を反応させると，第一段階で結合していたサイトカインがスポット状に検出される．スポット数の割合を反応に用いた全T細胞数で割れば，その目的のサイトカインを産生するT細胞の頻度を知ることができる．ELISPOTアッセイはまた，B細胞により産生される特異抗体の検出にも使える．この場合，プレート

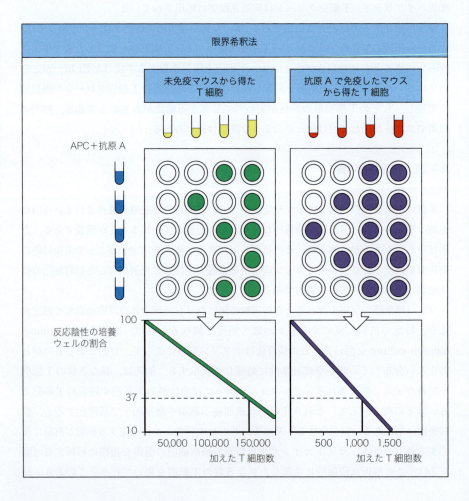

図A.24　特異的リンパ球が存在する頻度は限界希釈法により決定される

この方法では，まず正常あるいは免疫したマウスから得られたリンパ球を段階的に希釈した試料を，抗原と抗原提示細胞（APC），または増殖因子とともに培養プレートのウェルで培養する．数日後，各ウェルの細胞の抗原特異的反応の有無を検査する．例えば，標的細胞に対する細胞傷害機能を調べる．抗原特異的T細胞が入っているウェルでは標的細胞に対する反応が認められるが，37%のウェルで反応がなければ，ポアソン分布から各ウェルには平均1個のT細胞が最初から存在していたと考えられる．図を例にとると，免疫していないマウスでは，各ウェルに16万個のT細胞を加えたときに37%のウェルで反応陰性であるから，抗原特異的T細胞の頻度は16万分の1となる．免疫したマウスの場合は各ウェルに1,100個のT細胞を加えたときに37%のウェルで反応陰性なので，その頻度は1,100分の1となり，T細胞の頻度は免疫により150倍に増加している．

図 A.25 サイトカイン分泌性 T 細胞の割合は ELISPOT アッセイにより解析できる

ELISPOT アッセイは ELISA を改良した解析法であり，プラスチック表面に結合した特異的抗体により個々の T 細胞が分泌したサイトカインが捕捉されることに基づいている．通常は，細胞培養用のプラスチックウェルにサイトカイン特異的抗体を結合させ，過剰な抗体を洗浄除去して用いる（上図）．その上に活性化 T 細胞を重層する（第 2 図）．このとき，T 細胞が目的とするサイトカインを分泌すれば，その周囲に位置する抗体により捕捉される（第 3 図）．一定時間が経過した後，T 細胞を除去し，同一のサイトカインを認識する酵素標識された二次抗体を反応させる．このとき発色反応により，目的サイトカインの存在を知ることができる（第 4 図）．目的サイトカインを分泌する個々の細胞は，点状の発色を示すことから ELISPOT アッセイと呼ばれる．異なる刺激に対して分泌された IFN-γ を測定した例が最下段に示されている．この例では，幹細胞移植を受けた患者由来の T 細胞をコントロールペプチド（上段の写真二つ）あるいはサイトメガロウイルス由来のペプチド（下段の写真二つ）で刺激した．下段二つの写真では，反応点が多く，この結果から患者の T 細胞はウイルス由来のペプチドに反応して IFN-γ を産生していることがわかる．
（写真は S. Nowack の厚意による）

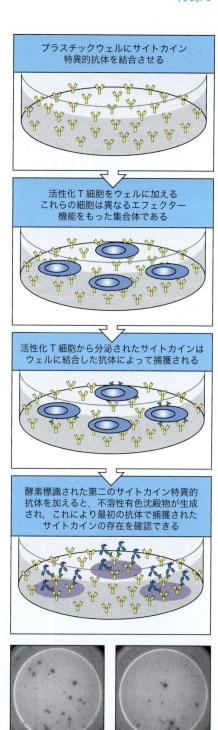

表面には抗原を吸着させ特異抗体を捕捉するので，標識した抗免疫グロブリンで検出する．

A-23 サイトカイン産生および転写調節因子発現に基づいた T 細胞サブセットの同定

サイトカインは T 細胞によって分泌されると周囲の培養液中に放出されるので，どの細胞から分泌されたのかという分泌源を特定できないという難点があった．個々の細胞がどのようなサイトカインを産生するかを調べるために，以下の 3 通りの方法が考案された．第一の方法として，**細胞内サイトカイン染色** intracellular cytokine staining（図 A.26）という方法があるが，これは細胞内からの蛋白質輸送を阻害する薬剤を使用するものである．そのため，サイトカインは小胞体内に蓄積する．その後，細胞を固定し，弱い界面活性剤で処理すれば，目的とするサイトカインに対する抗体が細胞内に侵入して，それを検出することができるようになる．この際に別のマーカーで同時に染色することも可能であり，こうすることで例えば，IL-10 を産生する $CD25^+CD4^+$ T 細胞画分の割合などを簡単に知ることができる．

第二の方法はサイトカイン捕捉 cytokine capture と呼ばれるものであるが，この方法の優れている点は生きたまま細胞を使うことができることである．この方法はハイブリッド抗体を用いる．もともと 2 種類の異なる抗体からおのおのの重鎖と軽鎖のペアを一つの抗体分子になるように組み合わせ，二つの異なるリガンドを同一抗体で認識できるように工夫してある（図 A.27）．単一分子内の一つの抗原認識部位は T 細胞表面マーカー特異的で，他方は調べたいサイトカインに対して特異的である．ハイブリッド抗体が T 細胞表面マーカーに結合する際には，他方のサイトカイン認識部位は自由に結合可能な状態で残る．抗体で認識された T 細胞が目的のサイトカインを分泌すると，それが膜上から遊離して培養液中に放出される前に，先に細胞膜上に存在する同一の抗体分子によって捕獲されることになる．当該サイトカインに対する二次抗体を蛍光標識して用いれば，目的のサイトカインを分泌する細胞群を検出することができる．

第三の方法は，サイトカイン遺伝子のレポーターマウスを用いてどの T 細胞が特定のサイトカインを発現するかを同定する．このようなマウスには，目的サイトカイン遺伝子の 3' 非翻訳領域に，配列内リボソーム進入部位 internal ribosome entry site (IRES) と呼ばれる配列を挟んで，簡便に検出可能な蛋白質（レポーター蛋白質）をコードする cDNA が挿入されている．この IRES 配列により，サイトカインをコードしている mRNA からレポーター蛋白質も翻訳可能となる．つまり，レポーター蛋白質はサイト

図 A.26　サイトカイン分泌細胞は細胞内サイトカイン染色により同定することができる

活性化 T 細胞によって産生されるサイトカインは，それを細胞内に蓄積するように工夫すれば，蛍光色素標識した抗体を用いて検出可能である．十分に検出できるだけの量のサイトカインを細胞内に蓄積させるためには，蛋白質輸送阻害剤を用いる．そうすることで，産生されたサイトカインは分泌されることなく小胞体内に蓄積される（左図）．その後，細胞を固定し，細胞内に蓄積した蛋白質を細胞内部または細胞膜上に封じ込める．こうすることで，その後の界面活性剤処理による細胞外流出を防ぐことができる（中央図）．蛍光色素標識した抗体はこのように処理された細胞膜を通過することができるので，細胞内に存在するサイトカインに結合することができる（右図）．細胞膜蛋白質を同時に染色すれば，どの画分の T 細胞が目的のサイトカインを分泌していたかを知ることもできる．

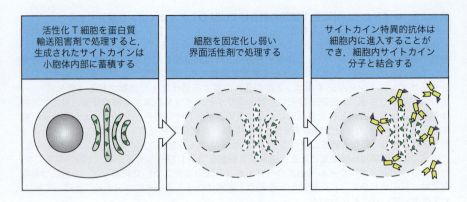

カイン mRNA が転写されるときのみ合成される（図 A.28）．よく用いられるレポーター蛋白質は，GFP のような蛍光蛋白質である．実際，こうした実験の場合に使用される GFP は点突然変異によりスペクトル特性が改良されたものである．このような GFP は高感度 GFP や eGFP と呼ばれる．eGFP は FACS や蛍光顕微鏡を使用した場合，よく使われる蛍光色素であるフルオレセインイソチオシアネート fluorescein isothiocyanate（FITC）と同じ設定で検出可能である．蛍光蛋白質の汎用性の高さゆえに，GFP をもとにした遺伝子操作により，さまざまな派生体が開発されている．それぞれの派生体は，異なる蛍光特性をもっており見分けがつく．そのため，これらの蛍光蛋白質は組み合わせて使用することができ（図 A.29），さまざまなサイトカインに関する情報が同時に得られる．

T 細胞サブセットによるサイトカイン発現を測定する手法のいくつかは，T 細胞や他のリンパ球における転写調節因子の発現を調べる用途にも応用されており，リンパ球サブセットを同定する際の選択肢となっている．一つの手法では，細胞系譜を決定する転写調節因子に対する特異的な抗体が，透過処理した細胞を標識するのに用いられる．こ

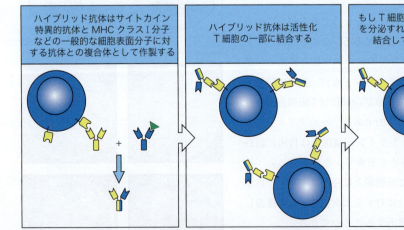
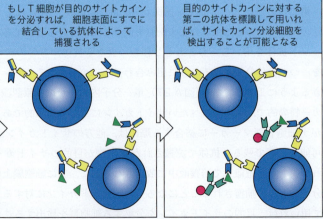

図 A.27　膜表面分子およびサイトカインに対する二重の結合部位を有するハイブリッド抗体は，生細胞のサイトカイン分泌を測定したり，その細胞を精製するのに使用される

MHC クラス I 分子と IL-4 などのサイトカインといった組合せのように二つの異なる抗原を同時に認識するハイブリッド抗体は，それぞれに対応する二つの抗体の重鎖と軽鎖を混合することで合成できる（左端図）．そのハイブリッド抗体を活性化 T 細胞に加えると，MHC クラス I 分子を介して抗体の片腕側が個々の細胞と結合する（第 2 図）．一部の細胞に IL-4 の分泌が伴えば，ハイブリッド抗体の反対側の片腕が IL-4 と結合する（第 3 図）．同一のサイトカインに対して他の抗原認識部位と結合する蛍光標識抗体を二次抗体として用いれば，IL-4 の存在を確認することができる（右端図）．このようにして標識した細胞は，フローサイトメトリーを用いて解析したり，あるいは分離したりすることができる．またサイトカイン特異的二次抗体を磁気ビーズに結合しておけば，磁性を利用して簡単に分離することもできる．

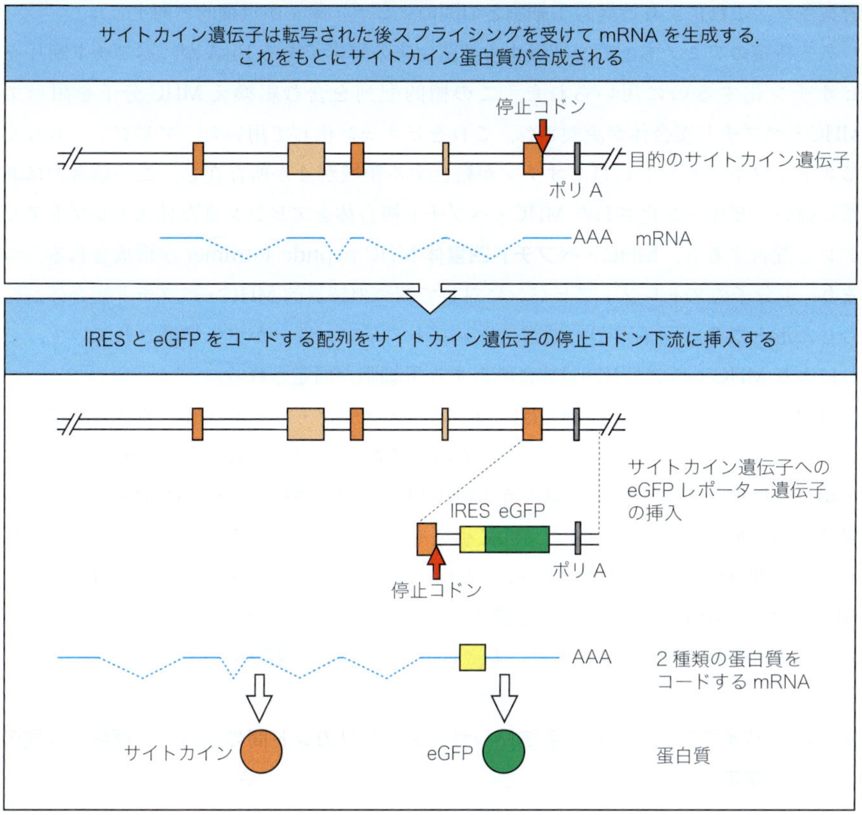

図 A.28　サイトカイン遺伝子にレポーターをノックインしたマウスを用いることでサイトカイン発現細胞を追跡することができる

動物において，あるサイトカインを発現している細胞を同定するには，そのサイトカインをコードしている遺伝子座を相同組換えにより修飾する（図 A.44，A–35 項）．IRES と eGFP のような蛍光蛋白質をコードする遺伝子を，サイトカイン遺伝子の最後のエキソン内に存在する停止コドンとポリアデニル化シグナル（ポリ A 部位）の間に挿入する．IRES によりリボソームは mRNA 上の進入部位から第二の蛋白質を翻訳することが可能となる．修飾された遺伝子座が転写され，成熟 mRNA が生成されると，完全な状態のサイトカイン蛋白質と蛍光レポーター蛋白質（例えば eGFP）が同一の転写産物から翻訳される．フローサイトメトリーを用いた eGFP の検出により，サイトカイン発現細胞の同定や特性を明らかにすることが可能となる．

の場合，細胞内サイトカイン染色時と同様に，細胞はフローサイトメトリーや蛍光顕微鏡で解析可能である．転写調節因子をコードする遺伝子座が eGFP のような蛍光蛋白質を発現するように改変されたマウス系統も作製されている．いずれの手法においても細胞系譜を決定する転写調節因子は恒常的に発現しているので，リンパ球サブセットを同定するために転写調節因子を調べる際，抗体を用いて染色する場合やレポーター蛋白質を解析する場合など，前もって細胞を刺激しておく必要がないことが利点である．そのため，この手法は無傷の組織において T 細胞や他のリンパ球サブセットを顕微鏡観察により同定する場合にも有用である．

A–24　MHC・ペプチド四量体を用いた TCR の特異性決定

長い間，抗原特異的 T 細胞をそのレセプターの特異性によって決定することはできなかった．T 細胞は B 細胞と違って，抗原そのものではなく，MHC 分子に結合したペプチド断片を認識するため，外来性の抗原のみを用いても特定の T 細胞を同定することは不可能であった．しかも，TCR と MHC・ペプチド間の結合は非常に弱いために，特異的 MHC・ペプチド複合体を用いて直接 T 細胞を標識することもできなかった．抗原特異的 T 細胞を標識する手段として，MHC・ペプチド複合体を多量体とする方法が

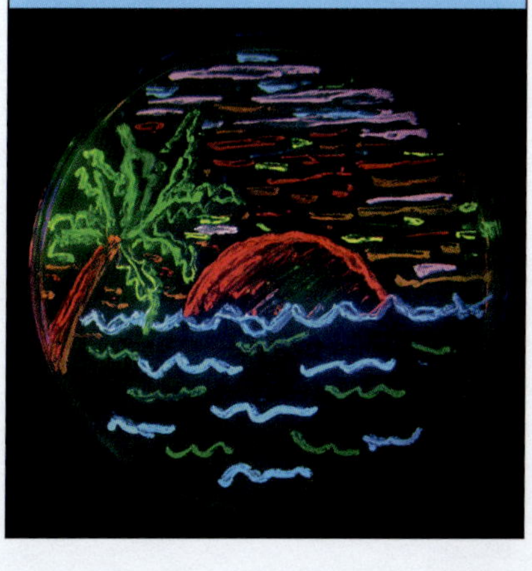

図 A.29　多様な色の蛍光蛋白質が使用できる

GFP の派生体とサンゴ由来赤色蛍光蛋白質により 8 色の異なる蛍光色が作り出せる．ビーチの絵は，それぞれの蛍光蛋白質を発現する細菌を用いて描かれた．
（Roger Tsien の厚意による）

考案され，これにより特異的T細胞との間のアビディティが飛躍的に向上した．

ある特定のアミノ酸配列を認識する細菌由来の酵素であるBirAが，ペプチド断片をビオチン化するのに用いられた．この標的配列を含む組換えMHC分子を用いてMHC・ペプチド複合体が調製され，これをビオチン化して用いた．アビジン，もしくはストレプトアビジンにはビオチンが結合する領域が4か所存在し，この結合力は非常に強い．ビオチン化されたMHC・ペプチド複合体をアビジンまたはストレプトアビジンと混合すると，**MHC・ペプチド四量体** MHC:peptide tetramer が形成される．つまり，1分子のストレプトアビジンに対して四つの特異的MHC・ペプチド複合体が結合した形となる（図A.30）．通常ストレプトアビジン部分が蛍光標識されていて，これによりMHC・ペプチド四量体に結合するT細胞が同定される．

MHC・ペプチド四量体は例えば，急性エプスタイン・バール（EB）ウイルス感染患者（伝染性単核球症）に現れる抗原特異的T細胞を同定するのに用いられてきた．この場合，感染患者の末梢T細胞のうち最大80％のT細胞が単一のMHC・ペプチド四量体に特異的反応を示す．また，HIV感染やサイトメガロウイルス感染などの患者における長期的な反応を追跡するのにも用いられてきた．その他，例えばHLA-EやHLA-CなどのNKレセプターの亜群により認識される非古典的クラスI分子群に対して応答する細胞などを同定する際にも，MHC・ペプチド四量体は重要な役割を果たす．

A-25 バイオセンサーによる抗原レセプターとリガンド間の結合および解離速度の測定

レセプターとリガンド間の相互作用を考えるうえで常に問題とされるのは，相互作用における結合力や親和力と会合速度や解離速度の2点である．現在，これらは精製した蛋白質を用いた解析により算出される．膜内在性蛋白質の場合，膜貫通ドメインを除くことで可溶型にした蛋白質を用いる．これらの精製した蛋白質を用いて，金塗装を施したガラススライド上に不動化したレセプターへリガンドが結合する速度を，**表面プラズモン共鳴** surface plasmon resonance（SPR）として知られている現象を利用して測定する（図A.31）．この現象は応用量子物理学の原理で説明されるものであるため，詳細は割愛する．簡単に述べると，金塗装を施したガラススライド表面からのビーム光線の内部反射の総量に依存した測定法である．光線が反射されると，塗装面に配置され

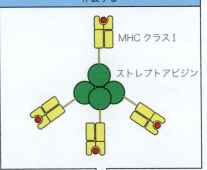

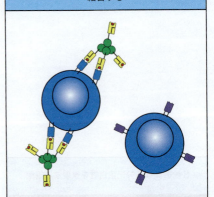

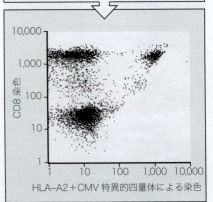

図A.30 MHC・ペプチド複合体をストレプトアビジンに結合させて四量体を形成すれば，抗原特異的T細胞を染色することができる

単一のペプチド性エピトープを有する組換えMHC・ペプチド複合体を利用してMHC・ペプチド四量体が作製される．MHC分子にビオチン配列を化学的に修飾したり，あるいはもっと一般的には大腸菌に存在する酵素の一つBirAによって，単一のビオチン基が付加されるように，組換え体のMHC重鎖をビオチン化配列と結合させておく．ストレプトアビジンは四量体であって，各分子は単一のビオチン結合部位をもつ．それゆえ，両者を混合するとMHC・ペプチド四量体が形成される（上図）．TCRとそのリガンドとなるMHC・ペプチド複合体との親和性は非常に弱いが，MHC・ペプチド四量体を用いれば，それを特異的に認識するT細胞は同一の分子を複数のレセプターで同時に認識するので結合は強化される（中央図）．多くの場合，ストレプトアビジンは蛍光標識されていて，それによってフローサイトメトリーによる解析が可能となる．例を下図に示す．ここでは，サイトメガロウイルス由来のペプチドを含むHLA-A2分子四量体による染色と同時に，CD3，CD8に対する抗体で染色してある．CD3$^+$の画分についてのみ表示し，横軸は四量体，縦軸はCD8の染色結果を表している．図中左下のCD8$^-$の画分（多くはCD4$^+$であるが）は四量体の染色に対して陰性である．同じく，左上画分の多くの細胞もやはり四量体の染色に対して陰性である．しかし，右上に現れているようにCD8$^+$画分のうち約5％の細胞は明らかに四量体の染色に対して陽性である．

（データはG. Aubertの厚意による）

た金分子中の電子が励起され，この励起された電子はガラススライド表面に結合するすべての分子が形成する磁場によって影響を受ける．より多くの分子が結合すれば，励起された電子はより大きな影響を受けるようになり，結果として反射ビーム光線が影響を受けるようになる．このようにして，反射光の強さからガラススライドの金表面上に結合した分子数を高感度測定することができる．

精製したレセプターを，金塗装を施したガラススライド上に固定してバイオセンサー「チップ」を作製し，リガンドを含む溶液をその上に添加すると，レセプターとリガンドの結合が平衡に達する（図A.31）．未反応のリガンドを洗浄によって除去すれば，レセプターとリガンドの解離反応やその速度を調べることができる．異なる濃度のリガンド溶液をさらに反応させることで，再び結合反応を追跡することができる．結合親和性はさまざまな方法で解析することができる．会合と解離速度の比率を求めれば簡単に親和性について情報が得られるが，正確に求めるためにはさまざまな濃度のリガンド溶液を用いて同様の解析を重ねる必要がある．平衡状態における結合を測定することで，スキャッチャードプロットを描くことができ，これによってレセプターとリガンド間の相互作用における親和力を求めることができる．

A-26　リンパ球活性化の測定

適応免疫が機能する際には，ある特定の機能を有するエフェクター細胞数が十分に増える必要がある．このためには，定常状態において低頻度にしか存在しない抗原特異的リンパ球がエフェクター機能を獲得する以前に十分に増殖する必要がある．そのため，リンパ球の増殖を誘導することは解析のうえで重要となる．しかし，ごく限られた割合

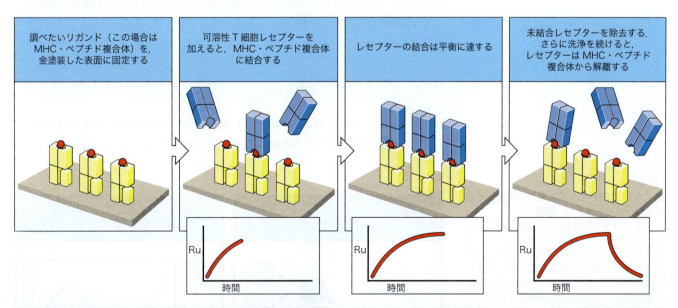

図A.31　バイオセンサーを用いればレセプターとリガンド間の相互作用を経時的に観察できる
　金塗装したガラスチップ表面上への分子の結合は，ガラスチップ上での極性ビーム光線の内部反射をバイオセンサーで捕らえることで間接的に測定することができる．反射ビームの角度や強度の変化を共鳴単位（Ru）として測定し，時間軸に対して表示する．これをセンサーグラムと呼ぶ．解析したいレセプターとリガンドの性格に合わせて，どちらか一方をチップに固定する．ここでは，MHC・ペプチド複合体をチップ上に固定した例を示す（左端図）．TCRを含む溶液をこの上に加えると，チップ上に固定したMHC・ペプチド複合体を認識して結合する（第2図）．TCRが結合すると，図中の下部に示すセンサーグラムにみられるように結合蛋白質量の増加が認められる．結合が飽和または平衡に達すると（第3図），それ以上の結合が起こらないので，センサーグラムは水平になる．ここで過剰なレセプターを洗浄除去する．洗浄操作を続けると結合していたレセプターは解離し，洗浄液中に流出する（右端図）．このとき，センサーグラムはレセプターとリガンドの解離速度に依存した減少曲線を描く．

マイトジェン	応答細胞
フィトヘマグルチニン (PHA)(インゲンマメ由来)	T細胞
コンカナバリン (ConA)(タチナタマメ由来)	T細胞
ポークウィードマイトジェン (PWM)(アメリカヤマゴボウ由来)	TおよびB細胞
リポ多糖 (LPS)(大腸菌由来)	B細胞（マウス）

図A.32 多クローン性マイトジェンはその多くが植物由来で，培養系でリンパ球を刺激する

多くのマイトジェンはヒト末梢血中のリンパ球の増殖能検査に使われる．

の細胞群のみが特異抗原に反応して分裂するので，通常のリンパ球の増殖を検出することは難しい．そこで，多くのリンパ球を増殖させられるような物質が見出され，これが用いられるようになった．これらの物質は総じて**多クローン性マイトジェン** polyclonal mitogen と呼ばれるが，その理由はこれらの物質がクローン性の細胞集団だけでなく異なる特異性をもつリンパ球を増殖させることができるからである．TおよびB細胞は，さまざまな多クローン性マイトジェンによって分裂が誘導される（図A.32）．多クローン性マイトジェンは基本的に抗原と同様の細胞増殖機構に働きかけるように見受けられる．リンパ球は通常，細胞周期中の停止期であるG_0期に集約されている．多クローン性マイトジェンによって刺激されると細胞周期は回転を始め，急速にG_1期へと侵入する．多くの場合，リンパ球の増殖はそのDNA中への^{3}H–チミジンの取り込みによって測定される．この方法は，臨床的に免疫不全を疑われる患者から得られたリンパ球の非特異的刺激に対するリンパ球増殖活性を調べる際に使用される．

放射性同位元素を使用する以外に，蛍光標識を用いたFACSでの解析によりリンパ球の増殖を評価する方法もある．この場合，リンパ球はカルボキシフルオレセイン二酢酸サクシニミジルエステル（CFSE）のような蛍光色素とともに培養して標識する．この色素は細胞内に入ると，細胞質蛋白質のリジン残基と共有結合する．細胞分裂ごとに娘細胞は半量のCFSE標識された蛋白質を引き継ぐので，CFSE量は半分になっていく．細胞分裂した細胞集団をFACSにて解析すると，CFSEの蛍光ピークが複数検出され，それぞれは細胞分裂の回数を示す（図A.33）．この方法では，7〜8回の細胞分裂を観察することが可能であり，それ以降はCFSEの蛍光が検出できなくなる．

多クローン性マイトジェンを用いてリンパ球の応答性を最適化しておけば，免疫に用いたのと同じ抗原に対するT細胞の抗原特異的応答性を^{3}H–チミジンの取り込みによって測定することができる（図A.34）．これは，免疫処理後にT細胞の応答性を調べる際に最もよく使われる手法であるが，残念ながら応答したT細胞の機能的な要素については情報を得ることができない．これらの点に関しては，A–28項およびA–29項にて解説する．

A–27 アポトーシスの検出

アポトーシス細胞は**TUNEL染色** TdT-dependent dUTP–biotin nick end labeling (TUNEL) staining と呼ばれる方法で検出することができる．この方法では，アポトー

図A.33 CFSEの分配に基づいた細胞分裂のフローサイトメトリー解析

まず細胞をCFSEのような蛍光色素とともに培養する．この色素は細胞内に入り，細胞質蛋白質のリジン残基と共有結合する．細胞分裂ごとに娘細胞は半量のCFSE標識された蛋白質を引き継ぐので，CFSE量は半分になっていく．FACSにて解析してCFSEの蛍光をヒストグラムで表示すると，一連のピークが示され，それぞれは細胞分裂の回数を示す．最適な条件下では，この方法により7〜8回の細胞分裂を観察することが可能であり，それ以降はCFSEの蛍光が検出できなくなる．

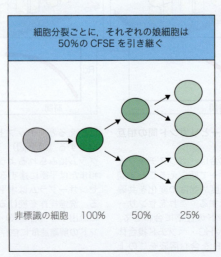
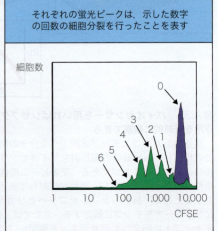

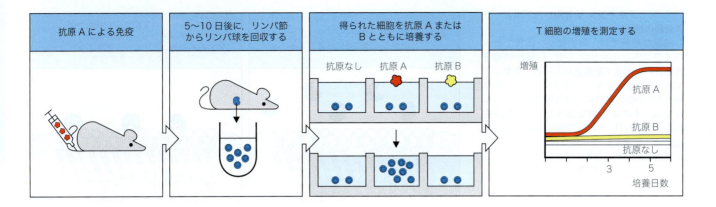

図 A.34 抗原特異的 T 細胞の増殖は T 細胞応答を調べる方法としてよく使われる

抗原 A で免疫したヒトやマウスから得た T 細胞は，抗原提示細胞とともに同一抗原と培養すると増殖するが，無関係な抗原 B と培養した場合は増殖しない．増殖は活発に分裂している細胞の DNA への ^{3}H–チミジンの取り込みにより測定される．抗原特異的増殖は特異的 CD4$^+$ T 細胞の免疫応答の指標である．

シス細胞中に生成される DNA の 3′ 末端はターミナルデオキシヌクレオチジルトランスフェラーゼ（TdT）によるビオチン標識型ウリジンの付加を受ける．ビオチンは酵素標識されたストレプトアビジンによって認識される．無色の基質が組織断片や細胞液中に加えられると，アポトーシスを起こした細胞内においてのみ有色の析出物を形成するようになる（図 A.35）．

実験動物においてアポトーシスを起こした細胞を検出する際には，別の方法がよく用いられる．簡便な方法では，蛍光標識された蛋白質アネキシン V Annexin V を使用する．この蛋白質は膜特異的リン脂質であるホスファチジルセリン（PS）に高い親和性を示す．正常な細胞において，PS は細胞膜の内側の層に局在しているため，アネキシン V が結合できない．細胞がアポトーシスを起こすと PS は細胞膜の外側にも局在するようになるため，蛍光標識されたアネキシン V が結合できるようになり，FACS にて解析可能となる（図 A.36）．アネキシン V による染色時には，プロピジウムイオダイド（PI）や 7-アミノアクチノマイシン D（7-AAD）のような細胞の生死判定試薬を用いた染色を同時に行うことが多い．これら二つの試薬は DNA に結合することで蛍光を発するが，生細胞や膜の機能が失われる前段階のアポトーシス細胞では細胞内に入り込めない．そのためアネキシン V とともに細胞染色に用いると，初期段階のアポトーシス細胞はアネキシン V$^+$，PI/7-AAD$^-$ となり，後期段階のアポトーシス細胞ではアネキシン V$^+$，PI/7-AAD$^+$ となる．

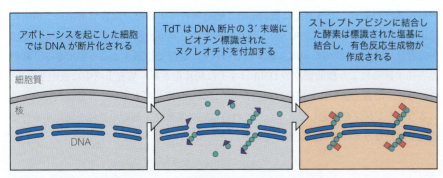 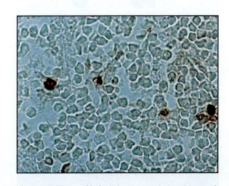

図 A.35 断片化した DNA は TdT により標識されアポトーシスの証明となる

細胞がプログラム細胞死，すなわちアポトーシスを起こすと，DNA は断片化する（左端図）．酵素 TdT は断片化した DNA の末端にヌクレオチドを結合することができる．この検査法では，ビオチンで標識した dUTP を付加する（第 2 図）．ビオチン化した DNA は，ビオチンに結合するストレプトアビジンを用いて検出される．ストレプトアビジンには酵素が結合しており，無色の基質を発色させ不溶性化合物を作る（第 3 図）．こうして染色した細胞を写真に示す．この例では，胸腺皮質内にアポトーシスを起こした細胞が赤く染色されているのがわかる．

（写真は R. Budd と J. Russell の厚意による）

図 A.36　アネキシン V を用いたアポトーシス細胞の検出

正常な細胞では，細胞膜リン脂質であるホスファチジルセリン（PS）は極性頭部を細胞質側に向けて配置されている．細胞がアポトーシスを起こすと，フリッパーゼと呼ばれる PS の極性維持に必須な酵素が機能しなくなる．その結果，PS はランダムに配置されるようになり，極性の頭部が細胞表面に露出する．アネキシン V 蛋白質は露出した PS に強力に結合するため，蛍光標識しておくことで，アポトーシス細胞が FACS にて検出可能となる．

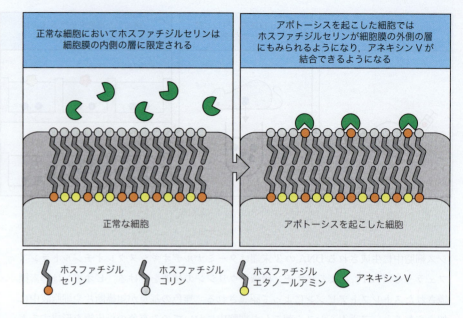

FACS によってアポトーシス細胞を検出するもう一つの方法では，アポトーシスによる細胞死の実行過程で機能するシステインプロテアーゼである活性型カスパーゼ 3 を検出する．細胞内において，カスパーゼ 3 はプロカスパーゼ 3 と呼ばれる不活性型の前駆体として合成される．細胞がアポトーシスを起こすと，プロカスパーゼ 3 は二つのサブユニットに切断されて活性型の二量体を形成する．活性型のカスパーゼ 3 のみを検出可能な抗体が生産されており，これらの蛍光標識付き抗体は，固定化後，膜透過処理された細胞のアポトーシスの検出に使用される（図 A.37）．

A-28　細胞傷害性 T 細胞の解析

一般に CD8$^+$T 細胞は，MHC・ペプチド複合体をもつ細胞を認識して活性化し，その細胞に傷害を与える．したがって，CD8$^+$T 細胞の機能は，迅速かつ簡単な T 細胞の生物活性，すなわち細胞傷害性 T 細胞による標的細胞の殺傷により測定される．これは通常，^{51}Cr 遊離試験で検査する．生細胞は放射性同位元素で標識したクロム酸ナトリウム（Na$_2$^{51}CrO$_4$）を取り込むが，その自然放出はない．標識された細胞が傷害されると，放射性のある Na$_2$^{51}CrO$_4$ は標的細胞と細胞傷害性 T 細胞の混合培養系の上清中に放出されて検出される（図 A.38）．同じ解析系で，腫瘍細胞のように増殖している標的細胞は，DNA 複製のため取り込まれる ^{3}H-チミジンで標識することができる．細胞傷害性 T 細胞により標的細胞の DNA はすぐに断片化され，培養上清中に放出される．この場合，培養上清中に放出された ^{3}H-チミジンを測定してもよいし，細胞内に残っている ^{3}H-チミジンを測定してもよい．これらは細胞傷害性 T 細胞の活性を測定するのに迅速で敏感なうえに特異的な方法である．

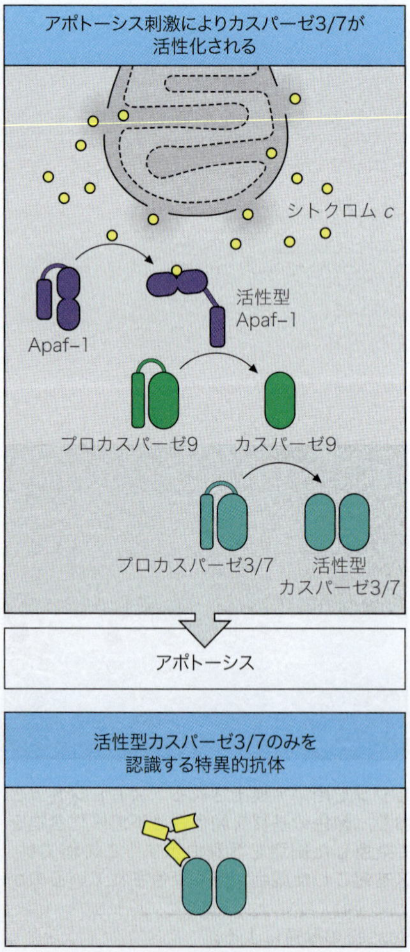

図 A.37　活性型カスパーゼの細胞内染色によるアポトーシス細胞の検出

アポトーシスの初期段階では，ミトコンドリアからシトクロム c が放出される．シトクロム c が Apaf-1 に結合するとプロカスパーゼ 9 が切断されて活性型カスパーゼ 9 になる．その後，カスパーゼ 9 はプロカスパーゼ 3 とプロカスパーゼ 7 を切断して「実行部隊」である活性型カスパーゼ 3/7 を生じ，細胞死を誘導する．不活性型を認識することなく活性型カスパーゼ 3/7 のみを認識する抗体は，アポトーシスを起こした細胞を検出するのに用いられる．

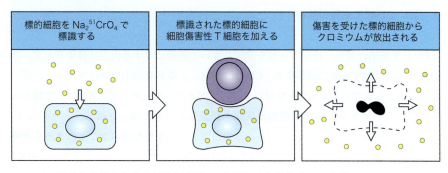

図 A.38　細胞傷害性 T 細胞の活性測定には，標識した標的細胞から遊離するクロミウムを測定する

標的細胞は放射活性をもつクロミウム（$Na_2^{51}CrO_4$）で標識し，過剰なクロミウムを除去した後，細胞傷害性 T 細胞を加えて培養する．4 時間後，標的細胞の崩壊を培養液中に放出された放射性クロミウムの量を測定することで活性を評価する．

このような試験管内での方法のほかに，細胞傷害性 T 細胞による標的細胞の殺傷を実験動物において評価することもできる．この方法は，ウイルスのように細胞傷害性 T 細胞を強力に誘導する病原体をマウスに感染させることで行われる．標的細胞を抗原ペプチドとともに培養することで，細胞表面の MHC クラス I 分子に抗原ペプチドを結合させる．その後，これらの細胞を低濃度の蛍光色素 CFSE とともに培養する（A–26 項）．一方で，抗原ペプチドをもたない無処理の細胞を用意し，高濃度の CFSE とともに培養することで抗原ペプチドをもつ細胞と区別できるようにする．この二つの細胞集団を 1:1 の割合で混合し，実験動物に移入する．4 時間後，動物から脾細胞を調製し，FACS にて解析すると，二つの CFSE 標識された細胞の割合から標的細胞に対する細胞傷害活性が算出できる（図 A.39）．

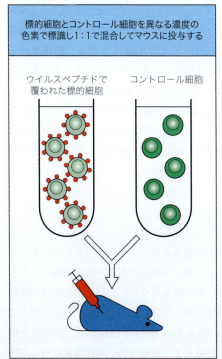
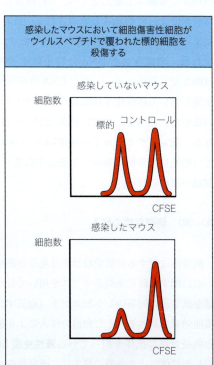

図 A.39　CFSE 標識された標的細胞を用いることで細胞傷害性 T 細胞の活性を評価できる

実験動物において細胞傷害性 T 細胞の活性を評価するため，ウイルスを感染させたマウスに，CFSE 標識した標的細胞を混合して移入する．このとき，一方の標的細胞はウイルス由来のペプチドで前処理し，細胞表面の MHC クラス I 分子にウイルスペプチドを結合させておく．こちらの細胞は低濃度の CFSE で標識する．もう一方の標的細胞はコントロールペプチドで前処理し，高濃度の CFSE で標識しておく．これらの細胞集団を 1:1 の割合で混合して，あらかじめウイルスに感染させたマウスに移入する．4 時間後，マウスから標的細胞を調製し，FACS にて解析する．二つの細胞集団の割合から，ウイルスペプチドを結合した標的細胞に対する特異的な細胞傷害活性が算出できる．

A-29　CD4⁺T細胞の解析

　CD4⁺T細胞は通常，特異的抗原を発現している細胞に対する傷害活性を示さず，他の細胞を活性化するのに関与する．CD4⁺T細胞によるB細胞やマクロファージの活性化は，主としてサイトカインと呼ばれる非特異的メディエーター蛋白質によって媒介される．このサイトカインはT細胞が抗原を認識したときに放出される．したがって，CD4⁺T細胞機能はこのように放出される蛋白質の量と種類を調べることによって研究できる．異なるエフェクターT細胞は異なる量と種類のサイトカインを産生するので，各T細胞が産生する蛋白質を測定してそのT細胞の潜在機能を知ることができる．

　サイトカインは，細胞増殖促進あるいは抑制を指標に生物的検定法を用いて検出できる．また，捕捉またはサンドイッチELISA（A-4項）として知られるELISA変法でも調べられる．サンドイッチ法では，サイトカイン分子上の異なるエピトープと反応する二つの単クローン抗体をサイトカインに結合させることによって調べる．サイトカイン産生細胞はELISPOT法（A-22項）によっても検出可能である．

　生物的検定法では異なるサイトカインによっても同じ応答が引き起こされる可能性があるが，サンドイッチELISAやELISPOT法ではこの問題は排除される．生物的検定法では必ず当該サイトカインに対する特異的中和抗体で応答が阻害されるかどうかを確認する必要がある．目的とするサイトカインを産生している細胞を同定するもう一つの方法は，そのサイトカインに対する単クローン抗体を蛍光標識してFACS解析を行うことである（A-23項）．

　サイトカイン産生を検出するには，活性化T細胞の当該サイトカインについてのmRNAの存在や量を測定する方法もある．これには *in situ* ハイブリダイゼーションによって単一細胞レベルで調べたり，**逆転写PCR** reverse transcriptase-polymerase chain reaction（**RT–PCR**）によって特定の細胞集団における発現を調べたりする方法が挙げられる．逆転写酵素はエイズを発症するヒト免疫不全ウイルス（HIV）などのある種のRNAウイルス由来の酵素であり，RNAゲノムをDNAにコピー，すなわちcDNAに変換する能力をもつ．RT–PCRにおいて，mRNAは細胞から回収され，逆転写酵素によってcDNAが合成される．目的とするcDNAは，塩基配列特異的プライマーによってPCR法の原理で選択的に増幅される．反応物をアガロースゲル中に電気泳動すれば，増幅されたDNAは特定のサイズのバンドとして検出される．増幅されるcDNA量は反応に用いられたRNAの存在量に比例する．あるサイトカインをさかんに生成している活性化T細胞は，そのサイトカインに対応するmRNAを大量に合成しているので，結果としてRT–PCRにおいてはそれに応じた量のcDNAが得られることになる．通常，サイトカインmRNAのレベルはハウスキーピング遺伝子と呼ばれるすべての細胞に恒常的に発現する遺伝子由来のmRNAのレベルと比較することで，その相対量が決められる．

A-30　防御免疫の移入

　病原体に対する防御免疫は液性免疫か細胞性免疫あるいはその両者にて行われる．この点に関する研究を純系マウスを用いて行うときは，免疫したドナーから血清やリンパ球を無処置の同系のレシピエント（遺伝学的に同一純系マウス）へ移入して免疫の防御機能効果を調べる．もし血清の移入により感染に対して防御応答が成立するならば，この免疫は循環抗体を担っている**液性免疫** humoral immunity と呼ばれる．抗血清や精製した抗体による免疫の移入は，破傷風やヘビ毒のような病原体や毒性物質に対して防

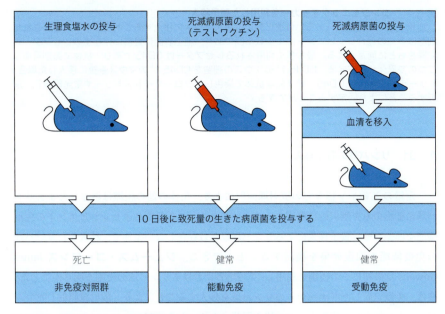

図 A.40　動物におけるワクチン接種後の防御免疫成立の検査
　熱処理して不活性化した病原体などのテストワクチンあるいは生理食塩水をマウスに投与する．テストに用いた病原体を致死量あるいは発病量で再投与する．コントロールとして無関係な病原体を投与する（図示していない）．ワクチンで免疫されなかったマウスは死亡するか重篤になる（左図）．ワクチン効果のあったマウスでは，テスト病原体による感染から防御される．これは能動免疫と呼ばれ，この過程を能動免疫処理という（中央図）．もし免疫が成立しているドナーから免疫を血清によって同系個体に移入できれば，この免疫は抗体依存性であるので液性免疫と呼ばれ，この過程を受動免疫という（右図）．ドナーからのリンパ球により免疫が移入された場合は細胞性免疫と呼ばれ，この移入過程を養子移入または養子免疫伝達という（図示していない）．受動免疫の場合は，抗体が分解されるので有効期間は短い．一方，養子免疫伝達は免疫細胞の寿命に依存するので，より長い防御効果がある．

御する（図 A.40）．しかし，この防御は一時的で，移入した抗体が活性を保持する期間のみ有効である．そのため，このタイプは**受動免疫** passive immunization といわれ，長期間の免疫が維持できる能動免疫 active immunization とは区別される．さらに，レシピエントは免疫を移植するのに用いられた抗血清によっても免疫されうる．主にウマやヒツジの血清が抗ヘビ毒素原としてヒトに用いられるが，繰り返し投与すると血清病（14–5 項参照），あるいはレシピエントが外来血清に対してアレルギー反応を起こしているときにはアナフィラキシー（14–10 項参照）に陥ることがある．
　血清の移入では防御できない疾病は多いが，それらは免疫したドナーのリンパ球移入で可能となる．免疫したドナーから同系の無免疫マウスへリンパ球移入することは**養子移入** adoptive transfer または**養子免疫伝達** adoptive immunization と呼ばれ，こうして獲得した免疫は**養子免疫** adoptive immunity と呼ばれる．リンパ球だけで移入できる免疫を**細胞性免疫** cell-mediated immunity という．そのような細胞移入は遺伝学的に同一のドナーとレシピエントの間（例えば同系のマウス間）だけで行われる．ドナーのリンパ球がレシピエントによって拒絶されたり，レシピエントの組織がドナーリンパ球によって傷害されるのを防ぐためである．免疫の養子移入は臨床的に行われていないが，がん治療に対する実験的試みや骨髄移植に伴って行われている．この場合は，患者自身の T 細胞またはドナー由来の場合は骨髄中の T 細胞に限って移植される．

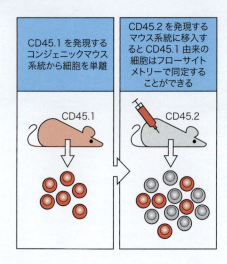

図 A.41　コンジェニックマーカーを利用した養子移入
血球系細胞は同系統（あるいは遺伝的に近縁）マウスに移入することができる．移入された細胞は多くの場合レシピエント内で少数集団であり，細胞表面に豊富に存在するレセプターの変異をもとに同定される．最も多く利用されるレセプターは CD45 であり，抗体で識別可能な二つの変異体が存在する．CD45.1$^+$ のマウスの細胞を CD45.2$^+$ のマウス系統に移入した場合，ドナーの細胞集団は CD45.1 特異的な抗体で染色してフローサイトメトリーや蛍光顕微鏡で解析することにより同定することができる．

A–31　リンパ球の養子移入

一定量の X 線や γ 線などの放射線照射により，生体の他の組織は温存したままリンパ球系細胞のみを選択的に傷害することができる．この処置によりレシピエントの免疫機能を廃絶させ，養子移入によるリンパ球以外は存在しない条件で，移入したリンパ球の免疫機能の回復効果を検討することができる．**ジェームズ・ゴーワンズ** James Gowans は最初にこの技術を利用し，免疫応答におけるリンパ球の役割を明らかにした．彼は，免疫処置したドナーからのリンパ球を移入することにより，放射線照射したレシピエントの能動免疫応答をすべて移入可能であることを証明した．

養子移入の研究では，T 細胞レセプターや B 細胞レセプターのトランスジェニックマウスが利用されることが多い．この場合，移入されたリンパ球はある特定の抗原に対して特異性を示す均一な細胞集団である．ドナーの免疫細胞を除くことなく，これらの細胞は同系統のレシピエントマウスに移入することが可能であり，初回免疫時や抗原再曝露時の反応を観察することができる．この手法の一つの利点は，比較的少数の抗原特異的 T 細胞または B 細胞でも行えることである．レシピエントのリンパ球集団によって希釈されても，これらの細胞の反応は宿主の通常の免疫応答の環境においても観察可能である．一般に移入される細胞は，CD45 のような細胞表面に豊富に存在するレセプターの変異体を用いて識別される（図 A.41）．ドナーのリンパ球がある一方の CD45 変異体を発現し，レシピエントの細胞が別の CD45 変異体を発現する場合，一方の CD45 変異体のみを認識して別の CD45 変異体を認識しない抗体を用いて染色すれば，移入された細胞と宿主の細胞を簡単に識別することができる．二つの系統のマウスが一つの遺伝子を除いて遺伝的に同一である場合，それらを**コンジェニック** congenic と呼ぶ．上述の例では，ドナー系統とレシピエント系統は「CD45 コンジェニック」といわれる．しかしながらこの場合に注意すべきは，一方の系統が T 細胞レセプターあるいは B 細胞レセプターのトランスジェニックマウスであり，導入された遺伝子が存在するので遺伝的な違いを便宜的に無視しない限り，厳密にはこの用語は正しくない．細胞表面レセプターや転写調節因子，サイトカイン，細胞の生死にかかわる遺伝子などの欠損が，T 細胞や B 細胞による防御免疫応答の始動に与える影響を迅速かつ簡便に行えることから，養子移入を用いた研究は免疫系の理解において重要である．

A–32　造血幹細胞移植

高量の X 線照射により，すべての造血幹細胞を除去することができる．この処理の後，ドナー由来の骨髄や別個体の動物から精製した造血幹細胞を移植することで，リンパ球を含むすべての造血系を再構築することができる．こうしてできた動物は**放射線照射骨髄キメラ** radiation bone marrow chimera と呼ばれる．キメラというギリシャ語は，ギリシャ神話に出てくる動物に由来するものでライオンの頭とヘビの尾とヤギの胴体をもっている．この技術は，リンパ球のエフェクター機能よりもむしろ分化を調べるのに

利用でき，特にT細胞の分化を解析するのに有用である．基本的には同じ手法が，ヒトの骨髄置換処理に用いられることがある．すなわち，再生不良性貧血や核関連事故後の骨髄機能不全時，ある種のがん治療で骨髄を正常のものと入れ替えるときに利用される．ヒトでは骨髄が最も造血幹細胞に富んでいる．しかし，実際には顆粒球マクロファージコロニー刺激因子（GM–CSF）などの造血幹細胞増殖因子を投与したドナー由来の末梢血や，造血幹細胞に富むことが知られている臍帯血から得られることが多い（第15章参照）．

A–33 生体への抗体の投与

実験動物やヒトに対する抗体の投与は免疫系を操作する強力な手法である．生体内に抗体を投与すると，抗体によって認識される標的分子とそれぞれの抗体に固有の特性に応じて，標的分子の機能阻害や，場合によっては標的分子を発現する細胞集団の除去が可能となる．

動物モデルにおいて，免疫応答時のサイトカインの機能を明らかにするため，それぞれのサイトカインを標的とした抗体が用いられてきた．この種の実験により，細胞内寄生性原虫の感染に応じたCD4$^+$ T細胞のT$_H$1細胞への分化におけるIL-12の重要な役割が初めて証明された．ヒトに対するTNF-α抗体の投与は炎症性自己免疫疾患である関節リウマチの治療において大きな成功を収めている．TNF-α抗体を投与された患者では，TNF-αの機能阻害により関節炎の症状が治まる．こうした抗体治療の有用性から，治療戦略として生体内でサイトカインの機能を阻害することが進められている．サイトカインに対するレセプターのリガンド結合領域を抗体重鎖の定常部（Fc部分）に融合して，ハイブリッド蛋白質が作製される（図A.42）．このFc融合蛋白質は，抗体の安定性とサイトカインレセプターの結合特性を持ち合わせている．生体内に投与すると，このFc融合蛋白質はサイトカインに結合して，サイトカインが免疫細胞上のレセプターに結合するのを阻害する．例えば，TNFレセプターのリガンド結合領域を含むFc融合蛋白質は，関節リウマチの患者に対して治療効果を発揮する．

CTLA-4やPD-1のようなT細胞表面のレセプターに対する抗体は，免疫応答を増強するために用いられる．通常，これらのレセプターにリガンドが結合すると免疫応答が抑制される．マウスを用いた研究から，これらのレセプターに結合してリガンドの結合を阻害する抗体は，腫瘍に対する免疫応答を増強して，場合によっては腫瘍を根絶することが明らかとなった．現在，ヒトのさまざまな種類の腫瘍に対する応用に向けて試験が進められており，最初の結果は非常に有望であった．

生体への抗体投与は，特定の細胞を除去する目的でも使用される．この機構は**抗体依存性細胞性細胞傷害** antibody-dependent cell-mediated cytotoxicity（ADCC）に依存するため（10–23項，図10.36参照），使用する抗体ごとに除去効率が大きく異なる．細胞が抗体で覆われると，CD16あるいはFcγRⅢと呼ばれるFcレセプターを発現しているNK細胞の標的となる．FcγRⅢの架橋によりNK細胞は抗体で覆われた標的細胞を殺傷する．FcγRⅢはIgGのレセプターであるが，すべてのIgGサブタイプに等しい親和性を示すわけではない．そのためADCCの効率は，投与する抗体のFcγRⅢを架橋する能力とNK細胞による殺傷を誘導する能力に依存する．CD4抗体を用いたCD4$^+$ T細胞の除去やCD8抗体を用いたCD8$^+$ T細胞の除去が頻繁に行われている．臓器移植を受けたヒトでは，T細胞レセプターの構成分子であるCD3に対する抗体を用いて一時的にT細胞が除去される．これにより，移植後初期

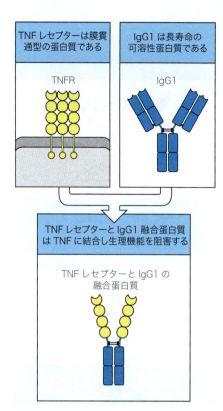

図A.42 生体への抗体投与は効果的な治療法である

サイトカインTNF-αはTNFレセプター（TNFR）に結合することでシグナル伝達を促し，関節リウマチのような慢性炎症に寄与する．こうした病態を治療するため，ヒトIgG1の定常部をTNFRの細胞外領域と融合させたエタネルセプトと呼ばれる治療薬が開発された．患者に投与すると，この融合蛋白質はTNF-αに結合することでTNFRによって伝達されるシグナルを阻害し，炎症を抑制する．

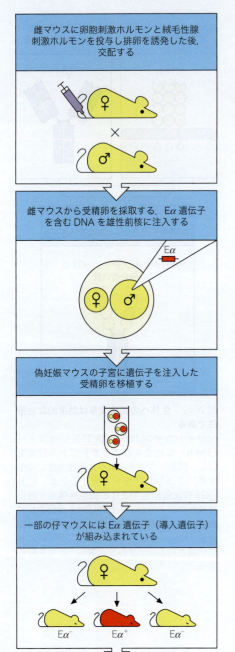

図 A.43　生体内での遺伝子機能と発現はトランスジェニックマウスによって研究できる
目的とする蛋白質（ここではマウス MHC クラス II 蛋白質 Eα）をコードする遺伝子を精製し，受精卵の雄性前核に注入する．それらを偽妊娠マウスに着床させる．誕生した仔マウスは，導入遺伝子の存在を確認してから子孫にその導入遺伝子を継承する親として使う．こうして1コピー以上の外来遺伝子をもつトランスジェニックマウスの系が樹立される．ここで使用した Eα 遺伝子の機能は，内在性の Eα 遺伝子を機能的に欠損している C57BL/6 マウスと交配して調べる．

の一定期間で強力な免疫抑制状態が誘導される．抗体を用いた細胞除去による治療計画のすべてにおいて，除去された細胞集団は新たなリンパ球の発生により徐々に再生される．

A – 34　トランスジェニックマウス

遺伝子の機能は従来，自然に生じた突然変異の効果を個体レベルで観察することで研究されてきた．しかし，現在では培養細胞で目的とする遺伝子に変異を誘導して解析がなされている．遺伝子クローニングと生体内での突然変異誘発技術の普及により，今や特定の突然変異の効果を個体全体で解析できるようになった．ゲノム内に過剰な，または異常なコピーを有するマウスを作製する**遺伝子導入** transgenesis 技術は，今や十分確立された技術である．**トランスジェニックマウス** transgenic mice を作製する場合，クローン化した遺伝子をマイクロインジェクション法により受精卵の雄性前核に注入し，その受精卵を偽妊娠状態にしたメスの子宮に着床させる．一部の卵細胞で注入された DNA がゲノム内にランダムに組み込まれ，目的とする**導入遺伝子** transgene を保有したマウスが生まれる（図 A.43）．

この技術により，新しい遺伝子の発生に与える影響や，正常組織での遺伝子の特異的発現に必要な調節領域の同定，遺伝子の過剰発現や正常組織とは異なる部位での発現による効果，突然変異遺伝子が遺伝子機能に及ぼす影響などを検討することが可能となった．トランスジェニックマウスは第8章で述べたように，リンパ球の発生における T 細胞および B 細胞レセプターの役割の研究や，養子移入のための特異的抗原反応性 T 細胞および B 細胞の供給源（A–31項）として特に有用である．T 細胞および B 細胞発生の間，内因性抗原レセプター遺伝子の発現が導入遺伝子と競合するため，特定の抗原に対するレセプターのみをもつ均一な細胞集団が得られる．

A – 35　遺伝子破壊による遺伝子ノックアウト

多くの場合，特定の遺伝子の機能は，その遺伝子を発現しない突然変異動物モデルを手にして初めて十分理解することができる．従来，突然変異の表現型を同定することから多くの遺伝子は発見されてきたが，今や生体内で，ある遺伝子を異常遺伝子と置換することにより，単離した正常遺伝子の機能を決定することが日常的となった．この技術は**遺伝子ノックアウト** gene knockout と呼ばれ，ごく最近開発された二つの技術により可能となった．すなわち，相同組換えによる変異遺伝子の導入された細胞の効率よい選択系と多能性の**胚性幹細胞** embryonic stem cell（ES 細胞）株の樹立である．ES 細胞を胚盤胞に移植すると，発生するキメラマウスにおいてすべての細胞系譜に分化しうる．

遺伝子ターゲティング gene targeting の技術は，**相同組換え** homologous recombination（図 A.44）として知られる現象を利用する．目的とする遺伝子のクローン化し

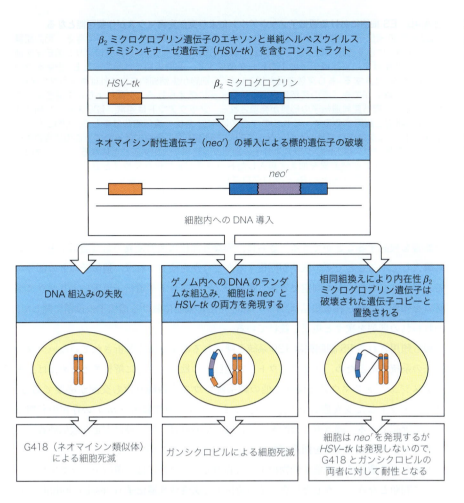

図 A.44 相同組換えにより特定の遺伝子が除去される

　DNA の断片を細胞に導入すると，二つの方法で細胞染色体に組み込まれる．多くの場合 DNA の切断部位に無差別に挿入され，このとき外来 DNA 断片は数コピー取り込まれる．しかし，染色体外の DNA は細胞 DNA と相同組換えをすることもあり，その場合，中央部の相同部位だけが細胞染色体上の DNA に取り込まれる．選択用遺伝子としてネオマイシン耐性遺伝子（neo^r）などを挿入することは，相同組換えに支障をきたすことなく二つの利点をもつ．第一に，外来 DNA が導入された細胞はネオマイシン様抗生物質 G418 に対して耐性となる．第二に，挿入遺伝子が相同の細胞染色体 DNA と組換えをしたとき，neo^r 遺伝子が細胞染色体遺伝子配列の破壊をもたらす．相同組換えでは，単純ヘルペスウイルスのチミジンキナーゼ（HSV–tk）遺伝子を導入 DNA の一端または両端に結合しておくと，このターゲティングコンストラクトが無差別に挿入された場合と目的部位に挿入された場合とを識別することが可能となる．すなわち，DNA が無差別に挿入された場合は HSV–tk は細胞 DNA の中に取り込まれ，この細胞は抗ウイルス薬であるガンシクロビルに感受性となる．しかし，HSV–tk は細胞 DNA と相同性をもたないので，相同組換えが起こった際には細胞内 DNA 中には取り込まれない．したがって，相同組換えを起こした細胞ではネオマイシンとガンシクロビルの両者に対して抵抗性を示し，これらの存在下で生き残ることができる．破壊された遺伝子の存在は，neo^r 遺伝子のプライマーとターゲットカセットの外側の細胞 DNA のプライマーを使用した PCR により確認するか，サザンブロットにより確認する必要がある．2 種類の異なった耐性遺伝子を使用すると，一遺伝子の二つの細胞染色体コピーを破壊することができ，ホモ変異体を作製することができる（図示していない）．

たコピーに変異を導入して機能を廃絶させ，ES 細胞に導入する．導入された遺伝子は，細胞のゲノムの正常な相同遺伝子と置換される．しかし哺乳類の細胞ではこの事象が起きるのはまれなので，目的とする細胞を効率よく選択するシステムが必要となる．最も一般的な方法は，導入する遺伝子の構成にネオマイシン耐性遺伝子などの抗生物質耐性遺伝子を挿入して，遺伝子の機能を喪失させる方法である．内在性の遺伝子コピーと相同組換えが生じるとその遺伝子機能はなくなるが，抗生物質耐性遺伝子は機能するので，その細胞を G418 などのネオマイシン系抗生物質で選択することができる．抗生物質に対する耐性だけでは，細胞がネオマイシン耐性遺伝子を組み込んだことしかわからない．相同組換えが生じた細胞を正確に選択するため，導入遺伝子の端に単純ヘルペスウイルス由来のチミジンキナーゼ遺伝子（HSV–tk）を結合させておく．相同組換えを起こさずランダムに DNA を取り込んだ細胞は，通常この HSV–tk 遺伝子も保有しているが，相同組換えが正確に起きた細胞では，組込みの際に非相同的な HSV–tk 遺伝子は排除される．HSV–tk 遺伝子を有する細胞は抗ウイルス薬のガンシクロビル非感受性となるため，これらの薬剤を培地に添加することで，効率よく目的のクローンを選択することができる（図 A.44）．

　遺伝子を生体内でノックアウトするためには，ES 細胞遺伝子の 1 コピーを破壊するだけでよい．次にその細胞を胚盤胞に注入し，子宮に着床させる．突然変異細胞は，胚に組み込まれ発生していく結果，生まれた動物は生殖細胞を含むキメラとなる．交配により変異遺伝子のホモ接合体マウスを作製すれば，目的とする遺伝子産物の発現を欠損したノックアウトマウスが得られる（図 A.45）．こうして目的の遺伝子機能が喪失し

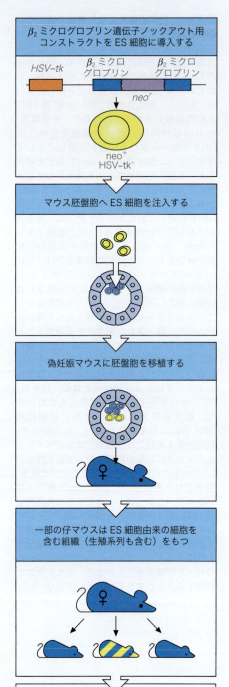

図 A.45　ES 細胞における遺伝子ノックアウトにより突然変異マウスが作製可能となる
ES 細胞の遺伝子に相同組換えを起こし，特定の遺伝子を除去することができる．相同組換えは図 A.44 に示す方法で行う．ここでは，相同組換えにより β_2 ミクログロブリン遺伝子を破壊した例を挙げる．当該遺伝子の 1 コピーを破壊する．相同組換えが起こった ES 細胞をマウスの胚盤胞に注入する．もし突然変異を起こした ES 細胞が生殖細胞を生ずればキメラマウス（下段図中の斜線）ができ，その突然変異遺伝子は子孫に伝えられる．交配によりホモ接合マウスができると，突然変異遺伝子の形質が発現される．ノックアウトは通常，129 系統から樹立される ES 細胞を利用するので，これらのマウスは 129 系統の遺伝的背景をもつ．MHC クラス I 分子は β_2 ミクログロブリンと対になって初めて細胞表面に発現できるので，この場合のホモ接合突然変異マウスは MHC クラス I 分子の細胞表面発現を欠如することになる．β_2 ミクログロブリン遺伝子に突然変異を加えて導入したトランスジェニックマウスと β_2 ミクログロブリン欠損マウスを交配すると，β_2 ミクログロブリンの突然変異の影響を生体内で観察することができる．

た影響を検討することができる．さらに，異なる部位に突然変異のある遺伝子をゲノムに導入してやることでその機能が回復するかどうかを検討すれば，遺伝子のどの部分がその機能に必要なのかを同定できる．遺伝子ノックアウトや遺伝子導入によりマウスゲノムを操作して得られる知見は，リンパ球の発生と機能における遺伝子の役割に関して，われわれの理解を次々と更新し続けている．

最も頻用される ES 細胞株は 129 系統と呼ばれるあまりよく解析されていないマウス由来の系統であるため，ノックアウトした遺伝子の機能を十分に解析するためには，トランスジェニックマウスと同様に他の純系統マウスとの繰り返し交配が必要である．ノックアウトした変異遺伝子の伝達は，ネオマイシン耐性遺伝子 *neo*^{r} の存在の有無によって確認できる．繰り返し交配を十分に行っておけば，その後は安定な遺伝的背景をもつノックアウトマウスを同系交配によって維持することができる．

対象となる遺伝子の機能が動物の生存に必須である場合には，遺伝子ノックアウトにとって問題となる．こうした場合，その遺伝子は**劣性致死遺伝子** recessive lethal gene と呼ばれ，ホモ接合体マウスを作製することができない．劣性致死遺伝子の機能を調べるには，組織特異的あるいは発生時期特異的な遺伝子欠損技術を用いる．この方法では，自分の配列を宿主ゲノムから切り出すバクテリオファージ P1 の DNA 配列と酵素を利用する．組み込まれたバクテリオファージ P1 DNA の両端には *loxP* と呼ばれる組換えシグナル配列が存在する．組換え酵素 Cre はこの部位を認識し，DNA の両端を切断して断端を連結することで，介在する DNA を環状化して切り出す．このしくみをトランスジェニック動物に応用することで，特定の遺伝子を限られた組織で，または発生のある限られた時期に欠損が起こるように操作することができる．最初に，相同組換えにより遺伝子または一つのエキソンの両端に *loxP* 配列を導入する（図 A.46）．通常，この配列を DNA の両端またはイントロンに導入しても，遺伝子の正常な機能は破壊されない．こうした *loxP* 突然変異遺伝子をもったマウスを Cre 組換え酵素トランスジェニックマウスと交配させる．この場合，Cre 組換え酵素は組織特異的または誘導性のプロモーターの制御下においてあるので，この酵素が適当な組織で活性化したり，発現が誘導されたりして初めて，*loxP* 配列間の挿入 DNA は切り出され，結果として目的遺伝子またはエキソンは不活性化される．例えば，T 細胞特異的プロモーターでこの Cre 組換え酵素の発現を制御すると，他の細胞には影響を与えず，T 細胞においてのみ目的の遺伝子を欠失することができる．この非常に有用な遺伝子工学的技術は，B 細胞の生存における BCR の重要性を示した．

最近，マウスにおいて特定の遺伝子を欠損させるために，CRISPR/Cas9 システムと呼ばれる新たな技術が開発された．この技術では，侵入してくる病原体のゲノムやプラスミドを RNA 誘導性の二本鎖 DNA 切断機構によって排除する細菌の免疫システムが

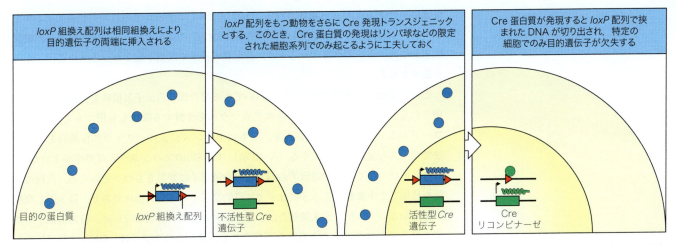

図 A.46　P1 バクテリオファージ組換えシステムは特定の細胞系列に限定して目的遺伝子を除去するのに利用される

　P1 バクテリオファージ蛋白質である Cre は，*loxP* と呼ばれる組換えシグナル配列に挟まれた DNA を切り出す．この配列は相同組換えにより目的の遺伝子末端に導入できる（左図）．*loxP* 配列を連結した遺伝子を導入された相同組換えマウスを，Cre 蛋白質を発現するトランスジェニックマウスと交配する．このとき，Cre 遺伝子を組織特異的プロモーターの制御下におくことにより，発生過程で特定の細胞あるいは特定の時期でのみ発現させることができる（中央図）．Cre 蛋白質が発現している細胞では，*loxP* 配列を認識して，その間にある DNA が切り出される（右図）．その結果，目的の遺伝子を特定の細胞あるいは特定の時期でのみ欠損させることができる．このようにして，マウスの正常な発生に必須な遺伝子の機能を個体発生後に，また特定の細胞系列に限定して解析することができる．遺伝子は長方形で，RNA はらせん形で，蛋白質は球形で示してある．

応用されている．Cas9 遺伝子はエンドヌクレアーゼをコードしており，真核生物の細胞内で利用できるように核移行シグナルが付与されている．特定の遺伝子に変異を導入するために，合成ガイド RNA は標的遺伝子に相同な短い配列（〜20 塩基）と Cas9

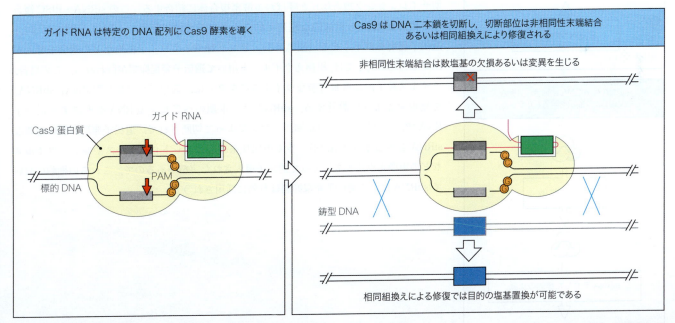

図 A.47　細菌由来の CRISPR/Cas9 システムを用いた遺伝子操作

　遺伝子上の特定の部位に対する遺伝子操作は，細菌由来 Cas9 酵素とガイド RNA を用いて行われる（左図）．ガイド RNA は一本鎖 RNA で構成され，標的部位に相補的な配列と Cas9 酵素によって認識される配列が縦列に並んでいる．ガイド RNA は標的部位へ Cas9 酵素を導き，PAM 配列と呼ばれる部位の 3〜4 塩基上流で二本鎖 DNA 切断を誘導する（右図）．PAM 配列は GG（相補鎖なら CC）の二塩基である．二本鎖 DNA 切断が非相同性末端結合によって修復されるとき，数塩基の挿入や欠損が起こり，遺伝子機能が破壊される．標的遺伝子において特定の配列を変換する場合には，細胞内に鋳型 DNA を Cas9 とガイド RNA とともに導入する．この鋳型 DNA は，標的遺伝子の特定の塩基置換部位が相同配列に挟まれた二本鎖 DNA である．この鋳型 DNA が存在すると，細胞は Cas9 による二本鎖 DNA 切断部位を非相同性末端結合よりもむしろ相同組換えによって修復する．これにより，標的部位は本来の配列から鋳型 DNA 内の配列に変換される．

酵素に結合する配列から構成される．ガイド RNA はゲノム上の目的の位置に Cas9 をリクルートし，そこで二本鎖 DNA 切断が行われる（図 A.47）．この切断部位が非相同性末端結合によって修復されるとき，数塩基の挿入や欠損が起こり，本来の遺伝子配列が破壊される．

この方法は，培養細胞や細胞株においてホモ接合体の遺伝子欠損株を作製する際に利用されるが，一段階でのホモ接合体変異マウスを作製する際にも有用である．Cas9 をコードする RNA とガイド RNA を，ともにトランスジェニックマウス作製時と同じ方法でマウスの受精卵に注入する（A–43 項）．CRISPR/Cas9 システムは効率がよいため，これらの胚の多くは標的遺伝子の両方の対立遺伝子に変異をもつ．そのため，代理母に胚を移植して生まれてくる子供はすでに目的遺伝子のホモ欠損体であり，繰り返し交配の必要がない．非相同性末端結合によるランダムな変異導入のほかに，目的遺伝子の特定の塩基に変異を導入する方法も開発されている．この方法では，DNA オリゴヌクレオチドを Cas9 とガイド RNA とともにマウスの受精卵に注入する．このオリゴヌクレオチドは，標的遺伝子の特定の塩基置換部位が相同部位に挟まれた配列からなる．このオリゴヌクレオチドが存在すると，Cas9 による二本鎖 DNA 切断は相同組換えによって修復され，標的部位は望んだ配列に変換される（図 A.47）．

A–36　RNA 干渉による遺伝子ノックダウン

ある細胞における遺伝子の機能は，その遺伝子発現を減少させたり，消失させたりすることで解析できる．これは，多くの真核生物細胞に存在する RNA 干渉，すなわち RNAi を利用することで達成される．低分子二本鎖 RNA 分子（低分子干渉 RNA，すなわち siRNA）は細胞に導入されると，二本鎖が解離し，片方の鎖が RISC（RNA 誘導型サイレンシング複合体）と呼ばれる酵素複合体に結合する．この siRNA・RISC 複合体が標的 mRNA の相補的な配列に結合することで翻訳阻害や mRNA 分解を誘導し，遺伝子発現を低下させる（図 A.48）．リンパ球やミエロイド細胞などの遺伝子導入が困難な細胞に対しては，組換えウイルスを用いて遺伝子発現抑制が行われる．この場合，ウイルス粒子内に搭載可能なウイルスベクターに，低分子ヘアピン型 RNA（shRNA）を発現するように設計する．shRNA は二本鎖のヘアピン型 RNA を形成する低分子 RNA で，ヘアピン部分は細胞内で酵素によって切断されて，遺伝子発現抑制に必要な siRNA を生じる（図 A.48）．多くの血球系細胞は，レトロウイルスやレンチウイルスなどの組換えウイルスによって遺伝子導入された実績があるので，これらの細胞において shRNA による遺伝子発現抑制は有効に活用されうる．

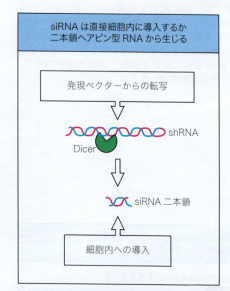

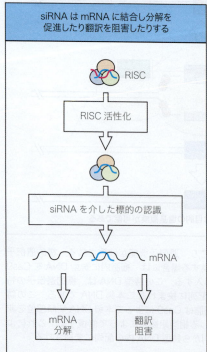

図 A.48　RNA 干渉による遺伝子発現抑制

ある mRNA に相補的な配列をもつ低分子二本鎖 RNA は，標的 mRNA に結合し，翻訳阻害や分解を誘導する．この経路は，細胞内に導入された発現ベクターから shRNA が生成された後，あるいは siRNA と呼ばれる低分子二本鎖 RNA を細胞内に直接導入した後に開始される．shRNA 分子はダイサー（Dicer）と呼ばれる酵素によって切断されて二本鎖の siRNA となる．二本鎖 siRNA は RISC 複合体と結合した後，解離して，非コード鎖側が残る．この非コード鎖側の siRNA 分子を介して RISC 複合体が標的 mRNA に結合し，翻訳阻害や mRNA 分解を誘導する．

付録Ⅱ-Ⅳ

付録Ⅱ　CD抗原					
CD抗原	発現細胞	分子量(kDa)	機能	別名	ファミリーおよび関連分子
CD1a,b,c,d	皮質胸腺細胞，ランゲルハンス細胞，樹状細胞，B細胞（CD1c），小腸上皮，平滑筋，血管（CD1d）	43–49	MHCクラスⅠ様分子．β_2ミクログロブリンと会合．脂質抗原提示に特別な機能を有する		免疫グロブリン
CD2	T細胞，胸腺細胞，NK細胞	45–58	接着分子．CD58（LFA-3）と結合．細胞内でLckと結合しており，T細胞を活性化	T11, LFA-2	免疫グロブリン
CD3	胸腺細胞，T細胞	γ: 25–28 δ: 20 ε: 20	T細胞レセプター（TCR）と会合．TCRの細胞表面への発現とTCRのシグナル伝達に必要	T3	免疫グロブリン
CD4	胸腺細胞サブセット，ヘルパーT細胞，制御性T細胞（T_{reg}細胞），一部のILC3細胞（LTi細胞），一部のNKT細胞，一部の単球，マクロファージ	55	MHCクラスⅡ分子の補助レセプター．細胞膜表面近くの細胞質にあるLckと結合．HIV-1およびHIV-2のgp120のレセプター	T4, L3T4	免疫グロブリン
CD5	胸腺細胞，T細胞，B細胞亜群	67	TCRシグナル伝達を減弱．T細胞のAktシグナル伝達を増強．至適なT_H2およびT_H17の分化に必要	T1, Ly1	スカベンジャーレセプター
CD6	胸腺細胞，T細胞，慢性リンパ性白血病のB細胞	100–130	CD166と結合	T12	スカベンジャーレセプター
CD7	多能性造血幹細胞，胸腺細胞，T細胞	40	未知．架橋により細胞質ドメインはPI3キナーゼと結合．T細胞性急性リンパ性白血病および多能性幹細胞白血病のマーカー	GP40, TP41, Tp40, LEU-9	免疫グロブリン
CD8	胸腺細胞サブセット，細胞傷害性T細胞（末梢T細胞の約1/3），α鎖ホモ二量体が樹状細胞と腸管のリンパ球のサブセットに発現	α: 32–34 β: 32–34	MHCクラスⅠ分子の補助レセプター．細胞膜表面近くの細胞質にあるLckと結合	T8, Lyt2, 3	免疫グロブリン
CD9	プレB細胞，単球，好酸球，好塩基球，血小板，活性化T細胞，脳および末梢神経，血管平滑筋	24	血小板凝集およびFcγRⅡaを介する活性化を媒介．細胞の遊走にも関与しているらしい	MIC3, MRP-1, BTCC-1, DRAP-27, TSPAN29	4回膜貫通蛋白質．トランスメンブラン4（TM4）とも呼ばれる
CD10	BおよびT細胞前駆細胞，骨髄ストローマ細胞，一部の内皮細胞	100	亜鉛メタロプロテイナーゼ．プレB細胞急性リンパ性白血病（ALL）のマーカー	中性エンドペプチダーゼ．CALLA(common acute lymphocytic leukemia antigen)	
CD11a	リンパ球，顆粒球，単球，マクロファージ	180	LFA-1のα_Lサブユニット（CD18と会合）．CD54（ICAM-1），CD102（ICAM-2），CD50（ICAM-3）と結合	LFA-1	インテグリンα
CD11b	骨髄系およびNK細胞	170	インテグリンCR3のα_Mサブユニット（CD18と会合）．CD54，補体成分iC3b，細胞外マトリックス蛋白質と結合	Mac-1, Mac-1a, CR3, CR3A, Ly40	インテグリンα
CD11c	骨髄系細胞	150	インテグリンCR4のα_Xサブユニット（CD18と会合）．フィブリノーゲンと結合	CR4, p150, 95	インテグリンα
CD11d	白血球	125	インテグリンのα_Dサブユニット（CD18と会合）．CD50と結合	ADB2	インテグリンα
CDw12	単球，顆粒球，血小板	90–120	未知		
CD13	骨髄単球系細胞	150–170	亜鉛メタロプロテイナーゼ	アミノペプチダーゼN	
CD14	骨髄単球系細胞	53–55	リポ多糖とリポ多糖結合蛋白質（LBP）複合体のレセプター		

CD抗原	発現細胞	分子量 (kDa)	機能	別名	ファミリーおよび関連分子
CD15	好中球，好酸球，単球	59	糖脂質および多くの細胞表面糖蛋白質の末端の三糖類	ルイス^X (Le^X)	
CD15s	白血球，内皮細胞	43	CD62E, Pのリガンド	シアリル・ルイス^X (sLe^X)	ポリ-N-アセチルラクトサミン
CD15u	メモリーT細胞のサブセット，NK細胞	41	硫酸化CD15		糖質の構造
CD16a	NK細胞	50–80	ファゴサイトーシスおよび低親和性FcレセプターFcγRⅢの構成分子として抗体依存性細胞性細胞傷害に関与．NK細胞に発現．CD16bと高い相同性	FcγRⅢa	免疫グロブリン
CD16b	好中球，マクロファージ	50–80	ファゴサイトーシスおよび低親和性FcレセプターFcγRⅢの構成分子として抗体依存性細胞性細胞傷害に関与．好中球/マクロファージに発現．CD16aと高い相同性	FcγRⅢb	免疫グロブリン
CD17	好中球，単球，血小板		ラクトシルセラミド，細胞表面スフィンゴ糖脂質		
CD18	白血球	95	インテグリンβ_2サブユニット．CD11a, b, c, dと会合	LAD, MF17, MFI7, LCAMB, LFA-1, Mac-1	インテグリンβ
CD19	B細胞	95	CD21 (CR2)とCD81 (TAPA-1)と複合体を形成し，B細胞の補助レセプターを構成する．細胞質内ドメインは細胞質チロシンキナーゼとPI3キナーゼを結合		免疫グロブリン
CD20	B細胞	33–37	CD20のオリゴマーはCa^{2+}チャネルを形成し，B細胞活性化の制御としてB細胞発生と形質細胞分化にかかわる可能性		トランスメンブラン4部分を含む
CD21	成熟B細胞，濾胞樹状細胞	145	補体成分C3dおよびEBウイルスに対するレセプター．CD19, CD81, CD21とともにB細胞の補助レセプターを構成	CR2	補体制御蛋白質 (CCP)
CD22	成熟B細胞	α:130 β:140	シアル酸化合物と結合	BL-CAM, SIGLEC-2, Lyb8	免疫グロブリン
CD23	成熟B細胞，活性化マクロファージ，好酸球，濾胞樹状細胞，血小板	45	IgEの低親和性レセプター．IgE合成を制御．CD19・CD21・CD81補助レセプターのリガンド	FcεRⅡ, FCE2, CD23A, CLE4J, BAST-2	C型レクチン
CD24	B細胞，顆粒球	35–45	シアロ糖蛋白質．グリコシルホスファチジルイノシトール (GPI) 結合で細胞表面に結合	マウスの耐熱性抗原 (HAS) のヒトにおけるホモログと考えられる	
CD25	活性化T細胞，B細胞，一部のILC，単球	55	IL-2レセプターα鎖	Tac, IL2RA	CCP
CD26	活性化B細胞およびT細胞，マクロファージに発現，T$_{reg}$細胞に高発現	110	エキソペプチダーゼ．ポリペプチドからN末端のジペプチド (X-ProまたはX-Ala) を切断する	ジペプチジルペプチダーゼⅣ	Ⅱ型膜貫通糖蛋白質
CD27	髄質胸腺細胞，T細胞，NK細胞，一部のB細胞	55	CD70と結合．TおよびB細胞に対する補助刺激分子として機能	S152, Tp55, TNFRSF7	TNFレセプター
CD28	T細胞亜群，活性化B細胞	44	ナイーブT細胞の活性化．補助刺激シグナル (シグナル2) に対するレセプター．CD80 (B7.1) とCD86 (B7.2) と結合	Tp44	免疫グロブリン，CD86 (B7.2)
CD29	白血球	130	インテグリンβ_1サブユニット．VLA-1抗原のCD49aと会合		インテグリンβ
CD30	活性化T, BおよびNK細胞，単球	120	CD30L (CD153) と結合．CD30の架橋によりBおよびT細胞の増殖が増強	Ki-1	TNFレセプター

CD抗原	発現細胞	分子量(kDa)	機能	別名	ファミリーおよび関連分子
CD31	単球, 血小板, 顆粒球, T細胞亜群, 内皮細胞	130–140	接着分子. 白血球と内皮および内皮細胞相互の反応を媒介	PECAM-1	免疫グロブリン
CD32	単球, 顆粒球, B細胞, 好酸球	40	凝集した免疫グロブリン免疫複合体に対する低親和性Fcレセプター	FcγRⅡ	免疫グロブリン
CD33	骨髄系前駆細胞, 単球	67	シアル酸化合物と結合	SIGLEC-3	免疫グロブリン
CD34	造血系前駆細胞, 毛細血管内皮	105–120	CD62L (L-セレクチン) に対するリガンドで, 骨髄幹細胞がストローマ細胞や細胞外マトリックスに接着するために機能する		ムチン
CD35	赤血球, B細胞, 単球, 好中球, 好酸球, 濾胞樹状細胞	250	補体レセプター1, C3b, C4bと結合しファゴサイトーシスを媒介	CR1	CCP
CD36	血小板, 単球, 内皮細胞	88	血小板接着分子. アポトーシスを起こした細胞の認識とファゴサイトーシスに関与	血小板GPⅣ, GPⅢb	
CD37	成熟B細胞, 成熟T細胞, 骨髄系細胞	40–52	未知, おそらくシグナル伝達に関与, T細胞/B細胞相互作用に関与しているらしい. CD53, CD81, CD82, MHCクラスⅡと複合体を形成	TSPAN26	トランスメンブラン4
CD38	初期BおよびT細胞, 活性化T細胞, 胚中心B細胞, 形質細胞	45	NAD糖加水分解酵素, B細胞増殖を増強	T10	
CD39	活性化B細胞, 活性化NK細胞, マクロファージ, 樹状細胞	78	CD4$^+$T$_{reg}$細胞の抑制性機能に関与, B細胞の接着を媒介するらしい	ENTPD1, ATPDase, NTPDase-1	
CD40	B細胞, マクロファージ, 樹状細胞, 基底上皮細胞	48	CD154 (CD40L) に結合. B細胞の補助刺激シグナルのレセプターでB細胞の増殖分化, アイソタイプスイッチ, 胚中心の形成促進とメモリーB細胞の発生ならびにマクロファージと樹状細胞のサイトカイン分泌の促進に関与	TNFRSF5	TNFレセプター
CD41	血小板, 巨核球	二量体: GPⅡba: 125 GPⅡbb: 22	αⅡbインテグリン, CD61と会合しGPⅡbを形成. フィブリノーゲン, フィブロネクチン, フォン・ヴィレブランド因子, トロンボスポンジンと結合	GPⅡb	インテグリンα
CD42a,b,c,d	血小板, 巨核球	a: 23 b: 135, 23 c: 22 d: 85	フォン・ヴィレブランド因子, トロンビンと結合. 創傷部位での血小板接着に必須	a: GPⅨ b: GPⅠbα c: GPⅠbβ d: GPⅤ	ロイシン・リッチ・リピート
CD43	白血球 (静止B細胞を除く)	115–135 (好中球) 95–115 (T細胞)	約45 nm長の鎖状構造をとり, 抗接着作用があるらしい	ロイコシアリン, シアロフォリン	ムチン
CD44	白血球, 赤血球	80–95	ヒアルロン酸と結合. 白血球の接着を媒介	ヘルメス抗原, Pgp1	結合蛋白質
CD45	すべての造血系細胞	180–240 (多くのアイソフォームあり)	チロシンホスファターゼ. BおよびT細胞抗原レセプターからのシグナルを増強. 選択的スプライシングによる多くのアイソフォームあり (下記参照)	白血球通常抗原 (LCA), T200, B220	蛋白質チロシンホスファターゼ (PTP)・フィブロネクチンⅢ型
CD45RO	T細胞サブセット (メモリーT細胞), B細胞サブセット, 単球, マクロファージ	180	エキソンAおよびB, Cを含まないCD45のアイソフォーム		蛋白質チロシンホスファターゼ (PTP)・フィブロネクチンⅢ型
CD45RA	B細胞, T細胞亜群 (ナイーブT細胞), 単球	205–220	エキソンAを含むCD45のアイソフォーム		蛋白質チロシンホスファターゼ (PTP)・フィブロネクチンⅢ型
CD45RB	T細胞サブセット (ナイーブT細胞, マウス), B細胞, 単球, マクロファージ, 顆粒球	190–220	エキソンBを含むCD45のアイソフォーム	T200	蛋白質チロシンホスファターゼ (PTP)・フィブロネクチンⅢ型

CD抗原	発現細胞	分子量(kDa)	機能	別名	ファミリーおよび関連分子
CD46	造血および非造血系の有核細胞	56/66（スプライシングの違いによる）	メンブランコファクター蛋白質．C3bおよびC4bに結合してI因子による分解を促進	MCP	CCP
CD47	すべての細胞	47-52	接着分子，トロンボスポンジンレセプター	IAP, MER6, OA3	免疫グロブリン
CD48	白血球	40-47	CD244のリガンドと考えられている	Blast-1	免疫グロブリン
CD49a	活性化T細胞，単球，神経細胞，平滑筋	200	α_1インテグリン．CD29と会合．コラーゲン，ラミニン-1と結合	VLA-1	インテグリンα
CD49b	B細胞，単球，血小板，巨核球，神経細胞，上皮細胞，内皮細胞，破骨細胞	160	α_2インテグリン．CD29と会合．コラーゲン，ラミニンと結合	VLA-2, 血小板，GPla	インテグリンα
CD49c	B細胞，多くの接着細胞	125, 30	α_3インテグリン．CD29と会合．ラミニン-5，フィブロネクチン，コラーゲン，エンタクチン，インベイシンと結合	VLA-3	インテグリンα
CD49d	B細胞，胸腺細胞，単球，顆粒球，樹状細胞を含む広範な細胞に発現	150	α_4インテグリン．CD29と会合．フィブロネクチン，MAdCAM-1, VCAM-1と結合	VLA-4	インテグリンα
CD49e	メモリーT細胞，単球，血小板を含む広範な細胞に発現	135, 25	α_5インテグリン．CD29と会合．フィブロネクチン，インベイシンと結合	VLA-5	インテグリンα
CD49f	T細胞，単球，血小板，巨核球，トロホブラスト	125, 25	α_6インテグリン．CD29と会合．ラミニン，インベイシン，メロシンと結合	VLA-6	インテグリンα
CD50	胸腺細胞，T細胞，B細胞，単球，顆粒球	130	インテグリンCD11a/CD18と結合	ICAM-3	免疫グロブリン
CD51	血小板，巨核球	125, 24	α_Vインテグリン．CD61と会合．ビトロネクチン，フォン・ヴィレブランド因子，フィブリノーゲン，トロンボスポンジンと結合．アポトーシスを起こした細胞に対するレセプターらしい	ビトロネクチンレセプター	インテグリンα
CD52	胸腺細胞，T細胞，B細胞（形質細胞を除く），単球，顆粒球，精原細胞	25	未知．治療上骨髄からT細胞を除去する際に利用される抗体の標的	CAMPATH-1, HE5	
CD53	白血球	35-42	T細胞とNK細胞のCD2からのシグナル伝達に関与．増殖の制御に関与しているらしい	MRC OX44	トランスメンブラン4
CD54	造血系および非造血系細胞	75-115	細胞間接着分子intercellular adhesion molecule-1（ICAM-1）はCD11a/CD18インテグリン（LFA-1）およびCD11b/CD18（Mac-1）と結合する．ライノウイルスのレセプター	ICAM-1	免疫グロブリン
CD55	造血系および非造血系細胞	60-70	崩壊促進因子（DAF）はC3bと結合し，C3/C5変換酵素を解離させる	DAF	CCP
CD56	NK細胞，一部の活性化T細胞	135-220	自然細胞接着分子neural cell adhesion molecule（NCAM）のアイソフォーム．接着分子	NKH-1	免疫グロブリン
CD57	NK細胞，T細胞の亜群，B細胞，単球		オリゴ糖．多くの細胞表面の糖蛋白質上に存在	HNK-1, Leu-7	
CD58	造血系および非造血系細胞	55-70	白血球機能関連抗原3 leukocyte function-associated antigen-3（LFA-3）．CD2に結合．接着分子	LFA-3	免疫グロブリン
CD59	造血系細胞および非造血系細胞	19	補体成分C8およびC9に結合．膜侵襲複合体の会合を阻害	プロテクチン，Macインヒビター	Ly-6
CD60a	T細胞，血小板，ケラチノサイト，平滑筋細胞	70	ジシアリルガングリオシドD3（GD3）		糖質の構造
CD60b	T細胞，血小板，ケラチノサイト，平滑筋細胞	70	9-O-アセチル-GD3		糖質の構造
CD60c	T細胞，血小板，ケラチノサイト，平滑筋細胞	70	7-O-アセチル-GD3		糖質の構造

CD抗原	発現細胞	分子量(kDa)	機能	別名	ファミリーおよび関連分子
CD61	血小板，巨核球，マクロファージ	110	インテグリンβ_3サブユニット．CD41（GPⅡb/Ⅲa）または，CD51（ビトロネクチンレセプター）と会合し血小板凝集に関与		インテグリンβ
CD62E	内皮	140	内皮白血球接着分子 endothelium leukocyte adhesion molecule（ELAM），シアリル・ルイス^{X}と結合．内皮上での好中球のローリングを媒介	ELAM-1，E-セレクチン	C型レクチン，EGF，CCP
CD62L	B細胞，T細胞，単球，NK細胞	150	白血球接着分子 leukocyte adhesion molecule（LAM）．CD34，GlyCAMと結合．内皮とのローリングを媒介	LAM-1，L-セレクチン，LECAM-1	C型レクチン，EGF，CCP
CD62P	血小板，巨核球，内皮	140	接着分子．CD162（PSGL-1）と結合．内皮細胞，単球と血小板との相互作用，内皮上での白血球のローリングを媒介	P-セレクチン，PADGEM	C型レクチン，EGF，CCP
CD63	活性化血小板，単球，マクロファージ	53	未知．活性化されて細胞表面へ転送されるライソソーム膜蛋白質	血小板活性化抗原	トランスメンブラン4
CD64	単球，マクロファージ	72	IgGに対する高親和性レセプター．IgG3>IgG1>IgG4≫IgG2の順に強く結合．ファゴサイトーシス，抗原の捕捉，ADCCを媒介	FcγRI	免疫グロブリン
CD65	骨髄系細胞	47	セラミドドデカサッカライドのオリゴ糖成分		
CD66a	好中球，NK細胞	160–180	NK細胞のNKG2Dを介する細胞傷害機能およびシグナル伝達の抑制	C-CAM，BGP1，CEA-1，CEA-7，MHVR1	免疫グロブリン
CD66b	顆粒球	95–100	ヒト好酸球の接着と活性化を制御	CEACAM8，CD67，CGM6，NCA-95（以前のCD67）	免疫グロブリン
CD66c	好中球，大腸がん	90	多発性骨髄腫に対するCD8$^+$T細胞応答の制御	CEACAM6，NCA	免疫グロブリン
CD66d	好中球	30	数種の細菌の直接的なファゴサイトーシス．自然免疫の制御に関与していると考えられる	CEACAM3，CEA，CGM1，W264，W282	免疫グロブリン
CD66e	成人大腸上皮，大腸がん	180–200	気道の細菌およびウイルス感染に対する抵抗性	CEACAM5	免疫グロブリン
CD66f	マクロファージ		マクロファージのアルギナーゼの活性亢進とNO産生の抑制．単球の選択的活性化．補助細胞依存性のT細胞増殖の抑制	妊娠特異的β-1糖蛋白質1（PSG1），SP1，BIG1，DHFRP2	免疫グロブリン
CD68	単球，マクロファージ，好中球，好塩基球，大リンパ球	110	未知	マクロシアリン，GP110，LAMP-4，SCARD1	ライソソーム/エンドソーム関連膜蛋白質（LAMP），スカベンジャーレセプター
CD69	活性化TおよびB細胞，活性化マクロファージ，NK細胞	28, 32 ホモダイマー	S1PR1の発現抑制による二次リンパ組織への停留を促進．増殖の制御に関与しているらしい．NK細胞と血小板でのシグナル伝達に関与しているらしい	活性化誘導分子 activation inducer molecule（AIM）	C型レクチン
CD70	活性化TおよびB細胞，活性化マクロファージ，NK細胞	75, 95, 170	CD27に対するリガンド．BおよびT細胞の補助刺激に作用しているらしい	Ki-24	TNF
CD71	すべての増殖細胞，したがって活性化白血球にはすべて発現	95 ホモ二量体	トランスフェリンレセプター	T9	
CD72	B細胞（形質細胞以外）	42 ホモ二量体	SLAM，NKG2のリガンド	Lyb-2	C型レクチン
CD73	B細胞亜群，T細胞亜群	69	エクト-5′-ヌクレオチダーゼ．核酸の取り込みのためヌクレオチドを脱リン酸化する．リンパ球分化のマーカー	NT5E，NT5，NTE，E5NT，CALJA	

CD抗原	発現細胞	分子量(kDa)	機能	別名	ファミリーおよび関連分子
CD74	B細胞,マクロファージ,単球,MHCクラスII陽性細胞	33, 35, 41, 43（選択的転写開始およびスプライシング）	MHCクラスIIに会合するインバリアント鎖	Ii, Iγ	
CD75	成熟B細胞,T細胞サブセット	47	ラクトサミン．CD22に対するリガンド．B細胞どうしの接着を媒介	CD76	
CD75s			α-2,6-シアル化ラクトサミン		糖質の構造
CD77	胚中心B細胞	77	中性スフィンゴ糖脂質（Galα1→4Galβ1→4Glcβ1→セラミド），志賀毒素に結合．架橋によりアポトーシスを誘導	グロボトリアオシルセラミド globotriaosyl-ceramide（Gb3），Pk血液型	
CD79α, β	B細胞	α: 40–45 β: 37	CD3に相当するB細胞レセプターの構成分子．細胞表面への発現およびシグナル伝達に必須	Igα, Igβ	免疫グロブリン
CD80	B細胞亜群	60	補助刺激分子．CD28およびCTLA-4に対するリガンド	B7（現在はB7.1），BB1	免疫グロブリン
CD81	リンパ球	26	CD19, CD21と会合しB細胞補助レセプターを形成	TAPA-1（target of antiproliferative antibody）の標的	トランスメンブラン4
CD82	白血球	50–53	未知	R2	トランスメンブラン4
CD83	樹状細胞,B細胞,ランゲルハンス細胞	43	抗原提示の制御．この可溶型は樹状細胞に結合しその成熟を抑制する	HB15	免疫グロブリン
CD84	単球,血小板,循環B細胞	73	SAP（SH2D1A），FYNと相互作用し血小板機能とマクロファージによるLPS誘導サイトカイン分泌を制御	CDw84, SLAMF5, Ly9D	免疫グロブリン
CD85	樹状細胞,単球,マクロファージ,リンパ球		抗原提示細胞上のMHCクラスI分子に結合し活性化を抑制	LILR1–9, ILT2, LIR1, MIR7	免疫グロブリン
CD86	単球,活性化B細胞,樹状細胞	80	CD28およびCTLA4に対するリガンド	B7.2	免疫グロブリン
CD87	顆粒球,単球,マクロファージ,T細胞,NK細胞,広範な非造血系細胞種	35–59	ウロキナーゼプラスミノーゲンアクチベーターのレセプター	uPAR	Ly-6
CD88	多核白血球,マクロファージ,マスト細胞	43	補体成分C5aに対するレセプター	C5aR	G蛋白質共役レセプター
CD89	単球,マクロファージ,顆粒球,好中球,B細胞亜群,T細胞亜群	50–70	IgAレセプター	FcαR	免疫グロブリン
CD90	CD34⁺プロ胸腺細胞（ヒト），胸腺細胞，T細胞（マウス），ILC，一部のNK細胞	18	炎症部位での白血球の接着と移動	Thy-1	免疫グロブリン
CD91	単球,多くの非造血系細胞	515, 85	α₂マクログロブリンレセプター		EGF, LDLレセプター
CD92	好中球,単球,血小板,内皮	70	コリントランスポーター	GR9	
CD93	好中球,単球,内皮	120	細胞内接着とアポトーシスした細胞/細胞破片の除去	C1QR1	
CD94	T細胞亜群,NK細胞	43	NK細胞機能の制御	KLRD1	C型レクチン
CD95	広範な各種細胞株で発現しているが,生体内での分布は不明	45	TNF様Fasリガンドに結合し,アポトーシスを誘導	Apo-1, Fas	TNFレセプター
CD96	活性化T細胞,NK細胞	160	活性化TおよびNK細胞の接着反応.抗原提示に影響を与えるらしい	TACTILE（T-cell activation increased late expression）	免疫グロブリン
CD97	活性化B細胞およびT細胞,単球,顆粒球	75–85	CD55に結合	GR1	EGF, G蛋白質共役レセプター
CD98	T細胞,B細胞,NK細胞,顆粒球,すべてのヒト細胞株	80, 45ヘテロ二量体	2塩基および中性アミノ酸トランスポーター	SLC3A2, Ly10, 4F2	

CD抗原	発現細胞	分子量(kDa)	機能	別名	ファミリーおよび関連分子
CD99	末梢血リンパ球，胸腺細胞	32	白血球遊走，T細胞接着，ガングリオシドGM1，膜貫通蛋白質輸送，カスパーゼ非依存性経路によるT細胞死	MIC2, E2	
CD100	造血系細胞	150 ホモ二量体	プレキシンB1のリガンド，カルモジュリンと相互作用	SEMA4D	免疫グロブリン，セマフォリン
CD101	単球，顆粒球，樹状細胞，活性化T細胞	120 ホモ二量体	T細胞によるTCR/CD3依存性IL-2産生，樹状細胞によるIL-10の産生誘導	BPC#4	免疫グロブリン
CD102	休止リンパ球，単球，血管内皮細胞（最も発現が強い）	55–65	CD11a/CD18（LFA-1）に結合するが，CD11b/CD18（Mac-1）とは結合しない	ICAM-2	免疫グロブリン
CD103	上皮内リンパ球，2〜6％の末梢血リンパ球	150, 25	α_E インテグリン	HML-1, α_6, α_E インテグリン	インテグリンα
CD104	CD4$^-$ CD8$^-$胸腺細胞，神経細胞，上皮細胞，一部の内皮細胞，シュワン細胞，トロホブラスト	220	インテグリンβ_4，CD49fと会合し，ラミニンと結合	β_4 インテグリン	インテグリンβ
CD105	内皮細胞，活性化単球およびマクロファージ，骨髄細胞亜群	90 ホモ二量体	TGF-βと結合	エンドグリン	
CD106	内皮細胞	100–110	接着分子，VLA-4（$\alpha_4\beta_1$インテグリン）のリガンド	VCAM-1	免疫グロブリン
CD107a	活性化血小板，活性化T細胞，活性化好中球，活性化内皮細胞，NK細胞	110	エンドソーム/小胞の輸送種分けに影響，脱顆粒による傷害からのNK細胞の保護	ライソソーム関連膜蛋白質-1（LAMP-1）	
CD107b	活性化血小板，活性化T細胞，NK細胞，活性化好中球，活性化内皮細胞	120	エンドソーム/小胞の輸送種分けに影響，脱顆粒による傷害からのNK細胞の保護	LAMP-2	
CD108	赤血球，循環リンパ球，リンパ芽球	80	プレキシンC1のレセプター，単球およびCD4$^+$活性化/分化に影響	SEMA7A	セマフォリン
CD109	活性化T細胞，活性化血小板，血管内皮細胞	170	結合してTGF-βのシグナル伝達を負に制御	血小板活性化因子，GR56	α_2マクログロブリン/補体
CD110	血小板	71	トロンボポエチンのレセプター	MPL, TPO R	造血細胞レセプター
CD111	骨髄系細胞	57	上皮および内皮細胞の接着と密着結合の組織化に関与	PRR1/ネクチン1	免疫グロブリン
CD112	骨髄系細胞	58	接着結合の構成分子	PRR2	
CD113	神経細胞		上皮および内皮細胞の接着と神経シナプスの形成に関与するらしい	ネクチン3, PVRL3	免疫グロブリン
CD114	顆粒球，単球	150	顆粒球コロニー刺激因子（G-CSF）レセプター	CSF3R, GCSFR	免疫グロブリン，フィブロネクチンIII型
CD115	単球，マクロファージ	150	マクロファージコロニー刺激因子（M-CSF）レセプター	M-CSFR, CSF1R, C-FMS	免疫グロブリンチロシンキナーゼ
CD116	単球，好中球，好酸球，内皮細胞	70–85	顆粒球マクロファージコロニー刺激因子（GM-CSF）レセプターα鎖	GM-CSFRα	サイトカインレセプター，フィブロネクチンIII型
CD117	造血系前駆細胞	145	幹細胞因子（SCF）レセプター	c-Kit	免疫グロブリンチロシンキナーゼ
CD118	広範な細胞種に発現		インターフェロンα，βレセプター	IFN-α, βR	
CD119	マクロファージ，単球，B細胞，内皮細胞	90–100	インターフェロンγレセプター	IFN-γR, IFNGR1	フィブロネクチンIII型
CD120a	造血系細胞，非造血系細胞，内皮細胞に最も強く発現	50–60	TNFレセプター，TNF-αとLTの両方に結合	TNFR-I	TNFレセプター
CD120b	造血系細胞，非造血系細胞，骨髄系細胞に最も強く発現	75–85	TNFレセプター，TNF-αとLTの両方に結合	TNFR-II	TNFレセプター
CD121a	胸腺細胞，T細胞	80	インターロイキン1レセプターI型，IL-1α, IL-1βが結合	IL-1R タイプI	免疫グロブリン

CD抗原	発現細胞	分子量 (kDa)	機能	別名	ファミリーおよび関連分子
CD121b	B細胞，マクロファージ，単球	60-70	インターロイキン1レセプターII型，IL-1α，IL-1βと結合	IL-1RタイプII	免疫グロブリン
CD122	NK細胞，休止T細胞亜群，一部のB細胞株	75	IL-2レセプターβ鎖	IL-2Rβ	サイトカインレセプター，フィブロネクチンIII型
CD123	骨髄幹細胞，顆粒球，単球，巨核球	70	IL-3レセプターα鎖	IL-3Rα	サイトカインレセプター，フィブロネクチンIII型
CD124	成熟BおよびT細胞，造血系前駆細胞	130-150	IL-4レセプター	IL-4R	サイトカインレセプター，フィブロネクチンIII型
CD125	好酸球，好塩基球，活性化B細胞	55-60	IL-5レセプター	IL-5R	サイトカインレセプター，フィブロネクチンIII型
CD126	活性化B細胞，形質細胞（発現強い），ほとんどの白血球（発現弱い）	80	IL-6レセプターαサブユニット	IL-6Rα	免疫グロブリン，サイトカインレセプター，フィブロネクチンIII型
CD127	骨髄リンパ系前駆細胞，プロB細胞，成熟T細胞，ILC，単球	68-79，おそらくホモ二量体を形成	IL-7レセプター	IL-7R	フィブロネクチンIII型
CD128a,b	好中球，好塩基球，T細胞サブセット	58-67	IL-8レセプター	IL-8R, CXCR1	G蛋白質共役レセプター
CD129	好酸球，胸腺細胞，好中球	57	IL-9レセプター	IL-9R	IL2RG
CD130	ほとんどの細胞種，活性化B細胞および形質細胞に強く発現	130	IL-6，IL-11，オンコスタチンM（OSM），白血球抑制因子（LIF）レセプターの共通サブユニット	IL-6Rβ, IL-11Rβ, OSMRβ, LIFRβ, IFRβ	免疫グロブリン，サイトカインレセプター，フィブロネクチンIII型
CD131	骨髄系前駆細胞，顆粒球	140	IL-3，IL-5，GM-CSFレセプターの共通βサブユニット	IL-3Rβ, IL-5Rβ, GM-CSFRβ	サイトカインレセプター，フィブロネクチンIII型
CD132	B細胞，T細胞，NK細胞，マスト細胞，好中球	64	IL-2レセプターγ鎖．IL-2，IL-4，IL-7，IL-9，IL-15レセプターの共通サブユニット	IL-2RG, SCIDX	サイトカインレセプター
CD133	幹細胞，前駆細胞	97	未知	プロミニン-1, AC133	
CD134	活性化T細胞	50	OX40Lのレセプター．CD4+T細胞への補助刺激を提供	OX40	TNFレセプター
CD135	多能性幹細胞，骨髄単球系およびB細胞前駆細胞	130, 155	FLT-3Lのレセプター．造血幹細胞と白血球前駆細胞の発生に重要	FLT3, FLK2, STK-1	免疫グロブリン，チロシンキナーゼ
CD136	単球，上皮細胞，中枢および末梢神経系	180	走化性，ファゴサイトーシス，細胞の増殖分化	MSP-R, RON	チロシンキナーゼ
CD137	TおよびBリンパ球，単球，一部の上皮細胞	28	T細胞増殖の補助刺激	4-1BB, TNFRSF9	TNFレセプター
CD138	B細胞	32	ヘパラン硫酸プロテオグリカンはI型コラーゲンと結合する	シンデカン-1	
CD139	B細胞	209, 228	未知		
CD140a,b	ストローマ細胞，一部の内皮細胞	a: 180 b: 180	血小板由来増殖因子（PDGF）レセプターαおよびβ鎖		
CD141	血管内皮細胞	105	抗凝固作用．トロンビンと結合した複合体はプロテインCを活性化	トロンボモジュリン，フェトモジュリン	C型レクチン，EGF
CD142	上皮ケラチノサイト，さまざまな上皮細胞，シュワン細胞，星状膠細胞，炎症性メディエーターで誘導されない場合は血漿と直接接触している細胞には発現していない	45-47	血液凝固の主要な開始因子．第VIIa因子と結合した複合体は第VII，IX，X因子を活性化する	組織因子，トロンボプラスチン	フィブロネクチンIII型

CD抗原	発現細胞	分子量(kDa)	機能	別名	ファミリーおよび関連分子
CD143	内皮細胞（大血管および腎を除く），腎臓刷子縁および腸上皮細胞，神経細胞活性化マクロファージ，一部のT細胞，血漿中での可溶性型	170–180	Zn^{2+} メタロペプチダーゼジペプチジルペプチダーゼ．アンギオテンシンIおよびブラジキニン前駆体を分解	アンギオテンシン変換酵素（ACE）	
CD144	内皮細胞	130	内皮細胞間の接着接合を形成	カドヘリン-5, VE-カドヘリン	カドヘリン
CD145	内皮細胞，一部のストローマ細胞	25, 90, 110	未知		
CD146	内皮細胞，T細胞，間葉系幹細胞(MSC)	130	造血幹細胞および前駆細胞の維持．血管新生を制御しているらしい	MCAM, MUC18, S-ENDO	免疫グロブリン
CD147	白血球，赤血球，血小板，内皮細胞	55–65	一部のMMPを活性化．CyPA, CyPB, 一部のインテグリンのレセプター	M6, ニューロテリン, EMMPRIN, ベイシジン, OX-47	免疫グロブリン
CD148	顆粒球，単球，樹状細胞，T細胞，線維芽細胞，神経細胞	240–260	細胞増殖の接触阻害	HPTPη	フィブロネクチンIII型，チロシンホスファターゼ
CD150	胸腺細胞，活性化リンパ球	75–95	TおよびB細胞のシグナル伝達に重要．FYN, PTPN11, SH2D1A（SAP），SH2D1Bと相互作用	SLAMF1	免疫グロブリン，SLAM
CD151	血小板，巨核球，上皮細胞，内皮細胞	32	β_1インテグリンと会合	PETA-3, SFA-1	トランスメンブラン4
CD152	活性化T細胞	33	B7.1（CD80），B7.2（CD86）のレセプター．T細胞活性化の抑制制御	CTLA-4	免疫グロブリン
CD153	活性化T細胞，活性化マクロファージ，好中球，B細胞	38–40	CD30のリガンド．胚中心B細胞のIgのクラススイッチを抑制	CD30L, TNFSF8L	TNF
CD154	活性化CD4$^+$T細胞	30 三量体	CD40に対するリガンド．B細胞活性化と増殖	CD40L, TRAP, T-BAM, gp39	TNFレセプター
CD155	単球，マクロファージ，胸腺細胞，中枢神経系細胞	80–90	生理的機能は未知．ポリオウイルスのレセプター	ポリオウイルスレセプター	免疫グロブリン
CD156a	好中球，単球	69	メタロプロテイナーゼ．TNFαR1を切断	ADAM8, MS2	
CD156b			TNF-α変換酵素（TACE），プロTNF-αを切断して成熟型TNF-αを産生	ADAM17	
CD156c	神経細胞		接着分子としての機能を有する．アミロイド前駆体蛋白質のプロセシングを行うことが知られている	ADAM10	
CD157	顆粒球，単球，骨髄ストローマ細胞，血管内皮細胞，濾胞樹状細胞	42–45（単球では50）	ADPリボシルシクラーゼ．サイクリックADPリボース水解酵素	BST-1	
CD158	NK細胞		KIRファミリー		
CD158a	NK細胞亜群	50 または 58	MHCクラスI分子に結合してNK細胞の細胞傷害活性を阻害	p50.1, p58.1	免疫グロブリン
CD158b	NK細胞亜群	50 または 58	HLA-Cw3および関連対立遺伝子に結合してNK細胞の細胞傷害活性を阻害	p50.2, p58.2	免疫グロブリン
CD159a	NK細胞	26	CD94と結合してNKレセプターを形成．MHCクラスI分子と結合してNK細胞の細胞傷害活性を阻害	NKG2A	
CD160	T細胞，NK細胞，上皮内リンパ球	27	古典的および非古典的MHCクラスI分子に結合．ホスファチジルイノシトール3キナーゼを活性化して細胞傷害活性とサイトカイン分泌を誘導	NK1	
CD161	NK細胞，T細胞，ILC	44	NK細胞傷害活性を制御	NKRP1	C型レクチン
CD162	好中球，リンパ球，単球	120 ホモ二量体	CD62Pに対するリガンド	PSGL-1	ムチン
CD162R	NK細胞			PEN5	

CD抗原	発現細胞	分子量(kDa)	機能	別名	ファミリーおよび関連分子
CD163	単球，マクロファージ	130	ヘモグロビン/ハプトグロビン複合体のマクロファージによる除去．細菌の自然免疫センサーとして機能しているらしい	M130	スカベンジャーレセプター，システインリッチ（SRCR）
CD164	上皮細胞，単球，骨髄ストローマ細胞	80	接着分子	MUC-24（multiglycosylated protein 24）	ムチン
CD165	胸腺細胞，胸腺上皮細胞，CNS神経細胞，膵島細胞，ボウマン嚢	37	胸腺細胞と胸腺上皮間の接着	Gp37, AD2	
CD166	活性化T細胞，胸腺上皮細胞，線維芽細胞，ニューロン	100-105	CD6に対するリガンド．軸索の伸長に関与	ALCAM, BEN, DM-GRASP, SC-1	免疫グロブリン
CD167a	正常および形質転換上皮細胞	63, 64 二量体	コラーゲンと結合	DDR1, trkE, cak, eddr1	レセプター型チロシンキナーゼ，ジスコイジン関連分子
CD168	乳がん細胞	5種のアイソフォーム：58, 60, 64, 70, 84	接着分子．ヒアルロン酸を媒介とする可動性に対するレセプター．細胞の遊走を媒介	RHAMM	
CD169	マクロファージ亜群	185	接着分子．シアル化糖質と結合．マクロファージの顆粒球，リンパ球との結合を媒介しているらしい	シアロアドヘジン	免疫グロブリン，シアロアドヘジン
CD170	好中球	67 ホモ二量体	接着分子．Siglec（Sialic acid-binding Ig-like lectin）．細胞質尾部にはITIMモチーフを有する	Siglec-5, OBBP2, CD33L2	免疫グロブリン，シアロアドヘジン
CD171	ニューロン，シュワン細胞，リンパ系および骨髄系細胞，B細胞，CD4$^+$T細胞（CD8$^+$T細胞には発現せず）	200-220．正確な分子量は細胞種によって異なる	接着分子．CD9, CD24, CD56と結合	L1, NCAM-L1	免疫グロブリン
CD172a		115-120	接着分子．膜貫通蛋白質は活性化レセプターチロシンキナーゼ（RTK）の基質でSH2ドメインに結合	SIRP, SHPS1, MYD-1, SIRP-α-1, PTPNS1 (protein tyrosine phosphatase, nonreceptor type substrate 1)	免疫グロブリン
CD173	すべての細胞	41	H2型血液型．糖質部分の構造を有する		
CD174	すべての細胞	42	ルイス^{y}血液型．糖質部分の構造を有する		
CD175	すべての細胞		Tn血液型．糖質部分の構造を有する		
CD175s	すべての細胞		シアリルTn血液型．糖質部分の構造を有する		
CD176	すべての細胞		TF血液型．糖質部分の構造を有する		
CD177	骨髄系細胞	56-64	NB1はGPI結合好中球特異的抗原で，NB1陽性の成人（健常ドナーの97%）の好中球の一部にのみ発現している．NB1は最初に骨髄系細胞分化の骨髄細胞の段階で初めて発現する	NB1	
CD178	活性化T細胞	38-42	Fasリガンド．Fasと結合しアポトーシスを誘導する	FasL	TNF
CD179a	初期B細胞	16-18	免疫グロブリンι（イオタ）鎖はCD179bと非共有結合で会合し初期のB細胞分化に重要なプレB細胞レセプターの構成分子であるサロゲート軽鎖を形成する	VpreB, IGVPB, IGι	免疫グロブリン

CD抗原	発現細胞	分子量 (kDa)	機能	別名	ファミリーおよび関連分子
CD179b	B細胞	22	免疫グロブリンλ様ポリペプチド1はCD179aと非共有結合で会合しB細胞発生の初期段階で選択的に発現するサロゲート軽鎖を形成する。CD179b遺伝子の突然変異はヒトでB細胞発生の障害および無γグロブリン血症を起こすことがわかっている	IGLL1, λ5 (IGL5), IGVPB, 14	免疫グロブリン
CD180	B細胞	95–105	細胞外ロイシン・リッチ・リピート (LRR) を含む1型膜蛋白質。MD-1と呼ばれる分子と会合しRP105/MD-1という細胞表面レセプター複合体を形成する。これはTLR-4と協調して機能し、B細胞のリポ多糖 (LPS) 認識とシグナル伝達を制御する	LY64, RP105	Toll様レセプター (TLR)
CD181	好中球，単球，NK細胞，マスト細胞，好酸球，一部のT細胞		CXCL6, CXCL8 (IL-8) のレセプター。好中球の移動に重要	CXCR1, IL8Rα	ケモカインレセプター，GPCRクラスA
CD182	好中球，単球，NK細胞，マスト細胞，好酸球，一部のT細胞		CXCL1, CXCL2, CXCL3, CXCL5, CXCL6, CXCL8 (IL-8) のレセプター。好中球の移動と骨髄からの遊出に関与	CXCR2, IL9Rβ	ケモカインレセプター，GPCRクラスA
CD183	特に慢性リンパ増殖性障害の悪性B細胞で発現	46–52	悪性Bリンパ球の走化性に関与するCXCケモカインレセプター。INP10とMIG[3]と結合する	CXCR3, G蛋白質共役レセプター9 (GPR9)	ケモカインレセプター，G蛋白質共役レセプター
CD184	より未熟なCD34$^+$造血幹細胞に選択的に発現	46–52	SDF-1 (LESTR/fusin) と結合。T細胞株指向性HIV-1が融合・侵入する際の補助因子として作用する	CXCR4, NPY3R, LESTR, fusin, HM89	ケモカインレセプター，G蛋白質共役レセプター
CD185	B細胞，T$_{FH}$細胞，一部のCD8$^+$T細胞		CXCL13のレセプター。リンパ組織におけるBおよびT細胞のB細胞域への移動	CXCR5	ケモカインレセプター，GPCRクラスA
CD186	T$_H$17細胞，一部のNK細胞，一部のNKT細胞，一部のICL3		CXCL16のレセプター。HIV補助レセプター	CXCR6	ケモカインレセプター，GPCRクラスA
CD191	単球，マクロファージ，好中球，T$_H$1細胞，樹状細胞		CCL3, CCL5, CCL8, CCL14, CCL16のレセプター。自然および適応免疫細胞の移動の各過程に関与	CCR1	ケモカインレセプター，GPCRクラスA
CD192	単球，マクロファージ，T$_H$1細胞，好塩基球，NK細胞		CCL2, CCL7, CCL8, CCL12, CCL13, CCL16のレセプター。単球の移動およびT$_H$1応答に重要	CCR2	ケモカインレセプター，GPCRクラスA
CD193	好酸球，好塩基球，マスト細胞		CCL5, CCL7, CCL8, CCL11, CCL13, CCL15, CCL24, CCL28のレセプター。好酸球の移動に関与	CCR3	ケモカインレセプター，GPCRクラスA
CD194	T$_H$2細胞，T$_{reg}$細胞，T$_H$17細胞，CD8$^+$T細胞，単球，B細胞		CCL17, CCL22。T細胞の皮膚へのホーミング，T$_H$2応答に関与	CCR4	ケモカインレセプター，GPCRクラスA
CD195	前骨髄系細胞	40	CC型ケモカインに対するレセプター。MIP-1α, MIP-1β, RANTESと結合。顆粒球系の増殖分化の制御に関与する。マクロファージ指向性HIV-1のCD4結合の補助レセプターとして作用する	CMKBR5, CCR5, CKR-5, CC-CKR-5, CKR-5	ケモカインレセプター，G蛋白質共役レセプター
CD196	T$_H$17細胞，γδ型T細胞，NKT細胞，NK細胞，T$_{reg}$細胞，T$_{FH}$細胞，ILC		CCL20, CCL21のレセプター。腸管関連リンパ組織の発生とT$_H$17の応答に必要	CCR6	ケモカインレセプター，GPCRクラスA
CD197	活性化BおよびT細胞，EBウイルスが感染したB細胞やHHV6, 7が感染したT細胞で特に発現が増強	46–52	MIP-3βケモカインに対するレセプター。EBウイルスのB細胞への作用やリンパ球の生理的機能を媒介するらしい	CCR7, EBウイルス誘導遺伝子1 (EBI1), CMKBR7, BLR2	ケモカインレセプター，G蛋白質共役レセプター
CDw198	T$_H$2細胞，T$_{reg}$細胞，γδ型T細胞，単球，マクロファージ		CCL1, CCL8, CCL18のレセプター。T$_H$2免疫および胸腺細胞発生に必要	CCR8	ケモカインレセプター，GPCRクラスA

CD抗原	発現細胞	分子量 (kDa)	機能	別名	ファミリーおよび関連分子
CDw199	腸管T細胞，胸腺細胞，B細胞，樹状細胞		CCL25のレセプター．腸管関連リンパ組織の発生と胸腺細胞発生に必要	CCR9	ケモカインレセプター，GPCRクラスA
CD200	正常脳組織およびB細胞株	41（ラット胸腺細胞）47（ラット脳組織）	単クローン抗体MRCOX-2により同定される抗原．発現は特定の細胞系列に限定されていない．機能は不詳	MOX-2, MOX-1	免疫グロブリン
CD201	内皮細胞	49	内皮細胞表面レセプター（EPCR）．プロテインCおよび活性化プロテインCの高親和性結合能がある．内皮細胞が腫瘍壊死因子に曝露されると発現が低下する	EPCR	CD1主要組織適合遺伝子複合体
CD202b	内皮細胞	140	アンギオポエチン-1に結合するレセプターチロシンキナーゼ．血管形成に重要で特に内皮細胞の血管ネットワークの構築に重要である．TEKの欠損は遺伝性静脈奇形と関係がある．TEKシグナル伝達経路は静脈形態形成において内皮細胞と平滑筋細胞間の情報伝達にとって必須であるらしい	VMCM, TEK (tyrosin kinase, endothelial), TIE2 (tyrosine kinase with Ig and EGF homology domain), VMCM1	免疫グロブリン，チロシンキナーゼ
CD203c	骨髄系細胞（子宮，好塩基球，マスト細胞）	101	細胞外ヌクレオチドの加水分解に関与するエクトエンザイムに属する．デオキシヌクレオチドやNAD，糖ヌクレオチドを含むさまざまな分子のホスホジエステル結合，ホスホ硫酸結合を分解する	NPP3, B10, PDNP3, PD-Iβ, gp130RB 13-6	II型膜貫通蛋白質，エクトヌクレオチドピロホスファターゼ/ホスホジエステラーゼ（E-NPP）
CD204	骨髄系細胞	220	陰性荷電を帯びた広範囲の大分子の結合や取り込み，処理を媒介する．コレステロールが動脈壁に沈着して動脈硬化を起こす過程に関与していると考えられている	マクロファージスカベンジャーレセプター（MSR1）	スカベンジャーレセプター，コラーゲン様
CD205	樹状細胞	205	リンパ球抗原75．樹状細胞にある抗原取り込みのレセプターとされている	LY75, DEC-205, GP200-MR6	I型膜貫通蛋白質
CD206	マクロファージ，内皮細胞	175-190	I型膜貫通蛋白質．現在わかっている複数のC型CRD（糖質認識ドメイン）を有するC型レクチンの唯一例．潜在的に病原性を有するウイルスや細菌，真菌表面の高マンノース構造と結合する	マクロファージマンノースレセプター（MMR），MRC1	C型レクチン
CD207	ランゲルハンス細胞	40	II型膜貫通蛋白質．ランゲルハンス細胞特異的C型レクチン．バーベック顆粒形成時の膜の運動を誘導する	ランゲリン	C型レクチン
CD208	リンパ器官の相互連結樹状細胞	70-90	CD68の相同分子．DC-LAMPはライソソーム蛋白質で特定の抗原処理を行うコンパートメント構造の改変とMHCクラスII拘束性抗原提示に関与する．成熟樹状細胞ではCD40LやTNF-α，LPSにより発現が増強される	Dライソソーム関連膜蛋白質，DC-LAMP	主要組織適合遺伝子複合体
CD209	樹状細胞	44	C型レクチンでICAM3およびHIV-1エンベロープの糖蛋白質gp120と結合．樹状細胞とT細胞が接触する領域でのT細胞レセプターとの結合を安定化することで，CD4やケモカインレセプターを発現する細胞間での感染効率が上昇する．II型膜貫通蛋白質	樹状細胞特異的ICAM-3結合ノンインテグリン dendritic cell-specific ICAM3-grabbing non-integrin（DC-SIGN）	C型レクチン
CD210	B細胞，ヘルパーT細胞，単球/マクロファージ系の細胞	90-110	IL-10レセプターαおよびβ	IL-10Rα, IL-10RA, HIL-10R, IL-10Rβ, IL-10RB, CRF2-4, CRFB4	クラスIIサイトカインレセプター
CD212	活性化CD4[+]およびCD8[+]T細胞，NK細胞	130	IL-12レセプターβ鎖．I型膜貫通蛋白質でIL-12のシグナル伝達に関与	IL-12R, IL-12RB	ヘモポエチンサイトカインレセプター

CD 抗原	発現細胞	分子量 (kDa)	機能	別名	ファミリーおよび関連分子
CD213a1	B細胞，単球，線維芽細胞，内皮細胞	60–70	IL-13に対する低親和性レセプター．IL-4Rαとともに IL-13に対する機能的なレセプターを形成し，IL-4シグナル伝達の共通サイトカインレセプターγ鎖の代替アクセサリー蛋白質として機能する	IL-13Rα1, NR4, IL-13Rα	ヘモポエチンサイトカインレセプター
CD213a2	B細胞，単球，線維芽細胞，内皮細胞		単量体でIL-13の高親和性レセプターとして作用するがIL-4は結合しない．IL-13RA2を発現するヒトの細胞はIL-13に対する特異的で高親和性の結合を示す	IL-13Rα2, IL-13BP	ヘモポエチンサイトカインレセプター
CD215	NK細胞，CD8+T細胞		IL2RB (CD122) と IR2RG (CD132) と複合体を形成．細胞増殖を促しBCL2の発現を亢進させる	IL-15Ra	IL2G
CD217	活性化メモリーT細胞		IL-17レセプターホモ二量体	IL-17R, CTLA-8	ケモカイン/サイトカインレセプター
CD218a	マクロファージ，好中球，NK細胞，T細胞		シグナル伝達により細胞傷害性応答を誘導する	IL-18Ra	免疫グロブリン
CD218b	マクロファージ，好中球，NK細胞，T細胞		シグナル伝達により細胞傷害性応答を誘導する	IL-18Rb	免疫グロブリン
CD220	特定の細胞系列に限定されず発現	α:130 β:95	インスリンレセプター．2本のα鎖と2本のβ鎖サブユニットから構成される膜貫通糖蛋白質．インスリンを結合しチロシン酸化によってキナーゼ活性が活性化される	インスリンレセプター	チロシンキナーゼのインスリンレセプターファミリー
CD221	特定の細胞系列に限定されず発現	α:135 β:90	インスリン様増殖因子Iレセプターはインスリン様増殖因子に対する高親和性レセプターである．チロシンキナーゼ活性を有しシグナル伝達に重要である．前駆体の分解によりαおよびβサブユニットが生成する	IGF1R, JTK13	チロシンキナーゼのインスリンレセプターファミリー
CD222	特定の細胞系列に限定されず発現	250	インスリンレセプター．2本のα鎖と2本のβ鎖サブユニットから構成される膜貫通糖蛋白質．インスリンを結合しチロシン酸化によってキナーゼ活性が活性化される	IGF2R, CIMPR, CI-MPR, IGF2R, マンノース-6-リン酸レセプター (M6P-R)	哺乳類レクチン
CD223	活性化TおよびNK細胞	70	リンパ球活性化に関与．HLAクラスII抗原と結合．抗原特異的応答の抑制性制御に関与する．CD4と関連が強い	リンパ球活性化遺伝子3, LAG-3	免疫グロブリン
CD224	特定の細胞系列に限定されず発現	62（プロセシングを受けていない前駆体）	主として膜結合型で存在する酵素．グルタチオンの合成分解経路であるγグルタミン回路に重要な酵素．1本の前駆体ポリペプチドから生成する2本のポリペプチド鎖から構成される	γグルタミルトランスフェラーゼ，GGT1, D22S672, D22S732	γグルタミルトランスフェラーゼ
CD225	白血球および内皮細胞	16–17	インターフェロン誘導性の1型膜貫通蛋白質で細胞増殖の制御にかかわる．増殖抑制および同型分子間の接着のシグナル伝達に関与する多分子複合体の構成成分	Leu13, IFITM1, IFI17	IFN誘導膜結合蛋白質
CD226	NK細胞，血小板，単球，T細胞亜群	65	接着糖蛋白質．他の細胞と接着に関与するが相手の細胞のリガンドは未同定．抗体によるCD226の架橋で細胞の活性化が起こる	DNAM-1 (PTA1), DNAX, TLiSA1	免疫グロブリン
CD227	ヒト上皮細胞腫瘍（乳がんなど）	122（糖鎖の修飾のないもの）	20個のアミノ酸がさまざまな回数反復しているポリペプチドを含む上皮性ムチン．多数の対立遺伝子が存在する．アクチン細胞骨格と直接および間接的な相互作用がある	PUM (peanut-reactive urinary mucin), MUC.1, ムチン1	ムチン
CD228	主にヒト悪性黒色腫	97	単クローン抗体133.2と96.5で同定される腫瘍関連抗原（悪性黒色腫）．細胞への鉄の取り込みに関与する	メラノトランスフェリン, P97	トランスフェリン

CD抗原	発現細胞	分子量 (kDa)	機能	別名	ファミリーおよび関連分子
CD229	リンパ球	90–120	細胞およびアクセサリー細胞間の接着に関与しているらしい	Ly9	免疫グロブリン（CD2サブファミリー）
CD230	正常および感染細胞両者に発現	27–30	PRPの機能は不詳である．感染性海綿状脳症およびプリオン病（クロイツフェルト・ヤコブ病，ゲルストマン・ストロイスラー・シャインカー症候群，致死性家族性不眠症）などの神経変性疾患に罹患したヒトおよび動物の脳組織に大量に発現する宿主の遺伝子によりコードされている蛋白質	CJD, PRIP, プリオン蛋白質（p27-30）	プリオン
CD231	T細胞性急性リンパ芽球性白血病細胞，神経芽細胞腫細胞，正常の脳神経細胞	150	細胞増殖と運動性に関与しているらしい．T細胞性急性リンパ芽球性白血病の細胞表面特異的マーカーでもある．神経芽細胞腫にも存在	TALLA-1, TM4SF2, A15, MXS1, CCG-B7	トランスメンブラン4（TM4SF，テトラスパニン）
CD232	特定の細胞系列に限定されず発現	200	免疫学的に活性型のセマフォリンに対するレセプター（ウイルス遺伝子にコードされたセマフォリン蛋白質レセプター）	VESPR, PLXN, PLXN-C1	プレキシン
CD233	赤血球系細胞	93	Band3は赤血球膜の主要な膜貫通糖蛋白質で二つの機能的ドメインをもつ．膜貫通ドメインは細胞膜を介した1：1の陰イオン交換を媒介し，細胞質ドメインは細胞骨格蛋白質や糖分解酵素，ヘモグロビンに対する結合部位を提供する．多機能性輸送蛋白質	SLC4A1, ディエゴ式血液型, D1, AE1, EPB3	陰イオン交換体
CD234	赤血球系細胞および非赤血球系細胞	35	Fy糖蛋白質．Duffy血液型抗原．IL-8やGRO, RANTES, MCP-1, TARCなど多くのケモカインに対する非特異的レセプター．ヒトの寄生虫である三日熱マラリア原虫，二日熱マラリア原虫に対するレセプターでもあり，マラリアによる炎症，感染に関係する	GPD, CCBP1, DARC（Duffy抗原/ケモカインに対するレセプター）	G蛋白質共役レセプターのファミリー1，ケモカインレセプター
CD235a	赤血球系細胞	31	糖鎖に富むヒト赤血球膜のシアル化糖蛋白質．MNおよびSs血液型の抗原決定基を有する．N末端の糖鎖付加部分は赤血球膜外にあり，MN血液型レセプターが存在する．インフルエンザウイルスもここに結合する	グリコフォリンA, GPA, MNS	グリコフォリンA
CD235b	赤血球系細胞	GYPD（24 kDa）はGYPC（32 kDa）よりも小さい	ヒト赤血球膜の主要なシアル化糖蛋白質．GYPA, GYPBによってMNS血液型が決まる．Ss血液型抗原はグリコフォリンB上に存在する	グリコフォリンB, MNS, GPB	グリコフォリンA
CD236	赤血球系細胞	24	グリコフォリンC（GPC）とグリコフォリンD（GPD）は互いに近縁のヒト赤血球膜のシアル化糖蛋白質である．GPDはGPCの短縮型のアイソフォームで同一の遺伝子の選択的スプライシングにより作られる．グリコフォリンDとしても知られるWebbおよびDuch抗原はグリコフォリンC遺伝子の点突然変異の結果である	グリコフォリンD, GPD, GYPD	Ⅲ型膜蛋白質
CD236R	赤血球系細胞	32	グリコフォリンC（GPC）はGerbich（Ge）血液型欠損と関連している．赤血球膜のシアル化糖蛋白質の約4％を占める量的には少ない蛋白質であるが，主要な膜蛋白質グリコフォリンAおよびBとの相同性は非常に少ない．赤血球膜の物理的な安定性にとって重要であり，熱帯熱マラリア原虫のメロゾイトに対するレセプターとされている	グリコフォリンC, GYPC, GPC	Ⅲ型膜蛋白質
CD238	赤血球系細胞	93	KELL血液型抗原．中性エンドペプチダーゼ活性を有する亜鉛金属糖蛋白質ファミリーと相同性を有するⅡ型膜貫通糖蛋白質	KELL	ペプチダーゼm13（亜鉛メタロプロテアーゼ），ネプリリシンサブファミリーとも呼ばれる

CD 抗原	発現細胞	分子量 (kDa)	機能	別名	ファミリーおよび関連分子
CD239	赤血球系細胞	78	I 型膜蛋白質. ヒト F8/G253 抗原, B-CAM は正常胎児および成人の組織で分布が限局されている細胞表面糖蛋白質であり, ある種の細胞の悪性化により発現が増強する. 全体構造はヒトの腫瘍マーカー MUC18 およびニワトリの神経接着分子 SC1 に類似している	B-CAM (B-cell adhesion molecule), LU, ルセラン式血液型	免疫グロブリン
CD240CE	赤血球系細胞	45.5	Rh 血液型 CcEe 抗原. 赤血球膜の輸送およびチャネル機能を有するオリゴマー複合体の一部とされている. 非常に疎水性が高く脂質二重層膜内に深く埋め込まれている	RHCE, RH30A, RHPI, Rh4	Rh
CD240D	赤血球系細胞	45.5 (産物は 30)	Rh 血液型, D 抗原. 赤血球膜の輸送やチャネル機能をもつと考えられるオリゴマー複合体の一部. 白色人種の RHD⁻ の表現型では欠如している	RhD, Rh4, RhPI, RhII, Rh30D	Rh
CD241	赤血球系細胞	50	Rh 血液型関連糖蛋白質 RH50. RH 抗原マルチサブユニット複合体の構成分子. Rh 膜複合体の細胞表面上への運搬, 会合に必要. 30 kDa 成分 RH と高度の相同性がある. RhAg の欠損は有口赤血球や球状赤血球, 浸透圧脆弱性, 陽イオン透過性の上昇を伴う慢性溶血性貧血に関連している	RhAg, RH50A	Rh
CD242	赤血球系細胞	42	細胞間接着分子 4. Landsteiner-Wiener 血液型抗原. LW 分子は鎌状赤血球貧血症の疼痛発作時の血管閉塞に関与しているらしい	ICAM-4, LW	免疫グロブリン, 細胞間接着分子 (ICAM)
CD243	幹細胞/前駆細胞	170	多剤耐性蛋白質 1 (P糖蛋白質). P-gp は疎水性の薬剤を細胞外から組み込むのに ATP を利用していることが示されている. この機能により薬剤の細胞内濃度が上昇しその毒性も増強されることになる. MDR1 遺伝子は多剤耐性細胞株で増幅されている	MDR-1, p-170	ATP 結合トランスポート蛋白質の ABC スーパーファミリー
CD244	NK 細胞	66	2B4 は CD2 と関連した細胞表面膜蛋白質で NK 細胞, T 細胞機能の制御に関与していることが示唆されている. 2B4 の主な機能は他のレセプターとリガンド間の相互作用を修飾して白血球活性化を増強することらしい	2B4, NK 細胞活性化誘導リガンド NK cell activation inducing ligand (NAIL)	免疫グロブリン, SLAM
CD245	T 細胞	220-240	サイクリン E/Cdk2 と相互作用する p220. NPAT は S 期に重要で, サイクリン E/Cdk2 キナーゼ活性を複製に依存したヒストン遺伝子の転写活性に関連付けている. NPAT 遺伝子は細胞の維持に必須であり, ハウスキーピング遺伝子の一つらしい	NPAT	
CD246	小腸, 精巣, 脳組織に発現するが正常リンパ系細胞には発現しない	177 kDa. 糖鎖の修飾後は 200 kDa の成熟糖蛋白質となる	未分化 (CD30⁺ 大型細胞) リンパ腫キナーゼ. 脳の発生に重要. t (2;5) (p23;q35) や inv2 (23;q35) を伴う未分化非ホジキンリンパ腫やホジキン病に関係. キナーゼ機能を介する腫瘍発生は NPM1 により媒介される NPM1-ALK のオリゴマー形成により活性化される	ALK	チロシン蛋白質のインスリンレセプターファミリー
CD247	T 細胞, NK 細胞	16	T 細胞レセプターζ. TCR 複合体の会合と発現, 抗原刺激によるシグナル伝達に関与する. TCRζ は TCRαβ 型および γδ 型ヘテロ二量体, CD3-γ, -δ, -ε とともに TCR-CD3 複合体を形成する. ζ 鎖は抗原認識といくつかの細胞内シグナル伝達経路とを関連付けるのに重要な役割を果たす. この発現が低下すると免疫応答が障害される	ζ 鎖, CD3Z	免疫グロブリン

CD抗原	発現細胞	分子量(kDa)	機能	別名	ファミリーおよび関連分子
CD248	脂肪細胞，平滑筋	80	細胞接着	CD164L1, エンドシアリン	C 型レクチン，EGF
CD249	腎臓の周皮細胞および足細胞	109	アミノペプチダーゼ	ENPEP, AP, gp160, EAP	ペプチダーゼ M1
CD252	活性化 B 細胞，樹状細胞	21	T 細胞活性化	TNFSF4, GP34, OX4OL, TXGP1, CD134L, OX-40L	TNF
CD253	B 細胞，樹状細胞，NK 細胞，単球，マクロファージ	33	アポトーシス誘導	TNFSF10, TL2, APO2L, TRAIL, Apo-2L	TNF
CD254	骨芽細胞，T 細胞	35	破骨細胞および樹状細胞の発生と機能	TNFSF11, RANKL, ODF, OPGL, sOdf, CD254, OPTB2, TRANCE, hRANKL2	TNF
CD256	樹状細胞，単球，CD33⁺骨髄系細胞	27	B 細胞活性化	TNFSF13, APRIL, TALL2, TRDL-1, UNQ383/PRO715	TNF
CD257	樹状細胞，単球，CD33⁺骨髄系細胞	31	B 細胞活性化	TNFSF13B, BAFF, BLYS, TALL-1, TALL1, THANK, TNFSF20, ZTNF4, ΔBAFF	TNF
CD258	B 細胞，NK 細胞	26	アポトーシス，リンパ球接着	TNFSF14, LTg, TR2, HVEML, LIGHT, LTBR	TNF
CD261	B 細胞，CD8⁺T 細胞	50	TRAIL レセプター，アポトーシス誘導	TNFRSF10A, APO2, DR4, MGC9365, TRAILR-1, TRAILR1	TNF レセプター
CD262	B 細胞，CD33⁺骨髄系細胞	48	TRAIL レセプター，アポトーシス誘導	TNFRSF10B, DR5, KILLER, KILLER/DR5, TRAIL-R2, TRAILR2, TRICK2, TRICK2A, TRICK2B, TRICKB, ZTNFR9	TNF レセプター
CD263	さまざまな細胞種	27	TRAIL によるアポトーシス抑制	TNFRSF10C, DCR1, LIT, TRAILR3, TRID	TNF レセプター
CD264	さまざまな細胞種	42	TRAIL によるアポトーシス抑制	TNFRSF10D, DCR2, TRAILR4	TNF レセプター
CD265	破骨細胞，樹状細胞	66	RANKL レセプター	TNFRSF11A, EOF, FEO, ODFR, OFE, PDB2, RANK, TRANCER	TNF レセプター
CD266	NK 細胞，CD33⁺骨髄系細胞，単球	14	TWEAK レセプター	TNFRSF12A, FN14, TWEAKR, TWEAK	TNF レセプター
CD267	B 細胞	32	APRIL および BAFF シグナル伝達，B 細胞活性化	TNFRSF13B, CVID, TACI, CD267, FLJ39942, MGC39952, MGC133214, TNFRSF14B	TNF レセプター
CD268	B 細胞	19	BAFF レセプター	TNFRSF13C, BAFFR BAFF-R, MGC138235	TNF レセプター
CD269	B 細胞，樹状細胞	20	APRIL および BAFF シグナル伝達，B 細胞活性化	TNFRSF17, BCM, BCMA	TNF レセプター
CD270	B 細胞，樹状細胞，T 細胞，NK 細胞，CD33⁺骨髄系細胞，単球	30	LIGHT レセプター	TNFRSF14, TR2, ATAR, HVEA, HVEM, LIGHTR	TNF レセプター
CD271	間葉系幹細胞およびある種のがん細胞	45	さまざまな神経栄養因子のレセプター	NGFR, TNFRSF16, p75 (NTR)	TNF レセプター

CD抗原	発現細胞	分子量(kDa)	機能	別名	ファミリーおよび関連分子
CD272	B細胞, T細胞 (T$_H$1, γδ型T細胞)	33	BおよびT細胞活性化の抑制	BTLA1, FLJ16065	免疫グロブリン
CD273	樹状細胞	31	PD-1リガンド	PDCD1LG2, B7DC, Btdc, PDL2, PD-L2, PDCD1L2, bA574F11.2	免疫グロブリン
CD274	抗原提示細胞	33	PD-1に結合	PDL1, B7-H, B7H1, PD-L1, PDCD1L1	免疫グロブリン
CD275	抗原提示細胞	33	ICOSに結合, 免疫系で多数の機能	ICOS-L, B7-H2, B7H2, B7RP-1, B7RP1, GL50, ICOSLG, KIAA0653, LICOS	免疫グロブリン
CD276	抗原提示細胞	57	T細胞活性化を抑制	B7H3	免疫グロブリン
CD277	T細胞, NK細胞	58	T細胞活性化を抑制	BTN3A1, BTF5, BT3.1	免疫グロブリン
CD278	T細胞, B細胞, ILC2, 一部のILC3	23	ICOSLレセプター, 免疫系で多数の機能	ICOS, AILIM, MGC39850	免疫グロブリン
CD279	T細胞, B細胞	32	多数の免疫細胞での抑制性分子	PD1, PDCD1, SLEB2, hPD-1	免疫グロブリン
CD280	さまざまな細胞種	166	マンノースレセプター, 細胞外マトリックスと結合	MRC2, UPARAP, ENDO180, KIAA0709	C型レクチン, フィブロネクチンII型
CD281	多くの異なる免疫細胞	90	細菌のリポ蛋白質と結合. TLR2と二量体形成	TLR1, TIL, rsc786, KIAA0012, DKFZp547I0610, DKFZp564I0682	Toll様レセプター
CD282	樹状細胞, 単球, CD33$^+$骨髄系細胞, B細胞	89	多数の細菌の分子と結合	TLR2, TIL4	Toll様レセプター
CD283	樹状細胞, NK細胞, T細胞, B細胞	104	dsRNAおよびポリI:Cと結合	TLR3	Toll様レセプター
CD284	マクロファージ, 単球, 樹状細胞, 上皮細胞	96	LPSと結合	TLR4, TOLL, hToll	Toll様レセプター
CD286	B細胞, 単球, NK細胞	92	細菌のリポ蛋白質と結合. TLR2と二量体形成	TLR6	Toll様レセプター
CD288	単球, NK細胞, T細胞, マクロファージ	120	ssRNAと結合	TLR8	Toll様レセプター
CD289	樹状細胞, B細胞, マクロファージ, 好中球, NK細胞, ミクログリア	116	CpGDNAと結合	TLR9	Toll様レセプター
CD290	B細胞, 樹状細胞	95	リガンド不明	TLR10	Toll様レセプター
CD292	さまざまな細胞種, 骨格筋細胞	60	BMPレセプター	BMPR1A, ALK3, ACVRLK3	I型膜貫通蛋白質
CDw293				BMPR1B	
CD294	NK細胞	43	プロスタグランジンD2により活性化	GPR44, CRTH2	GPCRクラスAレセプター
CD295	間葉系幹細胞	132	レプチンレセプター	LEPR, OBR	免疫グロブリン, フィブロネクチンIII型, IL-6R
CD296	心筋細胞	36	ADPリボシルトランスフェラーゼ活性	ART1, ART2, RT6	
CD297	赤芽球系細胞	36	ADPリボシルトランスフェラーゼ活性	DO, DOK1, CD297, ART4	
CD298	さまざまな細胞種	32	Na$^+$-K$^+$ ATPaseのサブユニット	ATP1B3, ATPB-3, FLJ29027	P型ATPase

CD抗原	発現細胞	分子量(kDa)	機能	別名	ファミリーおよび関連分子
CD299	リンパ節および肝臓の内皮細胞	45	DC-SIGNのレセプター，DC/T細胞と相互作用	CLEC4M, DC-SIGN2, DC-SIGNR, DCSIGNR, HP10347, LSIGN, MGC47866	C型レクチン
CD300A	B細胞，T細胞，NK細胞，単球，CD33$^+$骨髄系細胞	33	TおよびB, NK細胞の抑制性レセプター	CMRF-35-H9, CMRF35H, CMRF35H9, IRC1, IRC2, IRp60	免疫グロブリン
CD300C	CD33$^+$骨髄系細胞，単球	24	多数の細胞種での活性化レセプター	CMRF-35A, CMRF35A, CMRF35A1, LIR	免疫グロブリン
CD301	樹状細胞，単球，CD33$^+$骨髄系細胞	35	マクロファージ接着および遊走	CLEC10A, HML, HML2, CLECSF13, CLECSF14	C型レクチン
CD302	樹状細胞，単球，CD33$^+$骨髄系細胞	26	マクロファージ接着および遊走	DCL-1, BIMLEC, KIAA0022	C型レクチン
CD303	形質細胞様樹状細胞	25	形質細胞様樹状細胞の機能に関与	CLEC4C, BDCA2, CLECSF11, DLEC, HECL, PRO34150, CLECSF7	C型レクチン
CD304	T_{reg}細胞，形質細胞様樹状細胞	103	細胞の遊走と生存，誘導型T_{reg}細胞と比較して胸腺細胞により強く発現	ニューロピリン-1, NRP1, NRP, VEGF165R	
CD305	さまざまな造血細胞	31	多種類の免疫細胞にある抑制性レセプター	LAIR-1	免疫グロブリン
CD306	NK細胞	16	未知	LAIR2	免疫グロブリン
CD307a	B細胞	47	B細胞のシグナル伝達とその機能	FCRH1, IFGP1, IRTA5, FCRL1	免疫グロブリン
CD307b	B細胞	56	B細胞のシグナル伝達とその機能	FCRH2, IFGP4, IRTA4, SPAP1, SPAP1A, SPAP1B, SPAP1C, FCRL2	免疫グロブリン
CD307c	B細胞，NK細胞	81	B細胞のシグナル伝達とその機能	FCRH3, IFGP3, IRTA3, SPAP2, FCRL3	免疫グロブリン
CD307d	メモリーB細胞	57	B細胞のシグナル伝達とその機能	FCRH4, IFGP2, IRTA1, FCRL4	免疫グロブリン
CD307e	B細胞，樹状細胞	106	B細胞のシグナル伝達とその機能	CD307, FCRH5, IRTA2, BXMAS1, PRO820	免疫グロブリン
CD309	内皮細胞	151	VEGFシグナル伝達，造血	KDR, FLK1, VEGFR, VEGFR2	免疫グロブリン，Ⅲ型チロシンキナーゼ
CD312	樹状細胞，NK細胞，単球，CD33$^+$骨髄系細胞	90	好中球活性化に関与するGPCR	EMR2	EGF, GPCRクラスB
CD314	T細胞，NK細胞	25	NKおよびT細胞活性化	KLRK1, KLR, NKG2D, NKG2-D, D12S2489E	C型レクチン
CD315	平滑筋細胞	99	CD316と相互作用	PTGFRN, FPRP, EWI-F, CD9P-1, SMAP-6, FLJ11001, KIAA1436	免疫グロブリン
CD316	ケラチノサイト	65	インテグリンの機能を調整	IGSF8, EWI2, PGRL, CD81P3	免疫グロブリン
CD317	さまざまな造血細胞	20	IFN誘導抗ウイルス蛋白質	BST2	
CD318	内皮細胞	93	細胞の遊走と腫瘍発生	CDCP1, FLJ22969, MGC31813	
CD319	B細胞，NK細胞，樹状細胞	37	B細胞およびNK細胞の機能と増殖	SLAMF7, 19A, CRACC, CS1	免疫グロブリン

CD抗原	発現細胞	分子量(kDa)	機能	別名	ファミリーおよび関連分子
CD320	B細胞	29	トランスコバラミンのレセプター	8D6A, 8D6	LDLレセプター
CD321	樹状細胞，T細胞，NK細胞，CD33⁺骨髄系細胞	33	内皮細胞と免疫細胞の相互作用．レオウイルスのレセプターらしい	F11R, JAM, KAT, JAM1, JCAM, JAM-1, PAM-1	免疫グロブリン
CD322	内皮細胞	33	内皮細胞を横断しての免疫細胞の遊走	JAM2, C21orf43, VE-JAM, VEJAM	免疫グロブリン
CD324	内皮細胞	97	細胞接着と内皮細胞の発生	E-カドヘリン, CDH1, Arc-1, CDHE, ECAD, LCAM, UVO	カドヘリン
CD325	神経細胞，平滑筋細胞，心筋細胞	100	細胞接着と神経細胞の発生	N-カドヘリン, CDH2, CDHN, NCAD	カドヘリン
CD326	内皮細胞	35	細胞のシグナル伝達と遊走，増殖の促進	Ep-CAM, TACSTD1, CO17-1A, EGP, EGP40, GA733-2, KSA, M4S1, MIC18, MK-1, TROP1, hEGP-2	
CD327	神経細胞	50	多種類の免疫細胞のシアル酸との結合	CD33L, CD33L1, OBBP1, SIGLEC-6	免疫グロブリン，シアル酸結合型レクチン
CD328	NK細胞，CD33⁺骨髄系細胞，単球	51	多種類の免疫細胞のシアル酸との結合	p75, QA79, AIRM1, CDw328, SIGLEC-7, p75/AIRM1	免疫グロブリン，シアル酸結合型レクチン
CD329	CD33⁺骨髄系細胞，単球	50	多種類の免疫細胞のシアル酸との結合	CDw329, OBBP-LIKE, SIGLEC9	免疫グロブリン，シアル酸結合型レクチン
CD331	さまざまな細胞種	92	細胞増殖と生存，骨格の発生	FGFR1, H2, H3, H4, H5, CEK, FLG, FLT2, KAL2, BFGFR, C-FGR, N-SAM	免疫グロブリン，FGFR, チロシンキナーゼ
CD332	さまざまな細胞種	92	細胞増殖と生存，頭蓋顔面の発生	FGFR2, BEK, JWS, CEK3, CFD1, ECT1, KGFR, TK14, TK25, BFR-1, K-SAM	免疫グロブリン，FGFR, チロシンキナーゼ
CD333	さまざまな細胞種	87	細胞増殖と生存，骨格の発生	FGFR3, ACH, CEK2, JTK4, HSFGFR3EX	免疫グロブリン，FGFR, チロシンキナーゼ
CD334	さまざまな細胞種	88	細胞増殖と生存，胆汁酸合成	FGFR4, TKF, JTK2, MGC20292	免疫グロブリン，FGFR, チロシンキナーゼ
CD335	NK細胞，一部のILC	34	NK細胞機能	NKp46, LY94, NKP46, NCR1	免疫グロブリン
CD336	NK細胞	30	NK細胞機能	NKp44, LY95, NKP44, NCR2	免疫グロブリン
CD337	NK細胞	22	NK細胞機能	NKp30, 1C7, LY117, NCR3	免疫グロブリン
CD338	赤芽球細胞	72	ABCトランスポーター，幹細胞での役割	ABCG2, MRX, MXR, ABCP, BCRP, BMDP, MXR1, ABC15, BCRP1, CDw338, EST157481, MGC102821	ATP結合カセットトランスポーター
CD339	さまざまな細胞種	134	Notchレセプターリガンド	JAG1, AGS, AHD, AWS, HJ1, JAGL1	EGF
CD340	さまざまな細胞種，ある種の悪性度の高い乳がん細胞	134	EGFレセプター，増殖を促進	HER2, ERBB2, NEU, NGL, TKR1, HER-2, c-erb B2, HER-2/neu	ERBB, チロシンキナーゼ

CD抗原	発現細胞	分子量(kDa)	機能	別名	ファミリーおよび関連分子
CD344	脂肪細胞	60	WntおよびNorrinシグナル伝達	EVR1, FEVR, Fz-4, FzE4, GPCR, FZD4S, MGC34390	GPCRクラスF
CD349	さまざまな細胞種	65	Wntシグナル伝達	FZD9, FZD3	GPCRクラスF
CD350	さまざまな細胞種	65	Wntシグナル伝達	FZD10, FzE7, FZ-10, hFz10	GPCRクラスF
CD351	さまざまな細胞種	57	IgAおよびIgMのFcレセプター	FCA/MR, FKSG87, FCAMR	免疫グロブリン
CD352	B細胞, T細胞, NKT細胞, NK細胞	37	T細胞, B細胞, NK細胞の発生と機能	SLAMF6, KALI, NTBA, KALIb, Ly108, NTB-A, SF2000	免疫グロブリン
CD353	さまざまな細胞種	32	B細胞の発生	SLAMF8, BLAME, SBBI42	免疫グロブリン
CD354	CD33⁺骨髄系細胞	26	骨髄系細胞の炎症性応答の増幅	TREM-1	免疫グロブリン
CD355	T細胞, NK細胞	45	TCRシグナル伝達, サイトカイン産生	CRTAM	免疫グロブリン
CD357	活性化T細胞	26	T_{reg}の抑制性機能を調整	TNFRSF18, AITR, GITR, GITR-D, TNFRSF18	TNFレセプター
CD358	樹状細胞	72	アポトーシスを誘導	TNFRSF21, DR6, BM-018, TNFRSF21	TNFレセプター
CD360	B細胞	59	IL-21のレセプター, 多数の免疫機能	IL21R, NILR	I型サイトカインレセプター, フィブロネクチンIII型
CD361	さまざまな造血細胞	49	未知	EVDB, D17S376, EVI2B	
CD362	内皮細胞, 線維芽細胞, 神経細胞, B細胞	22	細胞外マトリックスと細胞の組織化および相互作用	HSPG, HSPG1, SYND2, SDC2	シンデカンプロテオグリカン
CD363	エフェクターリンパ球を含むさまざまな細胞種	43	スフィンゴシン-1-リン酸レセプター1, 免疫細胞の生存, 運動, リンパ節外への移動	EDG1, S1P1, ECGF1, EDG-1, CHEDG1	GPCRクラスAレセプター
CD364	T_{reg}細胞		未知	MSMBBP, PI16	
CD365	T細胞		T細胞活性化	HAVCR, TIM-1	免疫グロブリン
CD366	T細胞		アポトーシスの誘導	HAVCR2, TM-3	免疫グロブリン
CD367	樹状細胞		HIVレセプター. CD8⁺T細胞と樹状細胞とのクロスプライミングに重要	DCIR, CLEC4A	C型レクチン
CD368	単球, マクロファージ		エンドサイトーシスのレセプター	MCL, CLEC-6, CLEC4D, CLECSF8	C型レクチン
CD369	好中球, 樹状細胞, 単球, マクロファージ, B細胞		パターン認識レセプター, 真菌に対する免疫において真菌細胞壁のグルカンおよび糖鎖の認識に重要	DECTIN-1, CLECSF12, CLEC7A	C型レクチン
CD370	樹状細胞, NK細胞		抗ウイルス免疫においてCD8⁺T細胞のクロスプライミングに重要	DNGR1, CLEC9A	C型レクチン
CD371	樹状細胞		未知	MICL, CLL-1, CLEC12A	C型レクチン

Daniel DiToro, Carson Moseley, Jeff Singer (University of Alabama at Birmingham) により編集. データは第9回ヒト白血球分化抗原ワークショップで作製された名称に基づいている.

付録Ⅲ　サイトカインとそのレセプター

ファミリー	サイトカイン（別名）	サイズ（アミノ酸数と形態）	レセプター（cは共通のサブユニット）	産生細胞	作用	サイトカインまたはレセプターのノックアウトの影響
コロニー刺激因子	G-CSF（CSF-3）	174, 単量体*	G-CSFR	線維芽細胞, 単球	好中球の発生と分化を刺激	G-CSF, G-CSFR: 好中球の産生と動員の障害
	GM-CSF（顆粒球マクロファージコロニー刺激因子：CSF-2）	127, 単量体*	CD116, βc	マクロファージ, T細胞	骨髄単球系細胞, 特に樹状細胞の成長分化を刺激	GM-CSF, GM-CSFR: 肺蛋白質症
	M-CSF（CSF-1）	α：224, β：492, γ：406 活性型はホモまたはヘテロ二量体	CSF-1R（c-fms）	T細胞, 骨髄ストローマ細胞, 骨芽細胞	単球系細胞の増殖を刺激	大理石病
インターフェロン	IFN-α（少なくとも12種類の蛋白質）	166, 単量体	CD118, IFNAR2	白血球, 樹状細胞, 形質細胞様樹状細胞, 通常型樹状細胞	抗ウイルス作用, MHCクラスⅠ発現増強	CD118: 抗ウイルス作用の傷害
	IFN-β	166, 単量体	CD118, IFNAR2	線維芽細胞	抗ウイルス作用, MHCクラスⅠ発現増強	IFN-β: ある種のウイルスへの感染感受性増強
	IFN-γ	143, ホモ二量体	CD119, IFNGR2	T細胞, NK細胞, 好中球, ILC1, 上皮内リンパ球	マクロファージ活性化, MHC分子と抗原処理関連分子の発現増強, Igクラススイッチ, T_H17とT_H2の抑制	IFN-γ, CD119: 細菌感染と発がんの抵抗性減弱
インターロイキン	IL-1α	159, 単量体	CD121a (IL-1RI) とCD121b (IL-1RII)	マクロファージ, 上皮細胞	発熱, T細胞活性化, マクロファージ活性化	IL-1RI: IL-6産生減少
	IL-1β	153, 単量体	CD121a (IL-1RI) とCD121b (IL-1RII)	マクロファージ, 上皮細胞	発熱, T細胞活性化, マクロファージ活性化	IL-1β: 急性期の応答の障害
	IL-1RA	152, 単量体	CD121a	単球, マクロファージ, 好中球, 肝細胞	IL-1レセプターに結合するが作用の誘導はしないIL-1機能の生理的アンタゴニスト	IL-1RA: 体格の縮小, エンドトキシン（敗血症）への感受性増大
	IL-2（T細胞増殖因子）	133, 単量体	CD25α, CD122β, CD132 (γ_c)	T細胞	T_{reg}の維持および機能, T細胞増殖および分化	IL-2: T細胞増殖の脱制御, 大腸炎 IL-2Rα: T細胞発生不全, 自己免疫 IL-2Rβ: T細胞自己免疫の増加 IL-2Rγc: 重症複合型免疫不全症
	IL-3（多コロニーCSF）	133, 単量体	CD123, βc	T細胞, 胸腺上皮細胞およびストローマ細胞	造血初期における相加効果	IL-3: 好酸球発生障害, 骨髄のIL-5, GM-CSFに対する無反応
	IL-4（BCGF-1, BSF-1）	129, 単量体	CD124, CD132 (γ_c)	T細胞, マスト細胞, ILC2	B細胞活性化, IgEスイッチ, T_H2細胞への分化誘導	IL-4: IgE合成減少
	IL-5（BCGF-2）	115, ホモ二量体	CD125, βc	T細胞, マスト細胞, ILC2	好酸球増殖, 分化	IL-5: IgEとIgG1産生減少（マウス）, IL-9, IL-10濃度減少, 好酸球減少
	IL-6（IFN-B502, BSF-2, BCDF）	184, 単量体	CD126, CD130	T細胞, B細胞, マクロファージ, 内皮細胞	TおよびB細胞増殖分化, 急性期蛋白質産生, 発熱	IL-6: 急性期応答の減弱, IgA産生の減少
	IL-7	152, 単量体*	CD127, CD132 (γ_c)	非T細胞, ストローマ細胞	プレB細胞およびプレT細胞, ILCの成長	IL-7: 初期胸腺細胞とリンパ球の増殖の重大な障害
	IL-9	125, 単量体*	IL-9R, CD132 (γ_c)	T細胞	マスト細胞活性化, T_H2およびILC2細胞を刺激	マスト細胞増殖の障害
	IL-10（サイトカイン合成抑制因子）	160, ホモ二量体	IL-10Rα, IL-10Rβc (CRF2-4, IL-10R2)	マクロファージ, 樹状細胞, T細胞, B細胞	マクロファージ機能の強力な抑制	IL-10とIL20Rβc: 成長不良, 貧血, 慢性腸炎
	IL-11	178, 単量体	IL-11R, CD130	間質線維芽細胞	造血におけるIL-3およびIL-4との協同作用	IL-11R: 脱落膜化障害

*二量体として機能することもある

ファミリー	サイトカイン（別名）	サイズ（アミノ酸数と形態）	レセプター（cは共通のサブユニット）	産生細胞	作用	サイトカインまたはレセプターのノックアウトの影響
インターロイキン	IL-12（NK細胞刺激因子）	197（p35）と306（p40c），ヘテロ二量体	IL-12Rβ1c+IL-12Rβ2	マクロファージ，樹状細胞	NK細胞活性化，CD4+T細胞のTH1様細胞への分化誘導	IL-12：IFN-γ産生とTH1反応の障害
	IL-13（p600）	132，単量体	IL-13R，CD132（γc）（おそらくCD24も）	T細胞，ILC2	B細胞増殖分化，マクロファージとTH1細胞の炎症性サイトカイン産生抑制，アレルギーや喘息の誘発	IL-13：アイソタイプスイッチ応答の障害
	IL-15（T細胞増殖因子）	114，単量体	IL-15Rα，CD122（IL-2Rβ），CD132（γc）	多くの非T細胞	IL-2様の作用．腸管上皮，T細胞，NK細胞増殖刺激，CD8メモリー細胞の生存延長効果	IL-15：NK細胞とメモリーCD8+T細胞数の減少，IL-15Rα：リンパ球減少
	IL-16	130，ホモ四量体	CD4	T細胞，マスト細胞，好酸球	CD4+T細胞，単球，好酸球の誘引，IL-2刺激T細胞に対する抗アポトーシス効果	
	IL-17A（mCTLA-8）	150，ホモ二量体	IL-17AR（CD217）	TH17，CD8+T細胞，NK細胞，γδ型T細胞，好中球，ILC3	上皮細胞，内皮細胞，線維芽細胞によるサイトカインおよび抗菌ペプチド産生の誘導，向炎症性	IL-17R：好中球の感染部位への遊走の低下
	IL-17F（ML-1）	134，ホモ二量体	IL-17AR（CD217）	TH17，CD8+T細胞，NK細胞，γδ型T細胞，好中球，ILC3	上皮細胞，内皮細胞，線維芽細胞によるサイトカイン産生を誘導，向炎症性	
	IL-18（IGIF，IFN-α誘導因子）	157，単量体	IL-1Rrp（IL-1R関連蛋白質）	活性化マクロファージおよびクッパー細胞	T細胞，NK細胞によるIFN-γ産生を誘導，TH1誘導を促進	NK活性とTH1応答の障害
	IL-19	153，単量体	IL-20Rα+IL-10Rβc	単球	単球によるIL-6およびTNF-α発現の誘導	
	IL-20	152	IL-20Rα+ILa10Rβc IL-22Rαc+IL-10Rβc	TH1細胞，単球，上皮細胞	TH2細胞の促進，ケラチノサイトの増殖刺激とTNF-α産生	
	IL-21	133	IL-21R+CD132（γc）	TH2細胞，T細胞，主にTFH細胞	胚中心の維持，B細胞，T細胞，NK細胞の増殖誘導	IgE産生増加
	IL-22（IL-TIF）	146	IL-22Rαc+IL-10Rβc	NK細胞，TH17細胞，TH22細胞，ILC3，好中球，γδ型T細胞	抗菌ペプチドの産生誘導，肝臓の急性期蛋白質，向炎症性物質の誘導，上皮防御	粘膜感染の増加
	IL-23	170（p19）と306（p40c），ヘテロ二量体	IL-12Rβ1+IL-23R	樹状細胞，マクロファージ	TH17メモリー細胞の増殖，IFN-γ産生の誘導	炎症反応の障害
	IL-24（MDA-7）	157	IL-22Rαc+IL-10Rβc IL-20Rα+IL-10Rβc	単球，T細胞	腫瘍増殖抑制，創傷治癒	
	IL-25（IL-17E）	145	IL-17BR（IL-17Rh1）	TH2細胞，マスト細胞，上皮細胞	TH2サイトカイン産生増強	TH2応答の障害
	IL-26（AK155）	150	IL-20Rα+IL-10Rβc	T細胞（TH17），NK細胞	向炎症性，上皮細胞を刺激	
	IL-27	142（p28），229（EBI3），ヘテロ二量体	WSX-1+CD130c	単球，マクロファージ，樹状細胞	転写因子T-betの誘導を経てT細胞上のIL-12Rの誘導，IL-10の誘導	EBI3：NKT細胞の減少 WSX-1：トキソプラズマ原虫感染に対する過剰応答と炎症による死亡
	IL-28A，B（IFN-λ2, 3）	175	IL-28Rαc+IL-10Rβc	樹状細胞	抗ウイルス作用	
	IL-29（IFN-λ1）	181	IL-28Rαc+IL-10Rβc	樹状細胞	抗ウイルス作用	
	IL-30（p28 IL27A, IL-27p28）	243	IL-27参照			
	IL-31	164	IL31A+OSMR	TH2細胞	向炎症性，皮膚病変	IL-31A：OSM反応性の亢進
	IL-32（NK4, TAIF）	188	未知	NK細胞，T細胞，上皮細胞，単球	TNF-αの誘導	
	IL-33（NF-HEV）	270 ヘテロ二量体	ST2（IL1RL1）+IL1RAP	高内皮性小静脈，平滑筋細胞，上皮細胞	TH2サイトカイン（IL-4, IL-5, IL-13）の誘導	IL-33：デキストラン誘導腸炎の減弱，LPS誘導全身性炎症反応の減弱

ファミリー	サイトカイン（別名）	サイズ（アミノ酸数と形態）	レセプター（cは共通のサブユニット）	産生細胞	作用	サイトカインまたはレセプターのノックアウトの影響
インターロイキン	IL-34（C16orf77）	242 ホモ二量体	CSF-1R	多数の細胞種	骨髄系細胞および破骨細胞の成長発生を促進	
	IL-35	197[IL-12α(p35)]＋229（EB13）ヘテロ二量体	IL-12RB2およびgp130 ヘテロ二量体	T_reg細胞, B細胞	免疫抑制	
	IL-36α, β, λ	(20 kDa) 155-169	IL-1Rrp2, Acp	ケラチノサイト，単球	マクロファージと樹状細胞の向炎症性刺激	
	IL-36Ra		IL-1Rp2, Acp		IL-36のアンタゴニスト	
	IL-37	(17-24 kDa) ホモ二量体	IL-18Rα?	単球，樹状細胞，上皮細胞，乳腺腫瘍細胞	TGFとともに作用して樹状細胞・単球のIL-1, IL-6, IL-12などの産生抑制	siRNAによるノックダウン：向炎症性サイトカインの増加
	TSLP	140 単量体	IL-17Rα, TSLPR	上皮細胞，特に肺および皮膚	造血細胞の刺激，樹状細胞を刺激してT_H2応答の誘導	TSLP：アレルギーおよび喘息反応誘導に対する抵抗性
	LIF（白血病抑制因子）	179, 単量体	LIFR, CD130	骨髄ストローマ細胞，線維芽細胞	胚性幹細胞の維持, IL-6, IL-11, OSMと類似作用	LIFR：生後すぐに死亡，造血幹細胞の減少
	OSM（OM, オンコスタチンM）	196, 単量体	OSMRまたはLIFR, CD130	T細胞，マクロファージ	カポジ肉腫細胞を刺激，悪性黒色腫細胞の増殖抑制	OSMR：肝再生の障害
TNF	TNF-α（カヘクチン）	157, 三量体	p55（CD120a）p75（CD120b）	マクロファージ，NK細胞，T細胞	炎症の促進，内皮細胞活性化	p55：敗血症ショックに対する耐性，リステリアの易感染性 STNFαR：周期性発熱
	LT-α（リンホトキシン-α）	171, 三量体	p55（CD120a）p75（CD120b）	T細胞, B細胞	細胞傷害，内皮細胞活性化，リンパ節発生	LT-α：リンパ節欠損，抗体低下，IgM上昇
	LT-β	膜貫通蛋白質，LT-αとともに三量体形成	LTβRまたはHVEM	T細胞, B細胞, ILC3	リンパ節発生	末梢リンパ節，パイエル板，脾臓の発生障害
	CD40リガンド（CD40L）	三量体	CD40	T細胞，マスト細胞	B細胞活性化，クラススイッチ	CD40L：抗体反応の減弱，クラススイッチの消失，T細胞プライミングの消失（高IgM症候群）
	Fasリガンド（FasL）	三量体	CD95（Fas）	T細胞，ストローマ細胞（?）	アポトーシス, Ca^{2+}非依存性細胞傷害性	Fas, FasL：変異型はリンパ球増殖，自己免疫を誘導
	CD27リガンド（CD27L）	三量体（?）	CD27	T細胞	T細胞増殖刺激	
	CD30リガンド（CD30L）	三量体（?）	CD30	T細胞	T細胞とB細胞の増殖刺激	CD30：胸腺肥大，アロ反応性の増強
	4-1BBL	三量体（?）	4-1BB	T細胞	T細胞およびB細胞の補助刺激	
	Trail（APO-2L）	281, 三量体	DR4, DR5, DCR1, DCR2, OPG	T細胞，単球	活性化T細胞および腫瘍細胞，ウイルス感染細胞のアポトーシス	易発がん性
	OPG-L（RANK-L）	316, 三量体	RANK/OPG	骨芽細胞，T細胞	破骨細胞刺激と骨吸収	OPG-L：骨大理石病，発育障害，歯牙欠損 OPG：骨粗鬆症
	APRIL	86	TAC1またはBCMA	活性化T細胞	B細胞増殖	IgAクラススイッチ障害
	LIGHT	240	HVEM, LTβR	T細胞	樹状細胞活性化	$CD8^+$T細胞の増殖障害
	TWEAK	102	TWEAKR（Fn14）	マクロファージ，EBV形質転換細胞	血管形成	
	BAFF（CD257, BlyS）	153	TAC1, BCMA, BR3	B細胞	B細胞増殖	BAFF：B細胞機能障害
未分類	TGF-β1	112, ホモおよびヘテロ三量体	TGF-βR	軟骨細胞，単球，T細胞	iT_{reg}およびT_H17細胞の生成，IgA産生へのクラススイッチの誘導	TGF-β：致死性炎症反応
	MIF	115, 単量体	MIF-R	T細胞，下垂体細胞	マクロファージ遊走の阻止，マクロファージ活性化の刺激，ステロイド抵抗性の誘導	MIF：敗血症性ショックに対する抵抗性，グラム陰性細菌に対する応答性低下

Robert Schreiber（Washington University School of Medicine, St.Lous），Daniel DiToro, Carson Moseley, Jeff Singer（University of Alabama, Birmigham）により編集．

付録IV　ケモカインとそのレセプター

ケモカインの系統的名称	一般名	染色体	標的細胞	特異的レセプター
CXCL (†ELR⁺)				
1	GROα	4	好中球，線維芽細胞	CXCR2
2	GROβ	4	好中球，線維芽細胞	CXCR2
3	GROγ	4	好中球，線維芽細胞	CXCR2
5	ENA-78	4	好中球，内皮細胞	CXCR2≫1
6	GCP-2	4	好中球，内皮細胞	CXCR2>1
7	NAP-2（PBP/CTAP-III/β-B44TG）	4	線維芽細胞，好中球，内皮細胞	CXCR1, CXCR2
8	IL-8	4	好中球，好塩基球，CD8⁺T細胞，内皮細胞	CXCR1, CXCR2
14	BRAK/bolekine	5	T細胞，単球，B細胞	未知
15	Lungkine/WECHE	5	好中球，上皮細胞，内皮細胞	未知
(†ELR⁻)				
4	PF4	4	線維芽細胞，内皮細胞	CXCR3B（選択的スプライシング）
9	Mig	4	活性化T細胞（$T_H1>T_H2$），ナチュラルキラー（NK）細胞，B細胞，内皮細胞，形質細胞様樹状細胞	CXCR3A および B
10	IP-10	4	活性化T細胞（$T_H1>T_H2$），NK細胞，B細胞，内皮細胞	CXCR3A および B
11	I-TAC	4	活性化T細胞（$T_H1>T_H2$），NK細胞，B細胞，内皮細胞	CXCR3A および B, CXCR7
12	SDF-1α/β	10	CD34⁺骨髄細胞，胸腺細胞，単球/マクロファージ，ナイーブ活性化T細胞，B細胞，形質細胞，好中球，未熟樹状細胞，成熟樹状細胞，形質細胞様樹状細胞	CXCR4, CXCR7
13	BLC/BCA-1	4	ナイーブB細胞，活性化CD4⁺T細胞，未熟樹状細胞，成熟樹状細胞	CXCR5≫CXCR3
16	sexckine	17	活性化T細胞，ナチュラルキラーT（NKT）細胞，内皮細胞	CXCR6
CCL				
1	I-309	17	好中球（TCA-3のみ），T細胞細胞（$T_H2>T_H1$），単球	CCR8
2	MCP-1	17	T細胞（$T_H2>T_H1$），単球，好塩基球，未熟樹状細胞，NK細胞	CCR2
3	MIP-1α/LD78	17	単球/マクロファージ，T細胞（$T_H1>T_H2$），NK細胞，好塩基球，未熟樹状細胞，好酸球，好中球，星状膠細胞，線維芽細胞，破骨細胞	CCR1, 5
4	MIP-1β	17	単球/マクロファージ，T細胞（$T_H1>T_H2$），NK細胞，好塩基球，未熟樹状細胞，好酸球，B細胞	CCR5≫1
5	RANTES	17	単球/マクロファージ，T細胞（メモリーT細胞>T細胞：$T_H1>T_H2$），NK細胞，好塩基球，好酸球，未熟樹状細胞	CCR1, 3, 5
6	C10/MRP-1	11（マウスのみ）	単球，B細胞，CD4⁺T細胞，NK細胞	CCR1
7	MCP-3	17	$T_H2>T_H1$ T細胞，単球，好酸球，好塩基球，未熟樹状細胞，NK細胞	CCR1, 2, 3, 5
8	MCP-2	17	$T_H2>T_H1$ T細胞，単球，好酸球，好塩基球，未熟樹状細胞，NK細胞	CCR1, 2, 5
9	MRP-2/MIP-1γ	11（マウスのみ）	T細胞，単球，脂肪細胞	CCR1
11	エオタキシン	17	好酸球，好塩基球，マスト細胞，T_H2細胞	CCR3≫CCR5
12	MCP-5	11（マウスのみ）	好酸球，単球，T細胞，B細胞	CCR2
13	MCP-4	17	$T_H2>T_H1$ T細胞，単球，好酸球，好塩基球，樹状細胞	CCR2, 3
14a	HCC-1	17	単球	CCR1, 3, 5
14b	HCC-3	17	単球	未知
15	MIP-5/HCC-2	17	T細胞，単球，好酸球，樹状細胞	CCR1, 3
16	HCC-4/LEC	17	単球，T細胞，NK細胞，未熟樹状細胞	CCR1, 2, 5, 8
17	TARC	16	T細胞（$T_H2>T_H1$），未熟樹状細胞，胸腺細胞，T_{reg}細胞	CCR4≫8
18	DC-CK1/PARC	17	ナイーブT細胞>活性化T細胞，未熟樹状細胞，マントル領域B細胞	PITPNM3
19	MIP-3β/ELC	9	ナイーブT細胞，成熟樹状細胞，B細胞	CCR7
20	MIP-3α/LARC	2	メモリーT細胞，T_H17細胞，血中単核細胞，未熟樹状細胞，活性化B細胞，NKT細胞，GALT発生	CCR6
21	6Ckine/SLC	9	ナイーブT細胞，B細胞，胸腺細胞，NK細胞，成熟樹状細胞	CCR7

ケモカインの系統的名称	一般名	染色体	標的細胞	特異的レセプター
22	MDC	16	未熟樹状細胞，NK細胞，T細胞（$T_H2>T_H1$），胸腺細胞，内皮細胞，単球，T_{reg}細胞	CCR4
23	MPIF-1/CK-β8	17	単球，T細胞，静止期好中球	CCR1, FPRL-1
24	エオタキシン-2/MPIF-2	7	好酸球，好塩基球，T細胞	CCR3
25	TECK	19	マクロファージ，胸腺細胞，樹状細胞，上皮内リンパ球，IgA形質細胞，粘膜メモリーT細胞	CCR9
26	エオタキシン-3	7	好酸球，好塩基球，線維芽細胞	CCR3
27	CTACK	9	皮膚ホーミングメモリーT細胞，B細胞	CCR10
28	MEC	5	T細胞，好酸球，IgA^+B細胞	CCR10>3
CおよびCX3C				
XCL1	リンホタクチン	1	T細胞，NK細胞，$CD8\alpha^+$樹状細胞	XCR1
XCL2	SCM-1β	1	T細胞，NK細胞，$CD8\alpha^+$樹状細胞	XCR1
CX3CL1	フラクタルカイン	16	活性化T細胞，単球，好中球，NK細胞，未熟樹状細胞，マスト細胞，星状膠細胞，神経細胞，ミクログリア	CX3CR1

染色体上の位置はヒトについての記載である．ヒトのホモログがないケモカインについてはマウスの染色体番号を示す．
†ELRはCXCモチーフの最初のシステイン残基の前にある三つのアミノ酸である．もしそのアミノ酸がGlu-Leu-Arg（すなわちELR^+）ならば，そのケモカインは好中球に対する走化性をもつ．そうでない場合（ELR^-）ならば，そのケモカインはリンパ球に対する走化性をもつ．

非典型的ケモカインレセプター		
ケモカインリガンド	標的細胞	特異的レセプター
ケメリンおよびレゾルビンE1	マクロファージ，未熟樹状細胞，マスト細胞，形質細胞様樹状細胞，脂肪細胞，線維芽細胞，内皮細胞，口腔上皮細胞	CMKLR1/chem23
CCL5, CCL19, ケメリン	すべての造血細胞，ミクログリア，星状膠細胞，肺上皮細胞	CCRL2/CRAM
炎症性CCケモカイン	リンパ管上皮細胞	D6
さまざまなCXCおよびCCケモカイン	赤血球，プルキンエ細胞，血管内皮細胞，腎臓上皮細胞	Duffy/DARC
CCL19, CCL21, CCL25	胸腺上皮細胞，リンパ節ストローマ細胞，ケラチノサイト	CCXCKR

Joost Oppenheim（National Cancer Institute, NIH）により編集．

人物紹介

イェルネ，ニルス Jerne, Niels (1911–1994)：溶血プラーク形成試験の開発者．初期クローン選択説の改良，リンパ球レセプターによる認識のMHCの遺伝的拘束性の予測，イディオタイプネットワーク説の提唱など数々の重要な免疫学説を提唱した．

エーデルマン，ジェラルド Edelman, Gerald (1929–2014)：抗体分子の完全なアミノ酸配列の決定を始めとする，免疫グロブリンの構造に関する重要な発見をした．

エールリッヒ，パウル Ehrlich, Paul (1854–1915)：免疫の体液説の初期の第一人者．抗体産生に関する有名な側鎖説の提唱者．この考えは現在の細胞表面レセプターの概念にほぼ等しい．

オーウェン，レイ Owen, Ray (1915–2014)：胎盤を共有するため循環系を共有している遺伝的に異なる双胎の仔牛は，免疫学的に互いの組織に寛容となっていることを発見した．

北里柴三郎 (1852–1931)：エミール・フォン・ベーリングとともに抗毒素抗体を発見した．

クームス，ロビン Coombs, Robin (1921–2006)：新生児の溶血性疾患の原因となる抗体を検出するため抗免疫グロブリン抗体を初めて作製した．この疾患の検査は現在もクームステストと呼ばれている．

ケーラー，ジョルジュ Köhler, Georges (1946–1995)：細胞融合した抗体産生細胞から単クローン抗体をセザール・ミルシュタインとともに作製した．

コッホ，ロベルト Koch, Robert (1843–1910)：コッホの原則として知られる感染症の病原体の同定基準を定義した．

ゴーワンズ，ジェームズ Gowans, James (1924–)：適応免疫がリンパ球により起こることを発見して，免疫学者をこの小細胞に注目させた．

ジェンウェイ，Jr，チャールズ・A Janeway, Jr, Charles A. (1945–2003)：適応免疫応答を開始する補助刺激の重要性を指摘した．病原体関連分子パターンを認識し，適応免疫応答の活性化を伝達する自然免疫系のレセプターの存在を予言していたが，彼の研究所でこの機能を有する哺乳類のToll様レセプターが発見された．本教科書初版の中心的著者でもあった．

ジェンナー，エドワード Jenner, Edward (1749–1823)：牛痘またはワクシニアウイルスの接種によりヒト天然痘の感染防御に成功し，免疫学の基礎を築いた．

シュタインマン，ラルフ Steinman, Ralph (1943–2011)：T細胞応答を強力に活性化する細胞として樹状細胞を発見し，病原体に対する免疫応答の性質と強さを制御するこの細胞のさまざまな役割を明らかにした．

スネル，ジョージ Snell, George (1903–1996)：マウスの主要組織適合遺伝子複合体の遺伝の解明を行った．コンジェニック系統の開発によりT細胞生物学におけるMHCの役割の解明の基礎を築いた．

ゼンメルワイス，イグナーツ Semmelweis, Ignác (1818–1865)：ドイツ系ハンガリー人の医師で病院衛生と感染症，産褥熱との関連を初めて立証し，臨床に消毒法を導入した．

多田富雄 (1934–2010)：1970年代に間接的な実験結果から「サプレッサーT細胞」による免疫応答の制御の概念を最初に明確化した．こうした細胞は当時存在を証明されず，この概念は信用されなくなった．しかし1980年代になって研究者たちが現在「制御性T細胞」と呼んでいる細胞を同定し，多田の概念の正当性が証明された．

チョップ，ユルク Tschopp, Jürg (1951–2011)：補体系およびT細胞の細胞傷害機序の研究に寄与し，特にインフラマソームの発見によりアポトーシスおよび自然免疫の分野に萌芽的貢献をなした．

ドーセ，ジャン Dausset, Jean (1916–2009)：ヒト主要組織適合遺伝子複合体すなわちHLA研究の先駆者．

利根川進 (1939–)：ヒトおよびマウスの抗体とT細胞レセプターの多様性生成の基礎となっている免疫グロブリンレセプター遺伝子の体細胞組換えを発見した．

ドハーティ，ピーター Doherty, Peter (1940–)，**ジンカーナーゲル，ロルフ** Zinkernagel, Rolf (1944–)：T細胞による抗原認識がMHC分子に拘束されていることを証明した．主要組織適合遺伝子複合体によりコードされる蛋白質の生物学的役割を解明し，抗原処理の理解とT細胞による抗原認識におけるその重要性を明らかにした．

ハイデルバーガー，ミカエル Heidelberger, Michael (1888–1991)：定量的沈降反応試験を開発し，定量的免疫化学の時代を開いた．

パスツール，ルイ Pasteur, Louis (1822–1895)：ジェンナーにより初めて研究された免疫処置の概念を実証したフランスの細菌学者，免疫学者．ニワトリコレラと狂犬病のワクチンを開発した．

バーネット，フランク・マクファーレン Burnet, Frank MacFarlane (1899–1985)：一般に受け入れられた適応免疫のクローン選択説を最初に提唱した．

ブルトン，オグデン・C Bruton, Ogden C. (1908–2003)：抗体を産生できない男児の免疫不全症を最初に報告した．この病態の遺伝はX連鎖性であり，血清中に免疫グロブリンが存在しない（無γグロブリン血症）という特徴であったためブルトン型X連鎖無γグロブリン血症と呼ばれた．

ベナセラフ，バルジ Benacerraf, Baruj (1920–2011)：免疫応答遺伝子を発見し，共同研究でMHC拘束性を最初に証明した．

ベーリング，エミール・フォン Behring, Emil von (1854–1917)：北里柴三郎とともに抗毒素抗体を発見した．

ボイトラー，ブルース Beutler, Bruce (1957–)：マウスで自然免疫におけるToll様レセプターの役割を発見し，TLR-4遺伝子の自然発生不活化変異をもつマウスはLPSの活性化作用に無反応となることを示した．

ポーター，ロドニー Porter, Rodney (1917–1985)：抗体分子のポリペプチド構造を解明した．蛋白質のアミノ酸配列決定による構造解析の基礎を築いた．

ホフマン，ジュール Hoffman, Jules (1941–)：ショウジョウバエで自然免疫におけるToll様レセプターの役割を発見した．

ボルデ，ジュール Bordet, Jules (1870–1961)：正常血清中の非耐熱性成分として補体を発見し，特異的抗体の抗菌作用を高めることを示した．

ミルシュタイン，セザール Milstein, César (1927–2002)：ジョルジュ・ケーラーとともに単クローン抗体産生法を開発した．

メダワー，ピーター Medawar, Peter (1915–1987)：クローン選択説の鍵である免疫寛容がリンパ球の後天的性質であることを皮膚移植により実証した．

メチニコフ，エリー Metchnikoff, Élie (1845–1916)：細胞免疫学の最初の大家．宿主防御における貪食細胞の中心的役割を研究した．

ラントシュタイナー，カール Landsteiner, Karl (1868–1943)：ABO血液型抗原の発見者．モデル抗原としてハプテンを用いた抗体結合の特異性に関する詳細な研究を行った．

ワイリー，ドン・C Wiley, Don C. (1944–2011)：MHCクラスI蛋白質の結晶構造を初めて明らかにし，MHC分子の関与下におけるT細胞の抗原認識の解明の端緒を開いた．

写真への謝辞

第1章
Fig. 1.1 reproduced courtesy of Yale University, Harvey Cushing/John Hay Whitney Medical Library. Fig. 1.4 second panel from Tilney, L.G., Portnoy, D.A.: Actin filaments and the growth, movement, and spread of the intracellular bacterial parasite, Listeria monocytogenes. *J. Cell. Biol.* 1989, **109**:1597–1608. With permission from Rockefeller University Press. Fig. 1.24 photographs from Mowat, A., Viney, J.: The anatomical basis of intestinal immunity. *Immunol. Rev.* 1997, **156**:145–166. Fig. 1.34 photographs from Kaplan, G., et al.: Efficacy of a cell-mediated reaction to the purified protein derivative of tuberculin in the disposal of *Mycobacterium leprae* from human skin. *PNAS* 1988, **85**:5210–5214.

第2章
Fig. 2.7 top panel from Button, B., et al.: A periciliary brush promotes the lung health by separating the mucus layer from airway epithelia. *Science* 2012, **337**:937–941. With permission from AAAS. Fig. 2.12 micrograph adapted from Mukherjee, S., et al.: Antibacterial membrane attack by a pore-forming intestinal C-type lectin. *Nature* 2014, **505**:103–107. Fig. 2.35 photographs reproduced with permission from Bhakdi, S., et al.: Functions and relevance of the terminal complement sequence. *Blut* 1990, **60**:309–318. © 1990 Springer-Verlag.

第3章
Fig. 3.12 structure reprinted with permission from Jin, M.S., et al.: Crystal structure of the TLR1-TLR2 heterodimer induced by binding of a tri-acylated lipopeptide. *Cell* 2007, **130**:1071–1082. © 2007 with permission from Elsevier. Fig. 3.13 structure reprinted with permission from Macmillan Publishers Ltd. Park, B.S., et al.: The structural basis of lipopolysaccharide recognition by the TLR4-MD-2 complex. *Nature* 2009, **458**:1191–1195. Fig. 3.34 model structure reprinted with permission from Macmillan Publishers Ltd. Emsley, J., et al.: Structure of pentameric human serum amyloid P component. *Nature* 1994, **367**: 338–345.

第4章
Fig. 4.5 photograph from Green, N.M.: Electron microscopy of the immunoglobulins. *Adv. Immunol.* 1969, **11**:1–30. © 1969 with permission from Elsevier. Fig. 4.15 and Fig. 4.24 model structures from Garcia, K.C., et al.: An $\alpha\beta$ T cell receptor structure at 2.5 Å and its orientation in the TCR-MHC complex. *Science* 1996, **274**:209–219. Reprinted with permission from AAAS.

第6章
Fig. 6.6 reprinted with permission from Macmillan Publishers Ltd. Whitby, F.G., et al.: Structural basis for the activation of 20S proteasomes by 11S regulators. *Nature* 2000, **408**:115–120. Fig. 6.7 bottom panel from Velarde, G., et al.: Three-dimensional structure of transporter associated with antigen processing (TAP) obtained by single particle image analysis. *J. Biol. Chem.* 2001 **276**:46054–46063. © 2001 ASBMB. Fig. 6.22 structures from Mitaksov, V.E., & Fremont, D.: Structural definition of the H-2Kd peptide-binding motif. *J. Biol. Chem.* 2006, **281**:10618–10625. © 2006 American Society of Biochemistry and Molecular Biology. Fig. 6.25 molecular model reprinted with permission from Macmillan Publishers Ltd. Fields, B.A., et al.: Crystal structure of a T-cell receptor β-chain complexed with a superantigen. *Nature* 1996, **384**:188–192.

第8章
Fig. 8.19 photographs reprinted with permission from Macmillan Publishers Ltd. Surh, C.D., Sprent, J.: T-cell apoptosis detected *in situ* during positive and negative selection in the thymus. *Nature* 1994, **372**:100–103.

第9章
Fig. 9.12 fluorescent micrographs reprinted with permission from Macmillan Publishers Ltd. Pierre, P., Turley, S.J., et al.: Development regulation of MHC class II transport in mouse dendritic cells. *Nature* 1997, **388**:787–792. Fig. 9.38 panel c from Henkart, P.A., & Martz, E. (eds): *Second International Workshop on Cell Mediated Cytotoxicity*. © 1985 Kluwer/Plenum Publishers. With kind permission of Springer Science and Business Media.

第10章
Fig. 10.17 left panel from Szakal, A.K., et al.: Isolated follicular dendritic cells: cytochemical antigen localization, Nomarski, SEM, and TEM morphology. *J. Immunol.* 1985, **134**:1349–1359. © 1985 The American Association of Immunologists. Fig. 10.17 center and right panels from Szakal, A.K., et al.: Microanatomy of lymphoid tissue during humoral immune responses: structure function relationships. *Ann. Rev. Immunol.* 1989, **7**:91–109. © 1989 Annual Reviews www.annualreviews.org.

第12章
Fig. 12.4 adapted by permission from Macmillan Publishers Ltd. Dethlefsen, L., McFall-Ngai, M., Relman, D.A.: An ecological and evolutionary perspective on human–microbe mutualism and disease. *Nature* 2007, **449**:811–818. © 2007. Fig. 12.10 bottom left micrograph from Niess, J.H., et al.: CX3CR1-mediated dendritic cell access to the intestinal lumen and bacterial clearance. *Science* 2005, **307**:254–258. Reprinted with permission from AAAS. Fig. 12.10 bottom center micrograph from McDole, J.R., et al.: Goblet cells deliver luminal antigen to CD103+ DCs in the small intestine. *Nature* 2012, **483**: 345–349. With permission from Macmillan Publishers Ltd. Fig. 12.10 bottom right micrograph from Farache, J., et al.: Luminal bacteria recruit CD103+ dendritic cells into the intestinal epithelium to sample bacterial antigens for presentation. *Immunity* 2013, **38**: 581–595. With permission from Elsevier.

第13章
Fig. 13.20 top left photograph from Kaplan, G., Cohn, Z.A.: The immunobiology of leprosy. *Int. Rev. Exp. Pathol.* 1986, **28**:45–78. © 1986 with permission from Elsevier. Fig. 13.37 based on data from Palella, F.J., et al.: Declining morbidity and mortality among patients with advanced human immunodeficiency virus infection. HIV Outpatient Study Investigators. *N. Engl. J. Med.* 1998, **338**:853–860. Fig. 13.40 adapted by permission from Macmillan Publishers Ltd. Wei, X., et al.: Viral dynamics in human immunodeficiency virus type 1 infection. *Nature* 1995, **373**:117–122.

第14章
Fig. 14.5 top photograph from Sprecher, E., et al.: Deleterious mutations in SPINK5 in a patient with congenital ichthyosiform erythroderma: molecular testing as a helpful diagnostic tool for Netherton syndrome. *Clin. Exp. Dermatol.* 2004, **29**:513–517. Fig. 14.14 photographs from Finotto, S., et al: Development of spontaneous airway changes consistent with human asthma in mice lacking T-bet. *Science* 2002, **295**:336–338. Reprinted with permission from AAAS. Fig. 14.24 left photograph from Mowat, A.M., Viney, J.L.: The anatomical basis of intestinal immunity. *Immunol. Rev.* 1997 **156**:145–166.

第16章
Fig. 16.16 photographs are reprinted from Herberman, R., & Callewaert, D. (eds): *Mechanisms of Cytotoxicity by Natural Killer Cells*, © 1985 with permission from Elsevier.

用語解説

ADCC：抗体依存性細胞性細胞傷害の項を参照.

AID：活性化誘導シチジンデアミナーゼの項を参照.

AIDS：後天性免疫不全症候群の項を参照.

AIM2（absent in melanoma 2）：NLR（NOD様レセプター）ファミリーのPYHINサブファミリーの一つで，HINドメインを有する．ウイルスの二本鎖DNAと反応してカスパーゼを活性化する.

AIRE：胸腺髄質上皮細胞による多数の遺伝子の発現に関与する蛋白質（自己免疫制御因子）をコードする遺伝子で，発生中のT細胞が他の組織に特徴的な自己蛋白質に曝露されるようにすることで，これらの蛋白質の寛容を促進する．AIREの欠損は自己免疫疾患であるAPECEDを発症させる.

Akt：mTOR経路の活性化を含む細胞増殖と生存に関与する多数の下流の標的があるPI3キナーゼの下流で活性化されるセリン/スレオニンキナーゼ.

AP-1：リンパ球の抗原レセプターと自然免疫系細胞のTLRを介する細胞内シグナリングの結果の一つとして形成されるヘテロ二量体の転写因子．一つのFosファミリーメンバーと一つのJunファミリーメンバーからなる場合が最も多い．AP-1は主としてサイトカインとケモカインの遺伝子発現を活性化する.

APECED：カンジダ感染と外胚葉形成異常を伴う自己免疫性多腺性内分泌不全症の項を参照.

APOBEC1（アポリポ蛋白質B mRNA編集酵素触媒ポリペプチド1 apolipoprotein B mRNA editing catalytic polypeptide 1）：アポリポ蛋白質BなどのあるmRNAのシチジンをウラシルに脱アミノ化するRNA編集酵素で，体細胞高頻度突然変異とアイソタイプスイッチにかかわる酵素であるAIDと関係する.

APRIL：B細胞上のレセプターであるTACIおよびBCMAに結合するBAFFと関連するTNFファミリーサイトカインで，B細胞の生存を促進し分化を制御する.

ASC（PYCARD）：ピリンとCARDドメインを有するアダプター蛋白質で，インフラマソームでカスパーゼの活性化に関与する.

ATP結合カセット ATP-binding cassette（ABC）：ヌクレオチドに結合する特定のドメインを有する蛋白質の一大ファミリーで，TAP1とTAP2などの多くのトランスポーターばかりではなくNODの分子もこのファミリーに含まれる.

B-1 B細胞 B-1 B cell：主に成人の腹腔や胸腔内に存在して非典型的な自己再生能を有するB細胞（CD5 B細胞とも呼ばれる）．適応免疫系よりも自然免疫系の一部を担うと考えられている．多様性については通常のB細胞よりも大幅に少なく自然抗体の主な供給源となっている.

B7分子 B7 molecule，**B7.1**，**B7.2**：樹状細胞などの特殊化した抗原提示細胞の細胞表面蛋白質で，T細胞に対する主としてB7.1（CD80）とB7.2（CD86）の2種類の補助刺激分子がある．両分子は免疫グロブリンスーパーファミリーの構成分子と近縁で，ともにT細胞上のCD28とCTLA-4と結合する.

BAFF：レセプターであるBAFF-RとTACIに結合してB細胞の生存を促すB細胞活性化因子で，TNFファミリーに属する.

BAFF-R：古典的および非古典的NFκBシグナルを活性化してB細胞の生存を促すBAFFのレセプター.

BATF3：樹状細胞に発現する転写因子でAP-1ファミリーに属する．AP-1ファミリーにはc-JunやFosなどの他の多くの転写因子がある.

Bcl-2ファミリー Bcl-2 family：アポトーシスを促進する分子（Bax, Bak, Bok）とアポトーシスを抑制する分子（Bcl-2, Bcl-W, Bcl-XL）を含む細胞内蛋白質のファミリー.

Bcl-6：B細胞が形質細胞へと分化するのを抑制する転写リプレッサー.

BCMA：APRILに結合するTNFスーパーファミリーに属するレセプター.

Bcr-Ablチロシンキナーゼ Bcr-Abl tyrosine kinase：*Bcr*と*Abl*チロシンキナーゼ遺伝子間での染色体転座（フィラデルフィア染色体）により生じる構成的に活性化しているチロシンキナーゼ融合蛋白質で，慢性骨髄性白血病と関連する.

BDCA-2（血液樹状細胞抗原2 blood dendritic cell antigen 2）：ヒト形質細胞様樹状細胞上にレセプターとして選択的に発現しているC型レクチン.

BLIMP-1：B細胞の形質細胞への分化を促進し，かつ増殖とさらなるクラススイッチと親和性成熟を抑制する転写リプレッサー.

BLNK（B細胞リンカー蛋白質 B-cell linker protein）：SLP-65の項を参照.

B因子 factor B：補体活性化の第二経路の蛋白質．Baと活性型のプロテアーゼであるBbに分解され，後者はC3bと結合して第二経路C3変換酵素であるC3bBbを形成する.

B細胞 B cell：適応免疫応答を担う2種類の抗原特異的リンパ球の一つ．もう一つはT細胞．B細胞の機能は抗体を産生することである．B細胞には二つのクラスがある．古典的B細胞は高度の多様性のある抗原レセプターを有し生涯を通じて骨髄で産生され，血液中とリンパ組織に存在する．B-1細胞の抗原レセプターの多様性は大幅に少なく，自己複製能をもつ集団を形成し，腹腔と胸腔に存在する.

B細胞・T細胞減弱因子 B and T lymphocyte attenuator（**BTLA**）：BおよびT細胞上に発現しているCD28関連の抑制性レセプター．TNFレセプターファミリーの構成分子であるヘルペスウイルス侵入分子 herpes virus entry molecule（HVEM）と相互作用する.

B細胞補助レセプター B-cell co-receptor，**B細胞補助レセプター複合体** B-cell co-receptor complex：B細胞上の膜貫通シグナル伝達レセプターで，CD19とCD81，CD21（CR2）からなる．BCRに結合する細菌抗原上の補体フラグメントと結合する．BCRとこの複合体との共結合により抗原に対する反応性が約100倍に増加する.

用語解説

B 細胞マイトジェン B-cell mitogen：非特異的に B 細胞を増殖させる物質．

B 細胞レセプター B-cell receptor：特異的抗原に対する B 細胞上のレセプター．膜貫通性の免疫グロブリン分子（抗原を認識する）からなり，多様性のない Igα 鎖と Igβ 鎖（シグナル伝達機能をもつ）が会合する．抗原による活性化により B 細胞は分化して形質細胞となり，その抗原レセプターと同一の抗原特異性をもつ抗体を産生する．

C1 インヒビター C1 inhibitor (**C1INH**)：C1 の阻害蛋白質．C1r/C1s に結合することでその酵素活性を阻害する．C1INH 欠損により遺伝性血管性浮腫が起こる．本症では血管作動性ペプチドが産生され皮下や喉頭の浮腫を起こす．

C1 複合体 C1 complex, **C1**：C1 蛋白質複合体は補体活性化の古典的経路の第一段階として活性化される．C1 複合体はプロテアーゼである C1r と C1s の各 2 分子が結合した C1q からなる．病原体や抗体が C1q に結合すると，C1r を活性化して C1s を分解し活性化する．次いで C1s は C4 と C2 を分解する．

C2：古典的およびレクチン経路の補体蛋白質で，C1 複合体の分解により C2b と C2a が産生される．C2a は古典的経路の C3 転換酵素である C4bC2a の一部を形成する活性化蛋白質である．

C3：すべての補体活性化経路が収束する箇所の補体蛋白質．C3 の分解で産生される C3b は微生物の表面に共有結合することで貪食細胞による破壊を促進させる．

C3a：アナフィラトキシン．

C3b：C3 の項を参照．

C3b$_2$Bb：補体活性化第二経路の C5 転換酵素．

C3bBb：補体活性化第二経路の C3 転換酵素．

C3dg：微生物表面に付着して残っている iC3b の分解産物で補体レセプター CR2 が結合する．

C3f：I 因子と MCP によって除去される C3b の小フラグメントで微生物表面には iC3b が残る．

C3(H_2O)Bb：液相 C3 転換酵素．

C3 転換酵素 C3 convertase：病原体表面の C3 を C3b と C3a に分解する酵素複合体．古典的経路とレクチン経路の C3 転換酵素は膜に結合した C4b とプロテアーゼ C2a の複合体である．第二経路の C3 転換酵素は膜に結合した C3b とプロテアーゼ Bb の複合体である．

C4：古典的およびレクチン経路の補体蛋白質．C4 は C1s によって分解を受け C4b となり C4b は古典的経路の C3 転換酵素の一部となる．

C4b2a：補体活性化の古典的およびレクチン経路の C3 転換酵素．

C4b2a3b：補体活性化の古典的およびレクチン経路の C5 転換酵素．

C4b 結合蛋白質 C4b-binding protein (**C4BP**)：C4bC2a から C2a を離脱することで宿主細胞上の古典的経路 C3 転換酵素を不活性化する補体制御蛋白質．C4BP は宿主細胞上の C4b に結合するが，病原体上の C4b には結合できない．

C5a：アナフィラトキシンの項を参照．

C5a レセプター C5a receptor：向炎症性の補体 C5a フラグメントに対する細胞表面レセプターでマクロファージと好中球上に存在する．

C5b：膜侵襲複合体 (MAC) の形成を開始する C5 のフラグメント．

C5L2（**GPR77**）：C5a に対するシグナル伝達をしないおとりレセプター（デコイレセプター）で貪食細胞上に発現している．

C5 転換酵素 C5 convertase：C5 を C5a と C5b に分解する酵素複合体．

C6, C7, C8, C9：C5b と作用して膜侵襲複合体を形成し標的細胞に孔をあけ溶解させる補体蛋白質．

CCL9（**MIP-1γ**）：濾胞関連上皮細胞が産生するケモカインで，CCR6 に結合し，T および B 細胞，NK 細胞，樹状細胞を GALT へ動員し活性化する．

CCL19：リンパ節の T 細胞領域の樹状細胞とストローマ細胞が産生するケモカインで，CCR7 に結合してナイーブ T 細胞を誘引する．

CCL20：濾胞関連上皮細胞が産生するケモカインで，CCR6 に結合して活性化 T および B 細胞，NK 細胞，樹状細胞を GALT へ動員する．

CCL21：リンパ節の T 細胞領域の樹状細胞とストローマ細胞が産生するケモカインで，CCR7 に結合してナイーブ T 細胞を誘引する．

CCL25（**TECK**）：小腸上皮が産生するケモカインで，CCR9 に結合して腸管ホーミング T および B 細胞を動員する．

CCL28（粘膜上皮ケモカイン）mucosal epithelial chemokine (**MEC**)：大腸細胞，唾液腺，乳腺細胞が産生するケモカインで，CCR10 に結合して組織中に IgA を産生する B 細胞を動員する．

CCR1：好中球，単球，B 細胞，樹状細胞に発現するケモカインレセプターで，CCL6 や CCL9 など数種のケモカインを結合する．

CCR6：濾胞および辺縁帯 B 細胞，樹状細胞に発現するケモカインレセプターで，CCL20 に結合する．

CCR7：すべてのナイーブ T および B 細胞，中枢メモリー T 細胞などの一部のメモリー T およびメモリー B 細胞に発現するケモカインレセプターで，リンパ組織の樹状細胞とストローマ細胞が産生する CCL19 と CCL21 を結合する．

CCR9：樹状細胞，T 細胞，胸腺細胞，一部の γδ 型 T 細胞に発現するケモカインレセプターで，腸管ホーミング細胞の動員を行う CCL25 を結合する．

CCR10：多くの細胞が発現するケモカインレセプターで，IgA を産生する B 細胞を腸管に動員する CCL27 と CCL28 を結合する．

CC ケモカイン CC chemokine：主に 2 種類あるケモカインのうちの一つで，N 末端近傍の隣り合う二つのシステインによって区別される．CCL1 や CCL2 などという名前をもつ．個別のケモカインについては付録IVを参照．

CD1：MHC 領域にはコードされていない MHC クラス I 様蛋白質の小さいファミリーで，糖脂質抗原を $CD4^+$ T 細胞に提示する能力がある．

CD3 複合体 CD3 complex：多様性のない蛋白質 CD3γ および δ，ε，ζ 鎖の複合体で，TCR のシグナル伝達を担う．それぞれの鎖は一つまたは複数の ITAM シグナルモチーフを細胞質内の尾部にもっている．

用語解説

CD4：MHCクラスⅡ分子に結合した抗原ペプチドを認識するTCRの補助レセプター．MHC分子の側面に結合する．

CD8：MHCクラスⅠ分子に結合した抗原ペプチドを認識するTCRの補助レセプター．MHC分子の側面に結合する．

CD11b（α_M インテグリン） α_M integrin：マクロファージと一部の樹状細胞に発現するインテグリンで，β_2 インテグリン（CD18）とともに補体レセプター3（CR3）として機能する．

CD19：B細胞補助レセプターの項を参照．

CD21：補体レセプター2（CR2）の別名．B細胞補助レセプターの項を参照．

CD22：哺乳類細胞に普遍的に存在するシアル酸モチーフ糖蛋白質と結合するB細胞上の抑制性レセプター．細胞質内の尾部にITIMモチーフをもっている．

CD23：IgEに対する低親和性Fcレセプター．

CD25：IL-2レセプター（IL-2Rα）としても知られている．IL-2Rβと共通γ鎖からなるIL-2レセプターの高親和性部分の構成分子．活性化T細胞により発現が亢進し，IL-2への反応性を示すT$_{reg}$ 細胞には構成的に発現している．

CD27：ナイーブT細胞上に構成的に発現しているTNFレセプターファミリー蛋白質で，樹状細胞のCD70と結合して活性化初期段階でT細胞に強力な補助刺激シグナルを伝える．

CD28：T細胞上にある活性化レセプターで，樹状細胞などの特殊化した抗原提示細胞上のB7補助刺激分子に結合する．

CD30，CD30リガンド CD30, CD30 ligand：B細胞のCD30とヘルパーT細胞のCD30リガンド（CD30L）は抗原によって活性化したナイーブB細胞の増殖刺激にかかわる補助刺激分子である．

CD31：リンパ球と上皮細胞接合部にある細胞接着分子．CD31どうしの相互反応は白血球が血管から組織へ移動できるようにすると考えられている．

CD40，CD40リガンド CD40, CD40 ligand：B細胞のCD40と活性化ヘルパーT細胞のCD40リガンド（CD40L，CD154）の相互作用は，抗原で活性化したナイーブB細胞の増殖とクラススイッチに必要である．CD40は樹状細胞にも発現しており，この場合CD40とCD40Lの結合はナイーブT細胞に補助刺激を送る．

CD40リガンド欠損症 CD40 ligand deficiency：IgGやIgE，IgA抗体がほとんどまたはまったく産生されず，場合によってはIgM反応も欠如するが，血清中のIgMは正常または高値を示す免疫不全症．CD40リガンド（CD154）をコードする遺伝子の障害が原因で，この異常のためクラススイッチが起きない．X連鎖高IgM症候群とも呼ばれる．これはX染色体上にCD40L遺伝子がコードされていることと他の免疫グロブリンより相対的にIgM抗体値が上昇していることを表している．

CD44：貪食細胞糖蛋白質1（Pgp1）とも呼ばれる細胞表面糖蛋白質でナイーブリンパ球に発現し，活性化T細胞では発現が亢進する．ヒアルロン酸に対するレセプターで細胞間および細胞と細胞外マトリックス間の接着を担う．CD44の高発現はエフェクターおよびメモリーT細胞のマーカーとして使われる．

CD45：すべての白血球にある膜貫通型チロシンホスファターゼ．T細胞サブセットを含む異なる細胞種では異なるアイソフォームが発現している．白血球共通抗原とも呼ばれ，赤血球を除く造血幹細胞由来の遺伝的マーカーである．

CD45RO：選択的スプライシングによるCD45の一型で，メモリーT細胞のマーカーとして使える．

CD48：2B4の項を参照．

CD59，プロテクチン protectin：C9のC5b678への結合，すなわちMAC形成を阻止することで補体による傷害から宿主細胞を保護する表面蛋白質．

CD69：抗原で活性化されたT細胞により速やかに発現する細胞表面蛋白質．スフィンゴシン1-リン酸レセプター1（S1PR1）の発現を抑制することで活性化T細胞が分裂してエフェクターT細胞に分化する間，二次リンパ組織のT細胞領域に停留させる．

CD70：CD27のリガンドで活性化樹状細胞に発現し，活性化の初期段階で強力な補助刺激シグナルをT細胞に伝達する．

CD81：B細胞補助レセプターの項を参照．

CD84：シグナル伝達リンパ球活性化分子（SLAM）の項を参照．

CD86（B7.2）：抗原提示細胞上に発現する免疫グロブリンスーパーファミリーの膜貫通蛋白質で，T細胞のCD28と結合する．

CD94：NK細胞のKLR型レセプターのサブユニットであるC型レクチン．

CD103：$\alpha_E\beta_7$ インテグリン．消化管の樹状細胞サブユニットの細胞表面マーカーで食物や常在細菌叢由来の抗原に対する寛容の誘導に関与する．

CD127：IL-7レセプターα（IL-7Rα）とも呼ばれ，IL-2レセプターファミリーの共通γ鎖と対合してIL-7レセプターを形成する．ナイーブT細胞とメモリーT細胞の一部に発現しその生存を助ける．

CIIV：樹状細胞内のMHCクラスⅡ分子を含む初期エンドソーム分画．

c-Maf：T$_{FH}$ 細胞の発生時に作用する転写因子．

CR1（CD35）：貪食細胞に発現するC3bのレセプター．ファゴサイトーシスを刺激し，宿主細胞表面でのC3転換酵素形成を阻害する．

CR2（CD21）：B細胞補助レセプター複合体の一部である補体レセプター．C3bの分解産物，特にC3dgで覆われた抗原と結合し，BCRを架橋することで抗原に対する感受性を少なくとも100倍上昇させる．EBウイルスのB細胞が感染時に利用するレセプターでもある．

CR3（CD11b/CD18）：補体レセプター3．接着分子であるとともに補体レセプターとしても作用するβ_2 インテグリン．貪食細胞上のCR3は病原体表面上のC3bの分解産物であるiC3bと結合し，貪食細胞を刺激する．

CR4（CD11c/CD18）：接着分子であるとともに補体レセプターとしても作用するβ_2 インテグリン．貪食細胞上のCR4は，病原体表面上のC3bの分解産物であるiC3bと結合し，貪食細胞を刺激する．

CRACチャネル CRAC channel：抗原に細胞が反応する際にカルシウムを細胞内に流入させるリンパ球の細胞膜にあるチャネル．チャネルの開

口は小胞体からのカルシウム放出により誘導される．

CRIg（complement receptor of the immunoglobulin family）：C3b の不活性型に結合する補体レセプター．

CstF-64：pA$_S$ でのポリアデニル化を促し IgM の分泌型を誘導する切断刺激因子のサブユニット．

CTLA-4：T 細胞にある高親和性抑制性レセプター．リガンドの B7 分子に結合すると T 細胞活性化が抑制される．

CVID：分類不能型免疫不全症の項を参照．

CX3CR1：単球，マクロファージ，NK 細胞，活性化 T 細胞に発現するケモカインレセプターで CXCL1（フラクタルカイン）に結合する．

CXCL12（SDF-1）：胚中心の暗領域のストローマ細胞により産生されるケモカインで中心芽細胞に発現する CXCR4 に結合する．

CXCL13：胚中心の明領域と濾胞で産生されるケモカインで循環中の B 細胞と中心細胞に発現する CXCR5 に結合する．

CXCR5：循環中の B 細胞と活性化 T 細胞に発現するケモカインレセプターでケモカイン CXCL13 と結合して濾胞内へ遊走させる．

CXC ケモカイン CXC chemokine：ケモカインの二大分類のうちの一つで，N 末端近傍の Cys–X–Cys（CXC）モチーフによって識別される．CXCL1 や CXCL2 などの名称をもつ．個別のケモカインについては付録Ⅳを参照．

C 型レクチン C-type lectin：結合に Ca^{2+} を要求する糖鎖結合蛋白質の種類で，自然免疫で作用する多数の分子がある．

C 反応性蛋白質 C-reactive protein：肺炎球菌やその他多数の細菌の表面にある C 多糖体の成分であるホスホコリンと結合する急性相蛋白質．これによるオプソニン化で貪食細胞により貪食される．

C 末端 Src キナーゼ C-terminal Src kinase（**Csk**）：リンパ球の Src ファミリーキナーゼの C 末端のチロシンをリン酸化することでリンパ球を不活性化させるキナーゼ．

DAG：ジアシルグリセロールの項を参照．

DAP10，DAP12：NK 細胞の一部の活性化レセプターの尾部に会合する ITAM を含むシグナル伝達鎖．

DC-SIGN：樹状細胞表面のレクチンで，ICAM-3 と高親和性の結合をする．

DEAD ボックスポリペプチド 41 DEAD box polypeptide 41（**DDX41**）：STING 経路を介してシグナル伝達すると考えられる RLR ファミリーの候補 DNA センサー．

DN1，DN2，DN3，DN4：胸腺における CD4$^+$CD8$^+$ ダブルポジティブ T 細胞の発生段階．TCRβ 鎖遺伝子座の再編成は DN2 で始まり DN4 までに完了する．

DNA 依存性プロテインキナーゼ DNA-dependent protein kinase（**DNA-PK**）：DNA の修復過程で作用する蛋白質キナーゼで，免疫グロブリンおよび TCR 遺伝子の再編成に関与する．

DNA トランスポゾン DNA transposon：自身のトランスポザーゼをコードする遺伝因子で，自分自身の遺伝子を宿主の DNA ゲノムに挿入したり切り出したりすることができる．

DNA ワクチン接種 DNA vaccination：皮膚および筋肉に対象となる抗原の DNA を導入することで行うワクチン接種．発現された蛋白質により抗体および T 細胞応答が得られる．

DR4，DR5：多くの細胞種に発現している TNFR スーパーファミリーの構成分子で，TRAIL により活性化されてアポトーシスを誘導する．

Dscam：免疫グロブリンスーパーファミリーの構成分子の一つで，昆虫では侵入した細菌をオプソニン化し貪食細胞による取り込みを助けると考えられている．選択的スプライシングにより複数の異なる型が産生されうる．

D 因子 factor D：補体活性化の第二経路におけるセリンプロテアーゼで，B 因子を分解して Ba と Bb にする．

E3 リガーゼ E3 ligase：E2 ユビキチン結合酵素から特異的標的蛋白質上へのユビキチンの輸送を指示する活性をもつ酵素．

EBI2（GPR183）：オキシステロールと結合してリンパ組織での B 細胞活性化の初期において B 細胞が外側濾胞と濾胞間領域に移動するのを制御するケモカインレセプター．

ELL2：pA$_S$ でポリアデニル化を進め IgM の分泌型を誘導する転写伸長因子．

ERAAP（抗原処理関連小胞体アミノペプチダーゼ endoplasmic reticulum aminopeptidase associated with antigen processing）：ポリペプチドを切り揃え MHC クラス I 分子に結合できる大きさにする小胞体内の酵素．

Erk：TCR のシグナル伝達経路の一つのモジュールとして MAPK として働く細胞外シグナル調節キナーゼ．別の細胞種では別のレセプターとしても機能する．

ERp57：小胞体内で MHC 分子クラス I 分子にペプチドを付加する際に関与するシャペロン蛋白質．

E-カドヘリン E-cadherin：上皮細胞に発現しているインテグリンで，隣接する細胞間で接着結合を形成するのに重要．

E-セレクチン E-selectin：セレクチンの項を参照．

F(ab')$_2$ フラグメント F(ab')$_2$ fragment：Fc 部分のない 2 本の抗原結合腕部分（Fab フラグメント）が結合して構成されている抗体フラグメントで，IgG をペプシンという酵素で分解することで作られる．

Fab フラグメント Fab fragment：Fc 部分のない 1 本の抗原結合腕部分からなる抗体フラグメントで，IgG をパパインという酵素で分解することで作られる．完全な軽鎖と重鎖の N 末端の可変部と定常部の最初の部分（C$_H$1）がジスルフィド結合で架橋されることで構成される．

FCAS：家族性寒冷自己炎症性症候群の項を参照．

FcεRI：高親和性レセプター．IgE の Fc 部分に対する．主にマスト細胞と好塩基球の表面に発現し，多価抗原が FcεRI に結合している IgE と反応し近傍のレセプターどうしを架橋すると，この細胞を活性化する．

FcγRI（CD64）：単球およびマクロファージに強く発現している Fc レセプターで，IgG に対する Fc レセプターに対して最も高い親和性をもつ．

FcγRIIB-1：IgG 抗体の Fc 部分を認識する B 細胞上の抑制性レセプター．FcγRIIB-1 は細胞質尾部に ITIM モチーフを有する．

FcγRIII：IgG 分子の Fc 部分を結合する細胞表面のレセプター．ほとんどの Fcγ レセプターは凝集した IgG のみと結合するので，遊離の IgG と区別できる．貪食細胞や B 細胞，NK 細胞，濾胞樹状細胞などにさまざまな強度で発現している．抗体とそのエフェクター機能を結びつける点で Fcγ レセプターは液性免疫で重要な役割を担う．

Fc フラグメント Fc fragment, **Fc 部分** Fc region：IgG 分子の 2 本の重鎖の C 末端側の半分．互いの二本鎖はヒンジ部でジスルフィド結合で結合している．IgG をパパイン処理することで作られる．完全抗体ではこの部分は Fc 部分と呼ばれる．

Fc レセプター Fc receptor：異なる免疫グロブリンの Fc 部分と結合する細胞表面レセプターのファミリー．例えば Fcγ レセプターは IgG と，Fcε レセプターは IgE と結合する．

FHL：家族性血球貪食性リンパ組織球症の項を参照．

FK506：タクロリムスの項を参照．

FK 結合蛋白質 FK-binding protein (**FKBP**)：シクロフィリンに関連するプロリルイソメラーゼに属する蛋白質で免疫抑制薬 FK506（タクロリムス）に結合する．

fMet-Leu-Phe (fMLF) レセプター fMet-Leu-Phe (fMLF) receptor：細菌に特異的なペプチド fMet-Leu-Phe に対するパターン認識レセプターで好中球およびマクロファージ上に存在する．fMet-Leu-Phe は化学誘引物質として作用する．

Fyn：Src ファミリープロテインチロシンキナーゼの項を参照．

G4 構造 G-quadruplex：DNA の G に富む領域から形成される構造．四つのグアニン塩基が平面状の水素結合ネットワークを組み，グアニンテトラド guanine tetrad を形成する．この構造はさらに別のグアニンテトラドとスタックする．イントロンのスイッチ領域 RNA から作られた G4 構造は，アイソタイプスイッチのときに AID を標的としてスイッチ領域に戻すことがある．

GAP：GTPase 活性化蛋白質の項を参照．

GEF：グアニンヌクレオチド交換因子の項を参照．

Grass：ペプチドグリカン認識蛋白質（PGRP）とグラム陰性細菌結合蛋白質（GNBP）の下流で機能するショウジョウバエのセリンプロテアーゼで，蛋白質分解のカスケードが始まり Toll 活性化が誘導される．

GTPase 活性化蛋白質 GTPase-activating protein (**GAP**)：G 蛋白質の内因性 GTP 分解酵素活性を促進する制御蛋白質．G 蛋白質の活性型（GTP 結合型）から不活性型（GDP 結合型）への転換を促進する．

GVHD：移植片対宿主病の項を参照．

G 蛋白質 G protein：細胞内 GTPase．シグナル伝達経路の分子スイッチとして働く．GTP に結合して活性型となるが，GTP が加水分解されて GDP になると失活する．2 種類の G 蛋白質があり，ヘテロ三量体（α, β, γ サブユニット）であるレセプター関連 G 蛋白質と，Ras や Raf などの低分子量 G 蛋白質でこれらは多くの膜貫通シグナル伝達の下流で作用する．

G 蛋白質共役レセプター G-protein-coupled receptor (**GPCR**)：7 回膜貫通型の細胞表面レセプターの大きなクラスで，リガンドが結合すると細胞内ヘテロ三量体 G 蛋白質と会合して G 蛋白質の活性化によりシグナルを伝える．重要な例としてケモカインレセプターがある．

H-2DM：HLA-DM の項を参照．

H2-M3：マウスの非古典的 MHC クラス Ib 蛋白質．CD8$^+$T 細胞に認識させるため N-ホルミル化 N 末端をもつペプチドを結合して提示できる．

H-2O：HLA-DO の項を参照．

H-2 遺伝子座 H-2 locus, **H-2 遺伝子** H-2 gene：マウスの主要組織適合抗原複合体．ハプロタイプは H-2^b のように小文字で右肩の上付き文字で示される．

H5N1 鳥インフルエンザ H5N1 avian flu：いわゆる「鳥インフル」の原因となる高度病原性インフルエンザの一型．

HAART 療法 highly active antiretroviral therapy (**HAART**)：HIV 感染制御に使われる薬剤の組合せ．逆転写酵素阻害作用のある核酸アナログ薬とウイルスプロテアーゼ阻害薬の組合せからなる．

HER-2/neu：多くのがん，特に乳がんで過剰発現しているレセプター型チロシンキナーゼ．治療薬トラスツズマブ（ハーセプチン）の標的．

HFE：ヘモクロマトーシス蛋白質の項を参照．

HIP/PAP：ヒトの腸管細胞から分泌される抗菌作用のある C 型レクチン．RegIIIα とも呼ばれる．

HIV：ヒト免疫不全ウイルスの項を参照．

HLA：ヒト MHC 分子の遺伝的名称．個別の遺伝子座は，HLA-A のように大文字で区別し，対立遺伝子は HLA-A*0201 のように番号で表す．

HLA-DM：ヒトの MHC クラス II に類似する多様性のない MHC 蛋白質．MHC 分子クラス II 分子にペプチドを負荷するのに関与する．マウスの相同蛋白質は H-2M または H-2DM と呼ばれる．

HLA-DO：HLA-DM と結合する多様性のない MHC クラス II 分子で，細胞内小胞で MHC クラス II 分子から CLIP が離れるのを抑制する．マウスの相同蛋白質は H-2O または H-2DO と呼ばれる．

HVGD：宿主対移植片病の項を参照．

H 因子 factor H：血漿中の補体制御蛋白質．B 因子と競合して変換酵素から Bb を除去する．

H 因子結合蛋白質 factor H binding protein (**fHbp**)：髄膜炎菌により産生される蛋白質で，膜に H 因子を動員することで，菌体上に沈着した C3b を不活性化して補体による破壊を回避する．

iC3b：C3b の切断によって産生される不活性化補体フラグメント．

ICAM（ICAM-1, ICAM-2, ICAM-3）：免疫グロブリンスーパーファミリーに属する細胞接着分子で，白血球のインテグリン CD11a/CD18 (LFA-1) に結合する．リンパ球とその他の白血球が抗原提示細胞と内皮細胞に結合する際に必須である．

ICOS（inducible co-stimulator）：活性化 T 細胞上に誘導される CD28 関連補助刺激レセプターで T 細胞の応答を増強する．補助刺激リガンド

であるICOSL（ICOSリガンド）と結合する．

ICOSL：ICOSの項を参照．

IFI16（IFN-γ-inducible protein 16）：NLR（NOD様レセプター）ファミリーのPYHINサブファミリーに属する分子でN末端にHINドメインを含む．二本鎖DNAに反応してSTING経路を活性化する．

IFIT（IFN-induced protein with tetratricoid repeat）：感染の際に一部はeIF3と反応して蛋白質翻訳を制御する，インターフェロンによって誘導される宿主蛋白質の小ファミリー．

IFITM（インターフェロン誘導膜結合蛋白質 interferon-induced transmembrane protein）：細胞の小胞コンパートメントで機能してウイルスの複製のさまざまな段階を抑制する，インターフェロンによって誘導される宿主の膜貫通蛋白質の小ファミリー．

IFN-α，IFN-β：ウイルス感染に反応して幅広い細胞種によって産生される抗ウイルスサイトカインで健常な細胞のウイルス感染抵抗性も助ける．両者は同じレセプターを介して作用し，シグナルはヤーヌスファミリーチロシンキナーゼが媒介する．I型インターフェロンとも呼ばれる．

IFN-γ：エフェクターCD4$^+$T$_H$1細胞，CD8$^+$T細胞，NK細胞によって産生されるインターフェロンファミリーのサイトカイン．主たる機能はマクロファージの活性化であり，I型インターフェロンのレセプターとは異なるレセプターを介して作用する．

IFN-λ：III型インターフェロンとも呼ばれる．このファミリーにはIL-28A，IL-28B，IL-29が含まれ，限られた上皮組織に発現する共通のレセプターに結合する．

IFN-λ レセプター IFN-λ receptor：固有のIL-28Rαと IL-10レセプターのβサブユニットからなるレセプターで，IL-28A，IL-28B，IL-29を認識する．

IgA：α重鎖をもつ免疫グロブリンのクラス．単量体および多量体（主に二量体）の二つの型がある．多量体IgAは粘膜リンパ組織から分泌される主な抗体である．

Igα，Igβ：B細胞レセプターの項を参照．

IgA欠損症 IgA deficiency：α重鎖によって規定される免疫グロブリンのクラス，すなわちIgAが欠損する免疫不全症であり，最も頻度が多い．

IgD：δ重鎖をもつ免疫グロブリンのクラスで，成熟B細胞の表面免疫グロブリンとして出現する．

IgE：ε重鎖をもつ免疫グロブリンのクラスで，寄生虫感染症に対する防御とアレルギー反応において作用する．

IgG：γ重鎖をもつ免疫グロブリンのクラスで，血漿中で最も多い免疫グロブリン．

IgM：μ重鎖をもつ免疫グロブリンのクラスで，B細胞上に最初に出現し，最初に分泌される．

IgNAR：免疫グロブリン新抗原レセプターの項を参照．

IgW：軟骨魚類に存在する重鎖のアイソタイプで，六つの免疫グロブリンドメインから構成される．

IκB：構成的にNFκBホモ二量体と会合している細胞質にある蛋白質で，p50とp65サブユニットからなる．IκBが活性化IKK（IκBキナーゼ）によりリン酸化されると，IκBは分解されNFκB二量体は活性のある転写因子となる．

IκBキナーゼ IκB kinase（IKK）：IKKの項を参照．

IKK：IκBキナーゼIKKはマルチサブユニット蛋白質複合体でIKKα，IKKβ，IKKγ（NEMO）から構成される．

IKKε：TLR-3シグナル伝達の下流のIRF3のリン酸化でTBK1（TANK結合キナーゼ1）と相互作用するキナーゼ．

IL-1β：活性化マクロファージによって産生されるサイトカインで，血管の内皮の活性化やリンパ球の活性化，発熱の誘導など免疫応答において多面的作用をもつ．

IL-1ファミリー IL-1 family：サイトカインの四つの主要なファミリーの一つ．このファミリーにはIL-1αと構造的に類似する11種のサイトカインが含まれ機能的にはほぼ向炎症性である．

IL-6：インターロイキン6は活性化マクロファージによって産生されるサイトカインで，リンパ球の活性化や抗体産生刺激，発熱の誘導など多面的作用をもつ．

IL-7 レセプター IL-7 receptor（IL-7Rα）：CD127の項を参照．

IL-21：T細胞（例えばT$_{FH}$細胞）によって産生されるサイトカインで，STAT3を活性化して特に胚中心のB細胞の生存と増殖を促進する．

ILC1：自然免疫リンパ球（ILC）のサブセットの一つで，IFN-γの産生によって特徴付けられる．

iNKT：インバリアントNKT細胞の項を参照．

IPEX（多腺性内分泌不全症，腸疾患を伴う伴性劣性免疫調節異常症候群 immune dysregulation, polyendocrinopathy, enteropathy, X-linked）：免疫制御不全，多腺性内分泌症，腸症，X連鎖性を示す症候群．非常にまれな遺伝性疾患で，転写因子 *FoxP3* 遺伝子の変異のためCD4$^+$CD25$^+$T$_{reg}$細胞が欠如することで自己免疫が発症する．

IRAK1，IRAK4：TLRから細胞内シグナルを伝達していく経路の一部を担う蛋白質キナーゼ．

IRAK4欠損症 IRAK4 deficiency：反復する細菌感染症が特徴の免疫不全症．*IRAK4*遺伝子の不活性化変異によりTLRシグナル伝達が遮断されるために起こる．

IRF9：活性化STAT1およびSTAT2と相互反応してISGF3と呼ばれる複合体を形成する転写因子のIRFファミリーの構成分子．ISGF3は多くのISGの転写因子を誘導する．

IRGM3：脂肪分化関連蛋白質とともに多くの細胞種で中性脂肪滴の維持と貯蔵に作用する蛋白質．

ISGF3：IRF9の項を参照．

ITAM（免疫レセプターチロシン活性化モチーフ immunoreceptor tyrosine-based activation motif）：リンパ球の抗原レセプターのようなレセプターのシグナル鎖にある配列モチーフで，レセプターの活性化後チロシンリン酸化が生じ他のシグナル分子が動員される部位．

**ITIM（免疫レセプターチロシン抑制性モチーフ immunoreceptor tyrosine-based inhibition motif）：抑制性レセプターのシグナル鎖にある配列モチーフで，チロシンリン酸化が起こる部位．リン酸化後チロシンキナーゼにより付加されたリン酸基を除去するホスファターゼの動員などによってシグナルを抑制する．

ITSM（免疫レセプターチロシンスイッチモチーフ immunoreceptor tyrosine-based switch motif）：一部の抑制性レセプターの細胞質内に存在する配列モチーフ．

I 因子 factor I：血漿中の補体制御プロテアーゼで，C3b を分解して不活性な iC3b を作ることで C3 転換酵素の形成を阻害する．

I 因子欠損症 factor I deficiency：補体制御蛋白質である I 因子の遺伝的欠損による障害．補体活性化が制御不能になる結果，補体蛋白質が急速に失われる．この患者は反復する細菌感染，特にどこにでもいる発熱性細菌の感染を起こす．

JAK インヒビター JAK inhibitor（Jakinib）：JAK キナーゼの一つまたはそれ以上に対して相対的に選択性を有する低分子量キナーゼインヒビター．

JNK：Jun キナーゼの項を参照．

Jun キナーゼ Jun kinase：転写因子 c-Jun をリン酸化する蛋白質キナーゼで，c-Fos に結合して転写因子 AP-1 を形成する．

J 鎖 J chain：B 細胞によって作られる小さいポリペプチド鎖で，多量体 IgM および IgA にジスルフィド結合で結合する．多量体免疫グロブリンレセプターの結合部位の形成に必須である．

K63 結合 K63-linkage：ポリユビキチン鎖形成において，一つのユビキチン蛋白質の 63 番目のリジンのアミノ基にもう一つのユビキチンの C 末端を共有結合させること．

KSR：Ras キナーゼ抑制因子の項を参照．

Ku：免疫グロブリンおよび TCR 遺伝子再編集に必要な DNA 修復蛋白質．

LAT：T 細胞活性化リンカーの項を参照．

Lck：CD4 と CD8 の細胞質尾部と会合して TCR シグナル鎖の細胞質尾部をリン酸化する Src ファミリーチロシンキナーゼ．抗原が結合した際の TCR 複合体からの活性化を補助する．

LFA-1：白血球機能抗原の項を参照．

LGP2：RLR ファミリーの構成分子で，RIG-I と MDA-5 と共働してウイルス RNA の認識にかかわる．

LIP10：MHC クラス II 蛋白質に結合した状態で複合体をエンドソームに送り込む膜貫通セグメントをもっているインバリアント鎖の切断フラグメント．

LIP22：MHC クラス II 分子に結合したインバリアント鎖の最初の切断フラグメント．

LPS 結合蛋白 LPS-binding protein：細菌から放出される細菌のリポ多糖（LPS）に結合する血液および細胞外液中の蛋白質．

Ly49a：Ly49 レセプターの項を参照．

Ly49H：Ly49 レセプターの項を参照．

Ly49 レセプター Ly49 receptor：マウスの NK 細胞で発現するがヒトの NK 細胞では発現していない C 型レクチンのファミリー．活性化機能または抑制機能がある．

Ly108：シグナル伝達リンパ球活性化分子（SLAM）の項を参照．

L-セレクチン L-selectin：リンパ球にあるセレクチンファミリーの接着分子．L-セレクチンは高内皮細小静脈の CD34 と GlyCAM-1 に結合してナイーブリンパ球がリンパ組織へ遊走するのを開始させる．

M1 マクロファージ M1 macrophage：いわゆる「古典的に」活性化されたマクロファージに対する名称で 1 型応答の状況で出現し炎症性の特徴を有するマクロファージ．

M2 マクロファージ M2 macrophage：いわゆる「代替的に」活性化されたマクロファージに対する名称で 2 型応答の状況（例えば寄生虫感染）で出現し組織再構築と修復を促すマクロファージ．

MAdCAM-1 mucosal cell-adhesion molecule-1：リンパ球の細胞表面蛋白質 L-セレクチンと VLA-4 に認識される粘膜アドレッシン．リンパ球が粘膜組織に特異的にホーミングすることを可能にする．

MAIT 細胞：粘膜関連インバリアント T 細胞の項を参照．

MAL：TLR-2/1，TLR-2/6，TLR-4 によるシグナル伝達において MyD88 と会合しているアダプター蛋白質．

MAP キナーゼ MAP kinase（MAPK）：マイトジェン活性化プロテインキナーゼの項を参照．

MARCH-1, membrane associated ring finger（C3HC4）1：B 細胞，樹状細胞，マクロファージに発現する E3 リガーゼ．MHC クラス II 分子の恒常的分解を誘導して定常的発現の制御を行う．

MARCO（macrophage receptor with a collagenous structure）：スカベンジャーレセプターの項を参照．

MASP-1, MASP-2, MASP-3：補体活性化の古典的経路とレクチン経路のセリンプロテアーゼ．C1q，フィコリン，マンノース結合レクチンに結合，活性化して C4 を分解する．

MBL 会合セリンプロテアーゼ MBL-associated serine protease（MASP）：MASP-1，MASP-2，MASP-3 の項を参照．

MD-2：TLR-4 活性に対する付属蛋白質．

MDA-5（melanoma differentiation-associated 5）：RIG-I と似て RNA リガーゼ様ドメインを有する蛋白質で細胞内感染を検出するため二本鎖を感知する．

MEK1：Raf-MEK1-Erk シグナル伝達モジュールにおける MAPK キナーゼで，転写因子 AP-1 の活性化を誘導するリンパ球のシグナル伝達経路の一部をなす．

MF-59：ヨーロッパおよびカナダでインフルエンザワクチンに用いられるスクワレンと水を基剤にした特許のあるアジュバント．

MHC クラス I MHC class I：MHC クラス I 分子の項を参照．

MHC クラス I 欠損症 MHC class I deficiency：MHC クラス I 分子が細胞表面に存在しない免疫不全症．通常 TAP-1 または TAP-2 の遺伝的欠損が原因．

MHC クラス I 分子 MHC class I molecule：MHC 遺伝子座にコードされほとんどの細胞上に発現する細胞表面蛋白質．細胞質で産生される抗原ペプチドを CD8$^+$T 細胞に提示する．補助レセプター CD8 を結合する．

MHC クラス II MHC class II：MHC クラス II 分子の項を参照．

MHC クラス II 欠損症 MHC class II deficiency：MHC クラス II 分子が細胞表面に存在しないまれな免疫不全症．原因はさまざまな遺伝的障害による．患者は重症の免疫不全症を呈し CD4$^+$T 細胞がほとんど存在しない．

MHC クラス II コンパートメント MHC class II compartment (**MIIC**)：MHC クラス II 分子が蓄積する細胞内小胞で，細胞表面に移動する前に HLA-DM と遭遇して抗原ペプチドを結合する．

MHC クラス II トランスアクチベーター MHC class II transactivator (**CIITA**)：MHC クラス II 遺伝子の転写を活性化する蛋白質．CIITA 遺伝子の障害は MHC クラス II 欠損症の原因の一つである．

MHC クラス II 分子 MHC class II molecule：MHC 遺伝子座にコードされ主として特殊化された抗原提示細胞上に発現する細胞表面蛋白質．取り込まれた細胞外病原体由来の抗原ペプチドを CD4$^+$T 細胞に提示する．補助レセプター CD4 と結合する．

MHC 拘束性 MHC restriction：あるペプチド抗原が特定の自己 MHC 分子の側面の分子に結合する場合，特定の T 細胞からのみ認識されること．MHC 拘束性は T 細胞発生中に起こる事象の一つの結果である．

MHC ハプロタイプ MHC haplotype：一方の親から変化せず（すなわち組換えなしに）受け継いだ MHC の対立遺伝子の一つの組．

MHC 分子 MHC molecule：MHC クラス I および II 遺伝子にコードされている高度な多型性のある細胞表面蛋白質で，T 細胞への抗原提示にかかわる．組織適合抗原とも呼ばれる．

MIC-A，MIC-B：多くの細胞種においてストレスや感染，形質転換で誘導され NKG2D によって認識される MHC クラス Ib 蛋白質．

MR1：細菌によって産生されるある種の葉酸代謝産物を結合する「非古典的」MHC クラス Ib 分子．粘膜関連インバリアント T（MAIT）細胞により認識される．

MRE11A (meitotic recombination 11 homolog A)：DNA 傷害と修復機構に関与する蛋白質で細胞質二本鎖 DNA を認識し STING 経路を活性化する．

MSH2，MSH6：ウリジンを検出してヌクレアーゼを動員し傷害されたヌクレオチドを隣接部も含めて除去するミスマッチ修復蛋白質．

mTOR（哺乳類ラパマイシン標的蛋白質 mammalian target of rapamycin）：制御蛋白質 Raptor または Rictor と複合体を形成して細胞の代謝および機能に関する多様な面を調整するセリン/スレオニンキナーゼ．

mTORC1，mTORC2：制御蛋白質 Raptor または Rictor と結合した mTOR の活性型複合体．

Mx 蛋白質 myxoma resistant protein：インフルエンザウイルスの複製に細胞が抵抗するために必要なインターフェロン誘導蛋白質．

MyD88：TLR-3 を除くすべての TLR によるシグナル伝達で働くアダプター蛋白質．

M 細胞 M cell：パイエル板を覆う腸上皮内で特殊化された細胞種．この細胞を通して抗原と病原体は腸管から侵入する．

NADPH オキシダーゼ NADPH oxidase：刺激された貪食細胞内のファゴライソソーム膜に集合し活性化される多成分からなる酵素複合体．呼吸バーストと呼ばれる酸素要求性反応でスーパーオキシドを産生する．

NAIP2：NLRC4 とともにネズミチフス菌の III 型注入装置の PrgJ 蛋白質を認識して感染に対するインフラマソーム経路を活性化する NLR 蛋白質．

NAIP5：NLRC4 とともに細胞内のフラジェリンを認識して感染に対するインフラマソーム経路を活性化する NLR 蛋白質．

NEMO：IKK の項を参照．

NEMO 欠損症 NEMO deficiency：X 連鎖無汗性外胚葉形成不全症および免疫不全症の項を参照．

NFAT：活性化 T 細胞核内因子の項を参照．

Nfil3：ある種の NK 細胞を含む数種の免疫細胞の発生中に重要な転写因子．

NFκB：Toll 様レセプターの刺激および p50 と p65 サブユニットからなる抗原レセプターシグナル伝達によっても活性化されるヘテロ二量体の転写因子．

NHEJ：非相同性末端結合の項を参照．

NKG2：NK 細胞の KLR ファミリーレセプターのサブユニットの一つを供給する C 型レクチンファミリー．

NKG2D：NK 細胞や細胞傷害性 T 細胞，γδ 型 T 細胞上の活性化 C 型レクチンレセプターで，ストレス反応性蛋白質 MIC-A および MIC-B を認識する．

NK レセプター複合体 NK receptor complex (**NKC**)：NK 細胞上のレセプターファミリーをコードしている遺伝子群．

NLRC4：NAIP2 と NAIP5 と共働する NLR ファミリーの構成分子．

NLRP3：ピリンドメインを有する細胞内 NOD 様レセプター蛋白質のファミリーの構成分子．細胞傷害のセンサーとして作用しインフラマソームの一部である．

NLRP ファミリー NLRP family：14 の NOD 様レセプター（NLR）蛋白質の集団で，ピリンドメインを含みインフラマソームと呼ばれるシグナル伝達複合体を形成する際に働く．

NOD1，NOD2：細菌の細胞壁の成分と結合して NFκB 経路を活性化するロイシン・リッチ・リピート（LRR）ドメインを有する NOD サブファミリーの細胞内蛋白質．

NOD サブファミリー NOD subfamily：下流のシグナル伝達の活性化に利用される CARD ドメインを含む NLR 蛋白質のサブグループ．

NOD 様レセプター NOD-like receptor (**NLR**)：ヌクレオチド結合性多量体化ドメイン（NOD）を含む大きな蛋白質ファミリー．さまざまな別のドメインと会合し，その一般的機能は微生物および細胞のストレスを検出することである．

NY-ESO-1：メラノーマを含む多種類のヒトの腫瘍に発現している特定の高い免疫原性のあるがん・精巣抗原．

N-ヌクレオチド N-nucleotide：遺伝子断片結合の際に，末端デオキシヌクレオチジルトランスフェラーゼによってTCRおよび免疫グロブリン重鎖V領域の遺伝子断片間に挿入される非鋳型ヌクレオチド．N領域の翻訳によりこれらのレセプター鎖の多様性が格段に増加する．

-omab：ヒトの治療に使用される完全マウス単クローン抗体に適用される接尾辞．

p50：NFκBの項を参照．

p65：NFκBの項を参照．

PA28 プロテアソーム活性化複合体 PA28 proteasome-activator complex：インターフェロンγによって誘導されプロテアソームの19S調節キャップの位置を占めるマルチサブユニット蛋白質複合体で，プロテアソームの触媒コアからのペプチド排出率を増加させる．

PD-1 (programmed death-1)：リガンドであるPD-L1およびPD-L2と結合したときに抗原レセプターからのシグナルを抑制するT細胞上のレセプター．PD-1はその細胞質尾部にITIMモチーフを含む．がん治療の目標は腫瘍に反応するT細胞を刺激することである．

PD-L1 (programmed death ligand-1, B7-H1)：抑制性レセプターPD-1と結合する膜貫通レセプター．PD-L1は多くの細胞種に発現し，炎症性サイトカインによって発現が増強する．

PD-L2 (programmed death ligand-2, B7-DC)：抑制性レセプターPD-1と結合する膜貫通レセプター．主に樹状細胞に発現する．

PECAM：CD31の項を参照．

PIP$_2$：膜に結合しているホスファチジルイノシトール3,4-二リン酸はホスホリパーゼC-γにより分解されシグナル伝達分子ジアシルグリセロールとイノシトール三リン酸を生成し，PI3キナーゼによりリン酸化されてPIP$_3$となる．

PIP$_3$：膜に結合しているホスファチジルイノシトール3,4,5-三リン酸はプレクストリン相同（PH）ドメインを含む細胞内シグナル伝達分子を膜に動員する．

PKR：IFN-αおよびIFN-βによって活性化されるセリン/スレオニンキナーゼ．真核細胞蛋白質合成酵素開始因子eIF2をリン酸化して翻訳を阻害することでウイルス複製を抑制する．

Polη：UV照射により生じるDNA損傷修復や体細胞高頻度突然変異に関与するエラーを起こしやすい「損傷乗り越え」DNAポリメラーゼ．

PorA：C4BPに結合する淋菌の外膜蛋白質で，これによって淋菌表面に沈着するC3bを不活性化する．

PREX1：fMLPやC5aレセプターなどのG蛋白質共役レセプター（GPCR）の活性化に反応して低分子量G蛋白質の下流で活性化されるグアニンヌクレオチド交換因子（GEF）．

PrgJ：ネズミチフス菌が真核細胞に感染する際に利用するIII型分泌装置の内側ロッドの構成蛋白質分子．

pTα：プレT細胞レセプターの項を参照．

PYHIN：他のほとんどのNLR蛋白質でLRRドメインがある部位にHIN（H inversion）ドメインをもつ4つの細胞内センサー蛋白質のファミリー．HINドメインは細胞質内の二本鎖DNAの認識機能がある．例としてAIM2およびIFI16がある．

P因子 factor P：活性化好中球から放出される血漿蛋白質で，第二経路のC3転換酵素C3bBbを安定化させる．

P-セレクチン P-selectin：セレクチンの項を参照．

P-セレクチン糖蛋白質リガンド-1 P-selectin glycoprotein ligand-1 (PSGL-1)：内皮細胞上のP-セレクチンに対するリガンドで，活性化エフェクターT細胞に発現する蛋白質．少数の活性化T細胞がすべての組織に入ることを可能にする．

P-ヌクレオチド P-nucleotide：RAGによる再編成中に生じるヘアピン中間産物の非対称的開裂によって生じる短い回文ヌクレオチド配列で，再編成したV領域の遺伝子断片間に形成される．

Qa-1 認識修飾因子 Qa-1 determinant modifier (**Qdm**)：さまざまなHLAクラスI分子のリーダーペプチドに由来するペプチドの種類．ヒトではHLA-Eに，マウスではQa-1蛋白質に結合し抑制性レセプターであるNKG2A/CD94によって認識される．

Rac：Rhoファミリー低分子量GTPase蛋白質の項を参照．

RAE1：数種のマウスのMHCクラスIb蛋白質で，ヒトRAET1ファミリー蛋白質のオルソログ．H60およびMULT1はこのファミリーに属しマウスのNKG2Dのリガンドである．

RAET1：10個のMHCクラスIb蛋白質からなるファミリーでNKG2Dのリガンドであり，数種のUL16結合蛋白質（ULBP）を誘導する．

Raf：Raf-MEK1-Erkシグナルカスケードの経路の最初のプロテインキナーゼで，低分子量GTPaseであるRasによって活性化される．

RAG-1, RAG-2：再編成活性化遺伝子RAG-1およびRAG-2によりコードされている蛋白質で，V(D)J組換えを開始する二量体を形成する．

Raptor：mTORC1の項を参照．

Ras：リンパ球抗原レセプターを含む細胞内シグナル伝達経路に重要な低分子量GTPase．

Rasキナーゼ抑制因子 kinase suppressor of Ras (**KSR**)：Raf-MEK1-Erk MAPキナーゼカスケードの足場蛋白質．抗原レセプターのシグナル伝達に続いて，この足場蛋白質は三つの構成分子すべてに結合して相互作用を促進し，シグナルカスケードを加速化する．

RegIIIγ：マウスの腸管でパネート細胞によって産生されるC型レクチンファミリーの抗菌ペプチド．

Relish：ショウジョウバエのNFκB転写因子ファミリーの構成分子で数種の抗菌ペプチドの発現をグラム陰性細菌に反応して誘導する．

Rheb：GTP結合型mTORを活性化し，GTPase活性化蛋白質（GAP）複合体TSC1/2を不活性化する低分子量GTPase．

Rho：Rhoファミリー低分子量GTPase蛋白質の項を参照．

Rhoファミリー低分子量GTPase蛋白質 Rho family small GTPase protein：数種の異なる低分子量GTPaseファミリーの構成蛋白質であり，

さまざまなレセプターからのシグナル伝達に反応してアクチン細胞骨格を制御する．RacやRho，Cdc42などがある．

Rictor：mTORC2の項を参照．

RIG-I様レセプター RIG-I-like receptor (**RLR**)：C末端RNAヘリカーゼ様ドメインを使ってウイルスRNAのさまざまな形を検出する細胞内ウイルスセンサーの小さいファミリー．この検知シグナルはMAVSを介し抗ウイルス免疫を活性化する．例としてRIG-IやMDA-5，LGP2などがある．

RIP2：セリン/スレオニンキナーゼをもつCARDドメインで，NOD蛋白質によるシグナル伝達において働きNFκB転写因子を活性化する．

Riplet：MAVSの活性化でRIG-IおよびMDA-5によりシグナル伝達に関与するE3ユビキチンリガーゼ．

RNAエクソソーム RNA exosome：RNAのプロセシングと編集に関与するマルチサブユニット複合体．

Rループ構造 R-loop：転写されたRNAが免疫グロブリンの定常部の遺伝子クラスターのスイッチ領域でDNA二重らせんの非鋳型鎖を押しのけて形成される構造．Rループはクラススイッチ組換えを促進すると考えられている．

S1PR1：循環しているリンパ球に発現し，化学走化性のあるリン脂質であるスフィンゴシン1-リン酸と結合するG蛋白質共役レセプター．スフィンゴシン1-リン酸は非活性化リンパ球を二次リンパ組織から輸出リンパ管および血液へと出ていくよう促す化学走化性勾配を形成する．CD69の項も参照．

scid：重症複合免疫不全症の原因となるマウスの変異．DNA修復蛋白質DNA-PKの変異によることが発見された．

SCID：重症複合免疫不全症の項を参照．

Sec61：小胞体膜にあるマルチユニット膜貫通蛋白質孔複合体でペプチドがER内腔から細胞質へと転送されるようにする．

SH2ドメイン SH2 (Src homology 2) domain：Srcファミリープロテインチロシンキナーゼの項を参照．

SH2ドメイン含有イノシトールホスファターゼ SH2-containing inositol phosphatase (**SHIP**)：PIP_3からリン酸を除去してPIP_2を産生するSH2ドメインをもつイノシトールホスファターゼ．

SH2ドメイン含有ホスファターゼ SH2-containing phosphatase (**SHP**)：SH2ドメインを有しているプロテインホスファターゼ．

Skint-1：胸腺ストローマ細胞とケラチノサイトに発現している膜貫通免疫グロブリンスーパーファミリーの分子で，γδ型T細胞の一種である表皮樹状T細胞の発生に必要な分子．

SLAM関連蛋白質 SLAM-associated protein (**SAP**)：SLAM（シグナル伝達リンパ球活性化分子）によるシグナル伝達に関与する細胞内アダプター蛋白質．この遺伝子の不活性化変異によりX連鎖リンパ増殖（XLP）症候群が起こる．

SLP-65：抗原レセプターからの細胞内シグナル伝達経路に関係する蛋白質を動員するB細胞の足場蛋白質．BLNKとも呼ばれる．

SLP-76：リンパ球の抗原レセプターのシグナル伝達経路に関与する足場蛋白質．

Spt5：B細胞のアイソタイプスイッチに必要とされる転写伸長因子で，RNAポリメラーゼと関連して機能してゲノム内の標的にAIDを動員できるようにする．

SR-AI，SR-AII：スカベンジャーレセプターの項を参照．

Srcファミリープロテインチロシンキナーゼ Src-family protein tyrosine kinase：Src相同ドメイン（SH1，SH2，SH3）で特徴付けられるレセプター関連蛋白質チロシンキナーゼ．SH1ドメインはキナーゼを含み，SH2ドメインはリン酸化チロシンの結合能をもち，SH3ドメインは他の蛋白質のプロリンリッチ領域と相互作用できる．T細胞とB細胞では抗原レセプターからのシグナルの伝達に関与する．

STAT (signal transducer and activator of transcription)：多くのサイトカインと増殖因子レセプターにより活性化される7種類の転写因子からなるファミリー．

STAT3：STATの項を参照．

STAT6：STATの項を参照．

STIM1：小胞体内でCa^{2+}センサーとして作用する膜貫通蛋白質．Ca^{2+}が小胞体から枯渇するとSTIM1が活性化され細胞膜のCRACチャネルの開口を誘導する．

STING (stimulator of interferon genes)：細胞質内でER膜に結合していて細胞内での感染を感知する二量体蛋白質複合体．特異的環状ジヌクレオチドにより活性化されTBK1を活性化する．TBK1はIRF3をリン酸化してI型インターフェロン遺伝子の転写を誘導する．

Syk：B細胞の細胞質内チロシンキナーゼで，BCRからのシグナル伝達経路で作用する．

S蛋白質（ビトロネクチン） S-protein (vitronectin)：C5b67のような不完全型のMAC複合体を結合する血漿蛋白質で，宿主細胞膜が無関係に補体の傷害を被るのを阻止する．

T10，T22：マウスのMHCクラスIb遺伝子で，活性化リンパ球に発現しγδ型T細胞のサブセットから認識される．

TAB1，TAB2：K63結合型ポリユビキチン鎖に結合するアダプター複合体．TAK1と複合体を形成したTAB1/2はTAK1をシグナル伝達足場蛋白質に向け，そこでTAK1はIKKαのような基質をリン酸化する．

TACI：B細胞上に発現しているBAFFに対するレセプターで，古典的NFκB経路を活性化する．

TAK1：IRAK複合体によるリン酸化によって活性化されるセリン/スレオニンキナーゼで，IKKβおよびMAPKなどの下流の標的を活性化する．

TANK結合キナーゼ TANK-binding kinase (**TBK1**)：TLR-3およびMAVSによるシグナル伝達中に活性化されるセリン/スレオニンキナーゼで，I型インターフェロン遺伝子発現を誘導するIRF3をリン酸化して活性化するのに働く．

TAP1，TAP2：抗原処理に関連するトランスポーター．小胞体内でTAP1・TAP2のヘテロ二量体複合体を形成するATP結合カセット蛋白質で，短いペプチドを細胞質から小胞体内腔へ運搬し，そこでMHCクラスI分子と結合させる．

T-bet：多くの免疫細胞種で作用するが，最も代表的なのは ILC1 と T_H1 の機能に関連している転写因子．

T-DM1：トラスツズマブ（ハーセプチン）とメルタンシンとを組み合わせた抗体薬物複合体で，過去に異なるトラスツズマブ複合体で治療された再発性転移性乳がんに対して使用される．

TdT：ターミナルデオキシヌクレオチジルトランスフェラーゼの項を参照．

TEP：チオエステル蛋白質の項を参照．

T_H1：産生するサイトカインにより特徴付けられるエフェクター $CD4^+T$ 細胞のサブセットの一つ．マクロファージの活性化にかかわるが，B 細胞の抗体産生の刺激の補助も行う．

T_H2：産生するサイトカインにより特徴付けられるエフェクター $CD4^+T$ 細胞のサブセットの一つ．B 細胞の抗体産生の刺激を行い，しばしばヘルパー $CD4^+T$ 細胞と呼ばれる．

T_H17：サイトカイン IL-17 の産生が特徴の $CD4^+T$ 細胞のサブセットの一つ．好中球を感染部位へ動員する．

TI-1 抗原 TI-1 antigen：胸腺非依存性抗原の項を参照．

TI-2 抗原 TI-2 antigen：胸腺非依存性抗原の項を参照．

TLR-1：TLR-2 とヘテロ二量体となって作用してリポタイコ酸と細菌のリポ蛋白質を認識する細胞表面 Toll 様レセプター．

TLR-2：TLR-1 または TLR-6 のいずれかとヘテロ二量体となり作用してリポタイコ酸と細菌のリポ蛋白質を認識する細胞表面 Toll 様レセプター．

TLR-3：二本鎖ウイルス RNA を認識するエンドソーム Toll 様レセプター．

TLR-4：補助蛋白質 MD-2 および CD14 と結合して細菌のリポ多糖とリポタイコ酸を認識する細胞表面 Toll 様レセプター．

TLR-5：細菌の鞭毛のフラジェリン蛋白質を認識する細胞表面 Toll 様レセプター．

TLR-6：TLR-2 とヘテロ二量体となって作用してリポタイコ酸と細菌のリポ蛋白質を認識する細胞表面 Toll 様レセプター．

TLR-7：一本鎖ウイルス RNA を認識するエンドソーム Toll 様レセプター．

TLR-8：一本鎖ウイルス RNA を認識するエンドソーム Toll 様レセプター．

TLR-9：非メチル化 CpG を含む DNA を認識するエンドソーム Toll 様レセプター．

TLR-11，TLR-12：プロフィリンおよびプロフィリン様蛋白質を認識するマウスの Toll 様レセプター．

TNF-α 変換酵素 TNF-α-converting enzyme（**TACE**）：膜結合型 TNF-α を切断するプロテアーゼで，TNF-α を可溶型として全身の循環に放出できるようにする．

TNF 受容体関連周期性症候群 TNF-receptor associated periodic syndrome（**TRAPS**）：再発性，周期性の炎症および発熱のエピソードが特徴の自己炎症性疾患．TNF レセプターをコードする遺伝子の変異によって起こる．欠損のある TNFR-I 蛋白質は折りたたみに異常があり細胞内に蓄積するため，自発的に TNF-α の産生を活性化してしまう．家族性地中海熱の項も参照．

TNF ファミリー TNF family：このサイトカインファミリーの原型は腫瘍壊死因子 α（TNF-α）であり，分泌型（例えば TNF-α とリンホトキシン）と膜結合型（例えば CD40 リガンド）がある．

TNF レセプター TNF receptor：サイトカインレセプターのファミリーで一部にはこのレセプターを発現している細胞のアポトーシスを誘導するものもある（例えば Fas と TNFR-I），別のものは活性化を誘導する．

Toll：ショウジョウバエのレセプター蛋白質で，転写因子 NFκB を活性化し抗菌ペプチドの産生を誘導する．

Toll-IL-1 レセプター（TIR）ドメイン Toll-IL-1 receptor（TIR）domain：TLR と IL-1 レセプターの細胞質内尾部のドメインで，細胞内シグナル蛋白質の類似のドメインと相互反応する．

Toll 様レセプター Toll-like receptor（**TLR**）：マクロファージや樹状細胞，その他の細胞の自然免疫レセプターで病原体や細菌のリポ多糖などの産物を認識する．認識によってレセプターを有する細胞を刺激して自然免疫応答を補助するサイトカインを産生させる．

TRAM：TLR-4 によるシグナル伝達において TRIF と対合するアダプター蛋白質．

Transib：5 億年以上も過去に多様な種においてトランスポゾンを生み出したと推定される計算処理で同定された転移性エレメントのスーパーファミリー．

TREC：T 細胞レセプター切除サークルの項を参照．

TRIF：単独では TLR-3 によるシグナル伝達に関与するアダプター蛋白質で，TRAM と対合すると TLR-4 によるシグナル伝達を担う．

TRIKA1：E2 ユビキチンリガーゼ UBC13 と共因子 Uve1A の複合体．MyD88 の下流の TLR シグナル伝達で，TRAF6 と相互作用して K63 ポリユビキチンシグナル伝達足場蛋白質を形成する．

TRIM21（tripartite motif-containing 21）：E3 リガーゼ活性を有する細胞質内 Fc レセプターで，IgG により活性化され抗体で覆われたウイルスが細胞質内へ入った後にウイルス蛋白質をユビキチン化できるように働く．

TRIM25：MAVS 活性化の RIG-I および MDA-5 によるシグナル伝達に関与する E3 ユビキチンリガーゼ．

TSC：リン酸化された状態の Rheb に対して GTPase 活性化蛋白質（GAP）として作用する蛋白質複合体．TSC は Akt によりリン酸化されると不活性化する．

TSLP：胸腺ストローマ由来リンホポエチン．胎児肝臓での B 細胞発生を促進すると考えられているサイトカイン．

T 細胞 T cell，**T リンパ球** T lymphocyte：適応免疫応答を担う 2 種類の抗原特異的リンパ球の一つで，もう一方は B 細胞である．T 細胞は細胞性適応免疫応答を担う．骨髄で生まれるが，その発生のほとんどは胸腺で進む．高度に多型性のある T 細胞の抗原レセプターは細胞表面の

MHC分子に結合した抗原ペプチドを認識する．T細胞には2種類の主要な細胞系列があり，一つはαβレセプターをもち，もう一つはγδレセプターを有する．エフェクターT細胞は免疫応答に多彩な機能を発揮し，常に抗原特異的なやり方で別の細胞と相互作用している．一部のT細胞はマクロファージを活性化し，またあるT細胞は抗体産生を補助し，またあるT細胞はウイルスまたは細胞内寄生病原体が感染した細胞を傷害する．

T細胞域 T-cell zone：T細胞領域の項を参照．

T細胞活性化リンカー linker for activated of T cell (**LAT**)：数個のチロシン残基をもつ細胞質内のアダプター蛋白質でチロシンキナーゼZAP–70によってリン酸化される．T細胞活性化の下流へのシグナル伝達を調整する．

T細胞抗原レセプター T-cell antigen receptor：T細胞レセプターの項を参照．

T細胞の可塑性 T-cell plasticity：エフェクターT細胞のサブセットのような$CD4^+$T細胞は，その機能やその基礎となる転写ネットワークが非可逆的に固定されたものではなく，発生過程に柔軟性があること．

T細胞領域 T-cell area：末梢リンパ器官の領域でナイーブT細胞に富み，濾胞と明確に区別される領域．適応免疫応答が始まる部位である．

T細胞レセプター T-cell receptor (**TCR**)：T細胞の細胞表面抗原レセプター．高度な多様性のあるα鎖およびβ鎖がジスルフィド結合したヘテロ二量体の複合体に多様性のないCD3とζ蛋白質が会合しこれらがシグナル伝達機能を担う．この型のレセプターをもつT細胞はαβ型T細胞と呼ばれることが多い．もう一つのレセプターはγおよびδ鎖がCD3とζ鎖からなるT細胞サブセット上にある．

T細胞レセプターα T-cell receptor α (**TCRα**)，**T細胞レセプターβ** T-cell receptor β (**TCRβ**)：αβ型TCRの二つの鎖．

T細胞レセプター切除サークル T-cell receptor excision circle (**TREC**)：胸腺細胞発生中V(D)J組換えの際，染色体から切り出される環状DNAフラグメント．胸腺から出たばかりのT細胞内に一時的に残存している．

UBC13：TRIKA1の項を参照．

UL16結合蛋白質 UL16-binding protein (**ULBP**)：RAET1の項を参照．

ULBP4：RAET1の項を参照．

–umab：ヒトの治療に使用される完全ヒト単クローン抗体に適用される接尾辞．

UNC93B1：TLR–3，TLR–7，TLR–9が組み立てられる小胞体から機能する場であるエンドソームへの通常の輸送に必要な複数回膜貫通型蛋白質．

Uve1A：TRIKA1の項を参照．

$V_α$：TCRα鎖の可変部．

$V_β$：TCRβ鎖の可変部．

VCAM–1：炎症部位の血管内皮細胞に発現する接着分子．インテグリンVLA–4と結合することで，エフェクターT細胞が感染部位に侵入できるようにする．

(D)J組換え V(D)J recombination：異なる遺伝子断片を組み換えて完全な免疫グロブリンおよびTCRの蛋白質をコードする配列にする過程で，脊椎動物のリンパ球発生中だけにみられる．

V(D)J組換え酵素 V(D)J recombinase：RAG–1およびRAG–2を含む複数蛋白質複合体で，細胞のDNA修復に関与する．

VLR：可変的リンパ球レセプターの項を参照．

VpreB：サロゲート軽鎖の項を参照．

V遺伝子断片 V gene segment：蛋白質鎖の最初の約95個のアミノ酸をコードする免疫グロブリンおよびTCRの遺伝子座の遺伝子断片．複数の異なるV遺伝子断片が生殖細胞のゲノム中に存在する．Vドメインをコードする完全なエキソンを産生するために一つのV遺伝子断片は再編成されてJまたは再編成されたDJ遺伝子断片と組み合わされなければならない．

WAS：ウィスコット・アルドリッチ症候群の項を参照．

WASp：ウィスコット・アルドリッチ症候群の患者で障害されている蛋白質．活性化された状態では，WASpはアクチンの重合を促進する．

X-box結合蛋白質1 X-box binding protein1 (**XBP1**)：形質細胞からの至適な蛋白質分泌に必要な遺伝子を誘導するとともに折りたたまれていない蛋白質に対する反応の一部を担う遺伝子を誘導する転写因子．XBP1 mRNAはERストレスにより産生されるシグナルによって不活性型から活性型にスプライシングされる．

XCR1：クロスプレゼンテーションに特殊化している樹状細胞のサブセットに選択的に発現しているケモカインレセプターで，この細胞の発生には転写因子BATF3が必要である．

xid：X連鎖免疫不全症の項を参照．

–ximab：ヒトの治療に使用されるキメラ（例：マウス/ヒト）単クローン抗体に適用される接尾辞．

XLP：X連鎖リンパ増殖症候群の項を参照．

XRCC4：二重鎖切断点でⅣ型DNAリガーゼとKu70/80と相互作用することで，非相同性末端結合（NHEJ）DNA修復で働く蛋白質．

X連鎖高IgM症候群 X-linked hyper IgM syndrome：CD40リガンド欠損症の項を参照．

X連鎖重症複合免疫不全症 X-linked severe combined immunodeficiency (**XSCID**)：T細胞発生が胸腺内の初期段階で不全を起こし成熟T細胞またはT細胞依存性抗体産生が起きない免疫不全症．数種の異なるサイトカインのレセプターで共有されている$γ_c$鎖をコードする遺伝子の異常が原因である．

X連鎖無汗性外胚葉形成不全症および免疫不全症 X-linked hypohidrotic ectodermal dysplasia and immunodeficiency：高IgM症候群といくつかの点で類似した症候群で，蛋白質NEMOをコードする遺伝子の変異が原因で起こる．NEMOはNFκBのシグナル伝達経路の構成分子であり，NEMO欠損症とも呼ばれる．

X連鎖無γグロブリン血症 X-linked agammaglobulinemia (**XLA**)：B細胞発生がプレB細胞段階で停止し成熟B細胞や抗体ができないB細胞発生の遺伝的障害．本症はX染色体上にあるプロテインチロシンキナーゼBtkをコードする遺伝子異常が原因である．

用語解説

X連鎖免疫不全症 X-linked immunodeficiency（xid）：プロテインチロシンキナーゼ Btk の異常によるマウスの免疫不全症．ヒトのX連鎖無γグロブリン血症と共通した遺伝子異常であるが，B細胞欠損はヒトの疾患より軽度である．

X連鎖リンパ増殖症候群 X-linked lymphoproliferative syndrome（XLP）：*SH2D1A*（XLP1）または *XIAP*（XLP2）遺伝子の変異が原因のまれな免疫不全症．本症の典型的な男児は重症のEBウイルス感染を小児期に発症し，ときにリンパ腫を発症する．

ZFP318：成熟および活性化B細胞に発現するが，未熟B細胞には発現しないスプライソソーム蛋白質．免疫グロブリン重鎖の再編成したVDJエキソンからCδエキソンへのスプライシングを行うことで表面IgDの発現を促進する．

–zumab：ヒトの治療に使用されるヒト化単クローン抗体に適用される接尾辞．

アイソタイプ isotype：免疫グロブリン鎖をその定常部の種類からみた名称．軽鎖のアイソタイプはκかλのいずれかで，重鎖のアイソタイプはμ，δ，γ，α，εである．重鎖のアイソタイプが異なればエフェクター機能も異なるので，これは抗体（それぞれ IgM，IgD，IgG，IgA，IgE）の機能的特性とクラスを決定付ける．

アイソタイプスイッチ isotype switching：クラススイッチの項を参照．

アイソタイプ排除 isotype exclusion：あるB細胞や抗体が軽鎖のアイソタイプκかλのいずれか一方を使うこと．

アイソフォーム isoform：同じ蛋白質の異なる型．例えば同じ遺伝子の異なる対立遺伝子によりコードされる互いに異なる蛋白質．

アクセサリーエフェクター細胞 accessory effector cell：適応免疫応答を補助するが，特異的抗原認識には関与しない細胞．貪食細胞や好中球，マスト細胞，NK細胞が含まれる．

アクチベーター蛋白質1 activator protein 1（AP-1）：リンパ球の抗原レセプターによる細胞内シグナル伝達の結果の一つとして形成される転写因子．

アゴニスト選択 agonist selection：T細胞が胸腺で相対的に高親和性のリガンドの相互反応によって正の選択を受ける過程．

アザチオプリン azathioprine：生体内で活性体に変換される強力な細胞傷害性薬剤で，増殖中のリンパ球を含め増殖する細胞を速やかに殺傷する．自己免疫性疾患や移植時の免疫抑制薬として使用される．

足場 scaffold：複数の結合部位を有するアダプター型蛋白質で特異的蛋白質を集めて機能的シグナル伝達複合体にまとめ上げる．

アジュバント adjuvant：抗原と混合して投与することにより免疫応答を増強する物質．

アダプター adaptor：シグナル伝達経路，特にレセプターと他のシグナル蛋白質の伝達にかかわる物質と物理的に結合する酵素活性のない蛋白質．シグナル伝達経路の因子を動員して機能的蛋白質複合体を形成する．

アデノイド adenoid：鼻腔に存在する1対の粘膜関連リンパ組織．

アデノシンデアミナーゼ欠損症 adenosine deaminase（ADA）deficiency：アデノシンデアミナーゼという酵素が産生されない遺伝的疾患で，欠損のためプリンヌクレオチドとヌクレオチドが細胞内に蓄積する

ため胸腺内で発生するほとんどのリンパ球が死滅してしまう．

アトピー atopy：無害な物質に対してIgEによるアレルギー性反応をする遺伝的傾向．

アトピーマーチ atopic march：アトピー性湿疹の小児が後年にアレルギー性鼻炎や喘息へと進展する，臨床的によくみられる現象．

アドヘジン adhesin：宿主細胞の表面への結合を可能にする細菌の細胞表面蛋白質．

アナキンラ anakinra：IL-1レセプターの活性化を阻止する組換えIL-1レセプターアンタゴニスト（IL-1RA）で，関節リウマチの治療に使用される．

アナフィラキシー anaphylaxis：抗原に曝露後急速に起こる全身性アレルギー反応．例えば血液中に直接注入されたハチ毒や，ピーナッツのような食物に対して起こる．高度の全身性反応は循環虚脱と気道の腫脹による窒息のために致死的なことがある．通常抗原に結合したIgEがマスト細胞のFcεレセプターに結合して炎症性メディエーターを全身に放出することで起こる．

アナフィラキシーショック anaphylactic shock：アナフィラキシーの項を参照．

アナフィラトキシン anaphylatoxin：補体活性化中に切断によって放出される向炎症性補体フラグメント C5a と C3a．特異的レセプターによって認識され，放出された部位に体液と炎症細胞を動員する．

アネルギー anergy：抗原に対する不応答性の状態．ヒトについては，検査した抗原に対して遅延型過敏反応を誘発できないときにこういわれるが，T細胞とB細胞については，適切な刺激条件下にありながら特異的抗原に対して応答しない場合にこういわれる．

アバタセプト abatacept：関節リウマチの治療に使われる CTLA-4 細胞外ドメインを含む Fc 融合蛋白質で，B7分子に結合することで T細胞の補助刺激を阻害する．

アビディティ（結合性） avidity：2分子または二つの細胞間の結合力の総計．1分子の1部位のリガンドに対する結合性を示す親和性とは異なる．

アポトーシス apoptosis：内因性の細胞死プログラムを活性化する細胞死の一形式で免疫系ではよくみられる．核 DNA の分解と核の変性濃縮，細胞残渣の速やかなファゴサイトーシスが特徴的である．増殖するリンパ球は発生および免疫応答中に高率にアポトーシスを起こす．

アポトーシスの外因性経路 extrinsic pathway of apoptosis：細胞外のリガンドが細胞表面上の特異的レセプター（デスレセプター）に結合することで誘導されるアポトーシスの経路で，細胞内へのシグナルによりプログラム細胞死（アポトーシス）が誘導される．

アポトーシスの内因性経路 intrinsic pathway of apoptosis：紫外線照射や化学療法薬，飢餓，生存に必要な増殖因子欠乏などの有害な刺激に反応して起こるアポトーシスを媒介するシグナル伝達経路．ミトコンドリア傷害から始まるので，アポトーシスのミトコンドリア経路とも呼ばれる．

アポトソーム apoptosome：シトクロム *c* がミトコンドリアから放出され Apaf-1 に結合するアポトーシスの過程で形成される巨大な多量体蛋白質．シトクロム *c*・Apaf-1 ヘテロ二量体が集合して七量体の環状構造を作り，イニシエーターカスパーゼであるプロカスパーゼ9と結合して

これを活性化し，カスパーゼカスケードを開始させる．

アルサス反応 Arthus reaction：特定の抗原に対するIgG抗体を有する感作された個体に，その抗原を皮内に注入させたときに起こる局所的皮膚反応．皮内の細胞外領域の抗原とIgG抗体の免疫複合体が補体と貪食細胞を活性化して局所の炎症反応を起こす．

アルテミス Artemis：機能的免疫グロブリンやTCR遺伝子を生み出す遺伝子再編成に関与するエンドヌクレアーゼ．

$\alpha_4\beta_1$インテグリン（VLA-4, CD49d/CD29）$\alpha_4\beta_1$ integrin：インテグリンの項を参照．個別のCD抗原の特徴は付録IIに掲載．

$\alpha_4\beta_7$インテグリン：VCAM-1，MAdCAM-1，フィブロネクチンに結合するインテグリンで，腸管の粘膜固有層に移動するIELを始めさまざまな細胞に発現する．

αガラクトシルセラミド α-galactosylceramide（α-GalCer）：もともと海綿から抽出された免疫原性のある糖脂質であるが，実際はさまざまな細菌によって産生されるCD1によってインバリアントNKT（iNKT）細胞に提示されるリガンドである．

αディフェンシン α-defensin：好中球と小腸のパネート細胞によって産生される抗菌ペプチドの一種．

αβ型T細胞レセプター α:β T-cell receptor：T細胞レセプターの項を参照．

αβヘテロ二量体 α:β heterodimer：αβ型TCRの抗原認識部位を構成する1本のα鎖と1本のβ鎖の二量体のこと．

アレファセプト alefacept：CD58がCD2に結合するのを阻害する組換えCD58-IgG融合蛋白質で，乾癬の治療に使用される．

アレムツズマブ alemtuzumab：リンパ球の除去に使用されるCD52に対する抗体で，慢性骨髄性白血病の治療として骨髄移植時にT細胞除去のために使用される．

アレルギー allergy：通常は無害な環境中の抗原に対して臨床症状を伴う免疫応答．アレルギーには抗原と，それと同じ抗原に以前曝露されたことにより産生された抗体または感作されたT細胞との相互作用が関係する．

アレルギー性結膜炎 allergic conjunctivitis：感作しているヒトの眼球結膜が空気中のアレルゲンに曝露されることで起こるアレルギー性反応．アレルギー性鼻結膜炎として通常鼻アレルギー症状も伴う．

アレルギー性接触性皮膚炎 allergic contact dermatitis：主にT細胞による過敏反応で，アレルゲンが接触した部位に皮疹がみられる．ツタウルシのウルシオールのような化学的刺激が多い．ウルシオールは宿主の正常な分子にハプテンとして作用しアレルゲンに変化させる．

アレルギー性喘息 allergic asthma：吸入した抗原に対するアレルギー性反応で，気管支を収縮させ気道粘液の産生を増加させるため呼吸困難を起こす．

アレルギー性鼻炎 allergic rhinitis：鼻粘膜のアレルギー性反応で，過剰な粘液産生や鼻の掻痒感，くしゃみを起こす．

アレルギー反応 allergic reaction：無害な環境中の抗原，すなわちアレルゲンに対する特異的反応．感作されたBまたはT細胞によって起こる．アレルギー性反応はさまざまな機序で起こるが，最も多いのはアレルゲンに結合したIgEがマスト細胞に結合して，ヒスタミンその他の生物活性物質を放出することで起こる．この結果喘息や花粉症その他の一般的アレルギー反応の症状徴候が現れる．

アレルゲン allergen：アレルギー反応を引き起こす任意の抗原．

アレルゲン減感作療法 allergen desensitization：アレルギー性免疫応答を変更して無症状な非抗原性反応にしたり，不快な臨床症状の原因となるアレルゲンに対する免疫寛容を誘導したりする免疫治療法．

アロ抗原 alloantigen：同種であるが遺伝的に同一でない個体に由来する抗原．

アロ抗体 alloantibody：同種であるが遺伝的に同一でない個体に由来する抗原に対して産生される抗体．

アロ反応性 alloreactivity：自己以外のMHC分子をもつT細胞による認識．こうした反応は同種反応性応答とも呼ばれる．

アンカー残基 anchor residue：MHCクラスI分子への特異的ペプチドの結合を決定する抗原ペプチド中の特異的アミノ酸残基．MHCクラスII分子に対するアンカー残基も存在するがMHCクラスIほど明確ではない．

暗領域 dark zone：胚中心の項を参照．

異型免疫 heterosubtypic immunity：異なる株による感染によってある病原体に対する免疫防御が与えられること．代表的なのはインフルエンザAウイルスの異なる血清型の場合．

移行段階 transitional stage：脾臓で未熟B細胞が成熟B細胞へと発生する限定的な段階で，この後B細胞は補助レセプターCD21を発現する．

移行免疫 transitional immunity：感染の結果発現した非ペプチドリガンドをMHCクラスIb分子のような適応免疫系（例えばMAIT，γδ型T細胞）で認識すること．

異種移植片 xenograft：レシピエントとは異なる生物種から採取された移植器官．

異種免疫 xenoimmunity：免疫が関与する疾患においてヒト以外の生物種の外来抗原に対して向けられた免疫．例えば炎症性腸疾患において標的となる常在細菌叢の細菌由来の抗原など．

移植後リンパ増殖性疾患 post-transplant lymphoproliferative disorder：EBウイルスによるB細胞の増殖が起きる過程でB細胞は変異を起こして悪性化しうる．例えば実質臓器の移植を受けて免疫抑制状態にある患者に起こりうる疾患である．

移植片拒絶 graft rejection：同種移植片拒絶の項を参照．

移植片対宿主病 graft-versus-host disease（GVHD）：組織適合抗原が同一でないドナーからの骨髄移植において成熟T細胞によってレシピエントの組織が攻撃され，さまざまな症状が起き，ときに重症となる．

移植片対白血病効果 graft-versus-leukemia effect：白血病の治療のために行われた骨髄移植の有益な副作用．この場合移植骨髄中の成熟T細胞がレシピエントの白血病細胞のマイナー組織適合性抗原や腫瘍特異的抗原を認識して攻撃する．

一塩基多型 single-nucleotide polymorphism（SNP）：ゲノムの中で個体間で一塩基のみ異なっている部位．

用語解説

I型インターフェロン type I interferon：抗ウイルスインターフェロンIFN-α および IFN-β．

I型サイトカインレセプター type I cytokine receptor：サイトカインのヘマトポエチンスーパーファミリーに対するレセプターの集団．IL-2，IL-4，IL-7，IL-15，IL-21 の共通γ鎖を利用するレセプターおよびGM-CSF，IL-3，IL-5 の共通β鎖を利用するレセプターがこの集団に属する．

1 型糖尿病 type 1 diabetes mellitus：膵臓のランゲルハンス島のβ細胞が破壊されインスリンを産生できなくなる疾患．β細胞への自己免疫的傷害が原因と考えられている．インスリン注射により症状が改善するので，インスリン依存型糖尿病（IDDM）とも呼ばれる．

1 型免疫 type 1 immunity：細胞内寄生病原体の排除を目的としたエフェクター活性の免疫．

一次顆粒 primary granule：ライソソームに相当しディフェンシンなどの抗菌ペプチドやその他の抗菌物質を含む好中球の顆粒．

一次反応巣 primary focus：リンパ節の索の形質芽細胞により産生される初期の抗体産生部位．胚中心の反応および形質細胞の分化に先立って起こる．

一次免疫応答 primary immune response：特定の抗原に初めて曝露した後に起きる適応免疫応答．

一次免疫処置 primary immunization：初回免疫の項を参照．

一次リンパ器官 primary lymphoid organ：中枢リンパ器官の項を参照．

一次リンパ濾胞 primary lymphoid follicle：末梢リンパ器官において静止期B細胞が集簇しているところ．二次リンパ濾胞の項を比較参照．

一酸化窒素 nitric oxide：感染時に特定のマクロファージなどの細胞により産生される反応性のガスで，細菌や細胞内寄生性微生物にとって有毒である．

一本鎖 RNA single-stranded RNA（**ssRNA**）：通常核と細胞質に限局しているが，ウイルスの生活環の一部でみられるようにエンドソーム内にある場合は正常の分子はTLR-7やTLR-8，TLR-9のリガンドとなる．

遺伝子間制御領域 intergenetic control region：転写因子や染色体修飾蛋白質と相互作用することにより遺伝子の発現と再編成を調整する非コード領域の部位．

遺伝子座 genetic locus：染色体上のある遺伝子の占める部位．免疫グロブリンおよびTCRの遺伝子の場合，遺伝子座という用語で，ある鎖を作るための遺伝子断片の完全な集合とC領域の遺伝子を指す．

遺伝子再編成 gene rearrangement：免疫グロブリンおよびTCR遺伝子座の遺伝子断片の体細胞組換えを行い機能する遺伝子を産生する過程．この過程は免疫グロブリンおよびTCRにみられる多様性を生み出す．

遺伝子断片 gene segment：免疫グロブリンおよびTCR遺伝子座の短いDNA配列の組．ここには抗原レセプターの可変部の異なる領域の遺伝子がコードされている．各型の遺伝子断片は体細胞組換えによって結合されて完全な可変部領域のエキソンを形成する．遺伝子断片には次の3種類がある．V遺伝子断片は，可変部の最初の95個のアミノ酸を，D遺伝子断片（重鎖およびTCR α鎖遺伝子座のみ）は約5個のアミノ酸を，J遺伝子断片は最後の15個のアミノ酸をコードしている．生殖細胞のDNAには遺伝子断片の各型のコピーが複数あるが，各型の一つだけが結合して可変部を形成する．

遺伝性血管性浮腫 hereditary angioedema（**HAE**）：補体系のC1インヒビターの遺伝的欠損．C1インヒビターを欠損すると自発的な補体型の活性化により欠陥からびまん性の体液漏出が起こる．最重症の場合喉頭浮腫が起こり窒息にいたる．

遺伝性鉄蓄積症 hereditary hemochromatosis：*HFE* 遺伝子の傷害により起こる疾患で，肝臓や他の臓器に鉄が異常に蓄積する．

遺伝性免疫不全症 inherited immunodeficiency：原発性免疫不全症の項を参照．

イニシエーターカスパーゼ initiator caspase：他のカスパーゼを切断して活性化することでアポトーシスを促進するプロテアーゼ．

イノシトール 1,4,5-三リン酸 inositol 1,4,5-triphosphate（**IP$_3$**）：可溶性セカンドメッセンジャー．ホスホリパーゼC-γによる膜結合イノシトールリン脂質の分解によって産生される．小胞体膜のレセプターに作用して細胞質に貯蔵された Ca^{2+} を放出する．

イピリムマブ ipilimumab：悪性黒色腫の治療に使用される抗ヒトCTLA-4抗体．最初に登場した免疫チェックポイント阻害薬．

イミキモド imiquimod：基底細胞がん，尖圭コンジローマ，光線角化症の治療に適用される薬剤（アルダラ）．TLR-7を活性化することは知られているが，ワクチンのアジュバントとしては適用されない．

イムノエバシン immunoevasin：感染細胞でペプチド・MHCクラスI複合体の出現を阻止するウイルス蛋白質．これにより細胞傷害性T細胞によるウイルス感染細胞の認識を妨げる．

イムノフィリン immunophilin：シクロフィリン，FK結合蛋白質の項を参照．

インターフェロン interferon（**IFN**）：もともとウイルス複製を阻害する（interfere）ことから命名されたサイトカインの数種の関連するファミリー．免疫応答においてIFN-α およびIFN-β は抗ウイルス作用を有し，IFN-γ は別の作用を有する．

インターフェロンα レセプター interferon-α receptor（**IFNAR**）：IFN-α およびβ を認識し，STAT1 および STAT2 を活性化して多くのISGの発現を誘導する．

インターフェロン応答遺伝子 interferon stimulated gene（**ISG**）：インターフェロンの刺激によって誘導された遺伝子群．オリゴアデニル酸合成酵素，PKR，Mx，IFIT，IFITM 蛋白質など病原体に対する自然免疫を促進するさまざまな蛋白質の遺伝子が含まれる．

インターフェロンγ 誘導性ライソソームチオール還元酵素 IFN-γ-induced lysosomal thiol reductase（**GILT**）：多数の抗原提示細胞のエンドソームコンパートメントにある酵素で，ジスルフィド結合を変性させ蛋白質の変性と処理を促進させる．

インターフェロン産生細胞 interferon-producing cell（**IPC**）：形質細胞様樹状細胞の項を参照．

インターフェロン調節因子 interferon regulatory factor（**IRF**）：さまざまな免疫応答を制御する9種類の転写因子からなるファミリー．例えばIRF3とIRF7は一部のTLRからのシグナルを受けて活性化される．数種のIRFはI型インターフェロンの遺伝子の転写を促進する．

インターフェロン誘導膜結合蛋白質 interferon-induced transmembrane protein (**IFITM**)：IFITM の項を参照．

インターロイキン interleukin (**IL**)：白血球によって産生されるサイトカインに対する一般的名称．より一般的用語であるサイトカインを本書では使用しているが，インターロイキンという用語は，IL-2 などの特定のサイトカインについては使用している．ある種の重要なインターロイキンについては，IL-1β など用語解説にその略称を掲示している．個々のサイトカインについては付録Ⅲに掲示している．

インテグリン integrin：細胞間および細胞マトリックス間の相互反応に関与するヘテロ二量体の細胞表面蛋白質．リンパ球と抗原提示細胞間の接着相互作用，リンパ球と白血球の血管壁への接着と組織への遊走に重要．

インドールアミン 2,3-ジオキシゲナーゼ indoleamine 2,3-dioxygenase (**IDO**)：免疫細胞および一部の腫瘍に発現している酵素で，トリプトファンを免疫抑制機能をもつキヌレニン代謝物へ異化する．

インバリアント NKT 細胞 invariant NKT cell (**iNKT 細胞** iNKT cell)：多様性のない α 鎖と多様性が限定された β 鎖からなる TCR を有する自然免疫リンパ球の一種．CD1 MHC クラス Ib 分子によって提示される糖脂質抗原を認識する．この細胞種は表面マーカーとして通常 NK 細胞にある NK1.1 も有している．

インバリアント鎖 invariant chain (**Ii, CD74**)：新たに合成された MHC クラスⅡ蛋白質のペプチド収容溝に小胞体内で結合するポリペプチド．この結合で別のペプチドが MHC に結合するのを阻止する．エンドソームで分解されると抗原ペプチドをそこで結合できるようになる．

インフラマソーム inflammasome：細胞内 NOD 様レセプターの刺激により形成される炎症性蛋白質複合体．この複合体内での活性型カスパーゼの産生によりサイトカインの前駆体蛋白質が活性型サイトカインへ変換される．

インフリキシマブ infliximab：クローン病や関節リウマチなどの炎症性疾患の治療に使用される TNF に対するキメラ抗体．

ウィスコット・アルドリッチ症候群 Wiskott–Aldrich syndrome (**WAS**)：WAS 蛋白質の変異による細胞骨格の傷害が特徴の免疫不全症．WAS は細胞骨格蛋白質のアクチンと相互作用する．本症の患者は濾胞ヘルパー T 細胞と B 細胞の相互反応に障害があるため化膿性細菌の感染に非常にかかりやすくなる．

ウイルス virus：蛋白質の外殻に包まれた核酸ゲノムからなる病原体．ウイルスは独立した生活環を営むための代謝装置をもたないので，生細胞内でしか複製できない．

ウイルスインテグラーゼ阻害薬 viral integrase inhibitor：HIV のインテグラーゼの作用を阻害し，ウイルスが宿主細胞のゲノムに組み込まれないようにする薬剤．

ウイルス侵入阻害薬 viral entry inhibitor：HIV が宿主細胞に侵入するのを阻害する薬剤．

ウイルスセットポイント viral set point：ヒト免疫不全ウイルス感染で感染の急性期が過ぎた後に血液中で維持されている HIV ビリオンのレベル．

ウイルス中和抗体 virus-neutralizing antibody：ウイルスが細胞への感染を遂行するのを阻止する抗体．

ウイルスプロテアーゼ viral protease：ウイルス遺伝子の長いポリ蛋白質産物を個別の蛋白質に切断するヒト免疫不全ウイルスの酵素．

膿 pus：ある種の細胞外細菌の感染部位に典型的に認められる黄白色調の粘稠な液体で，死んだ好中球やその他の細胞からなる．

ウラシル DNA グリコシラーゼ uracil-DNA glycosylase (**UNG**)：DNA 修復過程でウラシル塩基を DNA から除去する酵素で，体細胞高頻度突然変異，クラススイッチ組換え，遺伝子変換の過程で働く．

衛生仮説 hygiene hypothesis：遍在的な環境中の微生物への曝露が減少することが 20 世紀中盤から後半にかけてアレルギー疾患患者の頻度が増加した原因であるとする，1989 年に最初に提唱された仮説．

エオタキシン eotaxin：好酸球に主に作用する CC ケモカインで，CCL11（エオタキシン 1），CCL24（エオタキシン 2），CCL26（エオタキシン 3）がある．

エオメソデルミン eomesodermin：ある種の NK 細胞，ILC，$CD8^+$ T 細胞の発生と機能に関係する転写因子．

液性 humoral：適応免疫における抗体または自然免疫における補体などの血液または体液中のエフェクター蛋白質のことをいう．

液性免疫 humoral immunity，**液性免疫応答** humoral immune response：（適応免疫においては）抗体や（自然免疫においては）補体のように血液中を循環している蛋白質による免疫．適応液性免疫は免疫処置をしていないレシピエントに特異的抗体を含む血清を輸注することで移入することができる．

液相 C3 転換酵素 fluid-phase C3 convertase：半減期の短い第二経路 C3 転換酵素 $C3(H_2O)Bb$ で，血漿中でわずかながらも常に産生されていて，補体の第二経路の活性化を開始させることができる．

壊死 necrosis：栄養素欠乏や物理的傷害，感染などの有害刺激に反応して起きる細胞死の過程．アポトーシスでは，細胞の生存シグナルの欠損の結果免疫細胞で起きるような内因性の死のプログラムを活性化する．

エスケープ変異体（回避変異体） escape mutant：もとの病原体に対する免疫応答を回避できるように変化した病原体の変異体．

エタネルセプト etanercept：TNF-α を中和する TNF レセプターの p75 サブユニットを含む Fc 融合蛋白質で，関節リウマチやその他の炎症性疾患の治療に使用される．

エピトープ epitope：抗体または抗原レセプターによって認識される抗原上の部位．T 細胞エピトープは MHC 分子に結合した短いペプチドである．B 細胞エピトープは抗原表面の特徴的な構造モチーフである．抗原決定部位とも呼ばれる．

エピトープ拡大 epitope spreading：自己抗原に対する反応が持続するに従い，もとの抗原以外のエピトープに対する反応が起きる結果その範囲が拡大すること．

エフェクター $CD4^+$ T 細胞 effector $CD4^+$ T cell：CD4 補助レセプター分子をもつ分化したエフェクター T 細胞のサブセットで，T_H1，T_H2，T_H17，T_{reg} 細胞を誘導する．

エフェクター T 細胞 effector T cell：細胞傷害や細胞の活性化などの免疫応答の機能を行使する T 細胞で，感染性微生物を人体から排除する．いくつかの異なるサブセットがあり，それぞれはある免疫応答で特異的な役割を果たす．

エフェクターカスパーゼ effector caspase：アポトーシスシグナルの結果として活性化され，アポトーシスに関連する細胞の変化を媒介する細胞内プロテアーゼ．

エフェクター機構 effector mechanism：病原体が破壊され人体から除去される過程．自然および適応免疫応答は病原体を排除するためにほとんど同じエフェクター機構を利用する．

エフェクターメモリーT細胞 effector memory T cell（T_{EM}）：血液と末梢組織の間を再循環し，非リンパ組織で抗原により再刺激を受けると速やかに成熟してエフェクターT細胞へ分化するように特殊化されているメモリー細胞．

エフェクターモジュール effector module：細胞性または液性免疫あるいは自然または適応免疫などのように，特定の種類の病原体を排除するため共同で作用する1組の免疫機構を指す．

エフェクターリンパ球 effector lymphocyte：抗原により最初の活性化を受けてナイーブリンパ球から分化した細胞．次いでこの細胞はさらに分化することなく体内から病原体を除去する．メモリー細胞はエフェクターリンパ球になるためにはさらに分化する必要があるので，この細胞はメモリー細胞とは明確に異なる．

エラーを起こしやすい損傷乗り越えDNAポリメラーゼ error-prone 'translesion' DNA polymerase：Polηのように，DNA修復中に鋳型にないヌクレオチドを取り込んだ塩基の傷害部分を新たに合成したDNA鎖にするように作用するDNAポリメラーゼ．

エリートコントローラー elite controller：HIVに感染しても長期間進展を認めない一部の集団で，抗レトロウイルス治療なしに臨床的に検出感度以下のウイルスしかもたない．

塩基除去修復 base-excision repair：突然変異を生じるDNA修復の一型で，B細胞の体細胞高頻度突然変異とクラススイッチに関与する．

炎症 inflammation：物理的な傷害や感染，局所の免疫応答などにより始まる体液や血漿蛋白質，白血球の局所的蓄積を指す一般的用語．

炎症細胞 inflammatory cell：炎症組織に侵入して炎症に関与するマクロファージや好中球，エフェクターT_H1細胞などの細胞．

炎症性ケモカイン inflammatory chemokine：感染や傷害に反応して産生されるケモカインで免疫細胞を炎症部位に集合させる．

炎症性単球 inflammatory monocyte：さまざまな炎症性サイトカインを産生する単球の活性型．

炎症性腸疾患 inflammatory bowel disease（IBD）：クローン病や大腸炎など免疫が関与する腸管における炎症状態を指す一般的名称．

炎症性メディエーター inflammatory mediator：免疫細胞によって産生されるサイトカインのような化学物質で標的細胞に作用して微生物に対する防御を促す．

炎症反応 inflammatory response：炎症の項を参照．

炎症誘導物質 inflammatory inducer：細菌のリポ多糖や細胞外ATP，尿酸血症などの微生物の侵入や細胞傷害の存在を示す化学物質．

大型プレB細胞 large pre-B cell：B細胞発生の段階においてプロB細胞のすぐ後にくるB細胞．プレBCRを発現し，数回細胞分裂をする．

オートクライン autocrine：サイトカインやその他の生物活性物質がその産生細胞に作用すること．

オートファゴソーム autophagosome：細胞質内の物質を取り込みライソソームと融合するマクロオートファジーという過程で働く二重膜構造．

オートファジー autophagy：自己の細胞内小器官や蛋白質をライソソームで消化分解すること．細胞質内の蛋白質を処理してMHCクラスII分子へ提示する一つの経路と考えられる．

オプソニン化 opsonization：抗体および（または）補体によって病原体表面を覆い貪食細胞によってより貪食しやすくすること．

オーメン症候群 Omenn syndrome：*RAG*遺伝子のいずれか一方の欠損によって起こる重症免疫不全疾患．患者は機能的なRAG蛋白質を少量しか作れないため，V(D)J再編成がほとんど起きない．

オリゴアデニル酸合成酵素 oligoadenylate synthetase：インターフェロンによる細胞の刺激に反応して産生される酵素．通常とは違うヌクレオチドポリマーを合成し，それがウイルスRNAを分解するリボヌクレアーゼを活性化する．

外因性発熱物質 exogenous pyrogen：細菌のリポ多糖（LPS）のように発熱を誘導できる体外から由来する物質．内因性発熱物質の項を比較参照．

外毒素 exotoxin：細菌から産生され分泌される蛋白質毒素．

潰瘍性大腸炎 ulcerative colitis：二つの代表的な炎症性腸疾患の一つで腸内常在細菌叢に対する過剰な免疫応答が原因と考えられている．クローン病の項も参照．

核片貪食マクロファージ tingible body macrophage：適応免疫応答の最中に胚中心で大量に生成するアポトーシスを起こしたB細胞を貪食した貪食細胞．

隔離小胞 phagophore，**隔離膜** isolation membrane：三日月形をした細胞質内にある二重膜構造．

カスパーゼ caspase：システインプロテアーゼのファミリーで，アスパラギン酸残基の部位で蛋白質を切断する．アポトーシスとサイトカインプロポリペプチドのプロセシングで重要な役割を担う．

カスパーゼ8 caspase 8：アポトーシスを活性化するさまざまなレセプターによって活性化されるイニシエーターカスパーゼ．

カスパーゼ11 caspase 11：ヒトカスパーゼ4および5と相同性のあるカスパーゼ．この発現はTLRシグナルによって誘導される．細胞内LPSは直接これを活性化しピロトーシスを起こす．

カスパーゼリクルートドメイン caspase recruitment domain（CARD）：ある種のレセプターの尾部にある蛋白質ドメインで，カスパーゼなどを含む別のCARDドメインを有する蛋白質と二量体を形成することができ，その結果蛋白質をシグナル伝達経路に動員する．

家族性寒冷自己炎症性症候群 familial cold autoinflammatory syndrome（FCAS）：NOD様レセプターファミリーおよびインフラマソームの構成分子であるNLRP3をコードする*NLRP3*遺伝子の変異により起こる発作性自己炎症性疾患．症状は寒冷曝露によって誘発される．

家族性血球貪食性リンパ組織球症 familial hemophagocytic lymphohistiocytosis（FHL）：細胞傷害性顆粒の形成または放出に関与する数種の

蛋白質のうちの一つの遺伝的欠損により起こる，進行性でときに致死的な炎症性疾患群．多数の多クローン性のCD8⁺T細胞がリンパ組織や他の器官に集積し，これに活性化マクロファージが赤血球や白血球などの血球を貪食する像が認められる．

家族性地中海熱 familial Mediterranean fever（FMF）：常染色体劣性遺伝の自己炎症性疾患．ピリン蛋白質をコードする MEFV 遺伝子の変異によって起こる．ピリンは顆粒球および単球に発現する．本症の患者はピリンの傷害のためインフラマソームが自発的に活性化すると考えられている．

活性化 STAT 阻害蛋白質 protein inhibitor of activated STAT（PIAS）：STATファミリーの転写因子を抑制する蛋白質の小ファミリー．

活性化 T 細胞内核因子 nuclear factor of activated T cell（NFAT）：リンパ球の抗原レセプターシグナル伝達に続いて起こる細胞質でのカルシウム濃度の上昇で活性化される転写因子ファミリー．

活性化誘導細胞死 activation-induced death：自己反応性T細胞が胸腺での成熟を完了して末梢に遊走しようとする場合にそのT細胞に細胞死を誘導する過程．

活性化誘導シチジンデアミナーゼ activation-induced cytidine deaminase（AID）：体細胞高頻度突然変異とアイソタイプスイッチを開始させる酵素で，免疫グロブリン遺伝子の可変部またはスイッチ領域のDNAのシトシンを直接脱アミノ化する．AID欠損症の患者ではその両者の活性が失われてしまうため，高IgM症候群と親和性成熟の消失が起こる．

活性化レセプター activating receptor：刺激によって細胞傷害活性の活性化を起こさせるNK細胞のレセプター．

活性酸素種 reactive oxygen species（ROS）：スーパーオキシドアニオン（O_2^-）および過酸化水素（H_2O_2）．微生物を貪食後に好中球やマクロファージなどの貪食細胞により産生され，貪食した微生物の殺傷を補助する．

κ 鎖：2種類ある免疫グロブリンの軽鎖のクラスまたはアイソタイプのうちの一つ．

カテプシン cathepsin：プロテアーゼのファミリーで，活性中心にシステインをもち，小胞に取り込まれた抗原を処理する際に働く．

カテリシジン cathelicidin：抗菌ペプチドのファミリーで，ヒトでは1種類存在する．

カテリン cathelin：カテプシンLインヒビター．

化膿性細菌 pus-forming bacteria, pyogenic bacteria：感染部位に膿形成を起こす莢膜保有細菌．

化膿性無菌性関節炎・壊疽性膿皮症・アクネ（PAPA）症候群 pyogenic arthritis, pyoderma gangrenosum, and acne：ピリンと相互作用する蛋白質の変異により起こる自己炎症症候群．

可変的リンパ球レセプター variable lymphocyte receptor（VLR）：ヤツメウナギのリンパ球様細胞に発現している非免疫グロブリンLRR含有可変的レセプターおよび分泌蛋白質．体細胞遺伝子再編成の過程で生成される．

可変部 variable region（V 領域 V region）：構成ポリペプチド鎖のN末端ドメインを形成する免疫グロブリンまたはTCRの領域．この領域はこの分子の中で最も多様性のある部分で抗原結合部位を含んでいる．

可変免疫グロブリンドメイン（可変部ドメイン） variable Ig domain：免疫グロブリンおよびTCRのポリペプチド鎖のN末端蛋白質ドメインで，最も多様性に富む部分．

顆粒球 granulocyte：分葉核と細胞質内顆粒を有する白血球．好中球，好酸球，好塩基球からなる．多形核白血球とも呼ばれる．

顆粒球マクロファージコロニー刺激因子 granulocyte-macrophage colony stimulating factor（GM-CSF）：樹状細胞や単球，組織マクロファージ，顆粒球を含む骨髄系細胞の増殖分化に関与するサイトカイン．

カルジオリピン cardiolipin：多くの細菌やミトコンドリア内膜に存在する脂質で，ある種のヒトγδ型T細胞に認識される．

カルシニューリン calcineurin：細胞質のセリン/スレオニンホスファターゼでTCRのシグナル伝達に重要な役割を担う．免疫抑制薬シクロスポリンAとタクロリムスはカルシニューリンを不活性化することでT細胞応答を抑制する．

カルネキシン calnexin：小胞体内のシャペロン蛋白質で，一部が折りたたまれた免疫グロブリンスーパーファミリーの蛋白質に結合して折りたたみが完成するまでその蛋白質を小胞体内に留める．

カルプロテクチン calprotectin：抗菌ペプチドS100A8とS100A9とのヘテロ二量体で，亜鉛とマンガンをキレートすることで微生物から隔離する．好中球はこれを大量に産生するが，マクロファージと上皮細胞の産生はそれより少ない．

カルボキシペプチダーゼ N carboxypeptidase N（CPN）：C3aとC5aを不活性化するメタロプロテアーゼ．CPN欠損により再発性の血管浮腫が起きる．

カルモジュリン calmodulin：Ca^{2+}と結合することで活性化され，広範囲の酵素に結合してその活性を制御するカルシウム結合蛋白質．

カルレチクリン calreticulin：小胞体内のシャペロン蛋白質．ERp57とタパシンと結合してペプチド負荷複合体を形成し，新たに合成されたMHCクラスIにペプチドを負荷する．

加齢黄斑変性 age-related macular degeneration：高齢者の失明の主因で，H因子遺伝子のある種の一塩基多型（SNP）が関与している．

感作 sensitization：アレルゲンに初めて曝露された感受性のある個体によって起こる急性の適応免疫応答．その中の一部では以後に同じアレルゲンに曝露されるとアレルギー反応を起こす．

感作された sensitized：アレルギーで環境中の抗原に初めて遭遇した際IgE応答をしてIgE産生メモリーB細胞がある個体を指す．以後にアレルゲンに曝露されるとアレルギー反応を起こす．

カンジダ感染と外胚葉形成異常を伴う自己免疫性多腺性内分泌不全症 autoimmune polyendocrinopathy-candidiasis-ectodermal dystrophy（APECED）：胸腺内での負の選択障害のため自己抗原に対する寛容が失われることが特徴の疾患．多くの自己抗原を胸腺髄質上皮細胞上に発現させる調節性転写因子をコードする AIRE 遺伝子の欠損が原因．多腺性自己免疫症候群 I 型とも呼ばれる．

環状グアノシン一リン酸–アデノシン一リン酸 cyclic guanosine monophosphate-adenosine monophosphate（cyclic GMP-AMP, cGAMP）：環状ジヌクレオチドの項を参照．

環状グアノシン一リン酸–アデノシン一リン酸合成酵素 cyclic GAMP

synthase（cGAS）：二本鎖 DNA で活性化され環状グアノシン一リン酸を合成する細胞質内の酵素．環状ジヌクレオチドの項を参照．

環状ジヌクレオチド cyclic dinucleotide（**CDN**）：グアノシン一リン酸またはアデノシン一リン酸の環状二量体．さまざまな細菌がセカンドメッセンジャーとして産生し，宿主の STING により検出される．

間接的アロ認識 indirect allorecognition：レシピエントの抗原提示細胞によりアロ蛋白質が取り込まれ自己の MHC 分子によって T 細胞へ提示されることで組織移植片が認識されること．

関節リウマチ rheumatoid arthritis（**RA**）：自己免疫応答が原因と考えられている頻度の多い炎症性関節疾患．

乾癬 psoriasis：T 細胞によって起こると考えられている慢性自己免疫疾患で，皮膚を始め爪や関節（乾癬性関節症）に症状が認められる．

乾癬性関節症 psoriatic arthropathy：乾癬の項を参照．

完全フロイントアジュバント Freund's complete adjuvant：ミコバクテリアの死菌を含む油脂と水の乳化物で，実験的抗原に対する免疫応答を高めるために使用される．

肝胆道経路 hepatobiliary route：粘膜で産生された二量体 IgA は，粘膜固有層で門脈に入り肝臓に運ばれトランスサイトーシスで胆管に達する．この経路はヒトでの重要性は高くない．

γ-グルタミルジアミノピメリン酸 γ-glutamyl diaminopimelic acid（**iE-DAP**）：グラム陰性細菌のペプチドグリカンの分解産物．NOD1 によって感知される．

γδ型 T 細胞 γ:δ T cell：T 細胞のサブセットで，抗原認識鎖として γ 鎖と δ 鎖のヘテロ二量体からなる TCR をもつ．

γδ型 T 細胞レセプター γ:δ T-cell receptor：T 細胞のあるサブセットがもつ抗原レセプターで，αβ 型 TCR とは明確に異なる．γ および δ 鎖からなり，遺伝子再編成をする遺伝子群から作られる．

がん免疫編集 cancer immunoediting：がんが進行していくときに起きる過程で，がんが生存と免疫応答から回避するのに有利な変異を獲得すると，こうした変異をもつがん細胞が選択されて生存増殖する．

寛容 tolerance：抗原に対する応答不全．自己抗原に対する寛容は免疫システムの本質的特徴であり，寛容が失われると免疫系は自己の組織を破壊し自己免疫疾患が発症する．

寛容原性のある tolerogenic：寛容を誘導する抗原または抗原曝露の種類を指す．

寛容のある tolerant：免疫寛容が成り立っている状態を指す．この場合その個体は特定の抗原に対して応答しない．

偽遺伝子 pseudogene：機能的蛋白質をコードできなくなっているがゲノム中に維持され通常転写され続けていることもある遺伝子部分．

気管関連リンパ組織 bronchus-associated lymphoid tissue（**BALT**）：ある動物種の気管でみられる組織化されたリンパ組織．ヒトの成人では気道に組織化されたリンパ組織は通常存在しないが，幼小児では認められることがある．

寄生虫 parasite：生存する宿主から物質を得る有機体．免疫学では蠕虫と原虫を指し，寄生虫学の対象である．

季節性アレルギー性鼻結膜炎 seasonal allergic rhinoconjunctivitis：IgE によるアレルギー性鼻炎および結膜炎で，特異的季節性のある抗原に曝露されて起きる．例として雑草の花粉などがある．通常花粉症と呼ばれる．

気道過敏性 airway hyperreactivity，**気道反応亢進性** airway hyperresponsiveness：気道が免疫学的刺激（アレルゲン）および冷気や煤煙，香料などの非免疫学的刺激の両方に病的感受性を示す状態．この状態は通常気管支喘息で存在する．

気道組織リモデリング airway tissue remodeling：平滑筋層と粘液腺の過形成と肥大により気管支喘息で起こる気道壁の肥厚で，終末像になると線維化を起こす．しばしば肺機能の不可逆的な低下を起こす．

偽二量体ペプチド・MHC 複合体 pseudo-dimeric peptide:MHC complex：一つの抗原ペプチド・MHC 分子と一つの自己ペプチド・MHC を含む抗原提示細胞上にある仮説的な複合体で，以前から T 細胞活性化を始めると提唱されている．

キニン系 kinin system：組織傷害によって誘発され血管作動ペプチドであるブラジキニンを含む数種の炎症性メディエーターを産生する血漿蛋白質の酵素カスケード．

キヌレニン代謝物 kynurenine metabolite：インドールアミン 2,3-ジオキシゲナーゼ（IDO）またはトリプトファン 2,3-ジオキシゲナーゼ（TDO）という免疫細胞や肝臓で発現する酵素の作用でトリプトファンから作られる多様な化合物．

キメラ抗原レセプター chimeric antigen receptor（**CAR**）：細胞外の抗原特異的レセプター（例：一本鎖抗体）と T 細胞に発現して活性化と補助刺激能をもつシグナルドメインを細胞工学的に融合した蛋白質．がんの免疫治療に使われる．

逆位による再編成 rearrangement by inversion：V(D)J 再編成において，逆向きになっている RSS 配列をもつ遺伝子断片の再編成．

逆転写酵素 reverse transcriptase：ウイルスの生活環の中で自身のゲノム RNA を DNA に転写するレトロウイルス中にあるウイルス RNA 依存性 DNA ポリメラーゼ．

逆輸送複合体 retrotranslocation complex：小胞体の蛋白質を細胞質へ戻すこと．

キャッピング capping：核内で RNA 転写産物の最初のヌクレオチドの 5' リン酸に修飾されたプリン 7-メチルグアノシンが付加される過程．

急性期 acute phase：HIV 感染の場合，罹患直後の時期を指す．インフルエンザ様の症状と血中の大量のウイルス，循環 $CD4^+$ T 細胞数の減少が特徴である．

急性期蛋白質 acute-phase protein：感染の存在（急性期反応）で産生が増加する自然免疫機能を有する蛋白質．血液中を循環し感染に対する早期の宿主防御にかかわる．マンノース結合レクチンなどがこれにあたる．

急性期反応 acute-phase response：感染早期における血液中に存在する蛋白質の変化．急性期蛋白質の産生を含め，その多くは肝臓で産生される．

急性拒絶 acute rejection：遺伝的に関連のないドナーからの組織や臓器移植片の拒絶で，免疫抑制療法により予防しなければ移植後 10〜13 日以内に起きる．

急速拒絶 accelerated rejection：最初の移植片の拒絶後次の移植片がより速やかに拒絶されること．この現象は移植片拒絶が適応免疫応答に

よることを示す証拠の一つであった．

急速減感作 acute desensitization：例えばインスリンやペニシリンなどの必須薬剤にアレルギーをもつヒトがいる場合，一時的な寛容を急速に誘導するための免疫治療法の一つ．急性減感作とも呼ばれる．適切に実施されれば，アナフィラキシーを軽度から中等度に和らげられる．

凝固系 coagulation system：血管が傷害を受けたときに血液凝固を誘発する血液中のプロテアーゼとその他の蛋白質の集合体．

共生 symbiotic：両者に利益がもたらされる，二つの特に多様な生物間の関係．

胸腺 thymus：T細胞が発生する中枢リンパ器官で，胸部上方中央，胸骨のちょうど後面に位置する．

胸腺依存性抗原 thymus-dependent antigen（**TD抗原**）：T細胞をもつ個体しか免疫応答を誘発できない抗原．

胸腺原基 thymic anlage：胚発生時に胸腺ストローマが発生する組織．

胸腺細胞 thymocyte：胸腺中に存在する発生中のT細胞．大部分は機能的に成熟しておらず，生体防御のT細胞の応答をできない．

胸腺ストローマ thymic stroma：T細胞発生に不可欠な微小環境を形成する胸腺の上皮細胞と結合組織．

胸腺ストローマ由来リンホポエチン thymic stromal lymphopoietin（**TSLP**）：胸腺ストローマ由来のリンホポエチン．胎児肝臓でのB細胞発生促進に関与すると考えられているサイトカイン．蠕虫類感染に反応して粘膜上皮細胞からも産生される．マクロファージやILC2，T_H2細胞への作用を通じて2型応答を促進する．

胸腺切除 thymectomy：胸腺を外科的に切除すること．

胸腺内樹状細胞 intrathymic dendritic cell：樹状細胞の項を参照．

胸腺白血病（TL）抗原 thymus leukemia antigen：腸管上皮細胞に発現している非古典的MHCクラスIb分子とCD8$\alpha\alpha$に対するリガンド．

胸腺非依存性抗原 thymus-independent antigen（**TI**）：T細胞の関与なしに抗体産生を誘発できる抗原．これにはTI-1とTI-2の2種類あり，TI-1抗原は内因性のB細胞活性化能を有し，TI-2抗原はBCRを架橋する複数の同一エピトープを有している．

胸腺皮質 thymic cortex：胸腺小葉の外側部．ここで胸腺前駆細胞（胸腺細胞）の増殖，TCR遺伝子の再編成，胸腺での選択，特に正の選択が皮質上皮細胞で起きる．

胸腺プロテアソーム thymoproteasome：$\beta 5i$（LMP7）の代わりにほかとは異なるサブユニット$\beta 5t$を構成要素としてもち，触媒空間の$\beta 1i$および$\beta 2i$と会合している特殊なプロテアソーム．

強直性脊椎炎 ankylosing spondylitis：脊椎の癒合を起こす炎症性疾患でHLA-B27と強い相関がある．

共通γ鎖 common γ chain（γ_c）：サイトカインレセプターのサブグループに共通な膜貫通ポリペプチド鎖（CD132）．

共通骨髄系前駆細胞 common myeloid progenitor（**CMP**）：免疫系の骨髄系細胞，すなわち自然免疫系のマクロファージ，顆粒球，マスト細胞，樹状細胞を産生できる幹細胞．この幹細胞は巨核球と赤血球も産生できる．

共通粘膜免疫系 common mucosal immune system：粘膜免疫系という名称は概して，粘膜系のある場所で感作されたリンパ球は粘膜系の別の場所にエフェクター細胞として再循環できるという事実を表している．

共通β鎖 common β chain：サイトカインのIL-3，IL-5，GM-CSFに共通なサブユニットである膜貫通ポリペプチド（CD131）．

共通リンパ系前駆細胞 common lymphoid progenitor（**CLP**）：自然免疫リンパ球（ILC）を除くすべての種類のリンパ球を産生できる幹細胞．

莢膜多糖体 capsular polysaccharide：莢膜保有細菌の項を参照．

莢膜保有細菌 capsulated bacteria：周囲を多糖体の莢膜で囲まれている細菌．この多糖体は貪食細胞に抵抗性があるため，感染部位で膿が形成される．化膿菌とも呼ばれる．

共優性 codominant：ある遺伝子の二つの対立遺伝子がヘテロ接合体内でほぼ等しい量発現する状態を指す用語．高度に多型のあるMHC遺伝子を含めほとんどの遺伝子はこの性質がある．

キラー細胞免疫グロブリン様レセプター killer cell immunoglobulin-like receptor（**KIR**）：NK細胞上にあるレセプターの大きなファミリー．このレセプターを介して細胞傷害活性が制御される．このファミリーには活性化と抑制性の二つのレセプターがある．

キラー細胞レクチン様レセプター killer cell lectin-like receptor（**KLR**）：NK細胞上にあるレセプターの大きなファミリー．このレセプターを介して細胞傷害活性が制御される．このファミリーには活性化と抑制性の二つのレセプターがある．

グアニンヌクレオチド交換因子 guanine-nucleotide exchange factor（**GEF**）：結合したGDPをG蛋白質から除去する蛋白質．これによってG蛋白質にGTPが結合して活性化できるようになる．

空置大腸炎 diversion colitis：通常の便の流れを外科的に変更した後に微生物叢に由来する短鎖脂肪酸の消失に起因する代謝障害によって起こる腸管細胞の炎症と壊死．

グッドパスチャー症候群 Goodpasture's syndrome：IV型コラーゲン（基底膜に存在する）に対する自己抗体が産生される自己免疫疾患で，腎臓と肺に広範な炎症を起こす．

クッパー細胞 Kupffer cell：肝臓の類洞に並ぶ貪食細胞．血液から残渣や死細胞を除去するが，免疫応答を起こすことは確認されていない．

組合せによる多様性 combinatorial diversity：遺伝情報の別個の単位を組み合わせて生み出される抗原レセプター中の多様性で，二つのタイプがある．一つはレセプター遺伝子断片が多数の異なる組合せを作ることで生み出されるレセプター鎖の多様性であり，もう一つは二つの異なるレセプター鎖（免疫グロブリンでは重鎖と軽鎖で，TCRではαとβまたはγとδ）を組み合わせて抗原認識部位を作るやり方である．

組換えシグナル配列 recombination signal sequence（**RSS**）：RAG-1・RAG-2組換え酵素によって認識されるV，D，J遺伝子断片の一方または両方の末端のDNA配列．これらの配列は12または23個の塩基対により隔てられ保存されたヘプタマー（七量体）およびノナマー（九量体）の配列からなる．

クラス class：抗体のクラスはその重鎖のタイプによって定義される．IgA，IgD，IgM，IgG，IgEの5種類の抗体のクラスがあり，それぞれ重

鎖のα鎖，δ鎖，μ鎖，γ鎖，ε鎖をもつ．IgGのクラスには数種のサブクラスがある．アイソタイプの項と比較参照．

クラスⅡ分子関連インバリアント鎖ペプチド class Ⅱ-associated invariant chain peptide (**CLIP**)：プロテアーゼによって切断されたインバリアント鎖由来のさまざまな長さのペプチド．このペプチドはHLA-DM蛋白質によって除去されるまでMHCクラスⅡ分子と不安定な形で会合したまま残る．

クラススイッチ class switching, **クラススイッチ組換え** class switch recombination：活性化B細胞における体細胞遺伝子組換えの過程で，一つの重鎖定常部を異なるアイソタイプの定常部に置換すること．IgMからIgGやIgA，IgEが産生される．この過程は抗体のエフェクター機能に影響するが，抗原特異性には影響しない．アイソタイプスイッチとも呼ばれる．体細胞高頻度突然変異の項と比較参照．

グラム陰性細菌 Gram-negative bacteria：アルコール洗浄後クリスタルバイオレット色素が，ペプチドグリカン層が薄いために残らない細菌．

グラム陰性細菌結合蛋白質 Gram-negative binding protein (**GNBP**)：ショウジョウバエの免疫防御のToll経路において病原体認識蛋白質として作用する蛋白質．

グリコシルホスファチジルイノシトール尾部 glycosylphosphatidylinositol (**GPI**) tail：宿主の膜に膜貫通蛋白質ドメインを必要とせずに宿主の細胞膜に蛋白質を付着できるようにする糖脂質を用いた蛋白質の修飾．

グリシェリ症候群 Griscelli syndrome：ライソソームの分泌経路が障害される遺伝性免疫不全疾患．細胞内で小胞の動きを制御する低分子量GTPaseであるRAB27aの変異が原因．

クリプトジン cryptdin：小腸のパネート細胞によって産生されるαディフェンシン（抗菌ペプチド）．

クリプトパッチ cryptopatch：腸管壁でリンパ組織が集簇した部位で，隔離したリンパ濾胞を生み出すと考えられている．

グループ1自然免疫リンパ球 group 1 ILC (**ILC1**)：ILC1の項を参照．

グレーブス病 Graves' disease：甲状腺刺激ホルモンレセプターに対する抗体により甲状腺ホルモンの過剰産生が起こり甲状腺機能亢進症となる自己免疫性疾患．

クロスプライミング cross-priming：樹状細胞によるCD8$^+$T細胞の活性化では，MHCクラスⅠ分子により提示される抗原ペプチドは樹状細胞内で直接産生されるのではなく，細胞外蛋白質に由来する（クロスプレゼンテーション）．直接提示の項を比較参照．

クロスプレゼンテーション cross-presentation：樹状細胞によって取り込まれた細胞外蛋白質からMHCクラスⅠ分子により提示されるペプチドが作られる過程．これにより細胞外から供給される抗原でもMHCクラスⅠ分子により提示されCD8$^+$T細胞を活性化しうる．

クローン clone：同一の前駆細胞に由来する細胞集団．

クローン型 clonotype：クローンの構成細胞に特有の性質を述べたもので，例えばある特定のクローン細胞すべては同一の抗原レセプターをもつので，リンパ球集団中の抗原レセプターの分布をクローン型という．

クローン消失 clonal deletion：適応免疫のクローン選択説によれば，自己に対する免疫寛容は自己抗原と結合する未熟リンパ球の除去，すなわちクローン消失により獲得される．クローン消失は，中枢性免疫寛容の主な機構であるが，末梢性免疫寛容でも起こりうる．

クローン選択説 clonal selection theory：適応免疫の中心的パラダイム．この説によれば適応免疫応答は自己寛容となっている個々の抗原特異的リンパ球から生み出される．抗原特異的リンパ球は抗原に反応して抗原特異的エフェクター細胞へ分化し，原因となった病原体を排除する一方でメモリー細胞へ分化し，免疫を維持する．この初期理論はニルス・イェルネとデビッド・タルメージによって作られ，マクファーレン・バーネットによって体系化された．

クローン増殖 clonal expansion：抗原刺激に反応して抗原特異的リンパ球が増殖すること．エフェクター細胞への分化に先立って起きる．適応免疫に必須な段階で，数の少ないまれな抗原特異的細胞もこの過程により原因となった病原体を効果的に排除できるまでに増加する．

クローン病 Crohn's disease：腸管の常在細菌叢に対する異常な過剰反応のため起こる慢性炎症性腸疾患．

経口免疫寛容 oral tolerance：事前に経口的にある抗原を投与することで，それと同じ抗原に特異的に全身の免疫応答を抑制すること．

軽鎖 light chain, **L鎖** L chain：免疫グロブリン分子を構成する2種類のポリペプチドのうち小さい方．一つのVドメインと一つのCドメインからなり，ジスルフィド結合で重鎖と結合する．二つのクラスすなわちアイソタイプがあり，κとλと呼ばれ，それぞれ別個の遺伝子座から作られる．

軽鎖可変部 light-chain variable region (V_L)：免疫グロブリンの軽鎖のV領域を指す．

形質芽細胞 plasmablast：すでに形質細胞のなんらかの特徴を示しているリンパ節内のB細胞．

形質細胞 plasma cell：活性化B細胞の分化最終形．形質細胞は主な抗体分泌細胞であり，リンパ節の髄腔や脾臓赤脾髄，骨髄にみられる．

形質細胞様樹状細胞 plasmacytoid dendritic cell (**pDC**)：貪食細胞およびToll様レセプターなどを介する貪食細胞の産生物による活性化により大量のインターフェロンを分泌する明確に異なる細胞系列．

血管外移動 extravasation：細胞や体液が血管内から周囲組織へ移動すること．

血管外遊出 diapedesis：細胞，特に白血球が血液から血管壁を越えて組織中に出ていくこと．

欠陥リボソーム産物 defective ribosomal product (**DRiP**)：不適切にスプライシングされたmRNA中にあるイントロンから翻訳されてできたペプチド，すなわちフレームシフトの結果できた翻訳産物や正常な折りたたみ構造ではない蛋白質．これらはユビキチンを付加されプロテアソームで速やかに分解される．

血球貪食性リンパ組織球症 hemophagocytic lymphohistiocytic syndrome (**HLH**)：マクロファージの活性化と関連してCD8$^+$T細胞が無秩序に増殖する病態．活性化マクロファージは赤血球や白血球を含む血球を貪食する．

結合断片 joining segment, **J遺伝子断片** J gene segment：免疫グロブリンのJ領域およびTCR可変部をコードする短いDNA配列．再編成した軽鎖，TCRα，TCRγ遺伝子ではJ遺伝子断片はV遺伝子断片に結合する．再編成した重鎖，TCRβ，TCRδ遺伝子座ではJ遺伝子断片はD遺伝子断片に結合する．

結合部多様性 junctional diversity：VおよびD，J遺伝子断片を結合する過程で作られる，抗原特異的レセプターに存在する配列の多様性．非鋳型ヌクレオチドを遺伝子断片間の結合部に結合して挿入するのが不正確なため多様性が生まれる．

血小板活性化因子 platelet-activating factor（**PAF**）：血液凝固カスケードおよび他の数種の自然免疫系の構成分子を活性化する脂質メディエーター．

血清型 serotype：細菌その他の病原体の株を同種の別の株と特異的抗体によって区別できる場合，その株に対して使われる名称．

血清病 serum sickness：通常自快する免疫学的過敏反応で，もともと治療目的で大量の異種血清を注射した際の反応でみられたが，現在では通常ペニシリンなどの薬物を注射した際に起こる．抗原とそれに対して産生された抗体が結合した複合体が形成され，組織，特に腎臓に沈着することが原因である．

ケモカイン chemokine：細胞，特に貪食細胞とリンパ球の遊走と活性化を刺激する化学誘引性のある小蛋白質．ケモカインは炎症反応で中心的役割を担う．個別のケモカインについては付録Ⅳに掲載している．

原発性免疫不全症 primary immunodeficiency：遺伝子異常によって起こる免疫機能の欠損．

高IgE症候群 hyper IgE syndrome（**HIES**）：ヨブ症候群とも呼ばれる．反復する皮膚および呼吸器感染症と血清中のIgE値の上昇が特徴．

高IgM症候群 hyper IgM syndrome：IgMの過剰産生やその他の症状がみられる遺伝病．CD40リガンドなどのクラススイッチにかかわる蛋白質やAIDなどの遺伝子障害による．活性化誘導シチジンデアミナーゼ，CD40リガンド欠損症の項を参照．

高IgM症候群2型免疫不全症 hyper IgM type 2 immunodeficiercy：活性化誘導シチジンデアミナーゼの項を参照．

広域中和抗体 broadly neutralizing antibody：複数の株のウイルス感染を阻止できる抗体．HIVについてはウイルスがCD4やケモカイン補助レセプターに結合するのを阻止する．

好塩基球 basophil：塩基性色素に染色される顆粒を有する白血球の一種．マスト細胞と類似の機能をもつと考えられている．

向炎症性 pro-inflammatory：炎症を誘発する傾向性．

口蓋扁桃 palatine tonsil：咽頭の両側に位置する1対の塊状の構造化された末梢リンパ組織で，適応免疫応答が起こる場であり粘膜免疫系の一部である．

交感性眼炎 sympathetic ophthalmia：一方の眼傷害後にもう一方の眼に起こる自己免疫応答．

後期プロB細胞 late pro-B cell：V_H断片がDJ_H断片と結合する発生段階にあたるB細胞．

抗菌酵素 antimicrobial enzyme：その作用によって微生物を殺傷する酵素．例として細菌の細胞壁を消化するリゾチームがある．

抗菌ペプチド antimicrobial peptide，**抗菌蛋白質** antimicrobial protein：多種類の微生物を主に細胞膜を破壊することによって非特異的に殺傷する，上皮細胞や貪食細胞から分泌される両親媒性ペプチドまたは蛋白質．ヒトの抗菌ペプチドとしてはディフェンシンやカテリシジン，ヒスタチン，RegⅢγがある．

抗血清 antiserum：免疫処置に使用した抗原に対する抗体をもつ個体から得た凝固血液の液性成分．抗血清には抗原と結合する異なる抗体が含まれており，それぞれ構造や抗原のエピトープ，交叉反応性も異なる．こうした不均一性のため抗血清の個別性が生じる．

抗原 antigen：抗体に特異的に結合できる任意の分子やTCRにより認識されるペプチドフラグメント．

抗原結合部位 antigen-binding site：抗原と物理的接触をする抗体の各腕の先端部．

抗原決定基 antigenic determinant：特定の抗体または抗原レセプターの抗原結合部位に結合する抗原分子の部分．

抗原原罪 original antigenic sin：ヒトがあるウイルス株に最初に抗体反応すると，その後に関連ウイルスに感染したときに，より高い免疫原性のあるエピトープがあったとしても，最初に遭遇したウイルス株と共有されているエピトープに対する抗体を産生してしまう傾向のこと．

抗原シフト antigenic shift：別のインフルエンザウイルス（しばしば動物由来）のゲノムの分節の再集合によって起こるインフルエンザウイルスの表面抗原の大幅な変化．

抗原処理 antigen processing：外来蛋白質を細胞内でペプチドに分解し，MHC分子に結合してT細胞に提示できるようにすること．すべての抗原はMHC分子により提示される前にペプチドまで分解されなければならない．

抗原処理関連トランスポーター1，2 transporters associated with antigen processing–1 and –2（**TAP1, TAP2**）：TAP1，TAP2の項を参照．

抗原提示 antigen presentation：MHC分子に結合したペプチドフラグメントの形で抗原を細胞表面に提示すること．T細胞はこうして提示された抗原を認識する．

抗原提示細胞 antigen-presenting cell（**APC**）：抗原を処理し，そのペプチドフラグメントをナイーブT細胞の活性化に必要な補助刺激分子とともに細胞表面に提示する能力をもつ高度に特殊化した細胞のこと．ナイーブT細胞に対する主要な抗原提示細胞は，樹状細胞，マクロファージ，B細胞である．

抗原ドリフト antigenic drift：インフルエンザウイルスが年ごとにその遺伝子がわずかに変異する過程．ウイルス遺伝子の点突然変異がウイルス表面抗原の構造にわずかな違いをもたらす．

抗原変異 antigen variation：ある種の病原体（アフリカトリパノソーマなど）で世代ごとに起こる表面抗原の変化．この変異により以前の抗体から回避できるようになる．

抗原レセプター antigen receptor：リンパ球が抗原を認識するための細胞表面のレセプター．各個別のリンパ球は単一の抗原特異性を示すレセプターを有している．

抗原レセプター様無顎類対合レセプター agnathan paired receptors resembling Ag receptor（**APAR**）：ヌタウナギとヤツメウナギに存在する免疫グロブリンドメインを含む多重遺伝子ファミリー．哺乳類の抗原レセプターの太古の祖先に相当すると考えられている．

交叉適合性試験 cross-matching：血液型および組織適合性を調べるために使われる検査で，ドナーとレシピエントが互いの細胞に対する抗体を

有していると輸血や移植に障害があるため，その有無を決定する．

好酸球 eosinophil：エオジンで染色される顆粒を含む白血球の一種．主に寄生虫感染症に対する防御に重要と考えられているが，臨床的にはアレルギー反応のエフェクター細胞として重要性がある．

好酸球増多症 eosinophilia：異常に多数の好酸球が血中に存在する状態．

恒常性ケモカイン homeostatic chemokine：免疫細胞をリンパ組織へ向かわせるために定常状態で産生されているケモカイン．

構造依存性エピトープ conformational epitope, **非連続性エピトープ** discontinuous epitope：蛋白質の折りたたみによって一つにまとめ上げられる蛋白質の配列にあるいくつかの離れた領域から形成される蛋白質抗原の構造（エピトープ）．構造依存性エピトープと結合する抗体は折りたたまれたそのままの蛋白質としか結合しない．

抗体 antibody：特異的に特定の物質（抗原）と結合する蛋白質．各抗体分子には抗体が特異的に対応する抗原に結合できるようにする固有の構造があるが，すべての抗体には共通の全体的構造があり，免疫グロブリンと総称される．抗体は感染や免疫処置に反応して分化したB細胞（形質細胞）によって産生され，病原体を中和したり，貪食細胞に貪食破壊されるようにしたりする．

抗体依存性酵素プロドラッグ療法 antibody-directed enzyme/pro-drug therapy (ADEPT)：抗体に無毒なプロドラッグを代謝して細胞毒性を発揮させる酵素を連結した抗体を用いた治療．

抗体依存性細胞性細胞傷害 antibody-dependent cell-mediated cytotoxicity (ADCC)：結合した抗体の定常部を認識するFcレセプターを有する細胞によって，抗体に覆われた標的細胞が殺傷されること．ほとんどのADCCはFcレセプターFcγRⅢを細胞表面に有するNK細胞が媒介する．

抗体結合部位 antibody combining site：抗原結合部位の項を参照．

抗体陽転化（セロコンバージョン） seroconversion：感染の時間経過で感染性微生物に対する抗体が血中に初めて検出可能となった時期．

抗体レパートリー antibody repertoire：1個体が有する抗体の全多様性．

好中球 neutrophil：ヒト末梢血中の白血球で最も多い種類．好中球は多形核と中性の色素に染まる顆粒を有する．感染部位に侵入し，細胞外寄生病原体を貪食して殺傷する．

好中球エラスターゼ neutrophil elastase：好中球の顆粒中に蓄えられているプロテアーゼ．この酵素は抗菌ペプチドの処理に関与する．

好中球減少症 neutropenia：血液中の好中球が異常に低値となること．

好中球細胞外トラップ neutrophil extracellular trap (NET)：好中球が感染部位でアポトーシスをする際に細胞外に放出する核クロマチン網．この網で細胞外の細菌を捕捉する足場を提供することで他の貪食細胞によるファゴサイトーシスを促進する．

後天性免疫不全症候群 acquired immunodeficiency syndrome (AIDS)：ヒト免疫不全ウイルス（HIV-1）の感染により起こる疾患．感染により患者のCD4$^+$T細胞が消失し，日和見感染を起こすようになる．

抗毒素 antivenin：毒ヘビや有毒生物の毒素に対する抗体で，毒素を中和するために咬傷に対する緊急処置として使われる．

高内皮細胞 high endothelial cell, **高内皮性小静脈** high endothelial venule (HEV)：リンパ組織の特殊化した小静脈．リンパ球は血液中から小静脈壁の高内皮細胞に接着しその間をすり抜けることでリンパ組織に遊走する．

抗リンパ球グロブリン anti-lymphocyte globulin：ヒトとは異なる動物種で産生されたヒトのT細胞に対する抗血清．移植時の一時的な免疫応答抑制に利用される．

小型プレB細胞 small pre-B cell：大型プレB細胞の直後のB細胞の発生段階．この段階でB細胞の増殖は停止し軽鎖の遺伝子再編成が始まる．

呼吸バースト respiratory burst：補体や抗体に覆われた細菌などのオプソニン化した粒子をファゴサイトーシスにより取り込んだ際の好中球とマクロファージの酸素要求性の代謝変化．これにより取り込んだ微生物を殺傷する有毒な代謝産物の産生を誘導する．

黒色腫関連抗原 melanoma-associated antigen (MAGE)：多様でまだ未知の機能もある異質な蛋白質群で，限定された腫瘍（悪性黒色腫など）や精巣の生殖細胞に発現するのを特徴とする抗原．

コストマン症候群 Kostmann's disease：重症先天性好中球減少症の一型．先天性で好中球数が低下する病態．コストマン症候群ではミトコンドリア蛋白質HAX1の欠損が原因．これによって発生する骨髄系細胞のアポトーシスが誘導され持続的な好中球減少が起きる．

骨髄 bone marrow：血液細胞（赤血球，白血球，血小板）が造血幹細胞から最初に産生される組織である．哺乳類では骨髄はB細胞がさらに発生を進めていく部位でもあり，また胸腺へ遊走するT細胞の幹細胞の発生源でもある．したがって骨髄移植では適応免疫に必要な細胞を含むすべての血液の細胞成分が復元される．

骨髄系 myeloid：リンパ球を除くすべての白血球を誘導する血液細胞の系統を指す用語．

骨髄単球系細胞 myelomonocytic series：骨髄単球系骨髄前駆細胞から由来する自然免疫系細胞．好中球，好塩基球，好酸球，単球，樹状細胞が含まれる．

骨髄由来免疫抑制細胞 myeloid-derived suppressor cell (MDSC)：腫瘍内部でのT細胞活性化を抑制できる腫瘍の細胞．

骨内膜 endosteum：骨内腔面に接した骨髄内の領域で，造血幹細胞が最初に占有する場所である．

古典的C3転換酵素 classical C3 convertase：活性化した補体成分C4b2aの複合体で，補体活性化の古典的経路で病原体表面のC3をC3bに分解する．

古典的MHCクラスⅠ遺伝子 classical MHC class I gene：MHCクラスⅠ遺伝子で，この蛋白質はペプチド抗原をT細胞に認識させるために提示する機能をもつ．非古典的MHCクラスⅠb遺伝子の項と比較参照．

古典的活性化マクロファージ classically-activated macrophage：M1マクロファージの項を参照．

古典的経路 classical pathway：C1が菌体表面へ直接結合するか細菌に結合した抗体に結合することで開始される補体活性化経路．これにより細菌を異物とする指標を立てる．第二経路，レクチン経路の項と比較参照．

古典的樹状細胞 conventional (classical) dendritic cell (cDC)：主にナイーブT細胞への抗原提示とその活性化に参加する樹状細胞の系列．形

質細胞様樹状細胞の項と比較参照.

古典的単球 classical monocyte：炎症部位に動員されマクロファージに分化できる循環血中の単球の主要な型.

孤立リンパ濾胞 isolated lymphoid follicle（ILF）：主にB細胞からなる腸管壁内の秩序だったリンパ組織の一型.

五量体IgM pentameric IgM：抗原に対してより高いアビディティがJ鎖の作用により生じるIgM抗体の主要な型.

コレクチン collectin：コラーゲン様配列を有するカルシウム依存性糖鎖結合蛋白質（レクチン）のファミリー．マンノース結合レクチン（MBL）はこの一例.

混合リンパ球反応 mixed lymphocyte reaction（MLR）：ドナーおよびレシピエントからのリンパ球を混合培養して組織適合性をみる検査．2人の組織適合性が不一致な場合，レシピエントのT細胞はドナーの細胞表面上の同種MHC分子を「他者」として認識して増殖する.

細菌 bacteria：単細胞性の原核細胞微生物が作る分類上の大きな一つの界．ある種の細菌はヒトおよび動物の感染症の原因となるものもあれば，人体の常在細菌叢を構成するものもある．病原菌は細胞外に生存する場合と小胞や細胞質などの細胞内に生存する場合がある.

細菌叢 microbiota：常在細菌叢の項を参照.

サイトカイン cytokine：ある細胞から産生され，他の細胞，特に免疫細胞の挙動に影響を及ぼす蛋白質．リンパ球から産生されるサイトカインはインターロイキン（略してIL）と呼ばれることが多い．サイトカインとそのレセプターについては付録IIIに掲載している．ケモカインの項と比較参照.

サイトカインシグナル抑制因子 suppressor of cytokine signaling（SOCS）：JAKキナーゼと相互作用して活性化レセプターによるシグナル伝達を抑制する調節蛋白質.

サイトメガロウイルスUL16蛋白質 cytomegalovirus UL16 protein：NK細胞に発現する自然免疫レセプターにより認識されるサイトメガロウイルスの非必須糖蛋白質.

細胞間接着分子 intercellular adhesion molecule（ICAM）：ICAMの項を参照.

細胞質 cytosol：細胞骨格やミトコンドリア，核や小胞系など膜で分画された成分を含む細胞内では主要な区画の一つ.

細胞死誘導性シグナル複合体 death-inducing signaling complex（DISC）：Fasのようなアポトーシス誘導細胞レセプターの「デスレセプター」ファミリーの構成分子からのシグナル伝達により形成される蛋白質複合体.

細胞傷害性T細胞 cytotoxic T cell：他の細胞を殺傷できるT細胞で，細胞質内で生存増殖する寄生病原体に対する防御をするCD8$^+$T細胞がその代表であるが，場合によってはCD4$^+$T細胞もある.

細胞性過敏反応 cellular hypersensitivity reaction：主に抗原特異的T細胞による過敏反応.

細胞性免疫応答 cell-mediated immune response：抗原特異的T細胞が主たる役割を担う適応免疫応答．この応答による感染免疫は細胞性免疫と呼ばれる．一次細胞性免疫応答は特定の抗原に初めて遭遇した際のT細胞の反応である.

細胞接着分子 cell-adhesion molecule：一つの細胞が別の細胞または細胞外マトリックス蛋白質と結合するのを媒介する，数種の異なる細胞表面蛋白質．インテグリンやセレクチン，免疫グロブリン遺伝子スーパーファミリー（ICAM-1など）の一部が免疫系の細胞接着分子として重要である.

細胞免疫学 cellular immunology：免疫の細胞の基礎についての研究分野.

ザイモゲン zymogen：通常プロテアーゼの不活性化型．例えば蛋白質鎖の選択的切断などのなんらかの方法で修飾を受けなければ活性型になれない.

杯細胞 goblet cell：全身にわたる多数の部位に存在し粘液産生を担う特殊化した上皮細胞で，上皮の防御に重要である.

殺菌免疫 sterilizing immunity：病原体を完全に排除した免疫応答.

サーファクタント蛋白質A，D surfactant protein A and D（SP-A，SP-D）：肺胞上皮を感染から防御する急性相蛋白質.

サロゲート軽鎖 surrogate light chain：二つのサブユニット VpreB とλ15からなるプロB細胞の蛋白質で，完全長の免疫グロブリン重鎖およびIgαとIgβシグナル伝達サブユニットと対合してプレB細胞分化のシグナルを送る.

III型分泌装置 type III secretion system（T3SS）：グラム陰性細菌が有する特殊化した付属器官で，エフェクター蛋白質を細胞質内に直接注入することにより真核細胞への感染をしやすくするシステム.

3型免疫 type 3 immunity：細菌や真菌などの細胞外病原体の排除を目的としたエフェクター活性の免疫.

三次免疫応答 tertiary immune response：同じ抗原を3回目に注入した際に誘発される適応免疫応答．一次免疫応答よりも応答はより迅速でかつ強い.

3-ヒドロキシ-3-メチルグルタリルコエンザイムA（HMG-CoA）レダクターゼ 3-hydroxy-3-methylglutaryl-co-enzyme A（HMG-CoA）reductase：コレステロール合成の律速酵素で，スタチンなどの高コレステロール血症治療薬の標的.

三量体G蛋白質 heterotrimeric G protein：G蛋白質の項を参照.

ジアシルグリセロール diacylglycerol：膜のイノシトールリン脂質がホスホリパーゼC-γの作用により分解されて作られる脂質の細胞内シグナル伝達分子．この活性化には多数の異なるレセプターが関与する．ジアシルグリセロールは膜に留まりプロテインキナーゼCとRasGRPを活性化し，さらにシグナルが伝搬していく.

ジアシルリポ蛋白質 diacyl lipoprotein, **トリアシルリポ蛋白質** triacyl lipoprotein：Toll様レセプター TLR-1/TLR-2 および TLR-2/TLR-6 のリガンド.

シェーグレン症候群 Sjögren's syndrome：外分泌腺，特に涙腺と唾液腺が傷害される自己免疫疾患．ドライアイと口腔内乾燥が起こる.

自家移植 autograft：同一個体内である場所から別の場所に移植される組織.

色素性乾皮症 xeroderma pigmentosum：紫外線により誘発されるDNA

損傷からの修復障害により発症する数種の常染色体劣性遺伝病. Polηの異常により5型色素性乾皮症が発症する.

シグナル結合 signal joint：V(D)J組換え時にRSSの組換えによってDNAに形成される非翻訳結合. 翻訳結合の項を比較参照.

シグナル伝達リンパ球活性化分子 signaling lymphocyte activation molecule (**SLAM**)：リンパ球どうしの接着を媒介する互いに関連のある細胞表面レセプターのファミリーで, SLAM, 2B4, CD84, Ly106, Ly9, CRACCが含まれる.

シグナルの足場 signaling scaffold：さまざまな酵素とその基質が結合することでシグナル伝達が促進される蛋白質およびその修飾物（リン酸化やユビキチン化分子）からなる構成体.

シグナルペプチド signal peptide：新たに合成された蛋白質を分泌経路へと向けるための短いN末端のペプチド配列.

シクロスポリンA cyclosporin A (**CsA**)：TCRからのシグナルを阻害し, T細胞活性化とそのエフェクター機能を抑制する強力かつ非細胞傷害性の免疫抑制薬. シクロフィリンに結合し, その複合体がホスファターゼであるカルシニューリンを不活性化する.

シクロフィリン cyclophilin：蛋白質の折りたたみに影響するプロリルイソメラーゼのファミリーで, シクロスポリンAにも結合してカルシニューリンと会合する複合体を形成してカルモジュリンによる活性化を阻害する.

シクロホスファミド cyclophosphamide：免疫抑制に用いられるアルキル化薬. 抗原に反応し増殖しているリンパ球を含め急速に分裂する細胞を殺傷する.

指向性（細胞指向性） tropism：ある病原体が特定の細胞種に感染する傾向をもつ場合その病原体の特徴を表す用語.

自己炎症性疾患 autoinflammatory disease：感染がないにもかかわらず制御されない炎症が起きることによる疾患で, 遺伝的異常を含む多岐にわたる原因がありうる.

自己寛容 self-tolerance：人体の自身の抗原に対して免疫応答が起こらないこと.

自己抗原 autoantigen, self antigen：自己免疫の場合を除いては通常免疫応答が起こることはない個体の組織にある抗原.

自己抗体 autoantibody：自己抗原に対する特異的抗体.

自己性喪失 missing self：抑制性レセプターと結合する細胞表面分子の消失のこと. 結果としてNK細胞の活性化を招く.

自己免疫 autoimmunity：自己抗原に対して特異的な適応免疫.

自己免疫疾患 autoimmune disease：自己抗原に対する適応免疫応答によって起きる疾患.

自己免疫性血小板減少性紫斑病 autoimmune thrombocytopenic purpura：血小板に対する自己抗体が産生される自己免疫疾患. 血小板にこの抗体が結合すると, Fcレセプターと補体レセプターを介して細胞内に取り込まれるため血小板数が減少し, 紫斑を生じる.

自己免疫性溶血性貧血 autoimmune hemolytic anemia：赤血球表面に自己抗体が結合し, 破壊することにより赤血球の減少（貧血）をきたす病態.

自己免疫性リンパ増殖症候群 autoimmune lymphoproliferative syndrome (**ALPS**)：*Fas*遺伝子の欠損によって正常なアポトーシスが起こらず自己免疫などの免疫応答の制御異常をきたす遺伝病.

自然インターフェロン産生細胞 natural interferon-producing cell：形質細胞様樹状細胞の項を参照.

自然抗体 natural antibody：明らかな感染がない状態で免疫系で産生される抗体. 自己および微生物抗原に対する幅広い特異性をもつため多数の病原体と反応でき, 補体の活性化もできる.

自然細胞傷害性レセプター natural cytotoxicity receptor (**NCR**)：感染細胞を認識してNK細胞による細胞傷害を刺激するNK細胞上の活性化レセプター.

自然認識レセプター innate recognition receptor：一般的用語. 多数の異なる炎症誘導物質を認識する蛋白質を含む大きなグループを指す. このレセプター遺伝子は生殖細胞にコードされており, 発現される際に体細胞での遺伝子再編成を必要としない.

自然免疫 innate immunity：病原体に最初に遭遇した際, 適応免疫が誘導される前に対応するさまざまな先天的防御機構. 物理的障壁や抗菌ペプチド, 補体系, 非特異的な病原体認識レセプターを有するマクロファージや好中球などが含まれる. 自然免疫はすべての個体に常時存在し, 特定の病原体に反復して曝露されてもそれに応じて増強されることはなく, ある特定の病原体に反応するというより同種の病原体間の識別をする. 適応免疫の項を比較参照.

自然免疫リンパ球 innate lymphoid cell (**ILC**)：自然免疫細胞の一種で, T細胞と重複した特徴をもつが抗原レセプターをもたない. ILC1, ILC2, ILC3, NK細胞といういくつかの集団があり, それぞれT_H1, T_H2, T_H17, $CD8^+$ T細胞とおよそ類似した性質を示す.

シチジンデアミナーゼ活性 cytidine deaminase activity (**CDA**)：無顎類のAID–APOBECファミリー蛋白質によって発現する酵素活性. 完全なVLR遺伝子の再編成と集合を媒介する.

実験的自己免疫性脳脊髄炎 experimental autoimmune encephalomyelitis (**EAE**)：マウスを神経抗原で強力なアジュバントとともに免疫した後に起こる中枢神経系の炎症性疾患.

シプリューセル-T sipuleucel-T (**Provenge**)：前立腺がんの治療に使用される細胞免疫治療で, 患者の単球由来の樹状細胞に提示させる腫瘍拒絶抗原としての前立腺酸性ホスファターゼを組み合わせる.

脂肪体 lipid body：細胞質内にある中性脂肪に富む貯蔵細胞内小器官.

脂肪分化関連蛋白質 adipose differentiation related protein (**ADRP**)：多種類の細胞内での中性脂肪滴の維持と蓄積にかかわる蛋白質.

弱毒化 attenuation：ヒトまたは動物の病原体を継代培養することで, その病原体が重篤な疾患を発症させることなく宿主内で成長し免疫を誘導できるようになる過程.

若年発症サルコイドーシス early-onset sarcoidosis：肝臓などの炎症が特徴的な活性化NOD2変異を伴う疾患.

周期性好中球減少症 cyclic neutropenia：好中球数が正常下限から著明な低下または無顆粒球状態までの間をおよそ21日周期で変動する優性遺伝疾患. 重症先天性好中球減少症 (SCN) とは対照的で, SCNでは好

中球数が恒常的に少ない.

周期的回帰モデル cyclic reentry model：リンパ濾胞でのB細胞の挙動を説明するモデルで，胚中心で活性化したB細胞はケモカインレセプターCXCR4の発現の低下と亢進を繰り返すことで，ケモカインCXCL12の影響下で明領域と暗領域の間の往復をしていると説明する.

19S 制御キャップ 19S regulatory cap：ユビキチン化した蛋白質を捕捉して触媒コアで分解するプロテアソームの複合体の成分.

重鎖 heavy chain, **H鎖** H chain：2種類ある免疫グロブリン分子のうちの一型．もう一方は軽鎖と呼ばれる．重鎖にはアイソタイプと呼ばれる数種の異なるクラス（α, δ, ε, γ, μ）があり，それぞれ異なる抗体機能をもつ.

重鎖可変部 heavy-chain variable region（V_H）：免疫グロブリンの重鎖のV領域を指す.

重鎖単独免疫グロブリンG heavy-chain-only IgG（**hcIgG**）：ラクダ科のある種の動物では軽鎖が会合しないが抗原結合能は保持している重鎖のみの二量体からなる抗体産生がみられる.

重症筋無力症 myasthenia gravis：骨格筋細胞上のアセチルコリンレセプターに対する自己抗体が神経筋接合部を遮断するため進行性の筋力低下を起こし死亡する場合もある自己免疫疾患.

重症先天性好中球減少症 severe congenital neutropenia（**SCN**）：好中球数が持続的に著明に減少している先天性疾患．好中球数が正常から著明低値またはない状態へおよそ21日周期で変動する周期性好中球減少症とは対照的である.

重症複合免疫不全症 severe combined immunodeficiency（**SCID**）：（さまざまな原因による）免疫不全の一型で，B細胞（抗体）とT細胞の両者の応答が欠如し，未治療の場合致死的となる.

集団免疫 herd immunity：他の個体のワクチン接種によって集団中でワクチン未接種の個体が感染から防御されるため天然の保有宿主が減少すること.

12/23 法則 12/23 rule：免疫グロブリンまたはTCRの二つの遺伝子セグメントが結合する際に，一方の認識シグナル配列が12塩基対のスペーサーをもち，もう一方が23塩基対のスペーサーをもつ場合に限り両者が結合可能である現象.

宿主対移植片病 host-versus-graft disease（**HVGD**）：同種移植片拒絶反応の別名．この用語は主として骨髄移植に関連して使用される．この場合，宿主の免疫細胞が移植された骨髄系細胞や造血幹細胞（HSC）を認識破壊する.

樹状細胞 dendritic cell：リンパ組織を含むほとんどの組織に認められる骨髄由来細胞．機能に大きく二つのサブユニットに分けられる．通常型樹状細胞は末梢組織で抗原を取り込み，病原体との接触で活性化され，末梢リンパ組織に遊走し，そこで最も強力なT細胞応答を誘導する．形質細胞様樹状細胞も抗原を取り込み提示することができるが，感染での主たる機能はTLRのようなレセプターを介して病原体を認識することで，抗ウイルス作用をもつ多量のインターフェロンを産生することにある．両者ともリンパ濾胞でB細胞に抗原を提示する濾胞樹状細胞とは明確に区別される.

種痘 variolation：防御免疫を誘導するために天然痘患者の膿疱から採取した試料を計画的に吸入または皮膚接種すること.

受動免疫 passive immunization：抗体または免疫血清をナイーブなレシピエントに注入して特異的免疫防御能を提供すること．能動免疫の項を比較参照.

腫瘍壊死因子α tumor necrosis factor-α（**TNF-α**）：TNFファミリーの項を参照.

腫瘍壊死因子関連アポトーシス誘導リガンド tumor necrosis factor-related apoptosis-inducing ligand（**TRAIL**）：NK細胞などの一部の細胞表面に発現するTNFサイトカインファミリーの構成分子で，「デス」レセプターDR4およびDR5との結合により標的細胞にアポトーシスを誘導する.

腫瘍壊死因子レセプター関連因子3 tumor necrosis factor-receptor-associated factor 3（**TRAF3**）：TLR-3シグナル伝達においてK63ポリユビキチンシグナル伝達足場蛋白質を産生してインターフェロンI型遺伝子発現を誘導するE3リガーゼ.

腫瘍壊死因子レセプター関連因子6 tumor necrosis factor-receptor-associated factor 6（**TRAF6**）：TLR-4シグナル伝達においてK63ポリユビキチンシグナル伝達足場蛋白質を産生してNFκB経路を活性化するE3リガーゼ.

主要塩基性蛋白質 major basic protein：活性化好酸球から放出される蛋白質で，マスト細胞と好塩基球に作用して脱顆粒を起こさせる.

腫瘍拒絶抗原 tumor rejection antigen：T細胞によって認識されうる腫瘍細胞の表面抗原で，腫瘍細胞への攻撃を誘導する．腫瘍拒絶抗原は変異または過剰発現した細胞蛋白質のペプチドが腫瘍細胞表面上のMHCクラスI分子に結合したものである.

腫瘍精巣抗原 cancer-testis antigen：通常は精巣の生殖細胞のみにしか発現していないが，がん細胞により発現される蛋白質.

主要組織適合遺伝子複合体 major histocompatibility complex（**MHC**）：ヒト第6番染色体上にある遺伝子群でMHC分子と呼ばれる膜糖蛋白質をコードする．MHCは抗原提示とその他の宿主防御にかかわる遺伝子もコードしている．MHCは抗原処理に関与する蛋白質や他の宿主防御に関与する蛋白質もコードする．MHC分子の遺伝子はヒトゲノムの中で最も多型性に富み，このさまざまな遺伝子座に多数の対立遺伝子をもつ.

巡回単球 patrolling monocyte：血管内皮に付着して生存している循環している単球の一種で，古典的な単球とはLy6Cの発現が低いことにより区別される.

準種 quasi-species：感染の過程で起きた変異によって形成されるある種のRNAウイルスにみられる異なる遺伝子型.

傷害関連分子パターン damage-associated molecular pattern（**DAMP**）：病原体関連分子パターン（PAMP）の項を参照.

常在細菌叢（共生微生物） commensal microbiota, commensal microorganism：通常宿主に害を及ぼさずに共生している微生物（主に細菌．例えばヒトや他の動物における腸管内の細菌）．多くの常在細菌はなんらかの方法で宿主に利益をもたらしている.

小動脈周囲リンパ鞘 periarteriolar lymphoid sheath（**PALS**）：脾臓の白脾髄の内部の領域の一部で，主にT細胞が含まれる.

上皮内リンパ球 intraepithelial lymphocyte（**IEL**）：腸管などの粘膜表面上皮に存在するリンパ球．主体はT細胞で，腸管ではCD8$^+$T細胞が主

用語解説　843

である．

小胞体関連蛋白質分解 endoplasmic reticulum-associated protein degradation（ERAD）：不完全にまたは誤って折りたたまれた蛋白質を認識して確実に分解する小胞体内の酵素のシステム．

小胞分画 vesicular compartment：細胞内の主要な分画の一つで，小胞体とゴルジ体，エンドソーム，ライソソームから構成される．

初回免疫（感作） priming：特定の抗原に初めて遭遇すること．ここから一次免疫応答が始まる．

除去抗体 depleting antibody：生体内でリンパ球の破壊を誘導するために使用される免疫抑制性単クローン抗体．急性移植片拒絶の治療に使用される．

職業性アレルギー occupational allergy：労務で習慣的に曝露されているアレルゲンに対して誘導されるアレルギー反応．

所属リンパ節 draining lymph node：感染部位の下流にあるリンパ節で，感染部位からリンパ系を経由して抗原と微生物を受け入れる．所属リンパ節は免疫応答中著明に腫大し触知できることがあり，もともとリンパ節腫脹と呼ばれていた．

ショック shock：TNF-αなどのサイトカインの全身性の反応によって起こる致死的となりうる循環虚脱状態．

シロリムス sirolimus：ラパマイシンの項を参照．

真核生物翻訳開始因子2 eukaryotic initiation factor 2（eIF2α）：mRNAから蛋白質の翻訳を開始する前開始複合体の形成を助ける真核細胞翻訳開始因子のサブユニット．PKRによってリン酸化されると蛋白質の翻訳は抑制される．

真核生物翻訳開始因子3 eukaryotic initiation factor 3（eIF3）：43S前開始複合体の形成に作用するマルチサブユニット複合体．IFITMと結合することによりウイルス蛋白質の翻訳を抑制する．

真菌 fungus：酵母やカビを含む単細胞および多細胞性の真核生物で分類上の界の一つ．さまざまな疾患の原因となる．真菌に対する免疫は複雑で液性および細胞性免疫応答の両方が関係する．

シングルポジティブ胸腺細胞 single-positive thymocyte：CD4またはCD8のいずれか一方のみの補助レセプターを発現している成熟T細胞．

進行性多巣性白質脳症 progressive multifocal leukoencephalopathy（PML）：免疫治療などの結果，免疫抑制状態となった患者にJCウイルスによる日和見感染が起こることで発症する疾患．

人工多能性幹細胞 induced pluripotent stem cell（iPS細胞）：転写因子を複数組み合わせて導入することで成人の体細胞から作られた多能性幹細胞．

人獣共通感染症 zoonotic infection：ヒトに伝染しうる動物の疾患．

尋常性天疱瘡 pemphigus vulgaris：重症の水疱が皮膚および粘膜にできる自己免疫疾患．

新生児Fcレセプター neonatal Fc receptor（FcRn）：新生児のFcレセプターで，IgGを母胎から胎盤を介して胎児へ，また腸管上皮などの別の上皮を介して運搬するレセプター．

新生児溶血性疾患 hemolytic disease of the newborn：Rh溶血性疾患の重症型では，母体の抗Rh抗体が胎児に入り，溶血性貧血を起こし重症になると胎児の末梢血が主に未熟な赤芽球で占められる．

蕁麻疹 urticaria：通常アレルギー反応によって起こる発赤と搔痒を伴う皮疹．

親和性（アフィニティ） affinity：抗体の一価のFabフラグメントと一価の抗原の結合の強度のように，一つの分子が別の分子と単一の部位で結合する際の強度．アビディティの項も参照．

親和性成熟 affinity maturation：適応免疫応答が進行するにつれて産生される抗体の特異的抗原に対する親和性が増加すること．この現象は特に二次以降の免疫処置で顕著である．

親和性説 affinity hypothesis：胸腺で自己ペプチド・MHCとTCRの結合の強さに応じてT細胞の負の選択と正の選択のいずれかがなされる過程についての仮説．低親和性の相互反応は無視により細胞死を回避させ，正の選択を誘導する．高親和性の相互選択はアポトーシスを誘導する結果，負の選択となる．

髄質 medulla：一般的にはある器官の中央部や輻輳部分を指す．胸腺髄質は各胸腺葉の中心部分で，骨髄由来抗原提示細胞と特徴的な髄質上皮細胞からなる．リンパ節の髄質はマクロファージと形質細胞が密に存在しており，リンパ液はここを通過して輸出リンパ管へと流れる．

スイッチ領域 switch region：数キロベース長でJH領域と重鎖Cμ遺伝子の間または他のC領域（Cδを除く）の同じ位置にあるゲノム領域で，クラススイッチ組換え時に働く数百のGリッチリピート配列がある．

スカベンジャーレセプター scavenger receptor：マクロファージやその他の細胞上のレセプターで，細菌細胞壁の成分など多数のリガンドに結合することでそれらを血液中から除去する．肝臓のクッパー細胞は特にスカベンジャーレセプターに富んでいる．SR-AIやSR-AII，MARCOなどはこのレセプターに属する．

スタチン statin：HMG-CoAレダクターゼ阻害薬でコレステロールを低下させるために使用される．

スタフィロキナーゼ staphylokinase（SAK）：表面に結合した免疫グロブリンを切断することで補体活性化を阻害するブドウ球菌蛋白質．

ストレス誘導性自己 stress-induced self：調節不全自己の項を参照．

ストローマ細胞 stromal cell：中枢および末梢リンパ器官の非リンパ系細胞で，リンパ球の発生，生存，遊走に必要な可溶性および細胞結合性シグナルを提供する．

スーパーオキシドディスムターゼ superoxide dismutase（SOD）：ファゴライソソームで産生されたスーパーオキシドイオンを反応性抗菌代謝産物の基質である過酸化水素に変換する酵素．

スフィンゴ脂質 sphingolipid：不飽和結合のある18-炭化水素鎖を有するアミノアルコールであるスフィンゴシン（2-アミノ-4-オクタデセン-1,3-ジオール）を含む膜脂質の種類．

スフィンゴシン1-リン酸 sphingosine 1-phosphate（S1P）：リンパ節からT細胞の遊出を制御する走化活性を有するリン脂質．

スフィンゴシン1-リン酸レセプター sphingosine 1-phosphate receptor（S1PR1）：組織から血液中へのナイーブリンパ球の移動を含む，数種の生理学的過程を制御する血中の脂質であるスフィンゴシン1-リン

酸により活性化されたG蛋白質共役レセプター.

スペーサー spacer：12/23法則の項を参照.

ずり抵抗性ローリング shear-resistant rolling：スリングと呼ばれる特殊化した細胞膜の突起のおかげで，好中球が速い流速下でも血管内皮に付着し続けることができる能力.

スリング sling：ずり抵抗性ローリングの項を参照.

制御性T細胞（T_{reg}細胞） regulatory T cell：T細胞応答を抑制し免疫応答と自己免疫の制御にかかわるエフェクター$CD4^+$ T細胞.いくつかの異なるサブセットが同定されており，特に内在性T_{reg}細胞系列と誘導性T_{reg}細胞がある.前者は胸腺で産生され，後者は特定のサイトカイン環境下で末梢においてナイーブ$CD4^+$ T細胞から分化する.

制御性寛容 regulatory tolerance：T_{reg}細胞の作用により生まれる寛容.

制限因子 restriction factor：HIVなどのレトロウイルスの複製を抑制するために細胞自律的に作用する宿主の蛋白質.

成熟B細胞 mature B cell：IgMとIgDを表面に発現し，抗原応答性を獲得したB細胞.

生殖細胞遺伝子説 germline theory：抗体の多様性は各抗体にそれぞれ別個の生殖細胞遺伝子にコードされているとする否定された仮説.ほとんどの脊椎動物では誤りであるが，軟骨魚類では実際一部の組み換えられた可変部が生殖細胞に存在している.

静電気的な相互作用 electrostatic interaction：電荷をもつ原子間の化学的相互作用.塩橋を形成する電荷をもつアミノ酸の側鎖とイオンなど.

正の選択 positive selection：胸腺内で発生中のT細胞が自己のMHC分子によって提示される抗原を認識できるレセプターをもつ場合のみ成熟できる過程.

生物学的治療 biologics therapy：抗体やサイトカイン，抗血清などの天然蛋白質や細胞を用いる治療法.

生理的炎症 physiological inflammation：通常の健常な腸の状態で腸壁には多数のエフェクターリンパ球と他の細胞が存在する.常在細菌叢と食物抗原の刺激によると考えられている.

セカンドメッセンジャー second messenger：あるシグナルに反応して産生される低分子量分子やイオン（Ca^{2+}などのようなイオン）で，シグナルを増幅し細胞内の次の段階に受け渡す.セカンドメッセンジャーは一般に酵素に結合しその活性を修飾することで作用する.

赤脾髄 red pulp：赤血球が破壊される脾臓の非リンパ領域.

セグメント細菌 segmented filamentous bacteria（**SFB**）：常在菌であるグラム陽性のフィルミクテス種およびクロストリジウム科に属する菌で齧歯類やその他数種類の動物の腸壁に付着しT_H17およびIgA応答を誘導している.

ζ鎖 ζ chain：TCRに会合しているシグナル伝達鎖の一つで，細胞質内尾部にITAMモチーフを三つ有する.

ζ鎖会合蛋白質 ζ-chain-associated protein（**ZAP-70**）：TCRのリン酸化ζ鎖に結合する細胞質内チロシンキナーゼで，T細胞活性化のシグナル伝達に重要な酵素である.

赤血球凝集素（ヘマグルチニン） hemagglutinin：血球凝集を起こす物質.赤血球上のABO血液型抗原を認識する抗体やインフルエンザウイルスヘマグルチニンなどがあり，後者はウイルスがエンドソーム膜と融合する際に働く糖蛋白質である.

切断刺激分子 cleavage stimulation factor：プレmRNAの3'末端のポリアデニン（ポリA）尾部付加の修飾に関与するマルチサブユニット蛋白質複合体.

舌扁桃 lingual tonsil：舌根部にある組織化された末梢リンパ組織で1対の塊.ここで適応免疫応答が始まることもある.粘膜免疫系の一部.口蓋扁桃の項を比較参照.

セリアック病 celiac disease：グルテン（小麦，オーツ麦，大麦中の複合蛋白質）に対する免疫応答によって起こる上部小腸の慢性炎症性疾患.小腸壁は慢性炎症により，微絨毛構造は破壊され，吸収不良を起こす.

セリンプロテアーゼインヒビター serine protease inhibitor（**セルピン serpin**）：もともとセリンプロテアーゼに特異的な酵素を指していたが，さまざまなプロテアーゼを阻害する蛋白質の種類.

セレクチン selectin：ムチンと似た性質をもつ特異的糖蛋白質上の糖鎖に結合する白血球および内皮細胞の細胞接着分子のファミリー.

全ゲノム関連解析 genome-wide association study（**GWAS**）：一般集団における遺伝子の相関解析.インフォーマティブな一塩基多型（SNP）を求め多数のヒトのゲノムを精査することで疾患頻度と変異のある対立遺伝子との間の相関を調べる.

潜在性エピトープ cryptic epitope：抗原が分解されて処理されないとリンパ球レセプターによって認識されないエピトープ.

染色体外環状DNA extrachromosomal DNA：染色体上で同じ向きになっているRSS間で起きるV(D)J組換えにより作り出される環状DNAのように染色体に含まれないDNA.この染色体は最終的に細胞からなくなる.

全身性エリテマトーデス systemic lupus erythematosus（**SLE**）：DNAやRNA，核酸関連蛋白質に対する自己抗体が免疫複合体を形成して小血管，特に腎臓の血管を傷害する自己免疫疾患.

全身性免疫系 systemic immune system：リンパ節と脾臓を粘膜免疫系とはっきり区別するときに使用される用語.

選択的活性化マクロファージ alternatively activated macrophage：マクロファージの項を参照.

セントラルメモリーT細胞 central memory T cell（T_{CM}）：CCR7を発現し血液と二次リンパ組織間を再循環しているメモリーリンパ球でナイーブT細胞に類似する.この細胞が完全に成熟したT細胞になるためには二次リンパ組織内で再刺激が必要である.

潜伏期 latency：ウイルスが細胞に感染しているがまだ複製していない状態.

前立腺性酸性ホスファターゼ prostatic acid phosphatase（**PAP**）：ワクチン療法薬シプリューセル-T（Provenge）で腫瘍拒絶抗原として使われる前立腺がんに発現している酵素.

走化性 chemotaxis：環境中の化学シグナルに反応して起きる細胞の移動.

早期プロB細胞 early pro-B cell：プロB細胞の項を参照.

造血幹細胞 hematopoietic stem cell（**HSC**）：骨髄の多能性幹細胞の一種で異なる血液細胞種を産生できる．

相互連結樹状細胞 interdigitating dendritic cell：樹状細胞の項を参照．

相補性決定領域 complementarity-determining region（**CDR**）：免疫グロブリンおよびTCRのVドメインの一部．この部分は抗原特異性を決定付け特異的リガンドとの接触部となる．CDRは抗原レセプターの中でも最も多様性のある部分で，これらの蛋白質の多様性に寄与している．各VドメインにはCDR1，CDR2，CDR3の三つの領域がある．

相利共生 mutualism：2種類の生物間の共生関係の一つ．ヒトとその腸管の正常常在細菌叢のように相互に利益を得る関係．

即時型過敏反応 immediate hypersensitivity reaction：抗原と遭遇して秒から分の単位で起こるアレルギー反応．マスト細胞や好塩基球の活性化で起こる．

組織常在型メモリーT細胞 tissue-resident memory T cell（T_{RM}）：障壁組織に定在後遊走しないメモリー細胞で，長期間そこに停留する．病原体が侵入した部位の抗原やサイトカインの再刺激に対して迅速なエフェクター機能を発揮するよう特殊化していると考えられる．

疎水性相互作用 hydrophobic interaction：隣接する疎水基間で起こる化学的相互作用．代表的なものは水分子を排除する作用．

体細胞DNA組換え反応 somatic DNA recombination：体細胞で起こるDNA組換え（減数分裂時および配偶子形成時に起こる組換えとは区別する）．

体細胞遺伝子治療 somatic gene therapy：機能的遺伝子を体細胞に導入して疾患を治療すること．

体細胞高頻度突然変異 somatic hypermutation：再編成した免疫グロブリン遺伝子のV領域DNAにおける突然変異で，これにより変異のある免疫グロブリンを産生し，その一部がより高い親和性で抗原と結合する．これらの突然変異は体細胞のみに起こり，生殖細胞系列で伝達されることはない．

体細胞突然変異説 somatic diversification theory：免疫グロブリンレパートリーが体細胞において多様化する少数のV遺伝子から形成されるとする説．生殖細胞遺伝子説の項を比較参照．

帯状疱疹 shingles：過去に水痘に罹患したヒトで後年帯状疱疹ウイルス（水痘の原因ウイルス）が再活性化したときに起きる疾患．

大動脈・性腺・中腎領域 aorta–gonad–mesonephros（**AGM**）：造血幹細胞が発生過程で出現する胚の領域．

第二経路 alternative pathway：補体活性化の一経路で，C3の自発的加水分解で始まり，C3転換酵素C3bBbを形成するためにB因子とD因子を利用する．

対立遺伝子 allele：一つの遺伝子の変異型．多くの遺伝子で数種（あるいはそれ以上の）異なる型が一般集団中に存在している．ヘテロ接合体，ホモ接合体，多型性の各項も参照．

対立遺伝子排除 allelic exclusion：ヘテロ接合体の個体において，特定の遺伝子の二つの対立遺伝子のいずれか一方のみが発現すること．免疫学ではこの用語は各個別のリンパ球が単一の抗原特異性をもつ免疫グロブリンやTCRを産生するような，抗原レセプター遺伝子が単一の鎖のみを限定して発現することを意味する．

ダウン症候群細胞接着分子 Down syndrome cell adhesion molecule（**Dscam**）：Dscamの項を参照．

ダクリズマブ daclizumab：T細胞のIL-2レセプターのシグナル伝達を阻止するヒトCD25に対する抗体で，移植腎拒絶の治療に使用される．

タクロリムス tacrolimus：FKBPに結合してカルシニューリンを抑制することでT細胞を不活性化し，転写因子NFATの活性化を阻害する免疫抑制性ポリペプチド薬．FK506とも呼ばれる．

多クローン性活性化 polyclonal activation：抗原特異性を問わないマイトジェンによるリンパ球活性化で，複数の抗原特異性をもつリンパ球のクローン群が活性化される．

多形核白血球 polymorphonuclear leukocyte：顆粒球の項を参照．

多型性 polymorphism：遺伝子についていえばすべての変異において頻度が1%を超えるようなある遺伝子座の多様性を指す．

多型性の polymorphic：異なる型の多様性を指すもので，遺伝子に対して使う場合は複数の異なる対立遺伝子があることを意味する．

多重性の polygenic：個別の機能をもつ蛋白質をコードする複数の異なる遺伝子座があること．例えばMHCは多重性である．「多型性の」の項と比較参照．

脱プリン脱ピリミジン部位エンドヌクレアーゼ apurinic/apyrimidinic endonuclease 1（**APE1**）：クラススイッチの組換えにかかわるDNA修復エンドヌクレアーゼ．

脱リン酸化 dephosphorylation：ある分子（通常は蛋白質）からリン酸基を除くこと．

多糖体莢膜 polysaccharide capsule：グラム陰性およびグラム陽性のある種の細菌の細胞膜と細胞壁の外側にある特定の構造で，補体や抗体の補助なしにマクロファージが行う直接的なファゴサイトーシスを阻害することができる．

多能性 pluripotent：ある前駆細胞がその器官系のすべての細胞系列を産生できる能力を指す．

多能性前駆細胞 multipotent progenitor cell（**MPP**）：リンパ球系および骨髄系の両方の系統の細胞を産生できるが自己複製能のある幹細胞は産生できない骨髄系細胞．

タパシン tapasin：TAP関連蛋白質．MHCクラスI分子の会合に重要な分子で，この蛋白質に傷害があると細胞表面のMHCクラスI分子が不安定になる．

多発性硬化症 multiple sclerosis：中枢神経系の局所的な脱髄と脳内へのリンパ球浸潤が特徴の慢性進行性の神経自己免疫疾患．

ダブルネガティブ胸腺細胞 double-negative thymocyte：二つの補助レセプターCD4およびCD8の発現を欠く胸腺内の未熟T細胞で，胸腺で発生中のそれ以外のT細胞の前駆細胞である．正常胸腺では胸腺細胞の5%を占める．

ダブルポジティブ胸腺細胞 double-positive thymocyte：CD4とCD8の両方の補助レセプターを発現している胸腺内の未熟T細胞で，胸腺の大多数（約80%）を占め，成熟$CD4^+$および$CD8^+$T細胞の前駆細胞である．

ターミナルデオキシヌクレオチジルトランスフェラーゼ terminal deoxynucleotidyl transferase (**TdT**)：TCRと免疫グロブリンV領域遺伝子の遺伝子断片間の結合部に非鋳型Nヌクレオチドを挿入する酵素．

多様性遺伝子断片 diversity gene segment（D_H **遺伝子断片**）：再編成された免疫グロブリン重鎖遺伝子およびTCRβならびにγ鎖遺伝子の，VおよびJ遺伝子断片の結合部を形成する短いDNA配列．遺伝子断片の項も参照．

多様性プロット variability plot：特定の蛋白質で変異蛋白質間のアミノ酸配列の違いを測る尺度．最も変異の多い蛋白質は，抗体とTCRである．

多量体免疫グロブリンレセプター（ポリIgレセプター） polymeric immunoglobulin receptor（**pIgR**）：IgAやIgMなどの免疫グロブリン多量体に対するレセプターで，IgA（またはIgM）を分泌物内へ運搬する粘膜および腺上皮の底側面上にある．

タリン talin：LFA-1などの活性化インテグリンの細胞骨格への結合に関係する細胞内蛋白質で，血管内皮細胞を越えての好中球の血管外移動といった細胞の運動性と遊走の変化にかかわる．

単一性 monomorphic：一つの型しかない（対立遺伝子がない）遺伝子を指す用語．多型性の項を比較参照．

単球 monocyte：豆状の核をもつ白血球の一種で組織マクロファージの前駆体．

単クローン抗体 monoclonal antibody：B細胞の単一のクローンにより産生される抗体のことで，抗体はすべて同一である．

単鎖抗体 single-chain antibody：ラクダ類やサメ類で産生される，軽鎖がなく重鎖のみのIgGで通常の抗体として存在している．

蛋白質相互作用ドメイン protein-interaction domain，**蛋白質相互作用モジュール** protein-interaction module：通常酵素活性はそれ自身にはないが，別の蛋白質や細胞構造の特定の部位（リン酸化チロシンやプロリンリッチ領域，膜リン脂質など）に特異的結合能をもつ蛋白質ドメイン．

蛋白質分解サブユニット$β1, β2, β5$ proteolytic subunit $β1, β2, β5$：プロテアソームの触媒空間の恒常的構成分子．

チェックポイント阻害 checkpoint blockade：リンパ球を制御する通常の阻止シグナルを用いたがん治療法．

チェディアック・東症候群 Chédiak-Higashi syndrome：細胞内小胞の融合にかかわる蛋白質の異常によって起こる貪食細胞の機能障害．ライソソームがファゴソームと適切に融合しないため，貪食した細菌を殺傷できない．

遅延型過敏反応 delayed-type hypersensitivity：皮内の抗原が感作されたT_H1 CD4リンパ球とCD8リンパ球を刺激することによって起きる細胞性免疫の一型．この反応は抗原が注入されて数時間から数日後に現れるため，遅延型過敏反応と呼ばれる．歴史的なクームス・ゲル分類のIV型過敏症に相当する．

遅延型反応 late-phase reaction：抗原に最初に遭遇して数時間後に起きるアレルギー性反応．複数の白血球のサブセットがアレルゲン曝露の部位に動員されることによると考えられている．

チオエステル蛋白質 thioester protein（**TEP**）：昆虫に存在する補体成分C3のホモログで昆虫の自然免疫にある役割を果たしていると考えられている．

チオレドキシン thioredoxin（**TRX**）：通常チオレドキシン相互作用蛋白質（TXNIP）に結合しているセンサー蛋白質．酸化ストレスによりチオレドキシンはTXNIPから遊離し，TXNIPは下流にある作用を媒介する．

チオレドキシン相互作用蛋白質 thioredoxin-interacting protein（**TXNIP**）：チオレドキシンの項を参照．

致死因子 lethal factor：炭疽菌によって産生されるエンドペプチダーゼでNLRP1を切断し感染細胞，特にマクロファージで細胞死を誘導する．

中心芽球 centroblast：大型で活発に分裂する活性化B細胞で，末梢リンパ器官の濾胞内の胚中心の暗領域に存在する．

中心細胞 centrocyte：末梢リンパ器官の濾胞の胚中心にある中心芽球由来の小B細胞．胚中心の明領域に分布する．

虫垂 appendix：大腸の起点に位置する，腸管に付属したリンパ組織．

中枢性免疫寛容 central tolerance：リンパ球が中枢リンパ器官で発生する過程で確立される自己抗原に対する免疫寛容．

中枢リンパ器官 central lymphoid organ，**中枢リンパ組織** central lymphoid tissue：リンパ球発生の部位．ヒトでは骨髄と胸腺である．B細胞は骨髄で発生するが，T細胞は骨髄由来の前駆細胞が胸腺で発生する．一次リンパ器官とも呼ばれる．

中和 neutralization：抗体が結合することによりウイルスの感染性や毒素分子の毒性を阻害すること．

中和抗体 neutralizing antibody：ウイルスの感染性や毒素分子の毒性を阻害する抗体．

超可変部 hypervariable region：相補性決定領域の項を参照．

腸管関連リンパ組織 gut-associated lymphoid tissue（**GALT**）：消化管に附属するリンパ組織で，パイエル板，虫垂，小腸壁にある孤立リンパ濾胞からなる．これらのリンパ組織で適応免疫応答が開始され，リンパ管により腸間膜リンパ節へ向かう．

腸管付着性大腸菌 enteroadherent *Escherichia coli*（**EAEC**）：小腸の微絨毛細胞に接着し感染と破壊を引き起こす大腸菌の複数の株．大腸炎と下痢性疾患の原因となる．

腸間膜リンパ節 mesenteric lymph node：腸管を腹腔後壁にまとめる結合組織（腸間膜）に存在するリンパ節．GALTからのリンパ液が流入する．

長期非進行者 long-term nonprogressor：HIV感染者でウイルス量を制御する免疫応答を示すため抗レトロウイルス治療なしにもかかわらずAIDSの進行しない者．エリートコントローラーの項も参照．

超急性移植片拒絶 hyperacute graft rejection：移植された臓器の抗原に反応する自然抗体によってごく短時間に起きる拒絶反応．この抗体は内皮細胞に結合して血液凝固系を活性化するため，移植臓器は腫脹と虚血を起こし急速に壊死する．

調節不全自己 dysregulated self：感染した細胞または悪性細胞で起こる変化をいうもので，自然免疫系によって検出されるさまざまな表面レセプターの発現の変更を伴う．

超分子接着複合体 supramolecular adhesion complex（**SMAC**）：T細胞とその標的細胞の間でリガンドと結合した抗原レセプターが他の細胞表面シグナル分子および接着分子と共在して形成する組織化された構造

体．超分子活性化複合体とも呼ばれる．

直接提示 direct presentation：ある種の細胞内で産生された蛋白質が MHC クラス I 分子により提示されるペプチドを作り出す過程．この過程は樹状細胞などの抗原提示細胞または CTL の標的となりうる非免疫細胞であてはまる．

直接的アロ認識 direct allorecognition：ドナーの移植片の抗原提示細胞がリンパ管を経て所属リンパ節に遊走し，対応する TCR を有する宿主の T 細胞が活性化する形の移植組織の宿主による認識．

チロシナーゼ tyrosinase：メラニン合成経路の酵素で，悪性黒色腫でしばしば腫瘍拒絶抗原となる．

チロシンプロテインキナーゼ tyrosine protein kinase：蛋白質のチロシン残基を特異的にリン酸化する酵素．T および B 細胞の活性化のシグナル伝達経路に必須である．

チロシンホスファターゼ tyrosine phosphatase：蛋白質のリン酸化したチロシン残基からリン酸基を除去する酵素．CD45 の項も参照．

追加免疫処置 booster immunization：二次免疫処置の項を参照．

痛風 gout：尿酸ナトリウムの結晶が関節の軟骨組織に沈着して炎症を起こす疾患．尿酸の結晶は NLRP3 インフラマソームを活性化して炎症性サイトカインを誘導する．

抵抗 resistance：病原体を減らしたり排除したりすることを狙った免疫の全般的戦略．逃避と寛容の項を比較参照．

定常部 constant region（C 領域 C region）：免疫グロブリンまたは TCR の一部で，異なる分子間でのアミノ酸配列に相対的に変化がない部分．抗体の Fc 部分とも呼ばれる．抗体の定常部は特定のエフェクター機能を決定付ける．可変部の項を比較参照．

定常部免疫グロブリンドメイン constant Ig domain（定常部ドメイン C domain）：免疫グロブリン分子の各鎖の定常部からなる蛋白質ドメインの種類．

ディジョージ症候群 DiGeorge syndrome：劣性遺伝の免疫不全症で胸腺上皮の発生不全に副甲状腺の欠損，大血管奇形を合併する．神経堤細胞の発生異常によると考えられる．

ディスバイオーシス dysbiosis：さまざまな原因（例えば抗生物質や遺伝的異常など）により微生物叢を構成する微生物種の均衡が変化すること．しばしばクロストリジウム・ディフィシルなどの病原微生物の増殖を伴う．

ティックオーバー tickover：感染のない状態において血液中で持続的に起きている C3b の低レベルの生成．

ディフィシル菌 Clostridium difficile：グラム陽性嫌気性細菌で芽胞を形成し毒素を産生する．ある種の広域スペクトラム抗生物質による治療後に発症する重症の大腸炎としばしば関連性がある．

ディフェンシン defensin：α ディフェンシン，β ディフェンシンの項を参照．

低分子量 G 蛋白質 small G protein：Ras のような単一サブユニット G 蛋白質で，多くの膜貫通シグナル伝達の下流の細胞内シグナル伝達分子として作用する．低分子量 GTPase とも呼ばれる．

適応免疫 adaptive immunity：適応免疫応答により生まれる感染に対する免疫．

デクチン-1 Dectin-1：好中球とマクロファージ上の貪食細胞レセプターで，真菌の細胞壁に共通してみられる β-1,3-グルカンを認識する．

デスエフェクタードメイン death effector domain（DED）：もともとプログラム細胞死すなわちアポトーシスに関与する蛋白質として発見された蛋白質反応ドメイン．ある種のアダプター蛋白質の細胞内ドメインの一部としてデスドメインは向炎症性シグナルまたは向アポトーシスシグナルの伝達に関与する．

転位 dislocation：ウイルス防御機構において，新たに合成された MHC クラス I 分子がウイルス蛋白質によって分解されてしまうこと．

転移 metastasis：原発の部位から離れた臓器に血管またはリンパ管を経て，あるいは直接広がること．

伝染性単核球症 infectious mononucleosis：EB ウイルスによる一般的病型．発熱，全身倦怠感，リンパ節腫脹の症状を呈する．腺熱とも呼ばれる．

同種異系移植 allograft：同種異系のドナーからの移植組織．このような移植片はレシピエントの免疫を抑制しない限り必ず拒絶される．

同種異系の（アロの）allogenic：MHC が異なる 2 人のヒトまたは 2 匹のマウスの系統を指す用語であるが，別の遺伝子座の対立遺伝子の差異に対しても使える．

同種移植片拒絶 allograft rejection：遺伝的に同一でないドナー由来の組織または臓器移植片が免疫学的に拒絶されること．主に移植片上の非自己の MHC 分子を認識することによる．

同種同系移植 syngeneic graft：遺伝的に同一の個体間での移植で，自己として生着する．

逃避 avoidance：宿主を微生物に曝露されないようにする機構．解剖学的障壁やある種の行動など．

逃避相 escape phase：免疫編集により標的である抗原の発現が除去されて，がん細胞がもはや免疫系によって検出されなくなった抗腫瘍免疫の最終段階．

トキシックショック症候群 toxic shock syndrome：ブドウ球菌のスーパー抗原トキシックショック症候群毒素 1（TSST-1）により活性化した $CD4^+$ T 細胞による大量のサイトカイン産生により起こる全身性の中毒反応．

トキシックショック症候群毒素 1 toxic shock syndrome toxin-1 (TSST-1)：トキシックショック症候群の項を参照．

トキソイド toxoid：毒性は喪失しているが免疫原性は残っているため免疫処置に利用できる不活性化した毒素．

トシリズマブ tocilizumab：ヒト化抗 IL-6 レセプター抗体で，関節リウマチの治療に使用される．

ドナーリンパ球輸注 donor lymphocyte infusion（DLI）：がん治療において遺残した腫瘍の除去を助けるために骨髄移植中にドナーから患者へ成熟リンパ球（T 細胞）の輸注をすること．

トファシチニブ tofacitinib：JAK3 および JAK1 の阻害薬で関節リウマチの治療に使用され，他の炎症性疾患でも投与が検討されている．

トラスツズマブ trastuzumab：ヒト化抗 HER-2/neu 抗体で，乳がんの治療に使用される．

トランスサイトーシス transcytosis：分泌された IgA などを上皮を通して片方の面から他方の面へ能動輸送すること．

トランスポザーゼ transposase：DNA を切断し宿主のゲノムから転移因子を切り出したり組み込んだりすることを可能にする酵素．

貪食細胞オキシダーゼ phagocyte oxidase：NADPH オキシダーゼの項を参照．

貪食細胞糖蛋白質 1 phagocytic glycoprotein-1（**Pgp1**）：CD44 の項を参照．

内因性発熱物質 endogenous pyrogen：体温上昇を誘導することができるサイトカイン．

内毒素（エンドトキシン） endotoxin：傷害された菌から放出される細菌の細胞壁に由来する毒素．サイトカイン産生の誘導能があり，大量に産生されると敗血症性ショックまたはエンドトキシンショックと呼ばれる全身性反応を起こしうる．

内皮 endothelium：毛細血管壁を形成し，大血管の裏打ちをする上皮．

内皮活性化 endothelial activation：炎症の結果として透過性の亢進や細胞接着分子およびサイトカインの産生増加などのように，小血管の内皮壁に起こる変化．

内皮細胞 endothelial cell：内皮を形成する細胞種．血管壁の上皮．

内皮蛋白質 C レセプター endothelial protein C receptor（**EPCR**）：内皮細胞に誘導され，血液凝固 XIV 因子（プロテイン C）と相互作用できる非古典的 MHC クラス I 蛋白質で，一部の γδ 型 T 細胞により認識される．

ナイーブ T 細胞 naive T cell：特異的抗原にまだ遭遇していないため反応しておらず，エフェクターおよびメモリーリンパ球とは明確に異なるリンパ球．

ナイーブリンパ球 naive lymphocyte：胸腺または骨髄で通常の発生をするが，外来（または自己）抗原によってまだ活性化されたことがない T 細胞または B 細胞．

内分泌 endocrine：ある組織から血液中に分泌され離れた組織に作用するホルモンやサイトカインのような生物学的に活性のある分子の作用を指す．オートクライン，パラクラインの項を比較参照．

ナタリズマブ natalizumab：クローン病および多発性硬化症の治療に使用される $α_4$ インテグリンに対するヒト化抗体．内皮細胞へのリンパ球の接着を阻害することで組織への遊走を阻止する．

ナチュラルキラー細胞（NK 細胞） natural killer（NK）cell：ウイルスその他の細胞内病原体に対する自然免疫や抗体依存性細胞性細胞傷害（ADCC）において重要な自然免疫リンパ球の一種．NK 細胞は活性化および抑制性レセプターを発現するが，T 細胞や B 細胞がもつ抗原特異的レセプターはもたない．

2B4：NK 細胞に発現する SLAM ファミリーに属するレセプターで，別の SLAM レセプターである CD48 に結合する．このシグナルは SAP と Fyn を介して生存と増殖を促す．

2′e-O-メチルトランスフェラーゼ 2′e-O-methyltransferase（**MTase**）：メチル基を mRNA の 1 番目または 2 番目のリボース基の 2′水酸基に転移する酵素．MTase 能をもつウイルスは転写産物に cap-1 および cap-2 を作れるので，IFIT1 による制限を回避することができる．

II 型インターフェロン type II interferon：抗ウイルスインターフェロン IFN-γ．

II 型サイトカインレセプター type II cytokine receptor：インターフェロンα（IFN-α），IFN-β，IFN-γ，IL-10 を含むサイトカインファミリーに対するヘテロ二量体レセプターの集団．

2 型免疫 type 2 immunity：寄生虫の排除と防御促進を目的としたエフェクター活性の免疫および粘膜免疫．

肉芽腫 granuloma：ミコバクテリアのような持続感染する感染性微生物や変性しない異物により通常誘発される慢性炎症の部位．肉芽腫の中心部にはマクロファージがしばしば多核巨細胞となって存在し，その周囲に T 細胞がいる．

二次顆粒 secondary granule：ある種の抗菌ペプチドを貯蔵している好中球の顆粒の種類．

二次性免疫不全症 secondary immunodeficiency：感染（例えば HIV 感染など）や他の疾患（例えば白血病），低栄養などの結果として免疫機能の不全が起こること．

二次免疫応答 secondary immune response：抗原への 2 回目の曝露に対する応答時に起こる免疫応答．一次応答と比べ曝露後速やかに開始され，より大量のかつクラススイッチした抗体が産生される．これはメモリー細胞の再活性化により生じる．

二次免疫処置 secondary immunization：最初の免疫処置から一定の時間経過後に抗原の二次または追加注入を行うことにより二次免疫応答を刺激すること．

20S 触媒コア 20S catalytic core：蛋白質分解を担当するプロテアソームの複合体の構成成分．

21-水酸化酵素 21-hydroxylase：免疫機能をもたないが MHC 遺伝子座内にコードされ，副腎での正常なコルチゾール合成に必要な酵素．

二次リンパ器官 secondary lymphoid organ：末梢リンパ器官の項を参照．

二次リンパ組織 secondary lymphoid tissue：末梢リンパ組織の項を参照．

二次リンパ濾胞 secondary lymphoid follicle：適応免疫応答が進行中に増殖する活性化 B 細胞の胚中心がみられる濾胞．

ニボルマブ nivolumab：ヒト抗 PD-1 抗体で，免疫チェックポイント阻害薬として転移性悪性黒色腫に対して使用される．

二本鎖 RNA double-stranded RNA（**dsRNA**）：TLR-3 により認識される多くのウイルスの複製の中間産物である化学構造．

二本鎖切断修復 double-strand break repair（**DSBR**）：アイソタイプスイッチの完成時に使われる DNA 修復の非相同末端結合．

認識連関 linked recognition：ある B 細胞を活性化できるあるヘルパー T 細胞にとって，B 細胞とヘルパー T 細胞によって認識されるエピトープは同じ抗原に由来しなければならない（つまりもとは物理的に関連し

ていなければならない）という規則．

ヌクレオチド結合性多量体化ドメイン nucleotide-binding oligomerization domain (**NOD**)：もともと多数の蛋白質に存在する ATP 結合カセット（ABC）トランスポーターに認められた，よく保存されたドメインの種類．蛋白質のホモオリゴマー形成を媒介する．

ヌード変異 nude：体毛がなくなり胸腺ストローマの形成不全を起こすマウスの突然変異．この変異のホモ接合体では成熟 T 細胞ができない．

ネオエピトープ neoepitope：自己 MHC 分子によって T 細胞に提示されうる蛋白質の変異によって作られる腫瘍拒絶抗原の種類．

粘液 mucus：内腔上皮の杯細胞によって分泌される蛋白質（ムチン）の粘稠な溶液で，上皮表面の防御層を形成する．

粘膜関連インバリアント T 細胞 mucosal associated invariant T cell (**MAIT**)：MHC クラス Ib 分子 MR1 によって提示される細菌由来の葉酸代謝産物に応答する粘膜免疫系において，限定された多様性しかない主として $\alpha\beta$ 型 T 細胞．

粘膜関連リンパ組織 mucosa-associated lymphoid tissue (**MALT**)：粘膜表面にみられる構造化されたリンパ組織すべてを指す一般的用語．ここで適応免疫応答が開始される．GALT, NALT, BALT から構成される．

粘膜固有層 lamina propria：粘膜上皮下にある結合組織層．リンパ球とその他の免疫細胞が存在する．

粘膜上皮 mucosal epithelia：外界と接する人体の内腔（例えば腸管，気道，膣など）に並ぶ粘膜に覆われた上皮．

粘膜マスト細胞 mucosal mast cell：粘膜に存在する特殊化した細胞．ヒスタミンはほとんど産生しないが，大量のプロスタグランジンとロイコトリエンを産生する．

粘膜免疫寛容 mucosal tolerance：過去に粘膜を介して投与された抗原に対して誘導される特殊な全身性免疫応答の抑制．

粘膜免疫系 mucosal immune system：実質上すべての病原体や他の抗原の侵入部位である人体内部の粘膜表面（例えば腸管，気道，泌尿器系）を防御する免疫系．

ノイラミニダーゼ neuraminidase：宿主細胞のシアル酸を切断しウイルスの接着をはずすインフルエンザウイルスの蛋白質で，共通抗原決定基であり，抗ウイルスノイラミニダーゼ阻害薬の標的である．

能動免疫 active immunization：適応免疫を起こす抗原による免疫処置．

農夫肺 farmer's lung：IgG 抗体と大量の吸入抗原が肺の肺胞壁で相互反応して炎症を起こしガス交換が障害されて発症する過敏症．

嚢胞性線維症 cystic fibrosis：CFTR 遺伝子の障害により起きる疾患で，異常に粘稠な粘液と反復する肺の重症感染症を認める．

ノトバイオートマウス gnotobiotic mice：無菌マウスの項を参照．

ノナマー（九量体） nonamer：免疫グロブリンおよび TCR 遺伝子座の組換えシグナル配列（RSS）遺伝子断片端の保存された 9 個のヌクレオチドの DNA 配列．

パイエル板 Peyer's patch：小腸，特に回腸の上皮の下にある構造化された末梢リンパ器官．ここで適応免疫が開始することもある．リンパ濾胞と T 細胞領域を含む，腸管関連リンパ組織（GALT）の一部である．

敗血症 sepsis：血流中に細菌感染を起こしていること．非常に重篤でしばしば致命的な状態である．

敗血症性ショック septic shock：内毒素を産生するグラム陰性細菌の血流中の感染後に起こる全身性ショック反応．TNF-α とその他のサイトカインの放出が全身で起こることが原因で，エンドトキシンショックとも呼ばれる．

排除相 elimination phase：がん細胞を検出し排除する抗腫瘍免疫応答の段階．いわゆる免疫監視とも呼ばれる．

胚中心 germinal center：強い B 細胞の増殖と分化が起きている部位で，適応免疫応答中のリンパ濾胞に出現する．体細胞高頻度突然変異とクラススイッチは胚中心で起きる．

ハイポモルフ変異 hypomorphic mutation：遺伝子機能の低下を招く変異．

π-陽イオン相互作用 pi-cation interaction：陽イオン（例えば Na^+）と芳香族の π 電子系との化学相互反応．

配列モチーフ sequence motif：多くは互いに関連した機能をもつ異なる遺伝子や蛋白質間で共通しているヌクレオチドまたはアミノ酸の配列．

白脾髄 white pulp：脾臓のリンパ組織の特定の領域．

橋本甲状腺炎 Hashimoto's thyroiditis：甲状腺特異的抗原が高値で持続する特徴がある自己免疫疾患．この自己抗体は NK 細胞を甲状腺に動員して細胞傷害と炎症を起こす．

播種性血管内凝固 disseminated intravascular coagulation (**DIC**)：全身性に増えた TNF-α に反応して全身の小血管内に自発的に起こる血液凝固．これにより大量の凝固蛋白質が消費されるため患者の血液凝固が適切に起こらなくなる．敗血症性ショックの項を参照．

バシリキシマブ basiliximab：ヒト CD25 に対する抗体で，T 細胞の IL-2 レセプターシグナル伝達を抑制する．腎移植時の拒絶抑制のために使用される．

パターン認識レセプター pattern recognition receptor (**PRR**)：病原体表面にある共通した分子パターンを認識する自然免疫系のレセプター．

白血球 leukocyte：白血球にはリンパ球と多形核白血球，単球が含まれる．

白血球機能抗原 leukocyte functional antigen (**LFA**)：最初単クローン抗体を用いて定義されていた白血球上の細胞接着分子．LFA-1 は β_2 インテグリン，LFA-2（現在通常 CD2 と呼ばれる）は免疫グロブリンスーパーファミリーの構成分子で，LFA-3（現在では CD58）も同様である．LFA-1 は特に T 細胞の内皮細胞および抗原提示細胞への接着に重要である．

白血球接着不全症 leukocyte adhesion deficiency (**LAD**)：免疫不全疾患の一型．外来の病原体の感染部位に白血球が侵入する能力が障害される．数種類の異なる原因があり，その中に白血球インテグリンの共通 β 鎖の欠損がある．

白血球接着不全症 2 型 leukocyte adhesion deficiency type 2：硫酸化シアリル・ルイス^X の産生異常により起こる疾患．好中球と P-セレクチンおよび E-セレクチンとの相互作用が障害され，感染部位に適切に遊

走する能力が発揮できなくなる．

白血球増多 leukocytosis：血液中の白血球数が増加していること．急性感染症で一般的にみられる．

白血球レセプター複合体 leukocyte receptor complex（**LRC**）：免疫グロブリン様レセプター遺伝子の大きなクラスターで，キラー細胞免疫グロブリン様レセプター（KIR）遺伝子が含まれる．

パネート細胞 Paneth cell：抗菌ペプチドを分泌する小腸の陰窩の基部にある特殊化した上皮細胞．

パパイン papain：IgG抗体分子をジスルフィド結合のN末端で切断して，二つのFabフラグメントと一つのFcフラグメントを作り出すプロテアーゼ．

ハプテン hapten：特異的抗体によって認識されうるがそれ自身では免疫応答を誘発しない低分子量分子．ハプテンに対する抗体とT細胞応答を誘発するためにはハプテンを化学的に蛋白質に結合しなければならない．

ハプテン担体効果 hapten carrier effect：低分子量の化学基すなわちハプテンに対する抗体産生が，すでに免疫応答が起きている担体蛋白質に結合することで起こること．

ハプロ不全 haploinsufficient：対立遺伝子の一方のみしか正常でないため正常の機能が十分でない状態を指す用語．

パラクライン paracrine：サイトカインやその他の生物活性分子が産生細胞の近傍の細胞に作用すること．

非感染性傷害 sterile injury：感染に似た免疫学的特徴のある外傷や虚血，代謝ストレス，自己免疫による組織傷害．

非機能的再編成 nonproductive rearrangement：コード配列が誤った翻訳の読み枠であるため蛋白質をコードできない，TCRまたは免疫グロブリンの遺伝子断片の再編成．

鼻腔関連リンパ組織 nasal-associated lymphoid tissue（**NALT**）：ヒトの上気道に存在する構造化されたリンパ組織．ヒトではNALTはアデノイドを含むワルダイエル咽頭輪，舌扁桃および咽頭周囲の他の類似の構造化されたリンパ組織から構成される．粘膜免疫系の一つである．

非構造蛋白質1 nonstructural protein 1（**NS1**）：TRIM25を阻害するインフルエンザAウイルスの蛋白質．TRIM25はウイルスセンサーRIG-1とMDA-5の下流のシグナル伝達に介在するのでNS1は自然免疫からの回避を促す．

非古典的MHCクラスIb遺伝子 nonclassical MHC class Ib gene：MHC領域内にコードされている蛋白質で，MHCクラスI分子に関連はあるが高度の多型性はもたず，提示できる抗原の種類も限定的である．

非古典的NFκB経路 non-canonical NFκB pathway：抗原レセプター刺激により活性化されるものとは明確に異なるNFκB活性化経路．この経路はNFκB誘導キナーゼ（NIK）を活性化する．NIKはIκBキナーゼ（IKKα）をリン酸化して活性化する．IKKαはNFκB前駆体蛋白質p100を切断して活性型p52サブユニットを形成する．

非古典的インフラマソーム non-canonical inflammasome：カスパーゼ1と独立しているが，カスパーゼ11（マウス）またはカスパーゼ4または5（ヒト）に依存するインフラマソームの代替型．

皮質 cortex：組織または器官の外側部分．リンパ節では濾胞部分にあたり，主としてB細胞が分布する．

微小襞細胞 microfold cell：M細胞の項を参照．

非除去抗体 nondepleting antibody：細胞を破壊することなく標的とする蛋白質の機能を阻害する免疫抑制能をもつ抗体．

ヒスタチン histatin：口腔内で耳下腺，舌下腺，顎下腺から恒常的に産生されている抗菌ペプチド．クリプトコッカス・ネオフォルマンスやカンジダ・アルビカンスなどの病原真菌に活性をもつ．

ヒスタミン histamine：マスト細胞の顆粒に貯蔵されている血管作動性アミン．マスト細胞上に結合したIgE抗体が抗原と結合するとヒスタミンを放出し，局所の血管の拡張と平滑筋の収縮を起こすため，IgE媒介性のアレルギー性反応の症状を起こす．抗ヒスタミン薬はヒスタミンの作用を抑制する．

微生物糖脂質 microbial glycolipid：しばしばCD1分子によってiNKT細胞に提示されるさまざまな抗原の種類．

脾臓 spleen：腹腔の左上方にある器官で，老化した血球を除去する赤脾髄および血流によって脾臓に到達した抗原に応答する白脾髄を有する．

非相同性末端結合 nonhomologous end joining（**NHEJ**）：相同な鋳型を用いずに二本鎖DNAの断端を直接結合するDNA修復経路．

非典型的溶血性尿毒症症候群 atypical hemolytic uremic syndrome：血小板と血球細胞への傷害と腎臓の炎症が特徴の疾患で，補体制御蛋白質の遺伝的傷害をもつ個体で無秩序な補体の活性化が起こるのが原因である．

ヒト化 humanization：治療薬として使用するため目的とする特異性をもつマウス超可変部ループ以外の部分はヒトの抗体にする遺伝子工学的手法．こうした抗体はすべてがマウスの抗体で治療した場合よりも免疫応答を起こしにくい．

ヒト白血球抗原 human leukocyte antigen（**HLA**）：HLAの項を参照．

ヒト免疫不全ウイルス human immunodeficiency virus（**HIV**）：後天性免疫不全症候群の原因ウイルス．HIVはレンチウイルスに属するレトロウイルスで，マクロファージとCD4$^+$T細胞に選択的に感染し，徐々にこれらの細胞を消滅させ，最終的に免疫不全を起こす．HIV-1とHIV-2の二つの主なウイルス株があり，HIV-1は世界中に蔓延している本症の原因ウイルスである．HIV-2は西アフリカで流行しているが，拡大しつつある．

ビトロネクチン vitronectin：S蛋白質の項を参照．

皮膚リンパ球抗原 cutaneous lymphocyte antigen（**CLA**）：ヒトにおいて皮膚へのリンパ球ホーミングに関与する細胞表面分子．

肥満細胞症 mastocytosis：マスト細胞の過剰産生．

非メチル化CpGジヌクレオチド unmethylated CpG dinucleotide：哺乳類のゲノムは高度にメチル化されたシトシンをCpG配列内に有しているが，非メチル化CpGは細菌のゲノムの典型的な特徴であるため，エンドソーム分画でTLR-9により認識される．

病原性 pathogenesis：疾患の病理の起源または原因．

病原体 pathogen，**病原微生物** pathogenic microorganism：宿主に感染すると通常は疾患を引き起こす微生物．

病原体関連分子パターン pathogen-associated molecular pattern (**PAMP**)：自然免疫系の細胞によって認識される病原体群に特異的に関連した分子．

表皮樹状 T 細胞 dendritic epidermal T cell (**DETC**)：マウスや他の動物種の皮膚に存在する γδ 型 T 細胞の特殊なタイプ．Vγ5Vδ1 を発現し，ケラチノサイトに発現する Skint-1 などのリガンドと反応する．

表面免疫グロブリン surface immunoglobulin (**sIg**)：B 細胞上の抗原レセプターとして働く膜結合免疫グロブリン．

ピリン pilin：淋菌のアドヘジンで，これにより泌尿生殖器系上皮に接着して感染する．

ピリン pyrin：数種ある互いに構造的に関連はあるが CARD や TIR, DD, DED ドメインとは明確に異なる蛋白質相互作用ドメインの一つ．

非レセプター型キナーゼ nonreceptor kinase：シグナル伝達レセプターの細胞内尾部に会合している細胞質のプロテインキナーゼで，シグナル生成を補助するがレセプター自身の本来の一部ではない．

ピロトーシス pyroptosis：インフラマソーム活性化により産生される IL-1β および IL-18 などの豊富な炎症性サイトカインに関連するプログラム細胞死の一型．

ヒンジ部 hinge region：免疫グロブリンの Fab の腕部分と Fc 断片を結合する可動性のある部分．IgG と IgA 分子のヒンジ部の可動性により Fab の両腕が広い範囲の角度をとれるので，いろいろな距離で隔てられているエピトープと結合することができる．

ファゴサイトーシス phagocytosis：特定の物質を細胞が取り込むこと．ファゴサイトーシスの過程では細胞膜が取り込む物質を取り囲み，最終的に細胞内小胞（ファゴソーム）を形成し内部に取り込む．

ファゴソーム phagosome：特定の物質が貪食細胞に取り込まれた際に形成される細胞内小胞．

ファゴライソソーム phagolysosome：ファゴソーム（貪食した物質を含む）とライソソームを融合させて形成される細胞内小胞で，取り込んだ物質はこの中で分解される．

ファブリキウス嚢 bursa of Fabricius：腸管関連リンパ器官で，鳥類の B 細胞発生の場．

フィコエリスリン phycoerythrin (**PE**)：藻類によって産生される光合成蛋白質色素でフローサイトメトリーのときに使用される．一部の γδ 型 TCR によりリガンドとして認識される．

フィコリン ficolin：補体活性化のレクチン経路を開始させる糖鎖結合蛋白質．コレクチンファミリーの構成分子である種の病原体表面にある N-アセチルグルコサミンと結合する．

フィブリノーゲン関連蛋白質 fibrinogen-related protein (**FREP**)：免疫グロブリンスーパーファミリーに属する蛋白質で，淡水カタツムリ Biomphalaria glabrata の自然免疫に関与していると考えられている．

フィンゴリモド fingolimod：スフィンゴシンの作用を阻害する低分子量の免疫抑制薬で，リンパ系器官にエフェクター T 細胞を留める作用がある．

複合ワクチン conjugate vaccine：破傷風毒素などの既知の免疫原性をもつ蛋白質を結合させた細菌の莢膜多糖体から作られる細菌に対するワクチン．

副腎皮質ステロイド corticosteroid：コルチゾンなどの天然のステロイドに類似した薬品群．副腎皮質ステロイドは，リンパ球，特に発生中の胸腺細胞にアポトーシスを誘導して殺傷する作用がある．医学的には抗炎症薬および免疫抑制薬として有用である．

浮腫 edema：体液と細胞が血液中から組織へと流入することで起こる腫脹．炎症の基本的特徴の一つ．

ブドウ球菌性腸管毒素（エンテロトキシン） staphylococcal enterotoxin (**SE**)：一部のブドウ球菌が産生する分泌毒素で，食中毒を起こす．またスーパー抗原として MHC クラス II 分子と特定の Vβ ドメインをもつ TCR とを結合することで多くの T 細胞を刺激する．

ブドウ球菌性補体インヒビター staphylococcal complement inhibitor (**SCIN**)：古典的および第二経路の C3 転換酵素の活性を阻害し補体による破壊から逃れるためのブドウ球菌蛋白質．

ブドウ球菌プロテイン A staphylococcal protein A (**Spa**)：抗体の Fc 領域が C1 と結合するのを阻害することで補体活性化を阻止するブドウ球菌蛋白質．

負の選択 negative selection：自己反応性胸腺細胞が胸腺内での T 細胞発生過程でレパートリーから消失する過程．自己反応性 B 細胞は骨髄で同様の経過をたどる．

ブラウ症候群 Blau syndrome：*NOD2* 遺伝子の機能獲得性変異によって起こる先天性肉芽腫性疾患．

フラジェリン flagellin：鞭毛の主要な構成成分蛋白質で，細菌の移動に利用される尾状構造をもつ．TLR-5 は鞭毛から解離したフラジェリン蛋白質を認識する．

ブラジキニン bradykinin：組織傷害の結果産生される血管作動性ペプチドで，炎症性メディエーターとして働く．

プリン作動性レセプター P2X7 purinergic receptor P2X7：過剰な細胞外 ATP に反応して活性化されるとカリウムの流出を起こし，インフラマソーム活性化を誘発する ATP 活性化イオンチャネル．

プリンヌクレオチドホスホリラーゼ欠損症 purine nucleotide phosphorylase (**PNP**) deficiency：重症複合型免疫不全症の原因となる酵素．PNP の欠損により細胞内にプリンヌクレオチドが蓄積しその毒性で発生中の T 細胞が傷害される．

ブルトン型 X 連鎖無 γ グロブリン血症 Bruton's X-linked agammaglobulinemia：X 連鎖無 γ グロブリン血症の項を参照．

ブルトン型チロシンキナーゼ Bruton's tyrosine kinase (**Btk**)：Tec ファミリーチロシンキナーゼで，BCR シグナル伝達に重要．ヒトの免疫不全疾患である X 連鎖無 γ グロブリン血症では Btk の変異がみられる．

プレ B 細胞レセプター pre-B-cell receptor：プレ B 細胞によって産生されるレセプターで，サロゲート軽鎖蛋白質 Igα および Igβ シグナルサブユニットとともに免疫グロブリン重鎖を有する．このレセプターを介するシグナルによりプレ B 細胞は細胞周期に入るとともに RAG 遺伝子を不活性化し RAG 蛋白質を分解，数回細胞分裂をして増殖する．

プレ T 細胞レセプター pre-T-cell receptor：プレ T 細胞段階にある発生中の T 細胞により産生されるレセプターで，サロゲート α 鎖（プレ T 細胞 α，pTα）と対合する TCRβ 鎖からなり，これに CD3 シグナル鎖が

会合する．このレセプターを介するシグナルによりプレT細胞の増殖が誘導されるとともにCD4およびCD8の発現が起こり，TCRβ鎖の再編成は終了する．

プレドニゾン prednisone：強力な抗炎症作用と免疫抑制作用を有する合成ステロイドで，移植臓器の拒絶や自己免疫疾患，リンパ系腫瘍の治療に使用される．

フレームワーク部 framework region：免疫グロブリンとTCRのVドメインの超可変部の蛋白質の足場を提供する比較的多様性の少ない領域．

プロB細胞 pro-B cell：B細胞発生の段階で，表面マーカー蛋白質を発現するが，まだ重鎖の再編成を完了していないB細胞．

プロウイルス provirus：宿主細胞ゲノムに組み込まれたレトロウイルスのDNA型で，長期間にわたり転写的に不活性な状態を維持できる．

プロカスパーゼ1 pro-caspase 1：NLRP3インフラマソームの一部であるカスパーゼ1の不活性な前駆体．

プログラム細胞死 programmed cell death：アポトーシスの項を参照．

プロスタグランジン prostaglandin：アラキドン酸の代謝により生じる脂質産物で炎症性メディエーターとしての活性を含み組織に多様な効果を発揮する．

プロテアソーム proteasome：蛋白質を分解しペプチドを産生する巨大な細胞内マルチサブユニットプロテアーゼ．

プロテインキナーゼ protein kinase：チロシンやスレオニン，セリンなど蛋白質の特定の部位のアミノ酸残基をリン酸化する酵素．

プロテインキナーゼC-θ protein kinase C-θ（PKC-θ）：リンパ球の抗原レセプターからのシグナル伝達経路の一部としてジアシルグリセロールにより活性化されるセリン/スレオニンキナーゼ．

プロテインホスファターゼ protein phosphatase：プロテインキナーゼによりチロシンやスレオニン，セリン残基をリン酸化された蛋白質からリン酸基を除去する酵素．

プロフィリン profilin：単量体のアクチンを隔離するアクチン結合蛋白質．原虫のプロフィリンはTLR-11およびTRL-12により認識される配列を含む．

プロペプチド propeptide：ポリペプチドやペプチドの不活性な前駆体．活性型となるために蛋白質分解処理を必要とする．

プロペルジン properdin：P因子の項を参照．

分化抗原 differentiation antigen：がんの治療において免疫治療によって抗原として標的とすることができるような限定した発現パターンをもつ遺伝子の種類．

分子模倣 moleculer mimicry：ある病原体抗原と宿主抗原間に類似性があり，抗体やT細胞が前者に対して応答すると宿主組織に対しても応答してしまう．こうした分子間の類似性を指す用語．ある種の自己免疫の原因となりうる．

分泌型IgA secretory IgA（SIgA）：J鎖と分泌片を含む多量体型IgA抗体（主として二量体）．ヒトのほとんどの分泌物中で主体を占める免疫グロブリンの種類．

分泌型ホスホリパーゼA₂ secretory phospholipase A₂：涙液および唾液中に存在するほか，腸管パネート細胞からも分泌される抗菌酵素．

分泌成分 secretory component（SC）：上皮細胞を横断して運搬された後分泌されたIgAに，切断後に残り結合している多量体免疫グロブリンレセプターのフラグメント．

分類不能型免疫不全症 common variable immunodeficiency（CVID）：1種類のみまたは少数のアイソタイプのみが障害される抗体産生での比較的一般的な免疫不全．さまざまな遺伝的障害により起こる．

ベアリンパ球症候群 bare lymphocyte syndrome：MHCクラスI欠損症，MHCクラスII欠損症の項を参照．

平衡相 equilibrium phase：免疫編集の結果，免疫応答が持続的にがん細胞の抗原的特徴を形成していく抗腫瘍免疫応答の段階．

β1i（LMP2），β2i（MECL-1），β5i（LMP7）：構成的触媒サブユニットであるβ1とβ2，β5を置換する選択的プロテアソームサブユニットで，インターフェロンにより誘導され免疫プロテアソームを産生する．

β₂ミクログロブリン β₂-microglobulin：MHCクラスI蛋白質の軽鎖で，MHC領域の外側にコードされている．重鎖（α鎖）と非共有結合している．

β5t：β5胸腺上皮細胞に発現する選択的プロテアソームサブユニットで，β5と置換することで，発生中に胸腺細胞に遭遇するペプチドの産生にかかわる胸腺プロテアソームを産生する．

βサンドイッチ β sandwich：二つのβシートの一方が他方に折り重なる二次構造蛋白質．免疫グロブリン折りたたみ構造はこの例．

βシート β sheet：背骨にあたるアミド基とカルボニル基の間の非共有結合により安定化したβストランドから構成される二次構造蛋白質．平行βシートでは，隣接するストランドは同じ方向に走るのに対して，逆平行βシートでは隣接するストランドは互いに逆方向に走る．免疫グロブリンドメインは二つの逆平行βシートが樽形（バレル）をとる構造から作られている．

βストランド β strand：数個の連続するアミノ酸のポリペプチド鎖が平面上に配置された二次構造蛋白質．矢印で図示されることが多い．

βディフェンシン β-defensin：実質的にすべての多細胞生物によって産生される抗菌ペプチド．哺乳類では気道および尿路生殖系上皮，皮膚，舌の上皮から産生される．

ヘテロ接合体 heterozygote：一方は母方から，他方は父方から受け継ぐある遺伝子について二つの異なる対立遺伝子をもつ個体を指す．

ペプシン pepsin：免疫グロブリンのジスルフィド結合のC末端側で数ヶ所切断するプロテアーゼで，F(ab')₂とFc部分のいくつかのフラグメントが作られる．

ヘプタマー（七量体） heptamer：免疫グロブリンおよびTCR遺伝子座の組換えシグナル配列（RSS）の末端の遺伝子断片にある保存された七つのヌクレオチドDNA配列．

ペプチド・MHC四量体 peptide：MHC tetramer：4個の特異的ペプチド・MHC複合体を結合して一つにしてストレプトアビジンで蛍光標識したもので，抗原特異的T細胞を同定するのに使用される．

ペプチドグリカン peptidoglycan：自然免疫系のある種のレセプターに

よって認識される細菌の細胞壁の成分.

ペプチドグリカン認識蛋白質 peptidoglycan-recognition protein (**PGRP**)：細菌の細胞壁のペプチドグリカンと結合するショウジョウバエの蛋白質ファミリーで，Toll 経路の蛋白質分解カスケードを開始させる.

ペプチド収容溝 peptide-binding cleft：MHC 分子の頂部を縦断する溝でそこに抗原ペプチドが結合する.

ペプチド負荷複合体 peptide-loading complex (**PLC**)：ペプチドを MHC クラス I 分子に負荷する小胞体の蛋白質複合体.

ペプチド編集 peptide editing：抗原処理と提示において，HLA–DM が MHC クラス II 分子から不安定な結合状態のペプチドを除去すること.

ヘマトポエチンスーパーファミリー hematopoietin superfamily：適応および自然免疫で働く増殖因子と多数のインターロイキンを含む，構造的に関連性のある一大ファミリー.

ペムブロリズマブ pembrolizumab：ヒト抗 PD–1 抗体で転移性メラノーマの治療においてチェックポイント阻害のため使用される.

ヘモクロマトーシス蛋白質 hemochromatosis protein：鉄の取り込みと運搬を制御している腸管上皮細胞に発現している蛋白質. トランスフェリンレセプターと相互作用して，鉄結合トランスフェリンとの親和性を低下させる.

ヘリカード helicard：MDA–5 の項を参照.

ヘルパー CD4$^+$ T 細胞 helper CD4 T cell, helper T cell：B 細胞を刺激または補助して抗原に対する抗体産生をさせるエフェクター CD4$^+$ T 細胞. エフェクター CD4$^+$ T 細胞のうち T$_H$2，T$_H$1，T$_{FH}$ サブセットがこの機能を担う.

ヘルペスウイルス侵入分子 herpes virus entry molecule (**HVEM**)：B 細胞・T 細胞減弱因子の項を参照.

ベルリン患者 Berlin patient：HIV とは関係ない疾患である白血病の治療のために，造血幹細胞移植を HIV ウイルスに対する補助レセプター CCR5 が欠損しているドナーから受けた HIV 患者. ベルリンで治療されたことからこう呼ばれる. 彼は HIV 感染から治癒，すなわちウイルスが完全に排除されたと考えられ，いわゆる「殺菌的」治癒したとされる.

辺縁静脈洞 marginal sinus：脾臓で中心小動脈から分枝して白脾髄の各領域の境界部を作っている血液を充満した血管網.

辺縁帯 marginal zone：脾臓の白脾髄の境界部にあるリンパ組織の領域.

辺縁帯 B 細胞 marginal zone B cell：脾臓辺縁帯にみられる固有な B 細胞集団で，循環はせず明確に異なる表面の蛋白質群によって通常型 B 細胞とは区別される.

辺縁洞 subcapsular sinus (**SCS**)：リンパ管がリンパ節へ入る部位で，被膜下のマクロファージを含む貪食細胞が並び，組織に流入する粒子状およびオプソニン化した抗原を捕捉する.

変更ペプチドリガンド altered peptide ligand (**APL**)：TCR との結合力を変化させる，レセプターとの接触部位のアミノ酸を置換して作製したペプチド.

扁桃 tonsil：舌扁桃，口蓋扁桃の項を参照.

ペントラキシン pentraxin：五つの同一のサブユニットから形成される急性相蛋白質のファミリーで，C 反応性蛋白質および血清アミロイド蛋白質はこのファミリーに属する.

崩壊促進因子 decay-accelerating factor (**DAF, CD55**)：細胞を補体による溶解から防御する細胞表面蛋白質. この欠損で発作性夜間ヘモグロビン尿症が起きる.

芳香族炭化水素レセプター aryl hydrocarbon receptor (**AhR**)：有名なダイオキシンなどを含むさまざまな芳香族リガンドによって活性化される塩基性ヘリックスループヘリックス転写因子. 一部の自然免疫リンパ球や IEL を含む数種の免疫細胞で通常の活性として機能している.

放射線感受性 SCID radiation-sensitive SCID (**RS–SCID**)：DNA 修復過程の障害による重症複合免疫不全症で，V(D)J 再編成と放射線照射誘発性の二本鎖切断の修復ができない.

帽状域 mantle zone：リンパ濾胞を取り囲む B 細胞の周縁部.

膨疹・発赤反応 wheal-and-flare reaction：あるアレルゲンに感作されている（アレルギーがある）個体にそのアレルゲンが皮内に注射されたときに観察される皮膚反応. 投与局所に浮腫と血管拡張，発赤，搔痒などの炎症反応が起こる.

傍皮質域 paracortical area：リンパ球の T 細胞領域.

補助刺激分子 co-stimulatory molecule：抗原提示細胞の細胞表面蛋白質で，補助刺激シグナルをナイーブ T 細胞に送る. 例として樹状細胞の B7 分子があり，ナイーブ T 細胞のリガンドは CD28 である.

補助刺激レセプター co-stimulatory receptor：ナイーブリンパ球の細胞表面のレセプターで，このレセプターを介し細胞は抗原レセプターから受けるシグナルに付加的なシグナルを受け取るが，これはリンパ球の完全な活性化に必須である. 例として B 細胞上の CD30 と CD40，T 細胞上の CD27 と CD28 がある.

補助レセプター co-receptor：会合するリガンドに結合しシグナル伝達に参加することでそのリガンドに対するレセプターの感度を増す細胞表面蛋白質. T 細胞および B 細胞は T 細胞上の補助レセプターと共同して作用する. T 細胞の場合は CD4 または CD8 のいずれかであり，B 細胞の場合は三つの蛋白質からなる補助レセプター複合体で，その中の一つは補体レセプター CR2 である.

ホスファチジルイノシトール 3 キナーゼ（PI3 キナーゼ） phosphatidylinositol 3-kinase (PI3-kinase)：細胞内シグナル伝達経路にかかわる酵素. 膜脂質であるホスファチジルイノシトール 3,4–二リン酸（PIP$_2$）をリン酸化してホスファチジルイノシトール 3,4,5–三リン酸（PIP$_3$）を形成する. 次いで PIP$_3$ が動員するプレクストリン相同（PH）ドメインを含むシグナル蛋白質を膜に動員する.

ホスファチジルイノシトールキナーゼ phosphatidylinositol kinase：膜脂質上のイノシトール頭部基をリン酸化する酵素で，リン酸化物は細胞内シグナル伝達にさまざまな機能を果たす.

ホスホリパーゼ C–γ phospholipase C–γ (**PLC–γ**)：多くの異なるレセプターからの細胞内シグナル伝達に重要な酵素. 膜に動員されレセプターと結合後チロシンリン酸化され膜のイノシトールリン酸をイノシトール三リン酸とジアシルグリセロールに分解する.

補体 complement：細胞外の病原体に対する防御として共同して作用する血漿蛋白質の一群. 補体蛋白質によって被覆された病原体は貪食細胞による除去が促進され，ある種の病原体は直接殺傷される. 補体系の活

性化はいくつかの異なる経路によって開始される．古典的経路，第二経路，レクチン経路の項を参照．

補体活性化 complement activation：感染の際に起こる補体システムの通常不活性な蛋白質の活性化．古典的経路，第二経路，レクチン経路の項を参照．

補体系 complement system：細胞外に存在する病原体に対する防御として共同して作用する血漿蛋白質の一群．病原体は補体蛋白質に被覆されることにより貪食細胞による除去が促進され，ある種のものは直接殺傷されやすくなる．補体系の活性化はいくつかの異なる経路によって開始される．古典的経路，第二経路，レクチン経路の項を参照．

補体制御蛋白質 complement-regulatory protein：補体活性を制御し宿主細胞上で補体が活性化しないようにする蛋白質．

補体蛋白質 complement protein：C1，C2，C3 などの項を参照．

補体レセプター complement receptor (**CR**)：病原体などの抗原に結合した補体蛋白質を認識して結合するさまざまな種類の細胞表面蛋白質．貪食細胞の補体レセプターは補体蛋白質で被覆された病原体を貪食細胞により同定して結合できるようにする．CR1，CR2，CR3，CR4，CRIg，C1 複合体の項を参照．

発作性夜間ヘモグロビン尿症 paroxysmal nocturnal hemoglobinuria：補体制御蛋白質の傷害により赤血球に付着した補体の活性化により溶血が自発的に起こる疾患．

ホーミング homing：特定の組織にリンパ球が向かうこと．

ホーミングレセプター homing receptor：リンパ球が特定の組織に侵入できるようにするリンパ球上のケモカインやサイトカインレセプターならびに特定の組織に特異的な接着分子．

ホモ接合体 homozygous：両親からそれぞれ受け継いだある遺伝子の対立遺伝子が二つとも同一であることを示す用語．

ポリメラーゼ停止 polymerase stalling：遺伝子の転写中に遺伝子座内のある位置で RNA ポリメラーゼが中断すること．制御された過程でありアイソタイプスイッチ機構に関係する．

ポリユビキチン鎖 polyubiquitin chain：一つのユビキチン単量体内のリジン残基から次のユビキチンの C 末端に共有結合してできるユビキチンの多量体．

本態性混合型クリオグロブリン血症 mixed essential cryoglobulinemia：クリオグロブリン（寒冷条件下で沈降する免疫グロブリン）の産生による疾患で，ときに C 型肝炎などの慢性感染症により起こる．免疫複合体が関節や組織などに沈着する．

翻訳結合 coding joint：免疫グロブリンまたは TCR 遺伝子の組換え中に V 遺伝子断片と (D)J 遺伝子断片に不正確に結合することで生まれる DNA 結合．結合部は再編成された遺伝子内で保持される．シグナル結合の項を比較参照．

マイクロバイオーム microbiome：常在細菌叢の項を参照．

マイトジェン活性化プロテインキナーゼ mitogen-activated protein kinase (**MAPK**)：さまざまなリガンドによる細胞への刺激によりリン酸化されて活性化を受ける一連のプロテインキナーゼ．重要な転写因子をリン酸化することで新たな遺伝子発現を誘導する．MAPK は多くの，特に細胞増殖を誘導するシグナル伝達経路の一部であり，生物種が異なる

と違う名称で呼ばれている．

マイナー組織適合性抗原 minor histocompatibility antigen：MHC 分子に結合している多型のある細胞蛋白質のペプチドで，T 細胞に認識されると移植片拒絶を誘導する．

マイナーリンパ球刺激抗原（Mls 抗原） minor lymphocyte stimulating (Mls) antigen：非 MHC 抗原を指す旧名．異なる系統のマウス由来の細胞に対して通常強い T 細胞応答を起こす抗原で，現在内因性レトロウイルスにコードされているスーパー抗原として知られている．

膜結合型免疫グロブリン membrane immunoglobulin (**mIg**)：B 細胞上にある膜貫通免疫グロブリンで，抗原に対する BCR である．

膜侵襲 membrane attack：膜侵襲複合体（MAC）の形成に基づく補体のエフェクター経路．

膜侵襲複合体 membrane-attack complex (**MAC**)：C5b から C9 で構成される蛋白質複合体で，病原体表面に親水性孔をあけて溶解させる．

マクロオートファジー macroautophagy：自身の細胞質を大量に細胞が取り込みライソソームに送り込んで分解すること．

マクロピノサイトーシス macropinocytosis：大量の細胞外液が細胞内小胞に取り込まれる過程．樹状細胞が幅広い種類の抗原を周囲から取り込む一つの方法である．

マクロファージ macrophage：ほとんどの組織に存在しスカベンジャー細胞や病原体を認識する細胞．炎症性サイトカインの産生細胞としての機能を有する大型の単核貪食細胞．マクロファージは胎生期に生じるとともに生存期間を通じて骨髄前駆細胞から産生される．

マスト細胞 mast cell：体内の結合組織に存在する顆粒に富む大型細胞．粘膜下組織と真皮に最も豊富に存在する．顆粒には生物活性のある分子である血管作動性アミンのヒスタミンを含みマスト細胞の活性化により放出される．マスト細胞は寄生虫に対する防御に関与すると考えられているほか，アレルギー反応にも重要な役割をもつ．

マックル・ウェルズ症候群 Muckle–Wells syndrome：遺伝性突発的自己炎症性疾患．インフラマソームの構成分子である NLRP3 をコードする遺伝子の変異によって起きる．

末梢性免疫寛容 peripheral tolerance：末梢組織の成熟リンパ細胞により獲得された免疫寛容で，未熟リンパ球によりその発生中に獲得される中枢性免疫寛容とは異なる．

末梢リンパ器官 peripheral lymphoid organ，**末梢リンパ組織** peripheral lymphoid tissue：リンパ節，脾臓，粘膜関連リンパ組織．適応免疫応答が誘導される場であり，リンパ球が発生する中枢リンパ組織とは対照的である．二次リンパ器官とも呼ばれる．

慢性移植血管障害 chronic allograft vasculopathy：晩期の移植臓器不全を起こしうる慢性障害．移植片の血管の動脈硬化により移植片の還流低下を招き線維化と萎縮をきたす．

慢性拒絶 chronic rejection：移植臓器の晩発性不全で，免疫学的またはそれ以外の原因がある．

慢性肉芽腫症 chronic granulomatous disease (**CGD**)：貪食細胞による細菌の排除が不成功に終わるため多発性肉芽腫が形成される免疫不全．殺菌に関与するスーパーオキシドラジカルを産生する NADPH オキシダーゼ系の酵素の傷害によって起きる．

慢性乳児神経皮膚関節症候群 chronic infantile neurologic cutaneous and articular syndrome（**CINCA症候群**）：自己炎症性疾患．インフラマソームの構成要素である*NLRP3*遺伝子異常による．

マントー試験 Mantoux test：結核菌（Tb）のグリセロール抽出物を無菌濾過したものを皮内に注射する結核に対するスクリーニングテスト．結果は48〜72時間後に判定する．硬結，すなわち注射した皮膚に炎症細胞が浸潤することで生じる硬い腫脹は，結核菌への曝露，すなわちワクチン接種を受けたか現在結核菌に感染していることを示唆する．一般的に注射部位の硬結の径が10ミリ以上の場合は，現在の結核感染について追加精査を必要とする．

マンノース結合レクチン mannose-binding lectin（**MBL**）：血中に存在するマンノース結合蛋白質．菌体表面にマンノースを有する病原体をオプソニン化して，一つの重要な自然免疫であるレクチン経路を介して補体系を活性化できる．

マンノースレセプター mannose receptor（**MR**）：病原体表面にあるが宿主細胞にはないマンノース含有糖質に特異的なマクロファージ上のレセプター．

ミクロオートファジー microautophagy：細胞質成分を小胞系に直接連続的に取り込むこと．

ミクロクラスター microcluster：少数のTCRの集合体でナイーブT細胞の抗原によるTCR活性化の開始に関与する．

ミクログリア細胞 microglial cell：中枢神経系において胎生期に組織マクロファージに由来する細胞でIL-34依存性に生涯にわたり自己複製する．

ミコフェノール酸 mycophenolate：グアノシン一リン酸の合成阻害薬で，細胞傷害性免疫抑制薬として作用する．抗原に反応し増殖するリンパ球を含む活発に分裂する細胞を殺傷する．

ミコフェノール酸モフェチル mycophenolate mofetil：がん治療に使われるプロドラッグで，代謝されるとミコフェノール酸になる．イノシン一リン酸デヒドロゲナーゼを抑制することによりグアノシン一リン酸の合成を障害しDNA合成を抑制する．

未熟B細胞 immature B cell：重鎖と軽鎖のV領域の再編成を終えて表面にIgMを発現しているがまだ十分成熟しておらず表面にIgDを発現していないB細胞．

ミスマッチ修復 mismatch repair：突然変異の原因となるDNA修復の一型．B細胞における体細胞高頻度突然変異およびクラススイッチに関与する．

ミトコンドリア抗ウイルスシグナル伝達蛋白質 mitochondrial antiviral signaling protein（**MAVS**）：ミトコンドリア外膜に結合しているCARD含有アダプター蛋白質でRIG-I，MDA-5の下流にシグナルを伝えウイルス感染に反応してIRF-3，NFκBを活性化する．

ミョウバン alum：無機物のアルミニウム塩（例えばリン酸アルミニウムや水酸化アルミニウム）で，抗原と混和するとアジュバントとして働く．人体に適用できる数少ないアジュバントの一つである．

無顎脊椎動物 agnathan：無顎の魚類からなる脊椎動物の綱の一つ．RAGによるV(D)J再編成に基づく適応免疫を欠くが，体細胞遺伝子組換えに基づく可変的リンパ球レセプター（VLR）という異なる適応免疫系を有する．

無γグロブリン血症 agammaglobulinemia：血中に抗体が存在しないこと．X連鎖無γグロブリン血症（XLA）を参照．

無菌マウス germ-free mice：完全に腸管およびその他の部位に微生物がない状態で飼育されたマウス．こうしたマウスは免疫系が非常に低下しているが，強力なアジュバントを混合して投与すれば，どんな特異的抗原にも実質的には正常に応答できる．

無細胞性百日咳ワクチン acellular pertussis vaccine：化学的に不活性化した抗原（百日咳毒素を含む）を使って作製された百日咳ワクチン．

無症候期 asymptomatic phase：HIV感染において感染が一部阻止され症状が発現していない時期．ときに数年にわたることがある．

ムチン mucin：高度にグリコシル化された細胞表面蛋白質．ムチン様分子はリンパ球ホーミングにおいてL-セレクチンと結合する．

ムラミルジペプチド muramyl dipeptide（**MDP**）：細胞内センサーNOD2によって認識されるほとんどの細菌にあるペプチドグリカンの成分．

ムロモマブ muromomab：ヒトCD3に対するマウスの抗体で移植片拒絶の治療に使用される．ヒトに対して初めて薬物として使用された単クローン抗体である．

明領域 light zone：胚中心の項を参照．

メモリーB細胞 memory B cell：メモリー細胞の項を参照．

メモリー細胞 memory cell：免疫記憶を媒介するBおよびT細胞．ナイーブリンパ球より抗原感受性が高く，もともとそのリンパ球を誘導した抗原の再曝露に対して速やかに反応する．

免疫応答遺伝子，Ir遺伝子 immune response (Ir) gene：特定の抗原に対する免疫応答の強さを調節する遺伝的多型に対する古い用語．現在ではMHC分子，特に特定のペプチドの結合に影響するMHCクラスII分子の対立遺伝子の差異の結果であることがわかっている．

免疫回避 immune evasion：宿主の免疫防御による検知および（または）除去システムを回避するために病原体が利用する機構．

免疫学 immunology：感染に対する宿主の防御および免疫応答の有害な帰結全般についての学問．

免疫学的無視 immunological ignorance：互いに反応するリンパ球と標的抗原が同じ個体内に存在するにもかかわらず自己免疫応答による傷害が起きない自己寛容の一型．

免疫監視 immune surveillance：腫瘍が臨床的に検出可能になる前に免疫系により腫瘍細胞が認識および，ある場合には排除されること．

免疫寛容 immunological tolerance：寛容の項を参照．

免疫記憶 immunological memory：免疫系がより速やかにかつより効果的に2回目に遭遇した抗原に応答する能力．免疫記憶は特定の抗原に特異的であり長期に持続する．

免疫グロブリン immunoglobulin（**Ig**）：抗体およびBCRに属する蛋白質ファミリー．

免疫グロブリンA immunoglobulin A（**IgA**）：IgAの項を参照．

免疫グロブリン D immunoglobulin D (**IgD**)：IgD の項を参照．

免疫グロブリン E immunoglobulin E (**IgE**)：IgE の項を参照．

免疫グロブリン G immunoglobulin G (**IgG**)：IgG の項を参照．

免疫グロブリン M immunoglobulin M (**IgM**)：IgM の項を参照．

免疫グロブリン折りたたみ構造 immunoglobulin fold：二つのβシートがジスルフィド結合によりサンドイッチ状に折りたたみ上げられた免疫グロブリンドメインの三次構造．

免疫グロブリン新抗原レセプター immunoglobulin new antigen receptor (**IgNAR**)：サメ類が産生する重鎖のみの Ig 分子．

免疫グロブリンスーパーファミリー immunoglobulin superfamily：少なくとも一つの Ig または Ig 様ドメインを有する蛋白質の大きなファミリー．その多くは免疫系の抗原認識と細胞間相互作用やその他の生物システムに関与する．

免疫グロブリンドメイン immunoglobulin domain：抗体分子で最初に記載された蛋白質ドメインであるが，多種類の蛋白質にも存在する．

免疫グロブリン様蛋白質 immunoglobulin-like protein：一つまたはそれ以上の Ig 様ドメインを含む蛋白質で，そのドメインは免疫グロブリンドメインに構造的に類似している．

免疫グロブリン様ドメイン immunoglobulin-like domain (**Ig 様ドメイン**)：構造的に免疫グロブリンドメインと関連する蛋白質．

免疫グロブリンレパートリー immunoglobulin repertoire：個体内の抗原特異的免疫グロブリン（抗体および BCR）の多様性．抗体レパートリーとも呼ばれる．

免疫系 immune system：自然免疫および適応免疫に関与する組織や細胞，分子．

免疫原性 immunogenicity：人体や動物に注射した際，それ自身で適応免疫応答を起こすことができる分子の性質．

免疫シナプス immunological synapse：T 細胞と標的細胞の間に形成される高度に組織化された接合面で抗原と結合した TCR と二つの細胞上の細胞接着分子とそのリガンドで構成される．超分子接着複合体とも呼ばれる．

免疫調節 immune modulation：免疫応答の経過をある目的をもって変更しようとすること．例えば T_H1 または T_H2 のいずれかが優勢になるように誘導することなどである．

免疫毒素 immunotoxin：通常植物や微生物由来の毒性蛋白質を化学的に結合させた抗体．抗体は標的とする細胞に毒性を及ぼす．

免疫特権部位 immunologically privileged site：同種移植片に対して免疫応答を起こさない，脳のような体内の特定の部位．免疫特権は細胞および抗原の遊走に対する物理的障壁と免疫抑制性サイトカインの存在による．

免疫複合体 immune complex：抗体がその認識抗原に結合することで形成される複合体．活性化補体蛋白質，特に C3b はしばしば免疫複合体に結合している．抗体量が十分ある場合の分子量の大きな免疫複合体は多価抗原を架橋することができるため，Fc レセプターと補体レセプターを有する細網内皮系の細胞によって除去される．抗原量が過剰な場合，低分子量の可溶性免疫複合体が形成され，小血管に沈着し傷害を及ぼす．

免疫不全 (Imd) シグナル伝達経路 immunodeficiency (Imd) signaling pathway：昆虫のグラム陰性細菌に対する防御で，ジプテリシンやアタシン，セクロピンなどの抗菌ペプチドの産生を起こす．

免疫不全症 immunodeficiency disease：宿主の防御機構のある面に欠損または機能障害がある先天性または後天性の障害．

免疫プロテアソーム immunoproteasome：インターフェロンに曝露された細胞にみられるプロテアソームの一種．通常のプロテアソームとは異なる三つのサブユニットを含む．

免疫優性 immunodominant：エピトープの中でも優先的に T 細胞に認識される抗原のエピトープ．こうしたエピトープに特異的な T 細胞は免疫応答において優勢になる．

免疫抑制療法 immunomodulatory therapy：免疫応答を有利な方向に修飾することを目指す治療．例えば自己免疫またはアレルギー反応を低下または阻止する治療．

メンブランコファクター membrane cofactor of proteolysis (**MCP, CD46**)：補体制御蛋白質で，宿主細胞膜上で I 因子と結合して作用し C3b を分解して不活性な iC3b にして転換酵素の形成を阻止する．

毛細血管拡張性運動失調症 ataxia telangiectasia (**ATM**)：失調性歩行と多発性の血管異常に臨床的免疫不全をしばしば伴うことを特徴とする疾患．ATM 蛋白質の欠損によって起こる．ATM は，V(D)J 組換えとクラススイッチ組換えにも利用される DNA 修復にかかわる．

モスイートン motheaten：SHP-1 プロテインホスファターゼの変異で，Ly49 などの一部の抑制性レセプターの機能が障害されているため NK 細胞を含むさまざまな細胞が過剰活性化される．この変異をもつマウスは慢性炎症のために「虫食い状の (motheaten)」外観を呈する．

ヤーヌスキナーゼ（JAK）ファミリー Janus kinase (**JAK**) family：多数のサイトカインレセプターを核の遺伝子転写に関連付ける JAK–STAT 細胞内シグナル伝達経路の酵素．このキナーゼは細胞質内の STAT 蛋白質をリン酸化すると STAT 蛋白質は核へと移動しさまざまな遺伝子を活性化する．

有顎脊椎動物 gnathostome：顎をもつ脊椎動物の綱で魚類とすべての哺乳類がここに入る．これらの生物は RAG による V(D)J 組換えに基づく適応免疫をもつ．

輸入リンパ管 afferent lymphatic vessel：組織からの細胞外液を還流し，抗原やマクロファージ，樹状細胞を感染部位からリンパ節やその他の末梢リンパ器官に運搬するリンパ系の脈管．

ユビキチン ubiquitin：他の蛋白質に結合して蛋白質相互作用のモジュールとして働くことで，その蛋白質をプロテアソームによる分解へと方向付ける低分子量蛋白質．

ユビキチン化 ubiquitination：ユビキチンの一つまたは多数のサブユニットを標的蛋白質に結合させる過程．これにより結合する蛋白質の性質に応じてプロテアソームによる分解やシグナル伝達に利用される足場の形成を媒介する．

ユビキチン–プロテアソーム系 ubiquitin–proteasome system (**UPS**)：標的蛋白質の K48 結合ユビキチン化に関与する細胞内の質制御系．ユビキチン化することで標的蛋白質をプロテアソームで分解する．

用語解説

ユビキチンリガーゼ ubiquitin ligase：他の蛋白質表面に露出したリジン残基にユビキチンを共有結合させる酵素．

溶解期 lytic phase，**生産期** productive phase：ウイルスの生活環で活発なウイルス複製が起こり新たな標的細胞へと逃げていくため感染した宿主細胞が破壊される時期．

溶原性期 lysogenic phase：ウイルスの生活環でウイルス・ゲノムが宿主細胞のゲノムに組み込まれるが，休眠したままで留まり，宿主の細胞の破壊を回避するようにしている時期．

葉酸 folic acid：ビタミンB群のさまざまな細菌によって産生される葉酸の誘導体は非古典的MHCクラスIb蛋白質MR1に結合してMAIT細胞に認識される．

抑制性レセプター inhibitory receptor：NK細胞上で刺激によって細胞傷害活性の抑制を誘導するレセプター．

ヨブ症候群 Job's syndrome：高IgE症候群の項を参照．

Ⅳ型DNAリガーゼ DNA ligase Ⅳ：V(D)J再編成中にDNA末端を結合して翻訳結合部を作り出す酵素．

ライセンシング licensing：樹状細胞が活性化により抗原をナイーブT細胞に提示して活性化できるようになること．

酪酸 butyrate：腸内常在細菌により糖質の嫌気性分解によって多量に産生される短鎖脂肪酸で，腸管細胞のエネルギー源やヒストン脱アセチル酵素のインヒビターとしてなど複数の機序で宿主細胞に影響する．

ラパマイシン rapamycin：アポトーシスの抑制とT細胞増殖に必要なセリン/スレオニンキナーゼであるmTORが関与する細胞内シグナル伝達経路を遮断する免疫抑制薬．シロリムスとも呼ばれる．

λ5：サロゲート軽鎖の項を参照．

λ鎖：二つある免疫グロブリン軽鎖のクラスまたはアイソタイプのうちの一つ．

ラメラ体 lamellar body：ケラチノサイトおよび肺胞上皮細胞にある脂質に富んだ分泌小器官で，βディフェンシンを細胞外腔に放出する．

リウマチ因子 rheumatoid factor：関節リウマチの患者で初めて同定されたIgMクラスの抗IgG抗体であるが，健常人にも存在している．

リウマチ熱 rheumatic fever：ある種のストレプトコッカス属の感染により産生される抗体によって起こる疾患．これらの抗体は腎臓や関節，心臓の抗原と交叉反応性をもつ．

リゾチーム lysozyme：細菌の細胞壁を破壊する抗菌酵素．

リツキシマブ rituximab：非ホジキンリンパ腫の治療でB細胞を除去するために使用されるCD20に対するキメラ抗体．

リポカリン-2 lipocalin-2：好中球と粘膜上皮細胞によって大量に産生される抗菌ペプチドで，鉄の利用を制限することで細菌および真菌の成長を抑制する．

リポタイコ酸 lipoteichoic acid：Toll様レセプターによって認識される細菌の細胞壁の構成成分．

リポ多糖 lipopolysaccharide (**LPS**)：Toll様レセプターによって認識される細菌の細胞壁の成分．

リポペプチド抗原 lipopeptide antigen：微生物の脂質に由来する多様な抗原群で通常CD1分子のようなMHCクラスIb分子によってiNKT細胞を含むインバリアントT細胞集団に提示される．

硫酸化シアリル・ルイス^X sulfated sialyl-Lewis^X：硫酸化四糖炭水化物で多くの細胞表面蛋白質に結合していて，細胞表面のP-セレクチンおよびE-セレクチン分子と結合する．好中球では内皮との相互作用を媒介する．

両親媒性 amphipathic：陽性に荷電した（親水性の）領域と疎水性の領域を併せ持つ分子を指す用語．

リン酸化 phosphorylation：キナーゼと呼ばれる酵素の触媒作用でリン酸基をある分子，通常は蛋白質に付加すること．

リンパ lymph：組織中に蓄積してリンパ管へ流れていく細胞外液．リンパ管はリンパをリンパ系で運搬して胸管へ運び，そこで血液へ戻す．

リンパ芽球 lymphoblast：活性化後大型化しRNAおよび蛋白合成が増加したリンパ球．

リンパ管 lymphatic vessel, lymphatics：リンパを運搬する薄壁の脈管．

リンパ器官 lymphoid organ：構造化された組織で，非リンパ系間質と相互作用する非常に多数のリンパ球によって特徴付けられる．中枢または一次リンパ器官はリンパ球が生まれる場で胸腺と骨髄である．主たる末梢または二次リンパ器官は適応免疫応答が開始する場であり，リンパ節，脾臓，扁桃やパイエル板のような粘膜関連リンパ組織がある．

リンパ球 lymphocyte：抗原に対して多様性のある細胞表面レセプターをもち，適応免疫応答を担う白血球の一種．主にB細胞とT細胞の2種類があり，それぞれ液性免疫と細胞性免疫を担う．抗原を認識すると，リンパ球は大型化してリンパ芽球となり，抗原特異的エフェクター細胞へと増殖分化する．

リンパ球減少症 lymphopenia：血液中のリンパ球数が異常に少なくなること．

リンパ球生成 lymphopoiesis：共通リンパ系前駆細胞からリンパ系細胞が分化すること．

リンパ球レセプターレパートリー lymphocyte receptor repertoire：BおよびT細胞がもつ高度な多様性のある抗原レセプターの全体．

リンパ系 lymphatic system：リンパを運搬する脈管と末梢リンパ組織からなるシステムで，リンパ系を通して細胞外液は組織から胸管を経て血液中へと戻る．

リンパ節 lymph node：末梢リンパ器官の一種で，人体に多数存在しリンパ管がそこに集まる．

リンパ組織 lymphoid tissue：多数のリンパ球で構成される組織．

リンパ組織誘導細胞 lymphoid tissue inducer (LTi) cell (**LTi細胞**)：血液系の細胞で，胎児の肝臓で生まれ血液で運ばれて，リンパ節やその他の末梢リンパ器官を形成する部位に行く細胞．

リンホトキシン lymphotoxin (**LT**)：TNFファミリーのサイトカインで，一部の細胞に直接細胞傷害活性を示す．LT-α鎖の三量体（LT-$α_3$）およびLT-αとLT-β鎖のヘテロダイマー（LT-$α_2β_1$）がある．

ルキソリチニブ ruxolitinib：JAK1 および JAK2 の阻害薬で骨髄線維症の治療に使われる．

レクチン lectin：糖鎖結合蛋白質．

レクチン経路 lectin pathway：補体活性化の経路で細菌に結合しているマンノース結合レクチン（MBL）またはフィコリンによって誘発される経路．

レセプター依存性エンドサイトーシス receptor-mediated endocytosis：細胞表面のレセプターに結合した分子をエンドソーム内に取り込むこと．

レセプター型セリン/スレオニンキナーゼ receptor serine/threonine kinase：細胞質内尾部にある内因性セリン/スレオニンキナーゼ活性を有するレセプター．

レセプター型チロシンキナーゼ receptor tyrosine kinase：細胞質内尾部に内因性チロシンキナーゼ活性を有するレセプター．

レセプター編集 receptor editing：未熟 B 細胞上の自己反応性抗原レセプターの軽鎖または重鎖を新たに再編成した自己反応性のない鎖と置換すること．

レチノイン酸 retinoic acid：人体で多数の役割をもつビタミン A 由来のシグナル伝達分子．腸管の免疫寛容の誘導に関与していると考えられている．

レチノイン酸誘導遺伝子 I retinoic acid-inducible gene I（RIG-I）：RIG-I 様レセプター（RLR）の項を参照．

レトロウイルス retrovirus：ウイルスの逆転写酵素を使って自身のゲノムの転写産物を DNA の中間体として宿主の細胞のゲノムに組み込み複製する一本鎖 RNA ウイルス．

連続性エピトープ continuous epitope，線状エピトープ linear epitope：アミノ酸配列の単一の狭い領域から形成される蛋白質中の抗原構造（エピトープ）．連続性エピトープに結合する抗体は変性した蛋白質にも結合できる．T 細胞によって検出されるエピトープは連続性である．線状エピトープとも呼ばれる．

レンチウイルス lentivirus：レトロウイルスの一種でヒト免疫不全ウイルス HIV-1 はこれに属する．長い潜伏期を経て疾患を起こす．

ロイコトリエン leukotriene：アラキドン酸由来の炎症の脂質メディエーター．マクロファージやその他の細胞から産生される．

ロイシン・リッチ・リピート leucine-rich repeat（LRR）：例えば Toll 様レセプターの細胞外部分を形成しているような反復のある蛋白質モチーフ．

濾胞 follicle：リンパ節などの末梢リンパ器官で主に B 細胞が占有している領域．濾胞樹状細胞もここに存在する．

濾胞 B 細胞 follicular B cell：再循環していて寿命の長い通常型 B 細胞の大部分を占める細胞で，血液中や脾臓，リンパ節に存在する．B-2 細胞とも呼ばれる．

濾胞関連上皮 follicle-associated epithelium（FAE）：腸管のリンパ組織と腸管腔を隔てる特殊化した上皮．腸管細胞と同じく微小襞細胞を含み，そこを通して抗原は腸管のリンパ器官に侵入する．

濾胞樹状細胞 follicular dendritic cell（FDC）：末梢リンパ器官の B 細胞濾胞にいる起源が未知の細胞種で，抗原抗体複合体を細胞内には取り込まない Fc レセプターによって捕捉し，これを B 細胞に提示する．提示された抗原抗体複合体は胚中心反応中に B 細胞中に取り込まれ抗原処理される．

濾胞ヘルパー T 細胞 T follicular helper cell（T_{FH} 細胞）：B 細胞の抗体産生とクラススイッチを補助する，リンパ濾胞に存在するエフェクター T 細胞．

ワイベル・パラーディ小体 Weibel-Palade body：P-セレクチンを含む内皮細胞内の顆粒．

ワクチン接種 vaccination：死滅したもしくは弱毒化（非病原化）した状態で生きている病原体またはその抗原（ワクチン）を注入することで適応免疫を誘導すること．

索引

和文索引 　語頭が欧文の用語は欧文索引に配列した．化学構造を示す数（1-, 2-, 3-, …）は，それらを無視して配列した．
ギリシャ文字は読み（α＝アルファ）に従って配列した．

あ

アイソタイプ　26, 142, 193, 830
アイソタイプスイッチ　417, 476, 732, 830
アイソタイプ排除　305, 830
アイソフォーム　830
アクセサリーエフェクター細胞　830
アクチベーター蛋白質 1（AP-1）　94, 830
アクチン重合　279
アゴニスト選択　335, 830
アザチオプリン　701, 703, 830
足場　830
足場蛋白質　260, 261
アジュバント　8, 362, 653, 736, 739, 751, 830
アダプター　830
アダプター蛋白質　260, 261
アデノイド　21, 830
アデノシンデアミナーゼ（ADA）欠損症　538, 830
アトピー　601, 830
アトピーマーチ　604, 830
アドヘジン　429, 830
アナキンラ　830
アナフィラキシー　603, 619, 707, 783, 830
アナフィラキシーショック　65, 619, 830
アナフィラトキシン　65, 448, 830
アネキシンV　779
アネルギー　307, 308, 309, 336, 645, 652, 830
アバタセプト　712, 830
アビディティ　53, 141, 753, 830
アフィニティ　141, 753, 844
アフィニティクロマトグラフィー　753
アポトーシス　16, 125, 387, 471, 703, 830
　――の外因性経路　830
　――の内因性経路　830
アポトソーム　389, 830
アポリポ蛋白質 B mRNA 編集酵素触媒ポリペプチド 1（APOBEC1）　414
アミノ酸配列モチーフ　237
アメーバ様体腔細胞　61
アラム　739, 752
アルカリホスファターゼ　762
アルギナーゼ-1　464
アルサス反応　629, 831
アルテミス　182, 831
α1,3-フコシルトランスフェラーゼⅦ（FucT-Ⅶ）　454
$α_4β_1$ インテグリン　419, 502, 831
$α_4β_7$　454
$α_4β_7$ インテグリン　500, 502, 518, 831
$α_Eβ_7$ インテグリン　482
$α_M$ インテグリン　503, 820
α-ガラクトシルセラミド（α-GalCer）　248, 831
α-グリアジン　635
α 鎖　188
α 鎖遺伝子再編成　326
α ディフェンシン　46, 831
αβ 型 T 細胞　319, 328
αβ 型 T 細胞レセプター　153, 206, 831
αβ ヘテロ二量体　831
アレファセプト　831
アレムツズマブ　831
アレルギー　31, 831
アレルギー性気管支肺アスペルギルス症（ABPA）　622
アレルギー性結膜炎　603, 622, 831
アレルギー性接触皮膚炎　632, 831
アレルギー性喘息　622, 831
アレルギー性鼻炎　603, 622, 831
アレルギー反応　601, 831
アレルゲン　601, 831
アレルゲン減感作療法　626, 831
アロ　239, 684
アロ抗原　685, 831
アロ抗体　688, 831
アロ反応　239, 685
アロ反応性　239, 831
アロ反応性 T 細胞　239
アンカー残基　159, 161, 236, 831
アンタゴニスト　714
暗領域　408, 831

い

イェルネ, ニルス　816
異型免疫　733, 831
移行段階　831
移行免疫　167, 831
イコソーム　412
異種移植　688
異種移植片　831
異種免疫　831
移植後リンパ増殖性疾患　831
移植片拒絶　31, 831
移植片対宿主病（GVHD）　558, 691, 708, 831
移植片対白血病効果　692, 708, 723, 831
一塩基多型（SNP）　671, 831
Ⅰ型インターフェロン　92, 832
1 型応答　450, 659
Ⅰ型過敏症　659
Ⅰ型サイトカインレセプター　109, 832
1 型糖尿病　650, 653, 832
1 型免疫　26, 832
一次顆粒　46, 80, 832
一次反応巣　407, 832
一次免疫応答　445, 832
一次免疫処置　23, 832
一次リンパ器官　16, 832
一次リンパ濾胞　404, 832
一酸化窒素　97, 459, 461, 832
一本鎖 RNA（ssRNA）　91, 832
遺伝子間制御領域　185, 832
遺伝子組換え BCG ワクチン　734
遺伝子組換えワクチン　726
遺伝子座　832
遺伝子再編成　173, 185, 832
遺伝子断片　14, 832
遺伝子治療　557
遺伝子導入　786
遺伝子ノックアウト　786
遺伝子変換　235
遺伝性血管性浮腫（HAE）　68, 553, 832
遺伝性鉄蓄積症　245, 832
遺伝性免疫不全症　533, 832
遺伝的変異　671
遺伝的リスク因子　683
イニシエーターカスパーゼ　387, 832
イノシトール 1,4,5-三リン酸（IP_3）　273, 832
イピリムマブ　728, 832
イミキモド　740, 832
イムノエバシン　568, 832
イムノフィリン　704, 832
イムノブロット　764
インターフェロン　108, 121, 832
インターフェロン α　92
インターフェロン α レセプター　832
インターフェロン応答遺伝子　832
インターフェロン γ　26
インターフェロン γ 誘導性ライソソームチオール還元酵素　832

インターフェロン産生細胞　832
インターフェロン調節因子（IRF）　94, 832
インターフェロンβ　92
インターフェロン誘導膜結合蛋白質　823, 833
インターロイキン（IL）　383, 833
インターロイキン1β　88
インターロイキン2　704
インターロイキン2レセプター共通γ鎖　535
インテグラーゼ　589
インテグリン　114, 353, 355, 453, 454, 833
インテグリンLFA-1　278, 279
インドールアミン2,3-ジオキシゲナーゼ（IDO）　611, 693, 719, 833
インバリアントNKT細胞　243, 248, 335, 833
インバリアント鎖　161, 226, 833
インバリアントレセプター　436
インフラマソーム　99, 468, 740, 833
インフリキシマブ　702, 833
インフルエンザウイルス　566

う

ウィスコット・アルドリッチ症候群（WAS）　421, 539, 833
ウィスコット・アルドリッチ症候群蛋白質（WASp）　279, 382
ウイルス　3, 833
ウイルスインテグラーゼ阻害薬　590, 833
ウイルス侵入阻害薬　590, 833
ウイルス性スーパー抗原　241
ウイルスセットポイント　582, 833
ウイルス中和抗体　429, 833
ウイルスプロテアーゼ　578, 833
ウェスタンブロット　764
膿　833
ウラシルDNAグリコシラーゼ（UNG）　415, 833
ウルシオール　633
運動誘発性喘息　622

え

エイコサノイド　615
エイズ → 後天性免疫不全症候群
衛生仮説　609, 833
栄養失調　558
エオタキシン　463, 617, 833
エオタキシンレセプター　627
エオメソデルミン　833
液性　833
液性免疫　26, 782, 833
液性免疫応答　399, 833
液相C3転換酵素　58, 833
エクソサイトーシス　435
壊死　387, 833
エスケープ変異体　583, 833
エタネルセプト　833
エーデルマン，ジェラルド　13, 816

エピトープ　148, 402, 757, 833
エピトープ拡大　657, 833
エピネフリン　621
エフェクターCD4⁺T細胞　214, 370, 833
エフェクターCD8⁺T細胞　372
エフェクターT$_H$17細胞　510, 523
エフェクターT細胞　12, 345, 380, 386, 393, 449, 473, 518, 525, 833
エフェクターカスパーゼ　387, 834
エフェクター機構　5, 834
エフェクター機能　386
エフェクター細胞　448, 657
エフェクターサブセット　346
エフェクター分子　382
エフェクターメモリーT細胞　480, 481, 834
エフェクターモジュール　25, 834
エフェクターリンパ球　12, 834
エプスタイン・バールウイルス　548
エボラウイルス　469
エラーを起こしやすい損傷乗り越えDNAポリメラーゼ　834
エリスロポエチンレセプター　261
エリートコントローラー　587, 834
エールリッヒ，パウル　2, 613, 816
エレクトロポレーション　740
塩基除去修復　834
炎症　10, 49, 834
炎症細胞　10, 834
炎症性ケモカイン　457, 834
炎症性サイトカイン　85, 362, 448
炎症性単球　85, 834
炎症性腸疾患（IBD）　524, 654, 711, 834
炎症性メディエーター　5, 834
炎症反応　44, 834
炎症誘導物質　5, 834
エンテロトキシン　852
エンドサイトーシス　215, 223, 357
エンドサイトーシス経路　359
エンドソーム　224
エンドトキシン　40, 849
エンドヌクレアーゼ　388

お

オーウェン，レイ　16, 816
大型プレB細胞　834
オートクライン　834
オートクライン作用　383
オートファゴソーム　834
オートファジー　216, 223, 225, 387, 517, 679, 834
オプソニン　430
オプソニン化　27, 48, 399, 425, 448, 834
オマリズマブ　621, 626
オーメン症候群　184, 538, 834
オリゴアデニル酸合成酵素　834
オルニチン　464

か

外因性経路　387, 471
外因性制御　651
外因性発熱物質　118, 834
回虫　462
外毒素　40, 427, 834
回避変異体　833
潰瘍性大腸炎　654, 834
核片貪食マクロファージ　411, 834
隔離小胞　834
隔離膜　834
カスパーゼ　834
カスパーゼ1　99
カスパーゼ3　780
カスパーゼ8　834
カスパーゼ11　834
カスパーゼリクルートドメイン（CARD）　96, 834
家族性寒冷自己炎症症候群（FCAS）　557, 834
家族性血球貪食性リンパ組織球症（FHL）　549, 834
家族性地中海熱（FMF）　557, 835
活性化STAT阻害蛋白質　835
活性化T細胞核内因子（NFAT）　274, 835
活性化誘導細胞死　336, 835
活性化誘導シチジンアミナーゼ（AID）　206, 410, 545, 835
活性化誘導シチジンアミナーゼ欠損症　413
活性化レセプター　126, 835
活性酸素種（ROS）　81, 459, 461, 835
κ鎖　141, 835
κ鎖遺伝子　177
κ鎖遺伝子座　177
滑膜　667
カテプシン　224, 835
カテプシンL　332
カテリシジン　45, 835
カテリン　47, 835
化膿性細菌　83, 534, 835
化膿性無菌性関節炎・壊疽性膿皮症・アクネ（PAPA）症候群　557, 835
可変的リンパ球レセプター（VLR）　201, 835
可変部　13, 142, 153, 173, 835
可変部遺伝子　175
可変部断片　174
可変部ドメイン　835
可変免疫グロブリンドメイン　835
顆粒球　7, 835
顆粒球マクロファージコロニー刺激因子（GM-CSF）　785, 835
顆粒蛋白質　616
カルシウムイオン　265
カルシウムシグナル　274
カルジオリピン　250, 835
カルシニューリン　274, 704, 835
カルネキシン　220, 835

　　　く

〜クチン　466, 835
〜キシフルオレセイン二酢酸サクシニミジル
　　　エステル（CFSE）　778
カルボキシペプチダーゼN（CPN）　70, 835
カルメット・ゲラン菌（BCG）　726
カルモジュリン　274, 835
カルレチクリン　221, 835
加齢黄斑変性　70, 835
感作　346, 366, 601, 835, 844
　——された　835
幹細胞因子（SCF）　298
肝細胞腫-腸-膵臓/膵炎関連蛋白質（HIP/
　　　PAP）　47
ガンシクロビル　787
カンジダ感染と外胚葉形成異常を伴う自己免疫性
　　　多腺性内分泌不全症（APECED）　333,
　　　541, 647, 835
環状グアノシン一リン酸-アデノシン一リン酸
　　　（cGAMP）　104, 835
環状グアノシン一リン酸-アデノシン一リン酸合
　　　成酵素（cGAS）　104, 835
環状ジヌクレオチド（CDN）　103, 836
間接クームス試験　757
間接的アロ認識　687, 836
間接免疫蛍光法　760
関節リウマチ　667, 785, 836
乾癬　712, 836
乾癬性関節症　711, 836
感染巣　445
完全フロイントアジュバント　740, 836
肝胆道経路　836
γc鎖 → 共通γ鎖
γγ-グルタミルジアミノピメリン酸（iE-DAP）
　　　96, 836
γ鎖　153
γδ型NKT細胞　324
γδ型T細胞　206, 243, 250, 322, 512, 836
γδ型T細胞レセプター　153, 191, 207, 836
がん免疫編集　717, 836
寛容　3, 16, 836
　——のある　836
寛容原性　336
　——のある　836
乾酪　461

　　　　　　　　　　　　　　　　　　　　き

偽遺伝子　176, 836
気管関連リンパ組織（BALT）　22, 499, 836
寄生虫　3, 451, 462, 473, 836
季節性アレルギー性鼻結膜炎　622, 836
北里柴三郎　2, 816
気道過敏性　608, 836
気道組織リモデリング　619, 836
気道反応亢進性　836
偽二量体ペプチド・MHC複合体　268, 836
キニン系　87, 836
キヌレニン代謝物　836

機能的無反応性　645
キメラ抗原レセプター（CAR）　723, 836
キメラ抗体　707
逆位による再編成　180, 836
逆転写PCR（RT-PCR）　782
逆転写酵素　575, 589, 836
逆免疫遺伝学　738
逆輸送複合体　222, 836
キャッピング　836
急性期　836
急性期蛋白質　120, 836
急性期反応　54, 119, 836
急性拒絶　684, 836
急性蕁麻疹　619
急速拒絶　684, 836
急速減感作　627, 837
吸虫　462
競合的阻害アッセイ　755
凝固系　87, 837
凝集　755
共焦点蛍光顕微鏡　761
共生　837
共生微生物　3, 495, 843
胸腺　17, 493, 837
胸腺依存性抗原　400, 401, 837
胸腺原基　316, 837
胸腺細胞　315, 837
胸腺上皮細胞　331
胸腺髄質　333, 336
胸腺ストローマ　315, 837
胸腺ストローマ細胞　331
胸腺ストローマ由来リンホポエチン（TSLP）
　　　124, 299, 451, 837
胸腺切除　837
胸腺摘出　316
胸腺内樹状細胞　316, 837
胸腺白血病　513
胸腺白血病抗原　837
胸腺非依存性抗原　400, 401, 837
胸腺皮質　315, 837
胸腺皮質上皮細胞　332
胸腺プロテアソーム　217, 837
強直性脊椎炎　711, 837
共通γ鎖（γc鎖）　109, 298, 535, 837
共通骨髄系前駆細胞（CMP）　7, 837
共通粘膜免疫系　502, 837
共通β鎖　109, 837
共通リンパ系前駆細胞（CLP）　10, 297, 837
莢膜多糖体　737, 837
莢膜保有細菌　422, 837
共優性　837
拒絶反応　684
キラー細胞免疫グロブリン様レセプター（KIR）
　　　128, 246, 837
キラー細胞レクチン様レセプター　837
筋肉内注射　751

グアニンヌクレオチド交換因子（GEF）　82,
　　　262, 837
空置大腸炎　837
グッドパスチャー症候群　662, 837
クッパー細胞　79, 364, 837
組合せによる多様性　15, 184, 837
組換えシグナル配列（RSS）　178, 189, 837
クームス試験　756
クームス，ロビン　601, 816
クラス　26, 837
クラスⅡ分子関連インバリアント鎖ペプチド
　　　（CLIP）　226, 838
クラススイッチ　178, 400, 409, 453, 603,
　　　604, 838
クラススイッチ組換え　417, 838
グラニュリシン　390, 392
グラム陰性細菌　838
グラム陰性細菌結合蛋白質（GNBP）　105, 838
グランザイム　390, 392, 512
グリコシルホスファチジルイノシトール（GPI）
　　　71
グリコシルホスファチジルイノシトール尾部
　　　838
グリシェリ症候群　549, 838
クリプトジン　46, 838
クリプトパッチ　838
グルテン　634
グレーブス病　653, 838
クロスプライミング　215, 838
クロスプレゼンテーション　215, 222, 360,
　　　727, 739, 838
クロロキン　224
クローン　758, 838
クローン拡大　15
クローン型　15, 838
クローン収縮期　449
クローン縮小　471
クローン消失　16, 306, 307, 309, 838
クローン除去　652
クローン選択説　15, 838
クローン増殖　838
クローン病　98, 495, 516, 524, 654, 711,
　　　838

　　　　　　　　　　　　　　　　　　　　け

蛍光顕微鏡　775
経口投与　751
経口免疫寛容　519, 651, 838
経口ワクチン　736
軽鎖　13, 141, 184, 838
軽鎖遺伝子再編成　304
軽鎖可変部　838
軽鎖定常部　192
形質芽細胞　407, 838
形質細胞　12, 838

形質細胞様樹状細胞（pDC） 79, 121, 358, 362, 838
形質転換増殖因子β 714
経時露出撮影画像化装置 761
経鼻ワクチン 736
結核菌 459, 546
血管外移動 116, 838
血管外遊出 116, 838
欠陥リボソーム産物（DRiP） 218, 838
血球 200
血球貪食性リンパ組織球症（HLH） 548, 838
結合性 753, 830
結合組織型マスト細胞（MC$_{CT}$） 615
結合断片 175, 838
結合部多様性 15, 184, 839
血漿 752
血小板活性化因子（PAF） 85, 839
血清 749
血清型 562, 839
血清病 629, 707, 839
ゲノムワイド関連解析（GWAS） 607, 670
ケモカイン 9, 85, 112, 350, 355, 839
ケーラー，ジョルジュ 32, 816
ゲル 601
限界希釈法 771
原発性免疫不全症 533, 534, 839

こ

抗CD20抗体 728
抗CTLA-4抗体 728
抗DNA抗体 658
高IgE症候群（HIES） 545, 839
高IgM症候群 419, 543, 839
高IgM症候群2型免疫不全症 839
抗IL-5抗体 627
抗Rh抗体 484
抗TNF-α療法 702
抗TNF療法 711
広域中和抗体 585, 839
抗ウイルスⅠ型インターフェロン 362
好塩基球 8, 450, 605, 839
向炎症性 839
口蓋扁桃 839
交感性眼炎 649, 839
後期プロB細胞 839
抗菌酵素 37, 839
抗菌蛋白質 5, 839
抗菌ペプチド 37, 45, 452, 679, 839
抗血清 2, 749, 839
抗原 2, 139, 839
抗原結合部位 13, 141, 147, 153, 839
抗原決定基 148, 839
抗原原罪 485, 839
抗原抗体複合体 431
抗原シフト 567, 839
抗原処理 214, 839
抗原処理関連小胞体アミノペプチダーゼ（ERAAP） 219, 821
抗原処理関連トランスポーター 219, 839
抗原提示 214, 839
抗原提示細胞 18, 214, 365, 393, 839
抗原ドリフト 567, 839
抗原変異 562, 839
抗原レセプター 6, 839
抗原レセプター様無顎類対合レセプター（APAR） 205, 839
交叉適合性試験 688, 839
好酸球 8, 450, 616, 840
好酸球増多症 435, 438, 627, 840
抗シトルリン化蛋白質抗体（ACPA） 668
恒常性ケモカイン 456, 840
高親和性IgEレセプター 603
構成型プロテアソーム 217
構造保存性エピトープ 840
酵素免疫測定法（ELISA） 753
抗体 2, 840
抗体依存性酵素プロドラッグ療法（ADEPT） 725, 840
抗体依存性細胞介在性細胞傷害 436
抗体依存性細胞性細胞傷害（ADCC） 125, 436, 449, 464, 661, 707, 785, 840
抗体結合部位 840
抗体陽転化 582, 840
抗体レパートリー 840
好中球 7, 434, 450, 840
好中球エラスターゼ 47, 553, 840
好中球減少症 840
好中球細胞外トラップ（NET） 84, 840
好中球優位型喘息 622
後天性免疫不全症 533
後天性免疫不全症候群（エイズ） 31, 449, 573, 840
抗毒素 428, 840
高内皮細胞 840
高内皮性小静脈（HEV） 348, 454, 501, 840
抗ヒスタミン薬 626
抗ヒストン抗体 658
抗ヘビ毒血清 629
抗リンパ球グロブリン 707, 840
小型プレB細胞 840
呼吸バースト 83, 840
黒色腫関連抗原 840
コストマン症候群 554, 840
骨髄 840
骨髄系 840
骨髄腫細胞株 758
骨髄腫蛋白質 757
骨髄単球系細胞 840
骨髄単球性 448
骨髄単球性自然エフェクター細胞 448
骨髄由来免疫抑制細胞（MDSC） 718, 840
骨内膜 840
コッホ, ロベルト 1, 816
古典的C3転換酵素 56, 840

古典的MHCクラスⅠ遺伝子 207, 840
古典的活性化マクロファージ 458, 840
古典的経路 50, 840
古典的樹状細胞（cDC） 79, 840
古典的単球 79, 841
孤立リンパ濾胞（ILF） 497, 841
五量体 198, 424
五量体IgM 430, 841
コレクチン 53, 841
ゴーレン, ピーター 32
ゴーワンズ, ジェームズ 15, 816
混合リンパ球腫瘍細胞培養 722
混合リンパ球反応（MLR） 239, 691, 841
コンジェニック 784

さ

サーファクタント蛋白質A 55, 841
サーファクタント蛋白質D 55, 841
細菌 3, 841
細菌性スーパー抗原 241
細菌叢 42, 520, 841
細菌毒素 427
サイトカイン 9, 85, 107, 782, 841
サイトカインシグナル 368
サイトカインシグナル抑制因子（SOCS） 111, 841
サイトカイン偏向 694
サイトカインレポーターマウス 468
サイトトキシン 382
サイトメガロウイルスUL16蛋白質 841
細胞外寄生細菌 451, 465, 473
細胞外寄生病原体 447
細胞外シグナル調節キナーゼ（Erk） 276
細胞外毒素 215
細胞外病原体 215
細胞間接着分子（ICAM） 114, 353, 841
細胞指向性 576, 842
細胞質 841
細胞質内病原体 215
細胞死誘導性シグナル複合体（DISC） 471, 841
細胞傷害性CD8$^+$T細胞 371, 392, 393
細胞傷害性T細胞 12, 214, 780, 841
細胞性過敏反応 630, 841
細胞性免疫 783
細胞性免疫応答 27, 841
細胞接着分子 367, 841
細胞内寄生細菌 450, 461, 473
細胞内寄生病原体 451, 457
細胞内サイトカイン染色 773
細胞膜侵襲 49
細胞免疫学 16, 841
ザイモゲン 49, 841
杯細胞 463, 841
殺菌免疫 841
サナダムシ（条虫） 462
サメ 206, 207

　　　　　468, 563
　ネラ属　461
ロゲート軽鎖　302, 841
酸化ストレス　611
3型応答　451
Ⅲ型過敏症　659
Ⅲ型分泌装置　841
3型免疫　26, 841
3型免疫応答　659
三次免疫応答　473, 841
酸性プロテアーゼ　224
サンドイッチELISA　754, 782
三量体G蛋白質　81, 841

し

ジアシルグリセロール（DAG）　247, 273, 841
ジアシルリポ蛋白質　88, 841
シェーグレン症候群　653, 841
ジェンウェイ, ジュニア, チャールズ　87, 816
ジェンウェイ, チャールズ　8
ジェンナー, エドワード　1, 816
自家移植　684, 841
色素性乾皮症　416, 841
磁気ビーズ　770
死菌ワクチン　732
シグナル結合　179, 842
シグナル伝達リンパ球活性化分子　842
シグナルの足場　842
シグナルペプチド　842
シクロスポリン　689
シクロスポリンA　274, 665, 702, 704, 842
シクロフィリン　704, 842
シクロホスファミド　701, 703, 842
指向性　428, 842
自己炎症性疾患　101, 556, 842
自己寛容　643, 842
自己抗原　16, 643, 644, 842
自己抗体　644, 654, 842
自己性喪失　126, 842
自己反応性B細胞　305, 308, 658
自己反応性T細胞　648, 654
自己ペプチド・自己MHC複合体　321, 334
自己免疫　643, 842
自己免疫疾患　31, 643, 842
自己免疫制御分子（AIRE）　333
自己免疫性血小板減少性紫斑病　660, 842
自己免疫性溶血性貧血　660, 842
自己免疫性リンパ増殖症候群（ALPS）　472, 675, 842
脂質スフィンゴシン1-リン酸（S1P）　336
自食作用　225
自然インターフェロン産生細胞　842
自然エフェクター細胞　445, 447, 448
自然抗体　56, 312, 842
自然細胞傷害性レセプター（NCR）　130, 842
自然センサー細胞　445, 447, 449

自然認識レセプター　5, 842
自然免疫　2, 486, 842
自然免疫T細胞　335
自然免疫応答　445
自然免疫系　322
自然免疫リンパ球（ILC）　11, 124, 372, 445, 510, 657, 842
　グループ1——　124, 837
　グループ2——　623
シチジンデアミナーゼ活性（CDA）　202, 842
疾患感受性　672
疾患感受性遺伝子　607, 679
実験的自己免疫性脳脊髄炎（EAE）　649, 711, 842
質量/電荷（m/z）比　764
質量分析法　764
シトクロムc　391
シトルリン　667
シプリューセル-T　842
脂肪体　842
脂肪体細胞　200
脂肪分化関連蛋白質（ADRP）　223, 842
弱毒化　842
　——した病原体　730
弱毒化MMR複合ワクチン　737
弱毒化ウイルス　734
弱毒化ワクチン　730, 732
若年発症サルコイドーシス　843
ジャッキニブ　706
シャペロン　220
周期性好中球減少症　553, 842
周期的回帰モデル　413, 843
19S制御キャップ　843
重鎖　13, 141, 184, 843
重鎖遺伝子座　177
重鎖可変部　843
重鎖単独免疫グロブリンG（hcIgG）　151, 843
重鎖定常部　192
重症筋無力症　843
重症先天性好中球減少症（SCN）　553, 843
重症複合免疫不全症（SCID）　184, 273, 320, 535, 843
　放射線感受性——　184, 539, 854
集団免疫　732, 843
12/23法則（12/23 rule）　179, 189, 843
宿主対移植片症（HVGD）　558, 843
樹状細胞　8, 216, 334, 447, 503, 843
シュタイマン, ラルフ　8, 816
種痘　729, 843
受動免疫　783, 843
腫瘍壊死因子　349
腫瘍壊死因子α（TNF-α）　86, 843
腫瘍壊死因子関連アポトーシス誘導リガンド　843
腫瘍壊死因子レセプター関連因子3　843
腫瘍壊死因子レセプター関連因子6　843
主要塩基性蛋白質（MBP）　464, 617, 843

腫瘍拒絶抗原　716, 843
腫瘍精巣抗原　720, 843
主要組織適合遺伝子複合体（MHC）　14, 140, 231, 843
腫瘍特異抗原　718, 719
巡回単球　79, 843
準種　843
傷害関連分子パターン（DAMP）　77, 645, 843
常在細菌　42, 493, 496, 520
常在細菌叢　3, 495, 643, 843
常在細菌叢由来抗原　643
ショウジョウバエ　200
小動脈周囲リンパ鞘（PALS）　20, 348, 844
上皮細胞　447, 515
上皮内CD8$^+$T細胞　511
上皮内γδ型T細胞　717
上皮内リンパ球（IEL）　500, 512, 843
小胞体関連蛋白質分解（ERAD）　221, 844
小胞内病原体　215
小胞分画　844
静脈内注射　751
初回免疫　844
初期B細胞因子（EBF）　299
除去抗体　707, 844
職業性アレルギー　607, 844
食物アレルギー　624
食物不耐性　624
所属リンパ節　19, 844
ショック　844
シロリムス　844
真核生物翻訳開始因子2　844
真核生物翻訳開始因子3　844
ジンカーナーゲル, ロルフ　238
真菌　3, 451, 465, 473, 844
シングルポジティブ胸腺細胞　321, 844
シングルポジティブ細胞　328
進行性多巣性白質脳症（PML）　712, 844
人工多能性幹細胞　844
人獣共通感染症　41, 844
滲出　85
尋常性天疱瘡　658, 844
新生児Fcレセプター（FcRn）　195, 844
新生児溶血性疾患　484, 756, 844
人痘接種　1
真皮内注射　751
蕁麻疹　619, 844
森林熱帯性リーシュマニア原虫　378
親和性　753, 844
親和性成熟　409, 475, 477, 732, 844
親和性説　334, 844

す

髄質　315, 844
髄質上皮細胞　334
水素結合　149
スイッチ領域　417, 844
水痘・帯状疱疹ウイルス　572

膵島のインスリン産生β細胞　665
スカベンジャー細胞　363
スカベンジャーレセプター　80, 844
スタチン　844
スタフィロキナーゼ（SAK）　72, 844
ステロイド抵抗性重症喘息　622
ストレス誘導性自己　844
ストローマ細胞　297, 844
ストローマ細胞由来因子1（SDF-1）　299
スネル，ジョージ　32, 816
スーパーオキシド　459
スーパーオキシドジスムターゼ（SOD）　83, 844
スーパー抗原　241
スフィンゴ脂質　247, 844
スフィンゴシン1-リン酸（S1P）　355, 453, 706, 844
スフィンゴシン1-リン酸レセプター（S1PR1）　403, 844
スペーサー　178, 845
ずり抵抗性ローリング　845
スリング　845

せ

制御性 CD4⁺T 細胞　379
制御性 T 細胞　12, 335, 525, 604, 645, 706, 845
制御性寛容　651, 845
制限因子　845
生産期　858
成熟 B 細胞　310, 845
成熟 T 細胞　330
生殖細胞遺伝子説　174, 845
静電気的な相互作用　845
静電気力　149
正の選択　240, 295, 328, 330, 845
正の選択過程　412
生物学的製剤　701, 707
生物学的治療　845
西洋ワサビペルオキシダーゼ　762
生理的炎症　522, 845
セカンドメッセンジャー　265, 845
赤脾髄　20, 347, 845
セグメント細菌（SFB）　523, 670, 845
ζ鎖　266, 845
ζ鎖会合蛋白質　845
舌下投与　627
赤血球凝集素　429, 845
赤血球凝集反応　755
切断刺激分子　198, 845
接着分子　85
舌扁桃　845
セリアック病　495, 513, 634, 845
セリン／スレオニンキナーゼ　258
セリンプロテアーゼインヒビター　68, 845
セルピン　68, 845
セレクチン　114, 352, 355, 453, 845

セロコンバージョン　840
全ゲノム関連解析　845
潜在性エピトープ　658, 845
センサー細胞　5
線状エピトープ　859
染色体外環状 DNA　180, 845
全身性エリテマトーデス（SLE）　431, 648, 710, 845
全身性自己免疫疾患　653
全身性免疫系　493, 845
喘息　603
選択的 M2 マクロファージ　473
選択的 RNA プロセシング　198
選択的活性化マクロファージ　463, 845
選択的スプライシング　193
蠕虫　451, 462
先天性無脾症候群　559
セントラルメモリー T 細胞　480, 845
潜伏期　568, 845
前方散乱　769
ゼンメルワイス，イグナーツ　816
前立腺性酸性ホスファターゼ　845

そ

走化性　845
臓器特異的自己免疫疾患　653, 668
早期プロ B 細胞　845
造血幹細胞（HSC）　3, 297, 557, 784, 846
造血幹細胞移植　557, 691
造血性増殖因子　452
相互連結樹状細胞　348, 846
相同組換え　786
相補性決定領域（CDR）　147, 154, 173, 412, 846
相利共生　846
側位散乱　769
即時型過敏反応　602, 846
即時型反応　618
組織樹状細胞　364
組織常在型メモリー T 細胞　480, 481, 846
組織常在性マスト細胞　447, 450
組織特異的抗原　333
組織トランスグルタミナーゼ（tTG）　635
疎水結合　149
疎水性相互作用　846
損傷乗り越え複製　415

た

体細胞 DNA 組換え反応　173, 846
体細胞遺伝子再編成　203
体細胞遺伝子治療　558, 846
体細胞高頻度突然変異　206, 409, 413, 477, 846
体細胞突然変異説　174, 846
胎児性 Fc レセプター（FcRn）　426, 504
胎児赤芽球症　756
帯状疱疹　572, 846

大動脈・性腺・中腎領域（AGM）　78, 846
第二経路　50, 846
第二経路 C3 転換酵素　58
対立遺伝子　234, 846
対立遺伝子排除　304, 325, 846
ダウン症候群細胞接着分子（Dscam）　200, 846
多核巨細胞　461
ダクリズマブ　846
タクロリムス　274, 702, 704, 846
多クローン性活性化　421, 846
多クローン性マイトジェン　778
多形核白血球　7, 846
多型性　231, 234, 846
　──の　846
多次元質量分析装置　765
多重性　231
　──の　846
多腺性自己免疫症候群I型（APS-I）　333, 647
多腺性内分泌不全症，腸疾患を伴う伴性劣性免疫調節異常症候群（IPEX）　674
多田富雄　816
脱プリン脱ピリミジン部位エンドヌクレアーゼ　415, 846
脱リン酸化　259, 846
多糖体莢膜　434, 846
ダニアレルゲン（Der p 1）　603
ダニ咬症　438
多能性　3, 846
多能性前駆細胞（MPP）　297, 846
タパシン　221, 846
タパシン遺伝子　232
多発性硬化症　649, 665, 706, 710, 846
ダブルネガティブ胸腺細胞　319, 320, 846
ダブルポジティブ胸腺細胞　320, 321, 846
ダブルポジティブ細胞　328
ターミナルデオキシヌクレオチジルトランスフェラーゼ（TdT）　183, 302, 846
多様性遺伝子断片　847
多様性断片　175
多様性プロット　847
多量体免疫グロブリンレセプター　426, 847
タリン　847
単一遺伝子性自己免疫疾患　674
単一性　847
単球　450, 847
単クローン抗体　32, 147, 757, 847
単クローン抗体製剤　702, 707
単鎖抗体　151, 847
短鎖脂肪酸（SCFA）　520
単純ヘルペスウイルス（HSV）　572
単純ヘルペスウイルス 1 型　555, 568
単純ヘルペスウイルス 2 型　568
蛋白質スーパーファミリー　204
蛋白質相互作用ドメイン　847
蛋白質相互作用モジュール　847
蛋白質分解サブユニット β1, β2, β5　847

ち

ｴｯｸポイント阻害　287, 727, 847
ｴﾃﾞｨｱｯｸ・東症候群　549, 847
遅延型過敏反応　630, 847
遅延反応　618, 847
ﾁｵｴｽﾃﾙ蛋白質（TEP）　61, 847
ﾁｵﾚﾄﾞｷｼﾝ（TRX）　99, 847
ﾁｵﾚﾄﾞｷｼﾝ相互作用蛋白質（TXNIP）　99, 847
致死因子　847
致命的重症マラリア　242
中心桿体　409, 847
中心細胞　410, 847
中心部分子活性化複合体（cSMAC）　280
虫垂　847
中枢性免疫寛容　306, 644, 847
中枢リンパ器官　16, 847
中枢リンパ組織　295, 847
中毒性表皮壊死症（TEN）　608
中和　26, 399, 427, 731, 847
中和抗体　428, 469, 706, 847
超可変部　146, 173, 847
　第三の—　186
腸管関連リンパ組織（GALT）　21, 454, 496, 497, 847
腸管付着性大腸菌（EAEC）　523, 847
腸間膜リンパ節　498, 847
長期非進行者　847
超急性移植片拒絶　688, 847
長鎖ペプチドワクチン　742
長寿命抗体産生プラズマ細胞　449
調節不全自己　847
腸内細菌　520, 523
腸内細菌叢　523
超分子接着複合体（SMAC）　381, 847
直接クームス試験　757
直接提示　214, 848
直接的アロ認識　687, 848
チョップ，ユルク　816
チロシナーゼ　848
チロシンプロテインキナーゼ　258, 848
チロシンホスファターゼ　848

つ

追加免疫処置　23, 848
通常型樹状細胞　358, 366
通性細胞内寄生病原体　447
痛風　101, 848
ツベルクリン液　631

て

抵抗　3, 848
定常部　13, 142, 153, 194, 848
定常部ドメイン　848
定常部免疫グロブリンドメイン　848
ディジョージ症候群　316, 540, 848
ディスバイオーシス　848

ティックオーバー　58, 848
ディフィシル菌　520, 521, 848
ディフェンシン　45, 848
低分子ヘアピン型RNA（shRNA）　790
低分子量GTPase　261, 262
低分子量G蛋白質　261, 848
適応免疫　2, 345, 486, 848
適応免疫応答　296, 445
テキサスレッド　760
デクチン–1　465, 508, 848
デスエフェクタードメイン（DED）　472, 848
デスドメイン　94
デスモグレイン　658
デスレセプター経路　471
鉄蓄積症蛋白質　245
δ鎖　153
δ鎖遺伝子　195
転位　848
転移　848
デングウイルス　485
転写因子FoxP3　651
伝染性単核球症　572, 848
天然痘　474
点表示　769

と

等高線表示　769
糖脂質　247
同種異系　239, 684
同種異系移植　684, 848
同種異系の　848
同種移植片拒絶　643, 848
同種同系移植　684, 848
等電点電気泳動　757
逃避　3, 848
逃避相　848
トキシックショック症候群　848
トキシックショック症候群毒素1（TSST–1）　241, 848
トキソイド　428, 730, 848
トキソプラズマ　458
特異性　753
特異体質　624
トシリズマブ　848
ドーセ，ジャン　32, 816
ドデシル硫酸ナトリウム（SDS）　762
ドナーリンパ球輸注（DLI）　722, 848
利根川進　14, 816
ドハーティ，ピーター　238, 816
トファシチニブ　848
ドメイン　260
トラスツズマブ　849
トラフィッキング　453
トランスサイトーシス　426, 499, 849
トランスジェニックマウス　477, 758, 784, 786
トランスポザーゼ　203, 849

トリ　205
トリアシルリポ蛋白質　88, 841
トリパノソーマ　565
貪食細胞オキシダーゼ　82, 849
貪食細胞糖蛋白質1　479, 849

な

内因性経路　387, 389, 471
内因性制御　651
内因性発熱物質　118, 849
内在性T_{reg}細胞　651
ナイセリア属細菌　552
内毒素　40, 849
内皮　10, 849
内皮活性化　85, 849
内皮細胞　10, 849
内皮蛋白質Cレセプター（EPCR）　250, 849
ナイーブT細胞　345, 367, 380, 393, 448, 473, 849
ナイーブリンパ球　12, 849
内分泌　849
ナタリズマブ　849
ナチュラルキラー細胞 → NK細胞
7-アミノアクチノマイシンD（7-AAD）　779
軟体動物　200

に

2B4　849
Ⅱ型インターフェロン　849
2型応答　451
Ⅱ型過敏症　659
2型高IgM症候群　413
Ⅱ型サイトカインレセプター　109, 849
2型免疫　26, 849
2型免疫応答　604, 659
肉芽腫　461, 741, 849
2光子蛍光顕微鏡　761
二次顆粒　47, 80, 849
二次元ゲル電気泳動法　763
二次性免疫不全症　533, 534, 558, 849
二次免疫応答　446, 473, 849
二次免疫処置　23, 849
20S触媒コア　849
21-水酸化酵素　245, 849
二次リンパ器官　16, 365, 849
二次リンパ組織　295, 347, 446, 476, 849
二次リンパ濾胞　849
ニッケル　633, 634
ニトロブルーテトラゾリウム（NBT）　762
ニボルマブ　849
二本鎖RNA（dsRNA）　90, 849
二本鎖切断修復　849
乳汁　426
ニューモシスチス・イロヴェツィイ　461, 544
二量体　198
ニワトリ　205
認識連関　402, 731, 737, 849

ぬ

ヌクレオチド結合性多量体化ドメイン (NOD)　96, 850
ヌード　539
ヌード変異　850
ヌードマウス　316

ね

ネオエピトープ　720, 850
ネオマイシン耐性遺伝子　787
ネザートン症候群　606
ネズミチフス菌　516
粘液　850
粘膜型マスト細胞 (MC_M)　615
粘膜関連インバリアント T 細胞 (MAIT)　164, 207, 243, 249, 850
粘膜関連リンパ組織 (MALT)　21, 348, 499, 850
粘膜血管アドレシン　501
粘膜固有層　425, 496, 850
粘膜上皮　42, 850
粘膜マスト細胞　464, 850
粘膜マスト細胞プロテアーゼ (MMCP-1)　464
粘膜免疫寛容　519, 850
粘膜免疫系　21, 493, 494, 525, 850

の

ノイラミニダーゼ　850
膿形成細菌　83
能動免疫　850
農夫肺　630, 850
囊胞性線維症　42, 850
ノックアウトマウス　787
ノトバイオートマウス　522, 850
ノナマー（九量体）　178, 850

は

パイエル板　21, 476, 497, 503, 850
肺炎レンサ球菌　562
バイオセンサー　776
敗血症　92, 850
敗血症性ショック　92, 850
排除相　850
胚性幹細胞　786
胚中心　19, 348, 400, 408, 411, 453, 476, 477, 850
ハイデルバーガー，ミカエル　816
ハイブリッド抗体　773
ハイブリドーマ　707, 758
ハイポモルフ変異　850
π-陽イオン相互作用　149, 850
配列内リボソーム進入部位 (IRES)　773
配列モチーフ　850
バーキットリンパ腫　573
バクテリオファージ　758
白脾髄　20, 347, 850
橋本甲状腺炎　653, 850
播種性血管内凝固　118, 850
破傷風トキソイド　736
バシリキシマブ　850
パスツール，ルイ　2, 816
パターン認識レセプター (PRR)　9, 77, 850
白血球　850
白血球機能抗原　114, 850
白血球接着不全症 (LAD)　554, 850
── 2 型　850
白血球増多　851
白血球 β_2 インテグリン (CD18)　554
白血球レセプター複合体　851
パッセンジャー白血球　687
バーネット，マクファーレン　15, 816
パネート細胞　44, 517, 851
パパイヤ　606
パパイン　144, 851
パーフォリン　390, 392, 512
ハプテン　145, 402, 621, 750, 851
ハプテン化蛋白質　632
ハプテン担体効果　851
ハプロ不全　851
パラクライン　851
パラクライン作用　383
反応性関節炎　682
反応性亢進　608

ひ

非鋳型塩基　302
皮下注射　751
非感染性傷害　87, 851
非機能的再編成　187, 851
鼻腔関連リンパ組織 (NALT)　22, 499, 851
鼻腔内投与　751
非結核性抗酸菌　546
非構造蛋白質 1　851
非古典的 MHC 遺伝子　234, 243
非古典的 MHC クラス Ib 遺伝子　207, 851
非古典的 MHC クラス I 分子　191
非古典的 NFκB 経路　286, 851
非古典的インフラマソーム　851
皮質　851
微小管構成中心　382
微小襞細胞　21, 851
非除去抗体　707, 851
ヒスタチン　45, 851
ヒスタミン　437, 464, 612, 851
微生物関連分子パターン (MAMP)　346, 446, 645, 750
微生物糖脂質　851
脾臓　17, 851
──の濾胞　476
非相同性末端結合　182, 790, 851
脾臓辺縁帯　422
ビタミン D　679
ビタミン D_3　713
非典型的 T 細胞サブセット　243
非典型的溶血性尿毒症症候群　70, 851
ヒト化　707, 851
ヒト化単クローン抗体　630
ヒト白血球抗原　232, 851
ヒト免疫不全ウイルス (HIV)　573, 851
3-ヒドロキシ-3-メチルグルタリルコエンザイム A (HMG-CoA) レダクターゼ　713, 841
ビトロネクチン　71, 827, 851
ピーナッツ　624
皮膚プリックテスト　619
皮膚リンパ球抗原 (CLA)　455, 851
ヒポキサンチン-アミノプテリン-チミジン (HAT)　758
ヒポキサンチン-グアニンホスホリボシルトランスフェラーゼ (HGPRT)　758
肥満細胞症　438, 851
非メチル化 CpG　627
非メチル化 CpG DNA　680, 740
非メチル化 CpG ジヌクレオチド　88, 91, 851
百日咳菌　752
百日咳ワクチン　736
病原性　38, 851
病原体　3, 38, 851
病原体関連分子パターン (PAMP)　9, 77, 88, 199, 852
病原体センサー　358
病原微生物　38, 851
標的細胞　383, 386
表皮樹状 T 細胞 (DETC)　250, 322, 852
表面プラズモン共鳴 (SPR)　776
表面免疫グロブリン (sIg)　12, 852
日和見感染　588, 702, 733
ピリン (pillin)　429, 852
ピリン (pyrin)　98, 852
非レセプター型キナーゼ　852
非連続性エピトープ　840
ピロトーシス　100, 852
ヒンジ部　141, 144, 194, 852

ふ

ファゴサイトーシス　49, 223, 224, 357, 359, 435, 852
ファゴソーム　79, 435, 458, 852
ファゴライソソーム　79, 435, 852
ファージディスプレイ　708, 758
ファブリキウス嚢　17, 205, 852
ファンデルワールス力　149
フィコエリスリン (PE)　250, 852
フィコリン　54, 852
フィコール-ハイパック™　766
フィブリノーゲン関連蛋白質 (FREP)　200, 852
フィラグリン　609
フィンゴリモド　702, 852
不活性化毒素　730

フロイントアジュバント 752	プロテインキナーゼ C-θ 853	ベーリング，エミール・フォン 2, 816
ワクチン 737, 852	プロテインホスファターゼ 259, 853	ヘルパー CD4⁺ T 細胞 854
肩質ステロイド 701, 702, 852	プロテクチン 71, 820	ヘルパー T 細胞 12, 25
浮腫 85, 852	プロピジウムイオダイド (PI) 779	ヘルペスウイルス侵入分子 (HVEM) 288, 854
復帰突然変異 733	プロフィリン 853	
ブドウ球菌性腸管毒素 (SE) 241, 852	プロペプチド 45, 853	ベルリン患者 591, 854
ブドウ球菌性補体インヒビター (SCIN) 72, 852	プロペルジン 59, 853	変異型特異的糖蛋白質 (VSG) 565
	5-ブロモ-4-クロロ-3-インドリルホスフェート (BCIP) 762	辺縁静脈洞 405, 854
ブドウ球菌プロテイン A (Spa) 72, 852		辺縁帯 311, 854
負の選択 295, 332, 333, 334, 852	プロリンリッチモチーフ 261	辺縁帯 B 細胞 20, 311, 421, 854
負の選択過程 410	分化抗原 721, 853	辺縁洞 (SCS) 347, 405, 854
部分的アゴニスト 714	分子模倣 680, 853	辺縁部 B 細胞 347
プライミング 380	分泌型 197	辺縁部超分子活性化複合体 (pSMAC) 280
ブラウ症候群 679, 852	分泌型 IgA 506, 507, 853	変更ペプチドリガンド (APL) 714, 854
フラジェリン 88, 90, 465, 852	分泌型ホスホリパーゼ A₂ 853	偏性細胞内寄生病原体 447
ブラジキニン 87, 852	分泌型免疫グロブリン 193, 197	扁桃 21, 854
フリーラジカル 616	分泌顆粒 464	ペントラキシン 120, 854
プリン作動性レセプター P2X7 99, 852	分泌成分 426, 853	
プリンヌクレオチドホスホリラーゼ欠損症 538, 852	分類不能型免疫不全症 (CVID) 545, 853	**ほ**
		ボイトラー，ブルース 9, 92, 816
フルオレセイン 760	**へ**	崩壊促進因子 60, 854
フルオレセインイソチオシアネート (FITC) 774	ヘアピン 183	芳香族炭化水素レセプター (AhR) 514, 854
	ベアリンパ球症候群 853	放射線感受性重症複合免疫不全症（放射線感受性 SCID） 184, 539, 854
ブルトン，オグデン 816	平衡相 853	
ブルトン型 X 連鎖無γグロブリン血症 (XLA) 303, 852	ペスト菌 563	放射線照射骨髄キメラ 784
	β1i 853	帽状域 854
ブルトン型チロシンキナーゼ (BTK) 541, 852	β2i 853	膨疹・発赤反応 618, 854
	β₂ ミクログロブリン 155, 853	傍皮質域 19, 854
プレ BCR（プレ B 細胞レセプター） 302, 303, 304, 852	β5i 853	捕獲 ELISA 754
	β5t 853	母子免疫寛容 693
プレ B 細胞 301	β 鎖 188	補助刺激経路 712
プレ B 細胞レセプター → プレ BCR	β サンドイッチ 853	補助刺激シグナル 368
プレ TCR（プレ T 細胞レセプター） 320, 324, 852	β シート 142, 143, 853	補助刺激分子 18, 105, 283, 358, 362, 380, 470, 710, 854
	β ストランド 142, 143, 147, 853	
プレ TCR シグナル 326	β ディフェンシン 46, 466, 853	補助刺激リガンド B7.1 476
プレ T 細胞レセプター → プレ TCR	ヘテロ接合体 853	補助刺激レセプター 283, 854
フレクスナー赤痢菌 517	ベナセラフ，バルジ 32, 816	補助レセプター 28, 163, 268, 854
プレクトリン相同 263	ペニシリン 621	ホスファチジルイノシトール 3,4,5-三リン酸 (PIP₃) 263
プレドニゾン 702, 853	ペプシン 144, 853	
フレームワーク部 146, 853	ヘプタマー（七量体） 178, 853	ホスファチジルイノシトール 3 キナーゼ 263, 854
プロ B 細胞 298, 853	ペプチド・MHC 複合体 158, 162, 367	
プロウイルス 576, 853	ペプチド・MHC 四量体 471, 665, 853	ホスファチジルイノシトール 4,5-二リン酸 (PIP₂) 263
プロカスパーゼ 1 853	ペプチド・MHC リガンド 328	
プロカスパーゼ 8 472	ペプチドグリカン 44, 853	ホスファチジルイノシトールキナーゼ 263, 854
プロカスパーゼ 10 472	ペプチドグリカン認識蛋白質 (PGRP) 105, 854	
プログラム細胞死 16, 853		ホスファチジルコリン 391
フローサイトメーター 767	ペプチド収容溝 155, 156, 157, 158, 854	ホスファチジルセリン 391, 472
フローサイトメトリー 767, 775	ペプチド収容裂 155	ホスホリパーゼ A₂ 44, 703
プロスタグランジン 86, 464, 612, 703, 853	ペプチド負荷複合体 (PLC) 221, 854	ホスホリパーゼ C-γ (PLC-γ) 272, 854
プロスタグランジン D₂ 615	ペプチド編集 221, 229, 854	補体 2, 5, 48, 854
プロスタグランジン D₂ レセプター (PTGDR) 615	ペプチドワクチン 738, 742	補体活性化 27, 49, 399, 855
	ヘマグルチニン 845	補体活性化古典的経路 429
プロテアーゼ 332, 461, 589, 605	ヘマトポエチンスーパーファミリー 108, 854	補体系 37, 855
プロテアソーム 216, 233, 264, 332, 853	ペムブロリズマブ 854	補体制御蛋白質 855
プロテイン S 71	ヘモクロマトーシス蛋白質 854	補体制御分子 60
プロテインキナーゼ 258, 853	ヘリカード 854	補体成分 49, 194
プロテインキナーゼ B 278	ペリジニンクロロフィル蛋白質 (PerCP) 760	補体蛋白質 855

補体レセプター（CR）　27, 62, 855
補体レセプター1（CR1）　60, 434
補体レセプター2（CR2）　281
ポーター, ロドニー　13, 816
発作性夜間ヘモグロビン尿症　71, 553, 855
哺乳類ラパマイシン標的蛋白質（mTOR）　278, 705, 825
ホフマン, ジュール　9, 87, 816
ホーミング　352, 855
ホーミングレセプター　454, 855
ホモ接合体　855
ポリA付加部位　196
ポリIgレセプター　426, 506, 847
ポリアクリルアミドゲル電気泳動法（PAGE）　762
ポリエチレングリコール（PEG）　758
ポリオ　469
ポリオウイルス　469
ポリメラーゼ停止　855
ポリユビキチン鎖　855
ボルデ, ジュール　2, 48, 816
本態性混合型クリオグロブリン血症　664, 855
翻訳結合　855
翻訳結合部　180

ま

マイクロクラスター　268
マイクロバイオーム　3, 520, 855
マイトジェン活性化プロテインキナーゼ（MAPK）　94, 855
マイナー組織適合性抗原　686, 855
マイナーリンパ球刺激抗原　241, 855
マウス
　MRL/lpr——　676
　NOD——　669, 680
　TCRトランスジェニック——　332
　サイトカインレポーター——　468
　トランスジェニック——　477, 758, 784, 786
　ヌード——　316
　ノックアウト——　787
　ノトバイオート——　522, 850
　無菌——　522, 856
膜結合型　197
膜結合型IgD　193
膜結合型IgM　193
膜結合型免疫グロブリン（mIg）　12, 193, 197, 855
膜侵襲　855
膜侵襲複合体（MAC）　50, 855
マクロオートファジー　225, 855
マクロピノサイトーシス　8, 80, 224, 359, 855
マクロファージ　7, 334, 363, 366, 434, 447, 505, 516, 855
麻疹ウイルス　474
マスト細胞　8, 86, 425, 436, 437, 605, 855

マックル・ウェルズ症候群　557, 855
末梢血単核細胞（PBMC）　766
末梢性免疫寛容　306, 309, 519, 645, 855
末梢リンパ器官　16, 855
末梢リンパ組織　295, 855
マラリア原虫　566
マルチプレックスアッセイ　754
慢性移植血管障害　689, 855
慢性炎症　657
慢性拒絶　689, 855
慢性蕁麻疹　620
慢性肉芽腫症（CGD）　83, 556, 855
慢性乳児神経皮膚関節症候群　557, 856
マントー試験　631, 856
マンノース結合レクチン（MBL）　53, 856
マンノースレセプター（MR）　80, 856
マンハッタンプロット　672

み

ミエリン抗原　665
ミクロオートファジー　225, 856
ミクロクラスター　856
ミクログリア　79
ミクログリア細胞　666, 856
ミコバクテリア　469
ミコバクテリア属　461
ミコフェノール酸　703, 856
ミコフェノール酸モフェチル　856
未熟B細胞　305, 310, 856
ミスマッチ修復　856
密着結合　606
ミトコンドリア経路　387, 471
ミトコンドリア抗ウイルスシグナル伝達蛋白質　856
μ鎖遺伝子　195
ミョウバン　99, 856
ミルシュタイン, セザール　32, 816

む

無顎脊椎動物（無顎類）　199, 202, 856
無γグロブリン血症　856
無菌マウス　522, 856
無細胞性百日咳ワクチン　856
無細胞複合ワクチン　736
無細胞ワクチン　736
無症候期　582, 856
無視リンパ球　681
ムチン　42, 856
ムラミルジペプチド（MDP）　96, 856
ムロモマブ　856

め

明領域　408, 856
メダワー, ピーター　16, 816
メチニコフ, エリー　2, 84, 816
2'e-O-メチルトランスフェラーゼ　849
メトリザミド　766

メポリズマブ　627
メモリーB細胞　420, 449, 475, 856
メモリーCD4$^+$T細胞　480
メモリーT細胞　449, 477
メモリー細胞　13, 474, 657, 856
免疫エフェクターモジュール　449
免疫応答遺伝子　232, 856
　——の欠損　238
免疫回避　533, 856
免疫学　856
免疫学的無視　307, 308, 649, 856
免疫監視　716, 856
免疫寛容　16, 718, 736, 856
免疫関連GTPaseファミリーM蛋白質3（IRGM3）　223
免疫記憶　11, 446, 473, 474, 856
免疫共沈降　763
免疫グロブリン（Ig）　12, 139, 856
免疫グロブリンA　856
免疫グロブリンD　857
免疫グロブリンE　857
免疫グロブリンG　857
免疫グロブリンM　857
免疫グロブリン折りたたみ構造　174, 857
免疫グロブリン重鎖　299, 301
免疫グロブリン静注療法　661
免疫グロブリン新抗原レセプター（IgNAR）　151, 857
免疫グロブリンスーパーファミリー　144, 204, 353, 857
免疫グロブリンスーパーファミリードメイン　205
免疫グロブリン定常部　192
免疫グロブリンドメイン　142, 857
免疫グロブリン様蛋白質　857
免疫グロブリン様ドメイン　144, 857
免疫グロブリンレパートリー　857
免疫系　2, 857
免疫蛍光顕微鏡検査　760
免疫原　750
免疫原性　8, 857
免疫刺激性複合体（ISCOM）　752
免疫シナプス　278, 280, 381, 857
免疫処置　749
免疫組織化学　762
免疫調節　650, 857
免疫沈降　762
免疫電子顕微鏡　761
免疫電子顕微鏡法　761
免疫毒素　725, 857
免疫特権部位　649, 857
免疫賦活　736
免疫賦活剤　726
免疫複合体　431, 628, 663, 857
免疫不全症　30, 857
免疫プロテアソーム　217, 857
免疫優性　857

エピトープ 585
　　　　薬 690, 701
　抑制療法 711, 857
免疫レセプターチロシン活性化モチーフ
　　　（ITAM） 128, 266
免疫レセプターチロシンスイッチモチーフ
　　　（ITSM） 288
免疫レセプターチロシン抑制性モチーフ
　　　（ITIM） 128, 288
メンブランコファクター 60, 857

も

毛細血管拡張性運動失調症 184, 418, 857
モスイートン 857
モノホスホリルリピドA 740

や

ヤーヌスキナーゼ（JAK） 706
ヤーヌスキナーゼファミリー 857

ゆ

有顎脊椎動物（有顎魚） 199, 202, 203, 857
誘導性T_reg細胞 651, 652
誘導性補助刺激分子 407
輸入リンパ管 857
ユビキチン 263, 857
ユビキチン化 216, 857
ユビキチン-プロテアソーム系（UPS） 216, 857
ユビキチンリガーゼ 858

よ

溶解期 858
溶原性期 858
葉酸 858
葉酸代謝産物 250
養子移入 474, 716, 783
養子免疫 783
養子免疫伝達 783
抑制性Fcレセプター 706
抑制性レセプター 126, 858
ヨブ症候群 858
IV型DNAリガーゼ 182, 183, 858
IV型過敏症 659
四量体ペプチド・MHC複合体 471

ら

らい菌 563
ライセンシング 361, 858
ライソソーム 224, 357, 458
ライム関節炎 682

酪酸 858
ラジオイムノアッセイ（RIA） 753
ラパマイシン 702, 704, 858
λ5 302, 858
λ鎖 141, 858
λ鎖遺伝子座 177
ラメラ体 47, 858
ランゲルハンス細胞 360
ラントシュタイナー, カール 816

り

リウマチ因子 648, 667, 858
リウマチ熱 682, 858
リケッチア 469
リーシュマニア原虫 458, 467, 566
リステリア 459, 469, 471
リステリア属 461
リステリア・モノサイトゲネス 457, 563
リステリオリシンO（LLO） 478
リゾチーム 44, 858
リツキシマブ 710, 858
リプログラミング 468
リポカリン-2 466, 858
リポタイコ酸 88, 858
リポ多糖（LPS） 40, 88, 459, 740, 858
リボフラビン代謝産物 250
リポペプチド抗原 247, 858
硫酸化シアリル・ルイス^X 115, 858
両親媒性 45, 858
緑色蛍光蛋白質（GFP） 761
リン酸化 258, 858
リン脂質 247
リンパ 3, 19, 858
リンパ芽球 23, 858
リンパ管 858
リンパ器官 16, 858
リンパ球 3, 858
リンパ球減少症 858
リンパ球生成 858
リンパ球性脈絡髄膜炎ウイルス（LCMV） 479
リンパ球増殖性疾患 718
リンパ球レセプターレパートリー 15, 858
リンパ系 2, 858
リンパ節 16, 476, 858
リンパ節ホーミングレセプター 336
リンパ組織 16, 858
リンパ組織誘導細胞 349, 498, 858
リンホトキシン（LT） 349, 858

る

ルキソリチニブ 859

れ

レクチン 47, 859
レクチン経路 50, 430, 859
レーザーキャプチャーマイクロダイセクション 767
レセプター依存性エンドサイトーシス 80, 859
レセプター型セリン/スレオニンキナーゼ 859
レセプター型チロシンキナーゼ 859
レセプター編集 306, 307, 859
レチノイン酸 503, 859
レチノイン酸誘導遺伝子I 859
劣性致死遺伝子 788
レトロウイルス 575, 859
レパートリー 329
レプチン 559
レポーター蛋白質 773
連関抗原 408
連続性エピトープ 859
レンチウイルス 576, 859

ろ

ロイコトリエン 86, 464, 612, 703, 859
ロイコトリエンC4 615
ロイコトリエンD4 615
ロイコトリエンE4 615
ロイシン・リッチ・リピート（LRR） 88, 859
六量体 198
ローダミン 760
濾胞 859
濾胞B細胞 311, 859
濾胞T細胞 351
濾胞関連上皮（FAE） 498, 859
濾胞樹状細胞（FDC） 310, 348, 404, 411, 859
濾胞ヘルパーT細胞 29, 399, 859
ローリング 116, 352, 355, 454

わ

ワイベル・パラーディ小体 859
ワイリー, ドン 816
ワクシニアウイルス 474
ワクチン 474, 487, 732
ワクチン接種 1, 729, 749, 859
ワルダイエル咽頭輪 496

欧文索引 語頭が欧文の用語は欧文索引に配列した．数字で始まる語は，それらを無視して配列した．ギリシャ文字は読み（α＝alpha）に従って配列した．

A

ABC → ATP-binding cassette
ABO 血液型　756
accelerated rejection　684, 836
acellular pertussis vaccine　736, 856
acid protease　224
ACPA　668
acquired immunodeficiency　533
acquired immunodeficiency syndrome → AIDS
activating receptor　126
activation-induced cell death　336
activation-induced cytidine deaminase → AID
activation-induced cytidine deaminase deficiency → AID deficiency
activator protein 1 → AP-1
acute desensitization　627, 837
acute-phase protein　120, 836
acute-phase response　54, 119, 836
acute rejection　684, 836
ADAM33　609
ADAP　272, 278, 279
adaptive immunity　2, 848
ADCC (antibody-dependent cell-mediated cytotoxicity)　125, 436, 449, 464, 661, 707, 785, 840
adenoid　21, 830
adenosine deaminase (ADA) deficiency　538, 830
ADEPT → antibody-directed enzyme/pro-drug therapy
adhesin　429, 830
adipose differentiation related protein → ADRP
adjuvant　8, 362, 739, 751, 830
adoptive immunity　783
adoptive immunization　783
adoptive transfer　783
ADRP (adipose differentiation related protein)　223, 842
affinity　141, 753, 844
affinity chromatography　753
affinity hypothesis　334, 844
affinity maturation　409, 477, 844
age-related macular degeneration　70, 835
agglutination　755
AGM → aorta–gonad–mesonephros
agnathan　199, 856
agnathan paired receptors resembling Ag receptor → APAR
agonist selection　335, 830
AhR (aryl hydrocarbon receptor)　514, 854
AID (activation-induced cytidine deaminase)　206, 410, 414, 545, 835

AID–APOBEC ファミリー　202
AID deficiency　413
AIDS　31, 573, 840
AIM2　818
AIRE　541, 818
AIRE (autoimmune regulator)　333, 646
airway hyperreactivity　608, 836
airway tissue remodeling　619, 836
Akt　272, 278, 284, 286, 818
allele　234, 846
allelic exclusion　304, 846
allergen　601, 831
allergen desensitization　626, 831
allergic asthma　622, 831
allergic conjunctivitis　622, 831
allergic contact dermatitis　632, 831
allergic reaction　601, 831
allergic rhinitis　622, 831
allergy　31, 831
alloantibody　688, 831
alloantigen　685, 831
allogeneic　239, 684, 848
allograft　684, 848
allograft rejection　643, 848
alloreaction　239
alloreactive response　685
alloreactivity　239, 831
$\alpha_4:\beta_1$ integrin　502, 831
α-galactosylceramide (α-GalCer)　248, 831
α-GalCer → α-galactosylceramide
ALPS (autoimmune lymphoproliferative syndrome)　472, 675, 842
altered peptide ligand → APL
alternatively activated macrophage　463, 845
alternative pathway　50, 846
alternative pathway C3 convertase　58
alum　99, 739, 856
amoeboid coelomocyte　61
AMP → antimicrobial peptide
amphipathic　45, 858
anaphylactic shock　65, 619, 830
anaphylatoxin　65, 830
anaphylaxis　619, 707, 830
anchor residue　159, 831
anergy　308, 830
ankylosing spondylitis　711, 837
Annexin V　779
antibody　2, 840
antibody-dependent cell-mediated cytotoxicity → ADCC
antibody-directed enzyme/pro-drug therapy (ADEPT)　725, 840

antigen　2, 139, 839
antigen-binding site　13, 147, 839
antigenic determinant　148, 839
antigenic drift　567, 839
antigenic shift　567, 839
antigen presentation　214, 839
antigen-presenting cell → APC
antigen processing　214, 839
antigen receptor　6, 839
antigen variation　562, 839
anti-lymphocyte globulin　707, 840
antimicrobial enzyme　37, 839
antimicrobial peptide (AMP)　37, 45, 452, 839
antimicrobial protein　5, 839
antiserum　2, 749, 839
antivenin　428, 629, 840
aorta–gonad–mesonephros (AGM)　78, 846
AP-1 (activator protein 1)　94, 275, 276, 285, 818, 830
APAR (agnathan paired receptors resembling Ag receptor)　205, 839
APC (antigen-presenting cell)　18, 839
APE1　415, 846
APECED (autoimmune polyendocrinopathy–candidiasis–ectodermal dystrophy)　333, 541, 647, 835
APL (altered peptide ligand)　714, 854
APOBEC1 (apolipoprotein B mRNA editing catalytic polypeptide 1)　414, 818
apoptosis　16, 125, 387, 830
apoptosome　389, 830
APRIL　405, 509, 818
APS-I　647
apurinic/apyrimidinic endonuclease 1　415
Artemis　182, 831
Arthus reaction　629, 831
aryl hydrocarbon receptor → AhR
ASC (PYCARD)　99, 818
asymptomatic phase　582, 856
ataxia telangiectasia　184, 418, 857
ATG16L1　679
ATM (ataxia telangiectasia mutated)　184, 418, 857
atopic march　604, 830
atopy　601, 830
ATP-binding cassette (ABC)　219, 818
ATP 結合カセット　818
ATP 結合カセットファミリー蛋白質　219
attenuated　730
atypical hemolytic uremic syndrome　70, 851
autoantibody　644, 842

　　　　　644, 842
　　　　ft　684, 842
　　　mmune disease　31, 643, 842
autoimmune hemolytic anemia　660, 842
autoimmune lymphoproliferative syndrome
　　　→ ALPS
autoimmune polyendocrinopathy–candidiasis–
　　ectodermal dystrophy → APECED
autoimmune polyglandular syndrome type I
　　333
autoimmune regulator → AIRE
autoimmune thrombocytopenic purpura
　　660, 842
autoimmunity　643, 842
autoinflammatory disease　101, 556, 842
autophagy　216, 225, 387
avidity　53, 141, 753, 830
avoidance　3, 848
azathioprine　703, 830
A型肝炎ウイルス感染　610

B

B-1B細胞　818
B-1細胞　312, 421
B7　287, 368, 470, 710, 712
B7.1　283, 818
B7.2　283, 818, 820
B7分子　459, 818
bacteria　3, 841
BAFF (B-cell activating factor belonging to the
　　TNF family)　310, 405, 509, 818
BAFF–R　405, 818
BALB/c系統　378
BALT (bronchus-associated lymphoid
　　tissue)　22, 499, 836
B and T lymphocyte attenuator → BTLA
basophil　8, 839
BATF3　223, 818
4-1BB　370
4-1BBL　372, 470
B-cell activating factor belonging to the TNF
　　family → BAFF
B-cell antigen receptor　12
B-cell area　404
B-cell co-receptor complex　402, 818
B-cell receptor → BCR
B-cell zone　404
BCG　726
BCIP　762
Bcl–2　390, 471, 479
Bcl–2ファミリー　389, 818
Bcl–6　376, 407, 419, 818
Bcl11b　317
BCMA　405, 818
BCR (B-cell receptor)　12, 139, 267, 400,
　　819
Bcr–Ablチロシンキナーゼ　818

BDCA–2　818
Behring, Emil von　2, 816
Benacerraf, Baruj　32, 816
Berlin patient　591, 854
β_2-microglobulin　155, 853
$\beta 5t$　332, 853
β sheet　142, 853
β strand　142, 853
Beutler, Bruce　9, 92, 816
Bim　471
biologics　707
Blau syndrome　679, 852
BLIMP–1 (B-lymphocyte-induced maturation
　　protein–1)　419, 818
BLNK　281, 303, 818
B-lymphocyte-induced maturation protein–1
　　→ BLIMP–1
booster immunization　23, 848
Bordet, Jules　2, 48, 816
bradykinin　87, 852
broadly neutralizing antibody　585, 839
bronchus-associated lymphoid tissue
　　→ BALT
Bruton, Ogden　816
Bruton's tyrosine kinase → Btk
Bruton's X-linked agammaglobulinemia → XLA
Btk (Bruton's tyrosine kinase)　282, 303,
　　541, 852
BTLA (B and T lymphocyte attenuator)
　　287, 288, 818
Burkitt's lymphoma　573
Burnet, MacFarlane　15, 816
bursa of Fabricius　17, 205, 852
butyrate　858
B因子　58, 818
b型IEL　513
b型インフルエンザ菌 (Hib)　403
B型肝炎ウイルス　573
B細胞　296, 818
B細胞・T細胞減弱因子 (BTLA)　287, 818
B細胞活性化因子 (BAFF)　310
B細胞抗原レセプター　12
B細胞特異的Tecキナーゼ (Btk)　282
B細胞補助レセプター　818
B細胞補助レセプター複合体　402, 818
B細胞マイトジェン　421, 819
B細胞領域　404
B細胞レセプター (BCR)　12, 139, 364, 400,
　　819
Bリンパ球誘導性成熟蛋白質1 (BLIMP–1)　419

C

C1　56, 194, 430, 819
C1 complex　56, 819
C1 inhibitor (C1INH)　68, 819
C1-inhibitor defect　553
C1q　56, 424, 430

C1r　56, 430
C1s　56, 430
C1インヒビター (C1INH)　68, 819
C1インヒビター欠損　553
C1ドメイン　260
C1複合体　56, 819
C2　819
C3　819
C3a　50, 448, 819
C3b　50, 431, 448, 819
C3b$_2$Bb　62, 819
C3bBb　58, 819
C3 convertase　50, 819
C3dg　50, 819
C3f　50, 819
C3(H$_2$O)Bb　58, 819
C3転換酵素　50, 819
C4　54, 245, 819
C4b2a　55, 819
C4b2a3b　62, 819
C4BP (C4b-binding protein)　70, 819
C4b結合蛋白質 (C4BP)　70, 819
C5a　50, 448, 629, 819
C5aレセプター　819
C5b　50, 819
C5 convertase　50
C5L2　63, 819
C5転換酵素　50, 819
C6　66, 819
C7　66, 819
C8　66, 819
C9　66, 819
Ca^{2+}　265, 274
calcineurin　274, 835
calmodulin　274, 835
calnexin　220, 835
Cα　423
Cα遺伝子　189
calprotectin　466, 835
calreticulin　221, 835
cancer immunoediting　717, 836
cancer-testis antigen　720, 843
capsular polysaccharide　737, 837
capture ELISA　754
CAR (chimeric antigen receptor)　723, 836
carboxypeptidase N → CPN
CARD (caspase recruitment domain)　96,
　　834
CARD9　555
cardiolipin　250, 835
CARMA1　277
caseous　461
caspase recruitmentdomain → CARD
cathelicidin　45, 835
cathelin　47, 835
cathepsin　224, 835
Cβ遺伝子　189

Cbl 264	CD40 ligand 710, 820	checkpoint blockade 287, 727, 847
CCL2 459	CD40 ligand deficiency 543, 820	Chédiak–Higashi syndrome 549, 847
CCL9 819	CD40 リガンド（CD154） 363, 372, 386,	chemokine 9, 839
CCL11 463	401, 411, 480, 709, 820	chimeric antigen receptor → CAR
CCL17 455	CD40 リガンド欠損症 543, 820	chloroquine 224
CCL19 350, 404, 456, 819	CD44 479, 480, 820	chronic allograft vasculopathy 689, 855
CCL20 465, 819	CD45 269, 458, 480, 784, 820	chronic granulomatous disease → CGD
CCL21 350, 404, 456, 819	CD45RO 458, 480, 820	chronic infantile neurologic cutaneous and
CCL24 463	CD45RO アイソフォーム 371	articular syndrome 557, 856
CCL25 455, 502, 819	CD46 60, 857	chronic rejection 689, 855
CCL26 463	CD48 820	C_H 遺伝子 195
CCL27 455	CD49d/CD29 831	cIAP 286
CCL28 819	CD55 60, 854	*CIITA* 540
CCR1 819	CD59 71, 820	CIITA（MHC class II transactivator） 234,
CCR3 463, 481	CD62L 336, 480	825
CCR4 455, 463	CD69 479, 481, 820	CIIV（MHC class II vesicle） 226, 820
CCR5 457, 481, 576, 581	CD70 476, 820	CINCA 症候群 557, 856
CCR5Δ32 583	CD74 226, 833	CLA（cutaneous lymphocyte antigen） 455,
CCR6 465, 819	CD80 283	851
CCR7 351, 404, 453, 456, 480, 481, 819	CD81 281, 820	class 26, 837
CCR9 455, 500, 819	CD84 406, 820	class I cytokine receptor 109
CCR10 455, 819	CD86 283, 820	class II -associated invariant chain peptide
CC ケモカイン 819	CD94 820	→ CLIP
CD1 819	CD103 820	class II cytokine receptor 109
CD1d 拘束性インバリアント NKT 細胞 623	CD127 471, 479, 820	classical C3 convertase 56, 840
CD1 遺伝子 247	CD209 抗原 508	classical dendritic cell → cDC
CD1 ファミリー分子 247	CDA（cytidine deaminase activity） 202, 842	classically-activated macrophage 458, 840
CD3 complex 266, 819	cDC［conventional（or classical）dendritic	classical MHC class I gene 207, 840
CD3 複合体 266, 819	cell］ 79, 840	classical monocyte 79, 841
CD4 27, 163, 164, 268, 319, 576, 820	Cdc42 279	classical pathway 50, 840
$CD4^+$ $CD25^+$ T_{reg} 細胞 611	CDN（cyclic dinucleotide） 103, 836	class switching 178, 838
$CD4^+$ T 細胞 330	CDR（complementarity-determining region）	class switch recombination 417, 838
CD8 27, 163, 164, 268, 319, 820	147, 154, 162, 846	cleavage stimulation factor 198, 845
$CD8^+$ T 細胞 330, 500	CDR1 190	CLIP（class II -associated invariant chain
$CD8\alpha^+$ 樹状細胞 360	CDR2 190	peptide） 226, 838
$CD8\alpha\alpha$ 164	CDR3 186, 190	clonal deletion 16, 307, 838
$CD8\alpha\beta$ 164	celiac disease 634, 845	clonal expansion 15, 838
CD11b 503, 820	cell-adhesion molecule 85, 841	clonal selection theory 15, 838
CD11b/CD18 64, 820	cell-mediated immune response 27, 841	clone 758, 838
CD11c/CD18 64, 820	cell-mediated immunity 783	clonotype 15, 838
CD14 92	cellular hypersensitivity reaction 630, 841	CLP（common lymphoid progenitor） 10,
CD16 270, 436, 785	cellular immunology 16, 841	297, 837
CD19 281, 820	central lymphoid organ 16, 847	c–Maf 407, 820
CD21 64, 281, 402, 572, 820	central lymphoid tissue 295, 847	CMP（common myeloid progenitor） 7, 837
CD22 289, 820	central memory T cell 480	C_μ 423
CD23 613, 820	central tolerance 306, 644, 847	coagulation system 87, 837
CD25 368, 379, 471, 480, 820	centroblast 409, 847	coding joint 180, 855
CD27 476, 820	centrocyte 410, 847	cognate antigen 408
CD28 283, 369, 476, 712, 820	C_ε 423	co-immunoprecipitation 763
CD30 406, 820	CFSE 778, 781	collectin 53, 841
CD30L 406	C_γ 423	combinatorial diversity 15, 184, 837
CD30 リガンド 406, 820	cGAMP（cyclic guanosine monophosphate-	commensal bacteria 42
CD31 820	adenosine monophosphate）	commensal microbiota 643, 843
CD35 60, 820	104, 835	commensal microorganism 3, 495, 843
CD40 285, 286, 370, 401, 458, 459, 470,	cGAS（cyclic GAMP synthase） 104, 835	common β chain 109, 837
482, 483, 820	CGD（chronic granulomatous disease） 83,	common γ chain 109, 837
CD40L 458	556, 855	common lymphoid progenitor → CLP

mucosal immune system 502, 837
common myeloid progenitor → CMP
common variable immunodeficiency → CVID
competitive inhibition assay 755
complement 2, 5, 48, 854
complement activation 27, 49, 399, 855
complementarity-determining region → CDR
complement protein 49, 855
complement receptor (CR) 27, 62, 855
complement receptor 2 (CR2) 281
complement-regulatory protein 60, 855
complement system 37, 855
confocal fluorescent microscope 761
congenic 784
conjugate vaccine 737, 852
constant region 13, 848
conventional dendritic cell → cDC
Coombs, Robin 601, 816
Coombs test 756
co-receptor 28, 163, 854
corticosteroid 702, 852
co-stimulatory molecule 18, 105, 283, 854
co-stimulatory receptor 283, 854
CPN (carboxypeptidase N) 70, 835
CR → complement receptor
CR1 60, 434, 820
CR2 64, 281, 572, 820
CR3 64, 115, 820
CR4 64, 820
CRAC チャネル 820
Cre 788
C-reactive protein 120
CRIg 64, 821
CRISPR/Cas9 システム 788
Crohn's disease 98, 654, 711, 838
cross-matching 688, 839
cross-presentation 215, 222, 838
cross-priming 215
cryptdin 46, 838
cryptic epitope 658, 845
^{51}Cr 遊離試験 780
CsA → cyclosporin A
Csk (C-terminal Src kinase) 269, 821
cSMAC 280
CstF-64 198, 821
CTACK 455
C-terminal Src kinase → Csk
CTLA4 672
CTLA-4 287, 369, 379, 674, 702, 785, 821
CTLA-4-Ig 712
CTLA-4-Ig 融合蛋白質 710
C-type lectin 47
cutaneous lymphocyte antigen → CLA
CVID (common variable immunodeficiency) 545, 853
CX3CR1 505, 821
CXCL2 466

CXCL8 466
CXCL12 821
CXCL13 351, 453, 501, 821
CXCR3 457
CXCR4 576, 581
CXCR5 351, 377, 404, 453, 501, 821
CXC ケモカイン 821
cyclic dinucleotide → CDN
cyclic GAMP synthase → cGAS
cyclic GMP–AMP 835
cyclic guanosine monophosphate-adenosine monophosphate → cGAMP
cyclic neutropenia 553, 843
cyclic reentry model 413, 843
cyclophilin 704, 842
cyclophosphamide 703, 842
cyclosporin A (CsA) 274, 704, 842
cystic fibrosis 42, 850
cytidine deaminase activity → CDA
cytokine 9, 841
cytotoxic T cell 12, 214, 841
C 型肝炎ウイルス（HCV） 568, 573
C 型レクチン 47, 466, 821
C 型レクチンレセプター 582
C 反応性蛋白質 120, 821
C 末端 Src キナーゼ（Csk） 269, 821
C 領域 848

D

DAF 60, 854
DAG → diacylglycerol
DAMP (damage-associated molecular pattern) 77, 645, 843
DAP10 821
DAP12 128, 271, 821
dark zone 408, 831
Dausset, Jean 32, 816
DC–SIGN 361, 508, 821
DDX41 821
DEAD ボックスポリペプチド 41 821
death domain 94
death effector domain → DED
death-inducing signaling complex → DISC
death receptor pathway 471
decay-accelerating factor 60
Dectin-1 465, 508, 848
DED (death effector domain) 472, 848
defective ribosomal product → DRiP
defensin 45, 848
delayed-type hypersensitivity 630, 847
dendritic cell 8, 843
dendritic epidermal T cell → DETC
dephosphorylation 259, 846
depleting antibody 707, 844
Der p 1 606, 622
DETC (dendritic epidermal T cell) 250, 322, 324, 852

D_H gene segment 175
D_H 遺伝子断片 175, 847
diacylglycerol (DAG) 247, 273, 841
diacyl lipoprotein 88, 841
diapedesis 116, 838
differentiation antigen 721, 853
DiGeorge syndrome 316, 540, 848
direct allorecognition 687, 848
direct Coombs test 757
direct presentation 214, 848
DISC (death-inducing signaling complex) 471, 841
disseminated intravascular coagulation (DIC) 118, 850
diversity segment 175
$D-J_H$ 遺伝子再編成 301
DLI (donor lymphocyte infusion) 722, 848
DMA 遺伝子 233
DMB 遺伝子 233
DN1 細胞 320, 821
DN2 細胞 320, 821
DN3 細胞 320, 821
DN4 細胞 320, 821
DNA-dependent protein kinase → DNA–PK
DNA ligase Ⅳ 182, 858
DNA–PK (DNA-dependent protein kinase) 182, 821
DNA transposon 203, 821
DNA vaccination 740, 821
DNA 依存性プロテインキナーゼ（DNA–PK） 182, 821
DNA 修復蛋白質 182
DNA トランスポゾン 203, 821
DNA 二本鎖末端の修復（DSBR） 182
DNA ワクチン 740
DNA ワクチン接種 821
Doherty, Peter 238, 816
domain 260
donor lymphocyte infusion → DLI
double-negative thymocyte 319, 846
double-positive thymocyte 320, 846
double-strand break repair → DSBR
double-stranded RNA → dsRNA
Down syndrome cell adhesion molecule → Dscam
DR4 821
DR5 821
draining lymph node 19, 844
DRiP (defective ribosomal product) 218, 838
DSBR (double-strand break repair) 182, 849
Dscam (Down syndrome cell adhesion molecule) 200, 821, 846
dsRNA (double-stranded RNA) 90, 849
DTP ワクチン 736
D 因子 58, 821

E

E2A　299
E3 ユビキチンリガーゼ　264
E3 リガーゼ　434, 821
EAE (experimental autoimmune encephalomyelitis)　649, 711, 842
EAEC (enteroadherent *Escherichia coli*)　523, 847
EBF (early B-cell factor)　299
EBI2　406, 821
EB ウイルス　548, 572
E-cadherin　482, 821
Edelman, Gerald　13, 816
edema　85, 852
effector caspase　387, 834
effector CD4$^+$ T cell　214, 833
effector lymphocyte　12, 834
effector mechanism　5, 834
effector memory T cell　481, 834
effector module　25, 834
effector T cell　12, 345, 833
Ehrlich, Paul　2, 613, 816
eIF2α　844
eIF3　844
ELA2　553
ELISA (enzyme-linked immunosorbent assay)　753, 772
ELISPOT　772
ELISPOT 法　782
elite controller　587, 834
ELL2　821
embryonic stem cell　786
endogenous pyrogen　118, 849
endoplasmic reticulum aminopeptidase associated with antigen processing → ERAAP
endoplasmic reticulum-associated protein degradation → ERAD
endothelial activation　85, 849
endothelial cell　10, 849
endothelial protein C receptor → EPCR
endothelium　10, 849
endotoxin　40, 849
enteroadherent *Escherichia coli* → EAEC
env　577
enzyme-linked immunosorbent assay → ELISA
eosinophil　8, 840
eosinophilia　438, 840
eotaxin　617, 833
EPCR (endothelial protein C receptor)　250, 849
epitope　148, 833
epitope spreading　657, 833
ERAAP (endoplasmic reticulum aminopeptidase associated with antigen processing)　219, 821
ERAD (endoplasmic reticulum-associated protein degradation)　222, 844
Erk (extracellular signal-regulated kinase)　276, 821
ERp57　221, 821
erythroblastosis fetalis　756
escape mutant　583, 833
E-selectin　115, 821
ES 細胞　786
exogenous pyrogen　118, 834
exotoxin　40, 834
experimental autoimmune encephalomyelitis → EAE
extracellular signal-regulated kinase → Erk
extrachromosomal DNA　180, 845
extravasation　85, 116, 838
extrinsic pathway　471
extrinsic pathway of apoptosis　387, 830
E-カドヘリン　482, 821
E-セレクチン　115, 370, 455, 821

F

F(ab')$_2$ フラグメント　144, 821
Fab フラグメント　144, 821
FACS　767
factor H-binding protein → fHbp
factor I deficiency　70
factor P　59
FADD (Fas-associated via death domain)　472
FAE (follicle-associated epithelium)　498, 859
familial cold autoinflammatory syndrome → FCAS
familial hemophagocytic lymphohistiocytosis → FHL
familial Mediterranean fever → FMF
farmer's lung　630
FAS　674
Fas (CD95)　471
Fas-associated via death domain → FADD
Fas 結合デスドメイン　472
Fas リガンド　386, 392
Fcα/μR　435
Fcα レセプター　434, 435
Fcα レセプター I　433
FCAS (familial cold autoinflammatory syndrome)　557, 834
FcεRI　270, 437, 603, 613, 821
FcεRII　613
Fcε レセプター　194, 435
Fc fragment　144, 822
FcγRI　505, 821
FcγRIIA　433
FcγRIIB-1　289, 433, 822
FcγRIIB-2　433
FcγRIII　270, 436, 629, 785, 822
Fcγ レセプター　194, 433, 434, 435
Fc region　13, 822
FcRn (neonatal Fc receptor)　195, 426, 504, 844
Fc 部分　13, 194, 822
Fc フラグメント　144, 822
Fc レセプター　194, 432, 435, 449, 785, 822
FDC (follicular dendritic cell)　310, 348, 404, 411, 859
Fel d 1　622
fHbp (factor H-binding protein)　71, 822
FHL (familial hemophagocytic lymphohistiocytosis)　549, 834
fibrinogen-related protein → FREP
ficolin　54, 852
FITC (fluorescein isothiocyanate)　774
FK506　274, 822
FKBP (FK-binding protein)　704, 822
FKBP ファミリー　705
FK 結合蛋白質 (FKBP)　704, 822
flagellin　88, 90, 852
flow cytometer　767
fluid-phase C3 convertase　58, 833
fluorescein isothiocyanate → FITC
fMet-Leu-Phe(fMLF) レセプター　81, 822
FMF (familial Mediterranean fever)　557, 835
follicle-associated epithelium → FAE
follicular B cell　311, 859
follicular dendritic cell → FDC
Foxn1　316
FOXN1　540
FoxP3　335, 376, 379, 674
FoxP3$^+$ T$_{reg}$ 細胞　503, 514
FoxP3$^+$ 内在性 T$_{reg}$ 細胞　652
framework region　146, 853
FREP (fibrinogen-related protein)　200, 852
Freund's complete adjuvant　740, 836
FTY720　356
FucT-VII　454
fungus　3, 844
Fyn　269, 822

G

G4 構造　418, 822
Gads　261, 272
gag　577
GALT (gut-associated lymphoid tissue)　21, 454, 496, 847
γ-glutamyl diaminopimelic acid → iE-DAP
GAP (GTPase-activating protein)　262, 822
GATA2　551
GATA3　317, 376
G-CSF　384, 452, 466
GEF (guanine-nucleotide exchange factor)　82, 262, 837
Gell　601
gene knockout　786
gene rearrangement　173, 832

ent 14, 832
-wide association study → GWAS
-free mice 522, 856
germinal center 19, 348, 400, 408, 477, 850
germline theory 174, 845
GFP (green fluorescent protein) 761, 774
GILT (IFN-γ-induced lysosomal thiol reductase) 224, 832
glycosylphosphatidylinositol → GPI
GM-CSF 384, 452, 459, 785, 835
gnathostome 199, 857
GNBP (Gram-negative binding protein) 105, 838
gnotobiotic mice 522, 850
Goodpasture's syndrome 662, 837
Goren, Peter 32
gout 101, 848
Gowans, James 15, 816
gp41 576
gp120 576
GPCR (G-protein-coupled receptor) 63, 81, 822
GPI (glycosylphosphatidylinositol) 71
GPR77 63, 819
G protein 81, 822
G-protein-coupled receptor → GPCR
G-quadruplex 418, 822
graft rejection 31, 831
graft-versus-host disease → GVHD
graft-versus-leukemia effect 692, 831
Gram-negative binding protein → GNBP
granulocyte 7, 835
Grass 822
Graves' disease 653, 838
Grb2 261
green fluorescent protein → GFP
Griscelli syndrome 549, 838
group 1 ILC → ILC1
GTPase-activating protein → GAP
GTPase 活性化蛋白質 (GAP) 262, 822
guanine-nucleotide exchange factor → GEF
gut-associated lymphoid tissue → GALT
GVHD (graft-versus-host disease) 558, 691, 708, 831
GWAS (genome-wide association study) 670, 845
G 蛋白質 81, 822
G 蛋白質共役レセプター (GPCR) 63, 81, 822
G 蛋白質結合レセプター 336

H

H_1 レセプター 614
H-2DM 227, 822
H-2DO 228
H-2 gene 232
H2-M3 245, 822

H-2O 822
H-2 遺伝子 232, 822
H-2 遺伝子座 822
H5N1 鳥インフルエンザ 822
HAART 589, 822
HAART 療法 822
HAE (hereditary angioedema) 68, 553, 832
hapten 145, 750, 851
Hashimoto's thyroiditis 653, 850
HAT 758
HBV 573
H chain 141, 843
hcIgG (heavy-chain-only IgG) 151, 843
HCV 568, 573
heavy chain 13, 141, 843
heavy-chain-only IgG → hcIgG
Heidelberger, Michael 816
helper T cell 12, 25, 854
hemagglutination 755, 845
hemagglutinin 429
hematopoietic stem cell → HSC
hematopoietin superfamily 108, 854
hemochromatosis protein 245, 854
hemolytic disease of the newborn 484, 756, 844
hemophagocytic lymphohistiocytic syndrome → HLH
hepatocarcinoma-intestin-pancreas/pancreatitis-associated protein → HIP/PAP
HER-2/neu 822
herd immunity 732, 843
hereditary angioedema → HAE
hereditary hemochromatosis 245, 832
herpes virus entry molecule → HVEM
heterosubtypic immunity 733, 831
heterotrimeric G protein 81, 841
HEV (high endothelial venule) 348, 352, 366, 456, 501, 840
HFE 245, 822
HGPRT 758
Hib 403
HIES (hyper-IgE syndrome) 545, 839
high endothelial venule → HEV
highly active antiretroviral therapy → HAART
hinge region 144, 852
HIP/PAP (hepatocarcinoma-intestin-pancreas/pancreatitis-associated protein) 47, 822
histamine 612, 851
histatin 45, 851
HIV (human immunodeficiency virus) 573, 851
HIV-1 574
HIV-2 574
HIV ワクチン 592
HLA 822, 851
HLA-B53 242

HLA-DM 227, 822
HLA-DO 227, 228, 822
HLA-DQ2 分子 636
HLA-F 247
HLA-G 247
HLH (hemophagocytic lymphohistiocytic syndrome) 548, 838
HMGB1 182
HMGB2 182
Hoffmann, Jules 9, 87, 816
homeostatic chemokine 456, 840
homing 352, 855
host-versus-graft disease → HVGD
HSC (hematopoietic stem cell) 3, 297, 557, 846
Hsc70 (heat-shock cognate protein 70) 225
HSV-1 555
HSV-tk 787
human immunodeficiency virus → HIV
humanization 707, 851
human leukocyte antigen 232
humoral 833
humoral immune response 399, 833
humoral immunity 26, 782, 833
HVEM (herpes virus entry molecule) 288, 854
HVGD (host-versus-graft disease) 558, 843
hybridoma 758
3-hydroxy-3-methylglutaryl-co-enzyme A reductase 713
21-hydroxylase 245, 849
hygiene hypothesis 609, 833
hyperacute graft rejection 688, 847
hypereosinophilic syndrome 627
hyper IgE syndrome → HIES
hyper IgM syndrome 419, 543, 839
  type 2—— 413
  X-linked—— 543
hyperresponsiveness 608
hypervariable region 146, 847
H 因子 60, 822
H 因子会合分子 (fHbp) 71
H 因子結合蛋白質 822
H 鎖 141, 842
³H-チミジン 778, 780

I

IBD (inflammatory bowel disease) 524, 654, 834
iC3b 60, 822
ICAM (intracellular adhesion molecule) 114, 354, 822
ICAM-1 381, 454, 822
ICAM-2 822
ICAM-3 822
ICOS (inducible co-stimulator) 369, 377, 407, 822

索引

ICOSL 407, 823
IDO 719, 833
iE–DAP (γ-glutamyl diaminopimelic acid) 96, 836
IEL (intraepithelial lymphocyte) 500, 511, 843
IFI16 823
IFIT (IFN-induced protein with tetratricoid repeat) 122, 823
IFITM 823, 833
IFN (interferon) 832
IFN–α 92, 121, 823
IFNAR 832
IFN–β 92, 121, 712, 823
IFN–γ 26, 121, 124, 324, 378, 385, 451, 458, 471, 823
IFN–γ-induced lysosomal thiol reductase → GILT
IFN–γ誘導性ライソソームチオール還元酵素 (GILT) 224
IFN–λ 121, 823
IFN–λレセプター 823
Ig (immunoglobulin) 12, 139, 856
IgA 193, 194, 424, 425, 432, 507, 823, 856
IgA1 425
IgA2 425
IgA deficiency 545, 823
Igα鎖 267, 280, 823
IgA欠損症 509, 545, 823
Igβ鎖 267, 280, 823
IgD 193, 196, 424, 823, 857
Ig domain 142
IgE 193, 194, 424, 425, 432, 464, 823, 857
IgE依存性アレルギー反応 624
IgE非依存性食物アレルギー 624
IgEモノクローナル抗体 626
IgG 193, 194, 424, 432, 476, 823, 857
IgG1 193
IgG2 193
IgG3 193
IgG4 193, 425, 627
Ig-like domain 144
IgM 193, 194, 196, 424, 432, 476, 823, 857
IgNAR (immunoglobulin new antigen receptor) 151, 206, 857
IgW 206, 823
Igドメイン 142
Ig様ドメイン 144, 857
Ii鎖 226, 833
IκB 94, 277, 823
IκB kinase → IKK
IκBキナーゼ (IKK) 94, 824
IKK (IκB kinase) 94, 823
IKKε 823
IKKγ 277
IL (interleukin) 383, 833
IL–1 465, 467

IL–1β 88, 125, 452, 823
IL–1ファミリー 108, 823
IL–2 368, 385, 482, 483, 704
IL–2プロモーター 285
IL–3 384, 459, 464
IL–4 324, 378, 385, 451, 463
IL–5 384, 385, 451, 464
IL–6 376, 452, 465, 823
IL–7 298, 471, 479
IL–7Rα 471, 479, 823
IL–7レセプター 823
IL–7レセプターα鎖欠損症 536
IL–7レセプターαサブユニット 479
IL–9 464, 623
IL–10 379, 504, 718
IL–12 124, 377, 451, 466, 467, 471, 785
IL–12 p35サブユニット 466
IL–12 p40サブユニット 466
IL–12Rβ2 467
IL–13 385, 451, 462, 623
IL–15 479, 513
IL–17 125, 385, 452, 510
IL–17A 384, 465
IL–17F 384, 465
IL–17産生γδ型T細胞 (T$_{γδ}$–17細胞) 322, 324
IL–18 124, 451, 467, 471
IL–21 401, 411, 823
IL–22 125, 452, 466, 510
IL–23 125, 452, 465, 466, 467, 524
IL–23 p19サブユニット 466
IL–25 451, 623
IL–33 125, 451, 467, 604, 623
ILC (innate lymphoid cell) 11, 124, 372, 449, 510, 842
ILC1 26, 124, 823
ILC2 124, 623
ILC3 125, 510
ILT–2 247
Imd signaling pathway 105, 857
imiquimod 740, 832
immediate hypersensitivity reaction 602, 846
immune complex 431, 628, 857
immune dysregulation, polyendocrinopathy, enteropathy, X-linked → IPEX
immune effector module 449
immune evasion 533, 856
immune modulation 650, 857
immune-related GTPase family M protein 3 → IRGM3
immune response gene 232, 856
immune respose gene defect 238
immune surveillance 716, 856
immune system 2, 857
immunization 749
immunoblotting 764

immunodeficiency disease 30, 857
immunodeficiency signaling pathway 105
immunodominant 585, 857
immunoelectron microscopy 761
immunoevasin 568, 832
immunofluorescence microscopy 760
immunogen 750
immunogenicity 8, 857
immunoglobulin → Ig
immunoglobulin domain 142, 857
immunoglobulin fold 174, 857
immunoglobulin-like domain 144, 857
immunoglobulin new antigen receptor → IgNAR
immunoglobulin superfamily 144, 857
immunohistochemistry 762
immunological ignorance 308, 856
immunologically privileged site 649
immunological memory 11, 856
immunological synapse 381, 857
immunological tolerance 16, 856
immunomodulatory therapy 711, 857
immunophilin 704, 832
immunoprecipitation 762
immunoproteasome 217, 857
immunoreceptor tyrosine-based activation motif → ITAM
immunoreceptor tyrosine-based inhibitory motif → ITIM
immunoreceptor tyrosine-based switch motif → ITSM
immunotoxin 725, 857
indirect allorecognition 687, 836
indirect Coombs test 757
indirect immunofluorescence 760
indoleamine 2,3-dioxygenase → IDO
inducible co-stimulator → ICOS
infectious mononucleosis 572, 848
inflammasome 99, 833
inflammation 10, 49, 834
inflammatory bowel disease → IBD
inflammatory cell 10, 834
inflammatory chemokine 457, 834
inflammatory inducer 5, 834
inflammatory mediator 5, 834
inflammatory monocyte 85, 834
inflammatory response 44, 834
inherited immunodeficiency 533, 832
inhibitor of κB → IκB
inhibitory receptor 126, 858
initiator caspase 387, 832
iNKT細胞 248, 335, 462, 833
innate immunity 2, 842
innate lymphoid cell → ILC
innate recognition receptor 5, 842
iNOS 464
inositol 1,4,5-trisphosphate → IP$_3$

integrin　114, 833
interdigitating dendritic cell　348, 846
interferon → IFN
interferon regulatory factor → IRF
intergenic control region　185
interleukin → IL
internal ribosome entry site → IRES
intracellular adhesion molecule → ICAM
intracellular cytokine staining　773
intradermal (i.d.) injection　751
intraepithelial lymphocyte → IEL
intramuscular (i.m.) injection　751
intranasal (i.n.) administration　751
intrathymic dendritic cell　316, 837
intravenous immunoglobulin → IVIG
intravenous (i.v.) injection　751
intrinsic pathway of apoptosis　387, 830
invariant chain　161, 226, 833
invariant NKT cell　248, 335, 833
IP_3 (inositol 1,4,5-trisphosphate)　273, 832
IPEX (immune dysregulation, polyendocrinopathy, enteropathy, X-linked)　674, 823
ipilimumab　728, 832
iPS 細胞　844
IRAK (IL-1 receptor associated kinase)　94
IRAK1　94, 823
IRAK4　94, 555, 823
IRAK4 欠損症　823
IRES (internal ribosome entry site)　773
IRF (interferon regulatory factor)　94, 832
IRF4　419
IRF8　551
IRF9　823
Ir gene　232
Ir gene defect　237
IRGM　679
IRGM3 (immune-related GTPase family M protein 3)　223, 823
Ir 遺伝子　856
ISCOM　752
ISGF3　823
isoelectric focusing　757
isotype　26, 142, 830
isotype exclusion　305, 830
ITAM (immunoreceptor tyrosine-based activation motif)　128, 266, 270, 823
ITIM (immunoreceptor tyrosine-based inhibitory motif)　128, 288, 289, 823
Itk　284
iT_{reg}　375, 379, 651
ITSM (immunoreceptor tyrosine-based switch motif)　288, 824
IVIG　661, 706
I 因子　60, 824

I 因子欠損症　70, 824

J

JAK (Janus kinase)　706
Jak3　535
Jakinib　706, 824
JAK–STAT シグナル伝達　122
JAK インヒビター　824
JAK 阻害薬　706
JAK ファミリー　857
Janeway, Charles　8
Janeway Jr. Charles　87, 816
Janus kinase → JAK
J chain　198
Jenner, Edward　1, 816
Jerne, Niels　816
J gene segment　175, 838
JNK (Jun kinase)　276, 824
joining segment　175, 838
junctional diversity　15, 184, 839
Jun kinase → JNK
Jun キナーゼ (JNK)　276, 824
Jurkat　771
J 遺伝子断片　175, 191, 839
J 鎖　198, 824

K

K63 結合　824
kappa chain　141
killer cell immunoglobulin-like receptor → KIR
kinase suppressor of Ras → KSR
kinin system　87, 836
KIR (killer cell immunoglobulin-like receptor)　128, 246, 837
Koch, Robert　1, 816
Köhler, Georges　32, 816
Kostmann's disease　554, 840
KSR (kinase suppressor of Ras)　276, 826
Ku　182, 824
Ku 蛋白質　183

L

LAD (leukocyte adhesion deficienciy)　554, 850
lambda chain　141
lamellar body　47, 858
lamina propria　496, 850
LAMP-2 (lysosome-associated membrane protein-2)　225
Landsteiner, Karl　816
laser-capture microdissection　767
LAT (linker for activated T cell)　272, 829
latency　568, 845
late-phase reaction　618, 847
La 抗原　664
L chain　141, 838
Lck　163, 268, 269, 325, 326, 824

LCMV　479
lectin　47, 859
lectin pathway　50, 430, 859
lentivirus　576, 859
leucine-rich repeat → LRR
leukocyte adhesion deficienciy → LAD
leukocyte functional antigen → LFA
leukocyte immunoglobulin-like receptor subfamily B member 1 → LILRB1
leukotriene　86, 703, 859
LFA (leukocyte functional antigen)　114, 850
LFA-1　115, 353, 381, 454, 824
LGP2　824
licensing　361, 858
light chain　13, 141, 838
light zone　408, 856
LILRB1 (leukocyte immunoglobulin-like receptor subfamily B member 1)　247
limiting-dilution culture　771
linked recognition　402, 731, 849
linker for activated T cell → LAT
LIP10　226, 824
LIP22　226, 824
lipocalin-2　466, 858
lipopeptide antigen　247, 858
lipopolysaccharide → LPS
lipoteichoic acid　88, 858
LIR-1　247
listeriolysin O (LLO)　478
LMP　233
LMP2　853
LMP7　853
loxP　788
LPS (lipopolysaccharide)　40, 88, 459, 740, 858
LPS-binding protein　92
LPS 結合蛋白質　92, 824
LRR (leucine-rich repeat)　88, 859
L-selectin　480
LT (lymphotoxin)　349, 858
LTi 細胞　349, 498, 858
LTR (long terminal repeat)　576
Ly49a　824
Ly49H　824
Ly49 レセプター　824
Ly108　406, 824
lymph　3, 19, 858
lymphatic system　2, 858
lymphoblast　23, 858
lymphocyte　3, 858
lymphocyte receptor repertoire　15, 858
lymphoid node　17
lymphoid organ　16, 858
lymphoid tissue　16, 858
lymphoid tissue inducer cell　349, 498, 858

索引

lymphotoxin → LT
lysozyme　44, 858
L鎖　141, 838
L-セレクチン　336, 371, 454, 480, 501, 824

M

M1マクロファージ　458, 473, 824
M2マクロファージ　463, 824
MAC (membrane-attack complex)　50, 855
macroautophagy　225, 855
macrophage　7, 855
macropinocytosis　8, 80, 224, 855
MAdCAM-1　454, 501, 824
MAIT (mucosa-associated invariant T cell)　164, 207, 243, 249, 510, 850
major basic protein　617, 843
major histocompatibility complex → MHC
major histocompatibility complex molecule → MHC molecule
MAL　92, 824
MALT (mucosa-associated lymphoid tissue)　21, 348, 499, 850
mammalian target of rapamycin → mTOR
MAMP (microbe-associated molecular pattern)　346, 363, 645, 750
mannose-binding lectin → MBL
mannose receptor → MR
Mantoux test　631, 856
MAPK (mitogen-activated protein kinase)　94, 275, 855
MAPキナーゼ (MAPK)　275, 855
MARCH-1　229, 824
MARCH-1 E3リガーゼ　229
MARCO　824
marginal sinus　347, 405, 854
marginal zone B cell　20, 311, 347, 421, 854
MASP (MBL-associated serine protease)　54, 824
MASP-1　824
MASP-2　824
MASP-3　824
mass spectrometry　764
mast cell　8, 86, 425, 436, 855
mastocytosis　438, 851
MAVS (mitochondrial antiviral signaling protein)　103, 856
MBL (mannose-binding lectin)　53, 856
MBL会合セリンプロテアーゼ (MASP)　54, 824
M cell　21, 498
MCP　60, 857
MD-2　92, 824
MDA-5 (melanoma differentiation-associated 5)　102, 824
MDP (muramyl dipeptide)　96, 856
MDSC (myeloid-derived suppressor cell)　718, 840

MEC　819
MECL-1　853
Medawar, Peter　16, 816
medulla　315, 844
MEK1　276, 824
membrane associated ring finger (C3HC4) 1　229
membrane attack　49, 855
membrane-attack complex → MAC
membrane cofactor of proteolysis　60, 857
membrane immunoglobulin → mIg
memory B cell　420, 475, 856
memory cell　13, 474, 856
Metchnikoff, Élie　2, 84, 816
MF-59　824
MHC (major histocompatibility complex)　140, 843
MHC class I　28, 155
MHC class Ib　243
MHC class Ib molecule　167
MHC class I deficiency　220, 540
MHC class II　28, 155
MHC class II compartment → MIIC
MHC class II deficiency　540
MHC class II transactivator → CIITA
MHC class II vesicle → CIIV
MHC haplotype　235
MHC molecule (major histocompatibility complex molecule)　14
MHC:peptide tetramer　776
MHC-related protein 1 → MR1
MHC restriction　238
MHC関連蛋白質1 (MR1)　249
MHCクラスI　28, 126, 155, 321, 824
MHCクラスIb　243
MHCクラスIb蛋白質　718
MHCクラスIb分子　167
MHCクラスI欠損症　220, 540, 824
MHCクラスI分子　156, 158, 159, 164, 166, 207, 329, 330, 825
MHCクラスII　28, 155, 321, 825
MHCクラスII欠損症　540, 825
MHCクラスII拘束性　331
MHCクラスIIコンパートメント (MIIC)　227, 825
MHCクラスII小胞 (CIIV)　226
MHCクラスIIトランスアクチベーター (CIITA)　234, 540, 825
MHCクラスII分子　157, 158, 160, 164, 166, 207, 329, 330, 402, 459, 476, 825
「MHCクラスIII」遺伝子領域　245
MHC拘束性　238, 825
MHC対立遺伝子　726
MHCの多型性　242
MHCハプロタイプ　235, 825
MHC分子　14, 191, 207, 329, 825
MHC・ペプチド四量体　776

MHC四量体　477
MICA　246, 250
MIC-A　636, 718, 825
MICB　246
MIC-B　718, 825
microautophagy　225, 856
microbe-associated molecular pattern → MAMP
microbiome　3, 520, 855
microbiota　42, 520, 841
microcluster　268, 856
microfold cell　21, 851
MIC遺伝子ファミリー分子　246
mIg (membrane immunoglobulin)　12, 855
MIIC (MHC class II compartment)　227, 825
Milstein, César　32, 816
minor histocompatibility antigen　686, 855
minor lymphocyte stimulating antigen　241, 855
missing self　126, 842
mitochondrial pathway of apoptosis　387
mitogen-activated protein kinase → MAPK
mixed essential cryoglobulinemia　664, 855
mixed lymphocyte reaction (MLR)　239, 691, 840
Mls抗原　241, 855
MMCP-1 (mucosal mast cell protease)　464
molecular mimicry　680, 853
monoclonal antibody　32, 147, 847
monophosphoryl lipid A　740
MPP (multipotent progenitor cell)　297, 846
MR (mannose receptor)　80, 856
MR1 (MHC-related protein 1)　249, 825
MRE11A　825
MRL/lpr マウス　676
MSH2　415, 825
MSH6　415, 825
MS/MS　765
mTOR (mammalian target of rapamycin)　278, 705, 825
mTORC1　825
mTORC2　825
mucin　42, 856
Muckle–Wells syndrome　557, 855
mucosa-associated invariant T cell → MAIT
mucosa-associated lymphoid tissue → MALT
mucosal epithelia　42, 850
mucosal immune system　21, 850
mucosal mast cell　464, 850
mucosal mast cell protease → MMCP-1
mucosal tolerance　519, 850
multiple sclerosis　649, 665, 846
multiplex assay　754
multipotent progenitor cell → MPP
muramyl dipeptide → MDP
Mx蛋白質　825

索引

mycophenolate 703, 856
MyD88 92, 555, 825
myeloid-derived suppressor cell → MDSC
myeloma protein 757
myelomonocytic 448
M細胞 21, 498, 499, 504, 514, 825

N

NADPH oxidase 82
NADPHオキシダーゼ 82, 556, 825
NAIP2 825
NAIP5 825
naive lymphocyte 12, 849
naive T cell 345, 849
NALT（nasal-associated lymphoid tissue） 22, 499, 851
natural antibody 56, 312, 842
natural cytotoxicity receptor → NCR
natural killer cell → NK cell
NBT 762
NCR（natural cytotoxicity receptor） 130, 842
necrosis 387, 833
negative selection 295, 852
NEMO 277, 825
NEMO欠損症 544, 555, 825
neoepitope 720, 850
neonatal Fc receptor → FcRn
NET（neutrophil extracellular trap） 84, 840
neutralization 26, 399, 731, 847
neutralizing antibody 428, 847
neutrophil 7, 840
neutrophil elastase 47, 840
neutrophil extracellular trap → NET
NFAT（nuclear factor of activated T cell） 274, 285, 704, 835
Nfil3 825
NFκB 94, 285, 286, 467, 825
NFκB誘導キナーゼ（NIK） 286
NHEJ（nonhomologous end joining） 182, 851
nitric oxide（NO） 97, 832
NK cell（natural killer cell） 10, 124, 436, 849
NKG2 825
NKG2D 246, 636, 718, 825
NK細胞 10, 124, 246, 436, 449, 849
NK細胞レセプター 270
NKレセプター複合体 825
NLR（NOD-like receptor） 96, 517, 825
NLRC4 825
NLRP 98
NLRP3 740, 825
NLRPファミリー 825
N-nucleotide 186
NO → nitric oxide
NOD（nucleotide-binding oligomerization domain） 96, 515, 516, 850
NOD1 96, 825
NOD2 96, 679, 825
NOD-like receptor → NLR
NODサブファミリー 825
NODマウス 669, 680
NOD様レセプター（NLR） 96, 517, 825
NOD様レセプターファミリー 740
non-canonical NFκB pathway 286, 401, 851
nonclassical MHC class Ib gene 207, 851
nondepleting antibody 707, 851
nonhomologous end joining → NHEJ
nonproductive rearrangement 187, 851
Notch1 317
NS1 851
nT_reg 374, 379, 651
nuclear factor of activated T cell → NFAT
nucleotide-binding oligomerization domain → NOD
nude 539
nude変異 316, 850
NY-ESO-1 826
N-ヌクレオチド 186, 189, 302, 826
N-ホルミル化ペプチド 245

O

occupational allergy 607, 844
–omab 826
Omenn syndrome 184, 538, 834
opsonization 27, 48, 399, 834
ORAI1 273
oral administration 751
oral tolerance 519, 838
original antigenic sin 485, 839
Owen, Ray 16, 816
OX40 370

P

p19サブユニット 466
p35サブユニット 466
p40サブユニット 466
p50 826
p65 826
PA28プロテアソーム活性化複合体 217, 218, 826
PAF（platelet-activating factor） 86, 839
PAGE 762
PALS（periarteriolar lymphoid sheath） 20, 348, 844
PAMP（pathogen-associated molecular pattern） 9, 77, 88, 199, 852
Paneth cell 44, 517, 851
papain 144, 851
paracortical area 19, 854
parasite 3, 836
paroxysmal nocturnal hemoglobinuria 71, 553, 855
passive immunization 783, 843
Pasteur, Louis 2, 816
pathogen 3, 38, 851
pathogen-associated molecular pattern → PAMP
pathogenesis 38, 851
pathogenic microorganism 38, 851
patrolling monocyte 79, 843
pattern recognition receptor → PRR
Pax5 299, 419
PBMC（peripheral blood mononuclear cell） 766
PCR（polymerase chain reaction） 759
PD-1（programmed death-1） 287, 288, 674, 728, 785, 826
pDC（plasmacytoid dendritic cell） 79, 838
PD-L1（programmed death ligand-1） 288, 718, 728, 826
PD-L2（programmed death ligand-2） 288, 728, 826
PE（phycoerythrin） 250, 852
PECAM 826
PEG 758
pemphigus vulgaris 658, 844
pentraxin 120, 854
pepsin 144, 853
peptide-binding cleft 155, 854
peptide-binding groove 155
peptide editing 221, 854
peptideglycan 44
peptide-loading complex → PLC
peptide:MHC tetramer 471, 853
peptidoglycan-recognition protein → PGRP
PerCP 760
periarteriolar lymphoid sheath → PALS
peripheral blood mononuclear cell → PBMC
peripheral lymphoid organ 16, 855
peripheral lymphoid tissue 295, 855
peripheral tolerance 306, 309, 519, 645, 855
Peyer's patch 21
pFc'フラグメント 144
Pgp1 479, 849
PGRP（peptidoglycan-recognition protein） 105, 854
PH（pleckstrin homology） 263
phagocyte oxidase 82, 849
phagocytic glycoprotein-1 479
phagocytosis 49, 435, 852
phagolysosome 79, 852
phagosome 79, 435
phosphatidylinositol 3,4,5-trisphosphate → PIP_3
phosphatidylinositol 3-kinase 263
phosphatidylinositol 4,5-bisphosphate → PIP_2
phosphatidylinositol kinase 263, 854

phospholipase A₂　44
phospholipase C–γ → PLC–γ
phosphorylation　258, 858
phycoerythrin → PE
physiological inflammation　522, 845
PH ドメイン　260
PI3 キナーゼ　263, 272, 282, 284, 286, 614, 854
PI3 キナーゼ経路　278
pIgR (polymeric immunoglobulin receptor)　426, 506, 507, 847
pilin　429, 852
PIP₂ (phosphatidylinositol 4,5–bisphosphate)　263, 826
PIP₃ (phosphatidylinositol 3,4,5–trisphosphate)　263, 826
PKC–θ　276, 277, 853
PKR　826
plasma　752
plasmablast　407, 838
plasma cell　12, 838
plasmacytoid dendritic cell → pDC
platelet-activating factor → PAF
PLC (peptide-loading complex)　221, 854
PLC–γ (phospholipase C–γ)　272, 284, 854
pleckstrin homology → PH
pluripotent　3, 846
PML (progressive multifocal leukoencephalopathy)　712, 844
PMT　769
PNP (purine nucleotide phosphorylase)　538
P–nucleotide　186
pol　577
Polη　826
polyclonal activation　421, 846
polyclonal mitogen　778
polygeny　231
polymerase chain reaction → PCR
polymeric immunoglobulin receptor → pIgR
polymorphism　231, 234, 846
polymorphonuclear leukocyte　7, 846
polysaccharide capsule　434, 846
PorA　826
Porter, Rodney　13, 816
positive selection　240, 295, 845
pre-B-cell receptor　302, 852
prednisone　702, 853
PREX1　826
PrgJ　826
primary focus　407, 832
primary granule　46, 80, 832
primary immune response　445, 832
primary immunization　23, 832
primary immunodeficiency　533, 839
primary lymphoid follicle　404, 832
primary lymphoid organ　16, 832

priming　346, 844
pro-B cell　298, 853
pro-caspase 8　472
pro-caspase 10　472
programmed cell death　16, 853
programmed death–1 → PD–1
programmed death ligand–1 → PD–L1
progressive multifocal leukoencephalopathy → PML
pro-inflammatory cytokine　85
propeptide　45, 853
properdin　59, 853
prostaglandin　86, 703, 853
proteasome　216, 853
protectin　71, 820
protein kinase　258, 853
protein phosphatase　259, 853
Provenge　842
provirus　576, 853
PRR (pattern recognition receptor)　9, 77, 850
P–selectin　115
P–selectin glycoprotein ligand–1 → PSGL–1
pseudo-dimeric peptide : MHC complex　268, 836
pseudogene　177, 836
PSGL–1 (P–selectin glycoprotein ligand–1)　454, 826
pSMAC　280
PSMB　233
PSMB8 遺伝子　232
PSMB9 遺伝子　232
psoriatic arthropathy　711, 836
pTα　320, 826
PTGDR　615
pT_reg　375
purine nucleotide phosphorylase → PNP
purinergic receptor P2X7　99, 852
pus-forming bacteria　83, 534, 835
PX ドメイン　260
PYCARD → ASC
PYHIN　826
pyogenic arthritis, pyoderma gangrenosum, and acne　557, 835
pyogenic bacteria　83, 534, 835
pyrin　98, 852
pyroptosis　100, 852
P 因子　59, 826
P–セレクチン　115, 370, 826
P–セレクチン糖蛋白質リガンド –1（PSGL–1）　454, 826
P–ヌクレオチド　186, 189, 826

Q

Qdm (Qa–1 determinant modifier)　246, 826

R

R5　581
RA (rheumatoid arthritis)　836
Rac　826
radiation bone marrow chimera　784
radiation-sensitive SCID → RS–SCID
radioimmunoassay → RIA
RAE1　826
RAET1　246, 826
Raf　275, 826
RAG　203
RAG1　203
RAG–1　182, 203, 299, 304, 826
RAG2　203
RAG–2　182, 299, 304, 826
RAG 欠損症　538
rapamycin　704, 858
Raptor　826
Ras　262, 826
RasGRP　275
Ras キナーゼ抑制因子（KSR）　276, 826
reactive oxygen species → ROS
rearrangement by inversion　180, 836
receptor editing　307
receptor-mediated endocytosis　80
recessive lethal gene　788
recombination signal sequence → RSS
red pulp　20, 347, 845
RegⅢγ　47, 826
regulatory T cell → T_reg 細胞
regulatory tolerance　651, 845
Relish　826
resistance　3, 848
respiratory burst　83, 840
respiratory syncytial virus (RSV)　610
retinoic acid　503
retrotranslocation complex　222, 836
retrovirus　575, 859
Rev　579
reverse transcriptase　575, 836
reverse transcriptase-polymerase chain reaction → RT–PCR
Rh blood group antigen　756
Rheb　826
rheumatic fever　682, 858
rheumatoid arthritis　667, 836
rheumatoid factor　648, 858
Rho　826
Rho ファミリー低分子量 GTPase 蛋白質　82, 826
Rh 型不適合　756
Rh 血液型抗原　756
RIA (radioimmunoassay)　753
Rictor　827
RIG–I (retinoic acid-inducible gene I)　102, 859
RIG–I-like receptor → RLR

RIG-I様レセプター（RLR） 101, 827
RIP2 827
Riplet 827
RISC 790
rituximab 710, 858
R-loop 417
RLR (RIG-I-like receptor) 101, 826
RNA exosome 418
RNA エクソソーム 418, 827
RNA 干渉 790
RNA スプライシング 196
RNA 誘導型サイレンシング複合体（RISC） 790
RORγt 376
ROS (reactive oxygen species) 81, 835
Ro 抗原 664
RSS (recombination signal sequence) 178, 189, 190, 203, 837
RS-SCID (radiation-sensitive SCID) 184, 539, 854
RS ウイルス（RSV） 610
RT-PCR (reverse transcriptase-polymerase chain reaction) 782
Runx3 331
R-フィコエリスリン（PE） 760
R ループ構造 417, 827

S

S1P (sphingosine 1-phosphate) 306, 336, 355, 453, 706, 844
S1PR1 306, 336, 356, 371, 403, 453, 827, 844
SAK (staphylokinase) 72, 844
sandwich ELISA 754
SAP 406, 550, 827
SC (secretory component) 426, 853
scavenger receptor 80, 844
SCF (stem-cell factor) 298
SCFA (short-chain fatty acid) 520
scid 827
SCID (severe combined immunodeficiency) 184, 273, 535, 843
SCIN (staphylococcal complement inhibitor) 72, 852
SCN (severe congenital neutropenia) 553, 843
SCS (subcapsular sinus) 405, 854
scurfy 変異 675
SDF-1 (stromal cell-derived factor 1) 299, 821
SDS 762
SDS-PAGE 762
SE (staphylococcal enterotoxin) 241, 852
seasonal allergic rhinoconjunctivitis 622, 836
Sec61 221, 827
secondary granule 47, 80, 849

secondary immune response 473, 849
secondary immunization 23, 849
secondary immunodeficiency 533, 849
secondary lymphoid organ 16, 849
second messenger 265, 845
segmented filamentous bacteria → SFB
selectin 114, 845
self antigen 16, 842
self-tolerance 643, 842
Semmelweis, Ignác 816
sensitization 601, 835
sensor cell 5
sepsis 92, 850
septic shock 92, 850
sequence motif 237, 850
serine protease inhibitor 68, 845
seroconversion 582
serotype 562, 839
serpin 68, 845
serum 749
serum sickness 629, 707, 839
severe combined immunodeficiency → SCID
severe congenital neutropenia → SCN
SFB (segmented filamentous bacteria) 523, 670, 845
SH2-containing inositol phosphatase → SHIP
SH2-containing phosphatase → SHP
SH2 domain 110
SH2 ドメイン 110, 260, 263, 827
SH2 ドメイン含有イノシトールホスファターゼ（SHIP） 827
SH2 ドメイン含有ホスファターゼ（SHP） 827
SH3 ドメイン 260, 261
shingles 572, 846
SHIP (SH2-containing inositol phosphatase) 288, 289, 827
short-chain fatty acid → SCFA
SHP (SH2-containing phosphatase) 288, 827
shRNA 790
sIg (surface immunoglobulin) 12, 852
SIgA 853
signaling lymphocyte activation molecule → SLAM
signal joint 179, 842
signal transducer and activator of transcription → STAT
single-chain antibody 151, 847
single-nucleotide polymorphism → SNP
single-positive thymocyte 321, 844
single-stranded RNA → ssRNA
Sjögren's syndrome 653, 841
Skint-1 (selection and upkeep of intraepithelial T cells 1) 250, 827
SLAM (signaling lymphocyte activation molecule) 406, 842
SLAM 関連蛋白質 406, 550, 827

SLE (systemic lupus erythematosus) 431, 648, 710, 845
SLP-65 (BLNK) 281, 827
SLP-76 272, 827
SMAC (supramolecular adhesion complex) 381, 847
small G protein 261, 848
small GTPase 261
Snell, George 32, 816
SNP (single-nucleotide polymorphism) 671, 831
SOCS (suppressor of cytokine signaling) 111, 841
SOD (superoxide dismutase) 83, 844
somatic diversification theory 174, 846
somatic DNA recombination 173, 846
somatic gene therapy 558, 846
somatic hypermutation 409, 477, 846
Sos 272
Spa (staphylococcal protein A) 72, 852
SP-A 55, 841
spacer DNA 178
SP-D 55, 841
specificity 753
sphingolipid 247, 844
sphingosine 1-phosphate → S1P
spleen 17, 851
Spt5 418, 827
SR-AI 827
SR-AII 827
Src ファミリーキナーゼ 268
Src ファミリープロテインチロシンキナーゼ 827
ssRNA (single-stranded RNA) 91, 832
staphylococcal complement inhibitor → SCIN
staphylococcal enterotoxin → SE
staphylococcal protein A → Spa
staphylokinase → SAK
STAT (signal transducer and activator of transcription) 110, 375, 467, 827
STAT1 546
STAT3 467, 545, 827
STAT4 467
STAT5 467
STAT6 827
STAT 転写因子 706
Steinman, Ralph 8, 816
stem-cell factor → SCF
sterile injury 87, 851
STIM1 273, 827
STING (stimulator of interferon gene) 103, 827
stromal cell 297, 844
stromal cell-derived factor 1 → SDF-1
subcapsular sinus → SCS
subcutaneous (s.c.) injection 751

sulfated sialyl-Lewis^x 115, 858
superoxide dismutase → SOD
suppressor of cytokine signaling → SOCS
supramolecular adhesion complex → SMAC
surface immunoglobulin → sIg
surface plasmon resonance (SPR) 776
switch region 417, 844
Syk 271, 281, 827
sympathetic ophthalmia 649, 839
syngeneic graft 684, 848
systemic immune system 493, 845
systemic lupus erythematosus → SLE
S蛋白質 827

T

T3SS 563, 841
T4SS 563
T10 245, 827
T22 245, 827
TAB1 827
TAB2 827
TACE 828
TACI (TNF-like receptor transmembrane activator and CAML interactor) 405, 545, 827
tacrolimus 274, 704, 846
TAK1 277, 827
TANK結合キナーゼ 827
TAP (transporters associated with antigen processing) 219
TAP1 219, 540, 827, 839
TAP2 219, 540, 827, 839
tapasin 221, 846
TAPBP 232
TAP遺伝子 232
Tat 579
T-bet 376, 624, 828
TBK1 827
T-cell antigen receptor 12
T-cell area 404
T-cell clone 771
T-cell hybrid 770
T-cell line 771
T-cell plasticity 468
T-cell receptor → TCR
T-cell receptor α → TCRα
T-cell receptor excision circle → TREC
T-cell zone 19
TCF1 (T-cell factor–1) 317
T_{CM} 480, 845
TCP–1 ring complex → TRiC
TCP–1リング複合体 (TRiC) 219
TCR (T-cell receptor) 12, 140, 153, 162, 266, 328, 367, 829
TCRα (T-cell receptor α) 153, 188, 327, 829
TCRα遺伝子座 189

TCRβ (T-cell receptor β) 153, 188, 320, 829
TCRβ遺伝子座 189
TCRδ遺伝子座 191
TCRγ遺伝子座 191
TCR切除サークル (TREC) 189
TCRトランスジェニックマウス 332
T–DM1 828
TdT (terminal deoxynucleotidyl transferase) 183, 302, 846
TdT-dependent dUTP–biotin nick end labeling (TUNEL) staining 778
TD抗原 401, 837
TECK 502, 819
T_{EM} 481, 833
TEN (toxic epidermal necrolysis) 608
TEP (thioester protein) 61, 847
terminal deoxynucleotidyl transferase → TdT
tertiary immune response 473, 841
tetrameric peptide complex : MHC complex 471
T_{FH}細胞 29, 351, 373, 374, 399, 452, 453, 859
$T_{γδ}$–17細胞 322, 324
TGF–β 376, 465, 506, 649, 714
T_H1応答 473
T_H1細胞 373, 374, 448, 452, 828
T_H2応答 473
T_H2サイトカイン 604
T_H2細胞 373, 374, 448, 452, 604, 828
T_H17細胞 373, 374, 448, 452, 828
thioester protein → TEP
thioredoxin → TRX
thioredoxin-interacting protein → TXNIP
ThPOK 331
thymectomy 316, 837
thymic anlage 316, 837
thymic cortex 315, 837
thymic stroma 315, 837
thymic stromal lymphopoietin → TSLP
thymocyte 315, 837
thymoproteasome 217, 837
thymus 17, 837
thymus-dependent antigen 401, 837
thymus-independent antigen → TI
thymus leukemia (TL) 513
TI (thymus-independent antigen) 401, 837
TI–1抗原 421, 828
TI–2抗原 421, 828
tickover 58, 848
time-lapse video imaging 761
tingible body macrophage 411, 834
tissue-resident memory T cell 481
TI抗原 401
TLR (Toll-like receptor) 9, 77, 78, 87, 199, 346, 361, 515, 828
TLR–1 828

TLR–2 828
TLR–3 555, 828
TLR–4 740, 828
TLR–5 465, 828
TLR–6 828
TLR–7 740, 828
TLR–8 828
TLR–9 740, 828
TLR–11 828
TLR–12 828
TNF (tumor necrosis factor) 86
TNF–α 86, 118, 437, 448, 459, 785, 843
TNF–α阻害療法 711
TNF–α変換酵素 828
TNF family 109
TNF-receptor associated periodic syndrome → TRAPS
TNF受容体関連周期性症候群 (TRAPS) 557, 828
TNFファミリー 108, 109, 828
TNFレセプター 828
tolerance 3, 16, 836
tolerogenic 336, 836
Toll 105, 828
Toll-IL-1レセプター (TIR) ドメイン 88, 828
Toll-like receptor → TLR
Toll様レセプター (TLR) 9, 77, 87, 199, 346, 828
tonsil 21, 854
toxic epidermal necrolysis → TEN
toxic shock syndrome toxin–1 → TSST–1
toxoid 428, 848
TRAF (TNF receptor-associated factor) 286
TRAF3 405, 843
TRAF6 94, 277, 843
TRAIL 843
TRAM 92, 828
transcytosis 499, 849
transgenesis 786
transgenic mice 786
Transib 828
Transibスーパーファミリー 203
transitional immunity 167, 831
translesion synthesis 415
transporters associated with antigen processing → TAP
transposase 203, 849
TRAPS (TNF-receptor associated periodic syndrome) 557, 828
TREC (T-cell receptor excision circle) 189, 829
T_{reg}細胞 12, 368, 373, 374, 604, 645, 706, 845
triacyl lipoprotein 88, 840
TRiC (TCP–1 ring complex) 219
TRIF 92, 828

TRIKA1　828
TRIM21（tripartite motif-containing 21）　434, 828
TRIM25　828
T_{RM}　481, 846
tropism　428, 576, 842
TRX（thioredoxin）　99, 847
TSC　828
Tschopp, Jürg　816
TSLP（thymic stromal lymphopoietin）　124, 299, 451, 462, 467, 828, 837
TSST-1（toxic shock syndrome toxin-1）　242, 848
tT_{reg}　374
tumor necrosis factor α → TNF-α
tumor rejection antigen　716, 843
tumor-specific antigen　719
TUNEL 染色　778
two-dimensional gel electrophoresis　763
two-photon scanning fluorescence microscopy　761
TXNIP（thioredoxin-interacting protein）　99, 847
type 1 diabetes mellitus　650, 832
type 1 immunity　26, 832
type 1 response　450
type 2 immunity　26, 849
type 2 response　451
type 3 immunity　26
type 3 response　451
tyrosine protein kinase　258, 848
T 細胞　315, 828
——の可塑性　468, 829
——への抗原提示　213
T 細胞域　829
T 細胞エピトープペプチド　738
T 細胞活性化リンカー（LAT）　272, 829
T 細胞株　771
T 細胞クローン　771
T 細胞抗原レセプター　12, 829
T 細胞サイトカイン　385
T 細胞ハイブリッド　770
T 細胞非依存性抗原　737
T 細胞領域　19, 404, 829
T 細胞レセプター（TCR）　12, 140, 152, 153, 829
T 細胞レセプターα　829
T 細胞レセプターβ　829
T 細胞レセプター遺伝子　188
T 細胞レセプター切除サークル（TREC）　829

U

UBC13　94, 829
ubiquitin　263, 857
ubiquitination　216, 857
ubiquitin–proteasome system → UPS
ULBP（UL16-binding protein）　246, 829
ULBP4　250, 829
ulcerative colitis　654, 834
–umab　829
UNC93B1　91, 829
UNG（uracil-DNA glycosylase）　415, 833
unmethylated CpG dinucleotide　88, 91, 851
unmethylated CpG DNA　740
UPS（ubiquitin–proteasome system）　216, 857
uracil-DNA glycosylase → UNG
urticaria　619, 844
Uve1A　94, 829

V

vaccination　1, 729, 749, 859
V_α　829
variable lymphocyte receptor → VLR
variable region　13, 173
variable segment　174
variant-specific glycoprotein → VSG
variolation　1, 729, 843
Vav　279
V_β　829
VCAM-1　454, 829
VDJ 遺伝子再編成　324
V(D)J 組換え　179, 829
V(D)J 組換え酵素　182, 299, 304, 829
V gene segment　174
V_H　843
V_H–DJ_H 遺伝子再編成　301, 302
viral entry inhibitor　590, 833
viral integrase inhibitor　590, 833
viral protease　578, 833
viral set point　582, 833
virus　3, 833
virus-neutralizing antibody　429, 833
vitronectin　71, 851
V-J$_\alpha$ 遺伝子　326
V_L　838
VLA　354
VLA-4　454, 502, 831
VLR（variable lymphocyte receptor）　201, 835
VLRA　202
VLRB　202
VLRC　202
VpreB　302, 829
V-region gene　175
VSG（variant-specific glycoprotein）　565
V 遺伝子断片　174, 829
V 領域　835

W

Waldeyer's ring　496
WAS（Wiskott–Aldrich syndrome）　422, 539, 833
WASp（Wiskott–Aldrich syndrome protein）　279, 382, 829
Western blotting　764
wheal-and-flare reaction　618, 854
white pulp　20, 347, 850
Wiley, Don　816
Wiskott–Aldrich syndrome → WAS
Wiskott–Aldrich syndrome protein → WASp

X

X4　581
XBP1（X-box binding protein）　420, 829
XCR1　223, 829
xenograft　688, 831
xeroderma pigmentosum　416, 841
XIAP（X-linked inhibitor of apoptosis）　550
xid（X-linked immunodeficiency）　303, 829
–ximab　829
XLA（X-linked agammaglobulinemia）　303, 541, 829
X-linked hyper IgM syndrome　543
X-linked hypohidrotic ectodermal dysplasia　277
X-linked immunodeficiency → xid
X-linked SCID → XSCID
XLP（X-linked lymphoproliferative syndrome）　406, 550, 830
XRCC4　182, 829
XRCC4 蛋白質複合体　183
XSCID（X-linked SCID）　109, 535, 829
X 連鎖高 IgM 症候群　543, 829
X 連鎖重症複合免疫不全症（XSCID）　109, 320, 535, 829
X 連鎖無汗性外胚葉形成不全症および免疫不全症　277, 829
X 連鎖無γグロブリン血症（XLA）　282, 541, 829
X 連鎖免疫不全症（xid）　303, 830
X 連鎖リンパ増殖症候群（XLP）　406, 550, 830

Y

Yop　563

Z

ZAP-70　267, 270, 271, 326, 845
ζ chain　266, 845
ZFP318　196, 197, 830
Zinkernagel, Rolf　239
zoonotic infection　41, 844
–zumab　830
zymogen　49, 841

免疫生物学（原書第9版）

2019年3月15日　第1刷発行	著　者　Kenneth Murphy,
2023年3月15日　第2刷発行	Casey Weaver
	監訳者　笹月健彦，吉開泰信
	発行者　小立健太
	発行所　株式会社 南 江 堂
	〒113-8410　東京都文京区本郷三丁目42番6号
	☎(出版)03-3811-7236　(営業)03-3811-7239
	ホームページ https://www.nankodo.co.jp/
	印刷・製本　小宮山印刷工業

Janeway's Immunobiology, Ninth Edition
ⓒNankodo Co., Ltd., 2019

定価はカバーに表示してあります．
落丁・乱丁の場合はお取り替えいたします．
ご意見・お問い合わせはホームページまでお寄せください．

Printed and Bound in Japan
ISBN978-4-524-25115-5

本書の無断複製を禁じます．

JCOPY〈出版者著作権管理機構　委託出版物〉

本書の無断複製は，著作権法上での例外を除き禁じられています．複製される場合は，そのつど事前に，出版者著作権管理機構（TEL 03-5244-5088, FAX 03-5244-5089, e-mail: info@jcopy.or.jp）の許諾を得てください．

本書の複製（複写，スキャン，デジタルデータ化等）を無許諾で行う行為は，著作権法上での限られた例外（「私的使用のための複製」等）を除き禁じられています．大学，病院，企業等の内部において，業務上使用する目的で上記の行為を行うことは私的使用には該当せず違法です．また私的使用であっても，代行業者等の第三者に依頼して上記の行為を行うことは違法です．